前　言

中医药学是中华民族的伟大创造，是我国古代科学的瑰宝，也是打开中华文明宝库的钥匙。作为自然科学，中医药学一直以统一的有机体存在。在我国社会发展过程中，中医药学历代均有发展和多种著作论述。行医先识药，识药必懂医；无医不知药，无药不成医。医药不能分离，它们相辅相成，互为作用。中医药深深地融入我国民众的生产生活实践中，形成了独具特色的健康文化和实践，成为人们治病祛疾、强身健体、延年益寿的重要手段，为中华民族繁衍生息作出了巨大贡献。中华人民共和国成立后特别是改革开放以来，党中央、国务院高度重视中医药工作。党的十八大以来，制定了一系列政策措施，推动中医药事业发展并取得了显著成就，中医药总体规模不断扩大，发展水平和服务能力逐步提高，中医药在常见病、多发病、慢性病及疑难病症、重大传染病防治中的作用得到进一步彰显，尤其在新冠感染疫情防控中，中医药发挥了重要作用，是我国抗击新冠感染疫情中的一大特色和亮点。基于中医药辨证施治、多靶点干预的独特优势，形成了以中医药为特色、中西医结合救治的系统解决方案。然而，我国中医药资源总量仍然不足，中医药服务领域出现萎缩现象，基层中医药服务能力薄弱，发展规模和水平还不能满足人民群众健康需求；野生中药材资源破坏严重，部分中药材品质下降，影响中医药可持续发展。如何破解这些问题，推动中医中药的高质量发展，是需要我们中医药界思考和探索的重要课题。

江西地处中国江南地区，物华天宝，人杰地灵。江西不仅有名闻遐迩的旴江医学（赣抚医学）体系——与新安医学、孟河医学、钱塘医学（吴中医学）和岭南医学等齐名的中医药重要学术流派，更有久负盛名的樟树药帮和建昌药帮精湛的中药炮制工艺体系——至今流传着"药不到樟树不灵，药不过建昌不成"之美誉。为了传承和弘扬中华优秀传统文化，挖掘江南赣抚中医药宝库的精髓，促进中医药开放创新发展，进一步加深中医药融会贯通，加强名老中医学术经验传承，我们组织中医药专家和范崔生全国名中医传承工作室弟子构建了《现代本草精编》编写组，传承学习首届全国名中医、江西中医药大学资深教授、著名中医药学术前辈范崔生老师从事中医药工作70余年的宝贵学识与经验，对其学术精华进行总结和梳理，并经过充分调查研究和推敲编纂而成本书，希冀给中医中药临床、教学、科研、生产、经营等单位及中医药监督管理部门提供一本系统实用的中医药工具书。

本书由总论、各论和附录三部分组成，采用范师编著的《中药的应用》（人民卫生出版社，1989年）和《中草药学》（江西药科学校教材，1971年）为参考蓝本而编写。总论介绍了中药的起源和发展，中药的产地、采收、加工与贮藏，中药的鉴定，中药的炮制与制剂，中药的性能和应用，中药的化学成分，以及中医药产业化等中药基本知识内容。各论收载常用中药材408种，以及江南地区和江西省地方特色中药材104种，包括植物药、动物药和矿物药；按照功用的共性，结合治法进行分类，共分21章，章以下适当分节。其中，对于不同来源或同一来源而药用部位不同，但疗效相似且临床常用的一些药物，将其作为附药，概述其性能功效和用法，分列于相关药物之后，便于比较。对每个药材品种按品名、来源、植物形态、产地、采收加工、药材鉴别、化学成分及药理作用、饮片炮制及鉴别、性味与归经、功能、应用、用法与用量、贮藏保管、论注等内容进行论述，融会中医药理论，贯通医教研链条。同时，我们对本书收载的品种，根据科研教学的相关文献资料和临床、市场使用变迁情况，在论注中详述其有关的历史品种、鉴定要点、地方用药、易混淆品种或伪品的使用情况等，并在方例中收载经典名方以及重要中成药，介绍其治疗应用和进一步开发研究概况，以利于传承和发扬。附录部分，包含功效归纳表，对各药功效特点进行简明扼要的归纳比较。此外还有药物中文名索引和药物基原拉丁学名索引，便于读者检索和使用。

本书由江西中医药大学范崔生全国名中医传承工作室、江西中医药大学附属医院、江中药业股份有限公司等单位合作编写。长期以来，范师带领传承工作室众位弟子，传承精华、守正创新，崇德博学、笃行求真，形成了考、辨、采、鉴、炙、评、用（即考证本草沿革、辨别基原产地、讲究采收加工、鉴定药材真伪、精修炮制饮片、评价质量优劣、阐明临证用药）"七位一体"的"以质为本，以炙为用"的现代本草学学术思想。本书融汇了范师独特的学术观点和丰富的学术经验，因而具有重要的学术价值。本书的出版，有望为广大从事中医基础、临床，中药资源普查、种植采收、炮制生产、教学、科研等工作的相关人员，以及中医药监管等部门的人员提供参考。

本书彩图来源主要为范崔生教授长期积累的图片（部分照片因年限较久而稍有褪色）及传承工作室成员自行拍摄的原图，个别图片由同行（胡黄连植物图——于顺利）提供，在此一并表示衷心感谢。

由于编者水平有限，未能全面总结中药使用的知识和技能，书中不妥之处难免存在。诚恳希望广大读者批评和指正，我们将进一步加以修改和完善。

江西中医药大学范崔生全国名中医传承工作室

江西中医药大学附属医院

江中药业股份有限公司

2023年8月

凡 例

（1）本书共收载中药512种（含附药），其中408种常用中药（含附药）和104种江南地区和江西省地方特色品种（目录中加＊部分）。各论部分按功效分类，附有彩图约2 000幅。书后有药物中文名索引和药物基原拉丁学名索引。

（2）每一种中药材大致按品名、来源、植物形态、产地、采收加工、药材鉴别、化学成分及药理作用、饮片炮制及鉴别、性味与归经、功能、应用、用法与用量、注意、贮藏保管、论注等项论述。

（3）为了便于比较，本书将功用与正药近似或来源与正药有关的一些品种作为附药予以介绍。附药的选择包含两种情况：基原和正药一致但用药部位不同者及基原和主药不一致者；基原和正药不一致者、基原和正药一致者且《中华人民共和国药典》（以下简称《中国药典》）（2020年版）及《中华人民共和国卫生部药品标准 中药材》（第一册）有收载的植物药品种，均按正药体例来写，其余品种简要描述。

（4）常用品种采用《中国药典》（2020年版）的名称，江南地区和江西省地方特色品种沿用《江西省中药材标准》（1996年版和2014年版）、《中草药学》（江西药科学校教材）、《中药的应用》（人民卫生出版社）等文献的名称，按功效类别及各药在临床上应用主次进行排序分类编写。

各品种下编写内容包含以下项目。

【来源】 记载各药对应的科名，物种中文名、拉丁学名及其药用部位。

【植（动）物形态】 着重描述与鉴别有关的形态特征。如为多来源品种，重点描述前一种，后者只简要说明其区别点。描述内容简明扼要。附图以带花果特征图为主；少数瓜果蔬菜粮食类植物为大家所熟悉品种，没有附图。

【产地】 主要记载道地产区或主产区。全国各地均产的，描述为"全国大部分地区均有产"。

【采收加工】 以描述各药的采收时间和产地加工方法为主。

【药材鉴别】 以描述药材性状鉴别为主，阐明形状、表面、颜色、质地、断面、气味等方面特征并突出该药材鉴别的主要鉴别要点。属于多来源商品药材的鉴别，其性状有明显区别时，则分别描述其要点。附药材图。

【化学成分及药理作用】 系统参阅《中药鉴定学》《中华本草》《中药大辞典》等文献的化学研

究，先明确成分的类别再写出每类别的代表性单体成分名称（部分列出英文名称），主要以结构明确的有效成分、含量多的成分或指标成分为主。

药理作用不描述实验过程。药理作用包括主要作用、次要作用和作用谱、作用机制、药物代谢以及药物间相互作用，其顺序编排一般与功能主治和临床应用相符，少数不相符的重要作用（如新发现的作用）另项简述。

【饮片炮制及鉴别】　描述主要炮制方法及其饮片鉴别特征。包括炮制方法（以《中国药典》和樟树药帮及建昌药帮传统方法为主）、饮片鉴别及炮制作用。根据主要炮制方法进行描述。饮片名称按实际炮制方法命名，樟树药帮特色陈述在前，其他方法则陈列于后；如炮制方法相同而名称不同时，樟树药帮通俗炮制名称在前，其他方法名称在后，并加括号表示；如两者均无区别者，不分别注明。该项下仅仅列有一种饮片且属于修拣、切制的，其名称与药材名称相同时，则省略饮片二字。因在总论中有详细的炮制方法论述，各论中每个饮片炮制方法仅仅简要叙述要点。附饮片图。为传承工艺特色，樟树帮饮片多数以手工制片为主，其他方法饮片以机器生产为主。

【应用】　采取以药带方形式，描述各药临床应用情况。按照该药不同功效选取方例加以简介，印证药物的功用。常用品种附方以《伤寒论》等记载的经方或古方为主，一般包括方名、处方组成、方例出处。江南地区和江西省地方特色品种附方以《中草药学》等文献记载的验方为主，体现当地用药治疗特点。另为论述疗效的特点引用了《中国药典》相关中成药。

【性味与归经】【功能】【用法与用量】【注意】【贮藏保管】　以《中国药典》（2020年版）、《江西省中药材标准》（1996年版和2014年版）、《中草药学》（江西药科学校教材）为依据撰写。

【性味与归经】　项下的规定，一般是按中医理论和经验对该饮片性能的概括。其中对"有大毒""有毒""有小毒"的表述，系沿用历代本草的记载，此项内容作为临床用药的警示性参考。

【功能】　项下的规定，一般是按中医或民族医学的理论和临床用药经验对饮片所作的概述性描述。此项内容作为临床用药的指导。

【用法与用量】　除另有规定外，用法系指水煎内服；用量系指成人一日常用剂量，必要时可根据需要酌情增减。

【注意】　是指主要的禁忌和不良反应。包括：证候禁忌、妊娠禁忌、配伍禁忌、饮食禁忌、特殊人群（老年人、儿童、过敏体质等）用药禁忌等。

【贮藏保管】　项下的规定，系对药品贮藏与保管的基本要求。

【论注】　为对有些品种的未尽事宜进行讨论注释，涉及来源、鉴别、炮制和临床应用等相关内容。

（5）本书计量单位均采用国际法定通用计量单位，如长度以m（米）、cm（厘米）、mm（毫米）表示，质量以kg（千克）、g（克）、mg（毫克）表示。

目 录

各论

（＊为江南地区或江西省地方特色品种）

内容提要

  本书为一部系统、精练、实用且颇具特色的本草专著,蕴含了丰富的考、辨、采、鉴、炙、评、用(即考证本草沿革、辨别基原产地、讲究采收加工、鉴定药材真伪、精修炮制饮片、评价质量优劣、阐明临证用药)"七位一体"的现代本草学学术思想。全书包括总论、各论、附录三部分。总论概述了中药学的基本理论及发展;各论按功效分类,精选了408种常用中药(含附药)和104种江南地区和江西省地方特色品种,每品种按品名、来源、植(动)物形态、产地、采收加工、药材鉴别、化学成分及药理作用、饮片炮制及鉴别、性味与归经、功能、应用、论注等项叙述,项目齐全,内容丰富;附录包含功效归纳表,对各药功效特点进行简明扼要的归纳比较。索引有中药中文名索引及植(动)物拉丁学名索引,便于查找和使用。全书植物、药材、饮片等附有精美彩色照片,便于对照和鉴赏。

  本书是在总结著名中医药学术前辈、全国名中医范崔生教授丰厚本草学识和宝贵实践经验基础上编撰而成,意在挖掘和传承中药质量传统鉴别经验及其临床应用规律。针对目前中药鉴别、炮制与临床应用脱节的现象,以药带方重点阐述常用中药的鉴别特征及其临床常用方的使用。

  本书可供广大从事中药采购、经销、生产、管理、科研、教学工作,以及中医临床等工作的相关人员参考阅读。

图书在版编目(CIP)数据

现代本草精编 / 吴志瑰等主编. -- 上海 : 上海科
学技术出版社,2024.3
 ISBN 978-7-5478-6420-3

 Ⅰ. ①现… Ⅱ. ①吴… Ⅲ. ①本草-研究 Ⅳ.
①R281

 中国国家版本馆CIP数据核字(2023)第222437号

现代本草精编

主编 吴志瑰 柯 瑜 杨安金 谌瑞林 付小梅

上海世纪出版(集团)有限公司 出版、发行
上 海 科 学 技 术 出 版 社
(上海市闵行区号景路159弄A座9F-10F)
邮政编码201101 www.sstp.cn
山东韵杰文化科技有限公司印刷
开本 889×1194 1/16 印张 59.25
字数 1250千字
2024年3月第1版 2024年3月第1次印刷
ISBN 978-7-5478-6420-3 / R·2895
定价:980.00元

现代本草精编

主编单位

江西中医药大学范崔生全国名中医传承工作室

江西中医药大学附属医院

江中药业股份有限公司

上海科学技术出版社

范崔生教授简介

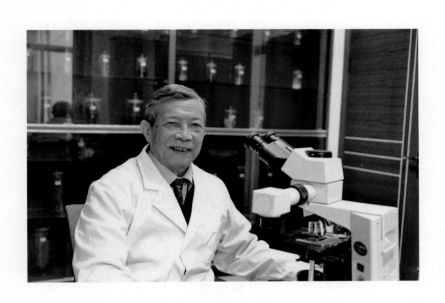

范崔生，中共党员，江西中医药大学教授，博士生导师。1931年出生于中医药世家，自幼继承家学，精通古典，从事医、教、研70余年，91岁高龄仍在为临床用药把关。荣获"全国名中医""全国优秀教师"称号，任中华中医药学会终身理事，曾任国家卫生部第二、三、四届药品审评委员会，中华中医药学会中药鉴定分会副主任委员、中国自然资源学会中药及天然药物资源研究专业委员会副主任委员；为全国老中医药专家学术经验继承指导老师，享受国务院政府特殊津贴。先后荣获全国科学大会重大贡献奖、中医药科学技术进步奖等20余项奖项。长期从事江西道地药材的鉴定和评价、"樟帮"和"建昌帮"饮片炮制研究等方面工作，形成独到的鉴别经验和技能。发表学术论文80余篇，编写有《江西中药炮炙学》《全国中草药汇编》《中药的应用》《中药采收鉴别应用全书》《江西中药炮制规范》《樟树药帮中药传统炮制法经验集成及饮片图鉴》《中药鉴定学通论——方法·应用·图谱》等20余部专著，为普通高等教育中医药类规划教材《中药鉴定学》1~4版编委。指导建设的范崔生全国名老中医药专家传承工作室、范崔生全国名中医传承工作室均顺利通过国家中医药管理局验收，为中药鉴定、中药炮制学科的发展培养大量人才。

范师传承精华、守正创新、崇德博学、笃行求真，形成了考、辨、采、鉴、炙、评、用（即考证本草沿革、辨别基原产地、讲究采收加工、鉴定药材真伪、精修炮制饮片、评价质量优劣、阐明临证用药）"七位一体"的"以质为本，以炙为用"的现代本草学学术思想，被业界誉为"中药道地药材和传统炮制守护者"。

编撰委员会

总 论

第一章

中药的起源和发展

中药是中医防治疾病的重要武器。我国劳动人民运用中药防治疾病有几千年的历史。古代书籍记载："神农尝百草，一日而遇七十毒。"这充分反映了我们的祖先从渔猎畜牧时代过渡到农业时代期间，在辨别食物与药物的过程中，积累了极为丰富的识别、采集和应用中药的宝贵经验。这些药物包括植物、动物和矿物，但植物性药材占大多数，使用也很普遍，所以古代把记载中药的书籍称作"本草"。中医和中药是我国民族文化宝库的重要内容，其以祖国医学理论为基础，有着独特的理论体系和运用方法。中药学即为专门研究中药基本理论和各种中药的来源、采制、性能、功效和应用等知识的一门学科。

中药学内容是通过长期广泛实践而逐渐丰富起来的。上古时期文字未兴，药物知识流传依靠师承口授。有了文字以后，出现了医药书籍，起到了总结经验和交流推广的作用。

据考证，记载中药的本草书籍在秦汉时期已流行，但大多已亡佚。现存医书中最早记载方药的《五十二病方》记载医方280多个，所治疾病涉及内科、外科、妇科、五官科等，虽非药物专著但用药有240余种之多，有草、谷、菜、木、果等植物药，也有兽、禽、鱼、虫等动物药，还有雄黄、水银等矿物药及有关药物的采集、收藏方法等内容。该书也是最早有炮制内容记载的医方书，书中包括了净制、切制、水制、火制、水火共制等内容，还描述了具体操作方法。

《黄帝内经》是现存最早的中医药理论经典著作，记载有中药四气五味、归经、升降浮沉等内容，也有炮制内容的描述，虽只载13首方剂但在剂型上已有汤、丸、散、丹、膏、酒之分，并总结出有关辨证、治法与组方原则、组方体例等理论，奠定了我国医药学发展的理论基础。

现知最早的药物本草专著为《神农本草经》，其对365种药物的主治病症、性味、产地与采制、炮制方法，乃至用药原则和服药方法等都有涉及。收载的这些中药至今仍有不少是临床常用药。《神农本草经》是汉以前药学知识和经验的第一次大总结，奠定了我国大型骨干本草的编写基础，是我国最早的珍贵药学文献，被奉为"四大经典"之一，它对中药学的发展产生了极为深远的影响。

东汉张仲景所著《伤寒杂病论》系统地阐述了多种外感疾病及杂病的辨证论治，理法方药俱全，在中医发展史上具有划时代的意义和承前启后的作用，对中医学的发展作出了重要贡献，被后世医家奉为"方书之祖"。该书也有中药炮制内容记载，且有些炮制方法已趋成熟。

梁代陶弘景《本草经集注》载药730种，首创按药物的自然属性和治疗属性分类的新方法，对药物的形态、性味、产地、采制、剂量、真伪等做了较为详尽的论述。第一次将零星的炮制技术做了系统归纳，说明了部分药物的炮制作用。

南朝刘宋时代雷敩的《雷公炮炙论》是现存最早的一部炮制专著。该书记述了药物的各种炮制方法，提出药物经过炮制可以提高药效，降低毒性，便于贮存、调剂、制剂等。此书对后世中药炮制的发展产生了极大的影响，书中记载的某些炮制方法至今仍有很大参考价值。

隋唐时期在中医药方面有长足进步。《备急千金要方》和《千金翼方》是我国最早的临床实用百科全书，收载了诸多医论、医方，也有炮制内容记载，其中提出了一些新炮制方法。

唐代由政府主持编纂的《新修本草》（又称《唐本草》），为世界最早的一部由政府颁行的药典。收药844种（一说850种），采用图文对照方式，开创了世界药学著作的先河。首次规定唯米酒、米醋入药，将炮制内容列为法定内容，还有作曲法、作大豆黄卷法等，对矿物药的炮制方法也有较详尽的描述，比此前本草内容更为丰富。

宋代出现了我国第一部由政府编制颁行的成药药典《太平惠民和剂局方》，该书有药物、炮制、方剂等各方面内容，中医药得到了进一步发展。所收方剂记述了其主治、配伍及具体修制法，是一部流传较广、影响较大的临床方书。

宋代唐慎微《经史证类备急本草》全书33卷，载药1 558种，较前增加476种，附方3 000余首。方例是药物功能的直接例证，该书每味药物附有图谱，这种方药兼收、图文并重的编写体例，较前代本草又有所进步，且保存了民间用药的丰富经验。每药还附以制法，为后世提供了药物炮炙资料，内容更加全面。该书为本草集大成之作，其资料之富、内容之广、体例之严，对后世本草发展影响深远。

明代《本草蒙筌》分18个专题讨论道地药材、野生家种、采收季节、最佳药用部位、贮藏保管、真伪优劣鉴别、炮制方法等内容，第一次系统概括了辅料炮制的原则，提出了"三纲九法"的炮制工艺体系。

明代伟大的医药学家李时珍以毕生的精力，"岁历三十稔，书考八百余家，稿凡三易"，编成了《本草纲目》这一巨著，对世界医药学作出了巨大的贡献。该书每一味下列8个项目，其中"释名"列举别名，解释命名意义；"集解"介绍药物出产、形态、采收等；"辨疑"（或"正误"）类集诸家之说，辨析纠正药物疑误；"修治"述炮炙方法；"气味""主治""发明"阐述药性理论，提示用药要点，其下多为作者个人见解；"附方"以病为题，附列相关方剂。该书为本草学集大成之作。

明代的专题本草取得了令人瞩目的成就。炮制方面，缪希雍的《炮炙大法》是明代影响最大的炮制专著，书中所述的"雷公炮制十七法"对后世影响很大。炮制方法不断完善的同时，炮制技术也不断提高。

清代《本草纲目拾遗》为赵学敏所著，全书共10卷，载药921种，在《本草纲目》之外新增药物716种，共18部。补充了太子参、於术、西洋参、冬虫夏草、银柴胡等临床常用药及马尾连、金钱草、独角莲、万年青、鸦胆子等疗效确切的民间草药；同时还收集了金鸡纳、香草、臭草等外来药，极大地丰富了本草学的内容。

清代专题类本草门类齐全，其中也不乏佳作。如张仲岩的《修事指南》，将历代各家有关炮制记载综合归纳，较为系统地论述了各种炮制方法。又如吴其濬的《植物名实图考》，详记每种植物形态、产地、栽培、用途、药用部位、效用治验等内容，并附有药图，为我们研究药用植物提供了宝贵的文献资料。

民国时期，国民党政府主张废弃中医药，通过了"废止旧医以扫除医事卫生之障碍案"，中医药事业遭到严重打击。其时当推陈存仁主编的《中国药学大辞典》（1935年），为一部有影响力的大型药学辞书。

中华人民共和国成立以来，我国社会主义事业取得了伟大成就，政治稳定，经济繁荣，重大科学技术研究成果层出不穷，许多先进技术被引进到医药学中，大大促进了中医药学的发展。政府高度重视中医药事业的继承和发扬，并制定了一系列相应的政策和措施，使中医药事业走上了健康发展的轨道。1949年后，中药新著不断涌现，数量多，种类齐全，本草学水平得到很大提高。其中最能反映当代本草学术成就的，有各版《中国药典》以及《中药大辞典》《中药志》《全国中草药汇编》《常用中药材品种整理和质量研究》《中华本草》等。其中《全国中草药汇编》由当时的中国中医研究院中药研究所、中国医学科学院药物研究所、北京药品生物制品检定所会同全国九省二市及北京的有关单位的代表组成编写组，负责编写整理及绘图工作，于1975年9月和1986年7月两次由人民卫生出版社出版，全书分文字与图谱两部分。此书荣获1978年全国科学大会奖。1999年由上海科学技术出版社出版的《中华本草》，总结了我国2 000多年来中药学成就，载药8 980种，以传统本草学为基础，增加化学成分、药理制剂、药材鉴定和临床报道等内容，深度和广度大大提高，充分反映了20世纪中药学科发展水平。

随着科学技术的进步，中医药迅速发展。自2017年7月1日起施行的《中华人民共和国中医药法》是为继承和弘扬中医药、保障和促进中医药事业发展、保护人民健康制定的法律。中医药法实施以后，中医药在抗击新冠疫情、养生保健治未病、治疗和康复重大疾病、保护人民健康、精准扶贫、开展国际合作交流、传播中华文明等方面作出了积极努力，取得了显著成效，从而使其在推动国民经济和社会发展中的地位与作用，得到了历史性提升。

于 2019 年 12 月 1 日起施行的新修订《中华人民共和国药品管理法》以药品监督管理为中心内容，对药品评审与质量检验、医疗器械监督、药品生产经营、药品使用与安全监督、医院药学标准化、药品稽查、药品集中招投标采购等管理均作出了较为具体的规定，对医药卫生事业的发展具有指导意义。

《中共中央 国务院关于促进中医药传承创新发展的意见》指出，中医药学是中华民族的伟大创造，是中国古代科学的瑰宝，也是打开中华文明宝库的钥匙，为中华民族繁衍生息作出了巨大贡献，对世界文明进步产生了积极影响。

第二章

中药材的采收、加工和贮藏

中药材大部分来自天然的植物、动物、矿物。中药材的品种是否正确，采收、收藏是否合宜，直接影响到药物的质量和疗效。《用药法象》谓："凡诸草木昆虫，产之有地；根叶花实，采之有时。失其地则性味少异，失其时则性味不全。"可见，研究中药的采收、加工和贮藏，对于保证和提高药材的质量和保护药源都有十分重要的意义。

第一节

植物学的一般知识

中药的种类繁多，在采收中要识别中药，必须通过全面观察和比较不同植物的习性及器官，着重观察根、茎、叶、花、果实和种子的形态、颜色等特征。为了在认采中正确地识别中药，需要掌握一些植物学的一般知识。

一、植物的类型

主要观察植物茎的特征，常分为5种类型。

1. 乔木 主干明显，分枝在茎上部的高大树木。如肉桂、厚朴。

2. 灌木 主干不明显，在茎的基部有较多分枝的矮小树木。如连翘、栀子。

3. 草本 茎质地柔软、木质部不发达的植物。常包括以下3种类型。

（1）一年生草本：一年内从种子发芽至生长、发育开花结果并枯死的草本植物。如荆芥、紫苏。

（2）二年生草本：第一年萌芽生长，第二年开花结果后枯死的草本植物。如牛蒡、菘蓝。

（3）多年生草本：生长2年以上的草本植物。如人参、白术。

4. 藤本 缠绕或攀附于他物上的植物。其中，木质藤本如络石，草质藤本如马兜铃、栝楼。

5. 寄生植物 寄生在其他植物体上吸取养分以维持生存的植物。如菟丝子、肉苁蓉、锁阳；有的为半寄生，如桑寄生、槲寄生。

二、植物的器官

主要识别种子植物的器官。一般情况下，各器官均有其不同的构造、形态与功能。

1. 根 为植物的营养器官，有吸收水分、养料和固定作用。其形态常见下列几种。

（1）直根：根单条或分枝，中央的根发达，呈圆锥形或圆柱形。如柴胡、白芷、黄芪、桔梗、芍药、黄芩等。

（2）块根：须根肥大成块状的根。如何首乌、百部、麦冬等。

（3）须根：细长而少肉质，无主根之分的根。如紫菀、龙胆、徐长卿等。

2. 茎 具有输送水分、营养和支持作用，是植物下接根部、上承枝叶的部分。常见有以下几种。

（1）直立茎：直立于地面上的茎。如厚朴、薄荷。

（2）缠绕茎：茎细弱而长，缠绕他物才能向上生长的茎。如鸡屎藤、党参。

（3）匍匐茎：茎细弱，沿地面水平方向蔓延，茎节上常就地生根。如过路黄、连钱草。

（4）攀缘茎：茎细长，不能自立，借卷须或吸盘攀附他物，向上生长。如栝楼、丝瓜等。

（5）根茎：外形似根，有明显的节和节间，节上有退化的鳞叶，顶端有顶芽，旁边有侧芽，向下常生不定根。如藕、黄精、玉竹、姜等。

（6）块茎：地下茎的末端膨大成肉质块状，顶端及节上有芽，节上常有膜质鳞叶。如天麻、延胡索等。

（7）鳞茎：茎极度短缩，外围生许多肥厚多汁的鳞片叶。如百合、浙贝母等。

（8）球茎：地下贮藏茎呈球形，节与节间明显，顶芽发达，侧芽生于球茎下半部，基部生不定根。如荸荠、慈菇等。

3. 叶　植物制造养料的营养器官，具有光合、交换气体、蒸发水分的作用。叶一般分为叶片、叶柄、托叶三部分。这三部分齐全的称为完全叶。如缺少叶柄或托叶，或两者都缺的，统称不完全叶。

（1）叶形：为叶片的形状，主要根据它的长度和宽度的比例以及最宽处的位置来确定。若叶片在发育过程中长度的生长量占绝对优势，则呈线形、剑形等；若长度与宽度的生长量接近，或是略长一些，而且最宽处在叶片中部，则呈圆形、阔椭圆形或长椭圆形；若最宽处偏在叶片的基部，则呈卵形、卵形或披针形；若最宽处偏在叶片顶端，则呈倒卵形、倒阔卵形或倒披针形。

其他常见的或较特殊的叶片形状还有：松树叶为针形；银杏叶为扇形；细辛叶为心形；积雪草、连钱草叶为肾形；蝙蝠葛、莲叶为盾形；慈菇叶为箭形；车前叶为匙形等。此外，还有一些植物的叶并不属于上述的其中一种类型，而是两种形状的综合，如卵状椭圆形、椭圆状披针形等。

（2）叶端：指叶片顶端部分。常见的叶端形状有圆形、钝形、截形、急尖、渐尖、渐狭、尾状、芒尖、短尖、微凹、微缺、倒心形等。

（3）叶基：为叶片下缘靠叶柄部位。常见的叶基形状有楔形、钝形、圆形、心形、耳形、箭形、戟形、截形、渐狭、偏斜、盾形、穿茎、抱茎等。

（4）叶缘：为叶的边缘。常见形状有全缘、波状、锯齿状、牙齿状、圆齿状、缺刻状等。

（5）叶脉：为叶片上的脉纹，常见有网状脉序、平行脉序、二叉脉序3种类型。

1）网状脉序：主脉明显粗大，由主脉分出许多侧脉，侧脉再分细脉，彼此连接呈网状，是双子叶植物叶脉的特征。网状脉序又因主脉分出侧脉的不同而有两种形式。① 羽状网脉。叶具有一条明显的主脉，两侧分出许多大小几乎相等并作羽状排列的侧脉，侧脉再分出细脉交织成网状。如枇杷。② 掌状网脉。叶的主脉数条，由叶基辐射状发出伸向叶缘，并由侧脉及细脉交织成网状。如南瓜、蓖麻等。

2）平行脉序：叶脉平行或近于平行排列，是多数单子叶植物叶脉的特征。常见的平行脉可分为4种形式。① 直出平行脉。各叶脉从叶基互相平行发出，直达叶端。如淡竹叶、麦冬等。② 横出平行脉。中央主脉明显，侧脉垂直于主脉，彼此平行，直达叶缘。如芭蕉。③ 辐射脉。各叶脉均从基部辐射状伸出。如棕榈。④ 弧形脉。叶脉从叶基伸向叶端，中部弯曲形成弧形。如玉簪。

3）二叉脉序：每条叶脉呈多级二叉状分枝，是比较原始的脉序。常见于蕨类植物，裸子植物中的银杏亦具有这脉序。

（6）叶裂：为叶片不同深度的缺裂。一般植物的叶片常是完整的或近叶缘具齿或细小缺刻，但有些植物的叶片叶缘缺刻深而大，形成分裂状态。常见的叶片分裂有羽状分裂、掌状分裂和三出分裂3种。依据叶片裂隙的深浅不同，又可分为浅裂、深裂和全裂。浅裂为叶裂深度不超过或接近叶片宽度的1/4；深裂为叶裂深度超过叶片宽度的1/4；全裂为叶裂深度几达主脉或叶柄顶部。

（7）单叶和复叶：一个叶柄生一片叶子的称单叶；一个叶柄生两叶以上的小叶称复叶。常见的复叶有三出复叶、掌状复叶、羽状复叶、单身复叶。

1）三出复叶：叶轴上着生有3片小叶的复叶。若顶生小叶具有柄的称羽状三出复叶，如大豆、胡枝子等。若顶生小叶无柄的称掌状三出复叶，如半夏、酢浆草等。

2）掌状复叶：叶轴短缩，在其顶端着生3片以上的呈掌状展开的小叶。如五加、人参、五叶木通等。

3）羽状复叶：叶轴长，小叶片在叶轴两侧呈羽状排列。羽状复叶分为4种形式。① 单（奇）数羽状复叶。羽状复叶的叶轴顶端只具一片小叶，如苦参、槐等。② 双（偶）数羽状复叶。羽状复叶的叶轴顶端具有两片小叶，如决明、蚕豆等。③ 二回羽状复叶。羽状复叶的叶轴作一次羽状分枝，在每一分枝上又形成羽状复叶，如合欢、云实等。④ 三回羽状复叶。羽状复叶的叶轴作二次羽状分枝，最后一次分枝上又形成羽状复叶，如南天竹、苦楝等。

4）单身复叶：是一种特殊形态的复叶，叶轴的顶端具有一片发达的小叶，两侧的小叶退化成翼状，其顶生小叶与叶轴连接处有一明显的关节。如橘、柚等。

（8）叶序：为叶在茎枝上排列的方式，常见有互生、对生、轮生、簇生等类型。互生叶序是在茎枝的每一节上只生一片叶，各叶交互而生，沿茎枝螺旋状排列，如桃、柳。对生叶序是在茎枝的每一节上相对着生两片叶，如丁香、石竹等。在茎枝的每一节上轮生3片或3片以上的叶子，则为轮生叶序，如夹竹桃、轮叶沙参等。在以上3类叶序中以互生叶序最为常见。

还有一些植物节间极度缩短，使叶成簇生于侧生短枝上，特称簇生叶序，如银杏、金钱松等。有些植物的茎极为短缩，节间极为缩短，其叶如从根上生出而呈莲座状，称基生叶，如蒲公英、车前等。

4. 花 种子植物的主要繁殖器官。一朵典型的花是由花梗（花柄）、花托、花萼、花冠、雄蕊群、雌蕊群等组成。

（1）完全花、不完全花：由花萼、花冠、雄蕊群、雌蕊群组成的花称为完全花；而缺少一部分或几部分的称为不完全花。

（2）单性花、两性花、无性花：一朵花中具有雄蕊群、雌蕊群的称为两性花。如花中仅有雄蕊群或雌蕊群的称为单性花。如果花中既缺雄蕊又缺雌蕊的称为无性花，如绣球花边缘的不孕性花。

（3）离瓣花、合瓣花：花冠具分离的花瓣称为离瓣花。花冠具合生花瓣的称合瓣花。

（4）整齐花、不整齐花：花被呈辐射对称的，称为整齐花。如果花被只能作一个对称面（两侧对称）或没有一个对称面的花，称不整齐花。

（5）雌雄同株和雌雄异株：在一植物上既有雄花又有雌花的为雌雄同株。雌雄花分别长于不同植株的为雌雄异株。

（6）花序：花在花茎上排列顺序的规律。常见分类见表2-1-1。

表2-1-1 花序的类型

分 类		特 征
简单花序（花轴不分枝的花序）	总状花序	花轴上各花的花柄近于等长，多数具花梗。如萝卜、油菜、荠菜等
	穗状花序	花轴上着生许多无柄的两性花，无梗。如车前、大麦等
	柔荑花序	花轴上着生许多无柄的单性花，通常开花后整个花序脱落。如杨柳等
	肉穗花序	花轴膨大，肉质化，其上生多数单性无柄花，外有总苞片包围。如玉米的雌花序
	伞形花序	各花自花轴顶端生出，花柄近于等长，形如伞状。如柴胡、五加等
	伞房花序	花轴基部花柄较长，越靠近顶部，花柄越短，各花差不多排列在一个平面上。如山楂等
	头状花序	花轴呈盘状或头状，上面密生许多无柄或近无柄的花。前者如向日葵等，后者如三叶草等

分 类		特 征
复花序（花轴分枝的花序）	圆锥花序	又称复总状花序，花轴分枝，每一分枝相当一总状花序或穗状花序，整个花序近于圆锥形。如丁香、水稻等
	复穗状花序	花轴的每一分枝相当一个穗状花序（小穗），整个花序呈穗状。如小麦、大麦等
	复伞形花序	花轴顶端丛生若干长短相等的分枝，各分枝又为一个伞形花序。如胡萝卜、小茴香、芹菜等
	复伞房花序	花轴分枝呈伞房状排列，每一个枝又为一伞房花序。如接骨木、花楸等

5. 果实 由受精后的雌蕊发育而成。胚珠发育为种子，子房形成果皮。因子房的构造不同，而形成不同类型的果实。常分为单果、聚合果和复果3类。

（1）单果：由一朵花中的一个单雌蕊或复雌蕊参与形成的果实称单果。根据果实成熟时的质地和结构，可将果实分为肉质果和干果2类。常见分类见表2-1-2。

表2-1-2 果实的类型

分 类			特 征
肉质果		浆果	由复雌蕊的上位子房或下位子房发育而来。外果皮薄，中果皮、内果皮和胎座均肉质化，浆汁丰富，含一至多粒种子
		核果	具有坚硬果核的一类肉质果。由单雌蕊或复雌蕊的上位子房或下位子房发育而来，外果皮薄，中果皮厚，多肉质化，内果皮石质化，由石细胞构成硬核，含一粒种子
		梨果	由花筒和下位子房联合发育而成的假果。通常花筒形成果壁、外果皮、中果皮均肉质化，内果皮常革质
		柑果	柑橘类植物特有。由复雌蕊具中轴胎座的上位子房发育而成。外果皮厚，外表革质，内部分布许多油囊；中果皮较疏松，具多分枝的维管束；内果皮膜质，其内表皮上生众多的囊状多浆的毛状体，为食用的部分
		瓠果	由下位子房发育而成的假果，花托和外果皮发育成坚硬的果壁，中果皮、内果皮肉质，侧膜胎座常较发达
干果	裂果	蓇葖果	由单心皮或离生心皮的单雌蕊发育而成。成熟时果实仅沿一个缝线裂开。如毛茛科的许多种类等
		荚果	由单雌蕊发育成的果实。成熟时，果皮裂成两瓣。如大豆等
		角果	由2个心皮联合发育而成具假隔膜且侧膜胎座的果实。成熟时，果皮沿腹缝线处开裂，假隔膜留存。如十字花科植物的果实等
		蒴果	由复雌蕊发育而成，子房室含多数种子的一类开裂干果
	不裂果	瘦果	由1～3个心皮组成，上位子房或下位子房发育而成，内含1粒种子。成熟时，果皮革质或木质，容易与种子分离。1个心皮构成的瘦果，如白头翁等；2个心皮瘦果，如向日葵等；3个心皮瘦果，如荞麦等
		颖果	禾本科植物特有的一类不裂干果。由2～3个心皮组成，含1粒种子，果皮和种皮愈合，不能分离。如小麦、水稻、玉米等

分　类		特　征
干果	坚果	由复雌蕊的下位子房发育而成，含1粒种子且果皮坚厚的一种不裂干果。坚果外面常包有壳斗（原来花序的总苞）。如板栗、栓皮栎等
	翅果	由单雌蕊或复雌蕊的上位子房形成的一种不裂干果。果皮的一部分向外扩延成翼翅。如枫杨、榆等
不裂果	分果	由2个或2个以上心皮组成的复雌蕊的子房发育而成，具2个或数个子室。果实成熟时，子室分离成若干各含1粒种子的分果瓣
	胞果	由合生心皮形成的一类果实，具1枚种子。成熟时，果皮薄且干燥不开裂，疏松地包围种子，极易与种子分离。如藜、滨藜、地肤等

（2）聚合果：是由一朵花中的许多单生雌蕊聚集生长在花托上，并与花托共同发育成的果实。如草莓、八角茴香等。

（3）复果：是由整个花序发育形成的果实，又称为聚花果。如菠萝、无花果、桑椹等。

6. 种子 是胚珠受精后发育而成，被子植物的种子均存在于果实内部，是主要的繁殖器官，一般种子由下列三部分所构成。

（1）种皮：由珠被发育而成，有保护胚的作用。种皮结构如下。

1）种脐：是种子从珠柄或胎座上脱落的痕迹。

2）种孔（发芽孔）：是珠孔留存的痕迹。

3）种脊：是维管束的痕迹。

4）合点：种的维管束汇合于此。

5）种阜：有些种子在珠孔外有由珠被扩展而成的突起物。如蓖麻子等。

（2）胚：在种皮内，是植物的幼体，由胚根、胚茎、胚芽、子叶四部分组成。单子叶植物只有1片子叶，双子叶植物有2片子叶，裸子植物有2至多片子叶。

（3）胚乳：在种皮内，大多数是围绕于胚的四周，含有丰富的蛋白成、淀粉、脂肪等。如稻、小麦等。有些植物在胚的形成发育时，胚乳被胚全部吸收，并将营养物质贮存在子叶里，所以这样的种子就没有胚乳，如大豆、花生等。

三、植物的分类和命名

在中药材中，植物类中药占大多数。我们识别、采收和调查中药资源，鉴定中药原植物种名

和利用植物的亲缘关系寻找新的药物资源，都要应用植物分类学的知识。由于植物界种类繁多，各种植物的形态差异很大，而又具有某些共同的形态特征。植物学上借以将不同或类似的植物加以区分比较的概念是"种"。种是植物界分类上的基本单位。集相近似的种而成属，集相近似的属而成科，由科集成目，由目而成纲，由纲而成门，由门而成界，构成了分类学上界、门、纲、目、科、属、种的不同等级。如果一个等级尚不能完全包括其形态特征等，则设亚门、亚纲、亚目、亚科、亚属、亚种或变种等来区分。每一种植物通过系统分类，既可显示出它在植物界的位置，也能表示这种植物的形态特征及与其他"种"的关系。

低等植物的植物体是单细胞或多细胞构成的扁平叶状体，所以低等植物又称为叶状体植物。叶状体可以分枝或不分枝，构造极简单，没有根、茎、叶的分化，也没有维管束，无胚胎。叶状体的体积大小不一，最小的为单细胞体，最大的为长达百米的多细胞体（如昆布）。药用主要包括真菌植物门、藻类植物门、地衣植物门等。

高等植物是由某些低等植物经过长期演变进化而来。由于长期对陆地生活的适应，在体形结构以及生理特性上，都较低等植物更为复杂。最主要的特征是出现了由多细胞所构成的颈卵器，对于进行有性繁殖具有极大的适应意义。卵在受精后仍然附生在原植物体上，以取得养料，发育而成为胚，所以高等植物又称为有胚植物。同时大部分高等植物，其营养体都有根、茎、叶的分化，并且出现有维管束，这样就大大地加强了在陆生生活中对水分和养料的运输作用。属于高等

植物的有苔藓植物、蕨类植物和种子植物三大群。种子植物门是植物界进化过程中最高等的一门植物，植物体有根、茎、叶、花、果（裸子植物则无真正的果实）、种子等器官，繁殖要用种子，可分为裸子植物和被子植物两个亚门。

种类繁多的植物，由于各国语言和文字的不同，而有不同的习用名称。即使在同一国家内，同一植物由于地区不同也各有不同的名称，常常产生同物异名或异物同名的混乱现象，这对于科学普及和经验交流是不利的。因而在植物命名上，国际植物学会会议规定了植物的统一科学名

称，简称"学名"。国际通用的学名，采用林奈倡用的植物"双名法"，即每一种植物学名由两个拉丁文组成，学名的第一个拉丁文是属名，是名词，属名的第一个字母要大写；第二个拉丁文是"种名"，是形容词，表明该植物的主要特征或其他性质。最后附命名者的姓名。

这种双命名法规定了一种植物只能有一个学名，通用于国际而不致混淆。命名法的本身，也显示出各植物间的亲缘关系。因此，学名不仅在科学上具有一定意义，而且对研究考查药用植物的识别和临床应用都很重要。

第二节

中药材采收的一般规律

药材是否合理采收，对有效成分的高低有密切关系。因此须通过调查研究，掌握药材与环境、季节与质量、采集与养护等关系，才能合理利用资源，充分利用和发挥药材作用。

一、适时采收

中药材有效成分的积累和季节有着密切关系。若错过季节，不仅会影响采集，同时也会影响药材的质量和产量。药农在实践中总结了很多采收的经验，如"当季是药，过季是草。三月茵陈四月蒿，五月六月当柴烧。知母黄芩全年刨，唯独春秋质量高"。因此，严格地掌握采药时间十分重要。

1. 根、根茎类 在秋末茎叶枯萎后或春初发芽前采集为好。因植物的养分，此时多贮藏在根或根茎内，质量好产量高。如葛根、延胡索、天麻、何首乌、白芍、地黄、玄参等。

2. 全草、叶类 一般在植物生长旺盛期采集为好。如薄荷、藿香、大青叶、枇杷叶等。

3. 树皮类 多在春夏之交时采集，因其生长旺盛，易剥离及质量好。如厚朴、杜仲等。

4. 花类 一般以含苞待放时采集为好。因盛

开易脱落，影响质量。如玫瑰花、代代花等。部分花类药材，则应在盛开时采，如菊花、旋覆花等。

5. 果实、种子类 果实一般在成长而未成熟期采集，如枳壳、吴茱萸等。种子则应在充分成熟时采集，有的最好为早晨采，防止开裂散失，如芥子、车前子等。

6. 动物类 昆虫类药材必须掌握其孵化发育季节。以卵鞘入药的如桑螵蛸，通常在三月收集，过时则虫卵孵化成虫而影响药效；以成虫入药的均宜在活动期捕捉；有翅昆虫在清晨露水未干时便于捕捉；两栖动物如蛤士蟆，则于秋末当其进入冬眠期时捕捉；鹿茸须在清明后适时采收，过时则角化。

二、药源保护

在药材采收中要注意保护野生药源，计划采药，合理采挖。凡用地上部分者要留根；凡用地下部分者要采大留小，采密留稀，合理轮采，轮采也要分区封山育药。动物药如以锯茸代砍茸，活麝取香。野生药用动物如麝、穿山甲等，须严禁捕猎。

中药材的加工和贮藏

中药品质的好坏，除与采收是否得当有密切关系外，也受到加工与贮藏保管的直接影响。

一、中药材的加工

中药材加工是指在中医药理论指导下，对作为中药材来源的植物、动物、矿物（除人工制成品）进行采收、加工处理的技术。又称中药材初加工或产地加工。

中药材加工的目的是：① 除去杂质和非药用部分，保持药材的纯净。② 分离不同药用部位。③ 进行初步处理，利于药材干燥。④ 保存有效成分，保证药效。⑤ 整形、分等级，利于按质论价。

加工药材一般都要达到形体完整，身干无杂，色泽好，不变气、味，有效成分破坏少等。所以，药材加工对中药材商品形成、中药饮片、中成药以及市场流通和临床使用都有重要意义。

（一）非趁鲜切制药材

种类繁多的中药材在进行加工时，所采取的方法是不一样的，有以下几种分类。

1. 根及地下茎类 根及地下茎类药材采收后，一般须先洗净泥土，除去须根、芦头和残留枝叶等，再进行大小分级，然后干燥即成，如白芷、丹参、牛膝、前胡、射干等。但一些肉质性、含水量较高的块根、鳞茎类药材，如天冬、百部、薤白等，应先用沸水稍烫一下，再晒干或烘干。对于质坚难以干燥的粗大根茎类药材，如何首乌、葛根等应趁鲜切片或块，再进行干燥。对于干燥后难以去皮的药材，如桔梗、半夏等应趁鲜刮去栓皮。对那些含淀粉、浆汁足的药材，如天麻、玉竹、黄精等应趁鲜蒸制，然后干燥。有些种类如北沙参、明党参等应先放入沸水中略烫一下，再进行刮皮、洗净、干燥。此外，还有些种类如白芍，先要经沸水煮，再去皮后干燥。有些药材须经晒、闷、反复"发汗"才能完全干燥，如续断、玄参等。还有些种类药材如山药、

天花粉等适当使用硫黄熏蒸才能较快干燥，保持色泽洁白，粉性足，且能消毒、杀虫、防霉，有利于药材贮藏。

2. 皮类 皮类药材一般采后趁鲜切成片或块，再晒干即成。但有些种类在采收后应趁鲜刮去外层的栓皮，再进行干燥，如牡丹皮、椿皮、黄柏等；有些树皮类药材采后应先用沸水略烫后，加码叠放，使其"发汗"，待内表面变成棕褐色时，再蒸软取出，然后卷成筒状，再进行干燥，如厚朴；杜仲则是采后刮去粗皮，发汗至内表面颜色加深，再干燥。

3. 花类 花类药材为了保持花类药材颜色鲜艳、花朵完整，采后应放置在通风处摊开阴干或在低温下迅速烘干，以避免有效成分的散失，保持浓郁的香气，如红花、芫花、金银花、玫瑰花、月季花等。极少数种类则需先蒸后再进行干燥，如杭白菊等。

4. 果实、种子类 果实类药材一般采收后直接晒干或烘干即可。但果实大又不易干透的药材，如佛手、枳壳、木瓜等应先切开后干燥；以果肉或果皮入药的药材，如瓜蒌、陈皮、山茱萸等，应先去除瓤、核或剥皮后干燥；此外，有极少数药材如乌梅等还需经烘烤、烟熏等方法加工。种子类药材的加工一般果实采收后直接晒干、脱粒、收集种子。有些药材要去种皮或果皮，如薏苡仁。有些则要蒸，以破坏导致药材变质、变色的酶，如五味子、女贞子等。

5. 全草类和叶类 全草和叶类药材采收后直接放在通风处干燥，尤其是含芳香挥发油类成分的药材，如薄荷、荆芥、广藿香等忌晒，以避免有效成分损失。有些全草类和叶类药材在未干透前就应扎成小捆，再晾至全干，避免散失，如紫苏叶、断血流等。一些含水量较高的肉质叶类，如马齿苋、垂盆草等应先用沸水略烫后再进行干燥。

6. 动物类 骨骼类中药如鹿足筋等，以生骨为优，必须去尽残肉和其他残存物，煮沸后质量稍次。甲壳类中药如石决明、牡蛎、紫贝齿、鳖

甲、龟甲等，应取甲壳或鳞片，去尽残肉和其他残存物，煮沸过的稍次。

除上述拣、洗、蒸、煮、发汗等加工方法外，干燥环节还有不同方法。因刚采收的新鲜药材含水量高，富含营养物质，微生物极易从其伤口、皮孔、气孔等处侵入，滋生繁衍，致使药材霉烂。部分药材虽然没有霉烂，但也会因生热、腐败而变质，失去药用价值。因此，及时干燥是药材产地加工的关键。产地加工常见的干燥方法有下列几种。

晒干法：利用日光照射和空气流通使药物干燥。此法经济简便，但受气候支配是其缺点。除某些绿色的叶子和有彩色的花朵应避免阳光直射以免破坏其天然色彩外，一般药物多采用此法。

烘干法：此法也是药物干燥最常用方法。除某些含芳香成分的药物之外，均可采用此法干燥。

阴干法：放置阴处利用空气流通使药物干燥，芳香性的叶及全草通常采用此法。

（二）趁鲜切制药材

药用历史中，趁鲜切制中药材的做法一直存在。许多本草著作对此均有详细记载。

为了保证中药材（中药饮片）质量，减少再加工难度，便利仓储运输，《药品生产质量管理规范（GMP）》（2010年修订）中规定："产地趁鲜加工中药材是指标准中要求需在产地用鲜活中药材进行切制等加工的中药材。"传统饮片切制方式为将鲜药材经产地加工成干药材后贮运至饮片厂进行浸润软化，按要求规格切制后再干燥的过程。趁鲜切制是在药材产地初加工时，将鲜药材清洗干净，直接切片干燥制成饮片或经适当干燥后切制再干燥制成饮片。趁鲜切制可降低加工成本，减少浸润软化过程中产生的霉变、污染现象，减少有效成分的流失。有些中药材由于其自身特性，如有效成分不稳定易随水流失或富含汁液不易干燥等可以趁鲜切制。

《中国药典》（2020年版）收载了如下趁鲜加工的中药材品种。

1. 药材切片（共29个品种） 干姜、土茯苓、山柰、山楂、山药、川木通、三棵针、片姜黄、乌药、功劳木、地榆、皂角刺、鸡血藤、佛手、苦参、狗脊、粉草薢、浙贝母、桑枝、菝葜、绵草薢、葛根、紫苏梗、黄山药、竹茹、桂枝、狼毒、滇鸡血藤、附子。

2. 药材切段（共18个品种） 大血藤、小通草、肉苁蓉、青风藤、钩藤、高良姜、益母草、通草、桑寄生、黄藤、锁阳、槲寄生、颠茄草、野木瓜、广东紫珠、首乌藤、桃枝、铁皮石斛。

3. 药材切块（共3个品种） 何首乌、茯苓块、商陆。

4. 药材切瓣（共4个品种） 木瓜、化橘红、枳壳、枳实。

5. 药材切瓣或片、段（共11个品种） 指可选用多种切制方法加工的药材，包括：丁公藤、大黄、天花粉、木香、白蔹、防己、两面针、虎杖、香橼、粉葛、大腹皮。

目前纳入可趁鲜切制目录的中药材品种较少，还需加强趁鲜切制的质量标准研究。

二、中药材的贮藏

中药品质的好坏，不仅与采收加工有关，而且与中药材的储藏养护是否得当有密切的联系。如果贮藏不当，就会产生有虫蛀、霉变、变色、走油、风化等各种变质现象，降低质量和疗效。加工好的中药材，一般宜贮藏在通风处以防虫、防潮。毒剧药物如生草乌、生川乌、生半夏、生天南星、巴豆等，宜专人保管，严防发生意外。芳香性药材如肉桂、麝香等，必须贮藏在密闭的箱、盒中，以避免香气减失。含淀粉、糖分、蛋白质的药材，如黄精、玉竹、党参、川贝母、黄芪、蛤蚧等，宜放在石灰缸里，以防走油。容易回潮的如知母、天冬、百合等，应特别注意干燥，放在密闭的木箱中，并经常进行翻晒，以免受潮发霉变质。此外，还有三七中放樟脑、牡丹皮泽泻同贮、土鳖虫中放大蒜、柏子仁中放明矾等贮藏方法。

第三章

中药的鉴定

中药的鉴定方法很多，通常分为基原鉴定、性状鉴定、显微鉴定、理化鉴定、生物鉴定等。鉴定中药时，要注意所取样品是否能代表所鉴定的全部样品，同时还要全面仔细检查，考虑中药材加工处理等各种影响因素。本书主要介绍基原鉴定、性状鉴定两方面内容。

第一节

基 原 鉴 定

药物基原鉴定，即用原植物（或原动物）分类学的方法，确定每一种药物的植物（或动物）来源，鉴定其学名。一种药物如果学名没有弄清楚，就很难保证在应用中没有差误。例如全国各地所用的"白头翁"，除真正的毛茛科白头翁 *Pulsatilla chinensis* (Bge.) Reg.的根外，还有其他不同科属十几种植物的根或全草，在临床应用中也称"白头翁"。来源不清、真伪混淆的药物在应用上往往可能这次有效而下次无效，或者在这次研究中可提取到某种成分，而下次就得不到了。基原鉴定方法如下。

1. 观察植物形态 对较完整的中药材样品，应注意其根、茎、叶、花和果实等部位的观察，其中对繁殖器官（花、果或孢子、花粉等）应仔细观察，借助放大镜或立体显微镜，观察其的形态构造。仅靠茎枝和叶子外形来鉴定植物是不全面的，有时容易得出错误结论。在实际工作中经常遇到的样品是不完整的，常是植物体器官的一部分。除对少数品种的特征十分突出的可以鉴定外，一般都要追究其原植物，包括深入产地调查，采集实物，进行对照鉴定。

2. 查对文献 根据已观察到的形态特征和样品的产地、别名、效用等线索，可查阅全国性或地方性的中药文献和图鉴，加以分析对照。在核对文献时，首先应查考植物分类学著作，如《中国植物志》《中国高等植物图鉴》《新华本草纲要》及有关地区性植物志等；其次再查阅中药品种著作，如《中药志》《全国中草药汇编》《中药大辞典》《中药材品种论述》《中药鉴定学》《中华本草》等。由于各书记载植物形态的深度不同，同一种植物各书的记述也不一定完全一致，因此必要时，还须进一步查对原始文献，对比第一次发现该种（即新种）时描述的特征，以便正确鉴定。

3. 核对标本 到国内著名大学或科研单位的标本室核对已鉴定科属拉丁文学名的标本，或根据文献核对已定学名的某种标本，进行比较鉴定。核对标本时，要注意同种植物在不同生长期的形态差异，有时需要参考更多一些标本，才能使鉴定的拉丁文学名准确。如有条件，能与模式标本（即发表新种时被描述的植物标本）核对，可使鉴定更为准确。

对一些难以定名的标本，可请专家或植物分类研究单位协助鉴定。

原动物的鉴定，应按动物学分类方法进行。

矿物药的鉴定，应按矿物药分类方法进行。

鉴定工作中所用器具除采集工具外，一般还应具备解剖针、解剖刀、刀片、扩大镜等，最好备有立体显微镜。另外，须学会应用植物分类检索表。如首先分辨其属于哪一门植物，接着观察其特征检索至科，再检索至属，最后在属种检索表上确定植物的种。

性状鉴定

几千年来，一代又一代的药工在与疾病作斗争和生产实践中积累了很多中药鉴定方面的宝贵经验，就是通过用眼看、手摸、鼻闻、口尝、水试、火试等十分简便的鉴定方法来识别中药的外观形性。这类传统的经验鉴别方法具有简单、易行及迅速的特点，基本上保证了用药的安全和有效，现在仍是中药鉴定的重要方法之一。

一、不同角度的观察项目

1. 形状 一种药材的外形特征，一般较为固定，如圆柱形（黄芪、甘草）、纺锤形（麦冬、百部）、鸡爪形（黄连）、拳形（川芎）、团块状（泽泻、地黄）等。一些品种，老药师能用形象的语言来表达药材外形特征，总结如下。

（1）海马：马头、蛇尾、瓦楞身。

（2）野山参：马牙芦（芦碗紧密排列、边缘齐棱如马牙）、灯草芯、枣核艼（不定根生于芦头上，中部较粗，多下垂，形如枣核）、铁线纹、落肩膀、细结皮（紧皮细横纹）、少数腿（人字腿）、珍珠须（尾上小疙瘩珍珠点，亦称疙瘩须）。

（3）蕲蛇：翘鼻头（头在中央稍向上，吻端向上突出）、方胜纹（灰黄或灰白菱方形斑纹）、连珠斑（黑色圆斑，位于腹面两侧）、佛指甲（尾尖端为三角形鳞片包裹）。

（4）防风：蚯蚓头（根头部具有密集的环纹）。

（5）川贝母：怀中抱月（内外层鳞片，大小悬殊，小鳞片被紧包在心脏形的大鳞片内，只留一新月形的部分在外）。

其他如马兜铃状如马脖上下垂的铃铛；马鞭草穗状花序细长，形如马鞭；木鳖子扁平圆板状如鳖；瓦楞子如房上瓦片排列之楞状；佛手果实具手状；冬虫夏草虫体似幼蚕，头部子座细长呈圆柱形。所观察药材应是完整之品。

2. 大小 药材的大小（指长短、粗细、厚薄），一般有一定的幅度。如测量大小与规定有差异时，应测量较多的样品，可允许有少量高于或低于规定的数值。必须选择有代表性和大多数的常见药材进行测量，大的用cm（厘米）、细小的用mm（毫米）表示。一般习惯是根茎、果实测长×直径，鳞茎测高×直径，皮测长、宽、厚，种子测长、宽或直径。大小的测量主要用于商品规格的分等、分级。

3. 色泽 指药材表面的颜色和光亮度。商品药材的色泽一般较固定，色泽的变化与药材的质量关系很大，可反映出药材的真伪和质量的好坏。药材品种不同、加工条件、贮存时间的变化，均可能改变药材色泽。观察色泽应在白天自然光线下或日光灯下进行。复合色描述时，为主的色调描述在后。其例如下。

（1）红色：朱砂鲜红色或暗红色有光泽；红花红黄或红色；丹参紫红或棕红、暗红。

（2）紫色：紫苏叶两面紫色或上表面绿色、下表面紫色；紫草表面紫红色或紫褐色。

（3）黑色：黑芝麻表面黑色；黑胡椒表面黑褐色；墨旱莲表面墨绿色；乌梅表面乌黑色或黑棕色。

（4）黄色：黄连表面灰黄色或黄褐色，皮部橙红色，木部鲜黄色；黄柏外表面黄褐色或黄棕色，内表面暗黄色；姜黄表面深黄色。

（5）白色：白芷断面白色或灰白色；白鲜皮外表面灰白色，内表面类白色；白及断面白色或灰白色；山药表面黄白色，断面白色。

（6）褐色：赭石表面暗棕红色或灰黑色。

（7）蓝色：青黛深蓝色。

（8）杂色：五花龙骨淡灰白色、淡黄白色或淡黄棕色，夹有蓝灰色及红棕色深浅不同的花纹。

（9）光泽：石膏有绢丝光泽；自然铜金属光

泽；大青盐玻璃样光泽；珍珠彩光闪耀；延胡索蜡样光泽；花蕊石具闪星状亮光；青礞石断面可见闪光星点；金礞石有闪烁的金黄色光泽；雄黄断面具树脂样光泽，晶面金刚石样光泽。

4. 表面 药材外表面或内表面有具体的特征，可供鉴别，如光滑、粗糙、皮孔、皱纹等。如单子叶植物根茎及球茎节上的膜质鳞叶、根痕，蕨类植物的鳞片、毛等，这些特征的有无和程度，常是鉴别药材的主要特征之一。如枇杷叶的毛，苍耳子的刺，黄连的鳞叶，关黄柏的栓皮，厚朴的皮孔，乌梅的皱纹纹理，王不留行的雕纹，紫苏子的网纹，大黄、何首乌的星点、锦纹，天麻的鹦哥嘴、圆脐眼、点状环（蛤蟆皮），白芷突起的皮孔和疣瘤状根痕等。

5. 质地 指药材的软硬、坚韧、疏松、轻重、黏性或粉性等特征。常用的术语有如下。

（1）松泡：表示质轻而松。如南沙参（泡参）泡而松，灯心草、松花粉质轻。

（2）粉性：表示含有大量的淀粉。如山药、天花粉。

（3）黏性：表示含黏液质。如鲜石斛，折断面显黏性、干品嚼之呈黏性；天冬柔润具黏性。

（4）柔润：表示柔软而润泽。如当归、玉竹。

（5）油润：表示具有油性。如柏子仁等。

（6）角质：表示含多量淀粉，因加工糊化，呈半透明。如郁金、天麻等。

（7）坚韧：表示质坚韧不易折断。如丝瓜络、桑白皮等。

其他如十黄九糠的大黄，糟皮粉碴的赤芍，中心枯朽的黄芩等。

6. 断面 指药材折断而所具有的特征，如自然折断面、破碎面、横断面等。观察折断时的现象，如有无粉末飞扬、响声、折断的难易等；观察折断面如平坦、粗糙、颗粒性、纤维性、胶丝以及层层剥离等情况。此法主要用于皮类、长条状的根及茎类、藤、枝类药材的鉴别。

用刀横切（或削）成平面，观察皮、木两部的比例、色泽、射线与维管束的排列形式。如菊花心（黄芪）、车轮纹（防己）、特殊维管束（云锦花纹、星点）、散生维管束、筋脉点及木部小孔（导管）和棕色小点（油室或油细胞）等特征；九节菖蒲断面白色粉性，可见淡黄色小点（维管束）6～9个排列成环；大黄断面淡红棕色

或黄棕色，根茎髓部宽广颗粒状，有星点环列或散在，根木部发达，具放射状纹理；天麻断面平坦，黄白色至淡棕色，角质样；延胡索断面黄色角质样，有蜡样光泽；木贼断面中空，周围有多数圆形小空腔，排列成环；何首乌断面红棕色，皮部有4～11个类圆形异型维管束环列。

7. 气 有的药材具挥发性物质，有特殊的香气或臭气。可将药材弄碎或热水中泡一下再闻，以资鉴别。无气味者——珍珠、石膏；微有气味——山药；气香、清香者——大黄、牛黄、熊胆、冰片；芳香——八角茴香；香气浓烈——肉桂、砂仁、麝香；臭——九香虫、紫草；羊膻气——白鲜皮；焦糖气——玄参；腥——紫河车；蒜臭——薤白；硫臭——硫黄；鸡屎臭——鸡矢藤；刺激臭气引起打喷嚏者——蟾酥、猪牙皂。

8. 味 从古至今，尝味是中药鉴别的重要手段。药材之味与成分、性质关系很大。例如：淡——石膏、通草；酸——乌梅、山楂、木瓜；甘——党参、龙眼肉；辛——细辛（麻）、干姜（辣）、半夏、天南星（刺激咽喉）；咸——大青盐、秋石；苦——龙胆、鸦胆子、黄连、穿心莲；五味——五味子；涩——五倍子；苦涩——大黄；苦而回甜——牛黄、熊胆；吸舌——龙骨、天竺黄；黏性——黄精、玉竹、茯苓；凉——薄荷、冰片；砂砾感——大黄。

尝药注意：取样要有代表性。药材各部位味道可能不同，如果实的果皮与种子，树皮的外侧与内侧，根的皮部与木部。因舌头各部位味觉有异样，品尝时须口中咀嚼1分钟才能准确尝出。

有强烈刺激性和毒性药材，如草乌、白附子、狼毒、半夏等，口尝量要少，吐出，漱口洗手，以免中毒。

9. 水试 某些药材在水中的比重情况或特殊变化，可作为鉴别特征之一。如番红花用水泡后，水变金黄色，花不褪色；苏木投入热水中，呈鲜艳桃红色透明溶液，加酸（或白醋）则溶液变为黄色，加碱（或石灰水）溶液则变红色；熊胆粉末投入清水杯中，可逐渐溶解而盘旋，有黄线下垂至杯底，且不扩散；蟾酥遇水后呈乳白色；秦皮水浸液在日光下观察显碧蓝色荧光。

10. 火试 有些藤木类、树脂类和动物类药材用火烧之，能产生特殊的气味、颜色、烟雾、

响声等，用以鉴别药材。如降香微有香气，点燃则香气浓烈，燃时有油流出，烧完后留有白灰；血竭放在白纸上，下面用火烤，熔化后，色鲜红如血而透明，无残渣；麝香少许用火烧时有轻微爆响声，起油点如珠，但无臭气，灰为白色；海金沙易点燃而发爆鸣声及闪光，松花粉及蒲黄无此现象；马勃火焰上轻轻抖动，可见火星飞扬，熄后发生大量白烟；青黛微火灼烧有紫红色烟雾发生，均可资鉴别。

在反复的实践过程中，以眼看、鼻嗅、口尝、手摸等方法，不但能迅速、正确地鉴别药物的真伪，而且还能鉴定药物的品质优劣。如肉桂以断面色深、刮之富油性的企边桂为佳；甘草以味甜、粉性的内蒙古产为好；山西潞党参味甜体糯较优；黄柏、黄连越苦越好；红花、月季花则要求色红、紫而香气足，等等。这些宝贵的鉴别经验在实践上具有重要意义。

二、不同药用部位中药材的性状鉴别要点

由于中药材种类多，药用部位不一，因此，鉴别时观察的方法和重点也不完全相同。各药用部位中药材鉴别时注意点简述如下。

1. 根（根茎）类 应注意观察其大小，形状（如南沙参圆锥形、甘草圆柱形、半夏球形、大黄块状），表面特征（如颜色、平滑或粗糙、皮孔等），质地（如北沙参坚硬、党参柔韧、黄芪纤维、川贝母粉性），断面（对鉴别起重要作用，如单子叶植物根有明显髓部，双子叶植物根常见菊花心而无髓部，根茎类往往有油点等），气味（如当归芳香微甜而苦、穿心莲极苦）等。

2. 茎木类 应注意观察其形状（通常圆柱形或方柱形如紫苏梗，或见扭曲如鸡血藤），表面（草质茎干燥时多皱缩，木质茎多平滑如桑枝，有的节部膨大如川檀。此外，观察皮孔、芽痕及残存枝条），质地，断面（草质茎多中空轻松，易折断，纤维性如麻黄；木质茎多坚硬，有放射状射线或年轮如木通等），气味（如海风藤苦辣）等。

3. 皮类（包括根皮及干皮） 应注意观察其形状（如黄柏板状、厚朴卷筒形），外表面（如牡丹皮平滑、地骨皮鳞片状；此外看皱纹、皮

孔），内表面（一般较平滑、颜色较深）、断面（如黄柏裂片状、杜仲有丝），气味（如香加皮气香味苦）等。

4. 叶类 首先应观察大量叶子所显示的颜色和状态，有无茎枝或叶轴，是平坦的还是皱缩的。鉴定时要选择具有代表性的样品来观察。浸泡在水中使之湿润并展开后观察其特征：形状（如卵圆形、披针形等）；大小（长度及宽度）；叶端、叶缘及叶基；质地和上、下表面的色泽及有无毛茸和腺点、叶脉的凹凸和分布情况；叶柄的有无及长短，叶柄平直、槽状和扭曲情况；叶翼、叶轴、叶鞘、托叶及茎枝的有无；气味等。

在观察叶片表面特征时，可借助放大镜仔细观察叶的上下表面的毛茸、腺点、腺鳞等。

5. 花类 鉴定花类中药时，如以花序入药，除单朵花的观察外，要注意花序类型、总苞及苞片等；菊科植物还要观察花序托的形状，有无被毛等，如菊花。单朵花要注意其花冠形状、大小、颜色、雌雄蕊的数目与形态及其着生位置、气味等，如玫瑰花、凌霄花。如果花序或花很小，肉眼不易辨认清楚，需先将干燥中药放入水中浸泡后，解剖观察，并借助放大镜、解剖镜观察清楚。

6. 果实类 鉴别果实类中药，应注意其形状、大小、颜色、顶端、基部、表面、质地、破断面及气味等。果实的顶端一般有柱基或其他附属物，下部有果柄或果柄脱落的痕迹；有的带有宿存的花被，如地肤子。果实类中药的表面大多干缩而有皱纹，肉质果尤为明显，如乌梅；果皮表面常稍有光泽，如栀子；有的具毛茸，如蔓荆子；有的可见凹下的油点，如陈皮、吴茱萸。伞形科植物的果实，表面具有隆起的肋线，如小茴香、蛇床子。有的果实具有纵直棱角，如使君子。完整的果实，观察外形后，还应剖开果皮观察内部的种子，注意其数目和生长的部位（胎座）。

7. 种子类 主要应注意种子的形状、大小、颜色、表面纹理、种脐、合点和种脊的位置及形态、质地、纵横剖面以及气味等。

种子表面常有各种纹理，如蓖麻子带有色泽鲜艳的花纹；也有的具毛茸，如马钱子；除常有的种脐、合点和种脊外，少数种子还有种阜存在，如蓖麻子、巴豆等。剥去种皮可见种仁部

分，有的种子具发达的胚乳，如马钱子等；无胚乳的种子，则子叶常特别肥厚，如苦杏仁。胚大多直立，少数弯曲，如王不留行、菟丝子等。有的种子水浸后种皮显黏液，如葶苈子；有的种子水浸后种皮呈龟裂状，如牵牛子。

8. 全草类 全草类中药的鉴定应按其所包括的器官，如根、根茎、茎、叶、花、果实、种子等分别鉴别，并进行综合分析判断。全草类中药因其包含了草本植物的全株，因此，依靠基原鉴定更为重要。原植物的特征一般反映了中药的性状特征，但要注意颜色、形状或表面特征的改变情况。

在鉴定中药过程中，如有疑问的药材还必须与正品标本对比，或再用其他的鉴别方法。

第四章
中药化学成分和药理作用

中药所含化学成分复杂。中药中植物药占大多数，有些成分是植物所共有的，如纤维素、蛋白质、油脂、淀粉、糖类、色素等；有些成分仅是某些植物所特有的，如生物碱、苷、挥发油、有机酸、鞣质等。动物药的主要成分不同于植物药，含有大量的蛋白质及其水解产物（如氨基酸、动物肽毒、酶及糖蛋白等），还包括生物碱、甾体、酮及酸类等成分。矿物药以无机物为主。

各类化学成分均具有一定的特性，一般可由药材的外观、颜色、嗅、味等作为初步检查判断的手段之一。如药材样品折断后，断面有油点或挤压后有油迹者，多含油脂或挥发油；有粉层的多含淀粉、糖类；嗅之有特殊气味者，大多含有挥发油、香豆素、内酯；有甜味者多含糖类；味苦者大多含生物碱、苷类、苦味质；味酸者会有有机酸；味涩者多含有鞣质等。

主要化学成分及其药理作用列举如下。

1. 生物碱　是一类复杂的含氮有机化合物。绝大多数生物碱分布在高等植物，尤其是双子叶植物中，如毛茛科、罂粟科、防己科、茄科、夹竹桃科、芸香科、豆科、小檗科等。常见的中药有黄连、麻黄、黄柏、川乌、附子、马钱子、苦参、吴茱萸等。

生物碱具有特殊的生理活性和治疗效果，如麻黄中含有治疗哮喘的麻黄碱，黄连中含有抗菌消炎的小檗碱，萝芙木中含有降血压的利血平，喜树中含有抗肿瘤的喜树碱。

2. 苷类　又称配糖体，由糖和非糖物质结合而成，广泛存在于植物体内。

根据苷元的结构类型分为氰苷、酚苷、醇苷、蒽苷、黄酮苷、皂苷、强心苷、香豆素苷和环烯醚萜苷等。苷的共性在糖的部分，不同类型的苷元有不同的生理活性，具有多方面的功能。

（1）强心苷：是一类对心肌有兴奋作用，具有强心生理活性的甾体化合物。多存在于许多有毒的植物中，尤以夹竹桃科、萝藦科植物最普遍，常见的中药如香加皮。强心苷类成分主要用以治疗充血性心力衰竭及节律障碍等心脏疾患。

（2）皂苷：是一类特殊的苷类成分，其水溶液振摇后会产生泡沫，可分为三萜皂苷和甾体皂苷。三萜皂苷大多分布于双子叶植物，集中分布的科包括毛茛科、豆科、伞形科、五加科、菊科、蔷薇科、桔梗科、远志科、葫芦科、石竹科等；甾体皂苷大多分布于单子叶植物中，集中分布的科有百合科、薯蓣科等。此外，双子叶植物中的茄科也富含甾体皂苷。主含三萜皂苷的中药有人参、三七、西洋参、甘草、黄芪、柴胡、党参、桔梗、南沙参、白头翁、酸枣仁、远志、山银花、地肤子等；主含甾体皂苷的中药有麦冬、天冬、重楼、知母、黄精等。

人参中含有补气、生津、安神作用的人参皂苷等。有些皂苷成分内服后能刺激消化道黏膜，反射地促进呼吸道和消化道黏液腺的分泌，故具祛痰止咳的功效，如含有该类成分的桔梗、远志、紫菀常用作祛痰药。有些甾体皂苷也有抗肿瘤、抗真菌、抑菌及降胆固醇作用，大量用作合成甾体激素的原料。

皂苷能与红细胞膜上胆甾醇相互作用，渗透性增加，导致红细胞膜破裂，使血红蛋白流失而具有溶血作用。因此，含有皂苷的药物一般不能静脉注射，但口服毒性较小，可能是因为在胃肠道被水解所致。

（3）黄酮苷：为具有2-苯基色原酮结构的苷元与糖结合形成的苷。黄酮苷类化合物在植物界分布广泛，常见的中药有银杏叶、石韦、淫羊藿、黄芩、山楂叶、槐花等。

黄酮类化合物具有保护心脑血管系统、抗氧化、抗肿瘤、雌激素样作用以及抗炎、抗菌、抗病毒等广谱的生理活性。黄酮类化合物在防治心脑血管疾病包括冠心病、心绞痛、动脉粥样硬化、心肌梗死、脑血栓等方面已发挥了重要作用。如槐米中的芦丁和陈皮中的橙皮苷，能降低血管的脆性，改善血管的通透性，降低血脂和胆固醇，用于防治老年高血压和脑出血。

（4）香豆素苷：为含顺式邻羟基桂皮酸内酯与糖结合而成的苷类成分。分布于伞形科、芸香科、豆科、菊科、瑞香科、木犀科等植物类群。主含香豆素的中药有前胡、蛇床子、枳实、茵陈、秦皮等。香豆素类化合物具有多方面的药理作用，如补骨脂素、佛手内酯等呋喃香豆素具有光敏活性，对白癜风、牛皮癣有一定治疗作用；又如在伞形科等植物类群中普遍存在的吡喃香豆素则具有良好的扩血管作用，可用于治疗心绞痛。秦皮中的七叶苷具有抗菌作用，矮地茶中的岩白菜内酯具止咳作用，祖师麻中的瑞香内酯具镇静、镇痛作用。

（5）环烯醚萜苷：为由两个异戊二烯构成的含有10个碳原子的单萜化合物与糖结合成的苷类成分。分布于玄参科、茜草科、马钱科、忍冬科等植物。常见的中药有玄参、地黄、栀子等。

环烯醚萜类成分具有多方面的药理活性，如桃叶珊瑚、獐牙菜苦素、黄连苦苷和胡黄连苦苷对肝细胞有一定的保护作用，京尼平能促进胆汁分泌；番木鳖酸表现出很强的抗炎活性，马钱苷及马鞭草苷有极强的抗炎活性；山茱萸总环烯醚萜能降低四氧嘧啶高血糖小鼠的血糖。

（6）蒽苷：由蒽的衍生物与糖结合的苷类成分。分布于蓼科、豆科、茜草科、鼠李科等。常见的中药有大黄、何首乌、虎杖、茜草等。

蒽苷类成分具有广泛的药理活性，包括抗菌、抗炎、抗病毒以及致泻作用等。如大黄中的大黄酚、大黄素等对多种细菌均有不同程度的抑制作用，且大黄不仅本身具有广谱抗菌作用，还对其他抗菌药物有协同增效作用；芦荟中的醌类物质对带状疱疹病毒、包膜病毒、水痘病毒、假狂犬病毒等有抑制作用；天然蒽醌类化合物多

具有致泻作用，且蒽醌苷的致泻作用一般要强于苷元。

（7）醇苷：为化合物的醇羟基与糖结合成的苷类成分。分布在藻类、毛茛科、豆科等植物中。如红景天苷具有强壮和增强适应能力。

（8）酚苷：为化合物的酚羟基与糖结合成的苷类成分。分布于木犀科、杜鹃花科植物中。如丹皮酚有镇静、镇痛作用。

（9）氰苷：主要指羟腈类苷。分布于蔷薇科、毛茛科、豆科等植物中。如苦杏仁苷对小鼠实验性咳嗽有明显抑制作用。

3. 挥发油 是指具有香气和挥发性的油状液体，由多种化合物组成的混合物。药用植物中挥发油含量较为丰富的有侧柏叶、吴茱萸、当归、薄荷等。挥发油具有生理活性，在医疗上有多方面的作用，如发汗、解表、祛痰、镇痛、抗菌等。如薄荷油具有清热、祛风、消炎、局麻等作用；柴胡油解热；当归油镇痛；丁香油具有局麻、止痛作用。

4. 鞣质 为多元酚类的混合物。存在于多种植物中，特别是在杨柳科、壳斗科、蓼科、蔷薇科、豆科、桃金娘科和茜草科植物中含量较多。药用植物盐肤木上所生的虫瘿药材称五倍子，含有五倍子鞣质，具收敛、止泻、止汗作用。

5. 其他成分 如糖类、氨基酸、蛋白质、酶、有机酸、油脂、蜡、树脂、色素、无机物等，各具有特殊的生理功能，绝大多数均被应用于临床。

同一中药往往含有多种化学成分，不同中药含有不同化学成分。所含主要化学成分相同的中药多有相同的药理作用。小檗碱在黄连、黄柏药材中都有，具有抗菌消炎作用。矮地茶和落新妇中均含矮地茶素，都有止咳作用。不同化学成分往往药理作用不同，但也有些不同化合物却产生相同的作用。如皂苷成分有祛痰作用，杜鹃素也有。不同成分之间也可通过相互作用影响药理作用。

各类成分有相应结构特点和理化性质。当我们了解中药有效成分的性质后，就可以对其提出更可靠的客观指标，并借以建立完善的药材标准。

第五章

中药的炮制与制剂

中药炮制是按照中医药理论，根据药材自身性质，以及调剂、制剂和临床应用的需要，所采取的一项独特的制药技术，也是中医药学的一大特色。药材凡经净制、切制或炮炙等处理后，均称为"饮片"。

中药制剂是中药供临床使用之前都必须制成的适合于医疗或预防应用的形式。它是以饮片为原料，在中医药理论指导下，按一定处方原则和方法制成的可供医生、患者直接使用的药物制剂，是传统医药的重要组成部分。

第一节

中药炮制的目的与方法

一、中药炮制的目的与意义

为了充分发挥中药防治疾病的作用，并克服某些毒副反应，保证安全有效，中药材经产地加工后，在使用前必须根据病情和实际需要，采用不同的方法进行炮制处理。中药的特点往往是一药多效，必须经过适当的处理，才能达到预期的临床医疗目的。中药炮制的意义在于保存或提高药效，降低或消除毒副作用。有的药材不易煎出有效成分或易败坏，亦需炮制。一种炮制方法或炮制一种药材，往往有几方面的目的，这些目的既有主次之分，又有密切联系。

概括起来，中药炮制的目的主要如下。

1. 降低或消除中药的毒性和副作用 如川乌、草乌用生姜、甘草、皂角制后可降低其毒性，柏子仁通过去油制霜可消除滑肠致泻的副作用。

2. 增强中药的疗效 有些中药通过炮制可改变其理化性质，使其中的有效成分易于煎出。如醋制延胡索可使延胡索乙素生成延胡索乙素醋酸盐，后者易溶于水，从而增强入肝经止痛的疗效。蜜炙款冬花，由于蜂蜜的协同作用，可增强

润肺止咳的作用。

3. 改变和缓和中药的性能 如地黄生用性寒，可凉血，制成熟地黄则微温，可补血；何首乌生用润肠通便，黑豆汁制后则补益肝肾，并可除去致泻的副作用。

4. 除去杂质和非药用部位 药材除去杂质和非药用部位后，更加清洁纯净，因而具有更良好的色、香、味。采用拣、刷、刮、簸、漂、洗等方法，能除去泥沙杂质和非药用部位。

5. 改变或增强中药作用和趋向 中医对疾病的部位通常以经络脏腑来归纳，对中药作用趋向以升降浮沉来表示。通过炮制可引药入经，改变作用部位及趋向。如大黄本为下焦药，酒制后能在上焦产生清降火邪的作用；柴胡、香附经醋制后可以引药入肝经；杜仲、小茴香盐水炒后，有助于引药入肾，能更好发挥治疗肾经疾病的作用。

6. 便于调剂、制剂、服用和贮藏 如对矿物和甲壳类中药用煅、淬等方法，沉香、羚羊角锉粉，槟榔切片或打碎，都是为了便于调剂及保证药效。又如烘焙地龙与蜈蚣、砂炒鸡内金，既便于粉碎，也有利于贮藏，还能防止虫蛀、发

霉等。

7. 矫味、矫臭和赋色 中药炮制中的水漂、麸炒、蜜炙、酒制，通常都有矫味、矫臭和赋色的作用。

二、中药炮制方法

中药炮制方法可分为修拣、切制、水制、火制、水火共制和其他制法等六大类。

（一）修拣

修拣又称"净制"，是中药炮制的第一关，是将药材分档、净化的过程，主要是为中药的进一步炮制做准备和方便直接配方。药材经过修拣后，一般要达到以下要求。

（1）去泥沙杂质、霉变物：除去药材中夹杂的土块、砂石、杂草及霉败物。

（2）大小分档：按照药材大小分开，使之大小均匀，以便洗润、炒制等进一步加工炮制。

（3）去芦头：除去药材的根头、根茎、残茎、叶基等。

（4）去枝梗、残根：除去药材中枝条、果柄、花梗、残留的根等。

（5）去核：除去药材的种子，多用于核果类药材。如红枣蒸熟后挤去核、山茱萸除去核等。

（6）去心瓤：抽去某些药材中坚韧的木心，或挖去药材的内瓤、毛茸、心、籽核等非药用部位。如麦冬、远志、巴戟天抽去木心，金樱子挖去种子、枳壳挖去瓤。

（7）去皮毛：有些药材的表面有毛茸，如不除去，服用时对患者不利。因毛茸会黏附或刺激咽喉的黏膜，使咽喉发痒，甚至引起咳嗽。根据药材具体情况不同，常用方法有刷、撕、刮、燎、撞、砂炒等。

（8）去粗皮：除去药材的栓皮、表皮。如黄柏、厚朴等均需刮去栓皮。

（9）去皮壳、隔膜：除去药材的果皮、种皮、隔膜等。主要适用于果实种子类药材，如酸枣仁、桃仁等除去皮壳；又如将草果、砂仁等晒干碾破或装麻袋锤破，再用搓法去隔膜及壳，取仁用。

（10）去筋肉、头、足、翅、尾巴：除去动物类药材的筋肉、头、足、翅、尾巴等。如龟甲、鳖甲除去残肉，蛤蚧去头足等。

修拣的方法主要如下。

1. 拣（选、挑） 将药材中的非药用部分、异物杂质剔去，选取药用部分。如薄荷拣净杂草，山茱萸、山楂拣去核；或区分药材的不同规格形态，如麻黄去根，桂枝区分桂尖、桂木等。

2. 簸（扬） 将药材置于中号或小号竹编的低边簸箕内，摇摆晃动簸箕，借药材起伏带来的风力，利用药材和杂质的比重不同，使药材与杂质分离，簸去灰土杂物或轻重不合药用之物。本法多用于种子类药材，如小茴香、芥子等簸扬去枝梗或果壳等杂质，苦杏仁搓下的皮尖，晒干后簸扬即可除去。

3. 筛 将药材置于竹筛或铁筛内，不停旋动，使药材通过不同孔眼的筛子，以便清除砂屑等杂质、分离药材大小和粉末的粗细，使大小规格趋于一致。如陈皮、牛蒡子筛去灰砂后入药或进行炮制。药材炮制干燥完毕后都应筛去灰屑，再行贮存或应用。常用筛子如下。

（1）大眼筛（俗称谷筛）：筛孔直径为12 mm；常用于药材大小分档。

（2）中号筛：孔径5 mm。

（3）米筛：孔径4 mm，如连翘去心用之。

（4）灰筛：孔径2 mm，常用以去细小砂石及灰屑。

（5）罗：筛孔最小，习称"粗末过筛，细末过罗"。

4. 挖 抽去某些药材中坚韧的木心；如麦冬、远志、巴戟天抽去木心等。或用工具挖去药材的内瓤、毛茸、心、子核等非药用部位；如金樱子挖去种子、枳壳挖去瓤。

5. 剥 将药材蒸熟，用手挤去核，用于配制丸药，如红枣；又如桂圆肉，系将桂圆去壳，用清水润胀再剥取其肉去核晒干。

6. 撕 撕去芦头上的鬓毛或叶残基。如防风。

7. 刮 刮去外粗皮。主要适用于质地比较硬的皮类药材，如肉桂、厚朴等；也常用于动物类药材，如龟甲、鳖甲清水泡2～3日后，用刮刀刮去外面黑皮腐肉，洗净、晒干。

8. 燎 有些质硬具有毛茸的药材，迅速地用火焰烧一下，使毛茸烤焦转为酥脆时，再用刷子将毛刷去。如鹿茸用瓷瓦片刮去外表毛茸，再用纸捻火燎尽毛，再刮1次，然后擦干净。

9. 刷 常用竹帚、板刷或去毛机，刷去表面毛茸。多应用于叶片类药材的去毛，如枇杷叶、石韦等。

10. 撞（闯） 将药材装入麻袋或特制竹筐内，加入适量碎玻璃片或瓷片，来回荡摇，使药材与药材、药材与玻璃或瓷片互相撞击，以去粗皮、毛刺、残茎等非药用部分。如黄芩、三七等。

11. 制绒 某些具有纤维性的药材，经锤打、推碾成绒絮状，以便于临床应用，或缓和药性的作用。如大腹毛、艾绒、麻黄绒等。

12. 挽（揉） 将药材洗净后，挽揉成团如发髻状。主要适用于丝绒状药材，以便配方称取，如竹茹、大腹毛等。

13. 卷 将药材卷成方块状或圆筒状，以便称取。主要适用于张面大的叶类药材，如卷成方形块状或筒形的荷叶卷。

14. 炒 将药材倒入炒热砂的锅内，炒至毛绒焦脆时，取出摊凉，用竹刀或铜丝刷子刮去、刷去或筛去焦毛。主要适用于药材表面残留毛须的药材，如狗脊、骨碎补、香附等。

（二）切制

切制是将原药材切成一定形态的片或段等形式，供临床应用，称为饮片。

1. 切制的目的

（1）增大接触面：药材经过切片后，增大了与溶剂的接触面，便于有效成分的煎出，缩短煎煮时间；在炮制过程中便于拌炒，或便于液体辅料渗入药物组织内部，达到预期的目的。

（2）便于配方称取：药材经过切片后，体积变小，便于配方时称取，尤其对小剂量剧毒药品等可以减少误差，同时亦便于贮存。

（3）优越于粉剂：药材切制后入煎不易糊烂，容易过滤，吸湿性与挥发性成分的散失少于粉末，便于保存。药材切制成饮片后，药材原有组织结构没有消失，保持适当程度的外观形态，易于直观鉴别。

2. 切制的方法 根据药材不同的特性，使用不同的切制工具，采用不同的切制方法，切制成不同的片形。目前大生产中均采用切片机进行切片，通常采用圆盘式切片机、剁刀式切片机、刨片机等。传统方法是手刀操作。大部分药材一般采用片刀或铡刀进行切制。而对木质、动物角类，或矿物类药材，则采用劈、刨等方法，有的需制成粉末的则采用锉、捣、擂（研）、碾、打、磨等方法进行。

（1）劈：用斧头或柴刀，将大块坚硬的药材劈成小块或厚片。如檀香、苏木等先锯成寸许小段，后劈成小块，再劈成火柴棒样大小。

（2）刨：亦称为镑。用铇子将药材刨成薄片，多用于木类或角类药材。刨片时，在铇凳上装以刀口向上的铇刀，另以一木制小盒作药斗，装入药材后压以木块，人则双腿张开跨坐凳的一端，双手持药斗同时压下木板向刀口方向推进，将药材刨成薄片。常用以刨川芎、半夏、羚羊角等。

（3）锉：用钢锉将药材锉成粉末的方法。宜用于贵重角类药材，如羚羊角等。

（4）捣：将药材放在冲钵内冲碎的方法。主要适用于体积短小、质硬、不便切片而整粒用时因太硬、不易煎煮出有效成分的药材，如豆蔻仁、砂仁等种子。

（5）擂（研）、碾、打磨等：多用于矿物粉碎，如擂朱砂、果实去壳、麻黄碾绒等。常用工具有铁（或铜）制"擂钵""碾槽"，石制的"臼""磨"，以及现代的"粉碎机"。

3. 中药饮片的形态 按照药用要求，根据药材的形状、大小、粗细以及药材质地，常将药材切成不同厚薄长短形态的饮片。

（1）中药饮片的一般规格要求：《中国药典》规定的切制品有片、段、块、丝等。其规格厚度通常如下。

1）片：极薄片0.5 mm以下，薄片1～2 mm，厚片2～4 mm。

2）段：短段5～10 mm，长段10～15 mm。

3）块：8～12 mm的方块。

4）丝：细丝2～3 mm，宽丝5～10 mm。其他不宜切制者，一般应捣碎或碾碎使用。

（2）樟树药帮饮片的规格要求：樟树药帮依据药材的特点和切制炮制要求，传统上将饮片分为以下几种形态类型。

1）圆片：又称顶头片、横片，即将药材横

切成厚或薄的片子。

2）直片：即将药材纵切成厚片或薄片，多为2～4mm厚，如草乌、当归、白术等。

3）斜片：即用铡刀或片刀将药材斜切成2～4mm厚的饮片。又分"瓜子片"与"柳叶片"。瓜子片与柳叶片，片形较大而薄且长，能增大切面，花纹美观，如人参、黄芪、甘草等。

4）方块：即将药材用片刀先切成长条，然后切成方块。大的称"大方块"；小的约1cm见方，称"小方块"（又称"骰子方块"或"丁子"）。切方块主要适用于个体大、粉性足的药材，如茯苓、葛根等；或便于拌炒为目的，如阿胶。

5）丝片：即将药材切成丝条形状，主要用于叶类及皮类药材，如枇杷叶、厚朴等。

6）段子：又称"节子"，将细长茎类、根或细长全草等切成段状，如薄荷、龙胆等。

7）肚片：是江西省樟树等地的一种传统饮片形态，横宽斜切（樟树药帮习称"理"），为横片的一种，这种片子二面光亮、片张大，易"吐脂"或"起霜"，用于树皮类药材。其目的主要是增大切面，便于炮制或煎汁，如厚朴、黄柏、肉桂等。

8）指甲片：即将卷曲弧度较小的干皮及较大枝皮等皮类药材，纵向剖开成约2cm宽的长条，再理成长约3cm的斜片，称为指甲片，如厚朴枝皮切成指甲片。

9）骨牌片：即为长方形片子，一般先切成长4～5cm的长段，再纵切成宽约3cm骨牌片，如粉葛、杜仲、黄柏等；有的还用片刀将厚的骨牌片平剖成薄片，如黄柏还可平剖成5～6片的薄片。另外，还有浙贝母腰子片、枳壳凤眼片和川芎蝴蝶片等。

4. 产地加工与中药炮制的一体化　中药材产地加工有净制、干燥等工序，有些药材需要蒸煮处理。而中药炮制有净制、浸润、切制、干燥等工序，同样也有蒸煮等加热处理手段。从加工到炮制过程中，中药材经过反复处理程序，势必会影响饮片有效成分的量，因而中药材行业逐渐有学者提出来"产地加工与中药炮制的一体化"的观点。产地趁鲜加工直接形成饮片，由于其性状、外观已发生改变，可能难以评价质量；必须配合科学手段进行检验，需要跟进大量的工作，

该观点值得深入探讨。

（三）水制法

利用水或其他液体辅料处理药材的方法称水制法。主要达到如下目的：① 洁净药材，除去泥沙及非药用部分，去其腥味或咸味。② 软化药材，便于切制药材。③ 调整药性，降低毒性或缓和药性。

药材中有效成分大都能溶于水，故用本法处理时，应特别识别药材性质，区分不同处理办法，以免损失有效成分，影响药性。主要方法有洗淘、水飞、浸渍、喷淋、润闷、泡漂等类型。现按其目的要求分述于后。

1. 洁净药材　利用下列方法以除去药材中泥沙杂质，或分离水溶性的非药用物质。

（1）洗淘：药材采集后，一般只经过很简单的加工处理，都附有一些泥土和灰沙。这些泥沙的存在不仅会影响药材的质量，而且在切药时损伤刀口，所以要洗净才能进一步加工和供配方使用。药材入水后停留短时间，以除去泥沙杂物的过程称为洗淘。洗淘时，有少许水分渗入到药材组织内部能起适当地软化药材的作用。

1）洗：将药材用清水洗涤，除去其表面的泥沙。

樟树药帮药工洗药不仅仅非常重视季节气候（习称"洗药四季水"），还根据药材质地、硬度、疏密等因素，灵活掌握洗药时间长短与方法。夏秋气温高，入水洗的时间宜短；春冬气温低，水洗时间可长。质硬药材水洗应长，并可兼达软化的目的。

有些根茎或呈块状药材，可以放在水中，用铁丝筛或其他用具淘洗，也有用手强搓洗的，少量的还可以用刷子刷洗。如制熟地黄时要将生地黄黏附的泥沙洗得非常干净，才能蒸制。又如全草类、叶类药材，要轻轻地洗，以防叶片掉落、破碎。有的为了避免损失有效成分，如荆芥、薄荷等芳香药物洗涤时要迅速，应随洗随捞，称为"抢水洗"。

有的质地松软或是黏性大的药材，放在水中水洗时间宜短不宜长。如茯苓皮、北沙参等在水中洗的时间要短，否则，药材变得太软，不利于切制或失去药效。

有些种子类药材，因本身含有大量黏液质，

下水即结团成块，不容易散开，如葶苈子、天仙子、车前子等，不能用水洗，而要用簸箕簸扬或筛的办法，除去其中的泥沙及灰屑。

洗，除用水以外，尚有少数用药汁洗，如酒洗当归、酒洗木香等。

2）淘：将药物置于铁丝筛、淘米笋中，用清水淘洗，洗时用手搓揉，使泥沙杂质洗净。适用于种子或果实类等细小的药材，如酸枣仁、莱菔子、牛蒡子等。

操作方法：将盛有待炮制品的铁丝筛、淘米笋，沉入清水中，待水没过筛笋2～5 cm，掠去浮于水面的杂质，再用手随洗随捞，将捞起的药物置于干净的竹匾内，弃去沉水砂屑。或者在水中旋荡铁丝筛或淘米笋，水与药物成漩涡状，使比重大的泥沙及硬壳下沉而将泥沙去除，药物因比重小而旋起浮于表面，捞出药物即可。

（2）水飞：将药物先打成细末，然后放在擂钵内与水一同研磨，研至将细粉放在舌上尝之无渣感为度，下沉的粗粒再行研磨，反复操作，直至药物研成细末为止的方法。此法是借水之沉降作用，以分取药物的极细粉末，并除去水溶性杂质和油性漂浮物，便于内服、容易吸收，外用可减少刺激，作丸衣能均匀光滑，同时在研磨过程中能避免粉末飞扬、损失药物等。本法适用于矿石和贝壳类不溶于水的药物，如朱砂、雄黄、珍珠、滑石粉等。

操作方法：取待炮制品，粉碎，放擂钵内加水少许调成糊状，共研至擂钵底部没有粗糙的响声、细粉放在舌上尝之无渣感时，再倒于盆中加多量水搅拌，掠去浮游物，再倾取中层悬浮液，下层的粗品再行研磨，如此反复，弃除底部带泥沙的粗品；合并全部悬浮液，静置；待所收集的悬浮液沉淀完全，倾去上层清水，取下层沉淀细粉末或细粉块，晒干。如沉淀物为细粉末块，可倾于铺有草纸的筛子内，晒干。

2. 软化药材 此类方法，除一些特殊浸润、喷等有调理药性者外，均为使药材软化，以便切制。

（1）喷、淋：用少量清水直接喷淋于药材表面，使其软化，便于切制。本法适用于质较坚硬，且用水洗易失去有效成分，或润时易腐烂，又不能干切的全草类药材。如荆芥、薄荷、藿香等全草类药材茎部较硬，常将药材直立伴靠于墙根，在茎部喷淋清水，待软后再切制。

（2）浸、渍：药材加清水以淹没若干时间称为"浸"。根据不同情况，时间长短不一，有时亦可换水使药材软化。如加的清水量能被药材吸尽且药材达到软化适中的目的，即谓之"药透水尽"，则称为"渍"。本法适用于坚硬的根及根茎、果实等类药材，如槟榔用水浸软切片，厚朴用姜汁渍后再炒等。

洗药和浸药，要特别注意药材所含成分和气候的变化。一般夏秋时间宜短，春冬时间宜长，有"洗药注意四季水"的说法。大多数芳香性草类药材不宜水浸，有的只需"抢水洗"，有的用温水洗（如枳壳），有的洗后加明矾以爽刀（如黄芪）。

（3）润（闷、伏）：润药是使药材软化重要手段之一。药材洗净后，置于盆、缸、桶、篓等容器内，喷拌或洒以少量清水或醋、米酒、生姜汁等，放置适当时间。中药宜少洗多润，可以保存药材成分并能减低损耗。

樟树药帮饮片外形美观，与润药关系极为密切。润药得当，既保证质量，又可减少损耗。樟树药帮流传"七分润工，三分切工""润药的师傅，切药的徒弟"之说。

润的方法如下。

1）浸润：以定量的水或其他溶液浸润药材，至溶液被吸尽、药材透心为度，如水润党参、酒润木香等。

2）伏润（闷润）：经过洗、浸或其他液体辅料处理以后的药材，装罐加盖闷润，使药材内外软硬一致，以使切片光亮美观。如川芎、白芍、延胡索、郁金等用之。

3）露润：将药材铺露于干净的地上，以使其自然吸湿回潮复软的方法。如当归等。

对于润药的程度判断，樟树药帮有歌曰："水分缓缓渗药材，内外含水匀一致，条坚者可微弯曲，块状者指甲能掐入，粗大者刺无硬心，太硬伤刀又费力，太软质次片不佳。"既说明润药的软化程度十分重要，也道出了药材软化程度的经验判定标准。而且，也可以从药物表面水的痕迹判断润的程度，润到恰到好处的药材表面干爽无水痕；如果能从药材表面看到水的亮光，不是没有润透，就是伤水。

有些中药含有黏液质，遇水容易产生黏滑的

涎液。特别是在夏秋季洗润或浸泡如山药、白芍、知母、射干等这类药材时，由于温度高，时间超过1日，就容易发馊、腐烂变质。因此，洗润浸泡含有黏液质的药材时，一般添加药材量2%左右的白矾末于水中或与药材拌匀，以达到收敛缩水爽刀和防止腐烂的目的。

3. 调整药性 本类方法有调整、缓和药性或除去杂物的作用。

（1）泡：用开水或热药汁处理药材的方法称"泡"。其方法类似浸，但通常时间较短，不换水。如麻黄泡后有缓和药性作用；甘草水泡吴茱萸至开口，可去除苦辣味，有调整药性作用；甘草水泡远志既可缓和药性，又可消除麻味，防止刺喉的作用。泡亦可使药材软化，便于切制，并且通常与润法结合起来，少泡多润，保持药物的有效成分不致流失。

操作方法：取待炮制品，加入开水或热的药汁中，浸泡一定时间（一般不超过60分钟）至合适程度，取出，干燥。开水或药汁的量以能没过药面为度。

（2）漂：药材在宽水或长流水中停留长时间，并经常换水的方法称"漂"。其目的主要是漂去盐质，如昆布、海藻、盐附子、盐肉苁蓉；漂去动物筋肉，如龟板、鳖甲；漂去血液、腥臭，如紫河车、人中黄；或用米泔水漂去油分腥气，如白术、苍术；或加明矾以缩水，使肉紧结而不易腐烂，如半夏。

根据药材性质及"四季水"不同，换水次数不一，如夏季每日换水2～3次，冬季可隔1日换水1次。漂的时间也随季节而变化，冬季较夏季应该适当延长。不同药材漂的时间也不同，短的漂3～4日，长的漂一两周甚至要漂一个多月。

操作方法：取待炮制品，置于底部有出水小孔的容器中（如大缸、木桶），加多量水，每日从底部小孔放干水，在容器上部再加入清水换水1～3次；或者在容器中连续注入清水以保持水长流不息，漂至适当所需程度。

（四）火制法

火制法为将药材经过加热处理（直接或间接放置火上），使其干燥、松脆、焦黄、焦黑或大部分炭化而存性的方法。

根据干燥贮存或处方对药材的要求不同，有的用较低温度加热，即古代称为"文火"或"微火"，常用的有"炒""烩"，也有用较高温度处理的"煅"法。

按药材的性质和特点不同，可采取如下不同的火制法。

1. 烘 属于干燥法一种，即将待炮制品置于近火处，使其所含水分徐徐蒸发，以便粉碎和贮存的方法。也可利用烘箱进行，以便控制温度。也有的在近火旁烘软药材再切片的方法，如人参、阿胶等。

2. 焙 主要用于动物药，以达到药物体酥质脆和除臭作用。

（1）圃焙法：在铁丝网或竹圃上垫纸一层，再将待炮制品平铺于纸上，架于微火上长时间使其干燥（不需要经常翻动）的方法。如焙当归片。

（2）旧瓦片焙法：用旧瓦片在小火上焙炒待炮制品至颜色焦黄、体酥脆不变黑色的方法。如水蛭、虻虫等用之，以受热均匀为特点。

（3）锅焙法：将待炮制品加入斜锅内，用微火加热，时而翻动，防止烧焦，直至体酥质脆的方法。

3. 煅 高温处理药物的制法称煅。即取待炮制品，直接置火上或适宜容器内，加热至透。凡含有无机物的矿物类及有机物的介壳类药物，经煅制后，变为氧化物或烧尽有机杂质，便于研粉。

（1）直火煅：取待炮制品，直接置于炉中，四周围炭，煅至红透，药物达到体质疏松时取出，凉透。适用于质地极坚硬的矿物类药物，煅后还可结合"淬法"进行，则体质更易酥碎。

（2）罐装煅（间接煅）：取待炮制品，放铁罐中置炉火内，煅至红透，药材达到体质疏松时取出，凉透。主要用于介壳或煅后极易解体的矿物，以免灰炭混入药物中，如石膏。

（3）焖煅：又称"扣锅煅"。取待炮制品，装于罐或锅内，上盖有小锅，再用石膏粉调水或盐泥密封，待封口干燥，锅背压以重物，以均匀的火力徐徐加热，使药材在缺氧条件下炭化，而不灰化。煅时，药物受热后如有少量蒸汽从封口逸出导致封口出现裂缝，在裂缝冒出烟时，随时用石膏粉或盐泥涂抹裂缝，以免空气进入使药物灰化。以滴水在扣锅上立即沸腾蒸发挥散，或至贴在扣锅上的白纸烧焦，或封口裂缝中漏出的烟由多开始转少为度，即可停止加热。一般煅2～4小时。煅前装料时，应保持锅内药物蓬松、不得压实，药物量不超过锅容积的2/3，以便热空气回流通畅。主要适用于体轻质松的药物以使成炭，又名"煅炭"，如煅灯心炭。

煅药所用火，均采用无烟的木炭所生的火，即是用炭火。煨法亦同。

4. 煨 是指利用面或纸吸去药物中的油分或辛味，从而达到减低毒性烈性、缓和药性的目的的方法。常用方法如下。

（1）面包煨：取待炮制品，用湿面皮（以面粉用清水调匀而成）紧密包裹，埋于木炭火灰中煨至面皮表面焦黑色、药物略变色时，取出，剥去面皮，放凉，即可。

（2）纸包煨：取待炮制品，用打湿的草纸包裹三层，埋入木炭火热灰（习称"子母火"，即热灰中藏有炭火）中，煨至外层纸干枯或烧成焦黑色，最内层纸呈焦黄色，药物表面呈深黄色时，取出，剥开纸，除去灰屑，放凉，即得。

本法多用于大型种子、果实类药物，如肉豆蔻。因为煨法手续麻烦，不宜大量操作，故以烘煨法较经济方便，又能达到吸去油脂、减低辛味的作用。其操作是一层草纸一层药，铺于筛上置炉火上边烘烤。煨火不宜过大，过大则容易烧焦；烘煨的火力可以小一些，时间长一些。

5. 炒 炒制分为清炒和加辅料炒。取药物，加辅料或不加辅料，置锅内不断加热翻动，炒至适当程度。炒制药物时，应掌握加热温度、炒制时间及程度要求。

（1）清炒（干炒）：取待炮制品，置锅内以铁锅铲快速翻动使之均匀受热，至药物表面鼓起，呈微黄、焦黄、焦黑或有焦香气为度。依处方要求不同，可分微炒、炒黄、炒爆、炒焦、炒炭。

1）微炒：取待炮制品，用微火炒去水分，至药物表面微干，但无显著变化为度，与锅焙法类似。如麦芽、大豆黄卷等微炒，可防止高温破坏消化酶。

2）炒黄：取待炮制品，用文火炒至药物表面微黄色，或微带焦斑，或鼓起，或发香气，而内部不变色为度。

3）炒爆：取待炮制品，用武火炒至药物种皮爆裂、香气透出为度。多用于种子类加热炒，使体质膨胀，易于煎出有效成分，如王不留行、牛蒡子。

4）炒焦：取待炮制品，用中火或武火炒至药物外表呈焦黑色、内部黄色、发出焦香气味为度。操作时，当药物表面起火星时，可喷水灭火星再炒，以免表面烧成灰炭。炒焦主要用于消导药，使达到"焦香健脾"的功效，如焦山楂、焦苍术。

5）炒炭：炒炭方法与炒焦类似，但温度要高些。取待炮制品，用武火炒至药物表面焦黑色、内部焦黄色为度。炒后的药物部分炭化，能缓和药性并增加止血、吸附功能，如大蓟炭。古代有"血遇黑则止"的说法，故止血药多炒炭，如地榆炭。

操作时，当锅内起烟较浓时，应快速搅拌翻动，驱散浓烟，以防浓烟熏染药物，使表面呈蓝色。

批量炒炭时，应喷洒清水或其他液体辅料于药物上灭火星，出锅后应摊晾过夜，以免贮存过程中复燃，引起火灾。有的炒炭后，还需置于坛中密闭，防止复燃而进一步炭化，如蒲黄。花、叶类药物炒炭时，火力要小些，以炒炭后仍然能辨认原形花朵、原形叶片为宜，如金银花、菊花、侧柏叶等。

（2）加固体辅料炒：药物与固体辅料共同炒制药物的方法。具体如下。

1）麸炒：利用麦麸加热时，发出的甘芳香气浓烟，熏黄药物的方法称麸炒。尤以经过蜜炙后的麦麸，其熏黄着色的作用更加显著。

麸炒的目的在于矫味、矫臭、赋色，使药物表面呈嫩金黄色。麦麸也能吸收油分，减少药物的刺激性，增加健脾胃功能。古代谓麸炒能"抑制酷性，勿伤上膈"，且具制止恶心的作用。健脾胃类药物常用此法。用麸炒还能起到传热均匀的作用。

操作方法：取麦麸撒于用武火烧红的锅内，俟青烟冒起时，加入干燥的待炮制品，不断均匀拌炒麦麸，待药物表面呈嫩金黄色时，立即出锅堆积片刻，至药物色泽转深变金黄色时，再行筛去麦麸即得。有的将酒炒、醋炒、盐水炒与麸炒结合进行，先以米酒、醋、盐水润透待炮制品，待药物表面呈干爽状态后，再用麸炒。如酒炒白芍、醋炒柴胡、盐水炒泽泻等。每待炮制品100 kg，用麦麸约20 kg。

樟树药帮的麸炒所用麦麸，一般均指蜜麸。所用的麦麸不应过细，如麦麸过细，不但容易被烧焦，黏附于药物上，影响美观，而且传热也不均匀。用时则用灰筛除去细粉，麦麸粒径以不低于2 mm为宜。

蜜麸的制法：取麦麸，加入蜂蜜，拌匀闷透，在微火上拌炒至"捏之成团，拍之松散"，取出，晾凉。每麦麸100 kg，用蜂蜜20 kg。

2）米炒：米炒的目的，主要为降低药物的燥性，增加补中益气作用，如人参、党参等。本法以米的颜色变化观察火候来判断炒的程度。

操作方法：取糯米或大米，于锅内加热，喷少许清水，至米黏铁锅上，待烟冒出时，加入待炮制品用微火拌炒，炒至米变黄棕色时，取出，筛去米即得。每待炮制品100 kg，用米20～30 kg。

3）土炒：将药物与土同炒，目的是使待炮制品表面挂上一层土，微具碱性，有中和胃酸作用，能增强补脾和胃、止呕、固涩、止泻的功能。补脾胃药类药物多用之。

操作方法：取已炒过的伏龙肝（灶心土）或陈壁土或赤石脂于锅内，用武火加热至疏松灵活状态，加入待炮制品炒至药物表面深黄色、挂上一层土粉时，取出，过筛即得。每待炮制品100 kg，用土粉15～20 kg。

灶心土为农村烧柴草大灶中心呈焦黄色的土，经过长时间的高热煅烧，有机杂质含量很少，往往含有氧化钙，通常带有碱性。烧煤灶的土不宜用。陈壁土为向阳墙壁上的泥土。

炒药的土，应粉碎成细粉状，专药专用。量不足时，可添加新土。

4）砂炒：取油砂或经多次炒用过的砂，入锅以武火炒热（约200℃）至滑利状态，撒入待炮制品，铲起砂覆盖片刻，立即拌炒至待药物变金黄色并起泡或酥脆时，取出，筛去砂即得。如炒龟板、鳖甲及穿山甲等。

如果油砂温度过高，可以添加冷砂，降低温度，防止烧焦药物。

用于炒制马钱子等毒性药的砂不能用于炒制其他药物。

油砂的制法：取筛去粗砂和细粉的中粗河砂，用清水洗净，干燥后置于锅内，武火加热至滑利状态，加入少量食用油拌炒，炒至无黑烟、河砂表面呈均匀的光泽时，取出，放凉，备用。每砂100 kg，用食用油1～2 kg。

油砂可以防止砂黏附于药物上，影响饮片的美观。

5）蛤粉炒或滑石粉炒：蛤粉与滑石粉炒，可互相代用。多用以处理胶类或少量的动物类药物，炒至体轻质松泡。

操作方法：将待炮制品加入用武火加热至滑利状态的蛤粉或滑石粉中，炒至药物表面鼓起或酥脆，取出，筛去蛤粉或滑石粉，放凉。

炒阿胶珠的目的在于入汤剂能防止黏锅，去除腥味便于服用，防止腻滑、腻膈等。亦有用蒲黄粉炒的，以增加止血功能。如不炒珠，可用米酒浸没，蒸溶冲服。炒烫时火力要适度，火力太大则表面烧焦内部不透（习称"溏心"），火力太小则会成"僵子"。还有的是为了便于粉碎，如蛤蚧、鱼鳔等。

（3）加液体辅料炒：药物加入一定量液体辅料拌匀，待吸收后炒制的方法。樟树药帮将加蜜炒称为炙，其余称为炒。药典将加液体辅料炒通称为炙。

1）蜜炙：用辅料蜂蜜拌炒药物的方法称为"蜜炙"。蜜炙甘缓益元，润肺宁咳，留药守中，并有解毒矫味赋色等作用，为润肺止咳、滋养补益待炮制品常用的一种炮制法。

操作方法：① 第一法。取待炮制品，与用水稀释的炼蜜拌匀，闷润，待吸透，置铁筛中于小火上用竹刀拌动，至药物表面呈金黄色不粘手时，取出，放凉。② 第二法。取蜂蜜放入锅中，熬热，至蜂蜜呈深黄色，加入待炮制品，用文火拌炒，直至药物不粘手时，取出，放凉。放凉后，应将药物密存于缸内，以免返潮（临时少量配方，多在铜勺内加点蜜拌炒即得）。

第一法因蜂蜜已经渗透到药物组织内部之后再拌炒、烘干，容易保存，适宜大量生产。第二法因炼蜜浓度高、黏度大，未全部渗入组织内部而仅黏附于药物表面，黏附于药物表面的炼蜜非常容易吸潮而致使药物不容易保存，不适用于大量生产。每待炮制品100 kg，用蜜20～25 kg。

2）酒炒：所用辅料为米酒或黄酒，与药物

拌炒的方法称"酒炒"。酒炒常用于通经活血、祛风湿类药物，因酒性大热，有提升活血通经、引药上行等功用。酒也是很好的溶剂，药物经酒炒后，能提高有效成分的煎出率，并对药物有矫味矫臭的功能。

操作方法：取待炮制品与米酒拌匀，闷润至米酒被吸尽或边炒边喷洒米酒，用文火拌炒至干，取出，摊晾。一般与麸炒法结合起来，酒润后麸炒。常用方法有：① 先下酒法。取待炮制品，以米酒拌润，稍闷，至酒被吸尽，再入锅内用麸炒。常用于含芳香油分、糖分多的质坚硬的药物，如白芍等。② 中途下酒法。取待炮制品，用文火在锅内加热后，边炒边洒适量米酒至完毕，炒干即得。多用于花、草、叶类等疏松易吸酒类药物，如威灵仙等。

酒炒时，应注意火力不能太大，以免烧焦药物，以炒至药物表面微干、可以闻到药物固有气味为度。每待炮制品 100 kg，用米酒或黄酒 10～15 kg。米酒为樟树药帮习用。

3) 醋炒：用米醋（别名苦酒）与药物拌炒的方法，称"醋炒"。醋炒常用于入肝收敛止痛类药物。因醋性味酸苦微温，入肝经，肝藏血，所以药物经过醋炒后能增强入血收敛、散瘀止痛作用。醋也是很好的溶剂，能提高药物有效成分的溶解煎出，迅速发挥药效，并有矫味矫臭、除去药物腥臭味和毒性的功能。

操作方法：取待炮制品，与米醋拌匀，闷润至米醋吸尽或边炒边喷洒米醋，用文火拌炒，其方法与酒炒相同，亦有两种操作方法。① 先加醋法。将待炮制品与米醋拌匀，闷润至米醋吸尽后用文火拌炒。一般与麸炒法结合起来，醋润后麸炒，如醋炒柴胡。② 中途加醋法。先将待炮制品炒热，再边炒边喷洒米醋的方法，适宜于树脂类药物和遇水容易变得松散的药物，如醋炒五灵脂。

注意的是，对于组织疏松、质地比较轻的药物，米醋不能很好与之拌匀，可在米醋中添加适量的水稀释后，再拌合使之均匀。每待炮制品 100 kg，用米醋 10～20 kg。

4) 盐水炒：用辅料盐水与药物合炒的方法称"盐水炒"。盐水炒多用于补肾、固精类药物，如补骨脂；还适用于治疝、利尿、泻相火等类药物，如车前子和黄柏等。因盐性味咸寒，有清热凉血、软坚的作用，并有防腐矫味功能。

操作方法：取待炮制品，用盐水拌匀，稍闷，待盐水吸干后，再用文火拌炒至干。一般与麸炒法结合起来，盐水润后麸炒。每待炮制品 100 kg，用盐 2 kg，加适量开水溶解。

5) 姜汁炒：用辅料姜汁与药物合炒的方法称"姜汁炒"。生姜性味辛温，能祛除寒性，温散不滞，增强镇吐、祛痰、温胃等功能，并有矫味、矫臭、制毒作用。

操作方法：取待炮制品，与姜汁（生姜加水少许捣汁去渣）拌润过夜，再以文火炒至药物外表黑黄色，或具焦斑，再略炒至干即得。如厚朴、草果、竹茹等。有的取出后，还需置于密闭的坛中，待起霜后取用，如厚朴。每待炮制品 100 kg，用鲜生姜 10 kg 取汁。

（4）其他辅料炒：由于治疗上需要，某些药物需用特殊辅料炒制，多为少数临时配方用。

1) 鳖血炒：取鳖砍去头流出的血加黄酒少许，与待炮制品拌匀，润 1～2 小时，在铜锅中用文火炒至血吸尽为度。如鳖血炒柴胡，主要达到治久疟、消痞的目的。每待炮制品 1 kg，用 3～4 个鳖的鲜血，以 2～3 倍血量的黄酒搅拌均匀。

2) 黄连水炒：将待炮制品筛净，或经过特殊处理后，在铜勺内炒热，用黄连水喷洒炒干即得。如黄连水炒吴茱萸，主要目的为增加寒性，治疗腹痛发热。每待炮制品 100 kg，用黄连 10 kg 煎汁。

3) 吴茱萸水炒：用吴茱萸煎汁去渣后，加入炒热的待炮制品中，炒干即得。如吴茱萸水炒黄连，主要目的是抑制其苦寒之性，而扶胃气，使黄连寒而不滞，清气分湿热，降肝胆上逆之火。每待炮制品 100 kg，用吴茱萸 6.4 kg。

4) 羊脂炒：取羊脂于锅内加热溶化后，加入待炮制品共炒至油吸尽，取出，放凉。如羊脂炒淫羊藿。

5) 猪心血炒：将待炮制品与猪心血拌匀，在铜锅中用文火微炒。如猪心血炒酸枣仁、猪心血炒丹参。

（五）水火共制法

水火共制法为一种综合性的加工方法，通常

分为蒸、煮、淬、焯。

1. 蒸法 利用水蒸气直接加热药物，使之熟透，称为"蒸"。蒸法多用于滋补类药物，药物蒸后色泽加深变黑，甜味增加，温补作用加强，如熟地黄、黄精；或具缓和药性，如大黄，降低毒性烈性；或便于保存药效，如桑螵蛸。

操作方法：取待炮制品，加辅料或不加辅料，经过湿润后置蒸笼或木甑内；武火加热至锅内水沸呈沸腾状态后，隔水坐锅，持续加热使水沸腾翻滚至圆气（即上大气），直至药物透心、沿甑壁有汽水不断滴下为度，取出，晒干。

蒸的工具除蒸笼、木甑外，尚有用铜罐隔水加热的，亦称"炖"。即将药物置铜罐内，放水锅中隔水加热，适用于"酒蒸"的药物，如何首乌加黄酒、人乳、黑豆炖之。

（1）单纯蒸：不加辅料的蒸法，其目的在于杀虫蛹，如桑螵蛸；或软化药材便于切制，如鹿茸、羚羊角、天麻等；或蒸后炒爆，如薏苡仁。樟树药帮有用鹿茸壶蒸软鹿茸后切片的方法。

（2）加辅料合蒸：药物加辅料同蒸的方法。取待炮制品，加入相应的液体辅料，拌匀润透，加热蒸透或至适当程度时，取出。

1）酒蒸：药物用酒（以黄酒为好）拌匀，闷润至酒被吸干后，入甑蒸称"酒蒸"。酒性大热，能提升，能增加药物温补性，如熟地黄；酒又为良好溶媒，黄酒含多量酯，气味芳香，如何首乌酒蒸后使所含卵磷脂溶解于酒而增加疗效。酒蒸能破坏部分成分，缓和药性，如酒蒸大黄，具缓和泻下作用。其他如女贞子、地黄用酒拌润蒸后可增加滋补之性。

操作方法：取待炮制品，用黄酒拌润过夜，至酒被吸干，再置入甑内；武火加热至锅内水沸腾翻滚后，隔水坐锅，持续加热水呈翻滚至圆气，蒸透或至适当程度时，取出。每待炮制品100 kg，用黄酒15～20 kg。

2）醋蒸：取待炮制品，加米醋拌润蒸透称"醋蒸"。操作方法同酒蒸。每待炮制品100 kg，用醋15～20 kg。

3）其他蒸法：如蒸菟丝饼。

2. 煮法 药物加辅料或不加辅料与液体共煮的方法称"煮"。煮法多用以除去药物毒性与副作用，如珍珠；或改善药性，增强疗效，如延胡索；或便于切制贮存，如单煮法。

操作方法：取待炮制品，在锅内加水与药物平齐，或加其他辅料拌匀后再加适量水，加火煮至水略干、药物透心（无白心），立即出水，摊开晾晒。

亦有加多量水，用武火煮沸后，再以文火使其保持微微沸腾状态，并经常翻动煮至药物至透心的方法，称"宽水煮"。大火煮沸后应该用小火加热，以免水分蒸发过快，而致药物不能煮透心。当水量不能淹没药物时，应及时添加开水。"宽水煮"主要适用于含多量淀粉或毒剧药物，如姜半夏、制川乌、制藤黄。所谓"宽水"，是指加水量要多，要求水面高出药面约20 cm，能使药物始终保持在水中煮制。其目的是改变药性，降低毒性和副作用。在煮制过程中，淀粉会糊化，水中的淀粉糊化可能导致水变稠、黏锅而烧糊，可根据具体情况，酌量换水。

煮法中所用工具以铜锅为好，因铁锅容易使药物颜色变黑。

有毒药物煮制后所剩余的液汁，除另有用途外，一般应弃去。

（1）单纯煮：药物用清水煮称"单煮"或称"清水煮"。其目的在于使其容易干燥，如薤白；或便于切制，加强疗效，如莪术。

操作方法：先用武火将水煮沸，再把待炮制品加入，文火煮至药物内部无白心，取出，摊开，晾凉，晒干或做其他处理。

（2）加辅料合煮：药物加辅料合煮，依所加辅料不同，又分醋煮、豆腐煮、山羊血煮、与药同煮等。

1）醋煮：醋煮与醋炒目的类似，主要为入肝，加强药效和解除药物的毒性。与醋炒比较，醋煮用醋量较多，并常合以水或米汤煮制。醋煮因加热时间长，温度较低而稳定，使醋能更好渗入药物组织内。

操作方法：取待炮制品置锅内，加适量米醋及水或米汤淹没药物，微火加热，应以焖为主，至醋液吸尽，取出，晒至六七成干，闷润，切制，干燥即可。如醋制延胡索。每待炮制品100 kg，用米醋15～20 kg。

2）豆腐煮：取待炮制品与豆腐同煮，煮至豆腐起蜂窝眼、变色。目的在于去除毒性，如珍珠、硫黄、藤黄等。煮的时间2～5小时。每待炮制品10 kg，用豆腐4～10 kg。

3）山羊血煮：如藤黄用山羊血煮，以降低毒性。

豆腐煮、山羊血煮时，宜先用大火，后用微火。当水量偏少时，要及时补充水，避免药物烧焦。

4）与药同煮：将辅料药物用木槌捶碎，加多量的水，与待炮制品用宽水同煮至透心即可。如川乌、草乌、天南星、白附子等。

3. 淬法 将煅至红透或炒热后的药材，趁热投入适当的液体辅料中，使待炮制品酥脆的方法。其目的在于使其容易粉碎和有效成分的煎出。"淬"是"炒、煅"的继续，淬主要是使药物酥脆，便于粉碎配方，或缓和降低药物烈性、毒性。适用于矿物类或坚硬的动物介甲类药物，如淬自然铜、淬磁石、淬龟板等。由于所用辅料不同，有酒淬如龟板、醋淬如自然铜等。矿物类药通常要煅淬3～4次，才能达到规定程度。

4. 燀法 种子类药物用热水泡浸或稍煮后，用以去皮的方法称"燀"。

操作方法：将待炮制品，置沸水中浸泡短时间至种皮鼓起后，捞出，趁热倒入冷水中，搓开种皮与种仁，干燥，用簸箕分离种皮种仁。适用于种子类药物，如苦杏仁、扁豆。

（六）其他制法

1. 发酵法（曲法）、发芽法（蘖法） 曲法、蘖法是两个比较古老的传统炮制方法，仍为现今所沿用。

（1）发酵（曲法）：以豆类或麦麸为主要原料拌合相应的药物，经过发酵而制成具新疗效的产品，该方法称"曲法"，习称"发酵法"。一般止咳化痰、芳香性健胃药等用之。

操作方法：将处方的所有药料碾碎，拌合含淀粉性物质（如麦、豆类）并混合均匀，做成块状，放置在30～37℃条件下，借酶的活动而发酵，待其发酵发霉完成后，再行干燥即得。一般多在五六月份将拌合就绪的发酵药物包埋在稻草或覆盖在麻袋下进行发酵，由于微生物的繁殖（主要是操作过程中药物带来的微生物）产生酶，使药料发霉，表面生出黄绿色霉衣（菌丝），内部生斑点。经验认为发酵后气味芳香但无霉气、曲块表面满布黄绿色麻丝、成块不碎者为佳，如神曲、豆豉。

（2）发芽法（蘖法）：凡豆、稻谷、麦类、种果等经淋水萌生新芽，产生新的药效的方法，称"蘖法"，习称"发芽法"。因谷物类幼芽含淀粉酶、维生素B、脂肪、卵磷脂等，多用作消食健胃之品。

操作方法：选取饱满成熟的稻谷物或豆类，用清水浸胀至种皮破裂，捞起放于能漏水的木桶或草包中，每日淋水，保持适宜温度（约25℃）、湿度，在有氧存在条件下，使其萌发出0.5～1 cm长的芽，晒干即得。冬季应加温处理，但温度不能太高，否则易腐烂。如谷芽、麦芽、大豆黄卷等。

2. 制霜 药物经加工处理而产生的松散粉末或细小结晶，因形态与寒霜相似，故名"霜"。制霜的方法一般有：去油成霜，如巴豆霜、柏子仁霜；升华成霜，如百草霜、砒霜；风化成霜，如西瓜霜、苦瓜霜；副产物得霜，如鹿角霜。

（1）去油成霜：主要是指种子类药物压去油脂后用其粉末，其目的在于去除油中含有的有毒物，如巴豆霜；或便于服用和粉碎，如苦杏仁霜。

操作时，先将种子晒干，碾碎去种皮，取仁再碾碎，入甑蒸熟，然后用压榨器或普通榨油机压榨去油至其渣易成粉末状；取渣再制成饼状，晒干，碾细，筛取细末即得。小量药物则打碎后用草纸包住，经过晒或烘，使油被纸吸去，反复换纸至油被吸尽，纸上不见油痕，药物松散成粉，不再黏结为度。

操作时，应注意劳动保护，防止人体沾染油脂。一般制霜应选择高热的夏季晴天，以便通过暴晒，药物的油脂容易透出而去除干净。

（2）升华成霜：主要指某些矿物质药物经过升华提炼而得的极细纯洁粉末，以及植物经炭化升化而得的极细颗粒。如砒霜是经升华而得，百草霜是在烧锅时各种杂柴草的细灰凝集在锅底而成。

（3）风化成霜："风化"一词的含义有二：一是指某些含结晶水的无机化合物药物，在空气中自然挥发去结晶水，而后成不含结晶水的粉末状药物，如风化硝；二是指某些瓜果类药物经适当加工后，放在空气中表面析出白色霜状物，如西瓜霜。

（4）副产物得霜：主要指动物角类，在熬去胶质后剩下的形如霜状的骨质粉末，如鹿角霜。

3. 法制 法制法有两种：一是指"复制法"，二是指某些药物需要特殊处理操作的其他加工方法。

（1）复制法：药物加入多种辅料，按适当的操作程序，或水火共制（如法半夏），或日晒夜露（如胆南星），反复炮制。

复制法的主要目的，在于改变药物的药性，或使药物更趋精纯，增强临床疗效，或去除药物的毒性、烈性的副作用，以达到用药安全的目的。如制川乌、制草乌、法半夏、制南星等。

（2）其他加工法

1）提净法：取待炮制品，经重结晶处理至适当程度的方法。如制芒硝。

2）青黛：割取地上部分木蓝叶，在制染料时经过发酵，捞取上层"泡花"，晒干而得（即在桶内发酵而加石灰浸泡变蓝色，搅动桶内，上层产生泡花即青黛，下层为染料）。

4. 拌 有时为了增加某种药物的药性须采用拌的操作。拌即是将待炮制品与另一种辅料同时拌合，使辅料黏附在待炮制品上的方法。辅料常用的有水飞朱砂、青黛等。辅料用量为待炮制品重量的2%～5%。先将待炮制品喷一些清水，使其表面均匀湿润，辅料容易拌合黏附。如朱茯苓、朱麦冬、青黛拌灯心草、青黛拌麦冬。多临时配方用之，能增加入心安神功能。

第二节

樟树药帮、建昌药帮的炮制特色

一、樟树药帮炮制特色

樟树药帮中药炮制的传统工艺，是各时代的中药大师长期积累、不断总结而成，具有丰富的传承色彩以及独具匠心的风格。樟树药帮炮制重道地、细挑选、明鉴别、精切制、巧炮制，从洗、浸、渍、泡、切到炒、炙、晒、烘、藏均十分考究，形成了樟树中药炮制技术的完整体系。樟帮饮片片形美观、颜色鲜艳、气味醇厚、质优效高的特点，恰似一张精美名片使其誉满天下，举世推崇为"药不过樟树不灵"，充分体现了樟树药帮中药炮制的传统特色和精巧匠心。

（一）自成体系的制药理论和方法

樟树药帮中药炮制遵循传统的中医药学理论，经过历代医药学家的不断总结、开拓创新，形成了包含制药理念、炮制方法自成一体的制药理论。

1. 遵古创新的制药理念 樟树药帮中药炮制理论的奠基人为"二葛"。葛洪的《抱朴子》和《肘后备急方》被樟树药帮奉为炮制经典，一直传承至今。樟树药帮自古就有"遵《肘后》，辨地道，凡炮制，必依法；调丸散，不省料，制

虽繁，不惜工"的制药古训，并制成匾额，高悬于店堂之中，以昭示世人。第一句"遵《肘后》"便可见樟树药帮之恭敬，《肘后备急方》一直被其奉为炮制典范。"术遵岐伯，法效雷公"则是其必须遵循的具体制药法则。这两条古训，充分展示了樟树药帮遵肘后、效雷公的制药理念。

《雷公炮炙论》《太平惠民和剂局方》和《本草蒙筌》等著作对樟树药帮炮制也起到极为深远的影响。樟树药帮中药炮制的修治考究、严格选用辅料和独特的炮制方法，就是在《本草蒙筌》中"酒制提升，姜制温散，盐走肾而软坚，用醋制注肝经且资住痛，童便除劣性而降下，米泔制去燥性和中，乳制滋润而生阴血，蜜制甘缓而益元阳，乌豆汤、甘草汤渍，并解毒致令平和"等经典的理论指导下，不断创新和发展而来的，形成了樟树药帮的炮制理论特色系统。

2. 自成体系的炮制方法 樟树药帮炮制方法，脱胎于《雷公炮炙论》之"十七法"。严格要求"遵古炮制"和"如法炮制"，即每一个药物均按照药帮行业规定的方法进行炮制。《本草蒙筌》曰："火制四，有煅、有炮、有炙、有炒之不同；水制三，或渍或泡或洗之弗等；水火共制造者，若蒸若煮，而有二焉，余外制虽多端，

总不离此二者。"火制、水制、水火共制为"三纲"，煅、炮、炙、炒、渍、泡、洗、蒸、煮为"九法"。樟树炮制分类法就是在"三纲""九法"理论基础上发展起来的，分类清晰，方法系统，且一直沿用至今。

（二）鬼斧神工的饮片切制

樟树药帮的饮片切制工艺非常精细，具体体现在特制的切制工具、独特的洗药方法、特色的饮片风格和高超的切制技术等方面。

1. 特制的切制工具 樟树中药炮制在不断总结、创新过程中，创造了一套富有自身特色的传统切制工具，主要有铡刀、片刀、刮刀、铁锚、碾槽、冲钵、蟹钳、鹿茸加工壶和压板等。其中片刀、铡刀面小口薄，轻便锋利，被称为"樟刀"；因定点在汉口加工，故又称"汉刀"，有"见刀识帮"之说。药界给予"樟刀"赞曰："老君炉中纯火青，炼就樟刀叶片轻。锋利好比鸳鸯剑，飞动如飞饮片精。"樟树药帮还使用铜刀、铜锅、竹刀等，避免药物与铁器接触而颜色变成黑色，从而影响饮片的外观质量。

2. 洗药四季水、润药看水头 樟树药帮的洗药要根据季节，使用四季水。药物入水，春夏宜短，秋冬宜长。不同质地的药物，采用不同的洗药法。如昆布用"宽水洗"，防风、南沙参宜"抢水洗"，紫河车采用"长流水洗"等。

樟树药帮传统把润药作为切制饮片的重要环节，认为"切药的徒弟，润药的师傅"，有"三分切工，七分润工"之说。润法细分多种，如下。

（1）淋润：芳香全草类药物常采用。将药物斜立，用水淋茎部，使软化，便于切片，如荆芥、香薷、薄荷等。

（2）渍润：用水或药液渍润药物使"药透水尽"，如水润党参、姜汁润厚朴、酒润木香。

（3）伏润（闷润）：用水或药液处理药物后，装罐中闷润，使内外软硬一致。多用于切薄片，如白芍、延胡索、郁金等。

（4）露润：药物置露天地上，使回潮变软，如当归、细辛等。

樟树药帮遵循"少浸多润"的软化药物的原则，总结了润药"看水头"的判定标准："水分缓缓渗原药，内外含水匀一致，条坚者可微弯曲，块状者指甲能掐入，粗大者刺入无硬心，太硬伤刀又费力，太软质次片不佳。"

3. 卓尔不群的饮片体系 在激烈的市场竞争中，樟树各字号、药店，纷纷使出看家本领，并不断创新，制造出各自的"面子货"（拳头产品），以赢得竞争优势，逐渐形成了"薄如纸、吹得起、断面齐、造型美"的樟树药帮自成风格的饮片片形体系，饮片切制工艺之精美雄踞全国各药帮之首。

樟树药帮饮片分为圆片、骨牌片、斜片、直片、肚片、丝条片、段筒、骰子、劈片、刨片、捣碎、粉末等。各种片形各有特色，厚薄大小适中，这样的饮片既能煎出药效，便于炮制，又便于配方称量。

樟树药帮饮片之精美，被全国药业界赞为："白芍飞上天，木通不见边，陈皮一条线，半夏鱼鳞片，肉桂薄肚片，黄柏骨牌片，甘草柳叶片，桂枝瓜子片，枳壳凤眼片，川芎蝴蝶双飞片，槟榔切108片，一粒马钱子切206片（腰子片）。"另外，还有麦冬去心"三刀切四片"翻成船形，将黄芩的中部切成切面呈现外表皮呈浅绿色、中层呈黄色、中心呈棕黄色的"彩芩"斜薄片，用旋刨工艺制作的薄如蝉翼的矩形方通草，钩藤剪至"上与钩平，下与钩齐"的"净钩藤"等富有特色的饮片，其工艺之精湛，被称为"鬼斧神工，不类凡品"。（图5-2-1～图5-2-3）

（三）独具特色的辅料选用

樟树药帮的中药炮制在辅料选择方面也有其独到之处，为保证中药饮片的疗效和降低毒性起到了非常重要的作用。

1. 辅料讲究地方特色 樟树药帮对使用的辅料非常讲究，在严格炮制规则下，尤其注重选用樟树地区优良的特产，以发挥地方优势，反映出"樟树中药炮制，辅料讲究地方性，归经如择，用量适度，增效解毒"的特点。其中，甘草皂角解毒、酒炒用糯米酿造的米酒（糯米酒，亦称"水酒"）、麦麸用蜜炙麦麸、砂炒用油制的二粗河砂等最具特色。其他如鳖血炒柴胡、猪心血炒酸枣仁和童便制马钱子的辅料，多就地取材，选用新鲜辅料。

2. 甘草、皂角等辅料的复合应用 樟树药帮为了达到增效减毒、适应临床需要的目的，经常

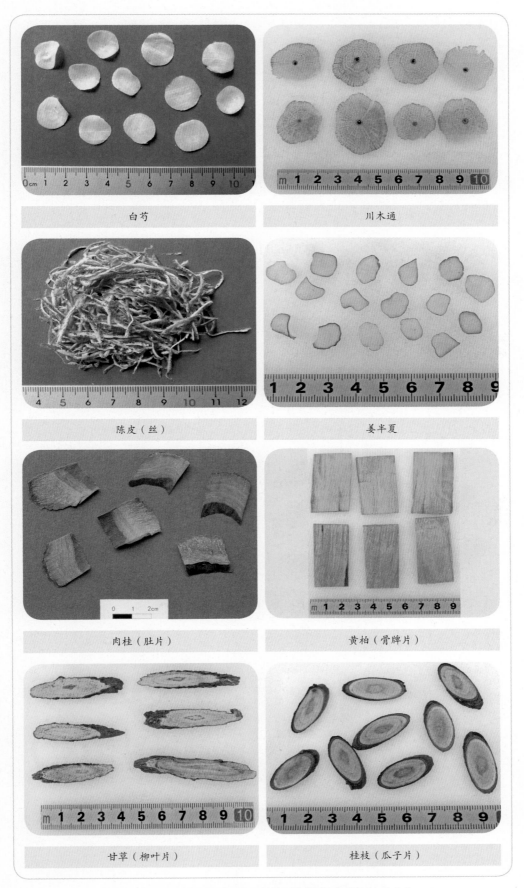

白芍

川木通

陈皮（丝）

姜半夏

肉桂（肚片）

黄柏（骨牌片）

甘草（柳叶片）

桂枝（瓜子片）

图5-2-1 体现高超切制工艺的樟树药帮中药饮片（Ⅰ）

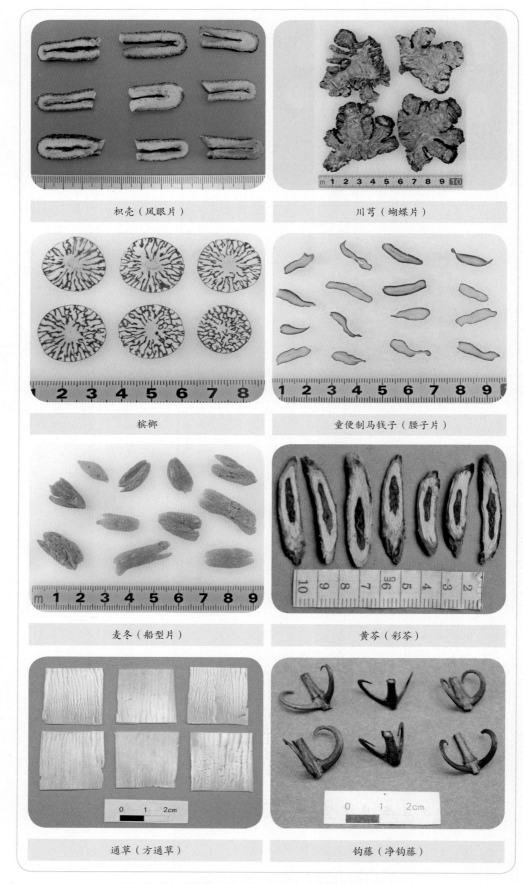

图5-2-2　体现高超切制工艺的樟树药帮中药饮片（Ⅱ）

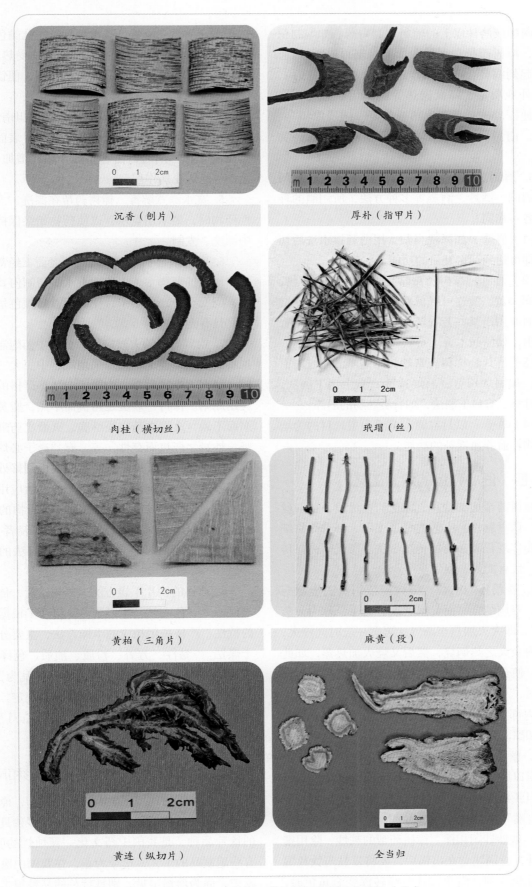

沉香（刨片）

厚朴（指甲片）

肉桂（横切丝）

玳瑁（丝）

黄柏（三角片）

麻黄（段）

黄连（纵切片）

全当归

图5-2-3　体现高超切制工艺的樟树药帮中药饮片（Ⅲ）

使用两种或两种以上的辅料炮制中药。如炮制枳壳时，樟树药帮在麦麸中加上蜂蜜再进行炒制，不仅起到润肺止咳作用，还可以改善饮片颜色、提高外观质量、降低燥热等副作用。又如历来以木槌捶碎的甘草、皂角或生姜一同浸漂川乌、草乌、南星、半夏等具毒性药物，以降低药物毒性。

3. 酒制法用酒各异 樟树药帮酒制法有酒洗、酒润、酒炒、酒蒸等多种方法，所用酒的种类也各不相同。

（1）酒洗：如酒洗当归，用白酒掺水洗后切片，即可达到活血补血的功能。

（2）酒润：樟树药帮常用白酒润某些药物，如酒润大黄、黄连可降低其寒性，并可使色泽增艳。酒亦用于某些芳香药物，目的在于使药物香气透出，如酒润木香。

（3）酒炒：樟树药帮炒药用糯米酒，有先下酒法，如酒炒川芎、酒炒黄芩；有中途下酒法，如益母草；有后下酒法，如骨类药物的酒淬。

（4）酒蒸：以封缸酒、黄酒为主，目的为增强药物补血养血滋补的功能。

（四）匠心独运的炮制工艺

樟树药帮炮制饮片，无论药物贵贱，都一丝不苟，认真制作。工艺的每道工序，都有严格细致的操作规程和独特的传统做法。历代师徒口传心授，代有能人，绵延至今。

1. 蒸煮蒸焖结合 樟树药帮用蒸法炮制药物时，蒸焖结合，而又以"焖"为主，称为"蒸焖法"。即大火加热至圆气，再蒸一段时间停火，让灶内余火之热焖烧，然后又烧火加热蒸，如此反复，使药物颜色变深。如熟地黄。用煮法炮制药物时，小火慢煮，煮焖结合，使水分徐徐渗入药物内部，直至水分与其他液体辅料被全部吸收。如醋制延胡索、莪术。

2. 蘖法发芽适中 制作大豆黄卷时，特别要注意以胚根长度控制发芽程度而保证种皮不脱落。当胚根伸出种皮之外约1 cm、似鸟嘴（习称"豆嘴"）时即停止。

3. 麸炒炒闷相伴 樟树药帮的麸炒，除用蜜麦麸外，特别注意在出锅后，要将麦麸与饮片混合物堆积片刻，闷至饮片色泽转深变金黄色时，再行筛去麦麸，以便饮片熏蒸着色而不焦化。樟树药帮在酒炒、醋炒、盐水炒制时，凡颜色比较浅的饮片，均用麸炒。主要是使药物受热均匀，颜色一致；另外借助麦麸的熏蒸作用，使饮片表面颜色变深黄。

4. 香墨着色增效 樟树药帮制作胆南星时，用香墨以白酒磨汁拌匀着色，使胆南星表面呈现黑亮的光泽。同时，借香墨的作用，增加止血、镇惊、息风止痛作用。

5. 宽水漂煮解毒 樟树药帮在漂洗、煮制毒性药物时，要求用宽水，以使药物始终保持在水中漂洗、煮制。

6. 甑脚水再利用 樟树药帮老药工经常将蒸制熟地黄的甑脚水（也称甑下水）与制何首乌拌匀，闷润至透，再晒干，使制何首乌颜色呈乌黑色，且有光泽。

7. 恰到好处的火候应用 樟树中药炮制历来推崇火制法，善于用火。采用微、中、大三种火候，又有"先武后文、先微后中"等严格的火候应用原则。保持"炒黄之药黄而不焦，蜜炙之药润而不燥，火炮之药空松酥脆，火煅之药酥而不坚，炒炭之药焦而存性"等，有"逢子必炒，药香溢街"之说。可见，火制药物要恰到好处，不过或不及均会影响疗效。操作时，灵活应用，严格把握。另外，火煅的方法要根据药物的硬度及性质而异，"坚者煅淬，较坚明煅，轻者飞煅，得其酥脆，留其药性"是樟树药帮煅法的指导思想。

8. 严格的饮片干燥方法 樟树饮片，传统要求保持形、色、气、味俱全。樟树药工根据饮片的特性，严格采用相应的干燥方法，主要分八类干燥法。"黏性、芳香、粉质、油质、色泽与根须、根皮、草叶干燥法，各有千秋勿乱为"。对每一类药物的干燥，都有具体明确的规定。如桔梗晒干，薄荷阴干，黄芪烘干，玫瑰、月季花、红花盖纸晒干，天冬用武火烘干等。

（五）我国南方药都的特有色彩和风格

为使饮片达到传统中医药理论要求，樟树药帮经过长期的传承和创新，出现了许多独具风格的饮片品种，是我国中药文化一颗灿烂的明珠。有些炮制品的工艺，迄今为止，在我国中医药文献中，尚为珍稀罕见。别具特色的品种很多，略举数例如下。

1. **童便制马钱子** 即马钱子用童便长时间浸泡后，切腰子片或研粉应用，能达到"童便制除劣性"的作用。江西中医伤科沿用多年，散结消肿、通络止痛作用优于马钱子的其他炮制方法，用药安全，值得进一步深入研究。

2. **七制香附** 使用姜、盐、酒、醋、红糖、童便和人乳等7种辅料，这是使用人乳炮制的特有品种。疏肝解郁、调经止痛作用更优于"四制香附"。

3. **熟附片（自附片）** 四川称为"临江片"。用盐附子经过清水、米泔水漂、蒸制等一系列工艺制作的附片，擅于温脾。

4. **鳖血炒柴胡** 改变了药物趋向，使其既有升浮药性，又具有清肝、退热、截疟作用，对骨蒸劳热及疟病患者最为适宜。

5. **胆南星** 天南星研成细粉加牛胆汁，日晒夜露，晒干，蒸熟。再采用樟帮独特方法，加入川贝末，用香墨加白酒磨汁拌匀，装入鸡嗉囊内，置通风处阴干。用时破囊取出，形圆，质柔，色黑，有光泽。祛风作用甚强。

还有猪心血炒酸枣仁、豆腐制藤黄、炒制薏苡仁花、蒸制菟丝子饼、硫黄炒黑锡等。

图5-2-4～图5-2-7呈现了樟树药帮特有色彩和风格的部分中药饮片。

综上所述，樟树药帮传统中药炮制，历经各时代中药大师绵绵不断的薪火相传，已然成为全国中药炮制的主要流派，在中药界中展现了鲜亮的特色和独特的风采，我们后人应进一步深入挖掘整理和发扬光大。

二、建昌药帮炮制特色

"建昌帮"是我国南方古药帮和中药炮制的重要流派之一。与樟树帮合称为"江西帮"，为全国13个大药帮之一。江南药界至今还流传着"药不过樟树不灵（齐），药不过建昌不行"的谚语。建昌帮修治炮制，多出名师巧匠，并有一套传统独特的丸、散、膏、丹和饮片的炮制技术。

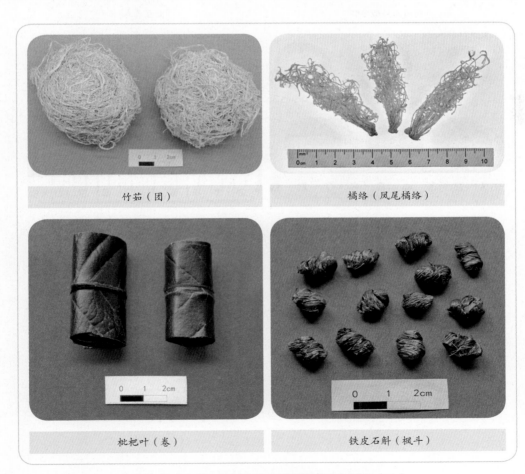

竹茹（团）

橘络（凤尾橘络）

枇杷叶（卷）

铁皮石斛（枫斗）

图5-2-4 富有特色的部分樟树药帮中药饮片（Ⅰ）

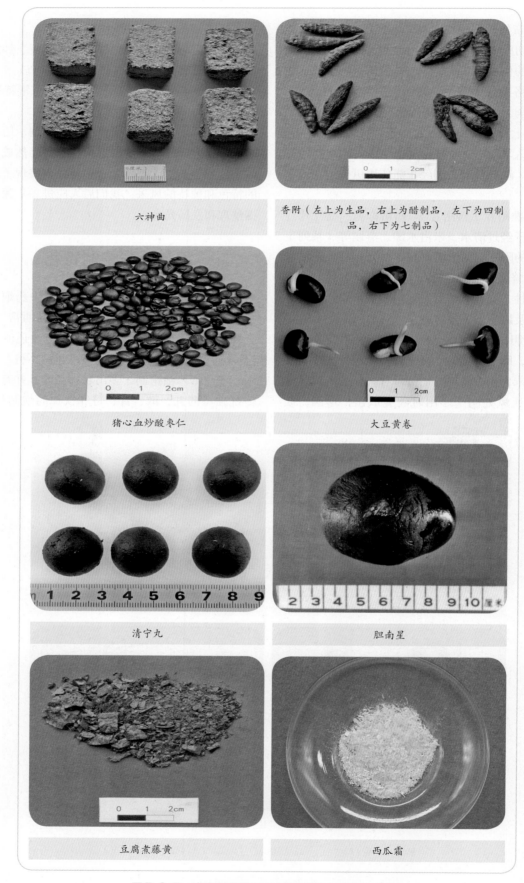

六神曲

香附（左上为生品，右上为醋制品，左下为四制品，右下为七制品）

猪心血炒酸枣仁

大豆黄卷

清宁丸

胆南星

豆腐煮藤黄

西瓜霜

图5-2-5　富有特色的部分樟树药帮中药饮片（Ⅱ）

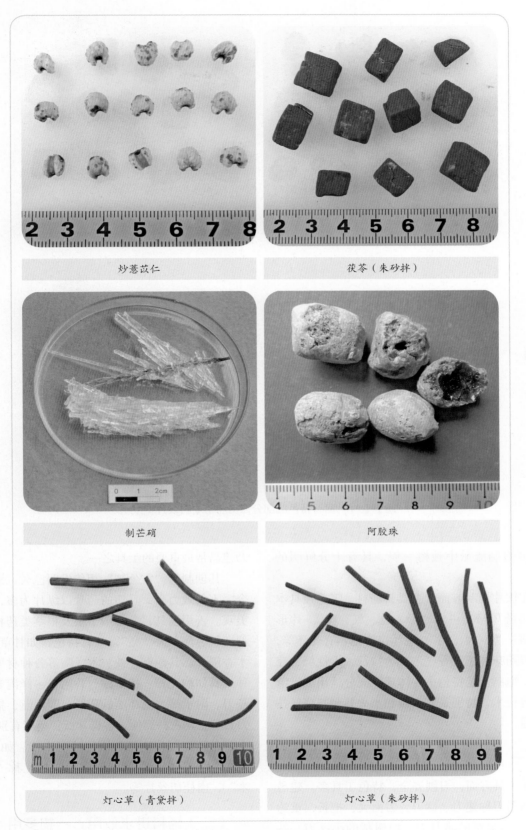

炒薏苡仁

茯苓（朱砂拌）

制芒硝

阿胶珠

灯心草（青黛拌）

灯心草（朱砂拌）

图5-2-6　富有特色的部分樟树药帮中药饮片（Ⅲ）

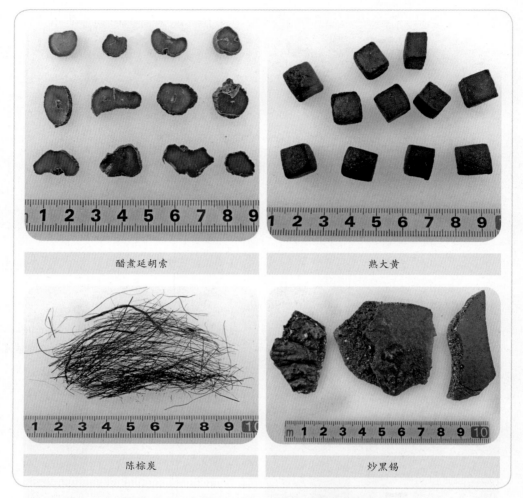

醋煮延胡索　　　　　　　　　　熟大黄

陈棕炭　　　　　　　　　　炒黑锡

图5-2-7　富有特色的部分樟树药帮中药饮片（Ⅳ）

在众多炮制流派中独树一帜，具有十分鲜明的特色。

在饮片炮制方面，工具、辅料、工艺独具本帮的传统风格，讲求"形、色、气、味"。片形以"斜、薄、大、亮"，色泽以鲜艳、有光泽等，气味以药味纯正、香气浓郁为特征，毒性低，疗效高。炮制工艺特色主要体现在充分运用或借鉴烹调等技术，特别是其火制和水火共制与烹饪技术相通。

（一）各类工具齐全，设计精巧

在工具方面，刀刨齐全，特色工具多。建昌帮的切药刀称建刀、琢刀，刀面大，把长，重约1.5 kg，与禹帮的满月刀、樟树帮的小汉刀，并称为"全国三把刀"。建刀具有刀口线直、刃深锋利、吃硬省力、一刀多用等特点，可用来切制片、段、丝、块等各种规格的饮片，运用广泛，

乃建昌帮最重要的工具之一。

其创制的"雷公刨"相传发明已久，沿用至今。不仅效力高，且切的药片以纵片为多，均匀美观。善用刨具，尤常用于根及根茎类药材。片型"斜、薄、大、亮"，颇有特色，如甘草刨片、木香刨片。其他铜、铁、木、陶等各种材质的特种工具如枳壳榨、槟榔榉、香附铲、泽泻笼、茯苓刀、附子筛、麦芽篓、药坛、圆木甑、猪肝色刀石等，均古朴简便，各得其所，运用有别。

在切制上，建昌帮饮片片型丰富。如杜仲、黄柏切三角片，香附剁碎成米粒状（称"香附米"），肉桂切丝片等。

（二）辅料讲求效用，一物多用

建昌帮传统炮制辅料具有"选料独特、遵古道地、制备考究、一物多用"的特点。而在众多辅料中，又以谷糠最具特色。其他辅料，如白

矾、朴硝、童便、米泔水、硫黄、砂子等的运用也各有特色。

谷糠，又称谷壳、砻糠，是稻谷的外壳，南方最为常见。谷糠运用独具特色。其具有表面粗糙、质地轻松、易燃、易吸水等特点，能入脾胃经，健脾祛湿。谷糠不仅可以作为燃料煨、煅、炆制药材，也可蜜炼用于炒炙药材，同时还可用作净选、润制、密封养护等的辅料，充分体现了"一物多用"的特点。

建昌帮亦精于各类辅料之效用，长于根据中药传统理论，将特定辅料与药共制，达到减毒增效、改变药性的目的。如炆熟地时加入砂仁、陈皮，可去其腻膈之性。

（三）工艺体系完备，擅用蒸法润药

建昌帮炮制工艺以中药药性理论为指导，结合烹饪技术，严把净选、切制、炮炙三关。净选有拣、筛、簸、碾等法。水制有洗、泡、漂、飞等法。切制以浸、润、腌等为软化方法，以刀刨为工具，片形丰富。火制包括炒、炙、煨、煅等法。水火共制有蒸、煮、炆、熬、淬。其他制法有霜、曲、芽、复制等方法。

建昌帮擅用蒸法，且运用广泛。如在药材软化方面，建昌帮多以蒸代润，软化后再切制，其目的取蒸后色泽鲜艳。在减毒方面，建昌帮多采用加辅料隔水蒸代替煮法；如制川乌、制草乌、姜半夏、制天南星等，均是采用蒸法，至微有麻舌感为度，以达到减毒目的。

（四）特色炮制方法，享誉全国

建昌帮炮炙法，体系完备，工艺独到，其中又以煨法及炆法最具特色。

1. 用糠灰炮炙的煨法 建昌帮之煨法不同于一般方法，其仍保留着唐代以来用糠灰炮炙的古老技法，在全国别具一格。如煨附子：建昌药帮通过糠火燃烧之高温，佐以生姜，煨去附子的毒性，既能减毒增效，又可体现饮片味厚而纯真的特点，是建昌帮中药饮片拳头产品之一。

2. 微火慢煮与蒸法结合的炆法 炆制法是将净药材以水浸透后，装入陶制炆药坛内，加入清水及辅料，置糠火中用文火慢慢煨煮至熟的制法，属水火共制法。为建昌帮炮制滋补药材的特殊方法。此法不同于将药材直接置于糠火中干煨，而是以陶罐为容器，加水慢煮。比如炆地黄、炆何首乌、炆黄精和炆远志。

建昌药帮特色饮片图片如图5-2-8～图5-2-9。

樟树药帮、建昌药帮以其独特的炮制加工技艺和广泛的影响力，在江南药业悠久的历史长河中写下了浓墨重彩的一笔。随着科学技术的不断革新，新一代炮制人通过挖掘和继承传统优良技艺，应用现代技术手段，探索炮制机制，变革创新工艺及设备，规范工艺流程，使其朝着规范化、产业化方向发展。

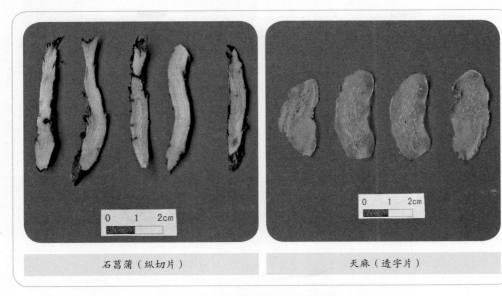

| 石菖蒲（纵切片） | 天麻（透字片） |

图5-2-8 建昌药帮部分特色中药饮片（Ⅰ）

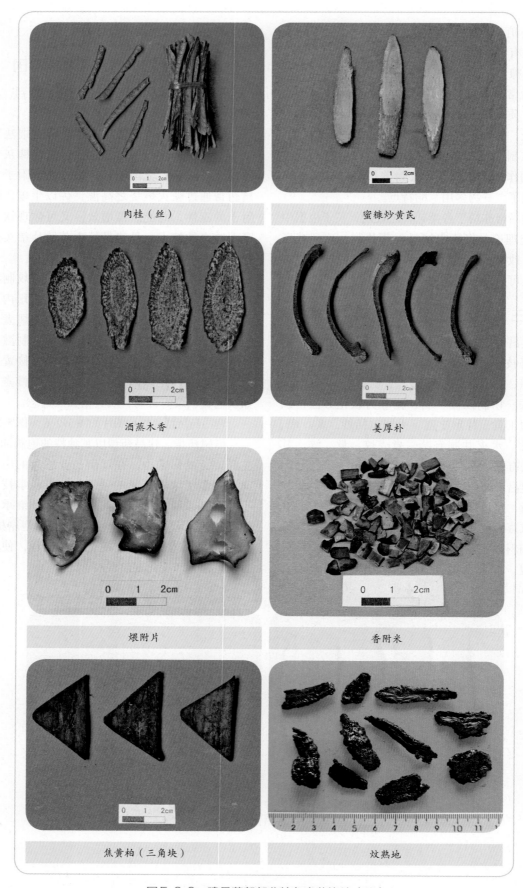

肉桂（丝）

蜜糠炒黄芪

酒蒸木香

姜厚朴

煨附片

香附米

焦黄柏（三角块）

炆熟地

图5-2-9　建昌药帮部分特色中药饮片（Ⅱ）

第三节

中 药 的 制 剂

传统的中药剂型有丸、散、膏、丹、汤、酒、露等。临床上采用哪种剂型，须根据药性、成分和治疗需要来决定。在药性上，要考虑药物的毒性、耐热性和溶解度。毒性药作为汤剂时，有效成分最易受水和加热的影响，药效难于掌握，而且汤剂内服以后，吸收较快，容易中毒。所以毒性药物以及有效成分不溶或难溶于水的，或不耐高温的药物，都宜作丸、片剂使用，特别是毒剧药物，不宜作汤剂或酒剂用。由于在剂型改革方面取得了较大进展，新剂型不断地涌现。

在临床治疗上，荡涤脏腑，开通经脉，外达四肢，宜用汤剂、冲剂；疏散壅结，宜用散剂；缓消癥积或缓补元气，宜用丸剂；温通血脉，宜用酒剂；滋养宜用膏剂或丸剂。此外，散剂除内服外还可以作为急救用，或供疮疡、皮肤病及做软膏外治用。若拔脓化腐，止痛生肌，可用膏药，可撒布丹药，或两者并用。现将主要剂型介绍如下。

一、汤剂

汤剂是指将药物用煎煮或浸泡后去渣取汁的方法制成的液体剂型。汤剂是我国应用最早、最广泛的一种剂型。以内服为主，也可外用。汤剂能适应中医辨证论治的治疗原则，用药灵活。同时制作简单，但不易携带与贮存。煎药方法及注意事项如下。

1. 煎药方法 将药物放入锅内（以砂锅、搪瓷器皿为好，忌用铁器），加冷水浸过药面约1.5 cm（第二煎时药物稍低于药水面即可），略浸片刻，再进行煎煮。一般药物煎煮2次，其煎药火候、时间、次数、煎取量因药而异。

2. 注意事项 为了充分发挥药效，根据药物的性质和易煎程度，常对方剂内某些药物采取先煎、后下、包煎、另煎、烊化、冲服、泡服、兑服等方法。

（1）先煎：凡难溶性药物，如一般矿物药、动物药（骨角、甲壳类）以及体质坚硬的植物药、滋补药，须先煎15分钟左右，然后加入其他药物共煎。而某些毒剧药物，则须先煎1～2小时，直至毒性全部或部分破坏为止。

（2）后下：凡芳香挥发性药物、树脂类药物和少数结晶性泻下药，应在其他药煎15分钟后加入，这样可减少挥发性成分的失散，以及保持泻下药的峻烈作用。

（3）烊化：凡处方中含有可溶性的胶、蜜、糖等药物，如阿胶、龟胶、鳖甲胶、鹿角胶等，久煎易黏锅煮焦，附着在其他药物上，影响药效，故可待其他药物煎汁去渣后，趁热将药物溶化后服用。

（4）另煎：少数作用特异、价值昂贵的药物，如珍珠、马宝、人参等，宜另外煎熬取汁兑入其他药物的煎汁中服用。

（5）包煎：凡粉末状的、黏性强的、加热后成糊状物、毛茸多及细小的种子类，宜用干净的白布小袋包好入煎。这样可避免煎药时，细末下沉糊化阻止传热，或形成糊状物不利药物成分煎出和药汁滤出，或因毛茸混悬于药液中服后时起咳，如旋覆花、枇杷叶、蒲黄、车前子、白及、葶苈子、地肤子、海金沙、青黛、滑石粉、马勃等。

（6）冲服：凡属挥发性、贵重、量少以及涌吐、清凉、香窜类药物，宜研成细粉，待其他药物煎汁去渣后冲服，如牛黄、麝香、朱砂、鹿茸、川贝母、玄明粉、沉香等。

（7）兑服：凡药物体质坚硬、贵重、用量小，有特殊疗效，不易煎出药性，磨粉又不易吸收，则加适量冷开水，在粗糙容器内磨汁兑服，如羚羊角、三七、木香等。此外，有些处方需要某些鲜药，常采用压力榨取其汁与其他药物煎汁兑服，如梨汁、白茅根汁、生姜汁等。

汤剂一般采用饭后服药，滋补药宜饭前服药，驱虫、泻下药应宜空腹服药，每日服2～3次，温服。

二、散剂

散剂系将药物或与适宜的辅料粉碎、混合均匀制成的干燥粉末状制剂，有内服与外用两种。散剂制法简便，剂量可随意增减；对黏膜或创面有覆盖、保护及收敛作用，吸收快，发挥疗效较片剂、丸剂迅速；药剂稳定性高，贮存、携带、运输方便。对一些不宜加热、不溶于水的药物更应作散剂应用。

散剂的配制是根据处方的剂量，准确称取，进行干燥，混合均匀后再行粉碎，粉碎成细粉时过筛，粗末再粉碎，过筛，如此反复，全部碾成细粉，混合均匀即成。对黏性较强的药物（如熟地黄）及含油脂的药物（如苦杏仁、桃仁等）要研碎成泥，掺入其他药物粗粉，干燥后再研成细粉。一般细料药（如冰片、麝香等）需兑入药物细粉，共同研磨。

三、丸剂

丸剂是根据配方粉碎的粉末，加入其他赋形剂制成的球形或类球形的固体制剂。传统上常用的有蜜丸、水蜜丸、水丸、糊丸、蜡丸等。丸剂吸收缓慢，药效持久，服用方便。一般适用于不耐高热、难溶于水或毒性较强的药物。此外，治疗虚证的滋补药，也多作丸药服用。

1. 蜜丸 系指饮片细粉以炼蜜为黏合剂制成的丸剂。制法分炼蜜、合药、制条、成丸、包装、贮存等步骤，即将蜂蜜加热煮沸，捞去杂质，炼至锅内出浅红色具光泽的蜜泡，手捻有黏性为度，趁热加入药材细粉混合搅拌，反复揉搓，至全部滋润混合均匀后，再搓成丸条，按剂量切段，搓圆制成大小一致的丸药。丸重在 0.5 g 以上（含 0.5 g）称为大蜜丸，丸重在 0.5 g 以下为小蜜丸。

2. 水蜜丸 系指药材细粉以水和蜂蜜（按适当比例混匀）为黏合剂制成的丸剂。用泛丸法制备水蜜丸时，炼蜜应加开水稀释后使用。

3. 水丸 系指饮片细粉以水或黄酒、醋、稀药汁、糖液、含5%以下炼蜜的水溶液等为黏合剂而制成的丸剂。制法有原料加工粉碎、起模、成型、选盖面、干燥、包衣、打光、质量检查等步骤，即将泛丸锅或药匾刷水（或药汁），加药粉泛成绿豆大小的药丸，过筛取均匀丸粒，再继续用上法泛成一定大小的药丸，烘干即成。

4. 糊丸 系指药材细粉用米糊或面糊为赋形剂制成的小丸剂。糊丸质地坚硬，在体内崩解慢，内服既可延长药效，又能减少药物对胃肠道的刺激。刺激性较大或有毒药物宜制成糊丸。糊丸的制法有两种，一是泛制法，二是塑制法。

（1）泛制法：用调糊法制得稀糊作为黏合剂，泛于丸中，其操作法如水泛丸。但操作中须注意以下几点：① 糊的黏性较大，故必先用水起模子，只是在加大成型的过程中才逐渐将糊泛入。若过早用糊，因颗粒大小，容易黏结成饼。② 糊中的块状物必须过滤除去，泛丸时加糊要均匀，加入药粉后须经常将块状物搓散，以免黏结。

（2）塑制法：先制好糊，稍凉后即可倾入药料细粉中，充分搅拌，揉搓均匀，务使药料与糊充分掺和，制成软硬适宜的丸块，然后搓丸。在大生产中多用滚筒式制丸机制备。

5. 蜡丸 系指药材细粉以蜂蜡为黏合剂制成的丸剂。蜡丸是中成药的长效剂型之一，溶化极其缓慢，可延长药效，防止药物中毒或对胃起强烈的刺激作用。蜡丸一般采用塑制法，将处方规定数量的纯净蜂蜡加热熔化，稍冷至70℃左右，待蜡液边沿开始凝固、表面有结膜时，倾入混合好的药粉，及时搅拌，直至混合均匀，趁热制丸。由于蜂蜡本身黏性小，主要是利用它熔化后能与药物细粉混合，稍冷，待凝结时具有可塑性而能制成丸块。所以在整个操作过程中要控制温度。下药料时，若温度过高药粉与蜡分层无法混悬，过低又来不及混合，制不成丸块；搓丸时，丸块温度必须保持在60～70℃，过高过低皆无法分剂量和成型。

四、膏剂

膏剂是将药物用水或植物油煎熬浓缩而成的膏状剂型。依据制作方法、加入辅料以及治疗上的不同，可分为内服膏剂（煎膏剂）和外用膏剂（油膏、膏药）。

1. 煎膏剂 系指药材用水煎煮、去渣浓缩后，加炼蜜或糖制成的半流体制剂，又称膏滋。工艺包括煎煮、浓缩、收膏、分装、成品等步骤。即将药物煎煮2～3次，去渣，再将煎出液用微火浓缩，以滴于草纸上，不渗水迹为度；将浓缩液加入等量或多于等量的炼蜜或炼制后的红糖搅匀，再微炼，除去泡沫，冷却后装瓶即得。多用做滋补剂。

2. 油膏 又称软膏，是将药物与油类煎熬或捣匀成膏的制剂。将棉籽油、麻油或蜂蜡、凡士林加热熔化，乘热加入药物细粉，不断搅拌冷凝后即成。如有饮片，须先将油烧开将饮片炸枯，去渣后再加入细料药，如有冰片、樟脑一类挥发性药，可在油冷后加入。油膏一般供外用。

3. 膏药 系指用植物油或动物油加药熬成胶状物质，涂在布、纸或皮的一面，可以较长时间地贴在患处，主要用来治疗疮疖、消除肿痛等。先将药物用植物油浸泡3～5日后，加热将饮片炸焦，去渣后再熬炼至滴水成珠，徐徐加入铅丹，不断搅拌至铅丹全部熔化，放冷，再加冷水浸泡，溶去刺激性物质，从水中取出再用小火烊化，加入细料药或挥发性药物捣匀，然后摊涂在布或纸上即成。

五、丹剂

丹剂一般是指含有汞、硫黄等矿物，经过加热升华提炼而成的一种化合制剂。具有剂量小、作用大、含矿物质之特点。将汞、硫等矿物类药，置密闭条件下，在高温中经过化学反应而生成的一类粉末状药剂。多外用，如红升丹、白降丹等。但少数药剂，由于用量小，疗效特殊，习惯上也常称为丹剂（某些散剂如紫雪丹；丸剂如至宝丹、回春丹）。

六、酒剂

酒剂又名药酒，系用白酒浸提药材而制得的澄明液体制剂。将药物切碎或碾成粗末，置于容器内，加入白酒或黄酒中浸泡，密封，一般浸泡1个月左右去渣即可。滋补药、祛风湿药多作酒剂用。酒本身有行血活络的功效，易于吸收和发散，因此酒剂通常主用于治疗风寒湿，具有祛风活血、止痛散瘀的功能。但小儿、孕妇、心脏病及高血压患者不宜服用。

七、糖浆剂

糖浆剂系指含有药物、药材提取物或芳香物质的口服浓蔗糖水溶液。糖浆剂根据所含成分和用途的不同，可分为单糖浆、药用糖浆、芳香糖浆。将药物煎煮去渣取汁再煎成浓缩液；另取清水将蔗糖溶化煮开，趁热过滤，即得单糖浆（含糖70%～85%）；将单糖浆与浓缩液配合即可。

八、冲剂

冲剂又称干糖浆，系指药材的提取物加适量赋形剂或部分药材细粉制成干燥颗粒状或块状的内服药剂。用时加开水冲服。冲剂是在汤剂和糖浆剂的基础上发展起来的一种新剂型。选用适当溶媒将药物中有效成分提出，再浓缩制成稠膏，拌入白糖粉，制成颗粒，干燥后包装即成。

九、片剂

片剂系指药物和适宜的辅料通过制剂技术制成的片状制剂。由原药、填料、吸附剂、黏结剂、润滑剂、分散剂、润湿剂、崩解剂、香料、色料等组成。先将药物煎煮成浓缩液，或选用适当溶媒将药物有效成分提出，再浓缩制成稠膏，然后加入细料药搓匀，制成软材（若黏性不够，可加入10%淀粉糊或单糖浆），再压过10～20目筛，使成颗粒，置60～80℃温度烘干（颗粒含水量应在1%～3%），加入0.3%～1.0%的硬脂酸镁或5%的滑石粉作润滑剂，再用机器压片，片子大小可根据含量制作。

十、注射剂

注射剂系指药物制成的供注入体内的无菌溶液（包括乳浊液和混悬液）以及供临用前配成溶液或混悬液的无菌粉末或浓溶液，供注入皮下、肌肉、静脉以及穴位等使用的一种制剂。注射剂作用迅速可靠，不受酸碱度、酶、食物等影响，无首过效应，可发挥全身或局部定位作用，适用于不宜口服药物和不能口服的患者；剂量小、药效快，适用于急救治疗；但注射剂研制和生产过程复杂，安全性及机体适应性差，成本较高。注射剂制备的工艺流程包括原辅料的准备与处理、配制、灌封、灭菌、检查和包装。

第六章
中药的性能、功效和应用

中药药性理论是在长期医疗实践中，以阴阳、脏腑、经络学说为依据，根据药物的各种性质及所表现出来的治疗作用总结出来的用药规律，是中医学理论体系的重要组成部分。

中药的作用包括治疗作用和不良反应。充分而正确地利用中药的治疗作用，尽量避免不良反应的发生，确保用药安全、有效是临床用药的基本原则。

第一节
中药的性能

中药的性能，即指中药作用的基本性质和特征。每一种药物都有一定的性能，是根据实际疗效反复验证归纳起来的，是性质上对药物医疗作用的高度概括。归纳起来，主要有四气、五味、升降浮沉、归经、补泻及有毒与无毒等方面。

一、四气、五味

药物都具有一定的性和味。四气和五味是构成中药性能的重要方面。用四气、五味来说明中药的功能，是中药应用的特点之一。

1. 四气 又称四性，就是指药物寒、热、温、凉4种不同的药性。其中温与热、凉与寒，仅是区别药性程度上的不同，温次于热，凉次于寒。此外，尚有一种平性的药物，寒热之性不很明显，药性比较平和，称为平性药；但实际上仍有属于微温或微凉的不同，所以一般仍称四气而不称五气。

四气的作用，可以从药物作用于人体之后所发生的不同反应和治疗效果来观察到。一般来说：寒、凉性药物如石膏、栀子、黄连具有清热、泻火、解毒等作用，用于治热证；温热性的药物如干姜、附子、肉桂具有祛寒、温里、助阳等作用，用于治疗寒证。凡能治疗热性病证的药物，大多属于寒凉性；能治疗寒性病证的药物，大多属于温热性。"疗寒以热药，疗热以寒药"以及"寒者热之，热者寒之"，都是根据药性来说的，指出了掌握药物的四气来治疗疾病的基本原则。

2. 五味 是指药物辛、甘、酸、苦、咸5种不同的味道。这5种味道，一方面是由人的味觉器官直接辨别出来，另一方面则是根据临床治疗中客观反映出来的效果来确定的。此外，还有淡味、涩味。淡味，即没有很明显的特殊味道，一般认为淡附于甘；涩味，其作用类似于酸味，故并于酸。习惯上仍称五味。

五味的作用，大体上是：辛味药有发散、行气等作用，如紫苏叶、陈皮；甘味药有补养、缓和等作用，如党参、甘草；酸味药有收敛、固涩等作用，如乌梅、金樱子；苦味药有降泄、燥湿等作用，如大黄、黄连；咸味药有润燥、软坚等作用，如芒硝、海藻；淡味药有渗湿利水等作用，如茯苓、滑石；涩味药有止血、涩肠等作用，如五倍子、石榴皮。

以上是指单独一种药味而言的，但药物很少

是一药一味的，一般都是几味相兼，而相兼之中，又有强弱的不同。因此，一种药物往往具有几种作用。例如麦冬，味甘、微苦，甘能补益胃、肺之阴，苦味又能降泄心火。

3. 四气、五味的综合作用 由于每一种药物都包含有性和味两方面，这两个方面是互相联系，不可分割的，必须把它结合起来进行全面、具体分析，才能说明药物在各个方面的作用。例如同样都是寒性药，而药味不同，其作用就不一样。如黄连是苦、寒，能清热燥湿；麦冬是甘、寒，可以清热养阴。又如，同样都是甘味，其作用也大有差别。如黄芪是甘、温，能补气固表；芦根是甘、寒，则能清热除烦。这说明药物的性能，在相同之中，又各有不同的特点。由此可见，药物的性味是错综复杂的，这种错综复杂的关系也正说明了药物有多种多样的防治疾病的作用。

二、升降浮沉

疾病常表现出向上（如呕吐、喘咳）、向下（如泻下、脱肛）、向外（如自汗、盗汗）、向内（如表证不解）等趋向。升降浮沉，是指药物作用于人体上、下、表、里的作用趋向而言。升是向上提升，降是向下降逆，浮是向外发散，沉是潜纳、泄利。升浮和沉降都是相对的，药物作用的趋向同病证表现的趋向也是相对立或者与病位相适应。升浮的药物有升阳、发散等作用，如升麻能升提阳气，麻黄散风寒。沉降的药物有镇潜、降逆、泄利等作用，如石决明平肝潜阳，紫苏子能降气平喘，大黄能泻热通便。

药物的升降浮沉主要是以四气、五味为基础的。如辛、甘味和温、热的药物大都具有升浮的作用，酸、苦、咸味和寒、凉性药物大都具有沉降的作用。以上是指一般而言。由于药制炮制及配伍不同也可改变药物升降浮沉的作用趋向。如酒炒则升，姜汁炒则散，醋炒则收敛，盐炒则下行。又如升浮药配伍在大量沉降药中便随之下降；沉降药配伍在大量升浮药中也能随之上升。可见药物的升降浮沉，在一定条件下经过人为的控制，是可以互相转化的。

三、归经

药物归经，是说明某种药物对某些脏腑经络的病变能起主要治疗作用，也就是指明药物治病的适应范围。药物归经不同，治疗作用也就不一样。同一寒药，有的能泻肝火，有的则清胃热；同是补虚药，有的补脾，有的补肾。因此，中医药学根据脏腑经络学说，结合药物对不同脏腑经络的病变发挥治疗作用的不同进行了归纳，这就形成了药物归经理论。如肺经病变，每见咳喘，而苦杏仁、桔梗能止咳平喘，故把它归入肺经；肝经病变，每有胁痛，而柴胡能疏达肝气而治胁痛，故把它归入肝经等。

至于一种药可以归入数经的，是说明对数经都有治疗作用。如石膏归肺、胃经，是说明石膏既能清肺热，也能清胃热；党参归脾、肺经，是说明党参既能补脾气，也能补肺气。

药物归经，对临床治疗用药具有一定的指导意义，但不应拘泥，要辩证地掌握用药规律，才能切合实际。

四、补泻

疾病在邪正斗争互为消长的过程中，变化就有虚实两个方面。虚是指正气不足的现象，实是指邪气有余的现象。故中医谓：实则泻之，虚则补之。虚补实泻，是用药的基本规律。药物的性能，就其治疗疾病的虚实来说，可以概括为补、泻两个方面。凡能扶助正气而改善机体衰弱现象者为补，能祛除病邪而平其亢盛者为泻。

我们运用药物的时候，应该在掌握四气、五味、升降浮沉的基础上，进一步了解药物的补泻。如黄连与石斛同属寒性，同能清热，但前者为治疗邪热炽盛的泻火药，后者为治疗阴虚发热的补阴药。又如桃仁和熟地黄都是血分药，但桃仁是破血药，用以治疗血瘀的实证，熟地黄是补血药，用以治疗血不足的虚证。再如葶苈子和人参，均治喘咳，但葶苈子泻肺气治实喘，人参补肺气而治虚喘。由此可见，用药不明补泻，势必不能达到预期疗效，还会造成不良后果。因此虚证宜补、实证宜泻这个用药原则是十分重要的。但临床上，往往趋于病情复杂，虚实并见，本虚而感新邪或邪去而正已虚者，便须根据病情变异而恰如其分地运用补方法。

五、有毒与无毒

有毒与无毒，是指某些药物是否具有不同程度的毒性或副作用。从某种意义上讲，药物均具有两面性：一方面它能治疗疾病，对人体有利；另一方面它有一定的毒性作用，用之不当，可以伤害人体。临床用药，就是发挥药物对人体有利的一面，而限制或减少药物对人体有害的一面。

在中药书籍中，常在每味药物的性味之下，标明"有毒""无毒"或"有大毒""有小毒"等字样。"有大毒"是指药物的毒性剧烈，如砒石、巴豆等。"有小毒"是指药物的毒性较小，如鹤虱、牵牛子等。"无毒"是指没有毒性或药性平和，如茯苓、甘草等。认识各种药物的有毒、无毒、大毒、小毒，可以帮助我们理解其作用的峻烈或和缓，能根据病体的虚实，疾病的轻重、浅深来适当地选用药物和斟酌用量。《中国药典》（2020年版）收载毒性中药82种，其中大毒中药10种，有毒中药42种，小毒中药30种。

第二节

中药的功效

中药的功效是在中医理论指导下对于药物治疗和保健作用的高度概括，是医疗作用在中医学范畴内的特殊表述形式。其在理论上、内容上和形式上都具有明显的中医药特色，有别于其他医药学对药物作用的认识和表述。

中药功效包括治疗作用、副作用或毒性作用。针对不同的病机、病因、病理或症状，采用相应中药，通过祛除病邪、扶助正气、协调脏腑等功能，纠正人体阴阳盛衰，恢复或重建机体平衡状态，此为中药的基本作用。

中药功效的分类有多种方法。我国现存第一部药学专著《神农本草经》将365种药分为上、中、下三品，上品补虚养命，中品补虚治病，下品功专祛病，为中药按功能分类开拓了思路。唐代陈藏器的《本草拾遗》按药物的功用提出了著名的十剂分类法，即宣、通、补、泻、燥、湿、滑、涩、轻、重，使中药功效分类法有较大发

展，并对方剂的分类具有重大影响。经各家不断增补，至清代黄宫绣的《本草求真》，功能分类法已较完善，书中将520种药分为补剂、收剂、散剂、泻剂、血剂、杂剂、食物7类。

现代采用的中药功效分类，是传统中药功效分类方法的继承和发展。一般按中药功效将药物分为解表药、清热药、泻下药、芳香化湿药、祛风湿药、利水祛湿药、温里药、理气药、活血化瘀药、止血药、消食药、驱虫药、化痰止咳平喘药、安神药、平肝息风药、开窍药、补虚药、收涩药、涌吐药等类。各类又分若干子项，如解表药又分为辛温解表和辛凉解表，清热药分为清热泻火、清热燥湿、清热凉血、清热解毒、清虚热等。本书稿按此分类记载，具体阐述详见各论。

每一种中药都有多重功效。中药的功效亦是处于变化的动态发展、不断完善中。

第三节

中药的应用

正确掌握中药的应用方法，充分发挥药物疗效和确保用药安全是药物应用的重要环节之一。

这里着重介绍中药的配伍、禁忌、用量及服法等有关内容。

一、配伍

配伍，就是按照一定的原则将两味以上的药物配合在一起应用。配伍是利用药物与药物之间的相互作用来发挥长处，控制短处，以取得互相协同，加强药效，或互相抑制，减少不良反应，从而更加全面地照顾到患者的整体，更好地发挥药物的效能。前人在长期的实践中，把各种药物的配伍关系概括为：相须、相使、相畏、相杀、相恶、相反。加上单行，共有7种，合称"七情"。

1. 单行 就是单用一味药来治疗某种病情单一的疾病。对那些病情比较单纯的病证，往往选择一种针对性较强的药物即可达到治疗目的。如古方独参汤，即单用一味人参，治疗大失血所引起元气虚脱的危重病证；清金散，即单用一味黄芩，治疗肺热出血的病证；再如马齿苋治疗痢疾，夏枯草膏消瘿瘤，益母草膏调经止痛，鹤草根芽驱除绦虫，柴胡针剂发汗解热，丹参片剂治疗胸痹绞痛等，都是行之有效的治疗方法。

2. 相须 就是两种功效类似的药物配合应用，可以增强原有药物的功效。如麻黄配桂枝，能增强发汗解表、祛风散寒的作用；知母配贝母，可以增强养阴润肺、化痰止咳的功效；又附子、干姜配合应用，以增强温阳守中、回阳救逆的功效；陈皮配半夏以加强燥湿化痰、理气和中之功；全蝎、蜈蚣同用能明显增强平肝息风、止痉定搐的作用。像这类同类相须配伍应用的例证，历代文献有不少记载。其构成了复方用药的配伍核心，是中药配伍应用的主要形式之一。

3. 相使 就是以一种药物为主，另一种药物为辅，两药合用，辅药可以提高主药的功效。如黄芪配茯苓治脾虚水肿，黄芪为健脾益气、利尿消肿的主药，茯苓淡渗利湿，可增强黄芪益气利尿的作用；枸杞子配菊花治目暗昏花，枸杞子为补肾益精、养肝明目的主药，菊花清肝泻火，兼能益阴明目，可以增强枸杞子的补虚明目的作用；又石膏配牛膝治胃火牙痛，石膏为清胃降火、消肿止痛的主药，牛膝引火下行，可增强石膏清火止痛的作用。这些都是功效相近药物相使配伍的例证。相使配伍一主一辅，相辅相成。

4. 相畏 就是一种药物的毒副作用能被另一种药物所抑制。如半夏畏生姜，即生姜可以抑制半夏的毒副作用，生半夏可"戟人咽喉"，令人咽痛音哑，用生姜炮制后成姜半夏，其毒副作用则大为缓和；甘遂畏大枣，大枣可抑制甘遂峻下逐水、减伤正气的毒副作用。

5. 相杀 就是一种药物能够消除另一种药物的毒副作用。如羊血杀钩吻毒，金钱草杀雷公藤毒，麝香杀苦杏仁毒，绿豆杀巴豆毒，生白蜜杀乌头毒，防风杀砒霜毒等。可见相畏和相杀没有质的区别，是从自身毒副作用受到对方的抑制和自身能消除对方毒副作的不同角度提出来的配伍方法，也就是同一配伍关系的两种不同提法。

6. 相恶 就是一种药物能破坏另一种药物的功效。如人参恶莱菔子，莱菔子能削弱人参的补气作用；生姜恶黄芩，黄芩能削弱生姜的温胃止呕的作用；近代研究吴茱萸有降血压作用，但与甘草同用时，这种作用即消失，也可以说吴茱萸恶甘草。

7. 相反 就是两种药物同用能产生剧烈的毒副作用。如甘草反甘遂，贝母反乌头等。详见用药禁忌"十八反""十九畏"中若干药物。

上述七情除单行外，相须、相使可以起到协同作用，能提高药效，是临床常用的配伍方法。相畏、相杀可以减轻或消除毒副作用，以保证安全用药，是使用毒副作用较强药物的配伍方法，也可用于有毒中药的炮制及中毒解救。相恶是因为药物的拮抗作用，抵消或削弱其中一种药物的功效；相反则是药物相互作用，能产生毒性反应或强烈的副作用；故相恶、相反则是配伍用药的禁忌。上述药物的配伍，是方剂组合的重要基础，对临床用药具有重要的指导意义。

二、禁忌

禁忌，就是通常所说的"禁用""忌用"或"慎用"。在使用药物防治疾病时，为了注意安全，保证疗效，必须重视用药禁忌。

1. 配伍禁忌 是指某些药物不能在同一方中应用，否则就会产生毒性反应（"相反"）或使药效消失。一般说来，中药的配伍禁忌不甚严格，但有些药物配伍使用，会产生副作用或毒性反应，则应加以注意。古人概括为"十八反""十九畏"，累计37种反药，并编成歌诀，便于诵读。

"十八反歌"最早见于张子和《儒门事亲》："本草明言十八反，半蒌贝蔹及攻乌，藻戟遂芫俱战草，诸参辛芍叛藜芦。"共载相反中药18种，即：乌头（川乌、附子、草乌）反贝母（川贝母、浙贝母）、瓜蒌（瓜蒌、瓜蒌皮、瓜蒌子、天花粉）、半夏、白及、白蔹；甘草反甘遂、大戟、海藻、芫花；藜芦反人参、丹参、玄参、沙参（南沙参、北沙参）、细辛、芍药（赤芍、白芍）。

"十九畏"歌诀首见于明代刘纯《医经小学》："硫黄原是火中精，朴硝一见便相争；水银莫与砒霜见，狼毒最怕密陀僧；巴豆性烈最为上，偏与牵牛不顺情；丁香莫与郁金见，牙硝难合京三棱；川乌草乌不顺犀，人参最怕五灵脂；官桂善能调冷气，若逢石脂便相欺；大凡修合看顺逆，炮爁炙煿莫相依。"指出了共19味相畏（反）的药物：硫黄畏朴硝（玄明粉），狼毒畏密陀僧，巴豆（巴豆霜）畏牵牛，丁香（母丁香）畏郁金，川乌、草乌（附子）畏犀角，牙硝（玄明粉）畏三棱，官桂畏赤石脂，人参畏五灵脂。

上述配伍禁忌，可作为用药时的参考，但也不是绝对的。在古今配方中也有一些反畏同用的例子。如在临床上甘遂与甘草同用治疗腹水，可以更好地发挥甘遂泻水的药效；党参与五灵脂同用，可以补脾胃、止疼痛，而药效不损。这些问题有待进一步研究。

2. 妊娠禁忌 有些药物可破血堕胎、引起流产或不良反应，所以妇女妊娠（怀孕）期间的用药也有禁忌。根据药物副作用大小不同，一般分为禁用和慎用两类。禁用的药物多属毒性比较强烈或药性猛烈，如巴豆、牵牛、大戟、商陆、麝香、三棱、莪术、虻虫、水蛭等；慎用的药物包括破血、通经、破气以及辛热、滑利的药物，如桃仁、红花、牛膝、大黄、枳实、附子、肉桂、干姜、车前子、薏苡仁等。禁用药物，不可使用。慎用药物，可根据病情，除非用不可者，一般避免使用，以免发生事故。

3. 饮食禁忌 是指在服药期间对某些食物的禁忌，也就是通常所说的"忌口"。一般服药期间应忌食生冷、油腻、辛辣等不易消化及有特殊刺激性的食物。如寒性病证，不直食生冷饮食；热性病证，应忌食辛辣油腻性食物。凡疮疡及皮肤病，应忌食虾、蟹等食物。经常头晕、失眠、烦躁易怒的患者，应忌食胡椒、辣椒、酒、茶等

刺激性食物。饮食禁忌须向患者交代清楚，以免影响药效，妨碍治疗。

4. 证候禁忌 由于药物的药性不同，其作用各有专长和一定的适应范围，因此，临床用药也就有所禁忌，称"证候禁忌"。如麻黄性味辛温，功能发汗解表、散风寒，又能宣肺平喘利尿，故只适宜于外感风寒表实无汗或肺气不宣的喘咳，而对表虚自汗及阴虚盗汗、肺肾虚喘则应禁止使用。又如黄精甘平，功能滋阴补肺、补脾益气，主要用于肺虚燥咳、脾胃虚弱及肾虚精亏的病证，但因其性质滋腻，易助湿邪，因此，凡脾虚有湿、咳嗽痰多以及中寒便溏者则不宜服用。所以除了药性极为平和者无须禁忌外，一般药物都有证候用药禁忌，其内容详见各论中每味药物的"注意"部分。

三、用量

用量，也称剂量。一般中药的用量安全范围比较大，但个别有毒性的药仍需十分注意不能过量，确定药物用量的一般原则如下。

1. 根据药物性能确定用量 凡是有毒、峻烈的药物，用量宜小，并应从小剂量开始，逐渐增加，不宜过量。质量重的药物一般用量可大，如赭石、石膏之类；质轻的药物一般用量宜轻，如蝉蜕、通草之类；芳香走散的药物用量宜轻，厚味滋腻的药物用量可稍重。

2. 据配伍剂型确定用量 一味单用，用量宜重；复方配伍，用量宜轻。汤剂用量宜重；丸剂、散剂用量宜轻。

3. 根据病情需要确定用量 一般病情轻的用量宜轻，病情重的用量宜重。

4. 根据患者情况确定用量 患者平素体质壮实的用量宜重，年老体弱的用量宜轻。一般10岁以上的儿童可以用成人药量的2/3，10岁以下的用成人药量的1/3，乳幼儿则应更轻（毒药不在此列）。

四、服法

服法，即服药方法。一般说来，汤剂宜温服，发散风寒药应热服，补益多在食前服，对胃肠有刺激性的药物应在食后服，驱虫药、攻下

药宜在空腹时服。急病则不拘时间，应迅速服药。慢性病证服丸、散、膏、酒应有定时。如遇神昏、牙关紧闭的患者，应先用通关散搐鼻等方法，使口噤能开，然后把药服下。又如呕吐以及不耐药味的患者，应以少量频服的方法，或让患者口含生姜等少许，然后再服，以免吐出。若患者昏迷，或口腔有病，不能经口服药时，有条件的地方可通过鼻饲法给药。

一剂中药，每日常服2～3次。而病重急症可每隔4小时左右服药1次，使药力持续。在应用发汗药、泻下药时，一般以得汗、泻下为度，适可而止，以免汗下太过，伤害正气。

第七章

中医药产业

中医药产业是中国传统医学与药业的继承与发展，其形成具有历史必然性，发展演变既是中医药事业长期发展和传承创新的客观要求，也是中医药经济发展的必然结果和我国全面建成小康社会的必然需求。伴随着几千年不断兴旺发展的中医药经营活动，传统药业担负着为社会组织、生产、供应药品的重大使命，并与当时的政治、经济、文化、科技、医学、药学和伦理道德不断融合，形成了鲜明特色。《中医药发展战略规划纲要（2016—2030年）》第一次在国家文件层面明确了中医药"五种资源"属性，特别是"潜力巨大的经济资源"，首次提出"中医药产业成为国民经济重要支柱之一"，首次将中医药"标准化、信息化、产业化、现代化"水平不断提高作为中医药发展目标。

中医药产业是一定历史阶段的产物，其在不同的历史时期有不同的内涵，处于不断发展变化之中。在数千年的发展过程中，中医药不断吸收和融合各个时期先进的科学技术和人文思想，不断创新发展，理论体系日趋完善，技术方法逐渐丰富，形成了鲜明的特点。长期以来，医药一直作为统一的有机体而存在，中医药产业在长期的历史积淀中逐步开始萌芽发展。

奴隶社会时期，中医药产业开始萌芽孕育。商代后期，开始出现商人与商业，人们开始使用药物；西周时期，城市商业开始规范，国家综合医院与药房初步开始建立，这是中国最早有文字记载的药房；春秋时期，《山海经》记载了大量药物，《论语》《诗经》也有药物的相关记载，初步表明民间出现零售药业。

封建社会时期，中医药产业逐步形成与发展。秦朝有秦始皇重奖巴郡女药商的传说。东汉韩康（字伯休）"常采药名山，卖于长安市，口

不二价，三十余年"，被视为中医药产业的先驱与楷模。《后汉书·方术列传·费长房》记载"市中有老翁卖药，悬一壶于肆头"，使得悬壶成了中医药行业的标志和代名词。西汉早期，出现了第一部药材商品学《范子计然》，是西汉时期对药材商品知识的一次总结，开创了药材商品学的先河。北齐之初，蒲州官府创办"惠民药局"，向贫病者施药，是山西地区有记载最早的一家中药店。三国两晋南北朝，随着药商生产经营各有侧重，中药药材、饮片、成药三大类商品的界线逐渐清晰明确。中唐时期，四川梓州（今绵阳三台）出现一年一度定期药市；五代时期，药市已有较大规模。

宋金元时期，王安石变法期间，根据《市易法》精神，国家开办官营药局，颁布《太平惠民和剂局方》，并在全国州县推广，盛时全国约70所，形成了庞大的官营药局体系；同时，坊市制已彻底废除，民营药业也取得大发展，汴梁（今河南开封）、临安（今浙江杭州）、两京首先建立行会组织。中医药产业体系全面建立，古代药业发展到了一个光辉的顶点。

明代，官药局体制逐步衰亡，民营药业越来越兴旺，禹州（今河南禹州）、百泉（今河南辉县）、祁州（今河北安国）、樟树（今江西樟树）四大全国性药市初步形成。全国州以上的多数城市，药业已成为重要行业之一。朝廷组织编修《本草品汇精要》，在产地下专列"道地"，确认了267种道地药材；另一方面，大力发展成药生产经营，也是明代药业进步的重要标志。

清代，是封建社会药业的鼎盛时期。"不为良相则为良医"的思潮空前盛行，全国城乡中医药产业发展尤为迅速。以祁州、百泉、樟树等全国性药材集散地，地区性药材集散地，以及遍布

全国的集镇县城的药材产区为代表的三级药材市场全面形成；经营分工比以前更加精细，总体分为药材、成药、饮片和草药，内部又有批发和零售之分。药材方面主要分为一级批发、二级批发和行商，如樟树的茯苓行，中坝的附子行，沈阳的参茸行等；较大的饮片铺都是前店后坊，集饮片加工和门市销售为一体；成药生产经营也不断壮大，形成以同仁堂为代表的北京和以陈李济为代表的广州两大生产基地；苏州草药实力雄厚，规模最大。清代中期以来，法国耶稣会传教士洪若翰和刘应向患疟疾的康熙敬献金鸡纳霜，康熙愈而无副作用，转变了国人对西药的怀疑和不信任。随着西方医学的传入，一些学者开始探索中西医药学汇通、融合。

民国时期，中国巨变。一方面受尽当时政府主管部门的歧视，北洋政府教育部《医学教育规程》未列中医药，南京国民政府通过废止中医案；另一方面战争持续，田园荒芜，药材生产迅速下降，全国四大传统药材市场从极盛到衰落，西方医药涌入中国，形成有力竞争，中医药遭受史无前例的严重挑战。

中华人民共和国成立前，我国云南白药、佛慈等一批立志改良国药的企业，引用现代科学技术，购置机械，效西法而精制，开始实践中药西制，开创传统中药现代化先河。上海、重庆成为中国西药工商业最集中、最发达的城市。1931年，上海佛慈大药厂就开始把中药现代化剂型推介至海外，还在建厂初期就采用了股份制企业制度。1931年，闽浙赣根据地成立闽浙赣总药店，是集农工商一体、产供销合一的第一家公营中药企业集团，开启了大力兴办公营药业的篇章，并大力推行保护中医药方针，中医药和西医药放在同等重要地位。

中华人民共和国成立后，党和政府从发展人民卫生事业出发，肯定了中医药的地位和作用，制定了一系列保护、支持中医药发展的方针政策，中医药产业发展开启新篇章。1950年8月，第一届全国卫生会议把"团结中西医"作为三大卫生工作方针之一，确立了中医药应有的地位和作用。1950年8月，卫生部在天津成立中国医药总公司。1955年3月，商业部成立中国药材公司，以保证中药材的供应。1958年11月，全国中医中药工作会议明确提出"大力发展中药生

产，加强中药经营管理工作"。1980年3月，卫生部召开全国中医和中西医结合工作会议，提出"中医中药要逐步实现现代化；保护与利用中药资源，发展中药事业"。1982年12月，《中华人民共和国宪法》规定："发展现代医药和我国传统医药。"在宪法中明确了传统医药的法律地位。1988年5月，国务院常务会议决定成立国家中医药管理局，把中药管理职能由国家医药管理局划归国家中医药管理局。

随着《中药现代化发展纲要》的颁布实施，以及中医药统筹兼顾、中医药六位一体发展机制的确立，中医药产业不断发展壮大。1996年12月，中共中央、国务院召开第一次全国卫生工作会议，会议明确提出坚持"中西医并重"。科技部会同国家中医药管理局等部门明确提出了中药现代化发展的整体战略构想。1998年，开启了中药现代化科技产业基地建设，先后出台《中药现代化发展纲要》《中医药创新发展规划纲要》，持续深化中药现代化的战略部署，大大促进了中药科研水平的整体提升，中药产业水平进一步发展。"十五"时期，我国第一部专门的中医药行政法规《中华人民共和国中医药条例》颁布实施。2009年，国务院颁布实施《关于扶持和促进中医药事业发展的若干意见》，首次全面系统阐明了党和国家对发展中医药事业的方针政策，标志着把中医药事业摆在了国家发展战略层面的重要地位，再次表明了党和国家高度重视和支持中医药事业发展的鲜明态度和坚强决心，在中医药发展史上具有里程碑意义。"十二五"时期，中医药发展国家战略取得重大突破，中医药医疗、保健、科研、教育、产业、文化整体发展，对增进和维护人民群众健康的作用更加突出，对促进经济社会发展的贡献明显提升。

党的十八大以来，党和政府把中医药发展摆在更加重要的位置。《中医药发展战略规划纲要（2016—2030年）》第一次把中医药发展上升为国家战略，中医药产业逐步进入新时代。《中药材保护和发展规划（2015—2020年）》（我国第一个关于中药材保护和发展的国家级专项规划）、《中医药健康服务发展规划（2015—2020年）》（国家层面制定的首个中医药健康服务领域的专项发展规划）、《中国的中医药》白皮书、《中华

人民共和国中医药法》《中共中央国务院关于促进中医药传承创新发展的意见》相继颁布实施。2018年，中药工业规模以上企业主营业务收入达6 370.1亿元，占我国医药工业规模以上企业主营业务收入24.65%，中药饮片加工制造达15.5%，是利润增长最快的前三强之一。中国中医科学院研究员屠呦呦获2015年诺贝尔生理学或医学奖，

中医药内容纳入"一带一路"成果清单，全国中医药大会胜利召开，中医药在新冠感染防治中发挥重要作用。

站在新时代历史起点上眺望未来，中医药已然步入重大历史机遇最为集中的新时期，步入"五种资源"最能有效释放的新时期，步入振兴发展最为有利的新时期。

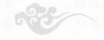

各 论

（＊为江南地区或江西省地方特色品种）

第八章

解 表 药

凡以发散表邪、解除表证为主要作用的药物，称为解表药。

本类药多具辛味，具有发汗的作用。发汗是中医内治八法之一，通过发汗而达到发散表邪、解除表证的目的。本类药物主要用于具有恶寒、发热、头痛、身痛、无汗、脉浮等表证者。

此外，解表药还适用于以下几方面：① 水肿初期兼有表证者。② 某些解表药兼有止咳平喘作用，常用于外感而兼有咳喘者。③ 表邪未解，痘疹未透或透发不畅者。④ 某些解表药更具有缓解疼痛的功效，对于表证头痛、身痛剧烈或风湿痛者，均可选用。

由于表证有风寒、风热的不同，而解表药又有性温、性凉的差异，因而分为辛温解表药和辛凉解表药两类，也称发散风寒药和发散风热药。

本类药物多采用炒法和蜜炙。因本类药物性多辛散，炒后可缓其辛散之性，防止发散太过，避免损阴耗气。又因肺主表，凡风寒、风热袭表均可导致咳嗽，蜜又具润肺止咳的作用，故有的药物需蜜炙，以增强止咳平喘之效。

外感证虽属外邪引起，对于正虚邪实之证，应配伍适当的扶正药物。解表药善于发汗，但发汗太过又易耗散阳气和津液，故凡阳虚自汗、阴虚盗汗、久病体虚及失血患者，都应慎用或禁用。

第一节

辛温解表药

本类药物的性味多属辛温，以发散风寒为其主要作用，适用于外感风寒表证，如恶寒、发热、无汗、头痛、身痛、苔薄白、脉浮紧者。

麻 黄

【来源】 为麻黄科植物草麻黄 *Ephedra sinica* Stapf、中麻黄 *Ephedra intermedia* Schrenk et C. A. Mey. 或木贼麻黄 *Ephedra equisetina* Bge. 的干燥草质茎。

【植物形态】

1. 草麻黄 多年生草本状小灌木，高达40 cm。木质茎匍匐土中，绿色枝直立，节间细

长，一般长2.5～5 cm，折断面有棕红色髓心。叶对生，退化成膜质鞘状，包于茎节上，分裂几达基部，裂片2，锐三角形，反曲。花单性异株，雄花常3～5朵集成复穗状花序，稀单生；雌花多单生于枝端，雌花胚珠先端延长成细长筒状的胚管（无子房构造）；花期5—6月。种穗球形，具卵形种子2，种子成熟期7—8月。（图8-1-1）

2. 中麻黄 植株高大，达1 m。节间长而较粗，一般长3～6 cm；木质茎枝直立，节粗，直径2 mm以上。叶裂片3，钝三角形或三角形。（图8-1-2）

3. 木贼麻黄 节间短而纤细，一般长不超过3 cm。木质茎粗大直立。叶裂片2，三角形，不反曲，短小棕色。（图8-1-3）

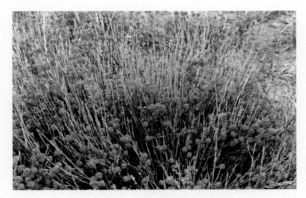

图8-1-1　草麻黄（植物）

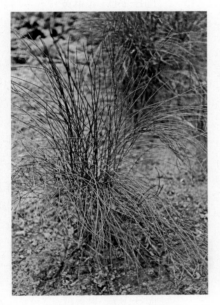

图8-1-2　中麻黄（植物）

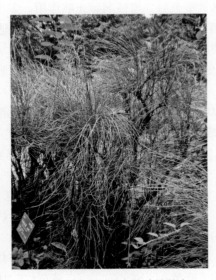

图8-1-3　木贼麻黄（植物）

【产地】　主产于内蒙古、山西、陕西、宁夏等地。清末民国起以山西大同为道地产区，晚近以内蒙古产出较多。草麻黄为主流药材。

【采收加工】　秋季采割绿色的草质茎，晒干。

【药材鉴别】

1. 草麻黄　呈细长圆柱形，少分枝，直径1～2 mm。有的带少量棕色木质茎。表面淡绿色至黄绿色，有细纵脊线，触之微有粗糙感。节明显，节间长2～6 cm。节上有膜质鳞叶，长3～4 mm；裂片2（稀3），锐三角形，先端灰白色，反曲，基部联合成筒状，红棕色。体轻，质脆，易折断，断面略呈纤维性，周边绿黄色，髓部红棕色，近圆形。气微香，味涩、微苦。（图8-1-4）

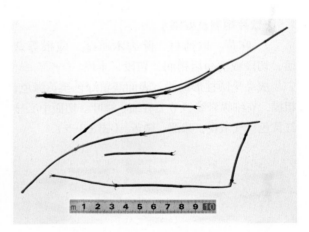

图8-1-4　草麻黄（药材）

2. 中麻黄　多分枝，直径1.5～3 mm，有粗糙感。节间长2～6 cm，节上膜质鳞叶长2～3 mm，裂片3（稀2），先端锐尖。断面髓部呈三角状圆形。

3. 木贼麻黄　较多分枝，直径1～1.5 mm，无粗糙感。节间长1.5～3 cm。膜质鳞叶长1～2 mm；裂片2（稀3），上部为短三角形，灰白色，先端多不反曲，基部棕红色至棕黑色。

均以干燥、茎粗、绿色、内心充实、味苦涩者为佳。

【化学成分及药理作用】　含生物碱、挥发油等。生物碱类，如麻黄碱（L-ephedrine）、右旋伪麻黄碱（D-pseudoephedrine）、麻黄噁唑烷酮（ephedroxane）、左旋去甲基麻黄碱

（norephedrine）等。生物碱主要存在于麻黄茎的髓部，节部生物碱为节间的 1/3～1/2，但伪麻黄碱的含量高。挥发油类，含平喘有效成分如左旋-α-松油醇（*L*-α-terpineol）、2,3,5,6-四甲基吡嗪（2,3,5,6-tetramethylpyrazine）等。此外，还含黄酮类成分如芹菜素（apigenin）、小麦黄素（tricin）、山柰酚（kaempferol）等。

麻黄具有发汗解热、平喘镇咳、抗炎、抗病毒、利尿等作用，对心脑血管、中枢系统、呼吸系统、平滑肌均有影响。麻黄碱可使心肌收缩力增强，心排血量增加；可引起收缩压和舒张压上升，脉压增大；能兴奋中枢神经系统（大脑、中脑、延脑及呼吸与循环中枢）。麻黄碱和伪麻黄碱能缓解由组胺或乙酰胆碱所致呼吸阻力增加；能使胃肠道平滑肌松弛，抑制蠕动。

【饮片炮制及鉴别】

1. **麻黄** 取药材，除去木质茎、残根等杂质，切段或洗净后稍润，切段，干燥。

成品呈圆柱形的段。表面淡黄绿色至黄绿色，粗糙，有细纵脊线，节上有细小鳞叶。切面中心显红黄色。气微香，味涩、微苦。（图8-1-5）

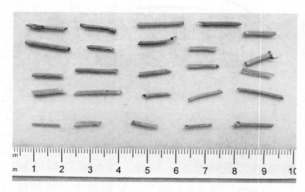

图8-1-5 麻黄（饮片）

2. **炙麻黄（蜜麻黄）** 取麻黄，加炼蜜水拌匀，稍润，用文火炒至金黄色、不粘手。每麻黄100 kg，用炼蜜20 kg。

成品形如麻黄。表面深黄色，微有光泽，略具黏性。有蜜香气，味甜。（图8-1-6）

3. **麻黄绒** 取麻黄，用碾槽推成绒，筛去灰屑。樟树药帮麻黄绒用推法碾制。

成品呈松散绒状。淡绿色至黄绿色。质韧。气微香，味涩、微苦。（图8-1-7）

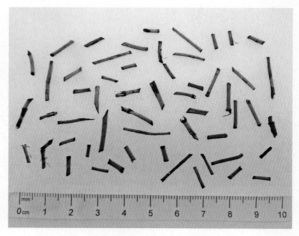

图8-1-6 炙麻黄

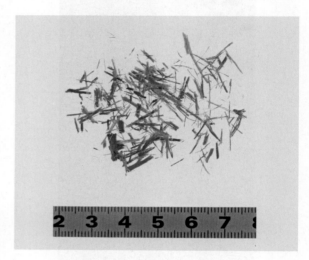

图8-1-7 麻黄绒

麻黄蜜炙后，增强润肺止咳作用，多用于表证已解，气喘咳嗽。麻黄绒作用缓和，适于老人、幼儿及虚人风寒感冒。

【性味与归经】 辛、微苦，温。归肺、膀胱经。

【功能】 发汗散寒，宣肺平喘，利水消肿。

【应用】

1. **外感风寒表实证** 如麻黄汤（麻黄_{去节}、桂枝、苦杏仁_{去皮尖}、甘草_炙）（《伤寒论》）。

2. **风寒夹湿痹证** 如麻黄加术汤（麻黄_{去节}、桂枝、苦杏仁_{去皮尖}、甘草_炙、白术）（《金匮要略》）。

3. **风湿在表，湿郁化热证** 如麻黄杏仁薏苡甘草汤（麻黄_{去节}、苦杏仁_{去皮尖}、薏苡仁、甘草_炙）（《金匮要略》）。

4. 外感风寒，里有郁热证 如大青龙汤（麻黄去节、桂枝、苦杏仁去皮尖、甘草炙、石膏碎、生姜切、大枣擘）（《伤寒论》）。

5. 外感风寒，肺气不宣证 如三拗汤（甘草、麻黄不去根节、苦杏仁不去皮尖）（《太平惠民和剂局方》）。

6. 素体痰多，肺感风寒证 如华盖散（紫苏子炒、麻黄去根节、苦杏仁去皮尖、陈皮去白、桑白皮去皮、赤茯苓去皮、甘草）（《博济方》）。

7. 新型冠状病毒感染的轻型、普通型及重症型 如清肺排毒汤（麻黄、炙甘草、苦杏仁、石膏先煎、桂枝、泽泻、猪苓、白术、茯苓、柴胡、黄芩、姜半夏、生姜、紫菀、款冬花、射干、细辛、山药、枳实、陈皮、藿香）（《新型冠状病毒肺炎诊疗方案（试行第七版）》）。

8. 新型冠状病毒感染的重症型毒疫闭肺证 如化湿败毒方（麻黄、苦杏仁、石膏、甘草、藿香后下、厚朴、苍术、草果、法半夏、茯苓、大黄后下、黄芪、葶苈子、赤芍）（《新型冠状病毒肺炎诊疗方案（试行第七版）》）。

中成药品种有儿童清肺丸、三拗片、小儿肺热咳喘口服液、小儿咳喘灵口服液、小儿咳喘颗粒、小儿清肺化痰口服液、小儿清热止咳合剂（口服液）、小青龙合剂（颗粒）等。

【用法与用量】 2～10 g。

【注意】 本品发汗力强，表虚自汗及阴虚盗汗、脾虚浮肿、肾虚气喘均应忌用。不宜过量使用。用于解表发汗，不宜久煎。

【贮藏保管】 置通风干燥处。防潮。

【论注】

（1）麻黄节含生物碱甚低，麻黄去节发汗力强，不去节发汗力稍弱。近代为了简化操作，炮制麻黄已多不去节。

（2）麻黄有"疗伤寒，解肌第一药"（陶弘景）之誉称，为治疗风寒外束、腠理闭塞所致恶寒发热、头痛身疼、鼻塞无汗、脉浮紧等外感风寒表实证的要药。

（3）传统经验认为木贼麻黄断面"朱砂红点"明显，质最佳，但产量少；草麻黄质佳量多；中麻黄质次量少，与成分含量差异（木贼麻黄＞草麻黄＞中麻黄）相符合。三者药材区别主要为膜质鳞叶和断面的不同。

桂 枝

【来源】 为樟科植物肉桂*Cinnamomum cassia* Presl的干燥嫩枝。

【植物形态】 常绿乔木。高12～17 m。树皮灰色，含芳香挥发油，幼枝略呈不规则四棱形。叶互生或近对生，革质，长椭圆形或近于披针形，基部尖，先端长渐尖，离基三出脉，全缘，表面绿色，无毛，有光泽，背面灰绿色，被细柔毛。花黄绿色，腋生或顶生圆锥花序；花期5—7月。核果椭圆形或倒卵形，熟时暗紫色；果期至次年2—3月。（图8-2-1）

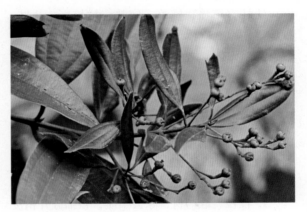

图8-2-1 肉桂（植物）

【产地】 主产于广西防城、平南、容县，广东信宜、高安、德庆等地。多为栽培。

【采收加工】 春、夏二季采收，除去叶，晒干，或切片后晒干。

【药材鉴别】 呈长圆柱形，多分枝，长30～75 cm，粗端直径0.3～1 cm。表面红棕色至棕色，有纵棱线、细皱纹及小疙瘩状的叶痕、枝痕和芽痕，皮孔点状。质硬而脆，易折断。切片厚2～4 mm，切面皮部红棕色，木部黄白色至浅黄棕色，髓部略呈方形。有特异香气，味甜、微辛，皮部味较浓。（图8-2-2）

以枝条细嫩、均匀、色棕红、香气浓者为佳。

【化学成分及药理作用】 含挥发油，主要有桂皮醛（cinnamic aldehyde），另外还含有桂皮酸（cinnamic acid）、醋酸桂皮酯（cinnamyl acetate）、桂皮酸乙酯（ethylcinnamate）、苯甲酸苄酯

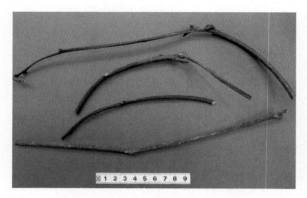

图8-2-2 桂枝（药材）

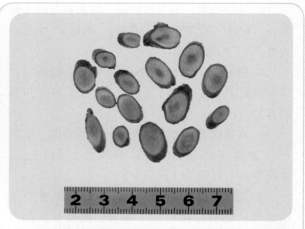

（benzyl benzoate）、原儿茶酸（protocatechuic acid）、反式桂皮酸（transcinnamic acid）等。

桂枝有镇痛、镇静、解热、抗惊厥、止咳、抗菌等作用。桂枝水煎剂、桂皮醛、桂皮酸有解热、降温作用。桂枝煎剂及乙醇浸液对金黄色葡萄球菌、白色葡萄球菌、伤寒杆菌、常见致病皮肤真菌、痢疾杆菌、肠炎沙门菌、霍乱弧菌以及流感病毒等均有抑制作用。桂皮油可稀释肺分泌液的黏稠度，具有祛痰、止咳作用。桂皮醛可延迟士的宁引起的强直性惊厥及死亡时间。

【饮片炮制及鉴别】

1. 桂枝 取药材，除去杂质，粗细分开稍浸（浸久易脱皮），洗净，润透，切斜薄片（瓜子片）或切厚片，晾干或低温干燥。已切片者，除去杂质即可。

成品为类圆形的斜薄片或厚片，短径3～10 mm。外表皮棕色至红棕色，有纵棱线和细皱纹；切面皮部红棕色，木部黄白色至浅黄棕色，髓部略呈方形。质硬而脆。香气特异，味甜、微辛。（图8-2-3）

图8-2-3 桂枝饮片（上图为斜片，下图为厚片）

樟树药帮多切斜片，根据不同部位可切成下列2种饮片形式。

（1）桂尖（眉尖桂枝）：取桂枝梢，铡成小段。

成品为段片，细长圆柱形，呈眉尖状，表面纵棱线明显，有的具顶芽。（图8-2-4）

（2）桂木：取药材，挑取粗枝，洗净，润透，除去外皮，切成柳叶片。

成品形如桂枝，但无外皮，外表面黄白色至浅黄棕色。（图8-2-5）

2. 炙桂枝 取桂枝，加炼蜜水拌匀，闷润，

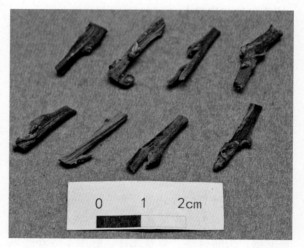

图8-2-4 桂尖

用文火炒至颜色加深、微粘手。每桂枝100 kg，用炼蜜15 kg。

成品形如桂枝，微具光泽，有蜜香气。

桂枝蜜炙后可以缓和辛温发散之性，增强补

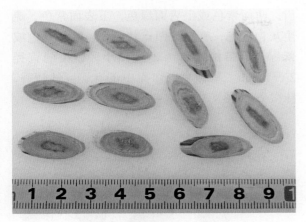

图8-2-5 桂木

虚缓急止痛的作用。

【性味与归经】 辛、甘，温。归心、肺、膀胱经。

【功能】 发汗解肌，温通经脉，助阳化气，平冲降气。

【应用】

1. 外感风寒，头痛、发热、恶寒等证 如桂枝汤（桂枝、芍药、甘草炙、生姜切、大枣擘）（《伤寒论》）。

2. 寒凝血瘀，风寒湿痹 如小建中汤（桂枝、甘草炙、大枣擘、芍药、生姜切、饴糖）（《伤寒论》）。

3. 胸痹，胸痛或心悸、脉结代之证 如枳实薤白桂枝汤（枳实、厚朴、薤白、桂枝、瓜蒌捣）（《金匮要略》）。

4. 痰饮，水肿；肾阳不足，膀胱气化失司所致小便不利，水肿等证 如五苓散（桂枝、茯苓、猪苓、泽泻）（《伤寒论》）。

5. 脾阳不振，水湿聚而成痰，胸胁支满，咳嗽痰稀的痰饮病 如苓桂术甘汤（茯苓、桂枝、白术、甘草炙）（《金匮要略》）。

中成药品种有桂枝茯苓丸（片、胶囊）、小建中片（合剂、颗粒）、外感风寒颗粒、表虚感冒颗粒、肾炎消肿片、桂龙咳喘宁胶囊（颗粒）、桂芍镇痫片等。

【用法与用量】 3～10 g。

【注意】 温热病及阴虚阳盛之证禁用；孕妇慎用。不宜与赤石脂同用。

【贮藏保管】 置阴凉干燥处。

【论注】

（1）桂枝汤被誉为"仲景群方之冠，乃滋阴和阳，调和营卫，解肌发汗之总方也。"（《伤寒来苏集》）

（2）桂木功效走里不表，桂枝功效走于四肢。"桂枝体用可通肢，辛甘能入血，温经达络散风寒。"（《本草便读》）

（3）传统经验认为眉尖桂枝质嫩，质量最好。老枝不宜入药。直径粗细为重要因素。

紫苏叶
（附：紫苏梗）

【来源】 为唇形科植物紫苏 *Perilla frutescens* (L.) Britt. 的干燥叶（或带嫩枝）。

【植物形态】 一年生草本，高约1 m。茎四方形有棱，紫色并被有毛茸。叶对生，广卵形或卵形，先端尖，边缘有粗圆齿，两面俱紫红色且皆有稀毛或仅下表面紫红色，具特异芳香。夏秋间，茎端叶腋抽出长穗，开淡紫色唇形小花，总状轮生花序。结小坚果，种子黑褐色，大如芥子。花期8—11月，果期8—12月。（图8-3-1）

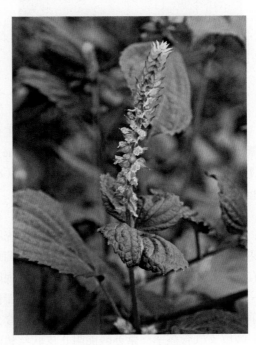

图8-3-1 紫苏（植物）

【产地】 全国大部分地区均有产。多为栽培。湖北、河南、四川、山东、江苏等地产量大，广东、广西、湖北、河北等地所产者品质佳。

【采收加工】 夏季枝叶茂盛时采收，除去杂质，晒干。

【药材鉴别】 叶片多皱缩卷曲、破碎，完整者展平后卵圆形，长4～11 cm，宽2.5～9 cm。先端长尖或急尖，基部圆形或宽楔形。两面紫色或上表面绿色，下表面紫色，疏生灰白色毛，下表面有多数凹点状的腺鳞。叶柄长2～7 cm，紫色或紫绿色。质脆。带嫩枝者，枝的直径2～5 mm，紫绿色，断面中部有髓。气清香，味微辛。(图8-3-2)

以色紫、香气浓者为佳。

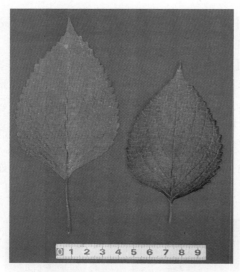

图8-3-2 紫苏叶（药材）

【化学成分及药理作用】 含挥发油，主要有紫苏醛（perillaldehyde）、柠檬烯（limonene）、β-丁香烯（β-caryophyllene）、α-香柑油烯（α-bergamotene）及芳樟醇（linalool）等。

紫苏叶有发汗解表、抑菌、平喘、镇咳、祛痰、止血和抗凝血等作用，对中枢神经系统和代谢有一定影响。紫苏叶水煎剂对金黄色葡萄球菌有抑制作用，可延长环己烯巴比妥所致睡眠时间，并对刺激上喉头神经反射呈抑制倾向；能促进消化液分泌，增进胃肠蠕动；减少支气管分泌，缓解支气管痉挛。紫苏醛能阻止皮肤丝状菌类的生长，具有镇静活性。紫苏还能缩短血凝时间、血浆复钙时间和凝血活酶时间。

【饮片炮制及鉴别】 紫苏叶 取药材，除去老梗等杂质，或喷淋清水，切碎，干燥。

成品叶片多皱缩卷曲、破碎，边缘具圆锯齿，两面紫色或上表面绿色，下表面紫色，疏生灰白色毛，有多数凹点状腺鳞。叶柄紫色或紫绿色。带嫩枝者为不规则小段，枝的直径2～5 mm，紫绿色，切面中部有髓。气清香，味微辛。(图8-3-3)

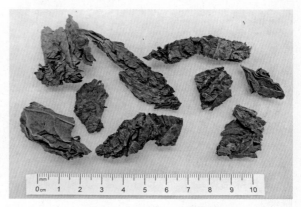

图8-3-3 紫苏叶（饮片）

【性味与归经】 辛，温。归肺、脾经。

【功能】 解表散寒，行气和胃。

【应用】

1. 外感风寒，气郁不舒证 如香苏散（香附子炒香,去毛、紫苏叶、甘草炙、陈皮不去白）（《太平惠民和剂局方》）。

2. 妊娠伤寒 如香苏葱豉汤（制香附、新会皮、鲜葱白、紫苏、清灸草、淡香豉）（《重订通俗伤寒论》）。

3. 外感风寒，兼有气滞证 如加味香苏散（紫苏叶、陈皮、香附、荆芥、秦艽、防风、蔓荆子、川芎、生姜、甘草炙）（《医学心语》）。

中成药品种有小儿至宝丸、小儿清肺止咳片、表实感冒颗粒、宝咳宁颗粒、胃苏颗粒、咳喘顺丸、通宣理肺丸（片、胶囊、颗粒）、解肌宁嗽丸等。

【用法与用量】 5～10 g。

【注意】 含挥发性成分不宜久煎。

【贮藏保管】 置阴凉干燥处。

【论注】 紫苏叶两面紫色或上表面绿色、下表面紫色者符合要求，两面都绿色者不符。

附：紫苏梗

【来源】 为唇形科植物紫苏 Perilla frutescens

(L.) Britt. 的干燥茎。

【采收加工】 秋季果实成熟后采割，除去杂质，晒干，或趁鲜切片，晒干。

【药材鉴别】 呈方柱形，四棱钝圆，长短不一，直径0.5～1.5 cm。表面紫棕色或暗紫色，四面有纵沟和细纵纹，节部稍膨大，有对生的枝痕和叶痕。体轻，质硬，断面裂片状。切片厚2～5 mm，常呈斜长方形，木部黄白色，射线细密，呈放射状，髓部白色，疏松或脱落。气微香，味淡。（图8-3-4）

以外皮色紫棕、有香气者为佳。

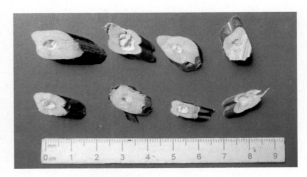

图8-3-5 紫苏梗（饮片）

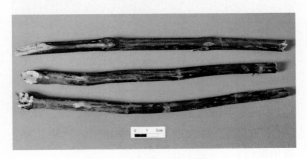

图8-3-4 紫苏梗（药材）

【化学成分及药理作用】 含挥发油，主要有紫苏酮（perilla ketone）、异白苏烯酮（isoegomaketone）、白苏烯酮（egomaketone），还含亚麻酸乙酯（ethyl linolenate）、迷迭香酸（rosmarinic acid）、亚麻酸（linolenic acid）及β-谷甾醇（β-sitosterol）等。

紫苏梗注射液使小鼠子宫内膜碳酸酐酶的活性增加，使小鼠子宫内膜较明显增厚。还有干扰素诱导作用。

【饮片炮制及鉴别】 紫苏梗 取药材，除去杂质，稍浸，润透，切厚片，干燥。切片者，除去杂质即可。

成品呈类方形的斜厚片或厚片。表面紫棕色或暗紫色，有的可见对生的枝痕和叶痕。切面木部黄白色，有细密的放射状纹理，髓部白色，疏松或脱落。气微香，味淡。（图8-3-5）

【性味与归经】 辛，温。归肺、脾经。

【功能】 理气宽中，止痛，安胎。

【应用】 胸腹气滞、痞闷作胀及胎动不安、腹胁胀痛等证 常与香附、陈皮等同用。

【用法与用量】【注意】【贮藏保管】 同"紫苏叶"。

【论注】 一般认为紫苏叶偏于发表散寒，紫

苏梗偏于宽胸利膈，顺气安胎。治疗风寒表证，多用紫苏叶；治疗胸腹气滞、痞闷作胀及胎动不安、胸胁胀痛，则多用紫苏梗。

生　姜
（附：生姜皮）

【来源】 为姜科植物姜*Zingiber officinale* Rosc.的新鲜根茎。

【植物形态】 多年生草本，根茎肉质扁圆多节，黄色有芳香及辛辣味，茎高达80 cm。叶二列式互生，披针形至线状披针形，基部狭无柄，先端渐尖，平滑无毛。花橙黄色，顶生穗状花序；花期夏秋季（通常不开花）。蒴果3瓣裂。（图8-4-1）

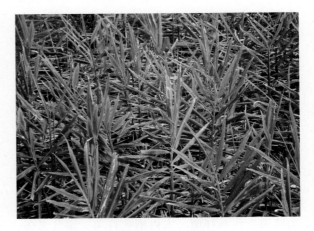

图8-4-1 姜（植物）

【产地】 全国各地均有产。栽培品。

【采收加工】 冬至前采挖根茎，除去茎叶及须根。

【药材鉴别】 呈扁平块状，具指状分枝，长3～7 cm，厚1～2 cm。表面灰黄色或浅灰棕色，粗糙，具纵皱纹及明显的环节。分枝处常有鳞叶残存，分枝顶端有茎痕或芽。质坚实，断面黄白色或灰白色，显粉性和颗粒性，内皮层环纹明显，维管束及黄色油点散在。气香特异，味辛辣。（图8-4-2）

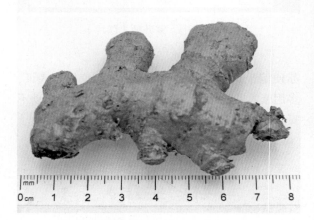

图8-4-2 生姜（药材）

以质坚实、断面色黄白、粉性足、气味浓者为佳。

【化学成分及药理作用】 含挥发油、姜辣素等。挥发油，主要有α-姜烯（α-zingiberene）、姜醇（zingiberol）、α-姜黄烯（α-curcumene）、β-檀香萜醇（β-santalol）、β-水芹烯（β-phellandrene）、β-甜没药烯（β-bisabolene）等，其辣味成分姜辣素主要有姜辣醇（gingerol）、姜辣二醇（gingediol）、姜辣烯酮（shogaol）等。尚含多种氨基酸等。

生姜有解热、抗炎、镇静、镇痛和抗惊厥等作用。生姜煎剂可促进胃酸及胃液的分泌，对胃黏膜损伤有保护作用；浸膏及姜辣素能抑制硫酸铜的催吐作用，对运动引起的眩晕、恶心症状有明显的减轻作用；对四氯化碳性肝损伤有预防和治疗作用；生姜的丙酮提取物有显著利胆作用；有抗过敏、抗5-羟色胺及镇咳作用；对金黄色葡萄球菌、伤寒杆菌、宋内痢疾杆菌、霍乱弧菌、沙门菌、铜绿假单胞菌等有显著抑制作用，对皮肤致病真菌及阴道滴虫亦有杀灭作用。

【饮片炮制及鉴别】 生姜 取药材，除去杂质，洗净，切厚片。

成品呈不规则的厚片，可见指状分枝。切面浅黄色，内皮层环纹明显，维管束散在。气香特异，味辛辣。（图8-4-3）

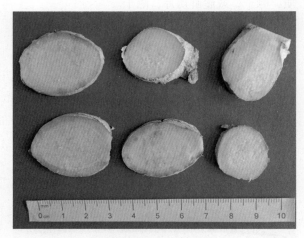

图8-4-3 生姜（饮片）

【性味与归经】 辛，微温。归肺、脾、胃经。

【功能】 解表散寒，温中止呕，化痰止咳，解鱼蟹毒。

【应用】

1. 水热互结痞证 如生姜泻心汤（生姜切、甘草炙、人参、干姜、黄芩、半夏洗、黄连、大枣擘）（《伤寒论》）。

2. 外感风寒表虚证 如桂枝汤（桂枝、芍药、甘草炙、生姜切、大枣擘）（《伤寒论》）。

中成药品种有姜酊、十滴水（软胶囊）、桑姜感冒片等。

【用法与用量】 3～10 g。

【贮藏保管】 置阴凉潮湿处，或埋入湿沙内，防冻。

【论注】

（1）生姜素有"呕家圣药"之称，随症配伍可治疗胃寒呕吐、胃热呕吐、痰饮呕吐等多种呕吐。因其本为温胃之品，故对胃寒呕吐最为合适。

（2）在大量方剂中，生姜往往被作为药引使用。

（3）将生姜洗净，捣烂，加水适量，压榨取汁，姜渣再加水适量重复压榨1次，合并汁液，即为"生姜汁"。功能偏于化痰止呕，用于恶心呕吐及咳嗽痰多等症。多为临床应急服用。常用于某些中药的解毒或炮制可增强止呕功能。用量3～10滴，冲服。中药炮制用辅料生姜汁不应为煎煮液。

附：生姜皮

为姜科植物姜 *Zingiber officinale* Rosc. 根茎的外皮。生姜浸于清水中过夜刮取外皮，干燥。成品呈卷缩不整齐的碎片，灰黄色，有细皱纹；有的具线状的环节痕迹，内表面常具黄色油点。质软，有特殊香气，味辣（图8-4-4）。味辛，性凉。归脾、肺经。功能行水消肿。用于水肿，小便不利。用量 3～10 g。

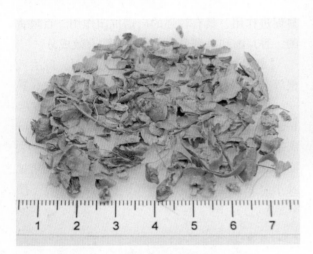

图8-4-4　生姜皮

香　薷

【来源】　为唇形科植物石香薷 *Mosla chinensis* Maxim. 或江香薷 *Mosla chinensis* 'Jiangxiangru' 的干燥地上部分。前者习称"青香薷"，后者习称"江香薷"。

【植物形态】

1. 石香薷　茎多分叉，高 15～45 cm。叶线状长圆形至线状披针形，长 1.3～2.8 cm，宽 2～4 mm，边缘具疏齿或近全缘，两面密生白柔毛及腺点。总状花序头状，苞片圆倒卵形，长 4～7 cm；萼钟状，外被白色柔毛及腺点；花冠 2 唇形，淡紫色。小坚果球形。花期6—9月，果期7—11月。（图8-5-1）

2. 江香薷　为直立草本，茎高 55～65 cm，茎方形，基部类圆形，中上部茎具细浅纵槽数条，四棱上疏生长柔毛；槽内为卷曲柔毛。叶披针形，先端渐尖，基部渐狭，边缘具 5～9 个

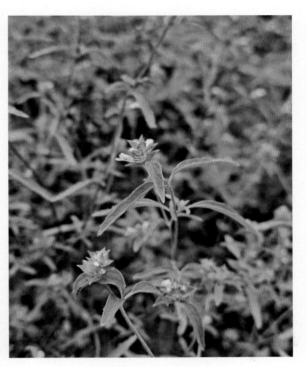

图8-5-1　石香薷（植物）

锐浅锯齿，两面披短柔毛，两面均具凹腺点。总状花序密集成穗状，苞片覆瓦状排列；花梗长 1～1.5 mm，被短柔毛；花萼钟形，外被白色柔毛及凹陷腺点，萼齿分钻形或披针形；花冠淡紫色，或少有白色，长 0.6～0.8 cm，伸出苞片，外被微柔毛，内面在下唇之下方冠筒上簇生长柔毛，冠筒基部具一圈长毛环；雄蕊、雌蕊内藏，发育雄蕊2，花丝极短无毛，着生于花冠筒内，柱头2裂，反卷。小坚果扁圆球形。花期6月，果期7月。（图8-5-2）

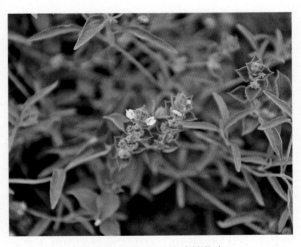

图8-5-2　江香薷（植物）

【产地】 江香薷主产于江西分宜县，为栽培品，产量大而质量佳，行销全国，为道地药材。青香薷产于广西、湖南等地，系野生，多自产自销。

【采收加工】 夏季茎叶茂盛、花盛时择晴天采割，除去杂质，阴干。

【药材鉴别】

1. 江香薷 多扎成大把，长30～50 cm，基部紫红色，上部黄绿色或淡黄色，全体密被白色柔毛。茎方柱形，直径1～2 mm，节明显，节间长4～7 cm。质脆易折断。叶多皱缩或脱落，叶展平后呈披针形，长3～6 cm，宽0.6～1 cm，边缘具5～9个锐浅锯齿。表面可见凹下的腺点，暗绿色或黄绿色。茎顶有果穗，宿萼钟状，淡紫红色成灰绿色，先端5裂，密被茸毛。小坚果置放大镜下，可见凹下小点。揉搓有浓清香味，味凉而微辛。（图8-5-3）

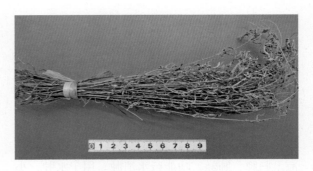

图8-5-4 青香薷（药材）

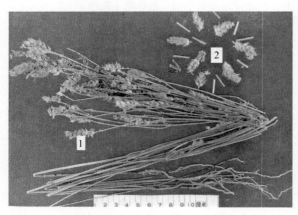

图8-5-3 江香薷（药材）

2. 青香薷 较短小，长20～40 cm，节间长3～5 cm。叶灰绿色至绿色，花序较短。气香而微浊，味辛凉。（图8-5-4）

均以枝嫩、穗多、香气浓者为佳。

【化学成分及药理作用】 含挥发油，主要有香芹酚（carvacrol）、百里香酚（thymol）、对-聚伞花素（p-cymene）、γ-松油烯（γ-terpinene）、α-丁香烯（α-caryophyllene）、柠檬烯（limonene）等。江香薷与石香薷含量不同。

香薷具有解热、镇痛、镇静、增强免疫、抗菌、抗病毒等作用。其挥发油对小鼠扭体醋酸反应有明显抑制作用，对阈下剂量的戊巴比妥的催眠作用有显著增强作用，对在体肠胃推动有明

显促进作用，具有较强的广谱抗菌作用。百里香酚、香芹酚和对聚伞花素是其抗菌有效成分。

【饮片炮制及鉴别】 香薷 取药材，除去残根等杂质，切段。

成品为不规则的段，茎方柱形，直径1～2 mm，质脆易折断。叶多皱缩或脱落，叶展平后呈披针形，边缘具5～9个锐浅锯齿。表面可见凹下的腺点，暗绿色或黄绿色。可见果穗及小坚果。揉搓有浓清香味，味凉而微辛。（图8-5-5）

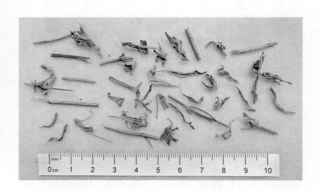

图8-5-5 香薷（饮片）

【性味与归经】 辛，微温。归肺、胃经。

【功能】 发汗解表，化湿和中。

【应用】 阴暑证 如香薷散（香薷、白扁豆炒、厚朴去粗皮姜汁炙）（《太平惠民和剂局方》）。

中成药品种有肠炎宁片、香苏正胃丸等。

【用法与用量】 3～10 g。

【贮藏保管】 置阴凉干燥处。

【论注】

（1）《本草纲目》称"香薷乃夏月解表之药，如冬月之用麻黄"。其发汗解表、利水消肿之功稍逊于麻黄，较善于化湿和中而祛暑。

（2）香薷为铜矿指示植物，栽于铜矿地区，

枝繁叶茂。江西分宜铜岭为道地产区。经验认为：江香薷多为不带根全草，茎四棱形，下部浅红棕色，分枝多；叶披针形；轮伞花序聚成顶生短穗状；气清香，味辛凉。青香薷多为带根全草，植株短；叶较小，为线状披针形；常不带花；气浓，味辛凉而浊。

荆芥
（附：荆芥穗）

【来源】　为唇形科植物荆芥 *Schizonepeta tenuifolia* Briq. 的干燥地上部分。

【植物形态】　一年生草本，高约1 m。茎方形直立，全株被短柔毛。叶对生，有柄，羽状深裂，裂片3或5，呈长披针形，先端尖锐，两面均被柔毛，背面具凹陷腺点。初夏间梢端开淡红色唇形花，轮伞花序，多轮生于枝端，形成穗状，芳香如樟味；花期夏季。小坚果棕色；果期秋季。（图8-6-1）

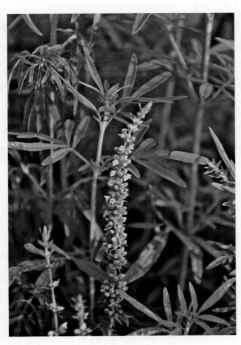

图8-6-1　荆芥（植物）

【产地】　主产于江苏、浙江、河南、河北、江西等地。多为栽培。河北安国产量大。

【采收加工】　夏、秋季花开到顶，花穗绿色时采收，割取地上部分，除去杂质，晒干，为荆芥。北方将穗与梗分开，称为荆芥穗与荆芥梗。

【药材鉴别】　呈方柱形，上部有分枝，长50 ～ 80 cm，直径0.2 ～ 0.4 cm；表面淡黄绿色或淡紫红色，被短柔毛；体轻，质脆，断面类白色。叶对生，多已脱落，叶片3 ～ 5羽状分裂，裂片细长。穗状轮伞花序顶生，长2 ～ 9 cm，直径约0.7 cm。花冠多脱落，宿萼钟状，先端5齿裂，淡棕色或黄绿色，被短柔毛。小坚果棕黑色。气芳香，味微涩而辛凉。（图8-6-2）

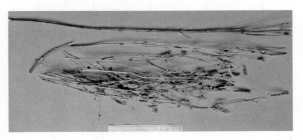

图8-6-2　荆芥（药材）

以色淡黄绿、穗长而密、香气浓者为佳。

【化学成分及药理作用】　含挥发油、苯并呋喃烃以及黄酮等。挥发油，主要为胡薄荷酮（pulegone）、薄荷酮（menthone）、异薄荷酮（isomenthone）和异胡薄荷酮（isopulegone）等。穗状花序含单萜类成分，如荆芥苷（schizonepetoside）A/B/C/E、荆芥醇（schizonol）、荆芥二醇（schizoneodiol）；黄酮类，如香叶木素（diosmetin）、橙皮苷（hesperidin）、木犀草素（luteolin）等。

荆芥具有抗菌、解热镇痛、抗炎、止血、抗氧化等作用。水煎剂可增强皮肤血液循环，增加汗腺分泌，有微弱解热作用；对金黄色葡萄球菌、白喉杆菌等有较强的抑制作用。生品不能明显缩短出血时间，而荆芥炭则能使出血时间缩短。荆芥甲醇及醋酸乙酯提取物有一定的镇痛作用。荆芥对醋酸引起的炎症有明显的抗炎作用，荆芥穗有明显的抗补体作用。

【饮片炮制及鉴别】

1. 荆芥　取荆芥药材，除去残梗等杂质，喷淋清水，洗净，润透，切段，低温干燥。

成品呈不规则的段。茎呈方柱形，表面淡黄绿色或淡紫红色，被短柔毛。切面类白色。叶多已脱落。穗状轮伞花序。气芳香，味微涩而辛凉。（图8-6-3）

2. 荆芥炭　取荆芥，炒至表面焦黑色，内

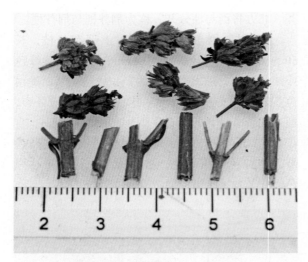

图8-6-3 荆芥（饮片）

部焦黄色，喷淋清水少许，熄灭火星，取出，晾凉。

成品形如荆芥。全体黑褐色。茎方柱形，体轻，质脆，断面焦褐色。略具焦香气，味苦而辛。（图8-6-4）

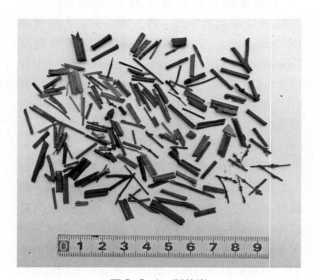

图8-6-4 荆芥炭

荆芥生品擅于疏散风热，利咽喉，清利头目。炒炭能止血，多用于便血，妇人崩漏，产后血晕。

【性味与归经】 辛，微温。归肺、肝经。

【功能】 解表散风，透疹，消疮。荆芥炭、荆芥穗炭收敛止血。

【应用】

1. 外感风寒，头痛、发热恶寒、无汗等证 如荆防败毒散（羌活、柴胡、前胡、独活、枳壳、茯苓、荆芥、防风、桔梗、川芎、甘草）（《摄生众妙方》）。

2. 麻疹不透、风疹瘙痒 治表邪外束、麻疹初起、疹出不畅，常与蝉蜕、薄荷、紫草等同用；治风疹瘙痒，与苦参、防风、白蒺藜等同用。

3. 疮疡初起兼有表证 偏于风寒者，常与羌活、川芎、独活等同用；偏于风热者，每与金银花、连翘、柴胡等同用。

4. 吐衄下血 本品炒炭，其性味已由辛温变为苦涩平和，长于理血止血。治血热妄行之吐血、衄血，常与生地黄、白茅根、侧柏叶等同用；治血热便血、痔血，每与地榆、槐花、黄芩炭等同用；治妇女崩漏下血，可与棕榈炭、莲房炭等同用。

中成药品种有宣肺止嗽合剂、感冒清热口服液（咀嚼片、胶囊、颗粒）、消风止痒颗粒等。

【用法与用量】 5～10 g。不宜久煎。

【贮藏保管】 置阴凉干燥处。

【论注】

（1）在解表剂中常与防风相须为用，称为"荆防"组合。荆芥发汗之力较强；防风祛风之力尤胜。两者同用，祛风发汗而不燥烈，常用于四时感冒、恶寒发热、身痛无汗以及风疹瘙痒。

（2）江西吉安生产的"江荆芥"茎细色紫，故又称"铜丝荆芥"；茎细、色紫、穗长而密、香气浓郁，品质甚优。"荆芥产江西，红梗者更佳。"（《药物出产辨》）

附：荆芥穗

为唇形科植物荆芥 *Schizonepeta tenuifolia* Briq. 的干燥花穗。夏、秋二季花开到顶、穗绿时采摘，除去杂质，晒干。药材穗状轮伞花序呈圆柱形，长3～15 cm，直径约7 mm。花冠多脱落，宿萼黄绿色，钟形，质脆易碎，内有棕黑色小坚果。气芳香，味微涩而辛凉（图8-6-5）。各部位挥发油含量有所不同，花穗的含量明显较茎为高。临床切段生用或炒炭。味辛，性微温。归肺、肝经。功能解表散风，透疹，消疮。用于感冒，头痛，麻疹，风疹，疮疡初起。内服：煎汤，5～10 g。荆芥穗发汗之力大于荆芥。

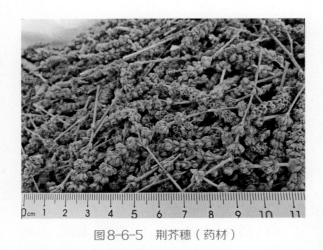

图8-6-5 荆芥穗（药材）

防 风

【来源】 为伞形科植物防风*Saposhnikovia divaricata* (Turcz.) Schischk.的干燥根。

【植物形态】 多年生草本，茎平滑，双叉式分枝，高约1 m。根粗壮，垂直生长。叶互生，根出叶丛生，有长柄，2～3回羽状分裂。花白色，顶生伞形花序，无总苞，小总苞片4～6个；花期8—9月。双悬果卵形；果期9—10月。（图8-7-1）

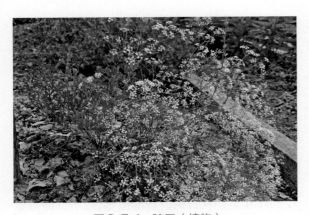

图8-7-1 防风（植物）

【产地】 主产于东北及内蒙古东部。东北三省产的称"关防风"。黑龙江杜尔伯特、齐齐哈尔等地为道地产区。

【采收加工】 春、秋二季挖根，除去茎基、须根及泥沙，晒至八九成干，捆成小把，再晒干。

【药材鉴别】 呈长圆柱形，下部渐细，有的略弯曲，长15～30 cm，直径0.5～2 cm。根头部有明显密集的环纹，习称"蚯蚓头"；环纹上有的具棕褐色毛状残存叶基。表面灰棕色，粗糙，有纵皱纹、多数横长皮孔及点状突起的细根痕。体轻，质松，易折断，断面不平坦，皮部浅棕色，有裂隙，木质部浅黄色。气特异，味微甘。（图8-7-2）

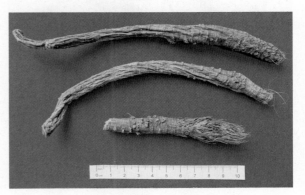

图8-7-2 防风（药材）

以条粗壮、断面皮部色浅棕、木部浅黄色者为佳。

【化学成分及药理作用】 含色原酮、挥发油、香豆素、有机酸等。色原酮类，如升麻素（cimifugin）、亥茅酚苷（sec-O-glucosylhamaudol）、5-O-甲基维斯阿米醇（5-O-methylvisamminol）、升麻素苷（prim-O-glucosylcimifugin）等；挥发油中主要成分有辛醛（octanal）、壬醛（nonanal）、己醛（hexanal）、β-没药烯、花侧柏烯、β-桉叶醇等；香豆素类如补骨脂素（psoralen）、香柑内酯（bergapten）等。还含阿魏酸（ferulic acid）、异阿魏酸（isoferulic acid）、咖啡酸（caffeic acid）等。另含聚炔类以及多糖类等。

防风有解热、抗炎、镇静、镇痛、抗惊厥、抗过敏作用。防风新鲜汁对铜绿假单胞菌和金黄色葡萄球菌有一定抑制作用，煎剂对痢疾杆菌、溶血性链球菌等有不同程度的抑制作用。有增强小鼠腹腔巨噬细胞吞噬功能的作用。升麻素及亥茅酚苷有镇痛作用。

【饮片炮制及鉴别】 防风 取药材，除去杂质，洗净，润透，切厚片，干燥。樟树药帮多切成薄片。

成品为圆形或椭圆形的厚片。外表皮灰棕色

或棕褐色，有纵皱纹，可见横长皮孔样突起，有的具密集的环纹或残存的毛状叶基。切面皮部棕黄色至棕色，有裂隙，木部黄色，具放射状纹理。气特异，味微甘。（图8-7-3）

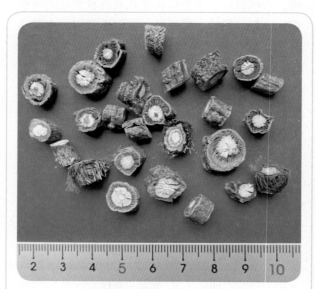

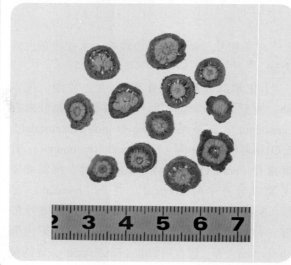

图8-7-3　防风饮片（上图为厚片，下图为薄片）

【**性味与归经**】　辛、甘，微温。归膀胱、肝、脾经。

【**功能**】　祛风解表，胜湿止痛，止痉。

【**应用**】

1. 外感风寒、头痛、发热恶寒、无汗等证　如羌活胜湿汤（羌活、独活、防风、藁本、川芎、炒蔓荆子、炙甘草）（《内外伤辨惑论》）。

2. 风寒湿痹、关节疼痛、四肢挛急等证　如蠲痹汤（当归_{去芦，酒浸}、羌活_{去芦头}、姜黄、黄

芪_{蜜炙}、赤芍、防风_{去芦头}、甘草_炙、生姜）（《百一选方》）。

3. 破伤风角弓反张、牙关紧闭、抽搐痉挛等证　如玉真散（南星、防风、白芷、天麻、羌活、白附子）（《外科正宗》）。

中成药品种有防风通圣丸（颗粒）、祛风舒筋丸等。

【**用法与用量**】　5～10 g。

【**贮藏保管**】　置阴凉干燥处，防蛀。

【**论注**】

（1）防风与黄芪相配，一疏散、疏风，一固表、升阳，黄芪得防风不虑其恋邪，防风得黄芪不虑其发散搜邪太过，散中寓补，补中兼疏，同用反能止汗。（《本草纲目》："黄芪得防风功愈大。"）

（2）防风质松而润，祛风之力较强，为"风药之润剂""治风之通用药"；又能胜湿止痛、止痉。（张元素："防风治风通用，治风去湿仙药，风能胜湿故尔。"）

（3）断面皮部色浅棕、木部浅黄色，习称"风眼圈"或"红眼圈"。经验认为条粗、质软、体轻、"红眼圈"显著、气味明显者为优。木质心变硬、气味变淡者不宜入药。现有扦插栽培防风其性状与野生品有不同。药效差异值得研究。

羌　活

【**来源**】　为伞形科植物羌活 *Notopterygium incisum* Ting ex H. T. Chang 或宽叶羌活 *Notopterygium franchetii* H. de Boiss. 的干燥根茎和根。

【**植物形态**】

1. 羌活　多年生草本，高1 m以上。有块状或长圆柱状的根茎和根。茎直立，中空，有纵纹。叶互生，具长柄，基部抱茎，2～3回奇数羽状复叶，小叶片作2回羽状分裂。花白色，顶生或腋生伞形花序；8—9月开花。双悬果卵圆形；果期9—10月。（图8-8-1）

2. 宽叶羌活　小叶长圆状卵形至卵状披针形，边缘具锯齿，叶脉及叶缘具微毛。复伞形花序，伞幅14～23；小伞形花序上生多数花，花淡黄色。双悬果近圆形。（图8-8-2）

【**产地**】　羌活主产于四川、云南、青海、甘

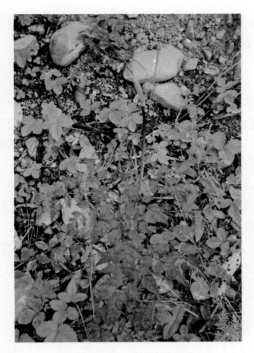

图8-8-1 羌活（植物）

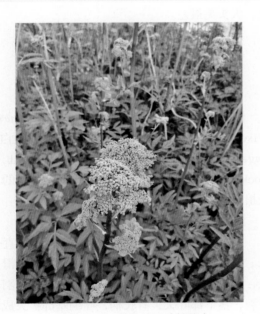

图8-8-2 宽叶羌活（植物）

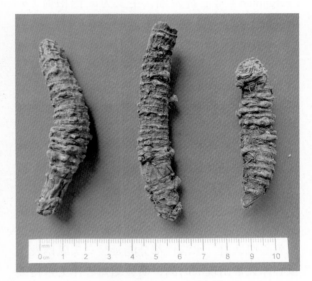

图8-8-3 蚕羌（药材）

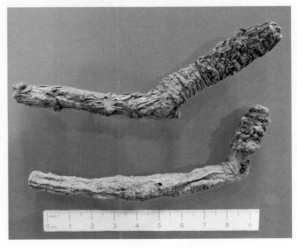

图8-8-4 条羌（药材）

轻，质脆，易折断，断面不平坦，有放射状裂隙，皮部棕黄色，可见黄色分泌腔，习称"朱砂点"；木质部黄白色，髓部黄色至黄棕色。气香，味微苦而辛。环节紧密似蚕，习称"蚕羌"（图8-8-3）。根茎环节疏生似竹节状者，习称"竹节羌"。

2. 宽叶羌活 根茎及根呈类圆柱形，习称"条羌"（图8-8-4）。长8～15 cm，直径1～3 cm。根茎部具茎基及叶鞘残基，根部具纵纹有皮孔。质松脆，易折断，断面略平坦，皮部浅棕色，木部黄白色。气味较淡。有的根茎粗大，不规则结节状，顶部具数个茎基，根较细，习称"大头羌"。

肃等地。宽叶羌活主产于四川、青海、陕西、河南等地。四川阿坝、甘肃岷县为道地产区。

【采收加工】 春、秋两季采挖，除去茎叶、须根及泥土，晒干。

【药材鉴别】

1. 羌活 根茎略弯曲，长4～13 cm，直径0.6～2.5 cm。表面棕褐色至棕黑色，有点状根痕及棕色破碎鳞片，外皮脱落处呈棕黄色。体均以条粗、外皮棕褐色、断面朱砂点多、香气浓郁者为佳。

【化学成分及药理作用】 含香豆素、挥发油、有机酸等。香豆素类，如羌活醇（notopterol）、异欧前胡内酯（isoimperatorin）、8-甲氧基异欧前胡内酯（cnidilin）、香柑内酯（bergapten）等；挥发油，主要为α-侧柏烯（α-thujene）、α/β-蒎烯（α/β-pinene）、β-罗勒烯（β-ocimene）、γ-松油烯（γ-terpinene）、柠檬烯（limonene）等；有机酸类，如对-羟基苯乙基茴香酸酯（p-hydroxyphenethyl anisate）、阿魏酸（ferulic acid）等。宽叶羌活成分相似，含量有差异。

羌活具有解热镇痛、抗炎、抗过敏、抗心律失常和保护心肌缺血、抗休克、抗菌等作用。挥发油能使致热性大鼠体温明显降低，小鼠扭体次数明显减少，对二甲苯耳肿、角叉菜足肿胀有抑制作用，可扩张冠脉，增加冠脉血流量，可以改善心肌缺血。水溶性部分能延缓乌头碱诱发小鼠心律失常出现的时间，明显缩短心律失常持续时间。

【饮片炮制及鉴别】 羌活 取药材，除去杂质，洗净，润透，切厚片，干燥。

成品呈类圆形、不规则形横切或斜切片。表皮棕褐色至黑褐色，切面外侧棕褐色，木部黄白色，有的可见放射状纹理。体轻，质脆。气香，味微苦而辛。（图8-8-5）

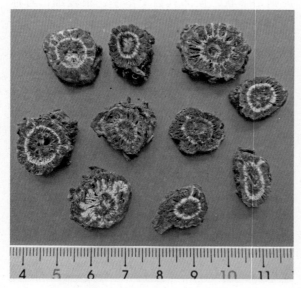

图8-8-5 羌活（饮片）

【性味与归经】 辛、苦，温。归膀胱、肾经。

【功能】 解表散寒，祛风除湿，止痛。

【应用】

1. 外感风寒，恶寒发热，头痛身痛等证 如九味羌活汤（羌活、防风、苍术、细辛、川芎、香白芷、生地黄、黄芩、甘草）（《此事难知》）。

2. 风寒湿邪侵袭所致肢节疼痛、肩背酸痛，尤以上半身疼痛更为适用 如羌活芎藁汤（半夏姜汁炒、苦杏仁去皮尖、羌活、藁本、川芎、防风、白茯苓、甘草、白芷、麻黄、陈皮、桂枝）（《审视瑶函》）。

中成药品种有九味羌活口服液（丸、颗粒）、颈复康颗粒等。

【用法与用量】 3～10 g。

【贮藏保管】 置阴凉干燥处，防蛀。

【论注】

（1）本品多用于表证，其燥散性强，专治游风。

（2）一般认为蚕羌质优，竹节羌和条羌质次，大头羌最差。

白 芷

【来源】 为伞形科植物白芷 Angelica dahurica (Fisch. ex Hoffm.) Benth. et Hook. f. 或杭白芷 Angelica dahurica (Fisch. ex Hoffm.) Benth. et Hook. f. var. formosana (Boiss.) Shan et Yuan 的干燥根。

【植物形态】

1. 白芷 多年生草本。根粗大，垂直生长；茎近圆柱形，通常呈紫红色，基部光滑无毛，近花序处有短柔毛。叶互生，2～3回羽状分裂，茎下部叶大，有长柄，叶柄基部扩大成鞘状抱茎，最终裂片呈卵形，先端尖，边缘有锐重锯齿，两面无毛，叶脉上有短柔毛。夏日开小白花，顶生或腋生，复伞形花序，总苞缺如或呈1～2片膨大的鞘状苞片，小总苞多数，狭披针形。双悬果扁平，秋季成熟。

2. 杭白芷 植株较矮，根上方近方形，皮孔样突起大而明显，茎及叶鞘多为黄绿色。（图8-9-1）

【产地】 白芷产于河南长葛、禹州者习称"禹白芷"；产于河北安国者习称"祁白芷"。杭

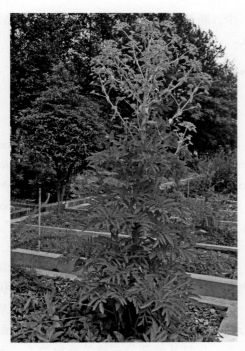

图8-9-1 杭白芷（植物）

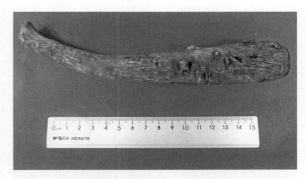

图8-9-2 白芷（药材）

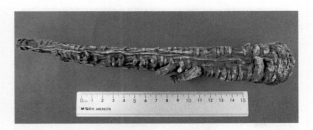

图8-9-3 杭白芷（药材）

白芷产于浙江杭州、四川遂宁等地，习称"杭白芷"和"川白芷"。杭白芷为"浙八味"之一[1]。

【采收加工】 夏、秋间叶黄时，挖取根部，除去地上部分及须根，洗净泥土，晒干或烘干。杭州地区将处理干净的白芷放入缸内加石灰拌匀，放置一周后，取出，晒干或炕干。

【药材鉴别】

1. 白芷 根圆锥形，头粗尾细，长10～25 cm，直径1.5～2.5 cm，顶端有凹陷的茎痕，具同心性环状纹理。表面灰黄色至黄棕色，有多数纵皱纹；皮孔样横向突起散生，习称"疙瘩丁"；有支根痕。质硬，断面灰白色，显粉性，皮部散有多数棕色油点（分泌腔），形成层环圆形，木质部约占断面1/3。气芳香，味辛、微苦。（图8-9-2）

2. 杭白芷 与白芷相似，主要不同点：横向皮孔样突起多四纵行排列，使全根呈类圆锥形而具四纵棱；形成层环略呈方形，木质部约占断面的1/2。（图8-9-3）

均以条粗壮、体重、粉性足、香气浓郁者为佳。

【化学成分及药理作用】 含香豆素及其衍生物、挥发油等。杭白芷主要有欧前胡素（imperatorin）、异欧前胡素（isoimperatorin）、别欧前胡素（alloimperatorin）等；挥发油成分主要有甲基环癸烷、1-十四碳烯、月桂酸乙酯等。白芷主要含有欧前胡素（imperatorin）、白当归素（byakangelicin）、白当归脑（byakangelicol）、珊瑚菜素（phellopterin）等。

白芷具有抗菌、光敏等作用，对脂肪细胞具有一定作用。川白芷水煎剂对大肠埃希菌、痢疾杆菌、伤寒杆菌、副伤寒杆菌、铜绿假单胞菌及变形杆菌、霍乱弧菌等有一定抑制作用；其脂溶性部位是抗炎镇痛的有效部位。呋喃香豆素类化合物为"光活性物质"，可用于治疗白癜风及银屑病。异欧前胡素等成分有降血压作用。

【饮片炮制及鉴别】 白芷 取药材，除去杂质，大小分开，略浸，润透，切厚片，干燥。

成品呈类圆形的厚片。外表皮灰棕色或黄棕色。切面白色或灰白色，具粉性，形成层环棕色，近方形或近圆形，皮部散有多数棕色油点。气芳香，味辛、微苦。（图8-9-4）

---

1 浙八味：杭白芷、杭菊花、杭麦冬、浙贝母、浙玄参、於白术、延胡索、温郁金。

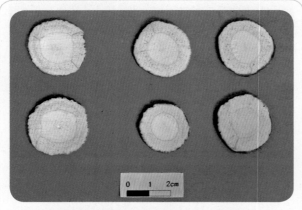

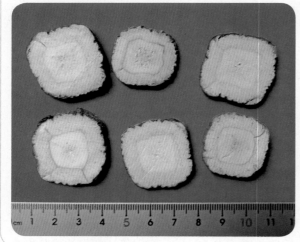

图8-9-4　白芷饮片（上图为白芷，下图为杭白芷）

【性味与归经】　辛，温。归胃、大肠、肺经。

【功能】　解表散寒，祛风止痛，宣通鼻窍，燥湿止带，消肿排脓。

【应用】

1. 外感风寒，头痛、鼻塞　如柴葛解肌汤（柴胡、干葛、甘草、黄芩、羌活、白芷、芍药、桔梗）（《伤寒六书》）。

2. 阳明经头痛、眉棱骨痛、头风痛、齿痛　如川芎茶调散（薄荷叶、川芎、荆芥、细辛、防风、白芷、羌活、炙甘草）（《太平惠民和剂局方》）。

中成药品种有克痢痧胶囊、都梁丸（软胶囊）、康妇软膏、云香祛风止痛酊等。

【用法与用量】　3～10 g。

【贮藏保管】　置阴凉干燥处，防蛀。

【论注】　杭白芷、川白芷表面“疙瘩丁”多，断面有类方形环，油点多，清香气浓郁，味辛、微苦。质优。祁白芷、禹白芷“疙瘩丁”少，断面有类圆形环，油点少，气味略淡。质次。

细　辛

【来源】　为马兜铃科植物北细辛 *Asarum heterotropoides* Fr. Schmidt var. *mandshuricum* (Maxim.) Kitag.、汉城细辛 *Asarum sieboldii* Miq. var. *seoulense* Nakai或华细辛 *Asarum sieboldii* Miq.的干燥根和根茎。前两种习称“辽细辛”。

【植物形态】

1. 北细辛　多年生草本。根状茎短，具多数肉质根；茎端生2～3叶。叶心形至肾状心形，长和宽均8～12 cm，顶端短锐尖或钝基部深心形，两面疏生短柔毛或近于无毛，上面脉上被毛，有时其他部分亦疏被极短的毛，下面毛较密；叶柄长约15 cm，无毛。单花顶生；花被筒壶形，紫褐色，顶端3裂；裂片向外反卷，喉部有环状缢缩，宽卵形，长7～9 mm，宽约10 mm；雄蕊12，花丝较花药稍短或近等长；花柱6，先端2裂，柱头侧生。蒴果肉质，半球形。花期5月，果期6—7月。（图8-10-1）

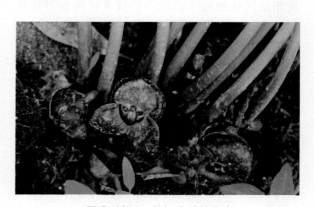

图8-10-1　北细辛（植物）

2. 华细辛　根茎较长，节间距离均匀，叶端渐尖，叶下面仅脉上有毛或被疏毛，花被片直立或平展，不反折，花丝与花药近等长或稍长。（图8-10-2）

3. 汉城细辛　与华细辛十分相似，区别在于本种叶柄有毛，叶下面通常密生较长的毛。

【产地】　北细辛与汉城细辛主产于东北地区，以辽宁新宾为道地产区。华细辛主产于陕

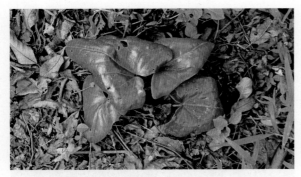

图 8-10-2　华细辛（植物）

西、河南、山东、浙江等地，以陕西华阴产者最为著名。

【采收加工】　夏季果熟期或初秋采挖，除去泥沙，阴干。

【药材鉴别】

1. **北细辛**　常卷曲成团。根茎横生呈不规则圆柱形，具短分枝，长 1 ～ 10 cm，直径 0.2 ～ 0.4 cm；表面灰棕色，粗糙，有环形的节，节间长 0.2 ～ 0.3 cm，分枝顶端有碗状的茎痕；根细长，密生节上，长 10 ～ 20 cm，直径 0.1 cm；表面灰黄色，平滑或具纵皱纹，有须根及须根痕。质脆，易折断，断面平坦，黄白或白色。气辛辣、麻舌。（图 8-10-3）

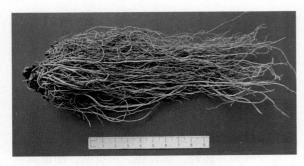

图 8-10-3　北细辛（药材）

栽培品的根茎多分枝，长 5 ～ 15 cm，直径 0.2 ～ 0.6 cm。根长 15 ～ 40 cm，直径 0.1 ～ 0.2 cm。

2. **汉城细辛**　根茎直径 0.1 ～ 0.5 cm，节间长 0.1 ～ 1 cm。

3. **华细辛**　根茎长 5 ～ 20 cm，直径 0.1 ～ 0.2 cm，节间长 0.2 ～ 1 cm。气味较弱。

均以根灰黄、干燥、味辛辣而麻舌者为佳。

【化学成分及药理作用】　均含挥发油，主要成分有细辛脂素（asarinin）、甲基丁香酚（methyleugenol）、α- 蒎烯（α-pinene）、黄樟醚（safrole）等。另含去甲乌药碱（higenamine）。

细辛主要具有镇静镇痛、解热、抗炎及免疫抑制、局部麻醉、提高机体新陈代谢功能、抗组胺和抗变态反应、抑菌等作用，对呼吸系统、心血管系统以及平滑肌具有一定影响。细辛挥发油有明显的中枢抑制作用，能松弛胆碱引起的离体气管痉挛，能显著增加豚鼠离体心脏的冠脉流量。所含消旋去甲乌药碱有强心、扩张血管、松弛平滑肌、增强脂代谢及升高血糖等作用。细辛所含黄樟醚毒性较强，系致癌物质，高温易破坏。

【饮片炮制及鉴别】　细辛　取药材，除去杂质，切段或喷淋清水，稍润，切段，阴干。

成品呈不规则的段。根茎呈不规则圆柱形，外表皮灰棕色，有时可见环形的节。根细，表面灰黄色，平滑或具纵皱纹，切面黄白色或白色。气辛香，味辛辣、麻舌。（图 8-10-4）

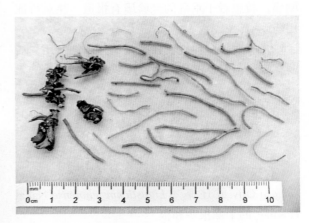

图 8-10-4　细辛（饮片）

【性味与归经】　辛，温。归心、肺、肾经。

【功能】　解表散寒，祛风止痛，通窍，温肺化饮。

【应用】

1. **风寒之偏正头痛**　如川芎茶调散（薄荷叶、川芎、荆芥、细辛、防风、白芷、羌活、甘草）（《太平惠民和剂局方》）。

2. **外感风寒表证**　如九味羌活汤（羌活、防风、苍术、细辛、川芎、香白芷、生地黄、黄芩、甘草）（《此事难知》）。

3. **寒饮伏肺，咳嗽气喘、痰多清稀**　如小青龙汤（麻黄去节、芍药、细辛、干姜、甘草炙、桂枝、五味子、半夏(洗))(《伤寒论》)。

中成药品种有滴通鼻炎水、辛芩片（颗粒）等。

【用法与用量】 1～3 g。散剂每次服用 0.5～1 g。外用适量。

【注意】 有小毒，用量不宜过大，过量易致中毒。凡阴虚、血虚、气虚多汗及火盛炎上者禁服。有高血压史、肾功能衰退者慎用。不宜与藜芦同用。

【贮藏保管】 置阴凉干燥处。

【论注】

（1）细辛作丸散剂直接吞服，应牢记"细辛不过钱"（《本草纲目》引陈承之言："若单用末，不可过钱，多则气闭塞不通者死，虽死无伤"），以确保用药安全。入汤剂时则无此限制，可加大剂量，如治疗风寒湿痹时，可用至30 g。但宜久煎，时间以30～60分钟为宜，还可采取煎浓汁少量频服的方法。现在药典规定细辛用量也是在 3 g 以下。事实上，大剂量细辛挽救沉疴，缓解剧痛，救患者于垂危的经验屡有报道。注意辨证用药。

（2）同属多种植物在某些地区作细辛用，气弱，味淡，不及正品，注意区别。

藁　本

【来源】 为伞形科植物藁本 *Ligusticum sinense* Oliv. 或辽藁本 *Ligusticum jeholense* Nakai et Kitag. 的干燥根茎和根。

【植物形态】

1. 藁本　多年生草本，高约1 m。茎直立，圆柱形，中空，表面有纵直沟纹。叶互生，2～3回羽状复叶，叶柄抱茎，小叶3～4对，卵形，先端尖，叶缘有不整齐羽状深裂。花白色，复伞形花序；7—8月开花。双悬果，椭圆形，分果每个棱槽有3个油管；果期9—10月。（图8-11-1）

2. 辽藁本　和藁本极相似，但分果的每个棱槽中通常只有一个油管。（图8-11-2）

【产地】 藁本主产于陕西安康、汉中，湖北恩施、巴东，甘肃，河南，四川等地。辽藁本主产于河北承德、隆化，辽宁，吉林等地。

【采收加工】 秋季茎叶枯萎或次春出苗时采

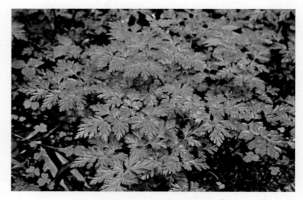
图8-11-1　藁本（植物）

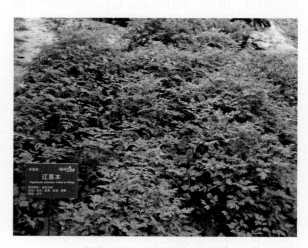
图8-11-2　辽藁本（植物）

挖，除去泥沙（不用水洗），晒干或烘干。

【药材鉴别】

1. 藁本　根茎呈不规则结节状圆柱形，稍扭曲，有分枝，长3～10 cm，直径1～2 cm。表面棕褐色或暗棕色，粗糙，有纵皱纹，上侧残留数个凹陷的圆形茎基，下侧有多数点状突起的根痕及残根。体轻，质较硬，易折断，断面黄色或黄白色，纤维状。气浓香，味辛、苦、微麻。（图8-11-3）

2. 辽藁本　较小，根茎呈不规则的团块状或柱状，有多数细长弯曲的根。（图8-11-4）

均以体长、苗少、整齐、气香浓者为佳。

【化学成分及药理作用】 含挥发油、有机酸等。挥发油，主要为新蛇床内酯（neocindilide）、藁本内酯（ligustilide）、柠檬烯（limonene）、β-水芹烯（β-phellandrene）、3-亚丁基苯酞（3-cadinene phtylidene）、川芎内酯（cnidilide）等；有机酸类，如阿魏酸（ferulic acid）等。

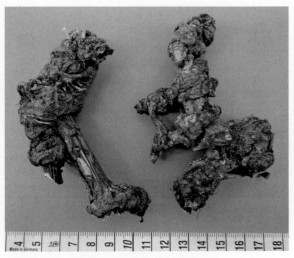

图8-11-3 藁本（药材）

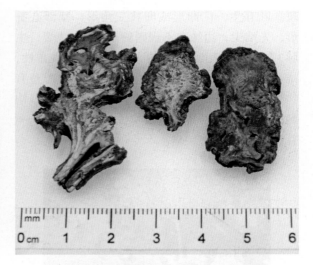

图8-11-5 藁本（饮片）

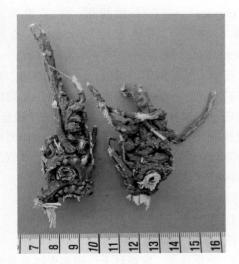

图8-11-4 辽藁本（药材）

藁本具有抑制中枢、镇静、镇痛、解热、抗炎、平喘等作用，对平滑肌和心血管系统有一定影响。藁本对肠平滑肌的收缩振幅、张力及子宫平滑肌均有抑制作用，能明显减慢小鼠耗氧速度，延长小鼠存活时间，对心、脑缺氧有明显的保护作用。藁本内酯能使实验动物气管平滑肌松弛，有较明显的平喘作用。

【饮片炮制及鉴别】 藁本 取药材，除去杂质，抢水洗净，稍润，切厚片，低温干燥。

成品呈不规则的厚片。大小不一，表面黄色或黄白色，纤维状。边缘棕褐色或暗棕色，粗糙，有纵皱纹和支根痕。体轻，质硬。气浓香，味辛、苦、微辣。（图8-11-5）

【性味与归经】 辛，温。归膀胱经。

【功能】 祛风，散寒，除湿，止痛。

【应用】

1. 外感风寒所致头痛、巅顶剧痛、痛连齿颊及偏头痛等证 如神术散（苍术、藁本、香白芷、细辛、羌活、川芎、炙甘草）（《太平惠民和剂局方》）。

2. 风寒湿痹，肢节疼痛 常与羌活、防风、威灵仙、苍术等同用。

中成药品种有芎菊上清丸、镇脑宁胶囊等。

【用法与用量】 3 ～ 10 g。

【注意】 阴血虚及热证头痛禁服。

【贮藏保管】 置阴凉干燥处，防潮，防蛀。

【论注】

（1）本品外达肌肤，上行颜面，可祛风除湿，温通散寒，以收祛斑止痒、洁面护肤之效，治疗皮肤病及美容护肤方中常有选用。

（2）本品以外感头痛为适应证，血虚头痛无效。

苍耳子
（附：苍耳蠹虫、苍耳草*）

【来源】 为菊科植物苍耳 *Xanthium sibiricum* Patr. 的干燥成熟带总苞的果实。

【植物形态】 一年生粗大草本，高30 ～ 90 cm。茎粗糙，基部常中空，内有"苍耳蠹虫"；全体被有白色短毛，上部茎绿色有紫色条斑。叶互生，广卵形或卵状三角形，基部心脏形，先端尖，边缘有不规则的锯齿或3浅裂，主脉3条明显，表面绿色，粗糙，有短毛。花单性，雄花淡黄色，雌花序卵形，内含2小花，总苞有钩刺；花期5—6月。瘦果长卵形，包藏于有钩刺的总苞内，顶部有直或弯曲的喙；果期6—8月。（图8-12-1）

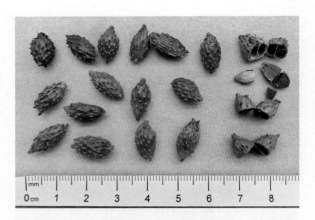

图8-12-2 苍耳子（药材）

耳醇（xanthanol）和苍耳皂素等；其他有绿原酸（chlorogenic acid）、大黄素（emodin）、大黄酚（chrysophanol）、d-柠檬烯、β-丁香烯、硬脂酸、油酸等。毒性成分为毒蛋白、苍耳苷（strumaroside）等。

苍耳子具有抑菌、镇痛、降血糖作用，对呼吸有影响。苍耳子煎剂在体外对金黄色葡萄球菌等细菌有抑制作用，酊剂能增强蛙的呼吸运动，大剂量则抑制。苍耳苷对正常大鼠、兔和犬有显著的降血糖作用。苍耳子浸剂中毒的主要原因是肝脏坏死。

【饮片炮制及鉴别】

1. 苍耳子　取药材，除去杂质。

成品性状特征同药材。

2. 炒苍耳子　取苍耳子，用文火炒至表面黄褐色，取出去刺，筛净。

成品形如苍耳子，表面黄褐色，有刺痕。微有香气。（图8-12-3）

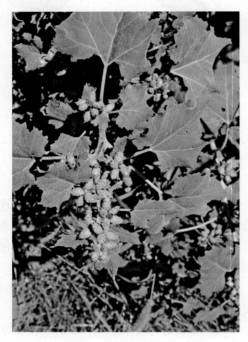

图8-12-1 苍耳（植物）

【产地】　产于全国各地，多自产自销。

【采收加工】　8—10月间果实成熟时，割下全草晒干，打取果实，除去杂质。

【药材鉴别】　果实包在总苞内，呈纺锤形，长1～1.5 cm，直径4～7 mm。表面黄棕色或黄绿色，全体有钩刺，顶端有较粗的刺（称"喙"）2枚，分离或相连，基部有果梗痕。质硬而韧，横切面可见中间有一纵向隔膜，分成两室，内各有1瘦果。瘦果纺锤形，一面较平坦，顶端具突起的花柱基，果皮薄，灰黑色，具纵纹。种皮膜质，浅灰色，有纵纹；子叶有油性。气微，味苦。（图8-12-2）

以粒大、饱满、色棕黄者为佳。

【化学成分及药理作用】　含水溶性苷、倍半萜内酯、挥发油、脂肪油、酚酸等。苷类，如苍术苷（atractyloside）、羧基苍术苷（carboxyatractyloside）等；倍半萜内酯，如苍耳亭（xanthatin）、苍

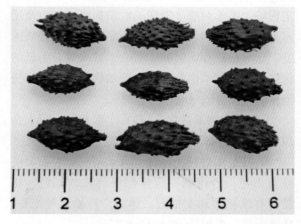

图8-12-3 炒苍耳子

苍耳子炒后可减毒，其通鼻窍、祛湿止痛力胜。

【性味与归经】 辛、苦，温；有毒。归肺经。

【功能】 散风寒，通鼻窍，祛风湿。

【应用】

1. 诸风眩晕或头脑攻痛　与天麻、白菊花同用。

2. 除风湿痹，四肢拘挛　苍耳子捣末煎服。

3. 疔癫，消风散毒　苍耳子炒蚬肉食。

4. 鼻流浊涕不止　如苍耳散（辛夷、苍耳子、香白芷、薄荷叶）（《济生方》）。

5. 目睹、耳鸣　如苍耳子粥（苍耳子、粳米）（《太平圣惠方》）。

中成药品种有鼻渊丸（片）、鼻渊舒口服液（胶囊）、鼻炎片等。

【用法与用量】 3～10 g。

【注意】 血虚之头痛、痹痛忌服。

【贮藏保管】 置干燥处，防霉、防虫蛀。

【论注】

（1）经调查，当今市场多有以蒙古苍耳 *Xanthium mongolicum* Kitag. 带总苞的果实作为苍耳子者。蒙古苍耳与苍耳的区别是：成熟的具瘦果的总苞椭圆形，连喙长18～20 mm，宽8～10 mm，外面具较疏的总苞刺，总苞刺坚硬，刺长2～5.5 mm（通常5 mm），基部增粗。注意鉴别。

（2）苍耳子炒制后，所含毒蛋白受热而变性，可使之凝固在细胞中不易溶出，则使毒性降低；也有人认为炒制时可使苍耳子酶破坏，有利于苍耳子苷的保存。此外，炒后总苞发生破裂，同时坚韧性减弱，容易打破，均有利于有效成分溶出。

附药1：苍耳蠹虫

为寄居于菊科植物苍耳 *Xanthium sibiricum* Patr. 茎中的鳞翅目昆虫欧洲玉米螟 *Ostrinia nubilalis* (Hübner) 等的幼虫。夏、秋间，寻觅苍耳草梗上有蛀孔者，其内都有蠹虫，用小刀剖取，随用或焙干后密闭贮藏，或油浸备用。药材状如小蚕。体长18～27 mm，头部深棕色，体色淡灰褐色或淡红褐色。体背有纵线3条，其中背线最明显，亚背线较宽。胸部第二、三节背面各有4个圆形毛片。腹部第一至八节背面各有横

排圆形毛片3个，前列4个，后列2个，前大后小；第九腹节具毛片3个，中央一个较大，为长方形。腹足足趾钩为三序缺环形（图8-12-4）。

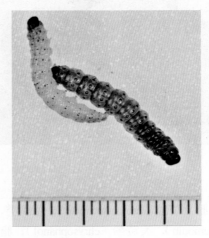

图8-12-4　苍耳蠹虫（药材）

含有酚性、甾醇、苷类、三萜、有机酸等成分。功能清热解毒。用于疔肿，痔疮。外用：1～2条，研末调涂、捣敷或用香油浸后敷。

附药2：苍耳草*

【来源】 为菊科植物苍耳 *Xanthium sibiricum* Patr. 的干燥地上部分。

【采收加工】 夏季割取全草，去泥，切段晒干或鲜用。

【药材鉴别】 茎扁圆柱形，长50～80 cm，直径0.8～2.5 cm；表面灰褐色或黄绿色，被糙伏毛；质坚硬，断面白色，有髓。单叶互生，具长柄，长5～10 cm，叶片皱缩卷曲；完整者展平后呈三角状卵形或心形，长5～10 cm，宽4～9 cm，3～5浅裂，叶缘有不规则粗锯齿；黄绿色，具三基出脉，叶脉下面微凸，密被短糙伏毛。头状花序顶生或腋生。瘦果2，倒卵形，包藏在具钩刺的总苞内。气微，味淡。（图8-12-5）

【化学成分及药理作用】 含倍半萜内酯、挥发油、黄酮等。倍半萜内酯类，如苍耳亭（xanthatin）、苍耳醇（xanthanol）和苍耳皂素（xanthinosin）；挥发油，主要成分有 *d*-柠檬烯（*d*-limonene）、β-丁香烯（β-caryophyllene）、α-蒎烯（α-pinene）；黄酮类，如槲皮素（quercetin）、水飞蓟素（silymarin）；酚酸类，如绿原酸（chlorogenic

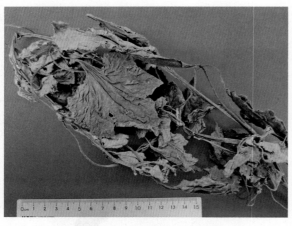

图8-12-5 苍耳草（药材）

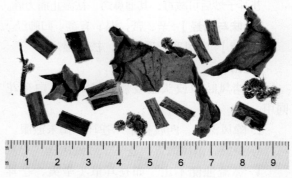

图8-12-6 苍耳草（饮片）

acid）、原儿茶酸（protocatechuate）；蒽醌类，如大黄素（emodin）、大黄酚（chrysophanol）；脂肪油，有硬脂酸（stearic acid）、油酸（oleic acid）、亚油酸（linoleic acid）等。

苍耳叶浸剂抑制蛙心的兴奋传导，导致心脏阻滞；并能扩张离体兔耳血管。叶的酊剂对猫静注可引起短暂的血压下降，并抑制脊髓反射的兴奋性。苍耳的粗提取物及叶黄制菌素（苍耳亭）对小鼠淋巴细胞小鼠白血病呈现较高的体外细胞毒活性，而体内细胞毒活性较弱。苍耳叶的50%乙醇提取物在体内外均有抗锥体虫病活性。

【饮片炮制及鉴别】 苍耳草 取药材，除去杂质，略洗，润透，切段，干燥。

成品为呈不规则的段，茎、叶、花、果混合。茎圆柱形，中空，稍扁，表面棕黄色或棕褐色，粗糙，有纵棱，具稀疏短毛，常见散有黑褐色斑点。叶皱缩卷曲、破碎，灰绿色，粗糙，边缘具不规则粗齿。可见头状花序。果实呈纺锤形或卵圆形，长1～1.5 cm，直径4～7 mm，表面黄棕色或黄绿色，全体有钩刺，顶端有2枚较粗的刺，分离或相连。气微，味淡。（图8-12-6）

【性味与归经】 苦、辛，甘，寒；有小毒。归肺、脾、肝经。

【功能】 祛风散热，解毒杀虫。

【应用】

1. 中风伤寒头痛，疔肿困重 苍耳根叶捣碎，加童子尿（《食疗本草》）。

2. 中风，头痛，湿痹，四肢拘挛痛 苍耳嫩苗叶做羹（《太平圣惠方》）。

3. 赤白下痢 苍耳草与蜂蜜同熬成膏（《医方摘元》）。

4. 目上星翳 鲜苍耳草捣烂涂膏药上贴太阳穴（《浙江民间草药》）。

5. 热毒攻手足，赤肿焮热，疼痛欲脱 苍耳草绞取汁以渍之（《备急千金要方》）。

6. 中耳炎，疥疮痔漏，风疹和遍身湿痒 苍耳全草煎汤熏洗（《福建民间草药》）。

【用法与用量】 6～12 g，大剂量30～60 g。

【贮藏保管】 置阴凉干燥处，防霉、防虫蛀。

【论注】

（1）经资源调查，在江西境内，主要分布同属植物蒙古苍耳Xanthium mongolicum Kitag.。其与苍耳草药材主要区别：茎长50～80 cm，直径0.8～2.5 cm。叶柄长5～10 cm，叶片展平后呈宽卵状三角形或心形，长5～10 cm，宽4～9 cm；主脉上细脉无或不明显，叶上毛茸粗而疏。

（2）苍耳草治疗麻风病效果较好。（《中国麻风病学》）

辛　夷

【来源】 为木兰科植物望春花 Magnolia biondii Pamp.、玉兰 Magnolia denudata Desr. 或武当玉兰 Magnolia sprengeri Pamp. 的干燥花蕾。

【植物形态】

1. 望春花 为落叶乔木，高6～12 m。树皮淡灰色；小枝无毛或近梢处有毛；芽卵形，密被淡黄色柔毛。单叶互生；叶片长圆状披针形或卵状披针形，长10～18 cm，宽3.5～6.5 cm，先端渐尖，基部圆形或楔形，全缘，两面均无毛，幼时下面脉上有毛；叶柄长 1～2 cm。花蕾在前一年秋季形成，花先叶开放，单生幼枝顶，直径 6～8 cm；花被 9，外轮 3 片，近线形，长约为花瓣的 1/4；中内 2 轮，匙形，白色，外面基部常带紫红色；雄蕊多数；心皮多数，分离。聚合果圆柱形，淡褐色；种子深红色。花期 3 月，果期 9 月。（图 8-13-1）

2. 玉兰　叶倒卵形至倒卵状矩圆形，长 10～18 cm，宽 6～10 cm，先端阔而突尖，基部渐狭，上面有光泽，下面被柔毛。花大，白色，直径 10～15 cm，萼片与花瓣共 9 片，无明显区别，倒卵形或倒卵状矩圆形。（图 8-13-2）

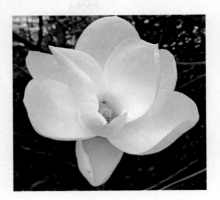

图 8-13-2　玉兰（植物）

3. 武当玉兰　叶倒卵形或倒卵状长圆形，长 7～15 cm，宽 5～9 cm，先端钝或急短尖，叶背中脉两侧和脉腋密被白色长毛。花大，直径 12～22 cm，花萼、花瓣无明显区别，花被片多为 12，外面玫瑰红色，基部色更深，内面白色，有深紫色条纹。

【产地】　望春花主产于河南伏牛山区及桐柏山区，质量最佳，销全国并出口，称"会春花"。玉兰主产于安徽南部，经安庆集散，称"安春花"，质较次。湖北巴东、建始，陕西安康、宁陕，四川江油、北川的武当玉兰，多为地方习用。

【采收加工】　冬末春初花未开放时采收，除去枝梗及杂质，阴干。

【药材鉴别】

1. 望春花　呈长卵形，似毛笔头，长 1.2～2.5 cm，直径 0.8～1.5 cm。基部常具短梗，长约 5 mm，梗上有类白色点状皮孔。苞片 2～3 层，每层 2 片，两层苞片间有小鳞芽，苞片外表面密被灰白色或灰绿色有光泽的长茸毛，内表面紫棕色，无毛。花被片 9，类棕色，外轮花被片 3，条形，约为内两轮的 1/4，呈萼片状，内两轮花被片 6，每轮 3，轮状排列。除去花被，有雄蕊和雌蕊多数，呈螺旋状排列。体轻，质脆。气芳香，味辛、凉而稍苦。（图 8-13-3）

2. 玉兰　花蕾长 1.5～3 cm，直径 1～1.5 cm。基部枝梗较粗壮，皮孔浅棕色。苞片外表面密被灰白色或灰绿色茸毛。花被片 9，内外轮同型。

3. 武当玉兰　花蕾长 2～4 cm，直径

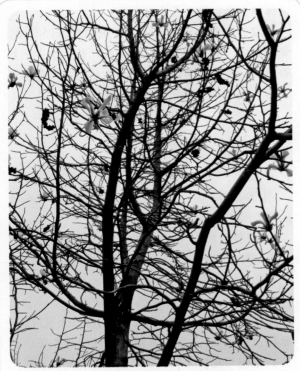

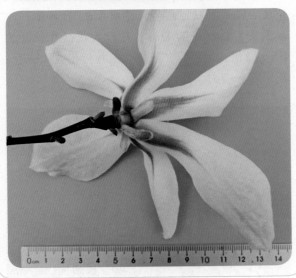

图 8-13-1　望春花（植物）

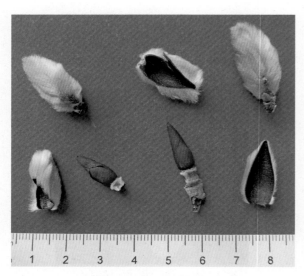

图8-13-3 辛夷（药材）

1～2 cm。基部枝梗粗壮，皮孔红棕色。苞片外表面密被淡黄色或淡黄绿色茸毛，有的最外层苞片茸毛已脱落而呈黑褐色。花被片10～12（15），内外轮无显著差异。

以完整、内瓣紧密、无枝梗、香气浓者为佳。

【化学成分及药理作用】 含木脂素、挥发油、生物碱等。木脂素类如木兰脂素（magnolin）、法式玉兰素（fargesin）等。望春花挥发油中主成分为β-蒎烯（β-pinene）、桉油精（1,8-cineole）等；玉兰挥发油主要成分为橙花叔醇（nerolidol）、桉油精等；武当玉兰挥发油主要成分为乙酸龙脑酯（bornyl acetate）、香桧烯（sabinene）等。生物碱如柳叶木兰碱（salicifoline）、木兰箭毒碱（magnocurarine）等。

辛夷具有抗过敏、平喘、降血压、抗菌、局部收敛、刺激和麻醉等作用。对中枢神经系统、横纹肌及子宫和肠道平滑肌具有一定作用。其挥发油对豚鼠的过敏性哮喘具有明显的保护作用，可促进微血管扩张，促进分泌物的吸收，进而使炎症消退、鼻腔通畅。柳叶木兰碱可扩张血管，阻断神经节，进而降血压。

【饮片炮制及鉴别】 辛夷 取药材，除去枝梗等杂质，筛去灰屑。

成品性状特征同药材。

【性味与归经】 辛，温。归肺、胃经。

【功能】 散风寒，通鼻窍。

【应用】

1. 鼻塞不通 如苍耳子散（辛夷、苍耳子、白芷、薄荷）（《济生方》）。

2. 鼻渊鼻塞，鼻流浊涕 近年来将辛夷制成软膏、油剂、乳剂，用棉条浸透塞鼻。

中成药品种有辛夷鼻炎丸、鼻渊通窍颗粒、鼻窦炎口服液等。

【用法与用量】 3～10 g，包煎。外用适量。

【注意】 鼻病因于阴虚火旺者忌服。

【贮藏保管】 置阴凉干燥处。

【论注】

（1）辛夷药势上行于头面，善通鼻窍，尤为治鼻渊头痛、鼻塞流涕之要药。

（2）会春花花蕾紧闭，外被绿色浓厚茸毛，光泽鲜艳，剥开内有紫红色花瓣，花梗短少，芳香清郁。为药材主流品种，品质最优。安春花花蕾形大松泡，外被毛茸多萎黄。多作香料用。

葱 白

【来源】 为百合科植物葱 *Allium fistulosum* L.近根部的鳞茎。

【植物形态】 鳞茎单生，圆柱状，稀为基部膨大的卵状圆柱形，1至数枚簇生；鳞茎外皮白色，稀淡红褐色，膜质至薄革质，不破裂。叶圆筒状，中空，向顶端渐狭，约与花葶等长。花葶圆柱形，中空，中下部膨大，1/3以下被叶鞘。总苞白色膜质，2裂；伞形花序球状，多花，密集；花梗与花被等长或为其2～3倍长，基部无苞片；花被钟状，白色，花被片6，狭卵形，先端渐尖，具反折的尖头；花丝为花被片长度的1.5～2倍，锥形，在基部合生并与花被片贴生；花果期4—7月。（图8-14-1）

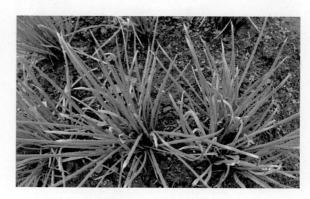

图8-14-1 葱（植物）

【产地】 全国各地均有栽培。

【采收加工】 随采随用。采挖后，洗净泥沙，切去须根及叶，剥去外膜，鲜用。

【药材鉴别】 呈圆柱形，常数枚鳞叶簇生，先端稍大，长短不一，直径0.3～1 mm，白色。表面光滑，具白色纵纹，上端为膜质叶鞘数层，基部有黄白色鳞茎盘；其下簇生多数白色的细须根。质嫩，不易折断，断面类白色，不平坦，可见数层同心环纹。气清香特异，味辛辣。（图8-14-2）

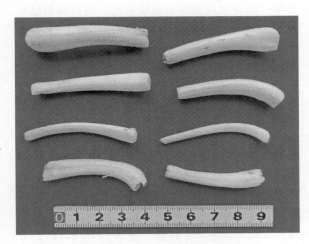

图8-14-2 葱白（药材）

【化学成分及药理作用】 含有黏液质（macilage）、挥发油等。挥发油主要成分有大蒜辣素（allicin）、二烯丙硫醚（allyl sulfide）等。

葱白具有抗菌、驱虫、镇静镇痛、壮阳等作用。对白喉杆菌、结核杆菌、痢疾杆菌、葡萄球菌及链球菌有抑制作用。其硫化物是抗菌有效成分之一。水煎液能使小鼠自主活动减少，痛阈值提高能刺激神经，促进消化液分泌。

【饮片炮制及鉴别】 葱白 取药材，除去杂质。配方时剪成小段。

成品为段状，性状特征同药材。

【性味与归经】 辛、温。归肺、大肠经。

【功能】 发汗解表，散寒通阳。

【应用】 风寒感冒 如葱豉汤（葱白、淡豆豉）（《肘后方》）。

【用法与用量】 3～10 g。外用适量。

【论注】

（1）同属植物茖葱 Allium victorialis L.、火葱 Allium ascalonicum L.、洋葱 Allium cepa L. 的鳞茎也有记载可药用。茖葱鳞茎长椭圆形，鳞茎皮成丝网状。火葱鳞茎细长，纺锤形或圆形，外被赤褐色或铜赤色鳞茎皮。洋葱鳞茎大，球形或扁球形，外包赤红色皮膜，有强烈的香气。

（2）葱白发散风寒，有发汗解表的作用，但发汗作用较弱，故主要用于感冒轻症，或配合其他解表药作为辅助药，以助发汗。

鹅不食草

【来源】 为菊科植物鹅不食草 Centipeda minima (L.) A. Br. et Aschers. 的干燥全草。

【植物形态】 一年生小草本，高5～20 cm。茎纤细，基部匍匐，无毛或略具细绵毛。叶互生，倒卵状椭圆形，基部楔形，先端钝，仅上部边缘有数锯齿，无毛，有时背面稍有细毛，无柄。花黄色，为细小的头状花序，扁球形，单生于叶腋；花期5—10月。瘦果椭圆形，具4棱，棱边有长毛，无冠毛。（图8-15-1）

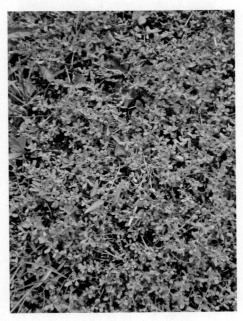

图8-15-1 鹅不食草（植物）

【产地】 主产于浙江、湖北、江苏、广东等地。

【采收加工】 夏、秋二季花开时采收，洗去泥沙，晒干。

【药材鉴别】 缠结成团。须根纤细，淡黄色。茎细，多分枝；质脆，易折断，断面黄白色。叶小，近无柄；叶片多皱缩、破碎，完整者展平后呈匙形，表面灰绿色或棕褐色，边缘有3～5个锯齿。头状花序黄色或黄褐色。气微香，久嗅有刺激感，味苦、微辛。（图8-15-2）

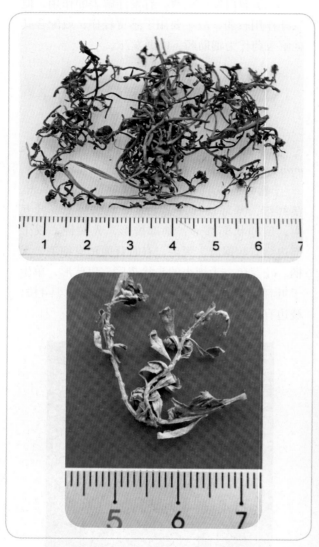

图8-15-2 鹅不食草（药材）

以色灰绿、刺激性气强者为佳。

【化学成分及药理作用】 含挥发油、甾醇、黄酮、三萜等。挥发油，主要含桉油精（eucalyptol）、樟脑（camphor）、马鞭草烯醇（verbenol）等；甾醇类，如棕榈酸蒲公英甾醇（taraxasteryl palmitate）、蒲公英甾醇（taraxasterol）、山金车二醇（arnidiol）等；黄酮类，如槲皮素-3,3-二甲酯（quercetin-3,3-dimethylether）、槲皮素-3-甲酯（quercetin-3-methylether）、芹菜素（apigenin）等；三萜皂苷类，如3α,21α,22α,28-

四羟基-12-齐墩果烯-28-O-β-D-吡喃木糖苷（3α,21α,22α,28-te-trahydroxyolean-12-ene-28-O-β-D-xylopyranoside）、3α,16α,21α,22α,28-五羟基-12-齐墩果烯-28-O-β-D-吡喃木糖苷（3α,16α,21α,22α,28-pentahydroxyolean-12-ene-28-O-β-D-xylopyranoside）、知叶老灌草素（brevifolin）等。

鹅不食草有祛痰、止咳、平喘、抗菌、抗炎等作用。其挥发油及乙醇提取物有止咳、祛痰、平喘的作用；其水煎剂对金黄色葡萄球菌、白喉杆菌、肺炎双球菌等呈高敏感度，还可抑制结核杆菌的生长。槲皮素-3,3-二甲酯、槲皮素-3-甲酯、芹菜素等黄酮类化合物具有较强的抗变态反应活性。

【饮片炮制及鉴别】 鹅不食草 取药材，除去杂质，洗净，沥干水，切段，干燥。

成品为不规则的段，根、茎、叶、花混合。须根纤细，淡黄色。茎细，质脆，易折断，断面黄白色。叶小，近无柄；叶片多皱缩、破碎，完整者展平后呈匙形，表面灰绿色或棕褐色，边缘有3～5个锯齿。头状花序黄色或黄褐色。气微香，久嗅有刺激感，味苦、微辛。（图8-15-3）

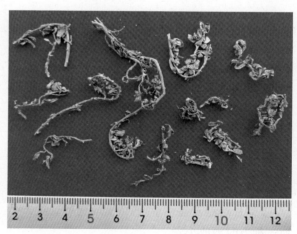

图8-15-3 鹅不食草（饮片）

【性味与归经】 辛，温。归肺经。
【功能】 发散风寒，通鼻窍，止咳。
【应用】

1. 风寒表证、鼻塞流涕及鼻渊 内服、外用均可，内服可与辛夷、苍耳子等同用；外用与辛夷、细辛、白芷等研末，取少量吹鼻。

2. 目赤翳障，胬肉攀睛 可与青黛、川芎同研细粉搐鼻，以泪出为度；或用鲜品煮汁澄清，稍加冰片点眼。

3. 咳嗽痰多、百日咳等　可单味煎汤，加冰糖或白糖，多次少量饮服；亦可与半夏、陈皮等同用。

4. 疮痈肿痛，蛇咬伤，跌打损伤等症　可用鲜品捣敷患处。

中成药品种有鼻通宁滴剂、鼻炎康片、通关散。

【用法与用量】　6～9 g。外用适量。

【注意】　气虚胃弱者忌用，胃溃疡及胃炎患者慎用。

【贮藏保管】　置通风干燥处。

【论注】

（1）本品对胃肠黏膜有一定刺激性，容易导致呕吐、恶心等不良反应，应用不可过量。

（2）历代本草称本品善治目翳，民间将其称作翳草。

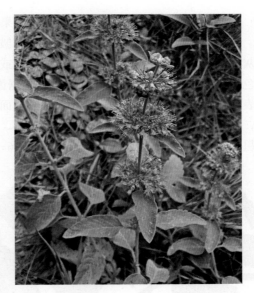

图8-16-1　兰香草（植物）

兰香草*

【来源】　为马鞭草科植物兰香草 *Caryopteris incana* (Thunb.) Miq. 的干燥地上部分。

【植物形态】　小灌木，高20～60 cm。茎直立，圆柱形，略带紫红色。叶对生，卵形或卵圆状披针形，先端钝圆，基部阔楔形或浑圆形，边缘粗锯齿，表面被灰白色短柔毛，背面更密，密被白色短柔毛，上部叶柄逐渐变短。花蓝紫色或白色，顶生或腋生聚伞花序；花果期6—10月。蒴果倒卵状球形，被粗毛，直径约2.5 mm，果瓣具宽翅。（图8-16-1）

【产地】　主产于江苏、江西、福建、广东、广西等地。

【采收加工】　夏、秋二季采收，拔取全株，除去杂质，洗净，切段晒干或鲜用。

【药材鉴别】　枝略呈方形，表面灰褐色或黄棕色，密被毛茸。叶对生，多皱缩或卷褶，展平后呈卵形或卵圆状披针形，长2～9 cm，宽1～4 cm，先端钝，基部圆，边缘粗锯齿，上表面被灰褐色至黑褐色，下表面灰黄色腺点，两面密生短柔毛，纸质，易碎。有时可见皱缩成团的花序或球形蒴果。有特异香气，味苦。（图8-16-2）

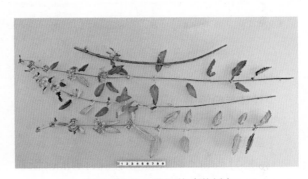

图8-16-2　兰香草（药材）

【化学成分及药理作用】　含挥发油、酚酸等。挥发油，主要成分为α-侧柏烯（α-thujene）、α-蒎烯（α-pinene）、樟烯（camphene）、对-聚伞花素（*p*-cymene）、β-罗勒烯（β-ocimene）等。酚酸类，如阿魏酸（ferulic acid）、绿原酸（chlorogenic acid）、咖啡酸（caffeic acid）等。另含有一种抗菌有效成分，暂称兰香草素钠。

兰香草有抗菌、止咳作用。其煎剂对氨水刺激引起的慢性支气管炎咳嗽有抑制作用。兰香草素钠体外实验，对金黄色葡萄球和白喉杆菌有明显的抑制作用，对伤寒杆菌、甲型和乙型副伤寒杆菌、铜绿假单胞菌、大肠埃希菌、痢疾杆菌等以及溶血型链球菌也有一定的抑制作用。高浓度为杀菌，低浓度为抑菌。体内实验对金黄色葡萄球菌感染的小鼠有良好的治疗作用。

【饮片炮制及鉴别】　兰香草　取药材，拣去杂质，洗净，润透，切段，低温干燥。

成品呈不规则的小段，茎、叶、花、果混合。茎呈圆柱形，表面暗棕色或暗褐色，有皱纹和灰白色柔毛；质坚，折断面粗糙，黄绿色或黄白色，有髓。叶多皱缩、破碎，边缘具粗锯齿；上表面暗绿色，下表面灰色，两面被毛，背面更密，聚伞花序轮状排列。有时可见蒴果球形，外被粗毛。气微，有特异香气，味苦。（图8-16-3）

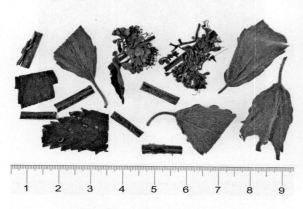

图8-16-3 兰香草（饮片）

【性味与归经】 辛，温。归肺、肝、肾经。

【功能】 疏风解表，祛痰止咳，散瘀止痛。

【应用】

1. 感冒头痛，咽喉痛 与白英同用（《浙江民间常用草药》）。

2. 气滞胃痛 全草单用，煎服（《福建中草药》）。

3. 百日咳 全草单用，煎服（《全国中草药汇编》）。

【用法与用量】 10～15 g。

【贮藏保管】 置密闭容器内，干燥阴凉处。

【论注】 植物兰香草 Caryopteris incana (Thunb.) Miq. 的根也可药用。根呈圆柱形，直径0.3～0.8 cm，表面黄棕色，粗糙不平，有纵向裂纹和皱纹。

云实根*

【来源】 为豆科植物云实 Caesalpinia decapetala (Roth) Alston 的干燥根或根皮。

【植物形态】 蔓生有钩刺落叶灌木，长达3 m。枝细长，蔓性，绿色，微有细毛。叶互生，

2回羽状复叶，有3～10对羽片，羽片有6～12对小叶，小叶椭圆形，膜质，尖端钝，叶轴近方形，有钩刺，表面绿色，背面有白霜，托叶早落。花鲜黄色，顶生总状花序；花期夏季。荚果，长椭圆形，种子6～9粒，长椭圆形，棕色。（图8-17-1）

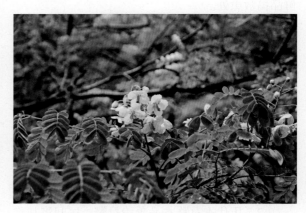

图8-17-1 云实（植物）

【产地】 产于我国长江流域至南部各地。

【采收加工】 全年均可采收，挖取根部，洗净，切片或剥取根皮。

【药材鉴别】 根圆柱形，弯曲，有分枝，长短不等，直径2～6 cm，根头膨大，外皮灰褐色，粗糙，具横向皮孔，纵皱纹明显。质坚，不易折断，断面皮部棕黄色，木部白色，占绝大部分。气微，味辛、涩、微苦。

根皮呈卷筒状、槽状或不规则碎片状，长短厚薄不一，外表面灰褐色，粗糙，具疣状突起及灰黄色横向皮孔，常有内陷环纹；内表面浅褐色，略平坦，具细纵纹。质硬而脆，易折断，断面颗粒性，平整切面可见由石细胞群形成的斑纹。气微，味微涩。嚼之有砂粒感。（图8-17-2）

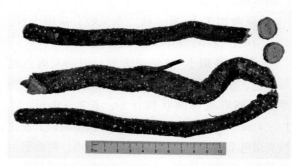

图8-17-2 云实根（药材）

以条大、皮厚者为佳。

【化学成分及药理作用】 含黄酮、甾体等。含黄酮类成分如二氢红花菜豆酸苷 [（1′R,3′S,5′R,8′S,2E,4E）-dihydrophaseic acid-3′-O-β-D-glucopyranoside]、（±）原苏木素B [（±）protosappanin B]、2′,4,4′-三羟基查耳酮（2′,4,4′-trihydroxychalcone）、7,3′,5′-三羟基二氢黄酮（7,3′,5′-trihydroxyflavanone）等。还含羽扇豆醇醋酸酯、羽扇豆醇、齐墩果酸、二十五碳酸单甘油酯等。

云实根具有良好的抗疟疾活性，还具有抗病毒等生物活性。

【饮片炮制及鉴别】 云实根 取药材，除去杂质，洗净，润透，切片，干燥。

成品为片状，外表面灰褐色，可见疣状突起及横长皮孔，有的有环纹，内表面浅灰棕色，具纵纹。质硬而脆，切面不平坦，棕黄色或淡紫褐色，可见色较浅的筋脉点（纤维束）。气微，味涩、微苦。（图8-17-3）

【性味与归经】 苦、辛，温。归肺、肾经。

【功能】 解表散寒，祛风除湿。

【应用】

1. 凉寒头痛，肢体筋骨作痛 云实根50 g，或加火葱头数枚，酒煨服（《重庆草药》）。

2. 阴疮、鱼口便毒 云实根皮（鲜）适量，

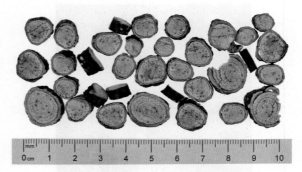

图8-17-3 云实根（饮片）

白酒少许；捣烂外敷，每日换药2次（《江西草药》）。

【用法与用量】 10～15 g。

【贮藏保管】 置阴凉干燥处。

【论注】 云实 Caesalpinia decapetala (Roth) Alston 的种子也药用。秋季果实成熟时采收，剥取种子，晒干。种子长圆形，长约1 cm，宽约6 mm，外皮棕黑色，有纵向灰黄色纹理及横向裂状环圈。种皮坚硬，剥开后，内有棕黄色子叶2枚，气微，味苦。种子含油量35%，油色金黄。味辛、苦，性温。功能止痢，祛痰，杀虫。用于痢疾，钩虫病，蛔虫病，是治疗老年慢性支气管炎、预防和医治流行性感冒良药。内服：煎汤，10～15 g。或入丸散。

第二节

辛凉解表药

本类药物以发散风热为其主要作用。适用于风热表证、温病初起、痘疹初期等。以恶寒轻、发热重、咽干口渴、苔薄黄、脉浮数等症为主要特征。

薄 荷

【来源】 为唇形科植物薄荷 Mentha haplocalyx Briq.的干燥地上部分。

【植物形态】 多年生芳香草本，根状茎匍匐土中，茎高达50 cm。基部外斜，节上生不定根，上部直立，四方形，具逆生茸毛。叶对生，长圆形至卵形，边缘有尖锯齿，顶端急尖，基部楔形，两面被疏毛及黄色腺点。花唇形，淡红或淡紫色，腋生轮伞花序；小坚果4，椭圆形。花期8—10月。果期9—11月。（图8-18-1）

【产地】 主产于江苏太仓、南通，江西吉安、浙江杭州等地。江苏太仓为道地产区，所产者称"苏薄荷"。

【采收加工】 夏、秋二季茎叶茂盛或花开至三轮时，选晴天，分次采割，晒干或阴干。

【药材鉴别】 茎呈方柱形，有对生分枝，长15～40 cm，直径0.2～0.4 cm；表面紫棕色或

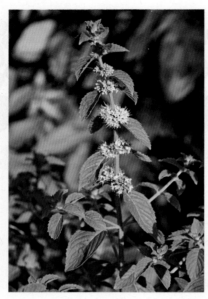

图8-18-1 薄荷（植物）

淡绿色，棱角处具茸毛，节间长2～5 cm；质脆，断面白色，髓部中空。叶对生，有短柄；叶片皱缩卷曲，完整者展平后呈宽披针形、长椭圆形或卵形，长2～7 cm，宽1～3 cm；上表面深绿色，下表面灰绿色，稀被茸毛，有凹点状腺鳞。轮伞花序腋生，花萼钟状，先端5齿裂，花冠淡紫色。揉搓后有特殊清凉香气，味辛凉。（图8-18-2）

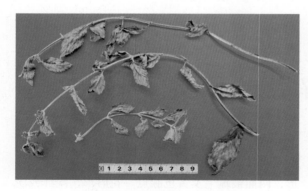

图8-18-2 薄荷（药材）

以无根、叶多、色绿、气味浓而纯正者为佳。

【化学成分及药理作用】 含挥发油（称薄荷油），油中主含左旋薄荷醇（menthol）、左旋薄荷酮（menthone）、异薄荷酮（isomenthone）等。

薄荷具有抗菌、抗病毒、发热解汗等作用，对消化系统、中枢系统、呼吸系统具有一定影响。薄荷油有健胃、利胆、保肝等作用。薄荷醇

与薄荷酮对皮肤均有刺激作用，局部应用可刺激神经末梢感受器，引起长时间充血，有消炎止痛作用。薄荷醇能减少血液与皂苷的泡沫，用于支气管炎时，能减少呼吸道的泡沫痰，使有效通气腔道增大。

【饮片炮制及鉴别】 薄荷 取药材，除去老茎等杂质，略喷清水，稍润，切短段，及时低温干燥。

成品呈不规则的段。茎方柱形，表面紫棕色或淡绿色，具纵棱线，棱角处具茸毛。切面白色，中空。叶多破碎，上表面深绿色，下表面灰绿色，稀被茸毛。轮伞花序腋生，花萼钟状，先端5齿裂，花冠淡紫色。揉搓后有特殊清凉香气，味辛凉。（图8-18-3）

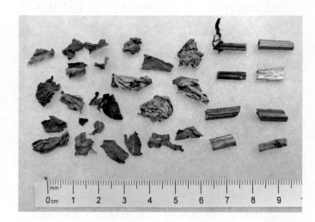

图8-18-3 薄荷（饮片）

【性味与归经】 辛，凉。归肺、肝经。

【功能】 疏散风热，清利头目，利咽，透疹，疏肝行气。

【应用】

1. 风热感冒，风温初起，头痛、发热、微恶寒者 如银翘散（金银花、连翘、薄荷、桔梗、淡竹叶、甘草、荆芥穗、淡豆豉、牛蒡子、芦根）（《温病条辨》）。

2. 风热上攻所致头痛、目赤诸证 如桑菊饮（桑叶、菊花、苦杏仁、桔梗、连翘、薄荷、芦根、甘草）（《温病条辨》）。

3. 麻疹初期，或风热外束肌表而疹发不畅 如加减葛根汤（葛根、蝉蜕、荆芥、牛蒡子、连翘、桔梗、枳壳、薄荷、香豉、防风、马勃、赤芍、焦栀子、甘草）（《疫痧草》）。

4. 肝气郁滞，胸闷，胁肋胀痛之证 如逍遥

散（柴胡、芍药、当归、白术、茯苓、生姜、炙甘草、薄荷）(《太平惠民和剂局方》)。

中成药品种有黄氏响声丸、小儿感冒宁糖浆、正金油软膏等。

【用法与用量】 3～6 g。后下，不宜久煎。

【注意】 体虚多汗不宜用。

【贮藏保管】 置阴凉干燥处。

【论注】

（1）同属植物留兰香（绿薄荷）*Mentha spicata* L.可提留兰香油供香料用。主要区别：留兰香的茎叶无毛，叶为披针形或椭圆状披针形；轮伞花序生于茎及分枝顶端；小坚果卵形。产于河北、江苏、四川各地，江西有栽植。主含藏茴香酮（carvone）。嫩枝、叶常作调味香料食用。

（2）5月收割称为头刀，8—9月收割称为二刀；太仓薄荷以二刀为优，红梗短枝，叶浓密，扇子形，香气浓郁，油分足。头刀主茎粗长，品质次于二刀。

牛蒡子
（附：牛蒡根）

【来源】 为菊科植物牛蒡*Arctium lappa* L.的干燥成熟果实。

【植物形态】 二年生大型草本。茎高1～2 m，直立带紫色，有微毛，多分歧。叶互生，基生叶丛生，阔心脏卵形，先端钝，全缘，或具细齿，表面有短毛，背面密被灰白色绵毛；茎生叶互生，有柄，广卵形。花红紫色，全为管状花，顶生头状花序，花序多略呈伞房状，总苞球形，苞片披针形或线形，先端延长而成钩状针刺，多列，向四方散开，成为刺钩的圆球；花期6—7月。瘦果长圆形或倒卵形，稍弯曲，略呈三棱形，具有不明显的棱线，表面灰褐色，上具斑点，冠毛淡黄棕色，多数，短而刚硬，具细齿；果期7—8月。（图8-19-1）

【产地】 主产于东北、浙江。产自吉林桦甸，辽宁本溪、凤城，黑龙江五常、尚志等地者，称"关大力"；产自浙江桐乡、嘉兴等地者，称"杜大力"。

【采收加工】 秋季果实成熟时采收果序，晒干，打下果实，除去杂质，再晒干。

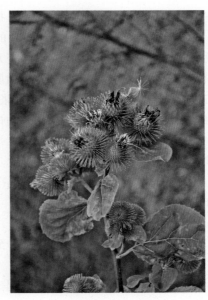

图8-19-1 牛蒡子（植物）

【药材鉴别】 呈长倒卵形，略扁，微弯曲，长5～7 mm，宽2～3 mm。表面灰褐色，带紫黑色斑点，有数条纵棱，通常中间1～2条较明显。顶端钝圆，稍宽，顶面有圆环，中间具点状花柱残迹；基部略窄，着生面色较淡。果皮较硬，子叶2，淡黄白色，富油性。气微，味苦后微辛而稍麻舌。（图8-19-2）

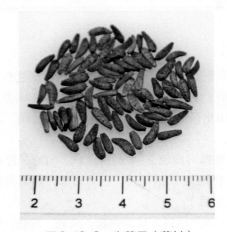

图8-19-2 牛蒡子（药材）

以粒大、饱满、外皮灰褐色者为佳。

【化学成分及药理作用】 含木脂素、脂肪油等。木脂素类，如牛蒡苷（arctiin）、牛蒡苷元（arctigenin）、络石苷元（trachelogenin）等。还含脂肪油，其中脂肪酸成分有花生酸、硬脂酸等。

牛蒡子具有抗菌、抗病毒、抗肿瘤、抗肾病变等作用，有钙拮抗剂样作用。其所含的木质素具有强烈的Ca^{2+}拮抗剂样活性。牛蒡苷元可对抗氨基核苷引起的肾病变，减少尿中蛋白质的排泄，并改善血清生化指标。牛蒡苷能扩张血管、子宫和肠管，引起短暂型降血压，对运动神经及骨骼肌呈麻痹作用。

【饮片炮制及鉴别】

1. **牛蒡子** 取药材，除去杂质，洗净，干燥。用时捣碎。

成品性状特征同药材。

2. **炒牛蒡子** 取牛蒡子，用文火炒至略鼓起、微有香气。用时捣碎。

成品形如牛蒡子，色泽加深，略鼓起。微有香气。（图8-19-3）

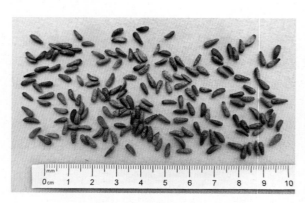

图8-19-3 炒牛蒡子

牛蒡子炒制后可缓和其苦寒及滑肠之性，以免伤中，利于有效成分煎出。并且气味香，宣散作用更佳，长于解毒透疹，利咽散结，化痰止咳。

【性味与归经】 辛、苦，寒。归肺、胃经。

【功能】 疏散风热，宣肺透疹，解毒利咽。

【应用】

1. **风热感冒，风温初起，头痛、发热、咳嗽咯痰不利及咽喉肿痛** 如银翘散（银花、连翘、薄荷、桔梗、淡竹叶、甘草、荆芥穗、淡豆豉、牛蒡子、芦根）（《温病条辨》）；如牛蒡子汤（牛蒡子、升麻、桔梗、玄参、犀角水牛角代、黄芩、木通、甘草）（《证治准绳·幼科》）。

2. **麻疹初期，疹出不畅及风热发疹等证** 如加减葛根汤（葛根、蝉蜕、荆芥、牛蒡子、连翘、桔梗、枳壳、薄荷、香豉、防风、马勃、赤芍、焦栀子、甘草）（《疫痧草》）。

3. **热毒疮肿及痄腮等证** 如普济消毒饮（牛蒡子、黄芩、黄连、甘草、桔梗、板蓝根、马勃、连翘、玄参、升麻、柴胡、陈皮、僵蚕、薄荷）（《东垣试效方》）。

中成药品种有凉解感冒合剂。

【用法与用量】 6～12 g。

【注意】 本品能滑肠，气虚便溏者忌用。

【贮藏保管】 置通风干燥处。

附：牛蒡根

为菊科植物牛蒡 *Arctium lappa* L. 的根。10月间采挖2年以上的根，洗净晒干。药材呈纺锤形，肉质而直立。皮部黑褐色，有皱纹，内呈黄白色。味微苦而性黏。

含愈创木内酯类、硫炔类、挥发性成分等。性凉，味苦。归肺、心经。功能散风热，消毒肿。用于风热感冒，头痛，咳嗽，热毒面肿，咽喉肿痛，齿龈肿痛等。内服：煎汤，6～15 g；或捣汁；研末；或浸酒。外用：适量，捣敷；或熬膏涂；或煎水洗。

蝉 蜕

【来源】 为蝉科昆虫黑蚱 *Cryptotympana pustulata* Fabricius 的若虫羽化时脱落的皮壳。

【动物形态】 体大色黑而有光泽；雄虫长4.4～4.8 cm，翅展约12.5 cm，雌虫稍短。复眼1对，大型，两复眼间有单眼3只，触角1对。口器发达，刺吸式，唇基梳状，上唇宽短，下唇延长成管状，长达第3对足的基部。胸部发达，后胸腹板上有一显著的锥状突起，向后延伸。足3对。翅2对，膜质，黑褐色，半透明，基部黄褐色。（图8-20-1）

【产地】 主产于山东、河北、河南、江苏、浙江等地。

【采收加工】 夏、秋二季于树枝上或树下收集，除去泥沙，晒干。

【药材鉴别】 略呈椭圆形而弯曲，长约3.5 cm，宽约2 cm。表面黄棕色，半透明，有光泽。头部有丝状触角1对，多已断落，复眼突出。

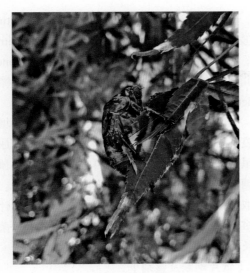

图 8-20-1 黑蚱

额部先端突出，口吻发达，上唇宽短，下唇伸长成管状。胸部背面呈十字形裂开，裂口向内卷曲，脊背两旁具小翅2对；腹面有足3对，被黄棕色细毛。腹部钝圆，共9节。体轻，中空，易碎。气微，味淡。（图8-20-2）

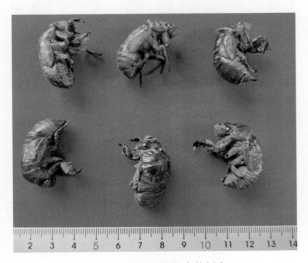

图 8-20-2 蝉蜕（药材）

以身干、体轻、色黄亮、完整者为佳。

【化学成分及药理作用】 含甲壳质（chitin）、壳聚糖、蛋白质、有机酸及氨基酸等。氨基酸有丙氨酸（alanine）、脯氨酸（proline）、天冬氨酸（aspartic acid）等。

蝉蜕具有镇静、抗惊厥、解热、抗过敏及免疫抑制等作用。其醇提物可减少番木鳖碱引起的惊厥死亡数，延长惊厥动物的存活期和惊厥潜伏

期；能减少小鼠自发活动，拮抗咖啡因的兴奋作用。其水煎液能降低腹腔巨噬细胞的吞噬功能。

【饮片炮制及鉴别】 蝉蜕 取药材，除去杂质，洗净，干燥。

成品性状特征同药材。

【性味与归经】 甘，寒。归肺、肝经。

【功能】 疏散风热，利咽，透疹，明目退翳，解痉。

【应用】

1. 外感风热及温病初期，头痛、发热等证 常与菊花、连翘、银花等同用。

2. 麻疹初期，疹出不畅 如加减葛根汤（葛根、蝉蜕、荆芥、牛蒡子、连翘、桔梗、枳壳、薄荷、香豉、防风、马勃、赤芍、焦栀子、甘草）（《疫痧草》）。

3. 肝经风热，目赤、目翳、多泪等证 如蝉花散（蝉蜕、菊花、木贼、谷精草、羌活、甘草、蒺藜、草决明、防风、山栀、川芎、蒙花、荆芥穗、蔓荆子、黄芩）（《太平惠民和剂局方》）。

4. 肝经风热，小儿惊哭夜啼及破伤风证 单用或与全蝎、钩藤等同用。

中成药品种有金蝉止痒胶囊。

【用法与用量】 3～6 g。

【注意】 虚劳失音禁服；孕妇慎服。

【贮藏保管】 置干燥处，防压。

【论注】 商品中有一种称"金蝉衣"，来源于山蝉 Cicada flammata Dist. 的若虫羽化时脱落的皮壳，也作药用。主产于浙江，长江流域各地均有。体积较小，金黄色。背部裂口呈一字形开裂，腹狭长，环节单线，由腹部至尾端共7节，尾端尖。注意鉴别。

桑 叶

【来源】 为桑科植物桑 Morus alba L. 的干燥叶。

【植物形态】 落叶乔木或灌木，树皮灰白色。叶互生，卵形或圆卵形，基部不对称心脏形，先端尖，边缘有粗锯齿，或呈不规则的分裂，表面稍糙，叶脉在背面显著。花单性异株，雄花为腋生柔荑花序，雌花为腋生穗状花序；花

期4—5月。果为聚合瘦果，由花被发育成肉质假果所成的果穗称为"桑椹"，熟时紫黑色或红色，果期6—7月。（图8-21-1）

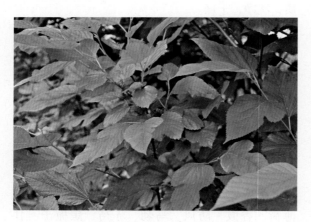

图8-21-1 桑（植物）

【产地】 主产于浙江湖州、嘉兴，江苏苏州、无锡，四川等地。

【采收加工】 于10—11月下霜后采摘，除去杂质，晒干或压平，扎成小把。

【药材鉴别】 多皱缩、破碎。完整者有柄，叶片展平后呈卵形或宽卵形，长8～15 cm，宽7～13 cm。先端渐尖，基部截形、圆形或心形，边缘有锯齿或钝锯齿，有的不规则分裂。上表面黄绿色或浅黄棕色，有的有小疣状突起；下表面颜色稍浅，叶脉突出，小脉网状，脉上被疏毛，脉基具簇毛。质脆。气微，味淡、微苦涩。（图8-21-2）

以叶片完整大而厚、色黄绿、质脆、无杂质者为佳。

【化学成分及药理作用】 含黄酮、甾体三

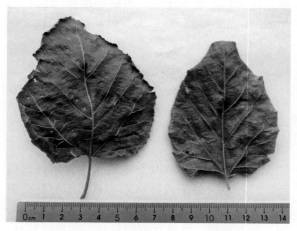

图8-21-2 桑叶（药材）

萜、生物碱及多糖等。黄酮类，如芦丁（rutin）、槲皮素（quercetin）、异槲皮苷（isoquercitrin）等；甾体及三萜类，如牛膝甾酮（inkooterone）、豆甾醇（stigmasterol）等；生物碱，如腺嘌呤（adenine）、胆碱（choline）等。

桑叶有降血糖、抗炎、抗菌、抗病毒、增加免疫、抗凝等作用。桑叶多糖对四氧嘧啶糖尿病小鼠有显著降血糖作用，还可提高糖尿病小鼠的耐糖能力，增加肝糖原含量而降低肝葡萄糖。其提取物能显著延长小鼠全血凝固时间。桑叶汁对大多数革兰阳性菌、革兰阴性菌及部分酵母菌的生长具有较强的抑制作用。

【饮片炮制及鉴别】

1. 桑叶 取药材，除去杂质，搓碎，去柄，筛去灰屑。

成品为不规则碎片状。上表面黄绿色或浅黄棕色，下表面颜色稍浅，叶脉突出，小脉网状，脉上被疏毛。气微，味淡、微苦涩。（图8-21-3）

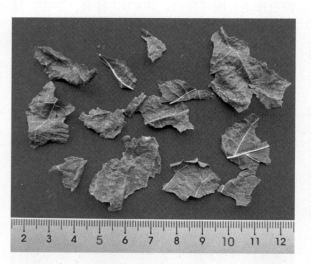

图8-21-3 桑叶（饮片）

2. 炙桑叶 取桑叶，加炼蜜水拌匀，文火炒至不粘手。每桑叶100 kg，用炼蜜25 kg。

成品形如桑叶，微具光泽，稍粘手，有蜜香气。（图8-21-4）

桑叶蜜炙后，能增强清燥润肺作用，多用于肺热燥咳。

【性味与归经】 甘、苦，寒。归肺、肝经。

【功能】 疏散风热，清肺润燥，清肝明目。

【应用】

1. 风热感冒，肺热燥咳 如桑杏汤（桑叶、

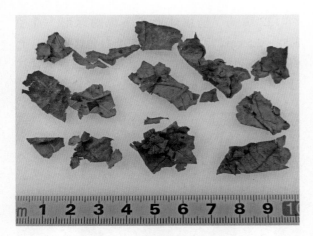

图8-21-4　炙桑叶

苦杏仁、象贝、沙参、香豉、栀子、梨皮）(《温病条辨》)。

2.风热上攻所致头晕头痛,目赤昏花诸证如桑菊饮（桑叶、菊花、苦杏仁、桔梗、连翘、薄荷、芦根、甘草)(《温病条辨》)。

中成药品种有桑姜感冒片、桑菊感冒丸（片）、桑葛降脂丸、清宣止咳颗粒等。

【用法与用量】　5～10 g。

【注意】　风寒咳嗽患者禁服。

【贮藏保管】　置干燥处。

【论注】

（1）桑树全身都是宝,入药的还有桑枝、桑白皮、桑椹。详见各药。

（2）青绿色质软的桑叶不宜药用。经霜后采收的桑叶称霜桑叶或冬桑叶。《本草求真》与《本草述钩元》中就提到要"用腊月不落桑叶"。《本草图经》记载:"又十月霜后,三分二分已落时,一分在者,名神仙叶。"理解为最好的霜桑叶是树上落叶落了三分之二后,树上剩下的那三分之一,可以人工将树叶打落后进行收集。

菊　花
（附：野菊花）

【来源】　为菊科植物菊 *Chrysanthemum morifolium* Ramat.的干燥头状花序。

【植物形态】　多年生草本,高60～150 cm。茎直立,基部常木化,上部多分枝,具细毛或柔毛。叶互生,卵形至卵状披针形,长约5 cm,宽3～4 cm,边缘有粗大锯齿或深裂成羽状,基部楔形,下面有白色毛茸,具叶柄。头状花序顶生或腋生,直径2.5～5 cm,总苞半球形,总苞片3～4层,外层绿色,条形,有白色绒毛,边缘膜质;舌状花,雌花,白色、黄色或淡红色等;管状花两性,黄色,基部常有膜质鳞片。瘦果无冠毛。花期9—11月。(图8-22-1)

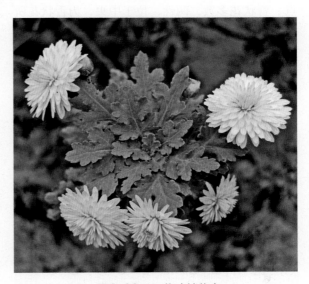

图8-22-1　菊（植物）

【产地】　主产于浙江桐乡,安徽亳州、歙县、黄山、滁州,河南焦作一带等地。各地均有栽培。

【采收加工】　9—11月花盛开时分批采收,阴干或焙干,或熏、蒸后晒干。药材按产地和加工方法不同,分为"亳菊""滁菊""贡菊""杭菊""怀菊"。既属于"浙八味",也为"四大怀药"之一[1]。

1. 亳菊　先将花枝摘下,阴干后再剪取花头。

2. 滁菊　剪下花头后,用硫黄熏蒸,再晒至半干,筛成球形,再晒干。

3. 贡菊　直接由新鲜花头烘干。

4. 杭菊　摘取花头后,上笼蒸3～5分钟后

1　四大怀药:怀山药、怀生地、怀牛膝、怀菊花。

再取出晒干。

5. 怀菊　采摘花头，阴干，或摘下花枝阴干后，再摘取花头。

【药材鉴别】

1. 亳菊　呈倒圆锥形或圆筒形，有时稍压扁呈扇形，直径1.5～3 cm，离散。总苞碟状；总苞片3～4层，卵形或椭圆形，草质，黄绿色或褐绿色，外面被柔毛，边缘膜质。花托半球形，无托片或托毛。舌状花数层，雌性，位于外围，类白色，劲直，上举，纵向折缩，散生金黄色腺点；管状花多数，两性，位于中央，为舌状花所隐藏，黄色，顶端5齿裂。瘦果不发育，无冠毛。体轻，质柔润，干时松脆。气清香，味甘、微苦。（图8-22-2）

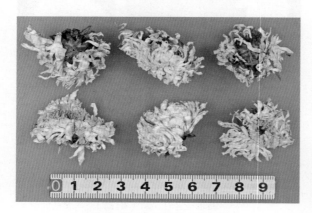

图8-22-2　亳菊（药材）

2. 滁菊　呈不规则球形或扁球形，直径1.5～2.5 cm。舌状花类白色，不规则扭曲，内卷，边缘皱缩，有时可见淡褐色腺点；管状花大多隐藏。（图8-22-3）

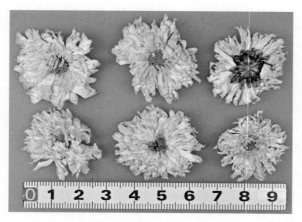

图8-22-3　滁菊（药材）

3. 贡菊　呈扁球形或不规则球形，直径1.5～2.5 cm。舌状花白色或类白色，斜升，上部反折，边缘稍内卷而皱缩，通常无腺点；管状花少，外露。（图8-22-4）

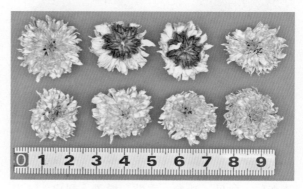

图8-22-4　贡菊（药材）

4. 杭菊　呈碟形或扁球形，直径2.5～4 cm，常数个相连成片。舌状花类白色或黄色，平展或微折叠，彼此粘连，通常无腺点；管状花多数，外露。（图8-22-5）

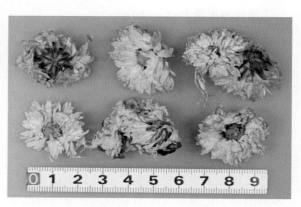

图8-22-5　杭菊（药材）

5. 怀菊　呈不规则球形或扁球形，直径1.5～2.5 cm。多数为舌状花，舌状花类白色或黄色，不规则扭曲，内卷，边缘皱缩，有时可见腺点；管状花大多隐藏。（图8-22-6）

均以花朵完整、颜色新鲜、气清香、少梗叶者为佳。

【化学成分及药理作用】　含挥发油、有机酸、黄酮类等。挥发油中主要有菊花酮（chrysanthenone）、龙脑（borneol）、乙酸龙脑酯（bornyl acetate）等；有机酸类，如绿原酸（chlorogenic acid）、3，5-O-二咖啡酰基奎宁酸

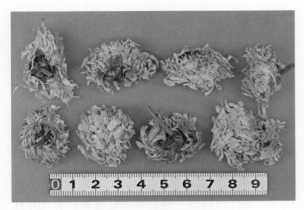

图8-22-6 怀菊（药材）

（3,5-dicaffeoyl quinic acid）等；黄酮类，如木犀草苷（luteoloside）、菊苷（chrysanthemin）、刺槐素（acacetin）等。还含水苏碱（stachydrine）、腺嘌呤（adenine）、胆碱（choline）等。

菊花具有解热、抗菌、抗病毒、护眼、驱铅、抗肿瘤等作用，对冠脉流量、胆固醇代谢有一定影响；对实验性心肌梗死、实验性冠脉粥样硬化或供血不足的实验动物，能增加血流量，加强心肌收缩和增加耗氧量。其水煎液能抑制大鼠肝微粒体中羟甲基戊二酰辅酶A还原酶的活力；对金黄色葡萄球菌、乙型溶血性链球菌有抑制作用，对单纯性疱疹病毒、脊髓灰质炎病毒和麻疹病毒有不同程度的抑制作用。

【饮片炮制及鉴别】 菊花 取药材，除去杂质。

成品性状特征同药材。

【性味与归经】 甘、苦，微寒。归肺、肝经。

【功能】 散风清热，平肝明目，清热解毒。外感风热多用黄菊花，清热平肝明目多用白菊花。

【应用】

1. 外感风热及温病初起，发热，头晕头痛诸证 如桑菊饮（桑叶、菊花、苦杏仁、桔梗、连翘、薄荷、芦根、甘草）（《温病条辨》）。

2. 肝经风热或肝火上攻所致目赤肿痛，或肝肾阴虚的目昏暗证 如杞菊地黄丸（枸杞子、菊花、熟地黄、山茱萸、山药、泽泻、牡丹皮、茯苓）（《麻疹全书》）。

中成药品种有山菊降压片、天菊脑安胶囊、芎菊上清丸（片）、杞菊地黄口服液（丸、片、胶囊）、夏桑菊颗粒、桑菊感冒丸（片、合剂）、

野菊花栓、鼻咽清毒颗粒等。

【用法与用量】 5～10 g。

【注意】 气虚胃寒、食少泄泻者慎服。

【贮藏保管】 置干燥处。

【论注】

（1）由于产地和加工方法不同，商品菊花有白菊花、黄菊花之分。两者功效相同，但白菊花味偏甘，清热之力稍弱，能益阴，长于养肝明目；黄菊花味偏苦，泄热作用较强，长于流散风热。

（2）亳菊体轻，花朵大，质柔润，气清香，味甘，煎后不散瓣，为白菊花之上品。贡菊花蒂翠绿，花瓣排列紧密，玉白色，有光泽，质地肥厚，花心金黄色，味微甘、气清香而独具特色。杭白菊呈不规则压扁结块状，朵大，直径约3.5 cm，瓣宽而疏，白色或浅黄色，花心较大，深黄色。怀菊花多为舌状花，管状花大多隐藏。

附：野菊花

【来源】 为菊科植物野菊 *Chrysanthemum indicum* L. 的干燥头状花序。

【植物形态】 多年生草本。茎直立或匍匐状，高可达1 m，表面有细纵沟，疏被柔毛。叶互生，卵状三角形或长椭圆状卵形，羽状分裂，裂片又作羽状浅裂，基部楔形，向叶柄渐狭而呈羽状，先端尖而浅凸头，表面深绿色，背面淡绿色，两面均有细柔毛，有托叶。花黄色，顶生伞房状头状花序，头状花序外围为舌状花，中央为管状花，先端5齿裂，子房下位。瘦果上端无冠毛。花期10—12月。（图8-22-7）

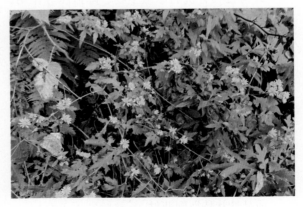

图8-22-7 野菊（植物）

【产地】 全国各地均有分布。野生。

【采收加工】 秋、冬二季花初开放时采摘，晒干，或蒸后晒干。

【药材鉴别】 呈类球形，直径0.3～1 cm，棕黄色。总苞由4～5层苞片组成，外层苞片卵形或条形，外表面中部灰绿色或浅棕色，通常被白毛，边缘膜质；内层苞片长椭圆形，膜质，外表面无毛。总苞基部有的残留总花梗。舌状花仅1轮，黄色至棕黄色，皱缩卷曲；管状花多数，深黄色。体轻。气芳香，味苦。（图8-22-8）

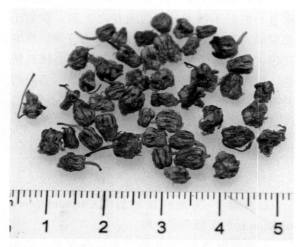

图8-22-8 野菊花（药材）

以完整、色黄、香气浓者为佳。

【化学成分及药理作用】 含挥发油、黄酮等。挥发油，主要含白菊醇（chrysol）、白菊酮（chrysantone）、*dl*-樟脑等；黄酮类如蒙花苷（buddleoside）、刺槐素-7-鼠李糖葡萄糖苷（acacetin-7-O-rhamnoglucoside）等。

野菊花具有抗病原微生物、降血压等作用，对心血管、血小板聚集有一定影响。体外试验表明，野菊花对金黄色葡萄球菌、大肠埃希菌、痢疾杆菌均有一定的抑制作用，对多种皮肤真菌、疱疹病毒及流感病毒、钩端螺旋体亦有抑制作用。其注射液能抑制家兔的血小板聚集能力，对于离体兔心，给药后冠脉流量明显增加，心肌收缩振幅明显降低。

【饮片炮制及鉴别】 野菊花 取药材，除去杂质。

成品性状特征同药材。

【性味与归经】 苦、辛，微寒。归肝、心经。

【功能】 清热解毒，泻火平肝。

【应用】 疗疮痈肿，目赤肿痛，头痛眩晕 如五味消毒饮（金银花、野菊花、蒲公英、紫花地丁、天葵子）（《医宗金鉴》）。

【用法与用量】 9～15 g。外用适量，煎汤外洗或制膏外涂。

【贮藏保管】 置阴凉干燥处，防潮，防蛀。

【论注】 菊花与野菊花均有清热解毒之功，但野菊花苦寒之性尤胜，长于解毒消痈，多鲜用捣烂取汁内服或外敷，对于疗毒肿痛有良好疗效；菊花辛散之力较强，长于疏风清热、清肝明目。

蔓荆子

【来源】 为马鞭草科植物单叶蔓荆*Vitex trifolia* L. var. *simplicifolia* Cham. 或蔓荆*Vitex trifolia* L.的干燥成熟果实。

【植物形态】

1. 单叶蔓荆 落叶灌木，高可达1 m。有匍匐茎蔓延于沙土中，枝四方形，全体密生灰白色细绒毛。叶对生，倒卵形，基部楔形，先端圆形，表面绿色，密生短细毛，背面灰白色，密生细绒毛。花淡蓝紫色，顶生圆锥花序；花期7—8月开花。核果球形，包有宿萼；果期8—10月。（图8-23-1）

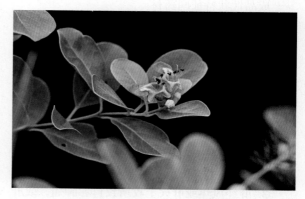

图8-23-1 单叶蔓荆（植物）

2. 蔓荆 形态与单叶蔓荆相似，但叶为三小叶，叶柄较长，1～2.5 cm。（图8-23-2）

【产地】 单叶蔓荆主产于江西都昌、永修、南昌，山东荣成、聊城、文登，安徽怀宁、太

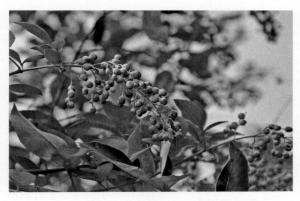

图8-23-2 蔓荆（植物）

湖，浙江象山、青田等地；野生与栽培均有。蔓荆主产于广东惠阳、惠东、海南东方、琼海、福建莆田、厦门、云南景谷、盈江等地；多系野生。

【采收加工】 8—10月果实成熟时采收，除去杂质，晒干。

【药材鉴别】 呈球形，直径4～6 mm。表面灰黑色或黑褐色，被灰白色粉霜状茸毛，有纵向浅沟4条，顶端微凹，基部有灰白色宿萼及短果梗。萼长为果实的1/3～2/3，5齿裂，其中2裂较深，密被茸毛。体轻，质坚韧，不易破碎，横切面可见4室，每室有种子1枚。气特异而芳香，味淡、微辛。（图8-23-3）

以粒大充实、饱满、气芳香、无杂质者为佳。

【化学成分及药理作用】 含挥发油、黄酮、脂肪油及微量生物碱等。单叶蔓荆果实和叶含挥

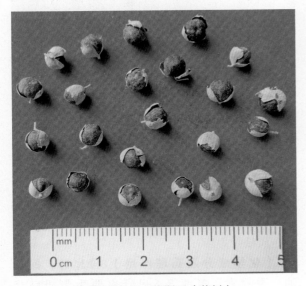

图8-23-3 蔓荆子（药材）

发油主要有莰烯（camphene）和蒎烯（pinene）等；黄酮类含牡荆子黄酮（vitexicarpin）。

蔓荆果实含少量蔓荆子碱（vitricin）。脂肪油中脂肪酸部分主要为肉豆蔻酸（myristic acid）、棕榈酸（palmitic acid）、硬脂酸（stearic acid）、棕榈油酸（palmitoleic acid）、油酸（oleic acid）和亚油酸（linoleic acid）等。另含对-羟基苯甲酸（p-hydroxy benzoic acid）、对-茴香酸（p-anisic acid）及香草醛（vanillin）等。

蔓荆子具有镇痛、抗炎、祛痰、平喘、降血压等作用。其水煎液、醇浸液均有显著抑制肠平滑肌作用。其水煎液腹腔注射对小鼠热板及醋酸扭体有明显的作用，可使豚鼠离体气管平滑肌舒张；醇浸液有明显的降血压效果，且维持时间长，对心电图无明显影响。

【饮片炮制及鉴别】

1. 蔓荆子 取药材，除去杂质。

成品性状特征同药材。

2. 炒蔓荆子 取蔓荆子，小火微炒。用时捣碎。

成品形如蔓荆子，表面黑色或黑褐色，基部有的可见残留宿萼和短果梗。气特异而芳香，味淡、微辛。（图8-23-4）

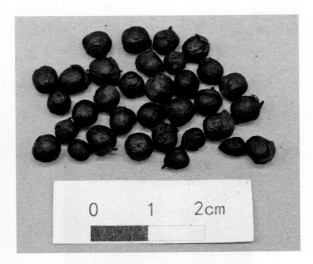

图8-23-4 炒蔓荆子

蔓荆子炒后，能缓和辛散之性，同时使质地疏松，便于有效成分煎出，长于升清阳之气，祛风止痛。所含成分遇高温易被破坏，以轻炒为宜。

【性味与归经】 辛、苦，微寒。归膀胱、

肝、胃经。

【功能】 疏散风热，清利头目。

【应用】

1. 外感风热所致头昏头痛等证 常与防风、菊花、川芎等同用。

2. 风热上扰所致目昏或目赤肿痛、多泪等证 常与菊花、蝉蜕、白蒺藜等同用。

中成药品种有黄连上清颗粒（丸、片、胶囊）。

【用法与用量】 5～10 g。

【注意】 虚证有火者慎用。

【贮藏保管】 置阴凉干燥处。

柴 胡

【来源】 为伞形科植物柴胡*Bupleurum chinense* DC.或狭叶柴胡*Bupleurum scorzonerifolium* Willd.的干燥根。分别习称"北柴胡"和"南柴胡"。

【植物形态】

1. 柴胡 多年生草本，高可达60 cm。主根圆锥形，细长，常有分枝。茎单一，上部略作之字形弯曲，并多分歧。叶互生，倒披针形或宽条状披针形，叶脉近于平行7～9条，下面具粉霜。花黄色，复伞形花序，小伞梗5～10。双悬果宽圆形，棱狭翅状。花期8—9月，果期9—10月。（图8-24-1）

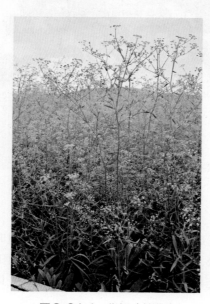

图8-24-1 柴胡（植物）

2. 狭叶柴胡 主根发达，常不分枝。基生叶有长柄；叶片线形至线状披针形，有平行脉5～7条。伞梗较多，小伞梗10～20。

【产地】 北柴胡主产于河北安国，内蒙古赤峰，甘肃陇西，河南嵩县，四川剑阁，陕西渭南、安康等地。南柴胡主产于湖北、四川、安徽、黑龙江等地。

【采收加工】 春、秋二季采挖，除去茎叶和泥沙，干燥。

【药材鉴别】

1. 北柴胡 呈圆柱形或长圆锥形，长6～15 cm，直径0.3～0.8 cm。根头膨大，顶端残留3～15个茎基或短纤维状叶基，下部分枝。表面黑褐色或浅棕色，具纵皱纹、支根痕及皮孔。质硬而韧，不易折断，断面显纤维性，皮部浅棕色，木部黄白色。气微香，味微苦。（图8-24-2）

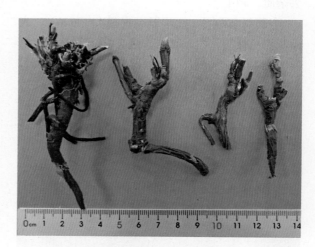

图8-24-2 北柴胡（药材）

以主根粗圆、顶端带茎少、支根剪除、皮纹细结、质坚硬、微有香气为佳。

2. 南柴胡 根较细，圆锥形，顶端有多数细毛状枯叶纤维，下部多不分枝或稍分枝。表面红棕色或黑棕色，靠近根头处多具细密环纹。质稍软，易折断，断面略平坦，不显纤维性。具败油气。（图8-24-3）

以主根粗大、分枝少、皮红棕色、顶端残茎少、质松脆为佳。

【化学成分及药理作用】 含皂苷、挥发油、香豆素、多糖等。皂苷主要为柴胡皂苷（saikosaponin）a、b、c、d等；挥发油主要有δ-荜

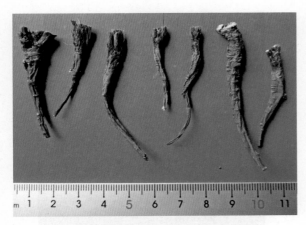

图8-24-3 南柴胡（药材）

澄茄烯、2-甲基环戊酮（2-methyl cyclopentanone）、柠檬烯（limonene）、月桂烯（myrcene）等。

柴胡主要具有解热、镇痛、镇静、镇咳、抗炎、护肝利胆、抗肿瘤、抗菌、促进免疫功能等作用，对中枢神经系统、消化系统具有一定作用，对肾脏排尿有一定影响。柴胡总皂苷是其有效部位，柴胡皂苷a具有显著退热降温作用，为其主要有效成分。柴胡多糖能提高小鼠体液和细胞免疫功能，并使免疫抑制状态有一定程度的恢复。

【饮片炮制及鉴别】

1. 柴胡　取药材，除去残茎等杂质，洗净，润透，切厚片，干燥。

成品呈不规则厚片。外表皮黑褐色或浅棕色，具纵皱纹和支根痕。切面淡黄白色，纤维性。质硬。气微香，味微苦。（图8-24-4）

2. 醋炒柴胡（醋柴胡）　取柴胡，用醋拌匀，闷透，文火炒干。每柴胡100 kg，用醋20 kg。

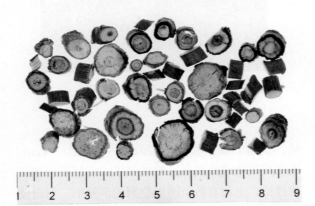

图8-24-4 柴胡饮片（北柴胡）

成品形如柴胡，表面淡棕黄色，微有醋香气，味微苦。

3. 鳖血炒柴胡　取柴胡，加入鲜鳖血与黄酒的混合液，拌匀，用文火炒至颜色加深。每柴胡1 kg，用鳖3~4只取鲜血。鳖血炒柴胡为樟树药帮特色。

成品形如柴胡，色泽加深，具血腥气。

柴胡解表药生用，醋炒后，能缓和其升散之性，增强其疏肝止痛作用。古人有"柴胡劫肝阴"之说。鳖血炒柴胡长于养阴制久疟消痞块，适用于阴亏虚弱患者，多为临方炮制。

【性味与归经】　辛、苦，微寒。归肝、胆、肺经。

【功能】　疏散退热，疏肝解郁，升举阳气。

【应用】

1. 寒邪在少阳之寒热往来、胸胁苦满、口苦、咽干、目眩等证　如小柴胡汤（柴胡、黄芩、半夏、生姜、人参、大枣、甘草）（《伤寒论》）。

2. 肝气郁结，胁肋胀痛，或头痛，月经不调，痛经等证　如加味逍遥散（牡丹皮、栀子、柴胡、白芍、当归、茯苓、白术、薄荷、甘草、生姜）（《审视瑶函》）。

3. 气虚下陷所致脱肛、子宫脱垂以及短气、倦乏等证　如补中益气汤（黄芪、人参、白术、当归、橘皮、炙甘草、升麻、柴胡）（《脾胃论》）。

中成药品种有小儿柴桂退热颗粒、小柴胡片（泡腾片、颗粒、胶囊）、正柴胡饮颗粒、平肝舒络丸、逍遥丸（片、胶囊、颗粒）、加味逍遥口服液（合剂、丸）、血府逐瘀口服液（丸、胶囊）、护肝丸（片、胶囊、颗粒）、柴胡口服液（滴丸）等。

【用法与用量】　3～10 g。

【注意】　本品性能升发，故真阴亏损、肝阳上升之证忌用。

【贮藏保管】　置通风干燥处，防蛀。

【论注】

（1）大叶柴胡 *Bupleurum longiradiatum* Turcz. 的干燥根茎表面密生环节，有毒，不可当柴胡用。

（2）有些地区以全草或地上部分药用，称"春柴胡"。柴胡茎叶与根成分组成、含量不同，挥发油较多。两者功效是否不同值得研究。

（3）柴胡属种质复杂，市场有许多非药典品种流通，如锥叶柴胡 *Bupleurum bicaule* Helm、竹叶柴胡（膜缘柴胡）*Bupleurum marginatum* Wall. ex DC.，性状差别较大，注意区分。

（4）北柴胡根常分枝，质地坚硬，习称"硬柴胡"；难折断，如扭断皮部破裂后，可见木质部成条片状。家种栽培北柴胡与野生北柴胡的区别主要在于：形状上较为顺直，根头部膨大不明显，分枝较少，表面颜色较浅，断面形成层环状排列不明显。

南柴胡根多不分枝，质地软，表面红棕色或黑棕色，习称"软柴胡"或"红柴胡"。带败油气。品质不如北柴胡优良。

升 麻

【来源】 为毛茛科植物大三叶升麻 *Cimicifuga heracleifolia* Kom.、兴安升麻 *Cimicifuga dahurica* (Turcz.) Maxim. 或升麻 *Cimicifuga foetida* L. 的干燥根茎。

【植物形态】

1. 大三叶升麻 多年生草本。根茎粗大，呈不规则块状，有洞状茎痕，须根多而长。叶互生，二回三出复叶，小叶卵形或披针形，上部3浅裂，边缘有重锯齿。复总状花序，总花梗及小花梗均被灰色柔毛，退化雄蕊长卵形，先端不裂；能育雄蕊多数，心皮3～5枚，光滑无毛。蓇葖果无毛。花期7—8月，果期9月。（图8-25-1）

2. 兴安升麻 花单性，退化雄蕊2深裂，裂片顶端常具一明显花药。（图8-25-2）

3. 升麻 叶为2～3回羽状复叶，退化雄蕊先端2裂，不具花药，心皮及果实有毛。（图8-25-3）

【产地】 大三叶升麻主产于辽宁、吉林、黑龙江等地，称"关升麻"，以辽宁铁岭，吉林永吉、桦甸为道地产区。兴安升麻主产于河北、山西、内蒙古以及北京，习称"北升麻"。升麻主产于四川、青海、陕西甘肃等地，称"西升麻"，以四川南坪、松潘为道地产区。

【采收加工】 秋季采挖，除去泥沙，晒至须根干时，燎去或除去须根，晒干。

【药材鉴别】 为不规则的长形块状，多分

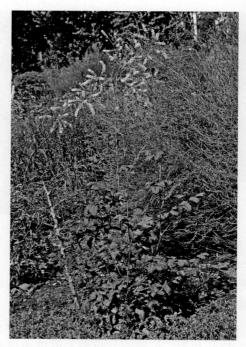

图8-25-1 大三叶升麻（植物）

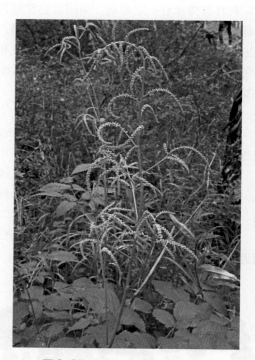

图8-25-2 兴安升麻（植物）

枝，呈结节状，长10～20 cm，直径2～4 cm。表面黑褐色或棕褐色，粗糙不平，有坚硬的细须根残留，上面有数个圆形空洞的茎基痕，洞内壁显网状沟纹；下面凹凸不平，具须根痕。体轻，质坚硬，不易折断，断面不平坦，有裂隙，纤

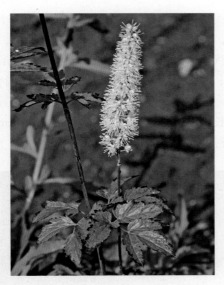

图8-25-3 升麻（植物）

维性，黄绿色或淡黄白色。气微，味微苦而涩。
（图8-25-4）

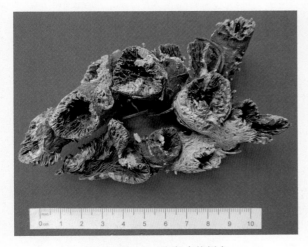

图8-25-4 升麻（药材）

以体大、质坚、外皮黑褐色、断面黄绿色、无须根者为佳。

【化学成分及药理作用】 含甾萜类、酚酸、色原酮等。甾萜类成分，如升麻醇木糖苷（cimigenol xyloside）、升麻素（cimifugin）、升麻苷（cimicifugoside）等；有机酸，如阿魏酸（ferulic acid）、异阿魏酸（isoferulic acid）、水杨酸（salicylic acid）、咖啡酸（caffeic acid）等；还含呋喃香豆素类成分，如齿阿米素（visnagin）和齿阿米醇（visamminol）等。

升麻具有解热降温、抗炎、抗菌等作用，对

中枢神经系统和平滑肌具有一定作用。升麻素有中枢抑制作用，有镇痛作用；升麻苷有降低体温的作用；异阿魏酸有轻度镇痛作用；咖啡因和异阿魏酸有轻度的解热作用。升麻在试管内可抑制结核杆菌的生长；抑制大鼠角叉菜胶性足肿胀和肛门溃疡。升麻水提取物注射于动物有降压、抑制心肌、减慢心率的作用。

【饮片炮制及鉴别】

1. 升麻 取药材，除去杂质，略泡，洗净，润透，切厚片，干燥。

成品呈不规则厚片。外表皮黑褐色或灰褐色，有时可见须根痕。切面灰白色或灰褐色，有明显的筋脉排列成的网状条纹，中间有时可见裂隙，有的呈空洞状，纤维性。质坚硬。气微，味微苦而涩。（图8-25-5）

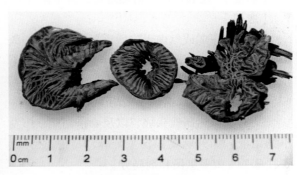

图8-25-5 升麻（饮片）

2. 酒炒升麻（酒升麻） 取升麻，用米酒或黄酒拌匀闷透，清炒或用麦麸炒至药物表面呈微黄色。每升麻100 kg，用米酒或黄酒10 kg，麦麸40 kg。

成品形如升麻，表面微黄色或棕黄色，微有酒香气。（图8-25-6）

3. 炙升麻（蜜升麻） 取升麻，加炼蜜水拌匀，闷润，用文火炒至不粘手。每升麻100 kg，用炼蜜25 kg。

成品形如升麻，表面黄棕色或棕褐色，微有光泽，味微甜。

升麻生品升散，发表透疹、清热解毒力强，多用于麻疹初期，热毒证。蜜炙品则味甘性缓，辛散作用减弱，减少对胃的刺激性，以升举阳气之力为强，多用于气虚下陷，子宫下垂，下利脱肛等。

【性味与归经】 辛、微甘，微寒。归肺、

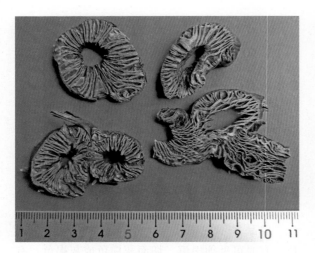

图 8-25-6 酒升麻

脾、胃、大肠经。

【功能】 发表透疹，清热解毒，升举阳气。

【应用】

1. 中气虚弱或气虚下陷所致短气、倦乏、久泻脱肛、子宫脱垂，以及气虚不能摄血的崩漏不止等证 如补中益气汤（黄芪、人参、白术、当归、橘皮、炙甘草、升麻、柴胡）（《脾胃论》）。

2. 外感风热所致头痛，以及麻疹初期，疹发不畅诸证 如升麻葛根汤（升麻、葛根、芍药、炙甘草）（《太平惠民和剂局方》）。

3. 热毒所致多种病证，阳明热邪所致头痛、牙龈肿痛、口舌生疮等证 如清胃汤（石膏煅、黄连、生地、牡丹皮、黄芩、升麻）（《医宗金鉴》）。

中成药品种有益气聪明丸、消痤丸等。

【用法与用量】 3～10 g。

【注意】 上盛下虚、阴虚火旺及麻疹已透发者禁用。

【贮藏保管】 置通风干燥处。

葛 根
（附：粉葛、葛花）

【来源】 为豆科植物野葛 *Pueraria lobata* (Willd.) Ohwi 的干燥根。习称"野葛"。

【植物形态】 藤本。块根肥厚，各部有黄色长硬毛。小叶3，顶生小叶菱状卵形，长5.5～19 cm，宽4.5～18 cm，先端渐尖，基部圆形，

有时浅裂，下面有粉霜，两面有毛，侧生小叶宽卵形，有时有裂片，基部斜形；托叶盾形，小托叶针状。总状花序腋生，花密；小苞片卵形或披针形；萼钟形，萼齿5，披针形，上面2齿合生，下面一齿较长，内外面均有黄色柔毛；花冠紫红色，长约1.5 cm。荚果条形，长5～10 cm，扁平，密生黄色长硬毛。（图8-26-1）

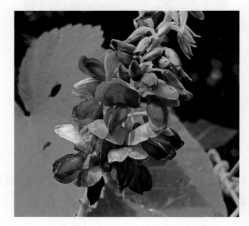

图 8-26-1 野葛（植物）

【产地】 主产于湖南、河南、广东、浙江、四川等地。

【采收加工】 秋、冬二季采挖，洗净，趁鲜切成厚片或小块，干燥。

【药材鉴别】 呈纵切的长方形厚片或小方块，厚片长5～35 cm、厚0.5～1 cm，小方块为边长0.5～1.2 cm的立方块。外皮淡棕色至棕色，有纵皱纹，粗糙。切面黄白色至淡黄棕色，有的纹理明显。质韧，纤维性强。气微，味微甜。（图8-26-2）

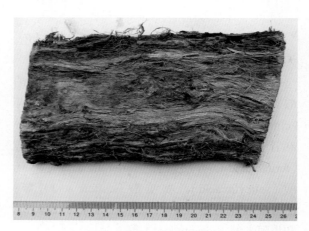

图 8-26-2 葛根（药材）

以块肥大、质坚实、色白、粉性足、纤维少者为佳。

【化学成分及药理作用】 主含黄酮类成分，如黄豆苷（daidzin）、大豆苷元（daidzein）、葛根素（puerarin）、葛根素木糖苷（puerarin xyloside）等；还含三萜、香豆素、多糖等成分。

葛根具有降血脂、抗肿瘤、降血压、降血糖及延缓衰老等作用，对冠状循环、血压和外周血管、心脏功能及心肌代谢、平滑肌、β-肾上腺素能受体等具有一定作用，对心血管疾病、糖尿病等疾病的预防和控制有较好作用。葛根总黄酮和葛根素有明显的扩张冠脉血管的作用；大豆苷元和葛根素能明显预防乌头和氯化钡诱发的心律失常。异黄酮类是主要活性成分，具有清除氧自由基及抗脂质过氧化的功效，能够有效抑制氧化损伤引起的红细胞溶血，提高人体内SOD活性强度，从而保持人体内氧自由基与自由基清除剂的均衡。葛根素和大豆苷元等异黄酮类成分具有不同程度的雌激素样作用。

【饮片炮制及鉴别】

1. 葛根 取药材，除去杂质，洗净，润透，切厚片或切小方块，晒干。小块者，除去杂质即可。

成品呈不规则的厚片或边长为0.5～1.2 cm的方块。切面黄白色至浅黄棕色。质韧，纤维性强。气微，味微甜。（图8-26-3）

2. 煨葛根 取葛根，用湿面皮或3层湿纸包好，埋于炭火热灰中，煨至面皮呈焦黑色或纸呈黑色，剥去面皮或纸，放凉。

成品形如葛根，表面深黄色。（图8-26-4）

3. 麸炒葛根 取葛根，用麦麸炒至药物表面呈深黄色。每葛根100 kg，用麦麸30 kg。

成品形如葛根，表面焦黄色或老黄色。（图8-26-5）

葛根生品退热生津，麸炒或煨后发散作用减弱，减轻其发汗作用，增强止泻功能，多用于湿热泻痢，脾虚泄泻。

【性味与归经】 甘、辛，凉。归脾、胃、肺经。

【功能】 解肌退热，生津止渴，透疹，升阳止泻，通经活络，解酒毒。

【应用】

1. 外感风寒，郁而化热证 如柴葛解肌汤（柴胡、葛根、黄芩、石膏、芍药、甘草、羌活、

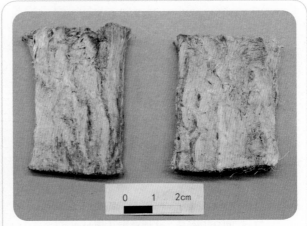

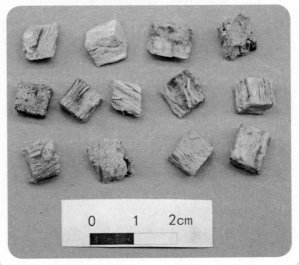

图8-26-3 葛根饮片（上图为厚片，下图为丁）

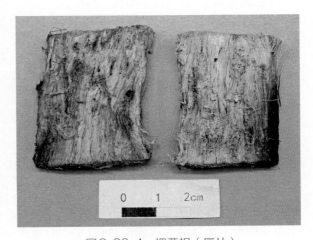

图8-26-4 煨葛根（厚片）

白芷、桔梗、生姜、大枣）（《伤寒六书》）。

2. 麻疹初起，发热、恶寒、疹出不畅之证 如升麻葛根汤（升麻、葛根、芍药、炙甘草）

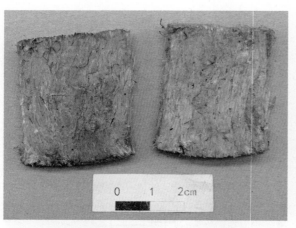

图8-26-5 麸炒葛根（厚片）

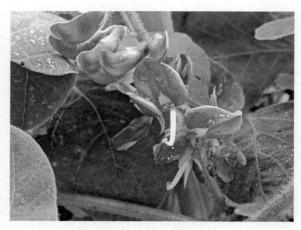

图8-26-6 甘葛藤（植物）

（《太平惠民和剂局方》）。

3. 湿热泻痢及脾虚腹泻等证 如葛根芩连汤（葛根、黄芩、黄连、炙甘草）（《伤寒论》）。

4. 脾虚气弱腹泻 如七味白术散（人参、茯苓、白术、木香、葛根、藿香叶、甘草）（《六科准绳》）。

5. 热病烦渴及消渴证口渴多饮 如玉泉散（葛根、天花粉、五味子、生地、麦冬、甘草、糯米）（《百代医宗》）。

中成药品种有葛根汤片（颗粒）、葛根芩连丸、愈风宁心片（胶囊）、消渴丸等。

【用法与用量】 10～15 g。

【注意】 胃寒者慎用。

【贮藏保管】 置通风干燥处，防蛀。

附药1：粉葛

【来源】 为豆科植物甘葛藤 *Pueraria thomsonii* Benth. 的干燥根。

【植物形态】 藤本。茎枝生褐色短毛并杂有侧生的长硬毛。小叶3，菱状卵形至阔卵形，有时3裂，长10～21 cm，宽9～18 cm，先端短渐尖，基部圆形，两面均有黄色长硬毛；托叶宿存，披针状长椭圆形，有毛。总状花序腋生，小苞片卵形；萼钟状，萼齿5，披针形，有黄色长硬毛；花冠紫色，长约1.3 cm。荚果长椭圆形，扁平，长达15 cm，密生黄色长硬毛；种子8～12，褐色，肾形或圆形。（图8-26-6）

【产地】 我国大部分地区有产，主产于广东、广西。

【采收加工】 秋、冬二季采挖，除去外皮，稍干，截段或再纵切两半或斜切成厚片，干燥。

【药材鉴别】 呈圆柱形、类纺锤形或半圆柱形，长12～15 cm，直径4～8 cm；有的为纵切或斜切的厚片，大小不一。表面黄白色或淡棕色，未去外皮的呈灰棕色。体重，质硬，富粉性，横切面可见由纤维形成的浅棕色同心性环纹，纵切面可见由纤维形成的数条纵纹。气微，味微甜。（图8-26-7）

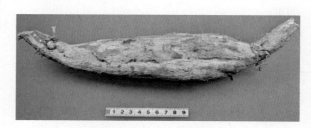

图8-26-7 粉葛（药材）

以块肥大、质坚实、色白、粉性足、纤维少者为佳。

【化学成分及药理作用】 与葛根相似，成分含量较少。

【饮片炮制及鉴别】

1. 粉葛 取药材，除去杂质，洗净，润透，切厚片或切块，干燥。小块者，除去杂质即可。

成品呈不规则的厚片或立方块状。外表面黄白色或淡棕色。切面黄白色，横切面有时可见由纤维形成的浅棕色同心性环纹，纵切面可见由纤维形成的数条纵纹。体重，质硬，富粉性。气微，味微甜。（图8-26-8）

2. 煨粉葛 取粉葛，用湿面皮或3层湿纸包

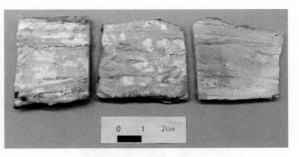

图8-26-9 煨粉葛（厚片）

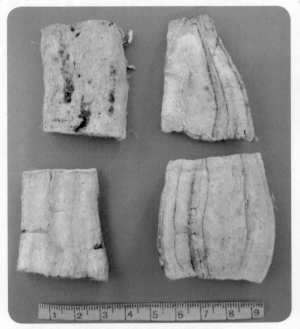

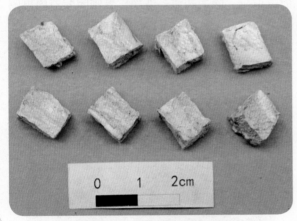

图8-26-8 粉葛饮片（上图为厚片，下图为丁）

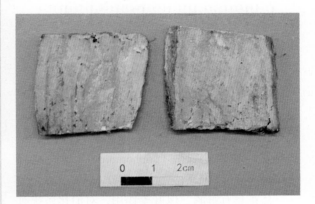

图8-26-10 麸炒粉葛（厚片）

面均一致。有观点认为两者在功效上存在一定的差异性，未来值得深入研究。

好，埋于炭火热灰中，煨至面皮呈焦黑色或纸呈黑色，剥去面皮或纸，放凉。

成品形如粉葛，表面深黄色。（图8-26-9）

3. 麸炒粉葛　取粉葛，用麦麸炒至药物表面呈深黄色。每粉葛100 kg，用麦麸30 kg。

成品形如粉葛，表面焦黄色或老黄色。（图8-26-10）

【性味与归经】【功能】【应用】【用法与用量】【贮藏保管】　同"葛根"。

【论注】　2020年版《中国药典》中，收录野葛 *Pueraria lobata* 和甘葛藤 *Pueraria thomsonii* 作为我国药用正品来源，对两者质量控制标准中除葛根素含量要求不同外，在功效、用法用量等方

附药2：葛花

【来源】　为豆科植物野葛 *Pueraria lobata* (Willd.) Ohwi 和甘葛藤 *Pueraria thomsonii* Benth. 的干燥花。

【采收加工】　秋季当花未完全开放时采摘，晒干。

【药材鉴别】　呈不规则扁长形或扁肾形，长5～15 mm，宽2～6 mm。花萼钟状，灰绿色，萼齿5，其中2齿合生，被白色或黄色茸毛。花瓣5片，淡棕色，紫红色或蓝紫色，旗瓣近圆形或椭圆形，翼瓣和龙骨瓣近镰刀状。雄蕊10枚，其中9枚连合；雌蕊细长，微弯曲。气微，味淡。（图8-26-11）

以朵大、淡紫色、花未开放、无梗叶杂质者为佳。

【化学成分及药理作用】　含挥发油、黄酮等。挥发油，主要有1-辛烯-3-醇（1-octen-3-ol）、丁香油酚（eugenol）等；黄酮类，如染料

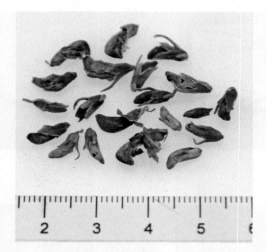

图 8-26-11　葛花（药材）

木素（genistein）、大豆苷元（daidzein）、槲皮素（quercetin）、葛花苷（kakkalide）等；三萜皂苷类，如槐花二醇（sophoradiol）、槐花皂苷（kaikasaponin）Ⅲ等。

　　葛花具有解酒、保肝等作用，对消化系统有一定影响。其提取物能抑制盐酸/乙醇诱发的大鼠胃黏膜损伤；水提物可通过激活乙醇脱氢酶活性降低酒精浓度，具有修复因酒精引起的肝细胞损害作用。其异黄酮成分灌服，可使饲喂乙醇小鼠血中乙醇、乙醛浓度显著下降；甲醇提取物对高脂饮食所致小鼠轻度肝损伤有保护效果。

　　【饮片炮制及鉴别】　葛花　取药材，除去梗等杂质，筛去灰屑。

　　成品性状特征同药材。

　　【性味与归经】　甘，平。归脾、胃经。

　　【功能】　解酒醒脾，解肌退热，生津止渴，止泻治痢。

　　【应用】　饮酒积热，毒伤脾胃，呕血吐血，发热烦渴，小便赤少　如葛花清热丸（葛花、黄连、滑石水飞、粉草）（《滇南本草》）。

　　【用法与用量】　8 ～ 15 g。

　　【贮藏保管】　置通风干燥处。

淡豆豉
（附：大豆黄卷）

　　【来源】　为豆科植物大豆 Glycine max (L.) Merr. 的成熟种子（黑豆）的发酵加工品。

　　【植物形态】　一年生直立草本。茎粗壮，密生褐色长硬毛，高可达 2 m。小叶 3，菱状卵形，长 7 ～ 13 cm，宽 3 ～ 6 cm，先端渐尖，基部宽楔形或圆形，两面均生白色长柔毛，侧生小叶较小，斜卵形；叶轴及小叶柄密生黄色长硬毛；托叶及小托叶均密生黄色柔毛。总状花序腋生，苞片及小苞片披针形，有毛，萼钟状，萼齿 5，披针形，下面一齿最长，均密生白色长柔毛；花冠小，白色或淡紫色，稍较萼长。荚果矩形，略弯，下垂，黄绿色，密生黄色长毛；种子 2 ～ 5 粒，黄绿色，卵形至近球形，长约 1 cm。

　　【产地】　我国各地均产，主产于东北。

　　【采收加工】　取桑叶、青蒿各 70 ～ 100 g，加水煎煮，滤过，煎液拌入净大豆 1 kg 中，俟吸尽后，蒸透，取出，稍晾，再摊开置容器内，用煎过的桑叶、青蒿渣覆盖，闷使发酵至黄衣上遍时，取出，除去药渣，洗净，置密闭容器内再闷 15 ～ 20 日，至充分发酵、香气溢出时，取出，略蒸，干燥，即得。

　　【药材鉴别】　呈椭圆形，略扁，长 0.6 ～ 1 cm，直径 0.5 ～ 0.7 cm。表面黑色，皱缩不平，上附有黄灰色膜状物，一侧有长椭圆形种脐。质柔软，断面棕黑色。气香，味微甘。（图 8-27-1）

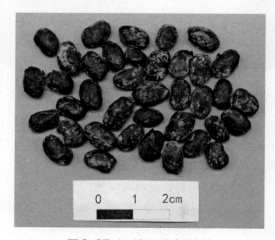

图 8-27-1　淡豆豉（药材）

以色黑、质柔、气香者为佳。

　　【化学成分及药理作用】　含大豆异黄酮类成分如黄豆苷（daidzin）、大豆苷元（daidzein）等；还含淡豆豉多糖、γ-氨基丁酸（aminobutyic acid）及微量元素等。

　　淡豆豉具有降血糖、抗氧化、抗肿瘤、溶解

血栓及类雌激素等生理功能，在心血管疾病、糖尿病、骨质疏松、乳腺癌及女性更年期综合征等疾病的预防和控制上有较好作用。有微弱的发汗作用，并有健胃、助消化作用。

【饮片炮制及鉴别】淡豆豉 取药材，挑去杂质，过筛。

成品性状特征同药材。

【性味与归经】 苦、辛，凉。归肺、胃经。

【功能】 解表，除烦，宣发郁热。

【应用】

1. 外感风寒或发热、恶风寒、头痛等证 治外感风寒之证，如葱豉汤（淡豆豉、葱白）（《肘后方》）；治外感风热及风温初起，发热、头痛之证，如银翘散（金银花、连翘、桔梗、薄荷、淡竹叶、甘草、荆芥穗、淡豆豉、牛蒡子）（《温病条辨》）。

2. 烦躁胸闷、虚烦不眠 如栀子豉汤（栀子、淡豆豉）（《伤寒论》）。

中成药品种有小儿豉翘清热颗粒。

【用法与用量】 6～12 g。

【注意】 胃虚泛恶者慎用。

【贮藏保管】 置通风干燥处，防蛀。

附：大豆黄卷

【来源】 为豆科植物大豆 *Glycine max* (L.) Merr. 的成熟种子（黑豆）经发芽干燥的炮制加工品。

【采收加工】 取净大豆，用水浸泡至膨胀，外皮略有皱缩，取出，置于篾篓内，用湿布覆盖，每日用清水冲淋2～3次，待芽长至0.5～1 cm时，取出，干燥。

【药材鉴别】 略呈肾形，稍扁，长0.7～1.2 cm，宽0.5～0.7 cm。表面黑褐色或紫褐色，光亮，有横向皱纹及纵裂，露出黄白色的子叶。子叶2片，肥厚。胚根细长，伸出种皮之外，长约1 cm，弯曲，似鸟嘴（习称"豆嘴"），淡黄白色至黄棕色，硬脆易断，吸潮变软。气微，味淡，嚼之有豆腥味。（图8-27-2）

以粒大饱满、有皱纹及短芽者为佳。

【化学成分及药理作用】 含黄酮、蛋白质、脂肪、碳水化合物等。黄酮如黄豆苷（daidzin）、染料木苷（genistein）、大豆皂苷（soyasapogenin）等。

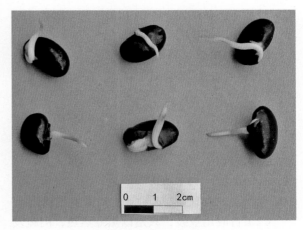

图8-27-2 大豆黄卷

大豆黄卷具有降血脂、雌激素样作用。大豆总皂苷与高脂饲料同服，有降低实验性家兔血清胆固醇、三酰甘油含量的作用，还能延长缺氧小鼠生存时间。大豆黄酮对天花粉及植物凝集素抗原所引起的肥大细胞脱落颗粒有明显的保护作用。

【饮片炮制及鉴别】

1. 大豆黄卷 取药材，挑去杂质，过筛。

成品性状特征同药材。

2. 炒大豆黄卷 取大豆黄卷，微火炒至药物颜色加深，摊凉。

成品形如大豆黄卷，表面皱缩或裂开，露出黄色的子叶。胚根黄褐色，多断裂。气香，豆腥味较淡。（图8-27-3）

【性味与归经】 甘，平。归脾、胃、肺经。

【功能】 解表祛暑，清热利湿。

【应用】 暑湿感冒，湿温初起，发热汗少，

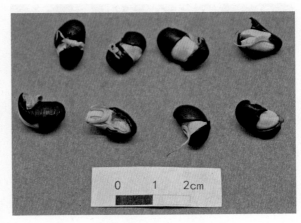

图8-27-3 炒大豆黄卷

胸闷脘痞，肢体酸重，小便不利　常与半夏、茯苓、黄芩、滑石等同用。

【用法与用量】　9～15 g。

【贮藏保管】　置通风干燥处，防蛀。

【论注】

（1）制作淡豆豉和大豆黄卷，樟树药帮都用黑豆，符合本草记载（《本草正义》："豆黄卷本以黑豆发芽而后干之。"）的要求。黑豆味甘、性平，祛风活血、利水解毒。通过蒸制发酵形成淡豆豉或发芽成大豆黄卷，性味、功效发生变化。

（2）古时用豆豉，只是以黑豆蒸热，闷腌发霉晒干应用。后世对豆豉的制造，变化较大。唐代有蒸制、酒制、醋制等法；近代有以多种药味制造者，麻黄、苏叶等多味药物制者，桑叶青蒿制者等。由于制备时配方不同，性味又有辛凉、辛温之分，临床应用自然亦有差异。目前临床以桑叶青蒿制者为常用。

浮　萍

【来源】　为浮萍科植物紫萍 *Spirodela polyrrhiza* (L.) Schleid. 的干燥全草。

【植物形态】　浮水多年生草本。植物体扁平，叶状，倒卵形至圆形，表面绿色有光泽，背紫红色，常3～4片相连，自背面中央下垂数条纤细的须根。花淡绿色或白色，单性同株；夏季开花。（图8-28-1）

【产地】　我国各地均产。

【采收加工】　6—9月采收，洗净，除去杂质，晒干。

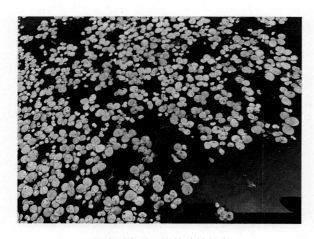

图8-28-1　紫萍（植物）

【药材鉴别】　为扁平叶状体，呈卵形或卵圆形，长径2～5 mm。上表面淡绿色至灰绿色，偏侧有1小凹陷，边缘整齐或微卷曲。下表面紫绿色至紫棕色，着生数条须根。体轻，手捻易碎。气微，味淡。（图8-28-2）

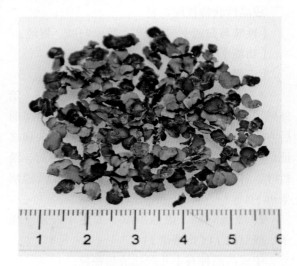

图8-28-2　浮萍（药材）

以叶面色绿、背面色紫、无杂质者为佳。

【化学成分及药理作用】　含黄酮、多糖等。黄酮类，如荭草素（orientin）、木犀草素-7-单糖苷（luteolin-7-monoglycoside）等；多糖类，如浮萍多糖等；还含β-胡萝卜素（β-carotene）、叶黄素（luteine）、亚麻酸（linolenic acid）、棕榈酸（palmitic acid）及亚油酸（linoleic acid）等。

浮萍具有利尿、解热等作用，对心血管系统有一定影响。氯化钾和醋酸钾是其利尿主要成分。其水浸膏对奎宁所致衰竭的蛙心，能收缩血管使血压上升，有强心作用。还对库蚊幼虫及蚊蛹有杀灭作用。

【饮片炮制及鉴别】　浮萍　取药材，洗净，除去杂质，捞起晒干，筛去灰屑。

成品性状特征同药材。

【性味与归经】　辛，寒。归肺经。

【功能】　宣散风热，透疹，利尿。

【应用】

1. 风热表证，发热无汗　常与荆芥、薄荷、连翘等同用。

2. 麻疹透发不畅　借其发散之性，助其透发，可与薄荷、牛蒡子、蝉蜕等同用。

3. **水肿而兼表证** 可单用或入复方使用。现临床常用于治疗急性及慢性肾炎。

中成药品种有小儿柴桂退热颗粒。

【用法与用量】 3～9g。外用适量，煎汤浸洗。

【注意】 表虚自汗者禁服。

【贮藏保管】 置通风干燥处，防潮。

【论注】 尚有青萍（浮萍）*Lemna minor* L.的全草也入药。与紫萍不同点为青萍只具1条根，且植物体两面均为绿色。

木 贼

【来源】 为木贼科植物木贼 *Equisetum hyemale* L.的干燥地上部分。

【植物形态】 多年生常绿草本，高约50 cm。单一，不分枝，具多节。叶退化成鳞片状，合生成筒状的鞘，包围于节间。孢子囊穗生于茎顶，长圆形，先端尖头，无柄，孢子具弹丝。（图8-29-1）

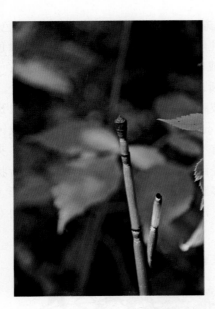

图8-29-1 木贼（植物）

【产地】 主产于黑龙江、吉林、辽宁、陕西、湖北等地。

【采收加工】 夏、秋二季采割，除去杂质，晒干或阴干。

【药材鉴别】 呈长管状，不分枝，长40～60 cm，直径0.2～0.7 cm。表面灰绿色或黄绿色，有18～30条纵棱，棱上有多数细小光亮的疣状突起；节明显，节间长2.5～9 cm，节上着生筒状鳞叶，叶鞘基部和鞘齿黑棕色，中部淡棕黄色。体轻，质脆，易折断，断面中空，周边有多数圆形的小空腔。气微，味甘淡、微涩，嚼之有砂粒感。（图8-29-2）

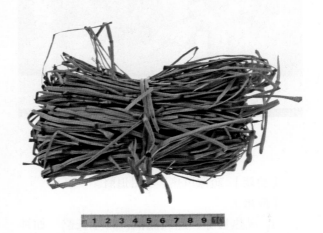

图8-29-2 木贼（药材）

以茎粗长、色绿、质厚、不脱节者为佳。

【化学成分及药理作用】 含黄酮、有机酸等。黄酮类，如山柰酚（kaempferol）、槲皮素（quercetin）等；有机酸类，如琥珀酸（succinic acid）、延胡索酸（fumaric acid）；还含生物碱、挥发油等成分。

木贼具有镇痛、镇静、降血脂、利尿、降血压等作用，对心脏有一定影响，还有预防实验性家兔动脉粥样硬化斑块形成的作用，其提取物对鼠疟疾模型有一定抑制作用。其醇提物对麻醉猫有持久的降血压作用；低浓度时对家兔肠和豚鼠肠有兴奋作用，能使肠肌收缩频率和肌张力增加，收缩振幅加大，高浓度时呈抑制作用。

【饮片炮制及鉴别】 木贼 取药材，除去枯茎及残根等杂质，喷淋清水，稍润，切段，干燥。

成品呈管状的段。表面灰绿色或黄绿色，有18～30条纵棱，棱上有多数细小光亮的疣状突起；节明显，节上着生筒状鳞叶，叶鞘基部和鞘齿黑棕色，中部淡棕黄色。切面中空，周边有多数圆形的小空腔。气微，味甘淡、微涩，嚼之有砂粒感。（图8-29-3）

【性味与归经】 甘、苦，平。归肺、肝经。

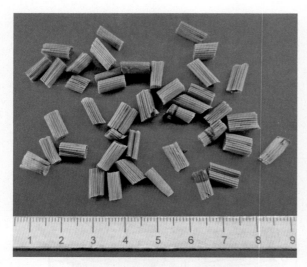

图8-29-3　木贼（饮片）

【功能】　疏散风热，明目退翳。

【应用】

1. 风热目赤，迎风流泪，目生云翳　如神消散（木贼、蝉蜕、谷精草、黄芩、蛇蜕、炙甘草、苍术）（《证治准绳》）。

2. 便血、痔疮出血　宜与黄芩、地榆、槐角等同用。

中成药品种有拨云退翳丸、复明片等。

【用法与用量】　3～9g。

【注意】　气血虚者慎用。

【贮藏保管】　置干燥处。

【论注】　注意与同属植物笔管草 Equisetum debile Roxb.、节节草 Equisetum ramosissimum Desf. 的区分。前者仅鞘筒基部有黑色细圈。后者叶鞘部无黑圈。

一枝黄花[*]

【来源】　为菊科植物一枝黄花 Solidago decurrens Laur. 的干燥全草。

【植物形态】　多年生草本，高20～70cm。茎直立，光滑，暗红色，不分枝。叶互生，椭圆形或长卵形，基部浑圆，先端尖或钝圆，边缘细疏齿，或全缘，叶面有疏毛。花黄色，头状花序，顶生或腋生，排列成总状；花期10月。瘦果圆柱形，光滑或有小柔毛；果期11月。（图8-30-1）

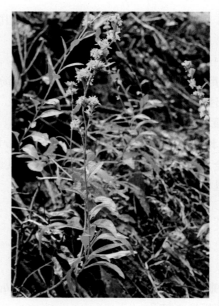

图8-30-1　一枝黄花（植物）

【产地】　产于浙江、江苏、江西、湖南、湖北、广西、广东、四川、贵州等地。

【采收加工】　秋季花果期割取地上部分，晒干。

【药材鉴别】　根茎短粗，簇生淡黄色细根。茎圆柱形，直径0.2～0.5cm；表面黄绿色、灰棕色或暗紫红色，有棱线，上部被毛；质脆，易折断，断面纤维性，有髓。单叶互生，多皱缩、破碎，完整叶片展平后呈卵形或披针形，长1～9cm，宽0.3～1.5cm；先端稍尖或钝，全缘或有不规则的疏锯齿，基部下延成柄。头状花序直径约0.7cm，排成总状，偶有黄色舌状花残留，多皱缩扭曲，苞片3层，卵状披针形。瘦果细小，冠毛黄白色。气微香，味微苦辛。（图8-30-2）

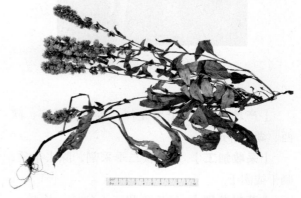

图8-30-2　一枝黄花（药材）

以叶多、色绿者为佳。

【化学成分及药理作用】 含苯甲酸苄酯类成分，如一枝黄花苷（leiocarposide）、2,3,6-三甲氧基苯甲酸-（2-甲氧基苄基）酯（2-methoxybenzyl-2,3,6-trime-thoxybenzoate）、2,6-二甲氧基苯甲酸-（2-甲氧基苄基）酯（2-methoxybenzyl-2,6-dimethoxybenzoate）、2,6-二甲氧基苯甲酸苄酯（benzyl-2,6-dimethoxybenzoate）等。

一枝黄花主要有抗菌、平喘祛痰等作用。其煎剂对金黄色葡萄球菌、伤寒杆菌具有不同的抑制作用，对红色癣菌及禽类癣菌有极强杀灭作用；水煎醇提液有抗白色念珠菌作用，其疗效与制霉菌素相当。

【饮片炮制及鉴别】 一枝黄花 取药材，拣去杂质，抢水洗净，稍润至软，切段，干燥。

成品为不规则段，根、茎、叶、花、果实混合。根茎短粗，簇生淡黄色细根。茎圆柱形，直径0.2～0.5 cm；外表面黄绿色、灰棕色或暗紫红色，有棱线，切面纤维性，有髓。叶多皱缩、破碎，全缘或有不规则的疏锯齿，基部下延成柄。头状花序直径约0.7 cm，苞片3层，卵状披针形。瘦果细小，冠毛黄白色。气微香，味微苦辛。（图8-30-3）

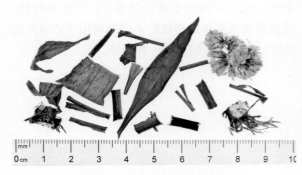

图8-30-3 一枝黄花（饮片）

【性味与归经】 辛、苦，凉。归肺、肝经。

【功能】 清热解毒，疏散风热。

【应用】

1. 预防感冒 与忍冬藤、一点红同用（《福建药物志》）。

2. 肺痈 与猪肺同用（《江西草药》）。

中成药品种有感冒康胶囊、一枝黄花喷雾剂、肾炎片、七味姜黄搽剂等。

【用法与用量】 9～15 g。

【贮藏保管】 置干燥处。

【论注】 同属毛果一枝黄花Solidago virgaurea Laur.瘦果密被绒毛，仅分布新疆地区。

山蜡梅叶*

【来源】 为蜡梅科植物山蜡梅Chimonanthus nitens Oliv.的干燥叶。

【植物形态】 常绿灌木，高达3.5～6 m。幼枝被毛，老枝无毛。叶纸质至革质，椭圆状披针形或卵状披针形，长2～13 cm，宽1.5～5.5 cm，先端渐尖或尾尖，基部楔形，上面有光泽，叶下面被白粉，网脉不明显。花径0.7～1 cm，淡黄色；花被片20～24；雄蕊长约2 mm；心皮长约2 mm。果托坛状或钟形，高2～5 cm，径1～2.5 cm，顶端缢缩，被短绒毛。瘦果长椭圆形，长1～1.3 cm，果脐领状隆起，果托网纹微隆起。花期10月至翌年1月，果期4—8月。（图8-31-1）

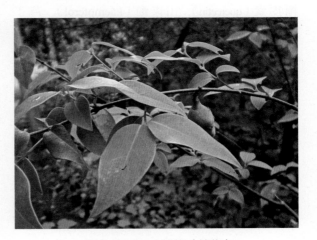

图8-31-1 山蜡梅（植物）

【产地】 主产于江西、安徽、福建等地。

【采收加工】 夏、秋二季采收，干燥。

【药材鉴别】 呈椭圆形或狭椭圆形，先端渐尖，基部楔形，上表面灰绿色或棕绿色，下表面色较浅，两面均粗糙，触之有单向的粗糙感，具密布的透明腺点。主脉浅褐色，于下表面明显突出。叶柄长0.5～1 cm。叶片薄革质。气清香，味微苦而辛凉。（图8-31-2）

以完整、香气浓者为佳。

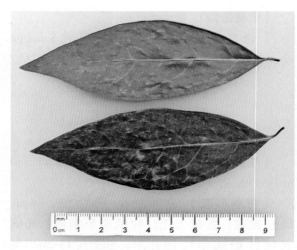

图8-31-2 山蜡梅叶（药材）

【化学成分及药理作用】 含挥发油、生物碱、黄酮等。挥发油，主要成分有1,8-桉叶素（1,8-cinele）、α-蒎烯（α-pinene）、β-蒎烯（β-pinene）、柠檬烯（lmonene）、芳樟醇（linalool）、龙脑（borneol）、樟脑（camphor）和异龙脑（isoborneol）等；生物碱类，如蜡梅碱（calycanthine）等；黄酮类，如槲皮素（quercetin）、山柰酚（kaempferol）、芦丁（rutin）、β-蜡梅酮（β-oplopenone）等。还含有鲨肌醇（scyllitol）、微量元素、氨基酸、维生素等成分。

山蜡梅叶具有止咳化痰、抗炎解热、抗菌、抗病毒、增强免疫功能、镇痛等作用。挥发性成分对金黄色葡萄球菌、枯草芽孢杆菌、革兰阳性菌、革兰阴性菌等有抑制作用。山蜡梅醇提物具有一定的抗抑郁作用。芦丁、槲皮素和山柰酚能够抑制小肠的细胞凋亡和炎症，继而保护小鼠免受5-Fu诱导的黏膜炎的侵害。山蜡梅对减缓小鼠体重增长、抑制食欲及减少体脂等具有明显效果。

【饮片炮制及鉴别】 山蜡梅叶 取药材，除去杂质，抢水洗净，切丝，干燥。

成品为丝状。上表面灰绿色或棕绿色，下表面色较浅，两面均粗糙，触之有单向的粗糙感，具密布的透明腺点，叶片薄革质。气清香，味微苦而辛凉。

【性味与归经】 苦、辛，凉。归肺、脾经。

【功能】 祛风解表，清热解毒。

【应用】 风热感冒，发热，恶寒，咽痛 如山蜡梅叶颗粒（片）（山蜡梅叶）（《国家中成药标准汇编》）。或单用通常用开水冲泡代茶。

【用法与用量】 5～15 g。勿久煎。

【注意】 用量过大时，偶可出现恶心或上腹不适等不良反应。但停药后即可消失。

【贮藏保管】 置阴凉干燥处。

【论注】 山蜡梅为我国特有的蜡梅科蜡梅属植物。江西资源较丰富且分布广，为优势物种。已经研制出多种山蜡梅的不同制剂用于感冒发烧治疗，如片剂、胶囊剂、冲剂等。

第九章

清 热 药

凡以清解里热为主要作用的药物，称为清热药。

清热药性属寒凉，具有清热泻火、解毒、凉血、清虚热等功效，主要用于热病高热，热痢，痈肿疮毒以及目赤肿痛，咽喉肿痛等所呈现的各种里热证候。

由于病因、病情和发展变化的阶段不同，以及患者体质情况的差异，里热证有多种类型的临床表现。清热药也往往各有所长，这就需要在了解共性的基础上区别掌握其特征。此外，尚有少数清热药的功效较为复杂，同时具有凉血、解毒等几种作用，难于截然划分。

根据清热药的主要性能，大体分为下列五类。

（1）清热泻火药：能清气分热，对气分实热证有泄热泻火的作用。

（2）清热凉血药：主要入血分，能清血分热，对血分实热有凉血清热的作用。

（3）清热燥湿药：偏于苦燥，有清热燥湿的作用，可用于湿热病证。

（4）清热解毒药：有清热毒的作用，常用于瘟疫，毒痢及痈肿，疮毒等热毒病证。

（5）清虚热药：能清虚热，退骨蒸，常用于午后潮热，低热不退等证。

应用清热药时，应辨别热证属气分还是血分，属实热还是虚热；如有表证的，当先解表或表里同治；气分热兼血分热的，宜气血两清。

清热药性多寒凉，易伤脾胃，影响运化；对脾胃虚弱的患者，宜适当辅以健胃的药物。热病易伤津液，清热燥湿药，又性多燥，也易伤津液；对阴虚的患者，要辅以养阴药，注意祛邪不忘扶正。对脾胃虚寒，胃纳不佳，肠滑易泻的要慎用；如遇阴盛格阳、真寒假热之证，尤须明辨，不可妄投。

本类药物除切制生用外，多采用炒制、酒制、姜制等法炮制。古人有"生药多凉，熟药多温"的认识。酒属辛甘大热之品，姜属辛热之品，炼蜜属甘温之品，经上述辅料炮制后，均能缓解药物过于苦寒之性，免药物寒中之弊。少数品种炒炭、煅、盐水炒炙炮制。

第一节

清热泻火药

热与火均为六淫之一，以发热心烦，汗出，口渴，甚至神昏谵语，发狂等热盛的证候为特征。清热泻火药适用于急性热病，具有高热、汗出、烦渴、谵语、发狂、小便短赤、舌苔黄燥、脉象洪实等证候，并包括一些由于肺热、胃热、心热、肝热、暑热引起的多种实热证。

使用本类药物，注意中病即止。一旦热象消退，即应停止服用，以免克伐太过，损伤正气，产生不良影响。

石 膏

【来源】 为硫酸盐类矿物石膏族石膏。

【产地】　主产于湖北、山东、山西、四川、贵州等地。湖北应城为道地产区。

【采收加工】　全年均可采，一般多于冬季采挖，挖出后，去净泥土及杂石即得。

【药材鉴别】　呈长块状或不规则形的晶体，大小不一。全体白色，常附有青灰色或灰黄色片状杂质。体重质松，易分成小块，纵断面具纤维状纹理，并有绢丝样光泽。无臭，无味。（图9-1-1）

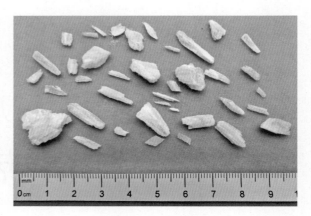

图9-1-2　生石膏

成品为白色的粉末或酥松块状物，表面透出微红色的光泽，不透明。体较轻，质软，易碎，捏之成粉。气微，味淡。（图9-1-3）

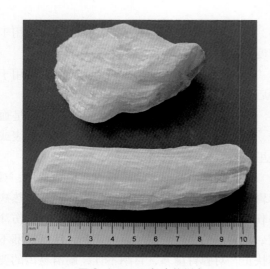

图9-1-1　石膏（药材）

以色白、块大、质松、表面如丝、无杂石者为佳。

【化学成分及药理作用】　为含水硫酸钙（$CaSO_4 \cdot 2H_2O$）。此外含铁、锰、钠、铜、钴、镍等微量元素。

石膏具有解热作用，对心血管系统、肌肉和外周神经兴奋性、平滑肌、机体免疫功能有一定影响。石膏浸液对离体蟾蜍心，小剂量兴奋，大剂量抑制。临床服用石膏，增加钙离子浓度，可抑制神经应激能力，减轻骨骼肌的兴奋性，降低血管通透性。还可使大鼠尿排出量增加，小肠推进功能减弱。

【饮片炮制及鉴别】

1. 生石膏　取药材，除去杂石，砸成小块或碾成粗粉。

成品呈小碎块状，其他性状特征同药材。（图9-1-2）

2. 煅石膏　取生石膏，置煅药炉或适宜容器内煅至酥松。

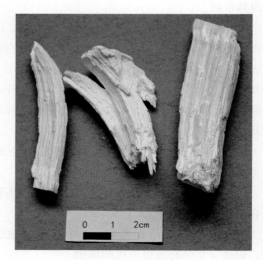

图9-1-3　煅石膏

煅石膏其性甘、辛、涩，寒，清热力较缓，而其收湿、生肌、敛疮、止血力强，外用于溃疡不敛，湿疹瘙痒，水火烫伤，外伤、出血。煅石膏为无水硫酸钙（$CaSO_4$），煅制后失去结晶水，其松散晶格结构的物理性状是煅石膏的药性、药效发生改变，发挥收敛、生肌作用的基本要素。

【性味与归经】　甘、辛，大寒。归肺、胃经。

【功能】　石膏清热泻火，除烦止渴。煅石膏收湿，生肌，敛疮，止血。

【应用】

1. 温病邪在气分，壮热、烦渴、脉洪大等实热亢盛之证　本品有较强的清热泻火作用，如白虎汤（石膏、知母、甘草、粳米）（《伤寒论》）。

2. 肺热所致咳嗽痰稠、发热，以及气喘等证　如麻杏石甘汤（麻黄、苦杏仁、石膏、甘草）（《伤寒论》）。

3. 胃火上炎所致头痛、牙龈肿痛　如玉女煎（石膏、知母、熟地黄、麦冬、牛膝）（《景岳全书》）。

4. 疮疡溃而不敛、湿疹、水火烫伤等　煅石膏可单独外用或配伍青黛、黄柏等。

中成药品种有牛黄解毒胶囊（片、丸、软胶囊）、齿痛消炎灵颗粒、清胃黄连丸（水丸、大蜜丸）、清肺消炎丸、九一散、新雪颗粒等。

【用法与用量】　15 ～ 60 g。先煎。

【注意】　本品能滑肠，气虚便溏者忌用。

【贮藏保管】　置干燥处。

【论注】　历代方剂中用石膏清热火者，多配伍知母。

寒水石

【来源】　为硫酸盐类矿物硬石膏族红石膏（习称"北寒水石"）和碳酸盐类矿物方解石族方解石（习称"南寒水石"）。

【产地】　北寒水石主产于内蒙古、甘肃、新疆、西藏、山东、湖北等地。南寒水石主产于河南、河北、安徽、江苏、浙江、广东、广西等地。

【采收加工】　全年均可采，采挖后，除去泥沙及杂石。

【药材鉴别】

1. 北寒水石　呈不规则的扁平块状，大小不等，厚0.5 ～ 1.5 cm。粉红色，微有光泽。表面凹凸不平。质硬而脆，断面具纵纹理，状如纤维。气微，味淡。（图9-2-1）

以色粉红、表面有细丝纹、具光泽者为佳。

2. 南寒水石　呈斜方块状、斜方板或不规则块状，大小不等。无色、白色、黄白色或灰色、透明、半透明或不透明，表面平滑，具玻璃样光泽。质坚硬，敲之多碎成斜方体小块，断面平坦，有的断面可见棱柱状或板状不规则交互排列组成的层纹。用小刀可以刻画成痕。无臭，无味。（图9-2-2）

以色白透明、有光泽者为佳。

【化学成分及药理作用】　北寒水石主要含

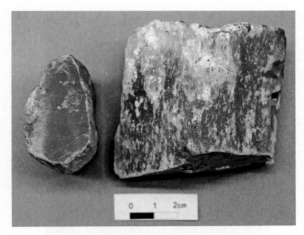

图9-2-1　北寒水石（药材）

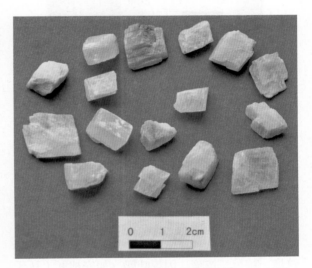

图9-2-2　南寒水石（药材）

有含水硫酸钙（$CaSO_4 \cdot 2H_2O$），尚有铁、铝等；南寒水石主要含有碳酸钙（$CaCO_3$），尚含有镁、铁、锰、锌等。

寒水石具有解热、平喘、泻下、消炎、镇痛等作用。经煅烧后，有杀菌、消毒、收敛等作用。

【饮片炮制及鉴别】

1. 寒水石　取药材，除去杂质，洗净，干燥，砸碎。

成品为不规则小块，其他性状特征同药材。

2. 煅寒水石　取寒水石，置煅药炉或适宜容器内煅至红透，取出放凉，碾碎。

成品粉末状，白色或粉红色，无光泽。（图9-2-3）

寒水石煅制之后失去结晶水，降低大寒之

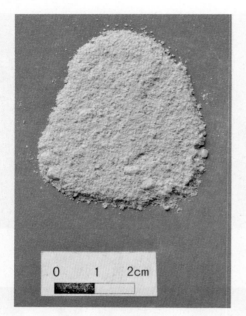

图9-2-3 煅寒水石

性，消除了伐脾阳的副作用，缓和清热泻火的功效，增加了收敛固涩的作用。同时，煅后质地疏松，易于粉碎及煎出有效成分，用于风热火眼，水火烫伤，诸疮肿毒。

【性味与归经】 辛、咸、寒。归心、胃、肾经。

【功能】 清热降火，除烦止渴，利窍，消肿。

【应用】

1. 小儿心虚肝热，面黄颊赤，身热，神志恍惚，惊风，惊啼，因惊吐奶 如安神丸（马牙消、白茯苓、麦冬、山药、甘草、寒水石研、龙脑、朱砂）（《小儿药证直诀》）。

2. 温热病，热邪内陷心包，高热烦躁，神昏谵语，抽搐痉厥，口渴唇焦，尿赤便闭，以及小儿热盛惊厥 如紫雪丹（石膏、寒水石、滑石、磁石、玄参、木香、沉香、升麻、甘草、丁香、芒硝制、硝石精制、水牛角浓缩粉、羚羊角、麝香、朱砂）（《外台秘要》）。

3. 痈疽、丹毒、湿疹、水火烫伤等 煅寒水石可单独外用或与石膏、炉甘石等同用。

中成药品种有六味安消胶囊、新雪颗粒、瓜霜退热灵胶囊、绿雪（胶囊）等。

【用法与用量】 北寒水石9～15g；外用适量，研细粉调敷患处。南寒水石3～30g；先煎。

【注意】 脾胃虚寒者慎服。

【贮藏保管】 置干燥处。

知 母

【来源】 为百合科植物知母 *Anemarrhena asphodeloides* Bge.的干燥根茎。

【植物形态】 多年生草本，高约1 m。地下具匍匐状根茎，其上密被老叶枯凋后残留的基部，膜质，常分裂成纤维状，带黄褐色。叶基部丛生，广线形，质稍硬，基部扩大呈薄膜状，包着根茎，先端尖细。花白色或略带紫色；顶生总状花序，生于花茎上；花期5—6月。蒴果三角状卵圆形，黑色；果期8—9月。（图9-3-1）

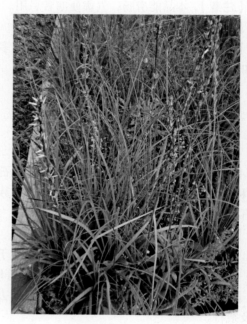

图9-3-1 知母（植物）

【产地】 产于河北、山西、辽宁、黑龙江等地。河北易县所产者品质最好。

【采收加工】 春、秋二季采挖，除去须根和泥沙，晒干，习称"毛知母"；鲜时除去外皮，晒干，称"知母肉（光知母）"。

【药材鉴别】

1. 毛知母 呈长条状，微弯曲，略扁，偶有分枝，长3～15 cm，直径0.8～1.5 cm，表面黄棕色至棕色，顶端有浅黄色的茎叶残痕（俗称"金包头"）。上面有一道凹陷的纵沟，具紧密排列的环状节，节上密生黄棕色的残存叶基，由两侧向根茎上方集中；背面隆起而略皱缩，并有多数凹陷或突起的点状根痕。质硬，易折断，断

面黄白色。气微，味微甜、略苦，嚼之带黏性。（图9-3-2）

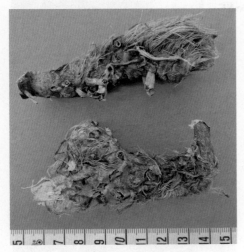

图9-3-2 毛知母（药材）

以条肥大、质硬、表面披金黄色绒毛、断面黄白色者为佳。

2. 知母肉（光知母） 较毛知母瘦小，表面黄白色或淡黄棕色，有扭曲的纵沟，一侧可见多数不规则散在的小须根痕。质硬，易折断，断面白色或黄白色，有的显筋脉点，水浸后有黏液。（图9-3-3）

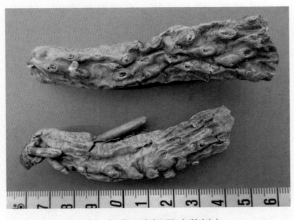

图9-3-3 光知母（药材）

以肥大、质硬、色黄白、嚼之发黏者为佳。

【化学成分及药理作用】 含甾体皂苷、黄酮、多糖、生物碱、鞣酸等。甾体皂苷类，如知母皂苷（timosaponin）A-Ⅰ、A-Ⅱ、A-Ⅲ、A-Ⅳ、B-Ⅰ、B-Ⅱ，菝葜皂苷元（sarsasapogenin）等；黄酮类，如芒果苷（mangiferin）、异芒果苷

（isomangiferin）等。

知母主要具有解热、抗菌、抗肿瘤、降血糖等作用，对皮质激素作用有一定影响。知母浸膏能防止和治疗大肠埃希菌所致兔高热，且作用持久；所含皂苷能明显降低由甲状腺素造成的耗氧率增高及抑制Na⁺,K⁺-ATP酶活性的作用。其煎剂对痢疾杆菌、伤寒杆菌、副伤寒杆菌、霍乱弧菌、大肠埃希菌、变形杆菌、肺炎双球菌、白喉杆菌、白色念珠菌等均有不同程度的抑制作用。

【饮片炮制及鉴别】

1. 知母 取药材，除去杂质，用温水洗净，润透，切厚片或斜薄片，干燥，去净毛屑。

成品为类扁圆形的厚片或斜薄片。外表皮灰白色或黄棕色，凹凸不平，一面具凹沟，可见叶痕、残存叶基、突起的点状须根痕；切面类白色或淡黄色。质滋润。气微，味微甘、略苦，嚼之带黏性。（图9-3-4）

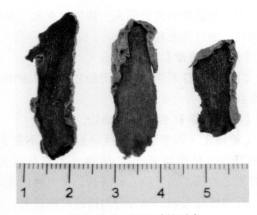

图9-3-4 知母（饮片）

2. 盐知母 取知母，用盐水闷润透，文火炒干，取出。每知母100 kg，用食盐2 kg。

成品形如知母，表面呈老黄色或黄色，微具焦斑。味微咸。（图9-3-5）

知母盐炙后，可导药下行，专于入肾，增强滋阴降火的功能。

【性味与归经】 苦、甘，寒。归肺、胃、肾经。

【功能】 清热泻火，滋阴润燥。

【应用】

1. 温热病，邪热亢盛、壮热、烦渴、脉洪大等肺胃实热证 如白虎汤（石膏、知母、甘草、粳米）（《伤寒论》）。

2. 肺热咳嗽或阴虚燥咳、痰稠等证 如二母

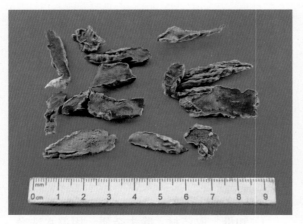

图9-3-5 盐知母

散（知母、贝母）（《太平惠民和剂局方》）。

3. 阴虚火旺，肺肾阴亏所致骨蒸潮热、盗汗、心烦等证 如知柏地黄丸（知母、黄柏、熟地黄、山萸肉、山药、泽泻、牡丹皮、茯苓）（《医方考》）。

中成药品种有大补阴丸、清肺抑火丸、养阴降糖片、清胃黄连丸等。

【用法与用量】 6～12 g。

【注意】 性寒质润，有滑肠之弊，脾虚便溏者不宜用。

【贮藏保管】 置通风干燥处，防潮。

【论注】 《医学衷中参西录》："知母不甚寒，亦不甚苦，且质润多汁。"清热之力不及石膏，但滋阴之力强。既可助石膏清热，又可补已伤之阴。药理研究表明，知母药力持续时间较长，与石膏配伍，效果最佳。

芦 根

【来源】 为禾本科植物芦苇 *Phragmites communis* Trin. 的新鲜或干燥根茎。

【植物形态】 多年生高大草本。具粗壮的匍匐地下茎。秆直立，高2～5 m，中空，表面平滑，常有白粉。叶二列式互生，具抱茎的叶鞘，叶片线形，披针形，扁平，光滑或边缘粗糙。花紫或淡黄色，穗状花序组成为顶生圆锥花序，小穗线状披针形，有小花3～7朵，颖不等长；花期7—8月。颖果椭圆形与内外稃分离；果期9—11月。（图9-4-1）

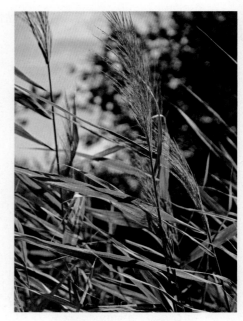

图9-4-1 芦苇（植物）

【产地】 全国各地均产。

【采收加工】 6—10月挖取地下根茎，除去泥土，剪去须根，晒干即得。鲜芦根则挖回后用砂养之备用。

【药材鉴别】

1. 鲜芦根 呈长圆柱形，有的略扁，长短不一，直径1～2 cm。表面黄白色，有光泽，外皮疏松可剥离，节呈环状，有残根和芽痕。体轻，质韧，不易折断。切断面黄白色，中空，壁厚1～2 mm，有小孔排列成环。气微，味甘。（图9-4-2）

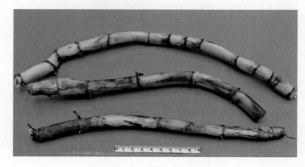

图9-4-2 鲜芦根（药材）

2. 芦根 呈扁圆柱形，节处较硬，节间有纵皱纹。（图9-4-3）

均以黄白色、有光泽、无须根、节长、条粗壮、质嫩者为佳。

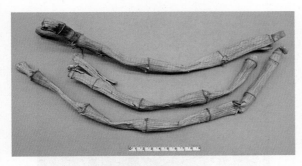

图9-4-3 芦根（药材）

【化学成分及药理作用】 含多元酚、甾醇等。多元酚类，如咖啡酸（caffeic acid）、龙胆酸（gentisic acid）、香草酸（vanillic acid）、阿魏酸等；还含薏苡素（coixol）、小麦黄素（tricin）、蒲公英赛醇（taraxerol）、蒲公英赛酮（taraxerone）等。还含多量维生素$B_1/B_2/C$、蛋白质、脂肪、碳水化合物、氨基酸、多糖等。

芦根具有镇痛、解热、促进免疫、保肝护肝等作用。芦根多糖在小鼠脾细胞空斑形成和淋巴细胞转化有促进作用，还可增强四氯化碳所致小鼠肝细胞抗损伤能力，降低肝脏内毒物的含量。有弱的中枢抑制作用，能与咖啡因相拮抗。

【饮片炮制及鉴别】

1. 鲜芦根 取药材，洗净砂土，除去芽及须根等杂质，切段。

成品为长圆柱形段片，外表面黄白色至淡黄色，有光泽，有的具灰色或灰黄色的水锈斑，具节，节上有残根及芽痕；切面黄白色，中空，周壁厚1～2 mm，可见排列成环的气孔。质轻而韧。气无，味甘。（图9-4-4）

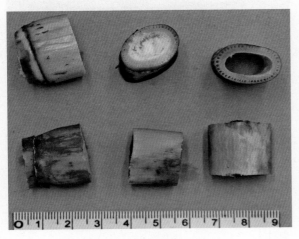

图9-4-4 鲜芦根（饮片）

2. 芦根 取药材，除去须根等杂质，洗净，稍润，切段，干燥。

成品呈扁圆柱形的段片。外表皮黄白色，疏松，易脱落，节间具纵皱纹；切面黄白色，中空，周围可见排列成环的气孔。（图9-4-5）

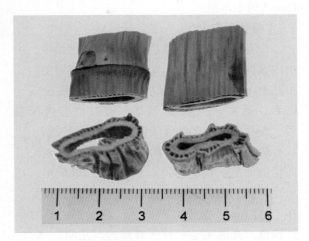

图9-4-5 芦根（饮片）

【性味与归经】 甘，寒。归肺、胃经。

【功能】 清热泻火，生津止渴，除烦，止呕，利尿。

【应用】

1. 热病伤津，烦热、口渴，或舌燥少津之证 常与石膏、麦冬、天花粉等同用。

2. 肺热咳嗽、痰稠、口干及外感风热的咳嗽证 常与桔梗、桑叶、苦杏仁等同用。治肺痈吐腥臭脓痰，如苇茎汤（苇茎切、薏苡仁、瓜瓣、桃仁）（《外台秘要》引《古今录验方》）。

3. 胃热呕逆证 单用本品，煎浓汁频饮，治呕逆（《肘后方》）。

中成药品种有抗病毒口服液、银翘伤风胶囊、清暑解毒颗粒、良园枇杷叶膏等。

【用法与用量】 15～30 g。鲜品用量加倍，或捣汁用。

【注意】 脾胃虚寒者慎用。

【贮藏保管】 鲜芦根埋于湿沙中；芦根置干燥处。

【论注】 本植物的叶（芦叶）、箨叶（芦竹箨）、花（芦花）、嫩茎（芦茎、苇茎）、嫩苗（芦笋）亦供药用。芦根长于生津止渴，芦茎长于清透肺热。药市多无苇茎，以芦根代之。

天花粉

【来源】 为葫芦科植物栝楼 *Trichosanthes kirilowii* Maxim.或双边栝楼 *Trichosanthes rosthornii* Harms 的干燥根。

【植物形态】

1. 栝楼 多年生草质藤本。具白色块根，块根内含淀粉。茎分枝，光滑无毛，基部粗糙，长可达 10 m。叶互生，纸质，幼时近心脏形或近圆形，通常 3～5 掌状浅裂，有时也有成深裂者，裂片椭圆形至椭圆状披针形，先端锐形，边缘有疏齿或浅裂，幼时两面具有疏柔毛，老时下面粗糙而呈点状；卷须 4 深裂，先端螺旋形。花单性异株，白色，萼筒较长 2.5～4 cm，裂片长 10～15 mm。瓠果卵圆形至广椭圆形，熟时呈黄褐色，光滑无毛；种子具狭边。花期 7—8 月，果期 9—10 月。（图 9-5-1）

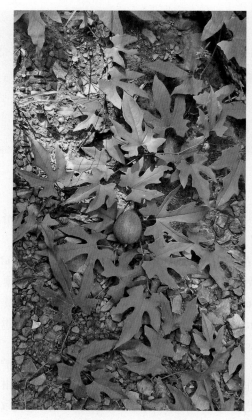

图 9-5-2 双边栝楼（植物）

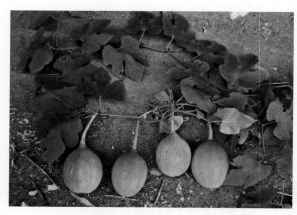

图 9-5-1 栝楼（植物）

2. 双边栝楼 叶片较大，3～7 深裂。种子较大，极扁平，呈长方椭圆形，长 15～18 mm，深棕色，距边缘稍远处有一圈不甚整齐的明显棱线。（图 9-5-2）

【产地】 主产于河南安阳、南乐，河北安国、安平，山东济南、高密，江苏南通、泰兴，山西运城等地。河南安阳为道地产区。

【采收加工】 秋、冬二季采挖，洗净，除去外皮，切段或纵剖成瓣，干燥。

【药材鉴别】 呈不规则圆柱形、纺锤形或瓣块状，长 8～16 cm，直径 1.5～5.5 cm。表面黄白色或淡棕黄色，有纵皱纹、细根痕及略凹陷的横长皮孔，有的有黄棕色外皮残留。质坚实，断面白色或淡黄色，富粉性，横切面可见黄色木质部，略呈放射状排列，纵切面可见黄色条纹状木质部。气微，味微苦。（图 9-5-3）

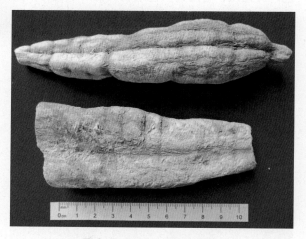

图 9-5-3 天花粉（药材）

以色白、粉性足、质坚细腻、筋脉点少者为佳。

【化学成分及药理作用】 含有天花粉蛋白质

（trichosanthin）、栝楼根多糖（trichosan）A/B/C/D/E、栝楼酸（trichosanthic acid）、多种氨基酸、皂苷、植物凝集素、酶类及多量淀粉等成分。

天花粉具致流产和抗早孕作用，有增强免疫、抗艾滋病病毒、抗肿瘤、抑制蛋白质的生物合成等作用。天花粉蛋白是致流产的主要成分，可作用于胎盘绒毛合体滋养细胞，造成形态和功能损伤，使循环障碍，胎盘激素水平下降；还可抑制人类免疫缺陷病毒在感染的免疫细胞内复制繁衍；抑制肿瘤细胞的增殖。其煎液还有抑菌作用。

【饮片炮制及鉴别】 天花粉 取药材，除去杂质，大小分开，润透，横切厚片，晒干。

成品为类圆形厚片。外表皮白色或淡黄棕色，有的可见黄棕色残留栓皮；切面粉白色或淡黄色，有黄色筋脉点，略呈放射状排列。质坚实。富粉性。气微，味微苦。（图9-5-4）

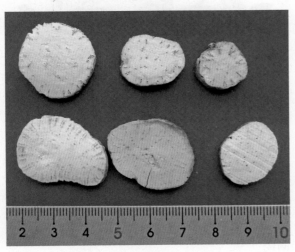

图9-5-4 天花粉（饮片）

【性味与归经】 甘，微苦，微寒。归肺、胃经。

【功能】 清热泻火，生津止渴，消肿排脓。

【应用】

1. 热病热邪伤津，口干舌燥、烦渴，以及消渴证口渴多饮 如玉液汤（山药、黄芪、知母、鸡内金、葛根、五味子、天花粉）（《医学衷中参西录》）。

2. 肺热咳嗽或燥咳痰稠，以及咯血等证 常与贝母、桔梗、桑叶等同用。

3. 痈肿疮疡，热毒炽盛，赤肿焮痛之证 常与金银花、贝母、皂角刺等同用。

中成药品种有清肺抑火丸、清音丸、玉泉丸、如意金黄散、糖尿乐胶囊等。

【用法与用量】 10～15 g。

【注意】 孕妇慎用；不宜与川乌、草乌、附子同用。

【贮藏保管】 置干燥处，防蛀。

【论注】

（1）临床注射天花粉蛋白制剂，非处方药，用于中期妊娠、死胎、过期流产孕妇的引产。对宫外孕、葡萄胎及绒毛膜上皮癌也有一定疗效。有的具有发热、头痛、咽喉痛等不良反应。

（2）河南安阳产的，又称"禹花粉"。圆柱形或纺锤形，用瓷片刮去外皮，或切成花粉节、花粉瓣。表面黄白色，有纵皱纹或凹陷小孔。质坚，断面粉性，色白，有黄色小孔（导管）。气无，味微苦。质优。

淡竹叶

【来源】 为禾本科植物淡竹叶 *Lophatherum gracile* Brongn. 的干燥茎叶。

【植物形态】 多年生草本，高约1 m。地下有木质缩短的根茎，须根中部膨大为纺锤形，似麦冬状。秆直立，常丛生。叶2列式互生，披针形，基部狭缩成短柄，先端渐尖，全缘，两面光滑或有小刺毛，有明显小横脉。花绿色，顶生圆锥状穗状花序，小穗披针形；花期7—9月，果期9—11月。（图9-6-1）

【产地】 产于长江流域至我国南部各地。

【采收加工】 夏季未抽花穗前采割，晒干。

【药材鉴别】 长25～75 cm。茎呈圆柱形，有节，表面淡黄绿色，断面中空。叶鞘开裂；叶片披针形，有的皱缩卷曲，长5～20 cm，宽1～3.5 cm；表面浅绿色或黄绿色；叶脉平行，具横行小脉，形成长方形的网格状，下表面尤为明显。体轻，质柔韧。气微，味淡。（图9-6-2）

以叶大、梗小、不带根及花穗者为佳。

【化学成分及药理作用】 含三萜、甾体、氨基酸、有机酸、糖类等。三萜类如芦竹素（arundoin）、白茅素（cylindrin）、蒲公英赛醇（taraxerol）、无羁萜（friedelin）等。

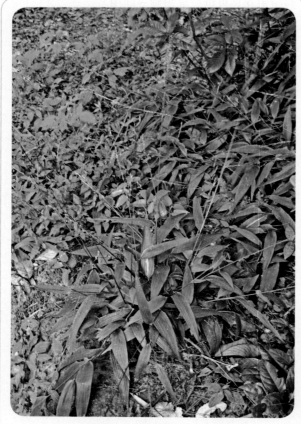

图9-6-1 淡竹叶（植物）

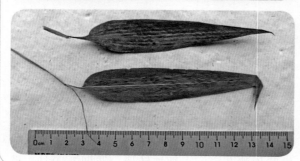

图9-6-2 淡竹叶（药材）

淡竹叶主要具有解热、利尿、抗肿瘤、保肝、抗病毒等作用。其水煎液对金黄色葡萄球菌、溶血性链球菌、鼻病毒17型均有抑制作用。淡竹叶能明显增加尿中氯化钠的排泄量。其粗提物还可抑制小鼠肉瘤S_{180}。

【饮片炮制及鉴别】 淡竹叶 取药材，除去杂质，切段。

成品为不规则的段，茎、叶混合。茎呈圆柱形，有节，表面淡黄绿色，断面中空。叶鞘开裂。叶碎片浅绿色或黄绿色，有的皱缩卷曲，叶脉平行，具横行小脉，形成长方形的网格状，下表面尤为明显。体轻，质柔韧。气微，味淡。（图9-6-3）

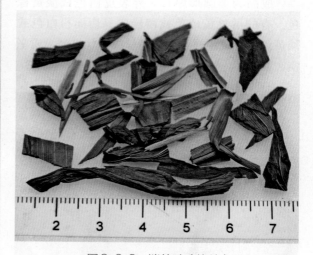

图9-6-3 淡竹叶（饮片）

【性味与归经】 甘、淡，寒。归心、胃、小肠经。

【功能】 清热泻火，除烦止渴，利尿通淋。

【应用】

1. 热病烦热口渴等证 如竹叶石膏汤（竹叶、石膏、半夏洗、麦冬去心、人参、粳米、甘草炙）（《伤寒论》）。

2. 痘疮收靥后，小便不利，热蓄膀胱者 如导赤散（木通、甘草、车前子、瞿麦、滑石、赤茯苓、淡竹叶、山栀）（《片玉痘疹》）。

3. 热淋及心火移热于小肠所致小便淋痛 常与车前子、灯心草、木通等同用。

中成药品种有银翘解毒丸（颗粒、片、胶囊）、小儿七星茶口服液（颗粒）、栀芩清热合剂等。

【用法与用量】 6～10 g。

【贮藏保管】 置干燥处。

【论注】 竹叶为植物淡竹 *Phyllostachys nigra* (Lodd.) Munro var. *henonis* (Mitf.) Stapf ex Rendle 的叶，其清心除烦力强，热病心烦多用；又兼辛味，清中有散，能凉散上焦风热，治风热表证或温病初起。淡竹叶其通利小便力强，多用于口疮尿赤及热淋涩痛，并治水肿尿少及黄疸尿赤。

鸭跖草

【来源】 为鸭跖草科植物鸭跖草 *Commelina communis* L.的干燥地上部分。

【植物形态】 一年生草本，高达60 cm。茎圆柱形，多分枝，下部匍匐状，上部近直立，节稍膨大，绿色或带暗紫色，有纵细纹，有时具散生的细柔毛。叶互生，卵状披针形至长圆状披针形，基部狭或圆形，先端尖，全缘，叶脉平行，叶鞘膜质，抱茎，鞘口有时具须毛。花深蓝色，腋生聚伞花序，具心形佛焰苞，花期夏秋季。蒴果椭圆形，稍扁。（图9-7-1）

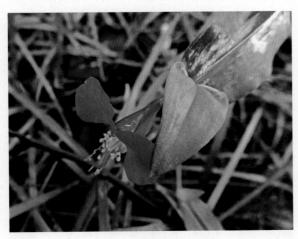

图9-7-1 鸭跖草（植物）

【产地】 全国各地均产。

【采收加工】 夏、秋二季采收，晒干。

【药材鉴别】 全草长可达60 cm，黄绿色或黄白色，较光滑。茎有纵棱，直径约0.2 cm，多有分枝和须根，节稍膨大，节间长3～9 cm；质柔软，断面中心有髓。叶互生，多皱缩、破碎，完整叶片展平后呈卵状披针形或披针形，长3～9 cm，宽1～2.5 cm；先端尖，全缘，基部下延成膜质叶鞘，抱茎，叶脉平行。花多脱落，总苞佛焰苞状，心形，两边不相连；花瓣皱缩，蓝色。气微，味淡。（图9-7-2）

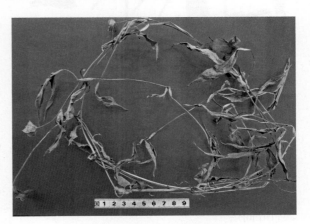

图9-7-2 鸭跖草（药材）

【化学成分及药理作用】 含黄酮、生物碱等。黄酮类，如鸭跖黄酮苷（flavocommelin）、鸭跖黄素（flavocommelitin）、花色苷（anthocyanin）等；生物碱类，如1-甲氧羰基-β-咔啉（1-carbomethoxy-β-carboline）、哈尔满（harman）、去甲哈尔满（norharman）等；还含木栓酮（fridelin）、黑麦草内酯（loliolide）、β-谷甾醇（β-sitosterol）、对-羟基桂皮酸（*p*-hydroxy-cinnamic acid）等。

鸭跖草具有抗菌、抗炎、解热、保肝等作用。其水煎液对金黄色葡萄球菌、白色念珠菌、溶血性链球菌均有抑制作用，对羟基桂皮酸是其抗菌有效成分。鸭跖草具有明显缓和持久的降温作用，其水提物对四氯化碳和乙醇所致肝损伤具有保护作用。

【饮片炮制及鉴别】 鸭跖草 取药材，除去杂质，洗净，切段，干燥。

成品呈不规则的段。茎有纵棱，节稍膨大。切面中心有髓。叶互生，多皱缩、破碎，完整叶片展平后呈卵状披针形或披针形，全缘，基部下延成膜质叶鞘，抱茎，叶脉平行。总苞佛焰苞状，心形，两边不相连。气微，味淡。（图9-7-3）

【性味与归经】 甘、淡，寒。归肺、胃、小肠经。

【功能】 清热泻火，解毒，利水消肿。

【应用】

1. **热病发热** 常与薄荷、牛蒡子或石膏、知

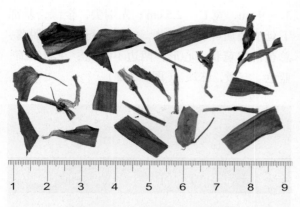

图9-7-3 鸭跖草（饮片）

母等同用。

2. 热淋小便短赤或水肿而有热 与车前草、淡竹叶同用。

3. 咽喉肿痛、痈肿疮毒或毒蛇咬伤等证 与大青叶、板蓝根、紫花地丁、半边连等同用，内服或外用。

中成药品种有炎宁颗粒（糖浆）。

【**用法与用量**】 15～30 g。外用适量。

【**注意**】 脾胃虚弱者，量宜少。

【**贮藏保管**】 置通风干燥处，防霉。

栀 子

【**来源**】 为茜草科植物栀子 *Gardenia jasminoides* Ellis 的干燥成熟果实。

【**植物形态**】 常绿灌木，高可达2 m。叶对生或轮生，革质，长椭圆形、长椭圆状披针形或卵状披针形，基部楔形，先端短尖，全缘，表面深绿色有光泽。花白色，有芳香，单生叶腋；花期5—7月。果倒卵形至长椭圆形，具六角棱；果期8—11月。（图9-8-1）

【**产地**】 产于江西、福建、河南、四川、江苏、湖北、浙江等地。江西樟树、新余、新干、福建建瓯、湖北江陵为道地产区。江西所产者称"江栀子"。

【**采收加工**】 9—11月果实成熟呈红黄色时采收，除去果梗和杂质，蒸至上气或置沸水中略烫，取出，干燥。

【**药材鉴别**】 呈长卵圆形或椭圆形，长1.5～3.5 cm，直径1～1.5 cm。表面红黄色或

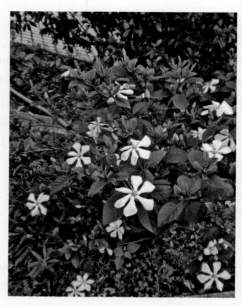

图9-8-1 栀子（植物）

棕红色，具6条翅状纵棱，棱间常有1条明显的纵脉纹，并有分枝。顶端残存萼片，基部稍尖，有残留果梗。果皮薄而脆，略有光泽；内表面色较浅，有光泽，具2～3条隆起的假隔膜。种子多数，扁卵圆形，集结成团，深红色或红黄色，表面密具细小疣状突起。气微，味微酸而苦。（图9-8-2）

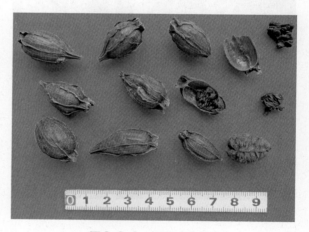

图9-8-2 栀子（药材）

以个小、完整、仁饱满、内外色红者为佳。

【**化学成分及药理作用**】 含环烯醚萜、黄酮、三萜等。环烯醚萜类，如栀子苷（geniposide）、羟异栀子苷（gardenoside）、山栀子苷（shanzhiziside）等；黄酮类，如栀子素（gardenin）、芦丁（rutin）等；三萜类，如藏红花酸（crocetin）、藏红花素

（crocin）等色素成分，以及熊果酸（ursolic acid）等。

栀子具有利胆、抑制胃酸分泌、促进胰腺分泌、镇静、抗菌和抗炎等作用，还能减轻四氯化碳引起的肝损伤，减轻肝细胞的变性及坏死。栀子苷是栀子利胆的主要成分，能使胆囊明显收缩，促进胆汁排泄。其醇提物能减少小鼠自发活动，其水提物可以抑制小鼠醋酸扭体反应。对金黄色葡萄球菌、脑膜炎双球菌、卡他球菌有抑制作用。

【饮片炮制及鉴别】

1. 栀子 取药材，除去杂质，碾碎。

成品呈不规则的碎块。果皮表面红黄色或棕红色，有的可见翅状纵棱。种子多数，扁卵圆形，深红色或红黄色。气微，味微酸而苦。（图9-8-3）

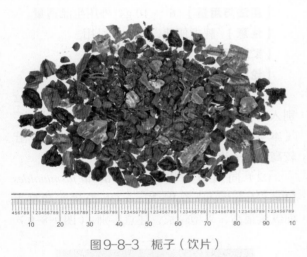

图9-8-3 栀子（饮片）

樟树药帮特色炮制：分栀子皮、栀子仁。

（1）栀子皮：取原药，除去残留果柄，从中部剪切，一分为二，挑出种仁，取壳。

成品呈半球形，形似盛酒的杯子（习称"酒器栀皮"）。外表面红黄色或棕红色，略有光泽，具6条翅状纵棱，棱间常有1条明显的纵脉纹，并有分枝。有的顶端残存萼片，有的基部稍尖。内表面色较浅，有光泽，具2～3条隆起的假隔膜。果皮薄而脆。气微，味微酸而苦。（图9-8-4）

（2）栀子仁：取原药，从中部剪切，一分为二，挖取种仁，打碎。成品呈不规则的碎块。种子扁卵圆形，深红色或红黄色，表面密具细小疣状突起。气微，味微酸而苦。（图9-8-5）

2. 炒栀子 取栀子，用文火炒至焦黄色。

成品形如栀子，表面黄褐色。微有香气。（图9-8-6）

3. 焦栀子 取栀子或净栀子药材，用中火炒至焦褐色。

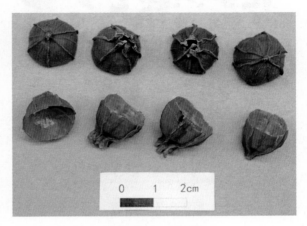

图9-8-4 栀子皮

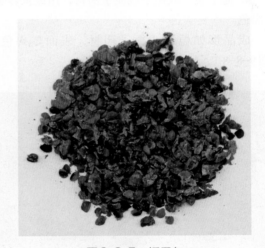

图9-8-5 栀子仁

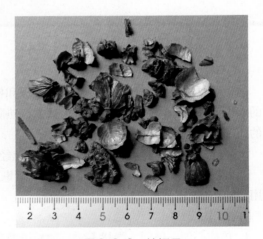

图9-8-6 炒栀子

成品形如栀子或栀子药材，表面焦褐色，有香气，味微苦。（图9-8-7）

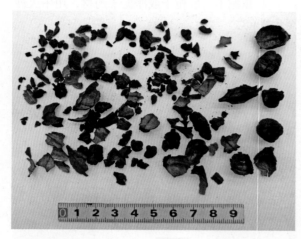

图9-8-7　焦栀子

4. 栀子炭　取栀子或栀子药材，用武火炒至焦黑色。

成品形如栀子或栀子药材，表面焦褐色。（图9-8-8）

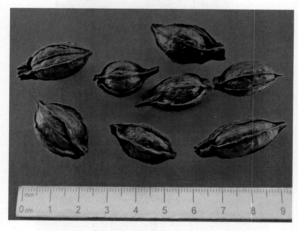

图9-8-8　栀子炭

炒栀子可以缓和其寒性。炒焦不仅可缓和栀子的寒性，还能消除恶心的副作用，增强清热除烦的作用。栀子炭增强其凉血止血作用。

【性味与归经】　苦，寒。归心、肺、三焦经。

【功能】　泻火除烦，清热利湿，凉血解毒；外用消肿止痛。

【应用】

1. 热病心烦，郁闷，躁扰不宁　如栀子豉汤（栀子、淡豆豉）（《伤寒论》）。

2. 火毒炽盛，高热烦躁，神昏谵语　如清瘟败毒饮（石膏、生地、水牛角、黄连、栀子、桔梗、黄芩、知母、赤芍、玄参、连翘、甘草、牡丹皮、鲜竹叶）（《疫疹一得》）。

3. 肝胆湿热郁结所致黄疸、发热、小便短赤等证　如茵陈蒿汤（茵陈、栀子、大黄）（《伤寒论》）。

4. 血热妄行的吐血、衄血、尿血等证　如十灰散（大蓟炭、小蓟炭、侧柏炭、荷叶炭、茜草炭、栀子炭、茅根炭、大黄炭、牡丹皮炭、棕榈炭）（《十药神书》）。

5. 消肿止痛　生栀子外用。

中成药品种有茵栀黄口服液（软胶囊、泡腾片、胶囊、颗粒）、栀子金花丸、导赤丸、龙胆泻肝丸（颗粒、口服液）、开光复明丸等。

【用法与用量】　6～10 g。外用生品适量。

【注意】　脾虚便溏，食少者忌用。

【贮藏保管】　置通风干燥处。

【论注】

（1）樟树药帮将栀子分为栀子皮、栀子仁分别入药，这与传统理论"内热用仁，表热用皮"（《本草备要》）是相一致的，栀子仁中含栀子苷较高，栀子皮含量较低。

（2）同属植物水栀子 *Gardenia jasminoides* Ellis f. *longicarpa* Z. W. Xie et Okada果实药材表面纵棱很高，果型较长，注意鉴别。（图9-8-9）

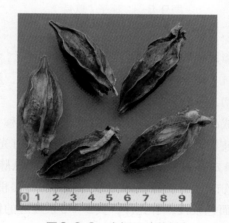

图9-8-9　水栀子（药材）

夏枯草

【来源】　为唇形科植物夏枯草 *Prunella*

vulgaris L.的干燥果穗。

【植物形态】 多年生草本，高达40 cm。有匍匐根茎，茎方形，直立或斜上，多分枝，红紫色或绿色，贴生毛茸。叶对生，卵形或长椭圆状披针形，基部楔形，先端尖，边缘微波状齿或近全缘，两面被毛，侧脉3～4对。花唇形，紫色，稀为白色，顶生短轮生穗状花序，苞片及花萼均被白色茸毛；花期5—6月。小坚果褐色，倒卵形或圆形；果期6—7月。（图9-9-1）

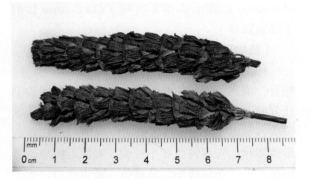

图9-9-2　夏枯草（药材）

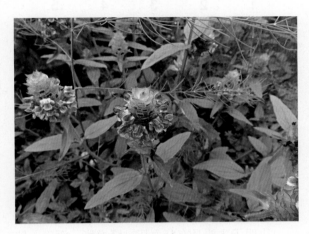

图9-9-1　夏枯草（植物）

【产地】 产山东至我国南部各地。

【采收加工】 夏季果穗呈棕红色时采收，除去杂质，晒干。

【药材鉴别】 呈圆柱形，略扁，长1.5～8 cm，直径0.8～1.5 cm；淡棕色至棕红色。全穗由数轮至10数轮宿萼与苞片组成，每轮有对生苞片2片，呈扇形，先端尖尾状，脉纹明显，外表面有白毛。每一苞片内有花3朵，花冠多已脱落，宿萼二唇形，内有小坚果4枚，卵圆形，棕色，尖端有白色突起。体轻。气微，味淡。（图9-9-2）以果穗整齐、柄短、色棕红色为佳。

【化学成分及药理作用】 含三萜、黄酮、香豆素、酚酸等。三萜类，如乌苏酸（ursolic acid）、白桦脂酸（betulonic acid）等；香豆素类，如伞形花内酯（umbellifrone）、马栗树皮素（esculetin）等；黄酮类，如木犀草素（luteolin）、合模荭草素（homoorientin）、金丝桃苷（hyperoside）等；酚酸类，如迷迭香酸（rosmarinic acid）。还含夏枯草多糖（prunellin）。

夏枯草具有降血压、抗炎、利尿、降血糖、抗菌、兴奋平滑肌作用，对免疫功能有一定影响。其煎剂、水浸出液、乙醇-水浸出液及乙醇浸出液均可明显降低实验动物血压。可明显降低四氧嘧啶引起的血糖升高。水提醇沉液肌注可使大鼠肾上腺素重量增加，胸腺和脾脏重量减轻，血中淋巴细胞减少，表现为免疫抑制。多糖具抗人类免疫缺陷病毒（HIV）作用。

【饮片炮制及鉴别】 夏枯草 取药材，除去杂质或切段，筛去灰屑。

成品为圆柱状，或切成不规则的段状，其他性状特征同药材。

【性味与归经】 辛、苦，寒。归肝、胆经。

【功能】 清肝泻火，明目，散结消肿。

【应用】

1. 肝火上炎，目赤肿痛、目珠疼痛、羞明流泪、头痛、眩晕等证　如羚羊汤（羚羊角片、醋龟甲、地黄、牡丹皮、白芍、柴胡、蝉蜕、菊花、夏枯草、煅石决明、薄荷、大枣）（《医醇賸义》）。

2. 痰火郁结所致瘰疬、瘿瘤　如防风羌活汤（防风、羌活、连翘、升麻、夏枯草、牛蒡子、川芎、黄芩酒浸、甘草、昆布洗、海藻洗、僵蚕）（《证治准绳·疡医》）。

中成药品种有夏枯草膏、清脑降压片、内消瘰疬片、乳癖散结胶囊、夏桑菊颗粒等。

【用法与用量】 9～15 g。

【注意】 脾胃虚弱者慎服。

【贮藏保管】 置干燥处。

决明子

【来源】 为豆科植物钝叶决明*Cassia*

obtusifolia L.或小决明（决明）*Cassia tora* L.的干燥成熟种子。

【植物形态】

1. **钝叶决明** 一年生亚灌木状草本。直立，粗壮，高约1 m，有恶臭气味。叶互生，偶数羽状复叶，总轴在小叶间有腺体似线形，托叶线状锥尖，早落；小叶6枚，膜质，倒卵形或长椭圆形倒卵状，先端钝而有小锐尖，表面近秃净，背面被柔毛。花假蝶形，鲜黄色，腋生成对，生于最上的聚生；花期6—8月。荚果近四棱形，细长而弯；果期9—10月。（图9-10-1）

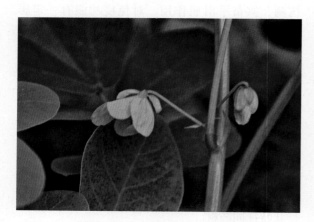

图9-10-1 钝叶决明（植物）

2. **小决明** 下面两对小叶间各有1个腺体；小花梗、果实及果柄均较短；种子较小，两侧各有1条宽广的浅黄色带、具臭气。

【产地】 产于我国南部各地。

【采收加工】 秋季采收成熟果实，晒干，打下种子，除去杂质。

【药材鉴别】

1. **决明** 略呈菱方形或短圆柱形，形似马蹄（习称"马蹄决明"），两端平行倾斜，长3～7 mm，宽2～4 mm。表面绿棕色或暗棕色，平滑有光泽。一端较平坦，另端斜尖，背腹面各有1条突起的棱线，棱线两侧各有1条斜向对称而色较浅的线形凹纹。质坚硬，不易破碎。种皮薄，子叶2，黄色，呈"S"形折曲并重叠。气微，味微苦。（图9-10-2）

2. **小决明** 呈短圆柱形，较小，长3～5 mm，宽2～3 mm。表面棱线两侧各有1片宽广的浅黄棕色带。

以饱满、黄褐色、无杂质者为佳。

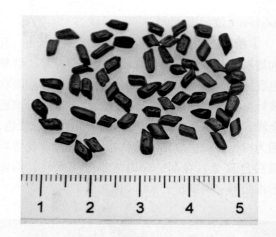

图9-10-2 决明子（药材）

【化学成分及药理作用】 含蒽醌、萘并吡咯酮等。蒽醌类，如大黄酚（chrysophanol）、大黄素（emodin）、芦荟大黄素（aloe-emodin）、大黄酸、大黄素蒽酮、决明素等；萘并吡咯酮类，如决明苷（cassiaside）、决明酮（torachrysone）、决明内酯（toralacxtone）等；还含甾醇、脂肪酸、糖类、蛋白质以及微量元素等。

决明子主要具有降血压、降血脂、泻下、抗菌、明目等作用，对免疫系统有一定影响。其水浸液、醇浸液、醇-水浸液具有利尿作用，可使自发性遗传性高血压大鼠收缩压和舒张压均明显降低；其水煎醇沉液可使小鼠胸腺萎缩、结构改变显著，对脾脏和结构无明显影响，说明对细胞免疫有抑制作用，对体液免疫功能无明显影响。

【饮片炮制及鉴别】

1. **决明子** 取药材，洗净，干燥。用时捣碎。成品性状特征同药材。

2. **炒决明子** 取决明子，用文火炒至药物表面呈黄褐色、爆裂有香气。用时捣碎。

成品形如决明子，微鼓起，表面绿褐色或暗棕色，偶见焦斑，有的可见裂纹或裂隙。微有香气。（图9-10-3）

决明子生品长于清肝热，润肠燥，炒后则保肝作用较强，利于有效成分煎出。

【性味与归经】 甘、苦、咸，微寒。归肝、大肠经。

【功能】 清热明目，润肠通便。

【应用】

1. **头痛眩晕，目赤涩痛，目暗不明，羞明多泪** 如菊花决明散（决明子、石决明、木贼、防

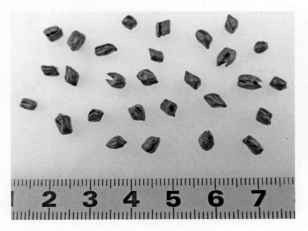

图 9-10-3 炒决明子

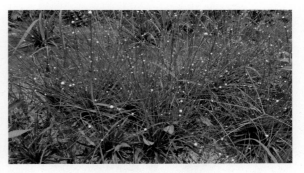

图 9-11-1 谷精草（植物）

风、羌活、蔓荆子、菊花、炙甘草、川芎、石膏、黄芩）（《原机启微》）。

2. 热结便秘或肠燥便秘 可单味煎水服或研末服。

3. 高血压病而呈现肝阳上扰、头晕目眩等证候 常与钩藤、生牡蛎等同用。

中成药品种有血脂宁丸、脂康颗粒、清脑降压片、山菊降压片、养血清脑颗粒等。

【用法与用量】 9 ～ 15 g。

【注意】 脾胃虚弱者慎服。

【贮藏保管】 置干燥处。

谷精草

【来源】 为谷精草科植物谷精草 *Eriocaulon buergerianum* Koern. 的干燥带花茎的头状花序。

【植物形态】 密丛生小草本。叶基生，长披针状条形，长 6 ～ 20 cm，基部宽 4 ～ 6 mm，有横脉成透明的小方格。花葶多数，长短不一，短于或较高于叶片；花单性，头状花序近球形，直径 4 ～ 6 mm，总苞片倒卵形，上部密生短毛；雄花较少，位于花序中央，外轮花被片倒卵形苞状，雄蕊 6，花药黑色；雌花位于花序周围；外轮花被片合生成椭圆形苞状；内轮花被裂片的顶端有一黑色腺体；有细长毛。蒴果长约 1 mm。种子长椭圆形；有毛茸。（图 9-11-1）

【产地】 产于我国山东至广东各地。

【采收加工】 秋季采收，将花序连同花茎拔出，晒干。

【药材鉴别】 头状花序呈半球形，直径 4 ～ 5 mm。底部有苞片层层紧密排列，苞片淡黄绿色，有光泽，上部边缘密生白色短毛；花序顶部灰白色。揉碎花序，可见多数黑色花药和细小黄绿色未成熟的果实。花茎纤细，长短不一，直径不及 1 mm，淡黄绿色，有数条扭曲的棱线。质柔软。气微，味淡。（图 9-11-2）

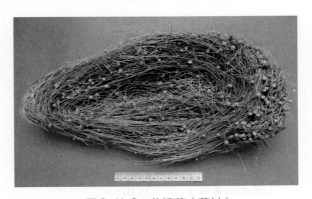

图 9-11-2 谷精草（药材）

以珠大而紧、灰白色、花茎短、黄绿色、无根、叶及杂质者为佳。

【化学成分及药理作用】 含黄酮、挥发油、酚性成分等。黄酮类，如槲皮万寿菊素（quercetaqetin）、万寿菊素（patuletin）、槲皮素（quercetin）、粗毛豚草素（hispidulin）等；挥发油，主要有十四烷酸（tetradecanoic acid）、十五烷酸（pentadecanoic acid）、软脂酸（hexadecanoic acid）等。

谷精草主要具有抗菌、抗氧化等作用。其水提物对金黄色葡萄球菌、链球菌、巴氏杆菌、沙门菌、大肠埃希菌等病原微生物都有较强的抑制作用。乙醇提取物能显著地抑制 α-葡萄糖苷酶活性；对 6-OHDA 诱导的神经损伤有保护作用。其黄酮类化合物有抗氧化作用。

【饮片炮制及鉴别】 谷精草 取药材，切成小段。

成品为不规则的段状，其余性状特征同药材。（图9-11-3）

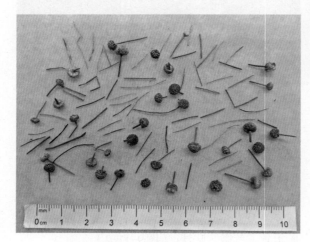

图9-11-3 谷精草（饮片）

【性味与归经】 辛、甘，平。归肝、肺经。

【功能】 疏散风热，明目退翳。

【应用】 风热目赤，肿痛羞明，眼生翳膜 如谷精草汤（谷精草、白芍、荆芥穗、玄参、牛蒡子、连翘、草决明、菊花、龙胆草、桔梗）（《审视瑶函》）。

中成药品种有疳积散、复明片（颗粒）等。

【用法与用量】 5～10 g。

【注意】 阴虚血亏之眼疾者不宜用。

【贮藏保管】 置通风干燥处。

密蒙花

【来源】 为马钱科植物密蒙花 *Buddleja officinalis* Maxim. 的干燥花蕾和花序。

【植物形态】 落叶灌木。小枝圆筒状，密生灰色绒毛。叶对生，长椭圆形或线状披针形，全缘或具小锯齿，表面有灰色小柔毛，背面有白色或黄褐色柔毛。花淡紫色，略带黄色，顶生圆锥花序；花期2—3月。蒴果，包有宿存萼及花冠；果期7—8月。（图9-12-1）

【产地】 主产于湖北、四川、甘肃、陕西、河南、广东、广西、贵州、云南等地。

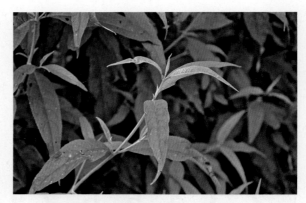

图9-12-1 密蒙花（植物）

【采收加工】 春季花未开放时采收，除去杂质，干燥。

【药材鉴别】 多为花蕾密聚的花序小分枝，呈不规则圆锥状，长1.5～3 cm。表面灰黄色或棕黄色，密被茸毛。花蕾呈短棒状，上端略大，长0.3～1 cm，直径0.1～0.2 cm；花萼钟状，先端4齿裂；花冠筒状，先端4裂，裂片卵形；雄蕊4，着生在花冠管中部。质柔软。气微香，味微苦、辛。（图9-12-2）

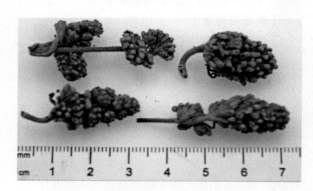

图9-12-2 密蒙花（药材）

以花蕾密聚、灰黄色、有绒毛、枝梗少者为佳。

【化学成分及药理作用】 含黄酮、三萜、苯丙素酚苷、环烯醚萜等。黄酮类，如刺槐素（acacetin）、蒙花苷（linarin）、木犀草素（luteolin）等；三萜皂苷类，如密蒙皂苷（mimengoside）A/B等；环烯醚萜类，如对甲氧基桂皮酰桃叶珊瑚苷（*p*-methoxycinnamoylcatalpol）、梓苷（catalposide）、梓醇（catalpol）等；苯丙素酚苷类，如洋丁香苷（acteoside）、海胆苷（echinacoside）等。

密蒙花具有解痉、利胆等作用。其总提取物

体外可抑制金黄色葡萄球菌、乙型溶血性链球菌；黄酮类成分体外有较弱的抗真菌作用；苯丙素酚苷类体外具有一定的抗肿瘤活性；皂苷对白细胞HL-60有抑制作用。

【饮片炮制及鉴别】 密蒙花 取药材，拣净花梗等杂质，筛净。

成品性状特征同药材。

【性味与归经】 甘，微寒。归肝经。

【功能】 清热泻火，养肝明目，退翳。

【应用】 目赤肿痛，多泪羞明，目生翳膜，肝虚目暗，视物昏花 如栀子胜奇散（蛇蜕、决明子、川芎、荆芥穗、菊花、炒蒺藜、谷精草、防风、羌活、栀子、密蒙花、甘草、蔓荆子、木贼、黄芩）(《原机启微》)。

中成药品种有拨云退翳丸、明目蒺藜丸、障眼明片等。

【用法与用量】 3～9 g。

【注意】 脾胃虚弱者慎服。

【贮藏保管】 置通风干燥处，防潮。

青葙子

【来源】 为苋科植物青葙Celosia argentea L.的干燥成熟种子。

【植物形态】 一年生草本，高达90 cm。全株无毛，茎直立，绿色微带红色。叶互生，披针形或椭圆状披针形，全缘，下部渐狭，形成叶柄。花紫红色，后转白色，顶生穗状花序，长椭圆形，花多数，每一朵花下面有3片小苞片，干燥膜质，有光泽；花期5—9月。胞果盖裂，果实上部作帽状脱落，种子数粒，细小，扁圆形，有光泽，黑色微带紫红色；果期6—10月。(图9-13-1)

【产地】 产于我国中部及南部各地。

【采收加工】 秋季果实成熟时采割植株或摘取果穗，晒干，收集种子，除去杂质。

【药材鉴别】 呈扁圆形，少数呈圆肾形，直径1～1.5 mm。表面黑色或红黑色，光亮，中间微隆起，侧边微凹处有种脐。种皮薄而脆。气微，味淡。(图9-13-2)

以粒饱满、色黑光亮者为佳。

【化学成分及药理作用】 含三萜皂苷如青

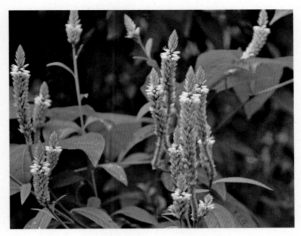

图9-13-1 青葙（植物）

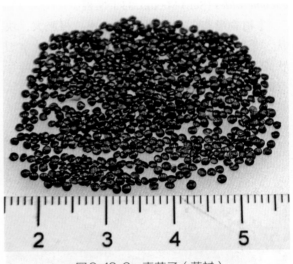

图9-13-2 青葙子（药材）

葙苷（celosin）A等；还含对羟基苯甲酸（4-hydroxybenzoic acid）、棕榈酸胆甾烯酯（cholesteryl palmitate）、脂肪油、淀粉，及丰富的硝酸钾等成分。所含脂肪油称为青葙子油脂（celosia oil）。

青葙子具有扩瞳、降血压、降血糖等作用，对铜绿假单胞菌有较强的抑制作用。所含油脂能扩散瞳孔，其提取物对四氯化碳所致小鼠急性肝损伤有显著保护作用，干粉能显著缩短家兔血浆再钙化时间。

【饮片炮制及鉴别】 青葙子 取药材，去净杂质。

成品性状特征同药材。

【性味与归经】 苦，微寒。归肝经。

【功能】 清肝泻火，明目退翳。

【应用】 肝热目赤，目生翳膜，视物昏花，

肝火眩晕 如石决明散（石决明、决明子、青葙子、栀子、大黄、赤芍、麦冬、木贼、荆芥、羌活）（《沈氏尊生书》）。

中成药品种有障翳散、琥珀还睛丸等。

【用法与用量】 9～15 g。

【注意】 本品有扩散瞳孔作用，青光眼患者禁用。

【贮藏保管】 置干燥处。

王瓜根*

【来源】 为葫芦科植物王瓜 *Trichosanthes cucumeroides* (Ser.) Maxim. 的干燥根。

【植物形态】 多年生草质藤本。根肥大，块状。茎细长，有卷须。叶互生，有柄，叶片掌裂状或不裂，边缘具锯齿，粗涩有毛茸，下部叶片有时分裂较深。花白色，单性异株，腋生短总状花序；花期夏季。瓠果球形至长椭圆形，熟时带红色；果期夏秋季。（图9-14-1）

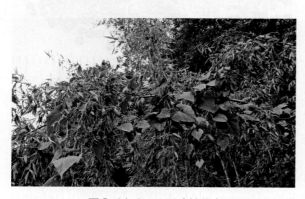

图9-14-1 王瓜（植物）

【产地】 主产于江苏、浙江、江西、广东、湖南等地。

【采收加工】 7—9月采收，除去泥沙，晒干。

【药材鉴别】 呈圆柱形或纺锤形，肥壮，长10～20 cm，直径1.5～2.5 cm。表面灰黄白色，有纵纹及须根痕。质脆，易折断，折断面淡黄色，呈颗粒状。气微，味极苦。（图9-14-2）

【化学成分及药理作用】 含三萜、甾体、有机酸、蛋白质等。三萜皂苷类，如11-氧代-5-葫芦烯-3β,24(R),25-三醇-3-O-三糖苷［11-oxocucurbit-5-ene-3β,24(R),25-triol-3-O-α-L-

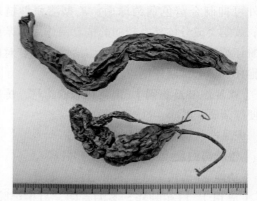

图9-14-2 王瓜根（药材）

rhamnopyranosyl（1→2）β-D-glucopyronlsyl（1→2）β-D-glu-copyranoside］、25-O-β-D-（6-O-己酰基）吡喃葡萄糖基-11-氧代-5-葫芦烯-3β,24(R)、25-三醇-3-O-三糖苷［25-O-β-D-(6-O-acetyl)glucopyranosyl-11-oxocucurbit-5-ene-3β,24(R),25-triol-3-O-α-L-rhamnopyranosyl（1→2）β-D-glucopyronlsyl（1→2）β-D-glu-copyranoside］、葫芦素（cucurbitacin）B/E等；甾醇及甾醇苷如α-菠菜甾醇（α-spinasterol）、Δ⁷-豆甾烯醇（Δ⁷-stigmastenol）、α-菠菜甾醇-3-O-β-D-吡喃葡萄糖苷（α-spinasterol -3-O-β-D-glucopyranoside）等；有机酸及其他成分，如棕榈酸（palmitic acid）、棕榈酸甲酯（methyl palmitate）、香草酸（vanillic acid）等；含一种新的引产有效蛋白（β-trichosanthin），其活性是天花粉蛋白（trichosanthin）的2倍；还含两个对肺癌有抑制活性的糖蛋白（glucoprotein），其中糖部分有半乳糖（galactose）和木糖（xylose）。

王瓜根有抗肿瘤、抗着床、抗早孕等作用。葫芦素B/E对鼻咽癌细胞具有较强的杀伤作用，是王瓜抗肿瘤的活性成分，同时有促进正常淋巴细胞转化的功能。

【饮片炮制及鉴别】 王瓜根 取药材，拣去杂质，洗净，润透，斜切厚片，干燥。

成品呈椭圆形斜厚片。周皮灰褐色，切面黄白色，粉性，有筋脉点。气微，味苦。（图9-14-3）

【性味与归经】 苦，寒。归大肠、胃经。

【功能】 泻热生津，散瘀消肿。

【应用】

1. 黑疸 单用（《太平圣惠方》）。

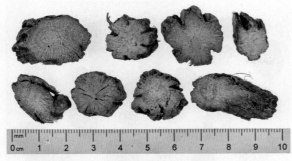

图9-14-3 王瓜根（饮片）

2. 伤寒烦渴不止 如土瓜根散（土瓜根、麦冬、甘草）（《太平圣惠方》）。

3. 带下经水不利，少腹满痛，经一月再见者 如土瓜根散（土瓜根、芍药、桂枝、䗪虫）（《金匮要略》）。

【**用法与用量**】 5～15 g，鲜者60～90 g；或捣汁；或研末含敷。外用适量，捣敷或磨汁涂。

【**注意**】 脾胃虚寒及孕妇慎服。

【**贮藏保管**】 置阴凉干燥处。

【**论注**】 王瓜根异名"土瓜根"（《金匮要略》）。

第二节

清热燥湿药

本类药物性味多属苦寒，苦能燥湿，寒能清热，主要用治湿热证。

湿热内蕴，多见发热、苔腻、尿少等症状，如肠胃湿热所致泄泻、痢疾、痔瘘，肝胆湿热所致胁肋胀痛、黄疸、口苦，下焦湿热所致小便淋漓涩痛、带下；其他如关节肿痛、湿疹、痈肿、耳痛流脓等，均属本类药应用范围。

苦寒多能伐胃、燥能伤阴，故本类药对脾胃虚弱和津液亏损者当慎用。必须用时，当配伍益胃或养阴药物。

黄 芩

【**来源**】 为唇形科植物黄芩 *Scutellaria baicalensis* Georgi 的干燥根。

【**植物形态**】 多年生草本。茎丛生，分枝多而细，基部木质化。叶对生，近于无柄，长椭圆形或线状披针形，基部圆或阔楔形，先端渐尖或急尖，全缘，表面深绿色，背面淡绿色，有黑色腺点。花紫蓝色，顶生总状轮生花序，花萼唇形，紫绿色，上唇背面有盾状附属物，果时增大，花冠唇形，下唇两侧向下反卷，中央部分下凹。小坚果4枚，近圆形，包于宿萼内。花期7—9月，果期8—10月。（图9-15-1）

【**产地**】 主产于河北承德、保定，山西汾阳、晋城，内蒙古呼和浩特，以及河南、陕西、

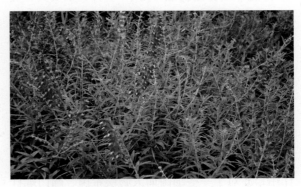

图9-15-1 黄芩（植物）

辽宁、吉林等地。山西产量最多，河北承德产者质量最好。

【**采收加工**】 春、秋二季采挖，除去须根和泥沙，晒后撞去粗皮，晒干。

【**药材鉴别**】 呈圆锥形，扭曲，长8～25 cm，直径1～3 cm。表面棕黄色或深黄色，有稀疏的疣状细根痕，上部较粗糙，有扭曲的纵皱纹或不规则的网纹，下部有顺纹和细皱纹。质硬而脆，易折断，断面黄色，中心红棕色。老根中心呈暗棕色或棕黑色，枯朽状或中空者称为"枯芩"，新根未中空而满实者称"子芩"或"条芩"。气微，味苦。（图9-15-2）

栽培品较细长，多有分枝。表面浅黄棕色，外皮紧贴，纵皱纹较细腻。断面黄色或浅黄色，略呈角质样。味微苦。

以条长、质坚实、色黄者为佳。

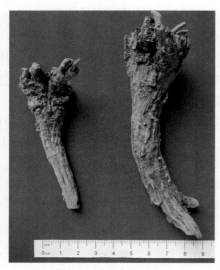

图9-15-2 黄芩（药材）

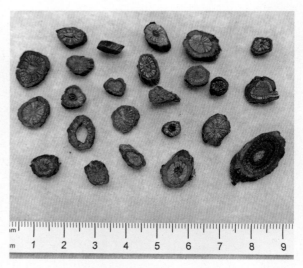

图9-15-3 黄芩饮片（薄片）

【化学成分及药理作用】 主含黄酮及其苷类如黄芩苷（baicalin）、汉黄芩苷（wogonoside）、黄芩素（baicalein）、汉黄芩素（wogonin）等。黄芩中黄酮类成分的含量与根的新老程度有关，如子芩中的黄芩苷、汉黄芩苷比枯芩高。

黄芩具有抗菌、抗炎、抗过敏、解热、镇痛、解痉等作用，对肝脏和脑具有一定保护作用。黄芩苷和黄芩素能够通过干扰花生四烯酸的代谢通路、抑制细胞因子的活性等产生解热抗炎作用，并对于一些细菌如大肠埃希菌、幽门螺杆菌、金黄色葡萄球菌，病毒如人类免疫缺陷病毒、甲流病毒 H1N1-pdm09、人巨细胞病毒，酵母型真菌如白色念珠菌，肺炎衣原体等有抑制作用。此外黄芩还具有治疗和预防糖尿病及其并发症、保护人牙周膜成纤维细胞、抗寄生虫、安胎、抑制脂质堆积、抗光老化等作用。

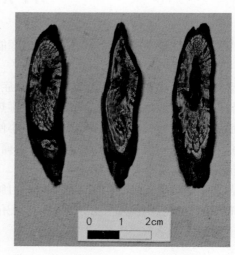

图9-15-4 淡芩（斜薄片）

【饮片炮制及鉴别】

1. 淡芩（黄芩） 取药材，除去杂质，至沸水中煮10分钟（不超过10分钟），捞出闷透，切斜薄片或薄片，晒干或烘干。樟树药帮多切成斜片。

成品为椭圆形、类圆形或不规则形薄片，直径1～3 cm。外表皮棕黄色或深黄色；切面黄色，中间红棕色，老根中央暗棕色或棕黑色，枯朽状或空洞。气微，味苦。（图9-15-3、图9-15-4）

2. 彩芩 取枯芩，如上法炮制，切去上部带枯朽空洞的部分和尾部后，将具有棕色枯朽状的

根的中部切斜薄片，干燥。彩芩为樟树药帮独有炮制方法。

成品为椭圆形斜薄片，因切面呈现不同颜色而被称为"彩芩"，其外表皮呈浅绿色、中层呈黄色、中心呈棕黄色。（图9-15-5）

3. 酒炒黄芩（酒黄芩） 取黄芩，用米酒或黄酒拌匀，稍闷，待吸尽后，文火炒干。每黄芩100 kg，用米酒或黄酒10 kg。

成品形如黄芩，微具焦斑，略具酒香气。（图9-15-6）

4. 黄芩炭 取黄芩，文火炒至外面焦黑色、内部棕黑色。

成品形如黄芩，表面焦黑色，内部棕黑色。质松脆。（图9-15-7）

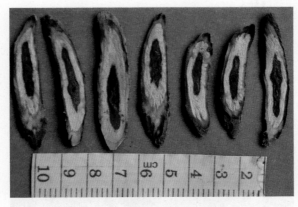

图9-15-5 彩芩

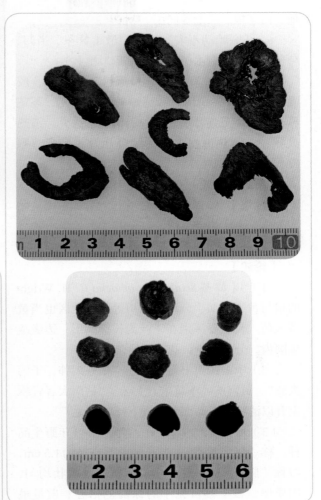

图9-15-7 黄芩炭（上图为斜片，下图为圆片）

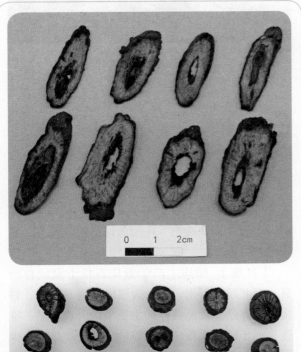

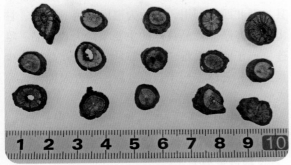

图9-15-6 酒炒黄芩（上图为斜片，下图为圆片）

黄芩经过蒸或沸水煮既可杀酶保苷，又可软化药材，便于切片。酒制后入血分，借酒的升腾之力，用于上焦肺热及四肢肌表之湿热，还可缓和黄芩苦寒之性，以免伤害脾阳，导致腹泻。炒炭后则以清热止血为主。

【性味与归经】　苦，寒。归肺、胆、脾、大

肠、小肠经。

【功能】　清热燥湿，泻火解毒，止血，安胎。

【应用】

1. 湿温发热、胸闷、苔腻之证　如黄芩滑石汤（黄芩、滑石、茯苓皮、通草、猪苓、白蔻仁、大腹皮）（《温病条辨》）。

2. 湿热中阻，痞满呕吐　如半夏泻心汤（甘草炙、黄芩、干姜、大枣擘、半夏洗、黄连）（《伤寒论》）。

3. 寒热往来之少阳证　如小柴胡汤（黄芩、柴胡、人参、半夏清、甘草炙、生姜、大枣）（《伤寒论》）。

4. 咳嗽痰壅之证　如小黄丸（黄芩、天南星、半夏、生姜）（《洁古家珍》）。

5. 内热亢盛，迫血妄行所致吐血、咯血、衄血、便血、血崩等证　可单用黄芩炭，或与生

地、白茅根、三七等同用。

6. 妊娠胎动不安 如当归散（黄芩、当归、芍药、芎䓖、白术）（《金匮要略》卷下）。

中成药品种有双黄连口服液（片、栓、胶囊、颗粒）、牛黄清感胶囊、竹沥达痰丸、芩芷鼻炎糖浆、芩连片、利鼻片、清肺抑火丸、清热灵颗粒、清热凉血丸、清脑降压片（胶囊、颗粒）、清喉利咽颗粒、蒲地蓝消炎胶囊等。

【用法与用量】 3～10 g。

【注意】 脾胃虚寒、食少、便溏者忌用；胎寒欲坠，无实热者忌用。

【贮藏保管】 置通风干燥处，防潮。

【论注】

（1）川黄芩 *Scutellaria amoena* C. H. Wright 的根与黄芩相似，云南、四川等西南地区也当黄芩入药。其主要区别在于叶为长椭圆形，边缘疏生圆齿，分枝较少，花冠下唇全缘。

（2）中医古典书籍多描述"枯芩泻肺，子泻大肠"。黄宫绣《本草求真》云："枯而大者轻飘上升以清肺，实而细者沉重下降以利便。"

（3）承德所产"芩王"，多为4～5年野生品种，称"热河黄芩"；条长，中部直径约1.5 cm，习称"腿芩"；外皮除净，金黄色，粗壮均匀，肉质厚，根上端可见小的棕褐色枯心；质量最好。产于山东半岛东部山区的称为"东芩"，质量亦可。其他产地产品则多为"枯芩"，质量不佳。野生黄芩质量优于家种品。黄芩颜色发绿是受潮所致，内在物质成分已发生变化，品质受到影响，不宜入药。

黄　连

【来源】 为毛茛科植物黄连 *Coptis chinensis* Franch.、三角叶黄连 *Coptis deltoidea* C. Y. Cheng et Hsiao 或云连 *Coptis teeta* Wall. 的干燥根茎。以上三种分别习称"味连""雅连""云连"。

【植物形态】

1. 黄连 多年生草本。高约30 cm。根茎横走，色黄，常弯曲，有多数细分枝；地上茎不明显。叶根生，有长柄，三角状卵形，小叶3枚，中央1枚常较两侧小叶长，每片小叶略呈菱形，羽状深裂，裂片尖锐，边缘重锯齿，表面绿色，平滑有光泽，脉上有微毛，背面淡绿色带黄色，无毛。花黄白色，两性或有时单性，顶生圆锥状聚伞花序，生于由叶丛中抽出的花茎上；花期2—4月。蓇葖果6～9枚，聚生呈伞形果穗；果期3—6月。（图9-16-1）

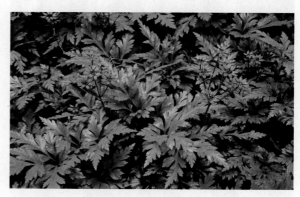

图9-16-1　黄连（植物）

2. 三角叶黄连 根茎黄色，不分枝或少分枝。叶片卵形，3全裂，中央裂片三角状卵形，羽状深裂，深裂片多少彼此密接，雄蕊长约为花瓣之半。

3. 云连 根茎黄色，较少分枝。叶片卵状三角形，3全裂，中央裂片卵状菱形，羽状深裂，深裂片彼此疏离。花瓣匙形至卵状匙形，先端钝。

【产地】 味连主产于重庆石柱土家族自治县，湖北西部利川，两地为道地产区；陕西、甘肃等地亦产；商品黄连的主要来源为栽培品。雅连主产于四川洪雅、峨眉等地，为栽培品，有少量野生。云连主产于云南德钦、碧江及西藏，原系野生，现有栽培品。

【采收加工】 秋季采挖，除去须根和泥沙，干燥，撞去残留须根。

【药材鉴别】

1. 味连 多集聚成簇，常弯曲，形如鸡爪。单枝根茎长3～6 cm，直径0.3～0.8 cm。表面灰黄色或黄褐色，粗糙，有不规则结节状隆起、须根及须根残基，有的节间表面平滑如茎秆，习称"过桥"。上部多残留褐色鳞叶，顶端常留有残余的茎或叶柄。质硬，断面不整齐，皮部橙红色或暗棕色，木部鲜黄色或橙黄色，呈放射状排列，髓部有的中空。气微，味极苦。（图9-16-2）

2. 雅连 多为单枝，略呈圆柱形，微弯曲，

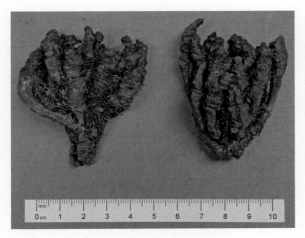

图9-16-2 味连（药材）

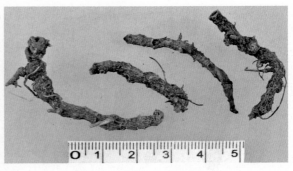

图9-16-4 云连（药材）

长4~8cm，直径0.5~1cm。"过桥"较长。顶端有少许残茎。（图9-16-3）

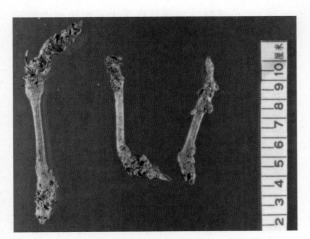

图9-16-3 雅连（药材）

3. 云连 弯曲呈钩状，多为单枝，较细小。（图9-16-4）

均以粗壮、坚实、断面皮部橙红色、木部鲜黄色或橙黄色者为佳。

【化学成分及药理作用】 含多种异喹啉类生物碱、酚性成分等。生物碱主要为小檗碱（黄连素，berberine），其次为黄连碱（coptisine，黄连的特征性成分）、甲基黄连碱（worenine，云连无）、掌叶小檗碱（巴马亭，palmatine）、药根碱等，尚含黄柏酮、黄柏内酯、木兰花碱等。酚性成分如阿魏酸、氯原酸等。

黄连具有抗菌、抗病毒、抗腹泻、抗炎解热、抗肿瘤等作用，对心血管系统、平滑肌具有

一定作用。黄连素对革兰阳性菌、革兰阴性菌及总型流感病毒、真菌均有抑制作用，低浓度抑菌而高浓度杀菌，能对抗大肠埃希菌及霍乱毒素引起的腹泻，并能减轻小肠绒毛的水肿、分泌亢进等炎症反应，降低死亡率；小檗碱对急性、慢性炎症均有抑制作用。黄连可通过抑制中枢发热介质的生成或释放产生解热作用。防治胃癌的作用机制与抑制癌基因蛋白过度表达和诱导肿瘤细胞凋亡有关。还具有显著的抗心律失常、抗心肌缺血、降血压、抗血小板聚集、降血糖、调节外周和中枢免疫系统、抗氧化作用。黄连对裸鼠鼻炎肿瘤移植瘤有明显的治疗作用，主要表现为细胞毒作用。另外还有镇痉、利尿、延缓衰老、抗辐射及局部麻醉等作用。

【饮片炮制及鉴别】

1. 黄连 取药材，除去须根等杂质，抢水洗净，润透，切或刨纵薄片，晾晒干。

成品为不规则形薄片，直径0.2~1cm。外表皮黄褐色或棕黄色，粗糙，可见细小的须根或点状须根痕；切面皮部暗棕色或黄棕色，木部金黄色，横切者呈放射状排列，髓部棕红色，有时空心。质坚脆。气微，味极苦。（图9-16-5）

2. 酒炒黄连（酒黄连） 取黄连，用米酒或黄酒拌匀，闷透，待酒吸尽后，文火炒干。每黄连100kg，用米酒或黄酒12.5kg。

成品形如黄连，表面棕黄色，略具酒香气。

3. 姜汁炒黄连（姜黄连） 取黄连，用生姜汁喷洒拌匀，闷透，至吸尽后，文火炒干。每黄连100kg，用生姜12.5kg捣汁。

成品形如黄连，表面棕黄色，略具姜辣气味。

4. 吴茱萸水炒黄连（萸黄连） 先取泡吴茱萸加适量水煎煮，去渣得汁，再将黄连加入泡吴

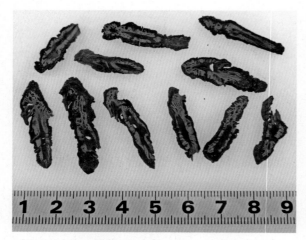

图9-16-5 黄连（饮片）

茱萸的煎煮液中，拌匀，闷透，待药汁吸尽后，置于微热的铜锅内，竹刀搅拌，文火炒干。每黄连100 kg，用吴茱萸6.4 kg。

成品形如黄连，表面棕黄色或棕褐色，略具吴茱萸的辛辣气味。

酒黄连善清上焦火热，用于目赤、口疮。姜黄连清胃和胃止呕，用于寒热互结、湿热中阻、痞满呕吐。萸黄连疏肝和胃止呕，用于肝胃不和、呕吐吞酸。

【性味与归经】 苦，寒。归心、脾、胃、肝、胆、大肠经。

【功能】 清热燥湿，泻火解毒。

【应用】

1. 胃肠湿热所致腹泻、痢疾、呕吐等证 本品能去中焦湿热，并能解毒。治气滞而里急后重之证，如香连丸（黄连吴茱萸炒、木香吴茱萸炒）（《太平惠民和剂局方》）。治痢疾、泄泻而身热之证，如葛根芩连汤（葛根、黄芩、黄连、炙甘草）（《伤寒论》）。治肝火或胃热呕吐之证，如左金丸（黄连、吴茱萸）（《丹溪心法》）。治热盛气逆呕吐之证，如黄连橘皮竹茹半夏汤（黄连、竹茹、橘皮、半夏）（《温热经纬》卷五）。治胃热肠寒证，症见腹中痛，欲呕吐者，如黄连丸（黄连、甘草炙、干姜、桂枝、人参、半夏洗、大枣擘）（《伤寒论》）。

2. 热病，热盛火炽、壮热、烦躁、神昏谵语等证 治疗毒入心，内热口干，烦闷恍惚，脉实者，如黄连解毒汤（黄芩、栀子、黄连、连翘、甘草、牛蒡子）（《外科正宗》）。治心火亢盛、烦躁不眠及血热妄行所致吐血、衄血之证，如黄连阿胶汤（黄连、阿胶、鸡子黄、白芍、黄芩）（《伤寒论》）。

3. 痈肿疮毒，疗毒内攻，耳目肿痛诸证 如黄连解毒汤（黄芩、黄连、黄柏、栀子）（《外台秘要》）。

中成药品种有一清胶囊（颗粒）、五黄养阴颗粒、心速宁胶囊、左金丸（胶囊）、戊己丸、连参通淋片、金芪降糖片、驻车丸、香连化滞丸、脏连丸、黄连上清丸（片、胶囊、颗粒）、黄连胶囊、清胃黄连丸（大蜜丸、水丸、片）等。

【用法与用量】 2～5 g。外用适量。

【注意】 本品大苦大寒，过量服用或久服败胃。凡胃寒呕吐、脾虚泄泻者均忌用。

【贮藏保管】 置通风干燥处。

【论注】

（1）小檗碱等成分易溶于水，在热水中溶解度更大。黄连切制时，宜在水温较低时进行，并尽量减少在水中的浸润时间，否则易损失药效。

（2）味连形如鸡爪，"过桥"少；产量大。雅连形如蚕形，"过桥"明显；云连形如蝎尾，无"过桥"。后两者质优但产量小。

黄 柏
（附：关黄柏）

【来源】 为芸香科植物黄皮树 *Phellodendron chinense* Schneid. 的干燥树皮。习称"川黄柏"。

【植物形态】 落叶乔木。高可达12 m。树皮灰褐色，无加厚的木栓层，内层黄色，有黏性；小枝紫褐色，光滑无毛。叶对生，奇数羽状复叶，小叶7～15枚，有短柄，小叶片长圆状披针形至长圆状卵形，基部狭楔形至广楔形或近圆形，通常两侧不等，先端渐尖，背部全部密被长柔毛。花单性异株，顶生成簇的圆锥花序；花期5—6月。浆果状核果圆球形，密集，成熟后紫黑色，常有5核；果期7—9月。（图9-17-1）

【产地】 主产于四川、贵州等地，陕西、湖北、云南、湖南、甘肃、广西等地亦产。四川都江堰、峨眉，重庆巫溪、城口等地产质优。

【采收加工】 剥取树皮后，除去粗皮，晒干。

【药材鉴别】 呈板片状或浅槽状，长宽不

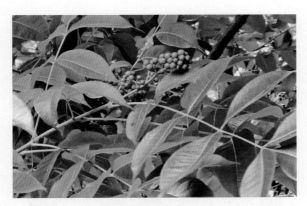

图9-17-1 黄皮树（植物）

一，厚1～6 mm。外表面黄褐色或黄棕色，平坦或具纵沟纹，有的可见皮孔痕及残存的灰褐色粗皮；内表面暗黄色或淡棕色，具细密的纵棱纹。体轻，质硬，断面纤维性，呈裂片状分层，深黄色。气微，味极苦，嚼之有黏性。（图9-17-2）

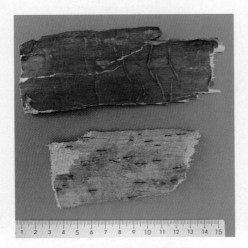

图9-17-2 黄柏（药材）

以皮厚、断面色黄者为佳。

【化学成分及药理作用】 含生物碱、柠檬苦素、甾醇等。生物碱，如小檗碱（berberine）、黄柏碱（phellodendrine）、掌叶防己碱（palmatine）、木兰碱（magnoflorine）等；柠檬苦素类，如黄柏内酯（limonin）、黄柏酮（obacunone）等；还含甾醇类化合物，如γ/β-谷甾醇、豆甾醇等。

黄柏具有抑制免疫反应、降血糖、降血压、抗菌、抗炎、解热、抗肿瘤、抗溃疡等作用。黄柏碱和木兰碱可抑制细胞免疫反应，减轻炎症损伤。黄柏酮等有效成分能使肠道振动幅度加强，

同时收缩松弛的情况也加强。小檗碱有明显降血糖作用，可通过激活ERK2及PI3-激酶促进肝糖原合成，降低血糖浓度。黄柏的水浸出液有降低麻醉动物血压的作用。黄柏对大肠埃希菌、痤疮丙酸杆菌、金黄色葡萄球菌、表皮葡萄球菌、肺炎球菌、甲/乙型链球菌、幽门螺旋杆菌等均有良好的抑制作用；对BGC823人胃癌细胞具有光敏抑制效应；对胃溃疡有抑制作用。

【饮片炮制及鉴别】

1. **黄柏** 取药材，除去杂质，抢水洗净，润软，横切成丝或长约3 cm的方块（即骨牌片），阴干。有时将厚方块再平剖成6～9片的薄方块，阴干。黄柏骨牌片为樟树药帮特色。

成品为丝片或小方块，厚2～6 mm。外表面黄褐色或棕黄色，平坦或具纵裂纹；内表面暗黄色、深棕色或黄绿色，具细密的纵皱纹。横切面深黄色者或鲜黄色，呈裂片状分层。气微，味甚苦，嚼之有黏性。（图9-17-3）

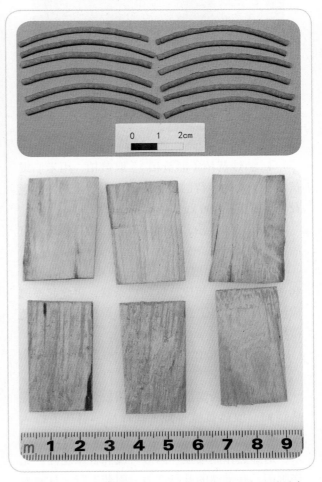

图9-17-3 黄柏饮片（上图为丝片，下图为骨牌片）

2. **盐水炒黄柏（盐黄柏）** 取黄柏，用盐水喷洒拌匀，闷透，文火炒至药物呈老黄色。每黄柏100 kg，用食盐2 kg。

成品形如黄柏，表面老黄色，微具焦斑，味微咸。（图9-17-4）

3. **黄柏炭** 取黄柏，用武火加热，炒至药物外表黑褐色、内部黄褐色。

成品形如黄柏，表面黑褐色，内部黄褐色，略具焦香气。（图9-17-4）

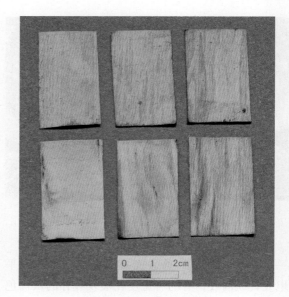

图9-17-5　酒炒黄柏

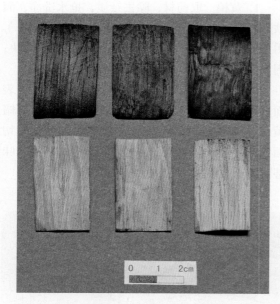

图9-17-4　黄柏炭（上）与盐水炒黄柏（下）

4. **酒炒黄柏（酒黄柏）** 取黄柏，用米酒或黄酒喷洒均匀，待酒吸尽后，文火炒至药物呈老黄色。每黄柏100 kg，用米酒或黄酒10 kg。

成品形如黄柏，表面老黄色，微具焦斑，有酒香气。（图9-17-5）

5. **黄柏花** 取药材，除去杂质，抢水洗净，润透，刮去残留粗皮，纵划成条状，再叠起横铡成丝并基部相连，压平，阴干。黄柏花为樟树药帮特色。

成品形如黄柏，扁平丝状，基部相连成折扇状。（图9-17-6）

黄柏生品苦燥清热燥湿作用较强，多用于湿热泻痢、湿热黄疸等症。盐炒后，引药下行入肾，缓和苦燥之性，不伤脾胃，滋肾阴、泻肾水、退虚热作用增强。酒炒可缓和苦寒之性，免伤脾阳，并借酒的升腾之力，引药上行，且能入血分，清血分湿热。黄柏制炭后，则苦寒之性大

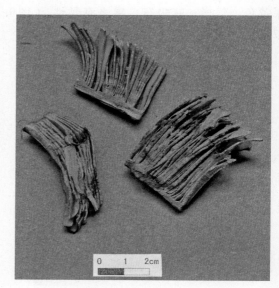

图9-17-6　黄柏花

减，收涩之性增加，清湿热之中兼具涩性。

【性味与归经】 苦，寒。归肾、膀胱经。

【功能】 清热燥湿，泻火除蒸，解毒疗疮。

【应用】

1. **湿热泻痢、黄疸、白带、足膝肿痛及热淋等证** 治痢疾，如白头翁汤（白头翁、黄柏、黄连、秦皮）（《伤寒论》）。治黄疸，如栀子柏皮汤（栀子、甘草、黄柏）（《伤寒论》）。治带下黄稠，如易黄汤（山药麸炒、芡实麸炒、黄柏盐炒、车前子酒炒、白果）（《傅青主女科》）。治足膝肿痛，如三妙丸（黄柏盐炒、苍术炒、牛膝）（《医学正传》）。

2. 痈肿疮毒、湿疹等　治疮疡肿毒,如黄连解毒汤(黄芩、黄连、黄柏、栀子)(《外台秘要》),也可以黄柏细末调猪胆汁外涂。治疥癣冈癣,如苦参汤(苦参、蛇床子、白芷、金银花、野菊花、黄柏、地肤子、石菖蒲)(《疡科心得集》引《大全》),也可以黄柏、滑石、甘草为末撒敷或煎汁洗患处。

3. 阴虚发热、骨蒸盗汗及遗精等证　如知柏地黄丸(熟地黄、山萸肉、干山药、泽泻、牡丹皮、茯苓去皮、知母盐炒、黄柏盐炒)(《医方考》);又如大补阴丸(盐知母、盐黄柏、熟地黄、醋龟甲)(《丹溪心法》)。

中成药品种有小儿清热片、白带丸、治糜康栓、妇科止带胶囊、桂林西瓜霜等。

【用法与用量】　3～12g。外用适量。

【注意】　本品大苦大寒,易损胃气,脾胃虚寒者忌用。

【贮藏保管】　置通风干燥处,防潮。

附：关黄柏

【来源】　为芸香科植物黄檗*Phellodendron amurense* Rupr.的干燥树皮。

【植物形态】　黄檗与黄皮树近似,主要区别在于黄檗树皮有厚的木栓层,成长的小叶片表面无毛,背面也仅在中脉的基部密被长柔毛。(图9-17-7)

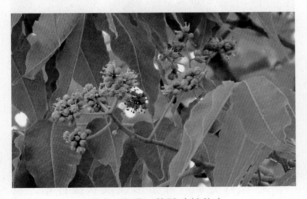

图9-17-7　黄檗(植物)

【产地】　主产于黑龙江尚志、伊春、五常,吉林永吉、抚松、珲春,辽宁本溪、凤城等地;内蒙古、河北等地亦产。东北三省产质优。

【采收加工】　剥取树皮,除去粗皮,晒干。

【药材鉴别】　呈板片状或浅槽状,长宽不一,厚2～4mm。外表面黄绿色或淡棕黄色,较平坦,有不规则的纵裂纹,皮孔痕小而少见,偶有灰白色的粗皮残留;内表面黄色或黄棕色。体轻,质较硬,断面纤维性,有的呈裂片状分层,鲜黄色或黄绿色。气微,味极苦,嚼之有黏性。(图9-17-8)

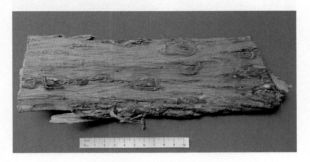

图9-17-8　关黄柏(药材)

以皮厚、断面色黄者为佳。

【化学成分及药理作用】　与川黄柏成分类似,但含量差异不同。川黄柏中总碱及小檗碱的含量质量分数均高于关黄柏。

【饮片炮制及鉴别】

1. 关黄柏　取药材,除去杂质,喷淋清水,润透,切丝,干燥。

成品呈丝状。外表面黄绿色或淡棕黄色,较平坦。内表面黄色或黄棕色。切面鲜黄色或黄绿色,有的呈片状分层。气微,味极苦。(图9-17-9)

2. 盐水炒关黄柏(盐关黄柏)　取关黄柏,用盐水拌匀,闷透,用文火炒干。

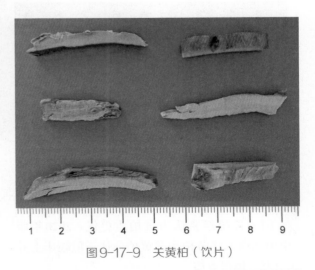

图9-17-9　关黄柏(饮片)

成品形如关黄柏，深黄色，偶有焦斑。略具咸味。（图9-17-10）

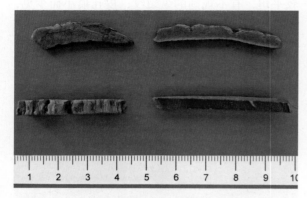

图9-17-10 盐关黄柏

3. 关黄柏炭 取关黄柏，用武火炒至表面焦黑色。

成品形如关黄柏，表面焦黑色，断面焦褐色。质轻而脆。味微苦、涩。（图9-17-11）

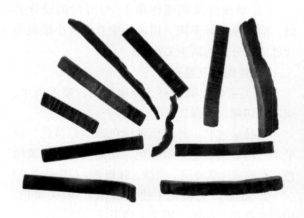

图9-17-11 关黄柏炭

炮制作用与黄柏相同。

【性味与归经】【功能】【应用】【用法与用量】【贮藏保管】 同"黄柏"。

中成药品种有固经丸、妇宁栓、郁金银屑片、乌蛇止痒丸等。

【论注】

（1）传统经验认为黄柏质更优。2020年版《中国药典》将黄柏和关黄柏分述，但临床上并未分开。值得商榷。

（2）黄芩治上焦、黄连治中焦、黄柏治下焦。黄芩偏泻上焦肺火，且有清热安胎之功；黄连偏泻中焦胃火，并长于泻心火；黄柏偏泻下焦相火，除骨蒸。

龙 胆

【来源】 为龙胆科植物龙胆 *Gentiana scabra* Bge.、三花龙胆 *Gentiana triflora* Pall.、条叶龙胆 *Gentiana manshurica* Kitag. 或坚龙胆 *Gentiana rigescens* Franch. 的干燥根和根茎。前三种习称"龙胆"，后一种习称"坚龙胆"。

【植物形态】

1. 龙胆 多年生草本。根稍肥厚。茎直立，高30～80 cm。叶对生，披针形至三角状卵形，基部圆形，先端渐尖，无柄，3主脉明显，边缘反卷。花蓝色，单生，顶生聚伞花序；花期9—11月。蒴果卵圆形，有柄；果期10—11月。（图9-18-1）

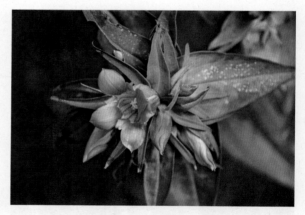

图9-18-1 龙胆（植物）

2. 三花龙胆 叶线状披针形，宽0.5～1.2 cm，先端渐尖，边缘及脉光滑。花冠裂片先端钝。

3. 条叶龙胆 叶条形或线状披针形，宽0.4～1.2 cm，叶缘反卷。花冠裂片三角形，先端急尖，褶斜三角形。

4. 坚龙胆 根近棕黄色，无横纹。茎常带紫棕色。叶片倒卵形至倒卵状披针形，全缘光滑。花紫红色。种子不具翅。（图9-18-2）

【产地】 龙胆主产于东北地区，全国各地除

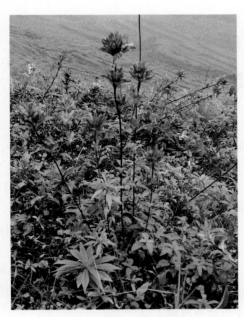

图9-18-2 坚龙胆（植物）

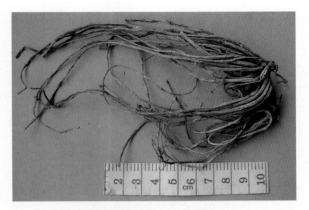

图9-18-3 龙胆（药材）

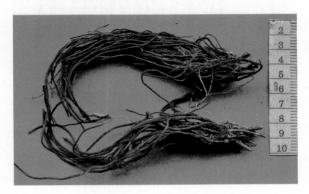

图9-18-4 坚龙胆（药材）

西北和西藏外均产。三花龙胆主产于东北及内蒙古等地。条叶龙胆主产于东北地区，河南、江苏、浙江、山东、安徽等地亦产。三者统称"关龙胆"，以黑龙江杜尔伯特、海林、吉林长白、珲春，辽宁宽甸、凤城为道地产区。坚龙胆主产于云南保山、大理，贵州遵义、凯里，四川木里、布拖等地。

【采收加工】 春、秋二季挖根，除去地上残茎，洗净泥土，晒干。秋季采者质量较好。

【药材鉴别】

1. 龙胆 根茎呈不规则的块状，长1～3 cm，直径0.3～1 cm；表面暗灰棕色或深棕色，上端有茎痕或残留茎基，周围和下端着生多数细长的根。根圆柱形，略扭曲，长10～20 cm，直径0.2～0.5 cm；表面淡黄色或黄棕色，上部多有显著的横皱纹，下部较细，有纵皱纹及支根痕。质脆，易折断，断面略平坦，皮部黄白色或淡黄棕色，木部色较浅，呈点状环列。气微，味甚苦。（图9-18-3）

2. 坚龙胆 表面无横皱纹，外皮膜质，易脱落。木部黄白色，易与皮部分离。（图9-18-4）

均以条粗长、色黄或黄棕者为佳。

【化学成分及药理作用】 均主含环烯醚萜苷类，如龙胆苦苷（gentiopicrin）、当药苷（獐牙菜苷，sweroside）、当药苦苷（獐牙菜苦苷，swertiamarin）等。此外，还含生物碱如龙胆黄碱（gentioflavine）和龙胆碱（gentianine）等；多糖类如龙胆二糖、龙胆三糖等。坚龙胆中还分离到秦艽乙素（gentianidine）、秦艽丙素（gentianal）等成分。

龙胆具有保肝、利胆、健胃、抗炎等作用。龙胆多糖有一定的降血脂作用。龙胆苦苷、龙胆碱、獐牙菜苷、獐牙菜苦苷等能够保护肝细胞、增加胆汁流量而产生保肝利胆作用。龙胆苦苷对缺血心肌再灌注损伤有保护作用，对热和化学刺激引起的疼痛及持久性炎症性疼痛有明显的镇痛作用，对脓毒症所致急性肺损伤有修复作用，可减轻四氯化碳的毒性而具有护肝作用，可直接刺激胃液和胃酸的分泌而具有健胃作用，可抑制SMMC-7721人肝细胞的增殖而具有抗肿瘤作用，可清除氧自由基而具有抗氧化作用。龙胆碱对神经系统有兴奋作用，但较大剂量则出现麻醉作用，还具有短暂的降血压作用。

【饮片炮制及鉴别】

1. 龙胆 取药材，除去杂质，洗净，润透，切段，干燥。

龙胆　成品为不规则形的段。根茎呈不规则块片，表面暗灰棕色或深棕色。根圆柱形，表面淡黄色至黄棕色，有的有横皱纹，具纵皱纹。切面皮部黄白色至棕黄色，木部色较浅。气微，味甚苦。（图9-18-5）

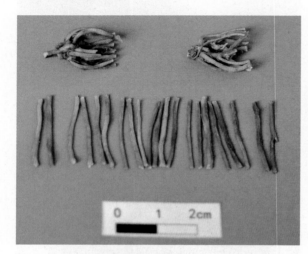

图9-18-5　龙胆（饮片）

坚龙胆　成品为不规则形的段。根表面无横皱纹，膜质外皮已脱落，表面黄棕色至深棕色。切面皮部黄棕色，木部色较浅。（图9-18-6）

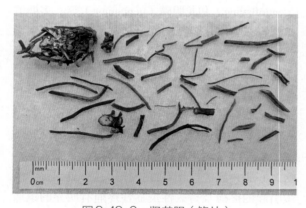

图9-18-6　坚龙胆（饮片）

　　2. 酒炒龙胆（酒龙胆）　取龙胆或坚龙胆，用米酒或黄酒拌匀，闷透，文火炒至药物呈深黄色。每龙胆100 kg，用米酒或黄酒10 kg。

成品形如龙胆或坚龙胆，外表面深黄色，略具酒香气。

龙胆酒制后，能提升药力并引药上行，增强其清泻湿热、疏肝行气等功效。

【性味与归经】　苦，寒。归肝、胆经。

【功能】　清热燥湿，泻肝胆火。

【应用】

　　1. 湿热黄疸　如龙胆饮（龙胆草、栀子仁、防风、茵陈、川芎、玄参、荆芥穗、菊花、赭石、甘草）（《银海精微》）。

　　2. 肝经热盛、热极生风所致高热惊厥、手足抽搐　如凉惊丸（龙胆、防风、青黛、钩藤、黄连、牛黄、麝香、龙脑）（《小儿药证直诀》卷下）。

　　3. 肝胆实热所致胁痛、头痛、目赤、耳聋，阴肿阴痒诸证　如龙胆泻肝汤（龙胆草酒炒、黄芩炒、栀子酒炒、泽泻、木通、车前子、当归酒炒、生地黄酒炒、柴胡、甘草）（《医方集解》）。

中成药品种有尤龙胶囊、龙泽熊胆胶囊、龙胆泻肝丸（水丸）、耳聋丸、泻青丸、泻肝安神丸等。

【用法与用量】　3～6 g。

【注意】　脾胃虚寒者不宜用。

【贮藏保管】　置干燥处。

苦　参

【来源】　为豆科植物苦参 *Sophora flavescens* Ait. 的干燥根。

【植物形态】　落叶灌木。高可达1.5 m。小枝细而为绿色，平滑无毛。叶互生，长椭圆形，基部圆形或楔形，先端钝或尖而微凹，全缘或为波状齿牙，全缘或有短柄，表面暗绿色，背面苍绿色，疏生有短柔毛，叶柄密生有灰色绢状毛。花蝶形，白色，粉红色或黄色，顶生总状花序；花期5—6月。荚果圆筒状念珠形，种子多粒，基部有萼宿存；果期7—9月。（图9-19-1）

【产地】　主产于山西、河南、河北等地，其他大部分地区亦产。

【采收加工】　春、秋二季采挖，除去根头和小支根，洗净，干燥，或趁鲜切片，干燥。

【药材鉴别】　呈长圆柱形，下部常有分枝，长10～30 cm，直径1～6.5 cm。表面灰棕色或棕黄色，具纵皱纹和横长皮孔样突起，外皮薄，多破裂反卷，易剥落，剥落处显黄色，光滑。质硬，不易折断，断面纤维性，切片者类圆形或圆形，厚3～6 mm；黄白色，具放射状纹理和裂隙，有的具异型维管束呈同心性环列或不规则散在。气微，味极苦。（图9-19-2）

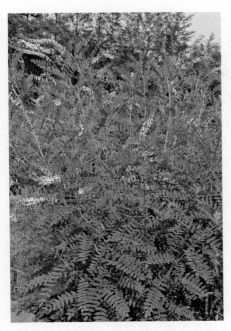

图9-19-1 苦参（植物）

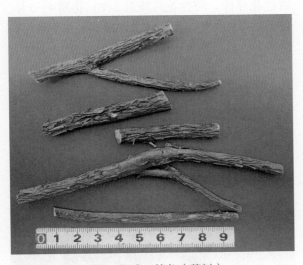

图9-19-2 苦参（药材）

以条匀、断面色黄白、无须根、味苦者为佳。

【化学成分及药理作用】 含生物碱、黄酮等。生物碱类，如苦参碱（matrine）、氧化苦参碱（oxymatrine）、羟基苦参碱（sophoranol）、槐定碱（sophoridine）等；黄酮类，如苦参酮（kurarinone）、去甲苦参酮（norkurarinone）、高丽槐素（maachiain）等。还含多糖、三萜及三萜皂苷、木脂素、酚酸、苯丙素类及锌、硒等微量元素。

苦参主要具有抗心律失常、抗心肌纤维化、调节免疫、抗肿瘤、抗肝损伤、降血压、抗过

敏、抗炎、抗菌作用，对心血管系统、神经系统有一定作用。苦参碱可使心率减慢、心肌收缩力减弱而抑制心脏，对急性心肌缺血有保护作用，对T细胞、B细胞和巨噬细胞的免疫功能活性均有明显的抑制作用，可抑制K562细胞的增殖并促进其凋亡而具有抗肿瘤活性，具有抗肝纤维化、抗免疫性肝损伤作用，对多种炎症介质均有不同程度的抑制作用。氧化苦参碱能明显对抗室性心律失常及心房纤颤或扑动，有微弱扩张血管和快速降血压作用，对过敏反应有明显的抑制作用。此外，苦参还具有镇痛、平喘、升高白细胞等作用。

【饮片炮制及鉴别】

1. 苦参 取药材，除去残留根头，大小分开，洗净，润透，切厚片，干燥；切片者，除去杂质即可。

成品呈类圆形或不规则形的厚片。外表皮灰棕色或棕黄色，有时可见横长皮孔样突起，外皮薄，常破裂反卷或脱落，脱落处显黄色或棕黄色，光滑。切面黄白色，纤维性，具放射状纹理和裂隙，有的可见同心性环纹。气微，味极苦。（图9-19-3）

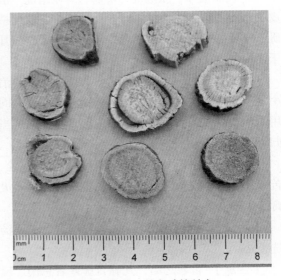

图9-19-3 苦参（饮片）

2. 麸炒苦参 取苦参，用麦麸炒至药物表面颜色加深。每苦参100 kg，用麦麸20 kg。

成品形如苦参，颜色加深，具香气。（图9-19-4）

【性味与归经】 苦，寒。归心、肝、胃、大

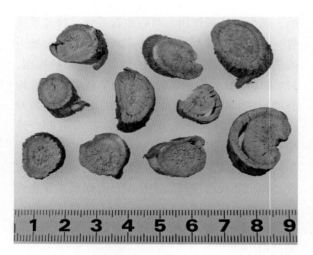

图 9-19-4　麸炒苦参

肠、膀胱经。

【功能】　清热燥湿，杀虫，利尿。

【应用】

1. 湿热所致黄疸、泻痢、带下、阴痒等证　治黄疸，常与山栀子、龙胆草等同用。治泻痢，如香参丸（苦参、木香、甘草）（《奇方类编》）。治带下黄色稠黏及阴痒，常与黄柏、白芷、车前子等同用。

2. 皮肤瘙痒、脓疱疮、疥癣、麻风诸证　治皮肤瘙痒、脓疱疮，单用苦参。治疥癣，常配枯矾、硫黄制成软膏。治麻风，常与大风子、苍耳子同用。

3. 湿热蕴结、小便不利、灼热涩痛之证　治小便不利、灼热涩，单用或与蒲公英、石韦同用。治妊娠小便不利，如当归贝母苦参丸（当归、贝母、苦参）（《金匮要略》）。

中成药品种有妇必舒阴道泡腾片、妇宁栓、苦参片、苦参软膏、复方苦参肠炎康片、银屑灵膏、康妇消炎栓、痢必灵片等。

【用法与用量】　4.5～9 g。外用适量，煎汤洗患处。

【注意】　苦寒之品，凡脾胃虚寒者忌用。反藜芦。

【贮藏保管】　置干燥处。

秦　皮

【来源】　为木犀科植物苦枥白蜡树 *Fraxinus rhynchophylla* Hance、白蜡树 *Fraxinus chinensis* Roxb.、尖叶白蜡树 *Fraxinus szaboana* Lingelsh. 或宿柱白蜡树 *Fraxinus stylosa* Lingelsh. 的干燥枝皮或干皮。

【植物形态】

1. 苦枥白蜡树　落叶乔木，高达 10 m。树皮褐灰色，较平滑，老时浅裂；当年生枝淡黄色，通直，无毛，去年生枝暗褐色，皮孔散生。叶对生，奇数羽状复叶，叶轴光滑无毛，小叶着生处具关节；小叶通常 5 片，稀 3～7 片，革质，阔卵形、倒卵形或卵状披针形，基部阔楔形或略呈圆形，先端渐尖或长渐尖，边缘具浅粗钝锯齿，有时呈波状，上面深绿色，中脉略凹入，脉上有时疏被柔毛，下面色淡，沿脉腋被白色柔毛，渐秃净；顶端小叶显著大于侧生小叶，柄较长；上面具深槽。花白色，与叶同时开放，顶生或腋生圆锥花序，花萼浅杯状，无花冠，雄花与两性花异株，两性花具雄蕊 2 枚；花期 4—5 月。翅果线形，先端钝圆、急尖或微凹，翅下延至坚果中部，具宿存萼；果期 9—10 月。（图 9-20-1）

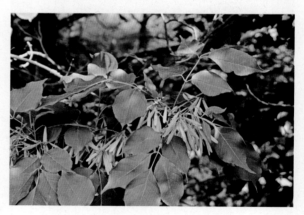

图 9-20-1　苦枥白蜡树（植物）

2. 白蜡树　小叶 5～9 枚，以 7 枚为多数，小叶卵形、倒卵状长圆形至披针形，先端锐尖至渐尖；花萼筒状，紧贴坚果基部。（图 9-20-2）

3. 尖叶白蜡树　小枝、叶轴和小叶下面被毛。小叶通常 5 枚，小叶先端长渐尖至尾尖，下面常在中脉基部被白色柔毛。花无花冠，与叶同时开放；花萼杯状，与坚果基部疏离。

4. 宿柱白蜡树　小叶 3～5 枚，无柄或近于无柄，披针形，叶轴细而直。花具花冠，先叶后花；萼齿明显。

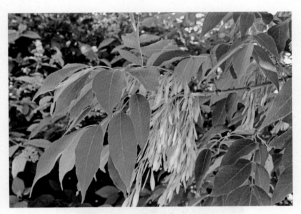

图9-20-2 白蜡树（植物）

秦皮具有消炎、镇痛作用，对尿量及尿酸排泄有影响。秦皮乙素具有抗菌作用，秦皮甲素及马栗树皮素具有抗炎、镇痛作用，秦皮甲素、马栗树皮素、秦皮素具有排尿酸和利尿的作用；马栗树皮素具抑制脂氧酶的活性及止咳祛痰作用。

【饮片炮制及鉴别】 秦皮 取药材，除去杂质，洗净，润透，切丝，干燥。

成品为长短不一的丝条状。外表面灰白色、灰棕色或黑棕色。内表面黄白色或棕色，平滑。切面纤维性。质硬。气微，味苦。（图9-20-4）

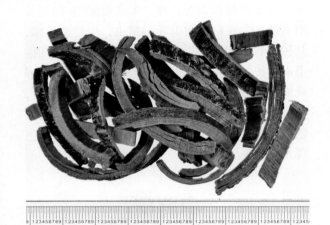

图9-20-4 秦皮（饮片）

【产地】 苦枥白蜡树主产于东北三省，白蜡树主产于四川，尖叶白蜡树和宿柱白蜡树主产于陕西。

【采收加工】 春、秋二季整枝时，剥下干皮或枝皮，晒干。

【药材鉴别】

1. 枝皮 卷筒状或槽状，长10～60 cm，厚1.5～3 mm。外表面灰白色、灰棕色至黑棕色或相间呈斑状，平坦或稍粗糙，密布灰白色圆点状皮孔，并可见马蹄形或新月形叶痕；内表面黄白色或棕色，较平滑。质硬而脆，断面纤维性，黄白色。气微，味苦。（图9-20-3）

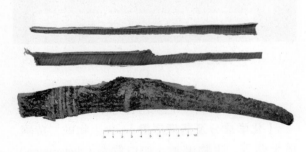

图9-20-3 秦皮（药材）

2. 干皮 为长条状块片，厚3～6 mm。外表面灰棕色，具龟裂状沟纹及红棕色圆形或横长的皮孔。质坚硬，断面纤维性较强，易成层剥离呈裂片状。

以条长、外皮薄且光滑者为佳。

【化学成分及药理作用】 主含香豆素，如秦皮甲素（aesculin）、秦皮乙素（aesculetin）等；尚含鞣质、甘露醇及生物碱等。宿柱白蜡树还含丁香苷（syringin）、宿柱白蜡苷（stylosin）等。

【性味与归经】 苦、涩，寒。归肝、胆、大肠经。

【功能】 清热燥湿，收涩止痢，止带，明目。

【应用】

1. 热毒泻痢、血痢、里急后重之证 如白头翁汤（白头翁、黄连、黄柏、秦皮）（《伤寒论》）。治慢性久痢，则可与椿白皮、石榴皮等同用；如湿热带下，常与椿白皮、黄柏等同用；治妇人赤白带下及血崩不止，与当归、丹参同用。

2. 肝经郁热，目赤肿痛、生翳等证 常与黄连、竹叶同用，或单用煎汁洗眼，如点眼秦皮汤（秦皮锉碎、黄连去须、蕤仁去皮、淡竹叶）（《圣济总录》）。

中成药品种有泻痢宁片。

【用法与用量】 6～12 g。外用适量，煎洗患处。

【注意】 脾胃虚寒者忌用。

【贮藏保管】 置通风干燥处。

【论注】

（1）部分地方曾用胡桃科植物核桃楸*Juglans mandshurica* Maxim.的树皮作秦皮用。其主要特征：药材厚1～2 mm，呈卷筒状或扭曲成绳状。外表面平滑，灰棕色，皮孔少，有叶痕。内表面暗棕色。不易横断，易纵裂。味微苦略涩。镜检，薄壁细胞含草酸钙簇晶。水浸液显黄棕色，无荧光。

（2）主产于河南伏牛山和陕西、甘肃秦岭地区者，以尖叶白蜡树为主，称为"陕西秦皮"；东北辽宁产量最大者，称"东北秦皮"；四川及西南地区，在白蜡树上养白蜡虫，生产虫白蜡，其树皮称"川秦皮"。秦皮有干皮和枝皮之别：干皮为长条形块状，具龟裂状沟纹及红棕色圆形或横长的皮孔；枝皮为卷筒或槽状。外表平滑，色灰褐，具白色斑点，内浅黄棕色，折断内层白色，可以层状剥离，置杯中沸水泡之，显碧蓝色荧光于水面。

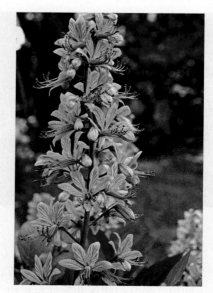

图9-21-1 白鲜皮（植物）

白鲜皮

【来源】 为芸香科植物白鲜*Dictamnus dasycarpus* Turcz.的干燥根皮。

【植物形态】 多年生草本，高可达1 m。根数条丛生，长柱形。茎直立，基部常呈灌木状，上部多分枝。叶互生，为奇数羽状复叶，小叶通常9～11片，在叶轴上对生，无柄，纸质或厚纸质。总状花序顶生；花瓣5片，淡红色或白色，带深紫红色脉纹，萼片及花瓣均密生透明油点；花期4—5月。蒴果，成熟时沿腹缝线开裂为5个分果瓣，瓣顶角短尖，内果皮蜡黄色，种子黑色，近圆形；果期8—9月。（图9-21-1）

【产地】 主产于辽宁、河北、山东等地。

【采收加工】 春、秋二季采挖根部，除去泥沙和粗皮，趁鲜时纵向剖开，抽取木心，干燥。

【药材鉴别】 呈卷筒状，长5～15 cm，直径1～2 cm，厚0.2～0.5 cm。外表面灰白色或淡灰黄色，具细纵皱纹和细根痕，常有突起的颗粒状小点；内表面类白色，有细纵纹。质脆，折断时有粉尘飞扬，断面不平坦，略呈层片状，剥去外层，迎光可见闪烁的小亮点。有羊膻气，味微苦。（图9-21-2）

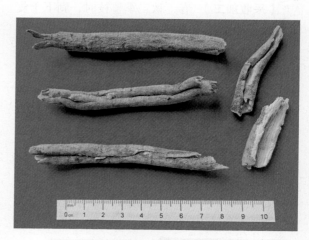

图9-21-2 白鲜皮（药材）

以条大、皮厚、色灰白者为佳。

【化学成分及药理作用】 含生物碱、黄酮、倍半萜等。生物碱类，如白鲜碱（dictamnine）、茵芋碱（skimmianine）、γ-崖椒碱（γ-fagarine）等；柠檬苦素类，如柠檬苦素（limonin）、黄柏酮（obacunone）、秦皮酮（fraxinellone）等；黄酮类，如汉黄芩素（wogonin）、木犀草素（luteolin）等；倍半萜及其苷类，如dictamnoside A/B等。还含*β*-谷甾醇。

白鲜皮具有抗菌、解热、抗肿瘤等作用，对免疫系统、子宫及平滑肌有一定影响。白鲜碱和崖椒碱具有抗菌作用，白鲜碱具有兴奋心肌及血管、收缩子宫及肠道平滑肌的作用，崖椒碱及茵芋碱具有松弛奥狄括约肌的作用，白鲜碱及挥发油具有抗肿瘤作用，水提物对细胞免疫和体液免疫具有抑制作用。

【饮片炮制及鉴别】 白鲜皮 取药材，除去杂质，洗净，稍润，切厚片，干燥。

成品为不规则的厚片。外表皮灰白色或淡灰黄色，具细纵皱纹及细根痕，常有突起的颗粒状小点；内表面类白色，有细纵纹。切面类白色，略呈层片状。有羊膻气，味微苦。（图9-21-3）

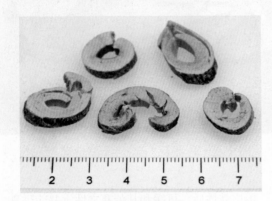

图9-21-3 白鲜皮（饮片）

【性味与归经】 苦，寒。归脾、胃、膀胱经。

【功能】 清热燥湿，祛风解毒。

【应用】

1. 风热湿毒所致风疹、湿疹、疥癣 治风疹属肺经风热炽盛者，如白鲜皮散（白鲜皮、防风_{去芦头}、知母、沙参、人参_{去芦头}、子芩_{去黑心}）（《医方类聚》）。治血虚风热郁滞肌腠，如四物消风饮（生地、当归、荆芥、防风、赤芍、川芎、白鲜皮、蝉蜕、薄荷、独活、柴胡、大枣）（《医宗金鉴》）。治湿热客于肌肤，湿疹焮红作痒或糜烂淋漓，或妇女阴部湿痒，阴中肿痛，赤白带下，与苍术、黄柏、黄芩、苦参等同用。治疥癣，与苦参、蛇床子同用。

2. 湿热黄疸 与茵陈同用。

3. 风湿热痹及痹痛郁久化热之顽痹，屈伸不利，行走不便 与忍冬藤、防己、薏苡仁等同用。

中成药品种有白癜风胶囊、金蝉止痒胶囊、复方青黛丸、消银片（胶囊）、银屑灵膏、湿毒清片（胶囊）等。

【用法与用量】 5～10 g。外用适量，煎汤洗或研粉敷。

【注意】 虚寒证禁服。

【贮藏保管】 置通风干燥处。

椿 皮

【来源】 为苦木科植物臭椿 *Ailanthus altissima* (Mill.) Swingle 的干燥根皮或干皮。

【植物形态】 落叶乔木。枝条向上，树皮灰白色，平滑有纹，幼枝黄褐色，无毛或有毛，叶痕明显，倒心脏形。叶互生，为奇数羽状复叶，总柄及小叶无毛或微有毛；小叶通常13～25片，互生，卵状披针形，稍不对称，边缘上部全缘，近基部两边各具1～3锯齿，背面齿端有大腺点，基部广楔形，或呈不整齐的圆形，先端长尖，叶面深绿色，叶背灰绿色微带粉白色。花绿色，杂性，顶生或腋生圆锥花序；花期5—6月。翅果长椭圆形，种子扁平，位于翅的中央；果期9—10月。（图9-22-1）

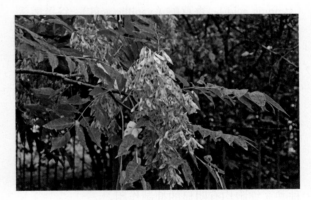

图9-22-1 臭椿（植物）

【产地】 产于江西、湖北、湖南、四川、云南等地。

【采收加工】 全年均可剥取，晒干，或刮去粗皮晒干。

【药材鉴别】 根皮呈不整齐的片状或卷片状，大小不一，厚0.3～1 cm。外表面灰黄色或黄褐色，粗糙，有多数纵向皮孔样突起和不规则纵、横裂纹，除去粗皮者显黄白色。内表面淡黄色，较平坦，密布梭形小孔或小点。质硬而脆，断面外层颗粒性，内层纤维性。气微，味苦。

干皮呈不规则板片状，大小不一，厚0.5～2 cm。外表面灰黑色，极粗糙，有深裂。（图9-22-2）

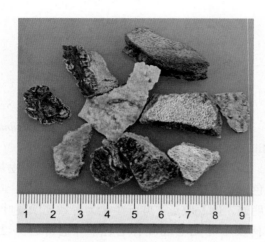

图9-22-2 椿皮（药材）

以肉厚、无粗皮、色黄白者为佳。

【化学成分及药理作用】 含内酯类成分，如臭椿苦酮（ailanthono）、臭椿苦内酯（amarolide）、臭椿双内酯（shinjudilactone）、苦木素（quassin）、新苦木素（neoquassine）等。还含有丁香酸（syringic acid）、香草酸（vanillic acid）、谷甾醇等成分。

椿皮具有抗菌、抗病毒、抗肿瘤、杀虫、抗炎等作用。椿皮提取物对烟草甲虫、天牛成虫等具有毒杀作用，另外对肺炎、结肠炎有抗炎活性。脂溶性苦木生物碱对大肠埃希菌、变形链球菌、放线菌、嗜血放线伴生杆菌具有较强的拮抗能力。苦木素类成分和生物碱对人类鼻咽癌KB细胞、P-388淋巴瘤、移植性肿瘤S_{180}、H22等多种肿瘤细胞均有明显的抑制作用。

【饮片炮制及鉴别】

1.椿皮 取药材，除去杂质，洗净，润透，切丝或段，干燥。

成品呈不规则的丝条状或段状。外表面灰黄色或黄褐色，粗糙，有多数纵向皮孔样突起和不规则纵、横裂纹，除去粗皮者显黄白色。内表面淡黄色，较平坦，密布梭形小孔或小点。气微，

味苦。（图9-22-3）

2.麸炒椿皮 取椿皮，用麦麸炒至表面微黄色。每椿皮100 kg，用麦麸20 kg。

成品形如椿皮，表面黄色或褐色，微有香气。（图9-22-3）

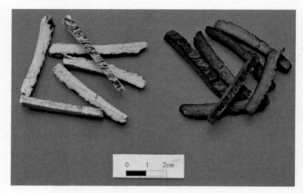

图9-22-3 椿皮（左）与麸炒椿皮（右）

椿皮麸炒后，可缓和其苦寒之性，并能矫臭。

【性味与归经】 苦、涩，寒。归大肠、胃、肝经。

【功能】 清热燥湿，收涩止带，止泻，止血。

【应用】 赤白带下，湿热泻痢，久泻久痢，便血，崩漏 如固经汤（黄柏、白芍、黄芩片、龟胶珠、阿胶、椿皮、香附、地榆、黄芪）（《嵩崖尊生》）。

中成药品种主要有妇科止带片（胶囊）、白带丸、固经丸等。

【用法与用量】 6～9 g。

【贮藏保管】 置通风干燥处，防蛀。

【论注】 部分地区以楝科植物香椿 *Toona sinensis* (A. Juss.) Rome. 的干燥树皮入药，注意鉴别。呈长方形块片状，厚薄不一。外表面红棕色或深红棕色，粗糙，有裂隙。内表面黄棕色，两面均可成条片状层层剥落。质较坚韧，折断面纤维性。气微香，味淡、微涩。

第三节

清热解毒药

凡能清火邪、解热毒之药，称为清热解毒药。本类药物适用于各种热毒症，例如痈疽疔疮、咽喉肿痛、内痈、斑疹、丹毒、痢疾等。

现代研究证明，本类药物多具抗菌与抗病毒

作，故可用治多种化脓性与感染性疾患。应用清热解毒药，除注意各药特点外，还要作适当配伍。如热毒在血分者，宜配凉血药等。

金银花
（附：忍冬藤、山银花）

【来源】 为忍冬科植物忍冬 *Lonicera japonica* Thunb.的干燥花蕾或带初开的花。

【植物形态】 半常绿缠绕性木质藤本。小枝青绿色，密被短柔毛，老枝无毛，皮层常呈剥裂状。叶对生，卵状至长椭圆状卵形，基部圆形或近于心脏形，先端尖或渐尖，稀为钝形，全缘，边缘有短柔毛，表面绿色，背面淡绿色；幼时两面均具有短柔毛，老叶表面无毛或仅叶脉上残存短柔毛。花初开时白色后变黄色，2花腋生；花期5—7月。浆果球形；果期7—10月。（图9-23-1）

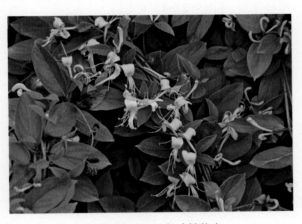

图9-23-1 忍冬（植物）

【产地】 主产于山东、河南，全国大部地区均产。以河南新密产者为最佳，称"密银花"；产山东费县、平邑等地者称"济银花"；均为道地药材。

【采收加工】 5—6月采取未开放的花蕾，置通风处阴干或摊成薄层晒干。

【药材鉴别】 呈小棒状，上粗下细略弯曲，长2～3 cm，上部直径约3 mm，下部直径约1.5 mm。表面黄白色或绿白色，贮久色渐深，密被短柔毛。偶见叶状苞片。花萼绿色，先端5裂，裂片有毛，长约2 mm。开放者花冠筒状，先端

二唇形；雄蕊5，附于筒壁，黄色；雌蕊1，子房无毛。气清香，味淡、微苦。（图9-23-2）

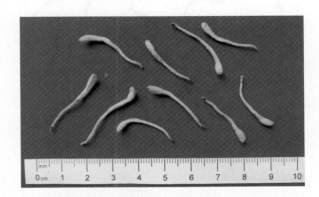

图9-23-2 金银花（药材）

以花蕾多、色黄白、气清香者为佳。

【化学成分及药理作用】 含有机酸、黄酮、挥发性成分等。有机酸类，如绿原酸（chlorogenic acid）、异绿原酸（isochlorogenic acid）等；黄酮类，主要为木犀草素（luteolin）、木犀草苷（luteoloside）、忍冬苷（lonicerin）等；挥发性成分，主要有芳樟醇（linalool）、香叶醇（geraniol）等。绿原酸、异绿原酸及黄酮类为其抗菌有效成分。

金银花具有抗病原微生物、抗炎及解热、降血脂、抗生育等作用。绿原酸、异绿原酸及黄酮类成分，对金黄色葡萄球菌、溶血性链球菌、肺炎球菌、脑膜炎球菌、伤寒杆菌、副伤寒杆菌、痢疾杆菌、大肠埃希菌等多种致病菌有不同程度的抑制作用。绿原酸对柯萨奇病毒、合胞病毒等呼吸道病毒及单纯疱疹病毒 I 型有显著拮抗作用。

【饮片炮制及鉴别】

1. **金银花** 取药材，除去杂质，筛去灰屑。成品性状特征同药材。

2. **银花炭** 取金银花，用文火炒至药物呈炭黑色。

成品形如金银花，表面炭黑色，内部焦褐色。（图9-23-3）

金银花炒炭后，能增强止血作用。

【性味与归经】 甘，寒。归肺、心、胃经。

【功能】 清热解毒，疏散风热。

【应用】

1. **外感风热或温热病初起，发热而微恶风寒**

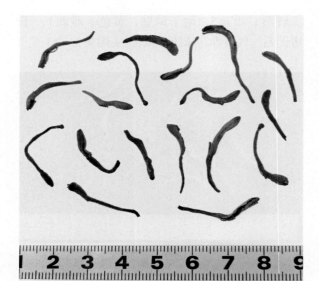

图9-23-3　金银花炭

者，风温初感等证　如银翘散（连翘、银花、桔梗、薄荷、淡竹叶、甘草、荆芥穗、淡豆豉、牛蒡子、芦根）（《温病条辨》）。

2. 热入气分证见壮热、烦渴、脉洪大　如解毒合白虎汤（石膏、知母、黄连、连翘、金银花、甘草、寒水石、粳米）（《不知医必要》）。

3. 热入营血证见斑疹隐隐、舌绛而干、神烦少寐　常与牡丹皮、生地黄同用。

4. 疮、痈、疖肿　治痈疮疔毒，如五味消毒饮（金银花、野菊花、蒲公英、紫花地丁、紫背天葵子）（《医宗金鉴》），亦可单用鲜品捣烂外敷。治肠痈证，如清肠饮（金银花、当归、地榆、麦冬、元参、甘草、薏苡仁、黄芩）（《辨证录》）。

5. 热毒泻痢，下利脓血之证　可单用生品浓煎频服，亦可与黄连、白头翁、赤芍同用。

中成药品种有小儿咽扁颗粒、银黄颗粒（口服液、片、注射液）、双黄连口服液（颗粒、片、糖浆、合剂、胶囊、栓剂、注射液）、小儿解表颗粒、清热解毒口服液、银花感冒冲剂、银翘散、银翘解毒丸（浓缩蜜丸）、银翘解毒片（软胶囊、胶囊、颗粒）等。

【用法与用量】　6 ～ 15 g。

【注意】　本品性寒，脾胃虚寒及气虚疮疡脓者忌服。

【贮藏保管】　置阴凉干燥处，防潮，防蛀。

【论注】　经验认为：密银花含苞未放，花朵长，呈眉毛状（习称"眉银花"），密布短茸毛，黄绿色，极鲜艳；气清香，味甘、微苦；品质最优。济银花采摘时间长，夹有开放的花，黄棕色；气清香，味微苦；品质亦优。

附药1：忍冬藤

【来源】　为忍冬科植物忍冬 *Lonicera japonica* Thunb. 的干燥茎枝。

【采收加工】　秋、冬二季采割，晒干。

【药材鉴别】　常捆成束或卷成团。茎枝呈长圆柱形，多分枝，常缠绕成束，直径1.5 ～ 6 mm，节明显，节部有对生叶或叶脱落后的痕迹及分枝。表面棕红色至暗棕色，有的灰绿色，光滑或被茸毛；老茎外皮易成卷剥落而漏出灰白内皮，枝上多节，节间长6 ～ 9 cm，剥落的外皮常可撕裂成纤维状。质脆，折断面纤维性，黄白色，中空。叶多卷曲，破碎不全，黄绿色至棕绿色，两面均被短柔毛。无臭，老枝味微苦，嫩枝味淡。（图9-23-4）

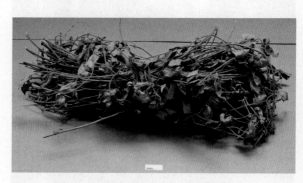

图9-23-4　忍冬藤（药材）

以枝条均匀、带红色外皮、嫩枝稍有毛、质嫩带叶者为佳。

【化学成分及药理作用】　含有机酸、黄酮、生物碱等。有机酸类，如绿原酸（chlorogenic acid）、异绿原酸（isochlorogenic acid）等；黄酮类，如木犀草素（luteolin）、忍冬苷（木犀草素-7-鼠李葡萄糖苷，lonicerin）、忍冬素（loniceraflavone）等；生物碱，如番木鳖苷（loganin）、断马钱子苷二甲基缩醛（secologanin dimethylacetal）等。还含皂苷及鞣质等。

忍冬藤具有抑菌、消炎、抗肿瘤等作用，对心血管系统有一定影响。其提取液对链球菌、葡萄球菌、伤寒杆菌、痢疾杆菌等具有较强的抑制作用；对流行性腮腺炎病毒、扁桃体炎病毒、肝炎病毒、乙肝病毒均有拮抗作用；木犀草素具有抑制血小板聚集作用。

【饮片炮制及鉴别】 忍冬藤 取药材，除去杂质，洗净，闷润，切段，干燥。

成品为不规则的段。表面棕红色（嫩枝），有的灰绿色，光滑或被茸毛；外皮易脱落。切面黄白色，中空。偶有残叶，暗绿色，略有茸毛。气微，老枝味微苦，嫩枝味淡。（图9-23-5）

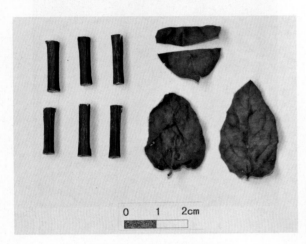

图9-23-5 忍冬藤（饮片）

【性味与归经】 甘，寒。归肺、胃经。

【功能】 清热解毒，疏风通络。

【应用】

1. 痈肿疮毒 如神效托里散（忍冬草_{去梗}、黄芪_{去芦}、当归、甘草_炙）（《太平惠民和剂局方》）。

2. 风湿热痹，关节红肿热痛、屈伸不利之证 与豨莶草、鸡血藤、老鹳草、白薇同用。

中成药品种有妇乐颗粒、妇宝颗粒、湿热痹片等。

【用法与用量】 9～30 g。

【贮藏保管】 置干燥处。

【论注】 在抗菌、抗氧化、抗禽流感病毒方面，金银花作用强于忍冬藤。在抗病毒方面，金银花用于呼吸道病毒感染，忍冬藤用于肝炎病毒感染。

附药2：山银花

【来源】 为忍冬科植物灰毡毛忍冬 Lonicera macranthoides Hand.-Mazz.、红腺忍冬 Lonicera hypoglauca Miq.、华南忍冬 Lonicera confusa DC. 或黄褐毛忍冬 Lonicera fulvotomentosa Hsu et S. C. Cheng 的干燥花蕾或带初开的花。

【植物形态】

1. **灰毡毛忍冬** 藤本。幼枝或其顶梢及总花梗有薄绒状短糙伏毛。叶革质，卵形、卵状披针形、矩圆形至宽披针形，顶端尖或渐尖，基部圆形、微心形或渐狭，上面无毛，下面被由短糙毛组成的灰白色或有时带灰黄色毡毛，并散生暗橘黄色微腺毛；叶柄有薄绒状短糙毛。花有香味，双花常密集于小枝梢成圆锥状花序；总花梗长0.5～3 mm；苞片披针形或条状披针形；小苞片圆卵形或倒卵形；萼筒常有蓝白色粉，无毛或有时上半部或全部有毛；花冠白色，后变黄色；雄蕊生于花冠筒顶端。果实黑色，常有蓝白色粉，圆形，直径6～10 mm。花期6—7月，果期10—11月。（图9-23-6）

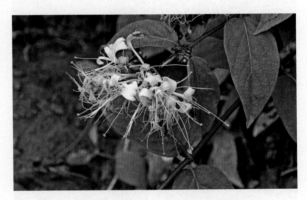

图9-23-6 灰毡毛忍冬（植物）

2. **红腺忍冬** 叶片下密生柔毛，有时粉绿色，并杂有橘红色或橘黄色短柄腺毛。苞片线状披针形，与萼筒近等长。花冠唇形白色，有时淡红晕，后变金黄色。果实有时具白粉。花期4—6月，果期10—11月。（图9-23-7）

3. **华南忍冬** 幼枝、叶柄、总花梗、苞片均被灰黄色卷曲短柔毛，并疏被微腺毛；小枝淡红褐色或近褐色。苞片极小，披针形，长1～2 mm。萼筒外密被短糙毛。花冠白色转黄色，外被稍展开的短糙毛及长短两种腺毛。果实黑色。花期4—5月，果期10月。（图9-23-8）

4. **黄褐毛忍冬** 幼枝、叶柄、叶下面、总花梗、苞片和萼齿均密被开展或弯伏的黄褐色毡毛

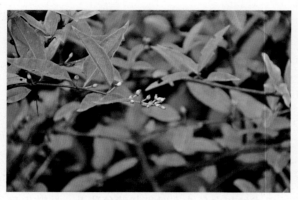

图9-23-7　红腺忍冬（植物）

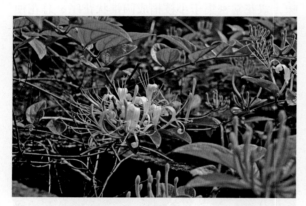

图9-23-8　华南忍冬（植物）

状糙毛。苞片砖形。花冠外面密被黄褐色倒伏毛和开展的短腺毛。花期4—7月。（图9-23-9）

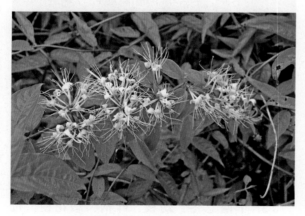

图9-23-9　黄褐毛忍冬（植物）

【产地】　灰毡毛忍冬主产于贵州、四川、广西、云南、湖南等地；红腺忍冬主产于浙江、江西、福建、湖南、广东、广西、四川等地；华南忍冬主产于广东、广西、云南等地；黄褐毛忍冬主产于广西、贵州、云南等地。

【采收加工】　5—6月花开放前采取上部膨大尚未开放、呈青白色的花蕾，置通风处阴干或摊成薄层晒干。

【药材鉴别】

1. 灰毡毛忍冬　呈棒状而稍弯曲，长3～4.5 cm，直径1～2 mm。表面绿棕色至黄白色，总花梗集结呈簇，开放者花冠裂片不及全长之半。质稍硬，手捏之稍有弹性。气清香，味微苦甘。（图9-23-10）

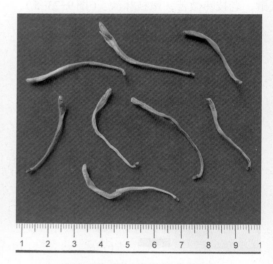

图9-23-10　山银花（药材）

2. 红腺忍冬　长至2.5～4.5 cm，直径0.8～2 mm。表面黄白色至黄棕色，无毛或疏被毛。萼筒无毛，先端5裂，裂片长三角形，被毛。开放者花冠下唇反转。花柱无毛。

3. 华南忍冬　较瘦小，长至1.6～3.5 cm，直径0.5～2 mm。萼筒和花冠密被灰白色柔毛。子房有毛。

4. 黄褐毛忍冬　花冠表面淡黄棕色或黄棕色，密被黄色茸毛。气清香，味微苦甘。

以花蕾大、含苞待放、色黄白、滋润丰满、香气浓者为佳。

【化学成分及药理作用】　含有机酸、黄酮、三萜皂苷、环烯醚萜、挥发性成分等。有机酸类，如绿原酸（chlorogenic acid）、异绿原酸；黄酮类，如木犀草素（luteolin）、木犀草苷（luteoloside）等；三萜苷类，如灰毡毛忍冬花蕾中含灰毡毛忍冬皂苷甲（macranthoidin A）、川续断皂苷乙（dipsacoside B）、忍冬绿原酸酯皂苷等。华南忍冬中含木通皂苷（akeboside）等。绿原酸、异绿原酸及黄酮类为其抗菌有效成分。

山银花具有抗菌、抗病毒、抗炎、解热、抗氧化、保肝、抗过敏、抗动脉粥样硬化、抗肿瘤、免疫调节等作用。对金黄色葡萄球菌、溶血性链球菌、肺炎球菌、脑膜炎球菌、白喉杆菌、铜绿假单胞菌等呼吸道感染常见致病菌均有很强的抑制作用。灰毡毛忍冬还对伤寒杆菌、大肠埃希菌、痢疾杆菌、变形杆菌等有抑制作用。

【饮片炮制及鉴别】 山银花 取药材，除去杂质，筛去灰屑。

成品性状特征同药材。

【性味与归经】 甘，寒。归肺、心、胃经。

【功能】 清热解毒，疏散风热。

【应用】 痈肿疔疮，喉痹，丹毒，热毒血痢，风热感冒，温病发热 如金银花露（山银花）（《全国中药成药处方集》上海方）。

中成药品种主要有风热清口服液、复方珍珠暗疮片、银翘伤风胶囊、银蒲解毒片、清热银花糖浆、维C银翘片等。

【用法与用量】 6～15 g。

【贮藏保管】 置阴凉干燥处，防潮，防蛀。

【论注】

（1）山银花在退热和抗炎等方面疗效次于金银花，但产量大，价格便宜，在市场上常冒充金银花出售。金银花对大肠埃希菌、百日咳杆菌、痢疾杆菌、结核杆菌等细菌和多种病毒及口腔病原微生物等有极佳的抑制作用；山银花对白喉杆菌有很强的抑制作用，亦善治普通感冒。

（2）金银花与山银花在有机酸类、黄酮类、三萜皂苷类、环烯醚萜类、挥发油类化合物及微量元素等方面存在化学成分的一致性，但也存在一定差异：在化学成分组成方面，金银花较山银花含有更丰富的环烯醚萜类和黄酮类化合物，山银花较金银花含有更为丰富的三萜皂苷类化合物；在含量方面，山银花中绿原酸类化合物含量明显高于金银花，金银花中木犀草苷、忍冬苷含量远高于山银花。

（3）在2005年版《中国药典》把山银花单列之前，山银花来源作为金银花入药。现两者分列记载，虽然性味功效记载仍然雷同，但因两者所含效用物质有差异，功效还是存在一定的差异。值得深入研究。

连 翘

【来源】 为木犀科植物连翘*Forsythia suspensa* (Thunb.) Vahl的干燥果实。

【植物形态】 落叶灌木。高达3 m。茎直立，枝条开展或下垂，小枝呈四棱形，节间中空不具片状髓。叶对生，单叶或3小叶，卵圆形至长椭圆状卵形，基部阔楔形或圆形，先端尖锐，边缘有锯齿，具叶柄。花黄金色，1～3朵，有时6朵丛生叶腋，先叶开花；花期3—5月。蒴果，狭卵形，略扁；果期7—8月。（图9-24-1）

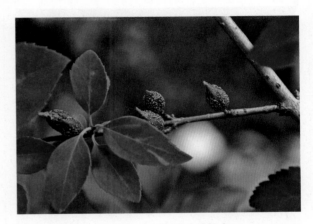

图9-24-1 连翘（植物）

【产地】 主产于山西、陕西、河南等地，甘肃、河北、山东、湖北亦产。多为栽培。山西陵川、沁水等地为道地产区。

【采收加工】 秋季果实初熟尚带绿色时采收，摘下青色果实，除去杂质，蒸熟，晒干，习称"青翘"；果实熟透时采收，色黄，除去杂质，晒干，习称"黄翘"或"老翘"。

【药材鉴别】 青翘 呈长卵形至卵形，稍扁，长1.5～2.5 cm，直径0.5～1.3 cm。表面有不规则的纵皱纹和多数凸起的小斑点，两面各有1条明显的纵沟。顶端锐尖，基部有小果梗或已脱落。青翘多不开裂，表面绿褐色，凸起的灰白色小斑点较少；质硬；种子多数，黄绿色，细长，一侧有翅。

老翘 自顶端开裂或裂成两瓣，表面黄棕色或红棕色，内表面多为浅黄棕色，平滑，具一纵隔；质脆；种子棕色，多已脱落。气微香，味苦。（图9-24-2）

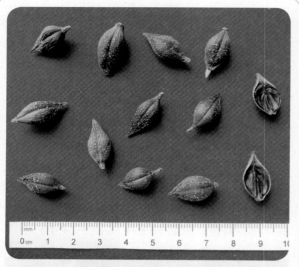

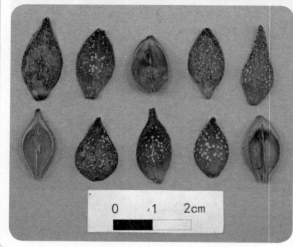

图9-24-2 连翘药材（上图为青翘，下图为老翘）

"青翘"以色较绿、不开裂者为佳；"老翘"以色较黄、瓣大、壳厚者为佳。

【化学成分及药理作用】 含苯乙醇苷、木脂素、挥发油等。苯乙醇苷类，主要有连翘酚（forsythol）、连翘酯苷（forsythoside）、异连翘酯苷（isoforsythiaside）等；木脂素类，主要有连翘苷（phillyrin）、松脂素（pinoresinol）、牛蒡子苷（arctiin）、连翘脂素（phillygenol）等；挥发性成分，如侧柏烯、α-蒎烯、β-蒎烯、水芹烯、柠檬烯等。连翘酚为抗菌成分。

连翘具有抗菌、抗炎、解热、保肝、镇吐、抗病毒、抗肿瘤、抗过敏、利尿等作用。异连翘酯苷、连翘酯苷对金黄色葡萄球菌具有较强的抑制作用，连翘提取液对多种革兰阳性菌及革兰阴性菌有显著抑制作用。连翘脂素和表松脂素对人

胃癌细胞株SGC7901生长有抑制作用，连翘提取物可能刺激机体产生肿瘤坏死因子（TNF）杀伤肿瘤细胞而发挥抑制肿瘤、调节机体免疫功能。

【饮片炮制及鉴别】 连翘 取药材，除去果柄等杂质，抢水洗净，取出，晒干。筛去灰屑。

成品性状特征同药材。

【性味与归经】 苦，微寒。归肺、心、小肠经。

【功能】 清热解毒，消肿散结，疏散风热。

【应用】

1. 外感风热或温病初起，发热、头痛、口渴等证 治风温初感等证，如银翘散（连翘、金银花、桔梗、薄荷、淡竹叶、甘草、荆芥穗、淡豆豉、牛蒡子、芦根）（《温病条辨》）。治热陷心包，高热、烦渴、神昏等证，如清宫汤（元参心、莲子心、竹叶卷心、连翘心、犀角水牛角代、连心麦冬）（《温病条辨》）。

2. 热毒蕴结所致各种疮毒痈肿、瘰疬结核 治疮毒痈肿，常与野菊花、金银花、天花粉同用。治瘰疬结核，常与夏枯草、玄参、贝母同用。

中成药品种有小儿宝泰康颗粒、小儿豉翘清热颗粒、牛黄至宝丸、双黄连滴眼剂、导赤丸、连花清瘟片（胶囊、颗粒）、注射用双黄连（冻干）、复方金黄连颗粒、复方黄柏液涂剂、银翘双解栓等。

【用法与用量】 6～15 g。

【贮藏保管】 置干燥处。

【论注】

（1）青翘不开口，含种子较多；老翘开口，种子全脱落。种子为连翘果实中挥发油的主要来源，其化学成分组成与果实中挥发性成分一致。

（2）市场上常有挥发油等有效成分被提取后的劣质品，与正品连翘主要区别在于：外观颜色暗淡、外果皮与内果皮分离甚至脱落。

（3）连翘长于清心火，解疮毒，又能消散痈肿结聚，故前人有"疮家圣药"之称。连翘有青翘、老翘之分。青翘成分含量高，清热解毒之力较强；老翘长于透热达表，疏散风热。

大青叶

【来源】 为十字花科植物菘蓝 *Isatis indigotica*

Fort.的干燥叶。

【植物形态】 两年生草本。主根深长，灰黄色。茎直立，高可达90 cm。上部分枝，多少带白粉状。叶互生，基生叶较大，有柄，叶片长圆状椭圆形；茎生叶长圆状披针形，叶基剑形半抱茎，叶缘呈波状或有不明显的细锯齿。花黄色，总状花序；花期5月。短角果矩圆形，扁平有翅，果期6月。（图9-25-1）

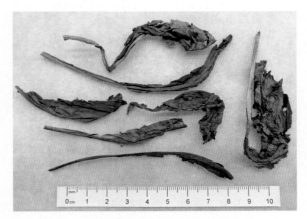

图9-25-2　大青叶（药材）

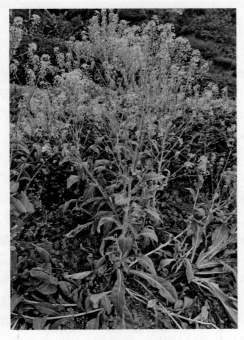

图9-25-1　菘蓝（植物）

【产地】 主产于河北安国、定州，江苏宿迁、徐州，陕西、安徽等地。多为栽培品。

【采收加工】 一年可采叶2～3次。第1次在5月中旬，采后及时施肥；第2次在6月下旬；如施肥管理得当，8月份可采收第3次。北方地区一般在夏、秋二季（霜降前后）分2次采收。采收后除去杂质，晒干。

【药材鉴别】 呈极皱缩卷曲，有的破碎，完整叶片呈长椭圆形至长圆状倒披针形，长5～20 cm，宽2～6 cm。上表面暗灰绿色，全缘或微波状，有的可见色较深、稍突起的小点。先端钝圆，基部狭窄下延至叶柄呈翼状。叶柄长4～10 cm，淡棕黄色。叶质脆易碎。气微，味微酸、苦、涩。（图9-25-2）

以完整、色暗灰绿色者为佳。

【化学成分及药理作用】 含苷类、生物碱等。

苷类，如菘蓝苷（isatan）、芥苷（glucobrassicin）、新芥苷（neoglucobrassicin）等；吲哚类生物碱，主要有靛蓝（indigo）、靛玉红（indirubin）等。

大青叶有抗病原微生物、抗肿瘤、抗炎解热、保肝等作用。对多种致病菌均有抑制作用，其中对金黄色葡萄球菌、肠炎杆菌、大肠埃希菌、甲/乙型链球菌等抑制作用明显。对甲型流感病毒、乙型脑炎病毒、腮腺炎病毒、流感病毒等有抑制感染并抑制增殖作用。

【饮片炮制及鉴别】 大青叶 取药材，除去杂质，抢水洗净，切碎，干燥。

成品呈不规则的碎段。叶片暗灰绿色，叶上表面有的可见色较深、稍突起的小点；叶柄碎片淡棕黄色。质脆。气微，味微酸、苦、涩。（图9-25-3）

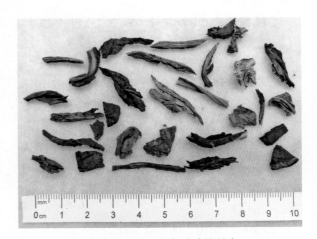

图9-25-3　大青叶（饮片）

【性味与归经】 苦，寒。归心、胃经。
【功能】 清热解毒，凉血消斑。

【应用】

1. 温热病热毒入于血分所致发斑、神昏、壮热、烦渴等证　治热毒发斑，如犀角大青汤（犀角_{水牛角代}、大青叶、玄参、甘草、升麻、黄连、黄芩、黄柏、黑山栀）（《医学心悟》）。治外感风热或温病初起之头痛、烦渴、发热等证，常与金银花、荆芥、牛蒡子等同用。

2. 血热毒盛所致丹毒、口疮、咽喉肿痛等证　治喉痹咽痛，常单用鲜品打汁饮服；治丹毒，常与升麻、玄参、金银花同用。

中成药品种有小儿退热合剂（小儿退热口服液）、小儿退热颗粒、小儿解感片、复方大青叶合剂、凉解感冒合剂、消炎退热颗粒、清瘟解毒丸、感冒退热颗粒等。

【用法与用量】　9～15 g。

【贮藏保管】　置通风干燥处，防霉。

【论注】　商品药材大青叶中常有蓼科植物蓼大青 *Polygonum tinctorium* Ait.、爵床科植物马蓝 *Baphicacanthus cusia* (Nees) Bremek.、马鞭草科植物路边青 *Clerodendrom cyrtophyllum* Turcz. 作为来源。

板蓝根
（附：南板蓝根）

【来源】　为十字花科植物菘蓝 *Isatis indigotica* Fort. 的干燥根。

【植物形态】【产地】　见"大青叶"项下。河北安国质好。习称"北板蓝根"。

【采收加工】　秋季采挖，除去泥沙，晒干。

【药材鉴别】　呈圆柱形，稍扭曲，长10～20 cm，直径0.5～1 cm。表面淡灰黄色或淡棕黄色，有纵皱纹及支根痕，皮孔横长。根头部略膨大，可见暗绿色或暗棕色轮状排列的叶柄残基和密集的疣状突起。质略软而实，易折断，断面皮部黄白色，木部黄色。气微，味微甜后苦涩。（图9-26-1）

以条长、粗大、体实者为佳。

【化学成分及药理作用】　含生物碱、苷类等。吲哚类生物碱，如靛蓝（indigo）、靛玉红（indirubin）等；喹唑酮类生物碱，如青黛酮（qingdainone）、色胺酮（板蓝根二酮B，

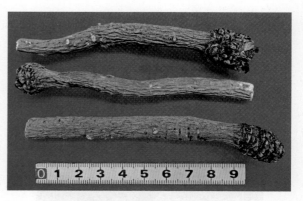

图9-26-1　板蓝根（药材）

tryptanthrin）、4（3H）喹诺酮等；喹啉类生物碱，如依靛蓝双酮；苷类化合物，如黑芥子苷（sinigrin）、告依春（epigoitrin）、葡萄糖芸苔素（glucobrassicin）等。

板蓝根具有抗病原微生物、解热、抗炎、抗内毒素、调节免疫等作用。色胺酮及吲哚类生物碱对金黄色葡萄球菌、表皮葡萄球菌、枯草杆菌、大肠埃希菌、伤寒杆菌、流感杆菌、甲/乙型链球菌等均有明显抑制作用。对甲型流感病毒、乙型脑炎病毒、腮腺炎病毒、流感病毒等有抑制感染并抑制增殖作用。对肾综合征出血热病毒（HFRSV）、人巨细胞病毒（HCMV）、肝炎病毒（HBV）均有不同程度的抑制作用。色胺酮对肝癌BEL-7402细胞、卵巢癌A2780细胞具有较强的体外杀伤能力。

【饮片炮制及鉴别】　板蓝根　取药材，除去杂质，洗净，润透，切厚片，干燥。

成品为圆形的厚片。外表皮淡灰黄色至淡棕黄色，有纵皱纹。切面皮部黄白色，木部黄色或黄棕色。气微，味微甜后苦涩。（图9-26-2）

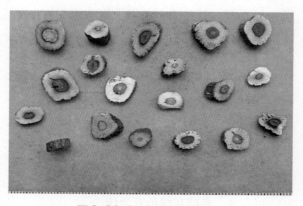

图9-26-2　板蓝根（饮片）

【性味与归经】 苦，寒。归心、胃经。

【功能】 清热解毒，凉血利咽。

【应用】

1. 外感风热或温热病初起之发热、头痛、喉痛等证　常与金银花、连翘、荆芥同用。

2. 热毒炽盛所致大头瘟毒、斑疹、痄腮、痈肿、疮毒等证　如普济消毒饮（黄芩、黄连、陈皮、甘草、玄参、柴胡、桔梗、连翘、板蓝根、马勃、牛蒡子、薄荷、僵蚕、升麻）（《东垣试效方》）。

中成药品种有板蓝根颗粒（茶、糖浆）、抗病毒口服液、利肝隆颗粒、利咽解毒颗粒、板蓝大青片、板蓝根（茶、颗粒）等。

【用法与用量】 9～15 g。

【贮藏保管】 置干燥处，防霉，防蛀。

附：南板蓝根

【来源】 为爵床科植物马蓝 *Baphicacanthus cusia* (Nees) Bremek. 的干燥根茎和根。

【植物形态】 灌木状多年生草本。茎直立，高约 1 m。枝绿色，幼时被褐色细软毛，茎节明显。叶对生，倒卵状长圆形，卵状长圆形或椭圆状披针形，基部渐狭，先端渐尖，边缘有浅锯齿。花淡紫色，穗状花序着生于茎顶，苞片叶状，匙形，早落，花冠漏斗形；花期夏季。蒴果7—11月。（图9-26-3）

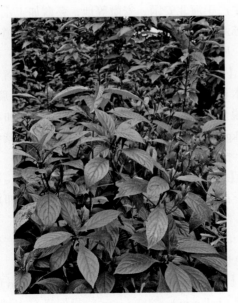

图9-26-3　马蓝（植物）

【产地】 主产于福建、广西、广东、浙江及江西等地，四川、云南、贵州、湖北、湖南等地亦产。福建产者多做为制造"青黛"的原料。

【采收加工】 夏、秋二季采挖，除去地上茎，洗净，晒干。

【药材鉴别】 根茎呈类圆柱形，多弯曲，有分枝，长10～30 cm，直径0.1～1 cm。表面灰棕色，具细纵纹；节膨大，节上长有细根或茎残基；外皮易剥落，呈蓝灰色。质硬而脆，易折断，断面不平坦，皮部蓝灰色，木部灰蓝色至淡黄褐色，中央有髓。根粗细不一，弯曲有分枝，细根细长而柔韧。气微，味淡。（图9-26-4）

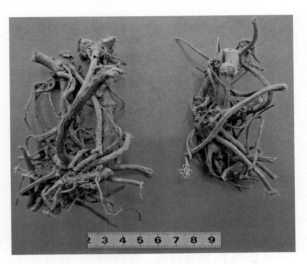

图9-26-4　南板蓝根（药材）

以身干、灰褐色、无泥者为佳。

【化学成分及药理作用】 含靛苷（indican）、靛玉红（indirubin）、靛蓝（indigo）、色胺酮、大黄酚（chrysophanol）、β-谷甾醇、羽扇豆醇、白桦脂醇、羽扇豆酮等。

南板蓝根具有抗菌、抗肿瘤、抗病毒、抗炎等作用。对金黄色葡萄球菌、大肠埃希菌和肺炎杆菌有良好的抑制作用。南板蓝根注射液对小鼠毛细血管通透性增高以及二甲苯所致耳廓炎症有显著抑制作用，对提高小鼠腹腔巨大噬细胞的吞噬功能以及增强小鼠的细胞免疫能力有明显的效果。注射液对四氯化碳所致大鼠慢性肝损伤有显著保肝降酶作用。靛玉红、靛蓝、色胺酮具有抗肿瘤作用。

抗肿瘤活性成分靛玉红在南板蓝根中的含量远远高于板蓝根，故南板蓝根抗肿瘤尤其是对慢性粒细胞白血病的效果更好。

南、北板蓝根均能明显灭活甲型流感病毒，其中直接作用与预防作用北板蓝根强于南板蓝根，治疗作用南板蓝根稍强。对于乙型肝炎病毒，板蓝根比南板蓝根效果更好。

【饮片炮制及鉴别】 **南板蓝根** 取药材，除去杂质，洗净，润透，切厚片，干燥。

成品为类圆形的厚片或细圆柱形的短段。外表皮灰棕色或暗棕色，具细纵纹，节膨大，外皮易剥落。切面皮部灰蓝色至淡黄褐色，木部灰蓝色及淡黄褐色，中央有类白色或灰蓝色海绵状的髓。气微，味淡。（图9-26-5）

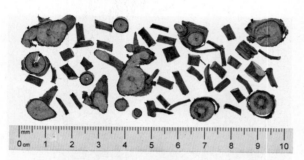

图9-26-5 南板蓝根（饮片）

【性味与归经】 苦，寒。归心、胃经。

【功能】 清热解毒，凉血消斑。

【应用】 温疫时毒，发热咽痛，温毒发斑，丹毒等 如南板蓝根颗粒（南板蓝根、大青叶）（《新编国家中成药》第2版）。

中成药品种有复方南板蓝根颗粒（片）、小儿宝泰康颗粒等。

【用法用量】 9～15 g。

【贮藏保管】 置干燥处，防霉，防蛀。

青 黛

【来源】 为爵床科植物马蓝*Baphicacanthus cusia* (Nees) Bremek.、蓼科植物蓼蓝*Polygonum tinctorium* Ait.或十字花科植物菘蓝*Isatis indigotica* Fort.的叶或茎叶经加工制得的干燥粉末、团块或颗粒。

【植物形态】

1. 马蓝 见"南板蓝根"项下。

2. 蓼蓝 一年生草本。高约60 cm。叶互

生，基部有膜质叶鞘抱茎，叶片椭圆形，似桃叶而较阔，先端渐尖，基部下延，边缘无锯齿而呈波状，稍有黄色毛茸，主脉黄色。干叶蓝绿色，多皱缩破碎。花红色，腋生穗状花序；花期7月。瘦果三棱形，褐色；果期8—9月。（图9-27-1）

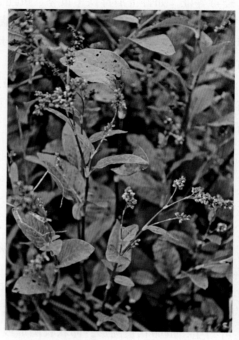

图9-27-1 蓼蓝（植物）

3. 菘蓝 见"大青叶"项下。

【产地】 马蓝加工主产于福建仙游，蓼蓝加工主产于河北安国、安徽等地，菘蓝加工主产于江苏武进、江阴，安徽等地。福建仙游为道地产区，所产者称"建青黛"。

【采收加工】 夏、秋二季采收茎叶，置大缸或木桶内，加水浸泡2～3个昼夜，至叶腐烂、茎脱皮时，捞去枝叶残渣，每5 kg茎叶加石灰0.5 kg，充分搅拌，待浸液由乌绿色变为紫红色时，捞取液面产生的蓝色泡沫状物，晒干。

【药材鉴别】 呈深蓝色的粉末，体轻，易飞扬；或呈不规则多孔性的团块，手搓捻即成细末。微有草腥气，味淡。（图9-27-2）

以蓝色均匀、体轻能浮于水面、火烧产生紫红色烟雾时间长者为佳。

【化学成分及药理作用】 含靛蓝（indigo）、靛玉红（indirubin）、靛红（istan）、异靛蓝（isoindigo）、N-苯基-2-萘胺（N-phenyl-2-naphthylamine）、

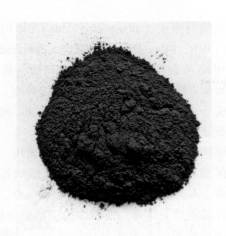

图9-27-2 青黛（药材）

色胺酮（板蓝根二酮B，tryptanthrin）、青黛酮（qigdainone）、谷甾醇等。靛玉红和色胺酮是其有效成分。

青黛具有抗肿瘤、抗菌、抗炎、镇痛等作用，对免疫功能和消化系统有一定影响。青黛多糖提取物能明显增加正常ICR小鼠的脾重和外周血的淋巴细胞和白细胞数量。色胺酮对多种致病性细菌、真菌等有明显的抑制作用，靛玉红、靛蓝、色胺酮对动物移植性肿瘤有中等强度抑制作用。

【饮片炮制及鉴别】 青黛 取药材，置擂钵内，加水少许研调成糊状，直至研磨至擂钵底部没有粗糙响声时，倒于盆中加多量水搅拌，静置，弃去沉淀物，取上层液过滤，将固形物晒干即得。

成品为深蓝色的粉末，体轻，易飞扬。微有草腥气，味淡。

青黛水飞，可除去杂质，净化药物。

【性味与归经】 咸，寒。归肝经。

【功能】 清热解毒，凉血消斑，泻火定惊。

【应用】

1. 热毒发斑及血热妄行之吐血、咯血、衄血等证 治发斑，如青黛石膏汤（青黛、鲜生地捣汁、石膏、升麻、黄芩、焦栀子、葱头）（《重订通俗伤寒论》）。治血热妄行之吐血、咯血、衄血等出血证，如青金散（松香、真蛤粉、青黛）（《证治准绳·幼科》）。亦可单用，或与侧柏叶、白茅根同用。

2. 小儿惊风、发热、痉挛等证 如凉惊丸（龙胆草、青黛、防风、钩藤、黄连、牛黄、麝香、冰片）（《小儿药证直诀》）。

3. 热咳气急痰稠之证 如青黛海石丸（青黛、海石、瓜蒌仁、川贝母）（《症因脉治》）。

4. 痄腮肿痛、热毒痈疮 单用或与玄参、金银花、连翘等同用。

中成药品种有复方青黛胶囊（丸）、口腔溃疡散、青黛散等。

【用法与用量】 1～3 g，宜入丸散用。外用适量。

【贮藏保管】 置干燥处。

【论注】

（1）青黛作为一种加工品，生产过程包括浸泡、打靛和淘花三步骤，分离技术值得借鉴。

（2）大青叶、板蓝根、青黛三者大体同出一源，功效亦相近，皆有清热解毒、凉血消斑之作用。大青叶凉血消斑力强；板蓝根解毒利咽效著；青黛清肝定惊功胜。

绵马贯众
（附：紫萁贯众）

【来源】 为鳞毛蕨科植物粗茎鳞毛蕨 *Dryopteris crassirhizoma* Nakai 的干燥根茎和叶柄残基。

【植物形态】 根状茎直立，连同叶柄基部密生褐棕色、卵状披针形大鳞片。叶簇生；叶柄长10～25 cm，基部以上直达叶轴密生棕色条形至钻形狭鳞片；叶片倒披针形，草质，60～100 cm，中部稍上20～25 cm，羽片两面有纤维状鳞毛，宽2～2.5 cm；裂片密接，近长方形，圆头或圆截头，近全缘或顶部有浅缺刻。侧脉羽状分叉。孢子囊群仅分布于叶片中部以上的羽片上，生于小脉中部以下，每裂片2～4对；囊群盖圆肾形。（图9-28-1）

【产地】 主产于黑龙江、吉林、辽宁等地，又称"东北贯众"。

【采收加工】 秋季采挖，削去叶柄、须根，除去泥沙，晒干。

【药材鉴别】 呈倒卵形而稍弯曲，上端钝圆或截形，下端较尖，有的纵剖为两半，长10～20 cm，直径5～8 cm。外表黄棕色至黑棕色，密被排列整齐的叶柄残基，长3～5 cm，直径0.5～1 cm。表面有纵棱线，质硬而脆，断面

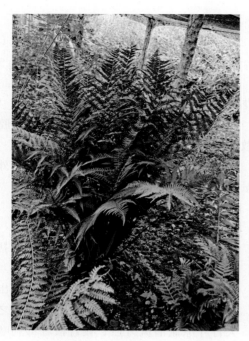

图9-28-1　粗茎鳞毛蕨（植物）

略平坦，棕色，有黄白色维管束5～13个，排列成环；每个叶柄残基的外侧常有3条须根，鳞片条状披针形，全缘。根茎的断面呈深绿色至棕色，有黄白色维管束小点5～13个，环列，其外散有较多的叶迹维管束。气特殊，味初淡而微涩，渐苦而辛。（图9-28-2）

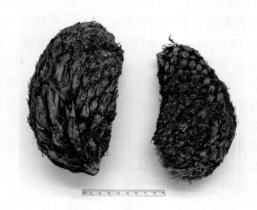

图9-28-2　绵马贯众（药材）

以个大、质坚实、叶柄残基断面棕绿色者为佳。

【化学成分及药理作用】　含间苯三酚类。间苯三酚类有以下几种：绵马酸类（filicic acids），如绵马酸BBB、PBB、PBP等；黄绵马酸类（flavaspidic acids），如黄绵马酸BB、PB、AB

等；白绵马素类（albaspidins acids），如白绵马素AA、BB、PP；去甲绵马素类（desaapidins），如去甲绵马素AB、BB、PB，绵马酚，绵马次酸。间苯三酚类化合物为其抗菌、抗肿瘤、杀虫有效成分。还含三萜类、鞣质、挥发油、树脂及多种微量元素等。

绵马贯众具有抗病毒、保肝、降血压、抗生育、促凝血、抗氧化等作用。对流感病毒、乙肝病毒、人类免疫缺陷病毒、柯萨奇病毒、腺病毒、脊髓灰质炎病毒、流行性乙型脑膜炎病毒、单纯疱疹病毒等均有明显拮抗作用。对痢疾杆菌、伤寒杆菌、大肠埃希菌、铜绿假单胞菌、变形杆菌等致病性细菌有显著体外抑制作用。可抑制人肝癌细胞、人前列腺癌细胞等多种肿瘤细胞增殖。对蛔虫、牛肝蛭、血吸虫有驱除作用。绵马素有毒，对胃肠道有刺激，引起视网膜血管痉挛及伤害视神经，中毒时引起中枢神经系统障碍。

【饮片炮制及鉴别】

1. 绵马贯众　取药材，除去杂质，喷淋清水，洗净，润透，切厚片，干燥，筛去灰屑。

成品为不规则的厚片或碎块。根茎外表皮黄棕色至黑褐色，多被有叶柄残基，有的可见棕色鳞片。切面淡棕色至红棕色，有黄白色维管束小点，环状排列。气特异，味初淡而微涩，后渐苦、辛。（图9-28-3）

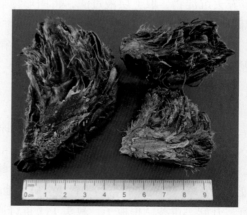

图9-28-3　绵马贯众（饮片）

2. 绵马贯众炭　取绵马贯众，武火炒至药物外表面焦黑色，内部棕褐色。

成品形如绵马贯众，外表面黑色，内部棕褐色。味涩。（图9-28-4）

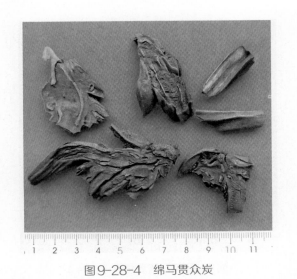

图9-28-4 绵马贯众炭

绵马贯众生品长于驱虫，清热解毒，制炭后寒性减弱，涩味增强，长于止血。

【性味与归经】 苦，微寒；有小毒。归肝、胃经。

【功能】 清热解毒，驱虫。

【应用】

1. 虫积腹痛 治蛲虫病，单用，可内服，亦可外用洗肛门。治钩虫病，单用，研末空腹服。

2. 疮疡肿毒，温毒发斑 治风痒头疮，如决效散（贯众、白芷）（《外科精义》）。治癣，如治癣方（贯众、吴茱萸、官桂）（《百一选方》）。

3. 崩漏下血，诸般痔疾 治血痢不止、泻血不定，如贯众五物散（贯众、槐花、地榆、黄连、甘草）（《普济方》）。治诸般痔疾，如胜金丸（贯众、麝香、阿胶）（《杨氏家藏方》）。治痔漏，如贯众散（贯众、茟薢、白芷）（《普济方》）。

中成药品种有连花清瘟片（胶囊、颗粒）、抗感口服液（颗粒）、复方青黛丸、暑症片、贯黄感冒颗粒、贯防感冒片、抗感颗粒（口服液）、乙肝解毒胶囊等。

【用法与用量】 4.5～9 g。

【注意】 脾胃虚寒，阴虚内热及孕妇慎用。服用本品时忌油腻。

【贮藏保管】 置通风干燥处。

【论注】 以贯众为名的商品药材据调查来源有11科58种。除《中国药典》2020年版收载绵马贯众、紫萁贯众外，还有狗脊蕨 *Woodwardia japonica* (L. f.) Sm.、荚果蕨 *Matteuccia struthiopteris* (L.) Todaro、乌毛蕨 *Blechnum orientale* L.、苏铁蕨 *Brainea insignis* (Hook.) J. Sm. 等不同属种的带叶柄残基的根茎在不同地区入药。

附：紫萁贯众

【来源】 为紫萁科植物紫萁 *Osmunda japonica* Thunb. 的干燥根茎和叶柄残基。

【植物形态】 植株高50～80 cm。根状茎粗壮，斜升。叶二型，幼时密被绒毛；不育叶片三角状阔卵形，长30～50 cm，宽25～40 cm，顶部以下二回羽状，小羽片矩圆形或矩圆披针形，先端钝或短尖，基部圆形或圆楔形，边缘有匀密的矮钝锯齿。能育叶强度收缩，小羽片条形，长1.5～2 cm，沿主脉两侧密生孢子囊，成熟后枯死。（图9-28-5）

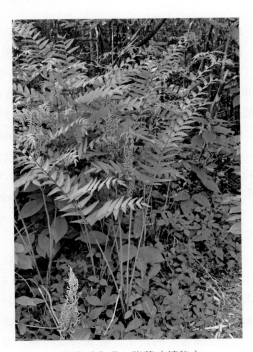

图9-28-5 紫萁（植物）

【产地】 主产于河南、甘肃、山东、江苏、浙江、四川等地。

【采收加工】 秋季采挖，削去叶柄、须根，除去泥沙，晒干。

【药材鉴别】 略呈圆锥形或圆柱形，稍弯曲，长10～20 cm，直径3～6 cm。根茎横生或斜生，下侧着生黑色而硬的细根；上侧密生叶柄残基，叶柄基部呈扁圆形，斜向上，长4～6 cm，直径0.2～0.5 cm，表面棕色或棕黑

色，切断面有"U"形筋脉纹（维管束），常与皮部分开。质硬，不易折断。气微，味甘、微涩。（图9-28-6）

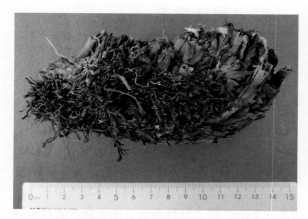

图9-28-6　紫萁贯众（药材）

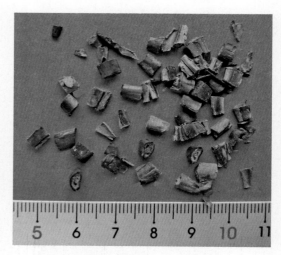

图9-28-7　紫萁贯众（饮片）

以个大、整齐、须根少、无杂质者为佳。

【化学成分及药理作用】　含东北贯众素（dryocrassin）及多种内酯成分如紫萁内酯[（4R,5S）-osmundalactone]、5-羟基-2-己烯酸-4-内酯[（4R,5S）-5-hydroxy-2-hexen-4-olide]、5-羟基己酸-4-内酯[（4R,5S）-5-hydroxyhexan-4-olide]等。还含类花楸酸苷（parasorboside）、麦芽酚-β-D-吡喃葡萄糖苷（maltol-β-D-glucopyranoside）、琥珀酸（succinic acid）、尖叶土杉甾酮（ponasterone）A、蜕皮甾酮（ecdysterone）、蜕皮素（ecdysone）和多糖等成分。

紫萁贯众具有抗病毒、驱虫、抑制血凝等作用。紫萁贯众水提取液能抵抗腺病毒3型（Ad3）对培养的HeLa单层细胞的攻击，有较强抗Ad3活性；能抵抗单纯疱疹病毒I型对肝癌细胞（Hep-2细胞）的攻击。紫萁贯众的根茎及叶柄基部的煎剂体外对猪蛔虫头段有不同程度的抑制和松弛作用。紫萁提取物对驱除人体肠蠕虫有较好疗效。紫萁水提取液能缩短家兔凝血酶原时间，有显著抑制血凝的作用。

【饮片炮制及鉴别】

1. 紫萁贯众　取药材，除去杂质，略泡，洗净，润透，切片，干燥。

成品为不规则的块或厚片。切面棕黄色至暗棕色，有黄白色马蹄形筋脉纹，常与皮部分开；周边黄棕色至棕褐色，密被近扁圆形叶柄残基。质硬。气微，味淡微涩。（图9-28-7）

2. 紫萁贯众炭　取紫萁贯众，用武火炒至表面焦褐色。

成品形如紫萁贯众，表面焦褐色，内部棕褐色，质脆易碎。

紫萁贯众生品微寒，长于清热解毒，制炭后寒性减弱，涩性增强，长于止血。

【性味与归经】　苦、微寒；有小毒。归肺、胃、肝经。

【功能】　清热解毒，止血，杀虫。

【应用】

1. 疫毒感冒，脑炎　常与大青叶同用。

2. 热毒泻痢，解食毒、酒毒　常与黄连、甘草同用。

3. 痈疮肿毒，麻疹、水痘出不透彻　常与赤芍、升麻、芦根同用。

4. 各种血证　治便血，常以贯众炭配伍地榆炭、槐花炭；治产后出血，常以贯众炭配伍荷叶炭。

5. 虫积腹痛　治钩虫病，常与狼毒、百部同用；治绦虫、钩虫、蛲虫，常与野刚子、仙鹤草、白马骨同用。

【用法用量】　5～9 g。

【注意】　阴虚内热及脾胃虚寒者不宜，孕妇慎用。

【贮藏保管】　置干燥处。

蒲公英

【来源】　为菊科植物蒲公英*Taraxacum*

mongolicum Hand.-Mazz.、碱地蒲公英 *Taraxacum borealisinense* Kitam. 或同属数种植物的干燥全草。

【植物形态】

1. 蒲公英　多年生草本。高可达30 cm，有丰富乳汁。直根肥厚，外面黑色，有苦味。叶根生，无柄，倒披针形或线形，长可达16 cm；先端急尖，边缘有倒向羽状缺刻，裂片不规则，大小不一；基部狭窄如叶柄状，表面绿色，背面淡绿色。花黄色，由叶丛中抽出花茎，顶生头状花序，总苞钟状，先端有角状突起；花全为舌状花；花期3—5月。瘦果上部具小刺，下部具成行排列的小瘤，顶端有1长喙，喙长6～10 mm，喙上端具白色而有光泽的冠毛；果期5—10月。（图9-29-1）

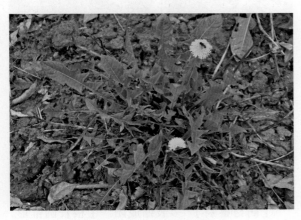

图9-29-1　蒲公英（植物）

2. 碱地蒲公英　小叶为规则的羽状分裂。总苞片顶端无角状突起。瘦果喙长4～5.5 mm。

【产地】　主产于山西、河北、山东及东北各地，全国大部分地区均有产。

【采收加工】　春至秋季花初开时采挖，除去杂质，洗净，晒干。

【药材鉴别】　呈皱缩卷曲的团块。根呈圆锥状，多弯曲，长3～7 cm；表面棕褐色，抽皱；根头部有棕褐色或黄白色的茸毛，有的已脱落。叶基生，多皱缩破碎，完整叶片呈倒披针形，绿褐色或暗灰绿色，先端尖或钝，边缘浅裂或羽状分裂，基部渐狭，下延呈柄状，下表面主脉明显。花茎1至数条，每条顶生头状花序，总苞片多层，内面一层较长，花冠黄褐色或淡黄白色。有的可见多数具白色冠毛的长椭圆形瘦果。气微，味微苦。（图9-29-2）

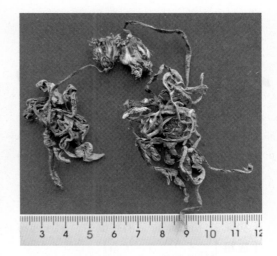

图9-29-2　蒲公英（药材）

以叶多、色绿、根完整者为佳。

【化学成分及药理作用】　含萜类、黄酮、酚酸、挥发油等。萜类，如蒲公英甾醇（taraxasterol）、蒲公英赛醇（taraxerol）、羽扇豆醇、齐墩果酸等；酚酸类，如咖啡酸（caffeic acid）、原儿茶酸、阿魏酸等；黄酮类，如芹菜素（apigenin）、芦丁（rutin）、芹菜素-7-*O*-*β*-*D*-葡萄糖苷等；挥发油，主要有正己醇（hexanol）、3-正己烯-1-醇（3-hexen-1-ol）等。还含*β*-谷甾醇、色素类、香豆素类、脂肪酸类、氨基酸类、多糖类、维生素和矿物质等。

蒲公英具有抑菌、抗肿瘤、抗胃溃疡、抗内毒素等作用。对金黄色葡萄球菌、变形杆菌、甲/乙型链球菌等均有体外抑制作用，对大肠埃希菌、铜绿假单胞菌、葡萄球菌、福氏痢疾杆菌、副伤寒杆菌、白色念珠菌等均有一定抑制作用，对多种癣菌有抑制作用。对艾氏腹水癌（EAC）、MM46瘤、皮肤乳头状瘤均有拮抗作用。此外本品尚有利尿健胃、轻泻等作用。

【饮片炮制及鉴别】　蒲公英　取药材，除去杂质，洗净，切段，干燥。

成品为不规则的段。根表面棕褐色，抽皱；根头部有棕褐色或黄白色的茸毛，有的已脱落。叶多皱缩破碎，绿褐色或暗灰绿色，边缘浅裂或羽状分裂，基部渐狭，下延呈柄状。头状花序，总苞片多层，花冠黄褐色或淡黄白色。有时可见具白色冠毛的长椭圆形瘦果。气微，味微苦。（图9-29-3）

【性味与归经】　苦、甘，寒。归肝、胃经。

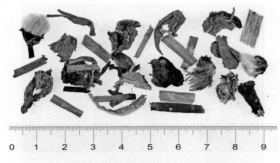

图9-29-3　蒲公英（饮片）

【功能】　清热解毒，消肿散结，利尿通淋。

【应用】

1. 热毒痈肿疮疡及内痈等证　治痈肿疔毒，如五味消毒饮（金银花、野菊花、蒲公英、紫花地丁、紫背天葵子）（《医宗金鉴》）。治乳痈，可单用鲜品内服或捣敷。治火毒较盛之证，常与忍冬藤捣汁服。治肺痈咳吐浓痰、胸痛等证，常与鱼腥草、芦根、冬瓜仁同用。治肠痈热毒壅盛之证，常与赤芍、牡丹皮、大黄等同用。治咽喉肿痛，常与板蓝根、玄参同用。

2. 湿热黄疸及小便淋漓涩痛　治湿热黄疸，常与茵陈同用。治小便淋漓涩痛，常与金钱草、白茅根同用。

中成药品种有蒲地蓝消炎片、热炎宁颗粒（片）、众生丸、复方公英片、复方蒲芩片、抗炎退热片、胆石通胶囊、银蒲解毒片、二丁颗粒等。

【用法与用量】　10～15 g。

【注意】　用量过大可致缓泻。

【贮藏保管】　置通风干燥处，防潮，防蛀。

【论注】　全国大部分地区所用蒲公英，均为蒲公英属的多种植物，除上两种分布广、产量大、使用普遍外，还有几种也是药用较为普遍的，如异苞蒲公英 *Taraxacum heterolepis* Nakai et Koidz. ex Kitag.、芥叶蒲公英 *Taraxacum brassicaefolium* Kitag. 等。

紫花地丁

【来源】　为堇菜科植物紫花地丁 *Viola yedoensis* Makino 的干燥全草。

【植物形态】　多年生草本。茎极短，植株高约7 cm，密被白色短毛，地下有白色细圆柱状的根数条。叶根生，有长叶柄，叶片长椭圆形或线状披针形，基部截形或楔形，先端钝状，边缘具波状钝锯齿，托叶与叶柄基部合生，上端分离呈狭披针形，全缘。花紫色，有时为白色，腋生，有长柄；花期4—7月。蒴果三角状卵形或椭圆形；果期5—8月。（图9-30-1）

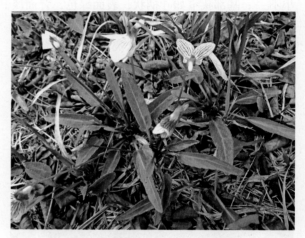

图9-30-1　紫花地丁（植物）

【产地】　主产于江苏、浙江及东北地区。

【采收加工】　春、秋二季采收，除去杂质，晒干。

【药材鉴别】　多皱缩成团。主根长圆锥形，直径1～3 mm；淡黄棕色，有细纵皱纹。叶基生，灰绿色，展平后叶片呈披针形或卵状披针形，长1.5～6 cm，宽1～2 cm；先端钝，基部截形或稍心形，边缘具钝锯齿，两面有毛；叶柄细，长2～6 cm，上部具明显狭翅。花茎纤细；花瓣5，紫堇色或淡棕色；花距细管状。蒴果椭圆形或3裂，种子多数，淡棕色。气微，味微苦，稍黏。（图9-30-2）

以根、花、叶、果齐全，叶灰绿色，花紫色，根黄，味微苦者为佳。

【化学成分及药理作用】　含有机酸、黄酮等。有机酸类，如棕榈酸（palmitic acid）、对羟基苯甲酸（*p*-hydroxybenzoic acid）、反式对羟基桂皮酸（trans—*p*-hydroxycinnamic acid）、琥珀酸（succinic acid）等；黄酮类，如山奈酚3-O-吡喃-鼠李糖苷（kaempferol-3-O-rhamnopyranoside）。又分离得到相对分子质量10 000～15 000的碱化聚糖的大分子成分，具

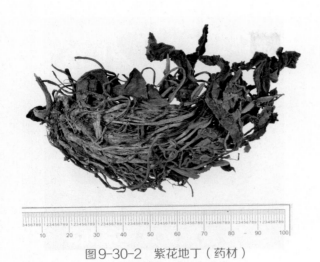

图9-30-2 紫花地丁（药材）

抑制人类免疫缺陷病毒活性。还含地丁酰胺（violyedoenamide）。

紫花地丁具有抗菌、抗病毒、抗内毒素、抗炎等作用。黄酮类化合物对结核杆菌、痢疾杆菌、金黄色葡萄球菌、肺炎球菌、皮肤真菌及钩端螺旋体均有明显抑制作用，有抗乙型肝炎病毒（HBV）、人类免疫缺陷病毒（HIV-Ⅰ）、猴免疫缺陷病毒（SIV）、呼吸道合胞病毒（RSV）的作用；总生物碱和黄酮类化合物分别对鸡新城疫病毒、鸡传染性支气管病毒（IBV）等有拮抗作用。可降低角叉菜胶致炎小鼠血清白细胞介素（IL）-1β、肿瘤坏死因子（TNF）-α及炎性组织中前列腺素（PG E2）的含量而发挥抗炎作用。对宫颈癌、淋巴瘤、白血病有抑制作用。

【饮片炮制及鉴别】 紫花地丁 取药材，除去杂质，洗净，切碎，干燥。

成品为不规则的碎片，其他性状特征同药材。（图9-30-3）

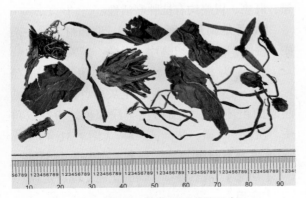

图9-30-3 紫花地丁（饮片）

【性味与归经】 苦、辛，寒。归心、肝经。

【功能】 清热解毒，凉血消肿。

【应用】

1. 疔疮、乳痈、肠痈、丹毒等热盛疮疡证 治痈肿疔毒，如五味消毒饮（金银花、野菊花、蒲公英、紫花地丁、紫背天葵子）（《医宗金鉴》）；鲜品可捣汁服，并以其渣敷患处。

2. 毒蛇咬伤 可用鲜品取汁服，其渣加雄黄少许捣匀外敷。

3. 肝热目赤肿痛之证 常与菊花、蝉蜕等同用。

中成药品种有二丁颗粒、抗骨髓炎片、消炎退热颗粒、康妇消炎栓等。

【用法与用量】 15～30 g。

【贮藏保管】 置干燥处。

【论注】

（1）豆科植物米口袋 *Gueldenstaedtia verna* (Georgi) Bor. 的带根全草在我国许多地区作紫花地丁药用，又称"豆地丁""甜地丁"。

（2）罂粟科植物布氏紫堇 *Corydalis bungeana* Turcz. 的带根全草在北京、天津、辽宁、内蒙古、山西等地作紫花地丁药用，习称"苦地丁"。

重 楼

【来源】 为百合科植物云南重楼 *Paris polyphylla* Smith var. *yunnanensis* (Franch.) Hand.-Mazz. 或七叶一枝花 *Paris polyphylla* Smith var. *chinensis* (Franch.) Hara 的干燥根茎。

【植物形态】

1. 云南重楼 多年生草本。高30～100 cm。根茎肥厚，直径2～3.5 cm，结节明显。叶6～10片轮生；叶柄长5～20 mm；叶片披针形、卵状长圆形至倒卵形，长5～11 cm，宽2～4.5 cm。外轮花被片绿色，披针形或长卵形；内轮花被片黄色，线形而略呈披针状，中部以上宽2～6 mm，长为外轮的1/2至近等长；雄蕊8～10，排列成2、3轮，花丝比花药短，药隔突出部分长1～2 mm。花期6—7月，果期9—10月。（图9-31-1）

2. 七叶一枝花 叶5～8枚轮生，通常7枚，倒卵状披针形、矩圆状披针形或倒披针形，基部

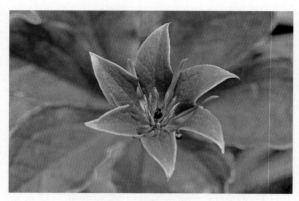

图9-31-1 云南重楼（植物）

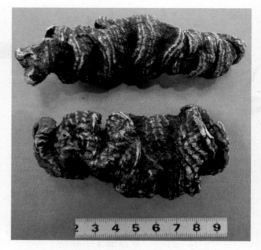

图9-31-3 重楼（药材）

通常楔形。内轮花被片狭条形，通常中部以上变宽，宽1~1.5 mm，长1.5~3.5 cm，长为外轮的1/3至近等长或稍超过；雄蕊8~10枚，花药长1.2~1.5（~2）cm，长为花丝3~4倍，药隔突出部分长1~1.5（~2）mm。花期5—7月。果期8—10月。（图9-31-2）

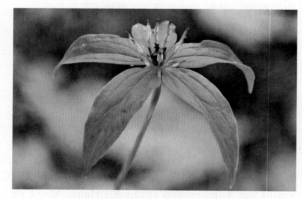

图9-31-2 七叶一枝花（植物）

【产地】 主产于云南、四川、广西、陕西、江西、江苏等地。云南大理、丽江、昆明、玉溪等地为道地产区。

【采收加工】 秋季采挖，除去须根，洗净，晒干。

【药材鉴别】 呈结节状扁圆柱形，略弯曲，长5~12 cm，直径1~4.5 cm。表面黄棕色或灰棕色，外皮脱落处呈白色；密生层状凸起的粗环纹，一面结节明显，结节上具椭圆形凹陷茎痕，另一面有疏生的须根或疣状须根痕；顶端具鳞叶和茎的残基。质坚实，断面平坦，白色至浅棕色，有粉性或胶质。气微，味微苦、麻。（图9-31-3）

以质坚、断面色白者为佳。

【化学成分及药理作用】 主含甾体皂苷如重楼皂苷（polyphyllin）Ⅰ/Ⅱ/Ⅵ/Ⅶ、薯蓣皂苷元（diosgenin）、25S-异纽替皂苷元（isonautigenin）、偏诺皂苷元等。含β-谷甾醇、豆甾醇、胡萝卜苷等甾醇类，β-蜕皮激素等昆虫变态激素。还含氨基酸类、酚类、生物碱、鞣质、多糖等。

重楼具有抑菌、止血、镇痛镇静等作用。对痢疾杆菌、伤寒杆菌、大肠埃希菌、铜绿假单胞菌、金黄色葡萄球菌、溶血性链球菌、脑膜炎双球菌等均有不同程度的抑制作用，对甲型流感病毒有较强的抑制作用。可降低鼠血清TNF-α、IL-1、IL-6等炎症因子的水平从而降低炎症损害程度，可降低鼠血清IgE的含量而具有抗哮喘作用。对胃癌SGC7901、肺癌A2549、肾腺癌A2496、结肠腺癌HT229、胰腺癌PACA22、乳腺癌MCF27、前列腺癌PC23等人体肿瘤细胞均有显著抑制作用，重楼皂苷Ⅰ对鼻咽癌、肺腺癌、肝癌、胃癌均有抗肿瘤活性。

【饮片炮制及鉴别】 重楼 取药材，除去杂质，洗净，润透，切薄片，干燥。

成品为椭圆形或类圆形薄片，直径1.5~3 cm。外表皮黄棕色至灰褐色，有时可见凸起的粗环纹；切面白色至浅棕色，粉性或角质。质脆。气微，味微苦、麻。（图9-31-4）

【性味与归经】 苦，微寒；有小毒。归肝经。

【功能】 清热解毒，消肿止痛，凉肝定惊。

【应用】

1.痈肿疮毒及毒蛇咬伤等证 可单用煎服，

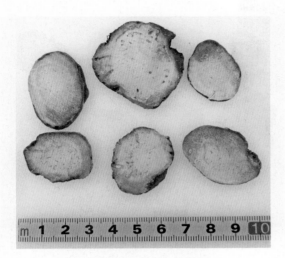

图9-31-4 重楼（饮片）

或研末用醋调服患处。治疮痈热毒、疔毒内攻，如夺命丹（羌活、独活、青皮、防风、黄连、赤芍、细辛、甘草节、蝉蜕、僵蚕、金线重楼、泽兰、金银花）(《赤水玄珠》)。

2. **肝热生风、惊痫以及热病神昏、抽搐等证**　常与钩藤、蝉蜕同用。

3. **外伤出血或瘀肿疼痛之症**　内服外用均可。中成药品种有宫血宁胶囊、七味姜黄搽剂（姜黄消痤搽剂）、三七血伤宁胶囊、季德胜蛇药片、鼻咽清毒颗粒等。

【用法与用量】　3～9g。外用适量，研末调敷。

【注意】　本品有毒，内服严格控制剂量。

【贮藏保管】　置阴凉干燥处，防蛀。

【论注】

（1）本品别名较多。最早出自《神农本草经》，名为蚤休；在《新修本草》中称为重楼；《本草蒙筌》名为七叶一枝花；《植物名实图考》异名为草河车；《中国药典》2000年版起将其正名定为重楼。此外，由于中药拳参也有"草河车""重楼"等异名，与本品混淆，使用时应注意加以鉴别。

（2）药材断面有粉性或胶质，经验认为粉质重楼优于角质重楼。

拳 参

【来源】　为蓼科植物拳参 Polygonum bistorta L.的干燥根茎。

【植物形态】　多年生草本。高35～90 cm。根茎肥厚，弯曲，黑褐色。茎直立，不分枝，无毛。基生叶宽披针形或狭卵形，纸质，长4～18 cm，宽2～5 cm；顶端渐尖或急尖，基部截形或近心形，沿叶柄下延成翅状，两面无毛或下面被短柔毛，边缘外卷，呈微波状；茎生叶披针形或线形，无柄；托叶筒状，膜质，顶端偏斜，开裂至中部，无缘毛。总状花序呈穗状，顶生，紧密；苞片卵形，膜质，淡褐色，每苞片内含3～4朵花；花梗纤细；花被5深裂，裂片椭圆形；花淡红色或白色，直径约2.5 mm；雄蕊8，花柱3，柱头头状。瘦果椭圆形，两端尖，褐色，有光泽，稍长于宿存的花被。花期6—7月，果期8—9月。（图9-32-1）

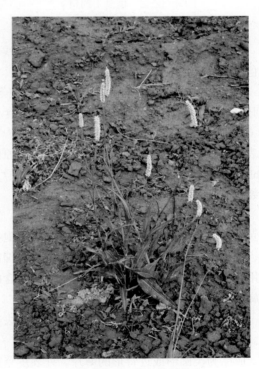

图9-32-1 拳参（植物）

【产地】　主产于华北、西北及山东、江苏、湖北等地。

【采收加工】　春初发芽时或秋季茎叶将枯萎时采挖，除去泥沙，晒干，去须根。

【药材鉴别】　呈扁长条形或扁圆柱形而弯曲，两端略尖，或一端渐细，有的对卷弯曲，长6～13 cm，直径1～2.5 cm。表面紫褐色或紫黑色，粗糙，一面隆起，一面稍平坦或略具凹槽，全体密具粗环纹，有残留须根或根痕。质

硬，断面浅棕红色，维管束呈黄白色点状，排列成环。无臭，味苦、涩。（图9-32-2）

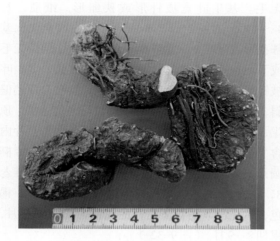

图9-32-2　拳参（药材）

以身干、条粗大、质坚实、皮黑、断面浅棕红色者为佳。

【化学成分及药理作用】　含鞣质、酚酸等。鞣质类，如没食子酸（gallic acid）、并没食子酸（ellagic acid）、右旋儿茶酚（catechol）、左旋表茶酚（epicatechol）等；酚酸类，如绿原酸（chlorogenic acid）、咖啡酸（caffeic acid）、顺/反阿魏酸等。

拳参具有抗菌、中枢抑制、镇痛等作用。对金黄色葡萄球菌、铜绿假单胞菌、枯草芽孢杆菌、变形杆菌、产气杆菌和肺炎球菌等均有抑制作用，单体没食子酸抑菌性最强。根茎中所含的左旋表茶酚能显著降低胆碱酯酶活性。

【饮片炮制及鉴别】　拳参　取药材，除去杂质，洗净，略泡，润透，切薄片，干燥。

成品为类圆形或近肾形的薄片。外表皮紫褐色或紫黑色。切面棕红色或浅棕红色，平坦，近边缘有一圈黄白色小点（维管束），气微，味苦、涩。（图9-32-3）

【性味与归经】　苦、涩，微寒。归肺、肝、大肠经。

【功能】　清热解毒，消肿，止血。

【应用】

1. 湿热泻痢、泻脓血、里急后重等证　多单用。

2. 热毒痈疡、口舌生疮之证　内服、外用均有疗效。

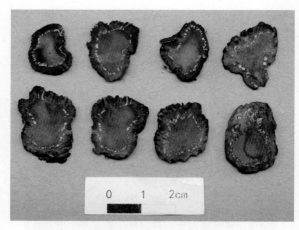

图9-32-3　拳参（饮片）

还可用于水肿证。

中成药品种有小儿肺热平胶囊、益肺清化膏、感冒退热颗粒等。

【用法与用量】　5～10 g。外用适量。

【注意】　无实火热毒者不宜使用。阴证疮疡患者禁服。

【贮藏保管】　置干燥处。

【论注】　市场出现与本种同属的近缘植物如石生蓼Polygonum lapidosum Kitag.、珠牙蓼Polygonum viviparum L.、耳叶蓼Polygonum manshuriense V. Patr.、狐尾蓼Polygonum alopecuroides Turcz及圆穗蓼Polygonum sphacrostachyum Meissn.等作拳参入药。注意鉴别。

漏　芦
（附：禹州漏芦）

【来源】　为菊科植物祁州漏芦Rhaponticum uniflorum (L.) DC.的干燥根。

【植物形态】　多年生草本。高35～80 cm。全株密被白色绒毛及蛛丝状毛，主根粗大。叶互生，叶片长椭圆形，羽状分裂，裂片三角形或卵状披针形，边缘具不规则浅裂，两面均被白色茸毛。头状花序单生茎顶，直径5 cm以上；花淡红紫色，裂片呈琴形，叶缘无尖刺；花期5—7月。瘦果卵形，有4棱，棕褐色；果期6—8月。（图9-33-1）

【产地】　主产于河北、辽宁、山西等地。

【采收加工】　春、秋二季采挖，除去须根和

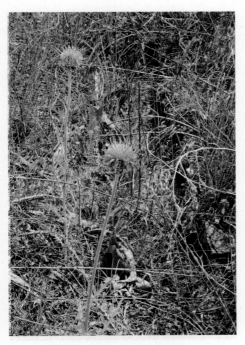

图9-33-1 祁州漏芦（植物）

泥沙，晒干。

【药材鉴别】 呈倒圆锥状圆柱形，有的稍扭曲或扁压，通常不分枝，完整者长10～30 cm，直径1～2.5 cm。表面深棕色或黑褐色，粗糙，具不规则的纵沟及鞭形的网状裂隙。外层易剥落，根头部膨大，有少数茎基及鳞片状叶基，顶端有灰白色绒毛。体轻，质脆，易折断，折断时皮部常与木部脱离，皮部色泽较深，木部黄白色，呈放射状，木射线处多破裂，木部中央因朽蚀而成星状裂隙，显深棕色。气特异，味微苦。（图9-33-2）

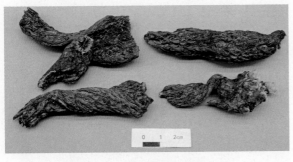

图9-33-2 漏芦（药材）

以条粗、外皮棕黑色、质坚、中心不糟朽者为佳。

【化学成分及药理作用】 含植物蜕皮激素、三萜、噻吩、黄酮等。植物蜕皮激素，如蜕皮甾酮（ecdysterone）、漏芦甾酮（rhapontistertone）、土克甾酮（turkestertone）等；萜类，如乌索酸、齐墩果酸等；噻吩类，如氯化牛蒡子酮-b（7-chlo-roarctinone b）和rhapontiynethiophenes B；黄酮类，如儿茶素、甘草苷（liquiritin）等。还含β-谷甾醇、胡萝卜苷、豆甾醇等甾醇类以及挥发油等成分。

漏芦具有抗氧化和延缓衰老、保护心肌、降血脂、改善记忆障碍、益智、抗炎、镇痛、耐缺氧、抗疲劳等作用。通过保护人红细胞、减轻膜蛋白遭受过氧化损伤而抗动脉粥样硬化，延缓衰老。可显著降低急性肝损伤小鼠血清ALT、AST、ALP的活性而发挥保肝作用。对乳腺癌耐药细胞菌株（MCF-7/ADR）、H22移植瘤具有明显的抑制作用。对慢性肾功能不全、IgA肾病有一定的治疗作用。

【饮片炮制及鉴别】 漏芦 取药材，除去杂质，洗净，润透，切厚片，干燥。

成品为类圆形或不规则的厚片。外表皮暗棕色至黑褐色，粗糙，有网状裂纹。切面黄白色至灰黄色，有放射状裂隙。气特异，味微苦。（图9-33-3）

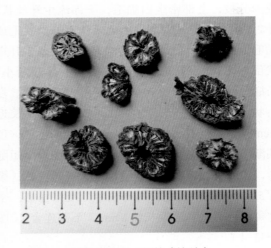

图9-33-3 漏芦（饮片）

【性味与归经】 苦，寒。归胃经。

【功能】 清热解毒，消痈，下乳，舒筋通脉。

【应用】

1. 疮痈肿毒，尤多用于乳痈 常与蒲公英、连翘、大黄等同用。

2. 热邪壅滞，乳房作胀，乳汁不下 常与王不留行、穿山甲同用。

中成药品种有乳泉颗粒、通乳颗粒、乳核散结片、脑栓通胶囊等。

【用法与用量】 5～9g。

【注意】 孕妇慎用。

【贮藏保管】 置通风干燥处。

【论注】 主产于河北、山西等地者习称"白头漏芦"。药材圆柱形或裂开成扭曲块状，表面灰褐色，粗糙，具网状裂纹，有浮皮，顶端有灰白色绒毛，质轻脆，易折断，断面灰褐色。气微，味微苦。质优。

主产于河南、山东者习称"漏芦戴斗笠"。呈圆柱形，表面灰褐色，有纵纹，顶端丛生棕色硬毛。质坚，不易折断，断面有黄黑相间菊花纹。气微，味微涩。

附：禹州漏芦

【来源】 为菊科植物驴欺口 *Echinops latifolius* Tausch. 或华东蓝刺头 *Echinops grijisii* Hance 的干燥根。

【植物形态】

1. 驴欺口　多年生草本。高约1m，不分枝或少分枝，上部密生白绵毛，下部疏生蛛丝状。叶2回羽状分裂或深裂，上面疏生毛蛛丝状毛或无毛，下面密生白绵毛，边缘有短刺；基生叶矩状倒卵形，长约20cm，有长柄；上部叶渐小，长椭圆形至卵形，长10～20cm，基部抱茎。复头状花序球形，直径约4cm；小头状花序长近2cm，外总苞刚毛状；内总苞片外层的匙形，顶端渐尖，边缘有篦状睫毛；内层的狭菱形至矩圆形，顶端尖锐，中部以上有睫毛，花冠筒状，裂片5，条形，淡蓝色，筒部白色。瘦果柱形，密生黄褐色柔毛；冠毛长约1mm，下部连合。（图9-33-4）

2. 华东蓝刺头　叶质地薄，纸质，有长叶柄，长椭圆形或卵状披针形，羽状深裂；裂片边缘有均匀而细密的刺状缘毛。复头状花序单生枝端或茎顶，小花长约1cm，花冠深裂，花冠管外面有腺点。瘦果倒圆锥状，被密厚的棕黄色长直毛。花果期7—10月。

【产地】 驴欺口主产于内蒙古、河南、江西等地；华东蓝刺头主产于江苏、浙江、江西等地。

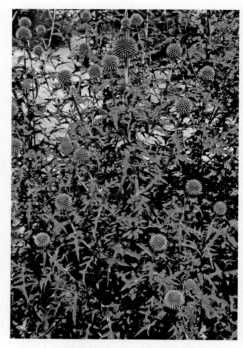

图9-33-4　驴欺口（植物）

【采收加工】 春、秋二季采挖，除去须根和泥沙，晒干。

【药材鉴别】 呈类圆柱形，稍扭曲，长短不一，直径0.5～1.5cm。表面土黄色或灰棕色，粗糙，有纵皱纹，顶端有纤维状棕色残存的叶柄维管束。质坚，断面粗纤维状，皮部棕色，木部具有黄、黑相间的菊花纹。气微，味微涩。（图9-33-5）

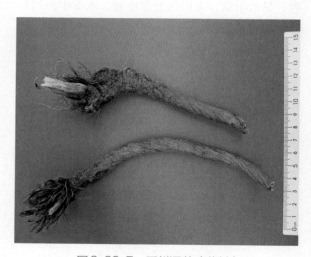

图9-33-5　禹州漏芦（药材）

以条粗、质坚实、长短整齐者为佳。

【化学成分及药理作用】 含噻吩、挥发

油、三萜及甾体等。噻吩类，包括α-三联噻吩（α-terthiophene）、卡多帕亭（cardopatine）等；挥发油，主要包括顺式-β-金合欢烯（cis-β-farnesene）、5-（丁烯-3-炔-1）-联噻吩［5-（3-buten-1-ynyl）-bithiophene］、β-红没药烯等。噻吩类化合物是禹州漏芦主要的脂溶性成分。还含有蓝刺头碱（echinopsine）、蒲公英萜醇醋酸酯（taraxerol acetate）、脂肪醇、β-谷甾醇、胡萝卜苷等。

禹州漏芦具有广泛的光毒活性，具抗病毒、抗HIV、抗真菌、抗炎、保肝等作用。噻吩类对病毒、真菌等各种病原微生物及肿瘤细胞有明显的抑制作用。对鼠类细胞巨化病毒、HIV病毒具有拮抗作用，对肥大瘤细胞有抗细胞毒作用，还可抑制皮肤真菌的生长，对细菌、酵母菌、昆虫及各种实验微生物等具有明显杀灭作用。蓝刺头碱，小剂量能引起中枢神经系统兴奋，大剂量导致痉挛，后则出现全身抑制；同时引起血压下降，心肌收缩力增强，高浓度可使心脏停止在收缩期。

【饮片炮制及鉴别】 禹州漏芦　取药材，除去杂质，洗净，润透，切厚片，晒干。

成品为圆形或类圆形的厚片。外表皮灰黄色至灰褐色。切面皮部褐色，木部呈黄黑相间的放射状纹理。气微，味微涩。（图9-33-6）

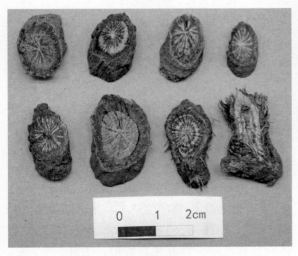

图9-33-6　禹州漏芦（饮片）

【性味与归经】 苦，寒。归胃经。
【功能】 清热解毒，消痈，下乳，舒筋通脉。

【应用】
1. 疮痈肿毒，尤多用于乳痈　常与蒲公英、连翘、大黄等同用。
2. 热邪壅滞，乳房作胀，乳汁不下　常与王不留行、穿山甲同用。
【用法与用量】 5～10 g。
【注意】 孕妇慎用。
【贮藏保管】 置通风干燥处。

土茯苓

【来源】 为百合科植物光叶菝葜 *Smilax glabra* Roxb. 的干燥根茎。

【植物形态】 多年生常绿藤本。茎细瘦，无刺。根茎长而稍呈念珠状，坚硬，深生于土层中。叶互生，革质，卵状针披形，基部圆或钝，先端渐尖，3～5脉，表面深绿色，背面淡绿色有白粉；叶柄长1～1.6 cm，常具有卷须2条。花浅黄色，伞形花序腋生；花期7—8月。浆果球形，紫红色；果期9—10月。（图9-34-1）

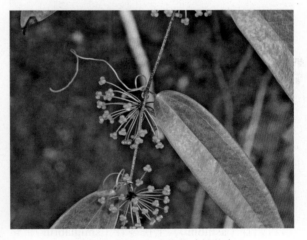

图9-34-1　光叶菝葜（植物）

【产地】 主产于广东、湖南、湖北、浙江、江西等地。

【采收加工】 夏、秋二季采挖，除去芦头及须根，洗净泥沙，晒干；或趁鲜切薄片，晒干。

【药材鉴别】 根茎近圆柱形，或不规则条块状，有结节状隆起，具短分枝；长5～22 cm，直径2～5 cm。表面黄棕色，凹凸不平，突起尖端有坚硬的须根残基，分枝顶端有圆形芽痕，有时外表现不规则裂纹，并有残留鳞叶。质坚硬，难折断。切片者切面类白色至淡红棕色，粉性，中间微见维管束点，并可见沙砾样小亮点（水煮后依然存在）；质略韧，折断时有粉尘散出，以水湿润有黏滑感。气微，味淡、涩。（图9-34-2、图9-34-3）

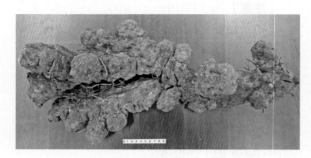

图9-34-2　土茯苓（药材）

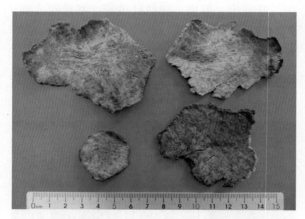

图9-34-3　土茯苓药材（切片）

以筋脉少、断面淡棕色、粉性足者为佳。

【化学成分及药理作用】　含黄酮及黄酮苷、皂苷、有机酸、挥发油等。黄酮及黄酮苷类，如落新妇苷（astilbin）、土茯苓苷（smiglabrin）、异黄杞苷（isoengeletin）、槲皮素等；皂苷类，如薯蓣皂苷（dioscin）、提果皂苷、正丁基-α-D-吡喃葡萄糖苷等；有机酸类，如3-O-咖啡酰莽草酸（3-O-caffeoylshikimic acid）、阿魏酸（ferulic acid）等；挥发油，主含正十六酸甲酯（methyl palmitate）等。还含苯丙素类如白藜芦醇（resveratrol）、氧化白藜芦醇（oxyresveratrol）等；甾醇类，如谷甾醇、胡萝卜苷等。还含甘露糖结合血凝素及多种无机元素。

土茯苓具有抗菌、抗肿瘤、免疫抑制、抗炎、镇痛、利尿、抗胃溃疡、保肝等作用，对心血管系统有一定影响。对金黄色葡萄球菌、福氏痢疾杆菌、白喉杆菌、炭疽杆菌等均有极强的抑制活性。土茯苓苷可对抗小鼠急性脑缺氧所造成的记忆障碍。土茯苓总皂苷对肝癌、子宫颈癌具有抑制作用。对心血管系统的影响主要表现为β受体阻滞样作用，具预防动脉粥样硬化、抗血栓、抗心肌缺血、抗脑缺血、抗冠心病等作用。

【饮片炮制及鉴别】　土茯苓　取药材，除去杂质。未切片者，浸泡，洗净，润透，切薄片，干燥。切片者，除去杂质即可。

成品为长圆形或不规则的薄片，边缘不整齐。切面黄白色或红棕色，粉性，可见点状维管束及多数小亮点（黏液质）；以水湿润后有黏滑感。气微，味微甘、涩。

【性味与归经】　甘、淡，平。归肝、胃经。

【功能】　解毒，除湿，通利关节。

【应用】

1. 梅毒及汞中毒所致肢体拘挛　如土茯苓合剂（土茯苓、银花、威灵仙、白鲜皮、甘草、苍耳子）（《实用中医外科学》）；亦可单用。

2. 火毒痈疖、热淋尿赤涩痛之证　治疮毒，常与金银花同用。治热淋，常与木通、蒲公英、萹蓄同用。

中成药品种有妇炎康片、复方青黛丸、复方益肝丸、银屑灵膏、痛风定片等。

【用法与用量】　15～60 g。

【注意】　肝肾阴虚者慎服。

【贮藏保管】　置通风干燥处。

鱼腥草

【来源】　为三白草科植物蕺菜 *Houttuynia cordata* Thunb. 的新鲜全草或干燥地上部分。

【植物形态】　多年生草本。茎下部伏地，生根，上部直立，高60 cm。秃净，有时紫色，全体有鱼腥气味。叶互生，心形，主脉5～7条；基部心形，先端渐尖，全缘；两面除叶脉稍被柔毛外，全秃净，新鲜时表面暗绿色有细粒密生，背面常现紫色；叶柄稍长，基部鞘状，托叶下部与叶柄合生，线状长椭圆形，先端钝。花白色，顶生穗状花序，苞片4枚，呈花瓣状，无花被；

花期6—8月。蒴果顶端开裂；果期7—10月。（图9-35-1）

【产地】 主产于我国长江以南各地。

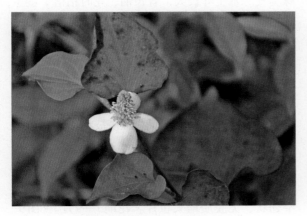

图9-35-1 蕺菜（植物）

【采收加工】 鲜品全年均可采割；干品夏、秋二季茎叶茂盛花穗多时采收，将全草连根拔起，洗净晒干。

【药材鉴别】

1. **鲜鱼腥草** 茎呈圆柱形，长20～45 cm，直径0.25～0.45 cm；上部绿色或紫红色，下部白色，节明显，下部节上生有须根，无毛或被疏毛。叶互生，叶片心形，长3～10 cm，宽3～11 cm；先端渐尖，全缘；上表面绿色，密生腺点，下表面常紫红色；叶柄细长，基部与托叶合生成鞘状。穗状花序顶生。具鱼腥气，味涩。（图9-35-2）

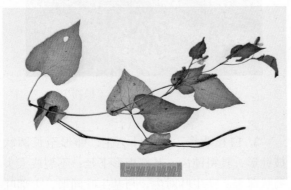

图9-35-2 鲜鱼腥草（药材）

2. **干鱼腥草** 茎呈扁圆形，皱缩而弯曲，长20～30 cm；表面黄棕色，具纵棱，节明显，下部节处有须根残存；质脆，易折断。叶互生，多

皱缩；展平后心形，长3～5，宽3～4.5 cm；上面暗绿或黄绿色，下面绿褐色或灰棕色；叶柄细长，基部与托叶合成鞘状。穗状花序顶生。搓碎有鱼腥气，味微涩。（图9-35-3）

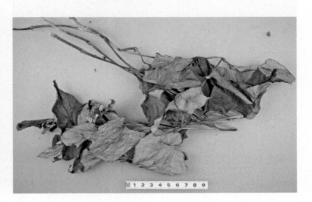

图9-35-3 鱼腥草（药材）

以叶多、色绿、有花穗、鱼腥气浓者为佳。

【化学成分及药理作用】 含挥发性成分、有机酸及脂肪酸、生物碱、酚类、黄酮等。挥发性成分有癸酰乙醛（鱼腥草素，decanoylacetaldehyde）、月桂醛（lauraldehyde）、甲基正壬酮（methyl-n-nonylketone）等。黄酮类，如槲皮素（quercetin）、橙皮苷（hesperidin）、异槲皮苷（isoquercitrin）等；有机酸类，如绿原酸（chlorogenic acid）、硬脂酸、油酸、亚油酸等；生物碱类，如头花千金藤酮（cepharanone）B、去甲头花千金藤二酮（norcepharadione）B等。挥发性成分醛酮化合物是有效成分，癸酰乙醛和月桂醛均有鱼腥草特异臭气。此外还含多种氨基酸、维生素、金属元素等成分。

鱼腥草具有抗病原微生物、抗菌、抗病毒、利尿、抗肿瘤等作用，还可平喘、增强机体免疫功能。鱼腥草素（癸酰乙酯）对卡他球菌、金黄色葡萄球菌、流感杆菌、肺炎球菌、伤寒杆菌、钩端螺旋体等均有明显抑制作用。对流感病毒、出血热病毒（EHFV）有抑制作用。

【饮片炮制及鉴别】

1. **鲜鱼腥草** 取鲜品，除去杂质，洗去泥沙，晾干表面水分。

成品性状特征同药材。

2. **干鱼腥草** 取药材，除去杂质，迅速洗净，切段，干燥。

成品为不规则的段。茎呈扁圆柱形，表面淡

红棕色至黄棕色，有纵棱。叶片多破碎，黄棕色至暗棕色。穗状花序黄棕色。搓碎具鱼腥气，味涩。（图9-35-4）

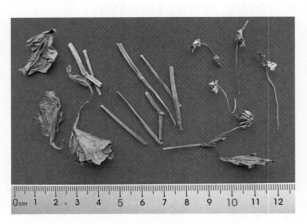

图9-35-4　鱼腥草（饮片）

【性味与归经】　辛，微寒。归肺经。

【功能】　清热解毒，消痈排脓，利尿通淋。

【应用】

1. **肺痈咳吐脓血及肺热咳嗽、痰稠等证**　治肺痈，常与桔梗、芦根、薏苡仁等同用。治热咳，常与知母、贝母、桑白皮等同用。治热毒疖肿，可单用煎服，并以鲜品捣敷。

2. **热毒疮疡**　常与野菊花、蒲公英、连翘等同用；亦可外用捣敷。

3. **热淋，小便涩痛之证**　常与海金沙、石韦、金钱草等同用。

中成药品种有复方鱼腥草片（合剂）、急支糖浆、和胃止泻胶囊、鱼腥草滴眼液、咳喘顺丸、复方鲜竹沥液、急支糖浆、祛痰灵口服液、清热镇咳糖浆等。

【用法与用量】　15～25 g，不宜久煎；鲜品用量加倍，水煎或捣汁服。外用适量，捣敷或煎汤熏洗患处。

【贮藏保管】　干鱼腥草置干燥处；鲜鱼腥草置阴凉潮湿处。

败酱草

【来源】　为败酱科植物黄花败酱 *Patrinia scabiosaefolia* Fisch. ex Trev. 或白花败酱 *Patrinia villosa* (Thunb.) Juss. 的全草。

【植物形态】

1. **黄花败酱**　多年生大草本，高达150 cm。茎枝被脱落性白粗毛。地下茎细长，横走，有特殊臭气。基生叶长大，有长柄，花时枯落；茎生叶对生，叶片披针形或窄卵形，长5～15 cm，2～3对羽状深裂，中央裂片最大，椭圆形或卵形，两侧裂片窄椭圆形或条形，依次渐小，两面疏被粗毛或近无毛；叶柄长1～2 cm，上部叶渐无柄。聚伞圆锥花序在枝端常5～9序集成疏大伞房状；总花梗方形，两侧2棱被粗白毛；苞片小；花较小，直径2～4 mm；花萼不明显；花冠筒短，上5裂；雄蕊4；子房下位。瘦果长方椭圆形，长3～4 mm，子房室边缘稍扁展成极窄翅状，无膜质增大苞片。花期7—9月。（图9-36-1）

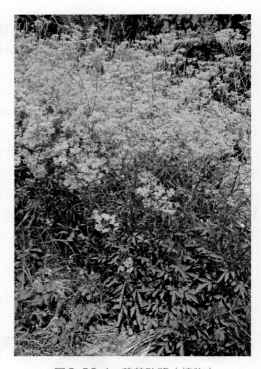

图9-36-1　黄花败酱（植物）

2. **白花败酱**　基生叶丛生，卵形至长圆状披针形，具粗钝齿，基部楔形下延，不裂或大头羽状深裂；茎生叶对生，与基生叶同形，上部叶较窄小，常不分裂，向上渐近无柄。聚伞花序组成圆锥花序或伞房花序，分枝5～6级；花冠钟形，白色，裂片异形，萼齿浅波状或浅钝裂状。瘦果倒卵圆形，与宿存增大苞片贴生。花期8—10月，果期9—11月。（图9-36-2）

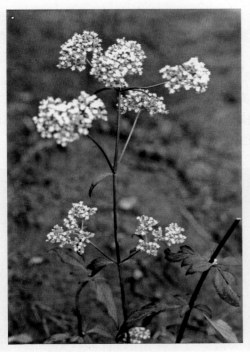

图9-36-2　白花败酱（植物）

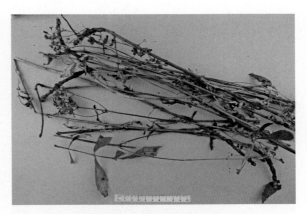

图9-36-3　败酱草（药材）

【产地】　主产于四川、江西、福建等地。

【采收加工】　野生者夏、秋季采挖，栽培者可在当年开花前采收。洗净，晒至半干，扎成束，再阴干。

【药材鉴别】

1. 黄花败酱　茎呈圆柱形，弯曲，长5～15 cm，顶端粗；表面有栓皮，易脱落，紫棕色或暗棕色，节疏密不等，节上有芽痕及根痕；断面纤维性，中央具棕色"木心"。根呈长圆锥形或长圆柱形，长达10 cm；表面有纵纹，断面黄白色。茎表面黄绿色至黄棕色，具纵棱及细纹理，有倒生粗毛。茎生叶多卷缩或破碎，两面疏被白毛，完整呈多羽状深裂或全裂。有的枝端有花序或果序，小花黄色。瘦果长椭圆形，无膜质增大苞片。气特异，味微苦。（图9-36-3）

2. 白花败酱　根茎短，长约10 cm，有的具细长的匍匐茎，断面无棕色"木心"。茎光滑，直径可达1.1 cm。完整叶卵形或长椭圆形，不裂或基部具1对小裂片。花白色，有膜质苞片。无臭，味苦、涩。

均以根长、叶多、色绿、味浓者为佳。

【化学成分及药理作用】　含三萜皂苷、挥发油、环烯醚萜、黄酮、苯丙素等。三萜皂苷类，如败酱皂苷（patrinoside）C/D、齐墩果酸（oleanic acid）、常春藤皂苷元（hederagenin）等；挥发油类，主含败酱烯（patrinene）、异败酱烯（isopatrinene）、β-蒎烯（β-pinene）、δ-榄香烯（δ-elemene）等；环烯醚萜类，如白花败酱苷（villoside）、番木鳖苷（loganin）、莫罗忍冬苷（morroniside）等；黄酮类，如芦丁（rutin）、槲皮素（quercetin）、木犀草素等；苯丙素类，主要为香豆素类和木脂素类，如东莨菪内酯（scopoletin）、七叶内酯（esculetin）等。白花败酱主要成分为黄酮类、环烯醚萜类，而黄花败酱主要含三萜皂苷类。此外还含有机酸、多糖及微量生物碱。

败酱草具有镇静、保肝利胆、抗菌、抗病毒、抗肿瘤等作用，对黏膜及胃肠道有双向调节功能。对金黄色葡萄球菌、铜绿假单胞菌、枯草芽孢杆菌、变形杆菌、产气杆菌和肺炎球菌等均有抑制作用，对呼吸道合胞病毒有明显抑制作用。具有促进肝细胞再生、防止肝细胞变性的作用，并可抗肝炎病毒。能升高白细胞。挥发油具有镇静作用。败酱草皂苷可通过影响肿瘤细胞的细胞周期发挥抗肿瘤作用。

【饮片炮制及鉴别】　败酱草　取药材，除去杂质，抢水洗净，切段，干燥。

成品为不规则的段，根、茎、叶混合。根茎有节，上生须状细根。茎圆柱形，表面暗棕色至紫棕色，有纵向纹理，被有粗毛。质脆，易折断，断面中空，白色。叶多皱缩，破碎，气特异。味微苦。（图9-36-4）

【性味与归经】　辛、苦，凉。归肺、大肠经。

【功能】　清热解毒，消肿，止血。

【应用】

1. 热毒痈肿，尤其肠痈证　治肠痈脓已成

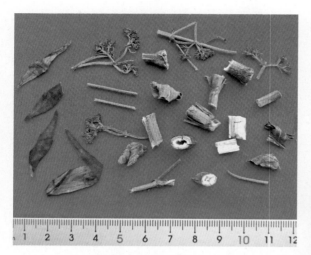

图9-36-4　败酱草（饮片）

者，如薏苡附子败酱散（薏苡仁、炮附片、败酱草）（《金匮要略》）。治肠痈脓未成者，常与金银花、牡丹皮等同用。治肺痈发热，咳唾脓血，常与鱼腥草、芦根、桔梗等同用。治热毒疮疖，内服并以鲜品捣敷患处。

2. 血滞之胸腹疼痛　可单用煎服，或与五灵脂、香附、当归等同用。

中成药品种有瘰清片（胶囊）、康妇消炎栓、阑尾消炎丸等。

【用法与用量】　9～15 g。外用鲜品适量，捣烂敷患处。

【注意】　脾胃虚弱，食少泄泻者禁服。

【贮藏保管】　置阴凉干燥处。

【论注】

（1）据本草记载，败酱科植物白花败酱和黄花败酱为败酱草正品，其陈酱气味为败酱草的主要鉴别特征。

（2）在北方地区习惯将菊科植物苣荬菜 Sonchus brachyotus DC. 的带根全草作为败酱草使用，称为"北败酱"；在南方地区习惯将十字花科植物菥蓂 Thlaspi arvense L. 的带果全草称为"苏败酱"。两者性味、功效与正品不尽相同，应区别使用。

射　干

【来源】　为鸢尾科植物射干 Belamcanda chinensis (L.) DC. 的干燥根茎。

【植物形态】　多年生草本。高达1 m。地下根茎外表鲜黄，生多数须根。茎直立，光滑无毛。叶二列式互生，扁平，嵌叠状广剑形，绿色常带白粉，基部抱茎，先端渐尖，叶脉平行。花枯黄色而具暗红色斑点，总状花序顶生，二叉分枝；花期7—9月。蒴果椭圆形，种子近球形，黑色，有光泽；果期8—10月。（图9-37-1）

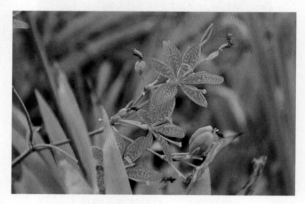

图9-37-1　射干（植物）

【产地】　主产于河南信阳、南阳，湖北孝感、黄冈，安徽芜湖、六安，江苏江宁、浦口等地。湖北产质优，河南产量大。

【采收加工】　春初或秋末采挖，除去茎叶，晒至半干，以火燎去须根，再晒干。

【药材鉴别】　呈不规则结节状，长3～10 cm，直径1～2 cm。表面黄褐色、棕褐色或黑褐色，皱缩，有较密的环纹。上面有数个圆盘状凹陷的茎痕，偶有茎基残存；下面有残留细根及根痕。质硬，断面黄色，颗粒性。气微，味苦、微辛。（图9-37-2）

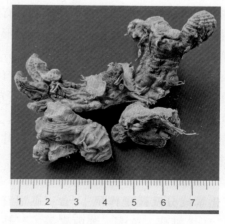

图9-37-2　射干（药材）

以粗壮、坚硬、断面色黄者为佳。

【化学成分及药理作用】 含异黄酮、挥发性成分等。异黄酮类，如鸢尾苷元（irigenin）、鸢尾黄酮（tectorigenin）、鸢尾黄酮苷（tectoridin）、射干异黄酮（belamcanidin）等；挥发性成分，主含射干酮（sheganone）、射干醛（belamcandal）、桉叶醇、十四酸酯、十六烷酸等；甾类，如3-豆甾烷醇、β-谷甾醇、胡萝卜素等，此外还含有三萜类、苯醌类、酚类及多种微量元素。异黄酮类化合物是抗炎主要成分。

射干具有抗炎镇痛、祛痰平喘、雌激素样作用，还有调节免疫、抗氧化和清除自由基、抑制醛糖还原酶等作用。对金黄色葡萄球菌、铜绿假单胞菌、淋球菌、肺炎球菌、结核杆菌等均有抑制作用，可抑制流感病毒、鼻病毒、腺病毒、柯萨奇病毒、埃可病毒和疱疹病毒的致细胞病变作用。鸢尾黄酮对发癣菌属皮肤真菌有显著抑制作用，还可作用于前列腺细胞的胰岛素生长因子-1受体从而调节细胞。

【饮片炮制及鉴别】 射干 取药材，除去杂质，洗净，润透，切薄片，干燥。

成品为不规则形或长条形的薄片。外表皮黄褐色、棕褐色或黑褐色，皱缩，可见残留的须根和须根痕，有的可见环纹。切面淡黄色或鲜黄色，具散在筋脉小点或筋脉纹，有的可见环纹。气微，味苦、微辛。（图9-37-3）

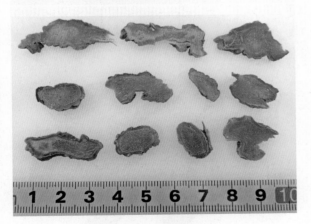

图9-37-3 射干（饮片）

【性味与归经】 苦，寒。归肺经。

【功能】 清热解毒，消痰，利咽。

【应用】

1. 咽喉肿痛，兼有热痰壅盛 可单服，捣汁含咽，或以醋研汁噙，引涎出即可；可与黄芩、桔梗、甘草等同用；亦可与升麻、马勃等同用。

2. 痰盛的咳喘证 治肺热咳嗽痰多证，如射干兜铃汤（射干、桑白皮、马兜铃、桔梗、薄荷、玄参、天花粉、贝母、枳壳、菊花、金银花）（《痧胀玉衡》）。治寒痰壅塞、痰鸣气喘、咳嗽痰多之证，如射干麻黄汤（射干、麻黄、生姜、细辛、紫菀、款冬花、大枣、半夏、五味子）（《金匮要略》）。

中成药品种有清咽利膈丸、清咽润喉丸、小儿咽扁颗粒、甘桔冰梅片、清膈丸等。

【用法与用量】 3～10 g。

【注意】 孕妇忌用或慎用。

【贮藏保管】 置干燥处。

【论注】 川射干为鸢尾科植物鸢尾 *Iris tectorum* Maxim. 的干燥根茎。断面白色。注意鉴别。《中国药典》2005年版起才有收载。

山豆根
（附：北豆根）

【来源】 为豆科植物越南槐 *Sophora tonkinensis* Gagnep. 的干燥根和根茎。

【植物形态】 落叶蔓生性亚灌木。根暗褐色圆形。茎柔软，高约2 m，表面具纵沟，密被短柔毛。叶互生，奇数羽状复叶，小叶11～17枚，卵形或长卵圆形；顶端有一小叶较大，多为椭圆形，基部圆形，先端急尖或短尖，全缘，表面深绿色，被短毛，背面灰棕色，密被棕灰色短柔毛。花白黄色，蝶形，总状花序顶生或腋生；花期4～5月。荚果紫黑色，种子1粒。（图9-38-1）

【产地】 主产于广西、广东，贵州亦产。广西百色、田阳、南宁产者品质较优。

【采收加工】 秋季采挖，除去茎叶，洗净泥土，晒干。

【药材鉴别】 根茎呈不规则的结节状，顶端常残存茎基，其下着生根数条。根呈长圆柱形，略弯曲，常有分枝，长短不等，直径0.7～1.5 cm。表面棕色至棕褐色，有不规则的纵皱纹及横长皮孔样突起。质坚硬，不易折断，断面略平坦，皮部淡棕色，木部淡黄色。有豆腥气，味极苦。（图9-38-2）

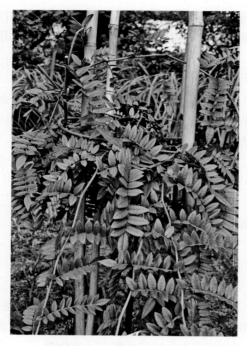

图9-38-1 越南槐（植物）

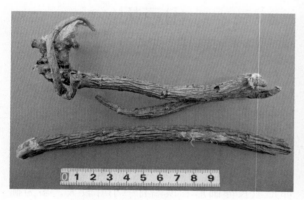

图9-38-2 山豆根（药材）

以根条粗壮、外色棕褐、质坚、味苦者为佳。

【化学成分及药理作用】 含生物碱、黄酮、三萜等。生物碱类，如苦参碱（matrine）、氧化苦参碱（oxymatrine）、槐果碱（sophocarpine）、氧化槐果碱（oxysophocarpine）等；黄酮类，如广豆根素（sophoranone）、环广豆根素（sophoranochromene）、紫檀素（pterocarpin）、山豆根查尔酮（phoradin）等；三萜类，如大豆甾醇A/B、大豆皂苷Ⅰ/Ⅱ等。还含香豆素、酚类、蒽醌、甾醇、咖啡酸、脂肪酸、多糖等化合物。

山豆根具有抗炎镇痛、抗肿瘤、调节免疫、升高白细胞等作用，对心血管系统具有一定影响。对大肠埃希菌、金黄色葡萄球菌、白色葡萄球菌、甲型链球菌、乙型链球菌等有明显抑制作用。槐果碱、氧化槐果碱对乙肝病毒HBsAg、HBeAg的抑制率较高。对人食管癌、胃癌、口腔上皮癌、大肠癌、结肠癌等有很好的抑制作用。氧化苦参碱具有剂量依赖性降血压作用，山豆根碱对缺血再灌注损伤有明显保护作用。

【饮片炮制及鉴别】 山豆根 取药材，除去残茎及杂质，浸泡，洗净，润透，切厚片，干燥。

成品为不规则的厚片。外表皮棕色至棕褐色。切面皮部浅棕色，木部淡黄色。有豆腥气，味极苦。（图9-38-3）

【性味与归经】 苦，寒；有毒。归肺、胃经。

【功能】 清热解毒，消肿利咽。

【应用】 热毒蕴结，咽喉肿痛 轻者，单用

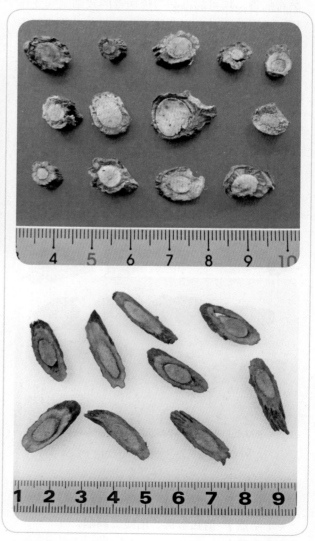

图9-38-3 山豆根饮片（上图为圆片，下图为斜片）

煎服并含漱；重者，常与玄参、射干、板蓝根等同用；或与连翘、桔梗、牛蒡子等同用。

此外，还可用于湿热所致黄疸、肺热咳嗽及痈肿疮毒等证。

中成药品种有鼻咽灵片、清咽润喉丸、阮氏上清丸、清热暗疮片等。

【用法与用量】 3～6 g。

【注意】 脾胃虚寒者慎用。本品有毒，过量服用易引起呕吐、腹泻、胸闷、心悸等副作用，故用量不宜过大。

【贮藏保管】 置干燥处。

附：北豆根

【来源】 为防己科植物蝙蝠葛 *Menispermum dauricum* DC. 的干燥根茎。

【植物形态】 多年生缠绕藤本。长达 10 m 以上。根茎细长、横走，黄棕色或黑褐色，有分枝。小枝绿色，有细纵纹。叶互生；圆肾形或圆形，边缘 3～7 浅裂，裂片近三角形，长、宽各约 15 cm，先端尖，基部心形或截形，上面绿色，下面苍白色；叶柄盾状着生。腋生短圆锥花序，总花梗长 3～7 cm；花小，黄绿色，有小苞片；单性异株；雄花萼片倒卵形；雄蕊 10～20；雌花心皮 3，分离。果核扁球形，直径 8～10 mm，熟时黑紫色，内果皮坚硬，肾形扁圆状，有环状突起的雕纹。花期 5—6 月，果期 7—9 月。（图 9-38-4）

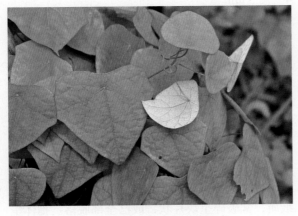

图 9-38-4 蝙蝠葛（植物）

【产地】 主产于东北及河北、山东、山西、陕西等地。

【采收加工】 春、秋二季采挖，除去须根泥土，洗净，晒干。

【药材鉴别】 呈细长圆柱形，略弯曲，有分枝，长可达 50 cm，直径 0.3～0.8 cm。表面黄棕色至暗棕色，多有弯曲的细根，并可见突起的根痕和纵皱纹，外皮易剥落。质韧，不易折断，断面不整齐，纤维细，木部淡黄色，呈放射状排列，中心有髓。气微，味苦。（图 9-38-5）

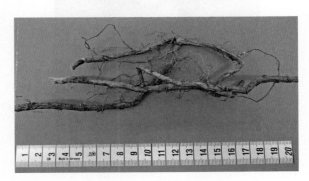

图 9-38-5 北豆根（药材）

以粗壮、味苦者为佳。

【化学成分及药理作用】 含多种生物碱如北豆根碱（dauricine）、去甲北豆根碱（daurinoline）、异去甲北豆根碱（dauricinoline）、北豆根酚碱（dauricoline）等。还含有多糖、醌类、强心苷、内酯、皂苷、鞣质、蛋白质及树脂等成分。

北豆根具有抗心律失常、降血压、抗凝、抗炎抑菌、解痉镇痛、祛痰镇咳、松弛肌肉等作用，对心血管有一定影响。生物碱对呼吸道感染菌如金黄色葡萄球菌、β-链球菌、草绿色链球菌，以及肠道感染菌如福氏痢疾杆菌、副伤寒乙杆菌等均有抑制作用；对人白血病细胞有抑制作用。北豆根碱对高分化型鼻咽癌细胞株具有细胞毒作用。

【饮片炮制及鉴别】 北豆根 取药材，除去杂质，洗净，润透，切厚片，干燥。

成品为不规则的圆形厚片。表面淡黄色至棕褐色，木部淡黄色，呈放射状排列，纤维性，中心有髓，白色。气微，味苦。（图 9-38-6）

【性味与归经】 苦，寒；有小毒。归肺、胃、大肠经。

【功能】 清热解毒，祛风止痛。

【应用】

1. 咽喉肿痛，热毒泻痢，风湿痹痛 北豆根、射干各 3 g。共研细末，吹入咽喉（《吉林中

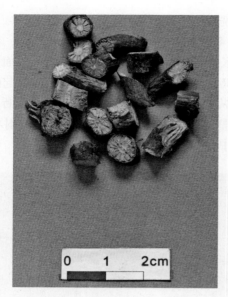

图9-38-6 北豆根（饮片）

草药》）。

2. **牙痛** 与玄参、地骨皮、甘草同用，煎服（《全国中草药汇编》）。

中成药品种有北豆根片（胶囊）。

【用法与用量】 3～9 g。

【贮藏保管】 置干燥处。

【论注】 山豆根、北豆根作用相似。但山豆根毒性比北豆根大，清热解毒作用强，且有抗肿瘤作用；北豆根有小毒，尚有祛风止痛、抗心律失常作用，可用于风湿痹痛、心律失常等病。

马 勃

【来源】 为灰包科真菌脱皮马勃 *Lasiosphaera fenzlii* Reich.、大马勃 *Calvatia gigantea* (Batsch ex Pers.) Lloyd 或紫色马勃 *Calvatia lilacina* (Mont. et Berk.) Lloyd 的干燥子实体。

【真菌形态】

1. **脱皮马勃** 子实体近球形或长圆形，直径15～20 cm，无不育柄。包被薄，易消失。外包被常破裂呈块状与内包被脱离；内包被纸状，浅烟色，成熟后全部消失，遗留成团的孢体随风滚动。孢体紧密，有弹性，灰褐色，渐退为淡烟色，由孢丝和孢子组成。孢丝长，有分枝，互相交织，浅褐色，直径2～4.5 μm。孢子褐色，球形，有小刺，直径6～8 μm（包括小刺）。

2. **大马勃** 子实体近球形或长圆形，直径15～25 cm，几无不育柄。包被白色，后变为淡黄色或青黄色；由膜状外包被和较厚的内包被组成，初有绒毛，渐变光滑，质脆；成熟后开裂成块状脱落，露出浅褐色孢体。孢子球形、光滑或具有细微小疣，淡青色，直径3.5～5 μm。孢丝长，与孢子不同色，略分枝，有稀少横隔，直径2.5～6 μm。（图9-39-1）

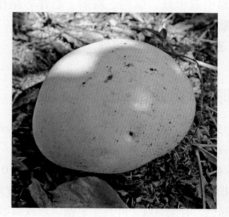

图9-39-1 大马勃（真菌）

3. **紫色马勃** 子实体陀螺形，直径5～12 cm，具长圆柱状的不育柄。包被薄，光滑，两层，上部常裂成小块，逐渐脱落，内部紫色；当孢子及孢丝失散后，只剩杯状的不育柄。孢丝极长，分枝，有横隔，互相交织，色淡，直径2～5 μm。孢子球形，表面具刺，直径4～5.5 μm。

【产地】 脱皮马勃主产于辽宁、甘肃、江苏、安徽等地；大马勃主产于内蒙古、青海、河北、甘肃等地；紫色马勃主产于广东、广西、江苏、湖北等地。

【采收加工】 夏、秋二季子实体成熟时及时采收，除去泥沙，晒干。

【药材鉴别】

1. **脱皮马勃** 呈扁球形或类球形，无不育基部，直径15～20 cm。包被呈灰棕色至黄褐色，纸质，常破碎呈块片状，或已全部脱落。孢体呈灰褐色或浅褐色，紧密，有弹性，用手撕之，内有灰褐色棉絮状的丝状物。触之则孢子呈尘土样飞扬，手捻有细腻感。臭似尘土，无味。

2. **大马勃** 呈扁球形或已压扁呈不规则块状物，直径15 cm以上，不育基部很小或无。残留的包被由黄棕色的膜状外包被和较厚的灰黄色的内包被所组成，光滑，质硬而脆，成块脱落。孢体浅青褐色，手捻有润滑感。

3. **紫色马勃** 呈陀螺形，或已压扁呈扁圆形，直径5～12 cm，不育基部发达。包被薄，两层，紫褐色，粗皱，有圆形凹陷，外翻，上部常裂成小块或已部分脱落。孢体紫色。（图9-39-2）

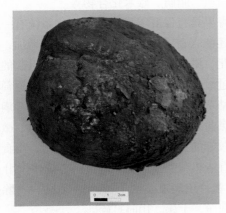

图9-39-2 马勃（药材）

取本品置火焰上，轻轻抖动，即可见微细的火星飞扬。熄灭后，会产生大量白色浓烟。

均以个大、皮薄、饱满、松泡有弹性者为佳。

【化学成分及药理作用】 含甾体、萜类、多糖、蛋白质、肽类、多种微量元素等。脱皮马勃含亮氨酸、酪氨酸、尿素、麦角甾醇（ergosterol）、类脂质、马勃素（gemmatein）等。大马勃含秃马勃素（calvacin）。紫色马勃含马勃菌酸（calvatia acid）等。

马勃具有止血、抗菌、止咳、清除氧自由基、抑制转译、抗增殖和抗细胞分裂活性、杀虫等作用。马勃素对金黄色葡萄球菌、炭疽杆菌等多种细菌有抑制作用，还有一定的抗流感病毒活性。麦角甾醇过氧化物有抗分枝杆菌作用。水煎剂对奥杜盎小芽孢癣菌、铁锈色小芽孢癣菌等浅表性皮肤寄生真菌有抑制作用。马勃孢子粉或孢丝对肝、膀胱、皮肤黏膜及肌肉等处的创伤出血有机械止血作用。对S_{180}肉瘤、Lewis肺癌瘤株、人乳腺癌细胞MDA-MA-231有较好的抑制作用。

【饮片炮制及鉴别】 **马勃** 取药材，除去硬皮等杂质，剪成小块。

成品呈类方形或不规则的团块状。包皮灰棕色至紫褐色，纸质，常破碎成块片状，或全部脱落。孢体灰褐色、浅青褐色至紫褐色，质轻泡，紧密，有弹性，用手撕之，内有灰褐色棉絮状的丝状物，触之则孢子呈尘土样飞扬，手捻有细腻感。气似尘土，无味或微苦涩。（图9-39-3）

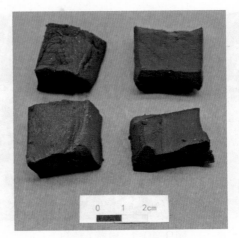

图9-39-3 马勃（饮片）

【性味与归经】 辛，平。归肺经。
【功能】 清肺利咽，止血。
【应用】

1. **肺热咳嗽、失音、咽喉肿痛等证** 可单用研末含咽，或与玄参、板蓝根等同用。治咽喉肿痛、难下饮食之证，常与芒硝、射干、升麻等同用。

2. **血热吐血、衄血** 可单用或与其他止血药同用。治外伤出血，可单用马勃粉撒敷伤口。

中成药品种有金嗓散结丸（胶囊）、凉解感冒合剂等。
【用法与用量】 2～6 g。外用适量，敷患处。
【贮藏保管】 置干燥处，防尘。

青 果

【来源】 为橄榄科植物橄榄*Canarium album* Raeusch.的干燥成熟果实。
【植物形态】 常绿乔木。高10～25（～35）m。树干直立粗大，树皮褐色，往往因地衣附生而呈灰白色。叶互生，奇数羽状复叶，小叶通常5～7对，革质，椭圆状披针形，先端渐尖，基部偏斜，全缘，表面深绿色，光滑，背面黄绿色，常有极小的窝点而呈粗糙状。花白色，方向，顶生或腋生聚伞状圆锥花序；花期5—7月。核果纺锤形，两端稍尖，表面深绿色至黄绿色，光滑，核坚硬，纺锤形，两端锐尖，内有1～3颗棕红色的种子；果期8—10月。（图9-40-1）

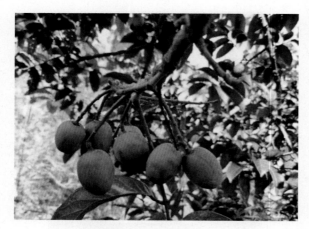

图9-40-1 橄榄（植物）

【产地】 主产于福建、台湾、广东、云南、四川等地。

【采收加工】 秋季果实成熟时采收，干燥。

【药材鉴别】 呈纺锤形，两端钝尖，长2.5～4 cm，直径1～1.5 cm。表面棕黄色或黑褐色，有不规则皱纹。果肉灰棕色或棕褐色，质硬。果核梭形，暗红棕色，具纵棱；内分3室，各有种子1粒。气微，果肉味涩，久嚼微甜。（图9-40-2）

以个大、坚实、肉厚、灰绿色、味先涩后甜者为佳。

【化学成分及药理作用】 含多酚、黄酮、挥发油、三萜等。多酚类，如滨蒿内酯（scoparone）、东莨菪内酯（scopoletin）、没食子酸（gallic acid）、（E）-3, 3′-二羟基-4,4′-二甲氧基芪、老鹳草素（geraniin）等；黄酮类，如芦丁（rutin）、金丝桃苷（hyperoside）、柚皮苷（naringin）、穗花杉双黄酮（amentoflavone）等；挥发性成分，有柠檬烯、莰烯等；三萜类，如α-香树脂醇、齐墩果酸等。还含蛋白质、脂肪、碳水化合物等。

青果具有保肝等作用，对消化系统有一定影响；还能兴奋唾液腺，使唾液腺分泌增加，有助于消化。橄榄总黄酮可拮抗酒精中毒引起的肝脏脂质过氧化损伤，解酒护肝，对金黄色葡萄球菌、枯草杆菌、大肠埃希菌、变形杆菌、痢疾杆菌、黑曲霉和青霉皆有较强的抑制作用；橄榄多酚有较好的抑菌活性以及抗氧化作用，没食子酸等具有清热利咽及抗乙型肝炎病毒抗体作用。

【饮片炮制及鉴别】 青果 取药材，除去杂质，洗净，干燥。用时打碎。

成品性状特征同药材。

【性味与归经】 甘、酸，平。归肺、胃经。

【功能】 清热解毒，利咽，生津。

【应用】

1. 肺胃蕴热所致咽部红肿、咽痛、失音声哑、口干舌燥、干咳少痰 如青果丸（青果、金银花、黄芩、北豆根、麦冬、玄参、白芍、桔梗）（《中国药典》2020年版）。

2. 鱼豚及酒中毒 单味榨取果汁，频频服之。

3. 冻疮 其核煅烧存性，研末麻油调涂。

4. 鱼骨梗喉 果核磨汁内服。

中成药品种有青果丸、小儿抗病胶囊、甘桔冰梅片、清咽润喉丸等。

【用法用量】 5～10 g。

【贮藏保管】 置干燥处，防蛀。

【论注】 青果属卫生行政部门批准的药食两用品种之一，在食品、保健品等方面应用广泛，已制成青果茶、青果酒、青果饮料等。

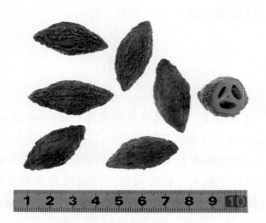

图9-40-2 青果（药材）

金果榄

【来源】 为防己科植物青牛胆 *Tinospora sagittata* (Oliv.) Gagnep. 或金果榄 *Tinospora capillipes*

Gagnep. 的干燥块根。

【植物形态】

1. 青牛胆　缠绕藤本。块根黄色或黄褐色，卵圆形或近圆形，为连串的1～9枚球形，表皮黄色或浅绿色，内白色。小枝圆形，具纵槽纹，疏被白色短糙毛。叶为戟状，基部箭形，两面均被毛。花为总状花序，萼片椭圆形。核果近球形红色。花期3—5月，果期8—10月。（图9-41-1）

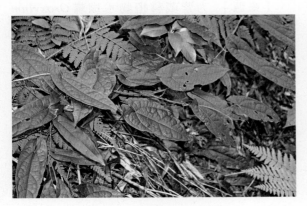

图9-41-1　青牛胆（植物）

2. 金果榄　叶基圆耳状箭形。圆锥花序，总花梗被毛，萼片背面被疏柔毛。（图9-41-2）

【产地】　主产于广西、湖南、贵州等地。广东、四川亦产。

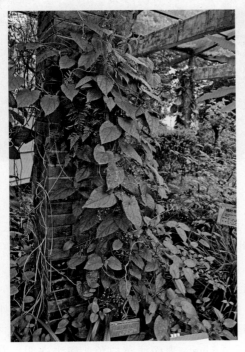

图9-41-2　金果榄（植物）

【采收加工】　秋、冬二季采挖，除去须根，洗净，晒干。

【药材鉴别】　呈不规则圆块状，长5～10 cm，直径3～6 cm。表面棕黄色或淡褐色，粗糙不平，有深皱纹。质坚硬，不易击碎、破开，断面淡黄白色，导管束略呈放射状排列，色较深。气微，味苦。（图9-41-3）

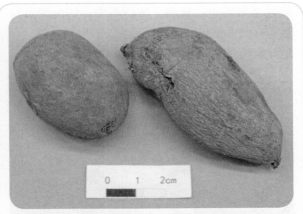

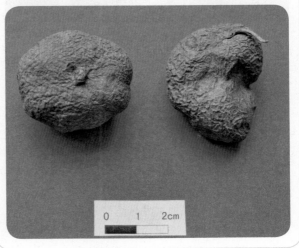

图9-41-3　金果榄药材（上图为金果榄，下图为青牛胆）

以切面淡黄白色、味苦者为佳。

【化学成分及药理作用】　含生物碱、甾醇、萜类等。生物碱类，如掌叶防己碱（palmatine）、药根碱（jatrorrhizine）、非洲防己碱（columbamine）等；甾醇类，如2-脱氧甲壳甾酮（2-deoxycrustecdysone）、2-脱氧-3-表甲壳甾酮（2-deoxy-3-epicrustecdysone）、2-去氧甲壳甾酮-3-O-β-吡喃葡萄糖苷（2-deoxycrustecdysone-3-O-β-glucopyra-noside）等。

金果榄具有抗菌、抗炎镇痛、降血糖等作

用，对神经内分泌和血糖有一定影响。对金黄色葡萄球菌、抗酸性分歧杆菌、结核杆菌具有较强抑制作用。掌叶防己碱是其有效成分，具有抗肾上腺素、抗胆碱酯酶、兴奋子宫、解毒止痛的作用。

【饮片炮制及鉴别】 金果榄 取药材，除去杂质，洗净，浸泡，润透，切厚片，干燥。

成品为类圆形或不规则形的厚片。外表皮棕黄色至暗褐色，皱缩，凹凸不平。切面淡黄白色，有时可见灰褐色排列稀疏的放射状纹理，有的具裂隙。气微，味苦。（图9-41-4）

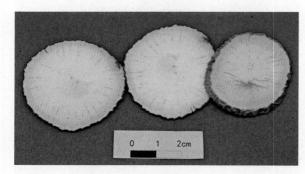

图9-41-4 金果榄（饮片）

【性味与归经】 苦，寒。归肺、大肠经。

【功能】 清热解毒，利咽，止痛。

【应用】

1. 防治流感 常与百两金同用。

2. 咽喉一切症状 金果榄煎服。治喉中疼烂，金果榄、冰片3：1研末吹之。

3. 菌痢 金果榄、龙牙草研末吞服。

4. 口腔溃疡 金果榄磨醋，点敷溃疡面。

5. 胃痛 金果榄切片晒干研粉服用。

中成药品种有小儿咽扁颗粒、羚羊清肺丸（颗粒）、清咽润喉丸等。

【用法与用量】 3～9 g。外用适量，研末吹喉或醋磨涂敷患处。

【注意】 脾胃虚弱者慎服。

【贮藏保管】 置干燥处，防蛀。

【论注】

（1）湖南、贵州等地有将本品作"山慈菇"使用。山慈菇为兰科植物杜鹃兰 Cremastra appendiculata (D. Don) Makino、独蒜兰 Pleione bulbocodioides (Franch.) Rolfe 或云南独蒜兰 Pleione yunnanensis Rolfe 的干燥假鳞茎。注意鉴别。见"山慈菇"项下。

（2）金果榄 Tinospora capillipes Gagnep. 在《中国药典》中有收录，但在《中国植物志》中没收录。该药材的植物来源需进一步规范。

木蝴蝶

【来源】 为紫葳科植物木蝴蝶 Oroxylum indicum (L.) Vent. 的干燥成熟种子。

【植物形态】 高大乔木。树皮厚，高达12 m。叶对生，大型，3～4回羽状复叶；小叶椭圆形至卵形，基部圆形或斜形，先端短尖或渐尖。花紫红色，顶生总状花序，花萼钟状，花冠肉质，5浅裂；花期7—8月。蒴果扁平状，带形，果瓣木质，种子淡棕色，卵圆形，扁平如纸，除基部外全部为膜质的翅所包围；果期10月。（图9-42-1）

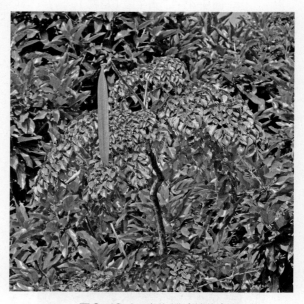

图9-42-1 木蝴蝶（植物）

【产地】 主产于广东、海南、福建、云南、贵州、广西等地。

【采收加工】 秋、冬二季采收成熟果实，暴晒至果实开裂，取出种子，晒干。

【药材鉴别】 为蝶形薄片，除基部外三面延长成宽大菲薄的翅，长5～8 cm，宽3.5～4.5 cm。表面浅黄白色，翅半透明，有绢丝样光泽，上有放射状纹理，边缘多破裂。体轻，剥去种皮，可见一层薄膜状的胚乳紧裹于子叶之外。子叶2，蝶形，黄绿色或黄色，长径1～1.5 cm。气微，味微苦。（图9-42-2）

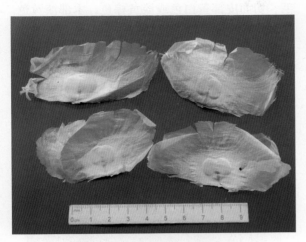

图9-42-2　木蝴蝶（药材）

以张大、色白、翼柔软者为佳。

【化学成分及药理作用】　含黄酮、有机酸、脂肪油等。黄酮类，如黄芩苷元（baicalein）、白杨素（chrysin）、木蝴蝶素A（olxylin A）等；有机酸类，如苯甲酸、芦荟大黄素及没食子酸等。

木蝴蝶具有抗白内障作用。水提液有抗关节炎作用，能减少炎症细胞的释放。种子含黄芩苷元，是其主要有效成分，有抗肿瘤活性。黄芩苷有抗炎、抗变态反应、利尿、利胆、利咽、降胆固醇作用。白杨素对人体鼻咽癌有细胞毒活性，木蝴蝶素A有一定抗菌活性。

【饮片炮制及鉴别】　木蝴蝶　取药材，挑去杂质。

成品性状特征同药材。

【性味与归经】　苦、甘，凉。归肺、肝、胃经。

【功能】　清肺利咽，疏肝和胃。

【应用】

1. 喉痹音哑　治风热邪毒所致咽喉肿痛，声音嘶哑，常与玄参、板蓝根、胖大海、牛蒡子等同用。治痰湿内阻、肝郁气滞，常与枳实、紫苏梗、青皮等同用。

2. 肝胃气痛　治肝胃不和之胁腹胀痛，可单用研末，酒调送服；或与柴胡、白芍等同用。治肝气痛，木蝴蝶二三十张，铜铫上焙研细，好酒调服。治胃神经掣痛，木蝴蝶、石斛等量，煎汁代茶。

3. 慢性支气管炎、干咳　单味研末，冰糖水送服。

4. 急性气管炎、百日咳等　常与桔梗、款冬花、桑白皮等同用。

中成药品种有金嗓散结丸、金嗓清音丸（胶囊）、金嗓利咽丸、金嗓开音丸等。

【用法与用量】　1～3 g。

【贮藏保管】　置通风干燥处。

【论注】　江西部分地区称其为"破布子"，因与补骨脂音相似而混用。补骨脂为豆科植物补骨脂Psoralea corylifolia L.的干燥成熟种子，用于补肾阳、止泻。注意鉴别。

白头翁

【来源】　为毛茛科植物白头翁Pulsatilla chinensis (Bge.) Regel的干燥根。

【植物形态】　多年生草本，高达40 cm。全柱密被白色长柔毛，主根肥大，圆柱形，有时稍扭曲，外皮黄褐色，粗糙有纵纹。叶基生，三出复叶，果期后增大，具长叶柄，叶柄基部较宽或成鞘状；小叶再分裂，裂片倒卵圆形，先端有1～3个不规则浅裂片，表面疏被白色柔毛。花紫色，钟形，被白色柔毛，先叶开放，单生于花茎顶端，花柱丝状，密被白色长毛；花期3—5月。瘦果聚生呈头状，每瘦果的顶端有羽毛状宿存长花柱，故名"白头翁"；果期5—6月。（图9-43-1）

【产地】　主产于东北、华北、华东等地。产自安徽滁州者质优。

【采收加工】　春、秋二季采挖，除去泥沙，干燥。

【药材鉴别】　呈类圆柱形或圆锥形，稍扭曲，长6～20 cm，直径0.5～2 cm。表面黄棕色或棕褐色，具不规则纵皱纹或纵沟，皮部易脱落，露出黄色的木部，有的有网状裂纹或裂隙，近根头处常有朽状凹洞。根头部稍膨大，有白色绒毛，有的可见鞘状叶柄残基。质硬而脆，断面皮部黄白色或淡黄棕色，木部淡黄色。气微，味微苦涩。（图9-43-2）

以条粗长、整齐、外表色灰黄、根头有白色茸毛者为佳。

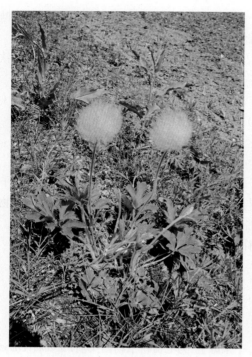

图9-43-1 白头翁（植物）

杂质，洗净，润透，切薄片，干燥。

成品呈类圆形的薄片。外表皮黄棕色或棕褐色，具不规则纵皱纹或纵沟，有的可见白色绒毛。切面皮部黄白色或淡黄棕色，木部淡黄色。气微，味微苦涩。（图9-43-3）

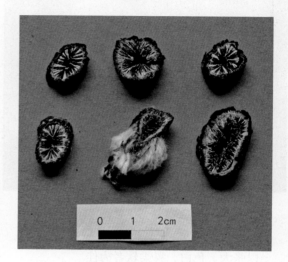

图9-43-3 白头翁（饮片）

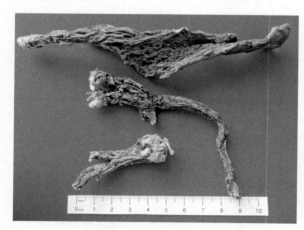

图9-43-2 白头翁（药材）

【化学成分及药理作用】 含三萜类成分如原白头翁素（protoanemonin）、白头翁素（anemonin）、白头翁皂苷（pulsatoside）A/B/C/B₄、胡萝卜苷等。

白头翁具有抗阿米巴原虫、抗菌等作用。鲜汁、煎剂、乙醇提取物等对金黄色葡萄球菌、铜绿假单胞菌、痢疾杆菌、伤寒杆菌等均有抑制作用。煎剂及皂苷能显著抑制阿米巴原虫生长。流浸膏在试管内可杀死阴道滴虫。白头翁素有镇静、镇痛及抗惊厥作用。

【饮片炮制及鉴别】 白头翁 取药材，除去

【性味与归经】 苦，寒。归胃、大肠经。

【功能】 清热解毒，凉血止痢。

【应用】

1. 热痢腹痛，里急后重，下痢脓血 常与清热燥湿止痢药配伍，如白头翁汤（白头翁、黄连、黄柏、秦皮）（《伤寒论》）。治下痢脓血，时发时止，腹中冷痛，日久难愈，宜与温中散寒、收涩止痢药配伍，如白头翁汤（白头翁、干姜、赤石脂）（《备急千金要方》）。

2. 阴道滴虫 本品浓汁，冲洗阴道及洗涤外阴。

现临床常用白头翁煎液保留灌肠，治疗重症细菌性痢疾和慢性阿米巴痢疾。

中成药品种有白蒲黄片、抗骨髓炎片、痢炎宁片等。

【用法与用量】 9～15 g。

【注意】 虚寒泻痢者忌服。

【贮藏保管】 置通风干燥处。

【论注】 各地应用白头翁不同科属的植物种类约在20种以上。江西常用的白头翁有蔷薇科植物委陵菜 *Potentilla chinensis* Ser. 和翻白草 *Potentilla discolor* Bge. 两种。委陵菜药材根略呈圆柱形，稍扭曲；表面暗红棕色，粗糙，有纵皱

纹；质脆易折断，断面紫红色与白色相间，呈车轮状花纹；无臭，味苦涩。翻白草药材根部外皮棕色，稍粗糙；质脆易折断，断面灰白色；臭微，味甘，嚼之有香气。

马齿苋

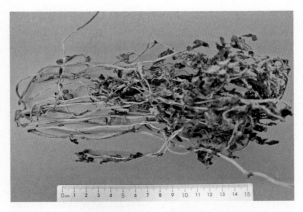

图9-44-2 马齿苋（药材）

【来源】 为马齿苋科植物马齿苋 *Portulaca oleracea* L.的干燥地上部分。

【植物形态】 一年生肉质草本。茎圆柱形，下部匍匐，上部直立，淡红色，遍体无毛。叶对生，肉质而肥厚，有短柄，长椭圆状倒卵形或长方形，基本阔楔形，先端圆或微凹，全缘，表面深绿色，背面淡绿色。花淡黄色，无柄，单生或数朵丛生枝断；花期6—10月。蒴果盖裂，种子细小，多数，黑色；果期7—11月。（图9-44-1）

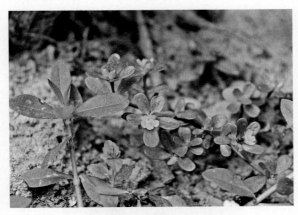

图9-44-1 马齿苋（植物）

【产地】 全国各地均产。

【采收加工】 夏、秋二季采收，除去残根等杂质，洗净，略蒸或烫后晒干。

【药材鉴别】 多皱缩卷曲，常结成团。茎圆柱形，长可达30 cm，直径0.1～0.2 cm，表面黄褐色，有明显纵沟纹。叶对生或互生，易破碎，完整叶片倒卵形，长1～2.5 cm，宽0.5～1.5 cm；绿褐色，先端钝平或微缺，全缘。花小，3～5朵生于枝端，花瓣5，黄色。蒴果圆锥形，长约5 mm，内含多数细小种子。气微，味微酸。（图9-44-2）

以质嫩、叶多、色青绿者为佳。

【化学成分及药理作用】 含三萜醇、黄酮、生物碱、有机酸等。三萜醇类，如β-香树脂醇（β-amyrin）、丁基醚帕醇（butyrospeomol）等；黄酮类，如芹菜素（apigenin）、山柰酚（kaempferol）等；生物碱类，如去甲肾上腺素、多巴胺等；有机酸类，如α-亚麻酸（α-linolenic acid）等。还含有香豆素、多糖、微量元素、氨基酸、蛋白质等。

马齿苋具有抑菌作用，对心血管系统、骨骼肌、平滑肌有一定影响，可以升高血钾。马齿苋黄酮类对大肠埃希菌、酵母菌、金黄色葡萄球菌、痢疾杆菌有较强抑制作用；马齿苋油对大肠埃希菌最有效；脂肪酸成分可以破坏外部细菌膜；多糖具有降血脂、降血糖、抗肿瘤以及增强免疫力作用；酚类及黄酮类具有抗氧化作用。马齿苋可以舒张骨骼肌，双向调节子宫平滑肌，促进溃疡愈合等。

【饮片炮制及鉴别】 马齿苋 取药材，挑去杂质，洗净，稍润，切段，干燥。

成品为不规则的段。茎圆柱形，表面黄褐色，有明显纵沟纹。叶多破碎，完整者展平后呈倒卵形，先端钝平或微缺，全缘。蒴果圆锥形，内含多数细小种子。气微，味微酸。（图9-44-3）

【性味与归经】 酸，寒。归肝、大肠经。

【功能】 清热解毒，凉血止血，止痢。

【应用】

1. 热毒血痢，下痢脓血，里急后重 单用水煎服，或以鲜品捣汁加蜜调服，或与黄连、黄柏、白头翁等同用。

2. 热毒疮疡，痈疖，丹毒 可取鲜品捣敷或捣汁外涂，或单味煎汤内服，或与蒲公英、金银花、连翘等同用。

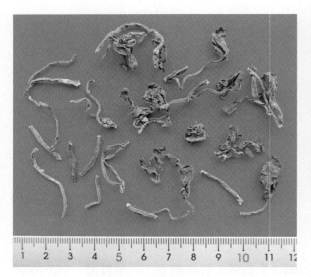

图9-44-3 马齿苋（饮片）

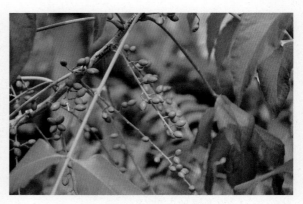

图9-45-1 鸦胆子（植物）

3. 血热妄行所致崩漏、便血、痔血等下部出血证　可用鲜品捣汁内服，或与茜草炭、地榆、槐花等同用。

中成药品种有安宫止血颗粒、复方青黛丸等。

【用法与用量】　9～15 g。外用适量捣敷患处。

【注意】　凡脾胃虚寒，肠滑作泻者忌用；煎药方中不得与鳖甲同入。

【贮藏保管】　置通风干燥处，防潮。

鸦胆子

【来源】　为苦木科植物鸦胆子Brucea javanica (L.) Merr.的干燥成熟果实。

【植物形态】　灌木或小乔木。嫩枝、叶柄和花序均被黄色柔毛。奇数羽状复叶，互生，叶长20～40 cm，有小叶3～15；小叶卵形或卵状披针形，长5～13 cm，宽2.5～6.5 cm，先端渐尖，基部宽楔形至近圆形，通常略偏斜，边缘有粗齿，两面均被柔毛，背面较密，小叶柄短。圆锥聚伞花序腋生，雌雄异株，雄花序长15～25 cm，雌花序长约为雄花序的一半；花细小，暗紫色；雄花的花梗细弱，萼片被微柔毛，花瓣有稀疏的微柔毛或近于无毛，萼片、花瓣、雄蕊均为4枚，雄蕊退化或仅有痕迹。核果1～4，分离，长卵形，长6～8 mm，直径4～6 mm。花期夏季，果期8—10月。（图9-45-1）

【产地】　主产于广东、广西。云南、贵州、福建、湖南、台湾亦产。

【采收加工】　秋季果实成熟时采收，除去杂质，晒干。

【药材鉴别】　呈卵形，长6～10 mm，直径4～7 mm。表面黑色或棕色，有隆起的网状皱纹，网眼呈不规则的多角形，两侧有明显的棱线，顶端渐尖，基部有凹陷的果梗痕。果壳质硬而脆，种子卵形，长5～6 mm，直径3～5 mm，表面类白色或黄白色，具网纹，较尖的一端呈鸟嘴状；种皮薄，子叶乳白色，富油性。气微，味极苦而持久。（图9-45-2）

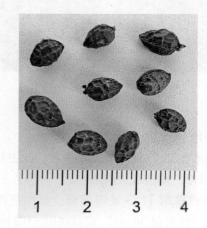

图9-45-2 鸦胆子（药材）

以粒大、饱满、色黑、种仁色白、油性足、味苦者为佳。

【化学成分及药理作用】　含苦木内酯、黄酮、脂肪油等。苦木内酯类，如鸦胆子苦素（bruceine）A～I、鸦胆子苷（bruceoside）A～P、鸦胆子苦醇（brusatol）等；黄酮类，如金丝桃苷（hyperin）、木犀草素–7–O–β–D–葡萄糖苷（luteolin 7–O–β–D–glu-coside）等；又含油（鸦胆子油），内有具抑癌活性的油酸（oleic acid）和非活性成分如三油酸甘油酯等。

鸦胆子具有抗疟、抗阿米巴、抗肿瘤等作用，还具有抗消化道溃疡、降血脂、抗前列腺增生等作用。鸦胆子苷A/B/E、鸦胆子苦醇以及鸦胆子苦素B/D具有抗肿瘤作用。鸦胆子仁具有抗疟作用，去油鸦胆子及仁具有抗阿米巴作用，鸦胆子油具有抗菌、抗病毒作用。

鸦胆子水溶性苦味部位分有明显的毒性，口服时常引起恶心、呕吐、腹痛、腹泻和头晕无力等副作用。

【饮片炮制及鉴别】

1. **鸦胆子仁**　取药材，除去果壳及杂质。

成品为种子，呈卵形，长5～6 mm，直径3～5 mm，表面类白色或黄白色，具网纹，较尖的一端呈鸟嘴状；种皮薄，子叶乳白色，富油性。气微，味极苦而持久。（图9-45-3）

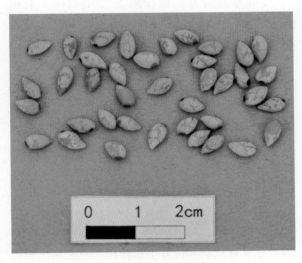

图9-45-3　鸦胆子仁

2. **鸦胆子霜**　取鸦胆子仁，炒热后研碎，用多层吸油纸包裹，压榨去油，反复数次，至松散成粉不再黏结成饼为度，取出碾细。

成品为类白色粉末，略显油性，味极苦。鸦胆子去果壳使药物洁净，制霜后可缓和对胃肠道的刺激性。

【性味与归经】　苦，寒；有小毒。归大肠、肝经。

【功能】　清热解毒，截疟，止痢；外用腐蚀赘疣。

【应用】

1. **间日疟或三日疟**　常单用装入胶囊或用龙眼肉包裹服。

2. **热毒血痢，痢下脓血，里急后重等证**　治冷积久痢，单用以龙眼肉包裹服。治湿热久痢、休息痢，可与黄连、椿皮等同用。现用于原虫痢有效。

3. **鸡眼、寻常疣**　取鸦胆子仁捣烂涂敷患处，或用鸦胆子油局部涂敷，皆能使赘疣脱落。

【用法与用量】　0.5～2 g，用龙眼肉包裹或装入胶囊吞服。外用适量。

【注意】　本品不宜入煎剂，刺激性极强，对胃肠道及肝肾均有损害，不宜多用久服。胃肠道出血及肝肾病患者忌用或慎用。外用注意用胶布保护好周围正常皮肤，以防止对正常皮肤的刺激。孕妇及小儿慎用。

【贮藏保管】　置干燥处。

【论注】　商品中有伪品，如下。

（1）交让木科植物牛耳枫*Daphniphyllum calycinum* Benth.的果实。但其区别点为果实椭圆形或卵形，表面黑色或深棕色，被浅蓝色粉霜，皱缩不规则，无明显的网眼，无棱线，果皮硬脆，种子扁卵形，棕色，油性差，味微苦。

（2）楝科植物灰毛浆果楝*Cipadessa cinerascens* (Pell.) Hand.-Mazz.的果实。果实类球形，直径4～5 mm。表面紫黑色或棕黑色，具皱纹，略具5钝棱，顶端钝，基部有果梗痕，果皮薄，不易剥离，内含5核，淡棕色；核内有种子1～2粒，扁圆形，表面棕褐色，光滑。无臭，味苦、微涩。

地锦草

【来源】　为大戟科植物地锦*Euphorbia humifusa* Willd.或斑地锦*Euphorbia maculata* L.的干燥全草。

【植物形态】

1. **地锦**　一年生匍匐草本。平贴地面，茎纤细，多叉状分枝，蔓延扩展；枝柔细，绿色带紫红色，疏被细柔毛，全体有白色乳汁。叶通常对生，间或有互生，叶基部偏斜，先端圆钝，边缘有细锯齿；叶较小，椭圆形，表面绿色，背面绿白色，叶柄短。花单性，淡紫红色，腋生杯状聚伞花序；花期6—9月。蒴果三棱状扁卵形，3裂；种子三棱状卵球形，灰色；果期夏秋季。（图9-46-1）

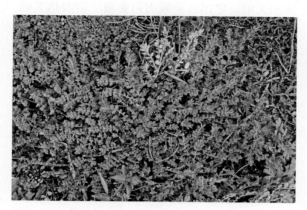

图9-46-1 地锦（植物）

2. 斑地锦 叶较小，椭圆形，表面暗绿色，中央具紫色斑纹，背面被白色短柔毛。蒴果表面密生白色细柔毛。（图9-46-2）

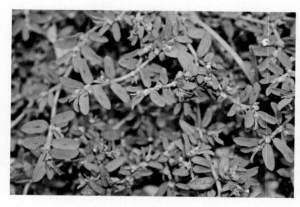

图9-46-2 斑地锦（植物）

【产地】 产于我国南北各地。

【采收加工】 夏、秋二季采收，除去杂质，晒干。

【药材鉴别】

1. 地锦 常皱缩卷曲，根细小。茎细，呈叉状分枝，表面带紫红色，光滑无毛或疏生白色细柔毛；质脆，易折断，断面黄白色，中空。单叶对生，具淡红色短柄或几无柄；叶片多皱缩或已脱落，展平后呈长椭圆形，长5～10 mm，宽4～6 mm；绿色或带紫红色，通常无毛或疏生

细柔毛；先端钝圆，基部偏斜，边缘具小锯齿或呈微波状。杯状聚伞花序腋生，细小。蒴果三棱状球形，表面光滑。种子细小，卵形，褐色。气微，味微涩。（图9-46-3）

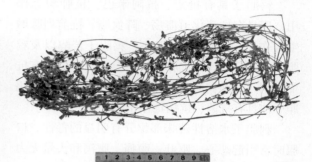

图9-46-3 地锦草（药材）

2. 斑地锦 叶上表面具红斑。蒴果被稀疏白色短柔毛。

以叶色绿、茎色绿褐或带紫红色、具花果者为佳。

【化学成分及药理作用】 含香豆素、有机酸、黄酮、鞣质、三萜等。香豆素类，如东莨菪素（scopoletin）、伞形花内酯（umbelliferone）等；有机酸，如棕榈酸、没食子酸等；鞣质类，如euphormisins $M_1/M_2/M_3$、老鹳草鞣质等，还有短叶老鹤草素、β-谷甾醇。斑地锦还含三萜类如β-香树脂醇乙酸酯（β-amyrin acetate）、乙酸蒲公英赛醇酯（taraxeryl acetate）、斑叶地锦素（eumaculin）A等，黄酮类如槲皮素（quercetin）、紫云英苷（astragalin）、异槲皮苷（isoquercitrin）等。

地锦草具有抗病原微生物、止血、解毒、中和毒素样作用。其水煎剂、乙醇提取物、黄酮及地锦素具有抗菌和抗寄生虫作用，对金黄色葡萄球菌、溶血性链球菌、卡他球菌、白喉杆菌等均能抑制其生长。总黄酮具有很强抗氧化作用。

【饮片炮制及鉴别】 地锦草 取药材，挑去杂质，喷淋清水，稍润，切段，干燥。

成品为不规则的段，根、茎、叶、花、果混合。根细小。茎细，呈叉状分枝，表面带紫红色，光滑无毛或疏生白色细柔毛；切面黄白色，中空。叶具淡红色短柄或几无柄或上表面具红斑，绿色或带紫红色，通常无毛或疏生细柔毛；先端钝圆，基部偏斜，边缘具小锯齿或呈微波状。杯状聚伞花序腋生，细小。蒴果三棱状球

形，表面光滑被稀疏白色短柔毛。种子细小，卵形，褐色。气微，味微涩。（图9-46-4）

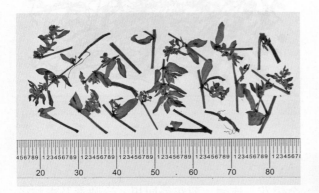

图9-46-4 地锦草（饮片）

【性味与归经】 辛，平。归肝、大肠经。

【功能】 清热解毒，凉血止血，利湿退黄。

【应用】

1. **热毒泻痢、痈肿及毒蛇咬伤** 治热毒泻痢，便下脓血，可单用，或与樟树根、香薷等同用，或与马齿苋等同用。治热毒疮肿及毒蛇咬伤，多用鲜品捣烂外敷。

2. **便血、尿血、崩漏及外伤出血等多种出血证** 治血痢便血及痔疮出血，可与地榆等同用。治尿血、血淋，与白茅根、小蓟等药同用。治崩漏下血，与茜草根等药同用。治外伤肿痛出血，可单用研末外掺，或与三七同用。

3. **湿热黄疸，小便不利** 可单用，或与茵陈、栀子等同用。

中成药品种有肠炎宁糖浆（片）、小儿泻速停颗粒、季德胜蛇药片、止血片等。

【用法与用量】 9～20 g。外用适量。

【注意】 血虚无瘀，非血热为病，而胃气薄弱者慎用。

【贮藏保管】 置通风干燥处。

【论注】 江西将飞扬草 Euphorbia hirta L. var. typical L. C. Wheel. 作为地锦草用，其区别为叶较地锦、斑地锦大，卵圆形至椭圆形，表面绿色，中央通常带有紫斑。

白花蛇舌草

【来源】 为茜草科植物白花蛇舌草 Hedyotis diffusa Willd. 的全草。

【植物形态】 一年生草本。高20～30 cm，全体无毛。叶对生，无柄，线形，全缘；托叶膜质，基本合生成鞘状，顶端齿裂。花白色，单生或成对着生叶腋，无柄或具短柄；花萼筒状，4裂，裂片边缘具短刺毛；花冠漏斗形，先端4深裂；雄蕊4，子房2室，柱头2浅裂呈半球状；花期6～8月。蒴果扁球形，室背开裂，花萼宿存；果期7—11月。（图9-47-1）

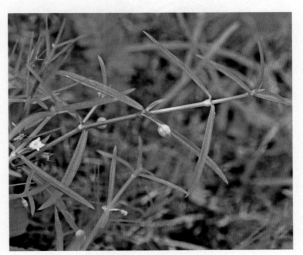

图9-47-1 白花蛇舌草（植物）

【产地】 主产于广东、广西、福建，长江以南其他地区亦产。

【采收加工】 夏、秋二季采集，洗净，鲜用或晒干。

【药材鉴别】 全草扭缠成团状，灰绿色或灰棕色。主根1条，须根纤细。茎细而卷曲，具纵棱。叶对生，多破碎，极皱缩，易脱落，完整叶片线形；有托叶，长1～2 mm，膜质，下部联合，顶端有细齿。花通常单生于叶腋，多具梗。蒴果扁球形，顶端具4枚宿存的萼齿。气微，味淡。（图9-47-2）

以茎叶完整、色灰绿、带果实、无杂质者为佳。

【化学成分及药理作用】 含三萜、有机酸、黄酮等。三萜类，如齐墩果酸（oleanolic acid）、熊果酸（ursolic acid）、对-香豆酸（p-coumaric acid）等；有机酸及其酯类，如车叶草苷酸（asperulosidic acid）、鸡屎藤次苷（scandoside）等；黄酮类，如山奈酚（kaempferol）、槲皮素（quercetin）等。

白花蛇舌草有镇痛、镇静催眠、抑制生精、

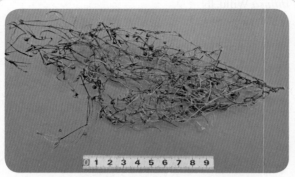

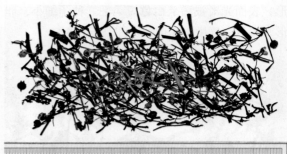

图9-47-3 白花蛇舌草（饮片）

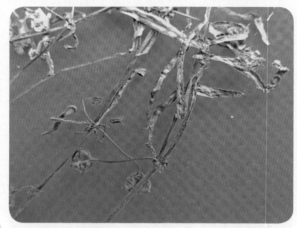

图9-47-2 白花蛇舌草（药材）

保肝、利胆等作用，对免疫功能有一定影响。其多糖具有明显增强免疫活性和抗肿瘤作用。粗制剂在体外高浓度时有抑菌作用，能增强白细胞吞噬能力，具有抗炎作用。

【饮片炮制及鉴别】 白花蛇舌草 取药材，挑去杂质，洗净，切段，干燥。

成品为不规则段，根、茎、叶、花、果实混合。根纤细，淡灰棕色。茎细具纵棱，质脆，易折断，切断面中央有白色髓。叶对生，无柄，多破碎，极皱缩，完整者呈线形或线状披针形。花细小，白色，单生或成对腋生，多具短花梗。蒴果扁球形。气微，味淡。（图9-47-3）

【性味与归经】 甘、淡，凉。归胃、大肠、小肠经。

【功能】 清热解毒，利尿活血。

【应用】

1. 痈肿疮毒、咽喉肿痛、毒蛇咬伤等证 治火毒壅盛之咽喉肿痛，声音嘶哑，可与桔梗、牛蒡子、射干等同用。治肠痈未成脓或已成脓，可单用或与大血藤、败酱草等同用。治痈肿，与金银花、连翘、菊花等同用。治肿毒及毒蛇咬伤，可外用捣敷患处，或与紫花地丁、半边莲等同用。

2. 热淋小便不利、黄疸、泻痢等证 治热淋涩痛，尿血，与半边莲、车前草、石苇等同用。治湿热泻痢，常单用或与铁苋菜、地锦草等同用。治湿热黄疸，用鲜草捣汁或煎服，亦可与茵陈、金钱草同用。

3. 胃癌、食管癌、直肠癌等多种癌症 常与藤梨根、半枝莲等同用。

中成药品种有复方瓜子金颗粒、炎宁颗粒、乙肝清热解毒颗粒（胶囊）、肾舒颗粒、双虎清肝颗粒、抗骨髓炎片、金蒲胶囊、茵芪肝复颗粒等。

【用法与用量】 15～60 g。外用适量。

【注意】 脾胃虚寒者忌用。

【贮藏保管】 置通风干燥处，防潮。

【论注】 同属植物水线草（伞房花耳草）*Hedyotis corymbosa* (L.) Lam.形态近本品，也做白花蛇舌草入药。尚有同属植物纤花耳草*Hedyotis tenelliflora* Bl.、石竹科植物漆姑草*Sagina japonica* (Sw.) Ohwi在个别地区商品药材中亦作白花蛇舌草使用，或混入白花蛇舌草入药，应注意区别。主要区别特征：有无托叶及托叶的形状；花的着生方式；花柄有无等。

马鞭草

【来源】 为马鞭草科植物马鞭草*Verbena officinalis* L.的干燥地上部分。

【植物形态】 多年生草本，高达120 cm。茎四方形，棱及节上有刚毛。叶对生，基叶倒卵或长卵形，基部楔形，先端尖，边缘有粗锯齿和缺刻，叶片形态不一，多数3深裂，大裂片复分小裂片，两面具粗毛，有柄，上部叶深羽状分裂或有齿牙，或渐小而呈披针形，有时裂片下延成翼或似无柄。花淡紫色或蓝色，顶生或腋生穗状花序；花期6—8月。蒴果长方形，成熟时裂成4小坚果；果期7—11月。（图9-48-1）

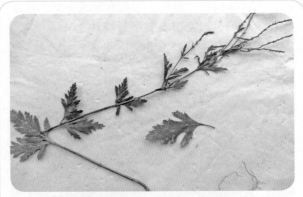

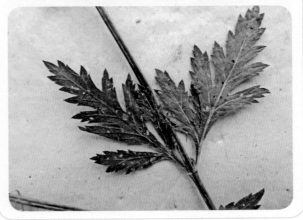

图9-48-2 马鞭草（药材）

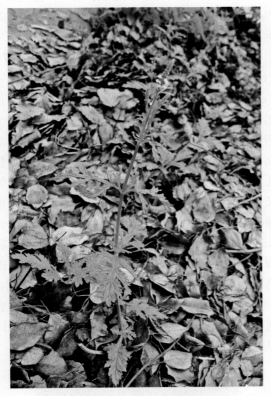

图9-48-1 马鞭草（植物）

【产地】 全国大部分地区均有野生。

【采收加工】 6—8月花开放时割取地上部分，除去杂质，晒干。

【药材鉴别】 全长0.5～1 m；茎方柱形，多分枝，四面有纵沟，表面绿褐色，粗糙；质硬而脆，断面有髓或中空。叶对生，绿褐色，皱缩，多破碎，完整者展平后叶片3深裂，边缘有锯齿。穗状花序细长，有小花多数。气微，味苦。（图9-48-2）

以色青绿、带花穗、无杂质者为佳。

【化学成分及药理作用】 含环烯醚萜、有机酸、黄酮、甾醇、苯丙苷等。环烯醚萜类，如马鞭草苷（verbenalin）、5-羟基马鞭草苷（5-hydroxyverbenalin）等；有机酸类，如熊果酸（ursolic acid）、齐墩果酸（oleanic acid）等；黄酮类，如山奈酚（kaempferol）、槲皮苷（quercimelin）等；甾醇类，如β-胡萝卜素、β-谷甾醇等；苯丙苷类，如毛蕊花糖苷（verbascoside）、异毛蕊花苷（isoacteoside）等；还含有挥发油、鞣质等。

马鞭草具有消炎止痛、镇咳、抗菌、抗病毒、抗疟、抗毒、止血等作用。其水提液、醇提液及挥发油具有抗肿瘤作用，水煎液和醇提液具有抗炎镇痛作用，醇提物具有调节免疫作用，水提液具有神经保护作用，甲醇提取物及挥发油具有抗真菌、抗氧化作用。β-谷甾醇和马鞭草苷具有镇咳作用；马鞭草苷小剂量兴奋交感神经，大剂量抑制。此外，还有抗早孕、促进乳汁分泌等作用。马鞭草对于冠状病毒引起的肺部损伤，特别是小气道的损伤、微血栓有很强活性。

【饮片炮制及鉴别】 马鞭草 取药材，除去残根等杂质，洗净，稍润，切段，干燥。

成品为不规则的段。茎方柱形，四面有纵

沟，表面绿褐色，粗糙。切面有髓或中空。叶多破碎，绿褐色，完整者展平后叶片3深裂，边缘有锯齿。穗状花序，有小花多数。气微，味苦。（图9-48-3）

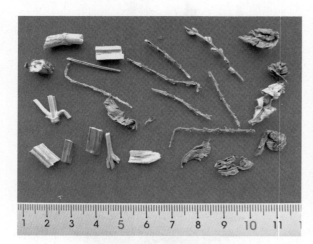

图9-48-3 马鞭草（饮片）

【性味与归经】 苦，凉。归肝、脾经。

【功能】 活血散瘀，解毒，利水，退黄，截疟。

【应用】

1. 流感发热，咽喉、牙龈肿痛 治流感发热可单用，亦可与羌活、青蒿同用。治热毒壅盛，咽喉肿痛，常与射干、甘草、马勃同用，或捣汁含咽。治胃火上冲，牙龈肿痛，与石膏、知母、白芷同用。

2. 湿热黄疸，痢疾 治湿热黄疸，与茵陈、栀子等同用。治湿热痢疾，与白头翁、秦皮等同用。治热毒痈肿，常与蒲公英、紫花地丁、野菊花等同用，或鲜草捣烂外敷。

3. 血滞经闭、痛经，癥瘕积聚，跌扑损伤等 治妇女瘀滞经闭，常与当归、桃仁、红花等同用。治气滞血瘀，经来腹痛，可与益母草、香附、延胡索等同用。治癥瘕积聚，可与三棱、莪术、当归等同用。治跌打损伤，可与红花、积雪草、苏木等同用。

4. 水肿、小便不利 常与赤小豆、茯苓、泽泻等同用。治中晚期肝癌、腹腔肿瘤引起的腹水，常与半枝莲、半边莲、大腹皮等同用。

5. 疟疾 以本品捣汁和酒服，亦可单味煎服，或与酢浆草等同用。

中成药品种有丹益片、疏风解毒胶囊等。

【用法与用量】 5～10 g。

【注意】 孕妇慎用。

【贮藏保管】 置干燥处。

山慈菇

【来源】 为兰科植物杜鹃兰 *Cremastra appendiculata* (D. Don) Makino、独蒜兰 *Pleione bulbocodioides* (Franch.) Rolfe 或云南独蒜兰 *Pleione yunnanensis* Rolfe 的干燥假鳞茎。前者习称"毛慈菇"，后两者习称"冰球子"。

【植物形态】

1. 杜鹃兰 假鳞茎聚生，近球形，粗1～3 cm。顶生1叶，很少具2叶；叶片椭圆形，长达45 cm，宽4～8 cm，顶端急尖，基部收窄为柄。花葶侧生于假鳞茎顶端，直立，粗壮，通常高出叶外，疏生2枚筒状鞘，总状花序疏生多数花；花偏向一侧，紫红色；花苞片狭披针形，等长于或短于花梗（连子房）；花被片呈筒状，顶端略开展，萼片和花瓣近相等，倒披针形，长3.5 cm左右，中上部宽约4 mm，顶端急尖；唇瓣近匙形，与萼片近等长，基部浅囊状，两侧边略向上反折；前端扩大并为3裂，侧裂片狭小，中裂片矩圆形，基部具个紧贴或多少分离的附属物；合蕊柱纤细，略短于萼片。花期5—6月，果期9—12月。（图9-49-1）

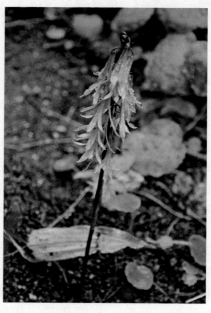

图9-49-1 杜鹃兰（植物）

2. 独蒜兰 半附生草本。高 15 ～ 25 cm。假鳞茎狭卵形或长颈瓶状，长 1 ～ 2 cm。顶生 1 枚叶，叶掉后有一杯状齿环。叶和花同时出现，椭圆状披针形，顶端稍钝或渐尖，长 10 ～ 25 cm，宽 2 ～ 5 cm，基部收狭成柄，抱花葶；花葶顶生 1 朵花，花苞片矩圆形，近急尖，等于或长于子房；花淡紫色或粉红色，萼片直立，狭披针形，长达 4 cm，宽 5 ～ 7 mm；急尖，花瓣和萼片近等长，但较狭，几为条形，急尖，唇瓣基部楔形，不明显 3 裂，侧裂片半卵形，顶端钝，中裂片半圆形或近楔形，顶端凹缺或几乎不凹缺，边缘具不整齐的锯齿，内面有 3 ～ 5 条波状或近直的褶片。蒴果近长圆形。（图 9-49-2）

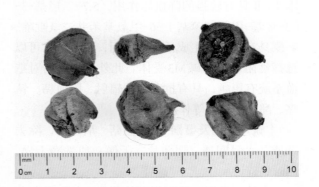

图 9-49-3 毛慈菇（药材）

2. 冰球子 呈圆锥形，瓶颈状或不规则团块，直径 1 ～ 2 cm，高 1.5 ～ 2.5 cm。顶端渐尖，尖端断头处呈盘状，基部膨大且圆平，中央凹入，有 1 ～ 2 条环节，多偏向一侧。撞去外皮者表面黄白色，带表皮者浅棕色，光滑，有不规则皱纹。断面浅黄色，角质半透明。（图 9-49-4）

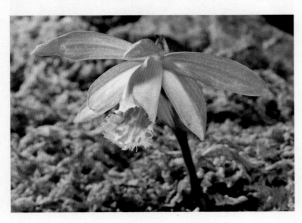

图 9-49-2 独蒜兰（植物）

3. 云南独蒜兰 花先叶开放，顶端具 1 花，罕为 2 花；花苞片明显短于花梗和子房；唇盘上通常具 3 ～ 5 条褶片自基部延伸至中裂片基部；褶片近全缘或略呈波状并有细微缺刻。蒴果纺锤状圆柱形。

【产地】 主产于贵州及四川等地。

【采收加工】 夏、秋二季采挖，除去地上部分及泥沙，分开大小置沸水锅中蒸煮至透心，干燥。

【药材鉴别】

1. 毛慈菇 呈不规则扁球形或圆锥形，顶端渐突起，基部有须根痕。长 1.8 ～ 3 cm，膨大部直径 1 ～ 2 cm。表面黄棕色或棕褐色，有纵皱纹或纵沟，中部有 2 ～ 3 条微突起的环节，节上有鳞片叶干枯腐烂后留下的丝状纤维。质坚硬，难折断，断面灰白色或黄白色，略呈角质。气微，味淡，带黏性。（图 9-49-3）

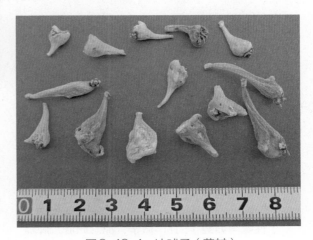

图 9-49-4 冰球子（药材）

以半透明者、饱满坚实者为佳。

【化学成分及药理作用】 杜鹃兰含杜鹃兰素（cremastrine）Ⅰ/Ⅱ，芳香化合物及苷类成分如对羟基苯乙醇；还有糖类成分如葡萄糖配甘露聚糖、甘露糖等。独蒜兰含二氢菲并吡喃类如 5,7-二羟基-3-（3-羟基-甲氧基苯基）-6-甲氧基苯并二氢吡喃-4-酮等；还含联苄类如独蒜兰素（bulbocodin）、独蒜兰醇（bulbocol）等成分。

山慈菇具有抗肿瘤、抗血管生成活性、降血

压、抗菌、毒覃碱M_3受体阻断作用等。杜鹃兰素Ⅰ/Ⅱ具有较强的降血压作用，5,7-二羟基-3-（3-羟基-甲氧基苯基）-6-甲氧基苯并二氢吡喃-4-酮具有抗血管生成活性的作用，杜鹃兰素可以选择性阻断毒覃碱M3受体。此外，山慈菇对造血系统有影响，具有抗菌、抗辐射、降血糖、镇痉、酪氨酸激活等作用。

【饮片炮制及鉴别】 山慈菇 取药材，除去杂质，水浸润透，切薄片，干燥；或洗净干燥，用时捣碎。

成品为类圆形或不规则的薄片，外表皮灰黄色或黄棕色，具细皱纹，可见叶基、须根痕及环节。切面黄白色或淡棕黄色，角质样半透明，有众多筋脉纹及筋脉小点。质坚。气微。味淡。嚼之带黏性。（图9-49-5）

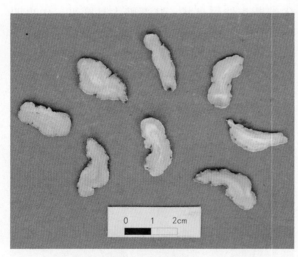

图9-49-5 山慈菇（饮片）

【性味与归经】 甘、微辛，凉。归肝、脾经。
【功能】 清热解毒，化痰散结。
【应用】

1. 痈疽发背、疔肿恶疮，蛇虫咬伤 治痈疽发背、疔肿恶疮，如紫金锭（山慈菇、红大戟、千金子霜、五倍子、人工麝香、朱砂、雄黄）（《百一选方》）。治蛇虫咬伤，鲜山慈菇捣烂涂敷。

2. 癥瘕痞块 如消瘤神应散（山慈菇、海石、昆布、贝母）（《外科大成》）。

中成药品种有紫金锭、庆余辟瘟丹、金蒲胶囊、软坚口服液、癃闭舒胶囊等。

【用法与用量】 3～9 g。外用适量。

【注意】 正虚体弱者慎服。
【贮藏保管】 置干燥处。
【论注】

（1）全国使用的山慈菇主要为杜鹃兰。此外，尚有如下几种。

1）百合科植物老鸦瓣 *Tulipa edulis* (Miq.) Baker的干燥鳞茎。习称"光慈菇"。药材呈卵状圆锥形，表面光滑，粉白或黄白色，一侧有一纵沟，自基部伸向顶端。质硬，断面白色，粉质，内有一圆锥形心。气微，味淡。（图9-49-6）

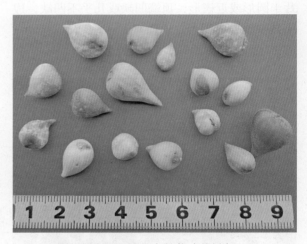

图9-49-6 光慈菇（药材）

2）防己科植物金果榄 *Tinospora capillipes* Gagnep.及青牛胆 *Tinospora sagittata* (Oliv.) Gagnep.的块根。呈圆球形或长圆形；表面黄绿或黄棕色，有纵皱纹，凹凸不平，断面黄白色。气微，味苦。

3）百合科植物益辟坚（丽江山慈菇）*Iphigenia indica* Kunth.et Benth的球茎。药材呈不规则短圆锥形，直径0.7～2 cm，高1～1.5 cm；顶端渐尖，基部常呈脐状凹入或平截。表面黄白色或灰黄棕色，光滑，一侧有自基部伸至顶端的纵沟。质坚硬，碎断面角质样或略带粉质，类白色或黄白色。味苦而微麻。含秋水仙碱（colchicine），曾有误做山慈菇用而中毒的报道，应注意鉴别。

（2）山慈菇颗粒圆整，端底平，中部有1～2环节（"腰箍"），习称"玉带束腰"；节上有丝状毛须（习称"毛慈菇"），底部有多数须根。色泽明亮，玉白色。冰球子上细下粗，中部凹入，呈酒瓶状，色泽淡白，没有"腰箍"；味苦而微黏。

熊胆粉

【来源】 为熊科动物黑熊 *Selenarctos thibetanus* G. Cuvier 或棕熊 *Ursus arctos* Linnaeus 经胆囊手术引流胆汁而得的干燥品。

【动物形态】

1. 黑熊 体型较大，长 1.5～1.7 m，体重约 150 kg。头部宽圆。吻部短而尖；鼻端裸露，眼小；耳较长且被有长毛，伸出头顶两侧。颈部短粗，两侧毛特别长。胸部有一倒人字形白斑。尾很短。毛较一致，有光泽。四肢粗健，前后足均具 5 趾；前足腕垫宽大与掌垫相连，后足跖垫亦宽大且肥厚，前宽后窄，内侧中部无毛间隔。具爪。除其鼻面部棕色、下颌白色、倒人字白斑外，全身均为黑色并带有光泽。（图 9-50-1）

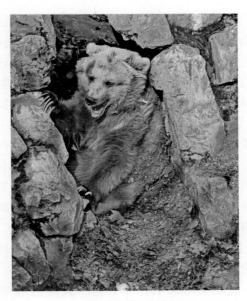

图 9-50-2 棕熊

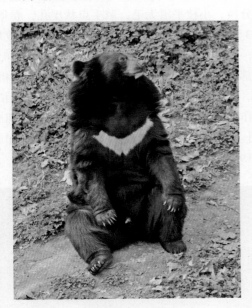

图 9-50-1 黑熊

2. 棕熊 长约 2 m，重 200～300 kg。吻部较长，鼻叶较阔。耳小，能动，内外被毛。肩端隆起，腰粗壮，尾短。前足的爪长于后足。爪侧扁而弯曲，呈暗褐色。全身为黑棕色，或近黑色以至很淡的银灰色、棕黄色或棕红色。成体胸部无白色斑点。（图 9-50-2）

【产地】 主产于云南、四川、贵州、西藏、新疆和东北、华北等地。

【采收加工】 将引流所得胆汁经 2 次过滤，或用减压过滤、低温离心方式除去熊胆汁中的异物，自然干燥、低温干燥或冻干干燥。

【药材鉴别】 呈不规则片块、颗粒或粉末。黄色至深棕色，有的黄绿色或黑褐色，半透明或微透明，有玻璃样光泽。质脆，易吸潮。气清香微腥，味极苦微回甜，有清凉感。（图 9-50-3）

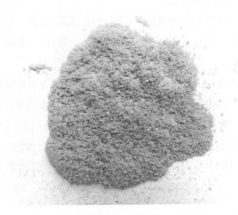

图 9-50-3 熊胆粉（药材）

以色金黄、半透明、质松脆、味苦回甜者为佳。

【化学成分及药理作用】 含胆汁酸，主要为牛磺熊去氧胆酸（tauro-ursodeoxycholic acid）、牛磺鹅去氧胆酸（tauro-chenodeoxycholic acid）等，经水解后生成牛磺酸、熊去氧胆酸、鹅去氧胆酸。熊去氧胆酸为熊胆特有成分。此外，含有多种氨基酸、胆甾醇、胆汁色素及磷、钙、镁、铁等多种无机元素。

熊胆粉具有利胆、解热镇痛、抗炎、抗菌、抗病毒、抗肿瘤、保护肝脏、降血压、降血脂、降血糖、镇静、抗过敏、抗血栓等作用。胆汁酸可以促进胆汁分泌；熊去氧胆酸、鹅去氧胆酸均具解痉、利胆和溶解胆结石、解毒醒酒、抗惊厥、平喘作用；所含的胆汁酸盐能促进脂肪、类脂质及脂溶性维生素的消化吸收，故有助消化作用。此外，本品尚能降低心肌耗氧量，并具有一定的抗心律失常作用；其复方制剂又有促进角膜翳处的角膜上皮细胞的新陈代谢，加快其更新的作用。

【饮片炮制及鉴别】 熊胆粉 取药材，研成细粉，直接用。

成品为细粉状。金黄色、黄绿色或暗绿色。气清香微腥，味极苦微回甜，有清凉感而不粘牙。

【性味与归经】 苦，寒。归肝、胆、心经。

【功能】 清热解毒，息风止痉，清肝明目。

【应用】 熊胆粉与熊胆的应用类同。

1. 肝热炽盛，热极生风所致惊风、癫痫、抽搐等证 治子痫，单用温开水化服。治小儿痰热惊痫，配竹沥化服。

2. 肝热目赤肿痛、羞明或生翳障等证 与冰片同用，或与龙胆、地黄、栀子、菊花、决明子等同用。

3. 疮痈肿痛、痔疮、咽喉肿痛 治疮痈肿毒，可单味用水调化涂于患处，或加冰片调涂，或与牛黄、芦荟、麝香等制成软膏外用。治痔疮肿痛出血，痔漏，肠风下血，与冰片、煅炉甘石、珍珠母等同用。治喉痹肿痛，如熊胆冰黄散（胡黄连、儿茶、硼砂、熊胆粉、牛黄、冰片）（《囊秘喉书》）。

中成药品种有比拜克胶囊、消痔软膏、熊胆胶囊、熊胆救心丸、熊胆痔灵栓等。

【用法与用量】 0.25～0.5 g，入丸、散，不入汤剂；外用适量。

【注意】 脾胃虚寒者忌服，孕妇忌用。

【贮藏保管】 密封，避光，置凉暗干燥处，防潮。

【论注】

（1）引流熊胆与天然熊胆成分基本相同，但天然熊胆在牛磺熊去氧胆酸和牛磺鹅去氧胆酸总量上较高，引流熊胆较低；天然熊胆中牛磺熊去氧胆酸含量远高于牛磺鹅去氧胆酸，而引流熊胆则相反。

（2）熊胆粉的掺伪物主要是猪、牛、羊等动物胆汁，一般用对照品或对照药材的薄层色谱法可鉴别。

（3）熊胆粉药材仅《云南省中药材标准补充》收载，熊胆药材《中国药典》仅1963年版和1977年版有收载，但《中国药典》2020年版有收载含熊胆粉的中成药，故本书仍然记录。

白 蔹

【来源】 为葡萄科植物白蔹 Ampelopsis japonica (Thunb.) Makino 的干燥块根。

【植物形态】 落叶藤本。根呈卵形块状。茎多分枝，小枝平滑无毛，散生点状皮孔，卷须相隔3节以上间断与叶对生。叶互生，羽状复叶，3～5小叶，小叶一部分为羽状分裂，裂片卵形，基部楔形，总叶轴有翅，先端渐尖，边缘粗锯齿。花淡黄色，聚伞花序与叶对生，生于细长而常作缠绕状的花梗上，花小，具花盘；花期5—7月。浆果球形，白色或紫蓝色；果期7—10月。（图9-51-1）

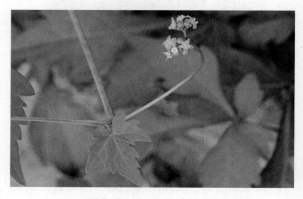

图9-51-1 白蔹（植物）

【产地】 主产于河南、安徽、江西、湖北等地。

【采收加工】 春、秋二季采挖，除去泥沙和细根，切成纵瓣或斜片，晒干。

【药材鉴别】 纵瓣呈长圆形或近纺锤形，长4～10 cm，直径1～2 cm。切面周边常向内卷曲，中部有1突起的棱线。外皮红棕色或红褐色，有纵皱纹、细横纹及横长皮孔，易层层脱落，脱落处呈淡红棕色。斜片呈卵圆形，长2.5～5 cm，宽2～3 cm。切面类白色或浅红棕色，可见放射状纹理，周边较厚，微翘起或略弯曲。体轻，质硬脆，易折断，折断时，有粉尘飞出。气微，味甘。（图9-51-2）

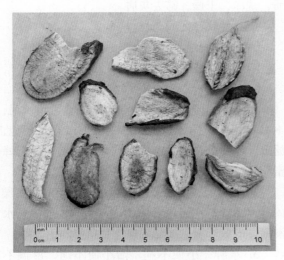

图9-51-2　白蔹（药材）

以肥大、断面粉红色、粉性足者为佳。

【化学成分及药理作用】　含甾醇、三萜、有机酸、蒽醌等。甾醇类，如β-谷甾醇（β-sitosterol）、豆甾醇等；三萜类，如齐墩果酸、羽扇豆醇等；有机酸类，如酒石酸（tartaric acid）、龙脑酸（campholic acid）、反丁烯二酸、苔藓酸等；蒽醌类，如大黄素（emodin）、大黄酚（chrysophanol）等；多酚及其糖苷类，如没食子酸（gallic acid）、槲皮素（quercetin）等。还含黏液质和淀粉。

白蔹具有抗菌、抗肿瘤、免疫调节作用，可加强黑附片、制川乌的镇痛作用。水浸剂具有抗菌作用，对毛癣菌、奥杜益小芽孢癣菌、红色表皮癣菌等皮肤真菌、金黄色葡萄球菌、痢疾杆菌有不同程度的抑制作用。

【饮片炮制及鉴别】　白蔹　取药材，除去杂质，洗净，润透，切厚片，干燥。切片者除去杂质即可。

成品呈长圆形、类圆形或不规则形厚片。外皮红棕色或红褐色，有纵皱纹、细横纹及横长皮孔，易层层脱落，脱落处呈淡红棕色。切面类白色或浅红棕色，可见放射状纹理，周边较厚，微翘起或略弯曲。体轻，质硬脆，易折断，折断时，有粉尘飞出。气微，味甘。

【性味与归经】　苦，微寒。归心、胃经。

【功能】　清热解毒，消痈散结，敛疮生肌。

【应用】

1. 疮痈肿毒　治疮痈初起，内服，可单用或与连翘等同用；外用，可与赤小豆同研末，用鸡蛋清调涂患处。治疮痈溃后不敛者，如白蔹散（白蔹、白及、络石藤）（《鸡峰普济方》）。治瘰疬，如白蔹散（白蔹、甘草、玄参、木香、赤芍、川大黄）（《太平圣惠方》）。

2. 烫伤、湿疮　治水火烫伤，可单味研末，香油调敷患处，或与侧柏叶、地榆等同用。

中成药品种有京万红、内消瘰疬丸、阳和解凝膏等。

【用法与用量】　5～10 g。外用适量，煎汤洗或研成极细粉敷患处。

【注意】　不宜与川乌、制川乌、草乌、制草乌、附子同用。脾胃虚寒、无实火者禁服；孕妇慎服。

【贮藏保管】　置通风干燥处，防蛀。

【论注】　江西供药用的除白蔹外，尚有蛇葡萄 *Ampelopsis brevipedunculata* (Maxim.) Trautv. 和牯岭蛇葡萄（牯岭山葡萄）*Ampelopsis brevipedunculata* (Maxim.) Trautv. var. *kulingensis* Rehd. 入药。

绿　豆
（附：绿豆衣）

【来源】　为豆科植物绿豆 *Phaseolus radiatus* L. 的干燥种子。

【植物形态】　一年生直立草本。有时顶部稍为缠绕状有淡褐色长硬毛。小叶3，顶生小叶卵形，长6～10 cm，先端渐尖，侧生小叶偏斜，两面多少有长毛；托叶大，阔卵形，长约1 cm，基部以上着生。总状花序腋生，总花梗短于叶柄或近等长；小苞片卵形或卵状长椭圆形，有长硬毛；萼斜钟状，萼齿4，最下面1齿最长，近无毛；花冠黄色，长约1 cm，具短梗。荚果圆柱状，长6～8 cm，宽约6 mm，有散生、淡褐色的长硬毛；种子绿色，有时黄褐色。花期初夏，果期6—8月。（图9-52-1）

【产地】　全国大部分地区均有产。

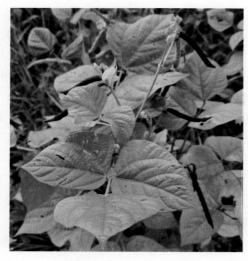

图9-52-1 绿豆（植物）

【采收加工】 立秋后种子成熟时采收，晒干，打下种子，簸净杂质。

【药材鉴别】 种子短距圆形，长4～6 mm。表面绿黄色。暗绿色、绿棕色，光滑而有光泽。种脐位于种子的一侧，白色，条形，约为种子长的1/2，种皮薄而坚韧，剥离后露出淡黄绿色或黄白色2片肥厚的子叶。气微，嚼之具豆腥气。（图9-52-2）

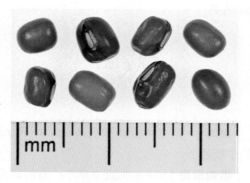

图9-52-2 绿豆（药材）

以粒大、饱满、色绿者为佳。

【化学成分及药理作用】 含蛋白质类，氨基酸类如赖氨酸、色氨酸等，糖类如果糖、葡萄糖等，磷脂类如磷脂酰胆碱、磷脂酰乙醇胺等；此外，含有胰蛋白酶抑制剂A/B、胡萝卜素、核黄素等。绿豆衣中含有鞣质、香豆素、生物碱、植物甾醇、皂苷和黄酮等化合物。

绿豆所含鞣质、黄酮类、植物甾醇成分具有抑菌作用，植物甾醇、多糖类和球蛋白类成分

具有降血脂及抗动脉粥样硬化作用，苯丙氨酸解氨酶具有抗肿瘤作用，胰蛋白酶抑制剂具有保护肝脏的作用。此外，还具有解毒、解暑、延缓衰老、创面修复等作用。

【饮片炮制及鉴别】 绿豆 取药材，除去杂质，洗净，干燥，筛去灰屑。

成品性状特征同药材。

【性味与归经】 甘、寒。归肝、胃经。

【功能】 清热消暑，利水，解毒。

【应用】

1. 暑热烦渴或痈肿疮毒等证 治暑热烦渴，本品单用。治痈肿疮毒，可生研加冷开水浸泡，滤取汁服；外用，或与大黄研末，加薄荷汁与蜂蜜调涂。

2. 服巴豆、附子或其他热毒之剂中毒，烦躁闷乱、呕吐口渴者 可单用连皮生研，加冷开水浸泡，滤取汁服，或与黄连、甘草等同用。

3. 水肿、小便不利 治小便不通，淋漓不畅，水肿等，与陈皮、冬麻子同用，或与赤小豆、大豆黄卷等分，水煎或共为散。治风湿、雀斑、酒刺、白屑风皮肤作痒，如玉肌散（绿豆、滑石、白芷、白附子）（《外科正宗》）。

中成药品种有护肝片（丸、颗粒、胶囊）、清宁丸、消络痛片等。

【用法与用量】 15～30 g。外用适量。

【注意】 药用不可去皮。脾胃虚寒滑泄者慎服。

【贮藏保管】 置干燥处，防虫蛀。

附：绿豆衣

为豆科植物绿豆*Phaseolus radiatus* L.的干燥种皮。立秋后种子成熟时采收，用水浸胀，揉搓取种皮。一般去绿豆发芽后残留的皮壳晒干而得。药材多向内卷成梭形或不规则形，长4～7 mm，直径约2 mm。表面黄绿色至暗绿色，微有光泽；种脐呈长圆形槽状，其上常残留黄白色种柄；内表面色较淡。质较脆，易捻碎。气微，味淡。（图9-52-3）

以身干、色绿、不变红、无霉者为佳。除去杂质生用。味甘，性寒。归肝、胃经。功能清热止渴，利尿解毒，退目翳。用于暑热烦渴，防暑中暑。常与鲜荷叶、白扁豆花同用，或与扁豆衣

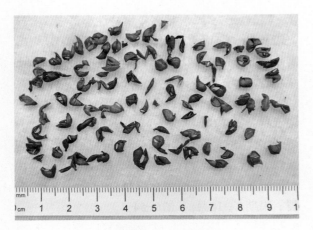

图 9-52-3　绿豆衣

同用。内服：煎汤，6 ～ 12 g。外用适量。脾胃虚寒滑泄者慎服。绿豆衣解暑之力不及绿豆，清热解毒之功胜于绿豆。

半枝莲*

【来源】　为唇形科植物半枝莲 *Scutellaria barbata* D. Don 的干燥全草。

【植物形态】　多年生草本。根茎短粗，生出簇生的须状根。茎直立，四棱形，高约40 cm。叶对生，卵形或披针形，基部截形或心脏形，先端钝形，边缘具疏锯齿，茎下部的叶有短柄，茎上部叶近于无柄。花唇形，淡蓝紫色，顶生穗状轮生花序偏向一侧；花期5—6月。小坚果4枚，球形，横生，有1弯曲柄，果期7—8月。（图9-53-1）

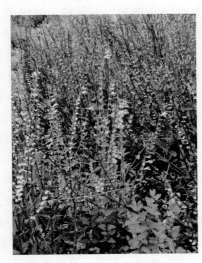

图 9-53-1　半枝莲（植物）

【产地】　主产于江苏、江西、福建、广东、广西等地。

【采收加工】　夏、秋二季茎叶茂盛时，拔取全株，除去杂质，洗净，鲜用或晒干扎成小把。

【药材鉴别】　全长15 ～ 40 cm。根纤细，茎暗绿紫色。叶对生，皱缩或卷褶，展平后呈线状披针形，长1.5 ～ 3.3 cm，宽0.5 ～ 1 cm，边缘具疏锯齿，上表面暗绿色，下表面灰绿色。花序生于顶端，被毛，花冠常脱落，留有萼片，内藏4枚扁球形小坚果。全草质软，易折断。气微，味微苦。（图9-53-2）

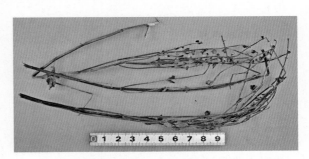

图 9-53-2　半枝莲（药材）

以叶多、色绿、味苦者为佳。

【化学成分及药理作用】　主含黄酮类，如红花素（carthamidin）、异红花素（iso-carthamidin）、高山黄芩素（scutellarein）、高山黄芩苷（scutellarin）、汉黄芩素（wogonin）、半枝莲素（scutervulin）、半枝莲种素（rivularin）、柚皮素（naringenin）、芹菜素（apigenin）、粗毛豚草素（hispedulin）等，还含β-谷甾醇（β-sitosterol）、硬脂酸（stearic acid）等。

半枝莲有抗肿瘤、抑菌、解痉祛痰及免疫调节作用，对急性粒细胞性白血病有轻度抑制作用。其煎剂对金黄色葡萄球菌、福氏痢疾杆菌、伤寒杆菌、铜绿假单胞菌、大肠埃希菌有抑制作用。红花素有较强的对抗由组胺引起的平滑肌收缩作用，并有很好的祛痰作用。

【饮片炮制及鉴别】　半枝莲　取药材，拣去杂质，抢水洗净，沥干水，切段，干燥。

成品呈不规则的小段，根、茎、叶、花、果混合。根为纤细小段，茎为细四棱形中空小段，表面暗紫色或棕绿色，光滑。叶片皱缩、破碎，上表面暗绿色，下表面灰绿色。花序总状，花冠唇形，棕黄色或浅蓝色，被毛。果实扁球形，浅棕色。气微，味微苦。（图9-53-3）

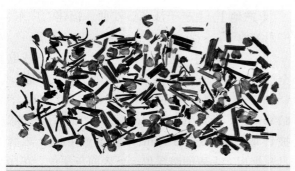

图9-53-3 半枝莲（饮片）

【性味与归经】 辛、苦，寒。归肺、肝、肾经。

【功能】 清热解毒，化瘀利尿。

【应用】

1. 咽喉肿痛　鲜半枝莲40 g，鲜马鞭草40 g，食盐少许，煎服（《福建中草药》）。

2. 痈疽疔毒　半枝莲、蒲公英各30 g，煎服（《安徽中草药》）。

3. 尿道炎，小便尿血疼痛　鲜半枝莲50 g，洗净，煎汤，调冰糖服，日服2次（《泉州本草》）。

4. 癌症　半枝莲、蛇葡萄根各50 g，藤梨根200 g，水杨梅根100 g，白茅根、凤尾草、半边莲各40 g，煎服（《浙江民间常用草药》）。

5. 一切毒蛇咬伤　鲜半枝莲，洗净捣烂，绞汁，调黄酒少许温服，渣敷患处（《泉州本草》）。

中成药品种有半枝莲片、热炎宁颗粒（片）、鼻咽灵片、茵山莲颗粒、消核片等。

【用法与用量】 15 ～ 30 g。

【注意】 体虚及孕妇慎服。

【贮藏保管】 置干燥处。

【论注】 同属植物韩信草Scutellaria indica L.的干燥全草也可药用。全草含黄酮苷，有清热解毒、活血散瘀作用。形态区别主要在于：韩信草叶为阔卵形，基部近心形，先端钝，边缘有钝齿，花紫红色。

半边莲*

【来源】 为桔梗科植物半边莲Lobelia chinensis Lour.的全草。

【植物形态】 湿地多年生蔓性小草本。全株光滑无毛。茎匍匐地面，绿色，圆形，有分枝，高8 ～ 12 cm，质柔软。叶互生，卵状披针形至线状披针形，叶缘微有浅波状，基部楔形，几无柄，先端尖，背面主脉隆起，侧脉不甚明显。花淡红紫色，单生于叶腋；萼2唇形，5裂；花冠2唇形，上唇2裂，且分裂至基部，下唇3裂，均裂向一边，故名"半边莲"；雄蕊5，与花萼裂片对生，花药连合成筒状；花期5—8月。蒴果2瓣裂；果期8—10月。（图9-54-1）

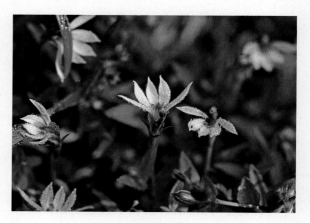

图9-54-1 半边莲（植物）

【产地】 产于长江流域及我国南部各地。

【采收加工】 夏季采收，除去泥沙，洗净，晒干。

【药材鉴别】 常缠结成团。根茎极短，直径1 ～ 2 mm；表面淡棕黄色，平滑或有细纵纹。根细小，黄色，侧生纤细须根。茎细长，折断时有黏性乳汁渗出，有分枝，灰绿色，节明显，有的可见附生的细根。叶互生，无柄，叶片多皱缩，绿褐色，展平后叶片呈狭披针形，长1 ～ 2.5 cm，宽0.2 ～ 0.5 cm，边缘具疏而浅的齿或全缘。花梗细长，花小，单生于叶腋；花冠基部筒状，上部5裂，偏向一边，浅紫红色，花冠筒内有白色茸毛。气微特异，味微甘而辛。（图9-54-2）

以干燥、叶绿、根黄、无泥杂者为佳。

【化学成分及药理作用】 含生物碱、有机酸、多糖等。生物碱类，如L-山梗菜碱（L-olbeline）、山梗菜醇碱（lobelanidine）、异山梗菜酮碱（isolobelanine）等；有机酸类，如对-羟基苯甲酸（p-hydroxy-benzoic acid）、延胡索酸

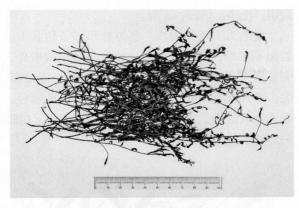

图9-54-2　半边莲（药材）

（fumaric acid）和琥珀酸（succinic acid）等；多糖类，如半边莲果聚糖、菊糖（inulin）。

半边莲有利尿、降血压、呼吸兴奋作用。对神经系统有先兴奋后抑制的作用。有抗蛇毒作用，对金黄色葡萄球菌、大肠埃希菌、痢疾杆菌及常见致病真菌均有抑制作用。还有止血、利胆作用。

【饮片炮制及鉴别】　半边莲　取药材，除去杂质，洗净，切段，干燥。

成品为不规则的段，根、茎、叶、花混合。根及根茎细小，表面淡棕黄色或黄色。茎细，绿色，节明显，有的可见附生的细根。叶无柄，叶片多皱缩，绿褐色，展平后叶片呈狭披针形，边缘具疏而浅的齿。花小，单生于叶腋。气微特异，味微甘而辛。（图9-54-3）

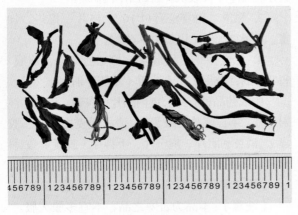

图9-54-3　半边莲（饮片）

【性味与归经】　辛，平。归心、小肠、肺经。

【功能】　清热解毒，利尿消肿。

【应用】

1. 毒蛇咬伤　鲜半边莲适量，加食盐数粒同捣烂，敷患处，有黄水渗出，渐愈（《江西民间草药验方》）。

2. 疔疮　鲜草加食盐少许捣敷。或半边莲加桐油置锅里熬热，取出捣烂敷患处（《江西民间草药验方》）。

3. 跌打损伤　鲜草50～100 g，捣烂，加童便或甜酒绞汁服（《江西民间草药验方》）。

4. 肝硬化腹水症　单用（《上海常用中草药》）。

中成药品种有二丁颗粒、京万红软膏、消石片和络舒肝胶囊等。

【用法与用量】　9～15 g。

【贮藏保管】　置干燥处。

穿心莲*

【来源】　为爵床科植物穿心莲 *Andrographis paniculata* (Burm. f.) Nees 的干燥地上部分。

【植物形态】　一年生草本。茎高50～80 cm，4棱，下部多分枝，节膨大。叶卵状矩圆形至矩圆状披针形，顶端略钝。花序轴上叶较小，总状花序顶生和腋生，集成大型圆锥花序；苞片和小苞片微小，长约1 mm；花萼裂片三角状披针形，长约3 mm，有腺毛和微毛；花冠白色而小，下唇带紫色斑纹，长约12 mm，外有腺毛和短柔毛，2唇形，上唇微2裂，下唇3深裂，花冠筒与唇瓣等长；雄蕊2，花药2室，一室基部和花丝一侧有柔毛。蒴果扁，中有一沟，长约10 mm，疏生腺毛；种子12粒，四方形，有皱纹。（图9-55-1）

【产地】　广东、福建最先引种栽培。目前全国南方各地广泛栽培。

【采收加工】　秋初茎叶茂盛时采割，晒干。

【药材鉴别】　茎呈方柱形，多分枝，长50～70 cm，节稍膨大；质脆，易折断。单叶对生，叶柄短或近无柄；叶片皱缩、易碎，完整者展开后呈披针形或卵状披针形，长3～12 cm，宽2～5 cm，先端渐尖，基部楔形下延，全缘或波状；上表面绿色，下表面灰绿色，两面光滑。气微，味极苦。（图9-55-2）

以色绿、叶多者为佳。

【化学成分及药理作用】　含内酯、黄酮等成分。

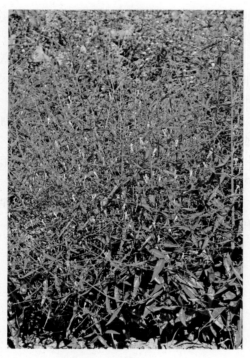

图9-55-1 穿心莲（植物）

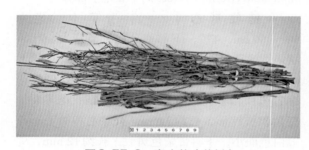

图9-55-2 穿心莲（药材）

二萜内酯类成分，如穿心莲内酯（andrographolide）、新穿心莲内酯（neoandrographolide）、脱水穿心莲内酯（dehydroandrographolide）、去氧穿心莲内酯（deoxyandrographolide）等；黄酮类，如汉黄芩素（wogonin）、千层纸黄素（oroxylin）A等。

穿心莲具有解热、抗炎、保肝利胆、降压等作用。穿心莲内酯、新穿心莲内酯均具有抑制和延缓肺炎双球菌和溶血性乙型链球菌所引起体温升高的作用。穿心莲水煎剂在体外能提高外周血白细胞吞噬金黄色葡萄球菌能力。对垂体-肾上腺皮质系统功能有影响。对异丙肾上腺素引起的心肌损伤和实验性心肌梗死缺血性损伤有一定修复作用。还有抗肿瘤、保肝利胆作用。

【饮片炮制及鉴别】 穿心莲 取药材，除去

杂质，洗净，切段，干燥。

成品为不规则的段。茎方柱形，节稍膨大。切面不平坦，具类白色髓。叶片多皱缩或破碎，完整者展平后呈披针形或卵状披针形，先端渐尖，基部楔形下延，全缘或波状；上表面绿色，下表面灰绿色，两面光滑。气微，味极苦。（图9-55-3）

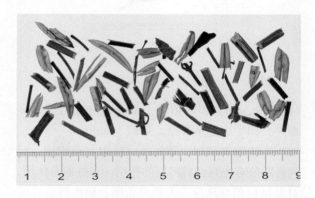

图9-55-3 穿心莲（饮片）

【性味与归经】 苦，寒。归心、肺、大肠、膀胱经。

【功能】 清热解毒，凉血，消肿。

【应用】

1. 外感风热，温病初起 如穿心莲片（穿心莲）（《中国药典》2020版）。

2. 高血压（充血型） 穿心莲叶5～7片。开水泡服，1日数次（《江西草药》）。

3. 热淋 鲜穿心莲叶10～15片。捣烂，加蜜，开水冲服（《福建中草药》）。

4. 急性菌痢，胃肠炎 穿心莲25 g，煎服，每日1剂，分服2次（江西《草药手册》）。

中成药品种有穿心莲内酯片（胶囊、滴丸、注射液）、穿心莲片（胶囊）、清火栀麦丸（片、胶囊）、消炎利胆片、痢宁片、千喜片（胶囊）、妇科千金片（胶囊）、复方双花口服液、康妇消炎栓等。

【用法与用量】 6～9 g；外用适量。

【注意】 本品为苦寒之品，不宜多服久服。

【贮藏保管】 置干燥处。

白马骨*

【来源】 为茜草科植物六月雪 *Serissa foetida*

Comm. 的干燥全草。

【植物形态】 小灌木。高 60 ～ 90 cm，有臭气。叶革质，卵形至倒披针形，长 6 ～ 22 mm，宽 3 ～ 6 mm，顶端短尖至长尖，边全缘，无毛；叶柄短。花单生或数朵丛生于小枝顶部或腋生，有被毛、边缘浅波状的苞片；萼檐裂片细小，锥形，被毛；花冠淡红色或白色，长 6 ～ 12 mm，裂片扩展，顶端 3 裂；雄蕊突出冠管喉部外；花柱长突出，柱头 2，直，略分开。花期 5—7 月。（图 9-56-1）

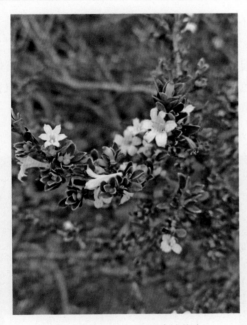

图 9-56-1 六月雪（植物）

【产地】 主产于江西、江苏、浙江、福建、广西、广东、四川、贵州等地。

【采收加工】 全年可采。洗净鲜用或除去泥沙，晒干。

【药材鉴别】 长 30 ～ 100 cm。根呈细长圆柱形，有分支，表面深灰色、灰白色或黄褐色，栓皮易剥落。茎呈圆柱形，多分支，直径 0.3 ～ 0.8 cm，表面深灰色，有纵裂隙，外皮易剥离；嫩枝灰色，微有茸毛。叶对生或丛生，有短柄；叶片卵形至长卵圆形，长 1.5 ～ 3 cm，宽 0.8 ～ 1 cm，黄绿色，先端渐尖，基部渐狭，全缘。花无梗，丛生于叶腋或枝顶，苞片及萼片刺毛状，灰绿色，花冠漏斗状，白色，花萼裂片与冠筒等长。核果近球形。气微，味淡。（图 9-56-2）

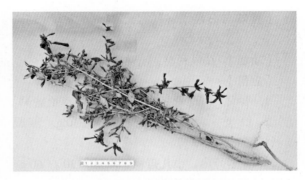

图 9-56-2 白马骨（药材）

【化学成分及药理作用】 含酚类、三萜、挥发油等。酚类，如左旋丁香树脂酚［(+)-syoingaresinol］、右旋杜仲树脂酚［(+)-medioresinol］等；三萜类，如熊果酸（ursolic acid）、β-谷甾醇（β-sitosterol）等；有机酸类，如去乙酰车叶草酸（10-deacetylasperulosidic acid）、鸡屎藤苷酸（paederosidic acid）等；挥发油，主含成分有甲基亚麻酸酯（linolelaidic acid-methyl ester）、库贝醇（cubenol）等。

白马骨煎剂及乙醇浸剂对甲醛性关节炎也有一定抑制作用，对乙肝病毒 DNA 转染细胞分泌 HBsAg、HBeAg 有抑制作用。全株煎剂对葡萄球菌有抑制作用。

【饮片炮制及鉴别】 白马骨 取药材，除去杂质，洗净，略浸，润透，切段，干燥。

成品为不规则的段，根、茎、叶、花、果混合。根呈细圆柱形，表面灰白色。茎圆柱形，外表面深灰色，有纵裂隙，外皮易剥离，嫩枝灰色，微有茸毛，木质。叶皱缩、破碎，黄绿色，展平后呈卵圆形至长卵形，全缘，有短柄及宿存的托叶。花小，黄白色。核果近球形。气微，味淡。（图 9-56-3）

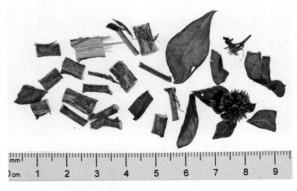

图 9-56-3 白马骨（饮片）

【性味与归经】 淡、苦、微辛，凉。归肝、脾经。

【功能】 祛风利湿，清热解毒。

【应用】

1. 水痢 白马骨茎叶煮汁服（《本草拾遗》）。

2. 肝炎 六月雪60 g，过路黄30 g，煎服（《浙江民间常用草药》）。

3. 骨蒸劳热，小儿疳积 六月雪30～60 g，煎服（《浙江民间常用草药》）。

4. 偏头痛 鲜白马骨30～60 g，水煎泡少许食盐服（《泉州本草》）。

5. 咽喉炎 六月雪90～150 g，水煎，每日1剂，分服2次（广西《中草药新医疗法处方集》）。

6. 牙痛 白马骨45 g，合乌贼鱼干炖服（《泉州本草》）。

【用法与用量】 10～15 g（鲜用30～60 g）。

【贮藏保管】 置干燥处，防霉、防虫蛀。

【论注】 同属植物白马骨Serissa serissoides (DC.) Druce亦入药，功效相似。叶薄纸质，倒卵形或倒披针形，长1.5～4 cm，宽0.7～1.3 cm，顶端短尖或近短尖；花通常数朵丛生；花冠管与萼檐裂片等长。

金荞麦
（附：金荞麦茎叶*）

【来源】 为蓼科植物金荞麦Fagopyrum dibotrys (D. Don) Hara的干燥根茎。

【植物形态】 多年生草本。茎直立或微斜，高0.5～1.5 m，中空而节间膨大，黄绿色或红褐色，光滑无毛。叶互生，三角形，基部箭状，全缘，微有波状突起，两面无毛，托叶鞘筒状，膜质。花白色，腋生或顶生圆锥花序。瘦果三棱形，黑褐色。花期夏季。（图9-57-1）

【产地】 主产于江苏、浙江、江西、湖南、湖北、广东、广西、贵州等地。

【采收加工】 冬季采挖，除去茎及须根，晒干。

【药材鉴别】 呈不规则团块或圆柱状，常有瘤状分枝。顶端有的有茎残基，长3～15 cm，直径1～4 cm。表面棕褐色，有横向环节及纵皱纹，密布点状皮孔，并有凹陷的圆形根痕及残存

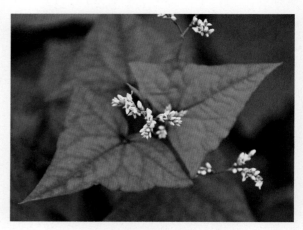

图9-57-1 金荞麦（植物）

须根。质坚硬，不易折断，断面淡黄白色或淡棕红色，有放射状纹理，中央髓部色较深。气微，味微涩。（图9-57-2）

以个大、质坚硬者为佳。

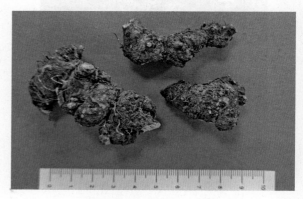

图9-57-2 金荞麦（药材）

【化学成分及药理作用】 含黄酮、鞣质等。黄酮类，如双聚原矢车菊素（dimericprocyanidin）、海柯皂苷元（hecogenin）等；鞣质类，有左旋表儿茶精（epicatechin）、3-没食子酰表儿茶精（3-galloylepicatechin）、原矢车菊素（procyanidin）B2/B4，以及原矢车菊素B2的3,3'-双没食子酸酯（3,3'-digalloylprocyanidin）等。还含β-谷甾醇（β-sitosterol）及一种水解后可得对-香豆酸（p-coumaric acid）、阿魏酸（ferulic acid）和葡萄糖（glucose）的苷。

金荞麦具有抗肿瘤、促进免疫功能、解热抗炎作用。金荞麦根水煎剂对小鼠Lewis肺癌和宫颈癌U14均有显著抑制作用。对金黄色葡萄球菌、肺炎链球菌、大肠埃希菌、铜绿假单胞菌均

有抑制作用。浸膏有解热作用。

【饮片炮制及鉴别】 金荞麦 取药材，除去杂质，洗净，润透，切厚片，干燥。

成品呈不规则的厚片。外表皮棕褐色，或有时脱落。切面淡黄白色或淡棕红色，有放射状纹理，有的可见髓部，颜色较深。气微，味微涩。（图9-57-3）

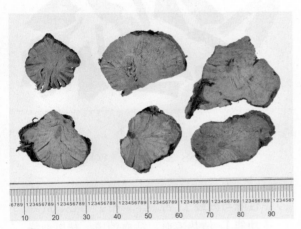

图9-57-3 金荞麦（饮片）

【性味与归经】 微辛、涩，凉。归肺经。

【功能】 清热解毒，排脓祛瘀。

【应用】

1. 肺痈，肺热咳嗽 治疗肺痈咯痰浓稠腥臭或咳吐脓血，可单用，或与鱼腥草、金银花、芦根等同用。治肺热咳嗽，与天花粉、矮地茶、射干等同用。

2. 瘰疬疮疖，咽喉肿痛 治瘰疬痰核，与何首乌等同用。治疮痈疖肿或毒蛇咬伤，与蒲公英、紫花地丁等同用。治咽喉肿痛，与射干、山豆根同用。

3. 腹胀食少，疳积消瘦等症 与茯苓、麦芽等同用。

中成药品种有急支糖浆、金花明目丸、金荞麦片等。

【用法与用量】 15～45 g，用水或黄酒隔水密闭炖服。

【贮藏保管】 置干燥处，防霉，防蛀。

附：金荞麦茎叶

为蓼科植物金荞麦 Fagopyrum dibotrys (D. Don) Hara 的茎叶。夏季采集茎叶鲜用或晒干。茎圆柱形，具纵棱，枯绿色或微带淡紫红色，节明显，可见灰白色膜质叶鞘，断面多中空。叶互生，多皱缩，湿润展平后，完整叶片呈或戟状三角形，长宽相等，先端渐尖，基部心状或戟形，基出脉7条，全缘；质脆，易碎。气微，味微苦涩。

含原花色苷（proanthocyanidins）等黄酮及有机酸。味苦、辛，性凉。归肺、脾、肝经。功能清热解毒，健脾利湿，祛风通络。用于肺痈，咽喉肿痛，肝炎腹胀，消化不良，痢疾，痈疽肿毒，瘰疬，蛇虫咬伤，风湿痹痛，头风痛。内服：煎汤，9～15 g，鲜品30～60 g。外用：适量，捣敷或研末调敷。

肿节风*

【来源】 为金粟兰科植物草珊瑚 Sarcandra glabra (Thunb.) Nakai 的全株。

【植物形态】 常绿半灌木。高45～150 cm，全体无毛。根粗大，多须根，有芬芳味。茎数枝丛生，绿色，节部明显膨大。单叶，对生，近革质，亮绿色，长椭圆形或卵状披针形，边缘有粗锯齿，表面深绿色，光滑，背面绿色，侧脉隆起，叶柄短。花淡黄绿色，顶生穗状花序；花期6—7月。浆果球形，熟时鲜红色；果期8—10月。（图9-58-1）

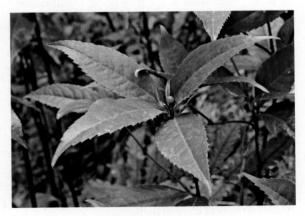

图9-58-1 草珊瑚（植物）

【产地】 主产于江西、浙江、广西等地。

【采收加工】 夏、秋采挖全株，除去杂质，晒干。

【药材鉴别】 全株长40～150 cm。主根粗短，直径1～2 cm，支根甚多，长而韧。茎圆柱形，较硬挺，多分支，节部膨大；表面深绿色或棕褐色，具细纵皱纹，粗茎上可见小圆形皮孔；质脆，易折断；断面浅棕色，边缘纤维状，髓部疏松或中空。叶对生，叶柄基部合生抱茎；叶多皱缩，展平后呈长椭圆形或卵状披针形，深绿色或红棕色，表面光滑，边缘有粗锯齿，齿间有黑褐色腺体。枝端常有棕色穗状花序，多分支。气微香，味微辛。（图9-58-2）

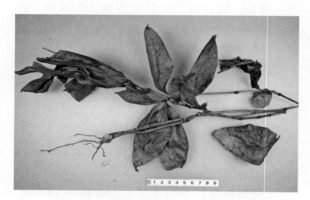

图9-58-2 肿节风（药材）

以茎嫩、叶色绿者为佳。

【化学成分及药理作用】 含倍半萜内酯、香豆素、黄酮、有机酸等。倍半萜内酯类，如银线草内酯（shizukanolide）F、草珊瑚内酯（sarcaglaboside）F/G等；香豆素类，如左旋类没药素甲（istanbulin A）、异秦皮啶（isofraxiden）等；有机酸，如延胡索酸（fumaric acid）、琥珀酸（succinic acid）等；黄酮类，如槲皮素-3-O-α-L-鼠李糖苷。此外还含挥发油。

肿节风有抗肿瘤、抗菌、抗病毒等作用，可以促进骨折愈合。肿节风挥发油、浸膏对白血病、肺腺癌、自发性乳腺癌、艾氏腹水癌、肉瘤等均有一定抑制作用。对金黄色葡萄球菌及其耐药菌株、甲型链球菌、卡他球菌、流感杆菌、伤寒杆菌、副伤寒杆菌、大肠埃希菌、铜绿假单胞菌都有不同程度的抑制作用。

【饮片炮制及鉴别】 肿节风 取药材，拣去杂质，抢水洗净，稍润至软，切段，干燥。

成品为不规则段，根、茎、叶、花混合。主根粗短，支根甚多而韧。茎圆柱形，较硬挺，多分支，节部膨大；表面深绿色或棕褐色，具细纵

皱纹，粗茎上可见小圆形皮孔；断面浅棕色，边缘纤维状，髓部疏松或中空。叶柄基部合生抱茎；叶深绿色或红棕色，表面光滑，边缘有粗锯齿，齿间有黑褐色腺体。枝端常有棕色穗状花序，多分支。气微香，味微辛。（图9-58-3）

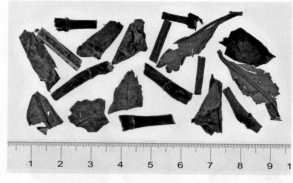

图9-58-3 肿节风（饮片）

【性味与归经】 苦、辛，平。归心、肝经。
【功能】 清热凉血，活血消斑，祛风通络。
【应用】

1. 风湿关节炎 肿节风根、钩藤根、野鸦椿根各30 g，煎汤取汁，加入黄酒适量，同猪脚1只炖服（《福建药物志》）。

2. 痛经 肿节风9 g、鹿含草12 g，煎服（《中国民族药志》）。

3. 口腔炎 草珊瑚6 g、蛇含3 g，煎服（《江西草药手册》）。

中成药品种有万通炎康片、血康口服液、肿节风片、新癀片、万通炎康片、复方草珊瑚含片等。

【用法与用量】 9～30 g；外用鲜品适量，捣烂敷患处。

【注意】 阴虚火旺及孕妇忌服。

【贮藏保管】 置通风干燥处。

山香圆叶*

【来源】 为省沽油科植物锐尖山香圆 Turpinia arguta Seem. 的干燥叶。

【植物形态】 小乔木。枝和小枝圆柱形，灰白绿色。叶对生，羽状复叶，绿色，叶5枚，对生，纸质，长圆形至长圆状椭圆形；先端尾状渐

尖，基部宽楔形，边缘具疏圆齿或锯齿；两面无毛，上面绿色，背面较淡，侧脉多，在上面微可见，在背面明显，网脉在两面几不可见。圆锥花序顶生，花较多，疏松，花小，花萼5，无毛，宽椭圆形；花瓣5，椭圆形至圆形，具绒毛或无毛，花丝无毛。果球形，紫红色，外果皮薄，2～3室，每室1种子。（图9-59-1）

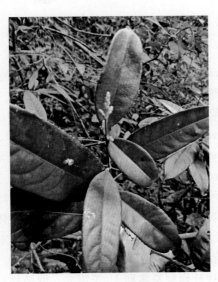

图9-59-1 锐尖山香圆（植物）

【产地】 产于我国南部和西南部。

【采收加工】 夏、秋二季叶茂盛时采收，除去杂质，晒干。

【药材鉴别】 呈椭圆形或长圆形，长7～22 cm，宽2～6 cm。先端渐尖，基部楔形，边缘具疏锯齿，近基部全缘，锯齿的顶端具有腺点。上表面绿褐色，具光泽；下表面淡黄绿色，较粗糙；主脉黄色至浅褐色，于下表面突起，侧脉羽状；叶柄长0.5～1 cm。近革质而脆。气芳香，味苦。（图9-59-2）

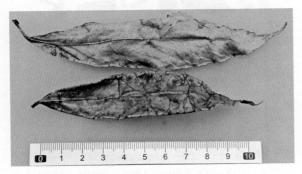

图9-59-2 山香圆叶（药材）

【化学成分及药理作用】 含三萜、黄酮等。三萜类，如2α,3β-二羟基乌苏-12-烯-28-羧酸（2α,3β-dihydroxyurs-12-en-28-oic acid）、2α,3β,19α-三羟基乌苏-12-烯-28-羧酸（2α,3β,19α-trihydroxyurs-12-en-28-oic acid）、2α-过氧基熊果酸（2α-hydropetoxide）等；黄酮类，如芦丁（rutin）、野漆树苷（rhoifolin）等；还含胡萝卜苷（daucosterol）、环烯醚萜成分〔如女贞苷（ligustroflavone）〕。

山香圆水煎浓缩液对金黄色葡萄球菌有较强抑制作用，对乙型溶血性链球菌有一定抑制作用，但不强。还有镇痛以及调节免疫作用。

【饮片炮制及鉴别】 山香圆叶 取药材，除去杂质，喷淋清水，稍润，切丝，干燥。

成品为不规则丝状。上表面黄绿色至绿褐色，具光泽；下表面淡黄绿色，较粗糙；主脉淡黄色至浅褐色，于下表面突起，侧脉羽状。叶缘具疏锯齿，锯齿顶端具有腺点。近革质而脆。气芳香，味微苦。（图9-59-3）

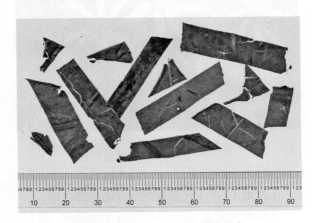

图9-59-3 山香圆叶（饮片）

【性味与归经】 苦，寒。归肺、肝经。

【功能】 清热解毒，利咽消肿，活血止痛。

【应用】

1. 跌打损伤 山香圆根30～60 g，炖猪肉服。外用鲜叶捣烂敷患处（《福建药物志》）。

2. 脾脏肿大 山香圆根30～60 g，炖猪肉吃（《湖南药物志》）。

3. 疮疖肿毒 鲜山香圆叶捣烂敷患处（《湖南药物志》）。

中成药品种有山香圆片（喉特灵片）。

【用法与用量】 15～30 g。外用适量。

【贮藏保管】 置通风干燥处。

千里光*

【来源】 为菊科植物千里光 Senecio scandens Buch.-Ham. 的地上部分。

【植物形态】 多年生蔓生大草本。长达1～2 m。茎细长，蔓生于灌丛或丛中。叶互生，卵形或椭圆状披针形，基部截形或戟形，先端渐尖，边缘有不规则钝齿，微波状或近于全缘，两面均有细柔毛，主脉隆起，侧脉7～8对。花黄色，顶生圆锥状排列的头状花序；花期9—11月。瘦果圆柱形而有棱，有丰富白色冠毛；果期10—12月。（图9-60-1）

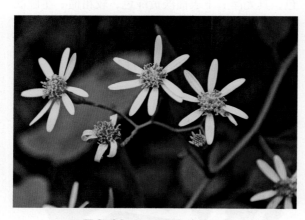

图9-60-1 千里光（植物）

【产地】 产于长江流域及我国南部各地。

【采收加工】 全年均可采收，除去杂质，阴干。

【药材鉴别】 茎呈细圆柱形，稍弯曲，上部有分枝；表面灰绿色、黄棕色或紫褐色，具纵棱，密被灰白色柔毛。叶互生，多皱缩破碎，完整叶片展平后呈卵状披针形或长三角形，有时具1～6侧裂片，边缘有不规则锯齿，基部戟形或截形，两面有细柔毛。头状花序；总苞钟形；花黄色至棕色，冠毛白色。气微，味苦。（图9-60-2）

以叶多、色绿者为佳。

【化学成分及药理作用】 含胡萝卜素类、生物碱、有机酸、黄酮等。胡萝卜素类，如大量的毛茛黄素（flavoxanthin）、菊黄质（chrysanthemaxanthin）及少量的β-胡萝卜素（β-carotene）等；生物碱类，如千里光宁碱

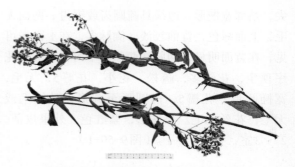

图9-60-2 千里光（药材）

（senecionine）、千里光菲灵碱（seneciphylline）及氢酯（hydroquinone）等；有机酸类，如对-羟基苯乙酸（p-hydroxyphenylacetic acid）、香草酸（vanillic acid）、水杨酸（salicylic acid）、焦黏酸（pyromucic acid）等；黄酮类，如金丝桃苷（hyperoside）。还含挥发油、鞣质等成分。

千里光对志贺痢疾杆菌和金黄色葡萄球菌有较强抑制作用；具抗钩端螺旋体作用，在体外对黄疸出血型钩端螺旋体的抑制作用很强；对阴道滴虫有抑制作用。还有保肝作用。

【饮片炮制及鉴别】 千里光 取药材，除去杂质，喷淋清水，润软，切段，干燥。

成品为茎、叶、花、果混合的不规则段。基部茎木质，上部茎纤细，表面灰绿色或紫褐色，具纵棱，密被灰白色柔毛。叶互生，多卷缩，边缘具锯齿、微波或近全缘，有的深裂，两面有柔毛。头状花序圆筒状，总苞片草质。花黄色，有舌状花和管状花之分。气微味苦。（图9-60-3）

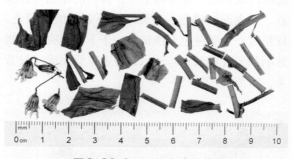

图9-60-3 千里光（饮片）

【性味与归经】 苦，寒。归肺、肝经。

【功能】 清热解毒，明目，利湿。

【应用】

1. 流感 全草50～100 g，煎服（江西《草药手册》）。

2. **皮肤化脓性疾患（疮毒、疖肿等）** 千里光水煎浓外敷，另取千里光50 g，煎服（《浙江民间常用草药》）。

3. **眼睛迎风流泪** 全草煎服，或全草（鲜）用笋壳包煨熟，滴眼（《经验良方》）。

4. **风火眼痛，沙眼** 千里光100 g，煎水熏洗（《江西民间草药》）。

5. **癣疮，湿疹** 叶煎浓汁成胶，用麻油调稀糊状外搽（《江西民间草药》）。

6. **各种急性炎症疾病** 千里光、蒲公英、二叶葎、积雪草、白茅根、叶下珠、金银花藤叶各25 g，煎服，每6小时1次。均有疗效（江西《草药手册》）。

中成药品种有千柏鼻炎片、千喜片（胶囊）、感冒消炎片、消炎灵片等。

【用法与用量】 15～30 g。外用适量，煎水熏洗。

【贮藏保管】 置通风干燥处。

【论注】 千里光生物碱主要毒性为引起肝脏病变。本类生物碱引起肝脏毒性，在化学结构上必须具备3条：① 千里光原碱应有双键；饱和者如阔叶千里光碱（platyphylline）即无肝脏毒性。② 千里光原碱上的伯醇基须酯化，特别是形成环化酯后，方有毒性。③ 酯的侧链上，至少有一个分支碳链。千里光原碱本身并无毒性。

疳积草*

【来源】 为爵床科植物爵床 *Rostellularia procumbens* (L.) Nees 的干燥全草。

【植物形态】 一年生草本。匍匐或倾斜，高达30 cm。茎有6棱，有灰白色细柔毛，节部膨大成膝状。叶对生，卵形或长椭圆状卵形，基部楔形，先端钝尖，全缘，表面深绿色，背面淡绿色，两面疏生细毛，叶柄密生细毛。花粉红色或紫红色，顶生或腋生多苞片的穗状花序，花冠唇形；花期8—11月。蒴果长卵形。（图9-61-1）

【产地】 产于我国南部各地。

【采收加工】 夏、秋二季茎叶茂盛时采挖，除去杂质，干燥。

【药材性状】 全株长20～60 cm。根细而弯曲。茎多具纵棱6条，表面绿黄色至浅棕黄色，

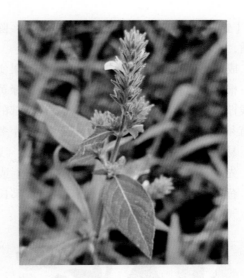

图9-61-1 爵床（植物）

有毛，节膨大成膝状，近基部节上有须状根；质韧。叶互生，具柄；叶片多皱缩，易脱落，展平后叶片椭圆形或卵形，长1.5～3.5 cm，宽0.5～2 cm，浅绿色，先端尖，全缘，有毛。穗状花序顶生或腋生，苞片条状披针形，被白色长毛。蒴果长卵形，上部有种子4粒，下部实心似柄状。气微，味微苦。（图9-61-2）

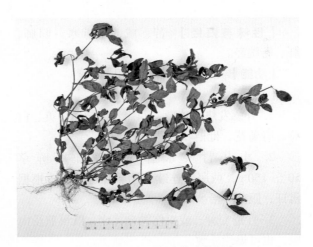

图9-61-2 疳积草（药材）

以茎叶色绿者为佳。

【化学成分及药理作用】 全草含爵床脂定（justicidin）A/B/E、山荷叶素（diphyllin）、新爵床脂纱（neojusticin）A/B/C/D。

疳积草具有抑菌、抗心律失常作用。爵床脂定B为其抗肿瘤、抗血小板聚集以及抑菌作用的活性成分。爵床素煎剂对金黄色葡菌有较强的抑制作用。

【饮片炮制及鉴别】 疳积草　取药材，除去杂质，洗净，切段，干燥。

成品为不规则段，根、茎、叶、花、果实混合。根细而弯曲。茎多具纵棱6条，表面绿黄色至浅棕黄色，有毛，节膨大成膝状，近基部的节上有须状根；质韧。叶互生，具柄；叶片多皱缩，易脱落，展平后叶片椭圆形或卵形，浅绿色，先端尖，全缘，有毛。穗状花序顶生或腋生，苞片条状披针形，被白色长毛。蒴果长卵形。气微，味微苦。（图9-61-3）

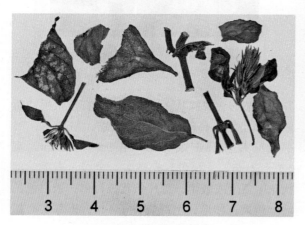

图9-61-3　疳积草（饮片）

【性味与归经】 苦、咸、辛，寒。归肺、肝、膀胱经。

【功能】 清热解毒，消疳积。

【应用】

1. 外感发热、咳嗽、咽痛　可与蒲公英、白英、野菊花、枇杷叶等同用。

2. 小儿肾炎水肿　可每日用鲜草50～150 g，煎服，连续服用。肿退后，再根据辨证，服药调治。

3. 疔疮痈肿，或扭伤肿痛等症　既可煎汤内服，也可捣烂外敷。

中成药品种有健儿糖浆。

【用法与用量】 9～30 g。

【注意】 脾胃虚寒者禁服。

【贮藏保管】 置干燥处。

藤梨根*

【来源】 为猕猴桃科植物中华猕猴桃 *Actinidia chinensis* Planch. 的干燥根。

【植物形态】 大型落叶藤本。幼枝被有褐色长硬毛或刺毛，一年以上老枝完全秃净无毛，红褐色，髓大，白色至淡褐色，片层状。叶互生，纸质，倒阔卵形至倒卵形，或阔卵形至近圆形，基部钝圆形至浅心形，先端极短渐尖或突尖，边缘有纤毛状细齿，表面常仅叶脉上被疏毛，背面灰白色，密被星状绒毛。花白色，花期4—6月。浆果密生棕黄色长硬毛，果期8—10月。（图9-62-1）

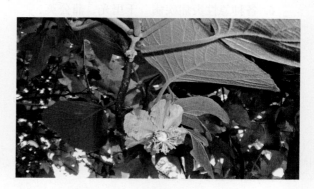

图9-62-1　中华猕猴桃（植物）

【产地】 产于浙江、安徽、福建、江西、湖南、湖北、广西、广东，云南、贵州、四川等地。

【采收加工】 秋季采挖，洗净或切片，晒干。

【药材鉴别】 呈圆柱形略弯曲，长短不一；或块片状，厚0.5～1 cm。表面黄棕色或棕褐色，具纵沟和横裂纹，皮部常断裂而露出木部，粗糙，残留侧根较少。质硬，不易折断，断面不平坦；皮部棕褐色，布有白色胶丝样物；木部黄棕色，具多数小孔。气微，味淡、微涩。（图9-62-2）

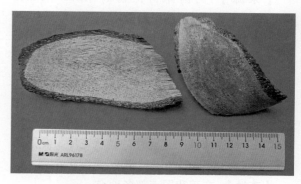

图9-62-2　藤梨根药材（片状）

以皮厚、色红棕者为佳。

【化学成分及药理作用】 含猕猴桃碱

（actinidine）、多糖复合物（ACPS）、毛花猕猴桃酸B、2α,3α,24-三羟基-12-烯-28-乌苏酸、胡萝卜苷、齐墩果酸、大黄素、大黄素甲醚等。

藤梨根有抗肿瘤、抗病毒、解热镇痛与抗炎作用，还具有一定的免疫调节作用。其提取液体外能抑制白血病细胞、结肠癌细胞。ACPS对癌细胞的DNA合成有一定抑制作用，还可使脾脏cAMP含量和cAMP/cGMP比值恢复至正常；能保护组织细胞免受流感病毒和疱疹病毒的感染。

【饮片炮制及鉴别】 藤梨根 取药材，除去杂质，洗净，润透，切厚片，干燥。切片者除去杂质即可。

成品为不规则的厚片。表面灰褐色或灰白色，有白色蜡样小点或结晶状物，木部淡棕色，散布无数小孔（似鹿茸之凤眼）。气微，味淡，微涩。

【性味与归经】 苦、涩，凉；有小毒。归肝、胆、脾、胃经。

【功能】 清热解毒，活血散结，祛风利湿。

【应用】

1. 急性肝炎 与红枣同用（《江西草药》）。

2. 黄疸 与茜草、淡竹叶、苍耳子根、小蓟同用（《湖南药物志》）。

中成药品种有抗癌平丸。

【用法与用量】 30～60 g。

【注意】 孕妇慎服。

【贮藏保管】 置干燥容器内，密闭，置阴凉干燥处，防蛀。

毛冬青*

【来源】 为冬青科植物毛冬青 Ilex pubescens Hook. et Arn. 的干燥根。

【植物形态】 常绿灌木。高3 m，分枝灰色，细长，稍之字形曲折，近四棱形，密生短硬毛。叶膜质或纸质，长卵形、卵形或椭圆形，长2～5.5 cm，宽1～2.5 cm，全缘或通常有芒齿，沿脉有稠密的短柔毛；叶柄长2.5～5 mm，密生短毛。雌雄异株，花序簇生或雌花序为假圆锥花序状，花序簇由具1～3花的分枝组成；雄花4～5数，粉红色，萼直径约2 mm；雌花6～8数，较雄花稍大。果球形，直径约4 mm，熟时红色，分核常6颗，少为5或7颗。花期4～5月，

果期6—8月。（图9-63-1）

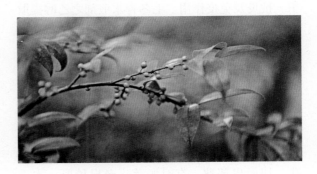

图9-63-1 毛冬青（植物）

【产地】 产于安徽、浙江、江西、福建、广东、台湾等地。

【采收加工】 全年均可采挖，挖取根部，洗净，晒干。

【药材鉴别】 根呈圆柱形，有的分枝，长短不一，直径1～4 cm。表面灰褐色至棕褐色，根头部具茎枝及茎残基；外皮稍粗糙，有纵向细皱纹及横向皮孔。质坚实，不易折断，断面皮部菲薄，木部发达，黄白色，有致密的放射状纹理及环纹。气微，味苦、涩。（图9-63-2）

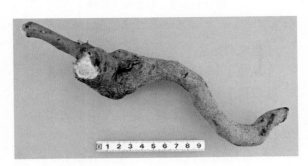

图9-63-2 毛冬青（药材）

以根粗大、黄白色为佳。

【化学成分及药理作用】 含3,4-二羟基苯乙酮（3,4-dihydroxyacetophenone）、氢醌（hydroquinone）、东莨菪素（scopoletin）、马栗树皮素（esculetin）、高香草酸（homovanillic acid）和秃毛冬青素（glaberide）I。近年又从根中分出三萜类化合物：毛冬青皂苷（ilexisaponin）A_1/B_1/B_2/B_3，毛冬青皂苷元（ilexgenin）A，毛冬青三萜苷（ilexolide）A，冬青三萜苷（ilexoside）A/D/E/J/K/O，毛冬青酸（pubescenic acid）。还含黄酮类成分。

毛冬青具有抗凝、降血压、保护心脏和脑组织、抗炎及免疫作用。毛冬青水煎剂之乙醇提取溶液能使冠脉流量明显增加；金黄色葡萄球菌对毛冬青极度敏感；根的水煎剂对小鼠二氧化硫引起的咳嗽有镇咳作用，还有祛痰作用。

【饮片炮制及鉴别】 毛冬青 取药材，除去杂质，润透，切片，干燥。

成品呈不规则的块状或片状，大小不等。表面灰褐色或棕褐色，稍粗糙，有细皱纹和横向皮孔，切面皮部薄，有时脱落，老根稍厚；木部黄白色或淡黄棕色，有细密的纹理，可见类白色致密的放射状纹（射线）及环纹（年轮）。气微，味苦、涩而后甘。（图9-63-3）

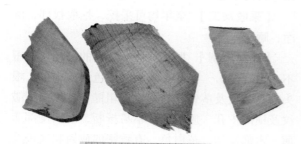

图9-63-3 毛冬青（饮片）

【性味与归经】 苦、涩，寒。归肺、心经。
【功能】 清热解毒，活血通络，止咳平喘。
【应用】

1. 感冒，扁桃体炎，痢疾 毛冬青根15～50 g，煎服。

2. 血栓闭塞性脉管炎 毛冬青根150 g，煨猪脚1只服食，每日1次；另取毛冬青150 g，煎水浸泡伤口，每日1至2次，浸泡后外敷生肌膏。（均出自《浙江民间常用草药》）

中成药品种有毛冬青片（胶囊）、心舒宁片、血栓心脉宁片（胶囊）等。

【用法与用量】 10～30 g。外用适量，研末调敷。

【贮藏保管】 置干燥处。

【论注】 毛冬青 Ilex pubescens Hook. et Arn. 的叶也作药用。全年均可采，鲜用或晒干。清热凉血，解毒消肿。用于烫伤，外伤出血，痈肿疔疮，走马牙疳。内服：煎汤，3～9 g。外用：适量，煎水湿敷；或研末调敷；或捣汁涂。

八角莲*

【来源】 为小檗科植物八角莲 Dysosma versipellis (Hance) M. Cheng. 的干燥根茎及根。

【植物形态】 多年生草本。有粗壮横行根茎。茎直立，无毛，淡绿色。叶仅1～2个顶生，盾状圆形，边缘4～9浅裂，表面绿色，光滑，背面有疏生毛，裂片卵圆形或卵状长椭圆形，先端锐尖，边缘有针状细齿。花深红色，为无梗聚伞花序，具5～8朵花，下垂；4—5月开花。浆果，椭圆形。（图9-64-1）

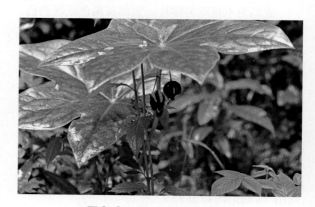

图9-64-1 八角莲（植物）

【产地】 主产于浙江、江西、湖北、四川等地。

【采收加工】 春、秋二季采挖，洗净，晒干。

【药材鉴别】 根茎呈结节状，长6～10 cm，直径0.7～1.5 cm；鲜时浅黄色，干后呈棕黑色。表面平坦或微凹，上有小凹点，下面具环纹。须根多数，长达20 cm，直径约1 mm，有毛；鲜时浅黄色，干后棕黄色。质硬而脆，易折断。根茎断面黄绿色，角质；根断面黄色，中央有圆点状中柱。气微，味苦。（图9-64-2）

以粗壮、味苦者为佳。

【化学成分及药理作用】 含木聚糖、黄酮等。木聚糖类，如鬼臼毒素（podophyllotoxin）、去氢鬼臼毒素（dehydropodophyllotoxin）、鬼臼苦素（picropodophyllin）、脱氧鬼臼毒素（deoxypodophyllotoxin）等；黄酮类，如紫云英苷（astragalin）、山奈酚（kaempferol）、槲皮素-3-D-葡萄糖苷等；还含β-谷甾醇等。

八角莲有抗病毒作用；山奈酚、鬼臼苦素

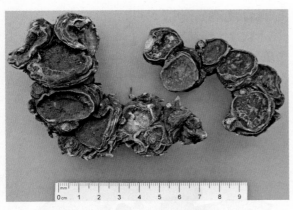

图9-64-2　八角莲（药材）

对柯萨奇B组病毒、单纯性疱疹病毒I型有显著抑制作用；提取的结晶性物质，作用类似鬼臼毒素，对离体蛙心有兴奋作用，可使兔耳血管舒张，小肠血管和肾血管收缩，对兔离体平滑肌有抑制作用。

【饮片炮制及鉴别】　八角莲　取药材，拣去杂质，抢水洗净，润透，切厚片，干燥。

成品为圆形或椭圆形厚片，直径2～3cm，厚0.3～0.5cm。表面棕黄色。质硬而脆，易折断。根茎切面呈浅黄色，角质样。根切面黄色，中央具木质心。气微，味苦。

【性味与归经】　苦、辛，平；有小毒。归肺、肝经。

【功能】　清热解毒，化痰散结，祛瘀消肿。

【应用】

1. 肿毒初起　八角莲加红糖或酒糟适量，共捣烂敷贴，日换2次（《福建民间草药》）。

2. 带状疱疹　八角莲根研末，醋调涂患处（《广西中草药》）。

3. 痰咳　八角莲、猪肺同用（《广西中药志》）。

中成药品种有红卫蛇药片、神农药酒等。

【用法与用量】　3～12g。外用适量，磨汁或浸醋、酒涂搽；捣敷或研末调敷。

【注意】　孕妇禁服，体质虚弱者慎服。

【贮藏保管】　置干燥处。

【论注】

（1）八角莲以鬼臼之名始载于《神农本草经》。《别录》载："鬼臼生九真山谷及冤句。"《本草图经》曰："花红紫如荔枝，正在叶下，常为叶所蔽。"古本草应是小檗科植物八角莲 *Dysosma versipellis* (Hance) M. Cheng. 或六角莲 *Dysosma*

pleiantha (Hance) Wood.。近代植物学文献又将"鬼臼"之名用于桃儿七。但两者来源与功效均不相同，注意区别使用。

（2）有些地区尚用同属植物六角莲 *Dysosma pleiantha* (Hance) Wood.、川八角莲 *Dysosma veitchii* (Hemls. et Wils.) Fu ex Ying、云南八角莲 *Dysosma aurantiocaulis* (Hemls. et Wils.) Hu、小八角莲 *Dysosma difformis* (Hemls. et Wils.) T. H. Wang.、贵州八角莲 *Dysosma majorense* (Gagnep.) Hsiao. et Y. H. Chen. 的根茎作八角莲使用。

了哥王[*]

【来源】　为瑞香科植物了哥王 *Wikstroemia indica* (L.) C. A. Mayer 的干燥根或根皮。

【植物形态】　灌木。高0.5～2m或更高；小枝红褐色，无毛。叶对生，纸质至近革质，倒卵形、椭圆状长圆形或披针形，长2～5cm，宽0.5～1.5cm，先端钝或急尖，基部阔楔形或窄楔形，干时棕红色，无毛，侧脉细密，极倾斜。花黄绿色，数朵组成顶生头状总状花序，无毛，花萼近无毛，裂片4；宽卵形至长圆形，顶端尖或钝；雄蕊8，2裂，着生于花萼管中部以上，子房倒卵形或椭圆形，无毛或在顶端被疏柔毛，花柱极短或近于无，柱头头状，花盘鳞片通常2或4枚。果椭圆形，成熟时红色至暗紫色。花果期夏秋间。（图9-65-1）

【产地】　产于广东、广西、福建、江西、湖南等地。

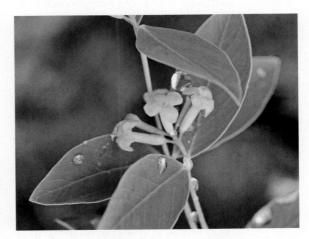

图9-65-1　了哥王（植物）

【采收加工】 根全年均可采挖，洗净，晒干；或剥取根皮，晒干。

【药材鉴别】 根呈弯曲的长圆柱形，常有分枝，直径0.5～6 cm；表面黄棕色或暗棕色，有略突起的支根痕及不规则的纵沟纹及少数横裂纹，有的可见横长皮孔状突起。质硬而韧，断面皮部类白色，易剥离，木部淡黄色，具同心性环纹。根皮呈扭曲的条带状，厚1.5～4 mm，强纤维性，纤维绒毛状。气微，味微苦、甘，嚼之后有持久的灼热辛辣不适感。（图9-65-2）

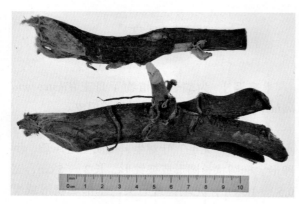

图9-65-2 了哥王（药材）

以条粗、皮厚者为佳。

【化学成分及药理作用】 含木脂素、黄酮、甾醇等。木脂素类，如西瑞香素（daphnoretin）、芫花素（genkwanin）、南荛苷（wikstroemin）、右旋牛蒡苷元（arctigenin）、南荛酚（wikstomol；即右旋去甲络石苷元，nortrachelogenin）、南荛素（wikstrosin）等；黄酮类，如山柰酚-3-O-β-D-吡喃葡萄糖苷（kaempferol-3-O-β-D-glucopyranoside）、5-羟基-7,4'-二甲氧基黄酮（5-hydroxy-7,4'-dimethoxy flavone）等；甾醇类，如β-谷甾醇（β-sitosterol）、7-酮基-β-谷甾醇（7-keto-β-sitosterol）、豆甾烷-3,7-二醇（stigmastan-3,7-diol）、5-豆甾烯-3β,7α-二醇（stigmast-5-en-3β,7α-diol）等。还含了哥王多糖体-1，系由葡萄糖（glucose）、阿拉伯糖（arabinose）、半乳糖醛酸（galacturonic acid）、半乳糖（galactose）和木糖（xylose）组成。

了哥王根和茎皮水煎剂在试管内对金黄色葡萄球菌有明显抑制作用，对大肠埃希菌、铜绿假单胞菌也能抑制。水煎剂有抗肿瘤作用。根皮对皮肤有刺激，其所含树脂有较强的泻下作用。南荛苷对狗有利尿作用。

【饮片炮制及鉴别】 了哥王 取药材，除去杂质，洗净，切片，干燥。

根为类圆形薄片。外表面黄棕色或暗棕色，有不规则的纵沟纹；切面皮部类白色，易剥离，木部淡黄色。质硬而韧。气微，味微苦、甘，嚼后有持久的灼热不适感。（图9-65-3）

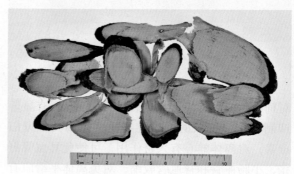

图9-65-3 了哥王饮片（根）

根皮呈条片状。栓皮或有剥落，强纤维性，纤维绒毛状。气微，味微苦、甘，嚼后有持久的灼热不适感。

【性味与归经】 苦，寒；有毒。归肺、胃经。

【功能】 清热解毒，散结逐水。

【应用】

1. 跌打损伤 了哥王根二层皮0.5 g，研粉制成蜜丸。

2. 肺炎，支气管炎，扁桃体炎，淋巴结炎，腮腺炎，急性乳腺炎，蜂窝组织炎，风湿性关节炎等 了哥王根白皮6 g，煎服。（均出自《浙江民间常用草药》）

中成药品种有了哥王片（胶囊、颗粒）、喉疾灵胶囊（片）、祛伤消肿酊、跌打扭伤灵酊等。

【用法与用量】 根10～15 g，根皮9～12 g，久煎后服用。

【注意】 孕妇忌服。粉碎或煎煮过程易引起皮肤过敏，宜注意防护。

【贮藏保管】 置通风干燥处。

【论注】 全株有毒；茎皮纤维可作造纸原料。

三叶青*

【来源】 为葡萄科植物三叶崖爬藤

Tetrastigma hemsleyanum Diels et Gilg 的新鲜或干燥块根。

【植物形态】 多年生草质攀缘藤本。长可达10多米。着地部分节上生根，块根卵形或椭圆形，棕褐色。茎细弱，无毛，老茎扁形，卷须不分枝与叶对生。叶互生，有柄，长2～3 cm，小叶3片，草质，卵状披形，中间小叶较大，长3～7 cm，顶端短渐尖或渐尖，边缘有疏生小锯齿；两侧小叶基部偏斜。夏初开黄绿小花，聚伞花序腋生，花序梗比叶柄短，花梗有短硬毛；花萼小，花盘明显，有齿，花瓣4；近卵形，顶端有不明显的小角；柱头无柄，裂片4，星状开展。浆果形，成熟时鲜红褐色，半透明，后变黑色。（图9-66-1）

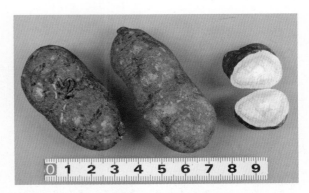

图9-66-2 三叶青（药材）

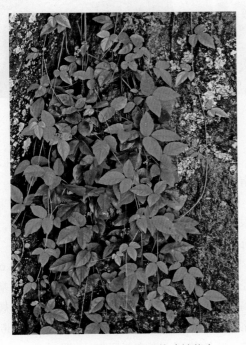

图9-66-1 三叶崖爬藤（植物）

【产地】 产于长江流域及我国南部各地。

【采收加工】 全年均可采挖。鲜用者，除去泥土、须根等杂质；干用者，洗净，干燥。

【药材鉴别】 干品呈类圆球形或不规则块状，长1.5～5 cm，直径0.5～3 cm。表面棕褐色，较光滑或有皱纹。质坚，断面平坦，粉性，浅棕红色或类白色，可见浅棕色形成层环，维管束放射状排列。气微，味微甜。（图9-66-2）

鲜品呈纺锤形、葫芦形或椭圆形，长1～7.5 cm，直径0.5～4 cm。表面灰褐色至黑褐色较光滑。切面白色，皮部较窄，形成层环明显。质脆断面平坦而粗糙，灰棕色至棕褐色，可见棕色的形成层环，维管束放射状排列。气微，味甘。

以粗壮、肥实者为佳。

【化学成分及药理作用】 含黄酮、酚酸、三萜和甾体等。黄酮类，如香橙素（aromadendrin）、槲皮素（quercetin）、山奈酚-3-O-β-D-葡萄糖苷（kaempferol-3-O-β-D-glucoside）等；酚酸类，如苯甲酸、水杨酸、原儿茶酸、绿原酸等；三萜类和甾体类，如胡萝卜苷、6-氧-苯甲酰基胡萝卜苷和β-谷甾醇等；脂肪酸类化合物包括亚麻酸、棕榈酸、油酸和亚油酸等；还含多糖、微量元素、强心苷类和氨基酸等。

三叶青有抗肿瘤、免疫调节、抗氧化、抗炎、镇痛与解热、抗病毒、保肝作用。三叶青乙酸乙酯提取物具有显著抑制肿瘤生长作用，还可促进肿瘤细胞的凋亡，从而达到抗肿瘤作用。具有促进机体细胞免疫以及体液免疫作用。具有杀灭细菌作用，从而可用于治疗各种炎症导致的疼痛。

【饮片炮制及鉴别】 三叶青 取药材，除去杂质，洗净，润透，切厚片，干燥。或碾成细粉。

成品为类圆形厚片，直径0.5～2.5 cm。外表面棕色至棕红色；切面类白色或粉红色。质松脆，粉性。粉末黄白色淡红色。气微，味微甘。（图9-66-3）

鲜品临用时洗净，切成厚片备用。

【性味与归经】 微苦、辛，凉。归肝、肺经。

【功能】 清热解毒，祛风化痰，活血止痛。

【应用】

1. 小儿高烧 三叶青块根、射干、仙鹤草各

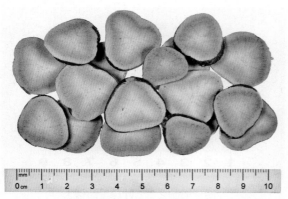

图9-66-3 三叶青（饮片）

15 g，白头翁6 g，钩藤3 g。煎服，每日1剂。

2. 病毒性脑膜炎 三叶青块根15 g（儿童9 g），煎服，每日1剂。

3. 慢性迁延型肝炎 三叶青注射剂，每次肌注2～4 mL，每日2次，20～40日为一疗程。

4. 蜂窝组织炎，扁桃体炎，淋巴结结核 三叶青块根，用酒磨成糊状涂搽患处，每日2～3次。

5. 扭挫伤 三叶青、酢浆草、香附子各适量，捣烂加热外敷。（均出自《全国中草药汇编》）

【用法与用量】 9～15 g。外用，捣敷或研末敷患处。

【贮藏保管】 置干燥处，防蛀。

【论注】

（1）《湖南省中药材标准》（2009年版）收载其全草作药。增地上部分，特征为：茎纤细，具纵棱，卷须与叶对生，不分支；叶互生，展开后呈三出掌状复叶，无毛，叶缘具刺状疏齿；偶见聚伞花序腋生；浆果球形；气微，味甘。功能清热解毒，活血祛风，消肿止痛，软坚散结，化石通淋。用于高热惊厥，流行性感冒，肝炎，泌尿系统结石，跌打损伤等。用量9～15 g。外用，捣敷或研末敷患处。

（2）以三叶青块根粉末及其提取物为主要原料的中成药如三叶青颗粒、金丝地甲胶囊、金芪片等，已在临床上被广泛用于抗肿瘤、抗人类免疫缺陷病毒、治疗血液病与心脑血管疾病及各类炎症。

土圞儿*

【来源】 为豆科植物土圞儿*Apios fortunei* Maxim.的块根。

【植物形态】 多年生蔓生草本。地下有球形的块根，皮黄褐色，内部肉白色。茎细长，有稀疏的硬毛，缠绕他物。叶互生，羽状复叶，小叶3～5片，卵形或长卵形，顶端渐尖，具细尖，全缘，基部圆形或广楔形，表面叶脉上疏生短硬毛，背面近于无毛，小叶柄短。花绿色，蝶形，腋生，总状花序；花期6—8月。荚果扁平；果期9—10月。（图9-67-1）

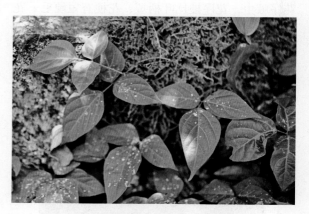

图9-67-1 土圞儿（植物）

【产地】 主产于江苏、浙江、福建、江西、河南、湖北、湖南、广东等地。

【采收加工】 在栽后二三年冬季倒苗前采收块根，挖大留小，可连年收获。块根挖出后，晒或炕干，撞去泥土即可。亦可鲜用。

【药材鉴别】 块根呈扁长卵形，长约2.2 cm，直径约1.2 cm。根头部有数个茎基或茎痕，基部稍偏斜，并有支根或支根痕。表面棕色，不规则皱缩，具须根痕。质轻而较柔韧，易折断，断面粗糙。味微苦涩，微有豆腥气。（图9-67-2）

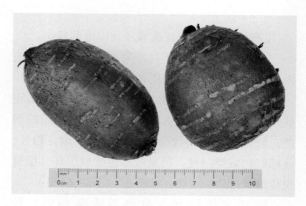

图9-67-2 土圞儿（药材）

【化学成分及药理作用】 含淀粉、异黄酮、生物碱、丙酸、色氨酸、2-吡啶甲酸、scyllo-肌醇、西瑞香素（daphnoretin）等。淀粉含量非常丰富。

土圞儿具有抗氧化、抗肿瘤、改善肠道功能和控制血糖、降血压等作用。西瑞香素一般对心脏可引起负性频率和负性肌力效应，作用持久，还具有抗炎抑菌作用。

【饮片炮制及鉴别】 土圞儿 取药材，除去杂质，洗净，润透，切厚片，干燥。

成品为类圆形的厚片，直径0.7～4 cm。周边土黄色，有的可见突起的皮孔及点状须根痕。切面黄白色，粉性。质坚实。气微，味淡，嚼之有豆腥味。（图9-67-3）

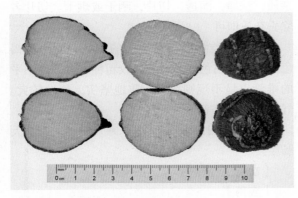

图9-67-3 土圞儿（饮片）

【性味与归经】 甘、微苦，平。归脾、肺经。
【功能】 清热解毒，止咳祛痰。
【应用】

1. 风疹作痒 全草煎水，洗澡。

2. 百日咳，感冒咳嗽 鲜块根15 g，洗净，切碎放碗中加糖25 g，水适量，蒸0.5小时，取汁，饭后分服3次（《浙江天目山药用植物志》）。

3. 疖毒 块根煨熟，加食盐捣烂外敷（《浙江天目山药用植物志》）。

4. 毒蛇、毒虫咬伤 块根捣烂敷伤口，或配七叶一枝花、半边莲。

【用法与用量】 9～15 g，鲜品30～60 g。外用：适量鲜品，捣烂敷；或酒、醋磨汁涂。
【注意】 本品有毒，内服宜慎。
【贮藏保管】 置干燥处，防蛀。
【论注】

（1）土圞儿 Apios fortunei Maxim. 的叶也可药用。

（2）土圞儿与三叶青药材相似，注意区分。（表9-67-1）

（3）有报道土圞儿存在毒性作用，病因多是由于生食野生土圞儿块根所致。其含有生物碱成分，生食时未经加热破坏导致对胃肠道刺激反应。其熟食未有毒性报道。

千金藤*

【来源】 为防己科植物千金藤 Stephania japonica (Thunb.) Miers. 的干燥根及根茎。

【植物形态】 木质藤本。全体无毛。根条状圆形。茎圆柱形，老茎木质化，幼茎绿色，长可达5 m。小枝纤细而柔韧，表面有细纵条纹。叶互生，广卵状至卵圆状盾形，长6～15 cm，长宽近相等，先端钝，基部圆形、近截形或微心形，全缘，下面通常粉白色，掌状脉10～11

表9-67-1 土圞儿与三叶青药材的区分

项 目	三叶青	土圞儿
植物形态	草质攀缘藤本。块根表面深棕色。掌状复叶互生，小叶3，叶边缘疏生具腺状尖头的小锯齿，无毛，与卷须对生。聚伞花序腋生；花瓣4，卵形，外面顶部有角状突起；雄蕊4，雌蕊1，柱头4裂，星状展开。浆果球形，直径约6 mm；种子1颗	缠绕草本。块根表面土黄色。单数羽状复叶互生，小叶3～7，叶全缘，两面均被白色短毛，有托叶。花冠蝶形，有旗瓣、翼瓣、龙骨瓣，雄蕊10（9+1），雌蕊1，花柱细长，柱头细小。荚果条状扁平，长5～8 cm；种子多数
药材性状	外表面棕褐色至红棕色，有的皱缩，有须根痕、突起或凹陷，有的较光滑。断面黄白色或淡粉红色，可见棕色形成层环，放射状维管束	土黄色，有的可见横向突起的皮孔及点状须根痕，断面黄白色，形成层环和维管束不清楚

条；叶柄盾状着生，长3～12 cm。花单性，雌雄异株；花序伞状至聚伞状，腋生；花小，淡绿色，有梗；雄花萼片6～8，花瓣3～4；雄蕊花丝愈合成柱状体；雌花萼片3～5；花瓣与萼片同数。核果近球形，直径约6 mm，红色。（图9-68-1）

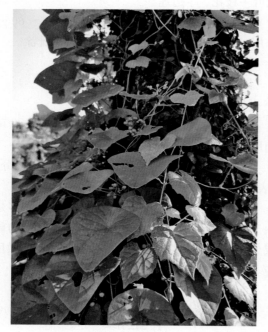

图9-68-1 千金藤（植物）

【产地】 主产于江苏、安徽、浙江、江西、福建等地。

【采收加工】 秋季采收，洗净，晒干或切片后，晒干。

【药材鉴别】 根茎呈细长圆柱形，常弯曲而有分枝，直径3～8 mm；表面灰褐色，有扭曲纵棱纹和多数细长须根。根圆柱形而稍扭曲，直径约6 mm；表面暗褐色，有细纵皱纹和横裂纹。质韧，难折断，折断时有粉尘飞出，断面黄白色，纤维性。气微弱，味极苦。（图9-68-2）

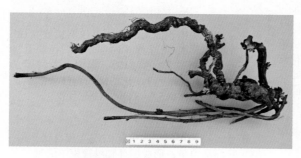

图9-68-2 千金藤（药材）

以干燥、片大、粉性足、色白者为佳。

【化学成分及药理作用】 含生物碱类成分，如千金藤碱（stephanine）、表千金藤碱（epistephanine）、次表千金藤碱（hypoepistephanine）、间千金藤碱（metaphanine）、原千金藤碱（protostephanine）、原间千金藤碱（prometaphanine）、千金藤比斯碱（stebisimine）、轮环藤酚碱（cyclanoline）等。

千金藤具有肌肉松弛、降血压、抗肿瘤、抗炎、镇痛等作用。季胺型生物碱轮环藤酚碱有松弛横纹肌作用，可抑制实验动物胃收缩，对结扎幽门大鼠所引起的胃液及酸分泌有轻度抑制作用，对离体蛙心能增强其收缩力，对麻醉猫的降血压作用胜过利血平。

【饮片炮制及鉴别】 千金藤 取药材，拣去杂质，洗净，润透，切片，晒干或烘干。切片者除去杂质即可。

成品为类圆形或不规则的片状。周边棕褐色，切面类白色或黄白色，较粗糙，有凹凸不平的维管束呈不规则突起。质地坚实，粉性较大。气微，味苦微辛。

【性味与归经】 苦、辛，寒。归肺、脾、大肠经。

【功能】 清热解毒，祛风利湿。

【应用】

1. 肝硬化腹水 与车前草、过路黄、白花蛇舌草、瓜子金、丹参同用（《中草药学》）。

2. 毒蛇咬伤 与青木香同用（《中草药学》）。

3. 鹤膝风 与韭菜根、葱根、大蒜同用（《湖北中草药志》）。

【用法与用量】 9～15 g。外用适量，研末撒或鲜品捣敷。

【注意】 服用过量，可致呕吐。

【贮藏保管】 置干燥通风处。

【论注】 千金藤 Stephania japonica (Thunb.) Miers. 的茎叶也可药用。功用相似。

马 兰*

【来源】 为菊科植物马兰 Kalimeris indica (L.) Sch.-Bip. 的全草。

【植物形态】 多年生草本，高约80 cm。地下有根茎，匍匐平卧；地上茎圆柱形，肉质，绿色，带紫红色，光滑无毛。叶互生，近于无柄；叶片为倒卵形，椭圆形至披针形，通常下部的叶有锯齿或浅裂，上部分枝上的叶形小而全缘，少分裂，为披针形；但无论锯齿、浅裂或深裂等裂片的先端都有尖头凸出，基部楔形，表面绿色，背面淡绿色、无毛，只边缘有疏毛，下部叶叶脉有时甚明显。顶生头状花序，总苞半球形，2～3层，花托圆锥形，舌状花1层，舌片浅紫色，管状花管部被密毛；花期8—11月。瘦果扁平，无毛，但有极小的鳞片；果期8—10月。（图9-69-1）

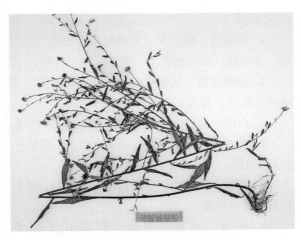

图9-69-2　马兰（药材）

芩素（wogonin）、千层纸素（oroxylin）A、7,4′-二羟基异黄酮和芹菜素等；还含甾体、酸类等成分。

马兰有抗炎镇痛、镇咳、抑菌、抗氧化、促凝血、抑制蛋白糖基化功能。马兰乙醇提取液注射于动物有镇咳作用；并可抗惊厥及加强戊巴妥钠的催眠作用。对小鼠有弱镇痛作用。

【饮片炮制及鉴别】　马兰　取药材，除去杂质，喷淋清水，稍润，切段，干燥。

成品为不规则的段，根、茎、叶、花、果实混合。根茎圆柱形，着生多数浅黄色须根。茎类圆柱形，直径1～3 mm；表面灰绿色或紫褐色，略具细纵纹；质脆，易折断；断面中央有髓。叶片皱缩、卷曲、破碎，被短毛。头状花序顶生，花淡紫色，瘦果倒卵状长圆形，扁平，有毛。气微，味淡。（图9-69-3）

【性味与归经】　辛，凉。归肺、肝、胃、大肠经。

【功能】　解毒消肿，凉血止血，清热利湿。

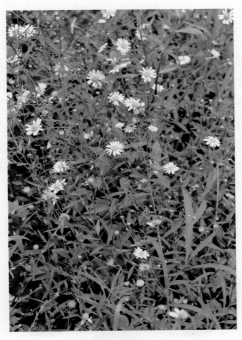

图9-69-1　马兰（植物）

【产地】　分布于全国各地。

【采收加工】　夏、秋二季采收，除去泥沙，洗净，鲜用或晒干。

【药材鉴别】　根茎呈细长圆柱形，直径2～3 mm，表面黄绿色，有细纵纹，质脆，易折断，断面中央有白色髓。叶互生，叶片皱缩卷曲，多已碎落，完整者展平后呈倒卵形、椭圆形或披针形，被短毛，有的于枝顶可见头状花序，花淡紫色或已结果。瘦果倒卵状长圆形，扁平，有毛。气微，味淡微涩。（图9-69-2）

【化学成分及药理作用】　含挥发油、黄酮等。挥发油，主要有石竹烯（caryophyllene）、γ-榄香烯（γ-elemene）、庚烷等；黄酮类，如汉黄

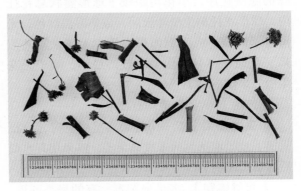

图9-69-3　马兰（饮片）

【应用】

1. **乳腺炎，腮腺炎** 全草配小金钱草、五爪龙、金沙根，酒、水各半，煎服，并予外敷。

2. **扁桃腺炎，其他喉炎及霉菌性口腔炎** 全草捣烂取汁，每次1～2茶匙。

3. **白喉** 马兰、牛膝、苍耳草各50 g，煎服。

4. **黄疸型肝炎** 鲜全草150 g，白英50 g，煎2次分服。

5. **乙脑** 鲜马兰、金线吊葫芦、卷柏、斑叶兰各适量，煎服。

6. **吐血、衄血、便血** 鲜草50 g，茅根50 g，侧柏叶25 g，赭石25 g，煎服。（均出自《中草药学》）

【用法与用量】 10～30 g，鲜品30～60 g；或捣汁。外用：适量，捣敷；或煎水熏洗。

【注意】 孕妇慎服。

【贮藏保管】 置干燥处。

【论注】 植物裂叶马兰 *Kalimeris mongolica* (Franch.) Kitam. 的全草功效与马兰同，主要区别为叶羽状深裂。

无花果
（附：无花果叶*）

【来源】 为桑科植物无花果 *Ficus carica* L. 的成熟或近成熟内藏花和瘦果的花序托。

【植物形态】 落叶灌木，高可达5 m。小枝粗壮，无毛。叶互生，厚而粗糙，有粗硬毛，8至5掌状裂，稀不分裂，基部似心脏形，有掌状叶脉，裂片通常倒卵形，先端钝，有不规则齿牙，表面深绿色，光滑或有长毛。花单性，为特殊的隐头花序，小花均隐藏于球形囊状总花托内，球形花托单生于叶腋间，成熟时黑红色，光滑，厚肉质，成为倒卵形肉质"无花果"的假果；花期6—8月。瘦果多数，细小，藏于无花果内；果期7—8月。（图9-70-1）

【产地】 我国各地均有栽培。

【采收加工】 7—10月果实呈绿色时，分批采摘；或拾取落地的未成熟果实，鲜果用开水烫后，晒干或烘干。

【药材鉴别】 多呈扁圆形，有的呈类圆形，梨状或挤压成不规则形，直径2.5～4.5 cm，厚

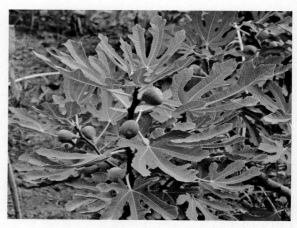

图9-70-1 无花果（植物）

0.5～2 cm。上端中央有脐状突起，并有孔隙；下端亦微凸起，有托梗相连，基部有3枚三角形苞片或苞片残基。表面淡黄棕色、黄棕色至暗紫褐色，有10条微隆起的纵皱和脉纹，加糖者皱纹不明显。切面黄白色、肉红色或黄棕色，内壁着生众多卵圆形黄棕色小瘦果和枯萎的小花，果长0.1～0.2 mm。质柔软，气微，嚼之微甜而有黏滑感，加糖者味甜。（图9-70-2）

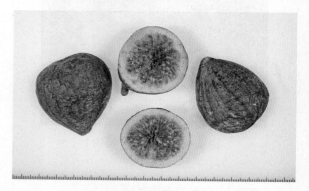

图9-70-2 无花果（药材）

以干燥、青黑色或暗棕色、无霉蛀者为佳。

【化学成分及药理作用】 含有机酸类，其中有大量柠檬酸，并有少量延胡索酸（fumaric acid）、琥珀酸（succinic acid）、丙二酸（propane diacid）、奎宁酸（quinic acid）、莽草酸（shikimic acid）；还含B族维生素及无花果蛋白酶（ficin）、γ-胡萝卜素（γ-carotene）、叶黄素（lutein）、紫黄质（violaxanthin）等类胡萝卜素类化合物。

无花果所含皂苷类、多糖类等成分具有抗肿瘤作用。无花果多糖具有增强免疫作用，所含类

黄酮、维生素C、超氧化物歧化酶（SOD）具有延缓衰老作用。聚花果水浸液，或以石油醚提取后再以乙醚处理的提取物静脉注射，对麻醉兔和猫均有降血压作用。

【饮片炮制及鉴别】 **无花果** 取药材，除去杂质，洗净，润透，纵切厚片，干燥。

成品呈类圆形、瓢状或槽状的纵切厚片。周边淡黄棕色或暗褐色，有弯曲的纵棱线；切面灰黄色、棕黄色或棕褐色。内表面红棕色至棕褐色，着生多数枯萎的花、苞片及瘦果。体轻，质脆，易折断。气微，味淡、微涩。（图9-70-3）

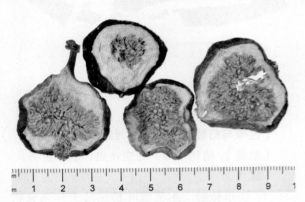

图9-70-3 无花果（饮片）

【性味与归经】 甘，平。归肺、胃、大肠经。

【功能】 解毒消肿，健脾益胃，润肺止咳。

【应用】

1. 咽喉刺痛 无花果鲜果晒干，研末，吹喉（《泉州本草》）。

2. 肺热声嘶 无花果25g，水煎调冰糖服（《福建中草药》）。

3. 痔疮，脱肛，大便秘结 鲜无花果生吃或干果10个，猪大肠1段，煎服（《福建中草药》）。

4. 久泻不止 无花果5至7枚，煎服（《湖南药物志》）。

【用法与用量】 9～15g；大剂量可用至30～60g；或生食鲜果1～2枚。外用：适量，煎水洗；研末调敷或吹喉。

【注意】 阴虚有热者忌服。

【贮藏保管】 置阴凉干燥处，防霉、防虫蛀。

附：无花果叶

为桑科植物无花果 *Ficus carica* L.的干燥叶。

夏、秋季采收，鲜用或晒干。药材多皱缩卷曲，有的破碎。完整叶片展平后呈倒卵形或近圆形，长5～20cm，3～5裂，裂片通常倒卵形，顶端钝，有不规则锯齿，黄褐色或灰褐色，背面被灰色茸毛，掌状叶脉明显，叶脉于下表面突起。叶柄具有纵皱纹，长5～20cm。质脆。气微，味淡。（图9-70-4）

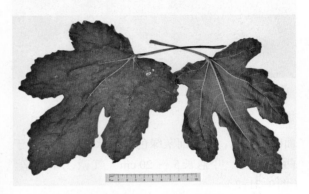

图9-70-4 无花果叶（药材）

含香豆素、香树脂醇、谷甾醇等成分。临床切丝用药。味微辛，性平；小毒。功能清热去湿，消肿解毒。用于治黄疸，误食鱼蟹类中毒，腹痛，呕吐。内服：煎汤，15～25g。外用：适量，煎水熏洗。

木芙蓉叶
（附：木芙蓉花*）

【来源】 为锦葵科植物木芙蓉 *Hibiscus mutabilis* L.的干燥叶。

【植物形态】 落叶大灌木，高可达5m。小枝、叶柄、花梗和花萼均密被星状毛与直毛相混的细绵毛。叶互生，阔卵形或近圆状卵形，裂片三角形，先端尖或渐尖，边缘有钝锯齿，表面稍有毛，背面有短柔毛，叶柄为长圆筒状，有短柔毛。花初开时白色，后变为深红色。蒴果球形，5瓣裂。花期8—10月。（图9-71-1）

【产地】 产于浙江、江苏、江西等地。

【采收加工】 夏、秋二季采收，干燥。

【药材鉴别】 多卷缩、破碎，全体被毛。完整叶片展平后呈卵圆状心形，宽10～20cm，掌状3～7浅裂，裂片三角形，边缘有钝齿。上表

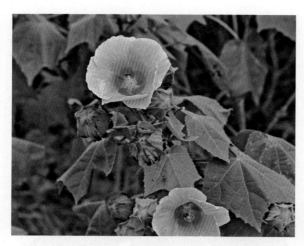

图9-71-1 木芙蓉（植物）

面暗黄绿色，下表面灰绿色，叶脉7～11条，于两面突起。叶柄长5～20 cm。气微，味微辛。（图9-71-2）

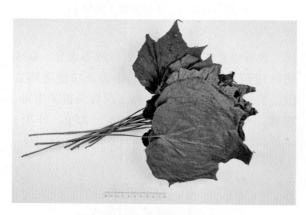

图9-71-2 木芙蓉叶（药材）

【化学成分及药理作用】 含黄酮、有机酸等。黄酮类，如芦丁（rutin）、山奈酚-3-O-β-芸香糖苷（kaempferol-3-O-β-rutinoside）、山奈酚-3-O-β-刺槐双糖苷（kaempferol-3-O-β-robinobioside）等；有机酸，如壬二酸、癸二酸、咖啡酸、对羟基肉桂酸等。还含单萜、倍半萜、脂肪酸和脂类等挥发性成分。

木芙蓉叶有抗病毒、抑菌等作用。其醇提物具有一定的抑制金黄色葡萄球菌能力；对四氯化碳诱导的大鼠肝损伤具有保护作用，同时还可以抑制和减轻四氯化碳导致的肝纤维化；水提物能明显降低感染小鼠的肺指数，表现出一定体内抗RSV活性。

【饮片炮制及鉴别】 木芙蓉叶 取药材，除

去杂质，喷淋清水，稍润，切丝或切碎，干燥。

成品为丝状。叶边缘有钝锯齿，上表面暗黄绿色，疏被棕色星状毛；下表面灰绿色，密被白色形状毛或红棕色直立的长柔毛。气微，味微辛。（图9-71-3）

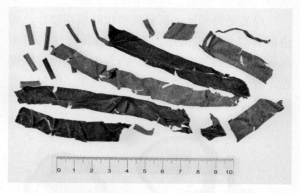

图9-71-3 木芙蓉叶（饮片）

【性味与归经】 辛，平。归肝、肺经。

【功能】 清热解毒，凉血止血，消肿止痛。

【应用】

1. 痈疽脓肿 木芙蓉叶粉加凡士林调成软膏，外敷患处（《全国中草药汇编》）。

2. 缠身蛇丹（带状疱疹） 木芙蓉鲜叶阴干研末调米浆涂抹患处（《福建中草药》）。

3. 跌打扭伤 木芙蓉鲜叶、花适量，捣烂外敷；或晒干研粉，酒、醋或茶汁调搽（《浙江药用植物志》）。

中成药品种有芙蓉抗流感片。

【用法与用量】 10～30 g；外用适量。

【贮藏保管】 置通风干燥处。

附：木芙蓉花

为木芙蓉 *Hibiscus mutabilis* L. 的干燥花。花呈钟形，或团缩呈不规则椭圆状。小苞片8～10枚，线性。花萼灰绿色，5裂，表面被星状毛。花冠淡红色、红褐色至红棕色，皱缩，中心有黄褐色花蕊。质软。气微香，味微苦、辛。

性平，味辛。归肺、肝经。功能清热，凉血，消肿，解毒。用于痈肿，疔疮，烫伤，肺热咳嗽，吐血，崩漏，白带。内服：煎汤，10～20 g（鲜者50～100 g）。外用：研末调敷或捣敷。

凤尾草*

【来源】 为凤尾蕨科植物井栏边草*Pteris multifida* Poir.的干燥全草。

【植物形态】 根状茎短而直立，先端被黑褐色鳞片。叶多数，密而簇生，二型；不育叶柄长15～25 cm，暗褐色；叶片卵状长圆形，长20～40 cm，宽15～20 cm，一回羽状，叶缘有不整齐的尖锯齿并有软骨质的边，顶生三叉羽片及上部羽片的基部显著下延，形成狭翅；能育叶羽片4～6对，狭线形，长10～15 cm，宽4～7 mm，仅不育部分具锯齿，上部几对的基部长下延，在叶轴两侧形成宽3～4 mm翅。叶干后草质，暗绿色，遍体无毛；叶轴禾秆色，稍有光泽。孢子囊群线形，沿孢子叶羽片下面边缘着生，孢子囊群盖稍超出中缘，膜质。（图9-72-1）

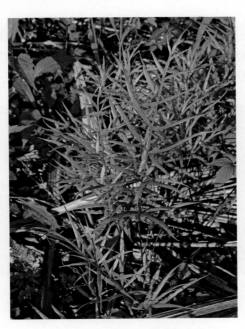

图9-72-1 井栏边草（植物）

【产地】 主产于浙江、江苏、福建、江西等地。

【采收加工】 夏、秋二季采收，洗净，晒干。

【药材鉴别】 全草长25～70 cm。根茎短，密生棕褐色披针形的鳞片及弯曲的细根。叶二型，丛生，灰绿色或绿色；叶柄细而有棱，长10～30 cm，禾秆色或棕绿色；能育叶片为一回羽状分裂，下部羽片常具2～3枚小羽片，羽片及小羽片下面边缘连续着生，覆有膜质的囊群盖；不育叶的羽片和小羽片较宽，边缘有锯齿。气微，味淡或稍涩。（图9-72-2）

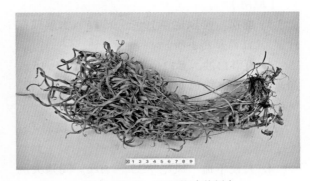

图9-72-2 凤尾草（药材）

以色绿、叶多者为佳。

【化学成分及药理作用】 含蕨素类倍半萜、黄酮等。蕨素类倍半萜类，如蕨素（pterosin）B/Z、乙酰蕨素（acetyl-pterosin）B、去羟基蕨素（dehydropterosin）B等；黄酮类，如芹菜素（apigenin）、野漆树苷（rhoifolin）、新西兰牡荆苷（vicenin-25）、木犀草素（luteolin）等。

凤尾草所含蕨素类倍半萜类成分具有保肝、抗氧化、抗肿瘤、止痉等作用，所含黄酮类成分具有保肝、抗菌、抗肿瘤、降血糖、降血压等作用。全草或根醇浸出液，腹腔注射，对小鼠肉瘤S_{180}有抑制作用，对金黄色葡萄球菌、大肠埃希菌、痢疾杆菌、结核杆菌均有抑制作用。

【饮片炮制及鉴别】 凤尾草 取药材，除去杂质，稍润，切段，干燥。

成品为不规则的小段，根茎、叶混合。根茎黄绿色，可见棕褐色披针形鳞片及弯曲的细根。叶片灰绿色或草绿色，偶有棕色孢子囊群；叶柄黄绿色或棕绿色，有棱。气微，味淡或稍涩。（图9-72-3）

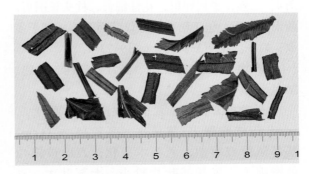

图9-72-3 凤尾草（饮片）

【性味与归经】 微苦，凉。归肝、胃、大肠经。

【功能】 清热湿热，凉血止血，消肿解毒。

【应用】

1. 痢疾 鲜凤尾草100～150g。水煎或捣汁服（《江西草药手册》）。

2. 五淋白浊，赤白带下 凤尾草10～15g，加车前草、白鸡冠花各15g，萹蓄草、米仁根、贯众各25g，煎服（《湖南药物志》）。

3. 急性肝炎 鲜凤尾草150g。捣汁服。（《江西草药》）

4. 大便下血 凤尾草35～50g。同猪大肠炖熟去渣，食肠及汤（《江西民间草药》）。

5. 咽喉肿痛 鲜凤尾草25～30g，洗净，煎汤（《泉州本草》）。

中成药品种有肠胃适胶囊、尿感宁颗粒等。

【用法与用量】 9～12g。

【贮藏保管】 置通风干燥处。

六月霜*

【来源】 为玄参科植物沙氏鹿茸草 *Monochasma savatieri* Franch. 的全草。

【植物形态】 多年生草本，高15～23cm。全株被银白色密绵毛。茎丛生。叶在茎基部呈鳞片状，向上逐渐扩大成长圆状披针形至条状披针形，长1～2.5cm，宽2～3mm。花少数，单生于茎顶部的叶腋，呈顶生总状花序；花梗端有2叶状小苞片；花萼筒状，被腺毛，筒部长5～7mm，具9条粗肋，萼齿4，与筒部等长或稍长，条形或条状披针形；花冠淡红色或近白色，长约为萼的2倍，筒部细长，近喉部扩大，上唇盔状弯曲，2裂，下唇长于上唇，3裂；雄蕊4，二强，子房卵形，花柱细长，柱头长圆形。蒴果长圆形，包于宿萼内，仅背面开裂；种子多数，扁平。花期3～4月。（图9-73-1）

【产地】 主产于江苏、浙江、江西、福建、湖南等地。

【采收加工】 春、夏季采收，鲜用或晒干。

【药材鉴别】 茎丛生，茎长15～23cm，基部倾卧或弯曲，老茎木质化，表面被银白色密绵毛。茎基部叶片较小，上部叶大，密集交互对生，长圆状披针形至条状披针形，长

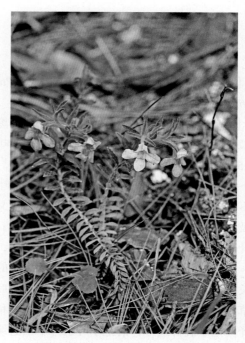

图9-73-1 沙氏鹿茸草（植物）

1～2.5cm，宽2～3mm，先端渐锐尖，基部狭窄无柄。蒴果长圆形，种子多数，扁平。气微，微苦涩。（图9-73-2）

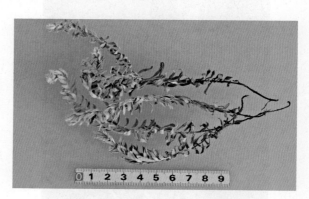

图9-73-2 六月霜（药材）

【化学成分及药理作用】 地上部分含环类醚萜苷，如洋丁香酚苷（acteoside）、去氢洋丁香酚苷（dehydroacteoside）、去甲玉叶金花苷酸甲酯（demethylmus-saenoside）、7-O-乙酰基-8-表马钱子苷酸（7-O-acetyl-8-epiloganic acid）等。全草还含甘露醇（D-mannitol）。

鹿茸草丙酮提取物能明显抑制兔晶体醛糖还原酶活性，洋丁香酚苷作用较强。

【饮片炮制及鉴别】 鹿茸草 取药材，除去杂质，洗净，切段，干燥。

成品为不规则的段，茎、叶、花、果混合。全体灰白色，密被白色棉毛。茎呈圆柱形。叶皱缩，密生茎上，交互对生，完整者长圆状披针形至条状披针形，先端渐锐尖，基部狭窄无柄，叶脉不明显。有时可见单生于苞腋的花，花萼筒状，具9条粗肋，萼齿4，花冠二唇形，稍带紫色。蒴果长圆形，种子多数，扁平。气微，微苦涩。（图9-73-3）

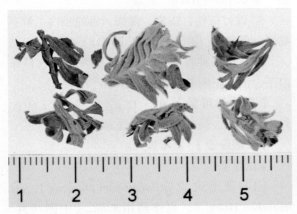

图9-73-3　六月霜（饮片）

【性味与归经】　味微苦、涩，性平。

【功能】　清热解毒，祛风止痛，凉血止血。

【应用】

1. 咳嗽　鹿茸草20 g，水煎兑冰糖服（《湖南药物志》）。

2. 风湿骨痛　鹿茸草50～150 g，煎服（《湖南药物志》）。

3. 吐血　鹿茸草100 g，麦冬25 g，川贝母10 g，煎服，白糖为引（《江西草药》）。

4. 风寒感冒　鲜绵毛鹿茸草50～100 g，煎服（《福建中草药》）。

5. 产后伤风　鹿茸草50 g，白牛胆干全草50 g。水煎，调红糖服（《福建中草药》）。

【用法与用量】　10～15 g，鲜品30～60 g。外用：适量，煎水洗或鲜品捣敷。

【贮藏保管】　置干燥处，防霉、防虫蛀。

火炭母*

【来源】　为蓼科植物火炭母*Polygonum chinense* L.的全草。

【植物形态】　多年生蔓性草本，长约1.5 m。茎圆柱形，略具棱沟，光滑或被疏毛或腺毛，斜卧地面或依附而生，下部质坚实，多分枝，匍地者节处生根，嫩枝紫红色。叶互生，叶柄有翅，叶线状长椭圆形，三角形至卵状三角形，全缘或具细圆齿牙，基部截形，浑圆，急尖或近心脏形，表面有鲜绿或有紫黑色斑块，背面主脉有毛；托叶长而极斜截状，急尖。花白色、淡红或紫色，顶生头状花序，再组成圆锥或伞房花序；花序轴常被腺毛，无总苞；花期夏秋季。小瘦果具三棱；果期秋冬季。（图9-74-1）

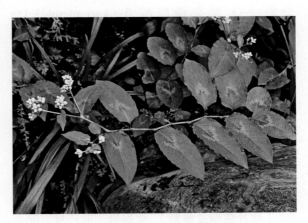

图9-74-1　火炭母（植物）

【产地】　产于长江流域及我国南部各地。

【采收加工】　四季采收，除去泥沙，洗净，晒干。

【药材鉴别】　茎扁圆柱形，有分枝，长30～100 cm，节稍膨大，下部节上有须根；表面淡绿色或紫褐色，无毛，有细棱；质脆，易折断，断面灰黄色，多中空。叶互生，多卷缩、破碎，叶片展平后呈卵状长圆形，长5～10 m，宽2～4.5 cm，先端短尖，基部截形或稍圆，全缘，上表面暗绿色，下表面色较浅，两面近无毛；托叶鞘筒状，膜质，先端偏斜。气微，味酸、微涩。（图9-74-2）

以叶多、色绿者为佳。

【化学成分及药理作用】　含有机酸、黄酮等。有机酸类，如并没食子酸（ellagic acid）、没食子酸（gallic acid）、3-O-甲基并没食子酸（3-O-methylellagic acid）等；黄酮类，如山奈酚（kaempferol）、槲皮素（quercetin）、山奈酚-7-O-葡萄糖苷（kaempferol-7-O-glucoside）、山

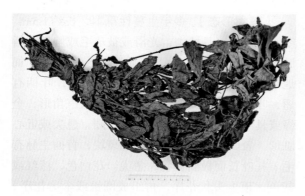

图9-74-2　火炭母（药材）

奈酚-3-O-葡萄糖醛酸苷（kaempferol-3-O-glucuronide）等，还含β-谷甾醇（β-sitosterol）。

　　火炭母有抗菌、抗乙肝病毒、降血压作用，对中枢有抑制作用。煎剂在试管内对金黄色葡萄球菌、大肠埃希菌、炭疽杆菌、乙型链球菌、白喉杆菌、伤寒杆菌、铜绿假单胞菌和痢疾杆菌均有较强的抑制作用；煎剂对离体豚鼠回肠无明显影响，对离体大鼠子宫有抑制作用；水提取物对离体豚鼠回肠有收缩作用，对离体兔十二指肠可轻度增强其张力。

　　【饮片炮制及鉴别】　**火炭母**　取药材，除去杂质，洗净，切段，干燥。

　　成品为段状，茎、叶、花、果混合。茎圆柱形，略具棱沟，节处膨大。叶片破碎，全缘，上面暗绿色，下面色较浅，常见紫黑色"V"形斑块。托叶鞘筒状。花黄白色、淡红色或紫色。小瘦果具三棱。气微，味酸、微涩。（图9-74-3）

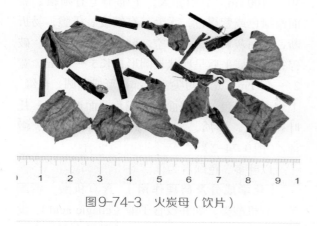

图9-74-3　火炭母（饮片）

　　【性味与归经】　辛、苦，凉。有毒。归肝、脾经。

　　【功能】　清热利湿，凉血解毒，平肝明目，活血舒筋。

　　【应用】

　　1. **急性菌痢**　全草50 g，十大功劳根、茎300 g，骨头烧炭100 g，石榴皮100 g，共研为细粉压片（每片重0.5 g），每次服4片，每日4次。

　　2. **皮肤痒疹**　全草适量，煎浓汁，日洗3次。

　　3. **黄疸型肝炎**　根50 g，白马骨100 g，虎刺100 g，积雪草100 g，肉150 g，水煎代茶。

　　4. **百日咳，感冒，扁桃体炎，咽喉炎，便血**　全草50～100 g，煎服。

　　5. **跌打扭伤，皮炎，湿疹，毒蛇咬伤**　鲜草捣烂，外敷。（均出自《中草药学》）

　　中成药品种有消眩止晕片、胃肠宁片、广东凉茶、消火止痢丸、腹可安片等。

　　【用法与用量】　9～15 g，鲜品30～60 g。外用：适量，捣敷；或煎水洗。

　　【贮藏保管】　置干燥处。

　　【论注】

　　（1）硬毛火炭母Polygonum chinense L. var. hispidum Hook. f.，也作药用来源，《中国药典》1977年版有记载。本变种与原变种的区别：叶两面被糙硬毛；茎、枝具倒生糙硬毛。注意区分。功效相同。

　　（2）植物火炭母Polygonum chinense L.的根也可药用。功能补益脾肾，平降肝阳，清热解毒，活血消肿。用于体虚乏力，耳鸣耳聋，头目眩晕，白带，乳痈，肺痈，跌打损伤。内服：煎汤，9～15 g。外用：适量，研末调敷。

叶下珠*

　　【来源】　为大戟科植物叶下珠Phyllanthus urinaria L.的干燥全草。

　　【植物形态】　一年生小草本，高达40 cm。茎直立，分歧通常赤红色。叶小型，2列式互生，极似羽状复叶；叶片长椭圆形，基部圆形，先端尖或钝，叶背灰白色，叶柄短或近于无柄。花单性，细小，赤褐色，1～3朵，腋生；雄花2～3朵聚生，萼片6，雄蕊3，花盘腺体6；雌花在叶下2列着生。蒴果扁球形，表面有细鳞状凸出物，红棕色，无柄，着生于叶下。（图9-75-1）

　　【产地】　主产于我国南方各地。

　　【采收加工】　四季可采，拣去杂质，鲜用或

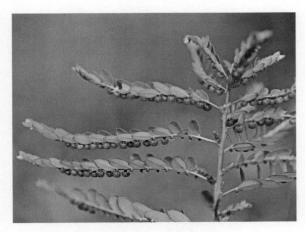

图9-75-1 叶下珠（植物）

晒干。

【药材鉴别】 为带根全草，须根多数，浅灰棕色。茎圆柱形，灰棕色。单叶互生，呈2列，极似羽状复叶，叶片长椭圆形，先端尖或钝，全缘。花小，腋生于背面下，多已皱缩。蒴果扁球形，表面有细鳞状凸出物，红棕色，无柄。气微香，味微苦。（图9-75-2）

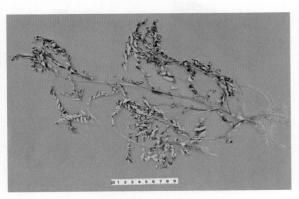

图9-75-2 叶下珠（药材）

【化学成分及药理作用】 含酚酸、三萜、酚等。酚酸类，如没食子酸（gallic acid）、阿魏酸（ferulic acid）、琥珀酸、咖啡酸等；三萜类，如羽扇豆醇酯（lupeol acetate）、β-香树脂醇等；酚类，如叶下珠新苷（phyllanthusiin）、短叶苏木酚酸甲酯（methylbrevifolincarboxylate）、山柰酚、槲皮素等。另外还含有叶下珠利素（phyllurine）、叶下珠利内酯（phyllanthurinolactone）等。

叶下珠有护肝、抗菌等作用，对鸭乙肝病毒逆转录酶有抑制作用，可降低血清中DHBV、DNA和DNA多聚酶；其对四氯化碳和D-半乳糖

胺引起的小鼠肝损伤也有明显防治作用，丙氨酸氨基转移酶活性显著下降。叶下珠煎剂对金黄色葡萄球菌、大肠埃希菌及铜绿假单胞菌均有抑制作用，对福氏痢疾杆菌、溶血性链球菌、伤寒杆菌有一定抑制作用。

【饮片炮制及鉴别】 叶下珠 取药材，拣去杂质，抢水洗净，稍润至软，切段，干燥。

成品为不规则的段，根、茎、叶、花、果实混合。须根多数，浅灰棕色。茎圆柱形，灰棕色。完整叶片长椭圆形，先端尖或钝，全缘。花小，腋生于背面下，多已皱缩。蒴果扁球形，表面有细鳞状凸出物，红棕色，无柄。气微香，味微苦。（图9-75-3）

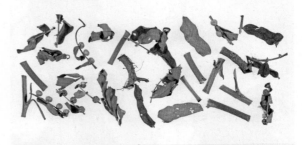

图9-75-3 叶下珠（饮片）

【性味与归经】 微苦，凉。归肝、脾经。

【功能】 清热，利湿，解毒，消肿。

【应用】

1. 痢疾、肠炎、腹泻 与铁苋菜同用（《中草药学》）。

2. 黄疸 与鲜马鞭草、鲜半边莲同用（《江西草药手册》）。

【用法与用量】 15～30 g。外用适量，捣敷或煎水外洗。

【贮藏保管】 置干燥处。

【论注】 同属植物蜜甘草 Phyllanthus matsumurae Hayata 叶具短柄；托叶较大。萼片4，花盘腺体4。蒴果有细柄，下垂，光滑；种子具细斑点。全草用药，功效类似。

仙人掌*

【来源】 为仙人掌科植物仙人掌 Opuntia

dillenii (Ker-Gawl.) Haw. 的新鲜或干燥地上部分。

【植物形态】 常绿灌木。茎下部稍木质，近圆柱形，长达 20 cm，散缀五点排列的小瘤体，每一小瘤上丛生黄褐色长 1.2 ～ 2.2 cm 的利刺和无数短刺毛。叶小，圆形而尖，青或紫色，生于每一小瘤体的刺束之下，早凋。花黄色，单生或数朵聚生于顶节的边缘；花期夏季。浆果紫红色，有刺；果期秋季。（图 9-76-1）

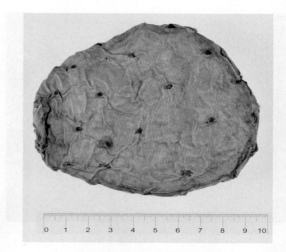

图 9-76-2 仙人掌（药材）

成品为不规则片。表面灰绿色，光滑或少有褶皱，有棕色或褐色团块，散在的棕色圆点状或窝状针刺脱落的痕迹。切断面粗糙呈灰黄色，粉粒状。质脆易折断，断面灰绿色或淡棕色。气微、味淡。（图 9-76-3）

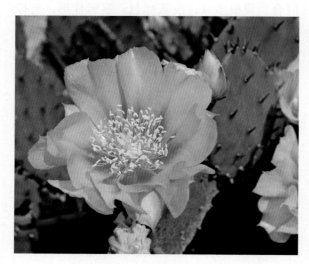

图 9-76-1 仙人掌（植物）

【产地】 分布我国南方各地。野生或栽培。

【采收加工】 全年可采，用刀削除小瘤体上的利刺和刺毛，除去杂质，鲜用或晒干。

【药材鉴别】 近基部老茎呈圆柱形，其余均呈掌状，扁平，每节呈倒卵形至椭圆形，每节长 6 ～ 25 cm 或更长，直径 4 ～ 15 cm，厚 0.2 ～ 0.6 cm，表面灰绿色至黄棕色，具多数因削除小瘤体上的利刺和刺毛而残留的痕迹。质松脆，易折断，断面略呈粉性，灰绿色、黄绿色至黄棕色。气微，味酸。（图 9-76-2）

【化学成分及药理作用】 含无羁萜酮（friedelin）、无羁萜-3α-醇（friedelan-3α-ol）、蒲公英赛酮（taraxerone）和蒲公英赛醇（taraxerol）等成分。

仙人掌对金黄色葡萄球菌有明显抑制作用，有降血糖、降血脂、减肥、抗溃疡、抗炎、镇痛、抗应激、延缓衰老作用，对免疫功能有双向调节作用。

【饮片炮制及鉴别】 仙人掌 取药材，除去杂质，洗净，切成薄片，晾干。

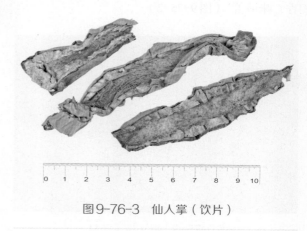

图 9-76-3 仙人掌（饮片）

【性味与归经】 苦，寒。归肺、胃、大肠经。

【功能】 清热解毒，行气活血，凉血止血，清肺止咳。

【应用】

1. 肺热咳嗽 仙人掌 100 g，煎服。

2. 烫火伤 仙人掌捣烂，取汁搽伤处。

3. 喉痛 仙人掌 10 g（干），煎服。

4. 小儿惊风 仙人掌凝结块 5 g（4—8 月间用玻璃片割破去皮，使其汁水流出，凝结后风干即为凝结块），研末服。

5. 流行性腮腺炎 仙人掌去刺，用刀分割 2 片，敷于肿处，或烂外敷。（均出自《中草药学》）

本品还可用于急性乳腺炎，疖肿，丹毒初起。

【用法与用量】　10～30 g；或焙干研末，3～6 g。外用：适量，鲜品捣烂敷。

【注意】　虚寒证及孕妇慎用。

【贮藏保管】　置干燥处，防潮。

【论注】　绿仙人掌 *Opuntia monacantha* (Willd.) Haw. 也可作为药用来源。乔木或灌木状，高1.5～4 m。老株有明显的圆柱形主干，自近基部分枝，分枝多而茂密。每一小瘤上具均匀短绒毛、黄褐色刺毛和1～2枚针刺；刺先端黑褐色，有时嫩枝小窠无刺，老时长刺；瓣状花被片深黄色；花丝淡绿色。

百两金[*]

【来源】　为紫金牛科植物百两金 *Ardisia crispa* (Thunb.) A. DC. 的根及根茎。

【植物形态】　常绿小灌木，高达1 m。茎通常单一，或于近茎梢有细分枝。叶互生，披针形或广披针形，先端渐尖，边缘近于全缘，或具微波状锯齿，基脚阔楔形，上面深绿色，下面淡绿色，叶脉向下面突起，近边缘于网脉的顶端有黑褐色腺点。花排列成伞房花序，总花柄长约6 cm，花柄纤细，密被短腺毛；萼5裂，裂片披针形至矩圆形；花冠带紫红色，钟状，5深裂，裂片卵形至卵状披针形；雄蕊5，着生于花冠基部，花丝短，花药箭形；雌蕊1，子房球形，花柱细，先端尖。核果球形，直径5～7 mm，熟时红色；种子1粒。花期7—9月，果期11月。（图9-77-1）

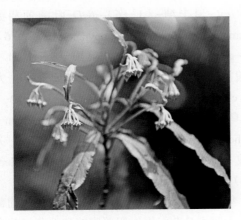

图9-77-1　百两金（植物）

【产地】　主产于福建、江西、浙江等地。

【采收加工】　全年可采，以秋冬季较好，采后洗净鲜用或晒干。

【药材鉴别】　根茎略膨大，根圆柱形，略弯曲，长5～20 cm，直径2～10 mm，表面灰棕色或暗褐色，具纵皱纹及须根或圆点状须根痕，木部与皮部易分离。断面皮部厚，类白色或浅棕色，散在深棕色小点（习称朱砂点）；木部灰黄色，有放射状纹理。质坚脆。气微，味微苦、辛。（图9-77-2）

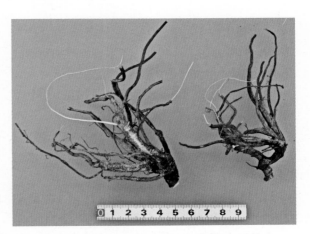

图9-77-2　百两金（药材）

【化学成分及药理作用】　含生物碱、皂苷、黄酮等。生物碱类，如岩白菜素（bergenin）、紫金牛酸（ardisic acid）等；皂苷类，如百两金皂苷（ardisiacrspin）A/B；黄酮类，如汉黄芩素（wogonin）、千层纸素（oroxylin）、汉黄芩苷和黄芩苷等。

百两金具有抗炎、解热、抗肿瘤、抗菌等作用，对肺炎双球菌、痢疾杆菌有抑制作用。醇提物对蛋清性大鼠足跖肿胀有抑制作用。百两金皂苷A/B具有收缩子宫作用，即抗生育作用。

【饮片炮制及鉴别】　百两金　取药材，除去杂质，洗净，稍润，切片，晾干。

成品为不规则厚片。表面灰棕色或暗褐色，具纵皱纹及须根或圆点状须根痕；切面皮部厚，类白色或浅棕色，散在深棕色小点；木部灰黄色，木部与皮部易分离，有放射状纹理。质坚脆，气微，味微苦、辛。（图9-77-3）

【性味与归经】　苦、辛，凉。

【功能】　清热利咽，祛痰利湿，活血解毒。

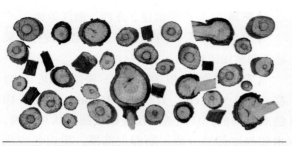

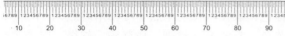

图9-77-3 百两金（饮片）

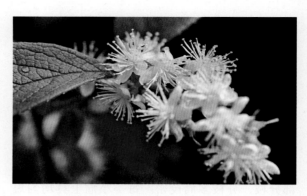

图9-78-1 华山矾（植物）

【应用】

1. **咽喉肿痛** 百两金、青木香捣烂加甜酒或开水，擂汁，含服（《中草药学》）。

2. **咳嗽咯痰不畅** 百两金炖猪肺（《中草药学》）。

3. **肾炎水肿** 鲜百两金根50 g，童子鸡1只（去头、足、翼、内脏），水炖，食鸡服汤（江西《草药手册》）。

4. **陈旧性腰痛** 百两金根15 g，雪见草25 g，水煎，甜酒调服（江西《草药手册》）。

【用法与用量】 9～15 g；或煎水含咽。外用：适量，鲜品捣敷。

华山矾叶
（附：华山矾根*）

【来源】 为山矾科（灰木科）植物华山矾 *Symplocos chinensis* (Lour.) Druce 的叶。

【植物形态】 落叶灌木，高可达3 m。根皮灰白色，树皮灰黑色至灰褐色，小枝密生黄灰色细柔毛。叶互生，长椭圆形至长椭圆状倒卵形，基部楔形或浑圆，先端钝圆或短尖，有小突头，边缘有细钝锯齿；表面绿色，幼时有细毛，后无毛或几无毛；背面灰白色，密生细毛。花白色，顶生圆锥花序；花期6—7月。核果卵形，表面有疏毛，熟时蓝黑色；果期9—10月。（图9-78-1）

【产地】 主产于安徽、浙江、江西、福建、台湾、湖南、广东、广西等地。

【采收加工】 夏、秋二季采收，晒干或鲜用。

【药材鉴别】 叶片多皱缩破碎。绿色或黄绿色，完整者展平后呈椭圆形或倒卵形，长

4～7 cm，宽2～5 cm，先端急尖或短尖，基部楔形或圆形，边缘有细小锯齿，上面有短柔毛，中脉在上面凹下，侧脉每边4～7条。叶柄、叶背均被有黄色皱曲柔毛。叶片纸质。气微，味苦，有小毒。（图9-78-2）

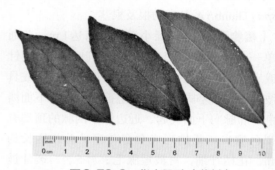

图9-78-2 华山矾叶（药材）

【化学成分及药理作用】 含黄酮、有机酸等。黄酮类，如槲皮素（quercetin）、槲皮素-3-O-α-L-鼠李糖苷（quercetin-3-O-α-L-rhamnopyranoside）、异槲皮苷（isoquercetrin）、芦丁（rutin）、山奈酚-3-O-α-L-鼠李糖-（1→6）-β-D-吡喃葡萄糖苷〔kaempferol-3-O-α-L-rhamnopyranosyl-（1→6）-β-D-glucopyranoside〕、岩白菜素（bergenin）等；酚酸类，如原儿茶酸（protocatechuic acid）、大黄酚（chrysophanol）、2α,3β,19α,23-四羟基-12-烯-28-乌苏酸（2α,3β,19α,23-tetrahydroxy-12-en-28-ursolic acid）、2α,3β,19α,23-四羟基-12-烯-28-齐墩果酸（2α,3β,19α,23-tetrahydroxy-12-en-28-olenolic acid）等。

华山矾叶具有抗肿瘤作用，对金黄色葡萄球菌、大肠埃希菌、铜绿假单胞菌和枯草杆菌有抑制作用。

【饮片炮制及鉴别】 华山矾叶 取药材，除去杂质，喷淋清水，稍润，切丝，干燥。

成品呈丝片状。黄绿色，纸质。叶上面有短柔毛，中脉在上面凹下，基部楔形或圆形，边缘有细小锯齿。叶柄、叶背均被有黄色皱曲柔毛。叶片纸质。气微，味苦，有小毒。（图9-78-3）

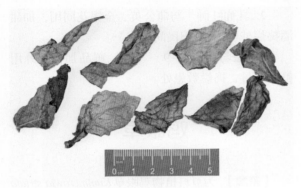

图9-78-3 华山矾叶（饮片）

【性味与归经】 苦，凉；有小毒。归胃、大肠经。

【功能】 清热利湿，解毒，止血生肌。

【应用】

1. 疮疡 华山矾鲜叶捣烂或干叶研末，外敷，可拔脓敛疮。

2. 外伤出血 华山矾叶晒干，放尿中浸一夜，取出晒干研粉末，撒伤口。

3. 痢疾 华山矾叶、野南瓜叶、枫树嫩叶、凤尾草叶，均鲜品各切碎，捣烂，加开水浸渍服，红痢加蜂蜜，白痢加白糖调和。

4. 烂眼 华山矾叶适量，加水浸3小时，煮沸，待温后洗患处。（均出自《中草药学》）

【用法与用量】 内服：鲜品15～30g，捣汁。外用：适量，捣敷；或研末调敷。

【贮藏保管】 置干燥处。

附：华山矾根

为山矾科（灰木科）植物华山矾 Symplocos chinensis (Lour.) Druce 的根。夏、秋季采挖，洗净，鲜用或切片晒干。根呈圆柱形，直或弯曲，表面具瘤状隆起，有不规则的纵裂，有时有小的支根痕；栓皮棕黄色，常呈片状剥离。质坚硬，难以折断。横断面近圆形，皮部外侧棕黄色，内侧淡黄色，形成层明显，木部灰白色至淡黄色，射线纤细，不显著，有环状年轮。

性凉，味苦；有小毒。归肺经。功能清热解毒，化痰截疟，通络止痛。用于感冒发热，泻痢，疮疡疔肿，毒蛇咬伤，疟疾，筋骨疼痛，跌打损伤。内服：煎汤，9～15g，大剂量15～30g。外用：适量，煎水洗或鲜根皮捣烂敷。

佛甲草*

【来源】 为景天科植物佛甲草 Sedum lineare Thunb. 的全草。

【植物形态】 多年生肉质草本，全体无毛。茎纤细倾卧，长10～15 cm，着地部分节节生根。叶3～4片轮生，近无柄，线形至倒披针形，长2～2.5 cm，先端近短尖，基部有短距。聚伞花序顶生，花黄色，细小；萼5片，无距或有时具假距，线状披针形，长1.5～7 mm，钝头，通常不相等；花瓣5，矩圆形，长4～6 mm，先端短尖，基部渐狭；雄蕊10，心皮5，成熟时分离，长4～5 mm，花柱短。蓇葖果。花期4—5月，果期6—7月。（图9-79-1）

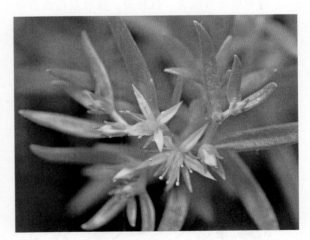

图9-79-1 佛甲草（植物）

【产地】 产于江苏、安徽、浙江、江西、福建、台湾、四川、贵州、云南等地。

【采收加工】 夏、秋二季采收，拔出全株，洗净，放开水中稍烫，捞起，晒干或炕干。

【药材鉴别】 根细小。茎弯曲，长7～

12 cm，直径约1 mm；表面淡褐色至棕褐色，有明显的节，偶有残留的不定根。叶轮生，无柄；叶片皱缩卷曲，多脱落，展平后呈条形或条状披针形，长1～2 cm，宽约1 mm。聚伞花序顶生；花小，浅棕色。果为蓇葖果。气微，味淡。（图9-79-2）

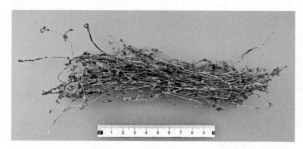

图9-79-2　佛甲草（药材）

以叶多者为佳。

【化学成分及药理作用】　含黄酮、甾醇、三萜等。黄酮类，如金圣草素（chrysoeriol）、红车轴草素（pratensein）、香豌豆苷（oroboside）、香豌豆苷-3′-甲醚（oroboside-3′-methylether）等；甾醇类，如δ-谷甾醇（δ-sitosterol）、胡萝卜苷等；三萜类，如δ-香树脂醇（δ-amyrin）、δ-香树脂酮（δ-amyrone）等。

佛甲草具有抗炎、抗肿瘤、保肝及抗疲劳等作用，对金黄色葡萄球菌有抑制作用，具有抗脂质过氧化和延缓衰老、提高缺氧耐受力作用。

【饮片炮制及鉴别】　佛甲草　取药材，除去杂质，切段，筛去灰屑。

成品为不规则小段，根、茎、叶混合。茎表面淡褐色至棕褐色，节明显，偶有残留不定根。叶轮生，无柄，叶片皱缩卷曲。花小，浅棕色。气微，味淡。（图9-79-3）

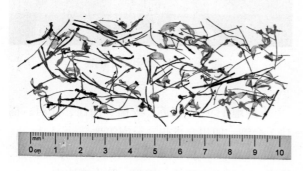

图9-79-3　佛甲草（饮片）

【性味与归经】　甘、淡，寒。归心、肺、肝、脾经。

【功能】　清热解毒，利湿，止血。

【应用】

1. 黄疸型肝炎、迁延性肝炎　佛甲草30 g，当归9 g，红枣10枚，煎服（《秦岭巴山天然药物志》）。

2. 乳痈红肿　与蒲公英、金银花同用，加甜酒捣烂外敷（《贵阳民间药草》）。

【用法与用量】　9～15 g，鲜品加倍。外用鲜品适量，捣烂敷患处。

鸡眼草[*]

【来源】　为豆科植物鸡眼草 *Kummerowia striata* (Thunb.) Schindl. 或长萼鸡眼草 *Kummerowia stipulacea* (Maxim.) Makino 的干燥全草。

【植物形态】

1. 鸡眼草　一年生草本。多分枝，高（5～）10～45 cm，茎和枝上被倒生的白色细毛。叶为三出羽状复叶，互生；托叶大，膜质，卵状长圆形，比叶柄长，有缘毛；叶柄极短；小叶纸质，倒卵形、长倒卵形或长圆形，长6～22 mm，宽3～8 mm，全缘；两面沿中脉及边缘有白色粗毛。花小，单生或2～3朵簇生于叶腋；花梗下端具2枚大小不等的苞片，萼基部具4枚小苞片；花萼钟状，带紫色，5裂，外面及边缘具白毛；花冠粉红色或紫色，蝶形。荚果圆形或倒卵形，被小柔毛。花期7—9月，果期8—10月。（图9-80-1）

2. 长萼鸡眼草　小枝上的毛向上。小叶常为倒卵形，先端微凹；托叶被短缘毛；花梗有毛。荚果较萼长1.5～3倍。

【产地】　主产于江苏、浙江、江西、湖南、四川等地。

【采收加工】　夏、秋季植株茂盛时采挖，晒干。

【药材鉴别】

1. 鸡眼草　茎长20～30 cm，直径1.5～2 mm，有多分枝；表面红棕色，下部色较深，渐上则变淡；小枝密被向下反卷的白毛，质脆，易折断，断面纤维性，淡黄白色，髓部充实或于

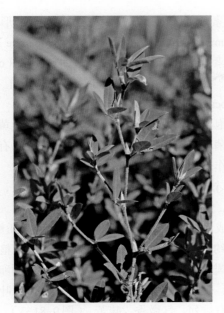

图9-80-1　鸡眼草（植物）

老茎为中空。叶皱缩，易脱落，完整叶为三出复叶，小叶长椭圆或倒卵状长椭圆形，中央1枚较大，长0.8～1.4 cm，宽3～5 mm，上面棕绿色，下面灰绿色，先端圆，具小短尖头，基部狭楔形，侧面两小叶较小而圆形，具羽状网脉；叶柄叶缘及叶背主脉上均具细毛，托叶膜质，棕褐色。气微，味淡。（图9-80-2）

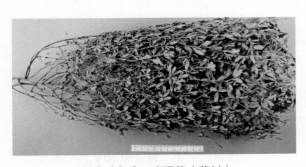

图9-80-2　鸡眼草（药材）

2. 长萼鸡眼草　与鸡眼草相似，唯茎较粗，小叶倒卵形，先端钝圆或中央凹入，萼片较长，小枝被向上伸出的毛。

【化学成分及药理作用】　含黄酮、生物碱等。黄酮类，如染料木素（genistein）、芹菜素（apigenin）、槲皮素（quercetin）、木犀草素（luteolin）等；生物碱类，如黎豆胺（stizolamine）等。

鸡眼草水浸剂在体外对4种（福氏、宋内、志贺、舒氏）痢疾杆菌和大肠埃希菌无抑制作用，仅醇浸液对福氏痢疾杆菌显示微弱作用。长萼鸡眼草水浸液在体外对福氏、舒氏、志贺痢疾杆菌均有一定的抑制作用（平板法）。

【饮片炮制及鉴别】　鸡眼草　取药材，除去杂质，洗净，切段，干燥。

成品为不规则的段，根、茎、叶、花、果混合。根淡黄棕色，切面白色，质坚硬。茎表面红棕色，纤细，向下倒生白色细毛或向上直生白色细毛。叶椭圆形或倒卵状椭圆形，长0.5～1.5 cm，0.3～0.8 cm，具密集的羽状脉，主脉和叶缘有疏毛。花腋生，萼钟状。荚果卵状圆形，顶端稍急尖，外被细短毛。气微，味淡。（图9-80-3）

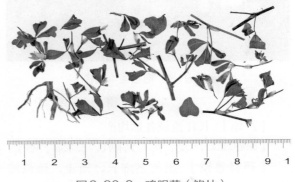

图9-80-3　鸡眼草（饮片）

【性味与归经】　微苦，凉。归肝、脾经。

【功能】　清热解毒，健脾利湿。

【应用】

1. 黄疸型肝炎　鲜鸡眼草、鲜车前草各60 g，煎服（《安徽中草药》）。

2. 水肿，尿路感染，小便涩痛　鸡眼草鲜用（《内蒙古中草药》）。

3. 腹泻、痢疾　鸡眼草、马齿苋、地锦草各30 g（均鲜品），煎服（《安徽中草药》）。

【用法用量】　15～30 g。鲜用30～60 g；或捣汁；或研末。

【贮藏保管】　置干燥阴凉处。

抱石莲*

【来源】　为水龙骨科植物抱石莲*Lepidogrammitis drymoglossoides* (Bak.) Ching 的干燥全草。

【植物形态】 多年生常绿蔓生草本。根状茎细长，横走，疏被鳞片；鳞片淡棕色而薄，粗筛孔状，基部宽而有不整齐的分枝，先端钻形。叶2型，单叶，远生，肉质，深绿色，叶脉不明显；营养叶卵圆形至长椭圆状卵圆形，叶下疏被鳞片。孢子叶细长，舌形或匙形，也常有与营养叶同形的。孢子囊群中等大小，远离，上部结合，排列于孢子叶背面主脉两侧各一行。（图9-81-1）

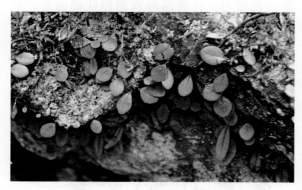

图9-81-1 抱石莲（植物）

【产地】 长江流域各地均产。

【采收加工】 夏、秋二季采收，去杂质，晒干。

【药材鉴别】 根状茎细长，横走，疏被鳞片；鳞片淡棕色而薄，粗筛孔状，基部宽而有不整齐的分枝，先端钻形。叶多皱缩、破碎，深绿色至棕褐色，叶脉不明显；营养叶卵圆形至长椭圆状卵圆形，叶下疏被鳞片。孢子叶细长，舌形或匙形。孢子囊群中等大小，远离，上部结合，排列于孢子叶背面主脉两侧各1行。气微香，味苦。（图9-81-2）

【化学成分及药理作用】 含甾酮、蒽醌、香豆素、酚酸等。甾酮类，如β-蜕皮甾酮（β-ecdysterone）；蒽醌类，如大黄素甲醚（physcion）、

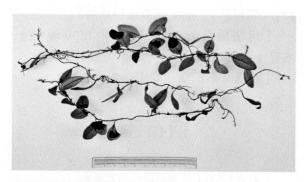

图9-81-2 抱石莲（药材）

大黄素（emodin）等；香豆素类，如伞形花内酯（umbelliferone）、滨蒿内酯（scoparone）、秦皮乙素（aesculetin）；酚酸类，如咖啡酸（caffeic acid）、绿原酸（chlorogenic acid）、原儿茶酸（protocatechuic acid）等。

抱石莲主要有抗炎作用。水提物对金黄色葡萄球菌具有较好抑制活性，对急性炎症具有一定抑制作用。

【饮片炮制及鉴别】 抱石莲 取药材，除去杂质，洗净，切段，干燥。

成品为短段状。根茎散生淡棕色膜质鳞片，直径约3 mm。叶片棕褐色或深绿色，完整营养叶卵圆形或长椭圆形，孢子叶倒卵形或倒卵状披针形，孢子囊群圆形，黄褐色，分2行于叶背中脉左右排列。气微香，味苦。（图9-81-3）

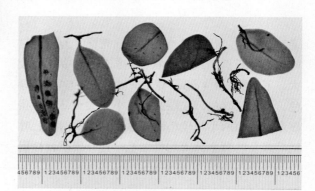

图9-81-3 抱石莲（饮片）

【性味与归经】 苦，凉。归肺、肝、膀胱经。

【功能】 清热解毒，消肿散结，止血。

【应用】

1. 肺结核咳嗽咯血 鲜全草50 g，煎服。

2. 急性淋巴结炎 鲜全草50 g，煎服。

3. 疔疮疖肿 鲜草50 g，野菊花50 g，连翘25 g，甘草15 g，煎服。

4. 肝硬化腹水 抱石莲100 g，猪苓50 g，六月雪50 g，煎服。（均出自《中草药学》）

【用法与用量】 9 ～ 15 g。

【贮藏保管】 置干燥处。

苦 蘵[*]

【来源】 为茄科植物苦蘵 *Physalis pubescens*

L.的干燥全草。

【植物形态】　一年生草本，高25～60 cm。茎斜卧或直立，多分枝，有毛或近无毛。叶互生，卵圆形或长圆形，长4～8 cm，宽3～5 cm，先端短尖，全缘或具不规则的浅锯齿。花单生于叶腋；萼钟状，上端5裂；花冠钟状，淡黄色，直径5～7 mm；雄蕊5，花药矩圆形，纵裂；子房2室，花柱线形，柱头具不明显的两裂片。浆果球形，直径约8 mm，光滑无毛，黄绿色；宿萼在结果时增大，膨大如灯笼，长可达2.5 cm，具5棱角，绿色，有细毛。浆果成熟时黄绿色。花期7—9月，果期8—10月。（图9-82-1）

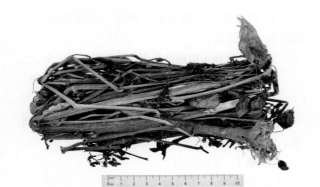

图9-82-2　苦蘵（药材）

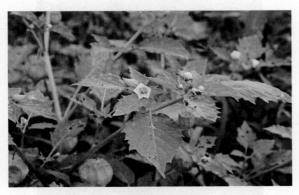

图9-82-1　苦蘵（植物）

【产地】　主产于江西、湖南、安徽、浙江等地。

【采收加工】　夏秋二季采集，晒干或鲜用。

【药材鉴别】　茎圆柱形有分枝，具细柔毛或近光滑，质脆，折断面可见髓。叶互生，黄绿色，多皱缩或脱落，完整者卵形，长3～6 cm，宽2～4 cm，先端渐尖，基部偏斜，全缘或有疏锯齿。果实球形；外包淡绿黄色膨大的宿萼，长约2.5 cm，有5条较深的纵棱。气微，味苦。（图9-82-2）

以幼嫩、色黄绿、带宿萼多者为佳。

【化学成分及药理作用】　含甾体类，如魏察苦蘵素（withangulatin）A、14α-羟基黏果酸浆内酯（14α-hydroxyixocarpanolide）、酸浆苦味素（physalin）B/D/E/F/G/H/I/J/K、5,6-二羟基二氢酸浆苦味素（5,6-dihydroxydihydrophysalin）B、苦蘵内酯（physagulin）A/B/C/D/E/F/G、14α-羟基-20-去羟基黏果酸浆内酯（vamonolide）及炮仔草内酯（physangulide）。另含黄酮、有机酸、多糖类等。

苦蘵具有抗肿瘤、抗氧化、免疫调节、抗炎、抗菌等作用。苦蘵全株乙醇提取物在体外试验中对5种人肿瘤细胞株（肝癌HA22T、宫颈癌HeLa、鼻咽癌KB、直肠癌Colo-205、肺癌Calu-1）和3种动物肿瘤细胞株（黑素瘤H1477、喉表皮癌HEp-2、神经胶质瘤8401）有效，其中抗肝癌作用最强，对HeLa细胞作用次之。

【饮片炮制及鉴别】　苦蘵　取药材，除去杂质，稍润，切段，干燥。

成品为不规则段，茎、叶、果混合。茎具细柔毛或近光滑。叶黄绿色，先端渐尖，基部偏斜，全缘或有疏锯齿。果实，球形，橙红色，外包淡绿黄色膨大的宿萼，长约2.5 cm，有5条较深的纵棱。气微，味苦。（图9-82-3）

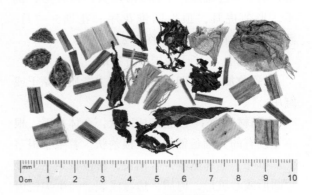

图9-82-3　苦蘵（饮片）

【性味与归经】　苦、酸，寒。

【功能】　清热解毒，消肿利尿。

【应用】

1. 肺脓疡咳吐脓痰，急性扁桃腺炎，腮腺炎　全草25～50 g，煎服。

2. 阴道炎，小便不利、血尿　全草25 g，车前草30 g，煎服。

3. 小儿夏秋天生疱疮及湿疹　全草捣汁，外涂。

4. 牙龈肿痛　全草捣烂，浸醋，取汁含漱。（均出自《中草药学》）

【用法与用量】　15～30 g。外用适量，捣敷；煎水含漱或熏洗。

【注意】　孕妇禁服。

【贮藏保管】　置干燥处。

【论注】　易与同属植物酸浆 Physalis alkekengi L.、灯笼草 Physalis peruviana L. 相混淆，注意鉴别。酸浆：宿萼在结果时增大，膨大如灯笼，橙色或深红色；浆果球状，熟时橙红色。灯笼草：花较大，宿萼黄色；浆果熟时黄色。

虎耳草*

【来源】　为虎耳草科植物虎耳草 Saxifraga stolonifera Meerb. 的干燥全草。

【植物形态】　多年生常绿肉质草本，高达40 cm。全草被长毛绒，具匍匐枝，紫红色或绿色。叶根生、肉质，圆形或心脏形，边缘有较浅裂波状或疏生尖锐齿牙，表面绿色或具白色斑纹，被长刚毛，背面白色或淡紫色，密集细圆点，具长叶柄。花白色，花瓣5枚，3瓣小，卵形，有5黄色斑点，下面2瓣较大，披针形，倒垂，形似虎耳，顶生圆锥花序；花期5—7月。蒴果卵形，花柱宿存。（图9-83-1）

【产地】　主产于我国南方各地。

【采收加工】　四季可采，拣去杂质，晒干或鲜用。

【药材鉴别】　多卷缩成团状，全体被毛。根茎短或有的为细长匍匐茎，根须状，着生于根茎上。单叶，基部丛生，叶柄长，密被长柔毛；叶片圆形或心脏形，肉质，边缘浅裂、疏生尖锐齿牙；下表面紫赤色，无毛，密生细圆点。花白色，上面3瓣小，卵形，有黄色斑点，下面2瓣较大，披针形，倒垂，形似虎耳。蒴果卵形。气微，味微苦。（图9-83-2）

以叶厚、色红棕者为佳。

【化学成分及药理作用】　叶含黄酮类成分如岩白菜素（bergenin）、槲皮苷（quercitrin）、槲

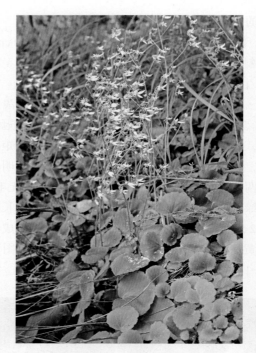

图9-83-1　虎耳草（植物）

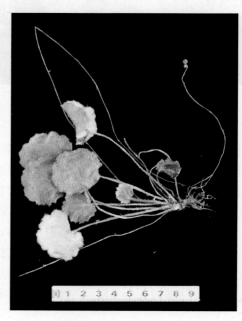

图9-83-2　虎耳草（药材）

皮素（querctin）等，有机酸类如没食子酸（gallic acid）、原儿茶酸（protocatechuic acid）、琥珀酸（succinic acid）和甲基延胡索酸（mesaconic acid）。茎含儿茶酚（catechol）。根含挥发油。

虎耳草有强心、利尿等作用。虎耳草鲜榨滤液对离体蛙心显示具有一定强心作用。虎耳草乙醇提取物静脉注射麻醉犬及清醒兔，呈现明显利

尿作用。

【饮片炮制及鉴别】 虎耳草 取药材，拣去杂质，抢水洗净，切段，干燥。

成品为不规则的段，根、茎、叶、花、果实混合。全体被毛；叶柄密被长柔毛；叶片边缘浅裂、疏生尖锐齿牙；下表面紫赤色，无毛，密生细圆点。花白色。蒴果卵形。气微，味微苦。（图9-83-3）

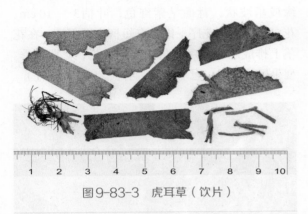

图9-83-3　虎耳草（饮片）

【性味与归经】 辛、苦，寒；小毒。归肺、胃经。

【功能】 清热解毒，疏风，凉血。

【应用】

1. 肺痈吐臭脓　与忍冬叶同用（《江西民间草药》）。

2. 吐血　虎耳草与猪瘦肉做成肉饼，加水蒸熟食（《江西民间草药》）。

3. 淋巴结核　虎耳草鲜草捣烂敷患处，连用3～5日（《中草药学》）。

【用法与用量】 9～15g。外用适量，捣敷或煎水外洗。

【注意】 孕妇慎服。

【贮藏保管】 置干燥处。

金丝桃*

【来源】 为金丝桃科金丝桃 *Hypericum monogynum* L.的全株。

【植物形态】 半常绿性灌木，高约70cm。小枝圆柱形。叶对生，无柄，纸质，长椭圆形，长4～9cm，宽1.5～2.5cm，先端钝尖，基部楔形，抱茎，全缘，上面绿色光滑，下面略现灰绿色。聚伞花序顶生；花鲜黄色；萼片5，花瓣5，雄蕊多数，5束，与花瓣等长或略长；花柱细长，先端5裂。蒴果圆卵形，长约8mm，先端室间5裂，花柱与萼片宿存。花果期6—8月。（图9-84-1）

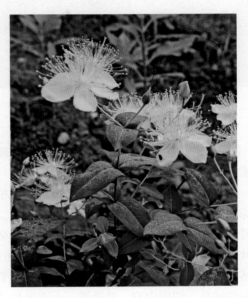

图9-84-1　金丝桃（植物）

【产地】 主产于山东、江苏、安徽、江西、福建等地。

【采收加工】 夏季采收，除去杂质，洗净，晒干。

【药材鉴别】 全草长约80cm，光滑无毛。根呈圆柱形，表面棕褐色，栓皮易成片状剥落；断面不整齐，中心可见极小的空洞。老茎较粗，圆柱形，直径4～6mm，表面浅棕褐色，可见对生叶痕，栓皮易成片状脱落。质脆、易折断，断面不整齐，中空明显。幼茎较细，直径1.5～3mm，表面较光滑，节间呈浅棕绿色，节部呈深棕绿色，断面中空。叶对生，略皱缩易破碎；完整叶片展形呈长椭圆形，全缘，上面绿色，下面灰绿色中脉明显突起，叶片可见透明腺点。气微香，味微苦。（图9-84-2）

【化学成分及药理作用】 含黄酮类成分，如金丝桃苷（hyperin）、槲皮素（quercetin）、槲皮苷（quercitrin）、芦丁（rutin）等；另含有二蒽酮、香豆素类等成分。

金丝桃具有抗抑郁、抗肿瘤、抗菌、抗病毒等作用。

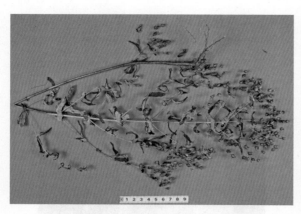

图9-84-2 金丝桃（药材）

【饮片炮制及鉴别】 金丝桃 取药材，除去杂质，切段，干燥。

成品为不规则的段，根、茎、叶混合。根表面棕褐色，栓皮易成片状剥落，断面不整齐，中心可见极小的空洞。老茎表面浅棕褐色，可见对生叶痕，可见成片状脱落栓皮；切面中空明显。幼茎较细，表面较光滑，节间呈浅棕绿色，节部呈深棕绿色，切面中空。叶全缘，上面绿色，下面灰绿色中脉明显突起，叶片可见透明腺点。气微香，味微苦。

【性味与归经】 苦，凉。归心、肝经。

【功能】 清热解毒，散瘀止痛，祛风湿。

【应用】

1. 肺病 金丝桃15 g、麦冬15 g、阿胶7 g、淫羊藿15 g，煎服。

2. 百日咳 金丝桃、木槿花、酢浆草、木贼、蛇莓各等分，煎服。

3. 黄疸 鲜金丝桃根100 g，鲜地耳草50 g，鲜虎刺50 g，煎服。（均出自《中草药学》）

【用法用量】 15 ～ 30 g。外用：鲜根或鲜叶适量，捣敷。

【贮藏保管】 置干燥通风处。

【论注】 同属植物金丝梅 Hypericum patulum Thunb. 茎具2棱，叶披针形、长圆状披针形、卵形或长圆状卵形，长1.5 ～ 6 cm，先端钝或圆，具小突尖。注意鉴别。

杏香兔耳风*

【来源】 为菊科植物杏香兔耳风 Ainsliaea fragrans Champ. 或铁灯兔耳风 Ainsliaea macroclinidioides Hay. 的全草。前者习称"矮脚兔耳风"，后者习称"高脚兔耳风"。

【植物形态】

1. 杏香兔耳风 多年生草本，高30 ～ 60 cm。根茎较短，匍匐，花茎单一，直立，不分枝，有棕色茸毛。叶5 ～ 10片，聚生基部呈莲座状，平铺地表，卵状长椭圆形，基部心形，先端钝，全缘或呈波状，背面呈紫红色，叶柄3 ～ 10 cm。花白色，头状花序，细长有短柄或近无柄，在花茎上排成总状花序，花全为管状花；花期秋季。瘦果倒披针形，冠毛多数，羽状。（图9-85-1）

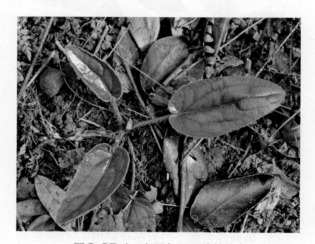

图9-85-1 杏香兔耳风（植物）

2. 铁灯兔耳风 叶聚生于茎中部，呈莲座状或散生，先端急尖，基部圆形或浅心形，上面近无毛，下面被疏长毛，边缘具芒状齿。头状花序有3朵小花，单独或2 ～ 4花序排列成总状。

【产地】 产于长江流域及我国南部各地。

【采收加工】 夏、秋二季采收，除去泥沙，洗净，干燥。

【药材鉴别】

1. 矮脚兔耳风 皱缩卷曲。根茎不规则圆柱形，较短，直径约3 mm，着生多数须根，黄棕色，全体被褐色长柔毛。叶基生，叶片卷缩，多破碎，完整叶卵状长椭圆形，先端钝圆，基部心形，全缘，上表面无毛，叶缘、下表面及叶柄被褐色柔毛，少有疏短刺状齿。叶柄细，长可达7 cm。有的可见头状花序多数，排成总状。有杏仁香气，味微甘。（图9-85-2）

2. 高脚兔耳风 根细圆锥形，长短不一，

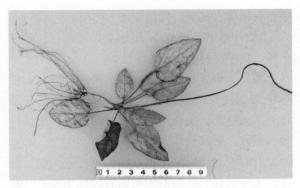

图9-85-2　杏香兔耳风（药材）

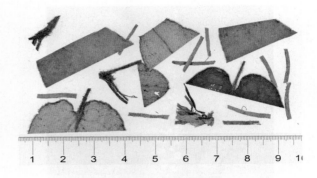

图9-85-3　杏香兔耳风（饮片）

直径1～2 mm；表面淡黄色或黄棕色，具须根。茎类圆柱形，不分枝，长10～45 cm，直径2～5 mm；表面棕色或棕褐色，具纵皱纹，光滑无毛或具棕色长柔毛；质脆，易折断，断面白色或黄白色。叶6～15片，聚生于茎中部呈莲座状或散生；叶片呈宽卵形、卵状矩圆形或矩圆状椭圆形，长3～8 cm，宽2～5 cm，表面黄绿色至棕褐色，先端钝圆，基部心形，全缘，被棕色长毛，少有疏短刺状齿；叶柄与叶片近等长。头状花序多数，排成总状。瘦果倒披针状长椭圆形，有纵条纹和细毛。气微香，味微苦。

【化学成分及药理作用】 含萜类、甾醇、挥发油等。萜类，如8α-羟基-11α,13-二氢中美菊素（8α-hydroxy-11α,13-dihydrozaluzanin）C、中美菊素（zaluzanin）C和丁香烯（caryophyllene）等；甾醇类，如豆甾醇（stigmasterol）、β-谷甾醇-D-葡萄糖苷（β-sitosterol-D-glucoside）、二十六醇（hexacosanol）等；挥发油，主含榄香烯［(±)β-elemene］、蛇床烯（α-selinene）、石竹烯（β-cryophyllene）等。

杏香兔耳风具有抗菌、抗炎、抗病毒、抗肿瘤、细胞毒、肝保护、止血等作用。

【饮片炮制及鉴别】 杏香兔耳风　取药材，除去杂质，洗净，切段，干燥。

成品为不规则段，根、茎、叶混合。根呈细圆柱形，表面淡黄色或黄棕色，有须根。茎呈类圆柱形，表面淡棕色或棕褐色，具纵皱纹，光滑无毛或被棕色长柔毛。质脆，易折断，断面白色或黄白色。叶多破碎，表面黄绿色至棕褐色，上面近无毛，下面可见疏长毛，边缘具芒状齿，或少有疏短刺状齿。气微，味微苦。（图9-85-3）

【性味与归经】 苦，寒。归肺经。

【功能】 清热解毒，利湿，止血。
【应用】

1. 咳嗽吐血　鲜全草25 g，水煎冲白糖，早餐后服1次（忌食酸辣和酒）。

2. 扭伤，腰痛　全草加食盐或水酒，捣烂敷患处。或煎服。

3. 毒蛇咬伤，疔疮　全草捣烂，外敷。

临床上用杏香兔耳风制剂及民间验方配伍治疗宫颈糜烂、子宫内膜炎、热疖、鹅口疮。

【用法与用量】 15～30 g；外用适量，捣敷患处。

【贮藏保管】 置通风干燥处，防潮。

星宿菜*

【来源】 为报春花科植物星宿菜Lysimachia fortunei Maxim.的全草。

【植物形态】 一年生秃净草本，高达60 cm。茎直立，淡褐色，基部近红色，少分枝。叶互生，倒披针形或倒披针状长椭圆形，长4～7 cm，宽1～1.5 cm，两端渐尖，全缘，略向背面反卷，背面颜色较淡。花白色，顶生总状花序较疏而狭，长10～20 cm，花梗长1～3 mm；花期4—5月。蒴果椭圆形；果期夏秋季。（图9-86-1）

【产地】 产于长江流域及我国南部各地。

【采收加工】 夏季采收，除去泥沙，洗净，晒干。或鲜用。

【药材鉴别】 全长27～59 cm。根茎横生，呈细圆柱形，直径1.6～3.2 mm。表面有纵皱纹，红褐色，有须根。茎圆柱形，直径2.0～3.5 mm，表面灰绿色，具纵棱线，柔韧性

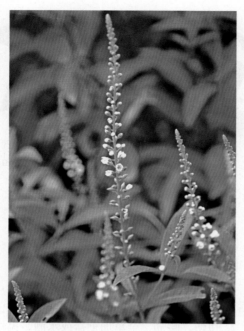

图9-86-1　星宿菜（植物）

大，质软，不易折断，断面淡绿色，中空。叶互生，有时近对生，多皱缩卷曲，呈绿色或暗绿色，完整叶片为宽披针形或倒披针形，顶端渐尖，长5～7 cm，宽1～2.5 cm，近无柄，全缘，主脉明显，叶两面无毛而有棕色小腺点。有时可见带圆形小蒴果的花序。气微，味微苦涩。（图9-86-2）

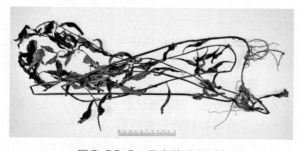

图9-86-2　星宿菜（药材）

【化学成分及药理作用】　含甾体、黄酮等。甾体类，如三十烷醇（triacontanol）、2,5-二羟基-3-烷基苯醌类（3-alkylderivatives-2,5-dihyroxybenzoquinone）衍生物等；黄酮类，如金丝桃苷（hyperin）、异鼠李素-3-半乳糖苷（isorhamnetin-3-galactoside）、芦丁（rutin）等。还含多糖化合物，如大田基黄多糖LFM P2。

星宿菜能降低谷丙转氨酶活性及总胆红素水

平，有镇痛、抗炎、提高免疫力作用。

【饮片炮制及鉴别】　星宿菜　取药材，除去杂质，洗净，稍润，切段，干燥。

成品为根茎、茎、叶、花、果混合段状。根茎呈细圆柱形，表面有纵皱纹，红褐色，有须根。茎圆柱形，表面灰绿色，具纵棱线，柔韧性大，质软，不易折断，切面淡绿色，中空。叶互生，有时近对生，呈绿色或暗绿色，近无柄，全缘，主脉明显，叶两面无毛而有棕色小腺点。有时可见带圆形小蒴果的花序。气微，味微苦涩。（图9-86-3）

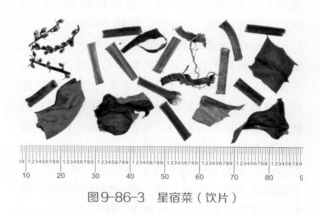

图9-86-3　星宿菜（饮片）

【性味与归经】　辛、平，凉。归心、小肠、肺经。

【功能】　清热利湿，凉血活血，解毒消肿。

【应用】

1. 咳嗽吐血　全草、千年棕（仙茅）各50 g，猪精肉200 g，煮吃肉和汤。

2. 白带，月经不调，小便不利　根50 g，水煎，兑甜酒服。

3. 咽喉肿痛　根、青木香各15 g，捣烂，加开水搅汁服。

4. 乳腺炎　全草50 g加白酒25 g炒至酒干，加水煎服，渣外敷。

5. 蛇伤　全草、犁头草捣敷；另用全草加杠板归适量，煎水洗。

6. 水肿，脚气（维生素B₁缺乏症）　根25 g，米泔水煎。

7. 痔疮，阴囊红肿　根100 g（或全草250 g），水煎熏洗。（均出自《中草药学》）

【用法与用量】　15～30 g；或代茶饮。外用：适量。鲜品捣敷；或煎水洗。

【注意】 孕妇忌服。

【贮藏保管】 置干燥处。

【论注】

（1）同属植物珍珠菜 *Lysimachia clethroides* Duby. 产于我国南北各地，江西山地丘陵常见。与本品的主要区别为植株较高，可达 1 m，叶为狭卵状椭圆形，或长椭圆状披针形，长 7～14 cm，宽 2～5 cm；总状花序粗大，长 10～20 cm（果期长可达 40 cm），花较密，上侧倾斜，花梗较长（4～10 mm）。《浙江省中药材标准》（2017年版）第一册、《湖北省中药材标准》（2009年版）收载入药，功效与本品相同。

（2）本品别名红根草，与唇形科鼠尾草属植物黄埔鼠尾 *Salvia prionitis* Hance 同名，易混淆。

穿破石*

【来源】 为桑科植物构棘 *Cudrania cochinchinensis* (Lour.) Kudo et Masam. 或柘树 *Cudrania tricuspidata* (Carr.) Bur. 的干燥根。

【植物形态】

1. 构棘 直立或攀缘状。根皮橙黄色；光滑，皮孔散生，具直立或略弯的棘刺，粗壮，长 5～10 mm。单叶互生；叶柄长 5～10 mm；叶片革质，倒卵状椭圆形、椭圆形或长椭圆形，长 3～9 cm，宽 1～2.8 cm，先端钝或渐尖，或有微凹缺，基部楔形，全缘，两面无毛；基出脉 3 条。花单性，雌雄异株；头状花序单个或成对腋生，具短柄，被柔毛；雄花序直径约 6 mm，花被片 3～5，被毛；雌花序直径约 1.8 cm，雌花具花被片 4，先端厚有绒毛。聚花果球形，肉质，熟时橙红色，直径 3～5 cm，被毛；瘦果包裹在肉质的花被和苞片中。花期 4—5 月，果期 9—10 月。（图 9-87-1）

2. 柘树 落叶灌木或小乔木。叶片近革质，卵圆形或倒卵形，较大，长 5～13 cm，先端钝或微 3 裂，全缘或有波状钝齿。聚花果直径约 2.5 cm。（图 9-87-2）

【产地】 构棘主产于安徽、浙江、江西、福建、湖北、湖南等地。柘树主产于华东、中南、西南及河北、陕西、甘肃等地。

【采收加工】 全年均可采，挖出根部，除去

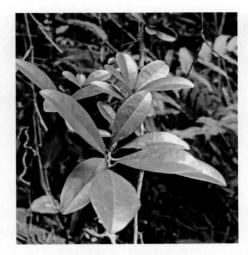

图 9-87-1 构棘（植物）

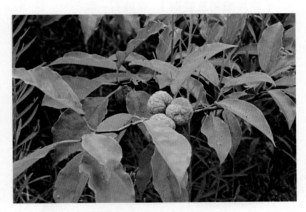

图 9-87-2 柘树（植物）

泥土、须根，晒干；或洗净，趁鲜切片，晒干。亦可鲜用。

【药材鉴别】 呈圆柱形，长短粗细不一；或已切成圆形厚片。外皮黄色或橙红色，具显著的纵皱纹及少数须根痕。栓皮薄而易脱落。质地坚硬，不易折断，断面皮部薄，灰黄色，具韧性纤维，木部占绝大部分，黄色，柴性，导管孔明显，有的中央部位有小髓。气微，味淡。（图 9-87-3）

以皮色黄、根条匀、无须根者为佳。

【化学成分及药理作用】 含黄酮、挥发油等。黄酮类，如柘树异黄酮（cudraisoflavone）A、3′-O-甲基香豌豆苷元（3′-O-methylorobol）等；挥发油类，主要有正十六烷酸（n-hexadecanoic acid）、亚油酸甲酯（methyl linoleate）等。此外，还含有谷甾醇（sitosterol）及多糖类成分。

穿破石水提取物或醇提取物具有保肝、抗肝

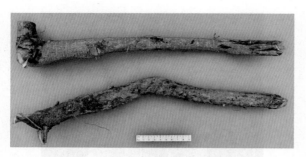

图9-87-3 穿破石（药材）

纤维化作用，所含黄酮类成分具有抗氧化及镇痛抗炎作用，所含多糖类成分具有增强免疫作用。柘树根乙醇提取物有较好的抗结核菌作用，水提取液有影响细胞物质合成作用。

【饮片炮制及鉴别】 穿破石 取药材，洗净，润透，切薄片，干燥。切片者除去杂质即可。

成品为椭圆形或类圆形薄片。外皮黄色或橙红色，具显著的纵皱纹及少数须根痕。栓皮薄而易脱落。质地坚硬，不易折断，断面皮部薄，灰黄色，具韧性纤维，木部占绝大部分。有的中央部位有小髓。气微，味淡。（图9-87-4）

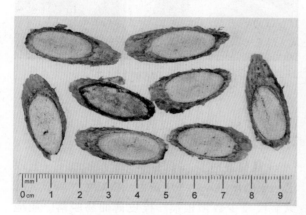

图9-87-4 穿破石（饮片）

【性味与归经】 味淡，微苦，性凉。
【功能】 祛风通络，清热除湿，解毒消肿。
【应用】

1. 肺痨 穿破石50 g，铁包金（细纹勾儿茶）100 g，百部15 g，煎服（《中草药学》）。

2. 尿路结石 穿破石25 g，野花椒25 g，千斤拔50 g，车前草50 g，煎服（《中草药学》）。

3. 小儿心热，重舌，鹅口 单用（《备急千金要方》）。

中成药品种有中华跌打丸、宫炎平滴丸等。

【用法与用量】 9～30 g，鲜者可用至120 g。
【注意】 孕妇忌用。
【贮藏保管】 置干燥处，防霉、防虫蛀。

桐子花*

【来源】 为大戟科植物油桐 *Vernicia fordii* (Hemsl.) Airy Shaw 的干燥花。

【植物形态】 落叶乔木，高达7 m。树皮光滑灰色；枝条粗壮，无毛，具明显皮孔。叶互生，革质，卵圆形，基部截平至浅心形，与叶柄连接处由2枚扁平、红紫色杯状无柄的腺体；稀1～3浅裂；叶长10～15 cm，宽6～14 cm。花雌雄同株，花白色，有淡红色脉纹，先叶或与叶同时开放；圆锥状复伞形花序，密生于小枝端；每小枝有1雌花，子房密被柔毛；雄花有雄蕊8～12枚，2轮。核果近球状，顶端急尖；种子3～5颗，种皮木质。花期3—4月，果期8—9月。（图9-88-1）

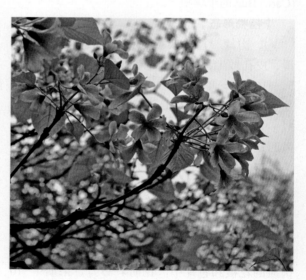

图9-88-1 油桐（植物）

【产地】 产于江苏、安徽、浙江、江西、福建、河南、湖南、湖北等地。

【采收加工】 4—5月收集凋落的花，晒干。

【药材鉴别】 呈不规则卷曲或扇状。黄白色至浅棕色，有淡红色脉纹。萼不规则，2～3裂，裂片镊合状；花瓣5；雄花有雄蕊8～20，花丝基部合生，上端分离，且在花芽中弯曲；雌花子

房3～5室，每室1胚珠，花柱2。气微香，味涩。（图9-88-2）

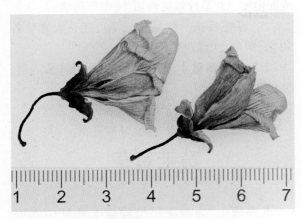

图9-88-2　桐子花（药材）

【药理作用】　桐子花具有抗炎镇痛作用。其水提物和氯仿提取物具有较好的镇痛效果。在二甲苯和蛋清诱发的急性炎症实验中，水提物和氯仿提取物效果明显；在棉球致肉芽肿形成慢性炎症实验中，水提物效果最优。

【饮片炮制及鉴别】　桐子花　取药材，除去杂质。

成品性状特征同药材。

【性味与归经】　苦、微辛，寒；有毒。归肺、心经。

【功能】　清热解毒，生肌。

【应用】

1. 新生儿湿疹及麻疹后生疮瘙痒　桐子花、花椒刺、羊食子条各150 g，熬水洗（《重庆草药》）。

2. 治烧烫伤　将鲜桐花浸于桐油中，加盖密封，离地保存，3个月后即可使用（《全国中草药新疗法展览会资料汇编》）。

【用法与用量】　100～200 g。外用：煎水洗，或浸植物油内，涂搽。

【注意】　有毒。

【贮藏保管】　置通风干燥处。

【论注】　原植物还有油桐子、桐油、油桐叶、油桐根均可入药。

铁苋菜*

【来源】　为大戟科植物铁苋菜 Acalypha australis L.的干燥全草。

【植物形态】　草本，高0.2～0.5 m。茎直立，分枝。叶互生，膜质，卵状菱形或卵状椭圆形，长3～9 cm，宽1～5 cm，基出3主脉，先端渐尖，边缘有锯齿，两面均粗糙无毛，叶柄较长。花单性，腋生，稀顶生，紫红色，密生成短穗状花序；花期6—9月。蒴果包于叶状撮斗形苞片内，直径4 mm，具3个分果爿，果皮具疏生毛和毛基变厚的小瘤体；种子近卵状，种皮平滑，假种阜细长；果期8—12月。（图9-89-1）

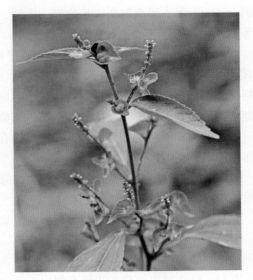

图9-89-1　铁苋菜（植物）

【产地】　主产于江苏、浙江、江西、福建、湖南等地。

【采收加工】　夏、秋二季采收，除去杂质。晒干。

【药材鉴别】　全体长20～40 cm，被灰白色细柔毛，粗茎近无毛。根多分枝，淡黄棕色。茎类圆柱形，有分枝，表面黄棕色或黄绿色，有纵条纹。质硬，易折断。断面黄白色，有髓或中空。叶片多皱缩，破碎，完整者展平后呈卵形或卵状菱形，长2.5～5.5 cm，宽1.2～3 cm，黄绿色，边缘有钝齿，两面略粗糙。花序腋生，苞片三角状肾形，合时如蚌。蒴果小，三角状扁圆形。气微，味淡。（图9-89-2）

【化学成分及药理作用】　含黄酮、有机酸等。黄酮类，如芦丁（rutin）、杨梅素（myricetin）、柚皮素（naringenin）等；有机酸类，如没食子酸（gallic acid）、原儿茶酸（protocatechuate）、咖啡酸

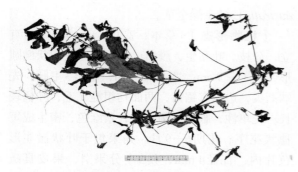

图9-89-2 铁苋菜（药材）

（caffeic acid）等；另含鞣质、生物碱、多糖、萜类等。

铁苋菜具有抗炎、抗氧化、抗肿瘤、平喘、抗菌等作用。对志贺痢疾杆菌、变形杆菌、伤寒杆菌、铜绿假单胞菌、金黄色葡萄球菌等均有抑制作用。所含没食子酸在体外对金黄色葡萄球菌、肺炎球菌、甲型链球菌、卡他双球菌均有抑制作用，还有平喘作用。

【饮片炮制及鉴别】 铁苋菜 取药材，除去杂质，喷淋清水，稍润，切段，干燥。

成品为不规则的段，根、茎、叶、花、果混合。全体被灰白色细柔毛。根表面淡黄棕色。茎类圆柱形，表面棕色或棕红色；质硬，断面黄白色，有髓。叶多皱缩破碎，边缘有锯齿。花序腋生，苞片三角状肾形，合时如蚌。蒴果小，三角状扁圆形。气微，味淡。（图9-89-3）

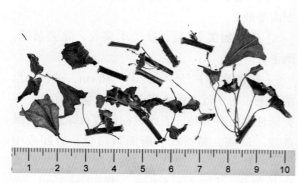

图9-89-3 铁苋菜（饮片）

【性味与归经】 苦、涩、凉。归心、肺、经。

【功能】 清热解毒，利湿，收敛止血。

【应用】

1. 阿米巴痢疾 鲜铁苋菜根、鲜凤尾草根各50g，腹痛加鲜南瓜藤卷须15g。水煎浓汁，早晚空腹服（《中草药学》）。

2. 吐血、便血、尿血 铁苋菜50g，煎服，或配地榆、甘草疗效更确切（《中草药学》）。

3. 毒蛇咬伤 铁苋菜、半边莲、大青叶各50g，煎服（《江西草药》）。

【用法与用量】 10～30g；外用鲜品适量，捣烂敷患处。

【贮藏保管】 置干燥处。

黄毛耳草*

【来源】 为茜草科植物金毛耳草 Hedyotis chrysotricha (Palib.) Merr. 的全草。

【植物形态】 多年生草本，常呈铺散、匍匐状。全株均被黄绿色细长柔毛，以茎、叶柄、托叶、叶背脉间等处为多。茎具角棱，纤弱，黄绿色，节上有须根，基部稍木质化，上部近于圆形。叶对生，具短柄；叶片卵形至长圆状，针形或椭圆形，先端尖，有时稍钝，鞘全缘，基部稍圆，或为广楔形，表面深绿色，背面黄绿色，托叶连合成披针状，膜质，顶钝，钻状齿裂。花淡紫色，数朵丛生于叶腋；花梗细柱形，密被长柔毛；花期5—8月。蒴果扁球形，膜质；果期7—10月。（图9-90-1）

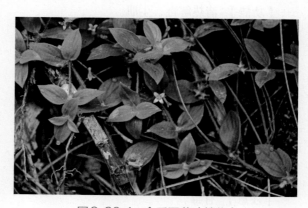

图9-90-1 金毛耳草（植物）

【产地】 主产于浙江、江苏、江西、福建、广西等地。

【采收加工】 夏、秋季采收，鲜用或晒干。

【药材鉴别】 全体被黄色或灰白色柔毛。茎细，稍扭曲，表面黄绿色或黄褐色，有明显纵沟纹；节上有残留须根。质脆，易折断。叶对生，叶片多向外卷曲，展平后呈卵形或椭圆状披针形，长1～2.2 cm，宽0.5～1.3 cm，全缘，上面绿褐色，下面黄绿色；两面均被黄色柔毛，托叶短，合生；叶柄短。蒴果扁球形，被疏毛，直径约2 mm。气微，味苦。（图9-90-2）

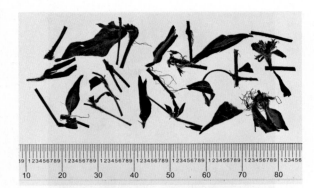

图9-90-3 黄毛耳草（饮片）

钩藤10 g，山楂15 g，蜂窝5 g，煎服（《湖南药物志》）。

4. 带状疱疹 鲜草适量捣汁，调雄黄抹患处（《福建药物志》）。

中成药品种有肠炎宁糖浆、跌打扭伤散、伤湿丸等。

【用法与用量】 10～30 g。

【贮藏保管】 置干燥容器内。

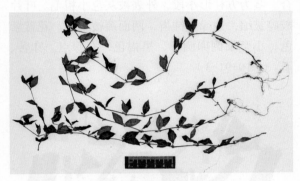

图9-90-2 黄毛耳草（药材）

以身干、色黄绿、带叶者为佳。

【化学成分及药理作用】 全草含车叶草苷（asperuloside）、熊果酸（ursolic acid）、白桦脂酸（betulic acid）、齐墩果酸（oleanolic acid）、β-谷甾醇（β-sitosterol）、软脂酸十六醇酯（hexadecyl palmitate）及三十二烷酸（dotriacontanoic acid）等。

黄毛耳草乙醇提取物口服对四氯化碳和dl-半乳糖胺诱发的大鼠急性肝损伤均有明显保护作用，血清谷氨酸丙酮酸转氨酶抑制率分别为59%和43%。其中乌索酸含量为0.521%，高于同科植物伞房花耳草，具有很好的抗肝炎作用。

【饮片炮制及鉴别】 黄毛耳草 取药材，拣去杂质，抢水洗净，润软，切段，干燥。

成品呈不规则的小段，根、茎、叶、花、果混合。根纤细，茎近圆柱形，灰绿色，被黄色疏柔毛。叶片皱缩，破碎，灰绿色被黄色疏柔毛。花黄白色。蒴果球形，具数条纵棱。气微，味微苦。（图9-90-3）

【性味与归经】 苦，凉。归肺、肝、肾经。

【功能】 清热利湿，消肿解毒。

【应用】

1. 湿热黄疸 鲜黄毛耳草50～100 g，煎服（《浙江民间常用草药》）。

2. 乳腺炎 黄毛耳草50 g，煎服（江西《草药手册》）。

3. 小儿高热昏睡 黄毛耳草15 g，艾叶5 g，

荔枝草[*]

【来源】 为唇形科植物雪见草 *Salvia plebeia* R. Br. 的干燥地上部分。

【植物形态】 冬季一年生草本，高可达60 cm。根暗红色。茎粗壮，分枝，被灰色小粗毛。叶对生，基部叶多平贴地面，具长柄，叶片长椭圆形，或倒卵状长椭圆形，基部渐狭，先端钝，边缘有钝圆齿；生于花茎上的叶较小，为披针形。花蓝紫色，顶生或腋生多轮的总状花序；花期5月。小坚果倒卵圆形，黑褐色，有腺点；果期6—7月。（图9-91-1）

【产地】 产于长江流域至我国南部各地。

【采收加工】 夏、秋采全草，洗净泥土，晒干。

【药材性状】 全草长15～80 cm，多分枝。茎方柱形，直径2～8 mm，表面灰绿色至棕褐色，被短柔毛，断面类白色，中空。叶对生，常脱落或破碎，完整叶多皱缩或卷曲，展开后呈长椭圆形或披针形，长1.5～6 cm，边缘有圆锯齿或钝齿，背面有金黄色腺点，两面均被短毛；叶柄长0.4～1.5 cm，密被短柔毛。轮伞花序顶生

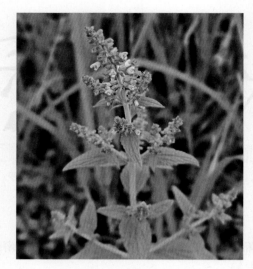

图9-91-1 雪见草（植物）

或腋生，花序具花2～6，集成多轮的假的总状或穗状花序；花冠多脱落；宿存花萼钟状，长约3 mm，灰绿色或灰棕色，背面有金黄色腺点及短柔毛，内藏棕褐色倒卵圆形的小坚果。体轻、质脆。气芳香，味苦、辛。（图9-91-2）

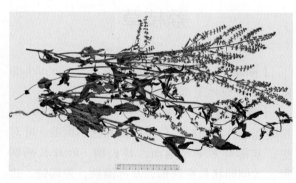

图9-91-2 荔枝草（药材）

以色绿、叶多、穗长、香气浓者为佳。

【化学成分及药理作用】 主含黄酮类成分，如楔叶泽兰素（eupafolin；即尼泊尔黄酮素，nepidulin）、楔叶兰素-7-葡萄糖苷（eupafolin-7-glucoside；即尼泊尔黄酮苷，nepitrin）等；还含高车前苷（homoplantaginin）、粗毛豚草素（hispidulin）、4-羟基苯基乳酸（4-hydroxyphenyl lactic acid）、咖啡酸（caffeic acid）等。

荔枝草有抗微生物、止咳祛痰、抗氧化作用，对平滑肌有兴奋作用。总黄酮和主要单体化合物均有较好的抗氧化活性。荔枝草水煎液对白色葡萄球菌、肺炎双球菌、甲型链球菌等有较好

抑制作用。提取液对慢性支气管炎的治疗具有较明显效果。

【饮片炮制及鉴别】 荔枝草 取药材，除去杂质，喷淋清水，切段，干燥，筛去灰屑。

成品为不规则的小段，茎、叶、花、果实混合。茎为方柱形小段，外表被灰色小粗毛。叶片破碎皱缩，边缘有钝齿，两面疏被柔毛。花蓝紫色。小坚果倒卵圆形，黑褐色，有腺点。味苦、辛。（图9-91-3）

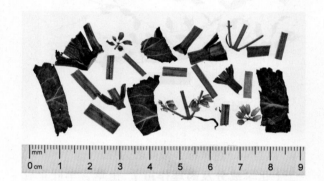

图9-91-3 荔枝草（饮片）

【性味与归经】 苦、辛，凉。归肺、胃、肾经。

【功能】 清热，解毒，凉血，利尿。

【应用】

1. 咯血，吐血，尿血 鲜荔枝草根25～50 g，瘦猪肉100 g。炖汤服（《中草药学》）。

2. 痔疮 荔枝草50～100 g（或加乌梅七个）。水煎，先熏后洗。亦治脱肛（《江西中医药》）。

【用法用量】 9～30 g，鲜品15～60 g，可取汁内服；外用适量，捣烂外敷；塞鼻或煎汤洗。

【贮藏保管】 置阴凉干燥处。

筋骨草*

【来源】 为唇形科植物筋骨草*Ajuga decumbens* Thunb.的干燥全草。

【植物形态】 草本。茎被白色长柔毛或绵状长柔毛。基生叶呈紫绿色或浅绿色，被长柔毛；薄纸质，匙形或倒卵状披针形，长3～6 cm，宽1.5～2.5 cm，有时长达14 cm，宽达5 cm，先

端钝至圆形，基部渐狭，下延，边缘具不整齐的波状圆齿或几全缘，具缘毛，两面被疏糙伏毛或疏柔毛。轮伞花序，排列成间断长7～12 cm的穗状花序；雄蕊4，二强，花丝细弱，被疏柔毛或几无毛；花柱超出雄蕊，先端2浅裂，裂片细尖；花盘环状；子房4裂，无毛。小坚果倒卵状三棱形，背部具网状皱纹，腹部有果脐，果脐约占腹面2/3。花期3—7月，果期5—11月。（图9-92-1）

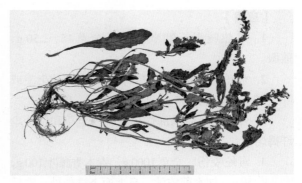

图9-92-2 筋骨草（药材）

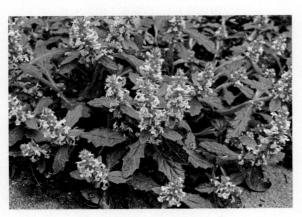

图9-92-1 筋骨草（植物）

【产地】 主产于浙江、江西、福建、江苏、安徽、湖南等地。

【采收加工】 春季花开时采收，除去泥沙，晒干。

【药材鉴别】 全体长10～35 cm。根细小，暗黄色。地上部分灰黄色或黄绿色，密被白色柔毛。细茎丛生，质较柔韧，不易折断。叶对生，多皱缩、破碎，完整叶片展平后呈匙形或倒卵状披针形，长3～6 cm，宽1.5～2.5 cm，绿褐色，边缘有波状粗齿，叶柄具狭翅。轮伞花序腋生，小花二唇形，黄棕色。小坚果椭圆形，表面具雕纹。气微，味苦。（图9-92-2）

【化学成分及药理作用】 含二萜、环烯醚萜、甾酮、黄酮等。二萜类，如金疮小草素（ajugacumbin）A/B/C/D/E/F、筋骨草素（ajugamarin）A_2/B_2/G_1/H_1/F_4等；环烯醚萜类，如白毛夏枯草苷（decumbeside）A/B/C/D、雷补妥苷（reptoside）、8-乙酰基哈帕苷（8-acetylharpagide）；甾类，如杯苋甾酮（cyasterone）、蜕皮甾酮（ecdysterone）、筋骨草甾酮（ajugasterone）B/C等；黄酮类，如木犀草素（luteolin）等。

筋骨草具有抗菌、止咳、化痰、平喘作用。各种提取物，如酸性酒精提取物、黄酮苷、总酸酚、结晶I（甾体化合物）及皂苷，给小鼠灌胃都有一定止咳作用。煎剂或醇-乙醚提取液在试管内有一定抑菌作用，提取物中以铅盐去杂质后的酸醚提出液抑菌作用最强，主要对金黄色葡萄球菌、卡他球菌、肺炎球菌、甲型链球菌、大肠埃希菌及铜绿假单胞菌。酸性乙醇提取物和所含黄酮可使周围血象白细胞总数增高，并有较强的体内抗感染作用。

【饮片炮制及鉴别】 筋骨草 取药材，除去杂质，抢水洗净，沥干水，切段，干燥。

成品为不规则的段，根、茎、叶、花、果混合。全体密被白色柔毛。根细小，表面暗黄绿色。茎皱缩，中空，质较柔韧，不易折断。叶皱缩、破碎，边缘有波状粗齿，表面灰黄色或暗绿色。轮伞花序具多数花。小坚果椭圆形，表面具雕纹。气微，味苦。（图9-92-3）

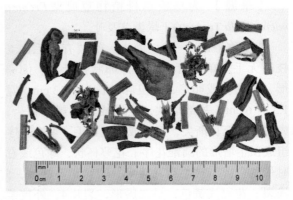

图9-92-3 筋骨草（饮片）

【性味与归经】 苦，寒。归肺经。

【功能】 清热解毒，凉血消肿。

【应用】

1. 风热咳嗽，咽喉肿痛　全草15～50 g，煎服。

2. 痈疽疔疮　鲜全草50 g，鲜金银花（或叶）50 g，蒲公英25 g，马兰根25 g，煎服。

3. 外伤出血后局部灼热红肿　全草和食盐少许捣匀敷。

4. 毒蛇咬伤　全草1000 g，青木香藤叶100 g，野艾叶50 g，加水煎浓汁，自上而下洗伤处，洗后用药渣捣烂外敷伤处。（均出自《中草药学》）

【用法与用量】　15～30 g。外用适量，捣烂敷患处。

【贮藏保管】　置阴凉干燥处。

【论注】

（1）筋骨草属全世界有40余种，我国有18种，在不同地方做民间药物使用。筋骨草 *Ajuga decumbens* Thunb.收载于《中国药典》2015年版，在《中药大辞典》中名为"白毛夏枯草"，在《全国中草药汇编》中又称为金疮小草。《中药大辞典》中的筋骨草为同属植物毛缘筋骨草 *Ajuga ciliata* Bunge的全草，另收载同属植物忽布筋骨草 *Ajuga lupulina* Maxim.，又名白苞筋骨草、轮花筋骨草，为常用藏药。注意鉴别。

（2）筋骨草与夏枯草同为唇形科药材，味苦性寒，均有清热之功，侧重不同，注意区分。

腐 婢*

【来源】　为马鞭草科植物豆腐柴 *Premna microphylla* Turcz.的干燥嫩茎及叶。

【植物形态】　直立灌木。幼枝有柔毛，老枝渐无毛。单叶对生；叶片卵状披针形、倒卵形、椭圆形或卵形，有臭味，长3～13 cm，宽1.5～6 cm，基部渐狭，全缘或具不规则粗齿，先端急尖至长渐尖，无毛或有短柔毛。聚伞花序组成顶生塔形的圆锥花序；花萼杯状，绿色或有时带紫色，密被毛至几无毛，边缘常有睫毛，5浅裂；花冠淡黄色，呈二唇形，裂片4，外被柔毛和腺点，内面具柔毛，尤以喉部较密；雄蕊4，2长2短，着生于花冠管上。核果球形至倒卵形，紫色，直径约6 mm。花期5—6月，果期6—10月。（图9-93-1）

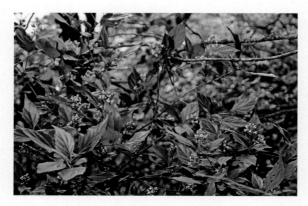

图9-93-1　豆腐柴（植物）

【产地】　主产于福建、江西、湖南等地。

【采收加工】　夏季采收，除去杂质，晒干。

【药材鉴别】　茎枝呈圆柱形，淡棕色，具纵沟，嫩枝被黄色短柔毛。叶对生，皱缩，完整叶片展平后呈卵状披针形，长2～7 cm或更长，宽1.5～4 cm，先端尾状急尖或近急尖，基部渐狭，下延；边缘中部以上具不规则的粗锯齿，淡棕黄色，两面均有短柔毛；叶柄长约1 cm。偶见残留黑色圆形小果。气臭，味苦。（图9-93-2）

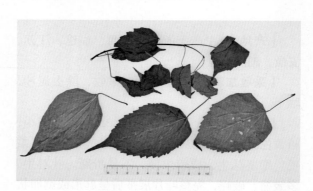

图9-93-2　腐婢（药材）

以茎枝幼嫩、叶多者为佳。

【化学成分及药理作用】　含黄酮、木脂素等。黄酮类，如柚皮素（naringenin）、香叶木素（diosmetin）等；木脂素类，如medioresinol、4-oxopinoresinol等；另含大量果胶、蛋白质及生物碱等成分。

腐婢具有促进生长作用、抗氧化、抗炎、镇痛、增强免疫力等作用。腐婢叶提取物可促进小鼠食欲，增加体重和生长速度，但脂肪无明显增加。

【饮片炮制及鉴别】　腐婢　取药材，除去杂质，稍润，切段，干燥。

成品为段，茎叶混合。茎枝呈细圆柱形，淡棕色，具纵沟。叶片淡棕黄色，两面均有短柔毛，先端尾状急尖或近急尖，基部渐狭，下延；边缘中部以上具不规则的粗锯齿。偶见残留黑色圆形小果。气臭，味苦。（图9-93-3）

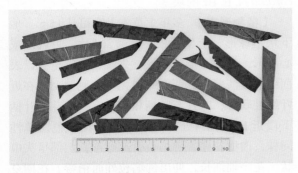

图9-93-3　腐婢（饮片）

【性味与归经】　苦、微辛，寒。归肝、脾、大肠经。

【功能】　清热解毒，消肿止痛，收敛止血。

【应用】

1. 疟疾　叶15～25 g，开水冲泡，发作前2小时顿服。

2. 腹泻、痢疾　茎、叶、海金沙各25 g，煎服。

3. 丹毒　叶200～250 g，水煎，待温洗患处，洗时须避风。

4. 无名肿毒，蛇伤久溃不愈　鲜叶，捣敷，绞汁外涂尤佳。（均出自《中草药学》）

【用法用量】　10～15 g；或研末服。外用：适量，捣烂敷，或研末调敷，或煎水洗。

【贮藏保管】　置干燥处。

漆姑草*

【来源】　为石竹科植物漆姑草Sagina japonica (Sw.) Ohwi 的全草。

【植物形态】　一年生小草本。高5～20 cm，上部被稀疏腺柔毛。茎丛生，稍铺散。叶片线形，长5～20 mm，宽0.8～1.5 mm，顶端急尖，无毛。花小型，单生枝端；花梗细，长1～2 cm，被稀疏短柔毛；萼片5，卵状椭圆形，长约2 mm，顶端尖或钝，外面疏生短腺柔毛，边缘膜质；花瓣5，狭卵形，稍短于萼片，白色，顶端圆钝，全缘；雄蕊5，短于花瓣；子房卵圆形，花柱5，线形。蒴果卵圆形，微长于宿存萼，5瓣裂；种子细，圆肾形，微扁，褐色，表面具尖瘤状凸起。花期3—5月，果期5—6月。（图9-94-1）

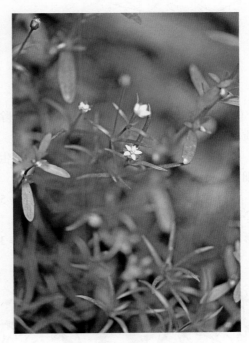

图9-94-1　漆姑草（植物）

【产地】　全国各地均有产。

【采收加工】　4—5月间采集，除去泥沙，洗净，鲜用或晒干。

【药材鉴别】　全草长10～15 cm。茎基部分枝，上部疏生短细毛。叶对生，完整叶片圆柱状线形，长5～20 mm，宽约1 mm，先端尖，基部为薄膜连成的短鞘。花小，浅棕色，生于叶腋或茎顶。蒴果卵形，5瓣裂，比萼片约长1/3。种子多数，细小，褐色，圆肾形，密生瘤状突起。气微，味淡。（图9-94-2）

【化学成分及药理作用】　含黄酮类成分，如6,8-二-C-葡萄糖基芹菜素（6,8-di-C-glucosylapigenin）、8-C-葡萄糖基芹菜素（8-C-glucosylapigenin）、X″-O-鼠李糖基-6-C-葡萄糖基芹菜素（X″-O-rhamnosyl-6-C-glucosylapigenin）等。

漆姑草有抗肿瘤、镇咳、祛痰、镇痛作用，对肠平滑肌有兴奋作用。煎剂对小鼠肉瘤S_{180}、S_{37}均有抑制作用，对小鼠子宫颈癌U14有抑制作用。

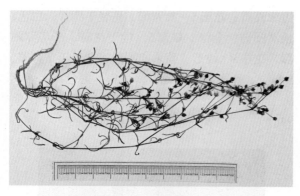

图9-94-2 漆姑草（药材）

【饮片炮制及鉴别】 漆姑草 取药材，除去杂质，洗净，切段，干燥。

成品呈段状。茎细圆柱形，有的可见疏生的短细毛。叶先端尖，基部为薄膜连成的短鞘。花小，浅棕色，生于叶腋或茎顶。蒴果卵形，5瓣裂，比萼片约长1/3。种子多数，细小，褐色，圆肾形，密生瘤状突起。气微，味淡。（图9-94-3）

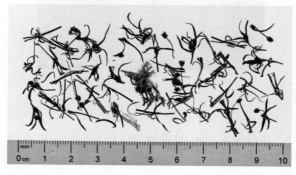

图9-94-3 漆姑草（饮片）

【性味与归经】 苦、辛，凉。归肝、胃经。

【功能】 凉血解毒，杀虫止痒。

【应用】

1. 漆疮及肿 全草捣汁涂敷。

2. 龋齿 ① 全草捣汁含漱。② 鲜茎、叶捣烂，揉作小丸，塞蛀齿中。

3. 瘰疬溃烂 鲜草捣烂，敷于患处。

4. 跌打内伤 全草15 g，煎服。

5. 毒蛇咬伤 ① 鲜草50 g，雄黄，捣烂敷。② 鲜草50 g，捣烂，加开水搅汁服，外用鲜草嚼烂，敷伤口周围及肿处。（均出自《中草药学》）

【用法与用量】 10 ～ 30 g；或研末。外用：捣汁涂或捣敷。

【贮藏保管】 置通风干燥处。

滴水珠[*]

【来源】 为天南星科植物滴水珠 *Pinellia cordata* N. E. Br. 的块茎。

【植物形态】 多年生草本，高可达15 m。地下块茎球形，上生须根。叶通常1片，近戟形或心脏形，基部心形或戟形，先端锐尖，全缘，表面绿色或淡紫色，两面光滑无毛；侧脉羽状在近叶缘处联合，叶片与叶柄相接处有一珠芽，叶柄下段近1/5 ～ 1/4处又有一珠芽。花绿色，单性同株，肉穗花序，佛焰苞管部卵形，上部呈头巾状，花序轴细长，伸出佛焰苞外而稍弯；花期夏季。果为浆果，聚生呈果穗。（图9-95-1）

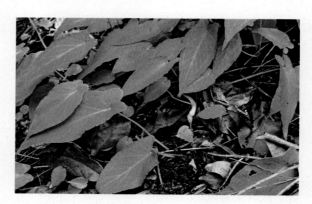

图9-95-1 滴水珠（植物）

【产地】 产于长江流域至我国南部各地。

【采收加工】 春、夏季采挖，洗净，晒干或鲜用。

【药材鉴别】 块茎扁圆球形，直径0.8 ～ 3.5 cm，高约1 mm，四周有时可见疣状突起的小块茎。表面浅黄色或浅棕色，顶端平，中心有凹陷的茎痕，有时可见点状根痕；底部扁圆，有皱纹，表面较粗糙。质坚实，断面白色，富粉性。气微，味辛辣，麻舌而刺喉。（图9-95-2）

以块大、粉性足者为佳。

【化学成分及药理作用】 含天冬氨酸、谷氨酸、精氨酸等多种氨基酸，以及β-谷甾醇、油酸、生物碱等物质。

滴水珠有止痛、消炎及抗过敏作用。

【饮片炮制及鉴别】 滴水珠 取药材，除去

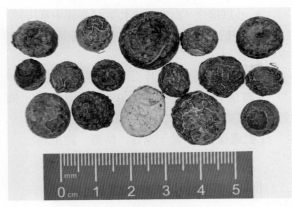

图9-95-2　滴水珠（药材）

杂质，洗净，干燥。用时打碎。

成品性状特征同药材。

【性味与归经】　辛，温；小毒。归心、肾经。

【功能】　解毒消肿，散瘀止痛。

【应用】

1. 急性胃痛　滴水珠根1～2个。捣烂，温开水送服（《中草药学》）。

2. 挫伤　滴水珠鲜根2个，石胡荽（鲜）适量，甜酒少许。捣烂外敷（《中草药学》）。

3. 腰痛　滴水珠（完整不破损的）鲜根一钱，整粒用温开水吞服（不可嚼碎）；另以滴水珠鲜根加食盐或白糖捣烂，敷患处（《浙江民间常用草药》）。

【用法与用量】　研末装胶囊，每次0.3～0.6 g，或1～3粒吞服（不可嚼服）。外用：适量，捣敷。

【注意】　孕妇及阴虚、热证禁服。内服切忌过量，否则可引起喉舌麻痹。

【贮藏保管】　置阴凉干燥处。

【论注】　由于半夏野生资源日趋减少，栽培技术未能使产量大幅度提高，因而在市场上有的以滴水珠作为半夏的代用品。两者之间的差异值得进一步研究。

白背叶*
（附：白背叶根*）

【来源】　为大戟科植物白背叶 Mallotus apelta (Lour.) Muell.-Arg. 的叶。

【植物形态】　落叶灌木，高可达8 m。树皮

褐色，枝暗紫色，幼枝密灰白色星状绒毛。叶互生，广卵圆形，顶端常作2～3浅裂，裂片三角形，先端渐尖，中央裂片最大，如为全缘则顶端长尖或骤尖，表面绿色，疏被星状绒毛，基部与叶柄交接处具扁压状圆形杯状腺体1对，背面密被灰白色星状绒毛。花单性异株，雄花密集，顶生穗状花序，雌花序较短，集成总状花序；花期6—7月。蒴果近圆球形，表面具长软刺，室背开裂；果期10—11月。（图9-96-1）

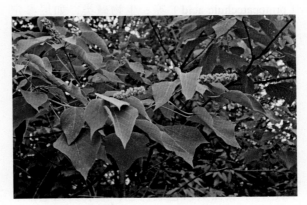

图9-96-1　白背叶（植物）

【产地】　主产于陕西、江苏、安徽、浙江、江西、福建、河南、湖南等地。

【采收加工】　夏、秋采集，晒干。

【药材鉴别】　皱缩，边缘多内卷。完整叶片展平后呈圆卵形，长7～14 cm，宽4～14 cm，上表面绿色或黄绿色，下表面灰白色或白色，顶端渐尖，基部略呈心形或近平截，具2腺点，全缘或顶部微3裂，有钝齿，上表面无毛，下表面被星状毛；基出脉3条，叶脉于下表面隆起。叶柄长5～15 cm，质脆。气微香，味微苦、辛。（图9-96-2）

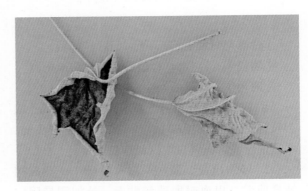

图9-96-2　白背叶（药材）

【化学成分及药理作用】 含挥发油、黄酮、三萜、香豆素、有机酸、生物碱等。挥发油，主要有莰烯（camphene）、桉油精（1,8-oxido-p-menthane）、β-丁香烯（caryophyllene）等。黄酮类，如洋芹素（apigenin）、洋芹苷 7-O-B-D-糖苷（apigetrin）等；三萜类，如熊果酸（ursolic acid）、木栓酮（friedelin）等；香豆素类，如东莨菪内酯（scopoletin）；有机酸类，如对羟基苯甲酸（p-hydroxybenzoic acid）、原儿茶酸（protocatechuic acid）等；生物碱类，如尼参定碱。此外，尚有β-谷甾醇、诺尼醇-葡萄糖、胡萝卜烯、三十一烷等。

白背叶煎剂或浸剂，均能抑制钉螺活动。白背叶水提取物对小鼠逆转录酶和人Ⅲ型鼻咽癌（KBⅢ）DNA聚合酶均有抑制作用。

【饮片炮制及鉴别】 白背叶 取药材，除去杂质，淋透，切丝，晒干。

成品呈不规则形的丝、片。上表面绿色或黄绿色，下表面灰白色或白色，上表面无毛，下表面被星状毛，基部略呈心形或近平截，具2腺点；基出脉3条，叶脉于下表面隆起。质脆。气微香，味微苦、辛。（图9-96-3）

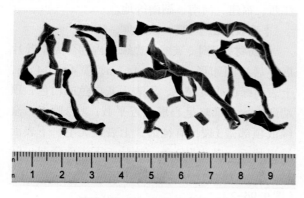

图9-96-3 白背叶（饮片）

【性味与归经】 苦，平。归肝、脾经。

【功能】 清热解毒，消肿止痛，祛湿止血。

【应用】

1. 胃痛呕水 白背叶草头浸男子尿1周，取起洗净晒干。每用60g，雄鸡1只去肠杂头肺，水适量炖服，每周1次（《闽南民间草药》）。

2. 外伤出血，溃疡 白背叶晒干，擦成棉绒样收贮，出血时取适量贴上，外加绷带固定（《岭南草药志》）。

3. 皮肤湿痒 白背叶煎水洗（《福建中草药》）。

4. 产后风 白背叶、艾叶，酒煎服（《江西草药手册》）。

中成药品种有花红片。

【用法与用量】 1.5～9g。外用适量，捣敷；研末撒；或煎水洗。

【贮藏保管】 置干燥处，防霉、防虫蛀。

附：白背叶根

为大戟科植物白背叶 Mallotus apelta (Lour.) Muell.-Arg. 的根及根茎。全年可采，洗净，切片，晒干。根茎稍粗大，直径1～6cm。表面黑褐色或棕褐色，具细纵裂纹，刮去栓皮呈棕红色。根呈长圆锥形，弯曲，有小分支，木质部细密，花纹不明显；皮部纤维性。无臭，味苦微涩。

含甾体类成分。临床切片生用。味微苦、涩，性平。归肝经。功能清热，祛湿，收敛，消瘀。用于瘰疬痞块，白带淋浊，子宫下垂，产后风瘫，肠风泻泄，脱肛，疝气，赤眼，喉蛾，耳风流脓。内服：煎汤，15～30g。外用适量。

茅莓根*

【来源】 为蔷薇科植物茅莓 Rubus parvifolius L. 的干燥根。

【植物形态】 落叶小灌木。根圆柱形稍扭曲，质硬。茎枝成拱形，有短毛及斜生刺。叶互生，通常三出复叶，小叶片为广卵形或菱状卵形，边缘有不整齐的锯齿。花数朵集成伞房花序或短总状花序；花瓣5片，粉红色。果集成球形，红色。花期5—6月，果期6—8月。（图9-97-1）

【产地】 全国大部分地区有产。

【采收加工】 冬、春采挖，除去杂质，晒干。

【药材鉴别】 根头部分较粗大，顶端有残留茎基或茎痕。根呈圆柱形，多扭曲，长10～30cm，直径0.2～1.2cm，表面灰棕色至棕褐色，有纵皱纹；栓皮剥落后，内皮显红棕色。质坚硬，断面黄棕色，呈放射状纹理，木质部导管多单个散在。气微，味微苦涩。（图9-97-2）

【化学成分及药理作用】 含三萜及三萜皂苷、黄酮等。三萜及三萜皂苷类主要是齐墩果烷

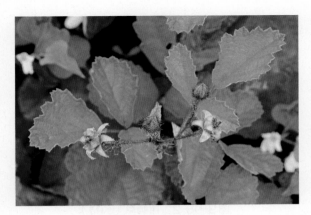

图9-97-1　茅莓（植物）

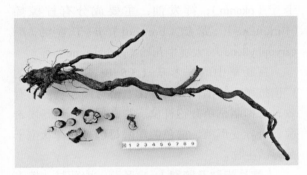

图9-97-2　茅莓根（药材）

黄棕色，可见放射状纹理。质坚硬。气微，味微涩。（图9-97-3）

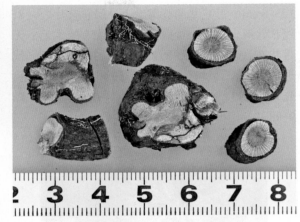

图9-97-3　茅莓根（饮片）

【性味与归经】 苦、涩，微寒。归膀胱、肺、肝经。

【功能】 清热解毒，祛风利湿，活血凉血。

【应用】 痰热毒瘀蕴结所致鼻咽部慢性炎症，鼻咽癌放射治疗后分泌物增多　如鼻咽清毒颗粒（野菊花、苍耳子、重楼、茅莓根、两面针、夏枯草、龙胆、党参）（《中国药典》2020年版一部）。

中成药品种主要有鼻咽灵片、鼻咽清毒颗粒等。

【用法与用量】 30～60 g；外用鲜品适量，捣烂敷患处。

【贮藏保管】 置干燥处。

【注意】 孕妇及儿童慎用；忌食辛辣食物。

盲肠草*

【来源】 为菊科植物鬼针草 Bidens pilosa L. 的干燥全草。

【植物形态】 一年生草本，高30～100 cm。茎钝四棱形，无毛或上部被极稀的柔毛。茎下部叶较小，3裂或不分裂，通常在开花前枯萎；中部叶具柄，柄长1.5～5 cm，三出；小叶3枚，两侧小叶椭圆形或卵状椭圆形，先端锐尖，基部近圆或阔楔形，有时不对称，具短柄，边缘有锯齿，顶端小叶较大，长椭圆形或卵状长圆

型（oleanane type）及乌索酸型（ursane type），如苦莓苷（nigaichigoside）F_1、coreanoside F等；黄酮类，如槲皮素、3-甲氧基儿茶素及（+）-儿茶素等；还含鞣质类、β-谷甾醇、β-胡萝卜苷、月桂酸等成分。

茅莓根对金黄色葡萄球菌、痢疾杆菌、铜绿假单胞菌、大肠埃希菌、猪霍乱杆菌、黄疸出血型钩端螺旋体均有抑制作用。茅莓水提取物具有抗凝和促凝的双重功能。茅莓根提取物乙酸乙酯部位在体外能够下调HBsAg和HBeAg的表达，并呈现出浓度和时间依赖性。茅莓总皂苷对多种肿瘤细胞具有抑制活性。茅莓水提物可以缩短小鼠出血时间和凝血时间，有促进血凝和止血作用；同时可以缩短家兔优球蛋白溶解时间，提高纤溶酶的活性，从而抑制体内血栓形成；提示茅莓具有止血与活血化瘀双向调节作用。

【饮片炮制及鉴别】 茅莓根　取药材，除去杂质，洗净，切片，晒干。

成品为类圆形或不规则形的片，直径0.3～2.5 cm。外表皮灰棕色至棕褐色，粗糙，外皮较易脱落，有的具须根痕。切面淡黄色至淡

形，先端渐尖，基部渐狭或近圆形，具1～2 cm
的柄，边缘有锯齿，上部叶小，3裂或不分裂，
线状披针形。头状花序径8～9 mm，花序梗长
1～6 cm；总苞基部被柔毛，外层总苞片7～8，
线状匙形，草质，背面无毛或边缘有疏柔毛；无
舌状花，盘花筒状，冠檐5齿裂。瘦果黑色，线
形，略扁，具棱，上部具稀疏瘤状突起及刚毛，
先端芒刺3～4枚，具倒刺毛。花期春季。（图
9-98-1）

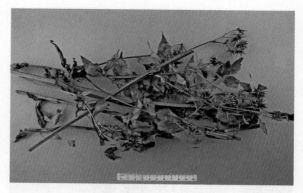

图9-98-2　盲肠草（药材）

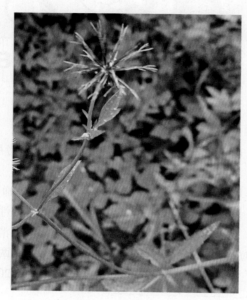

图9-98-1　鬼针草（植物）

【产地】　全国大部分地区均有产。

【采收加工】　夏、秋季花期割取地上部分，
拣去杂质，鲜用或晒干。

【药材鉴别】　茎钝四棱形，基部直径可达
6 mm。中部叶对生，茎下部叶较小，常在开花
前枯萎；中部叶对生具柄，三出，小叶椭圆形或
卵状椭圆形，叶缘具粗锯齿；顶生小叶稍大对生
或互生。头状花序总苞草质，绿色，边缘被短柔
毛，托片膜质，背面褐色，边缘黄棕色；花黄棕
色或黄褐色，无舌状花。有时可见10余个长条
形具4棱的果实；果实棕黑色，先端有针状冠毛
3～4条，具倒刺。气微，味淡。（图9-98-2）

【化学成分及药理作用】　含苯基庚三炔
（phenylheptatriyne）、亚油酸（linoleic acid）、亚
麻酸（linolenic acid）、无羁萜（friedelin）、无羁
萜-3β-醇（friedelan-3β-ol）、异奥卡宁-7-O-葡
萄糖苷（isookanin-7-O-β-glucopyranoside）、奥

卡宁（okanin）；挥发油，主要成分有柠檬烯
（limonene）、龙脑（borneol）、β-丁香烯（β-
caryophyllene）、大牻牛儿烯（germacrene）等。

盲肠草中的1-苯基-1,3,5-庚三烯有明显的
广谱抗微生物活性，对细菌、酵母菌、真菌均有
效，可抑制枯草芽孢杆菌、粪链球菌、大肠埃希
菌、奇异变形菌、白色假丝酵母菌、石膏状孢子
菌等微生物。

【饮片炮制及鉴别】　盲肠草　取药材，拣去
杂质，抢水洗净，稍润至软，切段，干燥。

成品为不规则的段，茎、叶、花、果实混
合。茎钝四棱形，表面暗绿色或带紫色，嫩茎被
短毛。叶多破碎，完整叶暗绿色，裂片具不规则
锯齿，两面疏生短毛。头状花序，总苞片多数，
黄绿色，被短毛；花黄色。瘦果线形，具棱，顶
端有3～4条芒刺。气弱，味微苦。（图9-98-3）

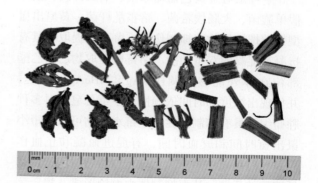

图9-98-3　盲肠草（饮片）

【性味与归经】　苦，平。归肺、肝、大肠经。

【功能】　清热解毒，散瘀消肿。

【应用】

1. 咽喉肿痛　全草25～50 g，煎水，含服。

2. 急性肠胃炎 全草75 g，煎服。

3. 急性单纯性阑尾炎性肝炎 与半边莲同用。（均出自《中草药学》）

【用法与用量】 15～30 g；鲜品30～60 g。外用适量，捣烂敷患处。

【注意】 孕妇忌服。

【贮藏保管】 置干燥处。

【论注】 同属植物婆婆针 *Bidens bipinnata* Laur. 也药用。植物不同点：中部及下部叶对生，2回羽状分裂，裂片再次羽状分裂，小裂片三角状或菱状披针形；小叶卵形，先端尖，边缘具不规则的细尖齿或钝齿，两面略具短毛。

第四节

清热凉血药

清热凉血药，多为苦甘咸寒之品，具有清解营分、血分热邪的作用，主要用于血分实热证，温热病热入营血，血热妄行，症见斑疹和各种出血，如鼻衄、牙龈出血、吐血、便血，以及舌绛、烦躁甚至神昏谵语等。

热邪入于营分，往往伤阴耗液。本类药物中的地黄、玄参等，既能清热凉血，又能养阴增液。因此，不仅血分实热证常用，热病伤阴亦常选用。

清热凉血药，一般适用于热在血分的病证。如属气血两燔，可配合清热泻火药同用。

地 黄

【来源】 为玄参科植物地黄 *Rehmannia glutinosa* Libosch. 的干燥块根。

【植物形态】 多年生草本。茎直立，单一或由基部分生数枝，高达30 cm。全株被灰白色长柔毛及腺毛，根茎肥厚肉质。基生叶成丛生状，叶片倒卵形至长椭圆形，基部渐狭下延成长柄，先端钝，边缘有不整齐钝齿，叶面多皱。顶生总状花序，花萼钟状，5裂；花冠筒状微弯曲，顶部5裂，呈二唇形，花外紫内黄白色；花期4—5月。蒴果卵形或卵圆形，有宿存花柱和花萼，种子多数；果期5—6月。（图9-99-1）

【产地】 主产于河南。河南温县、博爱、武陟、孟州等地产量最大，质量最佳。为道地药材"四大怀药"之一。

【采收加工】 秋季采挖，除去芦头、须根及泥沙，鲜用者习称"鲜地黄"；将鲜地黄缓缓烘

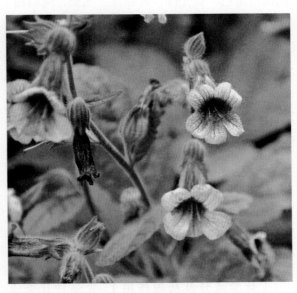

图9-99-1 地黄（植物）

焙至内部变黑，约八成干，捏成团块，习称"生地黄"。

【药材鉴别】

1. 鲜地黄 呈纺锤形或条状，长9～15 cm，直径1～6 cm。外皮薄，表面浅红黄色，具弯曲的皱纹、横长皮孔样突起及不规则瘢痕。肉质、断面皮部淡黄色，可见橘红色油点，中部有放射状纹理。气微，味微甜、微苦。（图9-99-2）

以个大、粗壮、外皮红黄色、断面黄白色、味微甜而微苦者为优。

2. 生地黄 多呈不规则的团块或长圆形，中间膨大，两端稍细，长6～12 cm，直径2～6 cm；有的细小，长条形，稍扁而扭曲。表面棕黑或棕灰色，极皱缩，具不规则横曲纹。体重，质较软而韧，不易折断，断面棕黄色至黑

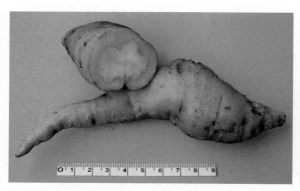

图9-99-2 鲜地黄（药材）

色或乌黑色，有光泽，具黏性。气微，味微甜。（图9-99-3）

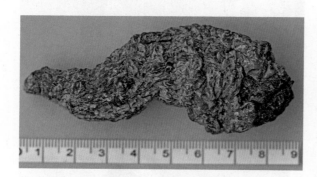

图9-99-3 生地黄（药材）

以块大、体重、断面乌黑色者为佳。

【化学成分及药理作用】 含多种苷类成分：以环烯醚萜苷类为主，如梓醇（catalpol）、桃叶珊瑚苷（aucubin）、地黄苷（rehmannioside）A/B/C/D等；紫罗兰酮苷类，如地黄紫罗兰苷（rehmaionoside）A/B/C等；单萜苷类，如地黄苦苷（rehmapicroside）等；苯乙醇糖苷类，如洋地黄叶苷（purpureaside）、焦地黄苯乙醇苷（jionoside）A_1/B_1等；含糖类，如水苏糖（stachyose）、毛蕊花糖、地黄多糖RPS-b等；还含甘露醇、β-谷甾醇、豆甾醇、地黄素等。

地黄具有降血糖、强心利尿、抗炎及免疫调节、抗菌、造血等作用。地黄醇提取物具有调节免疫的作用，地黄水提物对组胺、蛋清所致炎症具有抑制作用，地黄水提物及乙醇提物均具有降血糖作用，地黄水浸液具有抗真菌作用；地黄多糖具有抑制肿瘤的作用，及影响骨髓造血系统的作用。

【饮片炮制及鉴别】

1. 鲜地黄 取药材，洗净，除去须根及芦头，切厚片。

成品为类圆形厚片，表面和断面特征同鲜地黄药材鉴别。（图9-99-4）

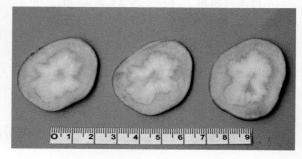

图9-99-4 鲜地黄（饮片）

2. 生地黄 取药材，除去杂质，洗净，闷润，切厚片，干燥。

成品为类圆形或不规则的厚片。外表皮棕黑色或棕灰色，极皱缩，具不规则的横曲纹。切面棕黄色至黑色或乌黑色，有光泽，具黏性。气微，味微甜。（图9-99-5）

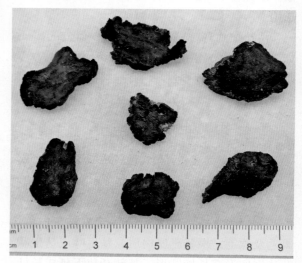

图9-99-5 生地黄（饮片）

3. 生地黄炭 取生地黄，用武火加热，炒至药物表面呈炭黑色、发泡鼓起、内有弹性。

成品形如生地黄，外表焦黑色，发泡，内松，中心部呈棕黑色并具蜂窝状裂隙。有焦苦味。（图9-99-6）

生地黄较鲜地黄养阴作用加强。生地黄炭能凉血，止血。

【性味与归经】 鲜地黄 甘，苦、寒。归

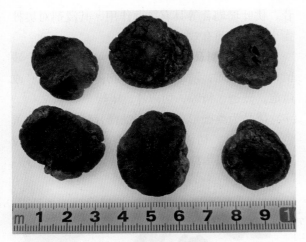

图9-99-6 生地黄炭

心、肝、肾经。

生地黄 甘，寒。归心、肝、肾经。

【功能】 鲜地黄 清热生津，凉血，止血。

生地黄 清热凉血，养阴生津。

【应用】

1. 温热病热入营血，身热口干、舌绛或红等证 如清营汤（犀角_{水牛角代}、生地、银花、连翘、元参、黄连、竹叶心、丹参、麦冬）（《温病条辨》）。治温热病后期，余热未尽，阴津已伤，而致发热、夜热早凉，以及慢性病由于阴虚内热所致潮热证，如青蒿鳖甲汤（青蒿、鳖甲、细生地、知母、牡丹皮）（《温病条辨》）。

2. 热在血分，迫血妄行的吐血、衄血、尿血、崩漏下血等证 如四生丸（荷叶、艾叶、侧柏叶、生地黄）（《妇人大全良方》）。治血热毒盛，发疹发斑而斑疹紫黑之证，如犀角地黄汤（犀角_{水牛角代}、生地黄、芍药、牡丹皮）（《小品方》）。

3. 热病伤阴，舌红口干，或口渴多饮，以及消渴证烦渴多饮等证 如益胃汤（沙参、麦冬、冰糖、细生地、玉竹_{炒香}）（《温病条辨》）。

4. 热甚伤阴劫液而致肠燥便秘 如增液汤（玄参、麦冬_{连心}、细生地）（《温病条辨》）。

5. 喉风初起，风热壅肺，咽喉红肿疼痛 如地黄散（小生地、京赤芍、苏薄荷、牡丹皮、桔梗、甘草、茜草）（《重楼玉钥》）。治血分风热所致风疹瘙痒，与荆芥、牡丹皮、白鲜皮等同用。

中成药品种有乙肝养阴活血颗粒、天麻祛风补片、止红肠辟丸、妇宝颗粒、更年安胶囊、

尪痹片（颗粒）、金果饮、金果饮咽喉片、养心定悸口服液（膏）、养阴生血合剂、养阴清肺丸（口服液、膏）、消银片（胶囊）、消渴灵片等。

【用法与用量】 鲜地黄12～30 g。生地黄10～15 g。

【注意】 脾虚湿滞，腹满便溏者不宜用。

【贮藏保管】 鲜地黄埋在沙土中，防冻；生地黄置通风干燥处，防霉，防蛀。

玄 参

【来源】 为玄参科植物玄参Scrophularia ningpoensis Hemsl.的干燥根。

【植物形态】 多年生草本，高达1.2 m。根圆柱形，下面有分叉，外皮灰黄褐色。茎直立，四棱形，光滑或有腺状柔毛。叶对生，卵形或卵状椭圆形，基部圆形或近截形，先端渐尖，边缘具钝锯齿，背面有稀疏散生的细毛。花暗紫色，顶生疏散的圆锥状聚伞花序；花期7—8月。蒴果卵圆形，萼片宿存；果期8—9月。（图9-100-1）

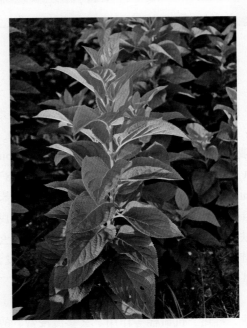

图9-100-1 玄参（植物）

【产地】 主产于浙江磐安、杭州、东阳等地。为道地药材"浙八味"之一。湖北、江苏、江西、四川等地亦产。

【采收加工】 冬季茎叶枯萎时采挖，除去芦

头、须根、子芽（供留种栽培用）及泥沙，晒或烘至半干，堆放发汗至内部变黑色，再晒干或烘干。

【药材鉴别】 呈类圆柱形，中间略粗或上粗下细，有的微弯曲似羊角状，长6～20 cm，直径1～3 cm。表面灰黄色或灰褐色，有明显的纵沟和横向皮孔。质坚硬，不易折断，断面略平坦，乌黑色，微有光泽。具焦糖气，味甘、微苦。以水浸泡，水呈墨黑色。（图9-100-2）

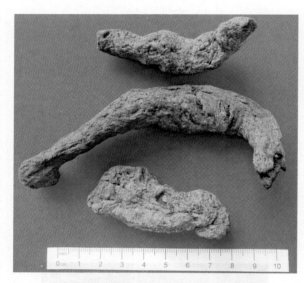

图9-100-2 玄参（药材）

以条粗壮、坚实、断面乌黑色者为佳。

【化学成分及药理作用】 含多种苷类成分：环烯醚萜苷类，如哈帕苷（harpagide）、哈巴俄苷（harpagoside）、桃叶珊瑚苷（aucubin）、8-（邻甲基-对-香豆酰）-哈巴俄苷 [（8-O-menthyl-*p*-coumaroyl）-harpagoside] 等；苯丙素苷类，如毛蕊花糖苷、赛斯坦F等。含环戊烯并呋喃类，如玄参种苷元（ningpogenin）、玄参种苷（ningpogoside）A/B。此外，还含挥发油、氨基酸、油酸、生物碱、甾醇、多糖等。

玄参具有抗炎和抗氧化、降血压、强心、降血糖、解热、抗血栓等作用。玄参流浸膏、醇提取液和煎剂具有降血压作用；乙醇提取物具有增加冠脉流量及保护缺血心肌的作用；玄参水提物、石油醚醇提物具有促纤维溶解的作用。苯丙素苷类具有抗血小板聚集、降尿酸、抗炎镇痛、护肝的作用；多糖具有抗疲劳作用；环烯醚萜类及多酚类具有抗氧化的作用。哈帕苷、哈巴俄

苷、桃叶珊瑚苷等具有抗菌作用，其浸剂对奥杜益小芽孢癣菌有效。

【饮片炮制及鉴别】 玄参 取药材，除去残留根茎和杂质，洗净，润透，切薄片，干燥；或微泡，蒸透，稍晾，切薄片，干燥。

成品为类圆形或椭圆形的薄片。外表皮灰黄色或灰褐色。切面黑色，微有光泽，有的具裂隙。气特异似焦糖，味甘、微苦。（图9-100-3）

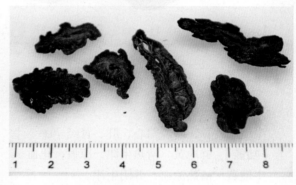

图9-100-3 玄参（饮片）

【性味与归经】 甘、苦、咸，微寒。归肺、胃、肾经。

【功能】 清热凉血，滋阴降火，解毒散结。

【应用】

1. 温热病热入营分，伤阴劫液，身热、口干、舌绛等证 如清营汤（犀角_{水牛角代}、生地、银花、连翘、元参、黄连、竹叶心、丹参、麦冬）（《温病条辨》）。治温热病邪陷心包、神昏谵语之证，如清宫汤（元参心、莲子心、竹叶卷心、连翘心、犀角_{水牛角代}、连心麦冬）（《温病条辨》）。

2. 温热病血热壅盛，发斑或咽喉肿痛，甚则烦躁谵语之证 如化斑汤（石膏、知母、甘草、玄参、犀角_{水牛角代}、白粳米）（《温病条辨》）；又如玄参升麻汤（玄参、升麻、甘草）（《类证活人书》）。

3. 咽喉肿痛、痈肿疮毒、瘰疬痰核等证 治由外感风热引起的咽喉肿痛，常与牛蒡子、桔梗、薄荷等同用。治内热所致咽喉肿痛，常与麦冬、甘草、桔梗同用。治痈肿疮疡，多与银花、连翘、紫花地丁等同用。治脱疽，如四妙勇安汤（金银花、玄参、当归、甘草）（《验方新编》）。治瘰疬痰核，如消瘰丸（玄参、贝母、牡蛎）（《医学心悟》）。

中成药品种有小儿止嗽糖浆、玄麦甘桔含片（胶囊、颗粒）、金嗓清音丸（胶囊）、健民咽喉片、增液颗粒等。

【用法与用量】 9～15 g。

【注意】 不宜与藜芦同用。脾胃虚寒，胸闷少食者不宜用。

【贮藏保管】 置干燥处，防霉，防蛀。

【论注】

（1）同属植物北玄参*Scrophularia buergeriana* Miq.的根，在华北及东北地区作玄参用。根呈圆锥形，较小，有纵皱纹，表面灰褐色，有细根及细根痕。

（2）主产浙江的玄参条粗壮，微弯曲似羊角状（习称"羊角参"），上有芦头（根茎），外皮灰黄色，有纵沟，肥大，滋润；质坚韧，不易折断，断面黑色，有黄边，习称"金边玄参"；有焦糖气，味甘、微苦；加清水浸泡后水变黑色。主产四川的玄参根兜状，外黄色，内黑色，有纤维性，腥臭气。

牡丹皮

【来源】 为毛茛科植物牡丹*Paeonia suffruticosa* Andr.的干燥根皮。

【植物形态】 落叶亚灌木，高可达2 m。茎皮灰色，无毛，分枝多，短而粗壮，灰黑色。叶互生，为不规则的二回羽状复叶，顶生小叶常呈3深裂，顶端裂片常具2～3粗齿牙，两侧全缘，侧生小叶常呈卵形，作掌状3～5裂或具同数齿牙，表面深绿色，无毛，背面淡绿色被白霜，背面主脉上疏被白色长毛。花红色或白色，大型，单生于枝顶；花期5—7月。蓇葖果卵圆形；果期7—8月。（图9-101-1）

【产地】 主产于安徽、河南、四川、湖南、陕西、山东、湖北、甘肃、贵州等地。产安徽铜陵凤凰山者称"凤丹皮"，为道地药材。

【采收加工】 栽培3～5年后采收。常在10—11月挖出根部，除去须根及茎基，剥取根皮，晒干，习称"原丹皮"。趁鲜刮去外皮，纵剖，抽取木心，习称"刮丹皮"或"粉丹皮"。

【药材鉴别】

1. 原丹皮 呈筒状或半筒状，有纵剖开的

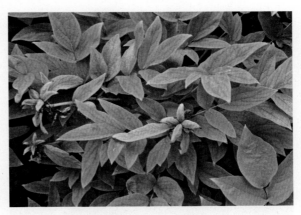

图9-101-1 牡丹（植物）

裂缝，向内卷曲或略外翻，长短不一，通常长5～20 cm，直径0.5～1.2 cm，厚0.1～0.4 cm。外表面灰褐色，有多数横长略凹陷的皮孔和细根痕；内表面淡灰黄色或浅棕色，有明显的细纵纹，常见发亮的结晶。质硬而脆，易折断，断面较平坦，淡粉红色，粉性。气芳香，味微苦而涩。（图9-101-2）

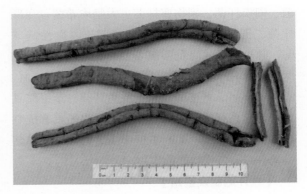

图9-101-2 原丹皮（药材）

2. 刮丹皮 外表面有刮刀削痕，外表面红棕色或淡灰黄色，有时可见灰褐色斑点状残存外皮。（图9-101-3）

以条粗长、皮厚、无木心、断面白色、粉性足、结晶多、香气浓者为佳。

【化学成分及药理作用】 含多种苷类：酚类及其苷类，如丹皮酚（paeonol）、丹皮酚苷（paeonoside）、丹皮酚新苷（apiopaeonoside）等；单萜及其苷类，如芍药苷（paeoniflorin）、氧化芍药苷（oxypaeoniflorin）、苯甲酰芍药苷（benzoylpaeoniflorin）、苯甲酰基氧化芍药苷（benxoyloxy-paeoniflorin）等。此外，还含黄酮、

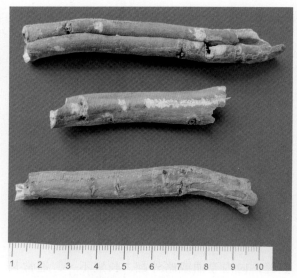

图9-101-3 刮丹皮（药材）

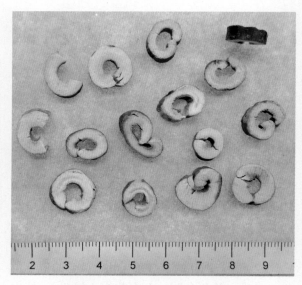

图9-101-4 牡丹皮（饮片）

有机酸、香豆素等。

牡丹皮具有中枢神经抑制、镇痛、抗炎、抗菌、抗肿瘤、抗凝及抗血栓等作用。牡丹皮对痢疾杆菌、伤寒杆菌等抑制作用显著，对伤寒杆菌、痢疾杆菌、副伤寒杆菌、大肠埃希菌、变形杆菌、铜绿假单胞菌、葡萄球菌、溶血性链球菌、肺炎球菌、霍乱弧菌等多种细菌都有不同程度抑制作用。丹皮总苷具有保肝、抗心肌缺血、解痉等作用；丹皮酚、苯甲酰芍药苷、苯甲酰氧化芍药苷具有抗血栓形成作用；丹皮酚具有抗心律失常、降血压、抑制中枢作用；丹皮酚及单萜类具有影响免疫功能的作用。

【饮片炮制及鉴别】

1. **牡丹皮** 取药材，迅速洗净，润透，切薄片，低温干燥。

成品为圆形或卷曲形的薄片。原丹皮外表面灰褐色或黄褐色，栓皮脱落处粉红色；刮丹皮外表面红棕色或淡灰黄色。内表面有时可见发亮的结晶。切面淡粉红色，粉性。气芳香，味微苦而涩。（图9-101-4）

2. **牡丹皮炭** 取牡丹皮，用武火炒至表面微黑色。

成品形如牡丹皮，表面微黑色，有香气。

牡丹皮炒黑后则增强入血分凉血，止血的功能。

【性味与归经】 苦、辛，微寒。归心、肝、肾经。

【功能】 清热凉血，活血化瘀。

【应用】

1. **温热病热入血分而发斑疹，及血热妄行所致吐血、衄血等证** 如犀角地黄汤（犀角水牛角代、地黄、赤芍、牡丹皮）（《温病条辨》）。

2. **温热病后期，阴分伏热发热，或夜热早凉，以及阴虚内热等证** 如青蒿鳖甲汤（青蒿、鳖甲、知母、生地、牡丹皮）（《温病条辨》）。

3. **血滞经闭、痛经，或癥瘕等证** 如桂枝茯苓丸（桂枝、茯苓、桃仁、牡丹皮、芍药）（《金匮要略》）。治瘀滞疼痛之症，可与乳香、没药等同用。本品活血行瘀作用亦适用于跌打损伤。

4. **痈肿疮毒及内痈** 治外痈，与金银花、连翘、白芷等同用。治肠痈初起，如大黄牡丹皮汤（大黄、芒硝、牡丹皮、桃仁、冬瓜子）（《金匮要略》）。

中成药品种有六味地黄丸（浓缩丸、软胶囊、胶囊、颗粒）、双丹口服液、归芍地黄丸、桂枝茯苓片、七味都气丸、丹膝颗粒、二十七味定坤丸、乙肝宁颗粒、三宝胶囊、女金丸（胶囊）、耳聋左慈丸、小儿退热合剂（小儿退热口服液）等。

【用法与用量】 6～12 g。

【注意】 血虚有寒、孕妇及月经过多者慎用。

【贮藏保管】 置阴凉干燥处。

【论注】

（1）商品中混淆品有如下品种。

1）同属四川牡丹 *Paeonia szechuanica* Tang 的根皮，称川丹皮。川丹皮细而薄，直径0.3～1.2 cm，厚0.1～0.2 cm。断面浅黄色。

2）同属黄牡丹 *Paeonia delavayi* Fr. 及其变种的根皮，称西昌丹皮。西昌丹皮较粗，直径0.8～1.6 cm，厚0.1～0.3 cm，栓皮脱落处呈红棕色，内表面浅灰色或浅黄色。气微香。

3）紫金牛科植物朱砂根 *Ardisia crenata* Sims 的根皮。多为未除去木心之圆锥形，棕褐色，或已刮去外皮除去木心者，呈类白色卷筒状。断面无银星，无香气。

（2）凤丹皮呈纵剖筒状，外粉红色，皮肉厚，卷筒内有晶状"亮星"，两端剪平，缝口紧闭，条干圆直，断面粉红色，具粉性，香气浓。品质优。其他产区皮较薄，卷筒内"银星"少见，粉性亦弱。

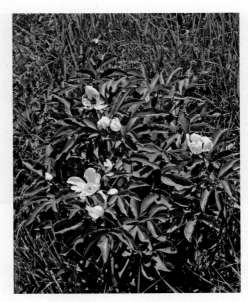

图9-102-1　芍药（植物）

赤 芍

【来源】　为毛茛科植物芍药 *Paeonia lactiflora* Pall. 或川赤芍 *Paeonia veitchii* Lynch 的干燥根。

【植物形态】

1. 芍药　多年生草本，高达80 cm。茎圆柱形，淡绿色，微带淡红色。叶互生，常2回3出羽状复叶；顶端叶为3出叶，或顶端小叶又分3深裂，而侧生小叶又分不规则的2裂；小叶片长椭圆形至披针形，基部楔形至宽楔形，先端锐尖或钝尖，表面绿色，背面淡绿色，两面除沿叶脉微被细毛外，余均无毛，边缘具白色骨质细齿，纸质。花白色或淡红色，有芳香，顶生或腋生数花，直径8～11.5 cm，苞片4～5，披针形，大小不等；萼片4，宽卵形或近圆形；花瓣9～13；花盘浅杯状，包裹心皮基部，心皮4～5，无毛。花期5～6月。蓇葖果卵圆状锥形；果期7—8月。（图9-102-1）

2. 川赤芍　小叶呈羽状分裂，裂片披针形，全缘。花较芍药小，花瓣数、苞片数较芍药少，萼片、花丝较芍药短；心皮多2～3，且密生黄色绒毛。蓇葖果不具喙。（图9-102-2）

【产地】　芍药主产于内蒙古多伦、赤峰，河北丰宁、赤城；山西、黑龙江、吉林、辽宁等地亦产。川赤芍主产于四川阿坝；甘肃、青海、云

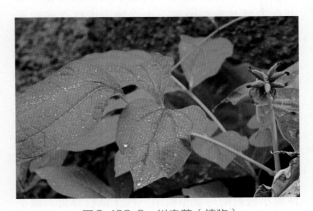

图9-102-2　川赤芍（植物）

南等地亦产。多伦赤芍为道地药材。

【采收加工】　春、秋二季采挖，除去根茎、须根及泥沙，晒干。

【药材鉴别】　呈圆柱形，稍弯曲，长5～40 cm，直径0.5～3 cm。表面棕褐色，粗糙，有纵沟和皱纹，并有须根痕和横向凸起的皮孔，有的外皮易脱落。质硬而脆，易折断，断面粉白色或粉红色，皮部窄，木部放射状纹理明显，有的有裂隙。气微香，味微苦、酸涩。（图9-102-3）

以根粗壮、表面粗糙、断面粉白色、粉性大者称"糟皮粉碴"为佳。

【化学成分及药理作用】　含苷、鞣质、挥发油等。蒎烷单萜及苷类，如芍药苷（paeoniflorin）、氧化芍药苷（oxypaeoniflorin）、苯甲酰芍药苷（benzoylpaooniflorin）等；内酯结构单萜及

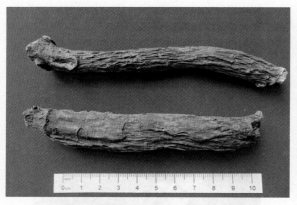

图9-102-3 赤芍（药材）

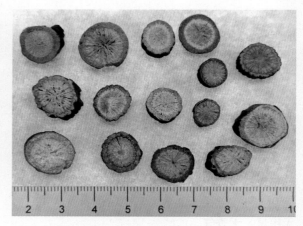

图9-102-4 赤芍（饮片）

苷类，如芍药内酯苷（paeonilactone）、芍药新苷（lactiflorin）等；鞣质类，如1,2,3,4,6-五没食子酰基葡萄糖（1,2,3,4,6-penta-O-galloyl-β-D-glucose）及相应的六没食子酰基葡萄糖和七没食子酰基葡萄糖等。挥发油，主要含苯甲酸（benzoic acid）、牡丹酚（paeonol）及其他醇类和酚类成分等。

赤芍具有抑制血小板凝聚、抗凝和抗血栓、抗动脉粥样硬化、抗抑郁、抗炎等作用。赤芍通过抑制凝血酶和激活纤溶酶原而发挥抗血栓作用。赤芍提取物在体外对肾上腺素、二磷酸腺苷（ADP）、烙铁头蛇毒（TMVA）和花生四烯酸（AA）诱导的血小板聚集均有显著抑制作用，并使血小板黏附与血小板第三因子活性降低，血小板内cAMP含量升高。赤芍总苷具有调节免疫、抗肿瘤、保护心肌作用，棕榈酸乙酯、亚油酸乙酯具有护肝作用，芍药苷具有保护神经系统、改善学习记忆、抗炎、抗惊厥作用，芍药苷及芍药内酯具有抗抑郁作用，赤芍总苷及鞣质具有抗内毒作用。

【饮片炮制及鉴别】

1. 赤芍 取药材，除去杂质，分开大小，洗净，润透，切厚片，干燥。

成品为类圆形切片，外表皮棕褐色。切面粉白色或粉红色，皮部窄，木部放射状纹理明显，有的有裂隙。（图9-102-4）

2. 炒赤芍 取赤芍，用文火炒至颜色加深。

成品形如赤芍，颜色加深，偶有焦斑。

3. 酒炒赤芍（酒赤芍） 取赤芍，加米酒或黄酒拌匀，闷透，用文火炒至微黄色。每赤芍100 kg，用黄酒12 kg。

成品形如赤芍，微黄色，略有酒气。

赤芍炒制后，增强活血散瘀、止痛之力，多用于经闭、经痛，跌打损伤，胸胁疼痛、瘀血头痛，痢疾腹痛。酒制则能缓和其寒性，并能引药上行，多用于肝火赤肿痛者。

【性味与归经】 苦，微寒。归肝经。

【功能】 清热凉血，散瘀止痛。

【应用】

1. 温病热在血分，身热、发斑疹，及血热所致吐血、衄血等证 如犀角地黄汤（犀角水牛角代、地黄、牡丹皮、赤芍）（《备急千金要方》）。治斑疹色不红活之证，如紫草快斑汤（紫草、蝉蜕、赤芍、甘草、木通）（《张氏医通》）。

2. 血滞经闭、痛经及跌打损伤瘀滞肿痛诸证 治活血痛经，如滋血汤（当归、牡丹皮、川芎、马鞭草、荆芥穗、赤芍药、枳壳、肉桂）（《太平惠民和剂局方》）。治外伤瘀痛，与桃仁、乳香、红花等同用。

3. 痈肿、目赤肿痛等证 治痈肿疔毒，如夺命丹（金银花、黄连、蚤休、赤芍、甘草、细辛、蝉蜕、僵蚕、防风、泽兰、羌活、独活、青皮）（《外科全生集》）。治肝热目赤，常与菊花、木贼、夏枯草等同用。

中成药品种妇炎康片、抗感口服液（颗粒）、男康片、补肺活血胶囊、补虚通瘀颗粒、坤宁口服液、乳疾灵颗粒、养血荣筋丸、前列欣胶囊、活血通脉片等。

【用法与用量】 6～12 g。

【注意】 不宜与藜芦同用。虚寒性经闭等忌用。

【贮藏保管】 置通风干燥处。

【论注】 多伦赤芍：呈圆柱形，稍弯曲，根条长，最长者可达1 m。表面红棕色，有横向突起皮孔及粗深的纵皱纹，皮粗糙手捻易脱落（习称"糟皮"），破皮部分呈白色或淡棕色。质轻松，断面粉红色，可见菊花心样裂隙，显粉性（习称"粉碴"）。多伦赤芍条长、质松，呈"糟皮粉碴"，气微香，味微苦涩。品质最优。

川赤芍：根具芦头（根茎），根常一头稍粗，刮去外皮者黄白色，未去外皮者红褐色。质脆，断面黄白色。气香，味甘苦微涩，嚼之略具苦杏仁味。

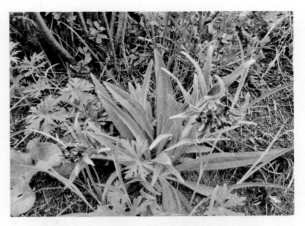

图9-103-1 新疆紫草（植物）

紫 草

【来源】 为紫草科植物新疆紫草 *Arnebia euchroma* (Royle) Johnst. 或内蒙紫草 *Arnebia guttata* Bunge 的干燥根。

【植物形态】

1. 新疆紫草 多年生草本，高15～40 cm。全株被白色或淡黄色长硬毛。根粗壮，略呈圆锥形，常与数个侧根扭卷在一起，外皮暗红紫色。茎直立，单一或基部分成两歧，基部有残存叶基形成的茎鞘。基生叶丛生，线状披针形或线形。蝎尾状聚伞花序密集于茎顶，花两性，苞片叶状，披针形，具硬毛；花萼短筒状，5裂，花冠筒状钟形，紫色或淡紫色，裂片椭圆形，开展，喉部与基部光滑，无附属物；雄蕊5，花丝短或无；子房4深裂，花柱纤细，先端浅2裂，柱头2，倒卵形。小坚果宽卵形，褐色，有粗网纹和少数疣突起。花期6—7月，果期8—9月。（图9-103-1）

2. 内蒙紫草 叶倒披针形或条状披针形。花成总状花序。花冠黄色，花冠管喉部光滑，基部具鳞片状物。（图9-103-2）

【产地】 主产于新疆、内蒙古、辽宁、湖南、河北等地。

【采收加工】 春、秋二季采挖，除去泥沙，干燥。

【药材鉴别】

1. 新疆紫草（软紫草） 呈不规则的长圆柱形，多扭曲，长7～20 cm，直径1～2.5 cm。

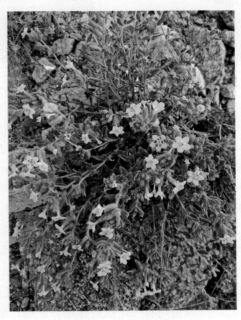

图9-103-2 内蒙紫草（植物）

表面紫红色或紫褐色，皮部疏松，呈条形片状，常10余层重叠，易剥落。顶端有的可见分歧的茎残基。体轻，质松软，易折断，断面不整齐，木部较小，黄白色或黄色。气特异，味微苦、涩。（图9-103-3）

2. 内蒙紫草 呈圆锥形或圆柱形，扭曲，长6～20 cm，直径0.5～4 cm。根头部略粗大，顶端有残茎1或多个，被短硬毛。表面紫红色或暗紫色，皮部略薄，常数层相叠，易剥离。质硬而脆，易折断，断面较整齐，皮部紫红色，木部较小，黄白色。气特异，味涩。（图9-103-4）

均以条粗大、色紫、皮厚者为佳。

【化学成分及药理作用】 含萘醌、生物

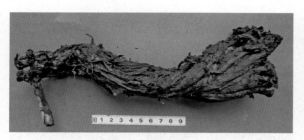

图9-103-3　软紫草（药材）

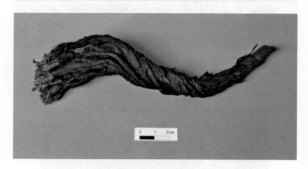

图9-103-4　内蒙紫草（药材）

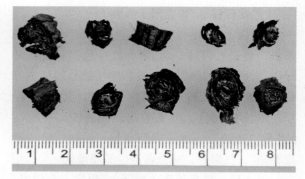

图9-103-5　新疆紫草（饮片）

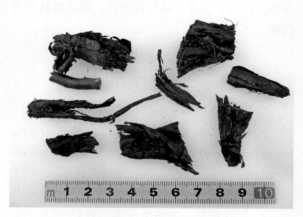

图9-103-6　内蒙紫草（饮片）

碱、酚酸等。萘醌类，如紫草素（紫草醌，shikonin）、β,β-二甲基丙烯酰阿卡宁（β,β-dimethylacrylalkannin）、乙酰紫草素（acetylshikonin）、去氧紫草素（deoxyshikonin）、异丁酰紫草素（isobutyrylshikonin）、二甲基戊烯酰紫草素等。

紫草具有抗炎、抗菌、抗病毒、解热、抗肿瘤等作用。其煎剂、紫草素、二甲基戊烯酰紫草素、二甲基丙烯酰紫草素对金黄色葡萄球菌、大肠埃希菌、枯草杆菌等具有抑制作用；其乙醚、水、乙醇提取物均有一定抗炎作用。新疆产紫草根煎剂对心脏有明显兴奋作用；新疆紫草中紫草素及石油醚部分有抗肿瘤作用；还有抗生育、解热等作用。

【饮片炮制及鉴别】

1. 新疆紫草　取药材，除去杂质，切厚片或段。

新疆紫草成品为不规则的圆柱形切片或条形片状，直径1～2.5 cm。紫红色或紫褐色。皮部深紫色。圆柱形切片，木部较小，黄白色或黄色。（图9-103-5）

2. 内蒙紫草　取药材，除去杂质，洗净，润透，切薄片，干燥。

内蒙紫草成品为不规则的圆柱形切片或条形片状，有的可见短硬毛，直径0.5～4 cm，质硬而脆。紫红色或紫褐色。皮部深紫色。圆柱形切片，木部较小，黄白色或黄色。（图9-103-6）

【性味与归经】　甘、咸，寒。归心、肝经。

【功能】　清热凉血，活血解毒，透疹消斑。

【应用】

1. 温病血热毒盛，斑疹紫黑，麻疹不透　治温毒发斑，血热毒盛，斑疹紫黑者，如紫草快斑汤（紫草、木通、赤芍、蝉蜕、甘草）（《张氏医通》）。治麻疹不透，疹色紫暗，兼咽喉肿痛者，如紫草消毒饮（牛蒡子、山豆根、连翘、荆芥、紫草、鼠黏子）（《张氏医通》）。

2. 疮疡，湿疹，水火烫伤　治痈肿疮疡，可与银花、连翘、蒲公英等同用。治疮疡久溃不敛，如生肌玉红膏（白芷、甘草、当归、血竭、轻粉、虫白蜡、紫草、麻油）（《外科正宗》）。治水火烫伤，可用本品以植物油浸泡，滤取油液，外涂患处，或配黄柏、牡丹皮、大黄等药，麻油熬膏外搽。

中成药品种有白蚀丸、外伤如意膏、紫草软膏、紫花烧伤软膏、消糜栓、烫伤油、女珍颗粒、复方青黛丸等。

【用法用量】　5～10 g。外用适量，熬膏或用植物油浸泡涂擦。

【注意】 本品性寒而滑利，脾虚便溏者忌服。

【贮藏保管】 置干燥处。

【论注】 目前市场上将紫草药材划分为"新疆紫草""内蒙紫草""进口紫草"。前两者产量少，主流货为"进口紫草"，其基原暂不确定。值得进一步研究。

水牛角

【来源】 为牛科动物水牛 *Bubalus bubalis* Linnaeus 的角。

【动物形态】 体型肥大，长达2.5 m以上。角较长大而扁，上有很多切纹。颈短、腰腹隆凸。四肢较短，蹄较大。皮厚无汗腺，毛粗而短，体前部较密，后背及胸腹各部较疏。体色大多灰黑色，但亦有黄褐色或白色的。（图9-104-1）

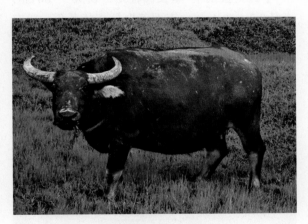

图9-104-1 水牛

【产地】 长江以南各地均有产。

【采收加工】 全年均可采收。取角后，水煮，除去角塞，干燥。

【药材鉴别】 呈稍扁平而弯曲的锥形，长短不一。表面棕黑色或灰黑色，一侧有数条横向的沟槽，另一侧有密集的横向凹陷条纹。上部渐尖，有纵纹，基部略呈三角形，中空。角质，坚硬。气微腥，味淡。（图9-104-2）

以角较大、色灰褐者为佳。

【化学成分及药理作用】 含胆甾醇、肽类、角纤维、强心成分，以及氨基酸类如丝氨酸、甘氨酸、丙氨酸、赖氨酸、苏氨酸、谷氨酸等；还

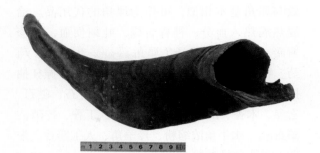

图9-104-2 水牛角（药材）

含有微量元素硅、磷、铁、镁等。

水牛角具有强心、负性频率、影响血压作用，具有镇静、抗惊厥、抗炎、抗感染、降血脂、保肝、影响血液系统等作用。其煎剂能降低小鼠士的宁惊厥动物的反应率和死亡率。其提取物可增强低钙致衰的蟾蜍离体心脏的收缩力，并使之恢复正常。

【饮片炮制及鉴别】 水牛角 取药材，洗净，晾干，镑片或锉成粗粉。

成品为不规则的极薄片，多卷曲，有的边缘呈波状。表面灰黑色，有细顺纹，偶见有断续灰白相间的环纹。角质，坚硬。气微腥，味淡。水牛角粉为灰褐色粉末、气微腥，味淡。（图9-104-3）

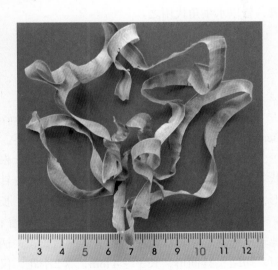

图9-104-3 水牛角（饮片）

【性味与归经】 苦，寒。归心、肝经。

【功能】 清热凉血，解毒，定惊。

【应用】

1. 营血分证 本品长于凉血解毒、定惊，疗

效与犀角基本相似，可作为犀角的代用品。治温热病热入血分，神昏舌绛，吐衄便血，斑疹紫暗，如犀角地黄汤（犀角水牛角代、生地黄、芍药、牡丹皮）（《小品方》）。治小儿惊风、癫狂抽搐，如紫雪散（石膏、北寒水石、滑石、磁石、玄参、木香、沉香、升麻、甘草、丁香、芒硝制、硝石精制、水牛角浓缩粉、羚羊角、人工麝香、朱砂）（《外台秘要》）。

2. 热毒壅盛之疮痈肿毒，喉痹咽痛 与青黛、连翘、牛蒡子、玄参、地黄等同用。

中成药品种有清开灵胶囊（软胶囊、颗粒、滴丸、片、泡腾片）、小儿热速清口服液、紫雪、牛黄降压丸（片、胶囊）、速效牛黄丸、镇脑宁胶囊、麝香脑脉康胶囊等。

【**用法与用量**】 15～30 g，宜先煎3小时以上。

【**注意**】 脾胃虚寒者不宜用。

【**贮藏保管**】 置干燥处，防霉。

【**论注**】 犀牛和虎是国际上重点保护的濒危野生动物，被列为我国已签署的《濒危野生动植物种国际贸易公约》附录一物种。从1993年起，国家严禁进出口犀牛角和虎骨，禁止出售、收购、运输、携带、邮寄犀牛角和虎骨，今后不得再用犀牛角和虎骨制药。因此凡古方中用犀角者，皆以水牛角代用之。

白茅根

【**来源**】 为禾本科植物白茅 *Imperata cylindrica* Beauv. var. *major* (Nees) C. E. Hubb. 的干燥根茎。

【**植物形态**】 多年生草本，具粗壮的长根状茎。秆高20～80 cm。叶片条形或条状披针形，宽2～8 mm。圆锥花序紧缩呈穗状，长6～20 cm，有白色丝状柔毛；总状花序短而密；穗轴不断落；小穗成对生于各节，一柄长，一柄短，均结实且同形，长3～4 mm，含2小花，仅第二小花结实，基部密生长为小穗3～5倍的丝状毛；第一颖两侧具脊；芒缺。花果期4—6月。（图9-105-1）

【**产地**】 全国大部分地区均有产，华北地区产量较多。

【**采收加工**】 春、秋二季采挖，洗净，晒

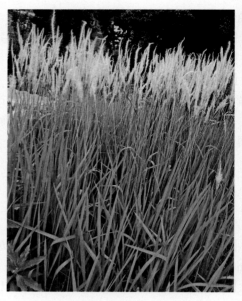

图9-105-1 白茅（植物）

干，除去须根和膜质叶鞘，捆成小把。

【**药材鉴别**】 呈长圆柱形，长30～60 cm，直径0.2～0.4 cm。表面黄白色或淡黄色，微有光泽，具纵皱纹，节明显，稍突起，节间长短不等，通常长1.5～3 cm。体轻，质略脆，断面皮部白色，多有裂隙，放射状排列，中柱淡黄色，易与皮部剥离。气微，味微甜。（图9-105-2）

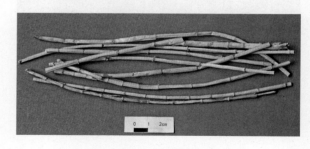

图9-105-2 白茅根（药材）

以条粗、色白、味甜者为佳。

【**化学成分及药理作用**】 含三萜、甾醇、有机酸、内酯等。三萜类，如芦竹素（arundoin）、印白茅素（cylindrin）等；甾醇类，如豆甾醇、β-谷甾醇；有机酸类，如柠檬酸、草酸等；内酯类，如白头翁素（anemonin）、薏苡素（coixol）等；糖类，如蔗糖、葡萄糖等。此外，还含有苯丙素类、黄酮类等。

白茅根具有止血、抗菌、抗病毒、利尿等作用。其煎剂和水浸剂灌胃对正常家兔有利尿作

用；能显著缩短兔血浆复钙时间，促进凝血。水醇提取物影响心肌摄取量。水煎剂增强免疫功能，对福氏痢疾杆菌和宋内痢疾杆菌有轻度抑制作用。此外，还具有抗炎镇痛等作用。

【饮片炮制及鉴别】

1. **白茅根** 取药材，洗净，微润，切段，干燥，筛去碎屑。

成品为圆柱形的段。外表皮黄白色或淡黄色，微有光泽，具纵皱纹，有的可见稍隆起的节。切面皮部白色，多有裂隙，放射状排列，中柱淡黄色或中空，易与皮部剥离。气微，味微甜。（图9-105-3）

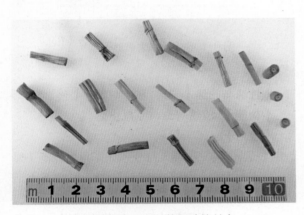

图9-105-3 白茅根（饮片）

2. **茅根炭** 取白茅根，用武火炒至表面焦褐色。

成品形如白茅根，表面黑褐色至黑色，具纵皱纹，有的可见淡棕色稍隆起的节。略具焦香气，味苦。（图9-105-4）

白茅根炒炭后，其味涩，寒性减弱，偏于收敛止血，止血作用比生品强，专用于各种出血。

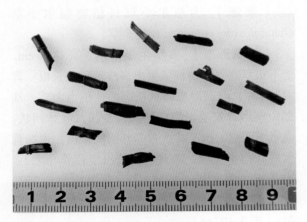

图9-105-4 茅根炭

【性味与归经】 甘，寒。归肺、胃、膀胱经。

【功能】 凉血止血，清热利尿。

【应用】

1. **血热妄行所致衄血、咯血、吐血以及尿血等证** 茅根功擅凉血止血，常单味应用，亦可配合其他止血药同用。治上部出血，常与仙鹤草同用。治尿血，常与侧柏叶、小蓟、蒲黄等同用。

2. **热淋，小便不利、水肿及湿热黄疸等证** 可与车前子、金钱草等同用。

3. **热病烦渴、胃热呕哕及肺热咳嗽等证** 常与芦根同用。

中成药品种有肾炎解热片、肾复康胶囊、胆宁片、肾炎舒片、清热银花糖浆等。

【用法与用量】 9～30 g。

【贮藏保管】 置干燥处。

【论注】 白茅 Imperata cylindrica Beauv. var. major (Nees) C. E. Hubb.的花穗也药用，称"白茅花"。性平，味甘。功能止血。常用于衄血、吐血；外敷可治创伤出血，用量10～15 g，外用适量。

木大青叶*

【来源】 为马鞭草科植物大青 Clerodendrom cyrtophyllum Turcz.的干燥叶。

【植物形态】 落叶灌木，高1～10 m。树皮灰白色，幼枝黄褐色，被柔毛。叶对生，椭圆形至椭圆状披针形，先端渐尖或急尖，基部圆形或渐窄，全缘，两面疏生白色短毛。圆锥状聚伞花序，苞片条形，花萼钟状，外被短毛和腺点，先端5齿裂，花冠管细长，白色，裂片5；雄蕊4个，稍2强，伸出花冠外，子房上位。果实卵圆形，熟时紫红色，外有宿萼。花期6—7月，果期8—11月。（图9-106-1）

【产地】 主产于江西、湖南、陕西、甘肃等地。

【采收加工】 9—10月间采叶，晒干。

【药材鉴别】 叶片长卵圆形或狭长卵圆形，长4.5～15 cm，宽2.4～6 cm，先端渐尖，基部圆形，全缘或有微波状齿。上表面棕黄色至棕绿色，下表面色较浅，仅脉上被梳毛，羽状网脉。

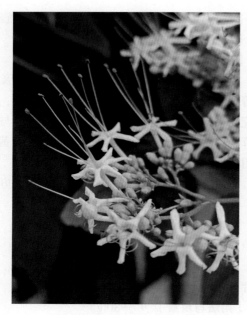

图9-106-1 大青（植物）

叶柄近圆柱形，长0.2～0.6 cm。气微，味微苦、微涩。（图9-106-2）

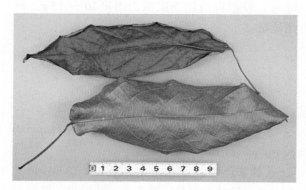

图9-106-2 木大青叶（药材）

以叶大、无柄者为佳。

【化学成分及药理作用】 含大青苷（cyrtophyllin）、蜂花醇（melissylalcohol）、正二十五烷（n-pentacosane）、γ-谷甾醇（γ-sitosterol）、异戊二烯聚合体（isoprene pelymer）、半乳糖醇（galactitol）、豆甾醇（stimasterol）等，还含鞣质及黄酮等。

大青具有抗病原微生物、抗炎、利尿作用。大青叶煎剂在试管内对多种痢疾杆菌均有杀灭作用。大青苷是大青叶中提取的有效成分，具有明显的利尿和抗炎作用。

【饮片炮制及鉴别】 木大青叶 取药材，除

去杂质，抢水洗净，稍润，切丝，干燥。

成品为不规则丝状。多皱缩卷曲破碎。上表面棕黄色至棕绿色，下表面色较浅。纸质而脆。气微，味微苦、微涩。（图9-106-3）

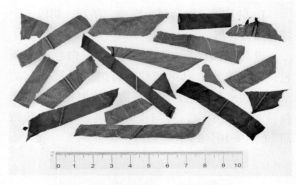

图9-106-3 木大青叶（饮片）

【性味与归经】 苦、寒。归胃、心经。

【功能】 清热解毒，凉血止血。

【应用】

1. 温热病，热毒入血分 如犀角大青汤（犀角水牛角代、大青、栀子、淡豆豉）（《伤寒类书活人总括》）。

2. 小儿口疮不得吮乳 与黄连同用（《备急千金要方》）。

【用法与用量】 15～30 g。

【注意】 脾胃虚寒者慎服。

【贮藏保管】 置干燥处。

瓶尔小草*

【来源】 为瓶尔小草科植物瓶尔小草 *Ophioglossum vulgatum* L. 的全草。

【植物形态】 多年生小草本，高达20 cm。地下根茎直立，由根茎生出多枝黄色细长根。营养叶1片，卵圆形或卵状长圆形，稍为肉质，基部短楔形，先端较尖或钝圆，全缘，叶脉网状，通常不明显。孢子叶由营养叶腋间抽出，顶端着生柱状孢子囊穗，淡黄色，长出于营养叶之上。孢子囊之间紧接，排成2列，熟时横裂为2瓣，无孢子囊环，无盖。孢子球状四面体，具小突起。（图9-107-1）

【产地】 产于长江流域及我国南部各地。

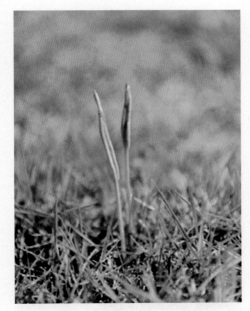

图9-107-1　瓶尔小草（植物）

【采收加工】 夏、秋二季采收，洗净晒干。或鲜用。

【药材鉴别】 全体呈卷缩状。根茎短。根多数，肉质，具纵沟，深棕色。叶通常1枚，总柄长9～20 cm。营养叶从总柄基部以上6～9 cm处生出。皱缩，展开后呈卵状长圆形或狭卵形，长3～6 cm，宽2～3 cm，先端钝或稍急尖，基部楔形下延，微肉质，两面均淡褐黄色，叶脉网状。孢子叶线形，自总柄顶端生出。孢子囊穗长2～3.5 cm，先端尖，孢子囊排成2列，无柄。质地柔韧，不易折断。气微，味淡。（图9-107-2）

【化学成分及药理作用】 含黄酮、氨基酸等。黄酮类，如3-O-甲基槲皮素-7-O-双葡萄糖苷-4′-O-葡萄糖苷（3-O-methylquercetin-7-O-diglucoside-4′-O-glucoside）、3-甲氧基槲皮素（3-methoxyquercetin）等；氨基酸，如丙氨酸（alanine）、丝氨酸（serine）等。

瓶尔小草具有一定的抗神经炎症、抗病毒、抗溃疡和抗肿瘤作用。瓶尔小草内生真菌代谢产物有体外抗神经炎症活性。提取物还有治疗胃溃疡和抗肿瘤等活性。

【饮片炮制及鉴别】 瓶尔小草　取药材，除去杂质，洗净，切段，干燥。

成品呈不规则段状。灰绿色至黄绿色，常皱缩弯曲或断碎。细根直径约1 mm，灰黄色，质脆易断，断面白色。气微，味淡。

【性味与归经】 甘，微寒。归肺、胃经。

【功能】 清热凉血，镇痛，解毒。

【应用】

1. 小儿积食　瓶尔小草、使君子、鸡内金，煎服。

2. 痈肿初起　瓶尔小草、当药、犁头草、天名精，捣烂外敷。

3. 毒蛇咬伤　瓶尔小草15 g，煎服。另取鲜草适量，捣烂敷患处。（均出自《中草药学》）

【用法与用量】 10～15 g；或研末，每次3 g。外用：适量，鲜品捣敷。

【贮藏保管】 置干燥处。

【论注】 瓶尔小草整体呈现分布广而数量极少，属珍稀蕨类资源。江西产瓶尔小草约有4种，均可药用，其主要区别如下。

1. 植物体小型，高5～10 cm，少有较高者，营养叶披针形或长圆状披针形.................狭叶瓶尔小草 Ophioglossum thermale

1. 植物体稍大，营养叶为卵形或卵圆形，叶片长超过8 cm。

2. 营养叶为卵状长圆形，基部下延为长楔形.................瓶尔小草 Ophioglossum vulgatum

2. 营养叶基部圆形或圆楔形

3. 营养叶为阔卵形，基部心脏形，边缘波状.................心叶瓶尔小草 Ophioglossum reticulatum

3. 营养叶基部为圆楔形或阔楔形，全缘.................尖头瓶尔小草 Ophioglossum peduncuiosum

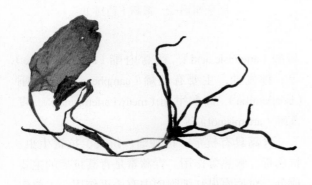

图9-107-2　瓶尔小草（药材）

第五节

清 虚 热 药

　　凡以清除虚热为主要作用的药物，称为清虚热药。

　　本类药物主要适用于阴虚发热、骨蒸劳热。凡由阴液不足所致低热颧红、午后发热、手脚心热、口燥咽干、虚烦不寐、盗汗、尿少而黄、大便干结、舌红少苔、脉象细数等湿热病后期、热邪灼伤阴液、邪入阴分、夜热早凉、热退无汗等，皆属阴虚发热。

　　临床运用本类药物，常与养阴清热药或凉血药等配伍使用。

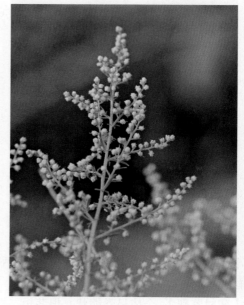

图9-108-1　黄花蒿（植物）

青 蒿

　　【来源】　为菊科植物黄花蒿 *Artemisia annua* L.的干燥地上部分。

　　【植物形态】　一年生草本。茎直立，高达1.5 m。全体近无毛、有纵纹、下部木质化、上部多分枝。叶互生，自茎基部向茎梢逐渐变小；基部抱茎，3回羽状细裂，裂片先端尖；表面绿色而背面黄绿色，两面均具细微的短毛。全体有奇臭。花淡黄色或白色，头状花序球形，排成圆锥花丛；总苞圆球形，花全为管状花；花期8—10月。瘦果卵形，微小，淡褐色，表面有隆起的纵条纹，无冠毛；果期10—11月。（图9-108-1）

　　【产地】　全国大部分地区均有产。

　　【采收加工】　秋季花盛开时采割，除去老茎，阴干。

　　【药材鉴别】　茎呈圆柱形，上部多分枝，长30～80 cm，直径0.2～0.6 cm；表面黄绿色或棕黄色，具纵棱线；质略硬，易折断，断面中部有髓。叶互生，暗绿色或棕绿色，卷缩易碎，完整者展平后为三回羽状深裂，裂片和小裂片矩圆形或长椭圆形，两面被短毛。气香特异，味微苦。（图9-108-2）

　　以色绿、质嫩、叶多、香气浓郁者为佳。

　　【化学成分及药理作用】　含倍半萜内酯、挥发油等。倍半萜内酯类，如青蒿素（artemisinin）、青

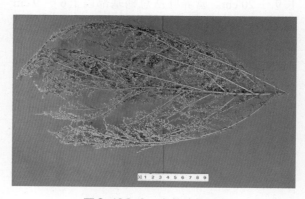

图9-108-2　青蒿（药材）

蒿酸（artemisic acid）、青蒿内酯（artemisilactone）等；挥发油，主要有莰烯（camphene）、异蒿酮（isoartemisia）、蒿酸甲酯（methyl artemisinate）、青蒿醇（artemisinol）等。

　　青蒿具有抗疟、抗肿瘤、抗炎、抗寄生虫、抗病毒、解热等作用。青蒿素是青蒿抗疟的主要成分，对疟原虫红细胞期内有杀灭作用，主要作用于疟原虫的膜系结构；同时具有抗病毒作用，还可减慢心率、抑制心肌收缩力、降低冠脉流量以及降低血压。挥发油对皮肤癣菌有抑制和杀灭

作用。青蒿素、蒿甲醚、青蒿内酯钠在体内对伯氏鼠疟原虫和食蟹猴疟原虫红细胞内期有良好效果。

【饮片炮制及鉴别】 青蒿 取药材,除去杂质,喷淋清水,稍润,切段,干燥。

成品呈不规则的段,茎叶混合。茎呈圆柱形,直径0.2～0.6 cm;表面黄绿色或棕黄色,具纵棱线;断面中部有髓。叶互生,暗绿色或棕绿色,卷缩易碎,完整者展平后为三回羽状深裂,裂片和小裂片矩圆形或长椭圆形,两面被短毛。气香特异,味微苦。(图9-108-3)

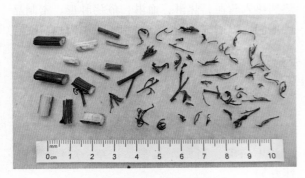

图9-108-3 青蒿(饮片)

【性味与归经】 苦、辛,寒。归肝、胆经。

【功能】 清虚热,除骨蒸,解暑热,截疟,退黄。

【应用】

1. 温邪伤阴,夜热早凉 如青蒿鳖甲汤(青蒿、鳖甲、知母、细生地、牡丹皮)(《温病条辨》)。

2. 阴虚发热,骨蒸劳热 如清骨散(青蒿、银柴胡、胡黄连、秦艽、鳖甲醋炙、地骨皮、知母、甘草)(《证治准绳》)。

3. 外感暑热,发热烦渴 如清凉涤暑汤(青蒿、西瓜翠衣、茯苓、滑石、通草、连翘、白扁豆、甘草)(《时病论》)。

4. 疟疾寒热 如蒿芩清胆汤(青蒿、黄芩、枳壳、竹茹、陈皮、半夏、赤茯苓、滑石、甘草、青黛)(《重订通俗伤寒论》)。

中成药品种有儿感退热宁口服液、清热化湿口服液、感冒止咳颗粒(糖浆、合剂)、消食退热糖浆、甘露茶、小儿暑感宁糖浆等。

【用法与用量】 6～12 g,后下。或鲜用绞汁。

【注意】 体虚者忌之。

【贮藏保管】 置阴凉干燥处。

【论注】 据本草考证认为历代沿用的青蒿为黄花蒿 Artemisia annua L.,含抗疟有效成分青蒿素;同属植物邪蒿 Artemisia apiacea Hance 在河北、江苏、江西等地区,全草亦作青蒿药材供药用,但不含青蒿素。邪蒿与黄花蒿不同的特征是:叶为二回羽状深裂,中轴呈栉齿状,最终小裂片长而渐尖;头状花序较大,直径4～5 mm。夏末秋初开花。

白 薇

【来源】 为萝藦科植物白薇 Cynanchum atratum Bge.或蔓生白薇 Cynanchum versicolor Bge.的干燥根和根茎。

【植物形态】

1. 白薇 多年生草本,高40～70 cm。植物体具白色乳汁。根茎短,簇生于多数细长的条状根,根长达20 cm以上。茎直立,绿色。叶对生,具短柄;叶片卵圆形或椭圆形,基部楔形,先端尖,叶无柄,全叶布有白色棉毛,背面甚密,表面较稀,全缘。花深紫色,在茎梢叶腋密集成伞形聚伞花序。蓇葖果2枚。种子多数,卵圆形,种子有白色棉毛。花期5—7月,果期8—10月。(图9-109-1)

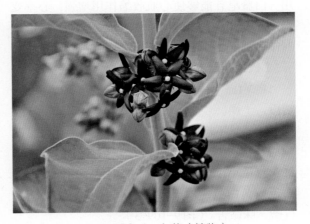

图9-109-1 白薇(植物)

2. 蔓生白薇 茎下部直立,上部蔓生,花较小,初为黄绿色,后渐变为黑紫色。

【产地】 白薇主产于安徽、辽宁、湖北等地,蔓生白薇主产于河北、河南、山东、安徽等地。

【采收加工】 春秋二季采挖，洗净，干燥。

【药材鉴别】 根茎粗短，有结节，多弯曲。上面有圆形的茎痕，下面及两侧簇生多数细长的根，根长 10～25 cm，直径 0.1～0.2 cm。表面棕黄色。质脆，易折断，断面皮部黄白色，木部黄色。气微，味微苦。（图9-109-2）

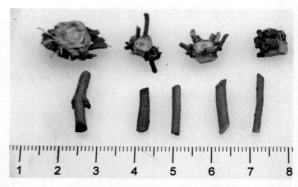

图9-109-3 白薇（饮片）

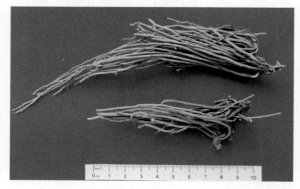

图9-109-2 白薇（药材）

以色淡黄者为佳。

【化学成分及药理作用】 直立白薇含直立白薇苷（cynatratoside）A/B/C/D/E/F等。蔓生白薇含 C_{21} 甾体皂苷，主要为蔓生白薇苷（cynanversicoside）A/B/C/D/E等。

白薇具有退热、抗炎、祛痰平喘、强心、抗肿瘤等作用。其水提物对15%酵母混悬液诱发的大鼠发热有明显的退热作用，还有祛痰、平喘作用。白薇皂苷能够使心肌收缩作用增强，心率变慢，可用于治疗充血性心力衰竭；对肺炎球菌有抑制作用；蔓生白薇苷A具有良好的肿瘤抑制活性。

【饮片炮制及鉴别】

1. 白薇 取药材，除去杂质，洗净，润透，切段，干燥。

成品呈不规则的段。根茎不规则形，可见凹陷的圆形茎痕，结节处残存多数簇生的根。根细，直径小于 0.2 cm，表面棕黄色。切面皮部类白色或黄白色，木部较皮部窄小，黄色。质脆。气微，味微苦。（图9-109-3）

2. 炙白薇（蜜白薇） 取白薇，用炼蜜水拌匀，闷透，文火炒至不粘手。每白薇 100 kg，用炼蜜 20 kg。

成品形同白薇，表面黄棕色，微粘手，有蜜香气。

生品擅于凉血、通淋、解毒疗疮，多用于温热病热入营血，热淋，血淋，疮疡肿毒。蜜制品性偏润，以退虚热为好，多用于阴虚内热，产后虚热。

【性味与归经】 苦、咸，寒。归胃、肝、肾经。

【功能】 清热凉血，利尿通淋，解毒疗疮。

【应用】

1. 阴虚发热，骨蒸劳热、产后虚热 如白薇汤（白薇、当归、人参、甘草炙）（《全生指迷方》）。

2. 热淋、血淋 常与滑石、木通及石韦等同用。

3. 痈疽肿毒，蛇虫咬伤，喉咙肿痛 治血热毒盛所致疮痈肿毒，毒蛇咬伤，如白薇散（白薇、白蔹、白芍各等分，粥饮调下）（《证治准绳》）。治咽喉红肿疼痛，常与金银花、桔梗、山豆根同用。

4. 阴虚外感 如加减葳蕤汤（白薇、玉竹、淡豆豉、葱白、桔梗、炙甘草、大枣、薄荷）（《重订通俗伤寒论》）。

中成药品种有女金丸、女金胶囊、小儿退热合剂（小儿退热口服液）、小儿退热颗粒、小儿感冒口服液、小儿感冒茶、小儿感冒颗粒等。

【用法与用量】 5～10 g。

【注意】 血分无热、中寒便滑者慎服。

【贮藏保管】 置通风干燥处。

地骨皮

【来源】 为茄科植物枸杞 *Lycium chinense* Mill. 或宁夏枸杞 *Lycium barbarum* L. 的干燥根皮。

【植物形态】

1. 枸杞 落叶灌木。茎匍匐，或下垂，高达

1 m。有刺，小枝淡黄色或淡灰黄色，有棱，或狭翅状，无毛。叶互生，或在枝基有2或3叶聚生，两面均无毛，卵形至卵状披针形，全缘。花紫色，通常单生或数花簇生；花梗细，花萼钟状；花冠漏斗状，筒部稍宽但短于檐部裂片，裂片有缘毛；花期6—9月。浆果卵圆形，或长圆形，长5～15 mm，熟时红色或橘红色；果期6—8月。（图9-110-1）

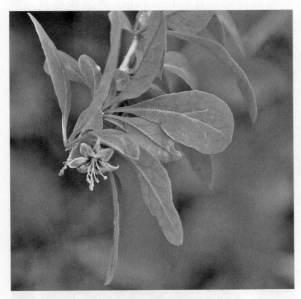

图9-110-1　枸杞（植物）

2. 宁夏枸杞　粗壮灌木，高达2.5 m。花萼杯状；花冠筒稍长于裂片，裂片无缘毛。浆果长1～2 cm。（图9-110-2）

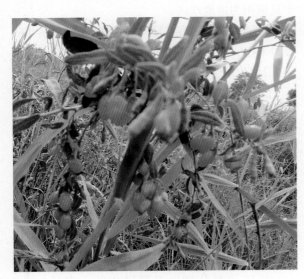

图9-110-2　宁夏枸杞（植物）

【产地】　主产于山西、河北、河南、浙江、江苏、宁夏等地。

【采收加工】　春初或秋后采挖根部，洗净，剥取根皮，晒干。

【药材鉴别】　呈筒状或槽状，长3～10 cm，宽0.5～1.5 cm，厚0.1～0.3 cm。外表面灰黄色至棕黄色，粗糙，有不规则纵裂纹，易成鳞片状剥落。内表面黄白色或灰黄色，较平坦，有细纵纹。体轻，质脆，易折断断面不平坦，外层黄棕色，内层灰白色。气微，味微甘而后苦。（图9-110-3）

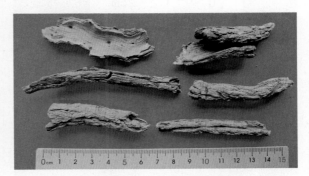

图9-110-3　地骨皮（药材）

以块大、肉厚、色黄者为佳。

【化学成分及药理作用】　含生物碱、酚性物质、有机酸等，主要为甜菜碱（betaine）、桂皮酸（cinnamic acid）、枸杞酰胺（lyciumamide）、亚麻酸（linollenic acid）等。

地骨皮具有解热、镇痛、降血糖、降血脂、降血压、抗菌、抗病毒等作用。其浸剂、煎剂、酊剂及注射剂均有明显降血压作用，且能伴有心率减慢。甜菜碱是其解热的有效成分，亚麻酸等有机酸成分是其降低血糖的有效组分。

【饮片炮制及鉴别】　地骨皮　取药材，除去杂质及残余木心，洗净，晒干或低温干燥。或除去杂质，洗净，稍润，切丝，晒干。

成品性状特征同药材或呈丝状。丝片外表面灰黄色至棕黄色，粗糙，可见鳞片状剥落。内表面黄白色或灰黄色，较平坦，有细纵纹。体轻，质脆外层黄棕色，内层灰白色。气微，味微甘而后苦。（图9-110-4）

【性味与归经】　甘，寒。归肺、肝、肾经。

【功能】　凉血除蒸，清肺降火。

【应用】

1. 阴虚发热　如地骨皮汤（地骨皮、知母焙、

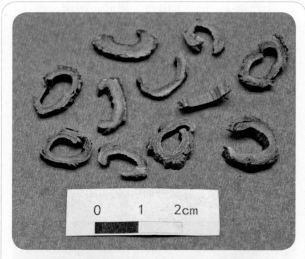

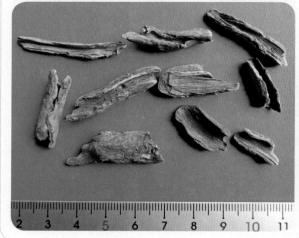

图9-110-4 地骨皮饮片（上图为丝片，下图为块片）

柴胡_{去苗}、枳壳_{去瓤，麸炒}、鳖甲_{去裙襕，醋炙}、赤茯苓_{去黑皮}、虎头骨_{塞隆骨代}）（《圣济总录》）。

2. **盗汗骨蒸** 如秦艽鳖甲散（地骨皮、柴胡、鳖甲_{去裙襕，酥炙，用九肋者}、秦艽、当归、知母、青蒿、乌梅）（《卫生宝鉴》）。

3. **肺热咳嗽** 如泻白散（地骨皮、桑白皮、甘草、粳米）（《小儿药证直诀》）。

中成药品种有小儿肺咳颗粒、小儿感冒口服液、小儿感冒茶、小儿感冒颗粒、补益地黄丸、坤宝丸、拨云退翳丸、津力达颗粒、益气养血口服液等。

【**用法与用量**】 9～15 g。

【**注意**】 脾胃虚寒者慎服。

【**贮藏保管**】 置干燥处。

【**论注**】 经验认为：本品根皮半筒状，外粗，内平，里白，无香气。"糙皮白肉"为地骨

皮鉴定特征。

银柴胡

【**来源**】 为石竹科植物银柴胡 *Stellaria dichotoma* L. var. *lanceolata* Bge. 的干燥根。

【**植物形态**】 多年生草本，高20～40 cm。主根圆柱形，直径1～3 cm，外表淡黄色，根头部有许多疣状的残茎痕迹。茎直立而纤细，节明显，上部二叉状分歧，在节处稍膨大，密被短毛或腺毛。叶对生，无柄，茎下部叶较大，披针形，基部圆形，先端锐尖，全缘。花单生于叶腋，花白色；花期6—7月。蒴果近球形，成熟时顶端6齿裂，果期8—9月。（图9-111-1）

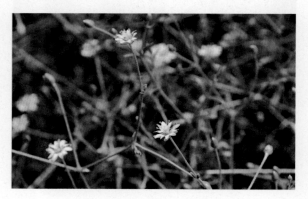

图9-111-1 银柴胡（植物）

【**产地**】 主产于宁夏、甘肃、内蒙古等地。宁夏银川为道地产区。

【**采收加工**】 春、夏间植株萌发或秋后茎叶枯萎时采挖；栽培品于种植后第三年9月中旬或第四年4月中旬采挖，除去残茎、须根及泥沙，晒干。

【**药材鉴别**】 呈类圆柱形，偶有分枝，长15～40 cm，直径0.5～2.5 cm。表面浅棕黄色或浅棕色，有扭曲的纵皱纹和枝根痕，多具孔穴状或盘状凹陷（习称"砂眼"），从砂眼处折断可见棕色裂隙中有细砂散出。根头部略膨大，有密集的呈疣状突起的芽苞、茎或根茎的残基，习称"珍珠盘"。质硬而脆，易折断，断面不平坦，较疏松，有裂隙，皮部甚薄，木部有黄、白色相间的放射状纹理。气微，味甘。

栽培品有分枝，下部多扭曲，直径0.6～1.2 cm。表面浅棕黄色或浅黄棕色，纵皱纹细腻

明显，细支根痕多呈点状凹陷。几无砂眼。根头部有多数疣状突起。折断面质地较紧密，几无裂隙，略显粉性，木部放射状纹理不甚明显。味微甜。（图9-111-2）

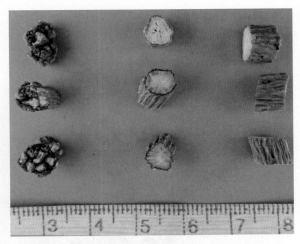

图9-111-3 银柴胡（饮片）

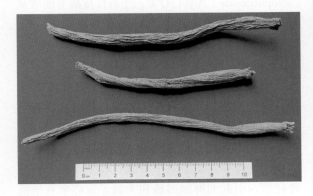

图9-111-2 银柴胡（药材）

以外皮棕黄色、切面黄白色者为佳。

【化学成分及药理作用】 含甾醇、生物碱、酚酸、环肽类等。甾醇类，如α-菠甾醇（α-spinasterol）、豆甾醇等；生物碱类，如β-咔啉类（β-dichotomines）等；还含汉黄芩素（wogonin）、银柴胡环肽（stellariacyclopeptide）、呋喃酸等。

银柴胡具有解热、抗动脉粥样硬化、抗过敏等作用；其水煎液对伤寒、副伤寒甲乙三联菌苗致热的家兔有解热作用，其作用随生长年限增加而增强。α-菠甾醇具有抗炎和解热作用；β-咔啉类生物碱具有抗过敏特性。

【饮片炮制及鉴别】 银柴胡 取药材，除去杂质，洗净，润透，切厚片，干燥。

成品为类圆形或椭圆形厚片。切面偶有裂隙，皮部甚薄，木部有黄、白色相间的放射状纹理。周边浅棕黄色或浅棕色，有的可见扭曲的纵皱纹和枝根痕，多具孔穴状或盘状凹陷（习称"砂眼"），从砂眼处折断可见棕色裂隙中有细砂散出。根头部略膨大，有密集的呈疣状突起的芽苞，茎或根茎的残基，习称"珍珠盘"。质硬而脆，气微，味甘。

栽培品质地较紧密，切面几无裂隙，略显粉性，木部放射状纹理不甚明显。周边浅棕黄色或浅黄棕色，纵皱纹细腻明显，细支根痕多呈点状凹陷，几无砂眼。根头部有多数疣状突起。味微甜。（图9-111-3）

【性味与归经】 甘，微寒。归肝、胃经。

【功能】 清虚热，除疳热。

【应用】

1. 阴虚发热，骨蒸劳热 如清骨散（银柴胡、青蒿、胡黄连、秦艽、鳖甲醋炙、地骨皮、知母、甘草）（《证治准绳》）。

2. 小儿疳积发热 常与胡黄连、鸡内金、使君子等消积除疳之品合用。

中成药品种有同仁乌鸡白凤丸（水蜜丸、口服液）、乌鸡白凤丸（片）、利儿康合剂等。

【用法与用量】 3～10 g。

【注意】 外感风寒，血虚无热者慎服。

【贮藏保管】 置干燥处，防蛀。

【论注】 经验认为：野生10年以上、栽培4～5年以上者"珍珠盘"和"砂眼"的特征才典型。以粗大、条长、外皮黄白色、珍珠盘和砂眼特征明显者为佳。

胡黄连

【来源】 为玄参科植物胡黄连Picrorhiza scrophulariiflora Pennell的干燥根茎。

【植物形态】 多年生草本，高5～10 cm。根茎粗壮，长圆锥形，横走，节间紧密。叶近于根生，叶片匙形或卵形，基部狭窄成短柄，先端圆或钝，边缘有锯齿。花冠暗紫色或浅蓝色，花期6—8月。蒴果卵圆形，果期8—9月。种子多数，长圆形。（图9-112-1）

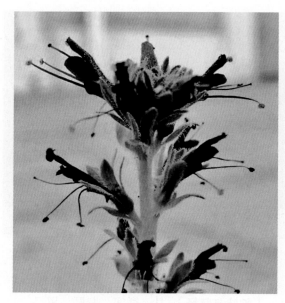

图9-112-1 胡黄连（植物）

【产地】 主产于我国西藏南部、云南北部、四川西北部等地。

【采收加工】 秋季采挖，除去须根和泥沙，晒干。

【药材鉴别】 呈圆柱形，略弯曲，偶有分枝，长3～12 cm，直径0.3～1 cm。表面灰棕色至暗棕色，粗糙，有较密的环节状，具稍隆起的芽痕或根痕，上端密被暗棕色鳞片状的叶柄残基。体轻，质硬而脆，易折断，断面略平坦，淡棕色至暗棕色，木部有4～10个类白色点状维管束排列成环。气微，味极苦。（图9-112-2）

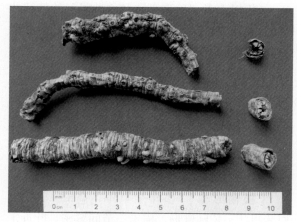

图9-112-2 胡黄连（药材）

以根茎粗壮、无细根、体轻质脆、苦味浓者为佳。

【化学成分及药理作用】 含环烯醚萜、酚酸及其糖苷类等。环烯醚萜类，如胡黄连苷（picroside）Ⅰ/Ⅱ/Ⅲ、胡黄连素（kutkin）、桃叶珊瑚苷（aucubin）等；酚苷类，如胡黄连苷（scrophenoside）A/B/C/D等，还有桂皮酸等酚酸及其糖苷；甾醇及其苷类，如胡黄连醇（kutkiol）、胡黄连甾醇（kutkisterol）等；尚含香荚兰乙酮（apocynin）、葫芦素糖苷（kutkoside）等。

胡黄连具有保肝利胆、抗炎、抗抑郁等作用，对平滑肌和心脏有一定影响。其提取物有明显的利胆作用。胡黄连苷Ⅱ具有保护肝脏损伤、保护神经等作用；胡黄连苷A/B/C/D等具有抗哮喘作用。香荚兰乙酮对平滑肌有收缩作用，对各种痉挛剂引起的豚鼠回肠和大鼠子宫痉挛有拮抗作用。

【饮片炮制及鉴别】 胡黄连 取药材，除去杂质，洗净，润透，切薄片干燥。或用时捣碎。

成品呈不规则的圆形薄片。外表皮灰棕色至暗棕色。切面淡棕色至暗棕色，木部有4～10个类白色点状维管束排列成环，气微，味极苦。（图9-112-3）

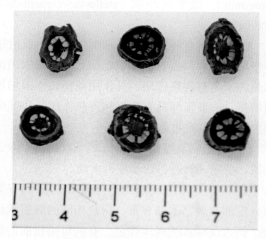

图9-112-3 胡黄连（饮片）

【性味与归经】 苦，寒。归肝、胃、大肠经。
【功能】 退虚热，除疳热，清湿热。
【应用】

1. 阴虚发热，骨蒸潮热 如清骨散（胡黄连、青蒿、银柴胡、秦艽、鳖甲_{醋炙}、地骨皮、知母、甘草）（《证治准绳》）。

2. 小儿疳积发热 如肥儿丸（人参、白术_{去芦}、茯苓、黄连_{姜炒}、胡黄连、使君子_{去壳}、神曲_炒、麦芽_炒、山楂肉、甘草_炙、芦荟_{碗盛，泥封固，置坑中，煨透用}，上药为末，黄米糊为丸，米汤化下）（《万病回春》）。

3. 湿热泻痢　可单味奏效，或与黄芩、白头翁、黄连同用。

4. 痔疮肿痛　如胡连追毒丸（胡黄连_{切片，姜汁拌炒}、麝香、刺猬皮_{炙，切片，再炒黄为末}）（《外科正宗》）。

中成药品种有万应锭（胶囊）、儿童清热导滞丸、乙肝解毒胶囊、麝香奇应丸等。

【用法与用量】　3～10 g。

【注意】　脾胃虚弱者慎服。

【贮藏保管】　置干燥处。

【论注】　当前药材市场胡黄连有国产与进口两种：国产胡黄连即西藏胡黄连 *Picrorhiza scrophulariiflora* Pennell，为药典规定品种；进口胡黄连即印度胡黄连 *Picrorrhiza kurrooa* Benth.，1977年版《中国药典》曾收载。

第十章
泻下药

凡能引起腹泻或滑利大肠，促进排便的药物，称为泻下药。

泻下药具有通利大便，排除肠胃积滞，清导实热，攻逐水饮等作用。适用于大便不通，肠胃积滞，实热内结，或寒积，水饮停蓄等里实证。

根据其泻下作用强度和适应范围不同，一般可分为攻下药、润下药和峻下逐水药三类。

攻下药和峻下逐水药作用较猛，后者尤为峻烈，易伤正气，宜用于邪实而体质强壮者。对于久病正虚，年老体弱，妇女胎前产后及月经期等，均应慎用或忌用。润下药的作用较缓和，能润滑大肠而通利大便，且不致引起大泻，故适用于血虚或津液不足所致大便秘结、习惯性便秘等证。

使用泻下药应根据病情适当配伍。如里实而兼表邪者，当先解表，然后攻里，必要时可与解表药同用，表里双解；如里实而正虚者，可与补养药同用，以攻补兼施，使攻下而不伤正。

此外，如病情较重，需要急下者，可选用攻下药，用药量稍大，并制成汤剂内服；病情较缓，只需缓下者，药量不宜过重，或制成丸剂内服。

本类药物性多苦寒，泻下力较强，易伤正气，常用蒸制或炖制以破坏部分泻下成分；酒炙以缓其苦寒之性；白萝卜煮以缓其咸寒之性，以免损阴伤正。润下药多属种子或种仁类，不易煎出，同时含大量脂肪油易致呕吐，经炒制或捣烂入药，易于煎出药效，同时避免引起呕吐作用。峻下逐水药药性多峻猛，且部分有毒，常用醋炙或制霜应用；因醋有收敛、解毒的作用，制霜则可除去部分峻泻成分和毒性成分，故可降低毒性缓其泻，使其泻而不伤正。

第一节
攻下药

攻下药具有较强的泻下作用，适用于宿食停积，大便燥结所引起的里实证。其性味苦寒，又有清热泻火作用，故尤以实热壅滞、燥屎坚积者为宜。常辅以行气药，以加强泻下力量，并消除腹满证候。部分药物，也可治疗寒积便秘，但必须与温里药配伍。苦寒攻下的方法，有时并不仅以通便为目的，对于某些实热证，高热不退，谵语发狂，或火热上炎，出现头痛、目赤、咽喉肿痛以及因火热而致上部出血，如衄血、吐血、咯血，不论有无便秘，均可采用苦寒攻下之品，以清除实热或导热下行，而达到"釜底抽薪"的目的。热痢初起，里急后重，或饮食积滞，腹痛腹泻，泻而不畅，亦可"通因通用"，酌用攻下药，以攻逐实邪。此外，与驱虫药同用可促进虫体排出。

大 黄

【来源】 为蓼科植物掌叶大黄 *Rheum palmatum* L.、唐古特大黄 *Rheum tanguticum* Maxim. ex Balf. 或药用大黄 *Rheum officinale* Baill. 的干燥根

和根茎。

【植物形态】

1. 掌叶大黄 多年生草本，高可达2 m。根粗壮。独茎挺直、中空、光滑无毛。根生叶大，有长柄，叶片掌状、宽心形或近圆形，3～5深裂，基部心形，有3～7条主脉，表面具疏小乳突，背面披毛，主脉突出；茎生叶小，有短柄，互生。花紫红色，顶生圆锥形穗状花序；花期6—7月。瘦果暗褐色，边缘半透明，三角形有翅；果期7—8月。（图10-1-1）

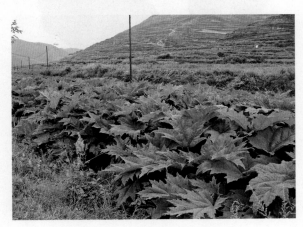

图10-1-1 掌叶大黄（植物）

2. 唐古特大黄 叶片分裂极深，裂片常呈细长羽片状，裂片窄长。花序分枝紧密，长向上直立贴于花序上。（图10-1-2）

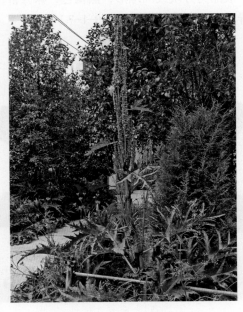

图10-1-2 唐古特大黄（植物）

3. 药用大黄 基生叶5浅裂，浅裂片呈大齿形或宽三角形；托叶鞘膜质，较透明，上有短毛。花较大，淡黄绿色，花蕾椭圆形，果枝开展，花序分枝开展，翅果边缘不透明。（图10-1-3）

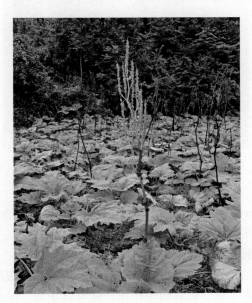

图10-1-3 药用大黄（植物）

【产地】 主产于甘肃、青海、四川等地。产于甘肃礼县（铨水）、陇西，青海西宁等地者为"北大黄"，产于四川雅安、南川等地者为"南大黄"，均为道地药材。

【采收加工】 秋末茎叶枯萎或次春发芽前采挖，除去细根，刮去外皮，切瓣或段，绳穿成串干燥或直接干燥。

【药材鉴别】 呈类圆柱形、圆锥形、卵圆形或不规则块状，长3～17 cm，直径3～10 cm。除尽外皮者表面黄棕色至红棕色，有的可见类白色网状纹理及星点（异型维管束）散在，残留的外皮棕褐色，多具绳孔及粗皱纹。质坚实，有的中心稍松软，断面淡红棕色或黄棕色，显颗粒性；根茎髓部宽广，有星点环列或散在；根木部发达，具放射状纹理，形成层环明显，无星点。气清香，味苦而微涩，嚼之粘牙，有沙粒感。（图10-1-4）

以切面锦纹明显、气清香、味苦而微涩者为佳。

【化学成分及药理作用】 含蒽醌衍生物，包括蒽醌苷和双蒽醌苷，其中双蒽醌苷含番泻苷（sennoside）A/B等，游离型苷元包括大黄酚

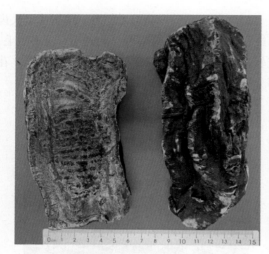

图10-1-4 大黄（药材）

（chrysophanol）、大黄素（emodin）等；尚含有 d-儿茶素和没食子酸等鞣质、二苯乙烯苷类、苯丁酮等成分。

大黄主要具有泻下、利胆、抗菌、抗病毒、抗寄生虫、抗真菌等作用，还可以止血、保肝、降血压、降低血清胆固醇等。蒽醌类衍生物能增加肠蠕动，促使排便，并有抗菌作用，其中最敏感的为金黄色葡萄球菌；鞣质具收敛作用，故泻后又有便秘现象。

【饮片炮制及鉴别】

1. 大黄　取药材，除去杂质，洗净，润透，切厚片或块，晾干。

成品呈不规则类圆形厚片或块，大小不等。外表皮黄棕色或棕褐色，有纵皱纹及疙瘩状隆起。切面黄棕色至淡红棕色，较平坦，有明显散在或排列成环的星点，有空隙。（图10-1-5）

2. 酒炒大黄（酒大黄）　取大黄，加酒拌

匀，闷透，用文火炒至表面深棕黄色。每大黄100 kg，用米酒或黄酒10 kg。

成品形如大黄，表面深棕黄色，有的可见焦斑，微有酒香气。（图10-1-6）

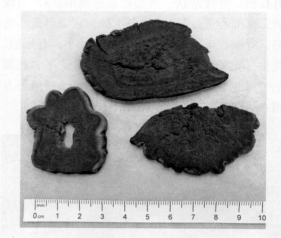

图10-1-6 酒大黄

3. 熟大黄

（1）取大生黄，用黄酒拌匀，润透，置甑或蒸笼中，放在用武火加热至水呈沸腾状态的锅上，上大气蒸1日至内外均呈黑色，取出，干燥，研末，过筛；再用炼蜜（每100 kg粉末，用60 kg炼蜜）加少量开水和匀，搓制成小方块（3～6 g）或丸子，烘干。每大黄100 kg，用黄酒30 kg。

成品为方块或圆球形，黑褐色，味微苦，有特异香气和蜂蜜气味。（图10-1-7）

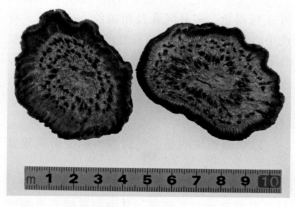

图10-1-5 大黄（饮片）

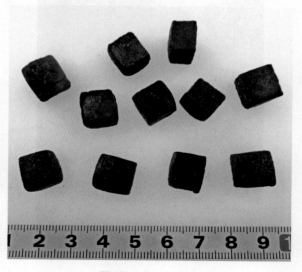

图10-1-7 熟大黄

（2）取大黄，加酒拌匀，闷润，炖或蒸至内外均呈黑色，取出，干燥。每大黄100 kg，用黄酒30 kg。

成品呈不规则的块片，表面黑色，断面中间隐约可见放射状纹理，质坚硬，气微香。

4. 大黄炭 取大黄，用武火炒至表面焦黑色、内部焦褐色。

成品形如大黄，表面焦黑色，内部深棕色或焦褐色，具焦香气。（图10-1-8）

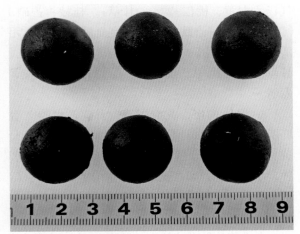

图10-1-9 清宁丸

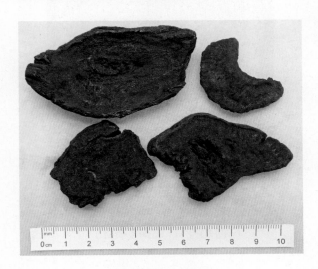

图10-1-8 大黄炭

5. 清宁丸

（1）取大黄，用黄酒拌匀润透，蒸至内外黑色，干燥，粉碎，与生蜜相间混合，反复筛成梧桐子大小。

（2）取大黄，水煮至烂，加入黄酒（100∶30）搅拌，再煮成泥状，取出，晒干；粉碎成细粉，再与黄酒、炼蜜混合成块，蒸透，取出揉匀，搓成圆条，低温干燥至七成干时，装入容器闷润至内外湿度一致，取出，切厚片，晾干。每大黄100 kg，用黄酒75 kg，炼蜜40 kg。

成品为圆形厚片，表面乌黑色，有香气。（图10-1-9）

酒大黄缓和苦寒泻下作用，借酒的升提而引药上行，清上焦血分热毒。熟大黄泻下力缓而具泻火解毒之功，用于火毒疮疡。大黄炭凉血化瘀止血，用于血热有瘀出血症。清宁丸泻下作用缓和，缓泻逐瘀而不伤正气，特别适宜于中老年或体弱需缓下的便秘患者，服后不产生峻泄、腹痛等副作用。

【性味与归经】 苦，寒。归脾、胃、大肠、肝、心包经。

【功能】 泻下攻积，清热泻火，凉血解毒，逐瘀通经，利湿退黄。

【应用】

1. 实热积滞便秘 治阳明腑实证，如大承气汤（大黄、芒硝、厚朴、枳实）（《伤寒论》）。治肠胃燥热、脾约便秘证，如麻子仁丸（大黄、麻子仁、枳实、厚朴、苦杏仁、芍药）（《伤寒论》）。治里实热结而正气虚者，如黄龙汤（大黄、芒硝、枳实、厚朴、当归、人参、甘草、桔梗、生姜、大枣）（《伤寒六书》）。治热结津伤者，如增液承气汤（大黄、玄参、麦冬、生地、芒硝）（《温病条辨》）。治脾阳不足，冷积便秘，如温脾汤（大黄、附子、干姜、人参、甘草）（《备急千金要方》）。

2. 血热吐衄，目赤咽肿，牙龈肿痛 治血热妄行之吐血、衄血、咯血，如泻心汤（大黄、黄连、黄芩）（《金匮要略》）。治火邪上炎所致目赤、咽喉肿痛、牙龈肿痛等证，如凉膈散（大黄、朴硝、栀子、连翘、黄芩、甘草、薄荷、竹叶）（《太平惠民和剂局方》）。

3. 痈肿疔疮，肠痈腹痛 治热毒痈肿疔疮，常与蒲公英、金银花、连翘等同用。治肠痈腹痛，如大黄牡丹汤（大黄、芒硝冲服、桃仁、牡丹皮、冬瓜仁）（《金匮要略》）。

4. 瘀血经闭，产后瘀阻，跌打损伤 治妇女产后瘀阻腹痛，如下瘀血汤（大黄、桃仁、䗪虫）（《金匮要略》）。治妇女瘀血经闭，如桃核承气汤（大黄、桃仁去皮、尖、甘草炙、桂枝、芒硝）（《伤寒论》）。治跌打损伤，瘀血肿痛，如复元活血汤（大黄酒浸、柴胡、瓜蒌根、当归、红花、甘草、炮穿山甲、桃仁酒浸，去皮尖，研如泥）（《医学发明》）。

5. 湿热痢疾，黄疸尿赤，淋症，水肿 治肝胆湿热蕴结之黄疸，尿赤者，如茵陈蒿汤（大黄、茵陈、栀子）（《伤寒论》）。治湿热淋证，水肿，小便不利，如八正散（炒车前子、瞿麦、萹蓄、滑石、栀子、炙甘草、木通、熟大黄）（《太平惠民和剂局方》）。

中成药品种有一捻金（胶囊）、九制大黄丸、三黄片、大黄利胆胶囊、大黄清胃丸、冰黄肤乐软膏、利胆片、复方牛黄清胃丸、胆宁片、唇齿清胃丸、致康胶囊、麻仁滋脾丸、痔疮胶囊、清宁丸、清泻丸等。

【用法与用量】 3～15 g；用于泻下不宜久煎。外用适量，研末敷于患处。

【注意】 孕妇及月经期、哺乳期慎用。

【贮藏保管】 置通风干燥处，防蛀。

【论注】

（1）同属植物藏边大黄 *Rheum emodi* Wall、河套大黄（波叶大黄）*Rheum hotaoense* C. Y. Cheng et C. T. Kao、华北大黄 *Rheum franzenbachii* Münt、天山大黄 *Rheum wittrockii* Lundstr. 等的根和根茎，在部分地区或民间称山大黄或土大黄。这些品种都不是正品大黄，虽然也含有蒽醌衍生物成分，但不含双蒽酮苷番泻苷类，故泻下作用很差。一般做兽药或作工业染料原料。药材根茎横断面除藏边大黄外均无星点。有的地区引种栽培大黄，但误种该类植物。

（2）甘肃的"铨水大黄"、青海的"西宁大黄"除去了栓皮，色鲜黄，有类白色菱形网纹，体结实，内色呈槟榔纹状朱砂斑点（习称"高粱碴"）；如鸭蛋者称"锦纹大黄"，质最优。南大黄栓皮未除去，或未除净，质疏松，呈暗棕黑色，形如马蹄或条状，质较次。

芒 硝

【来源】 为硫酸盐类矿物芒硝族芒硝，经加工精制而成的结晶体。

【产地】 主产于沿海各产盐区及四川、内蒙古、新疆等地内陆盐湖。

【采收加工】 取天然芒硝用水溶解并过滤，滤液浓缩放冷后析出的结晶即为朴硝。

【药材鉴别】 为棱柱状、长方形或不规则块状及粒状。无色透明或类白色半透明。质脆，易碎，断面呈玻璃样光泽。气微，味咸。（图10-2-1）

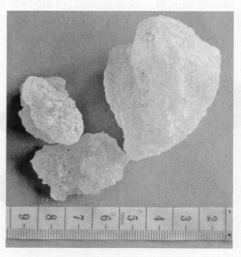

图10-2-1 芒硝（药材）

以类白色、透明、呈结晶块状者为佳。

【化学成分及药理作用】 主要为含水硫酸钠（$Na_2SO_4 \cdot 10H_2O$），另含氯化钠0.1%左右。

芒硝主要具有泻下、抗炎、利尿和组织脱水等作用，可以酸化肠内环境，减少脱氧胆酸含量，抑制肠上皮细胞DNA合成，从而抑制大肠癌发生。其硫酸根离子不易被肠壁吸收，存留肠内形成高渗溶液，阻止肠内水分吸收，使肠内容积增大，引起机械刺激，促进肠蠕动而致泻。

【饮片炮制及鉴别】

1. 制芒硝 取萝卜，洗净，切片，用水煮透后，加入朴硝共煮至熔化；过滤或取上层溶液，倒入木盆中，盆中放几根稻草，过夜则有棱柱状结晶析出；撕去稻草，取出结晶，阴干。如果收得率不高，可以再重复结晶。每朴硝100 kg，用萝卜20～30 kg，清水150 kg。

成品形如芒硝，色极纯。（图10-2-2）

2. 玄明粉 取制芒硝，用纸包裹，悬挂在通风的屋檐下，经过一段时期俟结晶水消失，成白色粉末，即得。

成品为白色极细粉末。（图10-2-3）

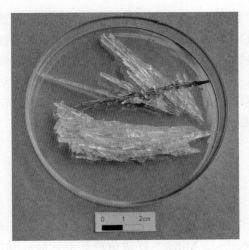

图10-2-2 制芒硝

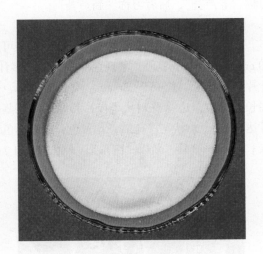

图10-2-3 玄明粉

朴硝结晶后，可提高药物纯度，缓解咸寒之性，并增强芒硝润燥软坚、消导、下气通便的作用。

【性味与归经】 咸、苦，寒。归胃、大肠经。

【功能】 泻下通便，润燥软坚，清火消肿。

【应用】

1. 实热积滞，大便燥结，腹满胀痛等证 如大承气汤（大黄、芒硝、厚朴、枳实）（《伤寒论》）。

2. 肠痈腹痛 如大黄牡丹汤（芒硝、大黄、桃仁、牡丹皮、冬瓜仁）（《金匮要略》）。

3. 咽喉肿痛、口舌生疮 如冰硼散（芒硝、硼砂煅、冰片、朱砂）（《外科正宗》）。

中成药品种有牛黄至宝丸、防风通圣丸（颗粒）、复方牛黄清胃丸、新雪颗粒等。

【用法与用量】 6～12 g，一般不入煎剂，待汤剂煎得后，溶入汤液中服用。外用适量。玄明粉3～9 g。

【注意】 孕妇慎用；不宜与硫黄、三棱同用。

【贮藏保管】 密闭，在30℃以下保存，防风化。

【论注】 朴硝，取原药材，除去杂质而成。其泻下作用峻于芒硝、玄明粉，但质地不纯，不宜内服，多作外用。芒硝为朴硝与萝卜共煮后所得到的重结晶，可以内服。玄明粉（风化硝），为芒硝经风化失去结晶水而成，质地纯净，其泻下作用缓和，但解毒力量较强，多外用于口腔科、眼科疾患。

番泻叶

【来源】 为豆科植物狭叶番泻 *Cassia angustifolia* Vahl 或尖叶番泻 *Cassia acutifolia* Delile 的干燥小叶。

【植物形态】

1. 狭叶番泻 草本状小灌木，高达1 m。叶互生且为偶数羽状复叶，具短柄，小叶5～8对，小叶卵状披针形或为线状披针形，基部稍不对称，先端急尖，无毛或几无毛。花为黄色，总状花序为顶生或腋生；花期9—12月。荚果扁平为长方形；种子4～7枚；果期次年3月。

2. 尖叶番泻 小叶片4～6对，完整者较细狭呈长卵形，叶端尖或微突出。基部不对称，荚果椭圆形。

【产地】 狭叶番泻主产于红海以东至印度一带，我国台湾、广西、云南有引种栽培；尖叶番泻主产于埃及的尼罗河中上游地区，我国台湾、海南、云南有引种栽培。

【采收加工】 狭叶番泻在开花前摘取叶片，阴干。尖叶番泻在9月间果实成熟时，剪下枝条，摘取叶片晒干，按全叶与碎叶分别包装。

【药材鉴别】

1. 狭叶番泻叶 呈长卵形或卵状披针形，长1.5～5 cm，宽0.4～2 cm；叶端急尖，叶基稍不对称，全缘。上表面黄绿色，下表面浅黄绿色，无毛或近无毛，叶脉稍隆起。革质。气微弱而特异，味微苦，稍有黏性。

2. 尖叶番泻叶 呈披针形或长卵形，略卷

曲，叶端短尖或微突，叶基不对称，两面均有细短毛茸。（图10-3-1）

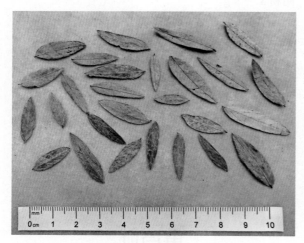

图10-3-1　番泻叶（药材）

以完整、叶形狭尖、色绿者为佳。

【化学成分及药理作用】　含双蒽酮苷类成分，如番泻苷（sennoside）A/B/C/D等；含游离蒽醌类成分，如大黄酚（crysophanol）、芦荟大黄素（aloe-emodin）等；尚含山柰酚（kaempferol）等成分。

番泻叶主要具有致泻、抗菌、止血等作用，还可以使肌肉松弛，具有一定解痉作用。番泻苷A/B在胃、小肠内吸收后，在肝中分解产物经血行而兴奋骨盆神经节以收缩大肠，引起腹泻；蒽醌类对多种细菌（葡萄球菌、大肠埃希菌等）及皮肤真菌有抑制作用。

【饮片炮制及鉴别】　番泻叶　取药材，抖尽泥沙，拣去杂质、枯叶。

成品性状特征同药材。

【性味与归经】　甘、苦，寒。归大肠经。

【功能】　泻热行滞，通便，利水。

【应用】

1. 实热积滞，便秘腹痛　大多单味泡服，小剂量可起缓泄作用，大剂量则可攻下。

2. 水肿胀满　单味泡服，或与牵牛子、大腹皮等同用。

中成药品种有荷丹片、通便宁片、通便灵胶囊等。

【用法与用量】　2～6 g，后下，或开水泡服。

【注意】　孕妇慎用。

【贮藏保管】　避光，置通风干燥处。

【论注】　耳叶番泻叶，为同属植物耳叶番泻树 *Cassia auriculata* L.的干燥小叶。常混进进口的狭叶番泻叶中。本品小叶片卵圆形或倒卵圆形，先端圆钝或微凹陷，或具刺凸，叶基不对称或对称，表面灰绿色或红棕色，被有较多灰白色短毛。

芦　荟

【来源】　为百合科植物库拉索芦荟 *Aloe barbadensis* Miller、好望角芦荟 *Aloe ferox* Miller 或其他同属近缘植物叶的汁液浓缩干燥物。前者习称"老芦荟"，后者习称"新芦荟"。

【植物形态】

1. 库拉索芦荟　多年生肉质草本。茎高可达60 cm。叶簇生于茎顶，呈现莲座状，肥厚多汁；叶片狭披针形，长15～36 cm，宽2～6 cm，先端长而渐尖，边缘有刺状小齿，粉绿色。花茎高可达90 cm，总状花序疏散，花黄色，或有赤色斑点；花期2—3月。蒴果，三角形。（图10-4-1）

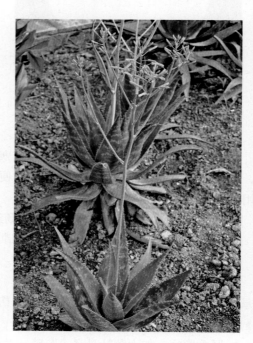

图10-4-1　库拉索芦荟（植物）

2. 好望角芦荟　花茎较高，茎直立可达3～6 m。叶片表面及叶缘具有较多的刺。花序圆锥状，较短，长约60 cm；花为淡红色至黄绿色。

【产地】 库拉索芦荟主产于南美洲库拉索、阿律巴、博内尔等小岛，我国南部部分地区有引种。好望角芦荟主产于非洲南部。

【采收加工】 全年可采。割取叶片，排列在木槽两侧，使液汁经木槽流入容器，蒸发浓缩至适当浓度，任其逐渐冷却凝固，得"老芦荟"或称"肝色芦荟"，如库拉索芦荟。如将叶片排垒在垫有厚布的地穴周围，使液汁猛火蒸至稠膏状，迅速冷却凝固，得"新芦荟"或称"光亮芦荟"，如好望角芦荟。

【药材鉴别】

1. **库拉索芦荟** 呈不规则块状，常破裂为多角形，大小不一。表面呈暗红褐色或深褐色，无光泽。体轻，质硬，不易破碎，断面粗糙或显麻纹。富吸湿性。有特殊臭气，味极苦。（图10-4-2）

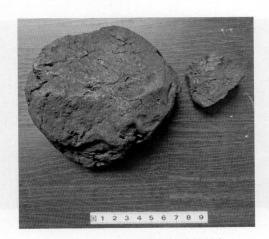

图10-4-2 库拉索芦荟（药材）

2. **好望角芦荟** 表面呈暗褐色，略显绿色，有光泽。体轻，质松，易碎，断面玻璃样而有层纹。（图10-4-3）

以色墨绿、质脆、有光泽、苦味浓者为佳。

【化学成分及药理作用】 含蒽醌、树脂等。蒽醌类，如芦荟苷（barbaloin）、异芦荟苷（isobarbaloin）、7-羟基芦荟大黄素苷（7-hydroxyaloin）等；树脂为芦荟树脂鞣酚（aloeresitannol）与桂皮酸（cinnamic acid）相结合的酯。还含氨基酸、甾醇、有机酸、多糖等。

芦荟主要具有泻下、抑菌、抗炎、保肝、抗辐射损伤、抗肿瘤、护肤作用，还可以促进伤口愈合等。芦荟蒽醌类衍生物具有刺激性泄下作用，伴有显著腹痛和盆腔充血，严重时可引起肾

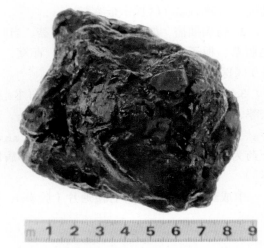

图10-4-3 好望角芦荟（药材）

炎。其醇提物能抑制肿瘤生长及促进肿瘤细胞凋亡。

【饮片炮制及鉴别】

1. **芦荟** 取药材，除去杂质，砸成小块或用时捣碎。

成品多见破碎状，性状特征同药材。（图10-4-4）

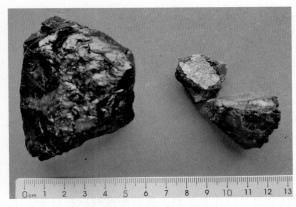

图10-4-4 芦荟（饮片）

2. **炒芦荟** 取芦荟，用文火炒至表面焦黑色，断面焦黄色。

炒芦荟形如芦荟，表面焦黑色。

炒芦荟缓和苦寒之性，适于老人、体虚及产后便秘。

【性味与归经】 苦，寒。归肝、胃、大肠经。

【功能】 泻下通便，清肝泻火，杀虫疗疳。

【应用】

1. **热结便秘，烦躁失眠之症** 如更衣丸（芦

荟研细、朱砂研飞如面)(《医宗金鉴》)。

2. 惊痫抽搐 如当归龙荟丸(芦荟、当归、龙胆草、栀子、黄柏、黄芩、大黄、青黛、木香)(《医略六书》)。

3. 小儿疳积 如肥儿丸(人参、白术去芦、茯苓、黄连姜炒、胡黄连、使君子去壳、神曲炒、麦芽炒、山楂肉、甘草炙、芦荟碗盛,泥封固,置坑中,煨透用,上药为末,黄米糊为丸,米汤化下)(《万病回春》)。

中成药品种收载品种有便通片(胶囊)、通窍耳聋丸、当归龙荟丸等。

【**用法与用量**】 2～5 g,宜入丸散。外用适量,研末敷患处。

【**注意**】 脾胃虚弱,食少便溏者忌用。孕妇慎用。

【**贮藏保管**】 置阴凉干燥处。

【**论注**】 我国广东、海南、广西、福建、四川等地栽培的芦荟 *Aloe vera* L. var. *chinensis* (Haw.) Berger 已用于化妆品等方面,进一步研究或可能代替进口芦荟供药用。

第二节

润 下 药

润下药多富含油脂,具有润滑肠壁作用,故能缓下通便。适用于年老津枯,产后血亏,病后津液未复及亡血患者的肠燥津枯便秘。

临床应用润下药,应根据不同病情选用适当药物配伍。如热盛津伤便秘,可与清热养阴药配伍;兼血虚者,宜与补血药同用;兼气滞者,须兼用行气药调气。

火麻仁

【**来源**】 为桑科植物大麻 *Cannabis sativa* L. 的干燥成熟果实。

【**植物形态**】 一年生草本,高达 3 m。枝具纵槽,密被灰白平伏毛。叶互生或下部对生,掌状全裂,裂片 3～11,披针形或线状披针形,上面微被糙毛,下面幼时密被灰白色平伏毛,后脱落,具内弯粗齿;叶柄长 3～15 cm,密被灰白色平伏毛,托叶线形。花单性,雌雄异株;雄花排列成长而疏散的圆锥花序,黄绿色,花被片和雄蕊各 5;雌花绿色,花被膜质,紧包子房,稍被细毛,子房无柄,花柱 2,丝状,每花具叶状苞片。瘦果侧扁,为宿存黄褐色苞片所包,果皮坚脆,具细网纹;种子扁平。花期 5—6 月,果期 7 月。(图 10-5-1)

【**产地**】 全国各地均有栽培。

【**采收加工**】 秋季果实成熟后,割取果穗或

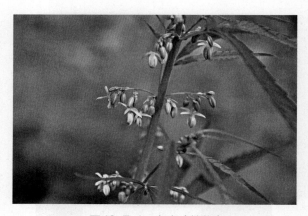

图 10-5-1 大麻(植物)

连茎割下,晒干,打下果实。

【**药材鉴别**】 呈卵圆形,长 4～5.5 mm,直径 2.5～4 mm。表面灰绿色或灰黄色,有微细的白色或棕色网纹,两边有棱,顶端稍尖,基部有 1 圆形果梗痕。果皮薄而脆,易破碎。种皮绿色,子叶 2,乳白色,富有油性。气微,味淡。(图 10-5-2)

以种仁色乳白者为佳。

【**化学成分及药理作用**】 含脂肪油、甾体、酚酸类、蛋白质等。脂肪油类,有亚油酸(linoleic acid)、亚麻酸(linolenic acid)等;酚类,如四氢大麻酚(tetrahydrocannabinol)、大麻酚(cannabinol)、大麻二酚(cannsbidil)等;挥发油,主要有芳樟醇、樟脑、丁香烯等;蛋白质,主要成分为麻仁蛋白、麻仁白蛋白等;还含

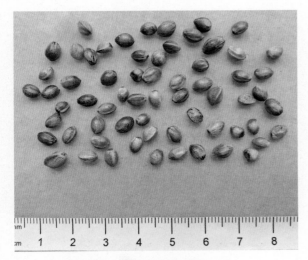

图10-5-2 火麻仁（药材）

胡芦巴碱（trigonelline）等成分。

火麻仁主要具有降血压、降血脂等作用，对消化道和中枢神经系统有一定作用。所含脂肪油能刺激肠黏膜，使分泌增多，蠕动加快，减少大肠吸收水分，故有泻下作用（火麻仁油中的不饱和脂肪酸是发挥抗氧化、延缓衰老、调脂保肝方面作用的主要物质）；大麻酚类是其成瘾性和毒性成分；芳樟醇具有抗菌、抗病毒和镇静作用，樟脑可以杀虫、防虫、抑菌和杀菌；丁香烯可抗肿瘤；麻仁蛋白具有增强抗疲劳能力和免疫调节作用。

【饮片炮制及鉴别】

1. 火麻仁 取药材，除去杂质及果皮，筛去灰屑。用时捣碎。（图10-5-3）

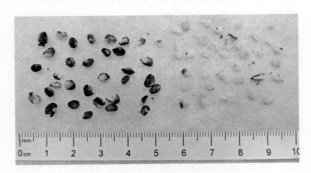

图10-5-3 火麻仁（饮片）

成品呈卵圆形，表面灰绿色或灰黄色，种仁乳白色，富油性。气微，味淡。

2. 炒火麻仁 取火麻仁，炒至有香气，呈微黄色。用时捣碎。

成品色泽加深，微具焦香气，味淡。

火麻仁经炒制后可提高煎出效果，并且增加香气，能增强润燥肠、滋阴血的作用。

【性味与归经】 甘，平。归脾、胃、大肠经。

【功能】 润肠通便。

【应用】 润肠通便　单用有效，如《肘后方》用本品研碎，以米杂之煮粥服；如麻子仁丸（火麻仁、芍药、枳实、大黄、厚朴、苦杏仁）（《伤寒论》）。

中成药品种有麻仁胶囊（软胶囊、丸）、麻仁润肠丸、痔炎消颗粒等。

【用法与用量】 10～15 g。

【注意】 大便溏泄者、阳痿、遗精、带下者慎服。

【贮藏保管】 置阴凉干燥处，防热，防蛀。

【论注】 火麻仁与黑芝麻均能润肠通便。火麻仁偏于缓脾生津、增液润肠而润燥通便；黑芝麻则偏于滋补肝肾、养血益精而润肠通便。

郁李仁

【来源】 为蔷薇科植物欧李 *Prunus humilis* Bge.、郁李 *Prunus japonica* Thunb.或长柄扁桃 *Prunus pedunculata* Maxim.的干燥成熟种子。前二种习称"小李仁"，后一种习称"大李仁"。

【植物形态】

1. 欧李 落叶灌木。幼枝被柔毛。叶互生，椭圆形先端尖；边缘有浅细锯齿，两面无毛或下面主脉被疏毛，托叶2，条形，早落。花、叶同时开放，花白色或稍近粉红色，单生或2朵并生于叶腋。核果球形。花期4—5月，果期5—6月。（图10-6-1）

2. 郁李 与欧李相似，但幼枝无毛。叶为卵形，边缘有锐利重锯齿。花2～3朵族生。（图10-6-2）

3. 长柄扁桃 灌木，高1～2 m。枝伸长，着生许多短枝。短枝上枝叶密集簇生，一年生枝的叶互生，椭圆形，近圆形或倒卵形，先端尖或圆钝，基部宽楔形，生短柔毛，叶缘具不整齐粗锯齿。花先于叶开放，单生，粉红色，花瓣近圆形。果实近球形或卵球形，顶端具小尖头，暗紫红色，果皮干燥，甚薄，成熟时开裂，离核；种

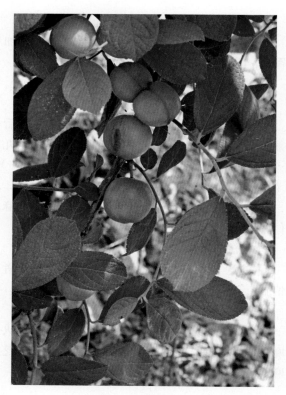

图10-6-1 欧李（植物）

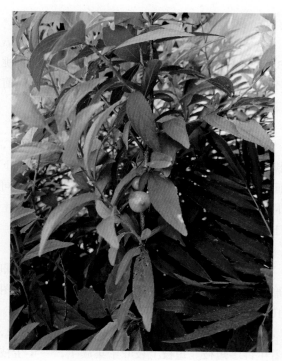

图10-6-2 郁李（植物）

子宽卵形，棕黄色。花期5月，果期7—8月。

【产地】 欧李主产于黑龙江、河北、辽宁、山东等地。郁李主产于华东及河北、河南、山

西、广东等地。长柄扁桃主产于内蒙古。

【采收加工】 夏、秋二季采收成熟果实，除去果肉和核壳，取出种子，干燥。

【药材鉴别】

1. **小李仁** 呈卵形，长5～8 mm，直径3～5 mm。表面黄白色或浅棕色，一端尖，另端钝圆。尖端一侧有线形种脐，圆端中央有深色合点，自合点处向上具多条纵向维管束脉纹。种皮薄，子叶2，乳白色，富油性。气微，味微苦。

2. **大李仁** 长6～10 mm，直径5～7 mm。表面黄棕色。（图10-6-3）

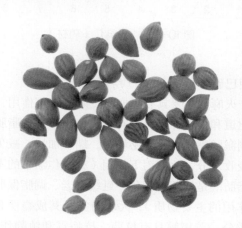

图10-6-3 郁李仁（药材）

以粒饱满、色黄白、不泛油者为佳。

【化学成分及药理作用】 含氰苷、黄酮、三萜等。氰苷类，如苦杏仁苷（amygdalin）等；黄酮类，如郁李仁苷（prunuside）A/B等；三萜类，如熊果酸（ursolic acid）、原儿茶酸（protocatechuic acid）等。

郁李仁主要具有泻下、抗炎、镇痛、降血压等作用，对呼吸系统有一定作用。其富含脂肪油，内服后能在肠道内分解产生脂肪酸，刺激肠壁，增加肠的分泌与蠕动，减少肠对水分的吸收，故能润肠通便；郁李仁苷对实验动物有强烈的泻下作用；苦杏仁苷具有止咳平喘、抗肿瘤、调节免疫、抗动脉粥样等作用。

【饮片炮制及鉴别】

1. **郁李仁** 取药材，除去杂质。用时捣碎。成品多见破碎成两半或碎粒，完整者饮片性

状同药材。

2. 炒郁李仁　取郁李仁，用文火炒至颜色加深、逸出香气。

成品形如郁李仁，表面深黄色，有香气。

炒郁李仁药性较缓，适于老人、体虚及产后便秘。

【性味与归经】　辛、苦、甘，平。归脾、大肠、小肠经。

【功能】　润肠通便，下气利水。

【应用】

1. 肠胃气滞便秘　如五仁丸（郁李仁、苦杏仁、桃仁、柏子仁、松子仁、陈皮）（《杨氏家藏方》）。

2. 脚气浮肿，水肿，小便不利　治水肿胀满，小便不利，与桑白皮、赤小豆等利水消肿药合用。治脚气肿痛，与木瓜、蚕沙合用。

中成药品种有通幽润燥丸、麻仁滋脾丸等。

【用法与用量】　6～10 g。

【注意】　孕妇慎用。

【贮藏保管】　置阴凉干燥处，防蛀。

【论注】　同属植物毛樱桃 *Prunus tomentosa* Thunb.的种子在吉林、河北、天津等多个地区被作为郁李仁应用。其种子外形与郁李相似，长7～10 mm，宽4～7 mm，表面黄棕色。

蜂 蜜
（附：蜂蜡）

【来源】　为蜜蜂科昆虫中华蜜蜂 *Apis cerana* Fabricius 或意大利蜂 *Apis mellifera* Linnaeus 所酿的蜜。

【动物形态】

1. 中华蜜蜂　营群居生活。一群蜂中由一个雌蜂（又称蜂王）、少数雄蜂和很多工蜂（生殖系统不发育的雌体）组成。工蜂酿蜜，其体表黑色，头、胸、腹部密生柔软短毛，带黄褐色。头部为三角形，有复眼1对，触角1对，呈肘状弯曲。口器发达，适合咀嚼和吮吸，上唇基前方有1浅黄色三角形斑纹。翅2对，透明，后翅中脉分叉。腹部为圆锥状，背部黄褐色，1～4节有黑色环带，末端尖锐，有毒腺和螯针；腹面有蜡腺，分泌蜡质，供筑巢用。（图10-7-1）

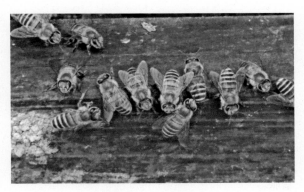

图10-7-1　中华蜜蜂

2. 意大利蜂　个体较大，翅大能远飞，唇基黑色，不具三角形黄斑，后翅中脉不分叉。

【产地】　全国各地均有产，以湖北、广东、云南、四川、江苏、江西为主。

【采收加工】　春至秋季采收，除去杂质，滤过。

【药材鉴别】　为半透明、带光泽、浓稠的液体，白色至淡黄色或橘黄色至黄褐色，放久或遇冷渐有白色颗粒状结晶析出。气芳香，味极甜。

【化学成分及药理作用】　含葡萄糖、果糖和少量蔗糖、麦芽糖、树胶，以及少量有机酸、酵母、酶类、无机盐等等。

蜂蜜主要具有保护肝脏、抗菌、加速创伤组织的修复、滋补强壮等作用，对消化系统、心脑血管系统有一定影响。果糖可以促进消化，润肠通便；蜂蜜的有机酸及各种氧化酶是消炎杀菌、促进组织再生、治疗疮面的物质基础。

【饮片炮制及鉴别】

1. 蜂蜜　取药材，入锅内加热煮沸，趁热过滤，去杂质及泡沫。

成品性状特征同药材。

2. 炼蜜　取蜂蜜，入锅内熬至起"米筛花"泡状，呈黄棕色，能"滴水成珠"为度。

炼蜜形如蜂蜜，黄棕色或黄褐色，稍黏，气香，味极甜。

蜂蜜生用清热，熟用补中。炼制后能除去水分和杂质，便于调剂、制剂，也利用储存。

【性味与归经】　甘，平。归肺、脾、大肠经。

【功能】　补中，润燥，止痛，解毒；外用生肌敛疮。

【应用】

1. 年老、体弱及阴血亏虚所致肠燥便秘　单用内服。

2. 肺虚久咳，肺燥咳嗽 如琼玉膏（白蜜、生地黄、白茯苓、人参_{熬膏}）（《洪氏集验方》）。

3. 角膜溃疡 用5%蜂蜜水滴眼。

4. 解乌头类药毒 本品与乌头类药物同煎，可降低其毒性。服乌头类药物中毒者，大剂量服用本品，有一定解毒作用。

【用法与用量】 15～30 g。

【注意】 痰湿内蕴、中满痞胀及大便不实者禁服。

【贮藏保管】 置阴凉处。

【论注】 蜂蜜现常作为冬令进补膏方制作的重要辅料，也为炮制辅料之一。

附：蜂蜡

为蜜蜂科昆虫中华蜜蜂 *Apis cerana* Fabricius 或意大利蜂 *Apis mellifera* Linnaeus 分泌的蜡。为不规则团块，大小不一。呈黄色、淡黄棕色或黄白色，不透明或微透明，表面光滑。体较轻，蜡质，断面砂粒状，用手搓捏能软化。有蜂蜜样香气，味微甘。

性微温，味甘。功能解毒，敛疮，生肌，止痛。外用于溃疡不敛，臁疮糜烂，外伤破溃，烧烫伤。外用适量，熔化敷患处；常作成药赋形剂及油膏基质。置阴凉处，防热。

第三节

峻下逐水药

本类药物作用猛烈，能引起剧烈腹泻，而使大量水分从大便排出。其中有的药物还兼有利尿作用。适用于水肿，胸腹积水，及痰饮结聚，喘满壅实等证。

本类药物非但药性峻烈，且多具毒性，应"中病即止"，不可过服。根据患者当时具体情况，可采用先攻后补，或先补后攻，或攻补兼施等法。

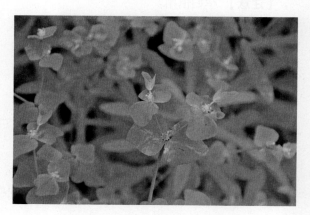

图10-8-1 甘遂（植物）

甘 遂

【来源】 为大戟科植物甘遂 *Euphorbia kansui* T. N. Liou ex T. P. Wang 的干燥块根。

【植物形态】 多年生肉质草本。全草含有乳汁，高25～40 cm。根细长，微弯曲，部分呈连球状或棒状。茎直立，常从基部分枝，基部带红紫色。叶互生无柄，椭圆形，全缘，淡紫红色或绿色；有时从叶腋抽生小枝，其上着生叶数枚，近于对生，形较茎生叶狭小，顶生叶数枚呈轮状排列，叶较大。花褐紫色，杯状聚伞花序顶生；在总花梗各分支上均具三角状阔心形苞片2枚，总苞陀螺形，先端四裂，总苞腺4枚，新月形；花期6—9月。蒴果近球形；果期8—10月。（图10-8-1）

【产地】 主产于陕西、山西、河南等地。

【采收加工】 春季开花前或秋末茎叶枯萎后采挖，撞去外皮，晒干。

【药材鉴别】 呈椭圆形、长圆柱形或连珠形，长1～5 cm，直径0.5～2.5 cm。表面类白色或黄白色，凹陷处有棕色外皮残留。质脆，易折断，断面粉性，白色，木部微显放射状纹理；长圆柱状者纤维性较强。气微，味微甘而辣。（图10-8-2）

以肥大、色白、粉性足者为佳。

【化学成分及药理作用】 含甘遂醇（tirucallol）、大戟二烯醇（euphol）、甘遂萜酯（kansuinine）A/B、甘遂大戟萜酯（kansuiphorin）甲/乙/丙/

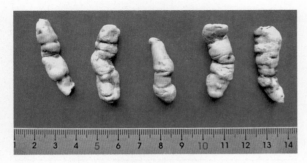

图10-8-2 甘遂（药材）

丁等，还含棕榈酸（palmitic acid）、柠檬酸（citric acid）、草酸（oxalic acid）等。

甘遂对消化系统有一定影响，具有抗生育、泻下、抗菌、抗肿瘤等作用。甘遂粉可引起狗胃肠剧烈收缩，对肠黏膜有剧烈刺激作用，引起炎症性充血及肠蠕动增加，造成峻泻。甘遂的乙醇提取物给妊娠豚鼠腹腔或肌内注射，均有引产作用。甘遂萜酯A/B有镇痛作用。

【饮片炮制及鉴别】

1. 生甘遂　取药材，除去杂质，洗净，干燥。成品性状特征同药材。

2. 醋炒甘遂（醋甘遂）　取生甘遂，加醋拌匀，闷透，炒至表面黄色至棕黄色。每甘遂100 kg，用醋30 kg。

成品形如生甘遂，表面黄色至棕黄色，有的可见焦斑，微有醋香气，味微酸而辣。（图10-8-3）

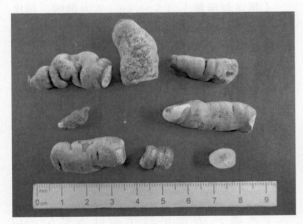

图10-8-3　醋甘遂

甘遂醋制可降低毒性，缓和峻泻作用。

【性味与归经】　苦，寒；有毒。归肺、肾、大肠经。

【功能】　泻水逐饮，消肿散结。

【应用】

1. 水肿胀满，胸腹积水，痰饮积聚，气逆咳喘，二便不利　可单用研末服（本品泻下成分不溶于水），或枣汤送服，如十枣汤（甘遂、芫花、大戟、大枣）（《伤寒论》）。

2. 风痰癫痫　常以甘遂为末，入猪心煨后，与朱砂末为丸服。

3. 疮痈肿毒　可用甘遂末水调外敷。

中成药品种有舟车丸、控涎丸、庆余辟瘟丹等。

【用法与用量】　0.5～1.5 g，炮制后多入丸散用。外用适量，生用。

【注意】　本品苦寒，有毒，作用峻烈，故虚弱者慎用，孕妇禁用；不宜与甘草同用。

【贮藏保管】　置通风干燥处，防蛀。

京大戟
（附：红大戟）

【来源】　为大戟科植物大戟 *Euphorbia pekinensis* Rupr. 的干燥根。

【植物形态】　多年生草本，高达1 m。块根常2～3个，圆柱形或纺锤形，红褐色或棕褐色，有侧根，茎类方形。叶对生，托叶4枚与叶柄合生，呈刚毛状；叶片线状、线状披针形，或长椭圆形，全缘，基部楔形，先端窄或断，渐尖；表面被疏毛茸，背面被短毛茸。花淡紫红色，幼时白色，杯状聚伞花序的总苞钟形或陀螺形；花期8—9月。果实小，卵形或椭圆形；种子2枚；果期10—11月。（图10-9-1）

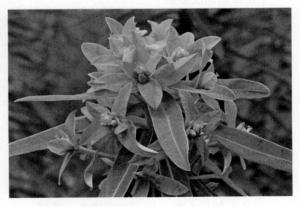

图10-9-1　大戟（植物）

【产地】 主产于河北、山西、甘肃、山东、江苏等地。

【采收加工】 秋、冬二季采挖，洗净，晒干。

【药材鉴别】 呈不整齐的长圆锥形，略弯曲，常有分枝，长10～20 cm，直径1.5～4 cm。表面灰棕色或棕褐色，粗糙，有纵皱纹、横向皮孔样突起及支根痕。顶端略膨大，有多数茎基及芽痕。质坚硬，不易折断，断面类白色或淡黄色，纤维性。气微，味微苦涩。（图10-9-2）

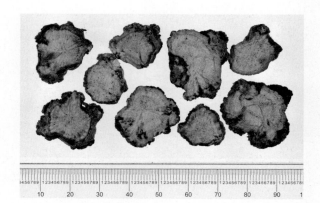

图10-9-3 京大戟（饮片）

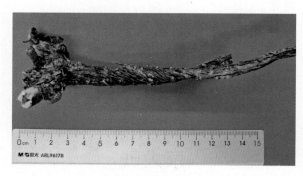

图10-9-2 京大戟（药材）

以切面白色者为佳。

【化学成分及药理作用】 含黄酮类成分，如大戟苷（euphornin）；二萜类成分，如京大戟素（euphpekinensin）；三萜类成分，如大戟醇（euphol）等；另含树胶、树脂。

京大戟具有泻下、抗菌、杀虫、利尿等作用。乙醚提取物和热水提取物有刺激肠管而导泻的作用；对妊娠离体子宫有兴奋作用；能扩张毛细血管，对抗肾上腺素的升压作用。京大戟毒性成分主要为二萜烯醇类，其对皮肤、口腔及胃肠黏膜有强烈刺激性。

【饮片炮制及鉴别】

1. 京大戟 取药材，除去杂质，洗净，润透，切厚片，干燥。

成品不规则长圆形或圆形厚片。外表皮灰棕色或棕褐色，粗糙，有皱纹。切面类白色或棕黄色，纤维性。质坚硬。气微，味微苦涩。（图10-9-3）

2. 醋炒京大戟（醋京大戟） 取京大戟，加醋拌匀，闷透，煮至醋吸尽，干燥。每京大戟100 kg，用醋30 kg。

成品形如京大戟，外表皮棕褐色，粗糙，有皱纹。切面棕黄色或棕褐色，纤维性。质坚硬。

微有醋气，味微苦涩。

京大戟醋制后可降低毒性，缓和峻泻作用。

【性味与归经】 苦，寒；有毒。归肺、脾、肾经。

【功能】 泻水逐饮，消肿散结。

【应用】

1. 水肿满胀，胸腹积水，痰饮积聚，气逆咳喘，二便不利 如十枣汤（大戟、甘遂、芫花、大枣）（《伤寒论》）。

2. 痈肿疮毒，瘰疬痰核 本品能消肿散结，内服外用均可。治热毒痈肿疮毒，可鲜用捣烂外敷。治痰火凝聚的瘰疬痰核，可与夏枯草、玄参、浙贝母等药同用。

中成药品种有十枣丸。

【用法与用量】 1.5～3 g。入丸散服，每次1 g；内服醋制用，外用适量，生用。

【注意】 孕妇禁用；不宜与甘草同用。

【贮藏保管】 置干燥处，防蛀。

【论注】 十枣汤大戟、甘遂、芫花三药为末，枣汤送服。大枣利于大戟、甘遂、芫花成分溶出。

附：红大戟

【来源】 为茜草科植物红大戟 Knoxia valerianoides Thorel et Pitard 的干燥块根。

【植物形态】 多年生草本，高20～80 cm。块根通常2～3个，纺锤形，红褐色或棕褐色。茎稍呈蔓状，稍具棱。叶对生，无柄；叶片长椭圆形至条状披针形，叶脉疏披毛，全缘，托叶2～4裂，裂片钻形。聚伞花序，花多数，密生呈球形；花小，淡紫红色或有时白色；花冠管状漏斗形，先端4裂，裂片舌状；花期9月。果实很小，卵形或椭圆形；果期10—11月。（图10-9-4）

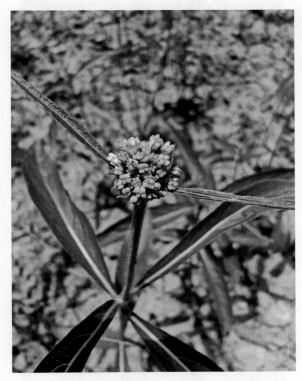

图10-9-4　红大戟（植物）

【产地】　主产于福建、广东、广西、云南等地。

【采收加工】　秋、冬二季采挖，除去须根，洗净，置沸水中略烫，干燥。

【药材鉴别】　略呈纺锤形，偶有分枝，稍弯曲，长3～10 cm，直径0.6～1.2 cm。表面红褐色或灰棕色，粗糙，有扭曲的纵皱纹。上端常有细小的茎痕。质坚实，断面皮部红褐色，木部棕黄色。气微，味甘、微辛。（图10-9-5）

以个大、红褐色、质坚实无须根者为佳。

【化学成分及药理作用】　含蒽醌类成分，如红大戟素（knoxiadin）、虎刺醛（damnacanthal）、甲基异茜草素（rubiadin）等；还含有木质素、三萜、香豆素等成分。

红大戟具有抗菌、利尿、泻下等作用。其乙醇提取物对金黄色葡萄球菌和铜绿假单胞菌有抑制作用；其水煎液小鼠灌胃后，尿量明显增加。所含蒽醌可抑制巨噬细胞分泌NO，具肝细胞损伤保护活性；所含蒽醌类化合物能刺激肠平滑

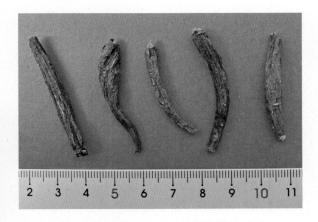

图10-9-5　红大戟（药材）

肌，增加蠕动，产生泻下。

【饮片炮制及鉴别】

1. 红大戟　取药材，除去杂质，洗净，润透，切厚片，干燥。

成品为不规则长圆形或圆形厚片。表面红褐色或红棕色，粗糙，有扭曲的纵皱纹；切面皮部红褐色，木部棕黄色。质坚实。气微，味甘、微辛。（图10-9-6）

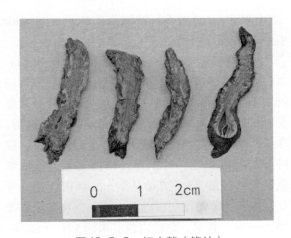

图10-9-6　红大戟（饮片）

2. 醋红大戟　取红大戟，加醋拌匀，闷透，加醋拌匀，闷透，煮至醋吸尽取出，干燥。每红大戟100 kg，用醋30 kg。

成品形如红大戟，表面颜色加深，微有醋气。

红大戟醋制可降低毒性，缓和峻泻作用。

【性味与归经】　苦，寒；有小毒。归肺、脾、肾经。

【功能】　泻水逐饮，消肿散结。

297

【应用】

1. 水肿满胀，胸腹积水，痰饮积聚，气逆咳喘，二便不利，痈肿疮毒，瘰疬痰核　证轻者单用，重者多入复方。治水肿，常与芫花、甘遂、大枣等配伍，有泻水护胃之效。治痰饮喘急，常与白芥子、甘遂等同用，以增强消痰逐饮之力。

2. 痈疮肿毒　内服或外用，单用或入复方，均可收效。

中成药品种有天和追风膏、庆余辟瘟丹、周氏回生丸、控涎丸、紫金锭等。

【用法与用量】　1.5～3 g，入丸散服，每次1 g；内服醋制用，外用适量，生用。

【注意】　孕妇禁用；不宜与甘草同用。

【贮藏保管】　置阴凉干燥处。

【论注】　京大戟和红大戟两者功效相近，常常混用。但京大戟泻下逐水力强，红大戟消肿散结力胜。

芫　花

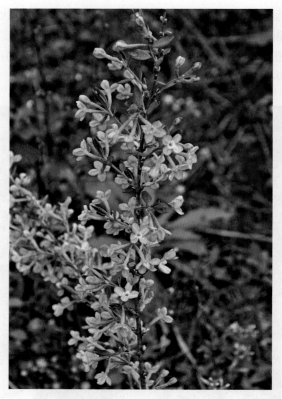

图10-10-1　芫花（植物）

【来源】　为瑞香科植物芫花 *Daphne genkwa* Sieb. et Zucc. 的干燥花蕾。

【植物形态】　直立落叶灌木，高可达1 m。茎直立，多分枝，幼时被细柔毛，皮富纤维具韧性，不易折断。叶对生，偶有互生；叶片椭圆形至长椭圆形，稍带革质，先端急尖，基部楔形，全缘，幼时叶两面全披短柔毛，老时渐脱落，仅叶背沿脉有细毛，叶柄短，密披柔毛。花淡紫色，先叶开放，3～7朵丛生，几满树皆花；萼呈花冠状，萼筒细瘦披丝状细柔毛，花瓣缺；花期3—4月。核果，熟时白色；果期5月。（图10-10-1）

【产地】　主产于安徽、江苏、浙江、四川、山东等地。

【采收加工】　春季花未开放时采收，除去杂质，干燥。

【药材鉴别】　常3～7朵簇生于短花轴上，基部有苞片1～2片，多脱落为单朵。单朵呈棒槌状，多弯曲，长1～1.7 cm，直径约1.5 mm；花被筒表面淡紫色或灰绿色，密被短柔毛，先端4裂，裂片淡紫色或黄棕色。质软。气微，味甘、微辛。（图10-10-2）

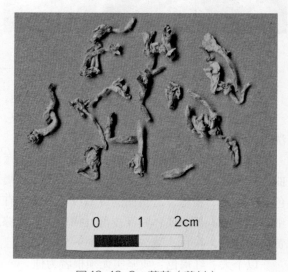

图10-10-2　芫花（药材）

以花蕾多而整齐、色淡紫者为佳。

【化学成分及药理作用】　含黄酮、二萜原酸酯等。黄酮类，如芫花素（genkwanin）、芹菜素（apigenin）等；二萜原酸酯类，如芫花酯（yuanhuacin）甲/乙/丙/丁/戊、芫花瑞香宁（genkwadaphnin；即12-苯甲酰氧基瑞香毒素，12-benzoxydaphnetoxin）等。还含有挥发油、脂肪酸等成分。

芫花对消化系统、生殖系统、中枢神经系统有一定作用，具有引产、利尿、祛痰镇咳、抑菌等作用；能明显增强异戊巴比妥钠对犬的麻醉作用，有明显镇痛、镇静及抗惊厥作用。其生品、水煎剂、醇浸剂均可兴奋兔离体回肠，使肠蠕动增加，张力增高；大剂量呈抑制作用。芫花素能刺激肠黏膜引起剧烈的水泻和腹痛。

【饮片炮制及鉴别】

1. **芫花** 取药材，除去杂质，筛去灰屑。成品性状特征同药材。

2. **醋炒芫花（醋芫花）** 取芫花，加醋拌匀，闷透，文火炒干。每芫花100 kg，用醋30 kg。

成品形如芫花。表面微黄色，微有醋香气。（图10-10-3）

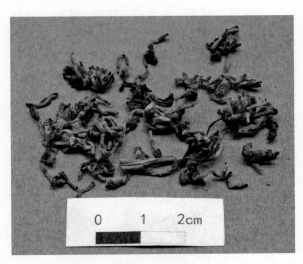

图10-10-3 醋芫花

芫花醋制能降低其毒性，缓和其峻泻作用和腹痛副作用。

【性味与归经】 苦、辛，温；有毒。归肺、脾、肾经。

【功能】 泻水逐饮；外用杀虫疗疮。

【应用】

1. **水肿胀满，胸腹积水，痰饮积聚，气逆咳喘，二便不利** 如舟车丸（大戟、大黄、甘遂、芫花、青皮去白、陈皮去白、牵牛头末、木香）（《丹心溪法》）。

2. **疥癣秃疮，痈肿，冻疮** 治皮肤病，可单用研末，或配雄黄用猪油调敷。治痈肿，芫花为末，胶和如粥敷之（《备急千金要方》）。

中成药品种有舟车丸、消络痛片（胶囊）等。

【用法与用量】 1.5～3 g。外用适量。

【注意】 孕妇禁用；不宜与甘草同用。

【贮藏保管】 置通风干燥处，防霉，防蛀。

【论注】 除上述品种外，芫花药材尚有黄芫花，亦称北芫花，为同科植物河朔芫花 *Wikstroemia chamaedaphne* Meissn.的干燥花蕾。主产于华北、西北及东北，当地使用。

商 陆

【来源】 为商陆科植物商陆 *Phytolacca acinosa* Roxb.或垂序商陆 *Phytolacca americana* L.的干燥根。

【植物形态】

1. **商陆** 多年生草本。全株光滑无毛。茎高达1.5 m，绿色或紫红色，呈圆柱形或稍具棱角，多分枝，肉质多水汁。根粗壮，侧根较多。单叶互生有叶柄，叶片卵状椭圆形或椭圆形，先端急尖或渐尖，基部渐窄，全缘。顶生总状花序，通常与叶对生；花白色后渐变为淡粉红色，花被片5，大小相等，花后常反折；雄蕊8～10，与花被片近等长，花丝白色，钻形，基部成片状，宿存，花药椭圆形，粉红色；心皮通常为8，有时少至5或多至10，分离。浆果，果序直立；8～10分果轮生，扁球形，熟时呈紫红色或黑紫色。花期6—8月，果期8—10月。（图10-11-1）

2. **垂序商陆** 茎的棱较明显。叶稍窄。总状花序（特别在果期）下垂；花被片5，雄蕊、心皮及花柱通常均为10，心皮合生。（图10-11-2）

【产地】 我国大部分地区均有产，主产于河南、安徽、湖北等地。

【采收加工】 秋季至次春采挖，除去须根和泥沙，切成块或片，晒干或阴干。

【药材鉴别】 为横切或纵切的不规则块片，厚薄不等。外皮黄白色或淡棕色。横切片弯曲不平，边缘皱缩，直径2～8 cm；切面浅黄棕色或黄白色，木部隆起，形成数个突起的同心性环轮。纵切片弯曲或卷曲，长5～8 cm，宽1～2 cm，木部呈平行条状突起，韧皮部下凹。质硬。气微，味微甜，久嚼麻舌。（图10-11-3）

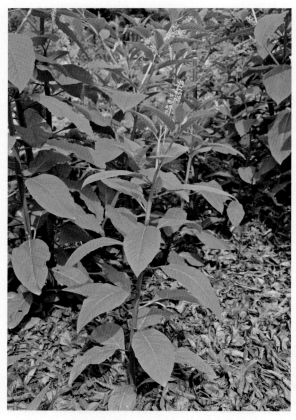

图10-11-1 商陆（植物）

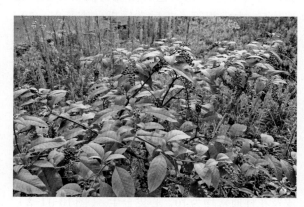

图10-11-2 垂序商陆（植物）

以片大、色黄白、有罗盘纹者为佳。

【化学成分及药理作用】 商陆含皂苷类成分，如美商陆皂苷元（phytolaccagenin），商陆种苷（esculentoside）A/B/C/D等；并含加利果酸（jaligonic acid）、去羟加利果酸（esculentic acid）。垂序商陆根含美商陆苷（phytolaccasaponin）A/B/D$_2$/E/F等；并含抗炎成分加利果酸、齐墩果酸的衍生物，降血压成分组胺（hisamine）、γ-氨基丁酸（γ-aminobutyric acid）及商陆碱

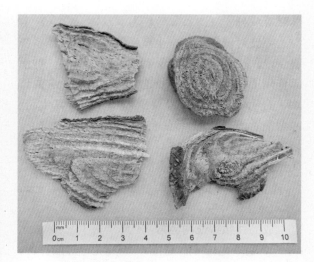

图10-11-3 商陆（药材）

（phytolaccine）、商陆毒素（phytolac catoxin）等。

商陆具有抗炎、抗肿瘤、镇咳、平喘、祛痰等作用，对代谢有一定影响。商陆皂苷能促进小鼠白细胞吞噬能力；对抗羟基脲引起的DNA转化率下降，使DNA合成保持正常水平。商陆皂苷甲对于各类肾病模型有很好的疗效。商陆生物碱部分有镇咳作用。其根提取物有利尿作用。

【饮片炮制及鉴别】

1. 商陆 取药材，大小分开，大者置于水中浸泡1～2小时，捞起润透，切厚片，干燥；小者，除去杂质即可。

成品性状特征同药材。

2. 醋炒商陆（醋商陆） 取商陆，加醋拌匀，闷透，文火炒干。每商陆100 kg，用醋30 kg。

成品形如商陆。表面黄棕色，微有醋香气。（图10-11-4）

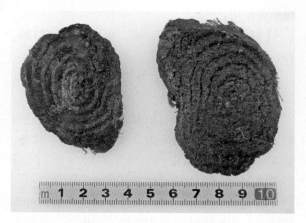

图10-11-4 醋商陆

商陆经醋制后，具有降低毒性、缓和峻泻作用，以逐水消肿为主。

【性味与归经】 苦，寒；有毒。归肺、脾、肾、大肠经。

【功能】 逐水消肿，通利二便，外用解毒散结。

【应用】

1. 水肿胀满，二便不利 如疏凿饮子（商陆、泽泻、赤小豆、羌活、大腹皮、椒目、木通、秦艽、槟榔、茯苓皮）（《严氏济生方》）。

2. 痈肿疮毒 治痈肿痛初起，可用鲜商陆根，酌加食盐，捣烂外敷，或煎汤熏洗。

【用法与用量】 3～9g。外用适量，煎汤熏洗。

【注意】 孕妇禁用。

【贮藏保管】 置干燥处，防霉，防蛀。

牵牛子

【来源】 为旋花科植物裂叶牵牛 *Pharbitis nil* (L.) Choisy 或圆叶牵牛 *Pharbitis purpurea* (L.) Voigt 的干燥成熟种子。

【植物形态】

1. 裂叶牵牛 一年生缠绕性草质藤本。长高达5m，全株密布刚毛，多分枝。叶互生，具长叶柄，叶片宽卵形或近圆形，深或浅3裂，偶有5裂，全缘，基部心形，中间裂片卵圆形或长圆形，先端渐尖，侧裂片斜卵形，先端突尖或渐尖，全缘，两面均伏生刚毛。萼片近等长，长2～2.5cm，披针状线形，内面2片稍狭，外面被开展的刚毛，基部更密，有时也杂有短柔毛；花蓝紫色或紫红色，腋生2～3朵，朝开午闭，花冠漏斗状；花期6—9月。蒴果近球形，3室，每室含种子2枚；果期7—9月。（图10-12-1）

2. 圆叶牵牛 叶片通常全缘。萼片近等长，长1.1～1.6cm，外面3片长椭圆形，渐尖，内面2片线状披针形，外面均被开展的硬毛，基部更密。（图10-12-2）

【产地】 全国大部分地区均有产。

【采收加工】 秋末果实成熟、果壳未开裂时采割植株，晒干，打下种子，除去杂质。

【药材鉴别】 似橘瓣状，长4～8mm，宽3～5mm。表面灰黑色或淡黄白色，背面有一条浅纵沟，腹面棱线的下端有一点状种脐，微

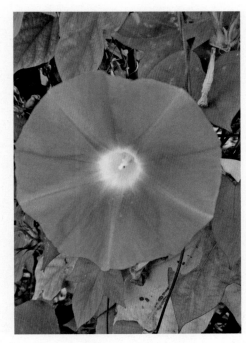

图10-12-1 裂叶牵牛（植物）

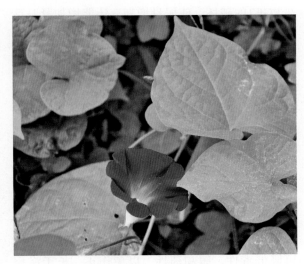

图10-12-2 圆叶牵牛（植物）

凹。质硬，横切面可见淡黄色或黄绿色皱缩折叠的子叶，微显油性。气微，味辛、苦，有麻感。（图10-12-3）

以粒大、饱满者为佳。

【化学成分及药理作用】 含苷类、生物碱等。苷类，如牵牛子苷（pharbitin）等；生物碱类，如裸麦角碱（chanoclavine）、野麦碱（elymoclavine）、狼尾草麦角碱（penniclavine）等。还含有牵牛子酸混合物（pharbitic acid），及有机酸类和糖类等。

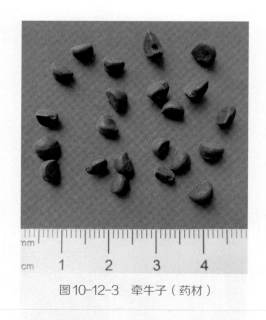

图10-12-3 牵牛子（药材）

牵牛子具有泻下、利尿、杀虫等作用。牵牛子苷在肠内遇胆汁及肠液分解出牵牛子素，刺激肠道，促进蠕动，导致强烈泻下。牵牛子还可减少PGE2的破坏，使尿量增加。还能增加肾脏活动，使尿量增加；但大量服用可刺激肾脏，使肾脏充血，产生血尿。其煎剂对蛔虫、绦虫有一定杀灭作用。

【饮片炮制及鉴别】

1. 牵牛子 取药材，除去杂质，筛去灰屑。成品性状特征同药材。

2. 炒牵牛子 取牵牛子，用文火炒至鼓起、香气逸出。

成品形如牵牛子，色泽加深，稍鼓起，微具有香气。

牵牛子炒后气香，能消积而略具健脾作用；可降低毒性，缓和药性，以免伤正，长于涤痰饮、消积滞。

【性味与归经】 苦、寒；有毒。归肺、肾、大肠经。

【功能】 泻水通便，消痰涤饮，杀虫攻积。

【应用】

1. 水肿胀满，三焦气滞，二便不通 病情轻者，单用本品研末内服；病情较重者，可用舟车丸（大戟、大黄、甘遂、芫花、青皮去白、陈皮去白、牵牛头末、木香）（《丹溪心法》）。

2. 痰饮咳喘，面目浮肿 如牛黄夺命散（牵牛子、大黄、槟榔）（《保婴集》）。

3. 蛔虫、绦虫及虫积腹痛 常与槟榔、使君

子同用。

中成药品种有小儿化食丸、开胸顺气丸、一捻金、槟榔四消丸等。

【用法与用量】 3～6 g。入丸散服，每次1.5～3 g。

【注意】 孕妇禁用；不宜与巴豆、巴豆霜同用。

【贮藏保管】 置干燥处。

【论注】 同科植物西伯利亚鱼草 *Merremia sibirica* (L.) Hall. f.的种子在东北、内蒙古、浙江部分地区误作牵牛子用，应注意区别。其种子形状为圆球形的1/4，表面灰褐色，披金黄色鳞片状非腺毛，脱落处粗糙，背面隆起，腹面有1棱线。

巴 豆

【来源】 为大戟科植物巴豆 *Croton tiglium* L.的干燥成熟果实。

【植物形态】 常绿乔木，高6～10 m。幼枝绿色，披稀疏星状柔毛；老枝无毛；二年生枝灰绿色，有不明显黄色细纵裂纹。叶互生，托叶早落，叶片卵形或长圆状卵形，在近叶柄处有两个腺体，基部圆形或阔楔形，先端渐尖，边缘有疏浅锯齿，两面均有稀疏星状毛，主脉3出，侧脉3～4，互生或近于对生。花绿色，单性同株，顶生总状花序；雄花在上，绿色，雌花无花瓣；花期3—6月。蒴果长圆形或倒卵形，有3钝角；种子长卵圆形，3～4枚，淡黄褐色；果期6—7月。（图10-13-1）

【产地】 主产于四川、广西、云南、贵州等

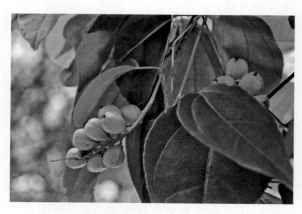

图10-13-1 巴豆（植物）

地。四川宜宾、重庆万州为道地产区。

【采收加工】 秋季果实成熟时采收，堆置2～3日，摊开，干燥。

【药材鉴别】 呈卵圆形，一般具三棱，长1.8～2.2 cm，直径1.4～2 cm。表面灰黄色或稍深，粗糙，有纵线6条，顶端平截，基部有果梗痕。破开果壳，可见3室，每室含种子1粒。种子呈略扁的椭圆形，长1.2～1.5 cm，直径0.7～0.9 cm，表面棕色或灰棕色，一端有小点状的种脐和种阜的瘢痕，另端有微凹的合点，其间有隆起的种脊；外种皮薄而脆，内种皮呈白色薄膜；种仁黄白色，油质。气微，味辛辣。（图10-13-2）

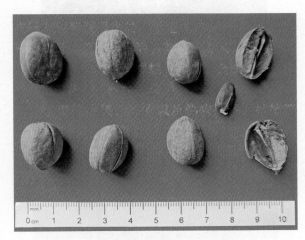

图10-13-2 巴豆（药材）

以个大、饱满、种仁黄白色者为佳。

【化学成分及药理作用】 含脂肪油、生物碱、蛋白质等。脂肪油类，有巴豆酸（tiglic acid）、巴豆油酸（crotonic acid）等；生物碱类，如异鸟嘌呤（isoguanine）等；毒性蛋白类成分如巴豆毒素（crotin）Ⅰ/Ⅱ等。

巴豆对消化道、免疫功能有一定影响，具有抗肿瘤、镇痛、抗炎等作用。巴豆油能使口腔、咽及胃部产生灼热感，并有催吐作用；脂肪油是巴豆泻下的有效成分，也是其主要的毒性成分。巴豆生物碱具有明显抗肿瘤活性。巴豆毒蛋白是一种细胞原浆毒，能溶解红细胞，并使局部细胞坏死。

【饮片炮制及鉴别】

1. 生巴豆 取药材，除去皮壳、杂质，筛取净仁。

成品呈略扁的椭圆形，长9～14 mm，直径5～8 mm。表面黄白色或黄棕色，平滑有光泽，常附有白色薄膜；一端有微凹的合点，另一端有小点状的种脐。内胚乳肥厚，淡黄色，油质；子叶2，菲薄。气微，味辛辣。（图10-13-3）

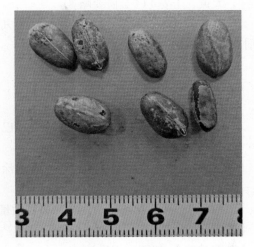

图10-13-3 生巴豆

2. 巴豆霜 取生巴豆，碾成细末或捣烂如泥，用草纸包裹于烈日下暴晒，反复换纸吸去油或压榨去油，至松散成粉不黏结为度。

成品为粒度均匀、疏松的淡黄色粉末，无臭，味辛辣。（图10-13-4）

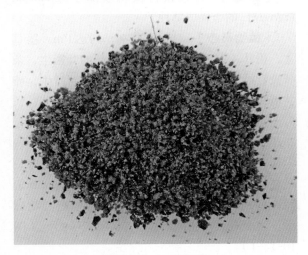

图10-13-4 巴豆霜

以粒度均匀、疏松、色淡黄粉末者为佳。

巴豆去油成霜后，能降低毒性，缓和泻下作用。

【性味与归经】 辛，热；有大毒。归胃、大肠经。

【功能】 峻下冷积，逐水退肿，豁痰利咽；外用蚀疮。

【应用】

1. 寒积便秘 如三物备急丸（巴豆去皮、心，熬，外研如脂、大黄、干姜）（《金匮要略》）。

2. 腹水鼓胀，二便不通 与苦杏仁为丸服（《肘后方》）。

3. 喉风，喉痹 可单用本品。

4. 痈肿脓成未溃，疥癣恶疮 可配乳香、没药、木鳖子、蓖麻子熬膏外敷。

中成药品种有妇科通经丸、七珍丸（巴豆霜）、保赤散（巴豆霜）等。

【用法与用量】 生品外用适量，研末涂患处，或捣烂以纱布包擦患处。

巴豆霜0.1～0.3 g，多入丸散用。外用适量。

【注意】 孕妇禁用；不宜与牵牛子同用。

【贮藏保管】 置阴凉干燥处。

【论注】《中国药典》记载使用的是淀粉稀释法，此法值得进一步研究。

千金子

【来源】 为大戟科植物续随子*Euphorbia lathyris* L.的干燥成熟种子。

【植物形态】 二年生草本，高达1 m。茎直立，粗壮，无毛，多分枝。茎下部的叶密生，条状披针形，无柄，全缘；上部的叶交互对生，卵状披针形，顶端锐尖，基部心形而多少抱茎，长6～12 cm，宽0.8～1.3 cm。总状花序顶生，2～4伞梗，呈伞状，基部有2～4叶轮生，每伞梗再叉状分枝，有2三角状卵形苞片；花序总苞杯状，顶端4～5裂；腺体新月形，两端具短而钝的角。蒴果近球形，无毛；种子矩圆状球形，表面有黑褐相间的斑纹；果期7—8月。（图10-14-1）

【产地】 主产于河北、河南、浙江等地。

【采收加工】 夏、秋二季果实成熟时采收，除去杂质，干燥。

【药材鉴别】 呈椭圆形或倒卵形，长约5 mm，直径约4 mm。表面灰棕色或灰褐色，具不规则网状皱纹，网孔凹陷处灰黑色，形成细斑

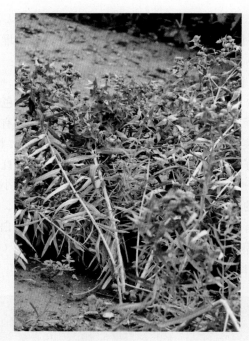

图10-14-1 续随子（植物）

点。一侧有纵沟状种脊，顶端为突起的合点，下端为线形种脐，基部有类白色突起的种阜或具脱落后的瘢痕。种皮薄脆，种仁白色或黄白色，富油质。气微，味辛。（图10-14-2）

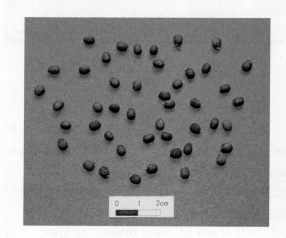

图10-14-2 千金子（药材）

以粒饱满、种仁白色、油性足者为佳。

【化学成分及药理作用】 含7-羟基千金二萜醇（7-hydroxylathyrol）、γ-大戟甾醇（γ-euphol）、α-大戟烯醇（α-euphorbol）、七叶内酯（aesculetin）、七叶苷（aesculin）、千金子甾醇（euphorbiasteroid）、瑞香素（daphnetin）、山奈酚-3-葡萄糖醛酸苷（kaempferol-3-glucuronide）等。

千金子主要具有致泻、抗肿瘤、抗炎、镇痛、利尿等作用。千金子中的脂肪油，新鲜时无味无色，很快变恶臭而有强辛辣味，对胃肠有刺激，可产生峻泻，作用强度为蓖麻油的3倍；致泻成分为千金子甾醇。还有抗肿瘤作用。其鲜品对急性淋巴细胞型及粒细胞型、慢性粒细胞型、急性单核细胞型白血病白细胞均有抑制作用。

【饮片炮制及鉴别】

1. 千金子　取药材，除去杂质，筛去泥沙，洗净，捞出，干燥。用时打碎。

成品性状特征同药材。

2. 千金子霜　取千金子，去皮取净仁，碾成细末或捣烂如泥，用草纸包裹于烈日下暴晒，反复换纸吸去油或压榨去油，至松散成粉不黏结为度。

成品为均匀、疏松的淡黄色粉末，微显油性。味辛辣。（图10-14-3）

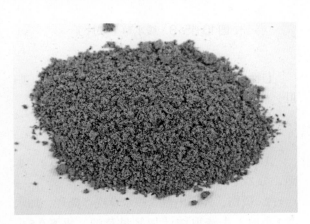

图10-14-3　千金子霜

千金子去油成霜后，能降低毒性，缓和泻下作用。

【性味与归经】　辛，温；有毒。归肝、肾、大肠经。

【功能】　泻下逐水，破血消癥；外用疗癣蚀疣。

【应用】

1. 水肿，臌胀　单用有效，或配大黄，酒水为丸服，或与防己、槟榔、葶苈子等药合用，以增强逐水消肿之功。

2. 血瘀经闭，癥瘕　治疗滞经闭者，可与当归、川芎、红花等合用。治癥瘕痞块，可与三棱、莪术、大黄等合用。

3. 顽癣、恶疮肿毒及毒蛇咬伤等　可内服，可外用。

中成药品种有庆余辟瘟丹、周氏回生丸、紫金锭等。

【用法与用量】　千金子1～2g，去壳，去油用，多入丸散服。外用适量，捣烂敷患处。千金子霜0.5～1g，多入丸散服。外用适量。

【注意】　孕妇禁用及体弱便溏者忌服。

【贮藏保管】　置阴凉干燥处，防蛀。

腹水草*

【来源】　为玄参科植物爬红岩 *Veronicastrum axillare* (Sieb. et Zucc.) Yamazaki 的干燥全草。

【植物形态】　多年生草本，高可达1m。根状茎短而横走，根密被黄褐色茸毛。茎弓曲，顶端着地生根，圆柱形，中上部有条棱，无毛或稀被黄色卷毛。叶互生；具短柄；叶片卵形至卵状披针形，纸质，长5～13cm，宽2.5～5cm，先端渐尖，基部楔形至圆形，边缘具偏斜的三角形锯齿。花序穗状腋生，长1～3cm，近无梗；花密集；苞片和花萼均为5裂，裂片均为条状披针形至钻形，无毛或具疏睫毛；花冠紫色或紫红色，长5～6mm，檐部占1/3，4裂，裂片狭三角形；雄蕊2，略伸出达约2mm，花药长0.6～1.5mm；花期7—9月。蒴果卵球状，长约3mm；种子圆形，具不明显网纹。（图10-15-1）

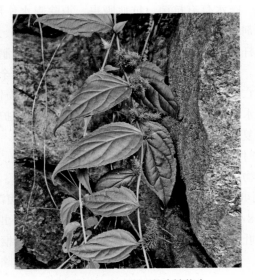

图10-15-1　爬红岩（植物）

【产地】 主产于江西、安徽、浙江、福建等地。

【采收加工】 7—8月采收，除去杂质，晒干。

【药材鉴别】 常缠结成团。根细小，表面黄棕色。茎细长，圆柱形，表面灰绿色至棕褐色，具细纵条纹，节明显，无毛或被疏短毛；质脆，易折断，断面灰绿色，中空。叶互生，多皱缩破碎，展平后呈披针形或长椭圆形，长4～12 cm，宽2～5 cm，上面绿淡褐色，下面淡褐色，边缘有锯齿，先端渐尖基部圆形或圆楔形；叶柄短。穗状花序腋生，长1～4 cm；花萼5深裂，裂片钻形，长3～5 mm；花冠筒状，紫色或紫红色。气微，味苦。（图10-15-2）

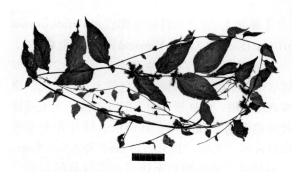

图10-15-2 腹水草（药材）

【化学成分及药理作用】 含黄酮类化合物，如金合欢素（acacetin）、木犀草素（luteolin）等；环烯醚萜类化合物，如桃叶珊瑚苷（aucubin）。另含熊果苷（arbutin）、胡萝卜苷、对苯二酚（hydroquinone）和谷甾醇等。

腹水草有抗菌、抗血吸虫、消除腹水作用。煎剂在试管内对金黄色葡萄球菌、炭疽杆菌、白喉杆菌、伤寒杆菌和痢疾杆菌等均有明显抑制作用。体外实验经40分钟以上可使血吸虫虫体全部死亡。水提液可抵抗乙醇对GES-1细胞的损伤。腹水草抑制胃液和胃酸分泌、对胃黏膜有保护和修复作用。正常人口服腹水草5～10 g，1～4小时内尿量略增加，4小时后尿量显著减少，氯化物排泄情况与尿量相似；服药后即感头晕，约1小时后恶心、呕吐，4小时后腹部绞痛、腹泻，至8小时后逐渐恢复。犬口服及肌内注射均出现呕吐，说明腹水草引起呕吐是吸收后的中枢作用。其消除腹水是通过猛烈吐、泻来达到排除体

内液体，并非利尿作用。

【炮制方法及饮片鉴别】 腹水草 取药材，除去杂质，快洗，润软，切短段，干燥。

成品呈不规则的段状，为根、茎、叶、花的混合物。全体灰黑色。茎扁圆柱形，表面有致密的细纵纹，有互生的叶柄痕。叶皱缩，破碎，边缘疏生细锯齿，穗状花序生于叶腋，花冠深紫色。气微味苦。（图10-15-3）

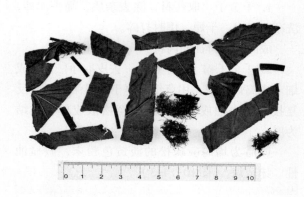

图10-15-3 腹水草（饮片）

【性味与归经】 苦、辛，凉；有小毒。归肝、脾、肾经。

【功能】 逐水消肿，清热解毒。

【应用】

1. 肝硬化腹水 腹水草30 g，乌药6 g，水煎，分2次空腹服（江西《草药手册》）。

2. 烫伤、外伤出血 腹水草洗净捣烂，加水煮1小时，去渣取浓汁加等量菜油，再煮0.5小时，外搽创面（《浙江药用植物志》）。

3. 子宫癌 腹水草藤50 g，牛尾菜50 g，七叶一枝花25 g，龙葵50 g，黄药子50 g。煎服（江西《草药手册》）。

4. 无名肿毒 鲜全草，用酒酿醋捣敷（江西《草药手册》）。

【用法用量】 10～15 g；外用适量，捣敷。

【注意】 孕妇忌用。

【贮藏保管】 置通风干燥处，防蛀。

【论注】 同属植物毛叶腹水草 *Veronicastrum villosulum* (Miq.) Yamazaki也可入药。茎和叶均密具短柔毛。叶有时呈卵形，边缘锯齿较深。穗状花序较短，近球形，长约1.2 cm。

第十一章

祛 风 湿 药

凡能祛除肌肉、经络、筋骨间风湿，以解除痹痛为主的药物，称为祛风湿药。

本类药物能祛肌表、经络风湿外，有的还分别具有散血、舒筋、止痛及补肝肾、强筋骨的作用。故适用于风寒湿痹、肢体疼痛、麻木不仁、筋脉拘挛、腰膝酸软等证。

应用本类药物时，应根据痹证的性质、部位等情况选用相应的药物，并进行适当的配伍。如行痹，肢体走注疼痛，当配解表除湿药；着痹，肢体重痛，应配健脾除湿药；痛痹，肢节冷痛，应配温经散寒药；湿热痹证，关节红肿热痛，则配清热除湿药。久病入络，配伍活血通络之品；

气血虚弱或肝肾不足者，又当扶正祛邪，配伍补气益血或补益肝肾药。

此外，痹证多属慢性病，迁延日久，宜作酒剂或丸、散剂常服。

本类药物大多辛温性燥，故阴虚血亏者应当慎用。

祛风湿药根据其药性和功效的不同，分为祛风寒湿药、祛风湿热药、祛风湿强筋骨药三类。

本类药物多采用酒炙。酒辛甘大热，能通行血脉，故经酒炙后能增强药物活血、通络、止痛的作用，从而增强祛风除湿的效果。

第一节

祛风湿散寒药

本节药物性味多为辛、苦、温，入肝、脾、肾经。辛行散祛风，苦燥湿，温通祛寒。有较好的祛风、除湿、散寒、止痛、通经络等作用，尤以止痛为其特点，主要适用于风寒湿痹，肢体关节疼痛，筋脉拘挛，痛有定处，遇寒加重等。经配伍亦可用于风湿热痹。

独 活

【来源】 为伞形科植物重齿毛当归 *Angelica pubescens* Maxim. f. *biserrata* Shan et Yuan 的干燥根。

【植物形态】 多年生草本，高达2 m。茎直立，带紫色，有纵槽纹，光滑无毛。叶互生，

2～3回羽状复叶，根生叶和茎下部的叶柄细长，叶柄基部膨大成广阔叶鞘，边缘膜质；小叶片卵圆形，边缘有钝锯齿，基部圆形或楔形，先端渐尖，表面及背面叶脉上疏生短柔毛，在茎上部的叶片逐渐简化而成膨大的叶鞘。复伞形花序密生黄棕色柔毛；总花梗5～16（20）cm；总苞片1，鞘状；伞幅10～25，不等长；伞形花序有花17～28（36）朵；有小总苞片5～10，披针形；花期6—8月。双悬果扁椭圆形，背棱线隆起，侧棱发展成翅；果期8—9月。（图11-1-1）

【产地】 主产于湖北、重庆、四川、陕西等地。湖北资丘、重庆为道地产区。

【采收加工】 春秋苗刚发芽或秋末茎叶枯萎时采挖，除去残茎、须根及泥土，炕至半干，堆放2～3日，发软后，再炕干。

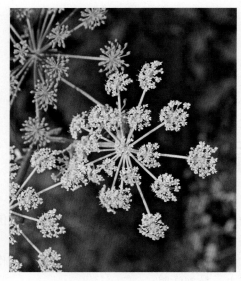

图 11-1-1　重齿毛当归（植物）

【药材鉴别】　主根粗短，略显圆柱形，下部2～3分歧较多；全体粗大，长10～30 cm，直径1.5～3 cm；根头膨大，顶端有茎、叶的残痕，表面灰褐色或棕褐色，具深皱纹及横皱纹，根头尤多，有隆起的横长皮孔及稍突起的细根痕。质较硬，回潮则变软，断面有一棕色环，皮部灰白色，可见多数散在的棕色油点，木质部黄棕色。具特异香气，味苦辛，微麻舌。（图11-1-2）

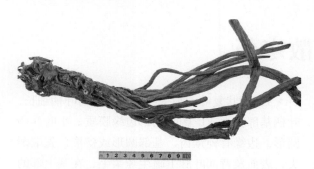

图 11-1-2　独活（药材）

以根条粗壮、油润、香气浓者为佳。

【化学成分及药理作用】　含香豆素、挥发油等。香豆素类，如蛇床子素（osthole）、异欧前胡内酯（isoimperatorin）、佛手柑内酯（bergapten）、花椒毒素（xanthotoxin）等；挥发油，主要有佛术烯（eremophilene）、百里香酚（thymol）、α-柏木烯（α-cedrene）、葎草烯（humulene）等。

独活具有镇痛、解痉、抗菌、抗炎、抗关节炎等作用，对心血管系统及呼吸有一定影响，能

明显抑制中枢神经，发挥安神与镇静作用。其煎剂能显著延长小鼠热板法造成的疼痛反应时间。佛手柑内酯、花椒毒素等有明显的解痉作用，还是"光活性物质"，具有光敏作用。

【饮片炮制及鉴别】　独活　取药材，除去杂质，洗净，润透，切薄片，晒干或低温干燥。

成品呈类圆形薄片。外表皮灰褐色或棕褐色，具皱纹。切面皮部灰白色至灰褐色，有多数散在棕色油点，木部灰黄色至黄棕色，形成层环棕色。有特异香气，味苦、辛、微麻舌。（图11-1-3）

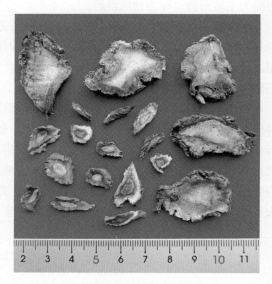

图 11-1-3　独活（饮片）

【性味与归经】　辛、苦，微温。归肾、膀胱经。

【功能】　祛风除湿，通痹止痛。

【应用】

1. 风湿痹痛，腰膝酸重疼痛，两足湿痹等证　如独活寄生汤（独活、桑寄生、杜仲、牛膝、细辛、秦艽、茯苓、肉桂心、防风、川芎、人参、甘草、当归、芍药、干地黄）（《备急千金药方》）。

2. 外感风寒所致发热恶寒、头身沉痛、关节疼痛等表寒挟湿之证　如败毒散（柴胡去苗、前胡去苗、川芎、枳壳麸炒、羌活去苗、独活去苗、茯苓去皮、桔梗、人参去芦、甘草）（《太平惠民和剂局方》）。

3. 头风头痛，风牙肿痛　如独活细辛汤（独活、细辛、川芎、秦艽、生地、羌活、防风、甘草）（《症因脉治》）。

中成药品种有独活寄生丸、独活寄生合剂、寄生追风酒等。

【用法与用量】 3～10 g。

【注意】 本品辛温燥散，阴虚有热或血虚痹证应慎用。

【贮藏保管】 置干燥处，防霉，防蛀。

【论注】 资丘独活主根明显，且膨大；表面棕褐色或褐色，多带烟熏痕迹；质柔韧油润，断面皮部灰黄色，油点细密，挤压时有黄色油点渗出；香气浓郁，味微苦麻。川独活根条较小，质较硬；表面颜色略显灰白色，断面较白；油性较差，香味淡。

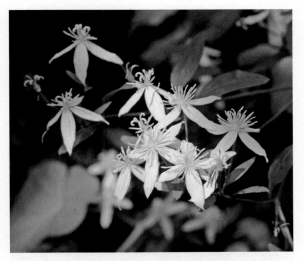

图11-2-1 威灵仙（植物）

威灵仙
（附：灵仙藤）

【来源】 为毛茛科植物威灵仙 *Clematis chinensis* Osbeck、棉团铁线莲 *Clematis hexapetala* Pall. 或东北铁线莲 *Clematis manshurica* Rupr. 的干燥根和根茎。

【植物形态】

1. 威灵仙 常绿攀缘性藤本，长达5 m。根多数丛生，细长，外皮黑褐色。茎干后黑色，上具明显条纹，幼时被白色柔毛，老时脱落。叶对生，羽状复叶，小叶3～5片，下部有时为单叶，叶柄缠绕性，小叶卵形或卵状披针形，基部楔形或广楔形，先端尖，全缘，表面沿叶脉有细毛，背部光滑，主脉三条。常为圆锥状聚伞花序，多花，腋生或顶生；花直径1～2 cm；萼片4（5），开展，白色，长圆形或长圆状倒卵形，长0.5～1（～1.5）cm，顶端常凸尖，外面边缘密生绒毛或中间有短柔毛，雄蕊无毛；花期5—6月。瘦果扁平状卵形，略生细短毛，花柱宿存，延长呈白色羽毛状；果期6—7月。（图11-2-1）

2. 棉团铁线莲 叶为羽状复叶或羽状全裂，小叶革质，通常线形。花序顶生，聚伞花序或为总状、圆锥状聚伞花序，有时花单生；萼片6，外密被绵毛；羽毛状宿存花柱较短。（图11-2-2）

3. 东北铁线莲 地上部分干后不变黑。花直径1.5～2 cm。瘦果黄褐色。花期6—8月，果期7—9月。（图11-2-3）

【产地】 威灵仙主产于江苏、浙江、江西、

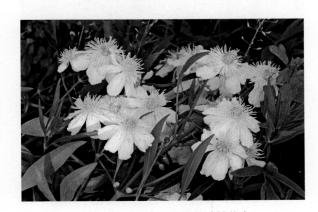

图11-2-2 棉团铁线莲（植物）

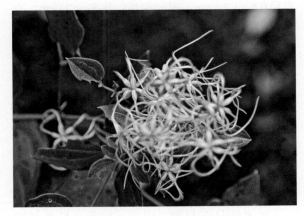

图11-2-3 东北铁线莲（植物）

安徽等地。棉团铁线莲主产于东北及山东。东北铁线莲主产于东北地区。

【采收加工】 多在秋季采挖，除去茎叶及泥土，晒干。

【药材鉴别】

1. 威灵仙　根茎呈柱状，长 1.5 ～ 10 cm，直径 0.3 ～ 1.5 cm；表面淡棕黄色；顶端残留茎基；质较坚韧，断面纤维性；下侧着生多数细根。根呈细长圆柱形，稍弯曲，长 7 ～ 15 cm，直径 0.1 ～ 0.3 cm；表面黑褐色，有细纵纹，有的皮部脱落，露出黄白色木部；质硬脆，易折断，断面皮部较广，木部淡黄色，略呈方形，皮部与木部间常有裂隙。气微，味淡。（图 11-2-4）

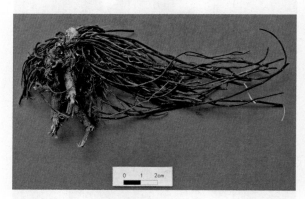

图 11-2-4　威灵仙（药材）

2. 棉团铁线莲　根茎呈短柱状，长 1 ～ 4 cm，直径 0.5 ～ 1 cm。根长 4 ～ 20 cm，直径 0.1 ～ 0.2 cm；表面棕褐色至棕黑色；断面木部圆形。味咸。

3. 东北铁线莲　根茎呈柱状，长 1 ～ 11 cm，直径 0.5 ～ 2.5 cm。根较密集，长 5 ～ 23 cm，直径 0.1 ～ 0.4 cm；表面棕黑色；断面木部近圆形。味辛辣。

以根长、色黑、无地上残基者为佳。

【化学成分及药理作用】　含多种三萜皂苷，如原白头翁素（protoanemonin）；以常春藤皂苷元（hederagenin）、表常春藤皂苷元（epihederagenin）和齐墩果酸（oleanoic acid）为苷元的皂苷，如威灵仙次皂苷（prosapogenin）CP_1/CP_2 等。

威灵仙具有利胆、引产、抗菌、松弛平滑肌、镇痛、抗肿瘤等作用，对胆道系统有一定影响。其水煎液、醇提液可使大鼠肝胆液分泌量增加；醇提液静注能扩张犬胆总管末端括约肌。其须根抗疟作用与青蒿素无显著差异。植株原液或白头翁素具有刺激性，可使皮肤发泡、黏膜充血。

【饮片炮制及鉴别】

1. 威灵仙　取药材，除去杂质，洗净，润透，切段，干燥。

成品呈不规则的段。表面黑褐色、棕褐色或棕黑色，有细纵纹；有的皮部脱落，露出黄白色木部。切面皮部较广，木部淡黄色，略呈方形或近圆形，皮部与木部间常有裂隙。（图 11-2-5）

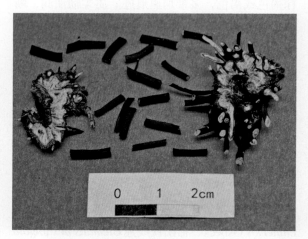

图 11-2-5　威灵仙（饮片）

2. 酒炒威灵仙（酒威灵仙）　取威灵仙，用米酒或黄酒拌匀，闷透，用文火炒干。每威灵仙 100 kg，用米酒或黄酒 10 kg。

成品形如威灵仙，表面颜色加深，略具酒香气。

威灵仙酒炒后，增强祛风除痹、通络止痛的功能。

【性味与归经】　辛、咸，温。归膀胱经。

【功能】　祛风湿，通经络。

【应用】　风湿痹痛、肢体麻木、筋脉拘挛、关节屈伸不利等证　如神应丸（威灵仙、桂心、当归）（《证治准绳》）。

中成药品种有祛风止痛丸（片、胶囊）、祛风舒筋丸、钻山风糖浆、瘀血痹胶囊（颗粒）、木瓜丸、骨友灵搽剂等。

【用法与用量】　6 ～ 10 g。

【注意】　本品性走窜，久服易伤正气，体弱者宜慎用。

【贮藏保管】　置干燥处。

【论注】

（1）江西等地区所用威灵仙为植物地上部分，称为灵仙藤。

（2）北方多地用百合科植物短梗菝葜 *Smilax*

scobinicaulis C. H. Wright 或 华 东 菝 葜 *Smilax sieboldii* Miq. 等的根及根茎作威灵仙药用，称铁丝威灵仙。根及根茎表面有刺。根质地坚韧如铁丝，不易折断。

附：灵仙藤

【来源】 为毛茛科植物威灵仙 *Clematis chinensis* Osbeck 的干燥带叶藤茎。

【采收加工】 秋季采割地上部分，洗净，晒干。常扎成小把。

【药材鉴别】 藤茎呈圆柱形，长可达4 m，直径1～3 cm，有纵棱表面黑色或灰黑色；断面中部有白色髓；体轻，质硬。叶对生，一回羽状复叶；小叶5，叶片棕色，展平后呈狭卵形或三角状卵形，长3～6 cm，宽1.5～3.5 cm，全缘。圆锥花序顶生或腋生。瘦果，扁平，长约3 mm，略生细短毛；花柱宿存，延长成白色羽毛状。气微，味淡。（图11-2-6）

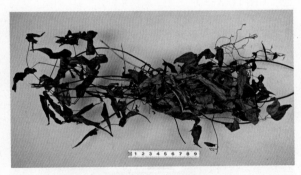

图11-2-6 灵仙藤（药材）

【化学成分及药理作用】 含原白头翁素（protoanemonin）。

药理作用和威灵仙类似。

【饮片炮制及鉴别】 灵仙藤 取药材，除去杂质，淋润，切段，干燥。

成品呈段状。茎纤细，圆柱形，黑褐色，切面灰白色；叶多已破碎。全缘。可见顶生或腋生圆锥花序。瘦果，扁平，花柱宿存，延长成白色羽毛状。气微，味淡。

【性味与归经】 辛、咸，温。归膀胱经。

【功能】 祛风湿，通经络。

【应用】

1. 风湿痹痛，肢体麻木 与枫荷梨、六月雪、八角枫根等同用。

2. 跌打损伤 鲜茎叶100 g，茜草25 g，煎服。（均出自《江西草药》）

【用法与用量】 6～9 g。

【注意】 气血虚弱者慎用。

【贮藏保管】 置干燥处。

【论注】 同科植物山木通 *Clematis finetiana* Levl. et Vant. 的带叶藤茎也可药用。藤茎呈圆柱形，直径2～5 mm，表面红棕色、褐色或暗棕色；老茎外皮脱落露出黄白色木心。三出复叶，小叶3，长6～9 cm，宽2～3.5 cm。花序聚伞状，花1～3朵。瘦果纺锤形，花柱延成黄褐色羽状柔毛。注意鉴别。

川 乌
（附：草乌）

【来源】 为毛茛科植物乌头 *Aconitum carmichaelii* Debx. 的干燥母根。

【植物形态】 多年生草本。主根纺锤形至倒卵形，周围常生有数个侧根（子根）。茎直立，上部散生贴伏柔毛。叶互生，革质，深3裂几达基部；两侧裂片再2裂，中央裂片再3浅裂，裂片有粗齿或缺刻。总状花序，花序轴密生贴伏的反曲柔毛；花萼5，蓝紫色，上萼片盔形，侧萼片近圆形，内面无毛；花瓣2，变态成蜜腺叶，头部反曲，下具长爪；雄蕊多数；心皮3～5，离生。蓇葖果长圆形。花期6—7月，果期7—8月。（图11-3-1）

【产地】 主产于四川绵阳（江油、安县为主）、凉山，陕西汉中（城固、南郑为主）等；湖北、湖南、云南、河南等地亦有种植。四川江油为道地产区。

【采收加工】 夏至到立秋间采挖，取母根及较小子根，除去须根，泥土，晒干，即为生川乌。

【药材鉴别】 呈圆锥形，中部多向一侧膨大，顶端有残存的茎基，长2～7.5 cm，直径1.5～4 cm。外表棕褐色，皱缩不平，有瘤状侧根及除去子根后的痕迹。质坚实，不易折断，横断面粉白色或浅灰黄色，粉质，可见多角形的环纹（形成层）。气微，味辛辣而麻舌。（图11-3-2）

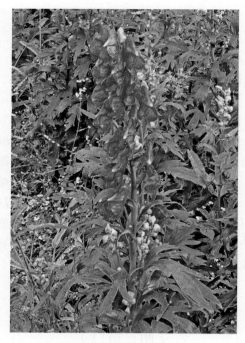

图11-3-1 乌头（植物）

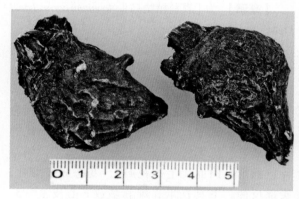

图11-3-2 川乌（药材）

以饱满、质坚实、断面色白有粉性者为佳。

【化学成分及药理作用】 含生物碱成分，为剧毒的双酯类如中乌头碱（mesaconitine）、乌头碱（aconitine）、次乌头碱（hypaconitine）；尚含塔拉弟胺（talatisamine）及川乌碱甲/乙（chuanwu base A/B）等。

川乌具有镇静镇痛、局部麻醉、抗炎、抗肿瘤等作用，对心血管系统有一定影响。川乌生品及炮制品水煎剂对离体蛙心有强心作用，但剂量加大引起心律失常，终致心脏抑制。川乌总碱能显著减少角叉菜胶性渗出物中的前列腺素（PGE）含量，也是川乌镇痛的有效成分。川乌多糖能显著增强磷酸果糖激酶活性，且对糖还原合成酶活

性有增强趋势，可以增强机体对葡萄糖的利用，从而降低血糖。乌头碱有明显的局麻作用。

【饮片炮制及鉴别】

1. 生川乌 取药材，除去杂质。用时捣碎。成品性状特征同药材。

2. 制川乌 ① 取生川乌，大小分开，用水浸泡至内无干心，取出，加水煮沸4～6小时（或蒸6～8小时）至取大个及实心者切开内无白心，口尝微有麻舌感时，取出，晾至六成干，切片，干燥。② 樟树药帮特色炮制：取生川乌，用清水漂1～2周（夏季每日换水2次）捞起；与捶碎的生姜、甘草、皂角加入锅内用宽水同煮3～5小时，至透心、横切一色、口尝麻辣味减至轻度；再换水（辅料仍然在内）煮到微有麻舌感，捞起晒七成干，盖闷返潮，铡成横薄片，晒干。每川乌100 kg，加生姜2 kg、甘草5 kg、皂角1 kg。

成品为类圆形的薄片或不规则、长三角形的片。表面黑褐色或黄褐色，有灰棕色形成层环纹。体轻，质脆，断面有光泽。气微，微有麻舌感。（图11-3-3）

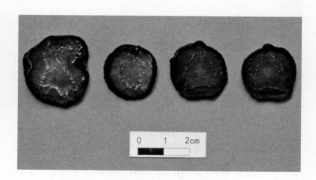

图11-3-3 制川乌

川乌炮制主要目的是降低毒性。川乌采用煮法或蒸法炮制时，生川乌所含双酯型生物碱受热、水解，生成苯甲酰单酯型生物碱，后者毒性为前者的1/500～1/200，并且苯甲酰单酯型生物碱进一步水解为只有前者毒性1/4 000～1/2 000的氨基醇型生物碱，从而降低毒性。

【性味与归经】 辛、苦，热；有大毒。归心、肝、肾、脾经。

【功能】 祛风除湿，温经止痛。

【应用】

1. 寒疝、腹中痛，逆冷，手足不仁，周身疼痛等 如乌头桂枝汤（制川乌、桂枝、白芍、甘

草、生姜、大枣）（《金匮要略》）。

2. 扑损伤折，骨碎筋断，疼痛痹冷，内外俱损，瘀血留滞，外肿内痛，肢节痛倦等证 如大红丸（何首乌、制川乌、制天南星、白芍、土炒当归、骨碎补、炒牛膝、细辛、赤小豆、煅自然铜、桑芽炭）（《仙授理伤续断秘方》）。

3. 风寒湿邪侵袭经络，肢体筋脉挛痛，关节伸屈不利，疼痛游走不定，中风后手足不仁，日久不愈，经络中有痰湿死血，腰腿沉重，或腿臂间作痛，跌打损伤，瘀阻经络而疼痛者等证 如小活络丹（制川乌、制草乌、地龙、制天南星、醋乳香、醋没药）（《太平惠民和剂局方》）。

4. 着痹 如薏苡仁汤（薏苡仁、麸炒苍术、独活、防风、麻黄、桂枝、当归、川芎、羌活、制川乌、生姜）（《类证治裁》）。

5. 脚部疼痛，不可屈伸，寒湿痹证等证 如乌头汤（麻黄、白芍、黄芪、制川乌、炙甘草）（《金匮要略》）。

6. 寒湿凝滞所致阴疽，流注，瘰疬，冻疮，乳癖等阴性疮疡，以及筋骨酸痛，寒性疟疾等证 如阳和解凝膏（牛蒡子、透骨草、附片、桂枝、大黄、当归、肉桂、生草乌、生川乌、地龙、僵蚕、赤芍、白芷、白蔹、白及、川芎、续断防风、荆芥、五灵脂、木香、香橼、陈皮、乳香、没药、苏合香、麝香）（《外科全生集》）。

中成药品种有少林风湿跌打膏、风湿骨痛片（胶囊）、狗皮膏、骨刺丸、骨刺消痛片、追风透骨丸、活血壮筋丸、麝香风湿胶囊、麝香镇痛膏、小活络丸、安阳精制膏、阳和解凝膏、伸筋活络丸、附桂骨痛片（胶囊、颗粒）等。

【用法与用量】 一般炮制后用。制川乌1.5～3 g，宜先煎、久煎。

【注意】 生品内服宜慎；孕妇禁用；不宜与半夏、瓜蒌、瓜蒌子、瓜蒌皮、天花粉、川贝母、浙贝母、平贝母、伊贝母、湖北贝母、白蔹、白及同用。

【贮藏保管】 置通风干燥处，防蛀。

【论注】 部分地区川乌为乌头 Aconitum carmichaelii Debx.的子根，其母根则作草乌药用。

附：草乌

【来源】 为毛茛科植物北乌头 Aconitum kusnezoffii Reichb.的干燥块根。

【植物形态】 多年生草本。块根倒圆锥形。茎直立。叶互生，3全裂，中央裂片菱形，渐尖，近羽状深裂，小裂片三角形。花序总状，花序轴光滑无毛；萼片5，紫蓝色，上萼片盔形，高1.5～2.5 cm，侧萼片长1.4～1.7 cm；花瓣2，无毛，有长爪，距长1～4 mm；雄蕊多数；心皮4～5。蓇葖果通常5枚。花期7—9月，果期8—10月。（图11-3-4）

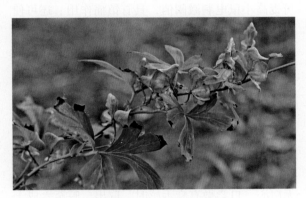

图11-3-4　北乌头（植物）

【产地】 主产于东北、华北各地。

【采收加工】 秋季茎叶枯萎时采挖，除去残茎、须根及泥沙，晒干。

【药材鉴别】 呈不规则圆锥形、略弯曲，形如乌鸦头，长2～6 cm，直径1～3 cm。顶端常有茎基或茎痕，表面暗棕色或灰褐色，皱缩有纵皱纹，有的具突起的支根（习称"钉角"）；子根附生于上端，表面光滑，形状较小。质坚硬，难折断，切断面灰白色，粉质，有多角形环纹（形成层），髓部较大或中空。气微，味辛辣麻舌。（图11-3-5）

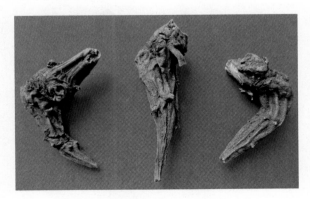

图11-3-5　草乌（药材）

以个大、质坚实、断面色白、有粉性、残茎及须根少者为佳。

【化学成分及药理作用】 主含生物碱，如剧毒的双酯类生物碱中乌头碱（aconitine）、次乌头碱（hypaconitine）及去氧乌头碱（deoxyaconitine）等；尚含异乌头碱、素馨乌头碱及北草乌头碱等。

草乌具有抗炎、镇痛、局麻、解热、抗炎等作用，对心血管系统有一定影响。炙草乌灌服，可提高小鼠电刺激阈值，具有镇痛作用；还可使离体蛙心收缩振幅先下降，后复升，心率有所提高。乌头碱对迷走神经有强烈兴奋作用，对中枢神经先兴奋，后麻痹。

【饮片炮制及鉴别】

1. **生草乌** 取药材，除去杂质，洗净，干燥。成品性状特征同药材。

2. **制草乌** ① 取生草乌，大小分开，用水浸泡至内无干心，取出，加水煮至取大个切开内无白心、口尝微有麻舌感时，取出，晾至六成干后切薄片，干燥。② 樟树药帮炮制：取生草乌，大小分开，清水漂3日；用捶碎的甘草、皂角的清水中漂7～12日，每日换水2～3次，捞起；再在加捶碎的甘草、皂角的宽水中煮约5小时，至取大个切开内无白心、口尝微有麻舌感时，取出，再用清水煮约1小时，晾至七八成干后，伏润，纵切成薄片，干燥。每草乌100 kg，用甘草5 kg、皂角7 kg。

成品呈不规则圆形或近三角形的片。表面黑褐色，有灰白色多角形形成层环和点状维管束，并有空隙，周边皱缩或弯曲。质脆。气微，味微辛辣，稍有麻舌感。（图11-3-6）

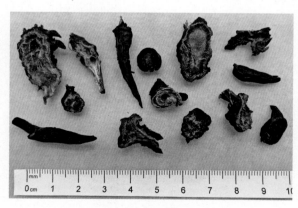

图11-3-6 制草乌

生草乌有大毒，多做外用。制草乌降低毒性，可供内服。炮制解毒原理同制川乌。

【性味与归经】 辛、苦，热；有大毒。归心、肝、肾、脾经。

【功能】 祛风除湿，温经止痛。

【应用】

1. **流注，痰核，瘰疬，乳岩，横痃，贴骨疽，鳝拱头等证** 如小金丹（枫香脂、制草乌、五灵脂、地龙、制马钱子、没药、乳香、麝香、墨炭）（《外科全生集》）。

2. **一切阴证疮疡，阴疽发背，痰湿流注，鼓椎风，伤损久痛，风湿冷痹等证** 如回阳玉龙膏（制草乌、制南星、干姜、白芷、赤芍、肉桂）（《外科正宗》）。

3. **中风后半身不遂，腰腿沉重，筋肉挛急，风寒湿痹等证** 如大活络丹（金钱白花蛇、乌梢蛇、威灵仙、天麻、全蝎、两头尖、制草乌、何首乌、醋龟甲、麻黄、贯众、炙甘草、羌活、肉桂、藿香、乌药、黄连片、熟地黄、熟大黄、木香、沉香、细辛、赤芍、没药、丁香、乳香、僵蚕、制天南星、青皮、骨碎补、白豆蔻、酒安息香、附片、黄芩片、茯苓、酒香附、玄参、白术、防风、葛根、炙虎骨、当归、血竭、地龙、水牛角、麝香、松香、牛黄、冰片、人参）（《兰台轨范》）。

中成药品种有三七伤药片（胶囊、颗粒）、天和追风膏、少林风湿跌打膏、风湿骨痛片（胶囊）、安阳精制膏、狗皮膏、骨刺丸、骨刺消痛片、祛伤消肿酊等。

【用法与用量】 一般炮制后用。制草乌1.5～3 g，宜先煎、久煎。

【注意】 生品内服宜慎；孕妇禁用；不宜与半夏、瓜蒌、瓜蒌子、瓜蒌皮、天花粉、川贝母、浙贝母、平贝母、伊贝母、湖北贝母、白蔹、白及同用。

【贮藏保管】 置通风干燥处，防蛀。

【论注】 川乌、草乌均为祛风除湿、温里散寒之良药，善治风寒湿痹之顽症、中风后肢体麻木不仁、心腹冷痛、寒疝腹痛等，又可用作手术麻醉药。一般认为，草乌毒性胜过川乌。川乌长于祛在里之寒湿，散在表之风邪；草乌温里祛寒力较强，长于祛寒胜湿，逐痰消肿，故还可用于寒痰阴疽、冷痢、顽痹等。

蕲 蛇

【来源】 为蝰科动物五步蛇*Agkistrodon acutus* (Güenther)的干燥体。

【动物形态】 体长可达1.5 m。头大扁平，呈三角形，吻端有一翘起的吻突，覆以延长的吻鳞与鼻尖鳞。鼻孔大，开口于两鼻鳞之间，后鼻鳞向内凹入呈弧形。体鳞23～21～17行，起棱。腹鳞157～171片，尾下鳞40～60对，其前端1～10片常不成对。肛鳞1片。体背面灰褐色，有灰白色菱方形斑纹；两侧有"A"形暗褐色大斑纹24个，其顶端有背中线相接。腹面黄白色。两侧有黑色圆斑。头顶暗黑色，头侧黄色。鼻骨背面观近长方形，前端略凹陷，后端钝圆。额角近于正方形，长宽略相等。躯椎的棘突高，有的微后倾，前缘平直，后缘略向前凹。全部躯椎均具椎体下突，且同形呈尖刀形向后斜伸，尖端远远超出椎体后隆面。（图11-4-1）

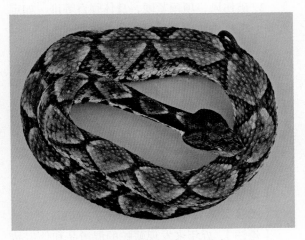

图11-4-1 五步蛇（动物）

【产地】 主产于湖北、江西、浙江等地；福建、湖南、广东等地亦产。栖息于丘陵或林木繁茂的山区，常将身体盘着，俗称"棋盘蛇"。为有毒蛇类。湖北蕲春为道地产区。

【采收加工】 多于夏、秋二季捕捉，以6月较多。剖开蛇腹，除去内脏，用竹片撑开腹部，后盘成圆形，烘干。

【药材鉴别】 呈圆盘状，盘径17～34 cm，体长可达2 m。头在中间稍向上，呈三角形而扁平，吻端向上，习称"翘鼻头"。上腭有管状毒牙，中空尖锐。背部两侧各有黑褐色与浅棕色组成的"V"形斑纹17～25个，其"V"形的两上端在背中线上相接，习称"方胜纹"；有的左右不相接，呈交错排列。腹部撑开或不撑开，灰白色，鳞片较大，有黑色类圆形的斑点，习称"连珠斑"；腹内壁黄白色，脊椎骨的棘突较高，呈刀片状上突，前后椎体下突基本同形，多为弯刀状，向后倾斜，尖端明显超过椎体后隆面。尾部骤细，末端有三角形深灰色的角质鳞片1枚。气腥，味微咸。（图11-4-2）

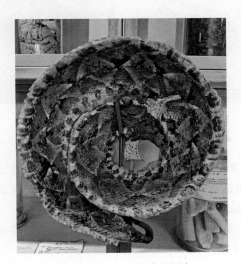

图11-4-2 蕲蛇（药材）

以头尾齐全、条大、花纹明显、内壁洁净者为佳。

【化学成分及药理作用】 含蛋白质、脂肪、氨基酸等。头部毒腺中含多量出血性毒素，少量神经性毒素，微量的溶血成分及促进血液凝固成分。蛇毒为乳白色半透明的黏稠液体。主含凝血酶样物质、蛋白质及抗凝血活酶。

蕲蛇具有降血压、镇痛、镇静、催眠、抗血栓、抗凝及抗肿瘤等作用，对心血管有一定影响。可直接扩张血管，从而降血压。其提取物可以降低纤维蛋白原活化成纤维蛋白的数量，延长凝血酶原时间及复钙时间，使血液黏稠度降低，防止血栓形成及溶栓的作用。一般中毒时表现S-T段下降，T波变平或倒置。

【饮片炮制及鉴别】

1. 蕲蛇 取药材，去头、鳞，切成寸段。

成品为不规则的段，长约3 cm，宽约3 cm。表面黑褐色或浅棕色，有鳞片痕，近腹部呈灰白

色。内面腹壁黄白色，可见脊椎骨显露突起或肋骨。气腥，味微咸。（图11-4-3）

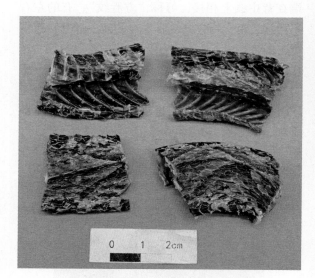

图11-4-3 蕲蛇（饮片）

2. **蕲蛇肉** 取药材，去头，用米酒或黄酒润透后，除去鳞、骨，切段，干燥。每蕲蛇100 kg，米酒或黄酒20 kg。

成品为不规则的段，表面黄白色，略有酒气。（图11-4-4）

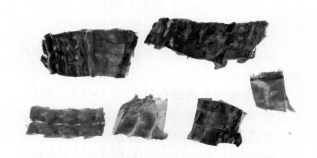

图11-4-4 蕲蛇肉（饮片）

3. **酒炒蕲蛇（酒蕲蛇）** 取蕲蛇，加米酒或黄酒拌匀，闷透，用文火炒至颜色加深。每蕲蛇100 kg，用米酒或黄酒20 kg。

成品形如蕲蛇，为段状。棕褐色或黑色，质脆，略有酒气。（图11-4-5）

蕲蛇毒腺在头部，除去头、鳞片，可除去毒性。酒制后增强祛风通络止痉的作用，并可去腥矫味，便于粉碎和制剂。

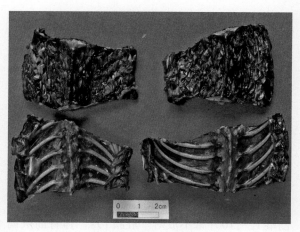

图11-4-5 酒炒蕲蛇

【**性味与归经**】 甘、咸，温；有毒。归肝经。

【**功能**】 祛风，通络，止痉。

【**应用**】

1. **脑风头痛** 如必捷散（白花蛇酒浸三宿，去皮、骨，炙、蒺藜子炒，去角、蔓荆实酒浸一宿，焙、白附子酒浸一宿，切作片子，炒干、荜澄茄）（《圣济总录》）。

2. **破伤风，项颈紧硬，身体强直等证** 如定命散（蜈蚣全者、乌蛇项后取1寸、白花蛇项后取1寸，先酒浸，去骨，并酒炙）（《圣济总录》）。

3. **大麻风证** 如追风散（大黄、蝉蜕、白花蛇、皂角刺）（《秘传大麻风方》）。

中成药品种有再造丸、人参再造丸、清眩治瘫丸、复方夏天无片等。

【**用法与用量**】 3～9 g；研末吞服，一次1～1.5 g，一日2～3次。

【**注意**】 阴虚内热及血虚生风者禁服。

【**贮藏保管**】 置干燥处，防霉，防蛀。

【**论注**】 近年来发现蕲蛇的混淆品和伪劣品不少，主要有：滑鼠蛇 Ptyas mucosus (Linnaeus)、烙铁头 Trimeresurus mucrosquamatus (Cantor)、山烙铁头 Trimeresurus monticola (Güenther)、蝮蛇 Agkistrodon halys (Pallas)等，可从原动物形态（带皮者）和骨骼形态（去皮者）及骨骼的组织特征方面区分。

乌梢蛇
（附：蛇蜕）

【**来源**】 为游蛇科动物乌梢蛇 Zaocys

dhumnades (Cantor)的干燥体。

【动物形态】 体长可达2 m。鼻孔大，椭圆形，位于两鼻鳞间。鼻间鳞宽大于长。眼大；眼后鳞2片，上唇鳞8片，第4、5两片入眼。下唇鳞9～11片，第6片最大。背鳞前段为16行，后段为14行。从颈的后部起背中央有2～4行鳞片起棱。腹鳞186～205片。肛鳞2裂。尾下鳞101～128对。体背青灰褐色，各鳞片的边缘黑褐色。背中央的2行鳞片黄色或黄褐色，其外侧的2行鳞片呈黑色纵线。腹面灰白色。尾下鳞双行。（图11-5-1）

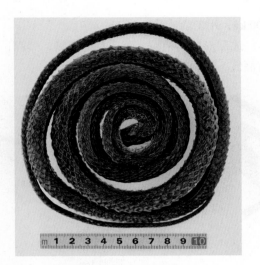

图11-5-2 乌梢蛇（药材）

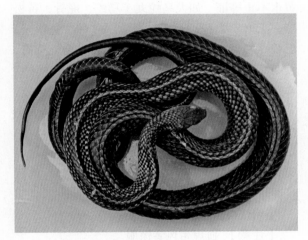

图11-5-1 乌梢蛇（动物）

【产地】 主产于浙江、江苏、安徽、江西、福建等地。

【采收加工】 夏、秋二季捕捉，剖开腹部，或先剥去蛇皮留头尾，除去内脏，卷成圆盘状，晒干。

【药材鉴别】 呈圆盘状，盘径约16 cm。表面黑褐色或绿黑色，密被菱形鳞片；背鳞行数成双，背中央2～4行鳞片强烈起棱，形成两条纵贯全体的黑线。头盘在中间，扁圆形，眼大而下凹陷，有光泽。上唇鳞8枚，第4、5枚入眶，颊鳞1枚，眼前下鳞1枚，较小，眼后鳞2枚。脊部高耸成屋脊状。腹部剖开边缘向内卷曲，脊肌肉厚，黄白色或淡棕色，可见排列整齐的肋骨。尾部渐细而长，尾下鳞双行。剥皮者仅留头尾之皮鳞，中段较光滑。气腥，味淡。（图11-5-2）

以头尾齐全、皮黑肉黄白、质坚实者为佳。

【化学成分及药理作用】 主含蛋白质、脂肪。含有蛇肌醛缩酶，骨胶原（collagen），还含

大量的钙、磷、镁常量元素，铁、铝、锌等微量元素含量也较高。其中钡含量在10种药用蛇中含量最高。

乌梢蛇具有抗炎、镇痛、镇静及调节免疫等作用，其血清中含有能抗尖吻蝮蛇毒因子，有一定抗病毒作用；其水煎液或醇沉液能明显抑制琼脂性关节肿胀和二甲苯的致炎作用。

【饮片炮制及鉴别】

1. 乌梢蛇　取药材，去头及鳞片，切寸段。

成品呈半筒状段状。表面黑褐色或绿黑色，具鳞片脱落的痕迹。切面黄白色或灰棕色。质坚硬。气腥，味淡。（图11-5-3）

2. 乌梢蛇肉　取药材，去头及鳞片后，用米酒或黄酒闷透，除去皮骨，干燥。每乌梢蛇

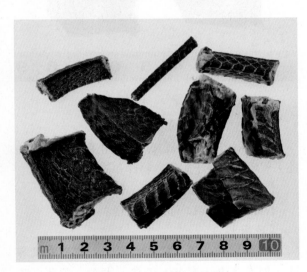

图11-5-3 乌梢蛇（饮片）

100 kg，用米酒或黄酒20 kg。

成品形如乌梢蛇，黄白色。质韧，气腥，略有酒气。（图11-5-4）

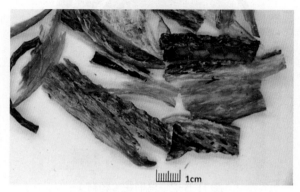

图11-5-4　乌梢蛇肉（饮片）

3. 酒炒乌梢蛇（酒乌梢蛇）　取乌梢蛇，加米酒或黄酒拌匀，闷透，用文火炒至颜色加深。每乌梢蛇100 kg，用米酒或黄酒20 kg。

成品形如乌梢蛇，色泽加深，略有酒气。（图11-5-5）

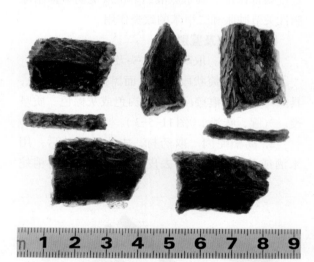

图11-5-5　酒乌梢蛇

乌梢蛇酒制后增强祛风通络止痉的作用，并能去腥矫臭，便于服用、粉碎和储存。

【性味与归经】　甘，平。归肝经。

【功能】　祛风，通络，止痉。

【应用】

1. 痹痛，惊风，癫痫，皮肤疥疮及麻风等证　如秦艽丸（秦艽、苦参、大黄、黄芪、防风、漏芦、黄连、乌梢蛇）（《太平圣惠方》）。

2. 治调理气血，祛风除湿，活络止痛，化痰息风等　如大活络丹（金钱白花蛇、乌梢蛇、威灵仙、天麻、全蝎、两头尖、制草乌、何首乌、醋龟甲、麻黄、贯众、炙甘草、羌活、肉桂、藿香、乌药、黄连片、熟地黄、熟大黄、木香、沉香、细辛、赤芍、没药、丁香、乳香、僵蚕、制天南星、青皮、骨碎补、白豆蔻、酒安息香、附片、黄芩片、茯苓、酒香附、玄参、白术、防风、葛根、炙虎骨、当归、血竭、地龙、水牛角、麝香、松香、牛黄、冰片、人参）（《圣济总录》）。

3. 风毒湿脚气，攻注疼痛，或痒痹生疮，流黄水不止等证　如大乌蛇丸（乌蛇、虎骨、黄松节、天麻、牛膝、石斛、萆薢、杜仲、菟丝子、巴戟、独活、防风、桂心、肉苁蓉、金毛狗脊、续断、荜澄茄、当归、附子、木香、乳香）（《鸡峰普济方》）。

4. 破伤风，项颈紧硬，身体强直等证　如定命散（蜈蚣、乌蛇、白花蛇）（《圣济总录》）。

中成药品种有乌蛇止痒丸、白癜风胶囊、医痫丸、抗栓再造丸、通痹片（胶囊）、麝香风湿胶囊、麝香抗栓胶囊等。

【用法与用量】　6～12 g。

【注意】　血虚生风者慎服。

【贮藏保管】　置干燥处，防霉，防蛀。

【论注】

（1）当前充乌梢蛇的伪品主要是同科动物10余种，其中主要有锦蛇属锦蛇*Elaphe carinata* (Güenther)、红点锦蛇*Elaphe rufodorsata* (Cantor)、黑眉锦蛇*Elaphe taeniura* Cope等。这些伪品蛇与乌梢蛇的主要区别点在于背鳞行列都是奇数，而乌梢蛇背部鳞片为偶数列。背鳞也可进行显微鉴别。在无背鳞时可用头骨、躯椎骨比较，或用蛋白电泳以及薄层分析、紫外光谱来鉴别。

（2）去蛇皮药材的骨骼鉴别法：① 鼻骨背面观：左右鼻骨背面整体观呈棱形，前端钝圆，后端较尖锐。② 躯椎侧面观：棘突高，前后缘较平直。前关节突上的关节面在基部上方，前后椎体下突形状极不相同，即前部椎骨的椎体下突较长，竖刀状，尖端略超过椎体的后隆面，以后逐渐变短，至中部椎骨的椎体下突成棱脊状。脉突侧面观成马蹄形，左右两片向中线弯曲，彼此靠合。

附：蛇蜕

【来源】 为游蛇科动物黑眉锦蛇 *Elaphe taeniura* Cope、锦蛇 *Elaphe carinata* (Güenther) 或乌梢蛇 *Zaocys dhumnades* (Cantor) 等蜕下的干燥表皮膜。

【动物形态】

1. 黑眉锦蛇 眼后有明显的黑纹延向颈部，状如黑眉。上下唇鳞和前后颊片以及腹鳞的前端20多片均呈淡黄色。体背棕灰色或土灰色。有横行的黑色梯状纹，前端较明显，到体后段逐渐不显，体中段开始两侧有明显的黑色纵带直至末端为止。腹部灰白色，腹鳞两侧有灰黑色的纵带。

2. 锦蛇 头部鳞片四周黑色，中央黄色，头部前端看起来有"王"字样的黑色花纹。体背鳞片亦是四周黑色，中央黄色，且在体前半部有30条左右较明显的黄色横斜斑纹，到体后半部消失，仅在鳞片中央有黄斑，如油菜花瓣。腹面黄色，有黑色斑纹。

3. 乌梢蛇 见"乌梢蛇"项下。

【产地】 主产于江西、浙江、广西、四川、江苏、福建、安徽、陕西、云南等地。

【采收加工】 全年均可收集。以4—10月最多，拾得后抖净泥沙，晾干即可。

【药材鉴别】 呈圆筒形，多压扁而皱缩，完整者形似蛇，长可达1 m以上。背部银灰色或淡灰棕色，有光泽，鳞迹菱形或椭圆形，衔接处呈白色，略抽皱或凹下；腹部乳白色或略显黄色，鳞迹长方形，呈覆瓦状排列。体轻，质微韧，手捏有润滑感和弹性，轻轻搓揉，沙沙作响。气微腥，味淡或微咸。（图11-5-6）

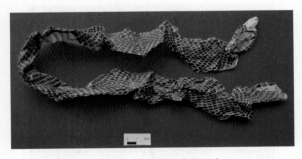

图11-5-6 蛇蜕（药材）

【化学成分及药理作用】 含骨胶原（collagen）等。蛇蜕主要具有抗炎作用，其水提液能抑制羧甲基纤维素引起的白细胞游出，抑制角叉菜胶或右旋糖酐引起的足肿胀，还能抑制红细胞溶血作用。

【饮片炮制及鉴别】

1. 蛇蜕 取药材，除去杂质，切段。或取药材，除去头、尾等杂质，用甘草水洗净，切段，干燥。每蛇蜕100 kg，用甘草150 kg。

成品呈圆筒形小段，多压扁而皱缩。其他性状特征同药材。（图11-5-7）

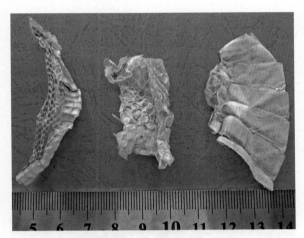

图11-5-7 蛇蜕（饮片）

2. 酒炒蛇蜕（酒蛇蜕） 取蛇蜕，加米酒或黄酒拌匀，闷透，用文火炒干。每蛇蜕100 kg，用米酒或黄酒15 kg。

成品形如蛇蜕，表面黄色，微具焦斑，有酒香气。

【性味与归经】 咸、甘，平。归肝经。

【功能】 祛风，定惊，退翳，解毒。

【应用】

1. 翳肉攀睛证 如栀子胜奇散（蛇蜕、决明子、川芎、荆芥穗、菊花、炒蒺藜、谷精草、防风、羌活、栀子、密蒙花、甘草、蔓荆子、木贼、黄芩片）（《原机启微》）。

2. 痞积，并未溃肿毒，瘰疬痰核，跌打闪挫，及心腹疼痛、泻痢、风气、杖疮等证 如万灵膏（当归尾、红花、大黄、苏木、桃仁、苦杏仁、三棱、莪术、枳壳、枳实、苍术、厚朴、槟榔、青皮、芥子、香附、木香、乌药、茜草根、苎麻根、地黄、花椒、肉桂、干漆、大皂角、延胡索、白芷、淫羊藿、生天南星、生半夏、防风、荆芥、羌活、独活、紫苏梗、生巴豆、麻黄、秦艽、赤芍、生马钱子、大风子、海风藤、防己、川芎、穿山甲、蜂房、生白附子、高良姜、骨碎补、蜈蚣、蛇蜕、桑枝、槐枝、柳枝、桃枝)(《万氏家抄方》)。

中成药品种有天和追风膏、拨云退翳丸等。

【用法与用量】 2～3g；研末吞服0.3～0.6 g。

【注意】 孕妇禁服。

【贮藏保管】 置干燥处，防蛀。

金钱白花蛇

【来源】 为眼镜蛇科动物银环蛇*Bungarus multicinctus* Blyth 的幼蛇干燥体。

【动物形态】 陆栖卵生爬行动物，体长。头部稍大于颈部，眼小。体黑色，每隔3或3鳞半有宽约1鳞的白色横斑。颚骨较短，能垂直竖起，有管状长毒牙，有颊窝。尾下鳞单行。(图11-6-1)

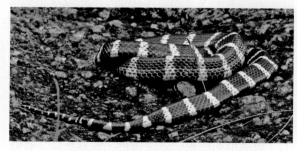

图11-6-1　银环蛇（动物）

【产地】 主产于广东、广西。在广东、江西等地有养殖。

【采收加工】 夏、秋两季捕捉，剖腹除去内脏，抹净血迹，用乙醇浸泡处理后，以头为中心盘成圆盘状，用竹签横穿固定，晒干或烘干。

【药材鉴别】 呈圆盘状，盘径3～6 cm，蛇体直径0.2～0.4 cm。头盘在中间，尾细，常纳口内，口腔内上颌骨前端有毒沟牙1对，鼻间鳞2片，无颊鳞，上下唇鳞通常各为7片。背部黑色或灰黑色，有白色环纹45～58个，黑白相间；白环纹在背部宽1～2行鳞片，向腹面渐增宽；黑环纹宽3～5行鳞片；背正中明显突起一条脊棱；脊鳞扩大呈六角形，背鳞细密，通身15行，尾下鳞单行。气微腥，味微咸。(图11-6-2)

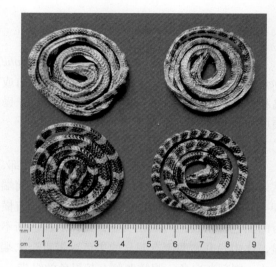

图11-6-2　金钱白花蛇（药材）

以头尾齐全，色泽明亮、盘径小者为佳。

【化学成分及药理作用】 含蛇毒、蛋白质、脂肪及鸟嘌呤核苷等。头部蛇毒中含多种酶，如三磷酸腺苷酶、磷脂酶等；另含α-环蛇毒（α-bungarotoxin）、β-环蛇毒（β-bungarotoxin）、γ-环蛇毒及磷脂酶A。

金钱白花蛇蛇毒可以阻止脊髓灰质炎、肌肉萎缩、侧索硬化等神经变性退化；所含α-环蛇毒主要作用于运动神经末梢和骨骼肌结合处的突触后膜，与终板上的乙酰胆碱受体结合，使神经末梢递质释放减少，产生对抗除极化型的神经肌肉阻断作用。

【饮片炮制及鉴别】

1. 金钱白花蛇 取药材，除去灰屑，切段。

成品为类圆形的段，其余性状特征同药材。(图11-6-3)

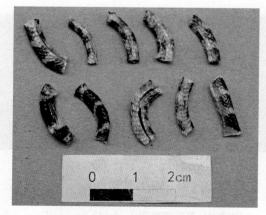

图11-6-3　金钱白花蛇（饮片）

2. 酒炒金钱白花蛇（酒金钱白花蛇） 取金钱白花蛇，用米酒或黄酒拌匀，润至透，用文火炒至微黄色、有酒香气。每金钱白花蛇100 kg，用米酒或黄酒20 kg。

成品形如金钱白花蛇，表面颜色加深，微有酒香气。

金钱白花蛇酒炒后增强祛风通络止痉的作用，并能去腥矫臭，便于服用、粉碎。

【性味与归经】 甘、咸，温；有毒。归肝经。

【功能】 祛风，通络，止痉。

【应用】

1. 类风湿关节炎 如白花蛇酒（白花蛇、牙皂㊙、荆芥炭、当归、生川乌、生草乌、甘草）（《湖北中草药志》）。

2. 小儿麻痹恢复期 如金钱白花蛇粉（金钱白花蛇）（《中国动物药》）。

中成药品种有通痹片（胶囊）、中风回春丸（片）等。

【用法与用量】 2～5 g。研粉吞服1～1.5 g。

【注意】 阴虚血少及内热生风者禁服。

【贮藏保管】 置干燥处，防霉，防蛀。

【论注】

（1）有广东、广西以百花锦蛇Elaphe moellendorffi (Boettger)作白花蛇（金钱白花蛇）用，使用时间已有百年之久。其主要鉴别特征是头背呈赭红色，似梨形，体背灰绿色，具30余个平排成3行略呈六角形的红褐色斑块，尾部有黑红相间的环纹。

（2）近年来全国不少地区出现多种伪品金钱白花蛇，其充伪方式可分为如下几种。

1）由其他种幼蛇加工而成。主要有游蛇科动物中国水蛇Enhydris chinensis (Gray)、铅色水蛇Enhydris plumbea (Boie)、渔游蛇Natrix piscator (Schneider)、赤链蛇Dinodon rufozonatum (Cantor)、黑背白环蛇Lycodon ruhstrati (Fischer)和眼镜蛇科动物金环蛇Bungarus fasciatus (Schneider)，其中尤以黑背白环蛇外形极似，充伪品甚多。

2）用正品银环蛇的成蛇体剖割加工成若干条小蛇身，再装上其他蛇的蛇头，盘成圆盘状，冒充金钱白花蛇。此类伪品主要区别点是，蛇身不完整，蛇头颈部与蛇身有拼接痕迹，蛇身白环纹数10个左右，无蛇尾。

3）以其他蛇的幼体用褪色药水、油漆等将蛇身涂成白色环纹，此类伪品主要区别点为：白环纹的宽窄，间距不规则，背鳞不扩大呈六角形。

木 瓜

【来源】 为蔷薇科植物贴梗海棠Chaenomeles speciosa (Sweet) Nakai的干燥近成熟果实。

【植物形态】 落叶灌木或乔木，高约3 m。枝外展，无毛，有刺。叶互生，托叶形状和大小变化很大，往往脱落；叶片卵形至椭圆状披针形，基部宽楔形至近圆形，先端尖或钝圆形，边缘有腺体状的尖锐细锯齿，有时在同一株上出现不整齐的重锯齿；叶表面绿色，背面淡绿色，两面均无毛。花2～6朵簇生，与叶同时或先于叶开放，绯红色，粉红色或白色；花期3—4月。梨果卵形或球形，黄色或黄绿色，有小点，具香气，极硬，两端稍凹；果期9—10月。（图11-7-1）

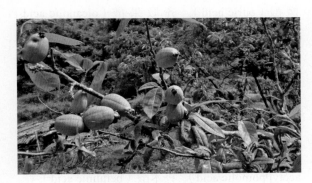

图11-7-1 贴梗海棠（植物）

【产地】 主产于安徽宣城、宁国，浙江淳安、开化，湖北长阳、资丘等地。安徽宣木瓜为道地药材，称"皱皮木瓜"。

【采收加工】 秋季果实成熟时采摘，纵剖成对开或四瓣后，晒干；也有入沸水中烫约5分钟，外皮全部转色时，捞出摊晒，日晒夜露，色泽变红，外皮有皱纹；干燥即可，有的地方直接晒干。

【药材鉴别】 为纵剖的长圆形，长4～8 cm，宽2～5 cm。外表紫红色或棕红色，有多数不规则的深皱纹，剖面周边均向内卷曲，果肉红棕色，中心部分可见凹陷的棕黄色子房室，种子常脱落，脱落处表面平滑而光亮。种子形似扁长三角形，表面红棕色，有皱纹。质坚实。果肉微有清香气，味酸微涩。（图11-7-2）

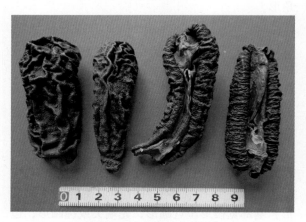

图11-7-2 木瓜（药材）

以外皮抽皱、肉厚、内外紫红色、质坚实、味酸者为佳。

【化学成分及药理作用】 含有机酸，如苹果酸（malic acid）、酒石酸（tartaric acid）、柠檬酸（citric acid）、齐墩果酸（oleanolic acid）等。还含皂苷、黄酮、鞣质。此外还含过氧化氢酶（catalase）、过氧化物酶（peroxidase）、酚氧化酶（phenol oxidase）、果胶等。近年来分离出10-甘九烷醇（10-nonacosanol）、β-谷甾醇（β-sitostcrol）、β-谷甾醇-β-D-葡萄糖苷（β-sitosterol-β-D-glucoside）、乙酰熊果酸（3-O-acetyl ursolic acid）、3-O-乙酰坡模醇酸（3-O-acetyl pomolic acid）、桦木酸（betulinic acid）等。

木瓜具有抗肿瘤、保肝、抗炎、镇痛等作用，对免疫系统有一定影响。其有机酸及提取得到的木瓜结晶对小鼠艾氏腹水癌有显著的抑制率；还能显著降低血清谷丙转氨酶，对肝损伤有一定保护作用，还对恙虫病立克次氏体有抑制作用。

【饮片炮制及鉴别】 木瓜 取药材，洗净，润透或蒸透后切薄片，晒干。

成品呈类月牙形薄片。外表紫红色或棕红色，有不规则的深皱纹。切面棕红色。气微清香，味酸。（图11-7-3）

【性味与归经】 酸，温。归肝、脾经。

【功能】 舒筋活络，和胃化湿。

【应用】

1. **风湿痹痛、筋脉拘挛、脚气肿痛等证** 如

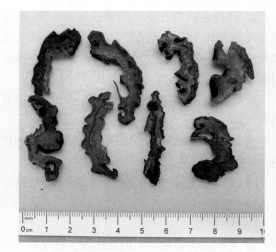

图11-7-3 木瓜（饮片）

鸡鸣散（木瓜、吴茱萸、陈皮、槟榔、紫苏叶、桔梗、生姜）（《证治准绳》）。

2. **吐泻转筋** 如蚕矢汤（蚕沙、薏苡仁、黄连、陈吴萸、黄芩酒炒、大豆黄卷、陈木瓜、制半夏、通草、焦山栀）（《霍乱论》）。

3. **筋急项强，不可转侧** 如木瓜煎（木瓜、乳香、没药、生地）（《本事方》）。

中成药品种有木瓜丸、舒筋活络酒、疏风活络丸、风湿骨痛片（胶囊）、四正丸、伸筋活络丸、妙济丸、养血生发胶囊、风痛安胶囊、六合定中丸等。

【用法与用量】 6～9 g。

【注意】 不宜久服。

【贮藏保管】 置阴凉干燥处，防潮，防蛀。

【论注】 除上种外，不少地区使用同属植物榠楂 Chaenomeles sinensis (Thouin) Koehne 的成熟果实，习称"光皮木瓜"。植物高5～10 m，枝无刺。叶片边缘带利芒状尖锐锯齿，齿尖与叶柄均有腺体，托叶小。花单生于叶腋，萼片有锯齿，外翻；花冠淡粉红色。果实长圆形。药材多纵剖为2～4瓣，外表红棕色，光滑无皱或稍粗糙，剖开面较饱满，呈颗粒性；种子多数密集，扁三角形。气微，果肉微酸涩。注意鉴别。

蚕 沙

【来源】 为蚕蛾科昆虫家蚕 Bombyx mori Linnaeus 的干燥粪便。

【动物形态】 家蚕蛾，雌、雄蛾全身均密被白色鳞片。体长 1.6～2.3 cm。翅展 3.9～4.3 cm。体翅黄白色至灰白色。前翅外缘顶角后方向内凹切，各横线色稍暗，不甚明显，端线与翅脉灰褐色；后翅较前翅色淡，边缘有鳞毛稍长。雌蛾腹部肥硕，末端钝圆；雄蛾腹部狭窄，末端稍尖。幼虫即家蚕，体色灰白至白色，胸部第 2、第 3 节稍见膨大，有皱纹。腹部第 8 节背面有一尾角。（图 11-8-1）

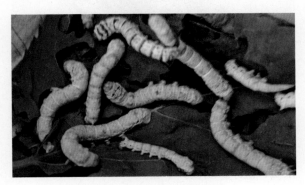

图 11-8-1 家蚕（动物）

【产地】 主产于浙江、四川、河南、江苏、湖南、云南、山东、辽宁、江西等地。

【采收加工】 夏季收集家蚕二眠至三眠时排出的粪便，晒干后，簸净或筛净杂质即得。

【药材鉴别】 呈颗粒状六棱形，长 2～5 mm，直径 1.5～3 mm。表面灰黑色或黑绿色，粗糙，有 6 条明显的纵沟及横向浅沟纹。气微，味淡。（图 11-8-2）

以粒大、色黑、无杂质者为佳。

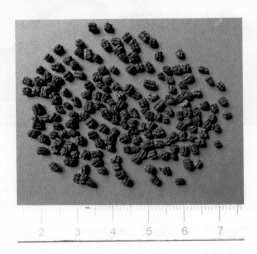

图 11-8-2 蚕沙（药材）

【化学成分及药理作用】 主含叶绿素衍生物，如叶绿素（chlorophll）、脱镁叶绿素（phoephytin）A/B、叶绿酸、叶绿素铜钠盐等。含蚕沙果胶、生物碱、黄酮类、维生素 A/B。此外，尚含十一葵烯醇（undecaprenol）、十二葵烯醇（dodecaprenol）等。

蚕沙主要具有抗炎镇痛、促生长、抗肿瘤等作用。其能抑制二甲苯所致小鼠耳廓肿胀和角叉菜所致足跖肿胀，还能显著减轻醋酸引起的疼痛，提高热板实验中小鼠的痛阈值。叶绿素衍生物具抗肿瘤及光敏作用，水提取液具有抗牛凝血酶作用，可显著延长人血纤维蛋白的凝聚时间。

【饮片炮制及鉴别】 蚕沙 取药材，除去杂质，筛去灰屑。

成品性状特征同药材。

【性味与归经】 甘、辛，温。归肝、脾、胃经。

【功能】 祛风湿，化湿浊，缓拘急。

【应用】

1. 湿热痹证，证如湿聚热蒸，阻于经络，寒战发热，骨节烦疼，面色萎黄，小便短赤，舌苔黄腻或灰滞等 如宣痹汤（防己、苦杏仁、滑石粉、连翘、栀子、薏苡仁、法半夏、蚕沙、赤小豆皮）（《温病条辨》）。

2. 湿热内蕴之霍乱，证如吐泻腹痛，肢冷转筋，口渴烦躁，目陷脉伏，舌苔厚黄而干，脉濡数或伏者等 如蚕矢汤（蚕沙、薏苡仁、大豆黄卷、陈木瓜、川黄连、制半夏、黄芩酒炒、通草、焦山栀、吴茱萸）（《霍乱论》）。

中成药品种有清降片、冯了性风湿跌打药酒、舒筋活络酒等。

【用法与用量】 10～15 g，包煎。外用适量，煎水洗或研细末调敷患处。

【注意】 血不养筋、手足不遂者禁服。

【贮藏保管】 置通风干燥处。

【论注】 蚕沙药材，《中华人民共和国卫生部药品标准 中药材》（第一册）有收载，《中国药典》2020 年版一部没收录。《中国药典》2020 年版收载了含蚕沙的中成药，故本书仍然记录本品。

伸筋草

【来源】 为石松科植物石松 *Lycopodium*

japonicum Thunb. ex Murray 的干燥全草。

【植物形态】 常绿多年生蔓性草本。蔓茎匍匐地上，处处生根，长可达40 cm，有多数小枝，分歧为数条。茎上密生细小而尖的螺旋状排列的鳞叶片。枝顶着生1～4个孢子囊穗，孢子叶基部具有肾形的孢子囊，孢子熟时黄白色。（图11-9-1）

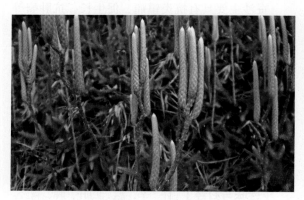

图11-9-1　石松（植物）

【产地】 主产于浙江、湖北、江苏等地。陕西、江西、广东、四川等地亦产。

【采收加工】 夏、秋两季当茎叶生长茂盛时采收，除去泥土及杂质，晒干。

【药材鉴别】 茎弯曲而细长，长30～120 cm，直径1～3 mm。表面黄绿色，可见须状根。多分枝，嫩茎密生黄绿色的细小鳞叶，叶先端渐尖呈芒状。质柔韧、不易折断、断面外层为浅黄绿色较薄的皮部，内为黄白色木心。根上的外皮多脱落，露出黄色木心。无臭，味淡。（图11-9-2）

以茎长、黄绿色、无泥土杂质为佳。

【化学成分及药理作用】 含生物碱、三萜类。生物碱类，如石松碱（lycopodine）、棒石松宁碱（clavolonine）、棒石松毒（clavatoxin）及烟碱（nicotine）等；三萜醇类，如α-芒柄花醇（α-onocerin）、石松三醇（lycoclavanol）、石松四醇酮（lycoclavanin）、千层塔烯二醇（serratendiol）等；尚含挥发油、糖类、黄酮类等。

伸筋草具有抗炎、镇痛、调节免疫、镇静、抗氧化和抗病毒等作用，对中枢神经系统有一定影响。能显著延长戊巴比妥催眠小鼠的睡眠时间，有效清除活性氧化自由基，对卵磷脂脂质过氧化损伤有显著抑制作用。其对福氏痢疾杆菌、宋内痢疾杆菌高度敏感。石松碱是其解热的有效

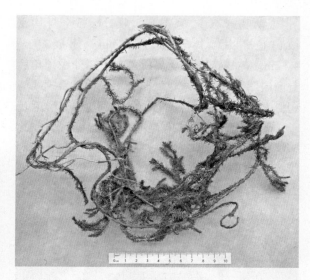

图11-9-2　伸筋草（药材）

成分。

【饮片炮制及鉴别】 伸筋草　取药材，除去杂质，洗净，切段，干燥。

成品呈不规则的段。茎呈圆柱形，略弯曲。叶密生茎上，螺旋状排列，皱缩弯曲，线形或针形，黄绿色至淡黄棕色，先端芒状，全缘。切面皮部浅黄色，木部类白色。气微，味淡。（图11-9-3）

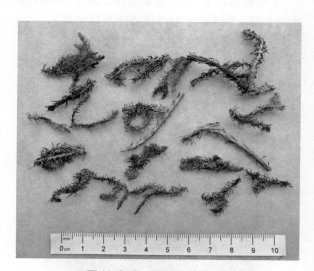

图11-9-3　伸筋草（饮片）

【性味与归经】 微苦、辛，温。归肝、脾、肾经。

【功能】 祛风除湿，舒筋活络。

【应用】

1. 肝肾亏损，风湿痹阻，经络凝滞证　如

补肝益肾通络汤（当归、杜仲、黄芪、党参、川断、菟丝子、羌活、鹿角霜、枸杞子、伸筋草、何首乌、城草、山楂、谷芽）（《李明智方》）。

2. **风寒湿痹证** 如附子除湿酒（附子、木瓜、牛膝、杜仲、白术）（《魏氏家藏方》）。

中成药品种有中风回春丸（片）、尪痹片（颗粒）、疏痛安涂膜剂、养血荣筋丸、根痛平颗粒、通痹片等。

【用法与用量】 3～12 g。

【注意】 孕妇及出血过多者慎服。

【贮藏保管】 置干燥处。

油松节
（附：松花粉）

【来源】 为松科植物油松 *Pinus tabuliformis* Carr. 或马尾松 *Pinus massoniana* Lamb. 的干燥瘤状节或分枝节。

【植物形态】

1. **油松** 常绿乔木。大树的枝条平展或微向下伸，树冠近平顶状；一年生枝淡红褐色或淡灰黄色，无毛；二、三年生枝上的苞片宿存；冬芽红褐色。针叶2针一束，粗硬，长10～15 cm；树脂道约10个，边生；叶鞘宿存。球果卵圆形，长4～10 cm，成熟后宿存，暗褐色；种鳞的鳞盾肥厚，横脊显著，种脐凸起有刺尖；种子长6～8 mm，种翅长约10 mm。

2. **马尾松** 常绿乔木。一年生枝淡黄褐色，无毛，冬芽褐色。针叶2针一束，细柔，长12～20 cm；树脂道4～7个，边生；叶鞘宿存。球果卵圆形或圆锥状卵形，长4～7 cm，直径2.5～4 cm，成熟后果褐色；种鳞的鳞盾平或微肥厚，微具横脊；鳞脐微凹，无刺尖；种子长卵圆形，长4～6 mm，种翅长1.6～2 cm。（图11-10-1）

【产地】 全国有松树分布地区均有产。

【采收加工】 多于采伐时或木器厂加工时锯取之，经过选择修整，晒干或阴干。

【药材鉴别】 呈扁圆节段状或不规则的块状，长短粗细不一。外表面黄棕色、灰棕色或红棕色，有时带有棕色至黑棕色油斑，或有残存的栓皮。质坚硬。横截面木部淡棕色，心材色稍

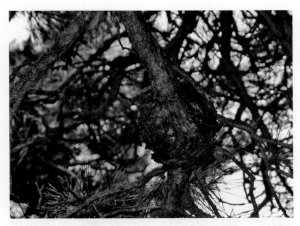

图11-10-1 马尾松（植物）

深，可见明显的年轮环纹，显油性；髓部小，淡黄棕色。纵断面具纵直或扭曲纹理。有松节油香气，味微苦辛。（图11-10-2）

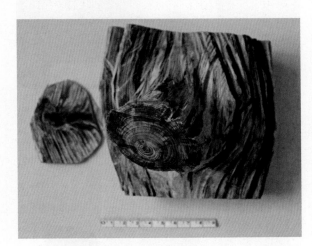

图11-10-2 油松节（药材）

以体大、色红棕、油性足者为佳。

【化学成分及药理作用】 含挥发油、纤维素、木质素和树脂。挥发油，主要为 α-蒎烯（α-pinene）和 β-蒎烯（β-pinene）；另含少量的樟烯（camphene）和二戊烯（dipelitene）；还含油脂。油松的松节还含熊果酸（ursolic acid）、异海松酸（isopimaric acid）等。

油松节主要具有镇痛、抗菌、抗流感病毒、抗肿瘤、镇咳祛痰等作用，对免疫系统和胃肠平滑肌有一定作用。银松素甲基醚可以作用于细胞膜上的钙通道，使细胞外钙离子内流，细胞内钙升高。木质素类能明显抑制流感病毒生长。α-蒎烯和 β-蒎烯有镇咳祛痰作用。

【饮片炮制及鉴别】 油松节 取药材，刨成薄片或劈成小块。

成品呈不规则的块状或薄片，大小粗细不一。周边表面红棕色、黄棕色或暗棕色。切面淡黄棕色至淡红棕色，具明显的圆形环纹，显油性。体较重，质坚硬。有松节油香气，味微辛。（图11-10-3）

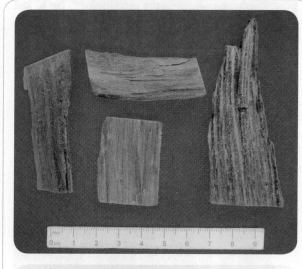

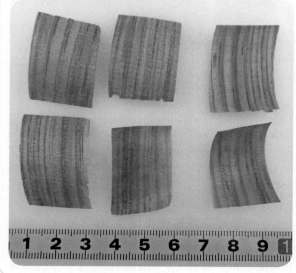

图11-10-3 油松节饮片（上图为块，下图为刨片）

【性味与归经】 苦、辛，温。入肝、肾经。

【功能】 祛风除湿，通络止痛。

【应用】

1. 百节风虚，脚痹疼痛证 如松节酒（松节、生地黄、肉桂、丹参、萆薢、火麻仁、牛膝、牛蒡根）（《太平圣惠方》）。

2. 从高坠损，恶血攻心，胸膈烦闷证 如松节散（松节、童子尿、醋）（《太平圣惠方》）。

中成药品种有再造丸、狗皮膏、养血荣筋丸等。

【用法与用量】 9～15 g。

【注意】 阴虚血燥者慎用。

【贮藏保管】 置阴凉干燥处。

【论注】 在产地以枝干的结节入药者，还有华山松 Pinus armandii Franch.（分布于山西、河南、陕西、甘肃、四川、湖北、贵州、云南及西藏），及赤松 Pinus densiflora Sieb. et Zucc.（分布于东北及山东、江苏等地）。华山松5针1束，树脂道3。赤松2针1束，树脂道6～7。

附：松花粉

为松科植物马尾松 Pinus massoniana Lamb.、油松 Pinus tabuliformis Carr.或同属数种植物的干燥花粉。春季花刚开时，采摘花穗，晒干，收集花粉，除去杂质。为淡黄色的细粉。体轻，易飞扬，手捻有滑润感。气微，味淡。主含脂肪油和色素。

味甘，性温。归肝、脾经。功能收敛止血，燥湿敛疮。用于外伤出血，湿疹，黄水疮，皮肤糜烂，脓水淋漓。外用适量，撒敷患处。

海风藤

【来源】 胡椒科植物风藤 Piper kadsura (Choisy) Ohwi的干燥藤茎。

【植物形态】 常绿木质藤本。茎有条棱，节上生不定根。叶互生，叶片革质，卵形或卵状披针形，长6～8 cm，宽2～6 cm；先端渐尖，基部浅心形或圆形，无毛，下面有白色腺点；叶脉5～7条，近叶基发出。花单性，雌雄异株，穗状花序，雄穗长3～5.5 cm，苞片圆形，盾状，雄蕊2枚；雌穗长1～2 cm。浆果近球形，褐黄色。花期5—6月，果期8—9月。（图11-11-1）

【产地】 主产于福建、广东、台湾等地。

【采收加工】 夏、秋二季采割，除根、叶，晒干。

【药材鉴别】 呈扁圆柱形，微弯曲，长

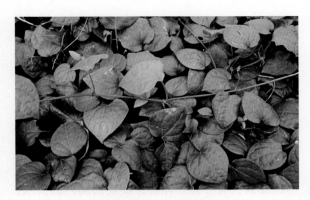

图 11-11-1 风藤（植物）

15～60 cm，直径 0.3～2 cm。表面灰褐色，粗糙，有纵棱及节，节部膨大，其上有不定根。横断面皮部窄，木部灰黄色与灰白色的射线相间放射状排列，木部导管小孔状。中央有灰褐色髓部，有时可见异常维管束小点。体轻而脆，折断面纤维状，皮部和木部交界处有裂隙。气清香，味微苦、辛。（图 11-11-2）

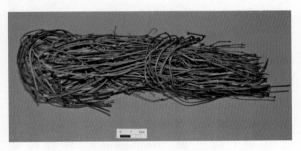

图 11-11-2 海风藤（药材）

以香气浓者为佳。

【化学成分及药理作用】 含生物碱、挥发油等。生物碱类，如细叶青蒌藤素（futoxide）、细叶青蒌藤烯酮（futoenone）、细叶青蒌藤醌（futoquinol）等；挥发油，主要有 α/β-蒎烯（α/β-pinene）、柠檬烯（limonene）、香烩烯（sabinene）等；还含甾醇等。

海风藤具有抗肿瘤、抗炎、镇痛、抑制血小板活化、抗脑缺血及抑制着床等作用；能显著增加小鼠心肌血流量，降低狗心肌缺血区侧枝血管阻力，对冠心病和脑血栓有较好的疗效。其提取物能减轻内毒素对肺血管壁通透性增高引起的肺水肿。细叶青蒌藤素是抗肿瘤作用的主要有效成分。

【饮片炮制及鉴别】 海风藤 取药材，除去杂质，浸泡，润透，切厚片或段，晒干。

成品为不规则的扁圆柱形厚片或段。表面灰褐色或褐色，有纵向棱状纹理。切面皮部窄，木部宽广呈灰黄色，导管孔多束，有灰黄色与灰白色相间排列的放射状纹理，皮部与木部交界处有裂隙，中心有灰褐色髓。体轻，质脆。气香，味微苦、辛。（图 11-11-3）

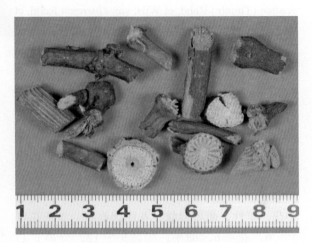

图 11-11-3 海风藤（饮片）

【性味与归经】 辛、苦，微温。归肝经。

【功能】 祛风湿，通经络，止痹痛。

【应用】

1. 痞积并未溃肿毒，瘰疬痰核，跌打闪挫，及心腹疼痛、泻痢、风气、杖疮等证 如万灵膏（当归尾、红花、大黄、苏木、桃仁、苦杏仁、三棱、莪术、枳壳、枳实、苍术、厚朴、槟榔、青皮、芥子、香附、木香、乌药、茳草根、苎麻根、地黄、花椒、肉桂、干漆、大皂角、延胡索、白芷、淫羊藿、生天南星、生半夏、防风、荆芥、羌活、独活、紫苏梗、生巴豆、麻黄、秦艽、赤芍、生马钱子、大风子、海风藤、防己、川芎、穿山甲、蜂房、生白附子、高良姜、骨碎补、蜈蚣、蛇蜕、桑枝、槐枝、柳枝、桃枝）（《万氏家抄方》）。

2. 风、寒、湿合而成痹证 如蠲痹汤（羌活、独活、桂心、秦艽、当归、川芎、甘草炙、海风藤、桑枝、乳香、木香）（《医学心悟》）。

中成药品种有正骨水、木瓜丸、天和追风膏、云香祛风止痛酊、祛风舒筋丸、祛伤消肿酊等。

【用法与用量】 6～12 g。

【贮藏保管】 置通风干燥处。

青风藤

【来源】 为防己科植物青藤 Sinomenium acutum (Thunb.) Rehd. et Wils. 和毛青藤 Sinomenium acutum (Thunb.) Rehd. et Wils. var. cinereum Rehd. et Wils. 的干燥藤茎。

【植物形态】

1. 青藤 多年生落叶缠绕藤本，长可达7 m。根块状。茎圆柱形，带木质，表面灰褐色，内面黄褐色，有放射状的髓部，枝绿色光亮，有纵纹。叶互生，厚纸质或革质，具长柄；叶片卵圆形，长6～12 cm，宽4～10 cm，先端急尖或短尖，基部稍心形，全缘或3～7角状浅裂，上面绿色，下面灰白色，光滑无毛。夏季开淡绿色小花，单性，雌雄异株，花序圆锥状；雄花花萼4～6，花瓣6，细小，雄蕊9～12，分离；心皮3，分离。核果扁球形，熟时蓝黑色；种子半月形。（图11-12-1）

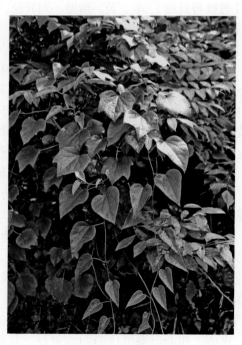

图11-12-1 青藤（植物）

2. 毛青藤 枝、叶均有较粗毛，较大的叶一般长15～18 cm，宽13～16 cm；叶上面具短绒毛，背面更密。茎具短绒毛，幼枝更明显。雄花

的雄蕊更长。

【产地】 主产于河南、陕西、江西、湖北、湖南和四川等地。

【采收加工】 春夏二季割取藤茎，晒干，切段后，晒干备用。

【药材鉴别】 呈长圆柱形，常微弯曲，长20～70 cm或更长，直径0.5～2 cm。表面绿褐色至棕褐色，有的灰褐色，有细纵纹和皮孔。节部稍膨大，有分枝。体轻，质硬而脆，易折断，断面不平坦，灰黄色或淡灰棕色，皮部窄，木部射线呈放射状排列，髓部淡黄白色或黄棕色。气微，味苦。（图11-12-2）

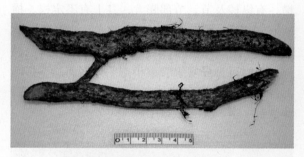

图11-12-2 青风藤（药材）

以外皮色绿褐、切面放射状纹理明显者为佳。

【化学成分及药理作用】 主含生物碱，如青藤碱（防己碱，sinomenine）、异青藤碱（isosinomenine）、双青藤碱（disinomenine）等；另含 β-谷甾醇、豆甾醇等。

青风藤具有镇痛、抗炎、调节免疫、抑制胃肠收缩、促组胺释放、中枢神经抑制及抗心律失常等作用。青藤碱是其主要有效成分。青藤碱能显著提高热板法小鼠的痛阈，亦可延长小鼠戊巴比妥所致睡眠时间。青风藤总碱具有急性降血压作用，降血压迅速、显著、持续时间长。

【饮片炮制及鉴别】 青风藤 取药材，除去杂质，略泡，润透，切厚片，干燥。

成品呈类圆形的厚片。外表面绿褐色至棕褐色，有的灰褐色，有纵纹，有的可见皮孔。切面灰黄色至淡灰黄色，皮部窄，木部有明显的放射状纹理，其间具有多数小孔，髓部淡黄白色至棕黄色。气微，味苦。（图11-12-3）

【性味与归经】 苦、辛，平。归肝、脾经。

【功能】 祛风湿，通经络，利小便。

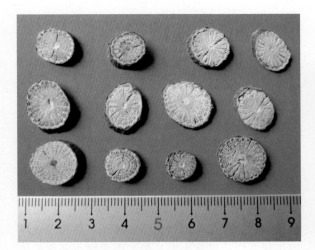

图11-12-3 青风藤（饮片）

长约1.4 cm。种子1颗。花期6—8月。（图11-13-1）

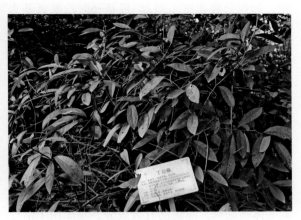

图11-13-1 丁公藤（植物）

【应用】 结毒 如风藤散（人参、当归、赤芍、角刺、木瓜、木通、甘草、白芷、生地、皂子、花粉、金银花、白鲜皮、薏苡仁、青风藤）（《外科启玄》）。

中成药品种有正清风痛宁片、狗皮膏、祛风舒筋丸等。

【用法与用量】 6～12 g。

【注意】 阴虚血燥者慎用。

【贮藏保管】 置干燥处。

丁公藤

【来源】 为旋花科植物丁公藤 *Erycibe obtusifolia* Benth.或光叶丁公藤 *Erycibe schmidtii* Craib的干燥藤茎。

【植物形态】

1. 丁公藤 木质藤本，长约12 m。小枝干后黄褐色，明显有棱，不被毛。单叶互生；叶柄长0.8～1.2 cm，无毛；叶片革质，椭圆形或倒长卵形，长6.5～9 cm，宽2.5～4 cm，先端钝或钝圆，基部渐狭成楔形，两面无毛；侧脉4～5对，至边缘以内网结上举。聚伞花序腋生和顶生，腋生的花少至多数，顶生的排列成总状，花序轴和花梗被淡褐色柔毛；花萼球形，萼片近圆形，外面被淡褐色柔毛并有缘毛；花冠白色，裂片长圆形，全缘或浅波状；雄蕊5，不等长，花药先端渐尖，花丝之间有鳞片；子房圆柱形、柱头圆锥状，贴着子房。浆果卵状椭圆形，

2. 光叶丁公藤 叶片状椭圆形至长圆状椭圆形，先端骤然渐尖。花冠深5裂，瓣中带密被黄褐色绢毛，小裂片长圆形，边缘啮蚀状；花丝长约1 mm，基部扩大，花药长1.8～2 mm，圆锥状，顶端长渐尖，基部心形；雌蕊长约2 mm，子房圆柱形；柱头冠状，边缘有小裂片。浆果球形。

【产地】 主产于广东、广西、云南等地。

【采收加工】 全年均可采收，切段或片，晒干。

【药材鉴别】 为圆柱形段或斜切的片，直径1～10 cm。外皮灰黄色、灰褐色或浅棕褐色，稍粗糙，有浅沟槽及不规则纵裂纹或龟裂纹，皮孔点状或疣状，黄白色，老的栓皮呈薄片剥落。质坚硬，纤维较多，不易折断，切面椭圆形，黄褐色或浅黄棕色，异型维管束呈花朵状或块状，木质部导管呈点状。气微，味淡。（图11-13-2）

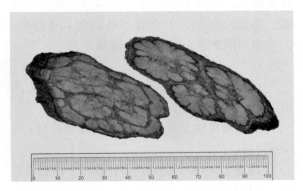

图11-13-2 丁公藤（药材）

以切面异型维管束呈花朵状者为佳。

【化学成分及药理作用】 含莨菪烷类化合物，如包公藤素甲（即2β-羟基-6β-乙酰氧基去甲莨菪烷，baogongteng A）、包公藤乙素（即东莨菪素，scopoletin）及东莨菪苷（scopolin）、包公藤丙素（baogungteng C）。还含微量的咖啡酸（caffeic acid）及绿原酸（chlorogenic acid）。

丁公藤具有拟副交感、抗炎、调节免疫、缩瞳和降眼压等作用，对心血管系统、坐骨神经结构和传导有一定影响。东莨菪素对蛋清和组胺诱发的大鼠足肿胀有明显的保护作用，对细胞免疫和机体免疫均有促进作用。包公藤甲素是M-胆碱受体激动剂，缩瞳的有效成分，临床用于治疗青光眼；还能显著减缓心率，增加心收缩力，降低氧耗。

【饮片炮制及鉴别】 丁公藤 取药材，除去杂质，洗净，润透，切片，干燥。切片者除去杂质即可。

成品为椭圆形、长椭圆形或不规则的斜切片，直径1～10 cm，厚0.2～0.7 cm。外皮灰黄色、灰褐色或浅棕褐色，有浅纵沟槽，皮孔点状或疣状，黄白色或灰褐色。质坚硬，纤维较多。切面黄褐色或浅黄棕色，异形维管束呈花朵状或块状，木质部导管呈点状。气微，味淡。

【性味与归经】 辛，温；有小毒。归肝、脾、胃经。

【功能】 祛风除湿，消肿止痛。

【应用】

1. 消渴证 如补骨脂丸（补骨脂、茴香、丁公藤、鹿茸、茯苓、香附子）（《普济方》）。

2. 远年痛风，及中风左瘫右痪，筋脉拘急，日夜作痛，叫呼不已等证 如经验九藤酒（青藤、钩藤、红藤、丁公藤、桑络藤、菟丝藤、天仙藤、阴地蕨、忍冬藤、五味子藤）（《医学正传》）。

中成药品种有风痛药酒、冯了性风湿跌打药酒等。

【用法与用量】 3～6 g。用于配制酒剂，内服或外搽。

【注意】 本品有强烈的发汗作用，虚弱者慎用；孕妇禁用。

【贮藏保管】 置干燥处。

路路通
（附：枫香脂）

【来源】 为金缕梅科植物枫香树 *Liquidambar formosana* Hance 的干燥成熟果序。

【植物形态】 落叶大乔木。叶互生，通常三裂，裂片卵状三角形或卵形；基部心脏形或截形，先端长尖，边缘有锯齿；表面深绿，背面淡绿，深秋色殷红。叶基有托叶，早落。花单性，雌雄同株，雄花为柔荑花序；雌花多数排列成球形头状花序。果实为聚花果，由多数小蒴果聚生呈球形，有宿存花萼和花柱。花期3—4月，果期9—10月。（图11-14-1）

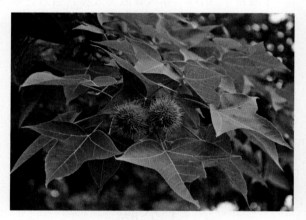

图11-14-1 路路通（植物）

【产地】 全国大部分地区均有产。

【采收加工】 冬季采摘成熟果实，除去杂质，晒干。

【药材鉴别】 呈圆球形，直径2～3 cm。表面灰棕色或棕褐色，密生多数尖刺及小钝刺，除去尖刺，则显无数小孔，状如小蜂窝。果序一端有圆柱形小柄或其断痕。体轻，质硬，不易破开，断面不平坦，有放射状的隆起及凹陷。无臭，无味。（图11-14-2）

以个大、色灰棕、无果柄者为佳。

【化学成分及药理作用】 含挥发油和萜类。挥发油，主含有β-松油烯（β-terpinene）、β-蒎烯（β-pinene）、柠檬烯等；萜类，有桦木酮酸（beturonic acid）、28-去甲齐墩果酮酸（28-noroleanonic acid）、路路通酸（liquidambaric acid）等。还含有苏合香素（styracin）、环氧

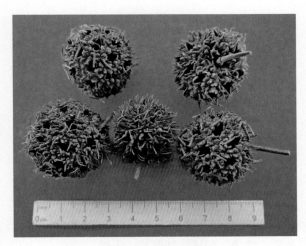

图 11-14-2 路路通（药材）

苏合香素（styracin epoxide）、异环氧苏合香素（isostyracin epoxide）、左旋肉桂酸龙脑酯（bornyl cinnamate）等。

路路通具有保肝、抗炎、镇痛等作用，能抑制蛋清性关节炎肿胀的产生。桦木酮酸具有明显的抗肝细胞毒活性，可明显保护肝细胞免受四氯化碳和氨基半乳糖诱导的毒性损害。

【饮片炮制及鉴别】

1. 路路通　取药材，除去杂质。

成品性状特征同药材。

2. 炒路路通　取路路通，用文火炒至表面呈焦黑色，刺易断时，取出，搓去刺，筛去灰屑。

成品形如路路通，表面棕褐色至黑褐色，气微香。（图 11-14-3）

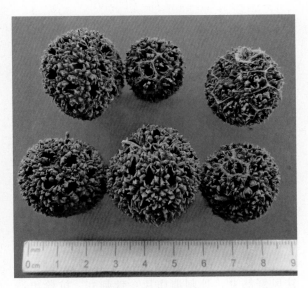

图 11-14-3　炒路路通

路路通炒后利于粉碎和有效成分煎出。

【性味与归经】　苦，平。归肝、肾经。

【功能】　祛风活络，利水，通经。

【应用】

1. 风湿痹痛，中风半身不遂　治风湿痹痛，麻木拘挛，常与伸筋草、络石藤、秦艽等配伍。治气血瘀滞，脉络痹阻，中风后半身不遂，可与黄芪、川芎、红花等同用。

2. 跌打损伤　常配桃仁、红花、苏木等。

3. 水肿　多与茯苓、猪苓、泽泻等同用。

4. 气滞血瘀之经少不畅或经闭，小腹胀痛　常与当归、川芎、茺蔚子等配伍。

5. 乳少，乳汁不通，乳房胀痛等证　常配穿山甲、王不留行、青皮等。

6. 风疹瘙痒　可与地肤子、蒺藜、苦参等配伍，内服或外洗。

中成药品种有通痹片（胶囊）、抗风湿液、生乳片、通乳颗粒、心益好片等。

【用法与用量】　5 ～ 10 g。

【注意】　月经过多及孕妇忌服。

【贮藏保管】　置干燥处。

附：枫香脂

为金缕梅科植物枫香树 *Liquidambar formosana* Hance 树干内渗出的干燥树脂。7—8月间割裂树干，使树脂流出，10月至次年4月采收，阴干。药材为大小不一的椭圆形或球形颗粒，亦有呈块状或厚片状者。表面淡黄色至黄棕色，半透明或不透明。质松脆，易碎，断面有玻璃样光泽。

性平，味微苦、辛。归肺、脾经。功能活血止痛，解毒生肌，凉血止血。用于跌扑损伤，痈疽肿痛，吐血、衄血，外伤出血。1 ～ 3 g，宜入丸散服。外用适量。

穿山龙

【来源】　为薯蓣科植物穿龙薯蓣 *Dioscorea nipponica* Makino 的干燥根茎。

【植物形态】　多年生缠绕草本。根状茎横走，坚硬，呈稍弯曲的圆柱形，栓皮显著，呈片状脱落。茎左旋，有纵沟纹，疏生细毛。叶互生，有长柄；叶形多变化，叶片卵形或宽卵形，掌状3～7浅裂，基部心形，顶端裂片有长尖，叶脉下面隆起，生多数细毛。雌雄异株，集成腋生疏穗状花序；花小，黄绿色，呈钟形，花被6片，椭圆形；雄花具雄蕊6个，比花被短。蒴果倒卵状椭圆形，有3宽翅，着生于下垂的穗轴上；种子上边有长方形的翅，基部及两侧的翅很窄。花期6—8月。（图11-15-1）

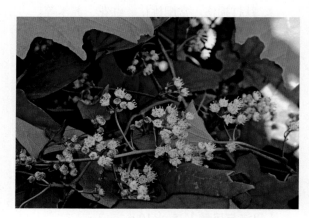

图11-15-1 穿龙薯蓣（植物）

【产地】 主产于东北、华北等地。华中及四川、陕西、甘肃也产。

【采收加工】 春、秋二季采挖，洗净，除去须根和外皮，晒干。

【药材鉴别】 呈圆柱形，弯曲，常有分枝，长15～20 cm，直径1～1.5 cm。表面黄白色或棕黄色，有纵沟，刺状残根及偏于一侧的突起茎痕，偶有膜状外皮和细根。质坚硬，断面平坦，白色或黄白色，有淡棕色的筋脉点（维管束）。气微，味微苦涩。（图11-15-2）

以切面白色者为佳。

【化学成分及药理作用】 含甾体皂苷类，如

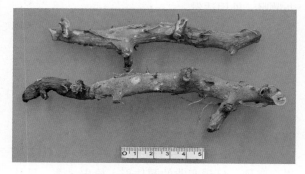

图11-15-2 穿山龙（药材）

薯蓣皂苷（dioscin）、纤细薯蓣皂苷（gracillin）、穗菝葜甾苷（asperin）、25-D-螺甾-3,5-二烯（25-D-spirosta-3,5-diene）及对羟基苄基酒石酸（piscidic acid）等。

穿山龙具有抗炎、镇痛镇咳、祛痰、平喘、保护心脏等作用；可减少哮喘大鼠气道内嗜酸粒细胞的浸润，对羟基苄基酒石酸有较强镇咳作用。总皂苷能显著降低兔血胆甾醇及血压，延缓心率，增强心收缩振幅，增加尿量，降低β/α脂蛋白比例，改善冠状循环。

【饮片炮制及鉴别】 穿山龙 取药材，除去杂质，洗净，润透，切厚片，干燥。

成品为圆形或椭圆形的厚片。外表皮黄白色或棕黄色，有时可见刺状残根。切面白色或黄白色，有淡棕色的点状维管束。气微。味苦涩。（图11-15-3）

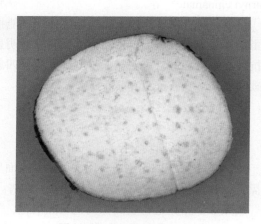

图11-15-3 穿山龙（饮片）

【性味与归经】 甘、苦，温。归肝、肾、肺经。

【功能】 祛风除湿，舒筋通络，活血止痛，止咳平喘。

【应用】

1. **风湿痹证，证见风湿痹痛，腰腿疼痛，肢体麻木** 因其微寒清热，以治热痹为多，可水煎或酒浸服，或与桑枝、络石藤、忍冬藤等配伍。

2. **痰热咳喘** 可与瓜蒌、苦杏仁、黄芩等同用。

3. **胸痹、跌打损伤、痈肿疮毒等证** 可单用，浸酒服；也可与骨碎补同用。

中成药品种有穿龙骨刺片、银黄清肺胶囊、祛风舒筋丸、骨刺消痛片、骨刺丸、抗栓再造丸等。

【用法与用量】 9～15 g；也可制成酒剂用。

【注意】 粉碎加工时，注意防护，以免发生过敏反应。

【贮藏保管】 置于干燥处。

【论注】 本品为合成可的松等激素的重要原料。

陆 英*

【来源】 为忍冬科植物陆英 *Sambucus chinensis* Lindl. 的干燥茎叶。

【植物形态】 多年生灌木状草本，高1～8 m。茎具棱条，表面青绿色，有纵沟及棱。叶对生，奇数羽状复叶，小叶5～7片；小叶片长椭圆形或披针形，基部楔形或左右不对称，先端长而渐尖呈尾状，边缘有锯齿，表面绿色，中肋微凸，背面淡绿色，两面均无毛；叶脉上有短毛，小叶柄短或近于无柄。花白色，顶生伞房花序，其中杂有黄色不育肉质花；花期夏季。浆果状核果红色，表面有小疣状突起。果熟期8—9月。（图11-16-1）

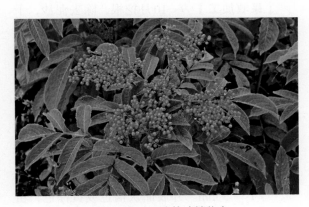

图11-16-1 陆英（植物）

【产地】 主产于江苏、安徽、浙江、江西、福建、台湾、湖北、湖南等地。

【采收加工】 夏季采收，除去杂质，洗净，晒干或鲜用。

【药材鉴别】 茎具细纵棱，呈类圆柱形而粗壮，多分枝，直径约1 cm。表面灰色至灰黑色。幼枝复叶，小叶2～3对，互生或对生；小叶纸质，易破碎，多皱缩，展平后呈狭卵形至卵状披针形，先端长渐尖，基部钝圆，两侧不等，边缘

有细锯齿。鲜叶片揉之有臭气。有时可见顶生的复伞房花序。气微，味微苦。（图11-16-2）

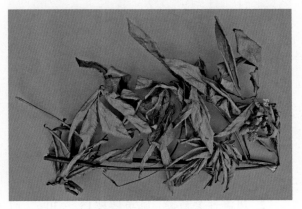

图11-16-2 陆英（药材）

以茎质嫩、叶多、色绿者为佳。

【化学成分及药理作用】 含三萜、挥发油、黄酮等。三萜类，如熊果酸（ursolic acid）、β-谷甾醇（β-sitosterol）等；黄酮类，如槲皮素（quercetin）、山奈酚（kaempferol）等；挥发油，主要有3-甲基-丁酸（isovaleric acid）、2-二甲氧基-4-烯丙基苯（1,2-dimethoxy-4-allylbenzene）等，此外还含有阿魏酸（ferulic acid）、绿原酸（chlorogenic acid）等。

陆英所含三萜类成分具有抗肝炎、抗肿瘤、抗凝血作用，所含黄酮类和绿原酸成分具有抗菌消炎作用。陆英煎剂有镇痛作用，对实验性骨折兔，有活血散瘀、增加磷的吸收、促进骨痂骨化等作用；对大鼠实验性肝损伤有保护作用，可使肝中三酰甘油含量减少，并减轻肝细胞变性及坏死。

【饮片炮制及鉴别】 陆英 取药材，除去杂质，淋润，切段，干燥。

成品为不规则段，茎、叶、花混合。茎具棱线，表面青绿色，节部淡红色。叶对生，多破碎，边缘有锯齿，表面绿色，下面灰绿色。花黄白色。气微，味微苦。（图11-16-3）

【性味与归经】 甘、酸，温。归肝经。

【功能】 疏肝健脾，活血化瘀，利尿消肿。

【应用】

1. **急性病毒性肝炎，肾炎水肿，跌扑损伤，骨折** 治肾炎水肿，陆英全草30～60 g，煎服（《全国中草药汇编》）。治跌扑伤损及闪肭骨节，

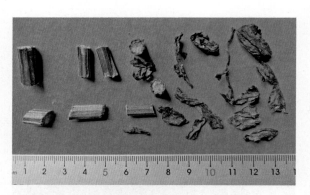

图 11-16-3 陆英（饮片）

陆英叶捣烂敷患处（《卫生易简方》）。

2. **风湿性关节炎** 陆英茎枝 15 ～ 30 g，煎服（《青岛中草药手册》）。

3. **产后恶露不行** 陆英茎或根 30 g，煎服（《青岛中草药手册》）。

4. **疥癞，牛皮癣疮** 陆英叶阴干为末，小油调涂（《卫生易简方》）。

5. **红肿痈毒** 陆英鲜根或叶切碎捣烂，稍加鸡蛋白捣和，敷患处（《江西民间草药》）。

【用法与用量】 15 ～ 30 g，外用适量，捣敷患处。

【注意】 孕妇禁服。

【贮藏保管】 置干燥处，防霉、防虫蛀。

【论注】 陆英的根也可药用。药材呈不规则弯曲状，长条形，有分枝，长 15 ～ 50 cm，直径 4 ～ 7 mm。表面灰色至灰黄色，有纵向细而略扭曲的纹及横长皮孔；偶留有纤细须根。质硬或稍软而韧，难折断，断面皮部灰色或土黄色，木部纤维质，黄白色，易与皮部撕裂分离。气微，味淡。

楤木根*

【来源】 为五加科植物楤木 *Aralia chinensis* L. 的干燥根或根皮。

【植物形态】 落叶灌木或小乔木，高达 10 m。茎有针刺。叶互生，奇数 2 ～ 3 回羽状复叶；小叶 7 ～ 15 枚，卵形或阔卵形，基部圆形，先端渐尖，边缘稍有锯齿，表面灰绿色，背面粉绿色，被黄色或灰白色柔毛，叶脉上尤密，叶轴和羽片轴基部通常有短刺。花白色，顶生复伞形花序，合成大型圆锥花序丛；花期 6—8 月。浆果球形，熟时黑色，果期 8—11 月。（图 11-17-1）

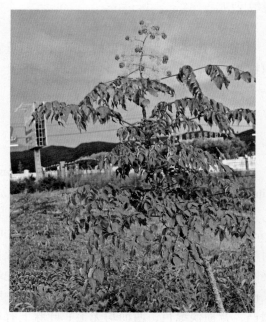

图 11-17-1 楤木（植物）

【产地】 华北、华中、华东、华南及西南各地区均有产。

【采收加工】 9—10 月挖根，除去泥沙，干燥，或除去木心，干燥。

【药材鉴别】 根多呈圆柱形，弯曲，粗细长短不一。表面淡黄棕色或灰黄褐色，具不规则纵皱纹，外表皮向外翘起，并有横向棱状、一字状或点状皮孔，有时有支根痕。体较轻，质坚实，不易折断；断面稍呈纤维状；老根木部中央呈朽木状，有空洞。气弱，味微苦。

根皮呈扭曲的卷筒状，槽状或片状，长短不一，厚 1 ～ 3 mm。外表面灰褐色或黄棕色，粗糙，栓皮呈鳞片状，易剥落，剥落处显黄褐色。内表皮呈淡黄色至深褐色，偶可见黄褐色油脂状物。体轻，质脆，易折断，断面略整齐，黄褐色。气微香，味微苦涩。（图 11-17-2）

【化学成分及药理作用】 含皂苷类成分，如楤木皂苷（araloside）A/B/C、银莲花苷（narcissiflorine）等；还含鞣质、胆碱和挥发油等。

楤木有一定的镇痛作用；与戊巴比妥、氯丙嗪伍用，可出现协同的中枢抑制效应。

【饮片炮制及鉴别】 **楤木根** 取药材，除去杂质，洗净，润透，根切段或根皮切丝，干燥。

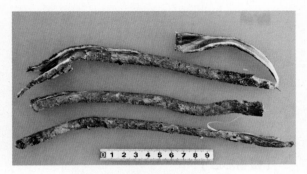

图11-17-2　楤木根药材（根皮）

成品为圆柱形小段或丝片。其余性状特征同药材。（图11-17-3）

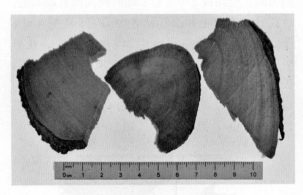

图11-17-3　楤木根（饮片）

【性味与归经】　辛、苦，平。归肝、胃、肾经。

【功能】　祛风除湿，利尿消肿，活血止痛。

【应用】

1. 风湿关节痛　楤木与甜酒同用（《战备草药手册》）。

2. 急性胆道感染　楤木与白英同用（《福建药物志》）。

3. 疟疾　楤木与常山、地骨皮同用（《闽东本草》）。

【用法与用量】　15～30 g。

【注意】　孕妇慎服。

【贮藏保管】　置干燥处。

【论注】　楤木白皮（茎皮）、叶、花、果均可药用。

枫荷梨*

【来源】　为五加科植物树参 Dendropanax chevalieri (Vig.) Merr. 或变叶树参 Dendropanax proteus Champ ex Benth. 的根及茎。

【植物形态】

1. 树参　乔木或灌木，高2～8 m。树皮灰褐色，枝条具细纵纹。叶互生；叶片厚纸质或革质，密生粗大半透明红棕色腺点；叶形变异大，不分裂叶通常为椭圆形、长椭圆形、椭圆状披针形至披针形；分裂叶生于枝顶，为倒三角形，有2～3掌状深裂；叶先端渐尖，基部钝形或楔形，边缘全缘或有锯齿；三出脉，侧脉4～6对，两面网脉干时均隆起。伞形花序单个顶生，或2～5个组成复伞形花序，有花20朵以上；花柱5，长不及1 mm，基部合生，先端离生。果近球形，有5棱，每棱又有纵脊3条，宿存花柱长1.5～2 mm，在上部离生，反曲。花期8—10月，果期10—12月。（图11-18-1）

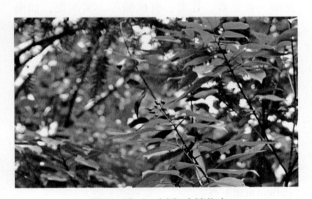

图11-18-1　树参（植物）

2. 变叶树参　叶革质或纸质，无腺点，叶形变化大；分裂叶为倒三角形，2～3深裂，全缘或有少数不明显的细锯齿，羽状脉或三出脉，侧脉5～20对。伞形花序单生或2～3枚聚生；花柱合生为柱状。果浆果状，无棱，宿存花柱短，长不及1 mm。花期8—9月，果期9—11月。

【产地】　树参主产于西南及安徽、浙江、江西、福建、台湾、湖北、湖南等地。变叶树参主产于江西、福建、湖南、广东、广西、云南等地。

【采收加工】　秋、冬二季采挖根部，砍取茎枝，洗净，切片，鲜用或晒干。

【药材鉴别】　呈圆柱形，稍弯曲或扭曲，多分枝，长15～30 cm，直径0.5～2.5 cm。大多切成类圆形或不规则的斜片。外表面浅棕黄色或浅灰棕色，有细纵皱纹，皮孔横向延长或类圆形。

质坚脆，易折断，断面不平坦。切面皮部灰黄色，木部浅黄白色。气微香，味淡。（图11-18-2）

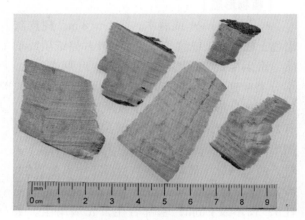

图11-18-2 枫荷梨（药材）

【化学成分及药理作用】 含黄酮、三萜、挥发油、香豆素、苷类、有机酸等。黄酮类，如槲皮素（quercetin）、木犀草素（luteolin）等；三萜类，如无羁萜（friedelin）、β-谷甾醇（β-sitosterol等）；挥发油，主要有丁香醛（syringaldehyde）、阿魏醛（ferulaldehyde）；香豆素类，如莨菪亭（scopoletin）、芥子醛（sinapaldehyde）等；苷类，如β-胡萝卜苷（β-sitosterol glucoside）、丁香苷（syrigin）等；有机酸类，如阿魏酸（ferulic acid）、反式桂皮酸［（E）-cinnamic acid］、咖啡酸（caffeic acid）等。

枫荷梨所含黄酮类成分具有抗菌、抗病毒作用，所含三萜类成分具有抗动脉粥样硬化作用，所含有机酸类成分具有抗血小板凝集、镇痛作用。

【饮片炮制及鉴别】 枫荷梨 取药材，除去杂质。

成品性状特征同药材。

【性味与归经】 甘、辛，温。

【功能】 祛风除湿，活血消肿。

【应用】

1. 风湿所致关节炎及筋骨痛 与钩藤根、大血藤、牛膝、桂枝同用。

2. 臂丛神经炎 与桑寄生、巴破天、桂皮同用。（均出自《中草药学》）

【用法与用量】 15～30 g，大剂量可用至45 g。

【贮藏保管】 置阴凉干燥处，防霉、防虫蛀。

八角枫根

（附：八角枫叶、八角枫花）*

【来源】 为八角枫科植物八角枫 *Alangium chinense* (Lour.) Harms. 及瓜木 *Alangium platanifolium* Harms. 的干燥侧根和须根。

【植物形态】

1. 八角枫 落叶灌木或小乔木，高3～6 m。树皮淡灰色，平滑；小枝有黄色疏柔毛。叶互生纸质，卵形或圆形，长8～16，稀达20 cm，宽7～10 cm；先端渐尖，基部心形，两侧偏斜，全缘或2～3裂；幼时两面均有疏柔毛，后仅脉腋有丛毛和沿叶脉有短柔毛；主脉4～6条。花8～30朵组成腋生2歧聚伞花序；花萼6～8裂，生疏柔毛；花瓣6～8，白色，条形，长11～14 mm，常外卷；雄蕊6～8，花丝短而扁，有柔毛，花药长为花丝的4倍。核果卵圆形长5～7 mm，熟时黑色。（图11-19-1）

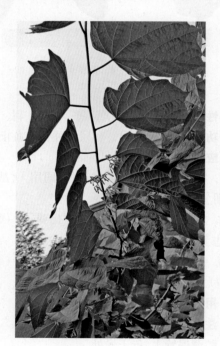

图11-19-1 八角枫（植物）

2. 瓜木 与八角枫很相似，但叶片通常明显4～7裂，基部心形，下面有疏毛。花序上的花较少，通常2至数朵。成熟核果较小。

【产地】 八角枫主产于江苏、安徽、浙江、江西、福建、河南、湖北、湖南、广等地。瓜木主产于辽宁、河北、山西、安徽、浙江、江西、福建、台湾、河南、湖北、湖南、四川、贵州、云南等地。

【采收加工】 夏、秋二季采挖，除去泥沙，选取侧根和须根，晒干。

【药材鉴别】 侧根圆柱形，粗约0.5 cm，略弯曲，长短不一，直径2～8 mm；有分枝，可见须根痕；表面灰黄色至棕黄色，栓皮常有纵纹或剥脱；质坚脆，断面不平坦，纤维性，黄白色。（图11-19-2）

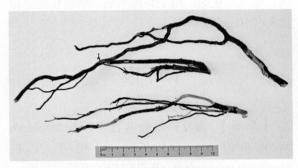

图11-19-2 八角枫侧根（药材）

须根众多，着生于侧根中下部，纤长，直径约0.1 cm，略弯曲，有分枝，表面黄棕色，具细纵纹，有的外皮纵裂；质硬而脆，断面黄白色，粉性。气微，味微甘而辛。（图11-19-3）

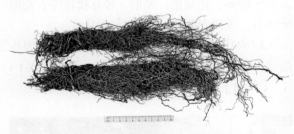

图11-19-3 八角枫须根（药材）

以干燥、无杂质、须根多者佳。

【化学成分及药理作用】 含生物碱、挥发油等。生物碱类，如毒藜碱（anabasine）、喜树次碱（venoterpine）等；挥发油，主要有如桉叶素（cineole）、β-侧柏烯（β-thujene）、丁香酚甲醚（methyleugenol）、α-蒎烯（α-pinene）、α-松油醇（α-terpineol）等；还含苷类成分如水杨苷[D（-）-salicin]、樱草苷（primverin）等。

八角枫所含生物碱类成分具有松弛肌肉、强

心以及抑制中枢作用。此外还有抗菌、抗炎镇痛作用。

【饮片炮制及鉴别】 八角枫 取药材，除去杂质，洗净，润透，切段，干燥。

成品呈圆柱形的小段。外表面灰黄色至棕黄色，栓皮常有纵纹或剥脱。切面黄白色，纤维性。须根众多，较纤细，直径约0.1 cm，表面黄棕色，具细纵纹，有的外皮纵裂。质硬而脆，切面黄白色，粉性。气微，味微甘而辛。（图11-19-4、图11-19-5）

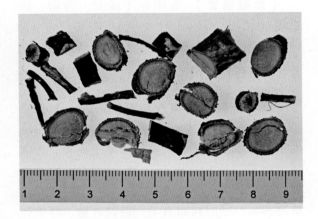

图11-19-4 八角枫侧根（饮片）

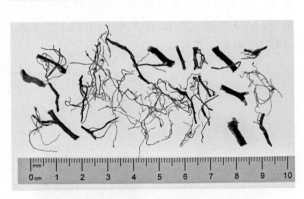

图11-19-5 八角枫须根（饮片）

【性味与归经】 辛、苦，温；有毒。归心、肝经。

【功能】 祛风除湿，舒筋活络，散瘀止痛。

【应用】

1. **风湿所致肌肉麻痹** 须根与甜酒煎服；根与白酒浸服（《中草药学》）。

2. **筋骨疼痛** 白龙须1.2 g，白牛膝9 g，炖猪脚吃（《曲靖专区中草药》）。

3. **小儿惊风** 八角枫根1.5 g，煎服（《贵州

4. 鼻出血 八角枫6g，煎服（《贵州民间方药集》）。

5. 过敏性皮炎 八角枫根适量，煎水外洗（《云南中草药》）。

【**用法与用量**】 须根1.5～3g，侧根3～6g；水煎服或泡酒服（一般宜饭后服）。外用适量，煎水洗患处。

【**注意**】 有毒，孕妇忌服，小儿和年老体弱者慎用。

【**贮藏保管**】 置阴凉干燥处，防霉、防虫蛀。

附药1：八角枫叶

为八角枫科植物八角枫*Alangium chinense* (Lour.) Harms. 及瓜木*Alangium platanifolium* Harms. 的干燥叶。夏季采收，鲜用或晒干研粉。近圆形或卵形，长7～20cm，宽5～14cm。八角枫叶先端长尖，全缘或有2～3裂，裂片不等，基部偏斜，幼时两面有毛，后仅叶脉、叶腋处有丛毛和短柔毛，主脉4～6条。瓜木叶先端渐尖，基部近心形或宽楔形，幼时两面有柔毛，后仅下面叶脉、叶腋有柔毛，主脉3～5条。（图11-19-6）

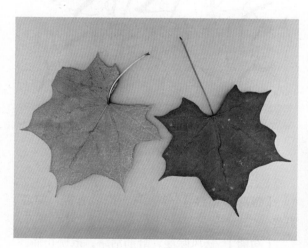

图11-19-6 八角枫叶（药材）

味苦、辛，性平，小毒。归肝、肾经。功能化瘀接骨，解毒杀虫。用于跌打瘀肿，骨折，疮肿，乳痈，乳头龟裂，漆疮，疥癣，外伤出血。外用适量鲜品捣敷，煎汤洗，研末撒。

附药2：八角枫花

为八角枫科植物八角枫*Alangium chinense* (Lour.) Harms. 及瓜木*Alangium platanifolium* Harms. 的干燥花。5—7月采花，晒干。花萼钟状，有纤毛，萼齿6～8，花瓣白色，线形，反卷，长约0.12cm。瓜木的花萼6～7裂，花瓣线形，白色或黄白色，长2.5～3.5cm。

味辛，性平；有小毒。归肝胃经。功能散风，理气，止痛。用于头风头痛，胸腹胀痛。用量3～10g，或研末。

千斤拔*

【**来源**】 为豆科植物蔓性千斤拔*Moghania philippinensis* Merr. et Rolfe或大叶千斤拔*Moghania macrophylla* (Willd.) Kuntze的干燥根。

【**植物形态**】

1. 蔓性千斤拔 落叶蔓性草本或亚灌木，高可达1m。幼枝有棱角，密被白色柔毛。叶互生，三出复叶，托叶2枚；小叶卵状长椭圆形至卵状披针形，先端急尖或锐，全缘，具疏茸毛，表面绿色，背面浅绿色，密生长茸毛；叶柄长1～8cm。花紫色，蝶形，短总状花序；花期6—8月。荚果2瓣裂；果期7—11月。

2. 大叶千斤拔 叶较宽而薄。花紫色，为长总状花序。荚果较大，为长椭圆形。（图11-20-1）

【**产地**】 产于长江流域及我国南部各地。

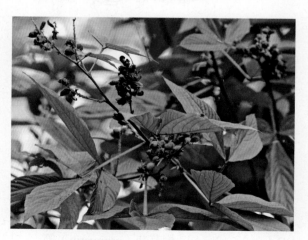

图11-20-1 大叶千斤拔（植物）

【采收加工】 秋季采收，除去杂质，洗净，晒干。

【药材鉴别】

1. **蔓性千斤拔** 呈长圆锥形，不分枝或少分枝，形似牛尾，长30～90 cm，直径0.5～2.5 cm。表面棕红色或浅棕褐色，有细纵纹及横长皮孔样斑痕；顶端有圆形瘢痕和茎残基，下部渐细。质硬而韧，不易折断；断面纤维性强，韧皮部棕色，菲薄，木质部淡黄色或黄白色，有放射状纹理。气微，味微苦、涩。

2. **大叶千斤拔** 有多数分枝，长5～30 cm，直径0.5～8 cm。表面灰棕色或红棕色，顶端常呈结节状膨大。断面韧皮部棕红色，木质部淡红色。（图11-20-2）

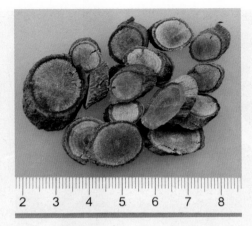

图11-20-3 千斤拔（饮片）

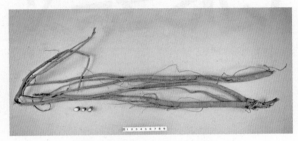

图11-20-2 千斤拔（药材）

以根条粗长、除净根茎及须根、断面白色者为佳。

【化学成分及药理作用】 含多种黄酮类化合物，如蔓性千斤拔素（flemiphilippinin）C/D、5,7,3′,4′-四羟基-6,8-双异戊烯基异黄酮（5,7,3′,4′-tetrahydroxy-6,8-diprenylisoflavone）等；还含羽扇豆醇（lupeol）、β-谷甾醇（β-sitosterol）以及碳原子数为22～30的正烷酸。

千斤拔对神经损伤后有髓神经纤维再生有促进修复作用，对脑组织和血脑屏障有保护作用。

【饮片炮制及鉴别】 **千斤拔** 取药材，除去杂质，洗净，润透，切成厚片，干燥。

成品为类圆形厚片。表面黄白色或淡红色，有菊花心。周边棕红色或浅棕褐色。质硬。气微，味微苦、涩。（图11-20-3）

【性味与归经】 甘、辛，微温。归肝、脾经。

【功能】 祛风利湿，益气活血。

【应用】

1. **风湿性关节炎** 千斤拔根50 g，鲜锦鸡儿100 g，阴行草100 g，煎服，加糖少许为引。

2. **痈肿疔毒** 千斤拔根研细末，酒调，搽患处。

3. **下肢软弱无力** 千斤拔鲜根50 g，猪脚1对，炖酒服。

4. **咽喉肿痛** 千斤拔根研细末，吹喉。

5. **风湿性腰腿痛，跌打损伤，腰肌劳损** 千斤拔根50～100 g，煎服。

6. **阳痿** 千斤拔根50～100 g，煎服。（均出自《中草药学》）

中成药品种有妇科千金片（胶囊）、云香祛风止痛酊、正骨水、壮腰健身丸等。

【用法与用量】 15～30 g。外用：适量，磨汁涂，或研末调敷。

【贮藏保管】 置通风干燥处，防蛀。

石吊兰*

【来源】 为苦苣苔科植物石吊兰 *Lysionotus pauciflorus* Maxim. 的干燥全草。

【植物形态】 常绿小灌木，附生岩石或树皮上。茎长7～30 cm。匍匐茎灰色，光滑无毛，皮微有皱纹，老枝黄棕色，分枝稀疏。叶厚革质，三叶轮生，基部钝，下部全缘或微波状，表面深绿色，有光泽，背面淡黄绿色，主脉明显下凹而在背面凸出，侧脉不明显；叶柄紫红绿色，无毛。花淡红色，腋生或顶生，聚伞花序；花期6—7月。蒴果线形，2瓣裂；果期7—9月。（图11-21-1）

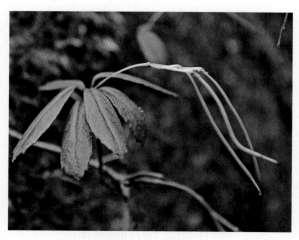

图11-21-1　石吊兰（植物）

【产地】　主产于湖南、湖北、江西、福建、台湾、广东、广西等地。

【采收加工】　四季可采，拣去杂质，鲜用或晒干。

【药材鉴别】　茎呈圆柱形，长25～60 cm，直径0.2～0.5 cm；表面淡棕色或灰褐色，有纵皱纹，节膨大，常有不定根；质脆，易折断，断面黄绿色或黄棕色，中心有空隙。叶轮生或对生，有短柄；叶多脱落，脱落后叶柄痕明显；叶片披针形至狭卵形，长1.5～6 cm，宽0.5～1.5 cm，边缘反卷，边缘上部有齿，两面灰绿色至灰棕色。气微，味苦。（图11-21-2）

以叶多、茎细者为佳。

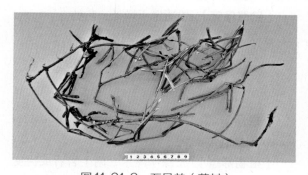

图11-21-2　石吊兰（药材）

【化学成分及药理作用】　含石吊兰素（即内华达素，nevadensin）。地上部分含马鞭草新苷等苯丙素类，以及石吊兰糖苷类等。

石吊兰主要有抗炎、抗结核、降血压等作用。石吊兰素对琼脂、5-羟色胺、甲醛、高岭土所致大鼠实验性关节炎有明显抑制作用；体外实验有显著抗结核杆菌作用。

【饮片炮制及鉴别】　石吊兰　取药材，拣去杂质，抢水洗净，切段，干燥。

成品呈段状。茎呈圆柱形，表面淡棕色或灰褐色，有纵皱纹，节膨大，常有不定根；质脆，易折断，断面黄绿色或黄棕色，中心有空隙。叶多脱落，脱落后叶柄痕明显；叶片边缘反卷，边缘上部有齿，两面灰绿色至灰棕色。气微，味苦。（图11-21-3）

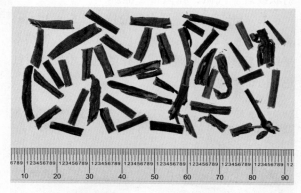

图11-21-3　石吊兰（饮片）

【性味与归经】　苦，温。归肺经。

【功能】　化痰止咳，软坚散结。

【应用】

1. 风寒咳嗽　配伍前胡、生姜（《安徽中草药》）。

2. 跌打损伤及关节、腰背酸痛　配伍桑寄生、杜仲（《中草药学》）。

中成药品种有石吊兰片。

【用法与用量】　9～15 g。外用适量，捣敷或煎水外洗。

【注意】　孕妇忌服。

【贮藏保管】　置干燥处。

羊耳菊*

【来源】　为菊科植物羊耳菊 *Inula cappa* DC.的干燥地上部分。

【植物形态】　多年生草本。茎直立，有细沟及铁锈纹。叶互生，长卵形，全缘或有锯齿，表面少毛，深绿色，背面密生白色绵毛，呈灰白色，叶脉上生铁锈色的毛；茎上部的叶较狭长，叶呈耳形。花蓝紫色，顶生多数中形的头状花序，花梗软弱，常下垂，总苞片密生白色绵毛，舌状花雌性，3齿裂；管状花两性，5齿裂，花期夏秋季。瘦果有棱及刺状冠毛。（图11-22-1）

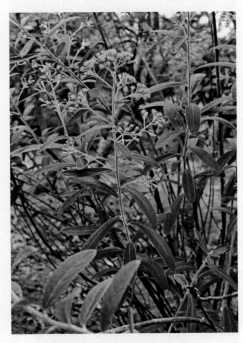

图11-22-1　羊耳菊（植物）

【产地】　主产于我国长江以南各地。

【采收加工】　夏、秋季采割，除去杂质，干燥。

【药材鉴别】　全体长90～150 cm。茎圆柱形，少分枝，表面灰褐色至暗褐色，有细纵纹及凸起的椭圆形皮孔；叶痕明显，半月形；皮层易剥离。质硬，易折断，断面不平坦。叶片易脱落，常卷曲，展开后呈狭矩圆形或近倒卵形，长7～9 cm，宽1.5～2 cm，边缘有小锯齿，先端渐尖或钝形，基部浑圆或广楔形，上表面黄绿色，且黄色粗毛，下表面黄白色，被白色绢毛。偶带有顶生或腋生的头状花序组成的伞房花序。花小。瘦果具棱，有冠毛。气香，味辛、微苦。（图11-22-2）

以茎粗壮、叶多者为佳。

【化学成分及药理作用】　含倍半萜、三萜、肌醇、黄酮等。倍半萜类，如羊耳菊内酯（inulacappolide）；三萜类，如鲨烯（squalene）、木栓酮（friedelin）、羽扇豆醇（lupeo）、熊果酸（ursolic acid）、齐墩果酸（oleanolic acid）；肌醇类，如左旋-肌醇-1,2,3,5-四当归酸酯（L-inositol-

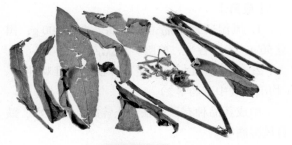

图11-22-2　羊耳菊（药材）

1,2,3,5-tetra-angelate）、左旋-肌醇-2,3,5,6-四当归酸酯（L-inositol-2,3,5,6-tetraangelate）；黄酮类，如木犀草素（luteolin）、芹菜素（apigenin）；酚类，如香草酸（vanillic acid）、丁香酸（syringic acid）；挥发油，主要有百里香酚（thymol）、香芹酚（carvacrol）。此外还含苯丙素类、甾醇类等。

羊耳菊醇提物具有较好的抗炎镇痛作用。所含挥发油成分具有清除自由基的作用；所含黄酮类成分具有抗菌作用；所含倍半萜类具有抗肿瘤和抑癌作用。

【饮片炮制及鉴别】　羊耳菊　取药材，除去杂质，喷淋清水，稍润，切段，干燥。

成品为段片。茎圆柱形，表面灰褐色至暗褐色，有细纵纹及凸起的椭圆形皮孔，叶痕明显，半月形，皮层易剥离；质硬，易折断，断面不平坦。叶片易脱落，常卷曲、破碎，边缘有小锯齿，先端渐尖或钝形，基部浑圆或广楔形，上表面黄绿色，且黄色粗毛，下表面黄白色，被白色绢毛。气香，味辛、微苦。（图11-22-3）

【性味与归经】　辛、甘、微苦，温。归肺、肝、胃经。

【功能】　祛风化湿，调经止血。

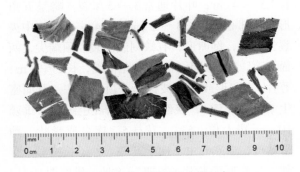

图11-22-3　羊耳菊（饮片）

【应用】

1. 风湿所致腰痛、关节痛　全草100 g，黑豆50 g，米酒各半，煎服。

2. 产后出血、崩漏症　鲜根与童稚鸡炖服。

（均出自《中草药学》）

中成药品种有云香祛风止痛酊、正骨水、跌打风湿酒等。

【用法与用量】　15～30 g。

【贮藏保管】　置阴凉干燥处，防霉、防虫蛀。

【论注】　植物羊耳菊Inula cappa DC.的根也可药用。

老鹳草*

【来源】　为牻牛儿苗科植物牻牛儿苗Erodium stephanianum Willd.、老鹳草Geranium wilfordii Maxim.或野老鹳草Geranium carolinianum L.的干燥地上部分。前者习称"长嘴老鹳草"，后两者习称"短嘴老鹳草"。

【植物形态】

1. 牻牛儿苗　一年生草本，高1～1.5 m。茎纤弱匍匐，常分枝，密被刚毛状白色长毛。叶对生，叶柄微带红色，被白色长毛，托叶三角状披针形，叶片掌状三深裂，裂片再二次羽状细裂，全缘，两面均疏生白色短柔毛，主脉明显，在背面隆起。花蓝紫色，腋生或顶生总状花序；花期4—6月。蒴果喙状，有毛，熟时果瓣迅速由下向上卷裂以弹出种子；果期5—7月。（图11-23-1）

2. 老鹳草　多年生草本，高35～80 m。茎直立，下部稍匍匐，密生细柔毛。叶对生；叶柄长1.5～4 cm；叶片通常3～5深裂，略呈五角形，基部心形，长3～5 cm，宽4～6 cm，中央裂片稍大，倒卵形，有缺刻或浅裂、顶端尖，两面有毛。花成对生于叶腋，花梗细，长2～3 m；萼片5，卵形或卵状披针形，顶端有芒，背面密生柔毛；花瓣5，淡红花，具深红色纵脉；雄蕊10；子房上位，5室，花柱5，连合成喙状。蒴果球形，成熟时由下向上开裂。种子长圆形，有细网纹或近于平滑。花期7—8月，果熟期10月。（图11-23-2）

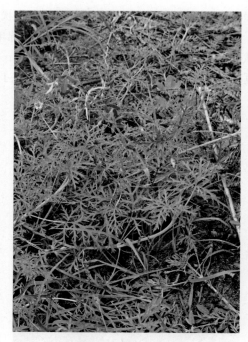

图11-23-1　牻牛儿苗（植物）

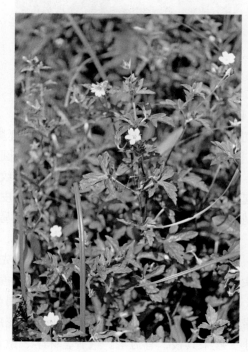

图11-23-2　老鹳草（植物）

3. 野老鹳草　一年生草本，高15～50 cm。根细，长达7 cm。茎直立或斜生，枝密被柔毛。下部叶互生，上部叶对生；叶片圆肾形，长2～3 cm，宽3～6 cm，5～7深裂，每裂又3～5裂，两面有柔毛，基生叶柄长达10 cm。小花成对顶生或腋生，萼片5，宽卵形，有长白色毛。果实被毛，顶端有长喙，连同喙长约2 cm，果熟时喙部由下向上反卷；种子椭圆形，长2～3 mm，暗褐色。花期4—5月，果期6—8月。（图11-23-3）

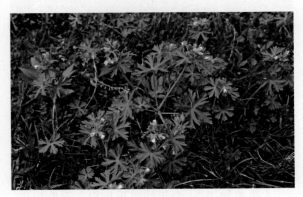

图11-23-3　野老鹳草（植物）

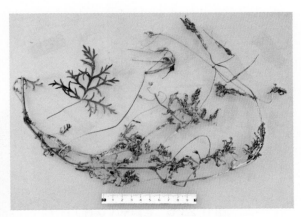

图11-23-4　长嘴老鹳草（药材）

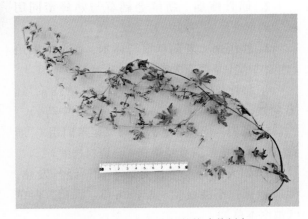

图11-23-5　短嘴老鹳草（药材）

【产地】 牻牛儿苗主产于黑龙江、吉林、辽宁、河北、河南、山东、安徽、江苏、浙江、湖北、江西、四川、贵州、云南、山西、陕西、甘肃、青海、内蒙古等地。老鹳草主产于辽宁、吉林、黑龙江、河北、江苏、安徽、浙江、湖南、四川、贵州、云南等地。野老鹳草主产于江苏、浙江、江西、湖北等地。

【采收加工】 夏、秋季果实将成熟时采收捆成把，晒干。

【药材鉴别】

1. 长嘴老鹳草 茎长30～50 cm，直径0.3～0.7 cm，多分枝，节膨大。表面灰绿色或带紫色，有纵沟纹及稀疏茸毛。质脆，断面黄白色，有的中空。叶对生，具细长叶柄；叶片卷曲皱缩，质脆易碎，完整者为二回羽状深裂，裂片披针线形。果实长圆形，长0.5～1 cm。宿存花柱长2.5～4 cm，形似鹳喙，通称"长嘴"，有的裂成5瓣，呈螺旋形卷曲。无臭，味淡。（图11-23-4）

2. 短嘴老鹳草 茎较细，略短。叶片圆形，3或5深裂，裂片较宽，边缘具缺刻。果实球形，长0.3～0.5 cm。花柱长1～1.5 cm，有的5裂向上卷曲呈伞形。（图11-23-5）

以色绿、果实多者为佳。

【化学成分及药理作用】 牻牛儿苗全草含挥发油，油中主要成分为牻牛儿醇（geraniol），又含槲皮素（quercetin）及其他色素。

老鹳草全草含老鹳草鞣质（geraniin）2.2%，干叶含老鹳草鞣质9.5%，金丝桃苷（hyperoside）0.21%。

老鹳草全草煎剂具有抗菌、抗病毒作用，另还有凝血、镇咳作用。含鞣酸成分具有抗菌成分。

【饮片炮制及鉴别】 老鹳草 取药材，除去残根及杂质，略洗，切段，晒干。

成品为呈不规则的段。茎表面灰绿色或带紫色，节膨大；切面黄白色，有时中空。叶对生，卷曲皱缩，灰褐色，具细长叶柄。果实长圆形或球形，宿存花柱形似鹳喙。气微，味淡。（图11-23-6）

【性味与归经】 辛、苦，平。归肝、肾、脾经。

【功能】 祛风湿，通经络，止泻痢。

【应用】

1. 筋骨瘫痪 老鹳草与筋骨草、舒筋草，炖肉服（《四川中药志》）。

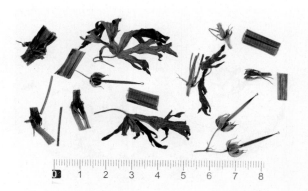

图 11-23-6 老鹳草（饮片）

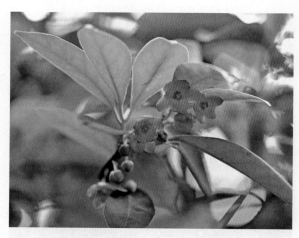

图 11-24-1 红茴香（植物）

2. 筋骨疼痛 新鲜老鹳草与熟蜂蜜同用（《中药形性经验鉴别法》）。

3. 腰扭伤 老鹳草根与苏木、血余炭同用（内蒙古《中草药新医疗法资料选编》）。

4. 急性及慢性肠炎下痢 牻牛儿苗 18 g，红枣 4 枚。煎浓汤，日服 3 次（《现代实用中药》）。

5. 肠炎，痢疾 老鹳草与凤尾草同用（《浙江省中草药抗炎消炎经验交流会资料选编》）。

6. 妇人经行受寒，月经不调，经行发热，腹胀腰痛，不能受胎 配伍川芎、大蓟、白芷（《滇南本草》）。

中成药品种有老鹳草软膏、风湿痹痛药酒、祛风止痛片、祛风除湿药酒等。

【用法与用量】 9～15 g。

【贮藏保管】 置阴凉干燥处，防霉，防虫蛀。

红茴香皮*

【来源】 为木兰科植物红茴香 *Illicium henryi* Diels. 的干燥根皮。

【植物形态】 常绿小乔木，高达 12 m。树皮灰色，枝、叶均有芳香气味。叶互生，革质，椭圆状披针形或披针形，基部渐狭，先端锐状或锐尖，全缘，表面深绿色，背面浅绿色；叶柄长 2 cm，无托叶。花红色，腋生或近顶生，单生或 2～3 朵簇生，愈往内面花瓣愈小；花期 5—6 月。蓇葖果 7～8 枚，聚生成星状；果期 8—10 月。（图 11-24-1）

【产地】 主产于陕西、河南、江西、湖北、四川、贵州等地。

【采收加工】 全年均可采挖根，剥取根皮，晒干。

【药材鉴别】 根皮呈不规则的块片，略卷曲，厚 1～2 mm。外表面棕褐色，具纵皱及少数横向裂纹。内表面红棕色，光滑，有纵向纹理。质坚而脆，断面稍整齐。气香，味辛涩。（图 11-24-2）

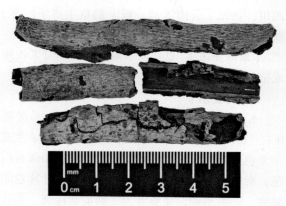

图 11-24-2 红茴香（药材）

【化学成分及药理作用】 根皮中含有花旗松素（taxifolin）等。

红茴香根皮提取物具有明显的中枢兴奋作用和外周毒蕈碱样作用，如使用不当或剂量过大常可致中毒。患者开始出现恶心、呕吐，继而出现严重呼吸困难、发绀，最后可惊厥致死。花旗松素对脂氧化酶有较强抑制作用，对金黄色葡萄球菌、大肠埃希菌、痢疾杆菌和伤寒杆菌有较强的抑制作用。

【饮片炮制及鉴别】 红茴香皮 取药材，除去杂质，洗净，润透，切丝，晒干。

成品呈不规则的丝片或块片，略卷曲。外表面棕褐色，具纵皱及少数横向裂纹。内表面红棕色，光滑，有纵向纹理。质坚而脆，断面稍整齐。气香，味辛涩。（图11-24-3）

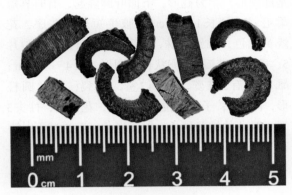

图11-24-3　红茴香（饮片）

【性味与归经】　辛、甘、温；有毒。归肝经。

【功能】　活血止痛，祛风除湿。

【应用】

1. 胃寒作吐　与白豆蔻、木香、丁香煎服。

2. 膀胱疝气　与胡芦巴、川乌、巴戟天、川楝子、吴茱萸煎服。（均出自《中草药学》）

【用法与用量】　1.5～4.5 g；或研末0.6～0.9 g。外用研末调敷。

【注意】　阴虚有热者忌服。不可过量服用，以防中毒。鲜品毒性更大，不宜服用。孕妇禁服；阴虚无瘀滞者慎服。

【贮藏保管】　置通风干燥处，防霉、防虫蛀。

【论注】

（1）同属植物莽草 Illicium lanceolatum A. C. Smith，有地区也药用。花深红色，单生或2～3朵腋生；果10～14个轮状排列，先端有向内弯曲的尖头。其果实有剧毒，绝对不能食用或内服。药材外皮棕褐色，内表面棕黄色，可见纵向小裂隙。断面红棕色或紫红色，纤维性，可见白色晶状物。

（2）红茴香 Illicium henryi Diels. 的干燥根也可药用。根呈圆柱形，常不规则弯曲，直径2～3 cm。表面粗糙，棕褐色，具明显的横向裂纹和因干缩导致的纵皱，少数栓皮易剥落，皮部棕色。质坚硬，不易折断。断面淡棕色，外圈红棕色，木质部占根的大部分，并可见同心环（年

轮）。气香，味辛涩。

闹羊花*

【来源】　为杜鹃花科植物羊踯躅 *Rhododendron molle* G. Don 的花。

【植物形态】　落叶灌木，高1～2 m。枝条通常棕褐色，幼枝有短柔毛。叶互生，有短柄，长圆形至披针形或倒披针形，基部楔形；先端钝或突尖，边缘具外旋状缘毛，背面被灰色短柔毛。花黄色顶生伞形花序；花期4—5月。蒴果长椭圆形，成熟时赤褐色；果期5—7月。（图11-25-1）

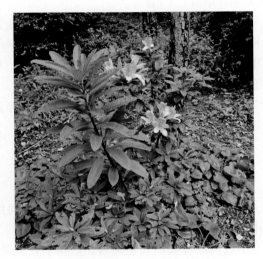

图11-25-1　羊踯躅（植物）

【产地】　产于长江流域至我国南部各地。

【采收加工】　春季选晴天采花，晒干。

【药材鉴别】　数朵花簇生于一总柄上，多脱落为单朵，灰黄色至黄褐色，皱缩。萼片5裂，裂片半圆形至三角形，边缘有较长的细毛；花冠钟状，筒部较长，约至2.5 cm，顶端卷折，5裂；花瓣宽卵形，先端钝或微凹；雄蕊5，花丝卷曲，等长或略长于花冠，中部以下有茸毛，花药红棕色，顶孔裂；雌蕊1，柱头头状；花梗长1～2.8 cm，棕褐色，有短茸毛。气微，味微麻。有毒。（图11-25-2）

以干燥、黄灰色、无杂质者为佳。

【化学成分及药理作用】　有毒成分为梫木毒素、杜鹃花素和石楠素等。含二萜类成分，如

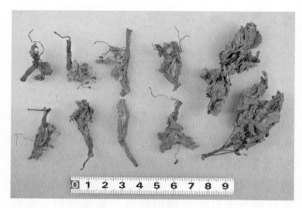

图11-25-2 闹羊花（药材）

木藜芦毒素（grayanotoxins）Ⅰ/Ⅱ/Ⅲ、闹羊花毒素（rhodojaponins）Ⅱ/Ⅲ/Ⅵ、羊踯躅素（rhodomolleins）Ⅰ/Ⅲ等。

羊踯躅有镇痛、抗菌和杀虫作用，对心血管有作用。所含梫木毒素有降低血压、减慢心率的作用；梫木毒素与石楠素对昆虫有强烈毒性，对人亦有毒性。

【饮片炮制及鉴别】 闹羊花 取药材，除去杂质。

成品性状特征同药材。

【性味与归经】 辛，温；有毒。归肝经。

【功能】 祛风除湿，散瘀定痛。

【应用】 风湿性关节炎 与金樱子根同用（《中草药学》）。

中成药品种有损伤止痛膏、六味木香胶囊、卧龙散、生发酊等。

【用法与用量】 0.6～1.5 g，浸酒或入丸散用；外用适量，煎水洗。

【注意】 不宜多服、久服。体虚者及孕妇禁用。心脏病患者或衰弱者及小儿忌用。

【贮藏保管】 置通风干燥处。

【论注】 本品为伤科要药。其各种剂型均有止痛作用，在古代作麻醉药，用治关节痹痛与喘咳，但因有抑制心脏作用，故须慎用。江西省曾将本品提取物用于麻醉（穴位封闭），做手术千余例，效果甚为满意，值得进一步探讨。

南蛇藤根*

【来源】 为卫矛科植物南蛇藤 Celastrus orbiculatus Thunb. 的干燥根。

【植物形态】 落叶攀缘灌木，高达3 m。小枝圆柱形，灰褐色或暗褐色。单叶互生；近圆形至广倒卵形，或长椭圆状倒卵形，长5～10 cm，宽3～6 cm，先端渐尖或短尖，边缘有钝锯齿，基部楔形，罕为截形，下面叶脉隆起，有时具短柔毛；叶柄长1～2 cm。腋生短聚伞花序，花淡黄绿色，雌雄异株，直径约5 mm；花萼裂片5，卵形；花瓣5，卵状长椭圆形，长4～5 mm；雌花具有5雄蕊，花药2室，纵裂，花丝圆柱形，雌蕊1，子房上位，近球形，花柱短，柱头3裂；雄花的雄蕊稍长，雌蕊退化。蒴果球形，直径7～8 mm。种子卵形至椭圆形。花期4—5月。果熟期9—10月。（图11-26-1）

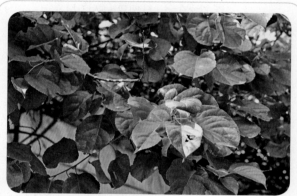

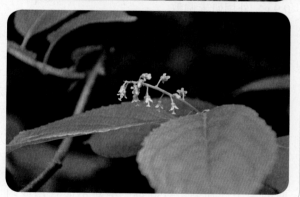

图11-26-1 南蛇藤（植物）

【产地】 主产于湖北、湖南、四川、贵州、云南等地。

【采收加工】 秋季采挖，除去杂质，洗净，晒干。

【药材鉴别】 根呈圆柱形，细长而弯曲，有少数须根，外表棕褐色，具不规则的皱褶。主根

坚韧，不易折断，断面黄白色，纤维性；须根较细，亦呈圆柱形。质较脆。气特异，味涩。（图11-26-2）

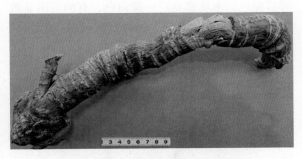

图11-26-2　南蛇藤根（药材）

以质干、栓皮厚者为佳。

【化学成分及药理作用】　含倍萜类成分，如1β-2β-乙酰氧基-6α,9-双苯甲酰基二氢-β-沉香呋喃［1β-2β-diacetoxy-6α,9α-bis（benzoyloxy）dihydro-β-agarofuran］；还含南蛇藤醇（celastrol）、卫矛醇（dulcitol）等。

南蛇藤根水煎液有显著的镇痛作用。二氢沉香呋喃类化合物对菜青虫、亚洲玉米螟、仓库害虫赤拟谷盗、黏虫具有拒食和毒杀作用。

【饮片炮制及鉴别】　南蛇藤根　取药材，除去杂质，润透，切片，干燥。

成品为椭圆形、类圆形或不规则的斜切片，直径1～4 cm。根外表皮灰褐色或灰黄色，粗糙，具不规则纵皱纹及横长的皮孔或裂纹，栓皮呈层片状，易剥落，剥落面呈橙黄色。质硬，切面皮部棕褐色，木部黄白色，射线颜色较深，呈放射状排列。气特异，味涩。（图11-26-3）

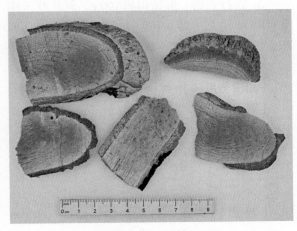

图11-26-3　南蛇藤根（饮片）

【性味与归经】　苦、辛，微温。归肝、脾、大肠经。

【功能】　活血祛瘀，祛风除湿。

【应用】

1. 风湿性筋骨痛、腰痛、关节痛　南蛇藤与凌霄花、八角枫根、白酒同用（《中草药学》）。

2. 肠风、痔漏，脱肛　南蛇藤、槐米，煮猪大肠食（《湖南药物志》）。

3. 经闭　南蛇藤15 g，当归30 g，佩兰9 g，金樱子根15 g，煎服（《常用中草药配方》）。

4. 夏季发痧，呕吐腹痛　南蛇藤根25 g，青木香15 g，煎服（《中草药学》）。

【注意】　孕妇忌服。

【贮藏保管】　置阴凉干燥处，防霉、防虫蛀。

钻山风[*]

【来源】　为番荔枝科植物瓜馥木 *Fissistigma oldhami*（Hemsl.）Merr. 的干燥根及藤茎。

【植物形态】　藤状灌木。长约8 m，幼枝被黄色柔毛。叶互生，革质，长圆形至倒卵状椭圆形，长6～13 cm，宽2.5～4.5 cm，先端短尖或钝圆，基部楔形，上面无毛，下面中脉上枝疏毛，侧脉明显；叶柄长约1 cm，被黄色毛。花1～3朵集成密伞花序；萼片3，卵圆形，有毛；花瓣6，外轮花瓣披针形、卵圆状矩圆形，内轮较小，宽三角形；雄蕊多数，药隔稍偏斜；心皮被长绢毛，分离，花柱弯曲，无毛，柱头2裂。果球形，浆果状，直径约1.5 cm，密被黄棕色绒毛，果柄长约3 cm。种子圆形。花期4—6月，果期11月。（图11-27-1）

【产地】　主产于福建、台湾、广东、广西、湖南、江西、云南等地。

【采收加工】　全年可采，秋季最合适。除去杂质，干燥，或趁鲜切厚片，干燥。

【药材鉴别】　根呈圆柱形，上粗下细，稍弯曲，直径0.6～6 cm，有支根，表面灰棕色至棕黑色，有断续纵皱纹和点状突起的细根痕。茎长柱圆形或稍扁，直径1～10 cm，具侧枝痕。质坚硬，不易折断。切片厚2～4 mm，韧皮部黄棕色，木质部宽广，黄白色，髓部明显，黄棕色。气微香，味微辣。（图11-27-2）

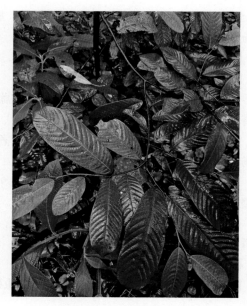

图11-27-1　瓜馥木（植物）

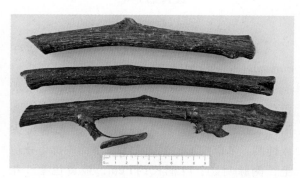

图11-27-2　钻山风（药材）

【化学成分及药理作用】　含生物碱、有机酸、挥发油等。生物碱类，如木番荔枝碱（xylopine）、瓜馥木碱甲（fissistigine A）、瓜馥木碱乙（fissistigine B）、瓜馥木碱丙（fissistigine C）等；苷类，如胡萝卜苷（daucosterol）；有机酸类，如丁香酸（syringic acid）和反式肉桂酸（trans-cinnamic acid）；挥发油，主要有芳樟醇（linalool）、松油醇（terpineol）等，此外还含有毛叶含笑碱（lanuginosine）、大黄素甲醚（physcion）、β-谷甾醇（β-sitosterol）等。

钻山风所含生物碱类成分具有抗肿瘤、抗菌、抗炎作用，以及减慢心率、减少心收缩幅度和短暂降低血压作用。

【饮片炮制及鉴别】　钻山风　取药材，除去杂质，洗净，润透，切厚片，干燥。切片者，除去杂质即可。

成品为类圆形的厚片，直径0.6～6 cm，厚2～4 mm。外表面灰棕色至棕黑色，有断续纵皱纹和点状突起的细根痕或其侧枝痕。切面韧皮部黄棕色，木质部宽广，黄白色，有的有明显黄棕色髓部。质坚硬，气微香，味微辣。（图11-27-3）

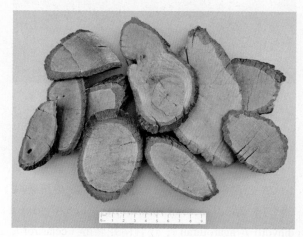

图11-27-3　钻山风（饮片）

【性味与归经】　微辛，温。归肝、脾经。

【功能】　祛风镇痛，活血化瘀。

【应用】

1. 关节炎　鲜钻山风100 g，鲜枫荷梨100 g，鲜五加皮50 g，鲜千斤拔50 g，鲜百两金50 g，鲜双钩藤根100 g，猪脚1只，炖服（《湖南药物志》）。

2. 腰痛　鲜钻山风100 g，鲜南蛇藤50 g，鲜虎刺50 g，鲜马兰50 g，鲜七层楼25 g，鲜牛膝25 g，煎水，放鸡蛋煮服（《福建药物志》）。

3. 跌打老伤　鲜钻山风100 g，鲜江西玉桂菊花（豆科龙须藤）100 g，鲜柏藤根50 g，煎服，白糖作引（江西《草药手册》）。

中成药品种有钻山风糖浆。

【用法与用量】　鲜用50～100 g。

【贮藏保管】　置阴凉干燥处，防霉、防虫蛀。

寮刁竹*

【来源】　为萝摩科植物徐长卿Cynanchum paniculatum (Bge.) Kitag.的全草。

【植物形态】　多年生直立草本，高达1 m。

根细呈须状，多至50余条，形如马尾，具特殊香气。茎细而刚直，不分枝，无毛或被微毛。叶对生，线状披针形，全缘，稍向背面旋转，叶缘有睫毛；叶柄长约5 mm。圆锥聚伞花序，生近顶端叶腋，长达7 cm，有花10余朵；花萼5深裂，卵状披针形；花冠黄绿色，5深裂，广卵形，平展或向外反卷；副花冠裂片5，基部增厚，顶端钝；花粉块每室1个，下垂；子房椭圆形，柱头五角形，先端略为突起。蓇葖果呈角状，单生长约6 cm，表面淡褐色；种子多数，卵形而扁，暗褐色，先端有一簇白色细长毛。花期5—7月，果期9—12月。（图11-28-1）

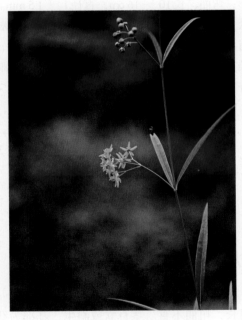

图11-28-1 徐长卿（植物）

【产地】 主产于江苏、河北、江西、湖南、安徽等地。

【采收加工】 夏、秋季采挖全草，抖净泥沙，晾至半干，扎成小把，再晒至足干。

【药材鉴别】 全长30～80 cm，常将10数株地上茎折绕成小把。根茎呈不规则柱状，有盘节，长0.5～3.5 cm，直径2～4 mm。根丛生成须状，着生于根茎周围，呈细长圆柱形，弯曲，长10～16 cm，直径1～1.5 mm，表面灰黄色、棕黄色至淡棕褐色，有细微的纵皱纹，常旁生纤细的须根；质脆，折断面粉性，皮部类白色或黄白色，靠近形成层处有淡棕色的环，中央有细小黄色木部；存放后可见析出闪亮的小结晶。地上茎圆柱形，单一，极少分枝，通常长20～40 cm，间有长达70 cm，直径2～3 mm，少数5 mm，有细纵棱沟，灰青色；质硬脆，断面中空。叶对生于茎节上，相距较远；叶片线状披针形，青绿色，长4～10 cm，宽0.3～1.5 cm，无毛或有稀疏的柔毛，全缘而稍反卷，具短缘毛。顶生的花序少见。气香，根部尤显著，味微辛凉。（图11-28-2）

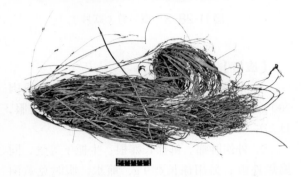

图11-28-2 寮刁竹（药材）

以全草粗壮、根细长、香气浓、味辛者为佳。

【化学成分及药理作用】 含挥发油，主要有丹皮酚（paeonol）；含C21甾类化合物，如肉珊瑚苷元（sarcostin）、去乙酰萝藦苷（deacymetaplexigenin）等；含多糖类成分，如 D-洋地黄毒糖（ D-digitoxose）、 L-夹竹桃糖（ L-oleandrose）和 D-沙门糖（ D-sarmentose）等。

寮刁竹煎剂对福氏痢疾杆菌、伤寒杆菌、铜绿假单胞菌、大肠埃希菌、金色葡萄球菌有抑制作用。所含多糖类成分具有抗肿瘤作用。所含丹皮酚有镇静镇痛、抗凝血和降血压作用；对乙酰胆碱、组胺、氯化钡引起的肠鼠离体回肠强烈收缩，则均有显著的对抗作用。

【饮片炮制及鉴别】 寮刁竹 取药材，除去杂质，抢水洗净，切段，阴干或低温干燥。

成品为不规则的段。茎呈细圆柱状，表面灰绿色，具细纵条纹。质稍脆，折断面纤维性。叶纸质，灰绿色，往往纵向卷折，主脉下面突出，呈淡黄色。根茎深黄褐色，表面具疣状突起的根痕，有时有线状环节。根细长，直径约1 mm，表面深灰褐色；质脆易断，断面较平，粉质。气香，味微辛。（图11-28-3）

【性味与归经】 辛，温。归肝、胃经。

【功能】 祛风化湿，去痛止痒。

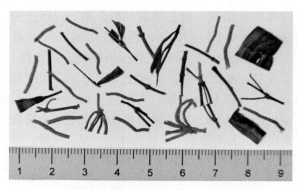

图11-28-3 寮刁竹（饮片）

【应用】

1. 风湿痛　徐长卿根40～50g，猪精肉200g，老酒100g。酌加水煎成半碗，饭前服，日2次（《福建民间草药》）。

2. 外伤肿痛　鲜徐长卿根、生栀子等量，同捣烂外敷；另用徐长卿9g，煎水，服时兑黄酒适量（《安徽中草药》）。

3. 肺热，盗汗，咳嗽　徐长卿6g，鹿衔草6g。研成细末，混合成散剂，蒸肉，1次服用，连用3剂（《贵阳民间药草》）。

4. 腿肚生疮　徐长卿全草捣烂敷（《湖南药物志》）。

【用法与用量】　3～10g；散剂1.5～3g。本品芳香，入汤剂不宜久煎。

【注意】　体弱者慎服。

【贮藏保管】　置阴凉干燥处，防霉、防虫蛀。

【论注】　现在多用徐长卿Cynanchum paniculatum (Bge.) Kitag.的根及根茎，药材名为徐长卿。《中国药典》2020年版有收载。根茎呈不规则柱状，有盘节，长0.5～3.5cm，直径2～4mm。有的顶端带有残茎，细圆柱形，长约2cm，直径1～2mm，断面中空；根茎节处周围着生多数根。根呈细长圆柱形，弯曲，长10～16cm，直径1～1.5mm。表面淡黄白色至淡棕黄色或棕色，具微细的纵皱纹，并有纤细的须根。质脆，易折断，断面粉性，皮部类白色或黄白色，形成层环淡棕色，木部细小。气香，味微辛凉。切段生用。

味辛，性温。归肝、胃经。功能祛风，化湿，止痛，止痒。用于风湿痹痛，胃痛胀满，牙痛，腰痛，跌扑伤痛，风疹、湿疹。用量3～12g，后下。

第二节

祛风湿清热药

本节药物性味多为辛、苦、寒，入肝、脾、肾经。辛行散，苦降泄，寒清热。具有良好的祛风除湿、通络止痛、清热消肿之功，主要用于风湿热痹，关节红肿热痛等症。经配伍亦可用于风寒湿痹。

秦　艽

【来源】　为龙胆科植物秦艽 *Gentiana macrophylla* Pall.、麻花秦艽 *Gentiana straminea* Maxim.、粗茎秦艽 *Gentiana crassicaulis* Duthie ex Burk. 或小秦艽 *Gentiana dahurica* Fisch. 的干燥根。前三种按性状不同分别习称"秦艽"和"麻花艽"，最后一种习称"小秦艽"。

【植物形态】

1. 秦艽　多年生草本，高20～60cm。主根粗长，扭曲不直。茎直立或斜生，基部为纤维状的残基所包围。基生叶多数丛生，茎生叶对生，基部连合；叶片披针形或矩圆状披针形，全缘，有5条主脉。轮伞花序，簇生茎端或茎上部腋生；花萼膜质，一侧裂开，略呈佛焰苞状，具浅萼齿；花冠筒状，深蓝色，先端5裂，裂片卵形或椭圆形，褶三角形；雄蕊5，着生于冠筒中下部，整齐，花丝线状钻形；子房无柄，椭圆状披针形或狭椭圆形，长9～11mm，先端渐狭，花柱线形，连柱头长1.5～2mm，柱头2裂，裂片矩圆形。蒴果矩圆形，种子多数。花期7—8月，果期8—10月。（图11-29-1）

2. 麻花秦艽　叶下面主脉宽阔，隆起。花较少，为聚伞花序，有长梗，花淡黄色或浅黄绿近白色，花萼白色，膜质，一侧开裂，萼齿2～5，短而不等大。蒴果椭圆形，无柄。（图11-29-2）

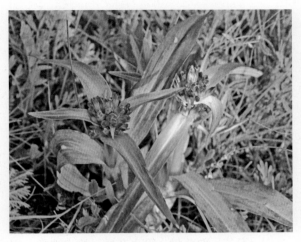

图11-29-1 秦艽（植物）

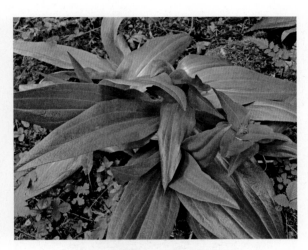

图11-29-3 粗茎秦艽（植物）

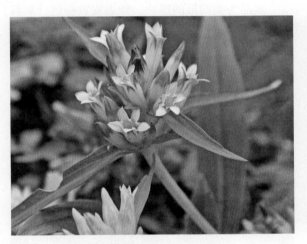

图11-29-2 麻花秦艽（植物）

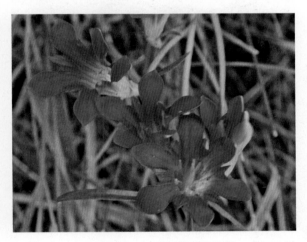

图11-29-4 小秦艽（植物）

3. **粗茎秦艽** 高20～40 cm。叶片狭椭圆形或椭圆状披针形。花茎粗壮而短，稍倾斜；花较密集，花萼管仅顶端一侧开裂，萼齿极浅或无；花冠黄色或蓝紫色，长3 cm左右，裂片卵状三角形，先端钝，边缘有不整齐细齿。子房及蒴果都有柄。（图11-29-3）

4. **小秦艽** 与秦艽相似，唯植株矮小，高10～15 cm。叶片窄长披针形，主脉3条。花萼筒部通常不开裂；雄蕊5，花丝几成翼状。子房具短柄。（图11-29-4）

【产地】 秦艽主产于甘肃、山西、陕西，亦产于东北、内蒙古，为甘肃道地药材之一；以甘肃德乌鲁布、临潭、靖远、岷县、西礼、和政产者为佳，称"西秦艽"。粗茎秦艽主产于西南地区。麻花秦艽主产于四川、甘肃、青海、西藏等地。小秦艽主产于河北、内蒙古及陕西等地。

【采收加工】 一般生长8年后采收。春季3—5月、秋季8—11月间采挖，以秋季采者质量较好。挖起后，除去茎叶，清水洗净，晾晒，待晒软，再堆放3～7日"发汗"至颜色呈灰黄色或黄色，晒干；或直接在阳光下堆成堆，让其自然发汗变软，直至表面为红黄色或灰黄色，内部呈肉红色时，再晒干。小秦艽趁鲜搓去黑色糙皮，晒干。

【药材鉴别】

1. **秦艽** 略呈圆锥形，上粗下细，长7～30 cm，直径1～3 cm。表面灰黄色或棕黄色，有纵向或扭曲的纵沟。根头部常膨大，多数由几个根茎合生，残存的茎基上有短纤维状叶基维管束。质坚脆，易折断，断面皮部黄色或棕黄色，木部黄色。气特殊，味苦而涩。（图11-29-5）

2. **麻花秦艽** 呈类圆锥形，多由数个小根纠

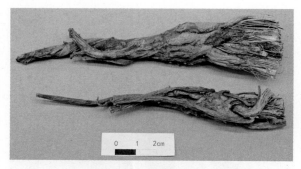

图11-29-5 秦艽（药材）

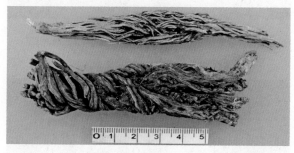

图11-29-6 麻花秦艽（药材）

聚而膨大，直径可达7 cm。表面棕褐色，粗糙，有裂隙呈网状孔纹。质松脆，易折断，断面多呈枯朽状。（图11-29-6）

3. **小秦艽** 略呈长纺锤形或圆柱形，长8～20 cm，直径0.2～1 cm。表面棕黄色，主根通常一个，下部多分枝。残茎基有纤维状叶鞘，断面黄白色。气弱，味苦涩。（图11-29-7）

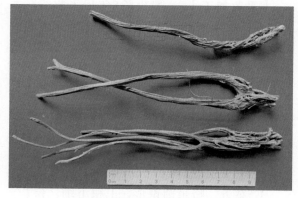

图11-29-7 小秦艽（药材）

以质实、色棕黄、气味浓厚者为佳。

【**化学成分及药理作用**】 含环烯醚萜类、生物碱等。生物碱类，如秦艽碱甲（即龙胆碱，gentianine）、秦艽碱乙（即龙胆次碱，

gentianidine）、秦艽碱丙（gentianal）；环烯醚萜类，如龙胆苦苷（gentiopicroside）、当药苦苷（swertiamarin）等。

秦艽具有抗炎、抗过敏性休克、抗组胺等作用，对心血管系统、中枢神经系统、平滑肌有一定作用。龙胆苦苷等环烯醚萜类成分具有利胆、抗炎、镇痛等作用。秦艽碱甲可通过肾上腺皮质神经系统激动垂体，促使肾上腺皮质激素分泌，实现抗炎作用；还能降低血压，升高血糖，降低肝糖原。

【**饮片炮制及鉴别**】

1. **秦艽** 取药材，除去杂质，抢水洗净，润透，切厚片，干燥。

成品为类圆形的厚片。外表皮黄棕色、灰黄色或棕褐色，粗糙，有扭曲纵纹或网状孔纹；切面皮部黄色、黄白色或棕黄色，木部黄色，有的枯朽状。质硬而脆，或松脆。气特异殊，味苦而涩。（图11-29-8）

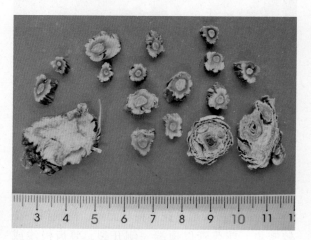

图11-29-8 秦艽（饮片）

2. **酒炒秦艽（酒秦艽）** 取秦艽，用米酒或黄酒喷洒拌匀，闷透，用文火炒至药物呈深黄色。每秦艽100 kg，用米酒或黄酒10 kg。

成品形如秦艽，表面呈黄色至深黄色，微具焦斑，略具酒香气。（图11-29-9）

秦艽酒制后可增强其活血通络、舒筋、祛风的作用。

【**性味与归经**】 辛、苦，平。归胃、肝、胆经。

【**功能**】 祛风湿，清湿热，止痹痛，退虚热。

【**应用**】

1. **风湿痹证** 如秦艽天麻汤（秦艽、天麻、

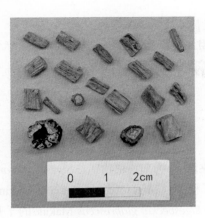

图11-29-9　酒炒秦艽

羌活、陈皮、当归、川芎、炙甘草、生姜、桑枝(酒炒))(《医学心悟》)。

2. **中风不遂**　如秦艽升麻汤（升麻、葛根、甘草(炙)、白芍、人参、秦艽、白芷、防风、桂枝）(《卫生宝鉴》)。

3. **骨蒸潮热**　如秦艽鳖甲散（地骨皮、柴胡、醋鳖甲、秦艽、知母、当归）(《卫生宝鉴》)。

4. **湿热黄疸**　如山茵陈丸（茵陈、栀子仁、秦艽、大黄(炒)、朴消、郁李仁）(《圣济总录》)。

中成药品种有郁金银屑片、痛风定片（胶囊）、疏风活络丸、骨刺丸、骨刺消痛片、独活寄生合剂、颈复康颗粒等。

【用法与用量】　3～10 g。

【注意】　脾胃虚寒者不宜用。

【贮藏保管】　置通风干燥处。

【论注】

（1）经验认为麻花秦艽和小秦艽，体质较疏松，气味较淡，品质次于西秦艽。《药物出产辨》："秦艽以陕西省汉中府产者为正地道，名曰秦艽。其次云南产者为多，四川产者少，总其名曰川秦艽，气味不及西艽之佳也。"

（2）西藏秦艽 *Gentiana tibetica* King ex Hook. f. 在西藏、云南、四川等地作秦艽入药，称为藏秦艽。根呈扁圆柱形，多数主根短，分枝为2～4个支根，或主根内部枯朽而分裂为数个扁圆柱形的支根。

桑　枝

【来源】　为桑科植物桑 *Morus alba* L. 的干燥嫩枝。

【植物形态】【产地】　见"桑叶"项下。

【采收加工】　春末夏初采收，去叶，晒干，或趁鲜切片，晒干。

【药材鉴别】　呈长圆柱形，少有分枝，长短不一，直径0.5～1.5 cm。表面灰黄色或黄褐色，有多数黄褐色点状皮孔及细纵纹，并有灰白色略呈半圆形的叶痕和黄棕色的腋芽。质坚韧，不易折断，断面纤维性。切片厚0.2～0.5 cm，皮部较薄，木部黄白色，射线放射状，髓部白色或黄白色。气微，味淡。（图11-30-1、图11-30-2）

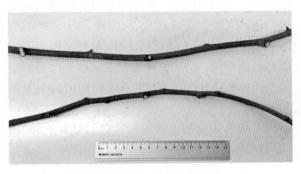

图11-30-1　桑枝（药材）

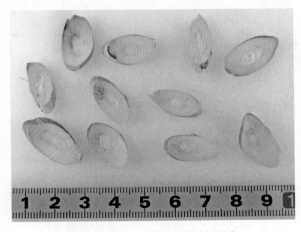

图11-30-2　桑枝药材（切片）

以身干、质嫩、断面黄白色者为佳。

【化学成分及药理作用】　含黄酮类，如桑素（mulberrin）、桑色烯（mulbel-rochromene）、环桑素（cyclomulberrin）、环桑色烯（cyclomulbel-rochromene）等。还含生物碱、多糖和香豆素等。

桑枝具有降血糖、降血脂、抗炎、抗肿瘤、增强免疫等作用。其水煎剂可明显提高淋巴细胞转化率低患者的转化率，嫩桑枝疗效较好；还能显著抑制巴豆油致小鼠耳廓肿胀，抑制小鼠腹腔毛细血管的通透性。桑枝总黄酮对高血糖大鼠的非禁食血糖、空腹血糖均能显著降低，血清中的三酰甘油和总胆固醇水平也有明显降低。

【饮片炮制及鉴别】

1. 桑枝　取药材，除去杂质，浸4～6日，润透，刮去皮或用鲜品洗净，切斜片或厚片，晒干。切片者，除去杂质即可。

成品为椭圆形的斜薄片或圆形厚片，直径5～15 mm。去皮者表面光滑，未去皮者外表皮黄白色或灰黄色、黄褐色，有点状皮孔；切面皮部较薄，木部黄白色，射线放射状，髓部白色或黄白色。气微，味咸。

2. 酒炒桑枝（酒桑枝）　取桑枝，用米酒或黄酒喷洒拌匀，闷润，用麦麸武火炒至药物呈微黄色。每桑枝100 kg，用米酒或黄酒10 kg、麦麸30 kg。

成品形如桑枝，表面微黄色，微有酒香气。（图11-30-3）

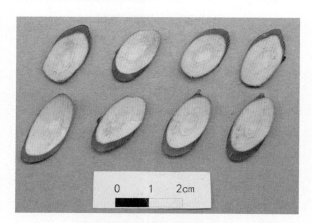

图11-30-3　酒炒桑枝

3. 炒桑枝　取桑枝，用文火炒至微黄色。

成品形如桑枝，切面深黄色。微有香气。

桑枝生品以祛血中风热为主；炒桑枝善达四肢经络，以祛风湿、利关节为主；酒制后增强祛风除湿、通络止痛的作用。

【性味与归经】　微苦，平。归肝经。

【功能】　祛风湿，利关节。

【应用】　风湿痹痛、四肢拘挛　如桑枝膏［《中华人民共和国卫生部药品标准　中药成方制剂（第五册）》］。

中成药品种有儿康宁糖浆、乐儿康糖浆、脑心通胶囊、湿热痹片等。

【用法与用量】　9～15 g。

【贮藏保管】　置干燥处。

豨莶草

【来源】　为菊科植物豨莶 *Sigesbeckia orientalis* L.、腺梗豨莶 *Sigesbeckia pubescens* Makino或毛梗豨莶 *Sigesbeckia glabrescens* Makino的干燥地上部分。

【植物形态】

1. 豨莶　一年生草本。茎高30～100 cm，上部分枝常成复2歧状，密被短柔毛。叶对生，纸质，三角状卵形，边缘具不规则浅裂或粗齿，两面被柔毛。头状花序多数于枝端排成具叶的圆锥花序，花枝有毛；总苞片2层，背面密被腺毛，外层5～6片；花黄色，边花舌状，中央花筒状。瘦果倒卵形。花期8—10月，果期9—12月。（图11-31-1）

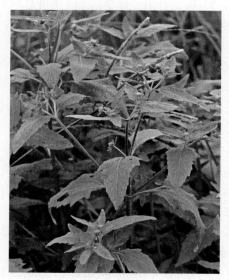

图11-31-1　豨莶（植物）

2. 腺梗豨莶　总花梗及枝上部具紫褐色有柄的腺毛。

3. 毛梗豨莶　茎较细弱，上部分枝不作2歧状，无腺毛。叶缘具较规则的锯齿。总花梗及枝上部被疏生柔毛。

【产地】　全国大部分地区均有产，主产于湖南、福建、湖北、江苏等地。

【采收加工】 夏、秋二季花开前和花期均可采割，除去杂质，晒干。

【药材鉴别】 茎略呈方柱形，多分枝，长30～110 cm，直径0.3～1 cm；表面灰绿色、黄棕色或紫棕色，有纵沟和细纵纹，被灰色柔毛；节明显，略膨大；质脆，易折断，断面黄白色或带绿色，髓部宽广，类白色，中空。叶对生，叶片多皱缩、卷曲，展平后呈卵圆形，灰绿色，边缘有钝锯齿，两面皆有白色柔毛，主脉3出。有的可见黄色头状花序，总苞片匙形。气微，味微苦。（图11-31-2）

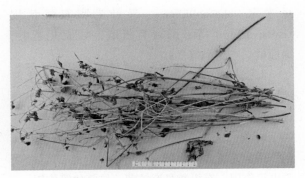

图11-31-2　豨莶草（药材）

以叶多、质嫩、色灰绿者为佳。

【化学成分及药理作用】 均含豨莶苦味苷（darutoside）。豨莶茎中含9β-羟基-8β-异丁酰氧基木香烯内酯（9β-hydroxy-8β-isobutyryloxycostunolide）、9β-羟基-8β-异丁烯酰氧基木香烯内酯（9β-hydroxy-8β-methacryloyloxycostunolide）、14-羟基-8β-异丁酰氧基木香烯内酯（14-hydroxy-8β-isobutyryloxycostunolide）等。腺梗豨莶含腺梗豨莶苷（siegesbeckioside）、腺梗豨莶醇（siegesbeckiol）、腺梗豨莶酸（siege sbeckic）等。毛梗豨莶全草含豨莶精醇（darutigenol），茎中含奇任醇（kirenol）、16-乙酰基奇任醇（16-acetylkirenol）、异亚丙基奇任醇（isopropylidenekirenol）。另含生物碱、黄酮、挥发油、微量元素等。

豨莶草具有抗炎、镇痛、抗疟、降血压和扩张血管、抗单纯性疱疹病毒、抑制免疫功能等作用。其煎液使小鼠胸腺萎缩变薄，生长缓慢，有免疫抑制作用；还可使兔耳血管扩张，并阻断刺激神经引起的血管收缩反应。

【饮片炮制及鉴别】

1. 豨莶草　取药材，除去杂质，洗净，稍润，切段，干燥。

成品为不规则的段。茎略呈方柱形，表面灰绿色、黄棕色或紫棕色，有纵沟和细纵纹，被灰色柔毛。切面髓部类白色。叶多破碎。灰绿色，边缘有钝锯齿，两面皆具白色柔毛。有时可见黄色头状花序。气微，味微苦。（图11-31-3）

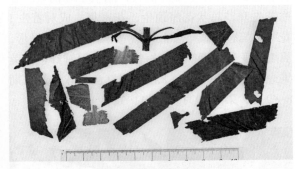

图11-31-3　豨莶草（饮片）

2. 酒豨莶草　取豨莶草，用黄酒拌匀，闷润，蒸透。每豨莶草100 kg，用黄酒20 kg。

成品形如豨莶草，表面褐绿色或黑绿色。微具酒香气。

豨莶草擅于清肝热，解毒邪，多用于痈肿疔疮，风疹，湿疹，风湿热痹，湿热黄疸。酒豨莶草，增强祛风湿、强筋骨作用，多用于风湿痹痛，中风偏瘫，头痛眩晕，腰膝酸软无力等。

【性味与归经】 辛、苦，寒。归肝、肾经。

【功能】 祛风湿，利关节，解毒。

【应用】

1. 风湿痹痛，中风半身不遂　如豨桐丸（豨莶草、臭梧桐）（《济世养生经验集》）。

2. 风疹，湿疮，疮痈　如敛口豨锦散（豨莶草、鸡肉锦）（《外科百效》）。

中成药品种有痔康片、豨红通络口服液、豨莶丸、豨莶通栓丸（胶囊）、豨桐丸（胶囊）、天丹通络片（胶囊）、心舒宁片等。

【用法与用量】 9～12 g。

【注意】 阴血不足者慎用。

【贮藏保管】 置通风干燥处。

海桐皮

【来源】 为豆科植物刺桐 *Erythrina variegata*

L. var. *orientalis* (L.) Merr.或乔木刺桐*Erythrina arborescens* Roxb.的干燥茎皮。

【植物形态】

1. 刺桐 乔木，树皮有圆锥形皮刺。三出复叶互生，常密集枝端；小叶宽卵形至斜方卵形，顶端1枚常宽大于长，顶生和侧生小叶柄的基部有腺点2个；顶生小叶柄长，侧生小叶柄短。春季花先开，总状花序顶生，花密集，成对着生；花萼佛焰苞状，萼齿3～5，旗瓣倒卵状披针形，翼瓣与龙骨瓣近等长，短于萼；花冠鲜红色。荚果念珠状；种子4～8枚，暗红色，球形。花期8—9月，果期10月。（图11-32-1）

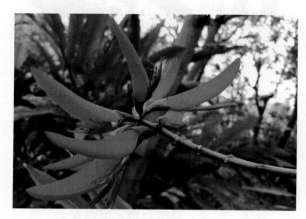

图11-32-1 刺桐（植物）

2. 乔木刺桐 小叶肾状扁圆形。花萼二唇形。荚果梭形；种子1～2枚，黑色，肾形。

【产地】 刺桐产于广东、广西、云南及贵州等地。乔木刺桐产于云南、四川及贵州等地。

【采收加工】 夏、秋二季剥取带钉刺的树皮，晒干。

【药材鉴别】 呈板片状，厚0.3～1 cm。外表面淡棕色，常有宽窄不同的纵凹纹，并散布钉刺；钉刺长圆锥形，高0.5～0.8 cm，顶端锐尖，刺尖稍弯。内表面黄棕色，较平坦，有细密网纹。质硬而韧，断面裂片状。气微香，味微苦。（图11-32-2）

以皮薄、带钉刺者为佳。

【化学成分及药理作用】 含生物碱、黄酮、有机酸等。生物碱类，如刺桐文碱（erysovine）、水苏碱（stachydrine）、刺桐特碱（erysotrine）、刺桐定碱（erysodine）等；黄酮类，如攀登鱼藤异黄酮（warangalone scandenone）、海鸡

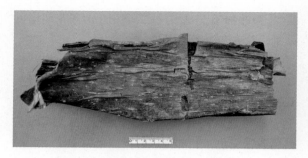

图11-32-2 海桐皮（药材）

冠刺桐素（erycrisfagallin）、阿比西尼亚桐素（erythrabyssin）-Ⅱ、菜豆素（phaseollin）、菜豆素定（phaseollidine）、异补骨脂双氢黄酮（isobavachin）等；另含有机酸，如原儿茶酸、绿原酸、咖啡酸等。

海桐皮具有镇痛、镇静、抗菌等作用。水煎液可明显抑制醋酸所致小鼠扭体反应，明显延长戊巴比妥所致小鼠睡眠时间；对堇色毛癣菌、许兰毛癣菌、铁锈色小芽孢癣菌等有不同程度的抑制作用。其所含生物碱具有增强细胞毒、抗焦虑、杀虫等作用；有机酸具有抗菌、抗氧化等作用。

【饮片炮制及鉴别】 海桐皮 取药材，除去杂质，洗净，略浸2～4小时，捞起，润透，刮去粗皮，切丝或块，干燥。

成品为不规则形的丝片或块片，厚1～10 mm。外表面灰黄色；常有宽窄不同的纵凹纹，并散布钉刺或刺痕，钉刺长圆锥形，顶锐尖。内表面黄棕色，较平坦，有细密网纹。切面黄棕色，可见点状纤维，略有层状裂片。气微香，味微苦。（图11-32-3）

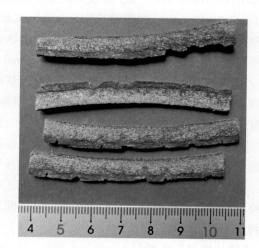

图11-32-3 海桐皮（饮片）

【性味与归经】 苦、辛，平。归肝、脾经。

【功能】 祛风除湿，通络止痛。

【应用】

1. 风湿痹证 如海桐皮汤（海桐皮、透骨草、乳香、没药、当归、花椒、川芎、红花、威灵仙、白芷、甘草、防风）（《圣济总录》）。

2. 疥癣，湿疹 可单用或配蛇床子、苦参、土茯苓、黄柏等，煎汤外洗或内服。

中成药品种有风痛安胶囊。

【用法与用量】 3～9 g。外用适量。

【贮藏保管】 置通风干燥处。

【论注】 尚有以下品种在不同地区作海桐皮用。

（1）贵州、四川、江苏、浙江等地使用的"川桐皮"，为五加科植物刺楸 *Kalopanax septemlobus* (Thunb.) Koidz. 的干燥茎皮。药材性状主要特征为钉刺呈纵向扁长乳头状，味苦。

（2）广东、广西、四川等地还使用木棉科植物木棉 *Gossampinus malabarica* (DC.) Merr. 的树皮作海桐皮用，其性状及主要特征为钉刺乳头状，具环纹；味淡，嚼之有黏性。

（3）芸香科花椒属植物樗叶花椒 *Zanthoxylum ailanthoides* Sieb. et Zucc. 和朵花椒 *Zanthoxylum molle* Rehd. 两者树皮亦有圆钉，钉端生刺。味麻辣而有穿透性。浙江和福建部分地区以此为丁桐皮，在浙江则称两者为"浙桐皮"。

络石藤

【来源】 为夹竹桃科植物络石 *Trachelospermum jasminoides* (Lindl.) Lem. 的干燥带叶藤茎。

【植物形态】 常绿缠绕性藤本。嫩枝被灰褐色柔毛，老枝上有气生根。叶对生，革质，有光泽，通常卵状椭圆形，基部阔楔形或圆形，先端短尖或钝圆，全缘，上面深绿色，无毛，下面淡绿色，被细柔毛。花白色，聚伞花序腋生。蓇葖果长圆柱形。花期4—5月，果期6—8月。（图11-33-1）

【产地】 主产于华东、华中、华南及西南地区。

【采收加工】 秋末冬初叶未落时采割，除去杂质，鲜用或晒干用。

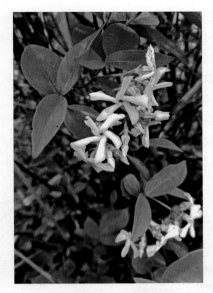

图11-33-1 络石（植物）

【药材鉴别】 茎呈圆柱形，弯曲，多分枝，长短不一，直径1～5 mm；表面红褐色，有点状皮孔及不定根；质硬，断面淡黄白色，常中空。叶对生，有短柄；展平后叶片呈椭圆形或卵状披针形，长1～8 cm，宽0.7～3.5 cm；全缘，略反卷，上表面暗绿色或棕绿色，下表面色较淡，革质。气微，味微苦。（图11-33-2）

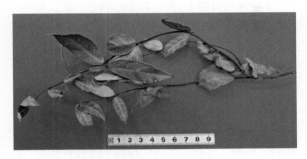

图11-33-2 络石藤（药材）

以叶多而色绿者为佳。

【化学成分及药理作用】 含三萜、黄酮等。三萜类，如牛蒡子苷（arctiin）、络石苷元（trachelogenin）、去甲络石苷元（nortrachelogenin）、络石藤苷（tracheloside）等；黄酮类，如芹菜素（apigenin）、木犀草素（luteolin）等。

络石藤具有降血压、抗菌等作用。其煎剂对金黄色葡萄球菌、福氏痢疾杆菌及伤寒杆菌有抑制作用。牛蒡子苷可刺激冷血及温血动物中枢神经系统，使其呼吸加快，大剂量引起呼吸衰竭；

对心脏作用较弱，可引起血管扩张、血压下降，并使小鼠皮肤发红、腹泻。此外对离体兔肠及子宫有抑制作用。

【饮片炮制及鉴别】 络石藤　取药材，除去杂质，洗净，稍浸，稍润，切段，干燥。

成品呈不规则的段。茎圆柱形，表面红褐色，可见点状皮孔。切面黄白色，中空。叶全缘，略反卷；革质。气微，味微苦。（图11-33-3）

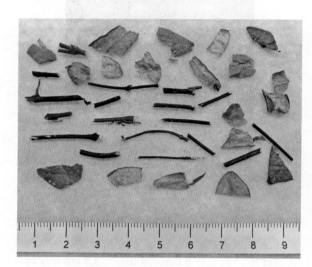

图11-33-3　络石藤（饮片）

【性味与归经】 苦，微寒。归心、肝、肾经。

【功能】 祛风通络，凉血消肿。

【应用】

1. 风湿热痹　如阿胶鸡子黄汤（阿胶、鸡子黄、地黄、白芍、茯神、炙甘草、石决明、牡蛎、钩藤、络石藤）（《通俗伤寒论》）。

2. 喉痹，痈肿　如止痛灵宝散（络石藤、皂角刺、瓜蒌、甘草、乳香、没药）（《外科精要》）。

3. 跌扑损伤，瘀滞肿痛　可与伸筋草、透骨草、红花、桃仁等同用。

中成药品种有舒筋活血片、中风回春胶囊（片、丸）等。

【用法与用量】 6～12 g。

【贮藏保管】 置干燥处。

【论注】 在东北、华北、华东地区使用的络石藤，为桑科植物薜荔 Ficus pumila L.的干燥茎叶。药材呈圆柱形，节处有成簇的攀缘根及点状突起的根痕。叶互生，椭圆形，全缘，革质，上面光滑，下面有显著突起的网状叶脉，形成许多小凹窝，被细毛。茎质脆或坚韧，断面可见髓部

呈圆点状，偏于一侧。气微，味淡。注意鉴别。

丝瓜络
（附：丝瓜藤、丝瓜子、丝瓜根*）

【来源】 为葫芦科植物丝瓜 *Luffa cylindrica* (L.) Roem.的干燥成熟果实的维管束。

【植物形态】 一年生攀缘草本。茎枝细长，柔弱，粗糙有棱，棱上有粗毛，卷须稍被2～4分叉的毛。叶互生，叶柄多棱，具柔毛；叶片掌状3～7裂，裂片三角形，基部心形，叶缘具细齿。雌雄同株，雄花聚成总状，雌花单生，腋生；萼绿色5深裂，裂片卵状披针形，外面被细柔毛；花冠黄色、淡黄色或近白色，5深裂，裂片阔倒卵形；雄蕊5枚，花丝分离；子房下位，柱头3裂。瓠果长圆柱状，长20～70 cm，成熟后黄绿色，内有坚韧网状丝络。种子为压扁长卵形，黑色，边缘有白膜状狭翅。花期5—7月，果期6—9月。（图11-34-1）

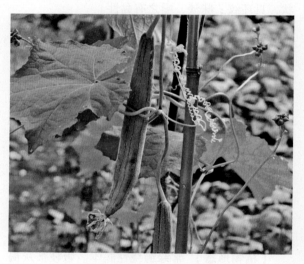

图11-34-1　丝瓜（植物）

【产地】 我国各地均有栽培。

【采收加工】 夏、秋二季果实成熟、果皮变黄、内部干枯时采摘，除去外皮和果肉，洗净，晒干，除去种子。

【药材鉴别】 为丝状维管束交织而成，多呈长棱形或长圆筒形，略弯曲，长30～70 cm，直径7～10 cm。表面黄白色。体轻，质韧，有弹性，不能折断。横切面可见子房3室，呈空洞状。

气微，味淡。（图11-34-2）

以个大、完整、络脉清晰、色黄白、质韧、弹性好、无种子者为佳。

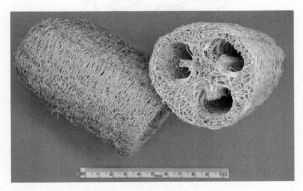

图11-34-2 丝瓜络（药材）

【化学成分及药理作用】 含糖类、皂苷类等。如丝瓜皂苷（lucyoside）H、木聚糖（xylan）、甘露聚糖（mannan）、半乳聚糖（galactan）等，还含齐墩果酸。

丝瓜络具有降血脂、镇痛、抗炎、抗病毒、抑制免疫溶血、利尿等作用。其煎剂对高血脂模型大鼠能显著降低内源性胆固醇，而且起效快。所含齐墩果酸对大鼠肝脏由四氯化碳引起的急性损伤有治疗作用，能减轻肝细胞浆空心变性、疏松变性、肝细胞坏死及小叶变性反应。

【饮片炮制及鉴别】 丝瓜络 取药材，除去残留种子和外皮等杂质，抢水洗净，切碎，晒干。

成品为不规则的碎块，由丝状维管束交织而成。表面淡黄白色。体轻，质韧，有弹性，不能折断。气微，味淡。（图11-34-3）

【性味与归经】 甘，平。归肺、胃、肝经。

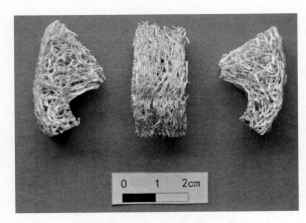

图11-34-3 丝瓜络（饮片）

【功能】 祛风，通络，活血，下乳。

【应用】

1. 风湿痹证，证见风湿痹痛，筋脉拘挛，肢体麻痹 常与秦艽、防风、当归、鸡血藤等配伍。

2. 气滞血瘀之胸胁胀痛 多配伍柴胡、香附、瓜蒌皮、郁金等。

3. 乳汁不通，乳痈 治产后乳少或乳汁不通者，常与王不留行、路路通、穿山甲、猪蹄等同用。治乳痈肿痛，每与蒲公英、浙贝母、瓜蒌、青皮等配伍。

中成药品种有滑膜炎颗粒、驱风液、通络生乳糖浆等。

【用法与用量】 5～12 g。

【贮藏保管】 置干燥处。

【论注】

（1）两广地区所用的丝瓜络基原为广东丝瓜 Luffa acutangula (L.) Roxb.。广东丝瓜叶为掌状浅裂；雄蕊2～3；果实有明显的棱角；种子卵形，黑色，有网状纹饰，无狭翼状边缘。而丝瓜 Luffa cylindrica (L.) Roem.的叶为掌状深裂；雄蕊5～8枚；果实无角，而有浅沟纹；种子平滑，边缘狭翼状。

（2）丝瓜 Luffa cylindrica (L.) Roem.的花蕾、瓜蒂、叶，也可药用。丝瓜花清热解毒，化痰止咳。丝瓜蒂清热解毒，化痰定惊。丝瓜叶清热解毒，止血，祛暑。

附药1：丝瓜藤

为葫芦科植物丝瓜 Luffa cylindrica (L.) Roem.的干燥带叶藤茎。9—10月采收，晒干。常缠绕结扎成团。茎呈棱柱形，直径0.8～1.5 cm；表面浅灰黄色或黄褐色，粗糙，枝上被粗毛，节部略膨大，切面淡黄色或黄褐色。叶片多皱缩或破碎，完整叶展平后呈掌状，长、宽均10～20 cm，通常掌状5～7～8裂，裂片顶端急尖或渐尖，边缘有锯齿，基部深心形，两面较粗糙；卷须通常脱落，完整者，2～4分叉。体轻。气清香，味微苦。

丝瓜藤含人参皂苷（ginsenoside）Re/Rg、丝瓜苷（lucyoside）A/B/C/D/E/F/G/H/I。味苦；性微寒。归心、脾、肾经。功能舒筋活血，止咳化痰，解毒杀虫。用于治腰痛，肢体麻木，月经不调，咳嗽痰多，鼻渊，牙宣，龋齿。内服：煎汤，30～60 g；或烧存性，研末，每次3～6 g。外用：适量，煅存性，研末调敷。

附药2：丝瓜子

为葫芦科植物丝瓜*Luffa cylindrica* (L.) Roem. 的干燥成熟种子。秋季果实成熟后，采收丝瓜络的同时收取种子，洗净，晒干。药材呈扁椭圆形，长约1.2 cm，宽约8 mm，厚约2 mm。表面灰黑色至黑色，具微细的网状纹理，边缘呈狭翅状。顶端有种脐，近种脐两面均有呈"八"字形短线隆起。种皮坚硬；内种皮膜质，深绿色，子叶2，黄白色，富油性。气微，味微甘，后苦。

味苦；性寒。功能清热，利水，通便，驱虫。用于水肿，石淋，肺热咳嗽，肠风下血，痔漏，便秘，蛔虫病。内服：煎汤，6～9 g；或炒焦研末。外用：适量，研末调敷。

附药3：丝瓜根

【来源】 为葫芦科植物丝瓜*Luffa cylindrical* (L.) Roem. 的干燥根及近根1 m长的藤茎。

【采收加工】 秋季采挖，除去泥沙，洗净，鲜用或晒干。

【药材鉴别】 根茎粗短，有不规则瘤状隆起，下具根数条，上具近1 m长的藤茎。根长圆柱形，长10～60 cm，直径0.1～0.6 cm，有的分枝具须状细根；表面灰黄色或棕黄色；有略扭曲而细微的纵皱纹及细根痕；质稍硬，断面淡棕黄色，木部宽广，具多数不规则排列的小孔。藤茎长圆形，常弯曲，长1 m，直径0.3～1.2 cm，节明显或稍膨大，有的具分枝或卷须；老面暗灰色或灰绿色，具多条扭曲纵棱，被稀疏柔毛；体轻，质硬而脆，易折断，断面黄绿色，不平坦、皮菲薄，木部极宽，具多数不规则排列的小孔及数条裂隙状放射纹，髓部较小。气微，味微苦。（图11-34-4）

【化学成分及药理作用】 含泻根醇酸（bryonolic acid）。含三萜皂苷类成分，如齐墩果酸、3-O-β-D-葡萄吡喃糖-21-β-羟基常春藤皂苷、2α-羟基-3-O-β-D-葡萄糖-齐墩果酸皂苷等。

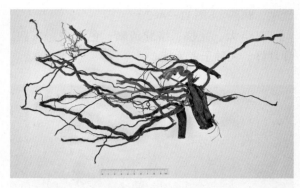

图11-34-4　丝瓜根（药材）

丝瓜根有控制变态反应；具有较强的抗炎、抗菌作用。丝瓜根中所含的泻根醇酸给小鼠腹腔注射可抑制其I型变态反应，泻根醇酸的合成衍生物泻根醇酸-3-琥珀酸二钾盐对III型变态反应也有明显抑制作用。

【饮片炮制及鉴别】 丝瓜根　取药材，去杂质，洗净，切厚片或段，干燥。

成品为不规则的厚片或段。表面灰黄色或棕黄色，有略扭曲而细微的纵皱纹及细根痕。切面淡棕黄色，木部宽广，具多数不规则排列的小孔。质稍硬；气微，味微苦。（图11-34-5）

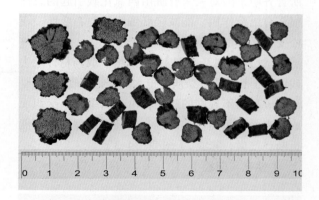

图11-34-5　丝瓜根（饮片）

【性味与归经】 甘，平。归肝、脾经。

【功能】 消肿，舒筋，活血。

【应用】

1. 偏头痛　鲜丝瓜根90 g，鸭蛋2个。水煮服（《江西草药手册》）。

2. 腰痛不止　丝瓜根烧存性，为末。每温酒服10 g（《本草纲目》引《卫生杂兴》）。

3. 风湿性关节炎　丝瓜根200 g，豆腐半斤，水炖服（福州军区后勤部卫生部《中草药

4. **急性风湿性关节炎** 丝瓜根30 g、忍冬藤15 g、防己、苍术、黄柏各9 g，煎服（《浙南本草新编》）。

5. **鼻炎** 丝瓜根500 g，黄栀子250 g。共研细粉。每服9 g，每日3次（《全国中草药汇编》）。

6. **喉风肿痛** 丝瓜根，以瓦瓶盛水浸，饮之（《本草纲目》引《海上名方》）。

7. **痔疮，大便出血** 鲜丝瓜根60 g，鲜蒲公英60 g，鲜无花果60 g，鲜臭椿根30 g。煎水服（江西《草药手册》）。

8. **诸疮久溃** 丝瓜老根，熬水扫之，大凉即愈（《本草纲目》引《包会应验方》）。

9. **下消** 鲜丝瓜根头30～60 g，合水蛭3～7只炖服。专服汤，2～3次效（《泉州本草》）。

10. **乳少** 丝瓜根60 g。煮猪脚食（《湖南药物志》）。

【**用法与用量**】 3～9 g，鲜品30～60 g；或烧存性研末。外用：适量，煎水洗；或捣汁涂。

【**贮藏保管**】 置干燥处，防霉。

【**论注**】 《江西省中药材标准》1996年版记载丝瓜根及近根约1 m之藤制成的天罗片具有较好的抗炎、抗组胺作用。值得研究开发。

地桃花*

【**来源**】 为锦葵科植物肖梵天花 *Urena lobata* L.的带根全草。

【**植物形态**】 落叶亚灌木。高约1 m，多少被柔毛。叶互生，具叶柄；下部叶近圆形，上部叶较狭，长椭圆形至披针形，基部心形，掌状3～7脉，边缘有锯齿，或3～5浅裂，裂口阔，背面主脉基部有1腺体。花淡红色，单生或稍丛生于叶腋，小苞片约与萼等长，均被星状柔毛；花期6—10月。果扁球形，直径约1 cm，分果爿被星状短柔毛和锚状刺；果期8—12月。（图11-35-1）

【**产地**】 主产于广西、福建等地。

【**采收加工**】 夏末秋初采挖，除去须根和残留的鳞片，洗净，晒干。

【**药材鉴别**】 全草长30～100 cm。根呈圆柱形，略弯曲，支根少数，上生多数须根，表面

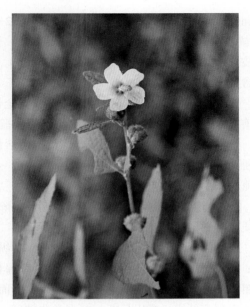

图11-35-1 肖梵天花（植物）

淡黄色，具纵皱纹；质硬，断面呈破裂状。茎灰绿色至暗绿色，具粗浅的纵纹，密被星状毛和柔毛，上部嫩枝具数条纵棱；质硬，木部断面不平，皮部富纤维，难以折断。叶互生，多卷曲破碎，上面深绿色，下面粉绿色，边缘具不规则锯齿或浅裂，两面密被短柔毛和星状毛，掌状网纹，下面突出，叶腋有宿存的副萼。花淡红色，多破碎。果实扁球形，密生钩状刺毛和星状柔毛。气微，味淡。（图11-35-2）

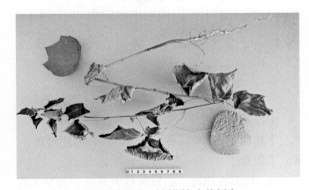

图11-35-2 地桃花（药材）

【**化学成分及药理作用**】 含酚酸、黄酮、挥发油等。酚酸类，如水杨酸（salicylic acid）、原儿茶酸（protocatechuic acid）等；黄酮类，如山柰酚（kaempferol）、槲皮素（quercetin）等；挥发油，主要有二环［3.2.2］壬-6-烯-3-酮（bicyclo-［3.2.2］-non-6-ene-3-one）、戊酸癸酯

（pentanoic acid-decyl ester）、3,5,5-三甲基-2-环己烯酮（3,5,5-trimethyl-2-cyclohexcnlone）等。茎皮含戊聚糖（pentosan）、木质素（lignin）。种子含油脂。

肖梵天花能明显提高引产成功率和安全性，具有抗炎、利胆、强心作用。现代药理实验表明，地桃花根的甲醇提取物具有广谱抗菌活性，地桃花叶的甲醇提取物具抑制巨噬细胞释放一氧化氮的作用和抗氧化活性。

【饮片炮制及鉴别】 地桃花 取药材，除去杂质，淋润，切段，干燥。

成品为不规则的段。根表面淡黄色，具纵皱纹；质硬，断面呈破裂状。茎灰绿色至暗绿色，具粗浅的纵纹，密被星状毛和柔毛，木部断面不平，皮部富纤维，难以折断。叶多卷曲破碎，上面深绿色，下面粉绿色，两面密被短柔毛和星状毛。花淡红色，多破碎。浆果球形，密生钩状刺毛和星状柔毛。气微，味淡。（图11-35-3）

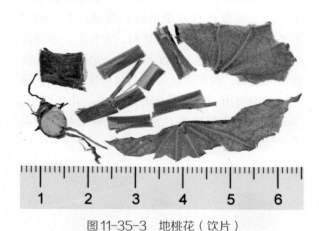

图11-35-3 地桃花（饮片）

【性味与归经】 甘、辛，平。归肺、脾二经。
【功能】 祛风利湿，活血消肿，清热解毒。
【应用】

1. 风湿痹痛证 治风湿性关节炎，肖梵天花鲜根30～60 g，猪脚1只，酒水各半，炖3小时服（《福建民间草药》）。治风湿痹痛，肠炎痢疾，地桃花干根30～60 g，煎服（广州部队《常用中草药手册》）。

2. 双单喉蛾、淋病、外感寒热、痢疾 地桃花根60 g，煎汤含漱及内服（《广西药用植物图志》）。

3. 白浊、白带 肖梵天花鲜根30～60 g，煎服（《福建中草药》）。

4. 肾炎水肿 肖梵天花鲜根30～60 g，煎服（《福建民间草药》）。

5. 痈疮，拔脓 生地桃花根捣烂敷（《广西药用植物图志》）。

6. 毒蛇伤、急惊风、破伤风、哮喘 生地桃花60 g，捣烂，糯米泔水（如无糯米，普通米亦可）120 g，和匀，滤取汁，内服。蛇伤须用渣敷伤口周围（《广西药用植物图志》）。

中成药品种有花红片（胶囊、颗粒）。

【用法与用量】 30～60 g；或捣汁。外用：适量，捣敷。

【贮藏保管】 置通风干燥处，防霉，防虫蛀。

【论注】 同属植物梵天花 Urena procumbens L.的根亦同等入药。植物主要区别是：叶3～5深裂，裂片倒卵形或菱形，基部极狭。花期6—11月，果期8—12月。

野葡萄[*]

【来源】 为葡萄科植物蘡薁 Vitis adstricta Hance 的干燥全草。

【植物形态】 细长攀缘性木质藤本，长达9 m。有卷须，小枝幼时有角棱及绣色绒毛。叶互生，心形，3～5裂片，基部心脏形，基生5～8脉，裂片宽卵形，有圆形缺隙，或有时裂片较短而缺隙为尖形，边缘有浅而不整齐之齿牙，表面为暗浓绿色，平滑无毛，背面有绣色绒毛。花绿白色，圆锥花序与叶对生。浆果卵圆形或椭圆形，黑色，熟时紫色。花期夏季，果期秋季。（图11-36-1）

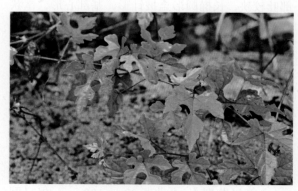

图11-36-1 蘡薁（植物）

【产地】 主产于福建、四川、湖北、江西、江苏、浙江、安徽、山东、台湾等地。

【采收加工】 7—8月茎叶茂盛时采收，除去泥沙，晒干。

【药材鉴别】 为藤本，缠绕成束。茎细长，扁圆柱形，幼枝密被深灰色或灰棕色茸毛；下部茎皮呈长裂片状剥落；质硬脆，断面较平坦，灰棕色。卷须与叶对生。单叶互生，多皱缩，完整叶片阔卵圆形，长3～8cm，宽3～5cm，通常3～5深裂，基部心形，边缘具浅而不整齐的粗锯齿，上表面灰棕色，疏生短茸毛，下表面色浅，密被灰棕色茸毛；叶柄通常被毛。气微，味酸、甘、涩。（图11-36-2）

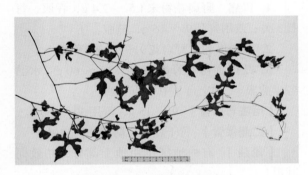

图11-36-2 野葡萄（药材）

【化学成分】 含3,5-二甲氧基-4-羟基苯丙醇-9-氧-β-D-吡喃葡萄糖苷、紫丁香苷、儿茶素、蛇葡萄素C等多酚化合物。

【饮片炮制及鉴别】 野葡萄 取药材，除去杂质，洗净，润透，切段，干燥。

成品为茎、叶的混合。茎细圆柱形，有棱角，幼枝密被锈色或灰色绒毛，卷须与叶对生，有1分枝或不分枝。单叶互生，多皱缩，边缘具有少数粗锯齿，上表面疏生绒毛，下表面被锈色或灰色绒毛。花萼盘形，全缘。气微，味酸、甘、涩。（图11-36-3）

【性味与归经】 甘、淡，凉。归心、肾经。

【功能】 清热利湿，解毒消肿，凉血止血。

【应用】

1. 痢疾 蘡薁茎50g，水煎。红痢加白糖，白痢加红糖50g，调服（《江西民间草药》）。

2. 风湿关节痛 蘡薁茎55g。酒、水各半煎2次，分服（《江西民间草药》）。

3. 呕吐又厥逆 蘡薁藤断之当汁出，器承，

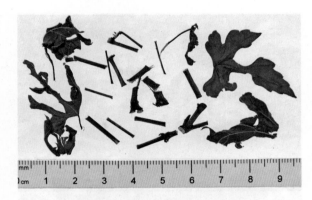

图11-36-3 野葡萄（饮片）

取饮（《补缺肘后方》）。

4. 瘰疬 蘡薁茎及根50g，水煎2次，每日饭后各服1次（《江西民间草药》）。

5. 跌打损伤 蘡薁全草100g，水、酒各半煎服（《泉州本草》）。

6. 乳风（乳腺炎）、风眼 干蘡薁全草、蒲公英、山甘草头各35g，煎服（《泉州本草》）。

7. 皮肤湿疹 鲜蘡薁叶，捣绞汁抹患处（《泉州本草》）。

8. 脚臁疮久久不愈 鲜蘡薁叶，捣敷患处，以愈为度（《泉州本草》）。

【用法与用量】 15～30g。

【贮藏保管】 置干燥处，防霉、防虫蛀。

【论注】 同名异物现象较多，多来自同属其他植物。注意鉴别。

野扇花*

【来源】 为黄杨科植物野扇花Sarcococca ruscifolia Stapf.的干燥根。

【植物形态】 常绿灌木，高达2m。小枝有棱纹，幼时有短柔毛。叶薄革质，互生，卵形或椭圆形；基部阔楔形或圆形，先端渐尖，全缘，稍反卷，表面暗绿色有光泽，背面淡绿色，有光泽，中肋在表面凸起，羽状叶脉不显明。花单性，白色，有芳香，腋生总状花序，常4花聚生，无花瓣，雌花生于基部；花期5—6月。果为核果状，球形，暗赤色；果期7—9月。（图11-37-1）

【产地】 主产于西南及陕西、甘肃、湖北、湖南、广西等地。

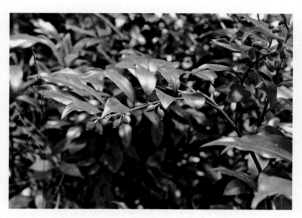

图11-37-1 野扇花(植物)

【采收加工】 全年均可采挖,洗净,鲜用或晒干。

【药材鉴别】 根呈圆柱形,微弯曲,多分枝及纤维状细根。外皮灰褐色,栓皮脱落处呈棕红色。质坚硬,不易折断,断面黄色,略呈放射状纹理。气微,味苦。(图11-37-2)

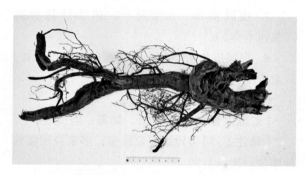

图11-37-2 野扇花(药材)

【化学成分及药理作用】 含甾体生物碱类成分,如帕其沙明(pachy samine)A、矮陀陀碱(axillarine)F、海南野扇花碱(sarcovagine)A/B/C/D等。

野扇花所含生物碱类成分具有抑制胆碱酯酶、抗肿瘤、抗溃疡作用,以及抗菌、止痉挛、止痢疾、拮抗钙、扩张血管、松弛气管等作用。

【饮片炮制及鉴别】 野扇花 取药材,除去杂质,洗净,润透,切片,晒干。

成品呈类圆形或不规则形的厚片。外皮灰褐色,栓皮脱落处呈棕红色。切面黄白色,可见略呈放射状纹理。质坚硬,不易折断。气微,味苦。(图11-37-3)

【性味与归经】 辛、苦,平。归肝、胃经。

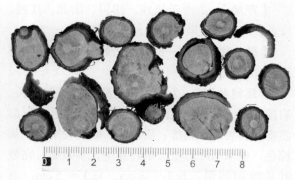

图11-37-3 野扇花(饮片)

【功能】 行气活血,祛风止痛。

【应用】

1. 胃痛 野扇花粉末1.5～2.4 g,吞服,每日3次;或用鲜品9～15 g,煎服。

2. 风湿疼痛 野扇花9～15 g,煎服。

3. 跌打损伤 野扇花鲜根30～60 g。水酒各半煎服。(均出自《中草药学》)

【用法与用量】 9～15 g,鲜用30～60 g。

【贮藏保管】 置干燥处,防霉,防虫蛀。

【论注】 有的地区也用地上部分,功效同其根。

雷公藤*

【来源】 为卫矛科植物雷公藤 *Tripterygium wilfordii* Hook. f.的干燥根及根茎。

【植物形态】 藤本灌木,高1～3 m。小枝棕红色,被密毛及细密皮孔。叶椭圆形、倒卵椭圆形、长方椭圆形或卵形,长4～7.5 cm,宽3～4 cm,先端急尖或短渐尖,基部阔楔形或圆形,边缘有细锯齿;叶柄密被锈色毛。圆锥聚伞花序较窄小,花序、分枝及小花梗均被锈色毛;花白色,萼片先端急尖;花瓣长方卵形,边缘微蚀;花盘略5裂;雄蕊插生花盘外缘;子房具3棱,花柱柱状,柱头稍膨大,3裂。翅果长圆状,长1～1.5 cm,直径1～1.2 cm;种子细柱状,长达10 mm。花期7—8月,果期9—10月。(图11-38-1)

【产地】 主产于福建、江西、浙江、安徽、湖南等地。

【采收加工】 秋末冬初或春初采挖,除去杂

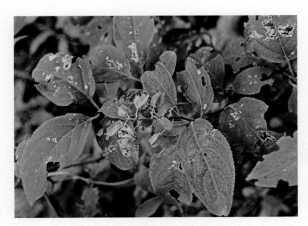

图 11-38-1　雷公藤（植物）

质，切段，干燥或除去外皮（包括形成层以外部分），切段，干燥。

【药材鉴别】　根呈圆柱形，有分枝，略弯曲，粗细不等，直径 0.5～3 cm，粗者可达 10 cm 以上。栓皮橙黄色至灰褐色，有不规则的细纵纹和横裂纹，易剥落。除尽外皮者表面黄色或黄白色。质坚韧，不易折断，折断面皮部棕紫色或棕褐色，颗粒状，木部黄白色或淡棕褐色，密布针眼状孔洞。根茎粗壮，外皮粗糙，多呈灰褐色。气特异，味苦微辛。（图 11-38-2）

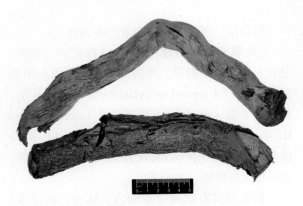

图 11-38-2　雷公藤（药材）

【化学成分及药理作用】　含生物碱、三萜内酯等。生物碱类，如雷公藤碱（wilfordine）、雷公藤次碱（wilforine）、雷公藤碱乙（wilforgine）、雷公藤碱丁（celacinnine）、南蛇藤 β-呋喃甲酸胺（celafurine）、南蛇藤苄酰胺（celagbenzine）等；三萜内酯类，如雷公藤三萜内酯（triptoterpenoid lactone）A、雷公藤内酯（wilforlide）A/B、南蛇藤素（celastrol；即雷公藤红素，tripterine）等。

雷公藤具有抗肿瘤作用，另有抗炎、调节免疫、杀虫、抗菌等作用；有极强的毒性。雷公藤醋酸乙酯提取物对佐剂性关节炎有抑制作用，对大鼠棉球肉芽肿有抑制作用。雷公藤总苷、总萜主要作用于 B 细胞而抑制体液免疫。雷公藤的水浸液及乙醇浸液均有毒杀梨叶星毛虫及卷叶虫的能力。雷公藤内酯、雷公藤内酯二醇对白血病 L1210、P388 有拮抗活性；对人鼻咽癌及小鼠白血病 L615 有明显的疗效。

【饮片炮制及鉴别】　雷公藤　取药材，除去杂质，用清水洗净，除去或不除去外皮，润透，切厚片，干燥。

成品为类圆形或不规则形块片。表面黄白色。切面纤维性，木栓层橙黄色，韧皮部红棕色，木部黄白色，密布针眼状孔洞。质坚硬。气微，味微苦。（图 11-38-3）

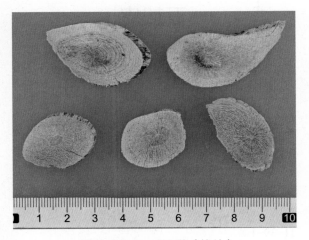

图 11-38-3　雷公藤（饮片）

【性味与归经】　苦、辛，凉；大毒。归肝、肾经。

【功能】　祛风除湿，活血通络，消肿止痛，杀虫解毒。

【应用】

1. 风湿关节炎　雷公藤根、叶，捣烂外敷，0.5 小时后即去，否则起泡（《江西草药手册》）。

2. 头癣　雷公藤磨粉，调凡士林，外涂（《全国中草药汇编》）。

3. 麻风病　配伍金银花、黄柏、玄参、当归（《浙江药用植物志》）。

中成药品种有雷公藤片、雷公藤多苷片。

【用法用量】　3 g；除尽外皮者 15～25 g。

【注意】　本品有大毒，在医师指导下使用，白细胞减少者慎服；孕妇禁服。

【贮藏保管】 置通风干燥处。

【论注】 雷公藤是一种剧毒药物，尤其皮部

毒性极大。木质部为入药部分。所含致毒成分不耐高温，易溶于有机溶剂，须久煎减毒。服用其制剂忌饮酒。

祛风湿强筋骨药

本节药物主入肝肾经，除祛风湿外，兼有一定的补肝肾、强筋骨的作用，主要用于风湿日久，肝肾虚损，腰膝酸软，脚弱无力等。风湿日久，易损肝肾；肝肾虚损，风寒湿邪又易犯腰膝部位；故选用本节药物有扶正祛邪、标本兼顾的意义。亦可用于肾虚腰痛，骨痿，软弱无力者。

五加皮

【来源】 为五加科植物细柱五加 *Acanthopanax gracilistylus* W. W. Smith 的干燥根皮。

【植物形态】 落叶灌木。有明显的皮孔，分枝无刺或有反曲扁刺，通常刺单生于叶柄的基部。叶互生，具长柄，掌状复叶，小叶5片，稀3～4片；小叶倒卵形，上半部有锯齿，顶端尖锐。花黄绿色，单性异株，顶生伞形花序。浆果球形，黑色。花期5—7月，果期7—10月。（图11-39-1）

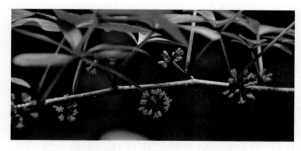

图 11-39-1　细柱五加（植物）

【产地】 主产于湖北、湖南、河南、四川等地。安徽、浙江、辽宁、河北等地亦产。

【采收加工】 夏、秋二季采挖根部，洗净，剥取根皮，晒干。

【药材鉴别】 呈长筒状，多为双卷。外表面

灰褐色，有纵向稍扭曲的纵沟及横向长圆形皮孔。内表面呈黄色，有纵纹。质轻而脆，易折断，断面不整齐，灰黄色。微有香气，味微辣而苦。（图11-39-2）

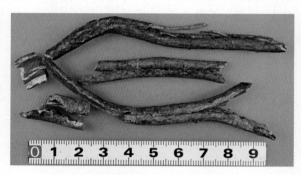

图 11-39-2　五加皮（药材）

以肉厚、气香、断面色灰白者为佳。

【化学成分及药理作用】 含挥发油、萜类、皂苷、黄酮、甾醇等。挥发油中主成分为4-甲氧基水杨醛（4-methyl salicylaldehyde）等；苷类，如含丁香苷（syringin）、刺五加苷（eleutheroside）B1等；甾醇类，如β-谷甾醇（β-sitosterol）、β-谷甾醇葡萄糖苷（β-sitosterol glucoside）等；萜类，如异贝壳杉烯酸。

刺五加具有提高应激能力、抗炎、抗过敏、延缓衰老等作用，对免疫系统、消化系统、中枢神经系统以及循环系统有影响。其总皂苷能延长小鼠游泳时间，对中枢神经的兴奋和抑制过程均有影响。根的提取物和苷类均有抗疲劳作用。提取物和总苷对动物实验性的移植瘤、药物诱发瘤、癌的转移和小鼠自发白血病都有一定抑制作用，还能减轻抗肿瘤药物的毒性。

【饮片炮制及鉴别】 五加皮 取药材，除去杂质，洗净，润透，横切成厚片，干燥。

成品为卷筒状厚片，直径4～14 mm。外表

面灰褐色，有稍扭曲的纵皱纹及横长皮孔，内表面淡黄色或灰黄色，有细纵纹。切面灰白色或灰黄色，可见点状树脂道。气微香，味微辣而苦。（图11-39-3）

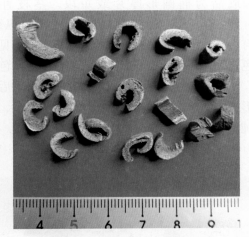

图11-39-3　五加皮（饮片）

【性味与归经】　辛、苦，温。归肝、肾经。

【功能】　祛风除湿，补益肝肾，强筋壮骨，利水消肿。

【应用】

1. 风湿痹证　如五加皮酒（五加皮、当归、牛膝）（《外科大成》）。

2. 筋骨痿软，小儿行迟，体虚乏力　如五加皮散（五加皮、川牛膝、木瓜）（《保婴撮要》）。

3. 水肿，脚气　如五皮散（五加皮、地骨皮、生姜皮、大腹皮、茯苓皮）（《太平惠民和剂局方》）。

中成药品种有国公酒、复方夏天无片、消肿止痛酊等。

【用法与用量】　5～10 g。

【贮藏保管】　置干燥处，防霉，防蛀。

【论注】

（1）白簕Acanthopanax trifoliatus (L.) Merr. 的根皮，即为古代本草中五加皮的来源之一。现在湖南、湖北、江西等地将其与细柱五加相互混合采收。原植物高1～6 cm，在灌木林中常依附其他植物上升；小叶3（稀4～5），叶柄上常有刺，小叶片上有刚毛。伞形花序3～30个组成圆锥花序；花萼边缘有5个三角形小齿，花黄绿色。果实球形，成熟时黑色。花期8—11月，果期9—12月。根皮卷筒状，厚0.5～1.5 mm，外表粗糙，栓皮剥裂状，灰红棕色，皮孔圆形或略横向延长，内表面灰褐色。味淡。如混有茎皮，可见表面有下向的刺，刺基部扁平。

（2）在吉林、辽宁、河北及北京等地使用的五加皮，尚有如下品种：无梗五加Acanthopanax sessiliflorus (Rupr. et Maxim.) Seem.，植物形态与上种相似，唯复叶多为三小叶，叶较大，花序密集成头状，花暗紫褐色；刺五加Acanthopanax senticosus (Rupr. et Maxim.) Harms，其植物主要特征为茎枝密生刺，伞形花序集成球形，花紫黄色。

（3）在湖南、广东、广西、四川使用的"红毛五加""川五加"，系同属植物红毛五加Acanthopanax giraldii Harms的茎皮或茎。药材茎皮呈细长筒状。外表面黄色，密被褐色或淡黄棕色刺毛，有的略带红棕色，多向一边倾倒，具少数凸起的芽痕。内表面黄绿色或黄棕色，光滑。皮薄质脆，易折断。略有香气，味辛。

（4）香加皮，来源于萝藦科杠柳Periploca sepium Bge.的干燥根皮，又名北五加皮。曾与五加皮同等入药，于《中国药典》2005年版起开始单列。有毒，不能作五加皮入药用，应注意鉴别。见"香加皮"项下。

桑寄生

【来源】　为桑寄生科植物桑寄生Taxillus chinensis (DC.) Danser的干燥带叶茎枝。

【植物形态】　常绿寄生小灌木。枝无毛或小枝略有短毛。叶互生或近对生，革质，卵圆形或长卵圆形，全缘，幼时被星状毛，后渐无毛。花两性，紫红色，1～3朵形成腋生的聚伞花序。浆果椭圆形，有小疣状突起。花期8—9月，果期9—10月。（图11-40-1）

常寄生于桑、柿、柚、梅、槐、枫、龙眼、荔枝、沙梨等植物上。

【产地】　主产于广东、广西等地。云南、贵州、四川、江西等地亦产。

【采收加工】　冬季至次春采割，除去粗茎，切段，干燥，或蒸后干燥。

【药材鉴别】　茎枝呈圆柱形，长3～4 cm，直径0.2～1 cm；表面红褐色或灰褐色，具细纵

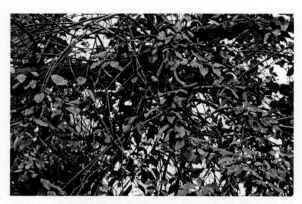

图 11-40-1 桑寄生（植物）

纹，并有多数细小突起的棕色皮孔，嫩枝有的可见棕褐色茸毛；质坚硬，断面不整齐，皮部红棕色，木部色较浅。叶多卷曲，具短柄；叶片展平后呈卵形或椭圆形，长 3 ～ 8 cm，宽 2 ～ 5 cm；表面黄褐色，幼叶被细茸毛，先端钝圆，基部圆形或宽楔形，全缘；革质。气微，味涩。（图 11-40-2）

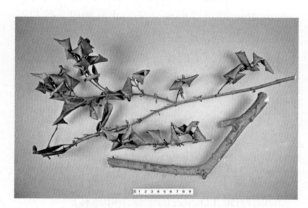

图 11-40-2 桑寄生（药材）

以枝细嫩、色红褐、叶多者为佳。

【化学成分及药理作用】 含黄酮、磷脂类等。黄酮类，如槲皮素（quercetin）及其阿拉伯糖苷、萹蓄苷（广寄生苷，avicularin）等；磷脂类，如磷脂胆碱（PC）、磷脂酰乙醇胺（PE）及磷脂酸（PA）等成分；还含桑寄生毒蛋白、桑寄生凝集素等。

桑寄生具有降血压、镇静、利尿、抗菌、抗病毒等作用；对麻醉犬、猫均有降血压作用。煎剂可明显增加实验动物尿量及尿中 Na^+、K^+ 含量，其利尿作用与其所含钾盐有关。萹蓄苷具有利尿、降血压作用；磷脂类化合物具有补益作

用，另外具抗菌、抗炎、抗病毒作用。

【饮片炮制及鉴别】

1. 桑寄生　取药材，除去杂质，抢水洗净，润透，切厚片或短段，干燥。

成品为椭圆形厚片或短段，茎枝直径 1 ～ 10 cm。外表皮红褐色或灰褐色，具细纵纹，并有多数细小突起的棕色皮孔，嫩枝有的可见棕褐色茸毛。切面不整齐，皮部红棕色，木部色较浅。叶多卷曲或破碎，具短柄，完整者展平后呈卵形或椭圆形，表面黄褐色，幼叶被细茸毛，先端钝圆，基部圆形或宽楔形，全缘；革质。气微，味涩。（图 11-40-3）

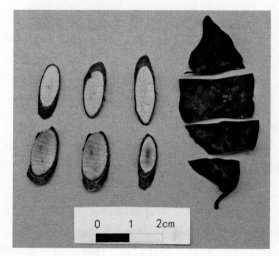

图 11-40-3 桑寄生（饮片）

2. 酒炒桑寄生（酒桑寄生）　取桑寄生，用米酒或黄酒喷洒拌匀，闷透，用文火炒至药物呈深黄色。每桑寄生 100 kg，用米酒或黄酒 10 kg。

成品形如桑寄生，色深黄，微有酒香气。

桑寄生酒制后可增强补肝肾、强筋骨、祛风湿作用。

【性味与归经】 苦、甘，平。归肝、肾经。

【功能】 祛风湿，补肝肾，强筋骨，安胎元。

【应用】

1. 风湿痹证　如独活寄生汤（独活、桑寄生、干地黄、盐杜仲、川牛膝、细辛、秦艽、茯苓、肉桂、防风、川芎、人参、甘草、当归、白芍）（《备急千金要方》）。

2. 崩漏经多，妊娠漏血，胎动不安等证　如桑寄生散（桑寄生、当归_{去芦、酒浸}、川芎、川续断_{酒浸}、阿胶_{蛤粉炒}、香附子_{炒、去毛}、茯神_{去木}、白术、

人参、甘草炙)(《证治准绳》);如寿胎丸(炒菟丝子、桑寄生、川续断、真阿胶)(《医学衷中参西录》)。

此外,本品尚能降血压,可用于高血压病。

中成药品种有桑葛降脂丸、独活寄生丸(合剂)、舒筋活络酒、藤丹胶囊、养血荣筋丸、参松养心胶囊、天智颗粒、人参再造丸、天麻钩藤颗粒等。

【用法与用量】 9～15 g。

【贮藏保管】 置干燥处,防虫蛀。

【论注】

(1)桑寄生的原植物来源较为复杂。据本草考证,古代用的桑寄生原植物有多种。在江西、福建、云南等地用毛叶桑寄生 *Taxillus nigrans* (Hance) Danser 作桑寄生入药。小枝和叶下面密被红棕色星状短柔毛;叶片椭圆形或卵形;浆果被毛。

(2)寄主为马桑 *Coriaria nepalensis* Wall. 的桑寄生不可药用,会引起中毒,发生惊厥甚至休克死亡。因此,在使用桑寄生时应注意鉴别和品质评价。

(3)槲寄生为桑寄生科植物槲寄生 *Viscum coloratum* (Komar.) Nakai 的干燥带叶茎枝。药材茎外皮黄绿色、黄棕色或棕褐色。断面皮部黄色,木部浅黄色,有放射状纹理,髓部常偏向一边。叶片黄绿色或黄棕色,全缘,有细皱纹;革质。气微,味微苦,嚼之有黏性。功效类似。

千年健

【来源】 为天南星科植物千年健 *Homalomena occulta* (Lour.) Schott 的干燥根茎。

【植物形态】 多年生草本。根茎匍匐,肉质。叶互生,具长柄,叶柄长15～30 cm,肉质,上部圆柱形,基部扩大成淡黄色叶鞘;叶片近纸质,箭状心形或卵状心形,长15～25 cm,宽10～20 cm,全缘,干后呈有规则的皱缩。肉穗花序具梗,长达10 cm,比佛焰苞长1倍;佛焰苞管部宿存,片部脱落;花单性同株,无花被;雄花生于花序上部,较密集,通常由3雄蕊组成一束,分离,花药纵裂;雌花在花序下部,紧密连接雄花,雌花具棒状的退化雄蕊,雌蕊长

圆形,子房3室,柱头盘状,具不明显的3裂。浆果。花期5—6月,果期8—10月。(图11-41-1)

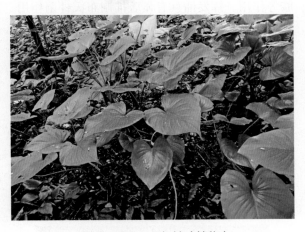

图11-41-1 千年健(植物)

【产地】 主产于广西、云南等地。

【采收加工】 春、秋二季采挖,洗净,除去外皮,晒干。

【药材鉴别】 呈圆柱形,稍弯曲,有的略扁,长15～40 cm,直径0.8～1.5 cm。表面黄棕色至红棕色,粗糙,有多数扭曲的纵沟纹,可见突起的圆形根痕及黄色针状纤维束。质硬而脆,断面红褐色,黄色针状纤维束多而明显,并可见圆形具光泽的油点。气香,味辛、微苦。(图11-41-2)

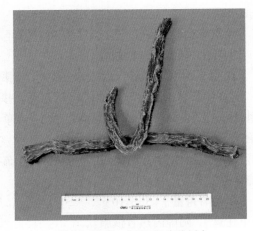

图11-41-2 千年健(药材)

以质硬、色红棕、香气浓者为佳。

【化学成分及药理作用】 含挥发油,主要有α-蒎烯(α-pinene)、β-蒎烯(β-pinene)、柠檬烯(limonene)、芳樟醇(linalool)、α-松油醇

（α-terpineol）、橙花醇（nerol）等。

千年健具有抗菌、消炎、止痛、抗凝、抗组胺等作用。挥发油具有显著抑制布氏杆菌作用。其甲醇提取物有明显的抗炎作用，对醋酸扭体的镇痛率较高。其醇提物对组胺致豚鼠气道平滑肌收缩有明显拮抗作用，作用强度与时间正相关。

【饮片炮制及鉴别】 千年健 取药材，除去杂质，洗净，润透，切斜片，干燥。

成品为不规则圆形斜片。外表皮灰棕色至红棕色，有多数纵沟纹；切面黄棕色至红褐色，黄色纤维束多，呈点状排列数列。质硬而脆，气香，味辛、微苦。（图11-41-3）

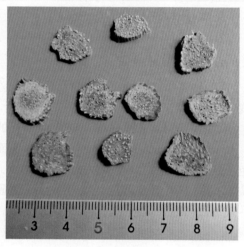

图11-41-3 千年健（饮片）

【性味与归经】 苦、辛，温。归肝、肾经。

【功能】 祛风湿，壮筋骨。

【应用】 风寒湿痹 治风寒湿痹，腰膝冷痛，下肢拘挛麻木，常与钻地风相须为用，并配牛膝、枸杞子、草薢、蚕沙等酒浸服（《本草纲目拾遗》）。

中成药品种有风寒双离拐片、舒筋丸、疏风定痛丸等。

【用法与用量】 5～10 g。

【注意】 阴虚内热者慎服。

【贮藏保管】 置阴凉干燥处。

菝葜

【来源】 为百合科植物菝葜 Smilax china L.的干燥根茎。

【植物形态】 常绿攀缘状有刺木质灌木，长达 5 m。根茎横走地中，呈不规则的弯曲，肥厚，质硬。其上疏生细根。茎硬，节处弯曲，有倒生或平出的疏刺。叶互生，革质，圆形至广椭圆形，基部圆形或阔楔形，有时近心脏形，3～5脉，全缘，长 3～10 cm，宽1.5～6（～10）cm，背面绿色，有叶柄，沿叶柄下部两侧扩大成翼状，托叶线形或卷须状。花单性，异株，黄绿色，腋生伞形花序。浆果直径6～15 mm，熟时红色，有粉霜。花期5—6月，果期8—11月。（图11-42-1）

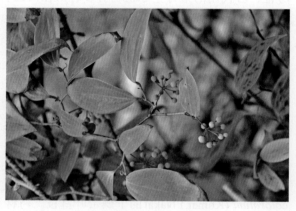

图11-42-1 菝葜（植物）

【产地】 主产于江苏、浙江、江西等地。

【采收加工】 秋末至次年春采挖，除去须根，洗净，晒干或趁鲜切片，干燥。

【药材鉴别】 呈不规则块状或弯曲扁柱形，有结节状隆起，长10～20 cm，直径2～4 cm。表面黄棕色或紫棕色，具圆锥状突起的茎基痕，并残留坚硬的刺状须根残基或细根。质坚硬，难折断，断面呈棕黄色或红棕色，纤维性，可见点状维管束和多数小亮点。（图11-42-2）

切片呈不规则形，厚0.3～1 cm，边缘不整齐，切面粗纤维性；质硬，折断时有粉尘飞扬。气微，味微苦、涩。（图11-42-3）

以质硬、切面棕黄色者为佳。

【化学成分及药理作用】 含皂苷、黄酮等。皂苷类，如菝葜素（smilaxin）、异黄芪苷（isoengeletin）；甾体皂苷类，如薯蓣皂苷的原皂苷元A（prosapogenin A of dioscin）、薯蓣皂苷（dioscin）、纤细薯蓣皂苷（gracillin）

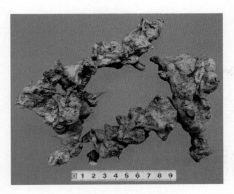

图11-42-2　菝葜（药材）

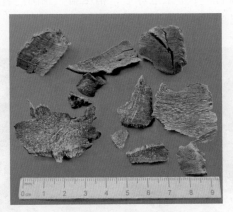

图11-42-3　菝葜药材（切片）

等；黄酮类，如落新妇苷（astilbin）、黄杞苷（astragaloside）、山柰素（kaempferide）等。

菝葜具有抗锥虫及抗菌、抗炎、抗肿瘤等作用；对金黄色葡萄球菌、铜绿假单胞菌、大肠埃希菌呈抑制作用。其所含总皂苷具有镇咳、祛痰、平喘等作用；落新妇苷具有利尿、镇痛作用。

【饮片炮制及鉴别】　菝葜　取未切片药材，除去杂质，洗净，润透，切片，干燥。切片者，除去杂质即可。

成品呈不规则的片。外表皮黄棕色或紫棕色，可见残留刺状须根残基或细根。切面棕黄色或红棕色，纤维性，可见点状维管束。质硬，折断时有粉尘飞扬。气微，味微苦、涩。

【性味与归经】　甘、微苦、涩，平。归肝、肾经。

【功能】　利湿去浊，祛风除痹，解毒散瘀。

【应用】　砂石淋　如菝葜散（菝葜、贯众、人参、甘草）（《圣济总录》）。

中成药品种有三金片（颗粒、胶囊）。

【用法与用量】　10～15 g。

【贮藏保管】　置通风干燥处。

第十二章

芳香化湿药

凡气味芳香，具有化湿健脾等作用的药物，称为芳香化湿药。

本类药物性温而燥，适用于湿犯中焦、脾阳被困与脾胃运化失常，以致湿浊内阻，脘腹胀闷、食少体倦、口甘多涎、呕吐泛酸、渴不欲饮、大便溏薄、舌苔白腻等证。对于湿痰壅滞、湿温暑湿诸证，亦可选用。

在应用时，应根据各种不同的证候，作适当的配伍。如脾胃虚弱者，应配伍补脾健胃药；湿阻气滞、腹胀甚者，当配行气药；脾湿胃寒腹痛者，须配温中止痛药等。

本类药物多属辛温香燥之品，易于耗气伤阴，阴虚者慎用。

芳香化湿药物气味芳香，多含挥发油，故入煎剂须后下。

本类药多芳香而化湿，以生用为主。但有的药物过于辛香温燥，易耗气伤阴，常采用麸炒或盐炙，可缓其辛温苦燥之性，避免耗气伤阴。

广藿香

【来源】 为唇形科植物广藿香 Pogostemon cablin (Blanco) Benth. 的干燥地上部分。

【植物形态】 多年生草本或半灌木。茎高 0.3～1 m，密被短柔毛。叶片圆形或宽卵形，长 2～10.5 cm，两面被短柔毛；叶柄长 1～6 cm。轮伞花序多花密集，组成连续的、长 4～6.5 cm 的假穗状花序，密被短柔毛；苞片及小苞片条状披针形，密被短柔毛；花萼筒状，长 7～9 mm，外密被柔毛，内疏被毛，齿 5，钻状披针形，长约为萼的 1/3；花冠紫色，长约 1 cm，檐部 4 裂，前裂片向前伸；雄蕊 4，外伸，花丝分离，中部

具髯毛。小坚果近球形，稍压扁。我国产者绝少开花。（图 12-1-1）

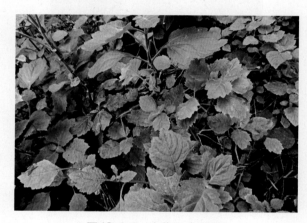

图 12-1-1 广藿香（植物）

【产地】 主产于广东高要、湛江、肇庆等地。原广州石牌产者质量最优，可惜基地因市区扩建影响，现产量几无；高要所产品质较好，与石牌所产接近。海南、台湾、广西、云南等地有栽培。

【采收加工】 夏、秋季枝叶繁茂时采收，将全株拔起，去根，晒 2～3 日，堆起，用草席覆盖，闷两日再晒，再闷，反复至干，扎把或半干时扎把，再晒至全干。

【药材鉴别】 全长 30～60 cm，多分枝。嫩茎略呈方柱形，枝条稍曲折，直径 0.2～0.7 cm，表面被柔毛，质脆易折断，断面有髓；老茎近圆柱形，直径 1～1.3 cm，被灰褐色栓皮，质地坚实，不易折断。叶对生，下部常脱落；叶片皱缩成团，展平后呈卵形或椭圆形，长 4～9 cm，宽 3～7 cm，先端短尖或钝圆，基部楔形或近心形，边缘具不整齐钝锯齿，两面均被茸毛；叶柄细，长 2～5 cm。香气特异，味微苦。（图 12-1-2）

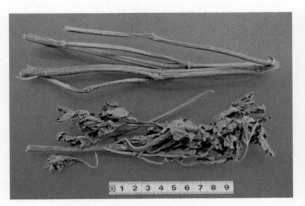

图12-1-2 广藿香（药材）

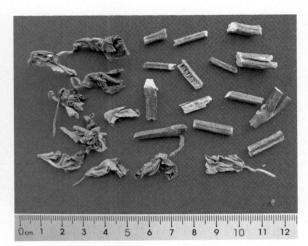

图12-1-3 广藿香（饮片）

以茎叶粗壮、不带须根、香气浓厚者为佳。

【化学成分及药理作用】 含挥发油、黄酮、生物碱等。挥发油，主要成分为广藿香醇（patchouli alcohol）、广藿香酮（pogostone）、β-愈创木烯（β-guaiene）、β-榄香烯（β-elemene）、β-丁香烯（β-caryophellene）等；黄酮类，如藿香黄酮醇（pachypodol）、商陆黄素（ombuin）、芹菜素（apigenin）、鼠李素（rhamnetin）等；生物碱类，如广藿香吡啶（patchoulipyridin）及表瓜亚吡啶碱（epiguaipyridine）。广藿香酮为石牌产广藿香的主要成分，海南广藿香含量甚微。

广藿香具有调节胃肠道功能、止咳、祛痰、平喘、抗病原微生物、抗炎、解热等作用。其所含挥发油气味芳香，可以刺激胃黏膜，促进胃液分泌，对胃肠有解痉作用。其水煎剂对钩端螺旋体有抑制作用，对钙离子有拮抗作用，对低钾性挛缩有抑制作用。

【饮片炮制及鉴别】 广藿香 取药材，除去残根等杂质，先抖下叶，筛净另放；茎洗净，润透，切段，晒干，再与叶混匀。

成品呈不规则的段。茎略呈方柱形，表面灰褐色、灰黄色或带红棕色，被柔毛。切面有白色髓。叶破碎或皱缩成团，完整者展平后呈卵形或椭圆形，两面均被灰白色绒毛；基部楔形或钝圆，边缘具大小不规则的钝齿；叶柄细，被柔毛；气香特异，味微苦。（图12-1-3）

【性味与归经】 辛，微温。归脾、胃、肺经。

【功能】 芳香化浊，和中止呕，发表解暑。

【应用】

1. 外感风寒，内伤湿滞证等 如藿香正气散（大腹皮、白芷、紫苏叶、茯苓、白术、半夏曲、陈皮、姜厚朴、桔梗、广藿香、炙甘草）（《太平惠民和剂局方》）。

2. 心脾不调，气不升降，霍乱转筋，呕吐泄泻，寒热交作等 如六和汤（砂仁、法半夏、焯苦杏仁、人参、炙甘草、茯苓、广藿香、白扁豆、木瓜、香薷、姜厚朴）（《太平惠民和剂局方》）。

中成药品种有藿香正气水（片、颗粒、滴丸、口服液、软胶囊）、小儿感冒口服液、小儿感冒颗粒、六合定中丸、胃立康片、暑湿感冒颗粒等。

【用法与用量】 3～10 g。

【注意】 不宜久煎，阴虚火旺者禁服。

【贮藏保管】 置阴凉干燥处，防潮。

【论注】

（1）同科植物藿香 *Agastache rugosa* O. Ktze. 的全草可供药用。叶对生，叶柄细长，叶片卵形或三角状卵形，基部圆形或平截，或稍呈心形，先端长尖，边缘有锯齿，两面均有毛，且密生圆形腺鳞。花淡紫色，少为白色，顶生总状轮生花序，花冠唇形；7—9月开花。小坚果黄褐色，倒卵形，有三棱，顶端具短柔毛；果期10—11月。

（2）广藿香鲜品也可药用，燥性微弱，善于清化暑湿之邪，暑月湿热蒸腾之季适宜。广藿香干品辛香发散之性较鲜品强，治疗暑湿重症尤宜。

佩 兰

【来源】 为菊科植物佩兰 *Eupatorium fortunei*

Turcz.的干燥地上部分。

【植物形态】 多年生草本，高70～120 cm。根茎横走。茎直立，圆形，上部及花序枝上的毛较密，中下部少毛。叶对生，通常3深裂，中裂片较大，长圆形或长圆状披针形，长5～12 cm，宽2.5～4.5 cm，边缘有锯齿，背面沿脉有疏毛，无腺点，揉之有香气。头状花序排列呈聚伞状，总苞长6～9 mm，排成2～3列，苞片长圆形至倒披针形，常带紫红色；每个头状花序有花4～6朵；花两性，全为管状花，白色。瘦果圆柱形。花期8—11月，果期9—12月。（图12-2-1）

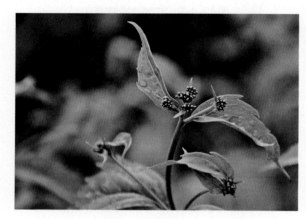

图12-2-1 佩兰（植物）

【产地】 主产于河北、山东、江苏、浙江、广东、广西、四川、湖南、湖北等地。

【采收加工】 夏秋开花之前割取地上部分，除去泥土，晒干或阴干。

【药材鉴别】 茎呈圆柱形，长30～100 cm，直径0.2～0.5 cm；表面黄棕色或黄绿色，有的带紫色，有明显的节和纵棱线；质脆，断面髓部白色或中空。叶对生，有柄，叶片多皱缩、破碎，绿褐色；完整叶片3裂或不分裂，分裂者中间裂片较大，展平后呈披针形或长圆状披针形，基部狭窄，边缘有锯齿；不分裂者展平后呈卵圆形、卵状披针形或椭圆形。气芳香，味微苦。（图12-2-2）

以质嫩、叶多、色绿、香气浓者为佳。

【化学成分及药理作用】 含挥发油，主要有对-聚伞花烃（p-cymene）、橙花醇乙酯（neryl acetate）、百里香酚甲醚（methyl thymyl ether）等；叶及花中含三萜类化合物，如蒲公英甾醇（taraxasterol）、蒲公英甾醇乙酸酯（taraxasteryl

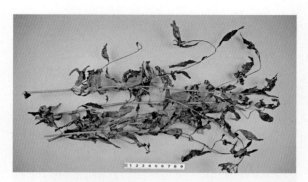

图12-2-2 佩兰（药材）

acetate）、蒲公英甾醇棕榈酸酯（taraxasteryl palmitate）、β-香树脂醇棕榈酸酯（β-amyrin palmitate）、豆甾醇（stigmasterol）、β-谷甾醇（β-sitosterol）等；地上部分含生物碱，如宁德洛非碱（lindelofine）等。

佩兰具有祛痰、促消化、抗炎、抗病毒等作用。其挥发油有明显祛痰作用，对流感病毒有直接抑制作用。对-聚伞花烃是祛痰的主要有效成分；对-聚伞花烃、橙花醇乙酯是抗病毒的有效成分。

【饮片炮制及鉴别】 佩兰 取药材，除去杂质，洗净，稍润，切段，干燥。

成品呈不规则的段。茎圆柱形，表面黄棕色或黄绿色，有的带紫色，有明显的节和纵棱线；切面髓部白色或中空。叶对生，叶片多皱缩、破碎，绿褐色。气芳香，味微苦。（图12-2-3）

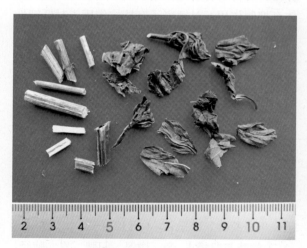

图12-2-3 佩兰（饮片）

【性味与归经】 辛，平。归脾、胃、肺经。

【功能】 芳香化湿，醒脾开胃，发表解暑。

【应用】

1. 湿阻中焦证　如芳香化湿汤（藿香、佩兰、苍术、陈皮、茯苓、泽泻、白鲜皮、地肤子）（《朱临康临床经验集》）。

2. 外感暑湿证　如芳香逐秽汤（广藿香、全青蒿、佩兰、白蔻仁、薄荷、苦杏仁、广郁金、扁豆花、金银花、西瓜翠衣、荷花瓣）（《暑病证治要略》）。

中成药品种有暑湿感冒颗粒、津力达颗粒等。

【用法与用量】　3～10 g。

【注意】　阴虚血燥，气虚者慎服。

【贮藏保管】　置阴凉干燥处。

【论注】　湖北、湖南、北京、安徽、陕西、山东、浙江等地尚用同属植物泽兰 *Eupatorium japonicum* Thunb.的地上部分作佩兰用。注意鉴别。其不同点主要为：叶不分裂，卵圆形至卵状披针形，两面有毛，下面被腺点；含挥发油，油中主要成分为二甲基麝香草氢醌、乙酸龙脑酯、芳樟醇、泽兰醇、泽兰醌等；叶尚含香豆素。功效与佩兰类同。

苍　术

【来源】　为菊科植物茅苍术 *Atractylodes lancea* (Thunb.) DC.或北苍术 *Atractylodes chinensis* (DC.) Koidz.的干燥根茎。

【植物形态】

1. 茅苍术　多年生草本，高达80 cm。具结节状圆柱形根茎。茎直立下部木质化。叶互生，革质；上部叶一般不分裂，无柄，卵状披针形至椭圆形，边缘有刺状锯齿；下部叶多为3～5深裂或半裂，顶端裂片较大，圆形或倒卵形，侧裂片1～2对，椭圆形。头状花序顶生，叶状苞片1列，羽状深裂，裂片刺状；总苞圆柱形，总苞片6～8层，卵形至披针形；花多数，两性，或单性多异株，全为管状花，白色或淡紫色；两性花雄蕊5，子房密被柔毛；单性花一般为雌花，退化雄蕊5枚。瘦果有柔毛，冠毛长约8 mm，羽状。花期8—10月，果期9—10月。（图12-3-1）

2. 北苍术　叶片较宽，卵形或狭卵形，一

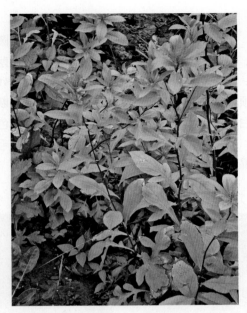

图12-3-1　茅苍术（植物）

般羽状5深裂，茎上部时3～5羽状浅裂或不裂。头状花序稍宽。（图12-3-2）

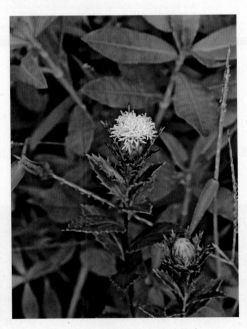

图12-3-2　北苍术（植物）

【产地】　茅苍术主产于江苏句容、镇江，湖北襄阳、罗田，河南桐柏等地；浙江、安徽、江西等地亦产。北苍术主产于河北、山西、陕西等地；辽宁、内蒙古、甘肃等地亦产。

【采收加工】　春、秋两季挖取根茎，除去茎叶、细根、泥土，晒干，撞去须根。

【药材鉴别】

1. 茅苍术 呈不规则连珠状或结节状圆柱形，略弯曲，偶有分枝，长 3～10 cm，直径 1～2 cm。表面灰棕色。有皱纹、横曲纹及残留的须根，顶端具茎痕及残留茎基。质坚实，断面黄白色或灰白色，散有多数橙黄色或棕红色油点，习称"朱砂点"；暴露稍久，可析出白毛状结晶，习称"起霜"。香气特异，味微甘、辛、苦。（图12-3-3）

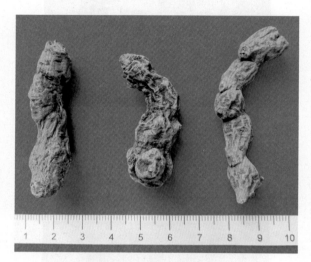

图12-3-3 茅苍术（药材）

2. 北苍术 呈疙瘩块状或结节状圆柱形，长 4～9 cm。表面棕黑色，除去外皮者黄棕色。质较疏松，断面散有黄棕色油点，无白毛状结晶析出。香气较淡，味辛、苦。（图12-3-4）

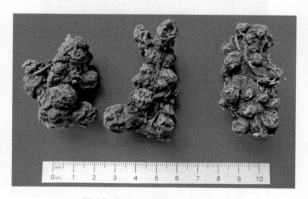

图12-3-4 北苍术（药材）

均以个大、质坚实、断面朱砂点多、香气浓者为佳。

【化学成分及药理作用】 茅苍术挥发油

主要成分为茅术醇（hinesol）、β-桉油醇（β-eudesmol）、苍术素（atractylodin）、苍术醇（atractylol）等；还含有糖醛（furladehyde）、白术内酯（butenolide）、色氨酸（tryptophane）及倍半萜糖苷等；尚含铁、铜、锰等无机元素。北苍术挥发油的主要成分为苍术醇、苍术酮（atractylone）、苍术素、茅术醇、苍术定醇、乙酰苍术定醇等；尚含糖类，主要成为阿拉伯糖、半乳糖、葡萄糖等。

苍术具有调节胃肠道功能、抗溃疡、抗肝毒、利尿、抑制子宫平滑肌、烟熏消毒等作用。苍术对应激性溃疡、胃液分泌有显著抑制作用；还对胃肠运动有调节作用，抑制"脾虚"动物小肠推进活动，β-桉油醇和茅术醇是主要有效成分。

【饮片炮制及鉴别】

1. 漂苍术 取药材，除去杂质，洗净，润透，横切厚片，用米泔水漂1日，再用清水漂1夜，捞起，晒干。

成品为不规则的厚片。外皮灰棕色或棕黑色，粗糙；切面黄白色或灰白色，散有多数橙黄色或棕红色油点。香气特异，味微甘，辛，苦。（图12-3-5）

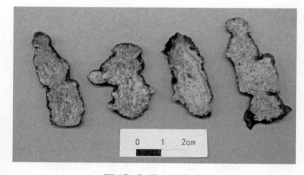

图12-3-5 漂苍术

2. 苍术 取药材，除去杂质，洗净，润透，切厚片，干燥。

成品呈不规则类圆形或条形厚片。（图12-3-6）

3. 麸炒苍术 取漂苍术或苍术，用麦麸炒至药物颜色转黄，取出，筛去麦麸。每漂苍术 100 kg，用麦麸20 kg。

成品形如漂苍术或苍术，外表深黄色，香气较浓。（图12-3-7）

4. 焦苍术 取漂苍术或苍术，大小分开，用

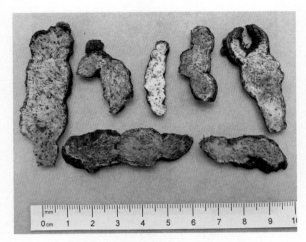

图12-3-6 苍术饮片（北苍术）

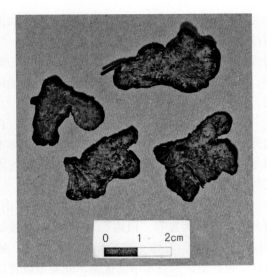

图12-3-8 焦苍术

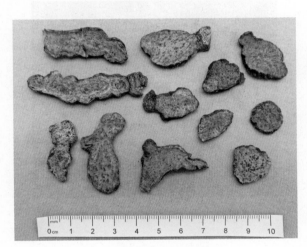

图12-3-7 麸炒苍术

武火炒至药物表面焦黄色。

成品形如漂苍术或苍术，表面焦黄色。具焦香气。（图12-3-8）

苍术温燥而辛烈，燥湿、祛风散寒力强。米泔水漂制可制其燥性。麸炒后辛味减弱，燥性缓和，气味芳香，增强健脾和胃的作用。而焦苍术辛燥之性大减，以固肠止泻为主。

【性味与归经】辛、苦，温。归脾、胃、肝经。

【功能】燥湿健脾，祛风散寒，明目。

【应用】

1. 湿阻中焦证，症见脘腹胀满，食欲不振，恶心呕吐，倦怠乏力，舌苔浊腻等 如平胃散（苍术、厚朴、陈皮、甘草、生姜、大枣）（《太平惠民和剂局方》）。

2. 外感风寒湿邪，内有蕴热 如九味羌活汤（羌活、防风、苍术、细辛、川芎、白芷、生地、黄芩、甘草）（《此事难知》）。

3. 风疹、湿疹，症见皮肤瘙痒，疹出色红，或遍身云片斑点，抓破后渗出津水等 如消风散（当归、生地、防风、蝉蜕、知母、苦参、胡麻、荆芥、苍术、牛蒡子、石膏、甘草、木通）（《外科正宗》）。

4. 湿热下注，症见筋骨疼痛，或两足痿软，或足膝红肿疼痛，或湿热带下，或下部湿疮、湿疹，小便短赤，舌苔黄腻等 如二妙散（盐黄柏、麸炒苍术）（《丹溪心法》）。

5. 夏秋之间脾胃伤冷，水谷不分，泄泻如水 如胃苓方（麸炒苍术、姜厚朴、陈皮、炙甘草、生姜、大枣、桂枝、白术、泽泻、茯苓、猪苓）（《世医得效方》）。

6. 湿痰阻滞，月经不调 如丹溪治湿痰方（麸炒苍术、白术、姜半夏、茯苓、滑石粉、醋香附、川芎、当归）（《丹溪心法》）。

中成药品种有午时茶胶囊（颗粒）、藿香正气口服液（水、软胶囊、滴丸）、二妙丸、三妙丸、四妙丸、九圣散、肾炎舒片、香砂平胃丸、湿热痹片、复方消食茶、正气片、九味羌活口服液（丸、颗粒）、克痢痧胶囊、泻痢消胶囊等。

【用法与用量】3～9g。

【注意】阴虚内热，气虚多汗者禁服。

【贮藏保管】置阴凉干燥处。

【论注】

（1）东北地区产有关苍术 *Atractylodes japonica*

Koidz. ex Kitam.，其根茎呈结节状圆柱形，表面深棕色，质较轻，纤维性强，皮层纤维较多，气特异，味苦。其挥发油中含苍术酮、芹烷二烯酮、二乙酰苍术二醇、乙醛、糠醛、苍术烯内酯。《日本药局方》将其作白术使用。

（2）《神农本草经》但言"术而未有苍、白之分"。陶弘景指出术有白术、赤术两种，赤术即是苍术。至《经史证类备急本草》始有苍术之名。

（3）茅苍术因道地产区为江苏句容（茅山）而名，其断面久置有"白霜"（茅术醇和β-桉油醇析出的结晶），习称"霜苍术"；香气浓郁，味微甘、苦、辛，为苍术中之优品。北苍术放置后不起"白霜"；香气淡，味微苦、辛；品质较次。

厚 朴
（附：厚朴花）

【来源】 为木兰科植物厚朴 *Magnolia officinalis* Rehd. et Wils. 或凹叶厚朴 *Magnolia officinalis* Rehd. et Wils. var. *biloba* Rehd. et Wils. 的干燥干皮、根皮及枝皮。

【植物形态】

1. **厚朴** 落叶乔木，高7～15 m。树皮紫褐色。冬芽由托叶包被，开放后托叶脱落。单叶互生，密集小枝顶端；叶片椭圆状倒卵形，长20～45 m，宽10～25 cm，革质，先端钝圆或具短尖，基部楔形或圆形，全缘或微波状，背面幼时被灰白色短绒毛，老时呈白粉状。花与叶同时开放，单生枝顶，白色，有香气，直径约15 cm；花梗粗壮，被棕色毛；花被9～12片；雄蕊多数，雌蕊心皮多数，排列于延长的花托上。聚合果卵状椭圆形，木质；每室具种子常1枚。花期4—5月，果期9—10月。（图12-4-1）

2. **凹叶厚朴** 叶片先端凹缺成2钝圆浅裂片（但幼树叶先端圆形），裂深2～3.5 cm。（图12-4-2）

【产地】 主产于四川、湖北、浙江、江西等地。安徽、福建、陕西、甘肃、贵州、云南等地亦产，多为栽培。产于川东大巴山及湖北恩施等地者称"川朴"，产于浙江龙泉、松阳等地者称"温朴"，均为道地药材。

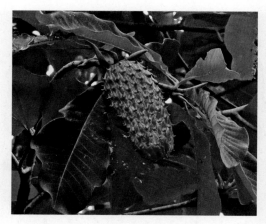

图12-4-1 厚朴（植物）

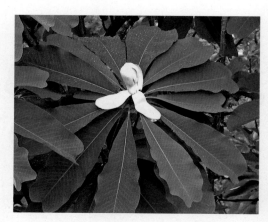

图12-4-2 凹叶厚朴（植物）

【采收加工】 4—6月，剥取生长15～20年的树干皮，沸水中微煮堆置土坑里使之"发汗"；待水分自内部渗出，内表面变紫褐色或棕褐色时，再蒸软，取出，卷成筒状，晒干或炕干。根皮及枝皮剥下后可直接阴干。

【药材鉴别】

1. **干皮** 呈卷筒状、双卷筒状，长30～35 cm，厚2～7 mm，习称"筒朴"；近根部干皮一端展开如喇叭口，长13～25 cm，厚3～8 mm，习称"靴筒朴"。外表面灰棕色或灰褐色，表面粗糙，栓皮有时呈鳞片状，易剥落，有明显的椭圆形皮孔和纵皱纹；刮去粗皮者，表面较平坦，显黄棕色。内表面较平滑，紫棕色或深紫褐色，具细密纵纹，划之显油痕，质坚硬油润，不易折断，断面外部灰棕色，颗粒性；内部紫褐色或棕色，纤维性，富油性，有时可见多数发亮的细小结晶（厚朴酚）。气香，味苦带辛辣感。（图12-4-3）

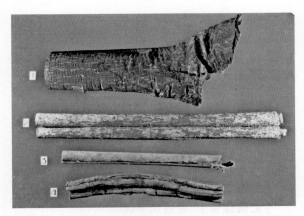

图12-4-3　厚朴药材（自上而下分别为靴筒朴、筒朴、根朴、枝朴）

2. 根皮（根朴）　呈单筒状或不规则块片，有的劈破，有的弯曲似"鸡肠"，习称"鸡肠朴"。长8～32 cm，厚1～3 mm，表面灰棕色，有横纹及纵皱纹，劈破处呈纤维状。质硬，易折断。嚼之残渣较多。余同干皮。（图12-4-3）

3. 枝皮（枝朴）　皮薄，呈单筒状，长10～20 cm，厚1～2 mm，表面灰棕色，具皱纹，质脆，易折断，断面纤维性。嚼后残渣亦较多。余同干皮。（图12-4-3）

以皮厚、肉细、油性足、内表面色紫棕而有发亮结晶物、香气浓者为佳。

【化学成分及药理作用】　含挥发油、木脂素、生物碱等。挥发油，主要成分有β-桉叶醇（β-eudesmol）、荜澄茄醇（cadinol）、对-聚伞花素（p-cymene）、1,4-桉叶素（1,4-cineol）等；木脂素类，如厚朴酚（magnolol）及其异构体和厚朴酚（honokiol）、和厚朴新酚（obovatol）、6'-O-甲基和厚朴酚（6'-O-methylhonokiol）等；生物碱类，如木兰箭毒碱（magnocurarine）、柳叶木兰碱（salicifoline）等。

厚朴具有松弛肌肉、抗菌、降血压、抗溃疡、调节胃肠、抗炎镇痛等作用，对心血管系统和消化系统有一定影响。其水提液具有显著的箭毒样作用。厚朴酚与异厚朴酚具有特殊而持久的肌肉松弛作用，还对盐酸-乙醇胃黏膜溃疡呈显著抑制作用，还可以通过抑制多突触反射而引起肌肉松弛，进而抑制脊髓兴奋性而产生脊髓抑制作用。

【饮片炮制及鉴别】

1. 厚朴　取药材，湿润，刮去外粗皮（根朴不去皮），清水浸润透，横切成丝片或理成肚片、指甲片，低温干燥。樟树药帮厚朴生饮片多理成肚片、指甲片。

成品为丝片、肚片或指甲片。丝片呈弯曲丝条状，肚片呈斜切的猪肚片状，指甲片呈指甲片状。外表面黄棕色，较平坦；内表面棕褐色或深紫棕色，平滑，有细密纵纹，划之显油痕。切面显颗粒性，外层灰棕色，内层紫褐色或棕色，有油性，有时可见小亮星。气香，味辛辣、微苦。（图12-4-4、图12-4-5、图12-4-6）

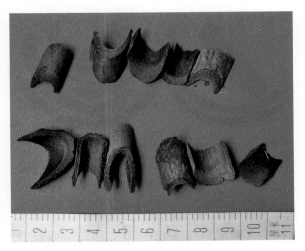

图12-4-4　厚朴饮片（指甲片）

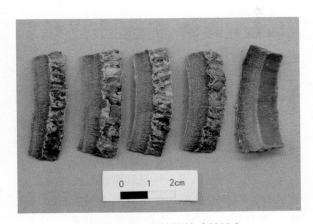

图12-4-5　厚朴饮片（肚片）

2. 姜厚朴　取厚朴，姜汁拌润，用文火炒干。每厚朴100 kg，用生姜15 kg取汁。

成品形如厚朴，表面灰褐色，偶见焦斑。略有姜辣气。（图12-4-7）

厚朴姜制后可增强温中和胃止呕的作用，消除其对咽喉的刺激性。

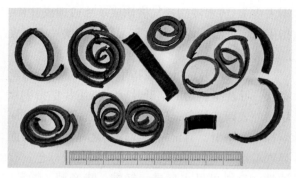

图12-4-6 厚朴饮片（丝片）

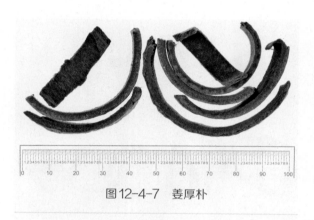

图12-4-7 姜厚朴

【性味与归经】 苦、辛，温。归脾、胃、肺、大肠经。

【功能】 燥湿消痰，下气除满。

【应用】

1. 湿阻中焦证，症见脘腹胀满，食欲不振，恶心呕吐，倦怠乏力，舌苔浊腻等 如平胃散（苍术、厚朴、陈皮、甘草、生姜、大枣）（《太平惠民和剂局方》）。

2. 梅核气，症见咽中有物阻，咯吐不出，吞咽不下，胸膈满闷等 如半夏厚朴汤（半夏、厚朴、茯苓、生姜、苏叶）（《金匮要略》）。

3. 脾胃寒湿气滞，症见脘腹胀满或疼痛，不思饮食，四肢倦怠等 如厚朴温中汤（厚朴、陈皮、炙甘草、茯苓、草豆蔻仁、木香、干姜）（《内外伤辨惑论》）。

4. 外感表证未罢，里实已成 如厚朴七物汤（厚朴、甘草、大黄、枣、枳实、桂枝、生姜）（《金匮要略》）。

5. 表证未解而微喘 如桂枝加厚朴杏子汤（桂枝、芍药、生姜、炙甘草、大枣、厚朴、苦杏仁）（《伤寒论》）。

6. 反胃 如朴附丸（厚朴、附子、生姜）

（《全生指速方》）。

7. 脾胃虚寒，痰盛呕吐 如厚朴丸（厚朴、半夏、生姜、枣）（《圣济总录》）。

中成药品种有厚朴排气合剂、舒肝平胃丸、调胃消滞丸、儿童清热导滞丸、小儿泻痢片、苏子降气丸、香砂和中丸、阿魏化痞膏、利膈丸等。

【用法与用量】 3～10 g。

【注意】 气虚、津伤血枯者及孕妇慎服。

【贮藏保管】 置通风干燥处。

【论注】

（1）目前滇缅厚朴 *Magnolia rostrata* W. W. Smith 的树皮已收入部颁标准。四川产威氏木兰 *Magnolia wilsonii* Rehd.、武当玉兰 *Magnolia sprengeri* Pamp. 和凹叶木兰 *Magnolia sargentiana* Rehd. et Wils. 的树皮，已确定作地方品种，称"川姜朴"。注意鉴别。

（2）靴筒朴（主干与主根相连的皮）形似靴脚，又名"靴脚朴"或"兜朴"。皮厚，常刮去外皮，外表黄棕色，有刀刮痕；内皮光滑，深紫色，以指甲刻画，显油痕，习称"紫油厚朴"。断面可见"亮银星"（厚朴酚）。香气浓厚，味微苦，辛辣。嚼之无渣。品质最优。

附：厚朴花

【来源】 为木兰科植物厚朴 *Magnolia officinalis* Rehd. et Wils. 或凹叶厚朴 *Magnolia officinalis* Rehd. et Wils. var. *biloba* Rehd. et Wils. 的干燥花蕾。

【采收加工】 4—5月当花蕾未开时采摘，稍蒸后，晒干或低温干燥。

【药材鉴别】 呈长圆锥形，长4～7 cm，基部直径1.5～2.5 cm。外表面红棕色至棕褐色，顶尖或钝圆，底部带有花柄，花柄具棕色短细茸毛；花瓣未开者层层覆盖；已开者，花瓣多为12片，花瓣肉质肥厚，呈匙形；花蕊外露，棕黄色；花药条形；心皮多数，分离，螺旋状排列于圆锥形的花托上。质脆，易碎。气香，味淡。（图12-4-8）

【化学成分及药理作用】 含厚朴酚（magnolol）、和厚朴酚（honokiol）和樟脑（camphor）。

厚朴花的酊剂水溶物给麻醉兔、猫静注或肌

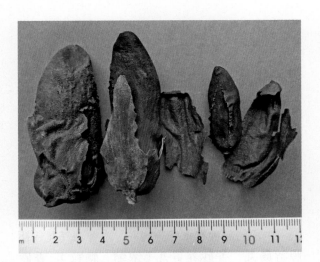

图12-4-8　厚朴花（药材）

注都具有降血压作用，并使其心率加快。

【饮片炮制及鉴别】　厚朴花　取药材，除去梗等杂质。

成品性状特征同药材。

【性味与归经】　苦、微温。归脾、胃经。

【功能】　芳香化湿，理气宽中。

【应用】　痰湿中阻，痰气上逆　如梅核气汤（香附子、青皮、陈皮、木香、郁金、乌药、苏梗、厚朴花、制半夏、山豆根、射干、甘草）（《高文武方》）。

【用法与用量】　3～9 g。

【贮藏保管】　置干燥处，防霉，防蛀。

砂 仁

【来源】　为姜科植物阳春砂 *Amomum villosum* Lour.、绿壳砂 *Amomum villosum* Lour. var. *xanthioides* T. L. Wu et Senjen 或海南砂 *Amomum longiligulare* T. L. Wu 的干燥成熟果实。

【植物形态】

1. 阳春砂　多年生草本，高达 1.5 m 或更高。茎直立。叶 2 列，叶片披针形，长 20～35 cm，宽 2～5 cm，上面无毛，下面被微毛；叶鞘开放，抱茎，叶舌短小。花茎由根茎上抽出；穗状花序呈球形，有一枚长椭圆形苞片，小苞片成管状，顶端 2 裂；萼管状，顶端 3 浅裂；花冠管细长，先端 3 裂，白色，裂片长圆形，先端兜状，唇瓣倒卵状，中部有淡黄色及红色斑点，先端 2

齿裂，外卷；发育雄蕊 1，药隔顶端有宽阔的花瓣状附属物；雌蕊花柱细长，先端嵌生两药室之中，柱头漏斗状高于花药；子房下位，3 室。蒴果近球形，不开裂，直径约 1.5 cm，具软刺，熟时棕红色。花期 3—6 月，果期 6—9 月。（图 12-5-1）

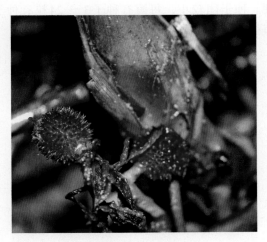

图12-5-1　阳春砂（植物）

2. 绿壳砂　叶线状披针形，两面无毛；叶舌长 4 mm，多绿色。花茎上被绢毛，花药顶端的附属物呈半月形，两侧为耳状。蒴果坚硬，绿色，长椭圆形或球状三角形，直径约 2 cm，具软刺。

3. 海南砂　叶片线状披针形，两面无毛；叶舌披针形，棕黄色，膜质，无毛。蒴果卵圆形，较长，被片状、分枝的短软刺。

【产地】　阳春砂主产于广东，以阳春、阳江出产者最为有名。广西亦产，多为栽培。绿壳砂主产于云南南部临沧、文山、景洪等地。海南砂主产于海南。

【采收加工】　阳春砂、海南砂在 8—9 月果实成熟时采收，连壳低温焙干。绿壳砂（缩砂）在果实成熟时采收，晒干，即为"壳砂"；剥除果皮，将种子团晒干，即为"砂仁"。

【药材鉴别】

1. 阳春砂、绿壳砂　呈椭圆形或卵圆形，有不明显的三棱，长 1.5～2 cm，直径 1～1.5 cm。表面棕褐色，密生刺状突起，顶端有花被残基，基部常有果梗。果皮薄而软。种子集结成团，具三钝棱，中有白色隔膜，将种子团分成 3 瓣，每瓣有种子 5～26 粒。种子为不规则多面体，直径2～3 mm；表面棕红色或暗褐色，有细皱纹，外被淡棕色膜质假种皮；质硬，胚乳灰白色。气芳香而浓烈，味辛凉、微苦。

2. 海南砂　呈长椭圆形或卵圆形，有明显的三棱，长1.5～2 cm，直径0.8～1.2 cm。表面被片状、分枝的软刺，基部具果梗痕。果皮厚而硬。种子团较小，每瓣有种子3～24粒；种子直径1.5～2 mm。气味稍淡。（图12-5-2）

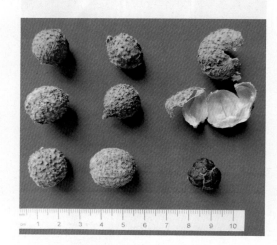

图12-5-2　砂仁（药材）

以色棕褐、仁饱满、气味浓者为佳。

【化学成分及药理作用】　含挥发油，主要成分为乙酸龙脑酯（bornyl acetate）、樟脑（camphor）、柠檬烯（limonene）、樟烯（camphene）、α-蒎烯（α-pinene）、β-蒎烯（β-pinene）、龙脑（borneol）等，又含皂苷。绿壳砂、海南砂主要成分与阳春砂大致相似。

砂仁具有抗炎、利胆、镇痛、止泻等作用，对消化系统、平滑肌有一定影响。阳春砂煎剂对乙酰胆碱和氯化钡引起的大鼠小肠肠管紧张性、强直性收缩有部分抑制作用，能促进肠道运动，能明显抑制血小板聚集，对花生四烯酸诱发的小鼠急性死亡有明显保护作用。

【饮片炮制及鉴别】　砂仁　取药材，除去杂质。用时捣碎。

成品性状特征同药材。

【性味与归经】　辛，温。归脾、胃、肾经。

【功能】　化湿开胃，温脾止泻，理气安胎。

【应用】

1. 湿阻中焦及脾胃气滞之证，症见脘腹胀痛，不思饮食，呕吐泄泻等　如香砂枳实丸（木香、砂仁、枳实、白术）（《摄生秘剖》）。

2. 脾胃气滞证，症见呕恶痞闷、纳减消瘦　如香砂六君子丸（人参、白术、茯苓、炙甘草、法半夏、陈皮、木香、砂仁、生姜、大枣）（《中国医学大辞典》）。

3. 心脾不调，气不升降，霍乱转筋，呕吐泄泻，寒热交作等证　如六和汤（砂仁、法半夏、焯苦杏仁、人参、炙甘草、茯苓、广藿香、白扁豆、木瓜、香薷、姜厚朴）（《太平惠民和剂局方》）。

中成药品种有木香分气丸、木香顺气丸、补脾益肠丸、香砂养胃丸（浓缩、颗粒）、香砂六君丸、香砂平胃丸、香砂枳术丸、香砂胃苓丸等。

【用法与用量】　3～6 g，后下。

【注意】　阴虚有热者禁服。

【贮藏保管】　置阴凉干燥处。

【论注】

（1）阳春砂果皮3条棱脊不显，外表具短软尖刺；种子团类球形，3瓣，有黄白色隔膜，背部具网状纹理；芳香气浓，味辛凉；品质最优。绿壳砂果皮具片状突起刺；种子团黑色；芳香气较浓；品质较优。海南砂果皮较厚，长椭圆形，3棱明显；软刺片状，分枝；种子团较小，表面有细密网状纹理；气味淡；品质差。

（2）除阳春砂等上述三种外，同属红壳砂仁 *Amomum aurantiacum* H. T. Tsai et S. W. Zhao 等数种植物的果实在我国云南等地亦作砂仁入药。进口砂仁原植物与绿壳砂一致，产于越南、缅甸、印度尼西亚，药材称缩砂。

（3）同科山姜属植物山姜 *Alpinia japonica* Miq. 及华山姜 *Alpinia chinensis* Rosc. 等的种子团，习称"土砂仁"或"建砂仁"。主要在福建等地使用。主要区别有：花序顶生，花序轴密生长茸毛，花成对着生，2小花柄间有1腺体。果实球形至椭圆形，直径1～1.5 cm，表面有短柔毛，橙红色，种子多数。此类山姜属植物的果实或种子团，与正品砂仁的来源、性状、组织构造及挥发油组分均不同，不宜代砂仁使用，应注意鉴别。

（4）砂仁叶油系由阳春砂新鲜叶蒸馏得到的挥发油，为无色或淡黄色的澄清液体，有砂仁香气，味辣。有行气、健胃、消胀、止呕功效。

豆 蔻

【来源】 为姜科植物白豆蔻*Amomum kravanh* Pierre ex Gagnep.或爪哇白豆蔻*Amomum compactum* Soland ex Maton的干燥成熟果实。按产地不同分为"原豆蔻"和"印尼白蔻"。

【植物形态】

1. 白豆蔻 多年生草本，高2～3 m。根茎匍匐。茎直立。叶2列，叶片披针形，长达23 cm，宽7.5～10 cm；先端尾尖，基部窄，边缘近波状；两面光滑无毛；叶舌长达7 mm，先端2裂，叶鞘口及叶舌密被长硬毛。穗状花序近茎基部处的根茎上抽出，总花梗不分枝，长8～11 cm，苞片覆瓦状排列；花长2.5～3 cm；花萼管状，3裂，白色带红，被长柔毛；花冠白色，唇瓣椭圆形，黄色，先端内凹，基部具瓣柄；雄蕊1，药隔附属物3裂，子房下位，3室，被长柔毛。蒴果扁球形，3瓣裂。（图12-6-1）

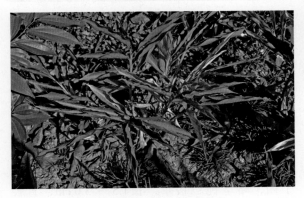

图12-6-1 白豆蔻（植物）

2. 爪哇白豆蔻 多年丛生草本，高1.4～1.7 m。叶片长25～40 cm，宽3.5～5.5 cm，叶舌先端圆形，无毛。花序从根茎上抽出，常半掩土中；花萼管状，白色，外被微毛；花冠唇瓣长圆形至倒卵形，白色，先端圆形或近平截，2浅裂，中肋略厚，有2条紫红色条纹，先端常呈橘黄色；子房被柔毛；蒴果土黄色或间有紫红色，近球形。

【产地】 白豆蔻多从柬埔寨、泰国、越南、缅甸等国进口，我国海南和云南南部有少量栽培。爪哇白豆蔻多从印度尼西亚进口，我国海南和云南南部有栽培。

【采收加工】 于7—8月间采收未完全成熟果实，干燥后除去顶端的花萼及基部的果柄，晒干。

【药材鉴别】

1. 原豆蔻 呈类球形，直径1.2～1.8 cm。表面黄白色至淡黄棕色，有3条较深的纵向槽纹，顶端有突起的柱基，基部有凹下的果柄痕，两端均具浅棕色绒毛。果皮体轻，质脆，易纵向裂开，内分3室，每室含种子约10粒；种子呈不规则多面体，背面略隆起，直径3～4 mm，表面暗棕色，有皱纹，并被有残留的假种皮。气芳香，味辛凉略似樟脑。（图12-6-2）

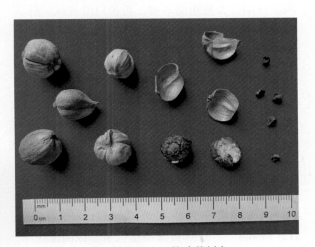

图12-6-2 豆蔻（药材）

2. 印尼白蔻 个略小。表面黄白色，有的微显紫棕色。果皮较薄，种子瘦瘪。气味较弱。

均以个大、饱满、果皮薄而完整、气味浓者为佳。

【化学成分及药理作用】 含挥发油，主要成分有*d*-龙脑（*d*-borneol）、*d*-樟脑（*d*-camphor）、α-蒎烯（α-pinene）、芳樟醇（linalool）、α-松油醇（α-terpineol）等，尚含皂苷、色素及脂肪油。

白豆蔻具有抑菌、平喘、健胃止呕、抗氧化等作用。其对痢疾杆菌有抑制作用，有良好的芳香健胃作用，能促进胃液分泌，兴奋肠管蠕动，驱除肠内积气，并抑制肠内异常发酵。

【饮片炮制及鉴别】 白豆蔻 取药材，除去杂质。用时捣碎。

成品性状特征同药材。

【性味与归经】 辛，温。归肺、脾、胃经。

【功能】 化湿行气，温中止呕，开胃消食。

【应用】

1. 中焦湿热证，症见发热身痛，汗出热解，继而复热，渴不多饮等　如黄芩滑石汤（黄芩、滑石、通草、白豆蔻、茯苓皮、猪苓、大腹皮）（《温病条辨》）。

2. 积聚，心腹胀满，宿食不消，气刺疞痛，泻泄，善噫，呕吐酸水，手足厥冷等证　如白豆蔻散（白豆蔻、肉豆蔻、高良姜、木香、肉桂、附片、麸炒枳壳、陈皮、人参、丁香、甘草）（《奇效良方》）。

3. 湿温初起，恶寒无汗，身热不扬，肢体困倦，肌肉烦疼，面色垢腻，口不渴或渴不欲饮，胸次痞闷，大便溏而不爽，舌苔白滑或腻，脉濡缓或沉细似伏等　如藿朴夏苓汤（藿香、厚朴、姜半夏、茯苓、苦杏仁、薏苡仁、猪苓、白豆蔻、淡豆豉、泽泻）（《重订广温热论》）。

中成药品种有七味广枣丸、八味沉香散、二十五味珍珠丸、十五味沉香丸等。

【用法与用量】　3～6g，后下。

【注意】　阴虚血燥者禁服。

【贮藏保管】　密闭，置阴凉干燥处，防蛀。

【论注】

（1）还有一种小豆蔻 Elettaria cardamomum (L.) Matou.，产于印度及斯里兰卡。以圆锥花序，花在分枝上排列呈蝎尾状聚伞花序，可与白豆蔻区别。药材果实呈长卵圆形，两端尖，具三钝棱，长1～1.5cm，宽约1cm，表面乳白色或淡黄色，有细密的纵纹；种子小而多干瘪；气香而浊，质量较白豆蔻差。有时经西藏进口，但用药不多。

（2）豆蔻壳亦入药，功用与豆蔻种子相同，但温性略低，药效亦较弱。

草豆蔻

【来源】　为姜科植物草豆蔻 Alpinia katsumadai Hayata 的干燥近成熟种子。

【植物形态】　多年生草本，高1～2m。叶2列，叶片狭椭圆形至披针形，长30～55cm，宽6～9cm，先端渐尖，基部楔形，全缘；下面及叶舌被绒毛。总状花序顶生，总花梗密被黄白色长硬毛；小苞片阔而大，紧包着花芽，外被粗毛，花后苞片脱落；花萼筒状；花冠白色，先端3裂，裂片为长圆形或长椭圆形，唇瓣阔卵形，先端3个浅圆裂片，白色，具淡紫红色斑点；雄蕊长约1.2cm，子房下位，密被淡黄色绢状毛。蒴果圆球形，不开裂，直径约3.5cm，外被粗毛，花萼宿存，熟时黄色。花期4—6月，果期5—8月。（图12-7-1）

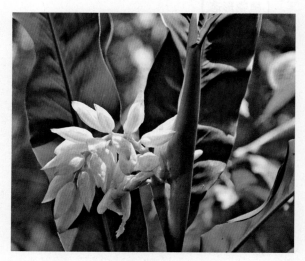

图12-7-1　草豆蔻（植物）

【产地】　主产于广东、广西等地。

【采收加工】　秋季果实由绿变黄时采收，晒至九成干，剥去果皮，将种子团晒至足干；或先将果实用沸水略烫，晒至半干，再剥皮取种子团，晒干。

【药材鉴别】　呈类扁球形或椭圆形的种子团，略呈钝三棱形，长1.5～3.0cm，直径1.5～2.7cm。表面灰褐色或灰黄色，内有白色隔膜分成3瓣，每瓣有种子22～100粒，密集成团，略光滑，不易散落。种子呈卵圆状多面体，长3～5mm，直径约3mm；表面灰褐色，被1层膜质透明的假种皮，背面稍隆起，合点约在中央，种脐为1凹点，在背侧面，种脊为1纵沟，经腹面而至合点；质坚硬，破开后可见灰白色种仁（胚乳）。气香，味辛辣。（图12-7-2）

以个大、饱满、气味浓者为佳。

【化学成分及药理作用】　含挥发油、黄酮等。挥发油，主要成分有反-桂皮醛（trans-cinnamaldehyde）、反，反-金合欢醇（trans, trans-farnesol）、桉叶素（1,8-cineole）、α-葎草烯（α-humulene）、芳樟醇（linalool）、樟脑（camphor）、4-

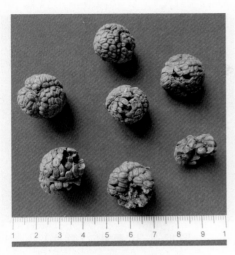

图12-7-2 草豆蔻（药材）

松油醇（terpineol-4）、蒔萝艾菊酮（carvotanacetone）等；黄酮类，如槲皮素（quercetin）、山姜素（alpinetin）、小豆蔻明（cardamomin）等。

草豆蔻具有调节胃肠功能、抗病原微生物和抗氧化等作用。山姜素、小豆蔻明是草豆蔻的主要有效成分之一，具有抗菌、抗氧化、抗肿瘤、抗血栓、降血压、降血糖、降血脂、止吐、镇痛等作用。其浸出液可使三通巴蒲洛夫小胃狗胃蛋白酶的活力显著提高；煎剂可使动物胃黏膜血流量和血清胃泌素有不同程度的提高，能增加胃液分泌量，还能使胃黏膜组织SOD活性升高。

【饮片炮制及鉴别】 草豆蔻 取药材，除去杂质。用时捣碎。

成品性状特征同药材。

【性味与归经】 辛，温。归脾、胃经。

【功能】 燥湿行气，温中止呕。

【应用】

1. 脾胃寒湿证，证见脘腹胀满疼痛，及呕吐、泄泻等 如厚朴温中汤（姜厚朴、陈皮、炙甘草、茯苓、木香、草豆蔻、干姜）（《内外伤辨惑论》）。

2. 痰积、食积、酒积、茶积之腹痛、脉沉数滑等 如加味枳术丸（麸炒白术、枳实、法半夏、神曲、炒苍术、炒莱菔子、草豆蔻、黄连、葛花、泽泻）（《医略六书》）。

中成药品种有健胃片。

【用法与用量】 3～6 g。

【注意】 阴虚血少，津液不足者禁服，无寒湿者慎服。

【贮藏保管】 置阴凉干燥处。

草 果

【来源】 为姜科植物草果*Amomum tsaoko* Crevost et Lemarie的干燥成熟果实。

【植物形态】 多年生草本，高达2 m。茎直立。叶2列；叶片阔披针形，长40～70 cm，宽达20 cm；叶鞘开放，抱茎。穗状花序自根茎生出，长约13 cm，宽约5 cm；花红色。蒴果肉质，长椭圆形，顶端渐狭而成一厚喙，不开裂，熟时紫褐色；小果梗基部具宿存花柱。花期4—6月，果期9—12月。（图12-8-1）

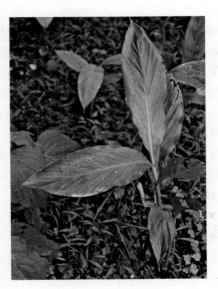

图12-8-1 草果（植物）

【产地】 主产于云南、广西、贵州等地。多为栽培。

【采收加工】 10—11月果实成熟时摘取，晒干。

【药材鉴别】 呈椭圆形，长2～4 cm，直径1～2.5 cm，其三钝棱。顶端有1花柱残基，基部附有果柄。表面灰棕色至红棕色，有显著纵沟及棱线。果皮可纵向撕裂。子房3室，中轴胎座，每室含种子8～11枚。种子多面形，长5～7 mm，表面红棕色，具膜质假种皮，在较狭的一端具凹窝（种脐）。种子破碎后发出特异臭气，味辛、辣。（图12-8-2）

以个大、饱满、色红棕、气味浓者为佳。

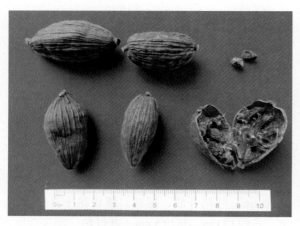

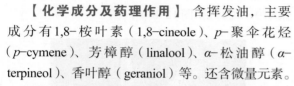

图12-8-2 草果（药材）

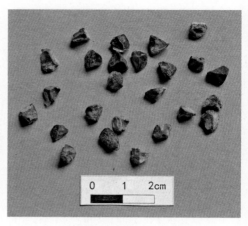

图12-8-3 草果仁（饮片）

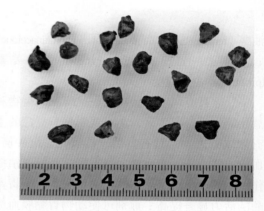

图12-8-4 姜草果仁

【化学成分及药理作用】 含挥发油，主要成分有1,8-桉叶素（1,8-cineole）、p-聚伞花烃（p-cymene）、芳樟醇（linalool）、α-松油醇（α-terpineol）、香叶醇（geraniol）等。还含微量元素。

草果具有调节胃肠功能、镇痛、抗胃溃疡、抗肿瘤、抗病原微生物等作用；能使离体家兔十二指肠自发活动的紧张性升高，振幅加大，可拮抗肾上腺素对回肠活动的抑制作用。其水煎剂可拮抗由醋酸引起的小鼠扭体次数。香叶醇能抑制大鼠的自发活动，还具抗细菌和真菌作用。

【饮片炮制及鉴别】

1. 草果仁　取药材，用文火加热炒至焦黄色并微鼓起，去壳，取仁。用时捣碎。

成品呈圆锥状多面体，直径约5 mm；表面棕色至红棕色，有的可见外被残留灰白色膜质的假种皮。种脊为一条纵沟，尖端有凹状的种脐。胚乳灰白色至黄白色。有特异香气，味辛、微苦。（图12-8-3）

2. 姜草果仁　取草果仁，加姜汁拌润，用文火炒干。用时捣碎。每草果仁100 kg，用生姜15 kg取汁。

成品形如草果仁，棕褐色，偶见焦斑。有特异香气，味辛辣、微苦。（图12-8-4）

草果姜制后可缓和燥烈之性，增强温胃止呕的作用。

【性味与归经】 辛，温。归脾、胃经。

【功能】 燥湿温中，截疟除痰。

【应用】

1. 温疫或疟疾、邪伏膜原证，症见憎寒壮热，发无定时，胸闷呕恶，头痛烦躁，脉弦数，舌边深红，舌苔垢腻，或苔白厚如积粉等　如达原饮（槟榔、厚朴、草果仁、知母、芍药、黄芩、甘草）（《温疫论》）。

2. 痰疟，症见痰湿阻于膜原，胸膈痞满，心烦懊恼，头眩口腻，咳痰不爽，间日疟发，舌苔粗如积粉，扪之糙涩等　如柴胡达原饮（柴胡、麸炒枳壳、姜厚朴、青皮、炙甘草、黄芩片、桔梗、炒草果仁、槟榔、荷叶梗）（《重订通俗伤寒论》）。

3. 阳虚阴水证，症见下半身肿较甚，胸腹胀满，身重食少，手足不温，大便溏，小便短等　如实脾饮（姜厚朴、白术、木瓜、炒草果仁、槟榔、炮附片、茯苓、炮姜、炙甘草）（《重订严氏济生方》）。

中成药品种有二十五味珍珠丸、调胃消滞丸、脾胃舒丸等。

【用法与用量】 3～6 g。

【注意】 阴虚血少者禁服。

【贮藏保管】 置阴凉干燥处。

第十三章

利水渗湿药

凡以通利水道、渗泄水湿为主要功效的药物，称为利水渗湿药。服用这类药物后，能使小便通畅，尿量增多。

本类药物，适用于水湿停蓄体内所致水肿、小便不利以及湿邪内患或湿热所致诸证，如淋浊、黄疸、湿温、疮疹、痰饮等。临床应用，须视其具体病情而选用，并作适当配伍。

利水渗湿药，忌用于阴亏津少的病症。对脾虚水肿，应以健脾为主，不宜片面强调利水。对滑精、遗精无湿热者，亦不宜用本类药物。根据药物作用特点及临床应用不同，利水渗湿药分为利水消肿药、利尿通淋药和利湿退黄药三类。

本类药物多用盐炙，因盐性味咸寒，能引药下行，增强滋阴降火之功，故经盐炙后，可增强其利水除湿的作用。

第一节

利水消肿药

本类药物性味甘、淡、平或微寒，淡能渗泄水湿，服药后能使小便畅利，水肿消退，故具有利水消肿作用。用于水湿内停之水肿、小便不利，以及泄泻、痰饮等证。临证时则宜根据不同病证之病因病机，选择适当配伍。

茯　苓
（附：茯神、茯苓皮）

【来源】　为多孔菌科真菌茯苓 *Poria cocos* (Schw.) Wolf 的干燥菌核。

【真菌形态】　菌核寄生于寄主植物（多为马尾松）根部，鲜时外部形状不一。外皮淡棕色略皱，内部粉红色；干后坚实，外皮黑色，极皱，内部呈白色，近球形或成不规则的扁平块状，大小不等。其有性世代的菌体，呈蜂窝状，附于菌核的外皮部而生，初时白色，渐变为淡棕色，窝孔呈多角形；担子棒状，上生细柄，孢子呈椭圆形，有时略弯曲。（图13-1-1）

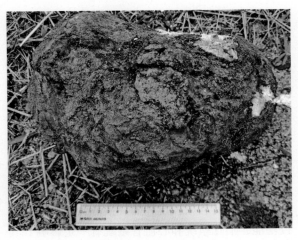

图13-1-1　茯苓（真菌）

【产地】　主产于湖北、安徽、云南、四川、河南、浙江、广东、福建等地。栽培或野生。栽培者以湖北罗田、英山，安徽金寨、霍山产量大；野生者以云南产者质优，称"云苓"。

【采收加工】 多于7—9月采挖，挖出后除去泥沙，堆置"发汗"后，摊开晾至表面干燥，再"发汗"；反复数次至现皱纹、内部水分大部分散失后，阴干，称为"茯苓个"；或将鲜茯苓按不同部位切制，阴干，分别称为"茯苓块"和"茯苓片"。

【药材鉴别】 呈球形、纺锤形、扁圆形或不规则形，大小不等。表面黑褐色或棕褐色，外表皮薄而粗糙，有明显的皱纹或凹陷成沟。体重，质实，不易破开。破开面颗粒状，有的具裂隙或中间抱有松树根。断面周边部分淡棕色或淡红色，内部白色，细腻。无臭，味淡，嚼之粘牙。（图13-1-2）

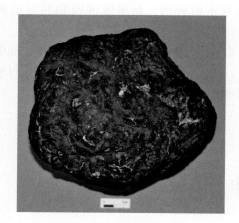

图13-1-2 茯苓（药材）

以体重质坚实、外皮黑褐色、皱纹深、无裂隙、断面白色细腻、粘牙力强者为佳。

【化学成分及药理作用】 含三萜类及多糖类。三萜类，如茯苓酸（pachymic acid）、16α-羟基齿孔酸（tumulosic acid）、齿孔酸（eburicoic acid）、去氢齿孔酸（dehy-droeburicoic acid）等；多糖类，如茯苓聚糖（pachyman）、茯苓次聚糖（pachymaran）等；其他尚含辛酸、十一烷酸、月桂酸及无机元素。

茯苓具有利尿、抗肿瘤、镇静等作用，对免疫功能、消化系统和心血管系统有一定影响；其对四氯化碳所致大鼠肝损伤有明显的保护作用。其煎剂能明显降低小鼠的自发活动。茯苓聚糖具有抗肿瘤作用，能增强巨噬细胞的吞噬能力以增强免疫作用。

【饮片炮制及鉴别】

1. 茯苓块 取茯苓个，清水浸泡至透，削去外表黑皮，蒸至透心，趁热切厚片或小方块，晒干。切块者，去除杂质即可。

成品呈方块状或厚片，厚0.5～0.8 cm，大小不一；或呈立方块状，约1 cm见方。切面光滑细腻，白色或淡红棕色。质硬而脆，折断面粗糙，颗粒状。无臭，味淡，嚼之粘牙。（图13-1-3）

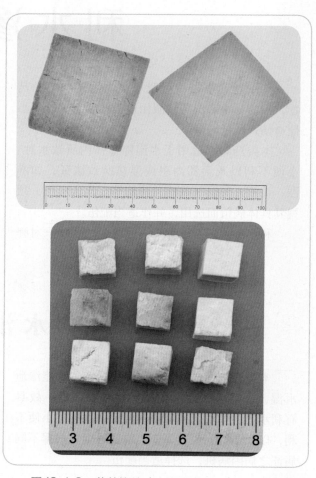

图13-1-3 茯苓饮片（上图为厚片，下图为块）

2. 茯苓片 取茯苓个，清水浸透，削皮，蒸至透心，趁热切薄片，晒干。切片者，去除杂质即可。

成品为不规则片状，切面光滑细腻。（图13-1-4）

3. 朱茯苓 取茯苓块，均匀喷洒清水少许，用朱砂拌至表面挂匀红色即得。每茯苓块100 kg，用飞朱砂1 kg。

成品表面显红色，断面白色或淡红棕色。（图13-1-5）

【性味与归经】 甘、淡，平。归心、肺、

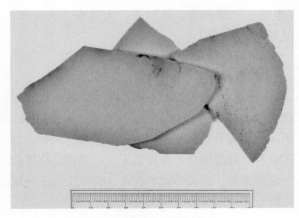

图13-1-4 茯苓片

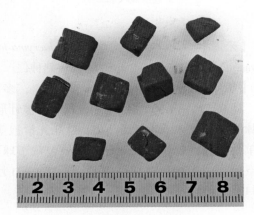

图13-1-5 朱茯苓

脾、肾经。

【功能】 利水渗湿，健脾，宁心。

【应用】

1. 水湿停滞所致小便不利，水肿胀满等证 如五苓散（猪苓、泽泻、白术、茯苓、桂枝）(《伤寒论》)。

2. 脾虚证 如四君子汤（人参、白术、茯苓、甘草）(《太平惠民和剂局方》)。

中成药品种有参苓白术散、桂枝茯苓丸（胶囊）、柴胡舒肝丸、八珍丸（浓缩丸）、八珍益母胶囊、小儿肺咳颗粒、儿宝颗粒、六味地黄颗粒（胶囊）、四君子丸、肾炎舒片、败毒散、止咳橘红丸、苓桂咳喘宁胶囊、小儿止泻安颗粒、化积口服液等。

【用法与用量】 10～15 g。

【贮藏保管】 置干燥处，防潮。

【论注】

（1）赤茯苓：取茯苓个，去皮后再切下外层或内部的淡红色部分。为大小不一的方块或碎块。均为淡红色或淡棕色。

白茯苓：取茯苓个，切去赤茯苓后的白色部分。为大小不一的薄片、方块或碎块。

（2）野生品呈圆球形，外棕褐色，皱纹深而粗糙。断面周边粉红色，内部色白细腻，切片对光视之有淡灰色水纹，习称"云彩"。嚼之不散，粘牙力强，品质最优。栽培品外淡棕色，外皮皱纹较浅，断面粗颗粒性，有的具裂隙，粘牙力亦差。

附药1：茯神

为茯苓Poria cocos (Schw.) Wolf菌核中间抱有松根（即"茯神木"）的白色部分。取茯苓切去白茯苓后，选茯苓中间抱有松根者，除去杂质，切片，晒干。多为切成方形的厚片，质坚实，具粉质；切断的松根呈棕黄色，横断面可见年轮纹理（图13-1-6）。气微，味淡。以肉厚实、松根细小者为佳。含三萜类、多糖、蛋白质、脂肪、卵磷脂、组氨酸等成分，与茯苓类似。

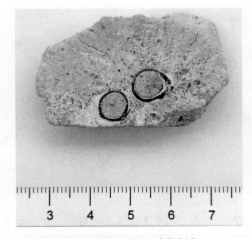

图13-1-6 茯神（药材）

味甘、淡，性平。归心、脾经。功能宁心、安神、利水。用于心神不定，恍惚不乐。用量9～15g。

附药2：茯苓皮

【来源】 为多孔菌科真菌茯苓Poria cocos (Schw.) Wolf的干燥菌核皮。

【采收加工】 加工茯苓时将茯苓的紫黑外皮

削下，阴干或晒干。

【药材鉴别】 呈不规则片状，大小不一，外皮黑褐色，内面白色或淡棕色。体软质松，略具弹性。气微，味淡。

【化学成分及药理作用】 三萜类，如茯苓酸（pachymic acid）、齿孔酸（eburicoic acid）等；多糖类，主要有茯苓聚糖（pachyman）；还含有甾醇类、挥发性成分、脂肪酸、蛋白质、腺嘌呤、氨基酸等。

茯苓皮具有利尿、抗氧化、抑菌、抗炎、降血脂、美白、抗氧化、抗癫痫等作用。茯苓皮醇提取物具有较好的利尿效果。茯苓皮三萜提取物具有良好的抑制 Lewis 肿瘤生长的作用；能较好地抑制大肠埃希菌、金黄色葡萄球菌和铜绿假单胞菌生长。

【饮片炮制及鉴别】 茯苓皮 取药材，除去杂质，洗净，较大者切碎，晒干。

成品为不规则块片，大小不一。外表面棕褐色至黑褐色，有疣状突起；内面淡棕色并常带有白色或淡红色的皮下部分。质较松软，略具弹性。（图13-1-7）

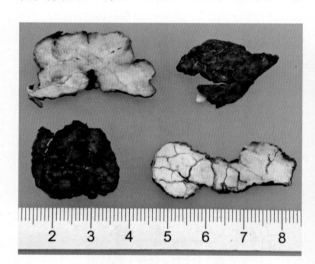

图13-1-7 茯苓皮（饮片）

【性味与归经】 甘、淡，平。归肺、脾、肾经。

【功能】 利水消肿。

【应用】

1. 湿温邪在中焦 如黄芩滑石汤（黄芩、滑石、茯苓皮、大腹皮、白蔻仁、通草、猪苓）（《温病条辨》）。

2. 脾虚湿盛，气滞水泛之皮水证 如五皮散

（生姜皮、桑白皮、陈橘皮、大腹皮、茯苓皮）（《华氏中藏经》）。

【用法与用量】 15～30 g。

【贮藏保管】 置干燥处，防潮。

【论注】 据形态学不同，茯苓菌核由里往外依次为茯神木、茯神、茯苓、赤茯苓、茯苓皮。不同药用部分临床作用有一定的差异。茯神木长于安神、舒筋通络，茯神长于宁心安神，茯苓长于健脾渗湿，赤茯苓优于行水，茯苓皮优于利尿消肿。

薏苡仁

【来源】 为禾本科植物薏米 Coix lacryma-jobi L. var. ma-yuen (Roman.) Stapf 的干燥成熟种仁。

【植物形态】 多年生草本。秆直立，多分枝，具节，高达1.5 m。叶互生，线形至披针形，叶脉明显，中脉于叶背面凸出，叶鞘光滑抱茎。花单性同株，腋生穗状花序。颖果包藏于球形中空骨质总苞内。花期6—9月，果期8—11月。（图13-2-1）

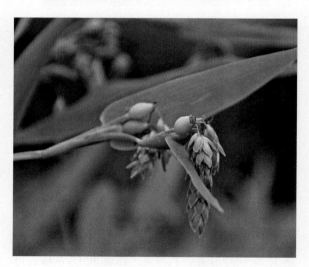

图13-2-1 薏米（植物）

【产地】 主产于我国南部各地，江西亦有栽培。

【采收加工】 秋季果实成熟时采割植株，晒干，打下果实，再晒干，除去外壳、黄褐色种皮和杂质，收集种仁。

【药材鉴别】 呈宽卵形或长椭圆形，长4～8 mm，宽3～6 mm。表面乳白色，光滑，

偶有残存的黄褐色种皮；一端钝圆，另端较宽而微凹，有1淡棕色点状种脐；背面圆凸，腹面有1条较宽而深的纵沟。质坚实，断面白色，粉性。气微，味微甜。（图13-2-2）

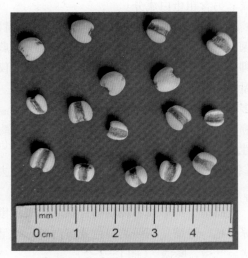

图13-2-2　薏苡仁（药材）

以粒大、饱满、色白者为佳。

【化学成分及药理作用】　含碳水化合物、蛋白质及酯类等。酯类，如薏苡仁酯（coixenolide）、薏苡素（coixol）、三酰甘油、二酰甘油、一酰甘油、甾醇酯等；游离脂肪酸，如棕榈酸（palmitic acid）、硬脂酸（stearic acid）、顺-8-十八碳烯酸（cis-8-oc-tadecenoic acid，即油酸）等。还含挥发油，主要有己醛（hexanal）、己酸（hexanoic acid）、2-乙基-3-羟基丁酸己酯（2-ethyl-3-hydroxy-hexylbutrate）、γ-壬内酯（γ-nonalactone）等。

薏苡仁具有抗肿瘤、镇静、镇痛、抑制多突触反射、诱发排卵、降血糖以及抑制蛋白酶等作用。醇提取物对小鼠艾氏腹水癌有抑制作用，能明显延长动物的生存时间。薏苡素对青蛙肌肉收缩有明显的抑制作用；一酰甘油中的α-单油酸甘油酯具有抗肿瘤作用；甾醇酯中的顺/反-阿魏酰豆甾醇和顺/反-阿魏酰菜油甾醇具有促排卵作用。

【饮片炮制及鉴别】

1. 薏苡仁　取药材，除去杂质，洗净，晒干。成品性状特征同药材。

2. 炒薏苡仁　① 取薏苡仁，用麦麸炒至表面呈黄色或深黄色。每薏苡仁100 kg，用麦麸15 kg。② 樟树药帮炮制：取薏苡仁，入清水中浸胀，蒸熟至透心，取出，晒干，再用砂炒至爆白花，取出，筛去砂，即得。本法成品鼓起发泡更明显。

成品形如薏苡仁。表面浅黄色，多裂开，发泡，具香气。（图13-2-3）

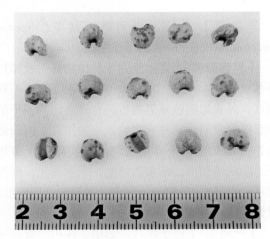

图13-2-3　炒薏苡仁

薏苡仁炒后可增强其涩肠止泻之功。麸炒后可降低其寒性，产生焦香之气，增强健脾止泻的作用。同时质地变得疏松，利于有效成分的煎出。

【性味与归经】　甘、淡，凉。归脾、胃、肺经。

【功能】　利水渗湿，健脾止泻，除痹，排脓，解毒散结。

【应用】

1. 湿温初起及暑温夹湿之湿重于热证　如三仁汤（苦杏仁、滑石粉、通草、豆蔻、淡竹叶、姜厚朴、薏苡仁）（《温病条辨》）。

2. 风湿痹痛，筋脉挛急　如麻黄杏仁薏苡仁甘草汤（麻黄、苦杏仁、薏苡仁、炙甘草）（《金匮要略》）。

3. 肺痈，肠痈　如苇茎汤（苇茎、瓜瓣、薏苡仁、桃仁）（《外台秘要》）。

中成药品种有参苓白术散、滑膜炎胶囊、四妙丸、风痛安胶囊等。

【用法与用量】　9～30 g。

【注意】　孕妇慎用。

【贮藏保管】　置通风干燥处，防蛀。

【论注】　樟树药帮炒薏苡仁为特色饮片，有悠久历史和鲜明地方特色。江西多采用此法，不仅能保留原有临床功效，且能起到降低寒性、增强健脾止泻和易于有效成分煎出的作用，广泛适用于儿童、妇女及病后体虚患者。

猪 苓

【来源】 为多孔菌科真菌猪苓*Polyporus umbellatus* (Pers.) Fries 的干燥菌核。

【真菌形态】 寄生于壳斗科植物柞树及槭树科植物根上的担子菌植物。菌核呈块状或不规则状，外表棕黑色或黑褐色，有许多凹凸不平的瘤状突起及皱纹，并有多数大小的细孔，内面近白色或淡黄色，干燥后变硬。子实体生于菌核上，伞状半圆形，常多数合生，半木质化，深茶褐色，直径5～15 cm或更大。担孢子广卵圆形，有性世代不易见到。

【产地】 主产于陕西、云南、四川、贵州等地。以陕西产者为佳。

【采收加工】 春、秋二季采挖，除去泥沙，干燥。

【药材鉴别】 呈不规则的条状、块状或类圆形，有的有分枝，长5～25 cm，直径2～6 cm。表面乌黑色或棕黑色，皱缩或有瘤状突起。体轻，质硬，按之较软，断面类白色或黄白色，略呈颗粒状。气微，味淡。（图13-3-1）

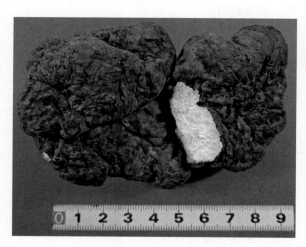

图13-3-1 猪苓（药材）

以外皮色黑、切面色白者为佳。

【化学成分及药理作用】 含多糖、甾类等。甾类如多孔菌甾酮（polyporusterone）A/B/C/D/E/ F、25-去氧罗汉松甾酮（25-deoxymakisterone）、5,7,22-麦角甾三烯-3-醇（ergosta-5,7,22-trien-3-ol）等；多糖是由*D*-甘露糖（*D*-mannose）、*D*-半乳糖（*D*-galactose）、*D*-葡萄糖（*D*-glucose）组成；另含粗蛋白成分。

猪苓具有抗肿瘤、利尿、保肝、抗辐射、抗菌等作用，对免疫系统有一定影响。其煎剂能抑制肾小管对水、电解质的重吸收，不仅使尿量增加，还促进钠、钾等电解质的排出。猪苓多糖是其主要有效成分，可以抑制小鼠S_{180}腹水癌细胞内DNA的合成及cAMP磷酸二氢酶的活性。

【饮片炮制及鉴别】 猪苓 取药材，除去杂质，浸泡，洗净，润透，切片，干燥。

成品呈类圆形或不规则的片状。外表皮黑色或棕黑色，皱缩。切面类白色或黄白色，略呈颗粒状。气微，味淡。（图13-3-2）

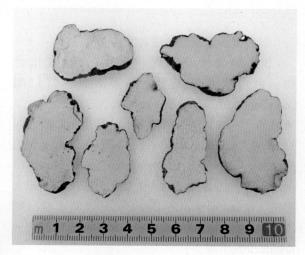

图13-3-2 猪苓（饮片）

【性味与归经】 甘、淡，平。归肾、膀胱经。

【功能】 利水渗湿。

【应用】

1. 膀胱气化不利之蓄水证 如五苓散（猪苓、泽泻、白术、茯苓、桂枝）（《伤寒论》）。

2. 水热互结证 如猪苓汤（猪苓去皮、茯苓、泽泻、阿胶、滑石打碎）（《伤寒论》）。

中成药品种有五苓胶囊、血脂灵片、癃清片（胶囊）、肾炎灵胶囊等。

【用法与用量】 6～12 g。

【贮藏保管】 置通风干燥处。

泽泻

【来源】 为泽泻科植物东方泽泻 *Alisma orientale* (Sam.) Juzep. 或泽泻 *Alisma plantagoaquatica* L. 的干燥块茎。

【植物形态】

1. 东方泽泻 水生多年生草本。地下生块茎、球茎，连花茎高约1 m。叶丛生，根出，呈长椭圆形至广卵形，先端渐尖，基部楔形或稍心形，两面光滑，叶柄下部叶鞘状，边缘膜质。花白色，复轮生总状花序生于花序顶端；外轮花被片卵形，边缘窄膜质，内轮花被片比外轮大，边缘波状；花柱直立；花托在果期呈凹形。瘦果倒卵形，扁平，聚生成扁球状聚合果，背部有两浅沟。花期6—8月，果期7—9月。

2. 泽泻 花果较大，花柱长0.7～1.5 mm，内轮花被片边缘具粗齿。瘦果排列整齐，果期花托平凸，不呈凹形。（图13-4-1）

【产地】 东方泽泻主产于福建建瓯、浦城等地，称"建泽泻"；江西广昌、南城等地亦产。泽泻主产于四川都江堰、新都等地，称"川泽泻"。

【采收加工】 冬季茎叶开始枯萎时采挖，洗净，干燥，除去须根和粗皮。

【药材鉴别】 呈类球形、椭圆形或卵圆形，长2～7 cm，直径2～6 cm。表面淡黄色至淡黄棕色，有不规则的横向环状浅沟纹和多数细小突起的须根痕，底部有的有瘤状芽痕。质坚实，断面黄白色，粉性，有多数细孔。气微，味微苦。（图13-4-2）

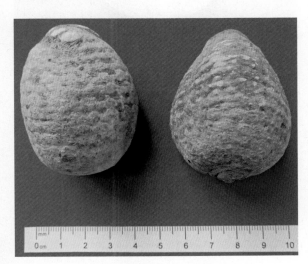

图13-4-2 泽泻（药材）

以切面色黄白、粉性足者为佳。

【化学成分及药理作用】 含四环三萜酮醇衍生物，如泽泻醇（alisol）A/B/C、泽泻醇A单乙酸酯（alisol A monoacetate）、泽泻醇B单乙酸酯（alisol B monoacetate）、泽泻醇C单乙酸酯（alisol C monoacetate）等；还含有挥发油、胆碱、脂肪酸、蛋白质和淀粉等成分。

泽泻具有降血脂和抗动脉粥样硬化、抗脂肪肝、利尿、抗炎等作用，对血小板聚集功能有显著抑制作用，对心血管系统及免疫系统有一定影响。浸膏对犬、兔有轻度降血压作用。其醇提物对离体兔心有显著扩张冠脉作用。泽泻醇A能抑制小鼠小肠酯化胆固醇的能力，并使胆固醇在小鼠大肠内的吸收率降低；泽泻醇B具有利尿作用。

【饮片炮制及鉴别】

1. 泽泻 取药材，除去杂质，稍浸，润透，切厚片，干燥。

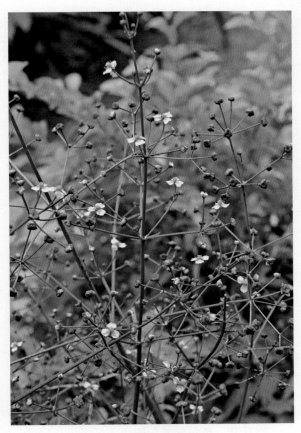

图13-4-1 泽泻（植物）

成品呈圆形或椭圆形厚片。外表皮淡黄色至淡棕黄色，可见细小突起的须根痕。切面黄白色至淡黄色，粉性，有多数细孔。气微，味微苦。（图13-4-3）

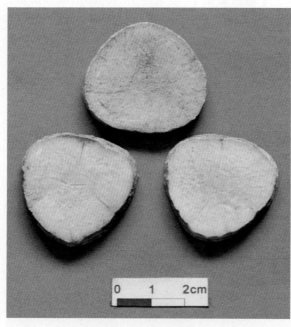

图13-4-3 泽泻（饮片）

2. 盐水炒泽泻（盐泽泻） 取泽泻，加盐水拌匀，闷透，文火炒至淡黄棕色或用麦麸炒至淡黄棕色。每泽泻100 kg，用食盐2 kg。

成品形如泽泻，表面淡黄棕色或黄褐色，偶见焦斑。味微咸。（图13-4-4）

泽泻盐制使其质地松脆，利于成分煎出，增强引热下行的功效，以增强健脾利湿作用。

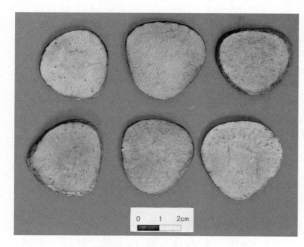

图13-4-4 盐水炒泽泻

【性味与归经】 甘、淡，寒。归肾、膀胱经。

【功能】 利水渗湿，泄热，化浊降脂。

【应用】

1. 泄泻及痰饮所致眩晕 如泽泻汤（泽泻、白术）（《金匮要略》）。

2. 小便不利、水肿及停饮等水湿证 如五苓散（猪苓、茯苓、白术、泽泻、桂枝）（《伤寒论》）。

中成药品种有五苓胶囊、血脂灵片、眩晕宁颗粒（片）等。

【用法与用量】 6～10 g。

【贮藏保管】 置干燥处，防蛀。

【论注】 建泽泻呈长卵形或扁球形，表面黄白色，有环状凹凸，有时具两个残留茎基，习称"双花"；质坚硬，切断面淡黄白色；气微香，味甘、微苦；品质较优。川泽泻呈长圆形或类球形，表面常有乳头状突起，灰黄色，气味较淡。

冬瓜皮
（附：冬瓜子）

【来源】 为葫芦科植物冬瓜Benincasa hispida (Thunb.) Cogn.的干燥外层果皮。

【植物形态】 一年生草本。蔓生或架生，全株被有黄褐色硬毛、长柔毛。茎长约6 m。单叶互生，叶柄粗壮；叶片肾状近圆形，5～7浅裂或有时中裂，裂片宽卵形，先端急尖，基部深心形；卷须生于叶腋。花单性，雌雄同株；花萼管状，裂片三角卵形；花冠黄色，5裂至基部。瓠果大，肉质，长圆柱状或近球形，表面有硬毛和蜡质白粉；种子多数，卵形。花期5—6月，果期6—8月。（图13-5-1）

【产地】 全国各地均有产。

【采收加工】 食用冬瓜时，洗净，削取外层果皮，晒干。

【药材鉴别】 为不规则的碎片，常向内卷曲，大小不一。外表面灰绿色或黄白色，大多被有白霜，有的较光滑不被白霜；内表面较粗糙，有的可见筋脉状维管束。体轻，质脆。气微，味淡。（图13-5-2）

以片薄、色灰绿者为佳。

【化学成分及药理作用】 含挥发油、三萜

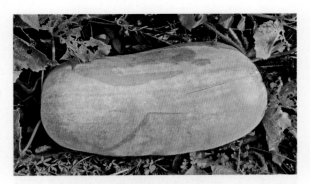

图13-5-1 冬瓜（植物）

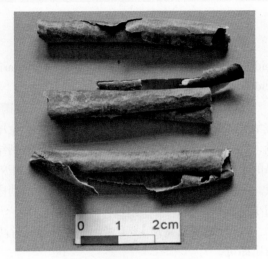

图13-5-2 冬瓜皮（药材）

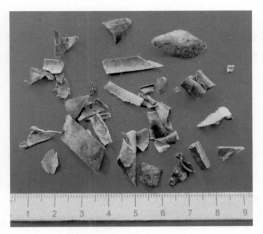

图13-5-3 冬瓜皮（饮片）

【性味与归经】 甘，凉。归脾、小肠经。

【功能】 利尿消肿。

【应用】 肾脏炎，小便不利，全身浮肿 可与西瓜皮、白茅根、玉蜀黍蕊、赤小豆同用。

中成药品种有肾炎消肿片。

【用法与用量】 9 ～ 30 g。

【贮藏保管】 置通风干燥处。

附：冬瓜子

为葫芦科植物冬瓜 *Benincasa hispida* (Thunb.) Cogn. 的干燥种子。食用冬瓜时，掏去瓜瓤，取出种子，剥去外皮，晒干即得。为扁平的长椭圆形或长卵形。外皮黄白色，有时具裂纹，边缘光滑（单边冬瓜子），或两边缘均有环形薄边（双边冬瓜子）。去皮后可见乳白色种仁，有油性。无臭，味微甘甜。（图13-5-4）

等。挥发油，主要有E-2-己烯醛（E-2-hexenal）、正己烯醛（n-hexenal）、甲酸正己醇酯（n-hexyl formate）、2,5-二甲基吡嗪（2,5-dimethylpyra-zine）等；三萜类，如黏霉烯醇（glutinol）、西米杜鹃醇（simiarenol）、5,24-葫芦二烯醇（cucurbita-5,24-dienol）等；另含维生素$B_1/B_2/C$、胡萝卜素、葡萄糖、果糖、有机酸等成分。

冬瓜皮具有利尿作用。非肾性水肿患者恢复期内服用冬瓜皮煎剂，2小时内尿量显著增加。多糖类成分可显著降低血糖水平而无明显毒副作用。

【饮片炮制及鉴别】 冬瓜皮 取药材，除去杂质，洗净，切块或宽丝，干燥。

成品为不规则小块片或丝片，常向内卷曲。外表面灰绿色或黄白色，有的被有白霜；内表皮较粗糙，有的可见筋脉纹。体轻，质脆，易折断。无臭，味淡。（图13-5-3）

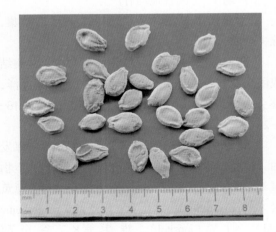

图13-5-4 冬瓜子

含脂肪油、甾醇、三萜类成分。临床用生品或炒冬瓜子。味甘，性微寒。归肺、大肠经。清肺化痰，消痈排脓，利湿。用于肠痈。用量9～30 g。

玉米须

【来源】 为禾本科植物玉蜀黍 *Zea mays* L. 的干燥花柱和柱头。

【植物形态】 一年生栽培植物。植株高大，1～4 m，秆粗壮，直立，通常不分枝，基部节处常有气生根。叶片宽大，线状披针形，边缘波浪状皱褶，中脉强壮。秆顶着生雄性开展的圆锥花序；雄花序的分枝三棱状，雌花序外包有多数鞘状苞片。花果期7—9月。（图13-6-1）

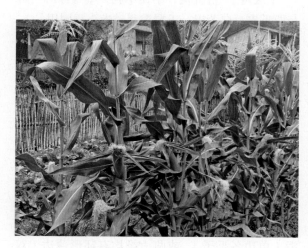

图13-6-1 玉蜀黍（植物）

【产地】 全国各地均有产。

【采收加工】 夏、秋二季果实成熟时收集，除去杂质，晒干。

【药材鉴别】 呈线状或须状，弯曲，常集结成团。花柱长30 cm，淡黄色至棕红色，有光泽，柱头短，2裂。质柔软。气微，味微甜。（图13-6-2）

【化学成分及药理作用】 含脂肪油、挥发油、树胶样物质、树脂、苦味糖苷、皂苷、生物碱等。含α-托可醌（α-tocopherylquinone）、隐黄素（cryptoxanthin）、维生素C、泛酸（pantothenic acid）、肌醇（inositol）、维生素K、谷甾醇（sitosterol）、豆甾醇（stigmasterol）、苹果酸（malic

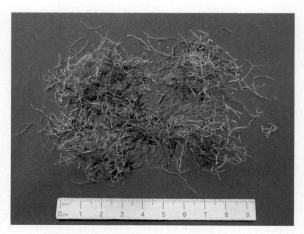

图13-6-2 玉米须（药材）

acid）、柠檬酸（citric acid）、酒石酸（tartaric acid）、草酸（oxalic acid）等。

玉米须具有利尿、降血糖、抗肿瘤、抗菌、抗氧化、解热等作用。其水煎剂可增加家兔尿量，能抑制实验性高草酸尿症小鼠肾脏草酸钙结晶的形成；能降低血压，对抗肾上腺素的升压效应。还可降低正常小鼠和链脲佐菌素诱导的糖尿病小鼠血糖。

【饮片炮制及鉴别】 玉米须 取药材，除去杂质即可。

成品性状特征同药材。

【性味与归经】 甘，平。归肾、胃、肝、胆经。

【功能】 利水消肿、降血压。

【应用】 水肿、小便不利 可配合冬瓜皮、赤小豆等同用。治湿热黄疸，可配茵陈、平地木等同用。此外，常用于糖尿病、高血压、肝炎、胆道结石、鼻炎及哮喘等病症。

中成药品种有复方金钱草颗粒、消渴丸等。

【用法与用量】 15～30 g。

【贮藏保管】 置通风干燥处，防霉，防蛀。

香加皮

【来源】 为萝藦科植物杠柳 *Periploca sepium* Bge. 的干燥根皮。

【植物形态】 落叶蔓性灌木。长约1.5 m，具乳汁，除花外全株无毛。叶对生，叶片膜质，卵状长圆形，先端渐尖，基部楔形。聚伞花序腋生，花数朵。蓇葖果双生，圆柱状，具纵条纹；

种子长圆形，先端具白色种毛。花期5—6月，果期7—9月。（图13-7-1）

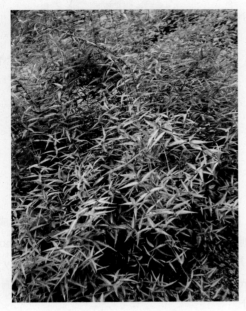

图13-7-1 杠柳（植物）

【产地】 主产于山西、河南、河北、山东、吉林、辽宁、内蒙古等地。

【采收加工】 春、秋二季采挖，剥取树皮，晒干。

【药材鉴别】 呈卷筒状或槽状，少数呈不规则的块片状。外表面灰棕色或黄棕色，粗糙，栓皮松软常呈鳞片状，易剥落。内表面淡黄色或淡黄棕色，较平滑，有细纵纹。体轻，质脆，易折断；断面不整齐，黄白色。有特异香气，味苦。（图13-7-2）

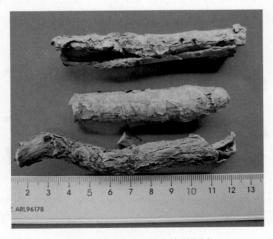

图13-7-2 香加皮（药材）

【化学成分及药理作用】 含挥发油、甾体苷、萜类、醛类等。挥发油，主要含4-甲氧基水杨醛（4-dimethoxysalicylaldehyde）；甾类糖苷，如杠柳毒苷（即北五加皮苷G，periplocin）、杠柳皂苷（glycoside K/H$_1$/E）等；含有游离孕烯醇类化合物，如5-孕甾烯-3β,20（R）-二醇-3-单乙酸酯等。

香加皮具有强心、镇静、抗胆碱酯酶、抗炎、抗肿瘤、杀虫等作用，能增加大鼠和猫对乙酰胆碱的敏感性。杠柳苷成分具有强心、增强呼吸系统功能作用。杠柳强心作用很强，用量过多容易中毒，先震颤麻痹，使心肌兴奋，最后引起死亡。

【饮片炮制及鉴别】 香加皮 取药材，除去杂质，洗净，润透，切厚片，干燥。

成品呈不规则的厚片。外表面灰棕色或黄棕色，栓皮常呈鳞片状。内表面淡黄色或淡黄棕色，有细纵纹。切面黄白色。有特异香气，味苦。（图13-7-3）

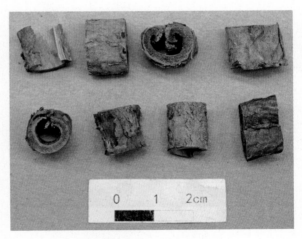

图13-7-3 香加皮（饮片）

【性味与归经】 辛、苦，温；有毒。归肝、肾、心经。

【功能】 利水消肿，祛风湿，强筋骨。

【应用】

1. 风湿性关节炎，关节拘挛疼痛 北五加皮、穿山龙、白鲜皮，用白酒泡。

2. 筋骨软弱，脚痿行迟 北五加皮、木瓜、牛膝等分为末。

中成药品种有肾炎消肿片。

【用法与用量】 3～6g。

【注意】 不宜过量服用。

【贮藏保管】 置阴凉干燥处。

【论注】 本品在各地习惯作五加皮使用，但有毒，性状与五加皮不同，应区别使用（参见"五加皮"项下）。

虎 刺*

【来源】 为茜草科植物虎刺 *Damnacanthus indicus* Gaertn. f. 的地上部分。

【植物形态】 常绿有刺小灌木，高可达1.5 m。茎枝有直刺，对生于叶柄间，枝细瘦，幼时有细毛。叶对生，卵形至椭圆状卵形，基部圆形，先端尖或突尖，全缘，革质，边缘向外反卷，表面绿色，两面均无毛，主脉在两面隆起，侧脉不明显。花白色，腋生，花冠漏斗状；花期夏季。核果近球形，红色；果期夏秋季。（图13-8-1）

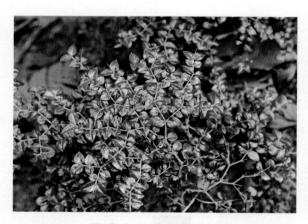

图13-8-1 虎刺（植物）

【产地】 产于长江流域及我国南部各地。

【采收加工】 全年可采挖，除去泥沙，洗净，干燥。

【药材鉴别】 茎圆柱形，直径可达1 cm，表面灰褐色，有纵皱纹；质硬，不易折断，断面不整齐，皮部薄，木部灰白色，有髓。小枝着生多数成对的细针刺，刺长1～1.5 cm。叶对生，有短柄；叶片卵圆形，长1～1.5 cm，宽0.5～1 cm，先端短尖，基部圆形，全缘，侧脉3～4对；革质。叶柄短，有时可见黄白色花。气微，味微苦甘。（图13-8-2）

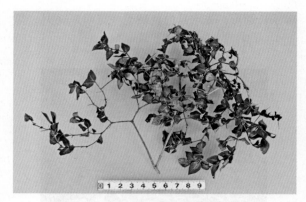

图13-8-2 虎刺（药材）

以根多、粗壮者为佳。

【化学成分及药理作用】 含多种蒽醌类成分虎刺醛（damnacanthal）、虎刺醇（damnacanthol）、1-羟基-2-羟甲基蒽醌（1-hydroxy-2-hydroxymethylanthraquinone）等。还含黄酮类成分。

虎刺具有抗氧化、抑菌及保肝作用。乙酸乙酯部位在清除DPPH自由基和还原力模型中抗氧化活性最强，水溶性部位在总抗氧化力模型中抗氧化活性最强，而石油醚部位抗氧化活性最弱。二氯甲烷部位、乙酸乙酯部位和石油醚部位具有一定抑菌活性。

【饮片炮制及鉴别】 虎刺 取药材，除去杂质，洗净，稍润，切段，干燥。

成品为不规则的段，茎、叶混合。茎圆柱形，表面灰褐色，有纵皱纹和细直针状刺，切面皮部薄，木部灰白色，有髓。小枝着生多数成对的细针刺，刺长1～1.5 cm。叶对生，近无柄，叶片卵形至卵圆形，宽0.5～1 cm，全缘，革质，有光泽。气微，味微苦、甘。（图13-8-3）

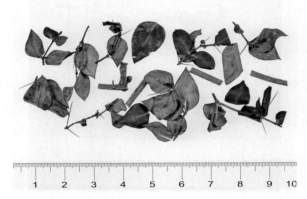

图13-8-3 虎刺（饮片）

【性味与归经】 苦、甘，平。

【功能】 祛风利湿，活血消肿。

【应用】

1. 风湿关节、肌肉痛 绣花针（虎刺）全草50～150 g。酒、水各半煎2次，分服（《江西民间草药》）。

2. 肺痈 虎刺150 g，猪胃炖汤，以汤煎药服。每日1剂（《江西民间草药》）。

3. 黄疸 虎刺根50 g，茵陈15 g，煎服（《江西民间草药验方》）。

4. 急性肝炎 鲜虎刺根50 g，阴行草25 g，车前草25 g，冰糖少许，煎服（《江西草药》）。

5. 痞块（肝脾肿大） 绣花针根50 g，甘蔗根35 g，煎服（《江西民间草药》）。

【用法与用量】 10～15 g（鲜用30～60 g）；或入散剂。外用：捣敷、捣汁涂或研末撒。

【贮藏保管】 置通风干燥处。

【论注】 虎刺 Damnacanthus indicus Gaertn. f. 的根易混作巴戟天用药，注意鉴别。根近圆柱形，有的呈连珠状，暗棕色。

第二节

利尿通淋药

本类药物性味多苦寒，或甘淡而寒。苦能降泄，寒能清热，走下焦，尤能清利下焦湿热；以利尿通淋为主要作用，主要用于小便短赤，热淋，血淋，石淋及膏淋等证。临床应酌情选用适当配伍，以提高药效。

车前子
（附：车前草）

【来源】 为车前科植物车前 *Plantago asiatica* L. 或平车前 *Plantago depressa* Willd. 的干燥成熟种子。

【植物形态】

1. 车前 多年生草本。茎短。基生叶，叶丛生，具长柄；叶片卵形或椭圆形，先端尖或钝，基部狭窄成长柄，全缘，有纵脉数条。花茎数个，具棱角，有疏毛，穗状花序；花淡绿色；花萼4；花冠小，膜质。蒴果卵状圆锥形；种子4～8或9颗，近椭圆形，黑褐色。花期6—9月，果期10月。（图13-9-1）

2. 平车前 圆柱形直根。叶片椭圆形、椭圆状披针形或卵状披针形，基部狭窄。花萼裂片与苞片约等长。蒴果圆锥状；种子长圆形，棕黑色。（图13-9-2）

【产地】 全国各地均有产。江西吉安为车前主产区，称"江车前"，为道地药材。黑龙江和

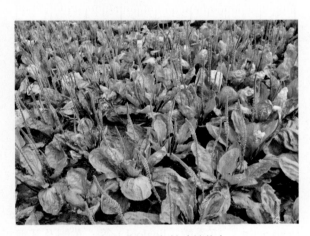

图13-9-1 车前（植物）

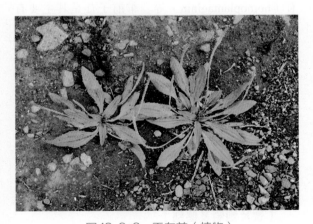

图13-9-2 平车前（植物）

四川主要产野生平车前子，称"关车前"。

【采收加工】 夏、秋二季种子成熟时采收果

穗，晒干，搓出种子，除去杂质。

【药材鉴别】 呈椭圆形、不规则长圆形或三角状长圆形，略扁，长约2 mm，宽约1 mm。表面黄棕色至黑褐色，有细皱纹，一面有灰白色凹点状种脐。质硬。气微，味淡。（图13-9-3）

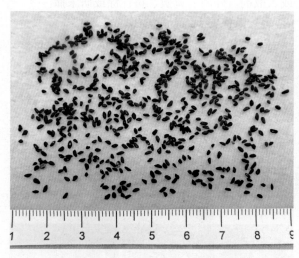

图13-9-3 车前子（药材）

以粒大、饱满、色黑、种脐明显者为佳。

【化学成分及药理作用】 含苯丙苷、环烯醚萜、挥发油、黄酮及其糖苷等。苯丙苷类，如车前子苷甲/乙/丙（pltainoside A/B/C）、车前子马苷（plantamajoside）等；环烯醚萜类，如桃叶珊瑚苷（aucubin）；挥发油，主要有香荆芥酚（carvacrol）、沉香醇（linalool）等；黄酮及其糖苷类，如芹菜素、车前苷（plantaginin）、高车前苷（homoplantaginin）等。车前子苷是其主要有效成分。

车前子具有利尿、镇咳、平喘、祛痰、抗病原微生物、降低眼压等作用；可以使水分排出量增加，并增加尿素、尿酸及氯化钠的排除，预防肾结石形成；还可以促进关节囊滑膜结缔组织增生，使松弛了的关节囊恢复原有的紧张度。其煎剂可对抗组胺、乙酰胆碱所致离体豚鼠气道平滑肌收缩，使其松弛，并使兔气管分泌量明显增加，从而平喘祛痰。

【饮片炮制及鉴别】

1. 车前子 取药材，除去杂质。
成品性状特征同药材。

2. 盐水炒车前子（盐车前子） 取车前子，先用文火炒至发出响声时，喷洒盐水，炒干。每车前子100 kg，食盐2 kg。

成品形如车前子，表面黑褐色。气微香，味微咸。

车前子盐水炒后引药下行，增强入肾作用，泻热利尿不伤阴，并提高煎出效果。

【性味与归经】 甘，寒。归肝、肾、肺、小肠经。

【功能】 清热利尿通淋，渗湿止泻，明目，祛痰。

【应用】 湿热下注，热结膀胱而致小便淋漓涩痛者 如八正散（炒车前子、瞿麦、萹蓄、滑石、栀子、炙甘草、木通、熟大黄）（《太平惠民和剂局方》）。

中成药品种有八正合剂、五子衍宗丸（片）、分清五淋丸、补益地黄丸、春血安胶囊、前列通片、排石颗粒、癃清片（胶囊）等。

【用法与用量】 9～15 g，包煎。

【贮藏保管】 置通风干燥处，防潮。

【论注】 经验认为：“江车前”种子较大，称“大粒车前”；长圆形稍扁，较其他种的车前子大，腹面具凹入的种脐，呈凤眼状，又称“凤眼车前”；品质优；行销全国，并有出口。“关车前”又称“小粒车前”，长1～1.5 mm，宽不足1 mm，表面棕黑色。

附：车前草

【来源】 为车前科植物车前 *Plantago asiatica* L. 或平车前 *Plantago depressa* Willd. 的干燥全草。

【采收加工】 夏季采挖，除去泥沙，晒干。

【药材鉴别】

1. 车前 根丛生，须状。叶基生，具长柄；叶片皱缩，展平后呈卵状椭圆形或宽卵形，长6～13 cm，宽2.5～8 cm；表面灰绿色或污绿色，具明显弧形脉5～7条；先端钝或短尖，基部宽楔形，全缘或有不规则波状浅齿。顶生穗状花序数条，花茎长。蒴果盖裂，萼宿存。气微香，味微苦。（图13-9-4）

2. 平车前 主根直而长。叶片较狭，长椭圆形或椭圆状披针形，长5～14 cm，宽2～3 cm。（图13-9-5）

【化学成分及药理作用】 含熊果酸（ursolic acid）、正三十一烷（n-hentriacontane）、β-谷甾醇

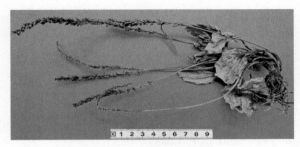

图13-9-4 车前草（药材）

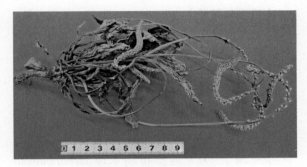

图13-9-5 平车前草（药材）

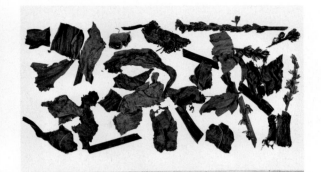

图13-9-6 车前草（饮片）

（β-sitoserol）、豆甾醇（stigmasterol）、β-谷醇棕榈酸酯（β-sitosteryl palmitate）、豆甾醇棕榈酸酯（stigmasteryl palmitate）、桃叶珊瑚苷（aucubin）、车前草苷（plantainoside）A/B/C/D等；含甾醇类成分，如β-谷甾醇、豆甾醇、β-谷甾醇棕榈酸酯等。

车前草有利尿、镇咳、平喘、祛痰、抗病原微生物等作用。对胃液分泌有双向调节作用；其对工作状态的胃有抑制作用，对安静状态的胃却无作用。还可暂时性增加肠液分泌，可降低家兔离体肠管收缩幅度，并对抗氯化钡和组胺的收缩作用。

【饮片炮制及鉴别】 车前草 取药材，除去杂质，洗净，切段，干燥。

成品为不规则的段。根须状或直长。叶片皱缩，多破碎，表面灰绿色或污绿色，脉明显。可见穗状花序。气微，味微苦。（图13-9-6）

【性味与归经】 甘，寒。归肝、肾、肺、小肠经。

【功能】 清热利尿通淋，祛痰，凉血，解毒。

【应用】

1. 小肠有热，血淋急痛 单用（《丹溪心法》）。

2. 转胞，小便不利 单用（《圣济总录》）。

3. 目赤肿痛 车前草自然汁，调朴硝末，卧时涂眼胞上，次早洗去（《普济方》）。

4. 金疮血出不止 捣车前汁敷之（《备急千金要方》）。

中成药品种有复方金钱草颗粒、喉咽清口服液等。

【用法与用量】 9～30 g。

【贮藏保管】 置通风干燥处。

滑 石

【来源】 为硅酸盐类矿物滑石族滑石。

【产地】 主产于山东、江苏、陕西、山西、辽宁等地。

【采收加工】 采挖后，除去泥沙和杂石。

【药材鉴别】 多为块状集合体。呈扁平形、斜方形或不规则块状。白色、黄白色和淡蓝灰色，有蜡样光泽，半透明或微透明。质软，细腻，手摸有滑润感，无吸湿性，置水中不崩散。气微，味淡。（图13-10-1）

以色白、滑润者为佳。

【化学成分及药理作用】 主含水合硅酸镁 $[Mg_3(Si_4O_{10})(OH)_2]$。通常一部分MgO被FeO所替换，并常含有 Al_2O_3 等杂质。

滑石具有保护皮肤和黏膜、抗菌等作用。外用可减少摩擦，防止外部刺激，促进干燥结痂。内服能保护胃肠黏膜，镇吐，止泻。其煎剂对伤寒杆菌、脑膜炎球菌、金黄色葡萄球菌均有抑制作用。所含镁能增加草酸钙的溶解度，可治疗草酸钙结石。

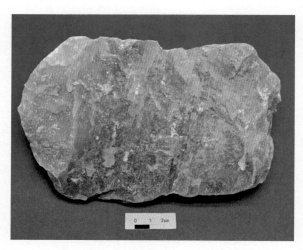

图13-10-1　滑石（药材）

【饮片炮制及鉴别】　滑石粉　取药材，除去杂石，洗净，砸成碎块，粉碎成细粉；或加适量水共研成糊状，再加水，搅拌，倾出混悬液，残渣再按上法反复操作数次，合并混悬液，静置，分取沉淀，干燥，研散。

成品为白色或类白色、微细、无砂性的粉末，手摸有滑腻感。气微，味淡。（图13-10-2）

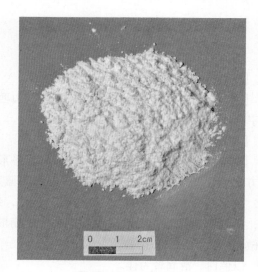

图13-10-2　滑石粉

【性味与归经】　甘、淡，寒。归膀胱、肺、胃经。

【功能】　利尿通淋，清热解暑；外用祛湿敛疮。

【应用】

1. 湿热淋证　如滑石散（滑石、通草、车前子、葵子）（《备急千金要方》）。

2. 湿热下注，热结膀胱而致小便淋漓涩痛　如八正散（炒车前子、瞿麦、萹蓄、滑石、栀子、炙甘草、木通、熟大黄）（《太平惠民和剂局方》）。

3. 湿温初起及暑温夹湿之湿重于热证　如三仁汤（苦杏仁、滑石粉、通草、豆蔻、淡竹叶、姜厚朴、薏苡仁）（《温病条辨》）。

中成药品种有六一散、甘露消毒丸、益元散等。

【用法与用量】　10～20 g，先煎，外用适量。

【贮藏保管】　置干燥处。

木　通
（附：川木通）

【来源】　为木通科植物木通 *Akebia quinata* (Thunb.) Decne.、三叶木通 *Akebia trifoliata* (Thunb.) Koidz. 或白木通 *Akebia trifoliata* (Thunb.) Koidz. var. *australis* (Diels) Rehd. 的干燥藤茎。

【植物形态】

1. 木通　落叶木质缠绕藤本。全株无毛。幼枝灰绿色，有纵纹。掌状复叶，簇生；叶柄细长；小叶片5，倒卵形或椭圆形，先端圆常微凹至具一细短尖，基部圆形或楔形，全缘。短总状花序腋生，花单性，雌雄同株；花序基部着生雌花，上部着生密而较细的雄花。果肉质，浆果状，长椭圆形或略呈肾形，两端圆，熟后紫色；种子多数，长卵形而稍扁，黑色或黑褐色。花期4—5月，果熟期8月。（图13-11-1）

2. 三叶木通　叶为三出复叶；小叶卵圆形、

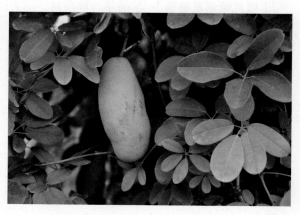

图13-11-1　木通（植物）

宽卵圆形或长卵形，长宽变化很大，先端钝圆、微凹或具短尖，基部圆形或楔形，边缘浅裂或呈波状。（图13-11-2）

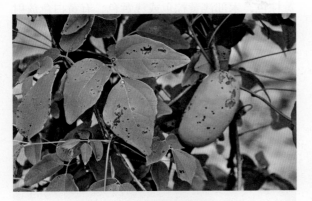

图13-11-2　三叶木通（植物）

3. **白木通**　小叶全缘，质地较厚。

【**产地**】　木通产于江苏、浙江、安徽、江西等地；三叶木通产于浙江；白木通产于四川。

【**采收加工**】　秋季采收，截取茎部，除去细枝，阴干。

【**药材鉴别**】　藤茎圆柱形，常稍扭曲。表面灰棕色至灰褐色，外皮极粗糙而有许多不规则的裂纹或纵沟纹，具突起的皮孔。节部膨大或不明显。体轻，质坚实，不易折断，断面不整齐。皮部较厚，黄棕色，可见淡黄色颗粒状小点；木部黄白色，射线呈放射状排列，中央具小型的髓。气微，味微苦而涩。（图13-11-3）

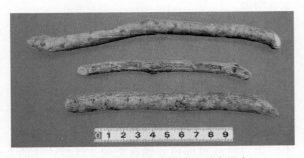

图13-11-3　木通药材（三叶木通）

以条粗、断面色黄者为佳。

【**化学成分及药理作用**】　含三萜类化合物，如白桦脂醇（betulin）、齐墩果酸（oleanolic acid）、常春藤皂苷元（hederagein）、木通苯乙醇苷B（calceolarioside）、木通皂苷（akeboside）等；尚含豆甾醇、β-谷甾醇、胡萝卜苷、肌醇等。

木通具有抗炎、抗菌、利尿等作用。木通酊剂有非常显著的利尿作用；水浸剂或煎剂对多种致病真菌有不同程度的抑制作用。

【**饮片炮制及鉴别**】　木通　取药材，除去杂质，用水浸泡，润透，捞出，切片，干燥。

成品为圆形、椭圆形或不规则形片。外表皮灰棕色或灰褐色。切面皮部较厚，黄棕色，木部射线呈放射状排列，髓小或有时中空。气微，味微苦而涩。（图13-11-4）

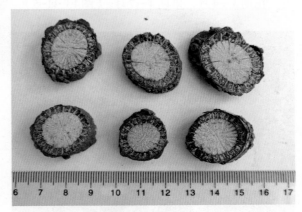

图13-11-4　木通（饮片）

【**性味与归经**】　苦，寒。归心、小肠、膀胱经。
【**功能**】　利尿通淋，清心除烦，通经下乳。
【**应用**】

1. 淋证　如八正散（炒车前子、瞿麦、萹蓄、滑石、栀子、炙甘草、木通、熟大黄）（《太平惠民和剂局方》）。

2. 湿温时疫，邪在气分，湿热并重证　如甘露消毒丹（飞滑石、淡黄芩、绵茵陈、石菖蒲、川贝母、木通、藿香、连翘、白蔻仁、薄荷、射干）（《医效秘传》）。

中成药品种有分清五淋丸、大黄清胃丸、甘露消毒丸、导赤丸、妙灵丸、排石颗粒、清淋颗粒等。

【**用法与用量**】　3～6 g。
【**贮藏保管**】　置通风干燥处。

附：川木通

【**来源**】　为毛茛科植物小木通 *Clematis armandii* Franch.或绣球藤 *Clematis montana* Buch.-Ham.的干燥藤茎。

【植物形态】

1. 小木通　木质藤本。茎圆柱形，有纵条纹，小枝有棱，有白色短柔毛，后脱落无毛。叶对生；三出复叶，小叶片革质，卵状披针形、卵形或披针形，先端渐尖，基部圆形或浅心形，全缘，两面无毛。聚伞花序圆锥状，顶生或腋生；腋生花序基部有宿存芽鳞片；花序下部苞片近长圆形，常3浅裂，花两性；花瓣无；雄蕊多数，无毛，花药长圆形。瘦果扁，椭圆形，疏生柔毛。花期3—4月，果期4—7月。（图13-11-5）

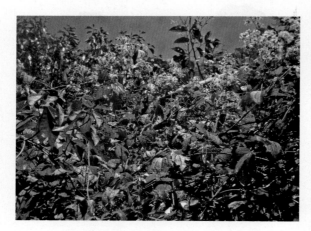

图13-11-5　小木通（植物）

2. 绣球藤　瘦果扁，卵形或卵圆形。花期4—6月，果期7—9月。（图13-11-6）

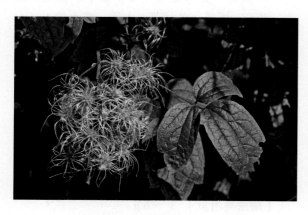

图13-11-6　绣球藤（植物）

【产地】　主产于四川、贵州、湖南等地。

【采收加工】　秋、冬二季采收，除去粗皮，干燥；或趁鲜切薄片，晒干。

【药材鉴别】　为长圆柱形，略扭曲，长50～100 cm，直径2～3.5 cm。表面黄棕色或黄褐色，有纵向凹沟及棱线；节处多膨大，有叶痕及侧枝痕。残存皮部易撕裂。质坚硬，不易折断。切片厚2～4 mm，边缘不整齐，残存皮部黄棕色，木部浅黄棕色或浅黄色，有黄白色放射状纹理及裂隙，其间布满导管孔，髓部较小，类白色或黄棕色，偶有空腔。气微，味淡。（图13-11-7）

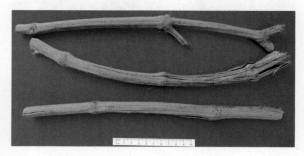

图13-11-7　川木通（药材）

以条粗、断面色黄者、无颜色变黑者为佳。

【化学成分及药理作用】　含皂苷、三萜、甾醇等。皂苷类，如绣球藤皂苷（clemontanoside）A/B；萜类，如无羁萜（friedein）、β-香树脂醇（β-amyrin）；甾醇类，如β-谷甾醇（β-sitosterol）、β-谷甾醇-β-D-葡萄糖苷（β-sitosterol-β-D-glucoside）等。

川木通有显著利尿作用，利尿效果与双氢克尿噻相似。川木通水提醇沉剂对麻醉兔利尿作用，在增加尿量的同时，钾、钠、氯的排出也有显著增加。

【饮片炮制及鉴别】　川木通　取药材，除去杂质。未切者，略泡，润透，刮去外皮，切薄片，干燥；切片者，除去杂质即可。

成品为类圆形薄片。切面边缘不整齐，残存皮部黄棕色；木部浅黄棕色或浅黄色，有黄白色放射状纹理及裂隙，其间布满导管孔，髓部较小，类白色或黄棕色，偶有空腔。气微，味淡。（图13-11-8）

【性味与归经】　苦，寒。归心、小肠、膀胱经。

【功能】　利尿通淋，清心除烦，通经下乳。

【应用】　麻疹透发不出，发热咳嗽，烦躁口渴，小便赤者　如宣毒发表汤（升麻、葛根、麸炒枳壳、防风、荆芥、薄荷、川木通、连翘、炒牛蒡子、淡竹叶、甘草、前胡、芫荽、桔梗）

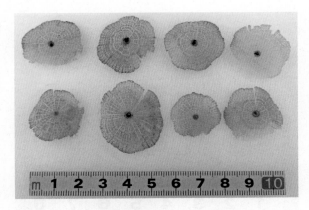

图13-11-8 川木通（饮片）

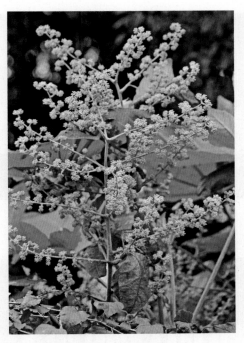

图13-12-1 通脱木（植物）

（《医宗金鉴》）。

中成药品种有舒泌通胶囊、连参通淋片等。

【用法与用量】 3～6 g。

【贮藏保管】 置通风干燥处，防潮。

通 草
（附：小通草）

【来源】 为五加科植物通脱木 *Tetrapanax papyrifer* (Hook.) K. Koch 的干燥茎髓。

【植物形态】 落叶灌木或小乔木，高约6 m。嫩枝叶密被糠状绒毛。茎木质而不坚，细长，直立，少分枝，中央有白色髓心。叶互生，大型掌状，5～7裂，聚生于茎顶；叶柄长，基部鞘状抱茎。花小，白色，复伞形花序排列成圆锥花丛。核果圆球形而扁。花期6—8月，果期8—11月。（图13-12-1）

【产地】 产于长江流域各地，江西全省均有分布。

【采收加工】 秋季割取茎，截成段，趁鲜取出髓部，理直，晒干。

【药材鉴别】 呈圆柱形，长短粗细不等。色洁白，有浅纵沟纹。体轻、质柔软、有弹性，易折断，断面平坦，中部空心或有白色半透明的薄膜，外圈银白色。无臭，无味。（图13-12-2）

以色洁白、心空、有弹性者为佳。

【化学成分及药理作用】 含糖类及氨基酸。糖类成分，如半乳糖（galactose）、葡萄糖（glucose）与木糖（xylose）等；氨基酸类成分，如天冬氨酸、苏氨酸、谷氨酸等；另含有脂肪、

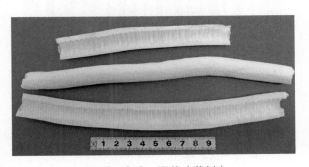

图13-12-2 通草（药材）

蛋白质、粗纤维等成分。

通草具有利尿、调节免疫、抗氧化、抗炎、解热等作用，还可以增加哺乳期乳汁分泌。其能促进肝脏及其他组织中的脂肪代谢，还可以加强细胞内信号转导，促进乳腺细胞泌乳，增加乳汁中乳蛋白的含量。其水提醇沉液能明显增加尿钾的排出量。

【饮片炮制及鉴别】

1. 方通草与通草丝　取药材，纵向旋刨成厚约5 mm的薄片，加工成方形。通草切下的边条，切成丝状。方通草与通草丝为樟树药帮特色饮片。

成品方通草为10 cm见方、厚约5 mm的片状物，表面白色微有光泽。通草丝呈细长碎纸片状，宽3～5 mm，长短不等。（图13-12-3、图13-12-4）

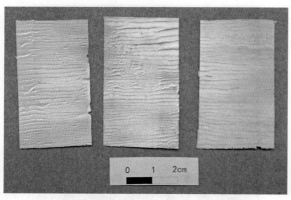

图13-12-3 方通草（饮片）

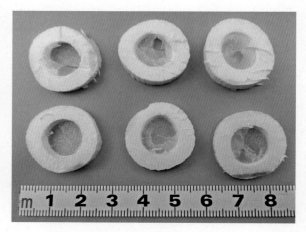

图13-12-5 通草（饮片）

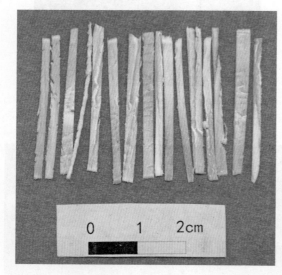

图13-12-4 通草丝（饮片）

2. 通草 取药材，除去杂质，切厚片或段。

成品为圆柱形的厚片或小段，直径1～2.5 cm。表面白色或淡黄色，有浅纵沟纹。切面显银白色光泽，中部有直径3～15 mm的空心或半透明的薄膜，纵剖面呈梯状排列。体轻，质松软，稍有弹性。无臭，味淡。（图13-12-5）

【性味与归经】 甘、淡，微寒。归肺、胃经。

【功能】 清热利尿，通气下乳。

【应用】

1. 湿温初起及暑温夹湿之湿重于热证 如三仁汤（苦杏仁、滑石粉、通草、豆蔻、淡竹叶、姜厚朴、薏苡仁）（《温病条辨》）。

2. 湿温邪在中焦 如黄芩滑石汤（黄芩、滑石、茯苓皮、大腹皮、白蔻仁、通草、猪苓）（《温病条辨》）。

3. 产后乳少或乳汁不下 常配穿山甲、王

不留行同用。民间常以猪蹄与本品煮煨，用于催乳。

中成药品种有风痛安胶囊、通乳颗粒。

【用法与用量】 3～5 g。

【贮藏保管】 置干燥处。

附：小通草

【来源】 为旌节花科植物喜马山旌节花 *Stachyurus himalaicus* Hook. f. et Thoms.、中国旌节花 *Stachyurus chinensis* Franch. 或山茱萸科植物青荚叶 *Helwingia japonica* (Thunb.) Dietr. 的干燥茎髓。

【植物形态】

1. 喜马山旌节花 落叶灌木或小乔木，高5 m。小枝密被白色小皮孔。叶互生，叶柄紫红色；叶卵形、长圆形至长圆状披针形，先端尾状长渐尖，基部圆形或心形，边缘具密而锐尖的细锯齿，齿端为骨质加厚的小尖头。穗状花序腋生，多下垂，基部无叶；花先叶开放，黄色；萼片4枚，阔卵形。浆果近球形，花柱宿存。花期3—4月，果期7—9月。

2. 中国旌节花 叶基部宽楔形或圆形。穗状花序具花15～20朵。果期6—7月。（图13-12-6）

3. 青荚叶 叶上表面亮绿色，下表面淡绿色；叶柄长1～6 cm。花萼小，花瓣长1～2 mm，花着生于叶上面中脉的1/2～1/3处。花期4—5月，果期8—9月。（图13-12-7）

【产地】 喜马山旌节花主产于西南地区及陕西、甘肃、湖南、福建、广西等地。中国旌节花

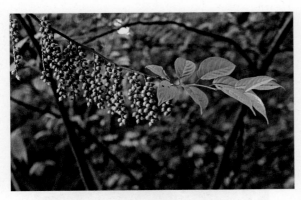

图13-12-6 中国旌节花（植物）

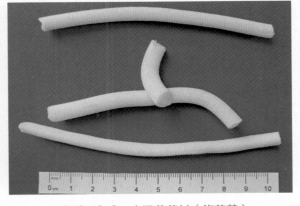

图13-12-8 小通草药材（旌节花）

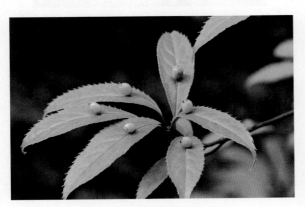

图13-12-7 青荚叶（植物）

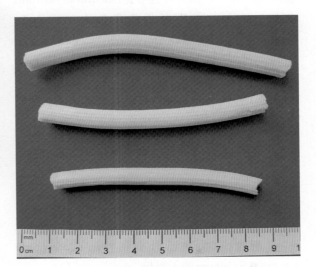

图13-12-9 小通草药材（青荚叶）

主产于西南地区及浙江、安徽、福建、江西、湖南、广西、陕西、甘肃等地。青荚叶主产于湖北、湖南、云南等地。

【采收加工】 秋季割取茎，截成段，趁鲜取出髓部，理直，晒干。

【药材鉴别】

1. 旌节花　呈圆柱形，长30～50 cm，直径0.5～1 cm。表面白色或淡黄色，无纹理。体轻，质松软，捏之能变形，有弹性，易折断，断面平坦，无空心，显银白色光泽。水浸后有黏滑感。气微，味淡。（图13-12-8）

2. 青荚叶　表面有浅纵条纹。质较硬，捏之不易变形。水浸后无黏滑感。（图13-12-9）

以色白、无斑点者为佳。

【化学成分及药理作用】 茎髓中含有脂肪、蛋白质、粗纤维、戊聚糖及糖醛酸，还含α-半乳糖、葡萄糖与木糖、半乳糖醛酸、多种氨基酸以及钙、钡、镁、铁等多种微量元素等。

小通草药理作用与通草相似。小通草还可提高小鼠全血过氧化物歧化酶活力，并明显提高小

鼠血清过氧化氢酶活性而具有抗氧化、延缓衰老作用。

【饮片炮制及鉴别】 小通草　取药材，除去杂质，切段。

成品为圆柱形的段片。其他性状特征同药材。（图13-12-10）

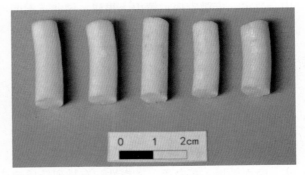

图13-12-10 小通草（饮片）

【性味与归经】 甘、淡，寒。归肺、胃经。

【功能】 清热，利尿，下乳。

【应用】

1. 热病烦躁，小便不利　与栀子、生地、淡竹叶、知母、黄芩同用（《安徽中药志》）。

2. 产后乳汁不通　与王不留行、黄蜀葵根同用（《安徽中草药》）。

【用法与用量】 3～6 g。

【贮藏保管】 置干燥处。

【论注】

（1）同属植物中尚有下列4种在四川亦以茎髓同供药用：① 倒卵叶旌节花 *Stachyurus obovatus* (Rehd.) Cheng。② 凹叶旌节花 *Stachyurus retusus* Yang。③ 四川旌节花 *Stachyurus szechuanensis* Fang。④ 柳叶旌节花（铁泡桐）*Stachyurus salicifolius* Franch.。

（2）江西省尚有地方以虎耳草科绣球属植物伞形绣球 *Hydrangea umbellata* Rehd. 的茎髓作小通草入药。

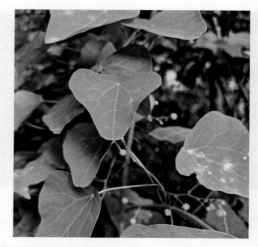

图13-13-1　粉防己（植物）

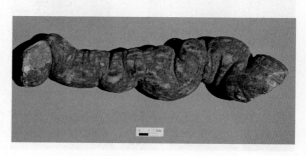

图13-13-2　防己（药材）

防 己

【来源】 为防己科植物粉防己 *Stephania tetrandra* S. Moore 的干燥根。

【植物形态】 多年生落叶藤本。块根圆柱状，弯曲。茎枝纤细。叶互生，阔三角状卵形，长4～6 cm，宽5～7 cm，全缘，两面均被短柔毛。雌雄异株，雄花为头状聚伞花序成总状排列，花绿色，雌花集成短缩的聚伞花序。核果球形，熟时红色。花期5—6月，果期7—8月。（图13-13-1）

【产地】 主产于江西瑞昌、修水，浙江常山、兰溪，安徽安庆、黄山，福建，湖北，湖南等地。

【采收加工】 秋季采挖，洗净，除去粗皮，晒至半干，切断，个大者再纵切，干燥。

【药材鉴别】 呈不规则圆柱形、半圆柱形块状或块片状，多弯曲，长5～10 cm，直径1～5 cm。表面灰棕色，有细皱纹，在弯曲处常有深陷横沟而成结节状的瘤块样。体重，质坚实，断面平坦，灰白色，富粉性，有排列较稀疏的放射状纹理。气微，味苦。（图13-13-2）

以质坚实、断面色白、粉性足者为佳。

【化学成分及药理作用】 含生物碱类，如粉防己碱（tetrandrine）、防己诺灵碱（fangchinoline）、轮环藤酚碱（cyclanoline）、木兰碱（mangoflorrne）等。

防己具有扩冠、抗心律失常、降血压、镇痛、抗过敏和平喘、抗矽肺、抗肿瘤等作用，对中枢神经系统和心血管系统有一定影响。其生物碱对小鼠热板法显示镇痛作用，其小剂量可使心脏收缩增强、振幅加大，大剂量则对心脏有抑制作用；还可以松弛横纹肌。粉防己碱是其主要有效成分，对犬有催眠作用。

【饮片炮制及鉴别】 防己　取药材，除去杂质，稍浸，洗净，润透，切厚片，干燥。

成品呈类圆形或半圆形的厚片。外表皮淡灰黄色。切面灰白色，粉性，有稀疏的放射状纹理。气微，味苦。（图13-13-3）

【性味与归经】 苦，寒。归膀胱、肺经。

【功能】 祛风止痛，利水消肿。

【应用】

1. 表虚不固之风水或风湿证　如防己黄芪汤

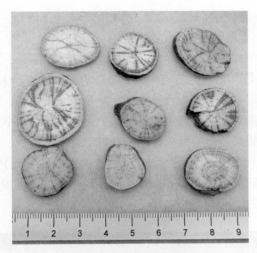

图13-13-3 防己（饮片）

（防己、黄芪、甘草、白术）（《金匮要略》）。

2. 湿热痹证 如宣痹汤（防己、苦杏仁、滑石粉、连翘、栀子、薏苡仁、半夏、蚕沙、赤小豆皮）（《温病条辨》）。

中成药品种有风痛安胶囊、肾炎舒片。

【用法与用量】 5～10 g。

【贮藏保管】 置干燥处，防霉，防蛀。

【论注】 本品粗细均匀，身结实，体重，断面平坦细腻，具粉性；放射状纹理明显，纹为宽窄相间，一般为两宽一窄、两窄一宽或一宽多窄；味苦。长1寸半左右（约5 cm）者，习称为"粉寸己"，质量为优；个大老根多筋、少粉者为次；小者称"小根圆棍"，质更次。

赤小豆

【来源】 为豆科植物赤小豆 Vigna umbellate (Thunb.) Ohwi et Ohashi 或赤豆 Vigna angularis (Willd.) Ohwi et Ohashi 的干燥成熟种子。

【植物形态】

1. 赤小豆 一年生半攀缘草本。茎直立，密被倒毛。叶互生，三出复叶，具长柄，托叶披针形或卵状披针形，着生于基部；顶生小叶卵形或菱状卵形，中部以下宽大，全缘或有三浅裂，叶先端短急尖或渐尖。花黄色，蝶形，腋生于短的总花梗上，萼下有小苞片。荚果线状扁圆柱形；种子长圆形，暗紫色。花期5～8月，果期8～9月。（图13-14-1）

2. 赤豆 茎上有白色长硬毛。托叶被白色长柔

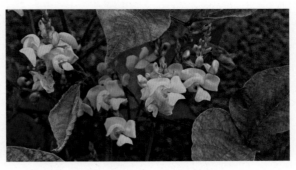

图13-14-1 赤小豆（植物）

毛。荚果成熟时种子间缢缩；种子椭圆形，暗红色。

【产地】 主产于浙江、江西、湖南、广东、广西、贵州、云南等地。

【采收加工】 秋季果实成熟未开裂时拔取全株，晒干，打下种子，除去杂质，再晒干。

【药材鉴别】

1. 赤小豆 呈长圆形而稍扁。表面紫红色，微有光泽，一侧上端有白色突起的脐点，其中间凹陷成一条小沟。种子背面有一条不明显的棱脊。种仁两瓣，乳白色。无臭。（图13-14-2）

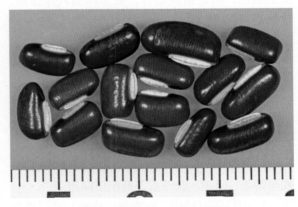

图13-14-2 赤小豆（药材）

2. 赤豆 呈圆形，两端钝圆。外表红棕色，平滑具光泽，种脐白色不显著突起，亦不凹陷。余同赤小豆。（图13-14-3）

以颗粒饱满、色紫红发暗者为佳。

【化学成分及药理作用】 赤小豆含有糖类、三萜皂苷、蛋白质、脂肪、碳水化合物等成分。含3-呋喃甲醇-β-D-吡喃葡萄糖苷（3-furanmethanol-β-D-glucopyranoside）、右旋儿茶精-7-O-β-D-吡喃葡萄糖苷（catechin-7-O-β-D-glucopyranoside）和1D-5-O-（α-D-吡喃

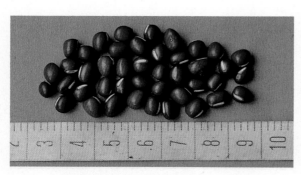

图13-14-3 赤豆（药材）

半乳糖基）-4-O-甲基肌醇［1D-5-O（*α*-*D*-galactopyranosyl）-4-O-methyl-myoinositol］等。赤豆含皂苷类成分，如赤豆皂苷（azukisaponin）等；含鞣质类成分，如*d*-儿茶精（*d*-catechin）、*d*-表儿茶精（*d*-epicatechin）和表没食子儿茶精（epigallocatechin）等。

赤小豆具有抗菌、增强细胞免疫、避孕等作用。其煎剂可以抑制胰蛋白酶；赤小豆煎剂对金黄色葡萄球菌、福氏痢疾杆菌等有抑制作用。赤小豆所含胰蛋白酶抑制剂，能通过抑制精子顶体酶的活性，阻止精卵结合，从而抑制人体受精，达到避孕作用。

【饮片炮制及鉴别】　赤小豆　取药材，除去杂质，筛去灰屑。

成品性状特征同药材。

【性味与归经】　甘、酸，平。归心、小肠经。

【功能】　利水消肿，解毒排脓。

【应用】

1. 水肿胀满、脚气浮肿等症　可单味煎服，或与猪苓、泽泻、茯苓皮等药配伍同用。

2. 湿热黄疸轻症　与麻黄、连翘、桑白皮等同用。

3. 疮疡肿毒之症　配伍赤芍、连翘等煎汁内服。

中成药品种有肾炎解热片、追风透骨丸、养血荣筋丸等。

【用法与用量】　9～30g。外用适量，研末调敷。

【贮藏保管】　置干燥处，防蛀。

瞿　麦

【来源】　为石竹科植物瞿麦 *Dianthus superbus* L.或石竹 *Dianthus chinensis* L.的干燥地上部分。

【植物形态】

1. 瞿麦　多年生草本。高30～50 cm，全体光滑无毛。茎丛生，直立，有节，上部分枝。叶对生，基部连合，抱茎；叶片条状披针形，顶端渐尖，基部成短鞘围抱节上。花淡紫色，单生或数朵簇生成聚伞花序，花瓣深裂呈流苏状；雄蕊10；花柱2，丝形。蒴果包于宿萼的萼筒内，长筒形；种子扁卵圆形。花期8—9月，果期9—11月。（图13-15-1）

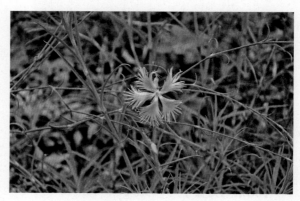

图13-15-1 瞿麦（植物）

2. 石竹　花瓣先端浅裂呈锯齿状。蒴果矩圆形。（图13-15-2）

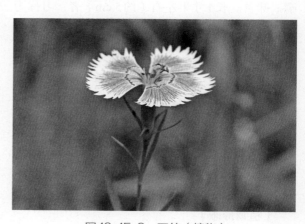

图13-15-2 石竹（植物）

【产地】　全国各地均有产。

【采收加工】　夏、秋二季花果期采割，除去杂质，干燥。

【药材鉴别】

1. 瞿麦　茎圆柱形，长30～60 cm，上部有分枝，表面淡绿色或黄绿色，光滑无毛，节明显，断面中空。叶对生，多皱缩。枝端具花及果实。花萼筒状，苞片4～6片，花瓣棕紫色或棕黄色，卷曲，先端深裂成细条状。蒴果筒形。无臭，味甘。（图13-15-3）

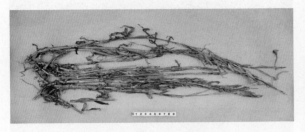

图13-15-3　瞿麦（药材）

2. 石竹　萼筒较短，苞片较长；花瓣先端浅齿裂。（图13-15-4）

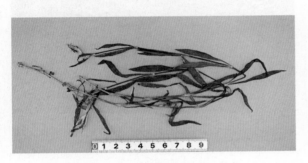

图13-15-4　瞿麦药材（石竹）

以青绿色、花未开放者为佳。

【化学成分及药理作用】　含蒽醌、皂苷、黄酮等。蒽醌衍生物，如大黄素（emodin）等；皂苷类，如瞿麦皂苷（dianchinenoside）A/B/C/D；黄酮类，如花色苷（anthocyanin）、异红草素；花中含挥发油，主要成分为丁香酚（eugenol）、苯乙醇（phenylethyl alcohol）、苯甲酸苄酯（benzyl benzoate）等。

瞿麦具有利尿、抗血吸虫、抗菌、抗肿瘤等作用，对心血管、平滑肌有影响。其煎剂可使兔尿量明显增加，并可增加氯化物的排出量；还对肠管有显著兴奋作用，对离体蛙心、兔心有显著抑制作用。瞿麦皂苷A/B有镇痛活性。

【饮片炮制及鉴别】　瞿麦　取药材，除去杂质，洗净，稍润，切段，干燥。

成品为不规则的段状，茎、叶、花混合。茎圆柱形，表面淡绿色或黄绿色，节明显，略膨大；切面中空。叶多破碎。花萼筒状，苞片

4～6。蒴果长筒形，与宿萼等长；种子细小，多数。气微，味淡。（图13-15-5）

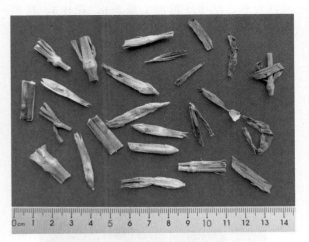

图13-15-5　瞿麦（饮片）

【性味与归经】　苦、寒。归心、小肠经。

【功能】　利尿通淋，活血通经。

【应用】　小便短赤、淋漓涩痛　如八正散（炒车前子、瞿麦、萹蓄、滑石、栀子、炙甘草、木通、熟大黄）（《太平惠民和剂局方》）。

中成药品种有清淋颗粒、连参通淋片、通乳颗粒等。

【用法与用量】　9～15 g。

【注意】　孕妇慎用。

【贮藏保管】　置通风干燥处。

【论注】　东方石竹 *Dianthus orientalis* Adams 在形态上与石竹的主要区别在于：根状茎多分枝，茎单生，基部带木质，叶条形，3脉。花粉红色，苞片4～8，贴生于萼。在宁夏地区亦有作瞿麦用。

萹　蓄

【来源】　为蓼科植物萹蓄 *Polygonum aviculare* L.的干燥地上部分。

【植物形态】　一年生或多年生草本。10～40 cm，全体有白色粉霜。茎平卧或向上倾斜，多分枝，绿色，具明显沟纹。叶互生，极短柄或近无柄，窄长椭圆形或披针形，顶端钝或急尖，全缘；上表面深绿色，下表面淡绿色，两面

无毛；托叶鞘膜质，具几条不明显的细脉，抱茎。花被5深裂，裂片椭圆形，绿色，边缘白色或淡红色，丛生于叶腋；雄蕊8，花柱3。瘦果卵形，有3棱，黑色或褐色。花期6—7月，果期7—9月。（图13-16-1）

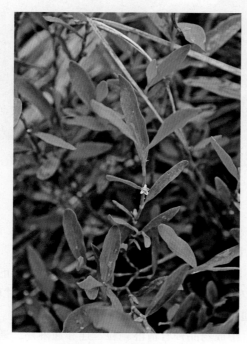

图13-16-1 萹蓄（植物）

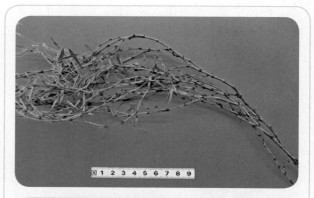

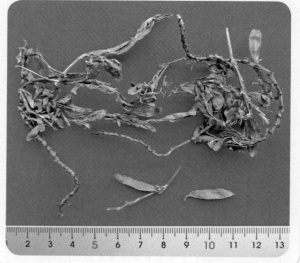

图13-16-2 萹蓄（药材）

【产地】 全国大部分地区均有产。

【采收加工】 夏、秋季采收，洗净、晒干。

【药材鉴别】 茎呈圆柱形而略扁，有分枝，长15～40cm，直径0.2～0.3cm。表面灰绿色或棕红色，有细密微突起的纵纹；节部稍膨大，有浅棕色膜质的托叶鞘，节间长约3cm；质硬，易折断，断面髓部白色。叶互生，近无柄或具短柄，叶片多脱落或皱缩、破碎；完整者展平后呈披针形，全缘，两面均呈棕绿色或灰绿色。气微，味微苦。（图13-16-2）

以色灰绿、叶多、质嫩者为佳。

【化学成分及药理作用】 含黄酮、香豆素、酸性成分等。黄酮类，如槲皮素（quercetin）、萹蓄苷（avivcularin）、槲皮苷（quercitrin）、木犀草素（luteolin）等；香豆素类，如伞形花内酯（umbelliferone）、东莨菪素（scopoletin）；酸性成分，如阿魏酸（ferulicacid）、芥子酸（sinapic acid）、香草酸（vanillic acid）、丁香酸（syrigic acid）等；还含葡萄糖、果糖、蔗糖、水溶性多糖。

萹蓄具有利尿、抗菌、降血压、止血等作用。其煎剂可明显增加动物尿量及尿中Na^+、K^+含量，连续给药亦不产生耐药性；对福氏痢疾杆菌、宋内痢疾杆菌、须疮癣菌、羊毛状小芽孢菌、铜绿假单胞菌、皮肤真菌均有抑制作用；还可缩短血液凝固时间，增加子宫平滑肌张力。萹蓄苷具有利尿、降血压作用。

【饮片炮制及鉴别】 萹蓄 取药材，除去杂质，洗净，切段，干燥。

成品为不规则的段状，茎、叶混合。茎呈圆柱形而略扁，有分枝，直径0.2～0.3cm；表面灰绿色或棕红色，有细密微突起的纵纹，节部稍膨大，有浅棕色膜质的托叶鞘；切面髓部白色。叶片多脱落或皱缩、破碎，完整者展平后呈披针形，全缘，两面均呈棕绿色或灰绿色。气微，味微苦。（图13-16-3）

【性味与归经】 苦，微寒。归膀胱经。

【功能】 利尿通淋，杀虫，止痒。

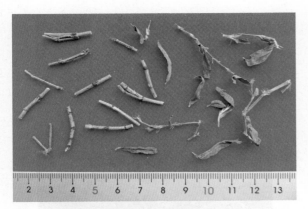

图13-16-3 萹蓄（饮片）

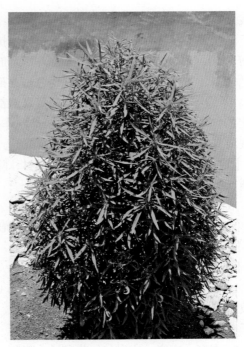

图13-17-1 地肤（植物）

【应用】 小便短赤、淋漓涩痛 如八正散（炒车前子、瞿麦、萹蓄、滑石、栀子、炙甘草、木通、熟大黄）（《太平惠民和剂局方》）。

中成药品种有八正合剂、复方石韦片、清淋颗粒。

【用法与用量】 9～15 g。外用适量，煎洗患处。

【贮藏保管】 置干燥处。

【论注】 同属植物习见蓼Polygonum plebeium R. Brown与上种不同点：叶较小，狭长披针形，侧脉不明显，托叶鞘上只有1脉。分布于福建、广东、四川及云南等地。南方地区习惯作萹蓄入药。

地肤子

【来源】 为藜科植物地肤Kochia scoparia (L.) Schrad.的干燥成熟果实。

【植物形态】 一年生草本，高1.5 m。茎直立，多分枝，具细条纹，绿色或淡红色，秋季常变为红色，被短毛，下部光滑。叶互生，无柄；叶片线状披针形，扁平，先端短渐尖，基部渐狭成柄状。花杂性，黄绿色，丛生于叶腋，排列成穗状花序。胞果扁球形，果皮与种子离生；种子1粒，扁球形，黑褐色。花期7—9月，果期8—10月。（图13-17-1）

【产地】 产于黄河流域各地。

【采收加工】 秋季果实成熟时采收植株，晒干，打下果实，除去杂质。

【药材鉴别】 胞果扁圆形五角星状，周围具有5个分开的膜质小翅。表面灰绿色或浅棕色。膜质小翅背面中央有一小凸点，为果柄残痕，并可见数条明显放射状的棱线；腹面露出五角星状的空隙，内含黑色小果，小果破后可见白色显油润的种仁。无臭，味微苦。（图13-17-2）

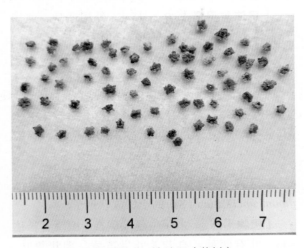

图13-17-2 地肤子（药材）

以饱满、色灰绿者为佳。

【化学成分及药理作用】 含三萜皂苷、脂肪油、蛋白质、生物碱等。三萜及其苷类，如齐墩果酸（oleanolic acid）、地肤子皂苷（momordin）I$_c$、正三十烷醇、20-羟基蜕皮素、5,20-二羟基蜕皮素等。

地肤子主要具有抗菌、降血糖、抗炎、抗过敏等作用，可以促进小肠推进功能。其煎剂对许兰癣菌、奥杜盎小芽孢癣菌、铁锈色小芽孢癣菌、羊毛状小芽孢癣菌、星形奴卡菌等真菌都有一定的抑制作用，对伤寒杆菌有较弱抑制作用。水提液有抗炎、利尿、免疫抑制等药理作用。

【饮片炮制及鉴别】 地肤子 取药材，除去杂质，筛去灰屑。

成品性状特征同药材。

【性味与归经】 辛、苦，寒。归肾、膀胱经。

【功能】 清热利湿，祛风止痒。

【应用】

1. 心肾不足之眼目昏暗 如四物五子汤（熟地黄、当归、地肤子、白芍、川芎、菟丝子、覆盆子、枸杞子、车前子）（《审视瑶函》）。

2. 疥癣，疯癞，疮疡 如苦参汤（苦参、蛇床子、白芷、金银花、野菊花、黄柏、地肤子、石菖蒲）（《中医大辞典》）。

3. 阴分虚损，血亏不能濡润，小便不利 如济阴汤（熟地黄、龟板、白芍、地肤子）（《医学衷中参西录》）。

中成药品种有金蝉止痒胶囊、癣宁搽剂、洁尔阴泡腾片（洗液）。

【用法与用量】 9～15 g。外用适量，煎汤熏洗。

【贮藏保管】 置通风干燥处，防蛀。

海金沙
（附：海金沙藤）

【来源】 为海金沙科植物海金沙 *Lygodium japonicum* (Thunb.) Sw. 的干燥成熟孢子。

【植物形态】 多年生蔓性草本。缠绕茎长达8 m。叶有两种；有营养叶呈革质，羽状复叶，对生，外形略为三角形，叶轴弯曲，基部无节；孢子叶与营养叶相似而缩小，孢子囊单生，沿裂片中脉上端成行排列而成穗状，每一孢子囊为一特殊的子囊群盖所被覆，子囊群盖内向开裂，孢子具多数小疣。（图13-18-1）

【产地】 主产于广东、浙江、江苏、江西、湖南、湖北等地。

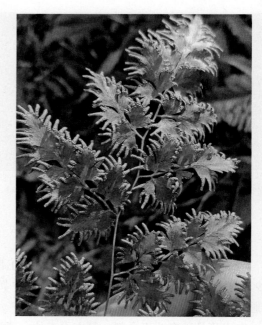

图13-18-1 海金沙（植物）

【采收加工】 秋季孢子未脱落时采割藤叶，晒干，搓揉或打下孢子，除去藤叶。

【药材鉴别】 为均匀微细的粉末，棕黄色，质轻，手捻有光滑感。取少量粉末撒于燃烧的纸上，易着火燃烧，并有爆花飞溅及响声，无灰渣残留。另取粉末少许撒于水上，漂浮水面而不下沉，煮沸后则下沉。（图13-18-2）

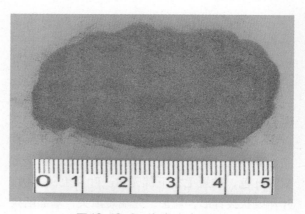

图13-18-2 海金沙（药材）

以棕黄色、质轻光滑、能浮于水面、无泥沙杂质、引燃有响声者为佳。

【化学成分及药理作用】 含脂肪油、甾体、氨基酸、黄酮等。如海金沙素（lygodin）、咖啡酸（caffeic acid）、豆蔻酸、棕榈酸、十六碳烯酸、硬脂酸、油酸、亚油酸、十八碳三烯酸、甘碳烷酸等。还从孢子中分得反式-对-香豆酸（trans-*p*-coumaric acid）。

海金沙主要具有利尿、抗菌、抗氧化、利胆、镇痛等作用。能引起麻醉犬输尿管上段管腔压力增高，增加输尿管蠕动，有利于排尿及结石。对金黄色葡萄球菌、铜绿假单胞菌、福氏痢疾杆菌、伤寒杆菌均有抑制作用。此外，还具有利胆、利尿排石作用，能增加输尿管蠕动。

【饮片炮制及鉴别】 海金沙 取药材，除去杂质。

成品性状特征同药材。

【性味与归经】 甘、咸，寒。归膀胱、小肠经。

【功能】 清利湿热，通淋止痛。

【应用】

1. 热淋、砂淋、血淋、膏淋等证 常与金钱草、泽泻、滑石、石韦等配伍应用。

2. 脾湿太过，通身肿满之证 常与牵牛子、甘遂配伍。

中成药品种有妇科分清丸、复方瓜子金颗粒、癃闭舒胶囊、五淋化石丸、复方石淋通片、五淋丸等。

【用法与用量】 6～15 g，包煎。

【贮藏保管】 置干燥处。

附：海金沙藤

【来源】 为海金沙科植物海金沙 *Lygodium japonicum* (Thunb.) Sw. 的地上部分。

【采收加工】 夏、秋季采收，除去杂质，鲜用或晒干。江西习用。

【药材鉴别】 茎细长圆柱形，略扭曲，直径 0.1～0.2 cm；表面棕黄色，有 2 条不明显纵棱；质脆，易折断，断面中央黄色。叶对生于茎的短枝两侧，短枝长 0.2～0.5 cm，顶端有被毛茸的休眠小芽；叶二型，叶轴和羽轴有的可见疏短毛；营养叶尖三角形，二回羽状，小羽片掌状或 3 裂，边缘有不整齐的浅钝齿；孢子叶卵状三角形，羽片边缘有流苏状孢子囊穗，内含黄棕色孢子。气微，味淡。（图 13-18-3）

【化学成分及药理作用】 叶含二酯酰甘油基三甲基高丝氨酸（diacylglyceryltrimethylhomoserine），藤叶中有反式-对-香豆酸（trans-*p*-coumaric

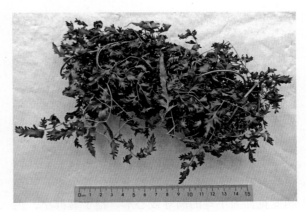

图 13-18-3 海金沙藤（药材）

acid）以及咖啡酸（caffeic acid）。

海金沙藤具有利胆作用。反式-对-香豆酸以及咖啡酸为利胆有效成分。

【饮片炮制及鉴别】 海金沙藤 除去杂质，抢水洗净，切段，干燥。

成品为不规则的段，茎、叶混合。茎细长圆柱形，略扭曲，直径 0.1～0.2 cm；表面棕黄色，有 2 条不明显纵棱；质脆，易折断，断面中央黄色。叶及叶轴可见疏短毛，羽片异型，纸质；营养叶尖三角形，边缘有不整齐的浅钝齿；孢子叶卵状三角形，羽片边缘有流苏状孢子囊穗。气微，味淡。

【性味与归经】 甘，寒。归膀胱、小肠、肝经。

【功能】 清热解毒，利尿。

【应用】

1. 热淋急痛 海金沙草阴干为末，煎生甘草汤，调服 10 g。或加滑石（《夷坚志》）。

2. 缠腰火丹 鲜海金沙叶切碎捣烂，酌加麻油及米泔水，擂成糊状，涂搽患处（《江西民间草药验方》）。

3. 腹泻 海金沙全草，煎服（《闽南民间草药》）。

中成药品种有尿感宁颗粒。

【用法与用量】 用量 9～30 g，外用适量。

【贮藏保管】 置干燥处。

石 韦

【来源】 为水龙骨科植物庐山石韦 *Pyrrosia sheareri* (Bak.) Ching、石韦 *Pyrrosia lingua* (Thunb.)

Farwell或有柄石韦 *Pyrrosia petiolosa* (Christ) Ching的干燥叶。前两种药材称"大叶石韦"；后种称"小叶石韦"。

【植物形态】

1. 庐山石韦　高20～60 cm。根茎粗短，横走，密被披针形鳞片，边缘有锯齿。叶一型，簇生，坚革质，上表面无毛，有细密不整齐的凹点，下表面有分枝短阔的黄色紧密星状毛；叶柄粗壮；叶片阔披针形，顶部渐狭，锐尖头，基部稍变宽，为不等的圆耳或心形。孢子囊群小，在侧脉间排列成多行，几布满叶背，无盖。（图13-19-1）

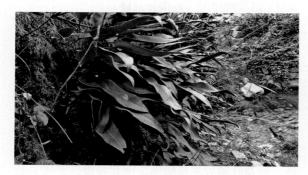

图13-19-1　庐山石韦（植物）

2. 石韦　植株高10～30 cm。叶近二型，远生，披针形或长圆披针形，基部楔形，对称。（图13-19-2）

3. 有柄石韦　植株较小，高5～20 cm。

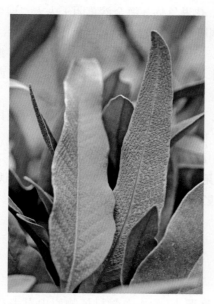

图13-19-2　石韦（植物）

【产地】　庐山石韦主产于江西、湖南、贵州、四川等地。石韦产于长江以南各地。有柄石韦主产于黑龙江、吉林、辽宁、河北、山东、浙江、江苏、江西、四川等地。

【采收加工】　四季均可采收，除去根茎及须根，阴干或晒干。

【药材鉴别】

1. 庐山石韦　叶柄近方柱形，叶片略皱缩，叶缘向内卷曲，展开后呈阔披针形，长20～40 cm，宽3～5 cm。基部为不等的圆耳或心形，上面黄绿或灰绿色，散布有黑色小凹点，下面密生分枝短阔、中心具红点的星状毛；有的叶片具棕色圆形孢子囊群，在侧脉间排成多行，布满叶背。叶片厚革质，硬而脆，易破碎。无臭，味微苦。（图13-19-3）

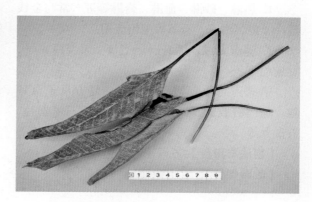

图13-19-3　庐山石韦（药材）

2. 石韦　叶柄长5～10 cm，中片披针形或长圆披针形，长8～12 cm，宽1～3 cm，基部楔形对称。孢子囊群在叶脉间排列紧密而整齐。（图13-19-4）

3. 有柄石韦　叶柄长3～12 cm，叶片卷曲呈筒形；展平后呈长圆形或卵状长圆形，长3～8 cm，宽1～2.5 cm，基部楔形，对称。孢子囊群布满叶背。（图13-19-5）

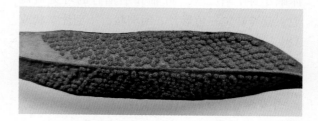

图13-19-4　石韦（药材）

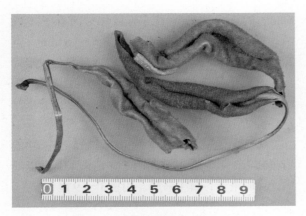

图13-19-5 有柄石韦（药材）

以身干、叶大质厚、背面色发红、完整者为佳。

【化学成分及药理作用】 均含苷类及黄酮类化合物，如芒果苷（mangiferin）、异芒果苷（isornengiferin）；含有机酸，如延胡索酸（fumaric acid）、咖啡酸等；含蔗糖及β-谷甾醇等成分。庐山石韦还含绿原酸（chlorogenic acid）等。

石韦具有镇咳、祛痰、平喘等作用。其水煎液有明显的镇咳作用，但不及可待因。其对金黄色葡萄球菌、变形杆菌、大肠埃希菌有不同程度的抑制作用。芒果苷为镇咳祛痰有效成分，有抗病原微生物的作用。

【饮片炮制及鉴别】 石韦 取药材，除去杂质，洗净，切丝，干燥，筛去细屑。

成品呈丝条状。上表面黄绿色或灰褐色，下表面密生红棕色星状毛。孢子囊群着生侧脉间或下表面布满孢子囊群。叶全缘。叶片革质。气微，味微涩苦。（图13-19-6）

【性味与归经】 甘、苦，微寒。归肺、膀胱经。

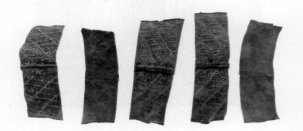

图13-19-6 石韦（饮片）

【功能】 利尿通淋，清肺止咳，凉血止血。

【应用】 石淋、砂淋 如石韦散（石韦、冬葵子、瞿麦、滑石、车前子）（《证治汇补》）。

中成药品种有复方石韦片、肾炎四味片、荡石胶囊、排石颗粒、荡涤灵颗粒等。

【用法与用量】 6～12 g。

【贮藏保管】 置通风干燥处。

冬葵果

【来源】 为锦葵科植物冬葵 *Malva verticillata* L.的干燥成熟果实。

【植物形态】 二年生草本，高50～100 cm。茎干被星状长柔毛。叶肾形或圆形，通常为掌状5～7裂，两面被极疏糙伏毛或近无毛；叶柄长2～8 cm，近无毛，上面槽内被绒毛；托叶卵状披针形，被星状柔毛。花3至多朵簇生于叶腋，具极短柄至近无柄；小苞片3，线状披针形，被纤毛；萼杯状，萼裂5，广三角形，疏被星状长硬毛；花冠淡白色至淡红色，花瓣5，先端凹入，爪无毛或具少数细毛。果扁球形，分果背面平滑，两侧具网纹；种子肾形，直径约1.5 mm，无毛，紫褐色。花期3—11月。（图13-20-1）

【产地】 全国各地均有产。

【采收加工】 夏、秋二季果实成熟时采收，

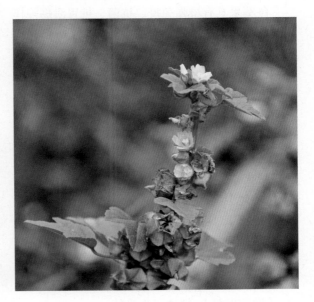

图13-20-1 冬葵（植物）

除去果皮、杂质，干燥。

【**药材鉴别**】 呈扁球状盘形，直径4～7 mm。外被膜质宿萼，宿萼钟状，黄绿色或黄棕色，有的微带紫色，先端5齿裂，裂片内卷，其外有条状披针形的小苞片3片。果梗细短。果实由分果瓣10～12枚组成，在圆锥形中轴周围排成1轮；分果类扁圆形，直径1.4～2.5 mm，表面黄白色或黄棕色，具隆起的环向细脉纹；种子肾形，棕黄色或黑褐色。气微，味涩。（图13-20-2）

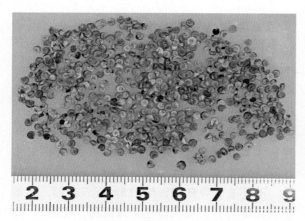

图13-20-2 冬葵果（药材）

以颗粒饱满、坚老者为佳。

【**化学成分及药理作用**】 种子含中性多糖，如MVS-Ⅰ、MVS-ⅡA等；含酸性多糖，如MVS-ⅢA、MVS-ⅣA；含肽聚糖，如MVS-Ⅴ。

冬葵果具有增强免疫、抗菌、抗胃溃疡等作用。其醇提物、水提物对痢疾杆菌有明显抑制作用。所含多糖均具有增强网状内皮系统的吞噬活性和抗补体的活性。

【**饮片炮制及鉴别**】 冬葵果 取药材，除去杂质，洗净，干燥。

成品性状特征同药材。

【**性味与归经**】 甘、涩，凉。归大肠、小肠、膀胱经。

【**功能**】 清热利尿，消肿。

【**应用**】 尿闭，水肿，口渴，大便不通，乳汁不行，尿路感染 常配伍泽泻、茯苓皮、车前子等。

中成药品种有三味蒺藜散。

【**用法与用量**】 3～9 g。

【**贮藏保管**】 置通风干燥处。

【**论注**】 与锦葵科植物苘麻 Abutilon theophrasti

Medic.的干燥成熟种子（药材称为苘麻子）混淆。药材呈三角状肾形，长3.5～6 mm，宽2.5～4.5 mm，厚1～2 mm。表面灰黑色或暗褐色，有白色稀疏绒毛，凹陷处有类椭圆状种脐，淡棕色，四周有放射状细纹。种皮坚硬，子叶2，重叠折曲，富油性。气微，味淡。

味苦，性平。归大肠、小肠、膀胱经。功能清热解毒，利湿，退翳。用于赤白痢疾，淋证涩痛，痈肿疮毒，目生翳膜。用量3～9 g。

灯心草

【**来源**】 为灯心草科植物灯心草 Juncus effusus L.的干燥茎髓。

【**植物形态**】 多年草本，高1 m。根茎横走，具多数须根。茎淡绿色，细柱状，中央有乳白色髓心，表面有突出条纹。无茎生叶，仅茎基部具鞘状叶，色淡赤褐色。花淡绿色，复聚伞花序，丛生上部茎侧。蒴果狭卵形或椭圆形。花期6—7月，果期7—10月。（图13-21-1）

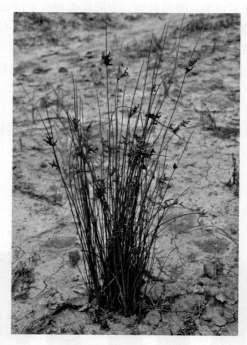

图13-21-1 灯心草（植物）

【**产地**】 主产于长江下游及陕西、福建、四川、贵州等地。

【**采收加工**】 夏末至秋季割取茎，剥去茎的外皮，将白髓整理顺直，扎成小把，干燥。

【药材鉴别】 呈细长条形，白色或微带黄色，体质脆弱，极轻泡，海绵状。容易折断，断面白色。气微，味淡。（图13-21-2）

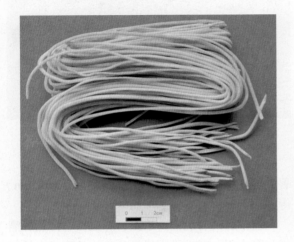

图13-21-2 灯心草（药材）

以条长、粗壮、色白、有弹性者为佳。

【化学成分及药理作用】 茎髓含多种菲类衍生物，如灯心草二酚（effusos）、6-甲基灯心草二酚（juncusol）、灯心草酚（juncunol）等。全草含挥发油，主要有芳樟醇（linalool）、2-十一烷酮（2-undecanone）、对-甲基苯酚（p-cresol）等；含有氨基酸类成分，如苯丙氨酸、甲硫氨酸、色氨酸等；含葡萄糖、半乳糖、木聚糖等糖类物质。

灯心草具有抗肿瘤、抗菌、抗氧化和抗微生物等作用。其水提液浓度500 mg/mL以下时，在试管内对人癌细胞株（JIC-26）有抑制作用，对正常人胚细胞（HEI）也有抑制作用。

【饮片炮制及鉴别】

1. 灯心草 取药材，除去杂质，切或剪成段。

成品呈细圆柱形条段，长2～5 cm。表面淡黄白色，有细纵纹。体轻，质软，略有弹性，易拉断，切面白色。气微，味淡。（图13-21-3左上）

2. 朱砂拌灯心草 取灯心草，均匀喷洒少许清水，加入水飞朱砂，拌至灯心草表面黏匀朱砂，取出，晾干。每灯心草1 kg，用水飞朱砂100 g。朱砂拌灯心草为樟树药帮特色。

成品形如灯心草，外表朱红色。（图13-21-3右下）

3. 青黛拌灯心草 取灯心草，喷洒少许清水，加入青黛粉，拌至灯心草表面黏匀青黛，取出，晾干。每灯心草1 kg，用青黛粉50 g。青黛拌灯心草为樟树药帮特色。

成品形如灯心草，外表深蓝色。（图13-21-3右上）

4. 灯心草炭 取灯心草，闷煅成炭。

成品表面炭黑色，质轻松，易碎。气微，味微涩。（图13-21-3左下）

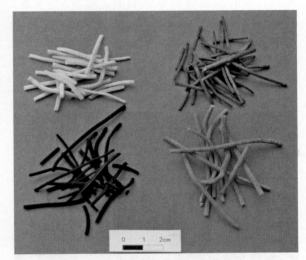

图13-21-3 灯心草饮片（左上为灯心草，右上为青黛拌灯心草，左下为灯心炭，右下为朱砂拌灯心草）

【性味与归经】 甘、淡，微寒。归心、肺、小肠经。

【功能】 清心火，利小便。

【应用】

1. 热淋 鲜灯心草、车前草、凤尾草各50 g。淘米水煎服（《河南中草药手册》）。

2. 心热烦躁、小儿夜啼、惊痫 灯心草25 g。煎2次，分服2次（《中草药学》）。

中成药品种有小儿清热片、立效散。

【用法与用量】 1～3 g。

【贮藏保管】 置干燥处。

绵萆薢
（附：粉萆薢）

【来源】 为薯蓣科植物绵萆薢 *Dioscorea*

spongiosa J. Q. Xi，M. Mizuno et W. L. Zhao、福州薯蓣 *Dioscorea futschauensis* Uline ex R. Kunth 的干燥根茎。

【植物形态】

1. 绵萆薢 多年生缠绕草质藤本。根茎横生，分枝，粗大，直径 2～5 cm，干后质地疏松，海绵状，外皮灰黄色，生多数细长须根。茎左旋，圆柱形。单叶互生；叶片稍革质，形态变化较大，叶形变异较大，三角状心形，全缘或微波状，有时基部叶为掌状心形，边缘 5～9 裂。花单性，雄花序为圆锥花序，花橙黄色，雌花序为下垂圆锥花序，均为腋生。蒴果宽倒卵形，有翅；种子四周有膜质翅。花期 6—7 月，果期 7—10 月。（图 13-22-1）

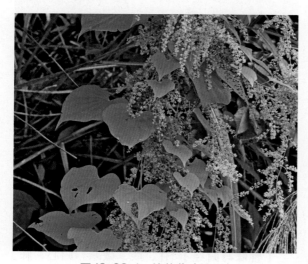

图 13-22-1 绵萆薢（植物）

2. 福州薯蓣 根茎外皮黄褐色。叶片形状变化较大，基部叶掌状深心形，不等，上部叶片卵状三角形。雄花序总状。蒴果成熟时反曲下垂。

【产地】 绵萆薢主产于浙江、江西、福建等地；福州薯蓣主产于福建、浙江等地。

【采收加工】 秋、冬二季采挖，除去须根，洗净，切片，晒干。

【药材鉴别】 呈不规则的薄片，边缘不整齐，大小不一，外皮黄棕色至黄褐色，切面灰白色至浅灰棕色，黄棕色点状维管束散在。质疏松，略呈海绵状。气微，味微苦。（图 13-22-2）

以身干、色白、片大而薄者为佳。

【化学成分及药理作用】 福州薯蓣根茎含有甾体皂苷类成分，如白花延龄草苷（trillin）、

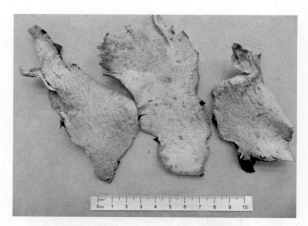

图 13-22-2 绵萆薢（药材）

薯蓣皂苷（dioscin）、纤细薯蓣皂苷（gracillin）等；还含有 β-谷甾醇（β-sitosterol）成分。

绵萆薢具有抗菌、杀虫、降血糖、抑制肿瘤细胞等作用；对动脉粥样硬化斑块的形成有抑制作用，可降低动脉粥样硬化斑块的发生率。用其复方治疗慢性前列腺炎及皮肤病有显著疗效。

【饮片炮制及鉴别】

1. 绵萆薢 取药材，除去杂质，洗净，润透，切丝或小方块，干燥。

成品为丝片或小方块片。外皮灰黄色；切面浅黄白色，粗糙，可见黄色点状维管束散在。质疏松，略呈海绵状。气微，味苦、微辛。（图 13-22-3）

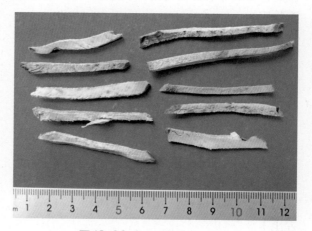

图 13-22-3 绵萆薢（饮片）

2. 麸炒绵萆薢 取绵萆薢，用麦麸炒至微黄色。每绵萆薢 100 kg，用麦麸 30 kg。

成品形如萆薢，表面呈黄色。略有香气。（图 13-22-4）

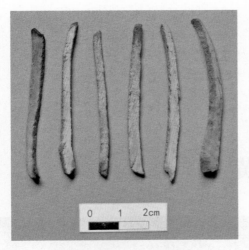

图13-22-4　麸炒绵萆薢

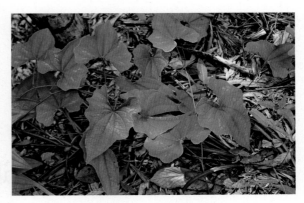

图13-22-5　粉背薯蓣（植物）

草薢麸炒后缓和燥性，便于粉碎。

【性味与归经】　苦，平。归肾、胃经。

【功能】　利湿去浊，祛风除痹。

【应用】　下焦虚寒之膏淋、白浊　如萆薢分清散（益智、川萆薢、石菖蒲、乌药）（《杨氏家藏方》）。

【用法与用量】　9～15 g。

【贮藏保管】　置通风干燥处。

附：粉萆薢

【来源】　为薯蓣科植物粉背薯蓣*Dioscorea hypoglauca* Palibin的干燥根茎。

【植物形态】　多年生缠绕草本。根状茎横走，断面黄色，生许多细长须根。茎细左旋。叶三角状心形或卵状心形，中部以下边缘呈波状，中部以上急尖或长渐尖，基部心形；叶脉通常7条；下面常具白粉，干后上面变黑色，下面灰白色。花雌雄异株；雄花序单生或2～3个簇生于叶腋，雄花无梗，花被6裂，雄蕊3枚；雌花序穗状，子房长圆柱形，柱头3裂。蒴果三棱形，表面栗褐色，富有光泽，成熟后反曲下垂；种子2枚，着生于中轴中部，成熟时四周有薄膜状翅。花期5—7月，果期6—9月。（图13-22-5）

【产地】　主产于浙江、安徽、江西、湖南等地。

【采收加工】　秋、冬二季采挖，除去须根，洗净，切片，晒干。

【药材鉴别】　为不规则的薄片，边缘不整齐，大小不一，厚约0.5 mm。有的有棕黑色或灰棕色外皮。切面黄白色或淡灰棕色，维管束呈小点状散在。质松，略有弹性，易折断，断面近外皮处显淡黄色。气微，味辛、微苦。（图13-22-6）

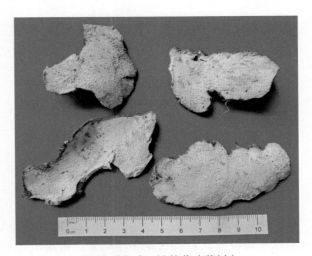

图13-22-6　粉萆薢（药材）

【化学成分及药理作用】　主含皂苷类，如薯蓣皂苷元（diosgenin）、纤细薯蓣皂苷（gracillin）、原纤细薯蓣皂苷（protogracillin）、粉背皂苷A等。

粉萆薢具有抗痛风、抗骨质疏松、抗心肌缺血、抗肿瘤、抗真菌等作用；对动脉粥样硬化斑块的形成有抑制作用，可使外周血T细胞百分率增加，具有一定的免疫药理活性。薯蓣皂苷、纤细薯蓣皂苷等有抗真菌作用。

【饮片炮制及鉴别】　粉萆薢　取药材，除杂质。成品性状特征同药材。

【性味与归经】　苦，平。归肾、胃经。

【功能】　利湿去浊，祛风除湿。

【应用】

1. 膏淋 如草薢分清散（益智、粉草薢、石菖蒲、乌药）（《丹溪心法》）。

2. 风湿痹痛、腰痛 如立安丸（补骨脂、续断、木瓜、牛膝、杜仲、草薢）（《三因方》）。中成药品种有草薢分清丸。

【用法与用量】 9～15 g。

【贮藏保管】 置通风干燥处。

第三节

利湿退黄药

本类药物性味多苦寒，主入脾、胃、肝经。苦寒则能清泄湿热，故以利湿退黄为主要作用，主要用于湿热黄疸，症见目黄、身黄、小便黄等。部分药物还可用于湿疮痈肿等证。临证可根据阳黄、阴黄之湿热寒湿偏重不同，选择适当配伍治疗。

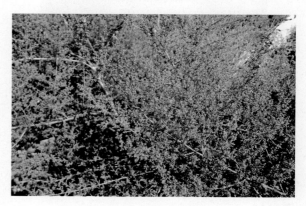

图13-23-1 茵陈蒿（植物）

茵 陈

【来源】 为菊科植物茵陈蒿 *Artemisia capillaris* Thunb. 或滨蒿 *Artemisia scoparia* Waldst. et Kit. 的干燥地上部分。

【植物形态】

1. 茵陈蒿 多年生草本，高40～100 cm。幼苗密被白色柔毛，老则脱落。茎直立，基部木质化。基叶有柄，披散地面，1～3回羽状分裂，裂片线形，密被白色绢毛；花枝的叶无柄，羽状全裂成丝状。头状花序小而多，密集成复总状，有短梗及线形苞叶；总苞片3～4层，卵形，顶端尖，边缘膜质，背面稍绿，无毛；花杂性，每一花托上着生两性花和雌花各5朵，均为淡紫色管状花，雌花较两性花稍长。瘦果长圆形，无毛。花期9—10月，果期11—12月。（图13-23-1）

2. 滨蒿 一年生或多年生草本，高30～60 cm。茎生叶线形。头状花序极多，半球形，略小。瘦果矩圆形。（图13-23-2）

【产地】 茵陈主产于江西、湖北、安徽等地。滨蒿主产于陕西、河北、山东等地。

【采收加工】 早春采集幼苗，晒干者习称"绵茵陈"；秋季采割带花果的地上部分，晒干者则称之"花陈蒿"。

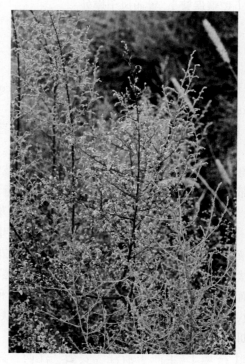

图13-23-2 滨蒿（植物）

【药材鉴别】

1. 绵茵陈 幼苗多卷曲成团，灰绿色，全体密被白毛，绵软如绒。叶有柄，叶1～3回或2～3回羽状分裂，裂片线形或稍呈卵形。茎短细，长1.5～3 mm，易折断。气微香，味微苦。（图13-23-3）

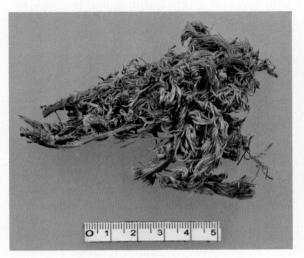

图13-23-3　绵茵陈（药材）

以质柔软、色灰白、有香气者为佳。

2. 花茵陈　茎为圆柱形，多分枝，长25～100 cm，直径0.2～0.8 cm。表面带紫色，有纵纹，细枝被柔毛。质脆易折断，断面类白色。叶多脱落，展平观察，裂片条形或细丝条状，两叶均密被白色柔毛。头状花序卵形，有短梗，多数集成圆锥状。瘦果长圆形，黄棕色。气香，味微苦。

【化学成分及药理作用】　含挥发油、色原酮、香豆素、黄酮、有机酸等。挥发油，油中主要为α-蒎烯、茵陈二炔酮（capillin）、茵陈烯炔（capillene）等；色原酮类，如茵陈色原酮（capillarisin）、4'-甲基茵陈色原酮等；香豆素类，如滨蒿内酯（scoparone）、茵陈香豆酸（capillartemisin）等；黄酮类，如茵陈黄酮（arcapillin）、蓟黄素（cirsimaritin）、芫花黄素（genkwanin）等；有机酸类，如绿原酸、咖啡酸等。

茵陈具有抗肝损伤、利胆、抗病原微生物、抗肿瘤等作用。具有促进胆汁分泌和排泄的作用，还能促进白细胞分裂，提高T细胞的免疫活性。其水煎剂、醇提液、挥发油均有降血压作用。茵陈香豆酸甲/乙、茵陈色原酮是其利胆的主要有效成分。

【饮片炮制及鉴别】　茵陈　取药材，除去杂质，拣净残根及老梗等杂质，搓碎，筛去灰屑。

成品呈松散团碎状。灰白色或灰绿色，全体密被白毛，绵软如绒。气微香，味微苦。（图13-23-4）

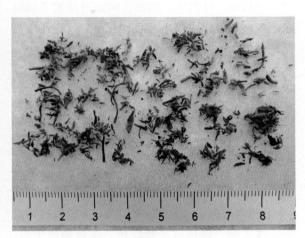

图13-23-4　茵陈（饮片）

【性味与归经】　苦、辛，微寒。归脾、胃、肝、胆经。

【功能】　清利湿热，利胆退黄。

【应用】

1. 湿热黄疸　如茵陈蒿汤（茵陈、栀子、大黄）（《伤寒论》）。

2. 湿温时疫，邪在气分，湿热并重证　如甘露消毒丹（飞滑石、淡黄芩、绵茵陈、石菖蒲、川贝母、木通、藿香、连翘、白蔻仁、薄荷、射干）（《医效秘传》）。

中成药品种有小儿肝炎颗粒、肝炎康复丸、茵山莲颗粒、茵芪肝复颗粒、茵栀黄口服液（软胶囊、泡腾片、胶囊、颗粒）、茵胆平肝胶囊、复方益肝丸、黄疸肝炎丸、清肝利胆口服液（胶囊）等。

【用法与用量】　6～15 g；外用适量，煎汤熏洗。

【贮藏保管】　置阴凉干燥处，防潮。

【论注】

（1）江西、浙江、湖南等地的一些地区还用玄参科植物阴行草 *Siphonostegia chinensis* Benth. 的全草，作"土茵陈"使用，又名"吊钟茵陈"。阴行草为一年生草本，全草被粗毛；叶对生，羽状深裂；花黄色，故也称"黄花茵陈"，单生于叶腋或顶生；萼筒状，5裂，宿存；花冠唇形。蒴果包于钟状萼筒内。花期8—9月。

（2）唇形科植物牛至 *Origanum vulgare* L.的地上部分，江西习称"白花茵陈"。广东、广西等地也作茵陈应用。其主要特征：全株高25～55 cm。叶对生，卵形，两面有伏柔毛和腺点。花多数密集成顶生短总状花序，数个花序再排成伞房状；花冠唇形，紫红色。

金钱草
（附：广金钱草）

【来源】 为报春花科植物过路黄 *Lysimachia christinae* Hance 的干燥全草。

【植物形态】 多年生草本。无毛或微被短柔毛。茎柔弱，绿色或带紫红色，匍匐地面生长，节上常生根。叶片、花萼、花冠及果实均具点状及条纹状的黑色腺体。叶对生，稍肉质；叶片心形或卵形，全缘，主脉1条，两面均无毛。花黄色，成对生于叶腋；花梗较叶柄稍长；花萼5深裂，裂片披针形；花冠5裂，黄色，基部相连，有黑色线条；雄蕊5，不等长；柱头圆形，子房上位，卵圆形。蒴果球形；种子小，边缘稍具膜翅。花期5—7月，果期9—10月。（图13-24-1）

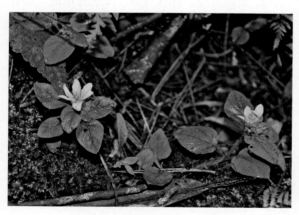

图13-24-1 过路黄（植物）

【产地】 主产于四川乐山、青神，故称"四川金钱草"。长江流域及山西、陕西、云南、贵州等地亦产。

【采收加工】 夏、秋季采集，除杂质及泥土，晒干或鲜用。

【药材鉴别】 全草皱缩。茎棕色或棕红色，扭曲。叶对生，心形或卵形，长1.6～3.5 cm，宽1.2～3.5 cm，全缘，表面灰绿色或黄绿色；背面色较浅，主脉突起；叶片用水浸后，透光可见黑色或棕色条纹。有的叶腋具花梗。质易碎。气微，味淡。（图13-24-2）

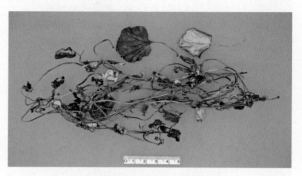

图13-24-2 金钱草（药材）

以色绿、叶大完整、须根少、气清香者为佳。

【化学成分及药理作用】 含黄酮类，如槲皮素（quercetin）、异槲皮苷（isoquercitrin）、山柰酚（kaempferol）等；还含有对-羟基苯甲酸（*p*-hydroxy benzoic acid）、尿嘧啶（uridine）、多糖、钙、镁、铁、锌、铜、锰、镉等物质。

金钱草具有利胆、排石、利尿、抗炎、抗氧化等作用。其煎剂灌胃能促进大鼠胆汁分泌，使其肝胆管内压增高，奥狄括约肌松弛并排出胆汁。能使尿液变为酸性，促进碱性条件下泌尿系统结石的溶解和排出。其多糖成分抑制一水草酸钙的形成，抑制作用随浓度增加而增加。

【饮片炮制及鉴别】 金钱草 取药材，除去杂质，抢水洗，切段，干燥。

成品为不规则的段。茎棕色或暗棕红色，有纵纹，实心。叶对生，展平后呈宽卵形，上表面灰绿色或棕褐色，下表面色较浅，主脉明显突出；用水浸后，对光透视可见黑色或褐色条纹。偶见黄色花，单生叶腋。气微，味淡。（图13-24-3）

【性味与归经】 甘、咸，微寒。归肝、胆、肾、膀胱经。

【功能】 利湿退黄，利尿通淋，解毒消肿。

【应用】

1. 热淋、砂淋、石淋 可单味浓煎代茶饮

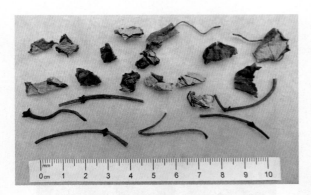

图13-24-3 金钱草（饮片）

服，或与海金沙、鸡内金等同用。尤善治疗石淋病症。

2. 湿热黄疸 可与茵陈、栀子同用。现代治疗胆石症配伍茵陈、黄芩、木香等。

3. 疔疮肿毒、蛇虫咬伤及烫伤等症 可用鲜金钱草捣汁饮服，以渣外敷局部。

中成药品种有金钱草片、利胆排石片（颗粒）、金黄利胆胶囊、乙肝宁颗粒、利胆片、舒胆胶囊等。

【用法与用量】 15～60 g。

【贮藏保管】 置干燥处。

附：广金钱草

【来源】 为豆科植物广金钱草 *Desmodium styracifolium* (Osb.) Merr. 的干燥地上部分。

【植物形态】 半灌木状草本，长达1 m。茎平卧或斜举，基部木质，枝呈圆柱形，与叶柄均密被黄色短柔毛。叶互生，有披针形托叶1对，通常单叶，有时具3小叶，中间小叶大而形圆，长2.5～4.5 cm，宽2～4 cm；侧生小叶矩圆形，较小；先端微凹，基部浅心形或近平截，全缘，上面无毛，下面密被银白色丝光毛而呈浅灰绿色，叶脉下凸，侧脉羽状，平行，约为10对，小托叶钻形。总状花序腋生或顶生，花密而多，2朵并生；花萼钟状；蝶形花冠紫红色，旗瓣倒卵形。荚果被有短柔毛和钩状毛，每节有肾形种子1粒。

【产地】 主产于广东东莞、深圳宝安，广西南宁邕宁、扶绥，这些地区为道地产区。

【采收加工】 夏、秋二季采割，除去杂质，晒干。

【药材鉴别】 茎呈圆柱形，长可达1 m，密被黄色伸展的短柔毛，质稍脆，断面中部有髓。叶互生，通常单叶，有时具3小叶，圆形或矩圆形，直径2～4 cm；先端微凹，基部心形或钝圆，全缘；上表面黄绿色或灰绿色，无毛，下表面具灰白色紧贴的绒毛，侧脉羽状；叶柄长1～2 cm；托叶1对，披针形，长约0.8 cm。气微香，味微甘。（图13-24-4）

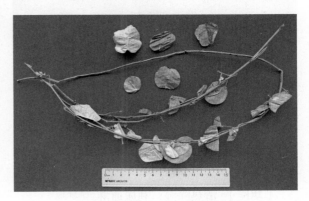

图13-24-4 广金钱草（药材）

以叶多、色绿者为佳。

【化学成分及药理作用】 含黄酮、生物碱、酚类、鞣质等。黄酮类，如木犀草素（luteolin）、异牡丹苷（isovitexin）、异荭草苷（isoorientin）等。尚含广金钱草碱（desmodimine）、广金钱草内酯（desmodilactone）、羽扇豆酮、羽扇豆醇、三十三烷、硬脂酸等。

广金钱草具有显著防治泌尿系统结石及利尿的作用。可影响心脑血管功能，增加冠状动脉及脑动脉血流量，降低脑血管阻力，使颈总动脉血压下降，增加常压缺氧耐受力，拮抗主动脉痉挛，保护急性心肌缺血；能显著抑制血小板聚集，还能显著拮抗体外血栓形成。有抗炎、镇痛作用。能有效提高学习记忆能力。具有显著利胆作用。能抑制白色念珠菌生长。

【饮片炮制及鉴别】 广金钱草 除去杂质，切段，晒干。

成品为不规则的段状，茎、叶混合。茎圆柱形，密被黄色伸展的短柔毛，质稍脆，切面中部有髓；完整叶圆形或矩圆形，先端微凹，基部心形或钝圆，全缘；上表面黄绿色或灰绿色，无毛，下表面具灰白色紧贴的绒毛，侧脉羽状；叶柄长1～2 cm；托叶1对，披针形。气微香，味微甘。（图13-24-5）

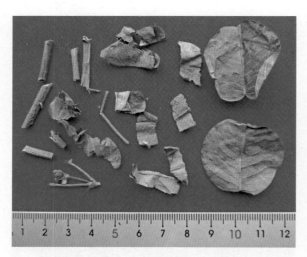

图13-24-5 广金钱草（饮片）

【性味与归经】 甘、淡，凉。归肝、肾、膀胱经。

【功能】 清热除湿，利尿通淋。

【应用】

1. 泌尿系统感染 广金钱草、车前草、海金沙、金银花同用（《全国中草药汇编》）。

2. 尿系结石 广金钱草、石韦、穿破石、冬葵子、萹蓄、海金沙、瞿麦、泽泻、茯苓、木通；腰痛加牛膝，体虚加党参（《岭南草药志》）。

中成药品种有石淋通片、复方金钱草颗粒、胆石通胶囊等。

【用法与用量】 15～30 g。

【贮藏保管】 置干燥处。

【论注】 金钱草类药材品种甚多，均有清热利湿、通淋排石作用。排石部位是否有差异，值得研究。

垂盆草

【来源】 为景天科植物垂盆草 *Sedum sarmentosum* Bunge的干燥全草。

【植物形态】 多年生肉质草本。全株无毛，不育枝及花茎细，匍匐而节上生根，直到花序之下。三叶轮生，倒披针形至矩圆形，长1.5～2.5 cm，宽0.3～0.7 cm，顶端近急尖，基部有距，全缘。聚伞花序，3～5分枝；花无梗，花萼5，披针形至矩圆形，不等长；花瓣5，淡黄色，披针形至矩圆形；雄蕊10，较花瓣短；鳞片小，楔状四方形。蓇葖果，内有多数细小种子，种子卵圆形。花期5—7月，果期7—8月。（图13-25-1）

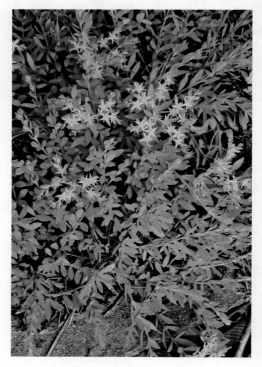

图13-25-1 垂盆草（植物）

【产地】 全国多数地区均有分布。

【采收加工】 夏、秋二季采收，除去杂质，干燥。

【药材鉴别】 全草稍卷缩。茎纤细，部分节上可见纤细的不定根。叶片皱缩，肉质，质较脆，易脱落破碎；完整叶片倒披针形至矩圆形，先端近急尖，基部急狭。气微，味微苦。（图13-25-2）

以叶多、色绿者为佳。

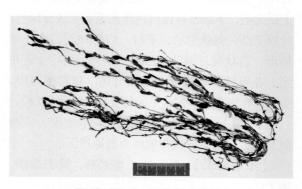

图13-25-2 垂盆草（药材）

【化学成分及药理作用】 含氰苷、生物碱等。氰苷，如垂盆草苷（sarmentosine）；生物碱，如消旋甲基异石榴皮碱（methylisopelletierine）、二氢-N-甲基异石榴皮碱（dihydroisopelletierine）等；另含氨基酸及植物甾醇等。

垂盆草具有护肝、抗菌、免疫抑制、抗肿瘤、雌激素样等作用。垂盆草苷有降低血清谷丙转氨酶的作用，对四氯化碳性肝损伤有明显缓解作用，可使肝细胞内糖原和葡萄糖-6-磷酸酶、乳酸脱氢酶含量增加，琥珀酸脱氢酶和ATP酶活性增强；还对小鼠的细胞免疫有显著抑制作用，能抑制T细胞介导的移植物抗宿主反应；并能抑制T细胞依赖抗原-SRBC的抗体形成细胞数；增加外周血中白细胞数。

【饮片炮制及鉴别】 垂盆草 取药材，除去杂质，切段。

成品为不规则的段状，茎、叶混合。茎纤细，部分节上可见纤细的不定根。叶片绿色，皱缩，肉质，质较脆，易脱落破碎；完整叶片倒披针形至矩圆形，先端近急尖，基部急狭。气微，味微苦。（图13-25-3）

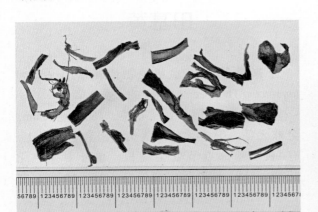

图13-25-3 垂盆草（饮片）

【性味与归经】 甘、淡，凉。归肝、胆、小肠经。

【功能】 利湿退黄，清热解毒。

【应用】

1. 痈肿初起 除煎汤内服外，同时用鲜草洗净捣烂外敷，还可消痈退肿。

2. 解蛇毒 为民间治疗毒蛇咬伤的常用药品。可单用鲜草250 g，用冷开水洗净，捣烂绞汁内服，每日1至2次；也可配合半枝莲、野菊花、鬼针草、车前草、生大黄等药煎汤内服，并用鲜草洗净捣烂外敷。

3. 传染性肝炎（包括急性黄疸型肝炎，急性无黄疸型肝炎，以及迁延性肝炎、慢性肝炎的活动期） 单用本品治疗，对降低血清转氨酶有一定作用。

中成药品种有护肝宁片（胶囊）、垂盆草颗粒、复方益肝丸。

【用法与用量】 15 ~ 30 g。

【贮藏保管】 置干燥处。

虎 杖*

【来源】 为蓼科植物虎杖 *Polygonum cuspidatum* Sieb. et Zucc.的干燥根茎及根。

【植物形态】 高大粗壮多年生草本，高0.3 ~ 5 m。根茎木质，黄色，横走。茎中空，圆柱形，嫩时有红紫色斑点，嚼之味酸，故有"酸筒管"之称。节有膜质鞘状托叶。叶互生，广卵形或卵状椭圆形，基部楔形有短锐尖头，质硬。花白色或红色，单性异株，腋生或顶生总状花序；花期6—7月。瘦果卵形，具三棱，暗棕色，包被在齿状宿萼中；果期9—10月。（图13-26-1）

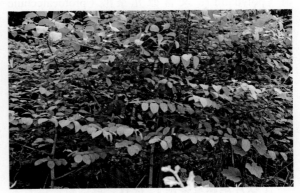

图13-26-1 虎杖（植物）

【产地】 主产于江苏、安徽、浙江、广东、广西、四川、贵州、云南等地。

【采收加工】 春、秋二季采挖，除去须根，洗净，趁鲜切短段或厚片，晒干。

【药材鉴别】 多为圆柱形短段或不规则厚片，长1 ~ 7 cm，直径0.5 ~ 2.5 cm。外皮棕褐色，有纵皱纹和须根痕；切面皮部较薄，木部

宽广，棕黄色，射线放射状，皮部与木部较易分离。根茎髓中有隔或呈空洞状。质坚硬。气微，味微苦、涩。（图13-26-2）

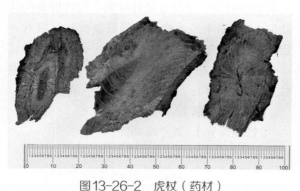

图13-26-2　虎杖（药材）

以粗壮、坚实、断面色黄者为佳。

【化学成分及药理作用】　含游离蒽醌及蒽酮苷，主要为大黄素（emodin）、大黄素甲醚（physcion）、大黄酚（chrysophanol）、蒽苷A（anthraglycside A；即大黄素甲醚-8-O-β-D-葡萄糖苷，physcion-8-O-β-D-glucoside）、蒽苷B（anthraglycoside B；即大黄素-8-O-β-D-葡萄糖苷，emodin-8-O-β-D-glucoside）、6-羟基芦荟大黄素（citreorsein）等。还含二苯乙烯苷类化合物，如白藜芦醇（resveratrol）、虎杖苷（polydatin）；又含原儿茶酸（protocatechuic acid）、右旋儿茶精（catechin）等。

虎杖主要有降血压、降血脂、镇咳平喘、抗菌、抗病毒、抗肿瘤、镇静及止血抗炎等作用。白藜芦醇苷是其主要活性成分，静注或直接涂敷均有扩张细动脉的作用，同时又能增加心搏量和脉压差，对微循环有一定影响；白藜芦醇、大黄素是主要抗菌活性成分；虎杖苷对冠状病毒有抑杀作用。

【饮片炮制及鉴别】　虎杖　取药材，拣去杂质；长段者，抢水洗净，稍润至软，切厚片，干燥；切片者，除去杂质即可。

成品性状特征同切片者药材。

【性味与归经】　微苦，微寒。归肝、胆、肺经。

【功能】　利湿退黄，清热解毒，散瘀止痛，止咳化痰。

【应用】

1. 湿热黄疸，淋浊，带下　可单用本品煎服即效，亦可与茵陈、黄柏、栀子配伍，效力更佳。

2. 水火烫伤，痈肿疮毒，毒蛇咬伤　若水火烫伤而致肤腠灼痛或溃后流黄水者，单用研末，香油调敷；亦可与地榆、冰片共研末，调油敷患处。若湿毒蕴结肌肤所致痈肿疮毒，以虎杖根烧灰贴，或煎汤洗患处。若治毒蛇咬伤，可取鲜品捣烂敷患处，亦可煎浓汤内服。

3. 经闭，癥瘕，跌打损伤　治经闭、痛经，常与桃仁、延胡索、红花等配用。治跌打损伤疼痛，可与当归、乳香、没药、三七等配用。

4. 肺热咳嗽　可单味煎服，也可与贝母、枇杷叶、杏仁等配伍使用。

中成药品种有双虎清肝颗粒、烧伤灵酊、维血宁合剂（颗粒）、护肝宁片（胶囊）、胆宁片、热炎宁片（合剂、颗粒）等。

【用法与用量】　9～15 g。外用适量，捣敷或煎水外洗。

【注意】　孕妇禁服。

【贮藏保管】　置干燥处。

田基黄[*]

【来源】　为藤黄科植物地耳草*Hypericum japonicum* Thunb. ex Murray的干燥全草。

【植物形态】　一年生草本，高10～40 cm。全株无毛。根多须状。茎丛生，直立或斜上，有4棱，基部近节处生细根。单叶对生；无叶柄；叶片卵形或广卵形，长3～15 cm，宽1.5～8 mm，先端钝，基部抱茎，斜上，全缘，上面有微细透明油点。聚伞花序顶生而成叉状分歧；花小，萼片5，披针形或椭圆形，先端急尖，上部有腺点；花瓣5，黄色，卵状长椭圆形；雄蕊5～30枚，基部连合成3束；子房上位，1室，卵形至椭圆形，花柱3，丝状。蒴果椭圆形，外围宿萼；种子多数。花期5—6月，果期9—10月。（图13-27-1）

【产地】　主产于江西、福建、湖南、广东、四川等地。

【采收加工】　春、夏二季花开时采挖，除去杂质，晒干。

【药材鉴别】　全体长20～40 cm。根须

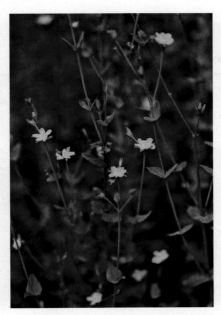

图13-27-1 地耳草（植物）

状，黄褐色。茎单一或基部分枝，具4棱，黄绿色至黄棕色；质脆，易折断，断面中空。叶对生，无柄；完整叶片展平后呈卵形或卵圆形，长0.4～1.6 cm，宽0.3～0.8 cm，全缘，具腺点，基出脉3～5条。聚伞花序顶生，花小，橙黄色，萼片、花瓣均为5片。气无，味微苦。（图13-27-2）

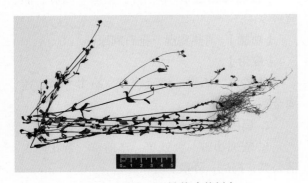

图13-27-2 田基黄（药材）

【化学成分及药理作用】 含黄酮成分，如槲皮苷（quercitrin）、异槲皮苷（isoquercitrin）、槲皮素-7-鼠李糖苷（quercetin-7-rhamnoside）、田基黄灵素（sarothralin）、田基黄棱素（sarothralen）A/B、湿生金丝桃素（uliginosin）B等；还含绵马酸（filixic acid）BBB、双脱氢（bisdehydro）GB1a、地耳草素（japonicine）A/B/C/D等。

田基黄具有保肝、退黄、抗菌、抗病毒、抗氧化以及抗肿瘤等作用；对肺炎链球菌、金黄色葡萄球菌、猪霍乱杆菌、铜绿假单胞菌、白喉杆菌等有不同程度抑制作用；能提高大鼠全身的特异性和非特异性细胞免疫功能；对HepG₂和Hela癌细胞株有抑制作用。田基黄注射液对四氯化碳所致肝损伤有明显保护作用，能抗脂质过氧化，保护肝细胞超微粒结构及细胞色素P450酶系统。

【饮片炮制及鉴别】 田基黄 取药材，除去杂质，抢水洗净，润软，切段，干燥。

成品为不规则的段，根、茎、叶、花混合。根黄褐色。茎具4棱，黄绿色至黄棕色；断面中空。叶多脱落，无柄；全缘，具腺点，基出脉3～5条。花小，橙黄色，萼片、花瓣均为5片。气无，味微苦。（图13-27-3）

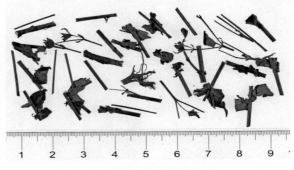

图13-27-3 田基黄（饮片）

【性味与归经】 苦、辛，平。归肝、脾经。

【功能】 清利湿热，散瘀消肿。

【应用】

1. 湿热黄疸 可配合茵陈、金钱草等同用，具有良好疗效。

2. 疮疖肿毒或毒蛇咬伤 可用鲜草煎服，另用鲜草适量，洗净，捣烂外敷。

3. 跌扑损伤 除煎汤内服外，还可用鲜草适量，捣烂外敷。

中成药品种有中华跌打丸、复方肝炎颗粒（冲剂）、田基黄糖浆等。

【用法与用量】 15～30 g。

【贮藏保管】 置干燥处。

江西金钱草*

【来源】 为伞形科植物天胡荽 Hydrocotyle

sibthorpioides Lam.或破铜钱*Hydrocotyle sibthorpioides* Lam. var. *batrachum* (Hance) Hand.-Mazz的干燥全草。

【植物形态】

1. 天胡荽 多年生贴地的匍匐草本。茎节上生根。叶圆形或近肾形，直径6～15 mm，基部心脏形，5～7浅裂，裂片短，有2～3个钝齿，两面光滑无毛或背面被毛，叶柄纤细。花白色，有淡红紫晕，腋生伞形花序，而与叶对生。双悬果略呈心脏形，分果每侧有一背棱，平滑，有时有红色小斑点。（图13-28-1）

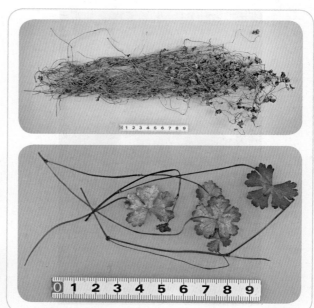

图13-28-2　江西金钱草（药材）

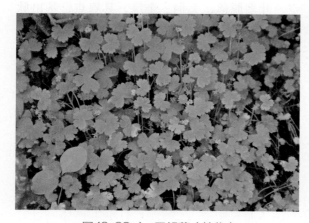

图13-28-1　天胡荽（植物）

2. 破铜钱 叶片3～5深裂几达基部，侧裂片一般仅裂达基部1/3处，裂片均呈楔形。

【产地】 产于长江下游至我国南部各地。

【采收加工】 夏、秋间采收全草，洗净，晒干。

【药材鉴别】 缠结成团，根生于茎节，甚纤细，黄棕色。茎细长弯曲，表面有细纵纹，直径约0.1 cm，黄棕至棕色；易折断，断面淡黄色。叶卷缩，展开后呈圆心脏形，直径1～1.5 cm，5～7掌状浅裂或深裂，边缘具钝齿，绿色或黄绿色，下表面可见稀疏白毛。有时可见小球团状的果。气微香，味淡、微辛。（图13-28-2）

【化学成分及药理作用】 含黄酮、甾醇等。黄酮类，如槲皮素（quercetin）、芹菜素（apigenin）、山奈酚（kaempferol）、牡荆苷（vitexin）、异牡荆苷（isovitexin）等；甾醇类，如β-谷甾醇（β-sitosterol）、菠甾醇（α-spinasterol）以及胡萝卜苷（β-daucosterol）。其中牡荆苷和异牡荆苷为天胡荽抗肿瘤作用的活性物质。

天胡荽水煎剂体外试验对金黄色葡萄球菌有较强抑制作用，对变形杆菌、福氏痢疾杆菌、伤寒杆菌也有不同程度的抑制作用。对正常糖尿病大鼠有显著降血糖作用。

【饮片炮制及鉴别】 江西金钱草　取药材，拣去杂质，筛去泥灰。

成品性状特征同药材。

【性味与归经】 辛、苦，微寒。归脾、胆、肾经。

【功能】 清热利湿，排石利尿。

【应用】

1. 砂淋、石淋 鲜金钱草、石韦、半边莲、海金沙。

2. 扁桃腺炎 鲜金钱草加食盐少许捣汁。

3. 疮痈疖肿 金钱草、车前草、紫花地丁、蒲公英，捣烂，外敷。

4. 软组织损伤 金钱草晒干，研末，每服15～25 g。黄酒送服。（均出自《中草药学》）

【用法与用量】 15～60 g，鲜品加倍。

【贮藏保管】 置干燥处。

【论注】 唇形科植物活血丹*Glechoma longituba* (Nakai) Kupr.的全草，称"连钱草"，在上海和江苏地区作金钱草使用。主要特征为：茎方形；叶对生，具透明腺点，边缘有圆钝齿；花冠唇形；搓之气芳香，味微苦。茎、叶含挥发油，油中主要含L-松莰酮（L-pinocamphone）。

溪黄草*

【来源】 为唇形科植物溪黄草*Rabdosia serra* (Maxim.) Hara或线纹香茶菜*Rabdosia lophanthoides* (Buch.-Ham. ex D. Don) Hara的干燥地上部分。

【植物形态】

1. 溪黄草 多年生草本，高1.5～2 m。根茎呈疙瘩状，向下密生须根。茎四棱，带紫色，密被微柔毛，上部多分枝。叶对生；柄长0.5～3.5 cm；叶片卵圆形或卵状披针形，先端近渐尖，基部楔形，边缘具粗大内弯的锯齿，两面脉上被微柔毛和淡黄色腺点。聚伞花序组成疏松的圆锥花序，密被灰色柔毛；薄片及小苞片卵形至条形；花萼钟状，外被柔毛及腺点，萼齿5，长三角形，果时萼增大；花冠紫色；雄蕊4，内藏；花柱先端2浅裂。小坚果阔倒卵形，先端具腺点及髯毛。花果期8—10月。

2. 线纹香茶菜 块根小，球形。叶片卵形或阔卵形至长圆状卵形，两面被具节微硬毛，下面满布黄红色腺点，叶揉碎后有黄色汁液。花萼外面被珠状具节长毛和褐色腺点；花冠白色或粉红色，具紫色斑点；雄蕊及花柱伸出花冠之外。花果期8—12月。（图13-29-1）

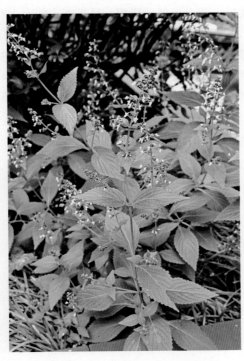

图13-29-1 线纹香茶菜（植物）

【产地】 溪黄草主产于东北、华东及山西、河南、陕西、甘肃、四川、贵州等地；线纹香茶菜产于广东、海南、广西、江西等地。

【采收加工】 夏、秋二季割取地上部分，除去杂质，晒干。

【药材鉴别】

1. 溪黄草 茎钝四棱形，具四浅槽，基部近无毛，向上密被倒向柔毛，腺点少见。完整叶呈卵圆形、卵圆状披针形或披针形，长3.5～10 cm，宽1.5～4.5 cm，先端近渐尖，边缘具粗大内弯的锯齿；两面仅脉上密被微柔毛。叶片水浸后以手揉之，无明显黄色液汁。味苦。（图13-29-2）

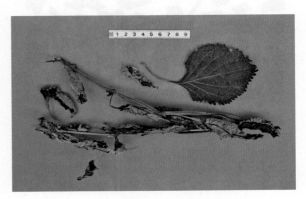

图13-29-2 溪黄草（药材）

2. 线纹香茶菜 茎方柱形，有对生分枝，长30～80 cm，直径0.4～0.8 cm；表面棕褐色，具柔毛及腺点；质脆，断面黄白色，髓部有时中空。叶对生，多皱缩，纸质，易破碎；完整者展平后呈卵圆形或阔卵形，长3～8 cm，宽2～5 cm；顶端尖，基部楔形，边缘具圆锯齿；上下表面灰绿色，被短毛及红褐色腺点；有柄；水浸后以手揉之，有明显棕黄色汁液。圆锥花序顶生或侧生。气微，味微甘、微苦。

【化学成分及药理作用】 叶和茎中含二萜类化合物，如溪黄草素（rabdoserrin）A/B/D、尾叶香茶菜素（excisanin）A、2α-羟基熊果酸（2α-hydroxyl-ursolic acid）、熊果酸（ursolic acid）、β-谷甾醇（β-sitosterol）和β-谷甾醇苷（β-sitosterol glucoside）、艾西多卡平（isodocarpin）、诺多辛尼辛（nodosin）和冬凌草甲素（oridonin）等。

溪黄草具有护肝利胆、抗病毒、抑菌等作用。具有抗肿瘤活性，对人宫颈癌（HeLa）细胞有显著抑制作用。

【饮片炮制及鉴别】 取药材，除去杂质，洗净，稍润，切段，晒干。

溪黄草 为不规则的段，茎、叶、花混合。茎枝方柱形，密被倒向微柔毛。叶两面沿脉被微柔毛，叶柄长 1～1.5 cm。聚伞花序具梗，由5至多数花组成圆锥花序；苞片及小苞片狭卵形至条形密被柔毛；花萼钟状，外面密被灰白色柔毛并夹有腺点，萼齿三角形；近等大，与萼筒等长；花冠紫色；雄蕊及花柱不伸出于花冠。味苦。（图13-29-3）

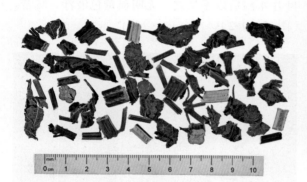

图13-29-3 溪黄草（饮片）

线纹香茶菜 为不规则的段，茎、叶、花混合。茎枝方柱形，被短柔毛。叶两面被具节微硬毛；下表面具褐色腺点。花萼外被串珠状具节长柔毛和褐色腺点；花冠白色，具紫色斑点，雄蕊及花柱伸出花冠。味微甘、微苦。

【性味与归经】 苦，寒。归肝、胆、大肠经。

【功能】 清热利湿，退黄，凉血散寒。

【应用】

1. 急性黄疸型肝炎 与酢浆草、铁线草同煎服。

2. 急性胆囊炎而有黄疸者 配伍田基黄、茵陈蒿、鸡骨草、车前草，煎服。

中成药品种有复方胆通片、胆石通胶囊、消炎利胆片（胶囊）等。

【用法与用量】 15～30 g。

【贮藏保管】 置干燥处。

马蹄金*

【来源】 为旋花科植物马蹄金 *Dichondra repens* Forst. 的全草。

【植物形态】 多年生小草本。匍匐状，纤细，成片生长，通常被灰色小毛。叶互生，圆形或肾形，基部心形，先端钝圆而微凹，全缘，表面绿色，背面淡绿色，被稀疏毛茸。花黄色，单生于叶腋，花柄短于叶柄，萼片5裂；花冠钟形，深5裂，为2个分离心皮组成；花期4—6月。蒴果膜质，近于球形，1～2个，外被毛茸；果期7—8月。（图13-30-1）

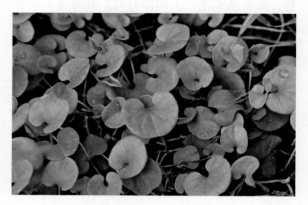

图13-30-1 马蹄金（植物）

【产地】 产于长江流域及我国南部各地。

【采收加工】 全年可采，鲜用或洗净晒干。

【药材鉴别】 全草缠绕成团。茎细长被灰色短柔毛，节上生根；质脆，易折断，断面中有小孔。叶互生，多皱缩，青绿色、灰绿色或棕色；完整者开后圆形或肾形，直径0.5～2 cm，基部心形，上面微被毛，下面具短柔毛，全缘；叶柄长约2 cm，质脆易碎。偶见灰棕色近圆球形果实，直径约2 mm；种子1～2，黄色或褐色。气微，味辛。（图13-30-2）

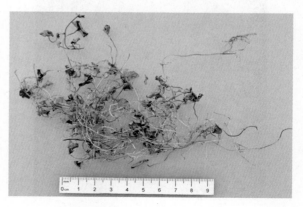

图13-30-2 马蹄金（药材）

以叶多、色青绿者为佳。

【化学成分及药理作用】 含委陵菜酸（tormentic acid）、尿嘧啶（uracil）、茵芋苷（skimmin）、甘油（glycerin）和N-（N-苯甲酰基-L-苯丙氨酰基）-O-乙酰基-L-苯丙氨醇［N-（N-benzoyl-L-pheny-lalanyl-）-O-actyl-L-phenylalanol］等。

马蹄金对白喉杆菌高度敏感，对金黄色葡萄球菌中度敏感，对溶血性链球菌、枯草杆菌和大肠埃希菌轻度敏感。鲜汁可显著提高小鼠血清、肝组织SOD活性，从而抑制MDA生成量，具有抗脂质过氧化作用。

【饮片炮制及鉴别】 马蹄金 取药材，拣去杂质，筛去泥灰。

成品性状特征同药材。

【性味与归经】 辛，平。归肺、肝经。

【功能】 清热利湿，解毒消肿。

【应用】

1. 全身浮肿 马蹄金（鲜），捣烂，敷肚脐，数周。

2. 湿热黄疸 马蹄金100 g，煎服。

3. 慢性囊胆炎 马蹄草40 g，积雪草10 g，煎服。（均出自《中草药学》）

【用法与用量】 15～30 g。鲜品加倍，煎服。

【贮藏保管】 置干燥处。

第十四章

温里药

凡属药性温热，能温里回阳，治疗里寒证的药物，称为温里药。

温里药性味辛热，具有温暖中焦、健运脾胃、散寒止痛、回阳助阳的作用，适用于里寒证。里寒证包括两个方面：一为寒邪内侵，阳气受困，而见脘腹冷痛、呕吐泻痢。一为阴寒内盛，出现畏寒肢冷，面色苍白，小便清长，舌淡苔白，脉象沉细；或大汗亡阴，四肢厥逆，脉微欲绝。

使用本类药物时应按照实际情况进行配伍：寒而兼有表证者，配解表药；寒凝气滞者，配行气药；寒湿内蕴者，配健脾化湿药；脾肾阳虚者，配温补脾肾药；亡阳气脱者，配大补元气药。

温里药物辛热而燥，易耗伤津液，凡属热证或阴虚证应当慎用。

本类药物辛热而燥，且部分有毒，常采用加辅料共煮或砂烫法处理，使毒性成分水解或减少毒性成分含量，以降低药物毒性，保证临床用药安全。盐炙或甘草水炙，可降低药物辛燥之性，避免耗伤津液。

附 子

【来源】 为毛茛科植物乌头 *Aconitum carmichaelii* Debx.的子根的加工品。

【植物形态】【产地】 见"川乌"项下。

【采收加工】 6月下旬至8月上旬采挖，除去母根、须根及泥沙（习称"泥附子"），加工成下列品种。

（1）盐附子：选择个大、均匀的泥附子，洗净，浸入食用胆巴的水溶液中过夜，再加食盐，继续浸泡，每日取出晒晾，并逐渐延长晒晾时间，直至附子表面出现大量结晶盐粒（盐霜）、体质变硬为止，习称"盐附子"。

（2）黑顺片：取泥附子，按大小分别洗净，浸入食用胆巴的水溶液中数日，连同浸液煮至透心，捞出，水漂，纵切成厚约0.5 cm的片，再用水浸漂，用调色液使附片染成浓茶色，取出，蒸至出现油面光泽后，烘至半干，再晒干或继续烘干，习称"黑顺片"。

（3）白附片：选择大小均匀的泥附子，洗净，浸入食用胆巴的水溶液中数日，连同浸液煮至透心，捞出，剥去外皮，纵切成厚约0.3 cm的片，用水浸漂，取出，蒸透，晒干，习称"白附片"。

【药材鉴别】

1. **盐附子** 呈圆锥形，长4～7 cm，直径3～5 cm。表面灰黑色，被盐霜。顶端宽大，中央有凹陷的芽痕，周围有瘤状突起的支根或支根痕。质重而坚硬，难折断，受潮则变软。横切面灰褐色，可见充满盐霜的小空隙及多角形环纹（形成层），环纹内侧导管束小点排列不整齐。气微，味咸而麻。（图14-1-1）

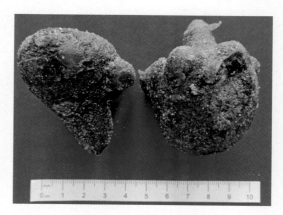

图14-1-1 盐附子（药材）

2. 黑顺片 为不规则的纵切片，上宽下窄，长 1.7 ～ 5 cm，宽 0.9 ～ 3 cm，厚 2 ～ 5 mm。外皮黑褐色；切面暗黄色，油润且略具光泽，半透明状。并有纵向导管束。质硬而脆，断面角质样。气微，味淡。（图 14-1-2）

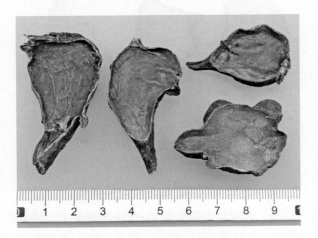

图 14-1-2　黑顺片（药材）

3. 白附片 形状、气味与黑顺片相同，但无外皮，全体黄白色，半透明，厚约 3 mm。（图 14-1-3）

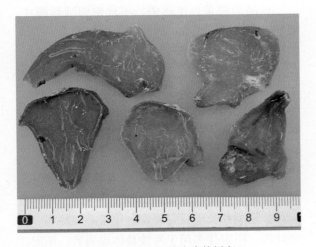

图 14-1-3　白附片（药材）

盐附子以个大、坚实、灰黑色、表面起盐霜者为佳。黑顺片以片大、厚薄均匀、表面油润光泽者为佳。白附片以片大、色白、半透明者为佳。

【化学成分及药理作用】 主含生物碱，其中主要为剧毒的双酯类生物碱，如乌头碱（aconitine）、新乌头碱（mesaconitine）、次乌头碱（hypaconitine）等。附子因系加工品，原来生品中所含毒性很强的双酯类生物碱，在加工炮制的过程中易水解，失去一分子醋酸，生成毒性较小的单酯类生物碱，如苯甲酰乌头原碱（benzoylaconine）、苯甲酰新乌头原碱（benzoylmesaconine）和苯甲酰次乌头碱（benzoylhypacinine）。如继续水解，又失去一分子苯甲酸，生成毒性更小的不带酯键的胺醇类生物碱，如乌头原碱（aconine）、新乌头原碱（mesaconine）和次乌头原碱（hypaconine）。新乌头原碱为镇痛的主要成分。尚含具有强心作用的氯化棍掌碱（coryneine chloride）、去甲猪毛菜碱（salsolinol）等。

附子有强心、抗心律失常、抗休克、镇静、镇痛、局麻、抗炎、抗肿瘤、抗过敏等作用。能明显增强心肌收缩力和加快心肌收缩速度；针对异搏定所致小鼠缓慢型心律失常，能改善房室传导，加快心率。其煎剂在寒冷环境下能抑制小鸡及大鼠的体温下降，甚至使降低的体温升高，延长生存时间。

【饮片炮制及鉴别】

1. 自附片 取盐附子，用清水漂 3 日，每日换水 2 ～ 3 次，至盐分去尽后，用刀刮去外皮，清水漂净，横切 3 ～ 5 mm 厚片；再用米泔水漂 1 日，清水漂 2 ～ 3 日；取出，滤干水，放入木甑内，大片放木甑中间，小片放木甑周围；将木甑置于用武火加热至水呈沸腾状态的锅上，上大气蒸 6 ～ 8 小时，蒸至表面露有油质，分数次取出，平铺竹筛内，用扇子扇风至其表面"结面"，用文火烘干。自附片为樟树药帮特色。

成品为类圆形横切厚片，厚 3 ～ 5 mm。黄色，半透明，具光泽，中央可见多角形环纹。质坚硬，不易折断。气微，味淡。（图 14-1-4）

2. 附片（黑顺片、白附片） 直接入药。

（1）黑顺片：性状特征同药材。

（2）白附片：性状特征同药材。

3. 淡附片 取盐附子，用清水浸漂，每日换水 2 ～ 3 次，至盐分漂尽，与甘草、黑豆加水共煮透心，至切开后口尝无麻苦感时，取出，除去甘草、黑豆，切薄片，晒干。每盐附子 100 kg，用甘草 5 kg、黑豆 10 kg。

成品为纵切片，上宽下窄，长 1.7 ～ 5 cm，宽 0.9 ～ 3 cm，厚 2 ～ 5 mm。外皮褐色。切面

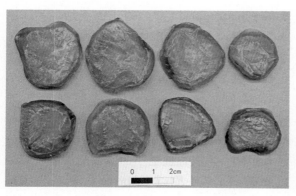

图14-1-4 自附片

100 kg，用生姜12 kg。煨附子为建昌药帮特色。

成品为不规则形的薄片，表面棕褐色，半透明，有空洞和裂隙。（图14-1-6）

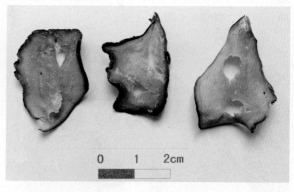

图14-1-6 煨附子

褐色，半透明，有纵向导管束。质硬，断面角质样。气微，味淡，口尝无麻舌感。

4. 炮附片 取附片，用砂烫至鼓起并微变色。

成品性状特征同黑顺片或白附片，表面鼓起黄棕色，质松脆。气微，味淡。（图14-1-5）

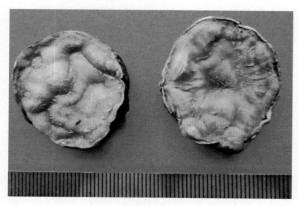

图14-1-5 炮附片

5. 煨附子 取盐附子，洗净，用清水浸漂7～10日，每日换水2～3次，至盐分漂尽，取出，晾干；然后，在避风处用砖砌一围灶，高40～50 cm，其内均匀平铺烧过的细糠灰烬，将药物头尾交错压住立于灰烬中，至没有空隙，在上面覆盖一层生姜片，生姜片上再平覆盖2张草纸，纸上再铺一层4～5 cm厚细糠灰，灰上平铺少量稻草、干糠壳；然后，再于四角点火引燃，2～3日后，待糠烬灰冷（以附子顶端下陷，纸不烂掉为宜）；取出附子（此时药材应敲之有响声），再蒸10～14小时，至口尝无或微有麻舌感时，取出，晒干，再用开水泡15分钟，用麻袋日摊夜闷2～3日，切纵薄片，晾晒干。每盐附子

6. 雄附片（阴附片） 漂法同煨附子，再加明矾、甘草漂1日，捞起，晒干；用生姜切薄片置于木甑底部和草乌的中间，上面各铺一层，蒸约4小时，至内无白心、口尝无或微有麻舌感时，取出，摊晾至七八成干后，切或刨薄片，干燥。每盐附子100 kg，加生姜片5.4 kg，分3层蒸。阴附片为建昌药帮特色。

成品为棕黄色半透明，不规则卵圆形薄片，质脆，无孔隙，无臭，味微咸，不麻舌。

7. 漂附片（阳附片） 将盐附子纵切厚片，河水洗净，漂9次水，晒干，砂炒（清油先炼砂）至鼓起、变白色入药。阳附片为建昌药帮特色。

成品为白黄色不规则卵圆形厚片，表面不平整，断面鼓起，质酥脆，不透明，气微香，味淡，不麻舌。

附子生品有毒，多外用；炮制后毒性降低，便于内服。淡附片长于回阳救逆，散寒止痛。自附片、炮附片长于温肾暖脾，用于心腹冷痛、虚寒吐泻。阴附片多用于女性身体虚弱者。阳附片用于祛寒，治疗肾虚头晕，男人多用。

【性味与归经】 辛、甘，大热；有毒。归心、肾、脾经。

【功能】 回阳救逆，补火助阳，散寒止痛。

【应用】

1. 亡阳证 症见大汗亡阳（虚脱）、四肢冰冷、脉微欲绝，如四逆汤（附子、干姜、甘草）（《伤寒论》）。

2. 阳虚证 症见脾肾阳虚、寒湿内盛所致脘腹冷痛、大便溏泻等，如附子理中丸（附子_{炮，去皮、脐}、人参_{去芦}、干姜_炮、炙甘草、白术）（《太平惠民和剂局方》）。症见脾肾阳虚、水气内停所致小便不利、肢体浮肿，如真武汤（茯苓、芍药、生姜、白术、附子_{炮，去皮}）（《伤寒论》）。

3. 寒痹证　症见风寒湿痹周身骨节疼痛，如甘草附子汤（甘草、附子、肉桂、白术）（《伤寒论》）。

中成药品种有附子理中丸（片）、附桂骨痛片（胶囊、颗粒）、参附强心丸、桂附地黄口服液（丸、胶囊）、参桂理中丸、济生肾气丸、固肾定喘丸、益心丸等。

【用法与用量】　3～15 g，先煎，久煎。

【注意】　孕妇及阴虚阳亢者忌用。不宜与半夏、瓜蒌、瓜蒌子、瓜蒌皮、天花粉、川贝母、浙贝母、平贝母、伊贝母、湖北贝母、白蔹、白及同用。生品外用，内服须炮制。若内服过量，或炮制、煎煮方法不当，可引起中毒。

【贮藏保管】　盐附子密闭，置阴凉干燥处；黑顺片及白附片置干燥处，防潮。

【论注】

（1）近年市场上出现了无胆巴炮制的附子，其毒性比有胆巴炮制的还要小，胆巴起何作用值得研究。

（2）附子回阳救逆，川乌、草乌祛风除湿，功效不同，其中机制需深入研究。

干 姜

【来源】　为姜科植物姜 *Zingiber officinale* Rosc. 的干燥根茎。

【植物形态】　见"生姜"项下。

【产地】　主产于四川犍为的麻柳场和龙集场，两地为道地产区。

【采收加工】　冬季采挖，除去须根和泥沙，晒干或低温干燥。趁鲜切片晒干或低温干燥者称为"干姜片"。

【药材鉴别】

1. 干姜　呈扁平块状，具指状分枝，长3～7 cm，厚1～2 cm。表面灰黄色或浅灰棕色，粗糙，具纵皱纹和明显的环节。分枝处常有鳞叶残存，分枝顶端有茎痕或芽。质坚实，断面黄白

色或灰白色，粉性或颗粒性，内皮层环纹明显，维管束及黄色油点散在。气香、特异，味辛辣。（图14-2-1）

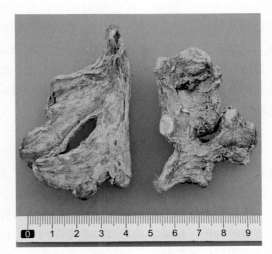

图14-2-1　干姜（药材）

2. 干姜片　呈不规则纵切片或斜切片，长1～6 cm，宽1～2 cm，厚0.2～0.4 cm。外皮灰黄色或浅黄棕色，粗糙，具纵皱纹及明显的环节。切面灰黄色或灰白色，略显粉性，可见较多的纵向纤维，有的呈毛状。质坚实，断面纤维性。气香、特异，味辛辣。（图14-2-2）

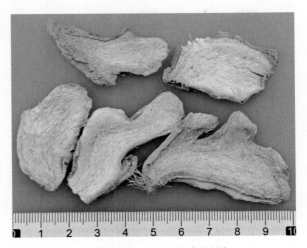

图14-2-2　干姜片（药材）

以质坚实、断面色黄白、粉性足、气味浓者为佳。

【化学成分及药理作用】　含挥发油，主要有姜烯（zingiberene）、姜辣素（gingerol）、姜酮（zingiberone）等。尚含树脂、淀粉，以及多种氨

基酸。

干姜具有镇静、镇痛、抗炎、止呕及短暂升高血压的作用；对中枢神经系统、心血管系统、消化系统有一定影响。其浸剂对小鼠自发运动有抑制的倾向，能延长环己戊巴比妥钠的睡眠时间。其醇提液可以直接兴奋心脏。其水提取物或挥发油能明显延长大鼠实验性血栓形成时间。醇提取物及其所含姜辣素和姜辣烯酮有显著灭螺和抗血吸虫作用。

【饮片炮制及鉴别】

1. 干姜　取药材，除去杂质，洗净，捞出，润透，切厚片或切段，晒干或低温干燥；干姜片，除去杂质即可。

成品为不规则形的厚片或段片。外表皮灰棕色或浅黄棕色，粗糙；切面黄白色或灰白色，内皮层环明显，具筋脉点。质坚脆。香气特异，味辛辣。

2. 姜炭　取干姜，用武火炒至药物微鼓起、表面呈焦黑色、内部松泡呈深黄色时，喷洒清水灭尽火星，取出，摊凉。

成品呈不规则膨胀的块状，有的具指状分枝。表面焦黑色。体轻、质松脆，断面边缘焦黑色，中心棕褐色。微具焦香辣味。（图14-2-3）

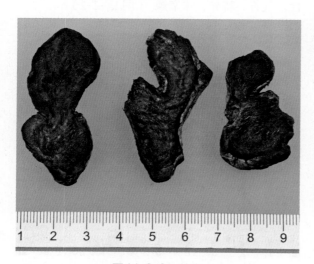

图14-2-3　姜炭

姜炭辛味减弱，固涩止血作用增强，多用于虚寒出血且出血较急、出血量较多者。

【性味与归经】　辛，热。归脾、胃、肾、心、肺经。

【功能】　温中散寒，回阳通脉，温肺化饮。

【应用】

1. 腹痛，呕吐，泄泻　如理中丸（人参、干姜、炙甘草、白术）（《伤寒论》）。

2. 亡阳证，及心肾阳虚，阴寒内盛所致亡阳厥逆，脉微欲绝者　常与附子相须为用，如四逆汤（附子、干姜、炙甘草）（《伤寒论》）。

3. 寒饮喘咳，形寒背冷，痰多清稀　如小青龙汤（麻黄去节、芍药、细辛、干姜、炙甘草、桂枝、五味子、半夏洗）（《伤寒论》）。

中成药品种有活血止痛膏、十一味能消丸、十滴水（软胶囊）、四逆汤、小青龙合剂（颗粒）、安神补脑液、骨痛灵酊、桑姜感冒片、少阳感冒颗粒、肠胃宁片等。

【用法与用量】　3～10 g。

【注意】　本品辛热燥烈，阴虚内热、血热妄行者忌用。

【贮藏保管】　置阴凉干燥处，防蛀。

【论注】

（1）四川犍为所产出口级药用干姜，称为筍姜。采收后经产地特殊加工后，质坚硬，断面深棕色至棕褐色，带玻璃样光泽（故又称"琥珀姜"），味辛辣。质尤优。

（2）附子回阳救逆与干姜相须为用，后世医家亦多有应用，如干姜附子汤和四逆汤等，故有"附子无姜不热之说"。

（3）干姜和生姜是两种栽培品种，有各自的栽培方法，品质亦不同。

肉 桂

【来源】　为樟科植物肉桂 *Cinnamomum cassia* Presl的干燥树皮。

【植物形态】【产地】　见"桂枝"项下。

【采收加工】　每年分两期采收，第一期于4—5月间，第二期于9—10月间；第二期产量大，香气浓，质量佳。采收时选取适龄肉桂树，按一定的长度、阔度剥下树皮，放于阴凉处，按各种规格修整，或置于木质的"桂夹"内压制成型，阴干或先放置阴凉处2～3日后，于弱光下晒干。根据采收加工方法不同，有如下加工品。

1. 桂通（官桂）　为剥取栽培5～6年生幼树的干皮和粗枝皮、老树枝皮，不经压制，自然

卷曲成筒状，长约30 cm，直径2～3 cm。（图14-3-1）

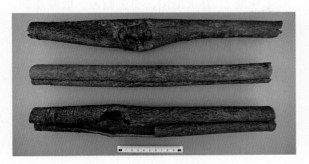

图14-3-1 桂通（药材）

2. 企边桂 为剥取10年生以上肉桂树的干皮，将两端削成斜面，突出桂心，夹在木制的凹凸板中间，压成两侧向内卷曲的浅槽状。长约40 cm，宽6～10 cm。

3. 板桂 剥取老年树最下部近地面的干皮，夹在木制的桂夹内，晒至九成干，经纵横堆叠，加压，约一个月完全干燥，成为扁平板状。（图14-3-2）

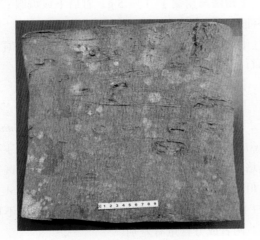

图14-3-2 板桂（药材）

4. 桂碎 在桂皮加工过程中的碎块。（图14-3-3）

【药材鉴别】 呈槽状或卷筒状，长30～40 cm，宽或直径3～10 cm，厚0.2～0.8 cm。外表面灰棕色，稍粗糙，有不规则的细皱纹和横向突起的皮孔，有的可见灰白色的斑纹；内表面红棕色，略平坦，有细纵纹，划之显油痕。质硬而脆，易折断，断面不平坦，外层棕色而较粗糙，内层红棕色而油润，两层间有1条黄棕色的

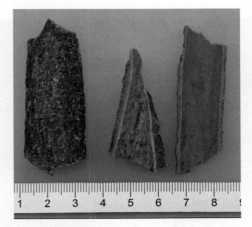

图14-3-3 桂碎（药材）

线纹。气香浓烈，味甜、辣。

以不破碎、体重、外皮细、肉厚、断面色紫、油性大、香气浓厚、味甜辣、嚼之渣少者为佳。

【化学成分及药理作用】 含挥发油，主要有桂皮醛（cinnamic aldehyde）、桂皮酸（cinnamic acid）、肉桂醇及醋酸桂皮酯（cinamyl acetate）；尚含苯甲醛、肉桂酸、水杨酸、苯甲酸、香兰素等。

肉桂具有扩张血管、促进血液循环、增强冠脉及脑血流量、使血管阻力下降等作用。在体外，其甲醇提取物及桂皮醛有抗血小板凝集、抗凝血酶作用；其水提物、醚提物有抗动物实验性胃溃疡作用。桂皮油、桂皮醛、肉桂酸钠具有镇静、镇痛、解热、抗惊厥等作用。桂皮油能促进肠运动，使消化道分泌增力、增强消化功能、排除消化道积气、缓解胃肠痉挛性疼痛；对革兰阴性菌及革兰阳性菌有抑制作用。肉桂酸具有抗肺癌作用。

【饮片炮制及鉴别】

1. 肉桂肚片、丝片 取药材，除去杂质，用清水喷洒，再用湿布遮盖，润透，刮去粗皮；桂通多横切丝，企边桂和板桂多理成肚片，阴干。或研细末。肉桂肚片、丝片为樟树药帮特色。

成品为不规则形的丝片或肚片。丝片卷筒状或微向内卷曲，肚片呈肚片状。外表皮灰棕色，稍粗糙，有时可见未刮净的粗皮；内表面红棕色，平滑，有细纵纹，用指甲划之显油痕。切面外层棕色而较粗糙，内层红棕色而油润，两层间有一条黄棕色线纹。香气浓烈，味微甜、辛辣。（图14-3-4）

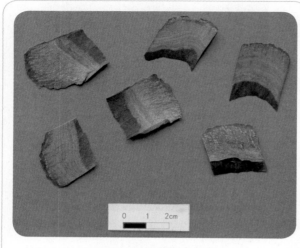

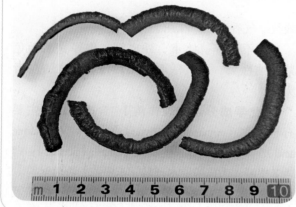

图14-3-4 肉桂饮片（上为薄肚片，下为丝片）

2. 肉桂 取药材，除去杂质及粗皮。用时捣碎。或研细末。

成品呈不规则的碎块，红棕色或紫红色，有的显油润，质硬而脆。气香浓烈，味甜辣。肉桂粉呈红棕色。香气浓烈，味微甜、辛辣。（图14-3-5）

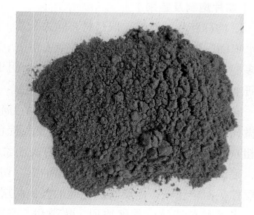

图14-3-5 肉桂粉

【**性味与归经**】 辛、甘，大热。归肾、脾、心、肝经。

【**功能**】 补火助阳，引火归原，散寒止痛，温通经脉。

【**应用**】

1. 阳痿，宫冷 如右归丸（熟地黄、山茱萸、肉桂、附子、山药、枸杞子、菟丝子、鹿角胶、当归、杜仲）（《景岳全书》）。

2. 腹痛，寒疝 如大已寒丸（肉桂、干姜、高良姜、荜茇）（《太平惠民和剂局方》）。

3. 腰痛，胸痹，阴疽，闭经，痛经 如独活寄生汤（独活、桑寄生、秦艽、防风、川芎、熟地黄、肉桂、党参、牛膝、杜仲、细辛、当归、茯苓、白芍、炙甘草）（《备急千金要方》）。

4. 心肾不交，怔忡失眠 如交泰丸（川黄连、肉桂心）（《韩氏医通》）。

中成药品种有仲景胃灵丸、桂附地黄口服液（丸、胶囊）、桂附理中丸、痰饮丸、桂附地黄丸（胶囊、浓缩丸）、桂附理中丸、心宝丸、复方皂矾丸等。

【**用法与用量**】 1～5 g，宜后下或焗服；研末冲服，每次1～2 g。

【**注意**】 有出血倾向者及孕妇慎用；不宜与赤石脂同用。

【**贮藏保管**】 置阴凉干燥处。

【**论注**】

（1）南玉桂：系大叶清化桂 *Cinnamomum cassia* Presl. var. *macrophyllum* Chu 的树皮。主要栽培于广西和广东。该变种与正种的主要区别是叶甚大，长25～35（～48）cm，宽8～11（～13）cm。树皮与肉桂相似。断面环带不明显。两者成分含量有差别。

（2）市场上有将调味用的桂皮作肉桂使用，也有误用大叶钩樟树和三钻风的树皮。桂皮为同属植物天竺桂 *Cinnamomum japonicum* Sieb.、阴香 *Cinnamomum burmannii* Bl.、细叶香桂 *Cinnamomum chingii* F. P. Metcalf等数种樟属植物的树皮。皮薄，质硬，干燥不油润，折断面淡棕色，石细胞环带不明显，香气淡，味微甜、辛、涩，一般作香料或调味品使用，不供药用。大叶钓樟 *Lindera umbellata* Thunb.和三桠乌药 *Lindera obtusiloba* Bl.的树皮，卷筒状或槽状，外表面灰褐色，内表面红棕色，质坚而脆，断面不平坦，外层浅黄棕色，内层红棕色而略带油质。气微香，味淡。

吴茱萸

【来源】 为芸香科植物吴茱萸 *Evodia rutaecarpa* (Juss.) Benth.、石虎 *Evodia rutaecarpa* (Juss.) Benth. var. *officinalis* (Dode) Huang 或疏毛吴茱萸 *Evodia rutaecarpa* (Juss.) Benth. var. *bodinieri* (Dode) Huang 的干燥近成熟果实。

【植物形态】

1. 吴茱萸 常绿灌木或小乔木，高 2.5～10 m。树皮青灰褐色，小枝紫褐色，幼枝、叶轴及花序轴均被锈色长柔毛。裸芽被紫褐色长茸毛。叶对生，单数羽状复叶；小叶 5～9，对生，椭圆形至卵形，全缘或有不明显的钝锯齿，两面均密被长柔毛，有粗大腺点。花单性，雌雄异株；聚伞状圆锥花序顶生，花白色，5 数；雄花退化子房略呈三棱形，被毛；雌花的花瓣较雄花的大，内面被长柔毛，退化雄蕊鳞片状；子房上位。果成熟时紫红色，表面有粗大的腺点；每心皮具种子 1 枚，黑色有光泽。花期 6—8 月，果期 9—10 月。（图 14-4-1）

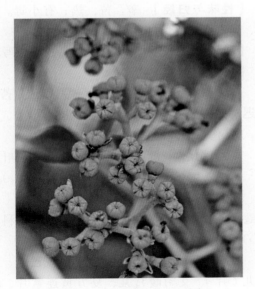

图 14-4-1 吴茱萸（植物）

2. 石虎 具有特殊的刺激性气味。小叶 3～11，叶片较狭，长圆形至狭披针形，先端渐尖，各小叶片相距较疏远，全缘，两面密被长柔毛，脉上最密，油腺点粗大。花序轴常被淡黄色或无色的长柔毛。成熟果序不及上种密集。

3. 疏毛吴茱萸 小枝被黄锈色或丝光质的疏长毛。小叶 5～11，叶形变化较大，长圆形、披针形至倒卵状披针形，表面中脉略被疏短毛，背面叶脉上被短柔毛，侧脉清晰，油腺点小。

【产地】 主产于江西、贵州、广西、湖南、云南等地。多系栽培。江西产吴茱萸质优。

【采收加工】 8—11 月果实尚未开裂时，剪下果枝，晒干或低温干燥，除去枝、叶、果梗等杂质。

【药材鉴别】 呈球形或略呈五角状扁球形，直径 2～5 mm。表面暗黄绿色至褐色，粗糙，有多数点状突起或凹下的油点。顶端有五角星状的裂隙，基部残留被有黄色茸毛的果梗。质硬而脆，横切面可见子房 5 室，每室有淡黄色种子 1 粒。气芳香浓郁，味辛辣而苦。（图 14-4-2）

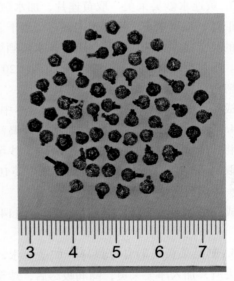

图 14-4-2 吴茱萸（药材）

以粒小、饱满坚实、色绿、香气浓烈者为佳。

【化学成分及药理作用】 含生物碱、柠檬苦素、挥发油、黄酮等。生物碱类，如吴茱萸碱（evodiamine）、吴茱萸次碱（rutaecarpine）等；柠檬苦素类，如柠檬苦素（limonin）、吴茱萸苦素（rutaevin）等；挥发油类，吴茱萸烯（evodene）为其香气成分，并含罗勒烯（ocimene）；黄酮类，如金丝桃苷（hyperoside）、异鼠李素-3-O-半乳糖苷（isorhamnetin-3-O-galactoside）等。尚含吴茱萸酸（goshyuic acid）、吴茱萸啶酮（evodinone）。

吴茱萸具有止呕、抗溃疡、止泻、抗血栓、镇痛抗炎等作用。其水煎剂能抑制大鼠肠胃自发活动，对抗乙酰胆碱和氯化钡引起的胃痉挛性收缩，还有明显的镇痛作用；其煎剂、蒸馏液和冲剂有明显的降血压作用。吴茱萸注射液有升高血压的作用。吴茱萸次碱和脱氢吴茱萸碱有兴奋子宫作用。

【饮片炮制及鉴别】

1. 吴茱萸　取药材，除去杂质，筛去灰屑。成品性状特征同药材。

2. 泡吴茱萸　取甘草药材，煎煮取汁；趁热将甘草煎煮液加入盛吴茱萸的木桶中，加盖浸泡约2小时至顶端开口，捞出，晒干。每吴茱萸100 kg，用甘草6 kg煎汁120 kg。为樟树药帮特色。

成品形如吴茱萸，顶端开裂为五瓣，外表面颜色加深，呈黑褐色，气味减弱。（图14-4-3左）

3. 黄连水炒吴茱萸　取黄连片，加水煎煮，去渣取汁；取吴茱萸，用开水泡开口，晒干；将晒干的吴茱萸在铜勺内炒热，用黄连水喷洒炒干即得。每吴茱萸100 kg，用黄连10 kg煎汁20 kg。为樟树药帮特色。

成品形如泡吴茱萸，味苦。（图14-4-3中）

4. 姜汁炒吴茱萸　取生姜加水少许捣汁去渣，将吴茱萸与姜汁拌润过夜，以微火炒至微干，取出，放凉。每吴茱萸100 kg，用生姜10 kg捣汁。为樟树药帮特色。

成品形如泡吴茱萸，略有姜气味。（图14-4-3右）

5. 制吴茱萸　取甘草捣碎，加适量水，煎汤，去渣，加入净吴茱萸，闷润吸尽后，炒至微干，取出，干燥。每吴茱萸100 kg，用甘草6 kg。

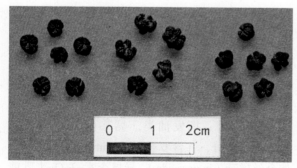

图14-4-3　泡吴茱萸（左）、黄连水炒吴茱萸（中）与姜汁炒吴茱萸（右）

为樟树药帮特色。

成品形如吴茱萸，表面棕褐色至暗褐色。（图14-4-4）

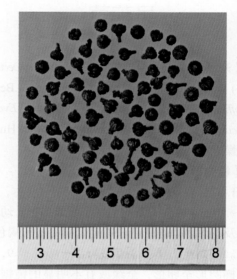

图14-4-4　制吴茱萸

吴茱萸炮制后毒性降低，燥性缓和。甘草制吴茱萸药性较缓和，无明显耗气伤阴之弊，适于虚寒之证。姜制长于温胃止呕。黄连制适于肝气犯胃的吞酸呕吐。各炒制品可缓和过于辛散之性。

【性味与归经】　辛、苦，热；有小毒。归肝、脾、胃、肾经。

【功能】　散寒止痛，降逆止呕，助阳止泻。

【应用】

1. 寒凝疼痛，厥阴头痛，干呕吐涎沫，苔白脉迟　如吴茱萸汤（吴茱萸_洗、人参、生姜、大枣_擘）（《伤寒论》）。

2. 肝郁化火，肝胃不和，胁痛口苦，呕吐吞酸　如左金丸（吴茱萸、黄连）（《丹溪心法》）。

3. 虚寒泄泻，脾肾阳虚　如四神丸（肉豆蔻、补骨脂、五味子、吴茱萸_{浸炒}）（《内科摘要》）。

中成药品种有左金丸（胶囊）、戊己丸、四神丸（片）、艾附暖宫丸、复方黄连素片、化癥回生片、肠康片、华佗再造丸、小儿健脾贴膏等。

【用法与用量】　2～5 g。外用适量。

【注意】　本品辛热燥烈，易耗气动火，故不宜多用、久服。阴虚有热者忌用。

【贮藏保管】 置阴凉干燥处。

【论注】 目前吴茱萸市场规格按直径大小分大花、中花、小花。大花顶端多开裂，质次；中花多来源植物吴茱萸Evodia rutaecarpa (Juss.) Benth.，主产于江西宜春；小花来源植物石虎Evodia rutaecarpa (Juss.) Benth. var. officinalis (Dode) Huang或疏毛吴茱萸Evodia rutaecarpa (Juss.) Benth. var. bodinieri (Dode) Huang，主产于江西瑞昌、德安等地；两者质优。

小茴香
（附：八角茴香）

【来源】 为伞形科植物茴香Foeniculum vulgare Mill.的干燥成熟果实。

【植物形态】 多年生草本，有强烈香气。茎直立，有棱，上部分枝。茎生叶互生，叶片3～4回羽状分裂，最终裂片线形至丝状；叶柄基部呈鞘状，抱茎。复伞形花序顶生或侧生；无总苞及小总苞；花序梗长4～25 cm，伞幅8～30；花小，黄色，萼齿不显，花瓣5，先端内折；雄蕊5，子房下位，2室。双悬果卵状长椭圆形，黄绿色，每分果有5条隆起的纵棱。花期6—8月，果期8—10月。（图14-5-1）

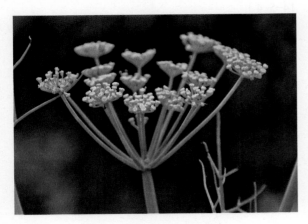

图14-5-1 茴香（植物）

【产地】 我国各地均有栽培。

【采收加工】 秋季果实初熟时采割植株，晒干，打下果实，除去杂质。

【药材鉴别】 为双悬果，呈圆柱形，有的稍弯曲；长4～8 mm，直径1.5～2.5 mm。表面黄绿色或淡黄色，两端略尖，顶端残留有黄棕色突起的柱基，基部有时有细小的果梗。分果呈长椭圆形，背面有纵棱5条，接合面平坦而较宽。横切面略呈五边形，背面的四边约等长。有特异香气，味微甜、辛。（图14-5-2）

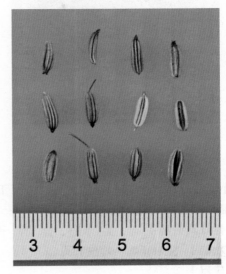

图14-5-2 小茴香（药材）

以颗粒饱满、黄绿色、香气浓者为佳。

【化学成分及药理作用】 含挥发油、脂肪酸、黄酮等。挥发油，主要有反式茴香脑（trans-anethole）、α-茴香酮（α-fenchone）等；脂肪酸，主要为岩芹酸（petroselinic acid）、油酸（oleic acid）、亚油酸（linoleic acid）等；黄酮类，如槲皮素（quercetin）等；还含甾类化合物。

小茴香具有抗溃疡、促进胆汁分泌、性激素样、抑菌、抗氧化等作用，对消化系统、中枢神经系统有一定影响。对活体家兔肠的蠕动有促进作用，对离体肠管有收缩作用，主要作用成分是茴香脑。其挥发油有松弛气管平滑肌作用，并能促进肝组织再生；另有镇痛及己烯雌酚样作用等。还对青蛙有中枢麻痹作用。

【饮片炮制及鉴别】

1. 小茴香 取药材，除去杂质，筛去灰屑。成品性状特征药材。

2. 盐炒小茴香（盐小茴香） 取小茴香，加盐水拌匀，闷润，以文火炒至微黄色。每小茴香100 kg，用食盐2 kg。

成品形如小茴香，微鼓起，色泽加深，偶有焦斑。味微咸。（图14-5-3）

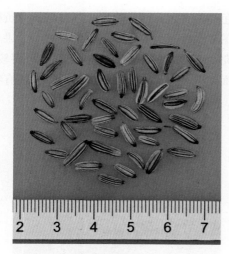

图14-5-3 盐炒小茴香

小茴香盐水炒后缓和辛散之性，专行下焦，长于温肾驱寒，疗疝止痛。

【性味与归经】 辛，温。归肝、肾、脾、胃经。

【功能】 散寒止痛，理气和胃。

【应用】

1. 寒疝腹痛 如天台乌药散（乌药天台乌药、木香、茴香炒、青皮去白、高良姜炒、槟榔锉、川楝子、巴豆）（《医学发明》）。

2. 肝气郁滞，睾丸偏坠胀痛 如香橘散（盐小茴香、炒山楂肉、橘核去壳研,压去油、盐八角茴香）（《张氏医通》）。

3. 肾虚腰痛 如破故纸丸（盐小茴香、盐补骨脂）（《济生方》）。

中成药品种有茴香橘核丸、暖脐膏、十滴水、安中片、千金止带丸（水丸、大蜜丸）、妙济丸、尿塞通片、十香暖脐膏等。

【用法与用量】 3～6g。

【注意】 阴虚火旺者慎用。

【贮藏保管】 置阴凉干燥处，防霉、防虫蛀。

【论注】

（1）在吉林、甘肃、内蒙古、四川、贵州、山西、广西等地，有将同科莳萝Anethum graveolens L.的果实误作小茴香药用，应予以纠正。莳萝特征是：较小而圆，分果呈广椭圆形，扁平，长3～4mm，直径2～3mm，厚约1mm，背棱稍突起，侧棱延展成翅。果实含挥发油，主要成分为香芹酮（carvone）、柠檬烯（limonene）。

（2）同科葛缕子Carum carvi L.的果实亦误作药用，常称野茴香。其外形特征为：细圆柱形，微弯曲，长3～4mm，直径约1mm；表面黄绿色或灰棕色，顶端残留柱基，基部有细果柄；分果长椭圆形，背面纵棱5条棱线色浅。另外，同科植物孜然芹Cuminum cyminum L.及毒芹子Cicuta virosa L.的果实在有些地区亦药用。应注意鉴别。

附：八角茴香

【来源】 为木兰科植物八角茴香Illicium verum Hook. f.的干燥成熟果实。

【植物形态】 常绿乔木，高10～15m。树皮灰绿色至红褐色，有不规则的裂纹。单叶互生或3～6片簇生于枝顶；叶柄长约1cm；叶片厚革质，长椭圆形或椭圆状卵形或椭圆状披针形，长5～12cm，宽2～4cm，先端渐尖或急尖，基部狭楔形，全缘，稍内卷，上面有光泽，并具油点，下面疏生柔毛。花两性，单生于叶腋或近顶生；花被片7～12，数轮，覆瓦状排列，内轮粉红色至深红色；雄蕊11～12枚，排成1～2轮；心皮8～9，离生，轮状排列。聚合蓇葖果，八角形扁平，直径3.5～4cm，红褐色或淡棕色；果柄弯曲呈钩状，长1～3cm；蓇葖果先端钝尖或钝，成熟时由腹缝开裂，果皮较厚；种子1，扁卵形，红褐色，表面平滑，有光泽。（图14-5-4）

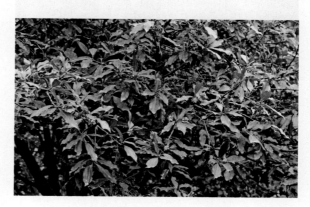

图14-5-4 八角茴香（植物）

【产地】 主产于福建、广西、广东、贵州、云南等地。多为人工栽培。

【采收加工】 秋、冬二季果实由绿变黄时采摘，置沸水中略烫后干燥或直接干燥。

【药材鉴别】 为聚合果，多由8个蓇葖果组成，放射状排列于中轴上。蓇葖果长1～2 cm，宽0.3～0.5 cm，高0.6～1 cm；外表面红棕色，有不规则皱纹，顶端呈鸟喙状，上侧多开裂；内表面淡棕色，平滑，有光泽；质硬而脆。果梗长3～4 cm，连于果实基部中央，弯曲，常脱落。每个蓇葖果含种子1粒，扁卵圆形，长约6 mm，红棕色或黄棕色，光亮，尖端有种脐；胚乳白色，富油性。气芳香，味辛、甜。（图14-5-5）

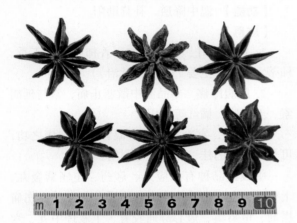

图14-5-5　八角茴香（药材）

以个大、色红、油性大、香气浓者为佳。

【化学成分及药理作用】　含挥发油，反式茴香脑（trans-anethole）、茴香醛（anisaldehyde）、柠檬烯等是其主要有效成分；黄酮类，如槲皮素（quercetin）；另含倍半萜内酯及其衍生物、苯丙烷和木脂素类等。

八角茴香具有抗菌、升高白细胞等作用。槲皮素具有较好的祛痰、止咳作用，并有一定平喘效果，可降血压、降血脂、扩张冠状动脉，增加冠脉血流量，对血小板聚集、5-羟色胺（5-HT）释放有明显抑制作用。反式茴香脑有抗菌作用，能刺激胃肠神经血管，促进唾液和胃液分泌，从而增进食欲，帮助消化；还可以升高中性粒细胞。

【饮片炮制及鉴别】　八角茴香　取药材，除去果柄杂质，筛去灰屑。

成品性状特征同药材。

【性味归经】　辛，温。归肝、肾、脾、胃经。

【功能】　温阳散寒，理气止痛。

【应用】

1. 脾肾虚寒引起的脘腹冷痛，腹胀腹泻，腰痛寒疝，宫寒带下　如十香暖脐膏（八角茴香、小茴香、乌药、香附、当归、白芷、母丁香、肉桂、沉香、乳香醋制、没药醋制、木香）（《中药成方制剂》）。

2. 阳气虚寒之妊娠腰痛　如温胎饮（北五味子、八角茴香、蕲艾、牡蛎、川芎、生姜）（《苏丹玉案》）。

八角茴香较小茴香功力弱，现多用作食品调料。

【用法与用量】　3～6 g。

【注意】　阴虚火旺者慎服。

【贮藏保管】　置阴凉干燥处，防霉、防虫蛀。

【论注】　同属植物莽草 *Illicium lanceolatum* A. C. Smith 的果实，形状与八角茴香非常相似，极易混淆。莽草果实有毒，不可误用。其主要区别点为：莽草果实其尖端呈向上弯曲之鸟喙状。果柄多垂直，常脱落。带树胶样气味，味淡，久尝麻舌。

丁　香
（附：母丁香）

【来源】　为桃金娘科植物丁香 *Eugenia caryophyllata* Thunb. 的干燥花蕾。

【植物形态】　常绿乔木，高达12 m。单叶对生，革质，卵状长椭圆形至披针形，长5～12 cm，宽2.5～5 cm；先端尖；全缘，基部狭窄，侧脉多数，平行状，具多数透明小油点。花顶生，复聚伞花序；萼筒长1～1.5 cm，先端四裂，齿状，肉质，有油腺；花瓣白色带淡紫红色，短管状，具四裂片，花瓣作覆瓦状排列；雄蕊多数，成四束与萼片互生，花丝丝状；雌蕊1枚，子房下位，3室，具多数胚珠，花柱锥状，细长。浆果椭圆形，红棕色；顶端有宿存萼片。香气强烈。（图14-6-1）

【产地】　主产于坦桑尼亚的桑给巴尔岛以及马来西亚、印度尼西亚等地。现我国海南、广东有引种栽培。

【采收加工】　当花蕾由绿色转红时采摘，晒干。

【药材鉴别】　略呈研棒状，长1～2 cm。花冠圆球形，直径0.3～0.5 cm，花瓣4，覆瓦状抱合，棕褐色或褐黄色，花瓣内为雄蕊和花柱，

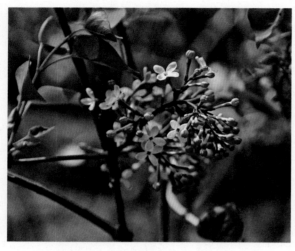

图14-6-1　丁香（植物）

搓碎后可见众多黄色细粒状的花药。萼筒圆柱状，略扁，有的稍弯曲，长0.7～1.4 cm，直径0.3～0.6 cm，红棕色或棕褐色，上部有4枚三角状的萼片，十字状分开。质坚实，富油性。气芳香浓烈，味辛辣、有麻舌感。（图14-6-2）

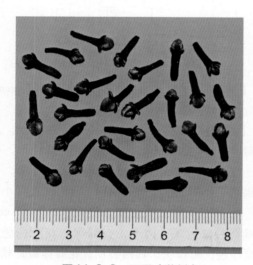

图14-6-2　丁香（药材）

以完整、个大、油性足、颜色深红、香气浓郁、入水下沉者为佳。

【化学成分及药理作用】　含挥发油，主要有丁香酚（eugenol）、乙酰丁香油酚（acetyl eugenol）、丁香烯（caryophyllene）等。此外，尚含齐墩果酸、鞣质、脂肪油等。

丁香具有促进胃液分泌、增强消化力、抗血小板聚集、抗血栓形成、抗腹泻、利胆和抗缺氧等作用。其水提物、醚提物均有镇痛抗炎作用；其煎剂对葡萄球菌、链球菌及白喉杆菌、铜绿假单胞菌、大肠埃希菌、伤寒杆菌等均有抑制作用，并有较好的杀螨作用。丁香酚有抗惊厥作用。

【饮片炮制及鉴别】　丁香　取药材，除去杂质，筛去灰屑。用时捣碎。

成品性状特征同药材。

【性味与归经】　辛，温。归脾、胃、肺、肾经。

【功能】　温中降逆，补肾助阳。

【应用】

1. 胃寒呕吐、呃逆　如丁香柿蒂汤（丁香、柿蒂、人参、生姜）（《症因脉治》）。

2. 脘腹冷痛　本品温中散寒止痛，常与延胡索、五灵脂、橘红等同用。

3. 阳痿，宫冷　本品有温肾助阳起痿之功，可与附子、肉桂、淫羊藿等同用。

中成药品种有六应丸、痧药、止痛紫金丸、十香返生丸、七味广枣丸、木香分气丸、克伤痛搽剂、龟龄集、冠心舒通胶囊、丁蔻理中丸、六应丸、泻定胶囊等。

【用法与用量】　1～3 g，内服或研末外敷。

【注意】　热证及阴虚内热者忌用。不宜与郁金同用。

【贮藏保管】　置阴凉干燥处，防霉、防虫蛀。

【论注】　丁香未开放之花蕾，形如钉帽，习称"公丁香"。分为：① 大花公丁香：花冠包合成圆帽状，萼肥大，呈金黄色，萼筒扁长而粗大，紫色，微有光泽，芳香气特异而浓，研粉油质能粘结成块。品质优。② 小花公丁香：花萼瘦小，萼筒扁而细小，全体呈紫黑色，研粉油质较少，芳香气淡。品质为次。

附：母丁香

【来源】　为桃金娘科植物丁香*Eugenia caryophyllata* Thunb.的干燥近成熟果实。

【采收加工】　果将熟时采摘，晒干。

【药材鉴别】　呈卵圆形或长椭圆形，长1.5～3 cm，直径0.5～1 cm。表面黄棕色或褐棕色，有细皱纹；顶端有4个宿存萼片向内弯曲成钩状；基部有果梗痕。果皮与种仁可剥离。种仁由两片子叶合抱而成，棕色或暗棕色，显油

性，中央具一明显的纵沟；内有胚，呈细杆状。质较硬，难折断。气香，味麻辣。（图14-6-3）

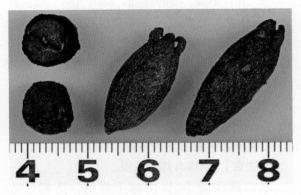

图14-6-3　母丁香（药材）

【化学成分及药理作用】　母丁香与丁香成分相似。

药理作用类似丁香。

【饮片炮制及鉴别】　母丁香　取药材，除去杂质。

成品性状特征同药材。

【性味与归经】　辛，温。归脾、胃、肺、肾经。

【功能】　温中降逆，补肾助阳。

【应用】　较公丁香药力弱。

1. 暴心气痛　研末酒服单用（《肘后方》）。

2. 胃冷呕逆，气厥不通　与陈皮同用（《圣济总录》）。

3. 风冷乘于齿间，发歇疼痛，口气宣露　如鸡舌香散（母丁香、射干、麝香细研）（《圣济总录》）。

4. 妇人难产　如如意丹（母丁香、乳香、活兔胆）（《颐真堂经验方》）。

【用法与用量】　1～3 g。内服或研末外敷。

【注意】　热证及阴虚内热者忌服，不宜与郁金同用。

【贮藏保管】　置阴凉干燥处，防霉、防虫蛀。

高良姜

【来源】　为姜科植物高良姜 *Alpinia officinarum* Hance 的干燥根茎。

【植物形态】　多年生草本，高30～110 cm。根茎圆柱状形，横生，棕红色，具节，节上有环形膜质鳞片，节上生根。茎丛生，直立。叶片条形，长20～30 cm，宽1.2～2.5 cm，顶端尾尖无柄；叶舌披针形，长2～3 cm，有时可达5 cm。总状花序顶生，长6～10 cm，花序轴被绒毛小苞片，长不逾1 mm，花梗长12 mm；花萼管长8～10 mm，被小短柔毛；花冠管较萼管稍短，裂片长圆形，长约1.5 cm；唇瓣卵形，长约2 cm，白色而有红条纹；雄蕊长约1.6 cm。果球形，直径约1 cm，红色。花期4—9月，果期8—11月。（图14-7-1）

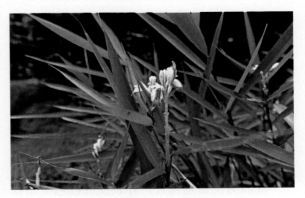

图14-7-1　高良姜（植物）

【产地】　主产于广东、广西、台湾等地。广东茂名（高州平山镇、长坡镇等地）及湛江为道地产区。

【采收加工】　夏末秋初采挖，除去须根和残留的鳞片，洗净，切段，晒干。

【药材鉴别】　呈圆柱形，多弯曲，有分枝，长5～9 cm，直径1～1.5 cm。表面棕红色至暗褐色，有细密的纵皱纹和灰棕色的波状环节，节间长0.2～1 cm，一面有圆形的根痕。质坚韧，不易折断，断面灰棕色或红棕色，纤维性，中柱约占1/3。气香，味辛辣。（图14-7-2）

以红棕色、坚实、气味香辣、分枝少者为佳。过粗或过细、香气微弱、辣味小者不宜入药。

【化学成分及药理作用】　含挥发油、黄酮等。挥发油，主要有桂皮酸甲酯（methy cinamate）、高良姜酚（galangol）、丁香油酚（eugenol）等；黄酮类，如高良姜黄素（galangin）、山奈黄素（kaempferol）、山奈甲黄素（kaempferide）等。

高良姜具有镇痛、抗炎、增强耐缺氧能力、抗血栓形成、抗肿瘤、降血糖、促渗透、抗菌、

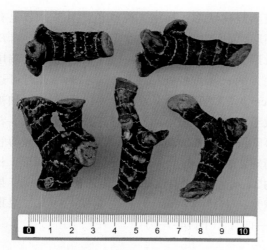

图14-7-2 高良姜（药材）

抗氧化等作用，对消化系统有一定影响。其水提物和醇提物能明显延长呕吐潜伏期和减少呕吐次数。其水提物和醚提物具抗溃疡、利胆和镇痛作用。其煎液具有抗菌作用。

【饮片炮制及鉴别】 高良姜 取药材，除去杂质，洗净，润透，切薄片，晒干。

成品为类圆形薄片。外表皮棕红色至暗棕色，有细密的纵皱纹，有的可见环节和须根痕；切面灰棕色至红棕色，内皮层环明显，具点状维管束。质坚实。气芳香，味辛辣。（图14-7-3）

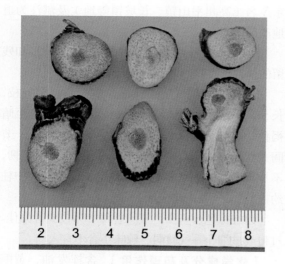

图14-7-3 高良姜（饮片）

【性味与归经】 辛，热。归脾、胃经。

【功能】 温胃止呕，散寒止痛。

【应用】

1. 心腹绞痛，两胁滞满，烦闷不可忍　如高

良姜汤（高良姜、厚朴、当归、桂心）（《备急千金要方》）。

2. 脾胃不温，心脾疼痛，胸闭气结　如二姜丸（高良姜、干姜_炮）（《太平惠民和剂局方》）。

3. 肝郁气滞，胃有寒凝之胃脘痛，胸闷胁痛，经痛　如良附丸（高良姜_{酒洗，烘研}、香附_{醋洗，烘研}）（《良方集腋》）。

中成药品种有良附丸、九气拈痛丸、药艾条、宽胸气雾剂等。

【用法与用量】 3～6 g。

【注意】 阴虚有热者忌服。

【贮藏保管】 置阴凉干燥处，防霉、防虫蛀。

红豆蔻

【来源】 为姜科植物大高良姜 *Alpinia galanga* Willd. 的干燥成熟果实。

【植物形态】 多年生丛生草本，高1.5～2.5 m。根茎粗壮，圆形，有节，棕红色并略有辛辣味。叶2列，无叶柄或极短；叶片长圆形或宽披针形，长30～50 cm，宽6～14 cm，先端急尖，基部楔形，边缘钝，常棕白色，两面无毛或背面有长柔毛；叶舌长5～10 mm，先端钝。圆锥花序密生多花，长20～30 cm，花序轴被毛，分枝多；花绿白色，有异味，小苞片及萼筒果时宿存，花冠管长6～10 mm，裂片矩圆形，长1.6～1.8 cm；唇瓣倒卵状匙形，长达2 cm，白色而有红线条，深2裂。果矩圆形，长1～1.5 cm，宽约7 mm，中部稍收缩，橙红色。花期6—7月，果期7—10月。（图14-8-1）

【产地】 主产于广东、广西、海南、云南等地。

【采收加工】 秋季果实变红时采收，除去杂质，阴干。

【药材鉴别】 呈长球形，中部略细，长0.7～1.2 cm，直径0.5～0.7 cm。表面红棕色或暗红色，略皱缩，顶端有黄白色管状宿萼，基部有果梗痕。果皮薄，易破碎；种子6，扁圆形或三角状多面形，黑棕色或红棕色，外被黄白色膜质假种皮，胚乳灰白色。气香，味辛辣。（图14-8-2）

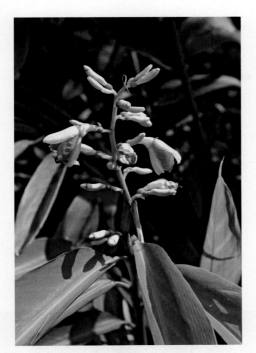

图14-8-1 大高良姜（植物）

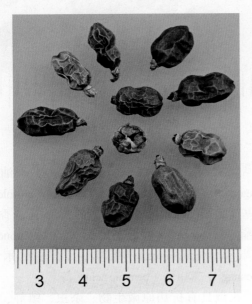

图14-8-2 红豆蔻（药材）

以果实色红棕、种子粒大饱满、不破碎、气香、味辛辣者为佳。

【化学成分及药理作用】 含挥发油，主要有1,8-桉叶素（1,8-cineole）、1-乙酰氧基胡椒酚乙酸酯（1-acetoxychavicol acetate）、乙酸桂皮酯（cinnamyl acetate）、菖蒲烯（calamenene）、高良姜萜醛（galanal）A/B等。

红豆蔻具有抗溃疡、抗真菌、抗肿瘤等作

用，对平滑肌有一定影响。挥发油成分有抗溃疡、抗肿瘤活性；尚有细胞毒性作用。其挥发油、水煎液、去挥发油水提液对胃实寒证大鼠胃黏膜有不同程度的保护作用。

【饮片炮制及鉴别】 红豆蔻 取药材，除去杂质。用时捣碎。

成品性状特征同药材。

【性味与归经】 辛，温。归脾、肺经。

【功能】 散寒燥湿，醒脾消食。

【应用】 腹痛体冷，呕沫，不欲食 如红豆蔻丸（红豆蔻去皮、荜茇、桂心、白术、当归微炒、人参去芦头、附子炮裂，去皮、脐、白豆蔻、干姜炮裂，锉、陈橘皮汤浸，去白瓤，焙、川椒微炒去汗）（《太平圣惠方》）。

【用法与用量】 3～6 g。

【注意】 阴虚有热者忌服。

【贮藏保管】 置阴凉干燥处，防霉、防虫蛀。

花 椒
（附：椒目）

【来源】 为芸香科植物青椒*Zanthoxylum schinifolium* Sieb. et Zucc.或花椒*Zanthoxylum bungeanum* Maxim.的干燥成熟果皮。

【植物形态】

1. 青椒 灌木，高1～3 m。茎枝疏生小皮刺。单数羽状复叶互生，小叶11～21，卵状或椭圆状披针形，叶轴具窄翅，下面有钩刺。花单性异株或杂性。蓇葖果黄绿或暗绿色，表面腺点色深点状下陷；种子1枚，光亮黑色。花期8—9月，果期10—11月。（图14-9-1）

2. 花椒 与青椒相似，但为较高大的灌木或小乔木，高3～7 m。小叶5～11，为卵形或椭圆形。果红色或紫红色，密生突起的腺点。（图14-9-2）

【产地】 青椒主产于东北、华东等地。花椒主产于西南等地。

【采收加工】 秋季采收成熟果实，晒干，除去种子和杂质。

【药材鉴别】

1. 青椒 多为2～3个上部离生的小蓇葖

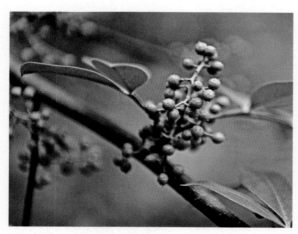

图14-9-1 青椒（植物）

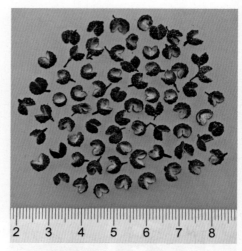

图14-9-3 青椒（药材）

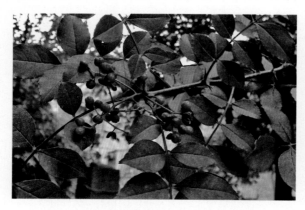

图14-9-2 花椒（植物）

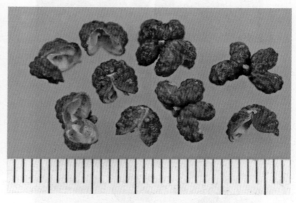

图14-9-4 花椒（药材）

果，集生于小果梗上。蓇葖果球形，沿腹缝线开裂，直径3～4 mm。外表面灰绿色或暗绿色，散有多数油点和细密的网状隆起皱纹；内表面类白色，光滑。内果皮常由基部与外果皮分离。残存种子呈卵形，长3～4 mm，直径2～3 mm，表面黑色，有光泽。气香，味微甜而辛。（图14-9-3）

2. 花椒　蓇葖果多单生，直径4～5 mm。外表面紫红色或棕红色，散有多数疣状突起的油点，直径0.5～1 mm，对光观察半透明；内表面淡黄色。香气浓，味麻辣而持久。（图14-9-4）

以粒大、香气浓烈、无杂质者为佳。

【化学成分及药理作用】　花椒含挥发油、生物碱等。挥发油，主要有柠檬烯（limonene）、枯醇（cumicalcohol）、牻牛儿醇（geraniol）、α-松油烯（α-terpinene）、紫苏烯（perillene）等；生物碱类，如香草木宁碱（kokusaginine）、茵芋碱（skimmianine）、单叶芸香品碱（haplopine）等。

青椒含β-罗勒烯（β-ocimene）、丁香油酚（eugenol）、茴香脑（anethol）、茴香醚（anisole）、甲基胡椒酚（methylchavicol）等。果皮还含香柑内酯（bergapten）、伞形花内酯（umbelliferone）、青椒碱（schinifoline）；果实还含香叶木苷（diosmin）、苯甲酸（benzoic acid）等。

花椒具有抗病原微生物、杀虫、镇静、镇痛、抗肿瘤、抗炎、局麻等作用，对心血管系统、消化系统有一定影响。水煎剂在低浓度时兴奋离体兔空肠的自发活动，高浓度时抑制。其水和醇提物可使小鼠胚胎心肌细胞自发性搏动明显增强。茵芋碱有麻黄碱样作用，能扩展冠状血管。

【饮片炮制及鉴别】

1. 花椒　取药材，除去椒目、果柄等杂质。成品性状特征同药材。

2. 炒花椒　取花椒，用文火炒至有香气。

成品形如花椒，可见或偶见焦斑。香气浓郁。（图14-9-5）

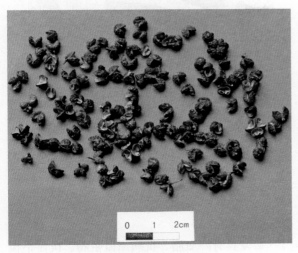

图14-9-5　炒花椒

炮制后毒性降低，辛散走窜之性减弱。

【性味与归经】　辛，温。归脾、胃、肾经。

【功能】　温中止痛，杀虫止痒。

【应用】

1. 产后心痛　如蜀椒汤（蜀椒、芍药、当归、半夏、甘草、桂心、人参、茯苓、蜂蜜、生姜）（《备急千金要方》）。

2. 虫积腹痛，四肢冷，面白唇红，舌白　如椒梅汤（川椒、乌梅、枳实、木香、肉桂、厚朴、干姜、川楝子、槟榔、砂仁）（《增补百病回春》）。

3. 夏伤湿冷，泄泻不止　如川椒丸（川椒、肉豆蔻、粳米）（《小儿卫生总微论方》）。

4. 心胸中大寒痛，呕不能饮食，腹中寒，上冲皮起，出见有头足，上下痛而不可触近　如大建中汤（蜀椒去汗，干姜、人参）（《金匮要略》）。

中成药品种有化癥回生片、乌梅丸、通络祛痛膏、妇康软膏等。

【用法与用量】　3～6 g。外用适量，煎汤熏洗。

【注意】　阴虚火旺者忌服。孕妇慎服。

【贮藏保管】　置通风干燥处，防霉、防虫蛀。

【论注】　青花椒果皮较薄，外表草绿色，网纹细，质脆；气清香，味辛、微甜。产四川汉源的花椒称大红花椒，颗粒大，果皮厚，外粗糙，布满疣状突起的油细胞，紫红色，习称"大红袍"；具特殊强烈的香气，麻辣味持久，质最优。

附：椒目

为芸香科植物青椒 *Zanthoxylum schinifolium* Sieb. et Zucc.或花椒 *Zanthoxylum bungeanum* Maxim.的种子。9—10月果实成熟时采摘；待果实开裂，果皮与种子分开时，取出种子。种子椭圆形、类圆形或半球形，直径3～4 mm，外表面黑色，具光泽，密布细小疣点。表皮脱落后露出黑色多边形网状纹理。种脐椭圆形，种脊明显。种皮硬脆，剥除后可见淡黄色胚乳或子叶，胚乳发达；子叶肥厚，位于胚乳中央，有的种子内面大部中空，仅残留黄白色胚乳。气芳香浓烈，味辛辣。（图14-9-6）

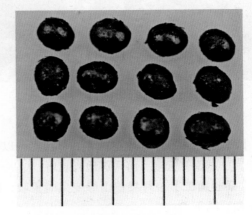

图14-9-6　椒目（药材）

以色黑、具光泽、胚乳及子叶丰满者为佳。含脂肪酸、挥发油等成分。临床用生品或炒椒目。味苦、辛，性温；小毒。归脾、膀胱经。功能利水消肿，祛痰平喘。用于水肿胀满，痰饮咳嗽。内服：煎汤，2～5 g；研末，1.5 g。

荜茇

【来源】　为胡椒科植物荜茇 *Piper longum* L.的干燥近成熟或成熟果穗。

【植物形态】　多年生草质藤本。根状茎直立，多分枝。茎下部匍匐，枝横卧，质柔软，有纵棱和沟槽，幼时被粉状短柔毛。叶互生；下部的叶卵圆形,具较长的柄;向上的叶渐成为卵状长圆形,柄较短;顶端叶无柄而抱茎,下面脉上被短柔毛;掌状脉7条,全部基出。花单性异株,无花被;穗状花序与叶对生;雄花序长4～5 cm,直径约3 mm;总花梗长2～3 cm,被短柔毛;苞片近圆形,盾状;雄蕊2,花丝极短;雌花序长1.5～2.5 cm,直径约4 mm,于果期延长;苞片直径约1 mm;子房卵形,柱头3。浆果下部与花序轴合生,先端有脐状凸起,直径约2 mm。花期春季,果期7—10月。(图14-10-1)

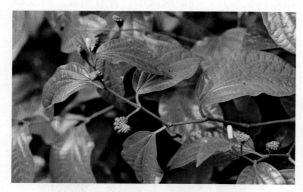

图14-10-1 荜茇(植物)

【产地】 主产于印度尼西亚的苏门答腊以及菲律宾、越南。云南、海南等地有栽培。

【采收加工】 9月果穗由绿变黑时采收,除去杂质,晒干。

【药材鉴别】 呈圆柱形,稍弯曲,由多数小浆果集合而成,长1.5～3.5 cm,直径0.3～0.5 cm。表面黑褐色或棕色,有斜向排列整齐的小突起,基部有果穗梗残存或脱落。质硬而脆,易折断,断面不整齐,颗粒状。小浆果球形,直径约0.1 cm。有特异香气,味辛辣。(图14-10-2)

以条大饱满、色黑褐、质坚实、气味浓者为佳。

【化学成分及药理作用】 含挥发油、生物碱等。挥发油,主要有β-金合欢烯(β-farnesene)、荜澄茄油烯(β-cubebene)、姜烯(α-zingiberene)、十七烯(heptadecene)等。生物碱,如胡椒碱(piperine)、荜茇明宁碱(piperlonguminine)、二氢荜茇明宁碱(dihydropiperlonguminine)等。种子中含长柄胡椒碱(sylvatine)、双异桉脂素

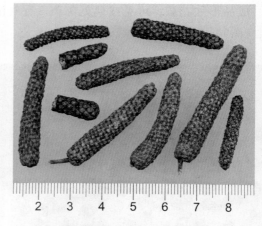

图14-10-2 荜茇(药材)

(diaeudesmin)等。

荜茇具有降血脂、抗病原微生物、抗血小板凝聚等作用,对消化系统、心血管系统、中枢神经系统有一定影响。其乙醇提取物能显著抑制消炎痛、无水乙醇、阿司匹林等所致大鼠的胃溃疡。其挥发油非皂化物能降低动物外源性及内源性总胆固醇;其挥发油能对抗多种条件所致缺氧及心肌缺血,纠正动物实验性心律失常。

【饮片炮制及鉴别】 荜茇 取药材,除去杂质。用时捣碎。

成品性状特征同药材。

【性味与归经】 辛,热。归胃、大肠经。

【功能】 温中散寒,下气止痛。

【应用】

1. 脾虚呕逆,心腹痛,面色青黑,腰胯冷疼 如荜茇丸(荜茇、木香、附子炮裂,去皮脐、胡椒、桂枝去粗皮、干姜炮、诃黎勒皮煨、姜厚朴)(《圣济总录》)。

2. 妇人血气不和,疼痛不止,及下血无时,月经不调 如二神丸(荜茇盐炒、蒲黄炒)(《普济方》)。

3. 伤寒积冷,脏腑虚弱,心腹疼痛,胁肋胀痛,泄泻肠鸣,自利自汗,米谷不化 如大已寒丸(荜茇、高良姜、干姜炮、肉桂)(《太平惠民和剂局方》)。

中成药品种有通窍镇痛散、苏合香丸、三层茴香丸等。

【用法与用量】 1～3 g。外用适量,研末塞龋齿孔中。

【注意】 实热郁火、阴虚火旺者均忌服。

【贮藏保管】 置阴凉干燥处，防霉，防虫蛀。

荜澄茄

【来源】 为樟科植物山鸡椒 *Litsea cubeba* (Lour.) Pers. 的干燥成熟果实。

【植物形态】 落叶灌木或小乔木，高约 5 m。除嫩枝嫩叶有绢毛外，其他部分无毛；枝叶芳香。叶互生，纸质，披针形或长椭圆状披针形，先端渐尖，基部楔形，上面绿色，下面粉绿色；叶柄纤细，长 10～20 mm。花先叶开放或同时开放，单性，雌雄异株；伞形花序单生或束生，总苞片 4，黄白色，有缘毛；每 1 花序有花 4～6 朵；雄花直径约 3 mm，花被裂片 6，倒卵形，雄蕊 9，排列成三轮，中央有小椭圆形的退化雌蕊；雌花直径约 2 mm，子房卵形，花柱短，柱头头状。浆果状核果，球形，黑色；种子有脊棱。花期 2—3 月，果期 7—8 月。（图 14-11-1）

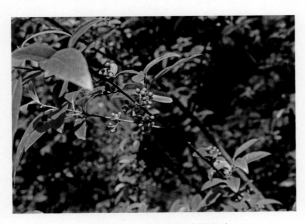

图 14-11-1 山鸡椒（植物）

【产地】 主产于广西、浙江、江苏、安徽。此外，四川、云南、广东、贵州、湖南、湖北、江西、福建等地亦产。

【采收加工】 秋季果实成熟时采收，除去杂质，晒干。

【药材鉴别】 呈类球形，直径 4～6 mm。表面棕褐色至黑褐色，有网状皱纹。基部偶有宿萼和细果梗。除去外皮可见硬脆的果核；种子 1，子叶 2，黄棕色，富油性。气芳香，味稍辣而微苦。（图 14-11-2）

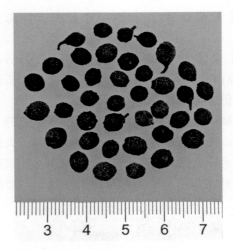

图 14-11-2 荜澄茄（药材）

以粒圆、气味浓厚、富油质者为佳。

【化学成分及药理作用】 含挥发油、脂肪油等。挥发油，主要为柠檬醛（citral）、甲基庚烯酮（methylheptenone）以及少量的柠檬烯（limonene）、芳樟醇（linalool）等；脂肪油中有谷甾醇。

荜澄茄具有平喘、抗过敏、抗血小板聚集、抗菌、抗心肌缺血和心肌梗死等作用。挥发油能改善兔心肌缺血；能松弛豚鼠气管平滑肌而具有平喘作用；还有抗细菌、抗真菌、抗霉菌等作用。

【饮片炮制及鉴别】 荜澄茄 取药材，除去果梗等杂质，洗净，晒干。用时捣碎。

成品性状特征同药材。

【性味与归经】 辛，温。归脾、胃、肾、膀胱经。

【功能】 温中散寒，行气止痛。

【应用】

1. **胃寒呕逆，脘腹冷痛** 本品辛散温通，能温中散寒止痛。治胃寒脘腹冷痛、呕吐、呃逆，可单用或与高良姜、丁香、厚朴等同用。

2. **寒疝腹痛** 常与吴茱萸、香附、木香等同用。

3. **寒湿郁滞之小便浑浊，或下焦虚寒之小便不利** 可与萆薢、茯苓、乌药等同用。

中成药品种有荜铃胃痛颗粒、参茸黑锡丸、气管炎橡胶膏等。

【用法与用量】 1～3 g。

【注意】 阴虚血分有热，发热咳嗽禁用。

【贮藏保管】 置阴凉干燥处，防霉、防虫蛀。

【论注】 胡椒科植物荜澄茄*Piper cubeba* (Lour.) Pers.的干燥果实。在果实充分成长而未成熟仍呈青色时采收，连果枝摘下，晒干。干燥后，摘下果实（每粒须连小柄）。未成熟的干燥核果，上部近圆球形，直径3～6 mm。表面暗棕色至棕黑色，有网状皱纹，顶端有一小突起的柱头残迹，不甚明显。基部果皮延长，形成细直的假果柄，长3～7 mm，直径1 mm以下，表面有纵皱纹。外果皮和中果皮稍柔软，内果皮薄而坚脆。内含未成熟种子1粒，黄棕色，富油质，有的皱缩干瘪。气强烈芳香，味苦。含挥发油、木脂素等成分。挥发油，主要有如柠檬醛（citral）、荜澄茄烯（cadinene）、荜澄茄脑（cubeben camphor）等；木脂素类，如荜澄茄脂素（cubebin）、荜澄茄酸（cubebic acid）等。治疗血吸虫病，效果良好。注意鉴别。

第十五章

理 气 药

用以调理气分、疏通气机的药物，称为理气药。

本类药物大部分辛温芳香，具有行气消胀、解郁、止痛、降气等作用，适用于气机不畅所致气滞、气逆等证，主要用于脾胃气滞所致脘腹胀痛、噫气吞酸、恶心呕吐、便秘或溏泻，肝气郁滞所致胁肋胀痛或疝瘕、月经不调以及肺气壅滞所致胸闷作痛、咳嗽气喘等。此外，有些理气药另兼有健胃、祛痰、散结等功效。

应用本类药物时，应针对病情，并根据药物的特长作适宜的选择和配伍。如湿邪困脾而兼见脾胃气滞的病证，应根据病情的偏寒或偏热，将行气药同燥湿、温中或清热药配伍使用；对于肝郁气滞所致诸证，应选用行气药中长于疏肝解郁的药物，酌情配伍养肝、柔肝、止痛、健脾或活血调经等药。饮食停积，为脾胃气滞中最常见者，每将行气药同消化食积药或泻下药同用；而脾胃虚弱，运化无力所致气滞则应与健脾、助消化的药物配伍，方能标本兼顾。至于痰饮、瘀血而兼有气滞者，则应分别与祛痰药或活血祛瘀药配伍。

本类药物辛燥者居多，易于耗气伤液，故气虚及阴亏者慎用。

本类药物辛咸者居多，易耗气伤阴，多用麦麸制。陈嘉谟说："麦麸皮制，抑酷性勿伤上膈。"麸炒后即可缓和辛燥之性，免耗气伤阴之弊；盐炙后能润燥，引药入下焦，以治寒疝气滞疼痛等症。

陈 皮

（附：橘核、橘络、橘红）

【来源】 为芸香科植物橘 *Citrus reticulata*
Blanco 及其栽培变种的干燥成熟果皮。

【植物形态】 小乔木，通常有刺。单叶互生，披针形或卵状披针形，长 5.5 ～ 8 cm，宽 2.5 ～ 4 cm，革质，先端渐尖而有凹口，基部楔形，全缘或具细钝齿；叶柄上翅不明显。花黄白色，萼 5，花瓣 5，雄蕊花丝常 3 ～ 5 合生。柑果扁球形，橙黄色或淡红黄色，果皮疏松，肉瓣极易剥离。花期 3 月，果期 10—11 月。（图 15-1-1）

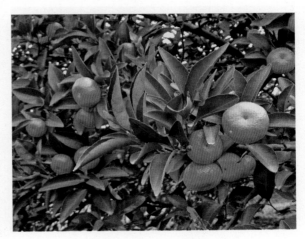

图 15-1-1 橘（植物）

【产地】 橘分布于我国长江以南各地。栽培变种茶枝柑主产于广东新会、四会，药材称为"广陈皮"。其他栽培变种的药材称为"陈皮"。

【采收加工】 10—12 月果实成熟，剥取外层果皮，阴干或通风干燥。广陈皮剥取时多割成 3 ～ 4 瓣，基部相连。

【药材鉴别】

1. 广陈皮 常 3 瓣相连，形状整齐，厚度均匀，约 1 mm。外表面橙黄色至棕褐色，点状油室较大，对光照视，透明清晰。质较柔软。（图 15-1-2）

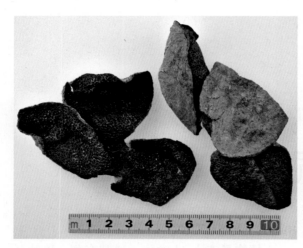

图15-1-2　广陈皮（药材）

2. 陈皮　呈不规则碎片，厚0.5～1.5 mm。外表面橙红色、黄棕色至棕褐色，久贮后颜色变深，有细皱纹及许多圆形小油点；内表面淡黄白色。质硬而脆。气香。味辛、苦。（图15-1-3）

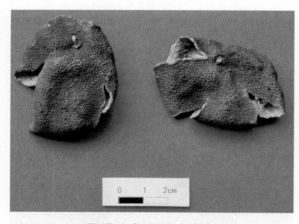

图15-1-3　陈皮（药材）

以瓣大、整齐、色鲜艳、质柔软、香气浓者为好。广陈皮为陈皮中之优品，行销全国，并出口。

【化学成分及药理作用】　含挥发油、黄酮、生物碱等。挥发油，主要有右旋柠檬烯（*d*-limonene）、柠檬醛（citral）、α-蒎烯（α-pinene）等；黄酮类，如橙皮苷（hesperidin）、橘皮素（tangeretin）、新橙皮苷（neohesperidin）等；生物碱类，如辛弗林（synephrine）及N-甲基酪胺（N-methyltyramine）等成分。

陈皮具有调节胃肠运动、抗过敏、平喘、抗肿瘤等作用。小剂量煎剂可增强心脏收缩力，使心排血量增加，冠脉扩张，使冠脉流量增加；大剂量时可抑制心脏。总生物碱具有升高血压作用，还有利胆、降低血清胆固醇、清除自由基和抗氧化、祛痰等作用。

【饮片炮制及鉴别】　陈皮　取药材，除去杂质，抢水洗净，切丝，晒干。樟树药帮切制为细丝片，称为陈皮一条线。

成品为细长条形丝片。外表面橙红色或红棕色，有细皱纹及凹下的点状油室，对光照视，透明清晰；内表面浅黄白色，粗糙，附有黄白色或黄棕色筋络状维管束；切面黄白色，外侧可见排列紧密的油室。气香，味辛、苦。（图15-1-4）

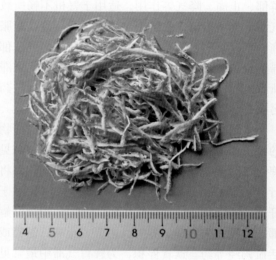

图15-1-4　陈皮（饮片）

【性味与归经】　苦、辛，温。归肺、脾经。
【功能】　理气健脾，燥湿化痰。
【应用】

1. 脾胃气滞证　治中焦寒湿脾胃气滞，脘腹胀痛、恶心呕吐、泄泻等，如平胃散（漂苍术、姜厚朴、陈皮、炙甘草）（《太平惠民和剂局方》）。治食积气滞，脘腹胀痛，如保和丸（山楂、神曲、半夏、茯苓、陈皮、连翘、炒莱菔子）（《丹溪心法》）。治外感风寒，内伤湿滞之腹痛、呕吐、泄泻，如藿香正气散（大腹皮、白芷、紫苏叶、茯苓、白术、半夏曲、陈皮、姜厚朴、桔梗、广藿香、炙甘草）（《太平惠民和剂局方》）。治疗脾虚气滞，腹痛喜按、不思饮食、食后腹胀、便溏舌淡者，若脾胃气滞较甚，脘腹胀痛较剧者，每与木香、枳实等同用，以增强行气止痛之功。

2. 呕吐、呃逆证　如橘皮竹茹汤（陈皮、竹茹、人参、生姜、甘草、大枣）（《金匮要略》）。

3. 湿痰、寒痰咳嗽　治湿痰咳嗽，如二陈汤（姜半夏、茯苓、陈皮、炙甘草）（《太平惠民和剂局方》）。治寒痰咳嗽，如苓甘五味姜辛汤（茯苓、甘草、干姜、细辛、五味子）（《伤寒论》）。治脾虚失运而致痰湿犯肺，如六君子汤（人参、白术、茯苓、炙甘草、陈皮、半夏）（《医学正传》）。

4. 胸痹证　治胸痹胸中气塞短气，如橘皮枳实生姜汤（橘皮、枳实、生姜）（《金匮要略》）。

中成药品种有二陈丸、风寒咳嗽丸（颗粒）、百咳静糖浆、香砂和中丸、复方陈香胃片、恒古骨伤愈合剂、启脾丸、补中益气丸、复方川贝精片、清气化痰丸、杏苏止咳颗粒（糖浆）等。

【用法与用量】　3～10 g。

【贮藏保管】　置阴凉干燥处，防霉，防蛀。

【论注】

（1）《中国药典》2020年版记载陈皮药材来源的栽培变种主要有茶枝柑 Citrus reticulata 'Chachi'（广陈皮）、大红袍 Citrus reticulata 'Dahongpao'、温州蜜柑 Citrus reticulata 'Unshiu'、福橘 Citrus reticulata 'Tangerina'。橘核及橘红药材来源的栽培变种主要有大红袍 Citrus reticulata 'Dahongpao'、福橘 Citrus reticulata 'Tangerina'。

（2）广陈皮：为陈皮中之优品，行销全国，并出口。

川陈皮（大红袍橘皮）、建陈皮（福橘皮）：主产于四川、福建。为不规则瓣块状。外表橙红色，肉白色，厚1.5～2 mm。油点孔眼透明清晰，瓣大、质柔，香气浓。品质亦佳。

赣陈皮（朱橘、三湖红橘）：主产于江西新干三湖镇。呈不规则块状，外表橙红色，肉黄白色，厚约1 mm。香气浓，品质亦佳。

杂橘皮：为多种来源的橘皮，厚薄不一。外橙黄色，有粗细不匀的孔眼，对光透视不清晰。质脆，易破裂。香气弱而混浊。品质为次。

（3）橘 Citrus reticulata Blanco 及其栽培变种的叶也药用。全年可采，以12月至翌年2月间采者为佳，采后阴干或晒干。味辛、苦，性平。归肝经。功能疏肝行气，散结消肿。用于胁肋作痛、乳痈、乳房结块等。用量6～10 g。

附药1：橘核

【来源】　为橘 Citrus reticulata Blanco 及其栽培变种的种子。

【采收加工】　果实成熟后收集，洗净，晒干。

【药材鉴别】　呈卵形，长0.8～1.2 cm，直径0.4～0.6 cm。表面淡黄白色或淡灰白色，光滑，一侧有种脊棱线，一端钝圆，另端渐尖成小柄状。外种皮薄而韧，内种皮菲薄，淡棕色；子叶2，黄绿色；有油性。气微，味苦。（图15-1-5）

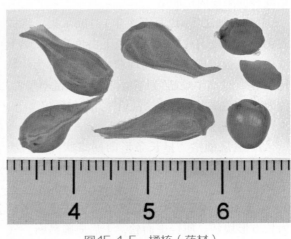

图15-1-5　橘核（药材）

【化学成分及药理作用】　含脂肪油、蛋白质，其苦味成分为黄柏内酯（limonin）和闹米林（nomilin）。

橘核煎剂给实验性发热家兔灌胃，有一定解热作用，对家兔的肠肌和子宫均有兴奋作用。对结核杆菌中度敏感。

【饮片炮制及鉴别】

1. 橘核　除去杂质，洗净，干燥。用时捣碎。

成品性状特征同药材。

2. 盐橘核　取橘核，加盐水拌匀，闷润，待盐水吸尽，文火炒至金黄色或微带焦斑、有香气，取出，放凉。用时捣碎。每橘核100 kg，食盐2 kg。

成品形如橘核。子叶淡棕色或黄绿色，少淡绿色。气微。味微咸，苦。

【性味与归经】　苦，平。归肝、肾经。

【功能】 理气散结，止痛。

【应用】 癥瘕疝癖，小肠膀胱气等 治寒凝气滞所致寒疝，症见睾丸坠胀疼痛，如橘核丸（盐橘核、川楝子、炒山楂、四制香附、荔枝核、炒小茴香、神曲）（《医学心悟》）。

【用法与用量】 3～9 g。

【注意】 体虚患者慎服。

【贮藏保管】 置阴凉干燥处，防霉，防蛀。

附药2：橘络

【来源】 为橘 *Citrus reticulata* Blanco 及其栽培变种的果皮内层筋络。

【采收加工】 12月至次年1月间采集。将橘皮剥下，自皮内或橘瓣外表撕下白色筋络，晒干或微火烘干。比较完整而理顺成束者，称为"凤尾橘络"（又名"顺筋"）。多数断裂，散乱不整者，称为"金丝橘络"（又名"乱络""散丝橘络"）。

【药材鉴别】

1. 凤尾橘络 呈长条形的网络状。多为淡黄白色，陈久则变成棕黄色。上端与蒂相连，其下则筋络交叉而顺直；每束长6～10 cm，宽0.5～1 cm。蒂呈圆形帽状，10余束或更多压紧为长方形块状。质轻虚而软，干后质脆易断。气香，味微苦。（图15-1-6）

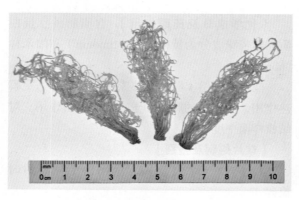

图15-1-6 凤尾橘络（药材）

2. 金丝橘络 呈不整齐的松散团状，又如乱丝，长短不一，与蒂相混合，其余与凤尾橘络相同。（图15-1-7）

3. 铲络 筋络多疏散碎断，并连带少量橘白，呈白色片状小块，有时夹杂橘蒂及少量内瓤碎皮。（图15-1-8）

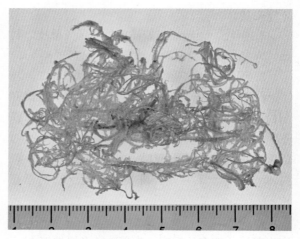

图15-1-7 金丝橘络（药材）

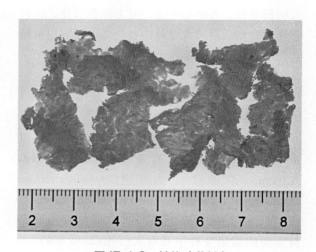

图15-1-8 铲络（药材）

以凤尾橘络品质最佳，铲络品质最差。以整齐、均匀、络长不碎断、色黄者为佳。

【化学成分及药理作用】 与陈皮类似。

【饮片炮制及鉴别】 橘络 拣去杂质，用水喷润后撕开，晒干。

成品性状特征同药材。

【应用】 胸闷胁痛，肋间神经痛 橘络、当归、红花各3 g。黄酒与水煎服，日服2次（《食物中药与便方》）。

【性味与归经】 甘、苦，性平。归肝、肺经。

【功能】 行气通络，化痰止咳。

【用法与用量】 3～5 g。

附药3：橘红

【来源】 为橘 *Citrus reticulata* Blanco 及其栽

培变种未成熟或近成熟的干燥外层果皮。

【采收加工】 秋末冬初果实成熟后采收。用刀削下外果皮，晒干或阴干。四川产的大红袍加工时采用削梨皮方法，外皮削下连接成圆盘状，似妇女芸头状，又称"川芸皮"。

【药材鉴别】 呈长条形或不规则薄片状，边缘皱缩向内卷曲。外表面黄棕色或橙红色，存放后呈棕褐色，密布黄白色突起或凹下的油室。内表面黄白色，密布凹下透光小圆点。质脆易碎。气芳香，味微苦、麻。（图15-1-9、图15-1-10）

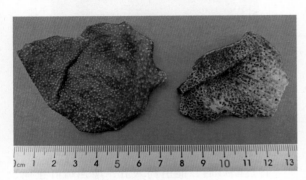

图15-1-9 橘红（药材）

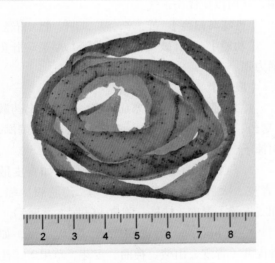

图15-1-10 川芸皮（药材）

【化学成分及药理作用】 与陈皮类似。

【饮片炮制及鉴别】橘红 除去杂质，切碎。成品为不规则的碎块状，其他性状特征同药材。

【性味与归经】 辛、苦，性温。归肺、脾经。

【功能】 理气宽中，燥湿化痰。

【应用】

1. 肺痈溃脓期 如加味桔梗汤（桔梗、甘草、浙贝母、橘红、金银花、薏苡仁、炒葶苈子、白及）（《医学心悟》）。

2. 痰涎壅盛，胸膈痞塞，或咳嗽恶心，饮食少思 如导痰汤（姜半夏、制天南星、麸炒枳实、茯苓、橘红、炙甘草、生姜）（《校注妇人良方》）。

中成药品种有小儿金丹片、止咳宝片、小儿抗痫胶囊、乙肝养阴活血颗粒、八宝坤顺丸、竹沥达痰丸、清喉利咽颗粒等。

【用法与用量】 3 ~ 10 g。

青 皮

【来源】 为芸香科植物橘 *Citrus reticulata* Blanco 及其栽培变种的干燥幼果或未成熟果实的果皮。

【植物形态】【产地】 见"陈皮"项下。

【采收加工】 一般在5—6月摘取或拾落下的幼果，晒干，为"个青皮"或称"扣青皮"；在7—8月摘取未成熟果实，用沸水潦，用刀作十字纵剖成四片，除尽瓤肉，晒干，即为"四花青皮"。

【药材鉴别】

1. 个青皮 呈不规则的圆球形。表面深灰色或黑绿色，具细皱纹及小瘤状突起。基部有果柄痕，指划可见油迹。质坚硬，破开断面淡黄色或黄白色，外层显油点，内有果瓤，气清香，味苦辣。（图15-2-1）

以坚实、个整齐、皮厚、香气浓者为佳。

2. 四花青皮 果皮四深裂，形状不一，各瓣多向内卷曲，皮薄。外黑绿色或青绿色，有皱纹。内面黄白色有脉络纹。断面边缘有油室。质稍硬，易折断，断面外缘有油室1 ~ 2列。气香，味苦、辛。（图15-2-2）

以皮黑绿色、内面白色、香气浓者为佳。

【化学成分及药理作用】 与陈皮类似。茶枝柑、大红橘、福橘和朱橘的幼果青皮主要为橙皮苷（hesperidin）、柚皮苷（naringin）等，辛弗林（synephrine）和N-甲基酪胺（N-methyltyramine）均高于同一来源的陈皮。

青皮具有调整胃肠运动功能、保肝利胆、保护缺血性脑损伤等作用。对胆囊平滑肌有舒张

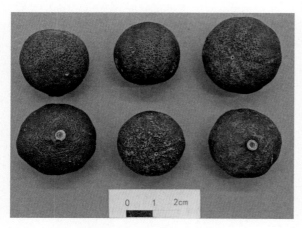

图15-2-1 个青皮（药材）

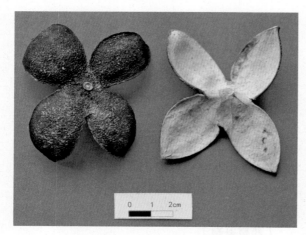

图15-2-2 四花青皮（药材）

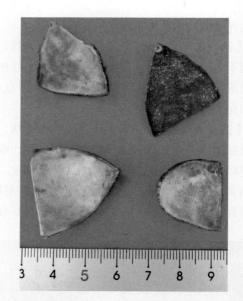

图15-2-3 青皮（饮片）

作用，能利胆。有显著升压作用。还有祛痰、扩张支气管、平喘等作用。所含挥发油对胃肠道有温和刺激作用，能促进消化液分泌和排除肠内积气；能抑制肠管平滑肌，呈解痉作用。此作用强于陈皮。

【饮片炮制及鉴别】

1. 青皮　取药材，除去杂质，抢水洗净，略润，个青皮切厚片，四花青皮剪成三角形或切丝，晒干。

成品为类圆形或不规则厚片，或丝状或呈三角片状。外表黑绿色或青绿色，有皱纹，密生多数油室；内面黄白色有脉络纹；切面黄白色或淡黄棕色，外缘有油室1～2列，有时可见瓤囊8～10瓣，淡棕色。质稍硬，易折断。气香，味苦、辛。（图15-2-3）

2. 醋炒青皮（醋青皮）　取青皮，用醋拌匀，闷润，用麦麸炒至药物表面呈微黄色。

成品形如青皮，表面颜色加深，略有醋气，味苦、辛。

青皮醋炒后，能引药入肝，增强疏肝止痛、消积化滞作用，能缓和辛烈之性，消除发汗作用，从而以免伐伤正气。

【性味与归经】　苦、辛，温。归肝、胆、胃经。

【功能】　疏肝破气，消积化滞。醋炙疏肝止痛力强。

【应用】

1. 肝郁气滞证　治寒疝疼痛，如天台乌药散（乌药、木香、盐小茴香、青皮、高良姜、槟榔、川楝子、巴豆霜）（《圣济总录》）。

2. 气滞脘腹疼痛　治脘腹胀痛，如青皮散（青皮、大腹皮）（《症因脉治》）。治脘腹冷痛，如三皮汤（青皮、桂枝、陈皮）（《医方类聚》）。

3. 食积腹痛　治食积气滞，脘腹胀痛，如青皮丸（青皮、山楂、神曲、麦芽、草果）（《沈氏尊生书》）；若气滞甚者，可配木香、槟榔或枳实、大黄等同用。

4. 气滞血瘀之癥瘕积聚、久疟痞块　常与三棱、莪术、丹参等同用。

中成药品种有木香槟榔丸、风寒咳嗽丸（颗粒）、蠲哮片、平肝舒络丸、齿痛消炎灵颗粒、金嗓利咽丸、乳疾灵颗粒、胆宁片、消癥丸、痛泻宁颗粒等。

【用法与用量】　3～10 g。

【注意】　本品性烈耗气，气虚者慎用。

【贮藏保管】 置阴凉干燥处。

【论注】 青皮、陈皮两者同为橘的果实，幼果为青皮，成熟果皮为陈皮。二皆可理中焦之气而健胃，用于脾胃气滞之脘腹胀痛，食积不化等。但青皮性较峻烈，行气力猛，苦泄下行，偏入肝胆，能疏肝破气，散结止痛，消积化滞，主治肝郁乳房胀痛或结块，胁肋胀痛，疝气疼痛，食积腹痛，癥瘕积聚等，偏行肝胃气滞；陈皮性温不峻，辛散升浮，行气力缓，偏入脾肺，长于燥湿化痰，用于痰饮停滞肺胃之咳嗽气喘、呕呃、腹痛、泄泻，偏行脾肺气滞。

化橘红

【来源】 为芸香科植物化州柚 *Citrus grandis* (L.) Osbeck 'Tomentosa' 或柚 *Citrus grandis* (L.) Osbeck 的未成熟或近成熟干燥外层果皮。前者称"毛橘红"或"化橘红"，后者称"青光橘红"。

【植物形态】

1. 化州柚 常绿小乔木。幼枝密被细茸毛，具刺。叶互生，宽卵形或椭圆状卵形，基部宽楔形，先端钝而微凹，全缘或波状；具柔毛及透明腺点；叶柄具关节，叶翼大，倒心形。腋生短的总状花序或花束。柑果近球形，幼果密被厚绒毛，成熟时毛较少。花期3月，果期8—9月。果实毛多者称"正毛橘红"，毛稀疏者称"副毛橘红"。（图15-3-1）

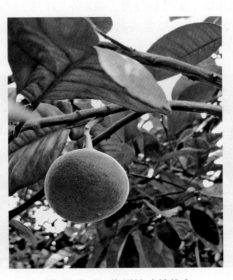

图15-3-1 化州柚（植物）

2. 柚 与化州柚相似，但其枝、叶、幼果毛较少，果实成熟后无毛。（图15-3-2）

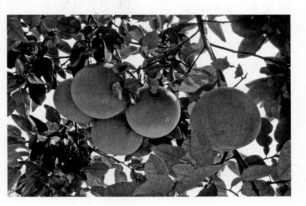

图15-3-2 柚（植物）

【产地】 化州柚主产于广东化州及广西玉林等地，化州（李家园、赖家园、潘家园）产品最为著名。柚分布广，产于我国南方大部分地区，多为栽培。

【采收加工】 夏季采摘未成熟果实，沸水略烫，然后割成七爪、六爪或五爪，除去部分中果皮及瓤囊等部分，晒干，用水湿润，对折，压平，晒干。

【药材鉴别】

1. 毛橘红 呈七角、六角或五角星状，对折，直径10～20 cm，厚约5 mm。表面黄绿色或棕绿色。密布茸毛及小型油腺点；内表面黄白色，有线状突起的维管束。质脆，易折断，断面不整齐。气微香，味苦微辛。

2. 青光橘红（光橘红） 与毛橘红相似，但表面无毛，油腺点粗大。（图15-3-3）

【化学成分及药理作用】 含黄酮、挥发油、

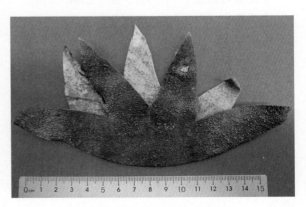

图15-3-3 化橘红药材（光橘红）

香豆素等。黄酮类，如柚皮苷（naringin）、新橙皮苷（neohesperidin）、橘皮素（tangeretin）、川陈皮素（nobiletin）等；挥发油，主含柠檬烯（cinene）、芳樟醇（linalool）、柠檬醛（citral）等；香豆素类，如异欧前胡素（isoimperatorin）、伞形花内酯（umbelliferone）等。此外还含原儿茶酸（protocatechuic acid）。

化橘红对呼吸系统有良好的祛痰作用，还有镇静、抗微生物作用。柚皮苷可抑制大鼠因静脉注射微血管增渗素（kallidine）引起的毛细血管通透性增强而有消炎镇痛作用，可延长动物的存活时间，并具有降低血小板聚集、增快血流等作用。

【饮片炮制及鉴别】 化橘红 取药材，除去杂质，洗净，闷润，切丝或块，晒干。

成品呈不规则丝条状或块状，外表黄绿色或黄棕色，密被绒毛或无毛，有皱纹及小油点，内表皮黄白色或淡黄棕色，有脉络纹。质脆，易折断，外缘有1列不整齐下凹的油室，内侧稍柔软而有弹性。气芳香，味苦，微辛。（图15-3-4）

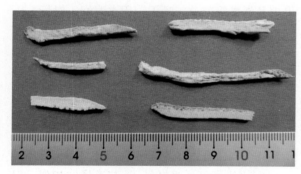

图15-3-4 化橘红（饮片）

【性味与归经】 辛、苦，温。归肺、脾经。

【功能】 理气宽中，燥湿化痰。

【应用】

1. 痰滞胸中，咳嗽气喘 常与半夏、苏子、苦杏仁等同用。

2. 食积，腹胀呕吐 若消食化滞，常与山楂、麦芽、枳壳等同用。若妊娠呕恶，口淡乏味，常与白术、苏叶、生姜等同用。

中成药品种有止咳橘红口服液（丸）、橘红丸（片、胶囊、颗粒）、橘红化痰丸、橘红痰咳液等。

【用法与用量】 3～6 g。

【注意】 气虚、阴虚及燥咳痰少者禁服。

【贮藏保管】 置阴凉干燥处，防蛀。

【论注】 橘红与化橘红味皆苦、辛，性温，归肺、脾二经。但橘红理气宽中，燥湿化痰，用于咳嗽痰多及食积不化等症而无热象者；化橘红化痰理气，健脾消食，用于胸中痰滞，咳嗽气喘，饮食积滞，呕吐呃逆等症。在使用上应注意：橘红在人体阴虚燥咳及久咳气虚时不宜服用；化橘红在人体气虚及阴虚有燥痰者不宜服用。

枳 壳
（附：枳实）

【来源】 为芸香科植物酸橙Citrus aurantium L.（或栽培型的臭橙Citrus aurantium L. 'Xiucheng'、香橙Citrus aurantium L. 'Xiangcheng'）及其他栽培变种的干燥未成熟果实。

【植物形态】

1. 酸橙 常绿小乔木。枝三棱状有长刺。叶互生，叶柄有狭长形或长倒心形叶翼；叶片倒卵状椭圆形或卵状长圆形，全缘或有不明显的波状锯齿，无毛，有半透明油点，背面叶脉明显。花单生或数朵簇生于叶腋，白色；花萼杯状，5裂，裂片阔三角形，有短疏毛；花瓣5，长椭圆形，质厚；雄蕊20或更多，花丝基部部分合生，花药细长。柑果球形或稍扁，橙黄色，果皮粗糙，瓤肉味酸。花期4—5月，果期6—11月。

2. 臭橙 果实成熟时呈橙黄色，果皮略光滑。（图15-4-1）

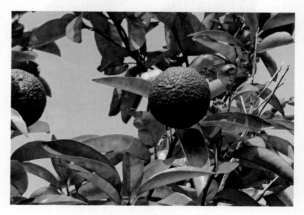

图15-4-1 臭橙（植物）

3. 香橙 果实成熟时呈橙红色，果皮较粗糙。（图15-4-2）

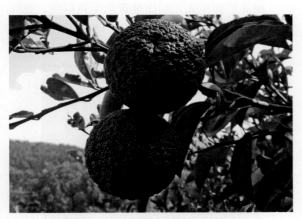

图15-4-2 香橙（植物）

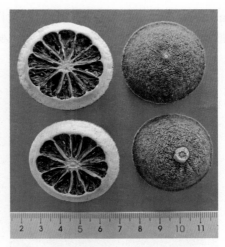

图15-4-3 枳壳药材（臭橙）

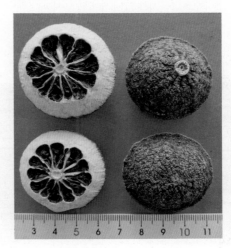

图15-4-4 枳壳药材（香橙）

【产地】 主产于江西、湖南、四川、浙江等地。江西樟树黄土岗、新干三湖商洲镇所产者称为"江枳壳"，质量最佳，为道地药材。重庆江津（原属四川）产者称为"川枳壳"，湖南沅江产者称为"湘枳壳"，产量较大。

【采收加工】 通常7月果皮尚绿时采收，自中部横切为两半，晒干或低温干燥。江枳壳传统加工晒时要摊在草席或草地上，先晒瓤肉一面，待晒至不沾灰土时再翻晒果皮面，直至全干。切忌沾灰、淋雨，也切忌摊晒在石板或水泥地面上，干后才能达到"青皮白肉、口面翻卷、囊小香浓"。若遇雨天可在无烟火上烘干，火力不能过大，以防烤焦。

【药材鉴别】 呈半圆球形，直径3～5 cm。外皮青绿色或绿褐色，有颗粒状突起，突起的顶端有凹点状油室；有的具果柄痕迹或花柱残迹。质坚硬，不易折断。果肉厚薄不一，口面白色或黄白色，平口或反卷，边缘散有1～2列油室。瓤松脆，呈车轮状，内藏种子。气芳香，味苦微酸。（图15-4-3、图15-4-4）

以个大、皮青、肉厚、色白、香气纯正者为佳。

【化学成分及药理作用】 含挥发油、黄酮、生物碱等。挥发油，主要有右旋柠檬烯（d-limonene）、枸橼醛（citral）及右旋芳樟醇（d-linalool）等；黄酮类，如柚皮苷（naringin）、新橙皮苷（neohesperidin）、橙皮苷（hesperidin）等及苦味成分苦橙苷（aurantiamarin）等。此外，还含辛弗林（synephrine）及N-甲基酪胺（N-

methyltyramine）。

枳壳具有调节胃肠道、心血管系统、子宫等功能的作用。挥发油成分主要对胃肠平滑肌、子宫平滑肌具有调节功能；尚有抗菌、抗炎、抗氧化等作用。辛弗林为肾上腺素α-受体兴奋剂，可收缩血管，产生升高血压的作用。N-甲基酪胺可增加冠脉流量和肾血流量，降低心肌氧耗量，具明显的利尿作用。

【饮片炮制及鉴别】

1. 枳壳

（1）取药材，挖去内瓤，润透，向内对折，用枳壳夹压扁，装入枳壳榨内榨紧定形，横切成人字片或凤眼片，习称"凤眼枳壳"，晒干。为樟树药帮枳壳特色。

成品为人字形或凤眼形的薄片，厚0.1～

0.3 cm。外表皮绿褐色或棕褐色；切面黄白色，边缘散有1～2列油室。质脆。气清香，味苦、微酸。（图15-4-5、图15-4-6）

转为微黄色、香气逸出时。每枳壳100 kg，用麦麸20 kg。

　　成品形如枳壳，切面呈黄色至黄棕色，香气浓。（图15-4-8、图15-4-9、图15-4-10）

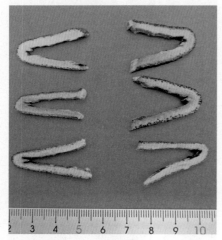

图15-4-5　枳壳片（人字片）

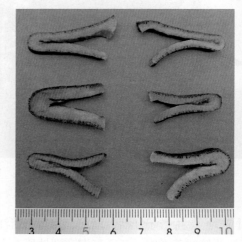

图15-4-8　麸炒枳壳（人字片）

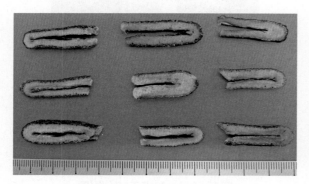

图15-4-6　枳壳片（凤眼片）

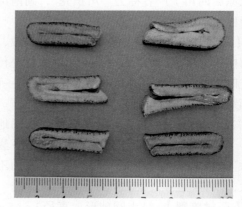

图15-4-9　麸炒枳壳（凤眼片）

　　（2）取药材，挖去瓤，浸泡，润透，切薄片。成品呈不规则弧状条形薄片。（图15-4-7）

　　2. 麸炒枳壳　取枳壳，用麦麸炒至药物颜色

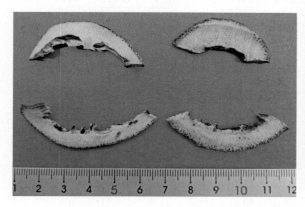

图15-4-7　枳壳（饮片）

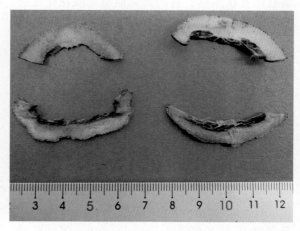

图15-4-10　麸炒枳壳（饮片）

枳壳麸炒后，可缓和其峻烈之性，作用缓和，偏于理气健胃消食，更适用于年老体弱而气滞者。

【性味与归经】 苦、辛，微寒。归脾、胃经。

【功能】 理气宽中，行滞消胀。

【应用】

1. 胸膈痞满 如柴胡达原饮（柴胡、厚朴、黄芩、桔梗、甘草）（《重订通俗伤寒论》）。

2. 脘腹痞满胀痛 如木香槟榔丸（枳壳_{麸炒}、木香、槟榔、牵牛子_炒、青皮_{醋炙}、黄连_{吴茱萸汤炙}）（《赤水玄珠》）。

3. 胁肋疼痛 如柴胡疏肝散（枳壳_{麸炒}、陈皮_{醋炒}、柴胡、川芎、香附、甘草_炙）（《景岳全书》）。

4. 子宫脱垂或脱肛 如枳壳益气汤（枳壳_{麸炒}、黄芪、党参、白术、升麻、当归、益母草）。

中成药品种有胃肠复元膏、通幽润燥丸、柴胡舒肝丸、乙肝益气解郁颗粒、木香槟榔丸、止咳宝片、胃复春片、朴沉化郁丸、败毒散、胃肠安丸、血府逐瘀口服液（丸、胶囊）、气滞胃痛片（颗粒）、香砂和中丸、补益地黄丸等。

【用法与用量】 3～10 g。

【注意】 孕妇慎用。

【贮藏保管】 置阴凉干燥处，防霉、防虫蛀。

【论注】

（1）枳壳是江西道地药材之一，有悠久的历史。江枳壳青皮白肉，口面厚，反卷如盆状；质坚硬；清香气浓，味苦、微酸；质最优。川枳壳个体较江枳壳略大，皮绿褐色，皮较细腻，肉黄白色，平口；气清香。湘枳壳大小不一，皮色多呈棕黄色或棕褐色，果皮较粗糙，果肉不及江枳壳和川枳壳厚，香气亦较淡。

（2）《中国药典》枳壳项下有注，收录了酸橙的4个栽培变种——黄皮酸橙 *Citrus aurantium* L. 'Huangpi'、代代花 *Citrus aurantium* L. 'Daidai'、朱栾 *Citrus aurantium* L. 'Chuluan'、塘橙 *Citrus aurantium* L. 'Tangcheng'。但臭橙 *Citrus aurantium* L. 'Xiucheng'、香橙 *Citrus aurantium* L. 'Xiangcheng' 未列其中，建议增补。

（3）绿衣枳壳来源芸香科植物枸橘 *Poncirus trifoliate* (L.) Raf.，主产于福建；药材较小，果皮表面绿黄色，被有细柔毛。香圆枳壳来源同属植物香圆 *Citrus wilsonii* Tanaka，主产于陕西汉中，其特点为果顶具金钱环，味酸而后苦（图15-4-11）。衢枳壳来源同属植物常山胡柚 *Citrus changshan-huyou* Y. B. Chang，《浙江省中药饮片炮制规范》（2015年版）中收载，称"浙枳壳"；外果皮棕褐色至褐色，中果皮黄白色至黄棕色，近外缘有1～2列点状油室，内侧有的有少量紫褐色瓤囊（图15-4-12）。注意鉴别。

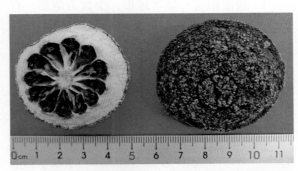

图15-4-11 香圆枳壳药材（右图示金钱环）

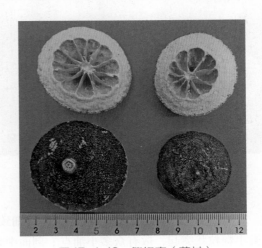

图15-4-12 衢枳壳（药材）

附：枳实

【来源】 为芸香科植物酸橙 *Citrus aurantium* L. 及其栽培变种或甜橙 *Citrus sinensis* Osbeck 的干燥幼果。

【植物形态】

1. 酸橙 见"枳壳"项下。

2. 甜橙 刺少或无。叶椭圆形，较小，全缘；叶柄短，有狭翅，顶端有关节。花丝连合成数组，着生于花盘上。果实近球形，成熟时心实，果皮橙黄色或橙红色，粗而不易剥落，果肉味甜或酸甜适度，稀带苦味。花期4月，果期

11—12月。

【产地】 酸橙主产于江西、四川、湖南。甜橙产于贵州、四川、江苏、浙江、江西、福建等地。

【采收加工】 5—6月拾取自然脱落在地上的幼小果实，除去杂质，晒干；略大者自中部横切为两半，晒干。

【药材鉴别】

1. 酸橙枳实 呈半球形，少数为球形，直径5～25 mm。外表面灰绿色或黑绿色，有颗粒状突起和皱纹，有果柄痕迹或果梗痕。切面略现隆起，光滑，黄白或黄褐色，厚5～8 mm，边缘有1～2列黑棕色凹陷小点（油室），瓤囊9～11瓣，棕褐色，中轴宽3～5 mm。气香，味苦、微酸。（图15-4-13）

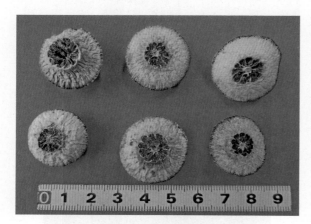

图15-4-13 枳实药材（酸橙）

2. 甜橙枳实 表面棕绿色或棕色，较细致，有微小颗粒状突起，散有众多小油点；剖面中果皮较薄，约占1/3，厚2～4 mm。气香，味酸、苦。（图15-4-14）

以皮黑绿色、肉厚色白、瓤小、体坚实、香气浓者为佳。

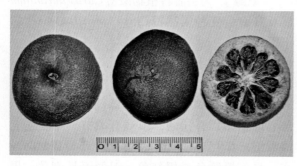

图15-4-14 枳实药材（甜橙）

【化学成分及药理作用】 酸橙的枳实与枳壳成分相似。辛弗林和N-甲基酪氨两者含量枳实较枳壳为高。另含黄酮苷类成分橙皮苷、新橙皮苷、野漆树苷、忍冬苷等以及维生素C。

枳实药理作用类似枳壳，但更强。

【饮片炮制及鉴别】

1. 枳实 取药材，除去杂质，大小分开，洗净，润透，切薄片，晒干。

成品为不规则的弧条形或圆形薄片。外皮灰绿色、黑绿色或暗绿色，切面黄白色或黄褐色。质脆。气清香，味苦、微酸。（图15-4-15）

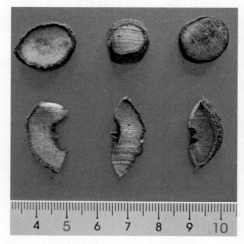

图15-4-15 枳实（饮片）

2. 麸炒枳实 取枳实，用麦麸炒至药物表面转为微黄色、香气逸出。每枳实100 kg，用麦麸20～30 kg。

成品形如枳实，切面呈黄色，香气较浓。（图15-4-16）

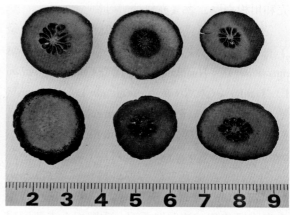

图15-4-16 麸炒枳实（圆形薄片）

枳实麸炒后，能缓和其峻烈之性，以免损伤正气，偏于散结消痞。

【性味与归经】 性微寒，味苦、辛、酸。归脾、胃经。

【功能】 破气消积，化痰散痞。

【应用】

1. 胃肠积滞，湿热泻痢 治饮食积滞，脘腹痞满胀痛，如曲麦枳术丸（枳实、山楂、麦芽、神曲）（《医学正传》）。治胃肠积滞，热结便秘，腹满胀痛，如大承气汤（枳实、大黄、芒硝、厚朴）（《伤寒论》）。治湿热泻痢、里急后重，如枳实导滞丸（大黄、黄芩、黄连、枳实麸炒、白术、泽泻、六神曲、茯苓）（《内外伤辨惑论》）。

2. 胸痹、结胸 治胸阳不振、痰阻胸痹之胸中满闷、疼痛，如枳实薤白桂枝汤（枳实、薤白、厚朴、桂枝、瓜蒌捣）（《金匮要略》）。治痰热结胸，如小陷胸加枳实汤（枳实、黄连、瓜蒌、半夏）（《温病条辨》）。治心下痞满、食欲不振，如枳实消痞丸（枳实、半夏曲、厚朴）（《兰室秘藏》）。

3. 气滞胸胁疼痛 治气血阻滞之胸胁疼痛，如枳芎散（枳实、川芎）（《济生方》）。治寒凝气滞之证，如桂枳散（枳实、桂枝）（《普济本事方》）。

4. 产后瘀滞腹痛、烦躁 如枳实芍药散（枳实、芍药）（《金匮要略》）。

中成药品种有乌军治胆片、气痛丸、六味香连胶囊、心速宁胶囊、二母宁嗽丸、儿童清热导滞丸、小儿香橘丸、小儿消积止咳口服、枳实导滞丸、枳术丸、麻仁胶囊（软胶囊、丸）等。

【用法与用量】 常用量3～10 g。

【注意】 孕妇慎用。

【贮藏保管】 置阴凉干燥处，防霉、防虫蛀。

【论注】

（1）枳实、枳壳类药材以枳实之名始载于《神农本草经》，列为中品。《本草衍义》曰："枳实、枳壳一物也，小则其性酷而速，大则其性详而缓。"李时珍也认为"小者性速"，又曰"二物分之可也，不分亦无伤"。当代因枳实量小，枳壳个大肉厚香气浓，产量和质量上占优势，成为主流品种。

（2）全国还有如下同类品种：① 香圆枳实，同属植物香圆 *Citrus wilsonii* Tanaka 的幼果；主产于陕西汉中地区，销陕西境内使用；表面有"金钱环"。② 绿衣枳实，同科植物枸橘 *Poncirus trifoliate* (L.) Raf. 的幼果；主产于福建古田、闽侯、闽清；收载于《福建省中药材标准（2006年版）》中；表面毛茸多。

（3）枳实为幼小果实，枳壳为近成熟果实。枳实和枳壳在各种成分含量的比例上有所区别。从临床使用效果看，枳壳较枳实药力和缓。枳壳以理气宽中、行气除胀为主，枳实以破气消积、化痰消痞为主。

（4）枳实长于破气化痰，但破气作用强烈，有损伤正气之虑，适于气壮邪实者。麸炒枳实缓和其峻烈之性，可免伤正气，以散积消痞力胜。

木 香

【来源】 为菊科植物木香 *Aucklandia lappa* Decne. 的干燥根。

【植物形态】 多年生草本，高1～2 cm。主根粗壮，圆柱形，有特异香气。基生叶大型，具长柄，叶片三角状卵形或长三角形，长可达100 cm，基部心形，边缘具不规则的浅裂或呈波状，疏生短刺，下延成不规则分裂的翼，叶面被短柔毛。头状花序2～3个，丛生于茎顶，花全为管状，暗紫色，花冠5裂；雄蕊5，聚药。瘦果线形，有棱，上端着生一轮黄色直立的羽状冠毛，熟时脱落。花期7—9月，果期8—10月。（图15-5-1）

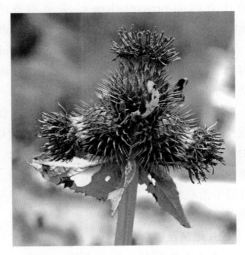

图15-5-1 木香（植物）

【产地】 主产于云南丽江、迪庆（为道地产区），称"云木香"。四川、西藏等地亦产。栽培品。

【采收加工】 秋、冬二季均可采收，以霜降前采挖为佳。除去泥沙和须根，切段，大的再纵剖成瓣，干燥后撞去粗皮。

【药材鉴别】 略呈圆柱形，枯骨形或为纵剖片，长5～15 cm。直径0.5～6 cm。表面黄棕色或灰棕色，栓皮多已除去，有显著纵沟及侧根痕，有时可见不规则菱形网纹。质坚实，体重，不易折断；断面略平坦，灰棕色至暗棕色，有一棕色环（形成层）及放射状纹理，并可见散在的褐色油点。老根中心常呈朽木状。气强烈芳香，味苦辛。（图15-5-2）

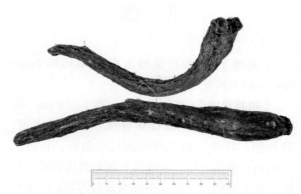

图15-5-2　木香（药材）

以个大、质坚实、呈枯骨状、香气浓、油性足者为优品。

【化学成分及药理作用】 含挥发油，主要有木香内酯（costuslactone）、去氢木香内酯（dehydrocostuslactone）、木香烃内酯（costunolide）等。尚含有α/β-环木香烯内酯（cyclocostunolide）、天台乌药酸（linderic acid）、木香碱（saussurine）、菊糖（inulin）等。

木香有调节胃肠功能、抗消化性溃疡、促进胆囊收缩等作用。对胃肠道有兴奋或抑制的双向作用，能促进消化液分泌；能加快胃肠蠕动、促胃排空，明显拮抗胃黏膜损伤作用；有利胆、松弛气管平滑肌作用；并能抑菌，有利尿及促进纤维蛋白溶解等作用。

【饮片炮制及鉴别】

1. 木香　取药材，除去杂质，洗净，闷润透，切厚片，干燥。

成品为类圆形或不规则的厚片。外表皮黄棕色至灰褐色，有纵皱纹。切面棕黄色至棕褐色，中部有明显菊花心状的放射纹理，形成层环棕色，褐色油点（油室）散在。气香特异，味微苦。（图15-5-3）

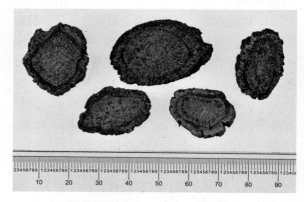

图15-5-3　木香（饮片）

2. 煨木香　取未干燥的木香片，用草纸间隔平铺数层，置炉火旁或烘干室内，烘煨至木香中所含的挥发油渗至纸上，取出。

成品形如木香，色泽加深，有的具面皮或草纸的痕迹，香气减弱。（图15-5-4）

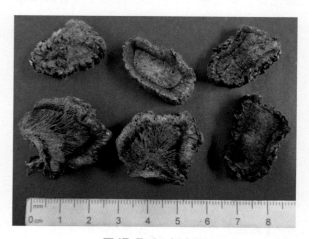

图15-5-4　煨木香

煨木香除去了部分油脂，缓和行气作用，增强实肠止泻功能，用于泄泻腹痛等症。

【性味与归经】 辛、苦，温。归脾、胃、大肠、三焦、胆经。

【功能】 行气止痛，健脾消食。

【应用】

1. 脾胃气滞证　如香砂六君子汤（人参、白术、甘草、陈皮、半夏、砂仁、木香)(《古今名医方论》)。治脾虚气滞之脘腹胀满、食少便溏，如健脾丸（土白术、木香、酒黄连、甘草、茯苓、人参、焦六神曲、陈皮、砂仁、炒麦芽、山楂、山药、煨肉豆蔻)(《证治准绳》)。

2. 泻痢里急后重 治湿热泻痢里急后重，如香连丸（黄连_{吴茱萸制}、木香)(《太平惠民和剂局方》)。治饮食积滞之脘腹胀满、大便秘结或泻而不爽，如木香槟榔丸（木香、槟榔、陈皮、醋青皮、醋香附、醋莪术、黄连片、酒黄柏、大黄、炒牵牛子)(《儒门事亲》)。

3. 腹痛胁痛，黄疸，疝气疼痛 治寒疝腹痛及睾丸偏坠疼痛，如导气汤（川楝子、木香、茴香、吴茱萸)(《医方集解》)。

4. 气滞血瘀之胸痹 治寒凝气滞心痛，如二香散（赤芍、姜黄、木香、丁香)(《医方类聚》引《吴氏集验方》)。治气滞血瘀之胸痹，如颠倒木金散（木香、郁金)(《医宗金鉴》)。

5. 减轻补虚药的腻胃和滞气之弊，助消化吸收 如归脾汤（白术、茯神、黄芪、龙眼肉、酸枣仁、人参、木香、甘草、当归、远志)(《济生方》)。

中成药品种有小儿香橘丸、木香分气丸、木香顺气丸、木香槟榔丸、气痛丸、六味木香散、六味香连胶囊、加味香连丸、胃肠安丸、香砂六君丸、香砂枳术丸、香砂胃苓丸、香砂养胃丸（浓缩丸、颗粒）、消肿止痛酊、调经活血胶囊等。

【用法与用量】 3～6 g。

【注意】 本品辛温香燥，易伤阴血，故阴虚、津亏、火旺者惧用。

【贮藏保管】 置干燥处，防潮。

沉 香

【来源】 为瑞香科植物白木香 *Aquilaria sinensis* (Lour.) Gilg 含有树脂的木材。

【植物形态】 常绿乔木，高达15 m。树皮灰褐色，小枝被柔毛，芽密被长柔毛。单叶互生，革质，叶片卵形或倒卵形至长圆形，全缘，两面无毛，后渐脱落而光滑。花黄绿色，伞形花序顶生或腋生；花萼浅钟状，裂片5，近卵形，两面均有短柔毛；花瓣10，鳞片状，有毛；雄蕊10，1轮；子房卵状，2室，每室胚珠1颗。蒴果木质，有宿存萼，倒卵形，扁平，密被灰色绒毛；种子1枚，基部延长为角状的附属物。花期3—5月，果期6—7月。(图15-6-1)

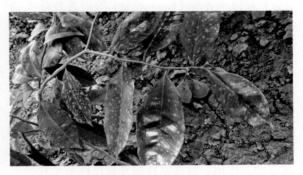

图15-6-1 白木香（植物）

【产地】 主产于海南万宁、三亚，广东茂名，广西陆川、博白等地。为广东十大道地药材之一。

【采收加工】 全年均可采收。将老树树干凿小孔，经霉菌感染而凝结树脂部分的木质部锯下，用刀尽量雕挖白色木质及朽木，取黑色坚实的木质部，加工成块状、片状或盔状。碎末为沉香末或沉香粉。

【药材鉴别】 呈不规则块片状或盔帽状，一般长10～30 cm，宽5～8 cm，有的为小碎块。表面凹凸不平，有加工的刀痕，并有孔洞，可见黑褐色含树脂部分与黄白色不含树脂部分相间形成的斑纹。孔洞及凹窝部分表面多呈朽木状。质较坚实，折断面刺状。气芳香，味苦。(图15-6-2)

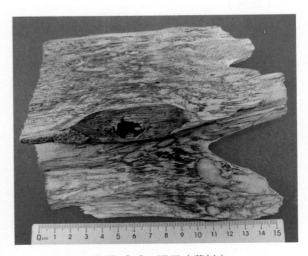

图15-6-2 沉香（药材）

以体重、色棕黑油润、燃之有油渗出、香气浓烈者为佳。

【化学成分及药理作用】 含挥发油，主要有沉香螺萜醇（agarospirol）、白木香酸（baimuxinic acid）及白木香醛（baimuxinal）等沉香螺旋类倍半萜成分，白木香醇（bairmuxinol）、去氢白木香醇（dehydrobaimuxinol）及异白木香醇（isobaimuxinol）等沉香呋喃类倍半萜成分。还含2-（2-苯乙基）色酮类化合物［2-（2-phenylethyl）chromone］及其二聚体、三聚体等。

沉香具有抑制胃肠平滑肌收缩、平喘等作用。有抑制小肠运动作用；对人体型结核杆菌有完全抑制作用；对伤寒杆菌及福氏杆菌亦有强烈的抑制效能。挥发油成分可促进消化液及胆汁分泌；有麻醉、止痛、肌松作用。

【饮片炮制及鉴别】

1. 沉香 取药材，除去枯废白木，劈成小块。用时捣碎。或研成细粉。樟树药帮沉香多切成刨片。

成品呈不规则片状、长条形或类方形碎块状，长0.3～7.0 cm，宽0.2～5.5 cm。表面凹凸不平，有的有刀痕，偶有孔洞，可见黑褐色树脂与黄白色木部相间的斑纹。质较坚实，刀切面平整，折断面刺状。气芳香，味苦。（图15-6-3）

2. 沉香末 为灰褐色至棕褐色的粉末，气香。（图15-6-4）

【性味与归经】 辛、苦，微温。归脾、胃、肾经。

【功能】 行气止痛，温中止呕，纳气平喘。

【应用】

1. 胸腹胀痛 治寒凝气滞之胸腹胀痛，如沉香四磨汤（沉香、木香、槟榔、乌药）（《卫生家宝》）。治脾胃虚寒之脘腹冷痛，如沉香桂附丸（沉香、附子、干姜、良姜、官桂、茴香、川乌、吴茱萸）（《卫生宝鉴奇效良方》）。

2. 胃寒呕吐 治脾胃虚寒，呕吐呃逆，经久不愈者，与丁香、白豆蔻、柿蒂等同用。

3. 下元虚冷、肾不纳气之虚喘证 如黑锡丹（沉香、附子、胡芦巴、阳起石、茴香、补骨脂、肉豆蔻、金铃子、木香、肉桂、黑锡、硫黄）（《太平惠民和剂局方》）。

中成药品种有十五味沉香丸、十香返生丸、八味沉香散、八味清心沉香散、沉香化气丸、沉

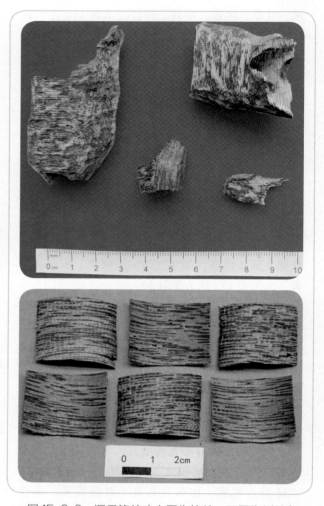

图15-6-3 沉香饮片（上图为块片，下图为刨片）

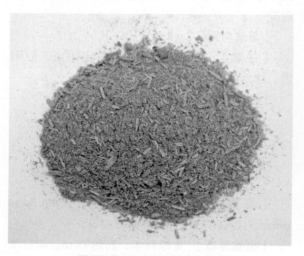

图15-6-4 沉香末（细粉）

香化滞丸、苏子降气丸、贝羚胶囊等。

【用法与用量】 1～5 g，后下。

【注意】 本品辛温助热，故阴虚火旺者慎

用。气虚下陷者也应慎用。

【贮藏保管】 密闭，置阴凉干燥处。

檀 香

【来源】 为檀香科植物檀香 *Santalum album* L.的干燥心材。

【植物形态】 常绿乔木，高6～9m。具寄生根。树皮灰棕色，粗糙或有纵裂。单叶对生，革质，椭圆状卵形或卵状披针形，先端渐尖，基部楔形，全缘，上表面绿色，下表面苍白色，无毛。花小，三歧聚伞状圆锥花序，腋生或顶生，初为淡黄色后变为紫黄色；花被钟形，先端四裂，裂片卵圆形；雄蕊4枚，略与雌蕊等长；花药2室，纵裂；花丝线形，花柱柱状，柱头3裂。核果球形，大小似樱桃核，成熟时黑色，肉质多汁，内果皮坚硬，具3短棱；种子圆形，光滑无毛。花期5—6月，果期7—9月。（图15-7-1）

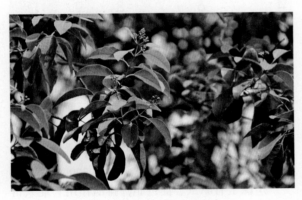

图15-7-1 檀香（植物）

【产地】 主产于印度、印度尼西亚等国。现药材多为收集制造檀香木器具时剩下之碎材。

【采收加工】 原产地一般种植30年后，树高10～15m、胸径25～35cm时采伐，锯成段，除去边材，取心材，阴干。

【药材鉴别】 多呈圆柱形或稍扁圆柱形；加工檀香木器剩下碎材，多呈方柱或方块长条形。表面淡黄棕色，光滑细腻。质致密坚实，不易折断，断面呈刺状。具特异香气，燃时更为浓烈，味微苦。（图15-7-2）

以色黄白、质致密坚实而重、油性足、香气浓厚者为佳。

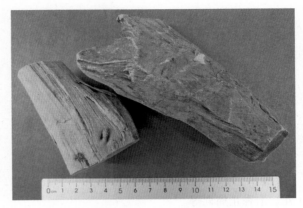

图15-7-2 檀香（药材）

【化学成分及药理作用】 含挥发油，主要有 α/β-檀香醇（α/β-santalol）、檀萜烯（santene）、α/β-檀香萜烯（α/β-santalene）、檀萜烯酮醇（santenonealcohol）等。

檀香具有调节胃肠运动、抗心律失常、镇静等作用；对心律不齐有拮抗作用。檀香油有利尿作用，用于小便困难，可改善症状；对痢疾杆菌、结核杆菌有抑制作用。

【饮片炮制及鉴别】 檀香 取药材，除去杂质，横锯成3～4cm的长段，劈成小碎块或刨片。樟树药帮檀香多切成刨片。

成品为不规则形的薄片或火柴棒状。表面淡黄棕色，纹理纵直整齐，质致密，具特异香气。点燃后香气更为浓烈，味微苦，嚼之微有辛辣感。（图15-7-3）

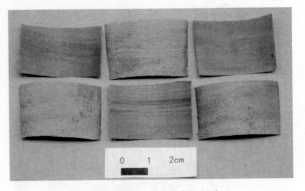

图15-7-3 檀香（饮片）

【性味与归经】 辛，温。归脾、胃、心、肺经。

【功能】 行气温中，开胃止痛。

【应用】 胸腹寒凝气滞证 治寒凝气滞，胸腹冷痛，如沉香磨脾散（沉香、人参、丁香、藿香叶、檀香、炙甘草、白豆蔻仁、木香、缩砂仁、白术、肉桂去粗皮、乌药)(《杨氏家藏方》)。治寒凝气滞之胸痹绞痛，常与荜茇、延胡索、高良姜等同用。治胃脘寒痛，呕吐食少，可以本品研末，干姜汤泡服，或与沉香、白豆蔻、砂仁等同用。

中成药品种有八味檀香散、宽胸气雾剂、避瘟散、周氏回生丸、七十味珍珠丸、冠心苏合丸（胶囊）、人参再造丸、朴沉化郁丸、十香返生丸、十香止痛丸等。

【用法与用量】 2～5 g。

【注意】 阴虚火旺，实热吐衄者慎用。

【贮藏保管】 置阴凉干燥处。

川楝子

【来源】 为楝科植物川楝 *Melia toosendan* Sieb. et Zucc. 的干燥成熟果实。

【植物形态】 落叶乔木。树皮灰褐色，有纵沟纹。叶互生，二回单数羽状复叶；小叶2～5对，卵形或狭卵形，基部圆形，两侧常不对称，先端渐尖，全缘或少有锯齿。花小，淡紫色，聚伞圆锥花序腋生，密被短毛及星状毛。核果近球形，黄色或栗棕黄色。花期3—4月，果期9—11月。（图15-8-1）

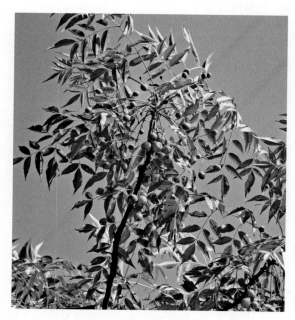

图15-8-1 川楝（植物）

【产地】 主产于四川、云南、贵州等地。

【采收加工】 冬季果实成熟呈黄色时采摘果实（川楝素含量高），晒干。

【药材鉴别】 呈圆球形或椭圆球形，直径2～3 cm。表面黄色或黄棕色，有光泽，滑润，具棕色小点。一端凹入，留有果柄的残痕；另一端较平。果皮革质，与果肉间有空隙。果肉厚，呈淡黄色，质松软。果核坚硬，表面有6～8条纵棱，内有黑棕色长圆形的种子6～8枚。种仁乳白色，有油性。臭特异，味酸苦。（图15-8-2）

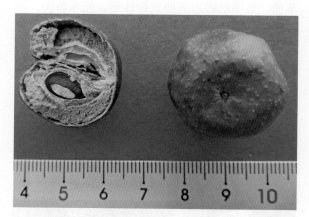

图15-8-2 川楝子（药材）

以外皮金黄色、内黄白色、厚而松软者为佳。

【化学成分及药理作用】 含三萜类成分，如具有驱蛔作用的川楝素（toosendanin）；含苦味成分，如21-O-乙酰川楝子三醇（21-O-acetyltoosendantriol）、苦楝酮（melianone）等。

川楝子有驱虫、促进胆汁排泄作用；能兴奋肠管平滑肌，使其张力和收缩力增加；对金黄色葡萄球菌、多种致病性真菌有抑制作用；尚有抗炎、抗肿瘤、抗生育作用。

【饮片炮制及鉴别】

1. 川楝子 取药材，拣去杂质，洗净，纵切为2片，晒干。

成品为不规则半球形片，直径2～3.2 cm。表面金黄色至棕黄色，微有光泽，少数凹陷或皱缩，具深棕色小点。外果皮革质，与果肉间常成间隙。果肉松软，淡黄色，遇水湿润显黏性。果核球形或卵圆球形，有纵棱6～8条。气特异，味酸、苦。

2. 盐水炒川楝子（盐川楝子） 取川楝子，盐水拌润吸尽，用文火炒至药物表面呈棕黄色、香气逸出。每川楝子100 kg，用食盐2 kg。

成品形如川楝子。微有咸味。（图15-8-3）

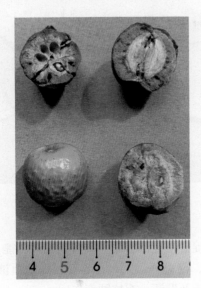

图15-8-3 盐水炒川楝子

3. 炒川楝子 取药材，切厚片或碾碎，炒至表面焦黄色。

成品呈半球状、厚片或不规则的碎块，表面焦黄色，偶见焦斑。气焦香，味酸、苦。（图15-8-4）

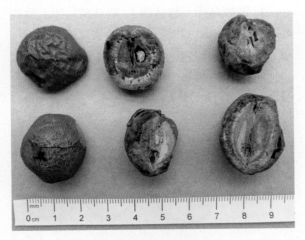

图15-8-4 炒川楝子

炮制后质脆，有利于有效成分煎出，还能缓和药性，降低毒性，增强理气止痛作用。

【性味与归经】 苦，寒；有小毒。归肝、小肠、膀胱经。

【功能】 疏肝泄热，行气止痛，杀虫。

【应用】

1. 肝郁化火所致诸痛证 如金铃子散（川

棣子、醋延胡索）（《太平圣惠方》）。治寒疝腹痛，如导气汤（川楝子、木香、茴香、吴茱萸汤泡）（《医方集解》）。

2. 虫积腹痛 治蛔虫等引起的虫积腹痛，常与槟榔、使君子等同用。

3. 头癣、秃疮 取本品焙黄研末，以油调膏，外涂。

中成药品种有三子散、舒肝丸（浓缩丸）、四方胃片（胶囊）、妇炎康片、乳增宁胶囊、荜铃胃痛颗粒等。

【用法与用量】 5～10 g。外用适量，研末调涂。

【注意】 本品有毒，不宜过量或持续服用，以免中毒。又因性寒，脾胃虚寒者慎用。孕妇慎用。

【贮藏保管】 置通风干燥处，防蛀。

【论注】 同科属植物苦楝树 *Melia azedarach* L. 的果实苦楝子，性状、成分及药效与本品略有不同，毒性较川楝子为大，注意鉴别。

乌 药

【来源】 为樟科植物乌药 *Lindera aggregata* (Sims) Kosterm. 的干燥块根。

【植物形态】 常绿灌木或小乔木，高可达5 m。根木质，膨大粗壮，树皮灰绿色。叶互生，三出脉，革质，椭圆形、卵形或近圆形，长3～7.5 cm，宽1.5～4 cm，先端长渐尖或短尾尖；上面有光泽，下面密生灰白色柔毛；叶柄长5～10 mm。雌雄异株；伞形花序腋生，总花梗极短或无，花被片6，淡绿色；能育雄蕊9，花药2室，均内向瓣裂。核果椭圆形，长0.6～1 cm，熟时黑色。花期3—4月，果熟期10—11月。（图15-9-1）

【产地】 主产于浙江、湖南、安徽、广东、广西等地。此外，江西、湖北、陕西、四川、云南、福建等地亦产。浙江天台为道地产区。

【采收加工】 秋、冬二季采挖，洗净，晒干即为商品"乌药个"；刮去栓皮或不刮栓皮切成片，烘干或晒干，即为商品"乌药片"。

【药材鉴别】

1. 乌药个 呈纺锤形或圆柱形，略弯曲，

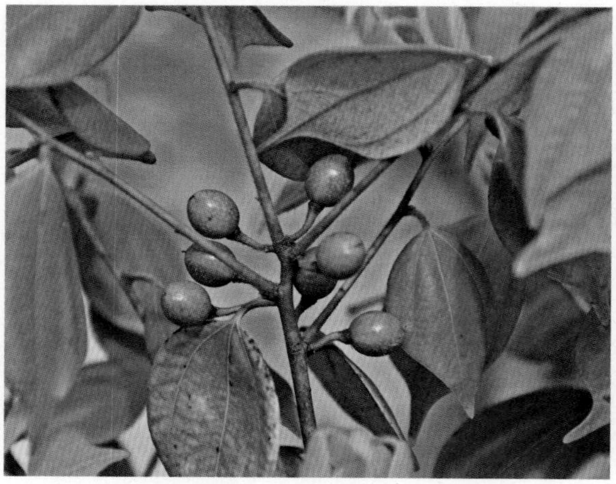

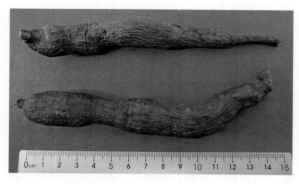

图15-9-1 乌药（植物）

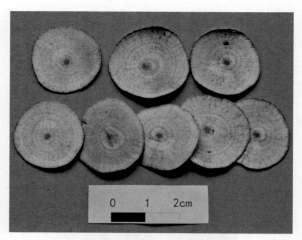

图15-9-3 乌药药材（片）

有的中部膨大呈连珠状。长6～15 cm，直径1～3 cm。表面黄棕色或棕褐色，有细纵纹及侧根痕，有的具环状裂缝，皮部易脱落。质坚硬，横切面可见放射状细纹理（射线）。气香，味微苦、辛，有清凉感。（图15-9-2）

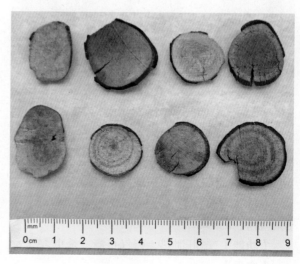

图15-9-2 乌药药材（个）

2. 乌药片 为近圆形的薄片，厚1～3 mm，平整而有弹性，皮部常已除去，木部黄色或棕黄色，有放射状的射线及环状年轮。微有清香气，味微苦辛有清凉感。（图15-9-3）

质老、不呈纺锤状的直根，不可供药用。

以个大、肥壮、折断后香气浓郁者为佳。切片以平整不卷、色红微白、无黑斑者为佳。

【化学成分及药理作用】 含挥发油，主要有香樟烯（lindestrene）、香樟内酯（lindestrenolide）、羟基香樟内酯（hydroxylindestrenolide）、α/β-蒎烯及龙脑等。

乌药具有调节胃肠运动、镇痛、抗炎等作用；对胃肠道平滑肌有兴奋和抑制的双向调节作用，能促进消化液分泌。其挥发油内服能兴奋大脑皮质，促进呼吸，兴奋心肌，加速血液循环，升高血压及发汗；有抗肿瘤作用。

【饮片炮制及鉴别】

1. 乌药 取乌药个，除去细根，大小分开，浸透，切薄片，干燥；取乌药片，除去杂质即可。樟树药帮乌药多切成薄片，特征明显。乌药切成薄片，易于煎出有效成分。

成品性状特征同乌药片药材。

2. 酒炒乌药（酒乌药） 取乌药，用米酒或黄酒拌匀，闷透；用麦麸炒至药物呈淡黄色。每乌药100 kg，用米酒或黄酒10 kg、麦麸20 kg。

成品形如乌药，表面淡黄色至棕黄色，微有酒香气。（图15-9-4）

3. 盐水炒乌药（盐乌药） 取乌药，用盐水

图15-9-4 酒炒乌药

拌匀，闷透，用麦麸炒至药物表面呈淡黄色。每乌药100 kg，用食盐2 kg、麦麸20 kg。

成品形如乌药，表面淡黄色至棕黄色，味微咸。（图15-9-5）

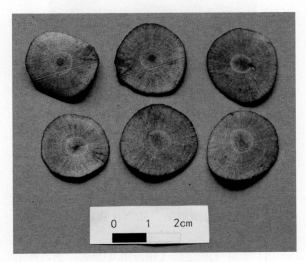

图15-9-5 盐水炒乌药

酒炒后增强其散寒行气，长于温通利气，多用于小肠气、奔豚气。盐水炒增强其温肾散寒之功。

【性味与归经】 辛，温。归肺、脾、肾、膀胱经。

【功能】 行气止痛，温肾散寒。

【应用】

1. 寒凝气滞之胸腹诸痛证 治胸腹胁肋闷痛，如小乌沉汤（乌药去心、甘草炒、香附子沙盆内断去皮、毛，焙干）（《太平惠民和剂局方》）。治脘腹胀痛，如乌药散（乌药、香附、高良姜、赤芍）（《小儿药证直诀》）。治寒疝腹痛，如天台乌药散（乌药、木香、盐小茴香、青皮、高良姜、槟榔、川楝子、巴豆霜）（《圣济总录》）。治寒凝气滞痛经，如乌药汤（乌药、醋香附、木香、当归、甘草）（《济阴纲目》）。

2. 尿频，遗尿 治肾阳不足、膀胱虚冷之小便频数、小儿遗尿，如缩泉丸（乌药、盐益智仁、山药）（《魏氏家藏方》）。

中成药品种有缩泉丸（胶囊）、十香止痛丸、胃疡宁丸、少林风湿跌打膏、安阳精制膏、抗宫炎片（胶囊、颗粒）、萆薢分清丸、暖脐膏等。

【用法与用量】 6～10 g。

【注意】 气血虚而有内热者不宜服用。有耗气之弊，不宜大量久服。

【贮藏保管】 置阴凉干燥处，防虫蛀。

【论注】 天台乌药呈纺锤形，两端小，中间膨大成连珠状，外表棕黄色，切面淡红色，粉性强，纤维甚少。辛香气浓，味辣而苦。质优。

荔枝核

【来源】 为无患子科植物荔枝 *Litchi chinensis* Sonn. 的干燥成熟种子。

【植物形态】 常绿乔木。枝上具白色小斑点。叶互生，偶数羽状复叶，小叶2～5对，矩圆形或卵状披针形，基部楔形而稍偏斜，先端尖锐，全缘，幼叶橙红色。花白色，杂性，圆锥花序。核果近球形，熟时鲜红至暗红，表面有疣状突起；种子椭圆状球形，褐色至黑红色，有光泽，大小不等，外被白色肉质假种皮，味甜可食。花期2—3月，果期6—7月。（图15-10-1）

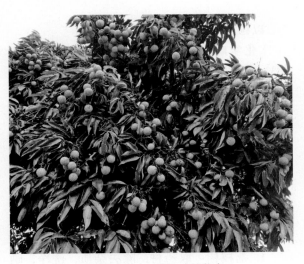

图15-10-1 荔枝（植物）

【产地】 主产于广东番禺、增城、东莞、中山、新兴、新会，广西隆安、武鸣、邕宁、崇左，福建莆田、漳州及闽侯。台湾、云南、四川等地也产。

【采收加工】 于6—7月果实绿转红摘取，除去果皮及肉质假种皮，将种子洗净，晒干。现多为食品公司加工荔枝罐头或荔枝干等食品的副产品。

【药材鉴别】 呈长椭圆形或卵圆形，略扁，长 2～2.5 cm，直径 1～1.7 cm。表面棕红色或紫棕色，平滑而有光泽，一端有黄白色瘢痕（种脐），其旁有一小突起。质坚硬，除去种皮，内有种仁两片，灰绿色。气微，味淡涩。（图 15-10-2）

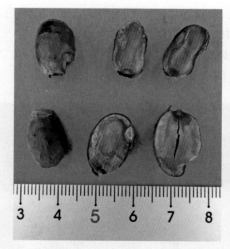

图 15-10-3 盐水炒荔枝核

【功能】 行气散结，祛寒止痛。

【应用】

1. 寒凝气滞之疝气痛，睾丸肿痛 如荔核散（荔枝核 新者，烧存性、沉香、木香、青盐、食盐、八角茴 炒、小茴香、川楝子肉）（《普济方》）。

2. 胃脘久痛，痛经，产后腹痛 治肝气郁结、肝胃不和之胃脘久痛，如荔香散（荔枝核 炮微焦、大茴香 炒）（《景岳全书》）。治肝郁气滞血瘀之痛经及产后腹痛，可与香附研末服。

中成药品种有补脾益肠丸、茴香橘核丸、津力达颗粒十香丸、降糖舒胶囊等。

【用法与用量】 5～10 g。

【注意】 无寒凝气滞者慎用。

【贮藏保管】 置干燥处，防蛀。

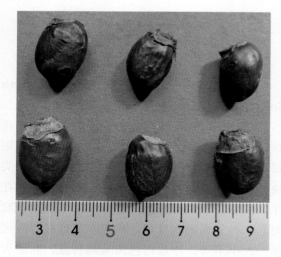

图 15-10-2 荔枝核（药材）

以粒大、饱满、光亮者为佳。

【化学成分及药理作用】 含挥发油，主要有 3-羟基丁酮（3-acetoin）、2,3-丁二醇（2,3-butanediol）、δ-荜澄茄烯（δ-cadinene）、α-姜黄烯（α-curcumene）等。含 α-亚甲环丙基甘氨酸 [α-（methylenecyclopropyl）-glycine]。还含皂苷、鞣质类成分。

荔枝核有降血糖、调血脂和抗氧化作用，对乙型肝炎病毒表面抗原有抑制作用，还能对抗鼠伤寒沙门菌的诱变作用。

【饮片炮制及鉴别】

1. 荔枝核 取药材，除去杂质，洗净，晒干。用时捣碎。

成品性状特征同药材。

2. 盐水炒荔枝核（盐荔枝核） 取荔枝核，用盐水闷润至吸尽，文火炒干。每荔枝核 100 kg，用食盐 2 kg。

成品呈碎块状，色泽略深，无光泽，质硬脆，味微咸而涩。（图 15-10-3）

荔枝核盐制后，偏于入肝经血分，行血中之气，更长于疗疝止痛，用于睾丸冷痛或小肠寒疝。

【性味与归经】 甘、微苦，温。归肝、肾经。

香 附

【来源】 为莎草科植物莎草 Cyperus rotundus L. 的干燥根茎。

【植物形态】 多年生草本。根茎匍匐，具椭圆形块茎。茎直立，三棱形，光滑无毛，绿色。叶丛生于茎基部，叶鞘闭合抱于茎上，叶片长线形。复穗状花序，顶生，3～10 个排列成伞状；花深茶褐色，下有叶状花苞片 2～3 枚，鳞片 2 列，排列紧密，每鳞片着生 1 花；雄蕊 3 枚，柱头 3 裂呈丝状。小坚果长圆倒卵形，具 3 棱。花期 6—8 月，果期 7—11 月。（图 15-11-1）

【产地】 主产于山东、浙江、湖南。山东泰

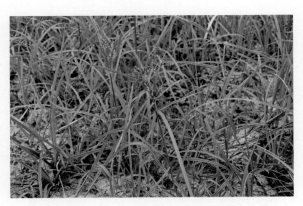

图15-11-1 莎草（植物）

安为道地产区，所产者称"东香附"。

【采收加工】 秋季采挖，燎去毛须，沸水略煮或蒸透后晒干，也可不经火燎或蒸煮直接晒干，均称"毛香附"；经撞擦去净毛须的即为"光香附"。

【药材鉴别】 多呈纺锤形，有的略弯曲，长2～3.5 cm，直径0.5～1 cm。表面棕褐色或黑褐色，有纵皱纹，并残留根痕；"光香附"较光滑，环节不明显。质硬，经蒸煮者断面黄棕色或红棕色，角质样；直接晒干者断面色白而显粉性，内皮层环纹明显，中部色较深，维管束点清晰可见。气芳香，味微苦。（图15-11-2）

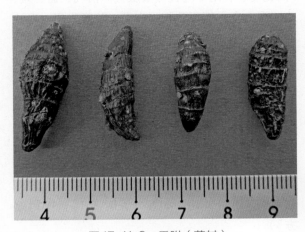

图15-11-2 香附（药材）

以个大、色棕褐、质坚实、香气浓者为佳。

【化学成分及药理作用】 含挥发油，主要有香附烯（cyperene）、β-芹子烯（β-selinene）、α-香附酮（α-cyperone）、广藿香酮（patchoulenone）等，还有少量单萜化合物。

香附有保肝利胆、降低肠管紧张性和拮抗乙

酰胆碱的作用。香附油有抑菌、降温作用。香附醇提取物对中枢神经系统有镇静作用，有解热镇痛作用，对组胺喷雾所致豚鼠支气管痉挛有保护作用。

【饮片炮制及鉴别】

1. 四制香附 取药材，文火炒至药物外部呈黑色、内部呈黄色时，取出，筛去药屑；加入生姜汁以及红糖、米酒、食盐、醋的混合液，拌匀，闷透；再用文火炒至香附外表呈黑褐色、不粘手。每香附100 kg，用醋5 kg、米酒1 kg、红糖10 kg、食盐1 kg、生姜8 kg（绞汁）。为樟树药帮特色。

成品呈纺锤形，长2～3.5 cm，直径0.5～1 cm。表面深褐色，具焦斑，有环节痕。质硬，不易折断，断面黄褐色，内皮层环明显，中部色较深，维管束点清晰可见。味微咸、酸而辛。（图15-11-3）

2. 七制香附 取药材，文火炒去毛须，过筛；趁热倾入童便中浸约1周后在长流水漂至无气味，晒干；再加入醋、酒、盐、生姜汁、红糖、人乳汁的混合液，拌匀，闷透；再用文火炒至药物表面呈黑褐色。每香附100 kg，用生姜5 kg（绞汁）、酒10 kg、醋10 kg、盐1 kg、红糖2 kg、人乳汁适量、童便适量。为樟树药帮特色。

成品形如四制香附，外表面黑褐色。（图15-11-3）

3. 香附 取药材，除去毛须及杂质，切厚片或碾碎。

成品为不规则厚片或颗粒状。外表皮棕褐色或黑褐色，有时可见环节。切面色白或黄棕色，质硬，内皮层环纹明显。气香，味微苦。（图15-11-4）

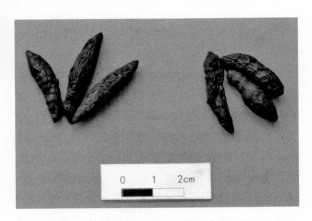

图15-11-3 四制香附（左）与七制香附（右）

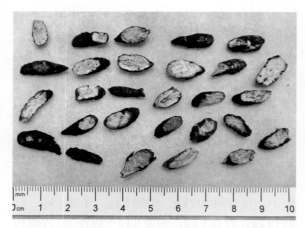

图 15-11-4 香附（饮片）

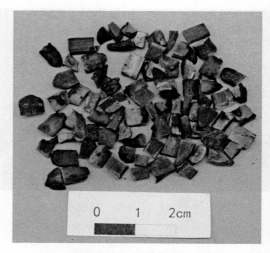

图 15-11-6 香附米

4. 醋香附 取香附，加入醋液拌匀，闷润至吸干，文火炒干。为樟树药帮特色。

成品形如香附，表面黑褐色。微有醋香气，味微苦。（图 15-11-5）

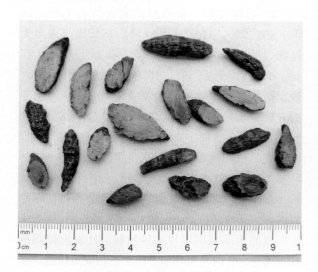

图 15-11-5 醋香附

5. 香附米 用香附铲剁碎去毛的香附成米粒状，分成四等分，分别加入生姜汁、醋、黄酒、食盐水，拌匀，闷润至吸干后将四者混合均匀，再用红糖水拌匀，待水吸干后，用文火炒干。为建昌药帮特色。

成品为不规则的米粒状，棕褐色，微具姜、醋、酒气，味微甜后微苦。（图 15-11-6）

香附生用上行胸膈、外达皮肤，熟则下走肝肾、外彻腰足，炒黑则止血，童便浸炒入血分而外虚，盐浸炒入血而润燥，酒浸炒则行经络，醋浸炒能增强疏肝止痛、消积化滞作用，姜汁炒化

痰饮。

【性味与归经】 辛、微苦、微甘，平。归肝、脾、三焦经。

【功能】 疏肝解郁，理气宽中，调经止痛。

【应用】

1. 肝郁气滞胁痛、腹痛 治肝气郁结之胁肋胀痛，如柴胡疏肝散（陈皮_{醋炒}、柴胡、川芎、枳壳_{麸炒}、芍药、甘草_炙、香附）（《景岳全书》）。治寒凝气滞、肝气犯胃之胃脘疼痛，如良附丸（高良姜、香附）（《良方集腋》）。治气、血、痰、火、湿、食六郁所致胸膈痞满、脘腹胀痛、呕吐吞酸、饮食不化，如越鞠丸（香附、川芎、苍术、栀子、六神曲）（《丹溪心法》）。

2. 月经不调，痛经，乳房胀痛 治月经不调、痛经，可单用，或与柴胡、川芎、当归等同用。

3. 脾胃气滞腹痛 治脘腹胀痛、胸膈噎塞、噫气吞酸、纳呆，如快气汤（陈皮_{去白}、香附子_炒、砂仁、桔梗、甘草）（《济阳纲目》）。或上方再加乌药、苏叶同用，如缩砂香附汤（《世医得效方》）。

中成药品种有十香止痛丸、香附丸（水丸）、七制香附丸、四制香附丸、越鞠二陈丸、越鞠丸、舒肝和胃丸、蒲元和胃胶囊、妇科十味片、阿魏化痞膏、朴沉化郁丸、胃苏颗粒、独圣活血片、消瘰丸、良附丸、乳疾灵颗粒、庆余辟瘟丹、九气拈痛丸、妇康宁片、气滞胃痛片（颗粒）、妇科调经片、妇科通经丸、艾附暖宫丸等。

【用法与用量】 6～10 g。

【注意】 血虚气弱者不宜单用。阴虚血弱者慎用。

【贮藏保管】 置阴凉干燥处，防蛀。

【论注】 大香附：为同属植物粗根茎莎草 *Cyperus stoloniferus* Retz. 的根茎，商品又称咸水香附、海南大香附等。药材直径较大，多具明显隆起的密集环节，环节常为6～12个，少数达3～5个。节上有众多棕色至深棕色的细长毛须。根茎中下部常残存细根。质地稍轻而硬。不能作香附入药，注意鉴别。

佛 手

【来源】 为芸香科植物佛手 *Citrus medica* L. var. *sarcodactylis* (Noot.) Swingle 的干燥果实。

【植物形态】 常绿小乔木或灌木，具刺。叶互生，长椭圆形或倒卵状长椭圆形，基部钝圆，先端钝尖，边缘具波状钝齿；叶柄短，不具箭叶（翼叶）。花白色带紫，单生、丛生或成总状花序。柑果大，橙黄色，矩形，卵形或长圆形，顶端裂开，形如手指。花期4—5月，果期10—12月。（图15-12-1）

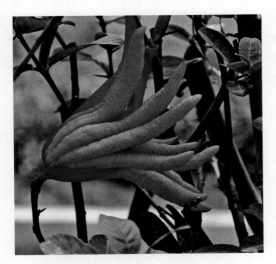

图15-12-1 佛手（植物）

【产地】 产于广东肇庆、高要，广西凌乐、大新者，称"广佛手"；产于重庆江津、合川（原属四川）者，称"川佛手"；福建，浙江、江西等地也有产。广佛手为道地药材。

【采收加工】 秋季果实尚未变黄或变黄时采收，纵切成薄片，晒干或低温干燥。

【药材鉴别】 为类圆形或卵圆形的薄片，常皱缩或卷曲，长6～10 cm，宽3～7 cm，厚2～4 mm。顶端稍宽，有3～5个似指状分歧的裂瓣，基部略狭。有的可见果柄痕。外皮黄绿色或橙黄色，有皱纹及油点。果肉浅黄白色或浅黄色，有凸凹不平的线状或点状维管束，无瓤及种子。质硬脆，受潮后柔韧。气香，味微甜后苦。（图15-12-2）

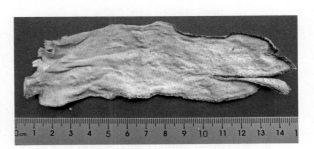

图15-12-2 佛手（药材）

以片大、绿皮白肉、香气浓郁者为佳。

【化学成分及药理作用】 含挥发油、香豆素、黄酮等。挥发油，主要有柠檬油素（limettin）、柠檬苦素（limonin）等；香豆素类，如佛手内酯（bergapten）、6,7-二甲氧基香豆素（6,7-dimethoxycoumarin）等；黄酮类，如橙皮苷（hesperidin）、布枯叶苷（diosmin）等。

佛手对肠道平滑肌有明显抑制作用；有扩张冠状血管、增加冠脉血流量作用，高浓度时抑制心肌收缩力、减缓心率、降低血压、保护实验性心肌缺血；有一定平喘、祛痰作用；有促进免疫功能作用。

【饮片炮制及鉴别】 佛手 取药材，除去杂质。或润透，切丝，干燥。

成品未切丝者性状特征同药材。切丝者为不规则的丝条，常皱缩或卷曲。外皮黄绿色或橙黄色，有皱纹和油点。果肉浅黄白色或浅黄色，散有凹凸不平的线状或点状维管束。质硬而脆，受潮后柔韧。气香，味微甜后苦。（图15-12-3）

【性味与归经】 辛、苦、酸，温。归肝、脾、胃、肺经。

【功能】 疏肝理气，和胃止痛，燥湿化痰。

【应用】

1. 肝郁胸胁胀痛 治肝郁气滞及肝胃不和之

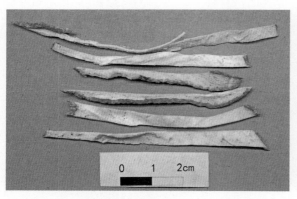

图15-12-3 佛手（饮片）

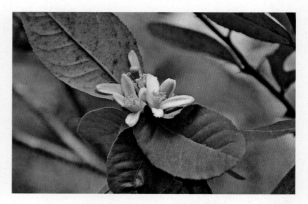

图15-13-1 枸橼（植物）

胸胁胀痛，脘腹痞满等，常与柴胡、香附、郁金等同用。

2. **气滞脘腹疼痛** 治脾胃气滞之脘腹胀痛、呕恶食少等，常与木香、香附、砂仁等同用。

3. **久咳痰多，胸闷作痛** 治咳嗽日久痰多，胸膺作痛，常与丝瓜络陈皮等同用。

中成药品种有平肝舒络丸、乌军治胆片、舒肝和胃丸、山海丹胶囊等。

【**用法与用量**】 3～10 g。

【**注意**】 阴虚有热、气虚无滞者慎用。

【**贮藏保管**】 置阴凉干燥处，防霉，防蛀。

【**论注**】 广佛手卷曲薄片摊开，呈掌状，上端有数手指状分裂，手片宽大，质柔软，色白，边黄，气清香而醇，令人有爽快感，微甜而带苦；品质优。川佛手片细小而厚，青边白肉，质较硬，香气较前者略差。

香 橼

【**来源**】 为芸香科植物枸橼 *Citrus medica* L.或香圆 *Citrus wilsonii* Tanaka 的干燥成熟果实。

【**植物形态**】

1. **枸橼** 常绿小乔木或灌木，有短硬棘刺。叶互生，叶柄短，无翼，箭叶不发达，顶端无关节或节不明显；叶片短圆形，基部宽楔形，先端钝或短尖，边缘有锯齿。花数朵簇生于叶腋，或为总状花序；花萼、花冠均5；子房10～17室。柑果卵形或矩圆形，果皮厚而芳香；果汁黄色，味极苦；种子卵圆形，表面平滑。花期4—5月，果期8—9月。（图15-13-1）

2. **香圆** 常绿乔木。叶小而为椭圆形，具心脏形的宽翼。子房9～11室。柑果圆形或扁圆形，顶端有花柱基痕，其周围有1圆环。花期4—5月，果期10—11月。

【**产地**】 枸橼产于四川、云南、福建、广东等地。香圆产于江苏、浙江、江西、湖北、安徽等地。

【**采收加工**】 秋季果实成熟采收，切片，晒干或低温干燥。香圆可整个或对切两瓣后，晒干或低温干燥。

【**药材鉴别**】

1. **枸橼** 圆形或扁圆形，常切成片。横切片外果皮黄色或黄绿色，边缘具波状；中果皮较厚，1～3 cm，约占果横切面的1/2，黄白色；中央瓤囊10～17室，呈车轮状。质柔韧。气清香，味微甜而苦辛。（图15-13-2）

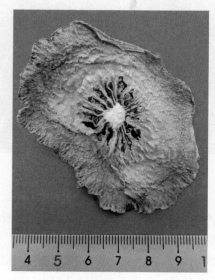

图15-13-2 香橼药材（枸橼）

以个大或片大色黄白、香气浓者为佳。

2. 香圆　球形、半球形或圆片。外表黑绿或黄绿色，密被凹陷小油点及粗皱纹。完整或半球形药材可见花柱基痕周围1环圈，习称"金钱环"。中果皮薄约5 mm；中央瓤囊9～11室。气香，味酸而苦。

以个大、色黑绿、香气浓者为佳。

【化学成分及药理作用】　含黄酮、挥发油等。黄酮类，如柚皮苷（naringin）、橙皮苷（hesperidin）、圣草酚葡萄糖苷（eriodictyol glucoside）等；挥发油，主要有 *d*-柠檬烯（*d*-limonene）、枸橼醛（citral）、水芹烯和柠檬油素等。

香橼所含挥发油对胃肠道有温和刺激作用，能促进肠胃里蠕动和消化液分泌，排除肠内积气，并有祛痰作用；还具有抗炎、抗病毒作用。

【饮片炮制及鉴别】　香橼　取药材，未切片者，打成小块；切片者润透，切丝，晾干。

成品为不规则的丝条或小块。外果皮黄色、黄绿色、黑绿色或黄棕色，有凹陷的油点，边缘呈波状；中果皮黄白色或淡红棕色，有不规则网状突起的维管束。质柔韧。气清香，味微甜而苦辛。（图15-13-3）

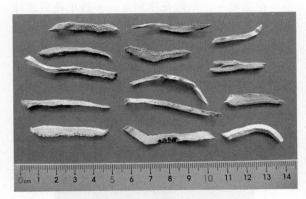

图15-13-3　香橼（饮片）

【性味与归经】　辛、苦、酸，温。归肝、脾、肺经。

【功能】　疏肝理气，宽中，化痰。

【应用】

1. 肝郁胸胁胀痛　常与柴胡、郁金、佛手等同用。

2. 气滞脘腹胀痛　治脾胃气滞之脘腹胀痛，嗳气吞酸，呕恶食少，常与木香、砂仁、藿香等同用。

3. 痰饮咳嗽，胸膈不利　治痰多、咳嗽、胸闷，常与生姜、半夏、茯苓等同用。

中成药品种有胃苏颗粒、阳和解凝膏、荜铃胃痛颗粒、慢肝解郁胶囊等。

【用法与用量】　3～10 g。

【注意】　阴虚有热者慎用。

【贮藏保管】　置阴凉干燥处，防霉，防蛀。

玫瑰花

【来源】　为蔷薇科植物玫瑰 *Rosa rugosa* Thunb. 的干燥花蕾。

【植物形态】　直立灌木。枝干粗壮，有皮刺和刺毛，小枝密生绒毛。羽状复叶，小叶5～9，椭圆形或椭圆状倒卵形，边缘有钝锯齿，质厚，上面光亮，多皱，无毛，下面苍白色，有柔毛及腺体；叶柄和叶轴有绒毛及疏生小皮刺和刺毛；托叶大部附着于叶柄上。花单生或3～6朵聚生；花梗有绒毛和腺毛；花紫红色至白色，芳香。蔷薇果扁球形，红色，平滑，具宿存萼裂片。花期5—6月，果期7—9月。（图15-14-1）

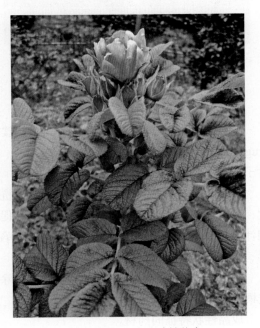

图15-14-1　玫瑰（植物）

【产地】　山东平阴、北京妙峰山、四川江油、新疆和田、甘肃永登苦水、江苏徐州、云南等地有栽培。

【采收加工】 4—6月花期分批摘取花蕾，用低温迅速干燥。烘时将花摊成薄层，花冠向下，使先干燥，然后翻转烘干其余部分。或置阴凉通风干燥处，晾干。

【药材鉴别】 略呈半球形或不规则团状，直径0.7～1.5 cm。残留花梗上被细柔毛，花托半球形，与花萼基部合生；萼片5，披针形，黄绿色或棕绿色，被有细柔毛；花瓣多皱缩，展平后宽卵形，呈覆瓦状排列，紫红色，有的黄棕色；雄蕊多数，黄褐色；花柱多数，柱头在花托口集成头状，略突出，短于雄蕊。体轻，质脆。气芳香浓郁，味微苦涩。（图15-14-2）

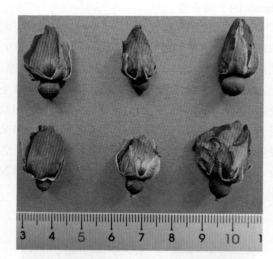

图15-14-2　玫瑰花（药材）

以色紫红、朵大、香气浓者为佳。

【化学成分及药理作用】 含玫瑰鞣质（rugosins）A/B/C/D/E/F/G、槲皮素、苦味质、没食子酸、黄色素等。

玫瑰花具有抗心肌缺血、改善微循环、抗氧化、解毒、保护心肌作用。玫瑰油对大鼠有促进胆汁分泌作用。玫瑰花提取物对人类免疫缺陷病毒、白血病病毒均有拮抗作用。

【饮片炮制及鉴别】 玫瑰花　取药材，除去花柄等杂质。

成品性状特征同药材。

【性味与归经】 甘、微苦，温。归肝、脾经。

【功能】 行气解郁，和血，止痛。

【应用】

1. 肝胃气痛　治肝郁犯胃之胸胁脘腹胀痛、呕恶食少，常与香附、佛手、砂仁等同用。

2. 肝气郁滞之月经不调、经前乳房胀痛　常与当归、川芎、白芍等同用。

3. 跌打伤痛、瘀肿疼痛　常与当归、川芎、赤芍等同用。

中成药品种有灵莲花颗粒、乳癖散结胶囊、避瘟散、疏肝理气丸、痛经灵颗粒等。

【用法与用量】 3～6 g。

【贮藏保管】 密闭，置在阴凉干燥处。

【论注】 商品规格有头水花、二水花、三水花之分。头水花为含苞欲放的大花蕾，质最优。二水花为半开放时采收，质较次。三水花为盛开时采收，质最差。

薤　白

【来源】 为百合科植物小根蒜 *Allium macrostemon* Bge. 或薤 *Allium chinense* G. Don 的干燥鳞茎。

【植物形态】

1. 小根蒜　多年生草本，高30～60 cm。鳞茎近球形，外被白色膜质鳞被。叶互生，狭线形，长20～40 cm，宽2～4 mm，基部鞘状抱茎。花茎单一，伞形花序顶生，多数小花集成球形，下有膜质卵形苞片，花序有时部分或全部变成珠芽，珠芽外被淡紫色鳞片；花浅粉红色或淡紫色，花被6，长圆状披针形，长4～5 mm；雄蕊6，长于花被，花丝细长；雌蕊1，子房上位，3室，有3棱，花柱线形。蒴果倒卵形，先端凹入。花期5—6月，果期7—9月。（图15-15-1）

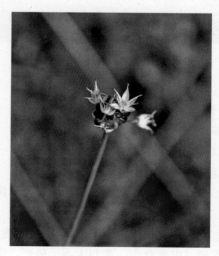

图15-15-1　小根蒜（植物）

2. 薤 又称藠头。鳞茎数枚聚生，狭卵状，外皮白色或常紫红色，膜质。叶基生2～5枚，圆柱形，具3～5棱，中空，与花葶等长。伞形花序半球形，花梗为花被的2～4倍，具苞片，花淡紫色至蓝紫色；花被6，宽椭圆形。（图15-15-2）

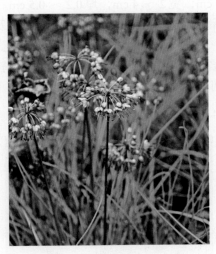

图15-15-2 薤（植物）

【产地】 主产于吉林、辽宁、黑龙江、河北、江苏、湖北等地。

【采收加工】 夏、秋两季采挖，洗净，除去须根，蒸透或置沸水中烫透，晒干。

【药材鉴别】

1. 小根蒜 呈不规则卵圆形，高0.5～1.5 cm，直径0.5～1.8 cm。表面黄白色或淡黄棕色，半透明，具皱纹及纵沟，有类白色膜质鳞片包被，底部钝圆，有小而突起的鳞茎盘。质硬，角质样，断面黄白色。有蒜臭，味微辣。（图15-15-3）

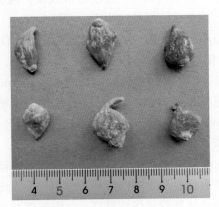

图15-15-3 薤白（药材）

2. 薤（藠头） 狭卵状，直径0.5～1.5 cm。外皮白色或带红色，膜质，不破裂，底部有鳞茎盘，有蒜样臭气，味微辣。

以个大、质硬、饱满、色黄白、半透明者为佳。

【化学成分及药理作用】 含薤白苷（macrostemonoside）A/D/E/F、异菝葜皂苷元-3-O-β-D-吡喃葡萄糖基（1→2）-β-D-吡喃乳糖苷〔smilagenin-3-O-β-D-glucopyranosyl（1→2）-β-D-galactopyranoside〕、胡萝卜苷（daucoaterol）、腺苷（adenosine）、β-谷甾醇（β-sitosterol）、21-甲基二十三（烷）酸（21-methyl tricosanoic acid）、琥珀酸（succinic acid）、前列腺素（prostaglandin）A1/B1。又含具特异臭气的挥发油，内有19种含硫化合物，主要有二甲基三硫化物（dimethyl trisulfide）、甲基丙基三硫化物（methylpropyl trisulfide）等。

薤白能明显降低血清过氧化脂质，抗血小板凝集，降低动脉脂质斑块，具有预防动脉粥样硬化作用；有保护心肌作用；对痢疾杆菌、金黄色葡萄球菌、肺炎球菌有抑制作用。

【饮片炮制及鉴别】 薤白 取药材，除去杂质，抢水洗净，捞出，干燥。

成品性状特征同药材。

【性味与归经】 辛、苦，温。归心、肺、胃、大肠经。

【功能】 通阳散结，行气导滞。

【应用】

1. 寒痰阻滞、胸阳不振所致胸痹证 如瓜蒌薤白白酒汤（瓜蒌、薤白、白酒）（《金匮要略》）、瓜蒌薤白半夏汤（瓜蒌、薤白、姜半夏、白酒）（《金匮要略》）、枳实薤白桂枝汤（枳实、薤白、厚朴、桂枝、瓜蒌捣）（《金匮要略》）。

2. 脘腹痞满胀痛，泻痢里急后重 治胃寒气滞之脘腹痞满胀痛，常与高良姜、砂仁、木香等同用。治胃肠气滞之泻痢里急后重，可单用本品或与木香、枳实配伍。

中成药品种有血滞通胶囊、痛泻宁颗粒、丹蒌片、镇心痛口服液、舒心降脂片、镇心痛口服液、舒心宁片等。

【用法与用量】 5～10 g。

【注意】 本品性质滑利，无滞者不宜使用。

【贮藏保管】 置干燥处，防蛀。

【论注】 江西药用薤白历来是采用野生小根

蒜的鳞茎，薤头鲜的鳞茎作蔬菜或作腌酱菜用，不作药用。

大腹皮

【来源】 为棕榈科植物槟榔 *Areca catechu* L.的干燥成熟果皮。

【植物形态】 常绿乔木，全形似棕榈。干单生，直立，圆柱形。叶聚生茎顶，互生，大型，羽状复叶，光滑无毛，叶轴三棱形，表面凸起，小叶披针状线形或狭长圆状线形，基部较狭，先端渐尖，先端小叶愈合，有不规则分裂。花黄白色，腋生肉穗花序，着生于最下一叶的基部，外有佛焰苞片，长倒卵形，花后脱落；花序多分枝；每年2次开花；花期3—8月。果为核果状，卵圆形或长圆形，基部有宿存的花萼和花瓣，成熟时橙黄色或红棕色，冬花不结实；果期11月至翌年1月。（图15-16-1）

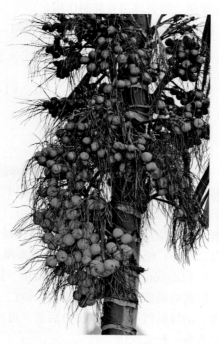

图15-16-1 槟榔（植物）

【产地】 主产于海南、广东、广西、云南、台湾等地。国外以印度尼西亚、印度、菲律宾等地产量大。

【采收加工】 冬季至翌年春季采收未成熟的槟榔果实，低温烘干，或用水煮后低温烘干，纵

剖两瓣除去种子，即得"大腹皮"。较迟采收成熟果实，低温烘干；或用水煮后低温烘干，剥取果皮，打松；置水中浸泡，晒干，再打松，去外果皮与内果皮硬壳，即得"大腹毛"。

【药材鉴别】

1. **大腹皮** 为瓢状椭圆形，外凸内凹，长4～7 cm，宽2～4 cm，厚0.2～0.5 cm。外果皮深棕色，顶端有柱基痕，另一端是果柄及残存萼片。中果皮黄白色，纤维状，纵向排列。内果皮凹陷，黄褐色。表面光滑硬壳状。体轻，质硬，可纵向撕裂。气微，味淡、微涩。（图15-16-2）

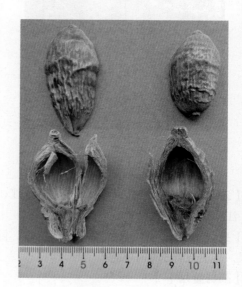

图15-16-2 大腹皮（药材）

以色深褐、长椭圆形、结实、有光泽者质优。

2. **大腹毛** 为疏松纤维，纵向排列或松散，长4～7 cm，厚3～6 mm。黄白色。体轻松，质柔韧，易纵向撕开，外层松散成缕，内层纤维较粗，棕毛状。无臭，味淡。（图15-16-3）

以质轻松柔韧、绒毛厚、黄白色者为佳。

【化学成分及药理作用】 含生物碱，如槟榔碱（arecoline）及少量槟榔次碱（arecaidine）、去甲基槟榔碱（guvacoline）、异去甲基槟榔次碱（isoguvacine）、槟榔副碱（arecolidine）等。还含 α-儿茶素（α-catechin）。

大腹皮有兴奋胃肠道平滑肌、促胃肠动力作用，并有促进纤维蛋白溶解等作用。大腹皮煎剂能使兔离体肠管紧张性升高，收缩幅度减少，其作用可被阿托品所拮抗。

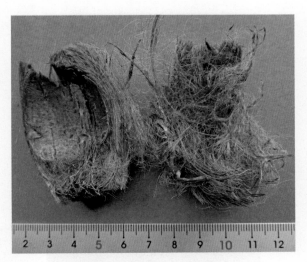

图15-16-3 大腹毛（药材）

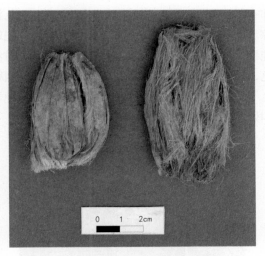

图15-16-5 大腹毛（饮片）

【饮片炮制及鉴别】

1. 大腹皮 取大腹皮药材，除去杂质，抢水洗净，润软，切段，干燥。

成品为槽状段片，宽2～3.5 cm，厚0.2～0.5 cm。外皮深棕色至近黑色，具不规则的纵皱纹及隆起的横纹。内壁凹陷，褐色或深棕色，光滑呈硬壳状。体轻，质硬，可纵向撕裂，裂面可见中果皮纤维。气微，味微涩。（图15-16-4）

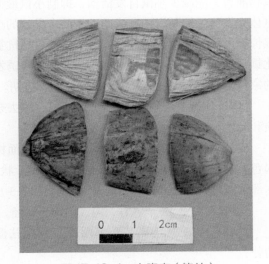

图15-16-4 大腹皮（饮片）

2. 大腹毛 取大腹毛药材，除去杂质，洗净，干燥。

成品呈乱丝团状，主要为中果皮纤维，黄白色或淡棕色，可见附着的外果皮及内果皮碎片。体轻松，质柔韧。无臭，味淡。（图15-16-5）

【性味与归经】 辛，微温。归脾、胃、大肠、小肠经。

【功能】 行气宽中，行水消肿。

【应用】

1. 胃肠气滞，脘腹胀闷，大便不爽 治食积气滞之脘腹痞胀、嗳气吞酸、大便秘结或泻而不爽，常与山楂、麦芽、枳实等同用。治湿阻气滞之脘腹胀满，常与藿香、陈皮、厚朴等同用。

2. 水肿胀满，脚气浮肿，小便不利 治水湿外溢，皮肤水肿，小便不利，如五皮饮（大腹皮、茯苓皮、陈皮、五加皮、姜皮）（《麻科活人全书》）。治脚气肿痛，二便不通，常与桑白皮、木通、牵牛子等同用。

中成药品种有四正丸、肾炎解热片、暑湿感冒颗粒、藿香正气口服液（水、软胶囊、滴丸）、养血调经膏、肾炎消肿片等。

【用法与用量】 5～10 g。

【注意】 气虚体弱者慎用。长期大量内服应当补充钾盐。

【贮藏保管】 置干燥处。

甘 松

【来源】 为败酱科植物甘松 *Nardostachys jatamansi* DC. 的干燥根茎及根。

【植物形态】 多年生矮小草本，高达35 cm。全株有强烈松节油样香气。茎上端略被短毛，基部有棕色叶基纤维。地下根茎错综延生，色深棕。叶自根丛生，倒披针形，无柄，全缘，先端钝圆，基部渐狭成鞘状，叶脉平行。花淡粉红色，由数束小聚伞花序组成，多呈紧密圆头状，生于花序茎顶端；花期8月。瘦果倒卵形，种子1枚。（图15-17-1）

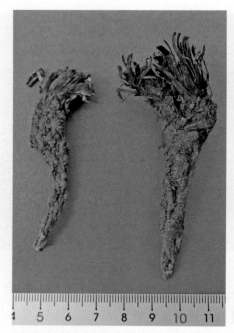

图15-17-2 甘松（药材）

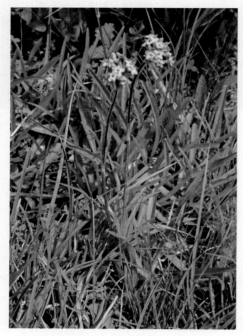

图15-17-1 甘松（植物）

【产地】 主产于四川阿坝藏族羌族自治州的松潘、理县；甘肃、青海亦产。

【采收加工】 春、秋二季采挖，除去地上残茎、须根及泥土，不用水洗，以免香气散失，可边晒边抖去泥土，至半干时堆起"发汗"，再晒干即得。

【药材鉴别】 略呈圆锥形，多弯曲如虾状。外层棕褐色或黑棕色，内层棕色至黄色，呈狭长膜质片状或纤维状。上端具有棕色的茎叶残基。主根呈条柱形，单一或数股交结，表面皱缩，呈棕褐色，常裂成片状。质松，断面粗糙。有特殊芳香气，味苦而辛，有清凉感。（图15-17-2）

以主根肥壮、芳香气浓、条长、无破碎及泥沙者为佳。

【化学成分及药理作用】 含倍半萜、三萜等。倍半萜类，如甘松新酮（nardosinone）、缬草萜酮（valerianone）、甘松醇（nardostachnol）等；三萜类，如齐墩果酸（oleanolic acid）、熊果酸（ursolic acid）等。

甘松有良好的镇静、抗微生物、调整心律及松弛平滑肌等作用；能降低家兔离体十二指肠平滑肌张力，缓解氯化钡或乙酰胆碱所致肠平滑肌痉挛；在试管内对结核杆菌有抑制作用。甘松提取物灌胃，能减少小鼠自发活动，抑制小鼠最大电休克发作，抑制安钠咖或硝酸士的宁导致的小鼠惊厥发生。静脉注射甘松醇提取物，可拮抗氯化钡诱发的大鼠心律失常及氯仿-肾上腺素诱发的家兔心律失常，延长家兔离体心房的不应期。

【饮片炮制及鉴别】 甘松 取药材，除去杂质和泥沙，洗净，切长段，干燥。

成品呈不规则的长段。根呈圆柱形，表面棕褐色。质松脆。切面皮部深棕色，常成裂片状，木部黄白色。气特异，味苦而辛。（图15-17-3）

【性味与归经】 辛、甘，温。归脾、胃经。

【功能】 理气止痛，开郁醒脾；外用祛湿消肿。

【应用】

1. 寒凝气滞之脘腹胀痛、不思饮食等 常与木香、砂仁、陈皮、厚朴等同用。

2. 思虑伤脾，不思饮食，气机阻滞之胸闷腹胀、纳呆 常与柴胡、郁金、白豆蔻等同用。

3. 湿脚气 如甘松汤（荷叶心、藁本、甘松）（《普济方》）。

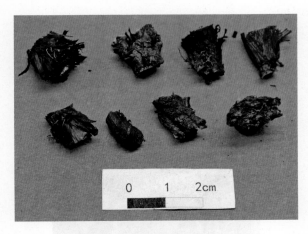

图15-17-3 甘松（饮片）

4. 牙痛 本品单用，泡汤漱口。

中成药品种有伤痛宁片、活血止痛膏、稳心片（胶囊、颗粒）、牛黄降压丸（胶囊）、癫痫宁片等。

【**用法与用量**】 3～6g。外用适量，泡汤漱口或煎汤洗脚或研末敷患处。

【**贮藏保管**】 置阴凉干燥处，防潮，防蛀。

【**论注**】 根茎多须根，成结节虾状，又称"虾松"。表面棕褐色或棕紫色，质松泡，手捻之即碎，有特异香气。择6cm以上长枝扎把，习称"把松"，又称"正甘松"。根条粗长，香气浓郁，为一等品。福建、台湾作神香原料，销量较大。

九香虫

【**来源**】 为蝽科昆虫九香虫Aspongopus chinensis Dallas 的干燥虫体。

【**动物形态**】 呈长卵圆形，体长1.7～2.2cm，宽1～1.2cm。全体褐色带紫红色。头部狭尖；触角5节，前4节黑色，第5节除基部外为红黄色，第2节长于第3节。前胸背板前狭后阔，前缘凹进，后缘略拱出，中部横直，侧角显著。表面密布细刻点，并杂有黑皱纹，小盾片大。翅2对。腹面密布细刻及皱纹，后胸腹板近前缘区有2个臭孔。

【**产地**】 主产于四川、贵州、云南、安徽等地。

【**采收加工**】 11月至次年3月前捕捉，放于罐内，用少量酒将其闷死，阴干；或放袋中入沸水中烫死，取出晒干或微火烘干。

【**药材鉴别**】 呈六角状椭圆形而扁平，长1.6～2cm，宽约1cm。表面棕褐色或棕黑色，略有光泽。头部小，略呈三角形，有1对具5节的触角，多已脱落，有凸出的小眼1对。胸背面有膜质半透明的翅2对，上面1对基部较硬，内部1对膜质，透明，去翅可见背部棕黄色；胸部有足3对，多已脱落。腹部棕红色至棕黑色，有5～6个环节。质脆，折断面腹内有浅棕色的内含物。有特异臭气，味微咸。（图15-18-1）

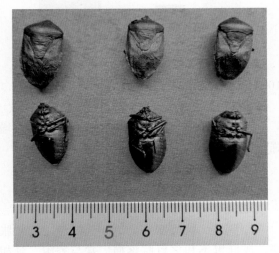

图15-18-1 九香虫（药材）

以个完整均匀、色棕褐、发亮、油性大者为佳。

【**化学成分及药理作用**】 含脂肪、蛋白质及甲壳质。脂肪中含硬脂酸、棕榈酸及油酸等。其特殊臭味成分来源于醛、酮类成分。

九香虫有较强的抗菌作用，并有促进机体新陈代谢作用。其水煎液具有较强纤溶作用和镇痛作用。九香虫的锰和镁含量较高，可能有抗肿瘤作用。

【**饮片炮制及鉴别**】

1. 九香虫 取药材，洗净，晒干。

成品性状特征同药材。

2. 炒九香虫 取九香虫，用文火炒至有香气。

成品形如九香虫，表面棕黑色至黑色，显油润光泽。气微腥，略带焦香气，味微咸。（图15-18-2）

3. 酒炒九香虫（酒九香虫） 取九香虫，用文火炒热，均匀喷酒，继续炒干。每九香虫

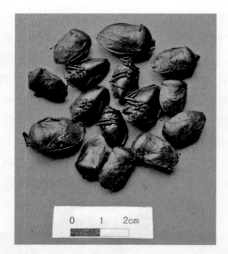

图15-18-2　炒九香虫

100 kg，用米酒或黄酒10 kg。

成品形如九香虫，表面颜色加深，具酒香气。

九香虫炒后，可以去其腥臭气味，酒制后增强行气温阳作用。

【性味与归经】　咸，温。归肝、脾、肾经。

【功能】　理气止痛，温中助阳。

【应用】

1. 胸胁、脘腹胀痛　治肝气郁滞之胸胁胀痛，或肝胃不和之胃脘疼痛，常与香附、延胡索、郁金等同用。治中焦寒凝气滞之胃寒疼痛，常与木香、延胡索、厚朴等同用。

2. 肾阳不足、命门火衰之阳痿、腰膝冷痛、尿频　可单用炙热嚼服、研末服，或与淫羊藿、杜仲、巴戟天等同用。

中成药品种有小儿进食片、茸血补心丸、妇科万应膏、消食健儿冲剂等。

【用法与用量】　3～9 g。

【注意】　阴虚内热者慎用。

【贮藏保管】　置木箱内衬以油纸，防潮、防蛀。

刀　豆

【来源】　为豆科植物刀豆 *Canavalia gladiata* (Jacq.) DC.的干燥成熟种子。

【植物形态】　缠绕状草质藤本。茎枝光滑。小叶3，顶生小叶宽卵形，先端渐尖，基部近圆形，两面无毛侧生小叶偏斜。总状花序腋生；花疏，生于花序轴隆起的节上；萼二唇形，上唇大，长约1.5 cm，2裂，下唇3齿卵形，均无毛；花冠淡红色或淡紫色，长3～4 cm；子房有疏长硬毛。荚果线形，长10～35 cm，宽3～6 cm，先端弯曲；种子10～14粒，椭圆形或肾形，种皮粉红色，种脐长约种子全长的3/4。花期6—9月，果期8—11月。（图15-19-1）

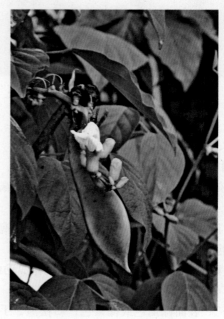

图15-19-1　刀豆（植物）

【产地】　主产于江苏、安徽、湖北等地。

【采收加工】　秋季种子成熟时采收荚果，剥取种子，晒干。

【药材鉴别】　呈扁卵形或扁肾形，长2～3.5 cm，宽1～2 cm，厚0.5～1.2 cm。表面淡红色至红紫色，微皱缩，略有光泽。边缘具眉状黑色种脐，长约2 cm，上有白色细纹3条。质硬，难破碎。种皮革质，内表面棕绿色而光亮；子叶2，黄白色，油润。气微，味淡，嚼之有豆腥味。（图15-19-2）

以粒大、饱满、色淡红者为佳。

【化学成分及药理作用】　含蛋白质、淀粉、可溶性糖等成分。还含刀豆氨酸（canavanine）、血细胞凝集素（hemagglutinin）、刀豆球蛋白（concanavaline）A等。

刀豆所含刀豆球蛋白，是植物凝血素，具有强力促有丝分裂作用，能较好地促淋巴细胞转化反应，选择性激活抑制性T细胞；刀豆毒素还有脂氧酶激活作用。

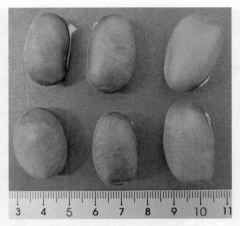

图15-19-2　刀豆（药材）

2～2.5 cm；花梗短或几无梗；萼筒钟状，有短柔毛，裂片卵形；花瓣白色或淡红色，味香，倒卵形；雄蕊多数，离生，稍短或稍长于花瓣；心皮1，密生短柔毛。核果近球形，两边扁，有沟，直径2～3 cm，黄色或带绿色，有短柔毛，味酸；核卵圆形，有蜂窝状孔穴。花期冬春季，果期5—6月。（图15-20-1）

【饮片炮制及鉴别】

1. 刀豆　取药材，除去杂质，洗净，干燥。用时捣碎。

成品性状特征同药材。

2. 炒刀豆　取刀豆，用文火炒至微黄色。用时捣碎。

成品形如刀豆，表面淡红色至红紫色，微有焦斑。气香味淡。

【性味与归经】　甘，温。归胃、肾经。

【功能】　温中，下气，止呃。

【应用】

1. 中焦虚寒之呃逆，呕吐　常与丁香、柿蒂等同用。

2. 肾阳虚腰痛　可单用，或以刀豆2粒，包于猪腰内烧熟食。或与杜仲、桑寄生、牛膝等同用（《重庆草药》）。

【用法与用量】　6～9 g。

【注意】　胃热炽盛者禁服。

【贮藏保管】　置通风干燥处，防蛀。

梅　花

【来源】　为蔷薇科植物梅*Prunus mume* Sieb. et Zucc.的干燥花蕾。

【植物形态】　小乔木，稀灌木，高4～10 m。小枝细长枝端尖，绿色，无毛。叶宽卵形或卵形，边缘有细密锯齿，幼时两面有短柔毛，逐渐脱落，或仅在下面沿叶脉有短柔毛；叶柄长约1 cm，近顶端有2腺体。花1～2朵，直径

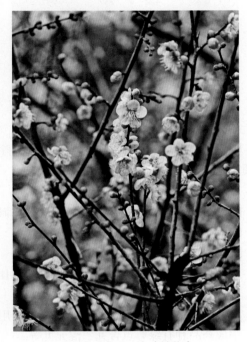

图15-20-1　梅（植物）

【产地】　白梅花主产于江苏、浙江等地，红梅花主产于四川、湖北等地。

【采收加工】　初春花未开放时采摘，及时低温干燥。

【药材鉴别】　呈类球形，直径3～6 mm，有短梗。苞片数层，鳞片状，棕褐色。花萼5，灰绿色或棕红色。花瓣5或多数，黄白色或淡粉红色。雄蕊多数；雌蕊1，子房密被细柔毛。质轻。气清香，味微苦、涩。（图15-20-2）

以完整、含苞未放、气清香者为佳。

【化学成分及药理作用】　含挥发油、黄酮等。挥发油，主要有苯甲醛（benzaldehyde）、异丁香油酚（isoeugenol）、苯甲酸（benzoic acid）等；黄酮类，如芦丁（rutin）、槲皮素（quercetin）等。

梅花煎剂对金黄色葡萄球菌、大肠埃希菌、伤寒杆菌、副伤寒杆菌、结核杆菌及皮肤真菌等均有抑制作用，且能减少豚鼠蛋白质过敏性休克

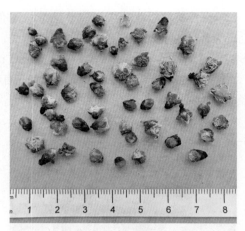

图15-20-2 梅花（药材）

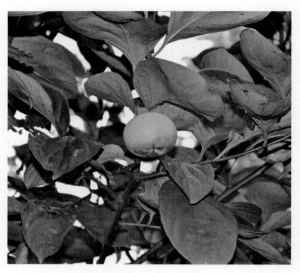

图15-21-1 柿（植物）

死亡的发生。

【饮片炮制及鉴别】 梅花 取药材，除去杂质。

成品性状特征同药材。

【性味与归经】 微酸，平。归肝、胃、肺经。

【功能】 疏肝和中，化痰散结。

【应用】

1. 肝胃气机郁滞所致胸闷不舒，胃纳不佳等症 常与柴胡、佛手、白术等同用。

2. 梅核气 常与半夏、厚朴、陈皮等同用。

中成药品种有绿萼点舌丸、混元丸等。

【用法与用量】 3～5g。

【贮藏保管】 置阴凉干燥处，防霉，防蛀。

柿 蒂
（附：柿霜）

【来源】 为柿树科植物柿 *Diospyros kaki* Thunb. 的干燥宿萼。

【植物形态】 落叶乔木。叶互生，椭圆形具短尖，表面仅叶脉上有毛，背面有短毛，全缘。单性花，聚伞花序腋生，花黄绿或黄白色。浆果，扁圆形，熟时黄赤色，基部有木质宿存萼片。花期5月，果期9—10月。（图15-21-1）

【产地】 主产于山东、河南等地。

【采收加工】 秋末冬初，柿子成熟时采摘取下柿蒂或食用时收集洗净晒干。

【药材鉴别】 扁圆形，直径1.5～2.5 cm。背面黄褐色或红棕色，中部微隆起，中心有果梗

或已脱落。边缘较薄，4裂片多反卷，易碎，腹面黄棕色。密被细绒毛，果实脱落处突起。质硬而脆。无臭，味涩。（图15-21-2）

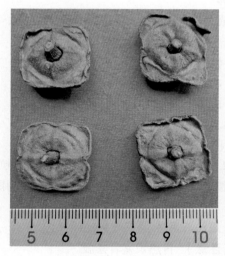

图15-21-2 柿蒂（药材）

以红棕色、厚肉者为佳。

【化学成分及药理作用】 含三萜、黄酮等。三萜类，如齐墩果酸（oleanolic acid）、熊果酸（ursolic acid）及白桦脂酸（betulinic acid）等；黄酮类，如三叶豆苷（trifolin）、金丝桃苷（hyperin）、山柰酚（kaempferol）及槲皮素（quercetin）等。另含鞣质。

柿蒂有抗心律失常作用，有镇静作用；尚有一定抗生育作用。

【饮片炮制及鉴别】 柿蒂 取药材，除去杂

质，洗净，去柄，干燥。

成品性状特征同药材。

【性味与归经】 苦、涩，平。归胃经。

【功能】 降逆止呃。

【应用】 胃失和降所致呃逆之症，胃寒气逆 如丁香柿蒂散（人参、茯苓、橘皮、半夏、良姜炒、丁香、柿蒂、生姜、甘草）（《世医得效方》）。

【用法与用量】 5～10 g。

【注意】 气虚下陷者忌用。

【贮藏保管】 置通风干燥处置通风干燥处，防蛀。

附：柿霜

为柿树科植物柿 *Diospyros kaki* Thunb.的干燥果实制成"柿饼"时外表所生的白色粉霜。取成熟的柿子，削去外皮，日晒夜露，约经1月后，放置席圈内，再经1月左右，即成柿饼。其上生有白色粉霜，用箅刷下，即为柿霜。为白色粉状，易潮解。以色白或灰白色、味甜而具有清凉感者为佳。（图15-21-3）

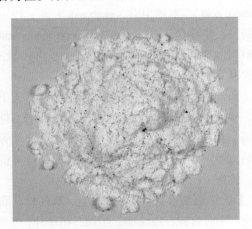

图15-21-3 柿霜

含熊果酸（ursolic acid）、齐墩果酸（oleanolic acid）、白桦脂酸（betulinic acid）、柿萘醇酮（shinanolone）等成分。性寒，味甘。归心、肺经。功能清热，生津止渴，化痰止咳。用于喉痛，口疮，肺热咳嗽无痰，劳嗽咯血，痔血，消渴。用量：3～9 g。冲服。外用适量，撒敷。风寒咳嗽忌服。本品易受潮溶解，变质。要严加封闭，以免受潮。中成药品种有四方胃片（胶囊）。

樟榕子*

【来源】 为樟科植物樟 *Cinnamomum camphora* (L.) Presl的果实因感染泽田外担菌（樟粉果菌）*Exobasidum sawadae* Yamada而得粉实病的变异果实。果突上初期呈黄色小点，逐渐扩大突起，先呈痂状，后变成瘤状菌瘿。

【植物形态】 常绿乔木，高达30 m，全株有樟脑香气。树皮灰褐色或黄褐色，有不规则纵裂。叶互生，卵形至卵状椭圆形，长6～12 cm，宽3～6 cm，先端长尖，基部广楔形，全缘或微波状，有离基三出脉，脉腋有腺点，上面绿色，有光泽，下面灰绿色或粉白色，无毛。花腋生，黄绿色或绿白色，圆锥花序；花被片6片，能育雄蕊9个，3轮，花药4室，第三轮雄蕊花药外向瓣裂，第四轮为箭状退化雄蕊；子房球形，无毛。果实球形，直径6～8 mm，熟时紫黑色，有膨大的浅杯状花托包围基部。花期4—6月，果期8—11月。（图15-22-1）

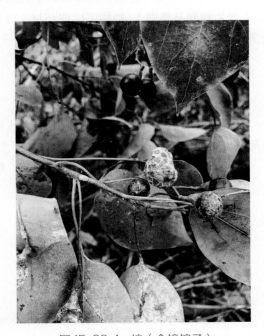

图15-22-1 樟（含樟榕子）

【产地】 主产于江西、广东、广西等地。在江西产于南部香樟树木的栽培林区，以吉安、遂川、万载、赣州为主，其中以吉安、赣州产量较大。

【采收加工】 秋、冬二季摘取因感染而膨大的果实，除去杂质，晒干。

【药材鉴别】 呈梨形、类球形、不规则状，长 0.7 ～ 2.5 cm，宽 0.8 ～ 2.1 cm。表面灰褐色到棕黄色，有黄色粉末，凹凸不平，具瘤状突起或网状沟纹，基部有果梗痕。质地坚硬，击碎面略呈角质光泽，黑褐色或灰黄色，有时可见黄白色干瘪种子，基部有灰黑色果柄与宿萼。气香，味微苦、涩。（图 15-22-2）

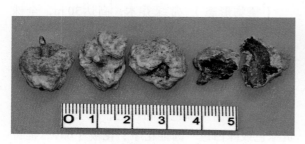

图 15-22-2 樟榕子（药材）

【化学成分】 据初步分析，含挥发油、酚类和多糖类等。挥发油中含量较高的成分为橙花叔醇、黄樟油素、甲基丁香酚、桉醇和 β-丁香酚。

【饮片炮制及鉴别】 樟榕子 取药材，除去杂质。

成品性状特征同药材。

【性味与归经】 辛，温。归肝、胃经。

【功能】 散寒化滞，行气止痛。

【应用】 胃脘疼痛，吐泻腹痛 单用（《浙江药用植物志》）。

【用法与用量】 6 ～ 12 g；外用：适量，磨汁涂患处。

【贮藏保管】 置干燥处。

预知子*

【来源】 为木通科植物木通 Akebia quinata (Thunb.) Decne.、三叶木通 Akebia trifoliata (Thunb.) Koidz. 或白木通 Akebia trifoliata (Thunb.) Koidz. var. australis (Diels) Rehd. 的干燥近成熟果实。

【植物形态】【产地】 见"木通"项下。

【采收加工】 夏、秋二季果实绿黄时采收，晒干，或置沸水中略烫后晒干。

【药材鉴别】 呈肾形或长椭圆形，稍弯曲，长 3 ～ 9 cm，直径 1.5 ～ 3.5 cm。表面黄棕色或黑褐色，有不规则的深皱纹，顶端钝圆，基部有果梗痕。质硬，破开后，果瓤淡黄色或黄棕色。种子多数，扁长卵形，黄棕色或紫褐色，具光泽，有条状纹理。气微香，味苦。（图 15-23-1）

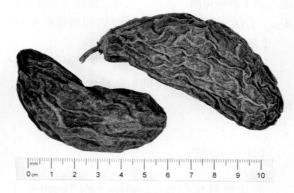

图 15-23-1 预知子（药材）

以完整、肥壮、质重、色土黄、皮皱、大小均匀、不开裂者为佳。

【化学成分及药理作用】 果实含三萜皂苷类成分，如常春藤皂苷（hederagenin）、齐墩果酸（oleanic acid）、木通皂苷（akeboside）等；种子含脂肪油，主要含油酸甘油酯（glyceryl monooleate）、亚麻酸甘油酯（glycerol monolinoleate）等；此外，还含有氨基酸、糖类和鞣质成分。

预知子煎剂对金黄色葡萄球菌、铜绿假单胞菌、福氏痢疾杆菌及大肠埃希菌均有不同的抑制作用；具有抗癌作用，临床上可用于治疗乳腺癌及消化系统癌症。所含三萜皂苷类成分具有抗肿瘤、抗菌、抗炎等作用。

【饮片炮制及鉴别】 预知子 取药材，除去杂质。用时打碎。或洗净，稍润，切厚片，干燥。

成品完整者性状特征同药材。切片者为类圆形或不规则形片状。切面果瓤淡黄色或黄棕色。种子多数，黄棕色或紫褐色，具光泽，有条状纹理；周边黄棕色或黑褐色。气微香，味苦。（图 15-23-2）

【性味与归经】 苦，寒。归肝、胆、胃、膀胱经。

【功能】 疏肝理气，活血止痛，散结，利尿。

【应用】

1. 肝郁胁痛，肝胃气痛 配伍香附、枳壳、川楝子用。

2. 瘰疬肿痛 常配伍贝母、昆布、牡蛎、天

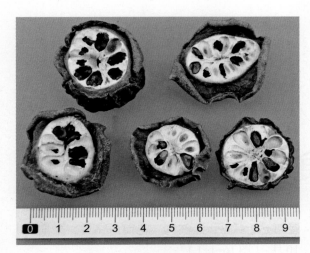

图15-23-2 预知子（饮片）

葵子、海金沙根等。

3. 妇女经闭、痛经 配伍丹参、益母草等。

4. 小便不利，泌尿道结石 单味煎服。

【用法与用量】 3～9 g。

【贮藏保管】 置阴凉干燥处，防霉、防虫蛀。

【论注】 木通科植物野木瓜 *Stauntonia chinensis* DC.的果实在有些地方也入药。呈椭圆形或长椭圆形，微弯曲，长6～11 cm，直径3～6 cm。表面黄棕色或棕褐色，有不规则的皱纹，顶端钝圆，花柱残基略突出，基部多残留果柄或呈灰黄色圆形瘢痕。破开后内表面黄白色至棕黄色，显颗粒性。质坚硬，断面果肉灰黄色至棕褐色，果瓤类白色或黄白色。种子多数，略呈三角形，黑色有光泽。气微、味甜，嚼之有沙粒感。

第十六章

消食药

凡能消化饮食积滞的药物，称为消食药。

消食药除能消化食积外，其中一些药物尚具有益脾健胃之功。适用于饮食积滞不化引起的胸脘胀满、不思饮食、嗳气吞酸、恶心呕吐、大便失常等证。

本类药物的使用应根据不同的病情，适当地配伍其他药物。如脾胃有寒者，可配温中散寒药；湿浊内阻者，可配芳香化湿药；脾胃气滞者，可配理气药；大便秘结者，可配泻下药；食积化热者，可配苦寒清热药；脾胃虚弱者，应以健胃补脾药为主，不可单纯依靠消食药物。

本类药物多以炒法（炒黄或炒焦）炮制，能使药物产生焦香气，以顺应脾胃的生理特点。胃主受纳，脾主运化，又喜香臭，味香可诱发脾胃之所喜，改善脾胃的受纳职能，起到醒脾开胃、助脾健运的作用。同时还能赋色，使饮片外表美观，表皮破裂，易于煎出成分，从而增强消食化积的作用。

山 楂
（附：南山楂）

【来源】 为蔷薇科植物山里红 *Crataegus pinnatifida* Bge. var. *major* N. E. Br. 及山楂 *Crataegus pinnatifida* Bge. 的干燥成熟果实。习称"北山楂"。

【植物形态】

1. 山里红 落叶小乔木，枝有刺。单叶互生或多数簇生于短枝先端，宽卵形或三角状卵形，两侧各具2～4羽状深裂篇，边缘具重锯齿。叶柄无毛。托叶较大，边缘具锯齿。伞房花序具多花，花白色，花萼、花冠均5数。梨果球形，直

径可达2.5 cm，深红色。花期5—6月，果期8—10月。（图16-1-1）

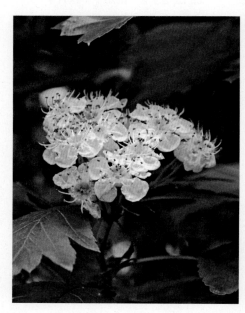

图16-1-1 山里红（植物）

2. 山楂 叶较小，分裂较深。梨果较小，直径约1～1.5 cm。（图16-1-2）

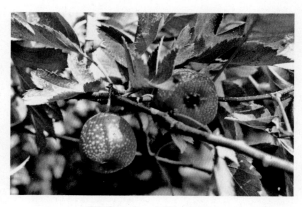

图16-1-2 山楂（植物）

【产地】 主产于山东平邑、泰安、青州、临朐，以及河南、河北、辽宁、山西等地。多系栽培。以山里红为主要来源。

【采收加工】 秋季采摘成熟果实，横切晒干。

【药材鉴别】 为圆形横切片，直径1～2.5 cm，表面深红色，皱缩不平，具白色小点。果肉厚，深黄色，5果核常脱落，呈中空的环状。气清香，味酸微甜。（图16-1-3）

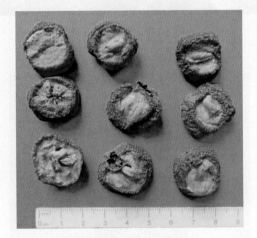

图16-1-3　山楂（药材）

以个大、色深红、肉厚者为佳。

【化学成分及药理作用】 含有机酸、黄酮等。有机酸类，如柠檬酸（citric acid）、绿原酸（chlorogenic acid）、熊果酸（ursolic acid）等；黄酮类，如槲皮素（quercetin）、金丝桃苷（hyperoside）等；还含苦杏仁苷、二十九烷醇、胡萝卜素、香草醛、豆甾醇、维生素C等。

山楂具有调脂、抗心肌缺血、抗菌等作用；能促进脂肪消化，并增加胃消化酶的分泌而促进消化，且对胃肠功能有一定调整作用；能扩张冠状动脉，增加冠脉流量，保护心肌缺血缺氧，并可强心、降血压及抗心律失常；又降血脂，抗动脉粥样硬化；还有抗血小板聚集、抗氧化、增强免疫、利尿、镇静、收缩子宫等作用。

【饮片炮制及鉴别】

1. **山楂** 取药材，除去杂质及脱落的核。

成品性状特征同药材。

2. **炒山楂** 取山楂，用文火炒至药物表面色泽加深。

成品形如山楂，果肉黄褐色，略带焦斑。气清香，酸味减弱、微甜。（图16-1-4）

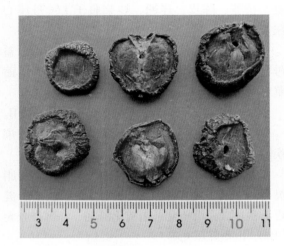

图16-1-4　炒山楂

3. **焦山楂** 取山楂，用中火炒至药物表面焦褐色、内部黄褐色。

成品形如山楂，外表面焦褐色，内部焦黄色。气清香，酸味较弱、微涩。（图16-1-5）

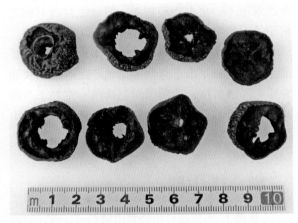

图16-1-5　焦山楂

山楂炒后其酸味减弱，可缓和对胃的刺激性，善于消食化积，用于脾虚食滞，食欲不振，神倦乏力。焦山楂不仅酸味减弱，并增加了苦味，善于消食止泻，食积腹泻多用。

【性味与归经】 酸、甘，微温。归脾、胃、肝经。

【功能】 消食健胃，行气散瘀，化浊降脂。生用消食而化瘀，焦用化积滞而兼收敛。

【应用】

1. **饮食积滞证，肉食积滞之脘腹胀满、嗳**

气吞酸、腹痛便溏 如保和丸（山楂、神曲、半夏、茯苓、陈皮、连翘、炒莱菔子）(《丹溪心法》)。

2. 产后瘀阻腹痛，恶露不尽 常与当归、益母草、川芎等同用。治瘀滞失血，常与蒲黄、茜草等同用。

3. 疝气偏坠胀痛 常与橘核、小茴香等同用。

4. 冠心病，高血压病，高脂血症，细菌性痢疾等 可单用。

中成药品种有益心酮片、小儿化食丸、降脂灵颗粒、胃脘舒颗粒、保和丸、胆乐胶囊、健胃消食片、大山楂丸、山楂化滞丸、心可舒胶囊（片）、山楂降压丸等。

【**用法与用量**】 9 ~ 12 g。

【**注意**】 脾胃虚弱而无积滞者或胃酸分泌过多者均慎用。

【**贮藏保管**】 置通风干燥处，防蛀。

【**论注**】

（1）山楂以治肉积效果最佳，并有化瘀功效，故临床常用于女子经闭，产后瘀血作痛。夏令饮寒凉不洁之食物而积滞，所致之腹痛下痢之症用炒山楂炭为末吞服，有不可思议之功。

（2）秋季果实成熟时，以鲜果出售，做果品或干后做药材。山东青州为道地产区。颗粒大如龙眼，外表鲜红，肉质厚而色黄白；常加工为薄片，青州有五刀、七刀之别，晒干，称"青州山楂片"。

附：南山楂

【**来源**】 为蔷薇科植物野山楂 *Crataegus cuneata* Sieb. et Zucc. 的干燥成熟果实。习称"南山楂"。

【**植物形态**】 落叶灌木。分枝多，刺较多而短，长5 ~ 8 mm。叶片倒卵形而较小，常3裂。梨果小，直径0.8 ~ 1.2 cm。（图16-1-6）

【**产地**】 主产于浙江、江苏、安徽、湖北等地，为野生品。

【**采收加工**】 秋季果实成熟时采收，置沸水中略烫后干燥或直接干燥。

【**药材鉴别**】 呈类球形或梨形，直径0.8 ~ 1.2 cm，或压成饼状。表面棕色，具细皱纹。质硬，果核较大，果肉薄。无臭，味酸涩。（图16-1-7）

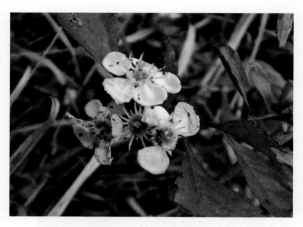

图16-1-6 野山楂（植物）

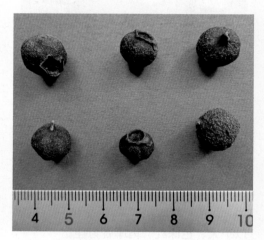

图16-1-7 南山楂（药材）

以个大均匀、色棕红者为佳。

【**化学成分与药理作用**】 含绿原酸（chlorogenic acid）、咖啡酸、山楂酸（crataegolic acid）、齐墩果酸、槲皮素、金丝桃苷（hyperoside）、表儿茶精（epicatechin）等。

南山楂有抗心律失常作用。水溶性提取物对环磷酰胺诱导的小鼠骨髓嗜多染红细胞微核的形成有明显抑制作用，对致突物诱导的SOS反应也有一定程度抑制作用。

【**饮片炮制及鉴别**】

1. 南山楂 取药材，除去杂质及脱落的核。用时打碎。

成品性状特征同药材。

2. 炒南山楂 取南山楂，用文火炒至色变深。

成品形如南山楂，外表面颜色加深。（图16-1-8）

3. 焦南山楂 取南山楂，用武火炒至药物表

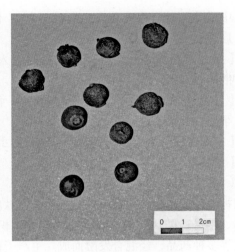

图 16-1-8　炒南山楂

面焦褐色、内部黄褐色。

成品形如南山楂，外表面焦褐色，内部焦黄色。气清香，酸味较弱、微涩。（图 16-1-9）

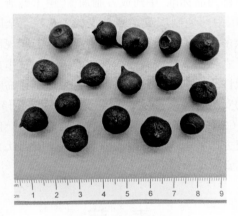

图 16-1-9　焦南山楂

【性味与归经】 酸、甘、微温。归脾、胃、肝经。

【功能】 行气散瘀，收敛止泻。

【应用】 泻痢腹痛，瘀血经闭，产后瘀阻，心腹刺痛，疝气疼痛，高脂血症　如香砂平胃散（苍术 米泔水浸. 炒、陈皮、厚朴 姜炒、甘草 炙、缩砂 研、香附 醋炒、南山楂、神曲 炒、麦芽 炒、枳壳 麸炒、白芍 炒）（《医宗金鉴》）。

【用法与用量】 9 ～ 12 g。

【贮藏保管】 置通风干燥处，防蛀。

【论注】 颗粒较小，外红褐色，用沸水潦过、压扁、晒干者，称"山楂饼"；鲜果生晒，干燥后称"圆山楂"。

六神曲

【来源】 为面粉麸皮和其他药物混合经发酵而成的加工品。

【采收加工】 取鲜辣蓼、鲜苍耳、鲜青蒿各 10 kg，切碎，熬取适量药汁；再加入甘草粉、赤豆粉、苦杏仁末各 6 kg 和麦麸 100 kg，混合拌匀至不干不湿（即手握成团，放手稍压即散），用稻草盖住保温，使其发酵 1 周，至外表长出黄绿色菌丝，晒干；碾细，再加面粉 25 kg 和适量清水，调匀成稠糊状，用模压成小方块，晒干。

【产地】 全国各地均有产。

【药材鉴别】 呈方形或长方形的块状，外表土黄色，粗糙；质硬脆易断，断面不平，类白色，可见未被粉碎的褐色残渣及发酵后的空洞。（图 16-2-1）

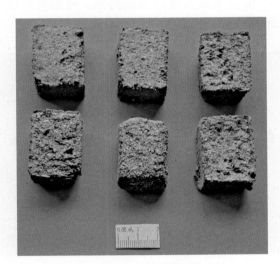

图 16-2-1　六神曲（药材）

以陈久、无虫蛀者为佳。

【化学成分及药理作用】 含酵母菌、酶类、维生素 B 复合体、麦角甾醇（ergosterol）、挥发油、苷类等。

六神曲具有调节肠道菌群作用；对肝脏、肾脏和肠道病变具有调整和保护作用。

【饮片炮制及鉴别】

1. 六神曲　取药材，拣净杂质。用时捣碎。成品性状特征同药材。

2. 炒六神曲　取六神曲，用麦麸炒至药物呈黄色、透香气。为樟树药帮特色。

成品形如六神曲，表面黄色，气香。（图16-2-2）

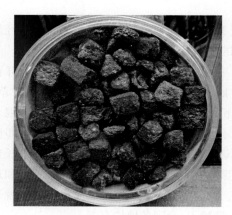

图16-2-2　麸炒神曲

3. 焦六神曲　取六神曲，用武火加热炒至药物表面褐色、断面焦黄色、透出香气。

成品形如六神曲表面褐色，断面焦黄色。（图16-2-3）

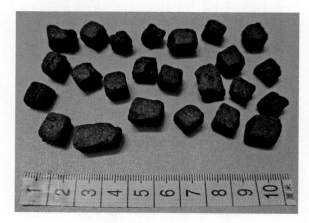

图16-2-3　焦六神曲

六神曲麸炒后赋予其甘香气，长于醒脾和胃，用于食积不化，脘腹胀满，不思饮食，肠鸣泄泻等。炒焦后，消食化积作用增强，以治食积泄泻为主。

【性味与归经】　甘、辛，温。归脾、胃经。

【功能】　消食和中。

【应用】　饮食积滞证　治食滞脘腹胀满，食少纳呆，肠鸣腹泻，常与山楂、麦芽、木香等同用。治外感表证兼食滞，如保和丸（山楂、神曲、半夏、茯苓、陈皮、连翘、炒莱菔子）（《丹溪心法》）。

中成药品种有小儿化食口服液（丸）、保赤散、启脾丸、消食健胃片等。

【用法与用量】　6～12 g，或粉碎后入茶、丸、散等制剂用。

【注意】　脾阴虚、胃火盛者不宜用；能落胎，孕妇宜少食。

【贮藏保管】　置阴凉干燥处，防潮、防虫蛀。

【论注】

（1）建神曲：该品始载于《药性考》，又名泉州神曲、范志曲，简称建曲。为面粉、麸皮和紫苏、荆芥、防风、厚朴、白术、木香、枳实、青皮等多种药品，经混合发酵而成。主产于福建泉州。味苦性温，功能消食化滞，理气化湿，发散风寒，兼能健脾。常用于食滞不化或兼感风寒者。用量6～15 g。

（2）六神曲是一种传统发酵曲剂，《中国药典》（2020年版）中未收载，《中华人民共和国卫生部药品标准　中药成方制剂》（第十九册）和《全国中药炮制规范》中有收载。此外，全国还有众多省市的中药材标准、中药饮片炮制规范收载了六神曲，其收载的六神曲的组方、制作方法以及性状鉴别都有差异。因此，为保障其临床使用的安全有效，有必要加强其质量标准的研究。

（3）神曲水煎时易于粘锅，难以过滤，且影响复方中其他药物有效成分的煎出，因而认为神曲不宜入煎剂用。

麦　芽

【来源】　为禾本科植物大麦 *Hordeum vulgare* L.的成熟果实经发芽干燥而成。

【植物形态】　一年生。秆粗壮，光滑无毛，直立，高50～100 cm。叶鞘松弛抱茎，多无毛或基部具柔毛；两侧有两披针形叶耳；叶舌膜质，长1～2 mm；叶片长9～20 cm，宽6～20 mm，扁平。穗状花序长3～8 cm（芒除外），直径约1.5 cm，小穗稠密，每节着生3枚发育的小穗；小穗均无柄，长1～1.5 cm（芒除外）；颖线状披针形，外被短柔毛，先端常延伸为8～14 mm的芒；外稃具5脉，先端延伸成芒，芒长8～15 cm，边棱具细刺；内稃与外稃几等长。颖果熟时黏着于稃内，不脱出。

【产地】 全国各地均有产。

【采收加工】 将麦粒用水浸泡后，保持适宜温、湿度，待幼芽长至约5 mm时，晒干或低温干燥。

【药材鉴别】 呈梭形，长8～12 mm，直径3～4 mm。表面淡黄色，背面为外稃包围，具5脉；腹面为内稃包围。除去内外稃后，腹面有1条纵沟；基部胚根处生出幼芽和须根，幼芽长披针状条形，长约5 mm。须根数条，纤细而弯曲。质硬，断面白色，粉性。气微，味微甘。（图16-3-1）

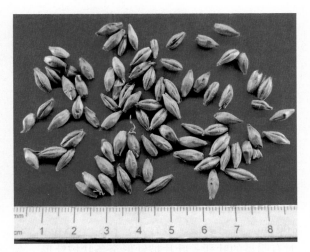

图16-3-2 炒麦芽

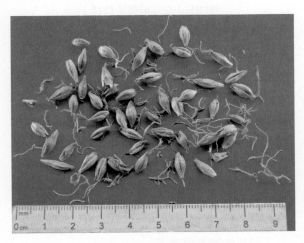

图16-3-1 麦芽（药材）

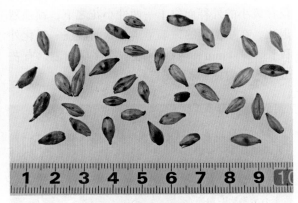

图16-3-3 焦麦芽

【化学成分及药理作用】 含生物碱类，如大麦芽碱（hordenine）、腺嘌呤（adenine）、胆碱（choline）等；还含α/β-淀粉酶、催化酶、蛋白质、氨基酸、维生素B/D/E、细胞色素（cytochrome）C等。

麦芽对胃酸及胃蛋白酶的分泌有轻度促进作用；能降低血糖。生麦芽小剂量催乳，大剂量回乳。大麦芽碱的药理作用类似麻黄碱。

【饮片炮制及鉴别】

1. 麦芽 取药材，除去杂质，筛去灰屑。成品性状特征同药材。

2. 炒麦芽 取麦芽，用文火炒至棕黄色。成品形如麦芽，表面棕黄色，偶有焦斑。有香气，味微苦。（图16-3-2）

3. 焦麦芽 取麦芽，用武火炒至焦褐色。成品形如麦芽，表面焦褐色，有焦斑。有焦香气，味微苦。（图16-3-3）

麦芽炒后能行气消食回乳，用于食积不消、妇女断乳。焦麦芽偏于消食化滞，用于食积不消、脘腹胀痛。

【性味与归经】 甘，平。归脾、胃经。

【功能】 行气消食，健脾开胃，回乳消胀。

【应用】

1. 食积不化，脘腹饱闷、食欲不振 如保和丸（山楂、六神曲、姜半夏、茯苓、陈皮、连翘、炒莱菔子）（《丹溪心法》）。

2. 乳胀欲成胀者或哺乳期需要回乳 生、炒麦芽各50～100 g，炖服。

中成药品种有大山楂丸、山楂化滞丸、小儿化食口服液（丸）、小儿消食片、胃立康片、健胃片、健胃消食片、益脑宁片等。

【用法与用量】 10～15 g；回乳炒用60 g。

【注意】 哺乳期不可重用。

【贮藏保管】 置通风干燥处，防蛀。

【论注】 麦为肝之谷，对肝脏病之消化不

佳、食欲减退，选麦芽作消化药最为适宜。此外，临床实践证明本品善消麦食。

稻 芽
（附：谷芽）

【来源】 为禾本科植物稻 *Oryza sativa* L. 的成熟果实经发芽干燥而成。

【植物形态】 一年生。秆直立，高30～100 cm。叶舌膜质，披针形，长8～25 mm，幼时有明显的叶耳；叶片披针形至条状披针形，宽6～15 mm。圆锥花序疏松；小穗矩圆形，两侧压扁，长6～8 mm，含3小花，下方2小花退化仅存极小的外稃而位于一两性小花之下，颖强烈退化，在小穗柄的顶端呈半月状的痕迹；退化外稃长3～4 mm；两性小花外稃常具细毛，有芒或无芒；内稃3脉；雄蕊6枚。（图16-4-1）

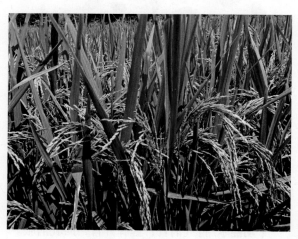

图16-4-1 稻（植物）

【产地】 全国多数地方均可生产，主产于南方各地区。

【采收加工】 将稻谷用水浸泡后，保持适宜的温、湿度，待须根长至约1 cm时，干燥。

【药材鉴别】 呈扁长椭圆形，两端略尖，长7～9 mm，直径约3 mm。外稃黄色，有白色细茸毛，具5脉。一端有2枚对称的白色条形浆片，长2～3 mm，于一个浆片内侧伸出弯曲的须根1～3条，长0.5～1.2 cm。质硬，断面白色，粉性。气微，味淡。（图16-4-2）

【化学成分及药理作用】 含蛋白质、脂肪

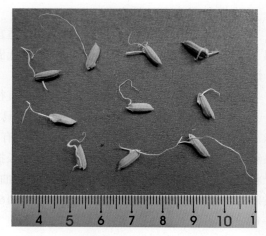

图16-4-2 稻芽（药材）

油、淀粉、淀粉酶、麦芽糖、腺嘌呤（adenine）、胆碱（choline），以及氨基酸如天冬氨酸（aspartic acid）、氨基丁酸（aminobutyric acid）等，还含6个5-n-（2-氧代）烷基间苯二酚类化合物［5-n-（2-oxo）-alkylresorcinds］。

稻芽所含淀粉酶能帮助消化。β-淀粉酶能将糖淀粉完全水解成麦芽糖，α-淀粉酶则使之分解成短直链缩合葡萄糖；但本品所含的 α/β-淀粉酶量较少，其消化淀粉的功能不及麦芽。

【饮片炮制及鉴别】

1. 稻芽 取药材，除去杂质，筛去灰屑。成品性状特征同药材。

2. 炒稻芽 取稻芽，用文火炒至深黄色。成品形如稻芽，表面深黄色，有裂隙，具香气。（图16-4-3）

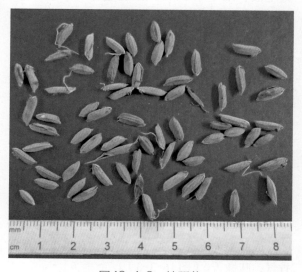

图16-4-3 炒稻芽

3. 焦稻芽 取稻芽，用中火炒至药物表面呈焦褐色、有焦香气。

成品形如稻芽，表面焦褐色，有裂隙，须根少见，具焦香气。（图16-4-4）

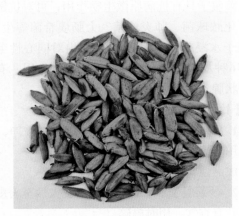

图16-4-4 焦稻芽

稻芽炒后性偏温，偏于健脾消食，多用于脾虚食少。焦稻芽性温微涩，以消食止泻见长，用于食积不化或饮食停滞，腹满便溏。

【**性味与归经**】 甘，温。归脾，胃经。

【**功能**】 消食和中，健脾开胃。

【**应用**】 米面薯芋食滞证，及脾虚食少，消化不良 常与麦芽同用。

中成药品种有小儿七星茶口服液（颗粒）、六合定中丸、醒脾开胃颗粒等。

【**用法与用量**】 9～15 g。

【**贮藏保管**】 置通风干燥处，防蛀。

附：谷芽

【**来源**】 为禾本科植物粟 *Setaria italica* (L.) Beauv. 的成熟果实经发芽干燥而成。

【**植物形态**】 一年生，高0.1～1 m或更高。秆粗壮，直立。须根粗大。叶鞘无毛，鞘口处有柔毛；叶舌具纤毛；叶片长披针形或线状披针形，先端尖，基部钝圆，上面粗糙，下面稍光滑。圆锥花序通常下垂，基部多少有间断，主轴密生柔毛，黄色、褐色或紫色；小穗椭圆形或近圆球形；第一颖长为小穗的1/3～1/2，具3脉；第二颖稍短于或长为小穗的3/4，先端钝，具5～9脉；第一外稃与小穗等长，具5～7脉，其内稃薄纸质，披针形，长为其2/3；第二外稃

等长于第一外稃，卵圆形或圆球形，质坚硬，平滑或具细点状皱纹，成熟后与其他小穗部分脱离。花期夏、秋季。

【**产地**】 主产于华北地区。我国北方地区多习用。

【**采收加工**】 将粟谷用水浸泡后，保持适宜的温、湿度，待须根长至约6 mm时，晒干或低温干燥。

【**药材鉴别**】 呈类圆球形，直径约2 mm，顶端钝圆，基部略尖。外壳为革质的稃片，淡黄色，具点状皱纹，下端有初生的细须根，长3～6 mm；剥去稃片，内含淡黄色或黄白色颖果（小米）1粒。气微，味微甘。

以粒饱满、均匀、色黄、无杂质者为佳。

【**化学成分及药理作用**】 含淀粉、蛋白质、脂肪、淀粉酶及维生素等。药理作用与稻芽类似。

【**饮片炮制及鉴别**】

1. 谷芽 取药材，除去杂质。

成品形状特征同药材。

2. 炒谷芽 取谷芽用文火炒至深黄色并大部爆裂，取出放凉。

成品形如谷芽，表面深黄色。

3. 焦谷芽 取谷芽用武火炒至焦黄色，微喷清水，取出风干。

成品形如谷芽，表面焦黄色，微有焦斑，须根少见，有焦香气。

【**性味与归经**】【**功能**】【**应用**】【**用法与用量**】【**贮藏保管**】 与稻芽相似。

莱菔子

【**来源**】 为十字花科植物萝卜 *Raphanus sativus* L. 的干燥成熟种子。

【**植物形态**】 二年或一年生草本，高20～100 cm。直根肉质，形状、颜色、大小多变化。茎有分枝，无毛，稍具粉霜。基生叶和下部茎生叶大头羽状半裂，长8～30 cm，宽3～5 cm，顶裂片卵形，侧裂片4～6对，长圆形，有钝齿，疏生粗毛，上部叶长圆形，有锯齿或近全缘。总状花序顶生及腋生；花白色或粉红色，直径1.5～2 cm。长角果圆柱形，长3～6 cm，宽10～12 mm，在种子间处缢缩，并形成海绵质

横隔，顶端喙长 1 ～ 1.5 cm；种子 1 ～ 6 个，卵形，微扁，长约 3 mm，红棕色，有细网纹。花期 4—5 月，果期 5—6 月。（图 16-5-1）

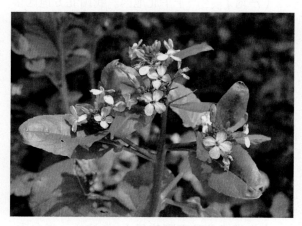

图 16-5-1　萝卜（植物）

【产地】　全国各地均有栽培。

【采收加工】　夏秋间种子成熟时割取全株，晒干；打下种子，除去果壳等杂质，晒干。

【药材鉴别】　呈类卵圆形或椭圆形，长约 3 mm，宽约 2.5 mm。表面红棕色或灰棕色，一侧具数条纵沟，一端有较深色圆形种脐。破开可见折叠黄白色的种仁，具油性。无臭，味淡，微苦辛。（图 16-5-2）

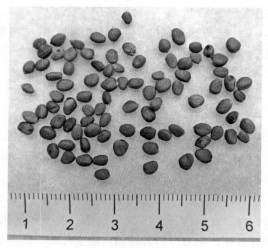

图 16-5-2　莱菔子（药材）

【化学成分及药理作用】　含抗菌成分莱菔素（raphanin），降血压成分辛烯醛、邻苯二甲酸丁二酯及芥子硫酸氢盐（sinapinebisulfate）；含脂肪油约 45%，油中主成分为芥酸（erucic acid）、

亚油酸（linoleic acid）、亚麻酸（linolenic acid）等；含挥发油，主含 α-己烯醛、β-己烯醛、β-己烯醇、γ-烯己烯醇等。此外。尚含少量植物甾醇、正三十烷等。

莱菔子具有抗病原微生物作用，可对抗链球菌、化脓球菌、肺炎球菌、大肠埃希菌等生长。莱菔子水浸剂（1：3）在试管内对同心性毛癣菌等 6 种皮肤真菌有不同程度的抑制作用；有干扰甲状腺素的合成作用。

【饮片炮制及鉴别】

1. 莱菔子　取药材，除去杂质，淘净，干燥。用时捣碎。

成品性状特征同药材。

2. 炒莱菔子　取莱菔子，用文火炒至表皮微鼓起并有香气。用时捣碎。

成品形如莱菔子，种皮鼓起或裂开，色泽加深，具油香气。（图 16-5-3）

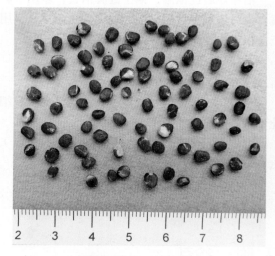

图 16-5-3　炒莱菔子

莱菔子炮制是生升熟降的典型。炒莱菔子变升为降，缓和药性，去除生品服后恶心副作用，有效成分易于煎出。莱菔子生用吐风痰，炒后长于下气定喘，降气化痰，消食除胀。

【性味与归经】　辛、甘、平。归肺、脾、胃经。

【功能】　消食除胀，降气化痰。

【应用】

1. 食积气滞证　治食积气滞所致脘腹胀满或疼痛、嗳气吞酸，如保和丸（山楂、神曲、半夏、茯苓、陈皮、连翘、炒莱菔子）（《丹溪心法》）。治食积气滞兼脾虚，如大安丸（山楂、神曲、半夏、茯苓、陈皮、炒莱菔子、连翘、白术）（《丹溪心法》）。

2. **咳喘痰多，胸闷食少** 如三子养亲汤（紫苏子、白芥子、莱菔子）（《韩氏医通》）。

中成药品种有利膈丸、山楂化滞丸、小儿消积止咳口服液、克咳片、脂脉康胶囊片、痰饮丸、健儿消食口服液、焦楂化滞丸、消食化痰丸等。

【用法与用量】 5～12 g。

【注意】 本品辛散耗气，故气虚及无食积、痰滞者慎用。不宜与人参同用。

【贮藏保管】 置通风干燥处，防蛀。

【论注】 莱菔子、山楂均有良好的消食化积之功，主治食积证。但山楂长于消积化滞，主治肉食积滞；而莱菔子尤善消食行气消胀，主治食积气滞证。

鸡内金

【来源】 为雉科动物家鸡 *Callus gallusdomesticus* Brisson 的干燥砂囊内壁。

【动物形态】 嘴短而坚，略呈圆锥状，上嘴稍弯曲。鼻孔裂状，被有鳞状瓣。眼有瞬膜。头上有肉冠，喉部两侧有肉垂，通常呈褐红色；肉冠以雄者为高大，雌者低小；肉垂亦以雄者为大。翼短；羽色雌雄不同；雄者羽色较美，有长而鲜丽的尾羽；雌者尾羽甚短。足健壮，跗、跖及趾均被有鳞板；趾4，前3趾，后1趾，后趾短小，位略高；雄者跗跖部后方有距。（图16-6-1）

【产地】 全国各地均有饲养。

【采收加工】 全年均可采收，将鸡杀死后，立即取出砂囊，剥下内膜，洗净，晒干。

【药材鉴别】 为不规则卷片，厚1～2 mm。表面黄色、黄绿色或黄褐色，薄而半透明，具明显的条状皱纹。质脆，易碎，断面角质样，有光泽。气微腥，味微苦。（图16-6-2）

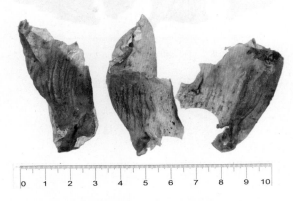

图16-6-2 鸡内金（药材）

【化学成分及药理作用】 含多种氨基酸、维生素成分，如胃激素（ventriculin）、角蛋白（keratin）、胃蛋白酶（pepsin）、淀粉酶（diastase）、赖氨酸（lysine）等。

鸡内金有促进胃液分泌、提高酸度和消化力作用，可加快胃排空速率；对加速排除放射性锶有一定的作用。

【饮片炮制及鉴别】

1. **鸡内金** 取药材，除去杂质，洗净，干燥。成品性状特征同药材。

2. **炒鸡内金** 取鸡内金，文火炒或用砂炒至鼓起。

成品形如鸡内金，表面暗黄褐色或焦黄色，用放大镜观察，显颗粒状或微细泡状。轻折即断，断面有光泽。（图16-6-3）

3. **醋炒鸡内金（醋鸡内金）** 取鸡内金，用文火炒至鼓起，喷醋，取出，干燥。

成品形如鸡内金，鼓起，表面黄褐色，略具醋气。

鸡内金砂炒后质地更加酥脆，便于粉碎，健脾消积之力更强。醋鸡内金质酥易碎，矫正了不良气味，引药入肝，使其具疏肝助脾的作用，可用于脾胃虚弱、脘腹胀满等症。

【性味与归经】 甘，平。归脾、胃、小肠、膀胱经。

【功能】 健胃消食，涩精止遗，通淋化石。

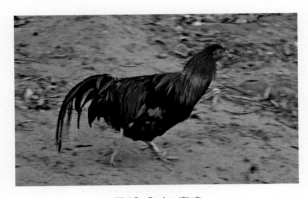

图16-6-1 家鸡

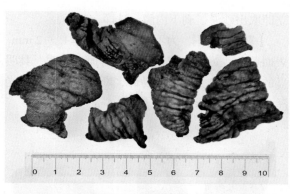

图16-6-3 炒鸡内金

【应用】

1. 消化不良，食积不化及小儿疳积 单味研末服，或与山楂、麦芽等同用。治小儿脾虚疳积，常与白术、山药、使君子等同用。

2. 遗尿、遗精等症 治遗尿，常与桑螵蛸、益智仁、牡蛎等同用。治遗精，常与菟丝子、莲子肉、芡实等同用。

3. 砂石淋证，胆结石 常与金钱草等同用。

中成药品种有儿童清热导滞丸、小儿消食片、草香胃康胶囊、小儿肺咳颗粒等。

【用法与用量】 3～10 g。

【注意】 脾虚无积者慎服。

【贮藏保管】 置干燥处，防蛀。

第十七章

驱虫药

凡能驱除和杀灭肠内寄生虫的药物，称为驱虫药。

本类药物主要用于肠内寄生虫，如蛔虫、蛲虫、绦虫、钩虫等所致疾患。虫证患者，每见腹痛腹胀，呕吐涎沫，不思饮食，嗜食异物，或善饥多食，肛门、耳、鼻瘙痒，久则出现面色萎黄，体形消瘦，甚至发展成疳积等证，当用驱虫药。

驱虫药的应用，必须根据寄生虫的种类、体质的强弱、证情的缓急等不同，分别选用和配伍适当的药物。如有积滞者，可配伍消导药；脾胃虚弱者，兼补脾胃；对于体虚的患者，应先补后攻或攻补兼施。

本类药物一般应在空腹时服，使药物与寄生虫易于接触，并根据大便的正常与否，适当配伍泻下药，促使虫体排出。由于某些驱虫药具有相当的毒性，应用时必须注意剂量；孕妇、老弱患者都应慎用。

本类药物多具小毒，多以炒法炮制。炒后具有香气，香以诱虫，可增强杀虫效果；虫积能损伤胃，不思饮食，香气又能启脾开胃，增强食欲，起到治疗疳积的作用；炒能缓其毒性，免伤正气。

使君子

【来源】 为使君子科植物使君子 *Quisqualis indica* L.的干燥成熟果实。

【植物形态】 落叶藤本状灌木。幼时各部具锈色短柔毛。叶对生，长椭圆形，全缘，落叶后叶柄下部宿存而成硬刺。穗状花序顶生，花芳香，花瓣5枚，倒卵形；初白色，后变紫红色。蒴果，具5条纵棱。果期9—11月。（图17-1-1）

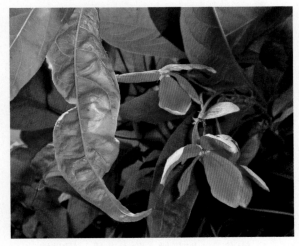

图17-1-1 使君子（植物）

【产地】 主产于四川、福建、江西、广东、广西等地；四川产量最大。

【采收加工】 9—11月间果实成熟，即果皮变紫黑褐色或深棕色，未开裂时采摘，晒干或用微火烘干。

【药材鉴别】 呈椭圆形或卵圆形，具5条纵棱；两端尖如梭状，长约3 cm，宽约2 cm；紫黑色，平滑微具光泽。质坚硬体轻，横切面五角星形，中间呈类圆形空腔，内有纺锤形种子1枚。种子长椭圆形或纺锤形，长约2 cm，直径约1 cm；表面棕褐色或黑褐色，有多数纵皱纹；种皮薄，易剥离；子叶2，黄白色，有油性，断面有裂隙。气微香，味微甜。（图17-1-2）

以个大、色紫黑、具光泽、仁饱满、色黄白者为佳。

【化学成分及药理作用】 含使君子氨酸（quisqualic acid）、胡芦巴碱（trigonelline）、L-脯氨酸（L-proline）、L-天冬酰胺（L-asparagine）；还含有机酸，如苹果酸、柠檬酸及琥珀酸

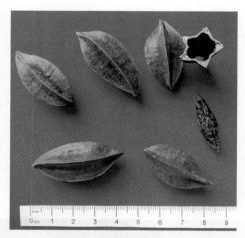

图17-1-2 使君子（药材）

等。使君子氨酸是以使君子酸钾（potassium quisqualate）的形式存在于种子中。

使君子具有驱虫、抑制真菌等作用。其对猪蛔、蚯蚓、蚂蟥均具有较强的驱除功能。其粉剂对自然感染的鼠蛲虫病有一定驱除作用。其水浸剂对堇色毛癣菌、同心性毛癣菌等皮肤真菌均有不同程度的抑制作用。

【饮片炮制及鉴别】

1. **使君子** 取药材，除去杂质。用时捣碎。成品性状特征同药材。

2. **使君子仁** 取使君子，除去外壳取净仁。成品呈长椭圆形或纺锤形，长2 cm，直径1 cm。表面棕褐色或黑褐色，有多数纵皱纹。种皮易剥离，子叶2，黄白色，有油性，断面有裂隙。气微香，味微甜。（图17-1-3）

3. **炒使君子仁** 取使君子仁，用文火炒至有香气。

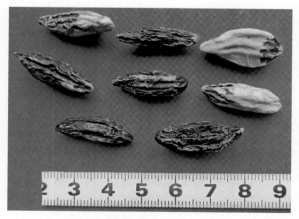

图17-1-3 使君子仁（饮片）

成品形如使君子仁，表面黄白色，有多数纵皱纹；有时可见残留有棕褐色种皮。气香，味微甜。

使君子入煎剂可捣碎入药，使君子仁多入丸散或可直接嚼食。生品以杀虫力强，常用于蛔虫病、蛲虫病。使君子炒后以健脾消积为长，多用于小儿疳疾及蛔虫腹痛。

【性味与归经】 甘，温。归脾、胃经。

【功能】 杀虫消积，健脾胃，退虚热。

【应用】 小儿疳积 如肥儿丸（使君子、肉豆蔻、麦芽、黄连、六神曲、槟榔）（《太平惠民和剂局方》）。

中成药品种有阿魏化痞膏、磨积散、健脾康儿片、疳积散、使君子丸等。

【用法与用量】 使君子9～12 g，捣碎入煎剂；使君子仁6～9 g，多入丸散或单用，分1～2次服。小儿酌量。

【注意】 服药时，忌饮浓茶。

【贮藏保管】 置通风干燥处，防霉，防虫蛀。

【论注】 四川和海南等地产的毛叶使君子 *Quisqualis indica* L. var. *villosa* Clarke的果实在当地也作药用。它与使君子的主要区别点在于：原植物叶背和小枝有短柔毛。药材外形上无多大区别。

槟　榔

【来源】 为棕榈科植物槟榔*Areca catechu* L.的干燥成熟种子。

【植物形态】【产地】 见"大腹皮"项下。

【采收加工】 冬、春二季果实成熟时采收，摘下果实，将果皮剥下，取其种子，晒干。

【药材鉴别】 呈扁球形或圆锥形，高1.5～3.5 cm，底部直径1.5～3 cm。表面淡黄棕色，具稍凹下的网状沟纹，底部中心有圆形凹陷的珠孔，旁边有瘢痕状种脐。质坚硬，不易破碎，断面可见棕色种皮与白色胚乳相间的大理石样花纹。气微，味涩、微苦。（图17-2-1）

【化学成分及药理作用】 含生物碱，如槟榔碱（arecoline）及少量槟榔次碱（arecaidine）、去甲基槟榔碱（guvacoline）、异去甲基槟榔次碱

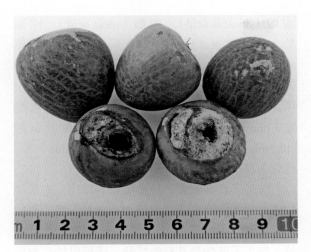

图17-2-1 槟榔（药材）

2. 炒槟榔 取槟榔，文火炒至微黄色。

成品形如槟榔，表面微黄色，可见大理石样花纹。微有香气。（图17-2-3）

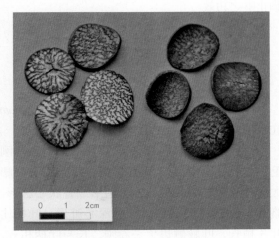

图17-2-3 炒槟榔（左）与焦槟榔（右）

（isoguvacine）、槟榔副碱（arecolidine）等。此外，尚含脂肪酸、槟榔红（areca red）及皂苷等。

槟榔具有驱虫、抗病原微生物、抗肿瘤等作用，对胆碱受体有影响。其水煎剂对许兰黄癣菌和堇色毛癣菌等皮肤真菌有不同程度的抑制作用。槟榔碱是其有效驱虫成分，对猪肉绦虫有较强的麻痹作用；还可兴奋M-胆碱受体引起腺体分泌增加，产生机体系列反应。

【饮片炮制及鉴别】

1. 槟榔 取药材，除去杂质，浸泡，润透，切片，阴干。樟树药帮切制槟榔薄片称花槟榔，片型美观。

成品呈类圆形的薄片。切面可见棕色种皮与白色胚乳相间的大理石样花纹。气微，味涩、微苦。（图17-2-2）

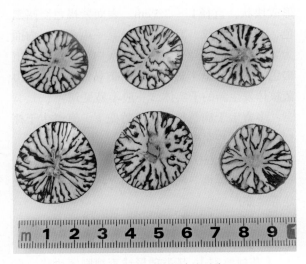

图17-2-2 槟榔（饮片）

3. 焦槟榔 取槟榔，用中火炒至焦黄色。

成品形如槟榔，表面焦黄色，可见大理石样花纹。有香气。（图17-2-3）

槟榔生用主要用于杀虫；其炒制后药性缓和，消食导滞作用增强；炒焦后能促进胃肠运动及胃液分泌，增强消积导滞作用。

【性味与归经】 苦、辛，温。归胃、大肠经。

【功能】 杀虫消积，行气，利水，截疟。

【应用】

1. 晚期血吸虫病肝硬化腹水 如木香槟榔丸（槟榔、木香、白术、陈皮、枳实）（《儒门事亲》）。

2. 痢疾 如芍药汤（槟榔、白芍、黄芩、黄连、当归、木香、甘草）（《素问病机气宜保命集》）。

3. 疟疾 如常山饮（常山、槟榔、知母、草果、贝母、乌梅）（《太平惠民和剂局方》）。

中成药品种有槟榔四消丸（大蜜丸）、九气拈痛丸、利胆排石片、肥儿丸、小儿化食丸、开胸顺气丸、消食退热糖浆、舒肝平胃丸等。

【用法与用量】 3～10 g；驱绦虫、姜片虫30～60 g。

【贮藏保管】 置通风干燥处，防虫蛀。

【论注】

（1）产地人有习惯将槟榔青时采摘，与蒌叶、蛤粉共嚼，并作招待客人的必备食品；其能促进唾液分泌（亢奋副交感神经）。

（2）枣儿槟为槟榔*Areca catechu* L.的未成熟

或近成熟干燥种子。药材呈压扁状，似干瘪的红枣。表面暗红棕色，具皱纹，种脐大而明显。气微，味微涩、微甘。具消痰止咳、消食醒酒、宽胸止呕之功效。

南瓜子

【来源】 为葫芦科植物南瓜*Cucurbita moschata*（Duch. ex Lam.）Duch. ex Poir. 的干燥成熟种子。

【植物形态】 一年生草质藤本。全体被刚毛。茎长达10余米，呈五角棱，中空，节略膨大。叶互生，阔卵形，近于圆形或肾状心脏形，略具3～5角或5浅裂，叶基深心脏形，叶柄比叶片稍长，叶腋侧边生一卷须，长与叶柄相等，上部5歧。花黄色，单性，腋生，花冠漏斗形；子房下位，1室。果梗粗壮，有棱和槽，瓜蒂扩大成喇叭状；瓠果大小、形状、色泽等，因品种不同而异。花期夏季，果期夏秋季。

【产地】 主产于浙江、江苏、河北、山东、山西、四川等地。

【采收加工】 夏秋果实成熟时摘取，取出种子，洗净，晒干。

【药材鉴别】 呈扁长卵形或椭圆形，长1.2～2 cm，宽0.6～1.2 cm。表面黄白色，顶端较尖，有点状种脐，基部较圆。边缘稍有棱，并有黄色环边。种皮较厚；内种皮膜质，灰绿色，子叶2，黄白色，富油性。气微，味微甘。（图17-3-1）

【化学成分及药理作用】 含脂肪酸，如亚

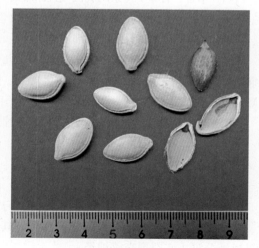

图17-3-1　南瓜子（药材）

油酸（linoleic acid）、油酸（oleic acid）、棕榈酸（palmitic acid）、硬脂酸（stearic acid）、亚麻酸（linolenic acid）、肉豆蔻酸（myristic acid）等。还含类脂成分，如三酰甘油（triglyceride）、单酰胆碱（pholphatidyl choline）、磷脂酰乙醇胺（phosphatidyl ethanolamine）、磷脂酰丝氨酸（phosphatidylsetine）、脑苷脂（cerebroside）等。还含南瓜子氨酸（cerebroside）。

南瓜子具有驱虫、抗血吸虫等作用。南瓜子仁体外对牛肉绦虫或猪肉绦虫有麻痹作用，与槟榔碱有协同作用；还能显著降低血吸虫童虫生长。南瓜子氨酸是其有效成分，还可以使兔血压升高，呼吸加深加快。

【饮片炮制及鉴别】 南瓜子　取药材，除去杂质。用时捣碎。

成品性状特征同药材。

【性味与归经】 甘，平。归胃、大肠经。

【功能】 通便驱虫。

【应用】 绦虫、蛔虫、蛲虫、钩虫等病　可单用，也可配槟榔同用。

【用法与用量】 9～15 g。

【贮藏保管】 置阴凉干燥处，防蛀。

雷 丸

【来源】 为白蘑科真菌雷丸*Omphalia lapidescens* Schroet. 的干燥菌核。

【真菌形态】 菌核埋生于地下。呈不规则球形或块状，直径1～3.5 cm。表面紫褐色至暗黑色，具细密纵纹，有时在凹处具一束菌索；内面为紧密交织的菌丝体，白色至灰白色，有时呈橙褐色。薄切片呈半透明状，略带黏性。越冬后由菌核体发生新的子实体，一般不易见到。

多寄生于病竹根部或老竹兜下，有时生于棕榈、桐或某些腐树根下。

【产地】 主产于四川、贵州、云南、湖北、广西、陕西等地。浙江、湖南、广东、安徽、福建等地亦产。

【采收加工】 春、秋、冬三季皆可采挖，以秋季选枝叶枯黄的病竹挖取根部菌核，洗净，晒干。

【药材鉴别】 呈类球形或不规则团块状，直径1～3 cm。表面黑褐色或灰褐色，有略隆起的网状细纹。质坚实，不易破裂，断面不平坦，白色或浅灰黄色，似粉状或颗粒状，常有黄棕色大理石样纹理。气微，味微苦，嚼之有颗粒感，微带黏性，久嚼无渣。（图17-4-1）

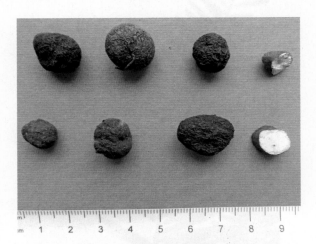

图17-4-1 雷丸（药材）

以个大、断面色白粉状者为佳。断面色褐呈角质样者，不可供药用。

【化学成分及药理作用】 含蛋白分解酶（雷丸素）、多糖及钙、铝、镁等。

雷丸具有驱虫、抗炎、抗肿瘤等作用。其醇提物对蛔虫有明显抑制作用。雷丸多糖是抗炎的有效成分，对小鼠巴豆油耳炎症、大鼠琼脂和酵母性关节肿胀均有明显抑制作用，还能明显增加大鼠血浆皮质酮含量。雷丸素为驱绦虫有效成分，加热失效；此酶在pH为8的溶液中作用最强，酸性溶液中无效。

【饮片炮制及鉴别】 雷丸 取药材，洗净，晒干，粉碎。

成品为淡灰色粉末。白色或浅灰黄色。气微，味微苦，嚼之有颗粒感，微带黏性，久嚼无渣。

【性味与归经】 微苦，寒。归胃、大肠经。

【功能】 杀虫消积。

【应用】 一切虫积 如追虫丸（雷丸、槟榔、牵牛子、木香）（《证治准绳》）。

中成药品种有驱虫消食片、小儿积散、小儿奇应丸等。

【用法与用量】 15～21 g。不宜入煎剂，一般研粉服，一次5～7 g，饭后用温开水调服，一日3次，连服3日。

【注意】 不宜入煎剂。不得蒸煮或高温烘烤。

【贮藏保管】 置阴凉干燥处。

鹤虱

【来源】 为菊科植物天名精 *Carpesium abrotanoides* L.的干燥成熟果实。习称"北鹤虱"。

【植物形态】 多年生草本。茎上部多分枝，密生短柔毛，下部近无毛。叶互生，下部叶宽椭圆形或矩圆形，顶端尖或钝，基部狭成具翅的叶柄，全缘或有锯齿，两面疏生短毛，上部叶渐小，矩圆形，无柄。头状花序腋生，总苞片3层，花黄色，外围的雌花丝状，中央的两性花筒状。瘦果条形，顶端有短喙。花期6—8月，果期8—10月。（图17-5-1）

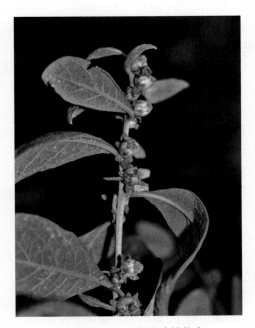

图17-5-1 天名精（植物）

【产地】 主产于河南、山西、陕西、甘肃等地。

【采收加工】 9—10月果实成熟时采收，晒干，除杂质。

【药材鉴别】 呈圆柱状，长3～4 mm，直径不及1 mm。表面黄褐色或暗褐色，具多数细纵棱，先端较细呈短喙状，顶部扩展成灰白色圆环，基部稍尖。果皮薄，种仁类白色，稍有油性。气特异，嚼之味微香，味微苦。（图17-5-2）

以粒大、饱满者为佳。

【化学成分及药理作用】 含倍半萜内

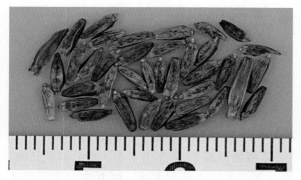

图17-5-2 鹤虱（药材）

酯，如天名精内酯酮（carabrone）、鹤虱内酯（carpesiolin）、大叶土木香内酯（granilin）、依瓦菊素（ivalin）、天名精内酯醇（carabrol）等。此外尚含缬草酸、油酸、正己酸、右旋亚麻酸、豆甾醇、蜡醇、三十烷及三十一烷等。

鹤虱主要具有杀虫作用。体外实验表明，其对蚯蚓、猪蛔虫、水蛭均具有杀虫作用。

【饮片炮制及鉴别】 鹤虱 取药材，除去杂质，筛去灰屑。

成品性状特征同药材。

【性味与归经】 苦、辛，平；有小毒。归脾、胃经。

【功能】 杀虫消积。

【应用】 小儿虫积成团，腹中疼痛，肚腹胀满，大便秘结 如安虫散（鹤虱、川楝子、胡粉、枯矾）（《小儿药证直诀》）。

中成药品种有化积口服液、化虫丸、小儿消积化虫散等。

【用法与用量】 3～9 g。

【贮藏保管】 置阴凉、通风干燥处。

榧 子

【来源】 为红豆杉科植物榧 *Torreya grandis* Fort.的干燥成熟种子。

【植物形态】 常绿乔木。小枝近对生或近轮生。叶螺旋状着生而扭转成假二列状排列；叶片线状披针形，基部圆形，全缘，先端急尖，具刺状短尖，在下面中脉两侧各有一条凹下黄白色的气孔带。花黄绿色，雌雄异株，雄球花单生于叶腋，雌球花成对生于叶腋。种子核果状，椭圆形或倒卵形、卵圆形。花期4月，10月种子成熟。（图17-6-1）

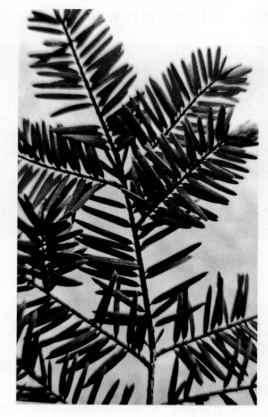

图17-6-1 榧（植物）

【产地】 主产于江西、浙江、福建、安徽、江苏、湖北等地。江西玉山、浙江诸暨产量较大。

【采收加工】 秋季种子成熟时采收，除去肉质假种皮，洗净，晒干。

【药材鉴别】 呈卵圆形，长2～4 cm，直径1.3～2 cm。表面灰黄色或淡黄棕色，有纵皱纹，深浅不一；一端钝圆，有一椭圆形瘢痕、色较深，在其两侧各有一个小突起；另一端稍尖。外壳质硬脆，破开后内有种仁1枚，卵圆形，表面有灰棕色皱缩的薄膜，仁黄白色，有油性。微有香气，味微甜而涩。（图17-6-2）

【化学成分及药理作用】 含脂肪油，有亚油酸、硬脂酸、油酸。并含麦朊（gliadin）、甾醇、草酸、多糖、挥发油及鞣质等成分。

榧子具有驱虫作用，对钩虫有抑制、杀灭作用，能驱除猫的绦虫，对猪蛔虫、蚯蚓无作用。

【饮片炮制及鉴别】 榧子 取药材，除去杂质，弃壳取仁，筛去灰屑。用时捣碎。

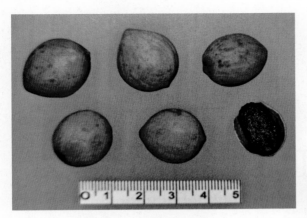

图17-6-2　榧子（药材）

成品呈卵圆形，表面有灰棕色皱缩的薄膜，仁黄白色，有油性。气微，味微甜而涩。

【性味与归经】　甘，平。归肺、胃、大肠经。

【功能】　杀虫消积，润肺止咳，润燥通便。

【应用】　寸白虫（绦虫）　榧子日食7颗，满7日（《食疗本草》）。

中成药品种有健儿疳积散、小儿康颗粒、儿童清热导滞丸等。

【用法与用量】　9～15 g。

【贮藏保管】　连壳保存为宜，破碎易虫蛀，应置阴凉干燥处，防蛀。

【论注】　榧子有二种商品：一种称木榧，又称圆榧，多为野生；种子较短而宽，一端尖，另端钝圆，壳稍厚；即为本文收载者。另一种称香榧，是浙江诸暨特产，系经人工栽培、嫁接的品种；其种子较木榧稍瘦而长，两头均尖，壳较薄，炒熟后质地松脆，味美气香；多供食用不入药，常远销我国港澳等地。木榧、香榧成分相似。（图17-6-3）

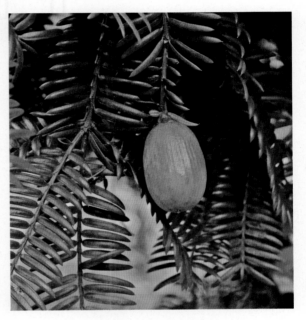

图17-6-3　香榧（植物）

第十八章

止血药

凡以制止人体内外各种出血为主要作用的药物，称为止血药。

止血药适用于各种出血证，如吐血、衄血、尿血、便血、崩漏及创伤出血等。出血只是某些疾病的一个现象，引起出血的原因很多。因此，必须找出出血原因，从而进行辨证施治。如出血属于血热妄行，应与清热凉血药同用；属于阴虚阳亢、血随气逆，应与养阴潜阳降气药同用；属于气虚不能摄血，应与补气药同用。

止血药有制止出血的作用，使用时必须注意有无瘀血未尽。如有瘀血未尽，单纯止血，则有留瘀之弊。止血药一般炒炭用，取其收敛止血作用。

根据止血药的药性和功效不同，本章药物也相应分为凉血止血药、化瘀止血药、收敛止血药和温经止血药四节。

本类药物多以制炭入药（有的药物制后，才具止血作用）。制炭后有收敛固涩之性，能增强药物的止血效果，古人用"红见黑止"来解释其止血的机制。

第一节

凉血止血药

本类药物性属寒凉，味多甘苦，入血分，能清泄血分之热而止血，适用于血热妄行所致各种出血病证。

本类药物虽有凉血之功，但清热作用不强，在治疗血热出血病证时，常需配清热凉血药物同用。若治血热夹瘀之出血，宜配化瘀止血药，或配伍少量的化瘀行气之品。急性出血较甚者，可配伍收敛止血药以加强止血之效。

本类药物均为寒凉之品，原则上不宜用于虚寒性出血。又因其寒凉易于凉遏留瘀，故不宜过量久服。

大 蓟
（附：小蓟）

【来源】 为菊科植物蓟 *Cirsium japonicum*

DC.的干燥地上部分。

【植物形态】 多年生直立有刺草本。有纺锤状宿根。茎高50～100 cm，中空，被灰黄色膜质长毛。叶互生，基生叶有柄，短圆形或披针状椭圆形，羽状深裂，边缘浅裂具针刺，背面被白色长柔毛；茎生叶无柄，基部抱茎，羽状深裂，边缘具刺。头状花序，总苞球形，被蛛丝状毛；总苞片4～6层线形，先端刺状；花紫红色。瘦果长椭圆形，冠毛羽状。花期5—7月，果期8月。（图18-1-1）

【产地】 全国大部分地区均有产，安徽、山东、河北、江苏等地多产。

【采收加工】 夏、秋二季花开时割取地上部分，除去杂质，晒干。

【药材鉴别】 全草长达1 m。茎圆柱形，上部有分枝，直径0.5～1.5 cm，表面棕褐或绿褐色，有纵棱；体轻，质松脆，折断面有灰白

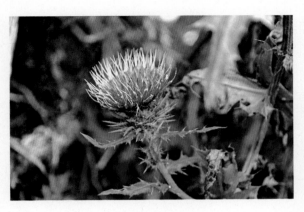

图18-1-1　蓟（植物）

色髓。叶皱缩，多破碎，绿褐色，边缘具针刺，茎、叶均被灰白色蛛丝状毛。头状花序球形，总苞黄褐色，花冠常脱落，露出灰白色羽状冠毛。气微，味淡。（图18-1-2）

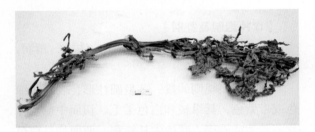

图18-1-2　大蓟（药材）

以色绿、无杂质者为佳。

【化学成分及药理作用】 鲜叶含柳穿鱼苷（即大蓟苷 pectolinarin）。地上部分含有 φ-蒲公英甾醇乙酸酯（φ-taraxasterylacetate）、β-香树脂醇乙酸酯（β-amyrinacetate）、三十二烷醇（dotriacontanol）、豆甾醇（stigmasterol）、β-谷甾醇（β-sitosterol）、柳穿鱼素（pectolinarigenin）等，此外尚含生物碱及挥发油。

大蓟具有止血、降血压、抗菌等作用。其水浸剂、乙醇-水浸出液和乙醇浸出液，应用于犬、猫、兔等均有降血压作用。其煎剂能抑制人型结核杆菌生长；其水提物对单纯疱疹病毒有明显抑制作用。

【饮片炮制及鉴别】

1. **大蓟** 取药材，除去杂质，抢水洗或润软后，切段，干燥。

成品呈不规则的段。茎短圆柱形，表面绿褐色，有数条纵棱，被丝状毛；切面灰白色，髓部

疏松或中空。叶皱缩，多破碎，边缘具不等长的针刺；两面均具灰白色丝状毛。头状花序多破碎。气微，味淡。（图18-1-3）

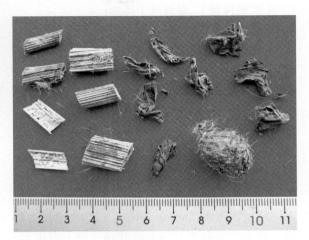

图18-1-3　大蓟（饮片）

2. **大蓟炭** 取大蓟，用武火炒至表面焦黑色。成品呈不规则的段。表面黑褐色。质地疏脆，断面棕黑色。气焦香。（图18-1-4）

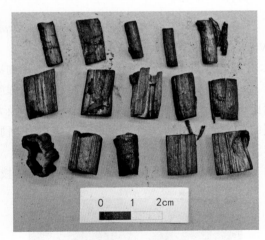

图18-1-4　大蓟炭

大蓟炒炭后凉性减弱，可增强收敛止血作用。用于吐血、呕血、咯血、嗽血等出血较急者。

【性味与归经】 甘、苦、凉。归心、肝经。

【功能】 凉血止血，散瘀解毒消痈。

【应用】

1. **治疮痈肿毒** 单用（《日华子本草》）。

2. **因热病所致吐血、便血、尿血、鼻血等出血症** 如十灰散（大蓟、小蓟、白茅根、侧柏叶、茜根、荷叶、大黄、山栀、牡丹皮、棕榈

皮）（《十药神书》）。

中成药品种有荷叶丸、肾炎灵胶囊等。

【用法与用量】 9～15 g。

【贮藏保管】 置通风干燥处。

【论注】

（1）华北地区多用大蓟地上部分，中南及西南地区多用大蓟根，华东地区则用大蓟全草或根。根呈纺锤形或长椭圆形，数枚丛生而扭曲，表面暗褐色，有纵皱及细横皱纹。质坚脆，易折断，断面粗糙，皮部薄，棕褐色，有小裂隙，木部类白色或灰黄色。气清香，味微苦涩。根含挥发油。

（2）陕西、山西、甘肃、青海、新疆等地以同科植物飞廉 Carduus crispus L.的全草作大蓟用。其主要不同点：茎有叶状翅，翅上有齿刺，叶较大蓟狭。注意鉴别。

（3）十灰散方中各药物皆"烧炭"，应注意"存性"。

附：小蓟

【来源】 为菊科植物刺儿菜 Cirsium setosum (Willd.) MB.的干燥地上部分。

【植物形态】 无纺锤状块根，而有细长匍匐根。叶较小边缘全缘，少有疏齿裂，且裂的程度远比大蓟为浅，每齿具金黄色小针刺，也不及大蓟的刺长；叶两面均有白色绵毛，老时才渐脱落。（图18-1-5）

【药材鉴别】 茎呈圆柱形，有的上部分枝，

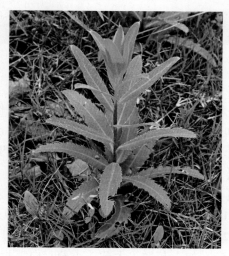

图18-1-5　刺儿菜（植物）

长5～30 cm，直径0.2～0.5 cm；表面灰绿色或带紫色，具纵棱及白色柔毛；质脆，易折断，断面中空。叶互生，无柄或有短柄；叶片皱缩或破碎，完整者展平后呈长椭圆形或长圆状披针形，长3～12 cm，宽0.5～3 cm；全缘或微齿裂至羽状深裂，齿尖具针刺；上表面绿褐色，下表面灰绿色，两面均具白色柔毛。头状花序单个或数个顶生；总苞钟状，苞片5～8层，黄绿色；花紫红色。气微，味微苦。（图18-1-6）

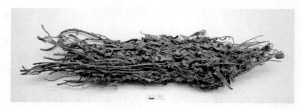

图18-1-6　小蓟（药材）

【饮片炮制及鉴别】

1. 小蓟　取药材，除去杂质，洗净，稍润，切段，干燥。

成品呈不规则的段。茎呈圆柱形，表面灰绿色或带紫色，具纵棱和白色柔毛。切面中空。叶片多皱缩或破碎，叶齿尖具针刺；两面均具白色柔毛。头状花序，总苞钟状；花紫红色。气微，味苦。（图18-1-7）

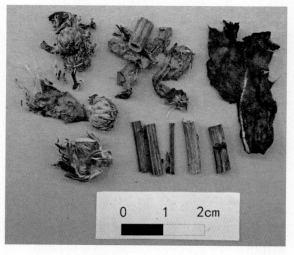

图18-1-7　小蓟（饮片）

2. 小蓟炭　取小蓟，用武火炒至黑褐色。

成品形如小蓟，表面黑褐色，内部焦褐色。（图18-1-8）

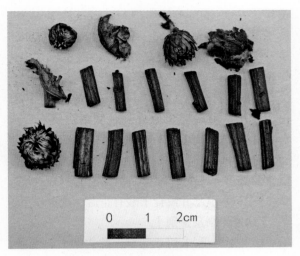

图18-1-8 小蓟炭

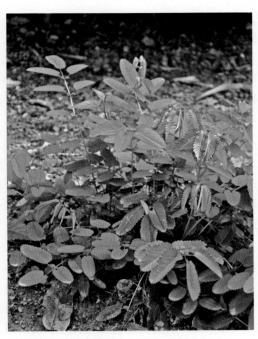

图18-2-1 地榆（植物）

小蓟炒炭凉性减弱，收敛止血作用增强。用于吐血、呕血、咯血、嗽血等出血较急者。

【性味与归经】【功能】【应用】 与大蓟相似。

【论注】 大蓟凉血止血，散瘀，解毒消肿力强，多用于吐血、咯血及崩漏。小蓟兼能利尿通淋以治尿血、血淋为宜，其散瘀、解毒消肿之力略逊于大蓟。两者常相须为用。

地 榆

【来源】 为蔷薇科植物地榆 Sanguisorba officinalis L.或长叶地榆 Sanguisorba offcinalis L. var. longifolia (Bert.) Yü et Li的干燥根。后者习称"绵地榆"。

【植物形态】

1. 地榆 多年生草本，高1～2 m。宿根长大，肥厚。茎直立，表面绿色或带紫绿色，具纵细棱及浅沟。叶互生，奇数羽状复叶；根生叶斜上，通常较茎生叶为大，小叶5～19片，小叶片长椭圆形以至线状长椭圆形，基部近于截形或稍成心脏形，先端钝，边缘有尖圆锯齿，表面暗绿色，根生叶有柄；茎生叶近无柄，基部两侧膨大抱茎，两侧有托叶各1片环抱半圆形，边缘有锯齿。花暗红色，顶生倒卵圆形或圆柱形穗状花序，花茎很长，由花序顶端向下开放；花期6—9月。瘦果，卵状四角形。（图18-2-1）

2. 长叶地榆 基生叶小叶带状长圆形至带状披针形，基部微心形，圆形至宽楔形；茎生叶较多，与基生叶相似，但更长而狭窄。花穗长圆柱形，长2～6 cm，直径通常0.5～1 cm；雄蕊与萼片近等长。花果期8—11月。（图18-2-2）

【产地】 地榆主产于东北地区、内蒙古、山

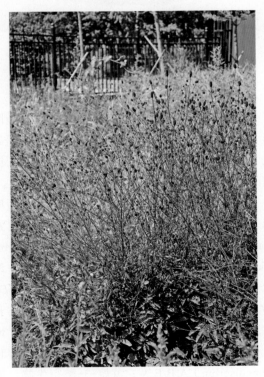

图18-2-2 长叶地榆（植物）

西、陕西、河南、甘肃、山东、贵州等地。长叶地榆主产于安徽、浙江、江苏、江西等地。

【采收加工】 春季将发芽时或秋季植株枯萎后采挖，除去须根，洗净，干燥；或趁鲜切片，干燥。

【药材鉴别】

1. 地榆 呈不规则纺锤形或圆柱形，稍弯曲，长 5 ～ 25 cm，直径 0.5 ～ 2 cm；切片者呈类圆形。表面灰褐色至暗棕色，粗糙，有纵纹。质硬，断面较平坦，粉红色或淡黄色，木部略呈放射状排列。气微，味微苦涩。

以条粗、质坚、无残茎及须根、折断面粉红色者为佳。

2. 绵地榆 根呈长圆柱形，稍弯曲，着生于短粗的根茎上；表面红棕色或棕紫色，有细纵纹。质坚韧，断面黄棕色或红棕色，皮部有多数黄白色或黄棕色绵状纤维。气微，味微苦涩。（图 18-2-3）

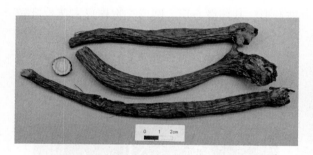

图 18-2-3 地榆（药材）

以皮部有绵状纤维、切面黄棕色者为佳。

3. 地榆片 切片者呈不规则圆形片或椭圆形。外表皮灰褐色至深褐色。切面较平坦，粉红色、淡黄色或黄棕色，木部略呈放射状排列，或皮部有多数黄棕色绵状纤维。气微，味微苦涩。

【化学成分及药理作用】 含鞣质、三萜皂苷、黄烷-3-醇衍生物等。鞣质类，如地榆素（sanguiin）H_1 ～ H_6、地榆酸双内酯（sanguisorbic acid dilactone）、没食子酸-3-O-β-D-（6'-O-没食子酰）-吡喃葡萄糖苷［gallic acid-3-O-β-D-（6'-O-galloyl）-glucopyranoside］等；三萜皂苷类，如胡萝卜苷（β-sitostrol-β-D-glucoside）、地榆糖苷（zigu-glucoside）Ⅰ/Ⅱ 以及地榆皂苷（sanguisorbin）A/B/E 等；黄烷-3-醇衍生物，如右旋儿茶精（catechin）、7-O-没食子酰-右旋-儿茶精［7-O-galloyl-（＋）-catechin］、3-O-没食子酰前矢车菊素 B-3（3-O-galloylprocyanidin B-3）、3,4,3'-三-O-甲基并没食子酸（3,4,3'-tri-O-methylellagic acid）等。

地榆具有止血、抗炎、抗病原微生物、抗氧化等作用，可以增强免疫，对烧烫伤及伤口愈合有良好促进作用。其煎剂能明显缩短出血时间和凝血时间，鞣质是其止血的主要成分。其所含鞣质及其多元酚对纤维蛋白溶酶有强抑制作用；3,4,3'-三-O-甲基并没食子酸有止血、抗炎作用。

【饮片炮制及鉴别】

1. 地榆 取未切片药材，除去杂质，洗净，除去残茎，润透，切厚片，干燥；切片者，除去杂质即可。

成品呈不规则的类圆形片或斜切片。外表皮灰褐色至深褐色。切面较平坦，粉红色、淡黄色或黄棕色，木部略呈放射状排列，或皮部有多数黄棕色绵状纤维。气微，味微苦涩。（图 18-2-4）

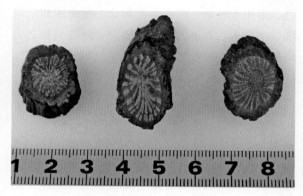

图 18-2-4 地榆（饮片）

2. 地榆炭 取地榆，用武火炒至表面焦黑色、内部棕褐色。

成品形如地榆，表面焦黑色，内部棕褐色。具焦香气，味微苦涩。（图 18-2-5）

地榆以凉血解毒为主，炒炭后能增强止血收敛的作用。

【性味与归经】 苦、酸、涩，微寒。归肝、大肠经。

【功能】 凉血止血，解毒敛疮。

【应用】

1. 咯血、衄血、吐血、尿血、便血、痔血及崩漏等证 如地榆丸（地榆、黄连、木香、乌梅、诃子肉、当归、阿胶）（《证治准绳》）。

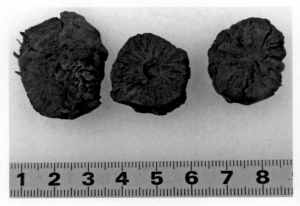

图18-2-5　地榆炭

2. 疮肿，烫伤　本品煎水洗或研末外敷。

中成药品种有京万红软膏、地榆槐角丸、肛泰软膏、痔宁片、槐角丸、消痔软膏、宫宁颗粒、外伤如意膏、止红肠辟丸等。

【**用法与用量**】　9～15 g。外用适量，研末涂敷患处。

【**注意**】　本品性寒酸涩，凡虚寒性便血、下痢、崩漏及出血有瘀者慎用。对于大面积烧伤患者，不宜使用地榆制剂外涂，以防其所含鞣质被大量吸收而引起中毒性肝炎。

【**贮藏保管**】　置通风干燥处，防蛀。

【**论注**】　地榆呈长纺锤形，顶端常有茎残基；表面棕紫色，粗糙有纵纹；质硬脆，断面平坦，黄棕色或淡黄色，无"绵筋"。绵地榆呈圆柱形，条粗；质坚实，断面黄棕色，有毛丝状"绵筋"，习称"绵性地榆"；品质优。

槐 花
（附：槐角）

【**来源**】　为豆科植物槐 *Sophora japonica* L.的干燥花及花蕾。前者习称"槐花"，后者习称"槐米"。

【**植物形态**】　落叶乔本，高达15 m。树干端直，树皮灰色，具不规则纵裂，嫩枝暗绿褐色，近光滑或生有短细毛。叶互生，奇数羽状复叶，叶轴具浅沟；叶柄长，基部膨大；小叶7～17片，小叶卵形、卵状披针形或卵状椭圆形，先端钝，具短尖头，基部圆或宽楔形，表面深绿色，无毛，背面苍白色，贴生短细毛，主脉于下面显

著隆起，侧脉不明显；小叶柄长约2 mm，有白色短柔毛。花蝶形，黄色，顶生圆锥花序；花期7—8月。荚果长念珠状，下垂，熟时黄绿色；果期9—10月。（图18-3-1）

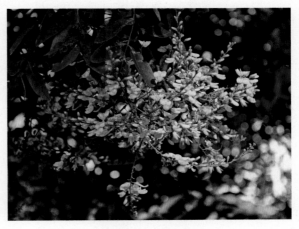

图18-3-1　槐（植物）

【**产地**】　主产于辽宁、河北、河南、山东、安徽、江苏等地。

【**采收加工**】　夏季花开放或花蕾形成时采收，及时干燥，除去枝、梗及杂质。

【**药材鉴别**】

1. 槐花　皱缩而卷曲，花瓣多散落。完整者花萼钟状，黄绿色，先端5浅裂；花瓣5，黄色或黄白色，1片较大、近圆形、先端微凹，其余4片长圆形。雄蕊10，其中9个基部连合，花丝细长。雌蕊圆柱形，弯曲。体轻。气微，味微苦。（图18-3-2）

2. 槐米　呈卵形或椭圆形，长2～6 mm，

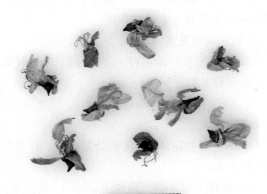

图18-3-2　槐花（药材）

直径约2 mm。花萼下部有数条纵纹。萼的上方为黄白色未开放的花瓣。花梗细小。体轻，手捻即碎。气微，味微苦涩。（图18-3-3）

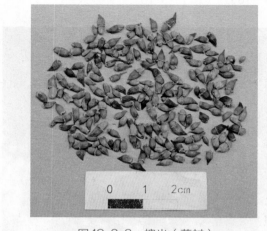

图18-3-3　槐米（药材）

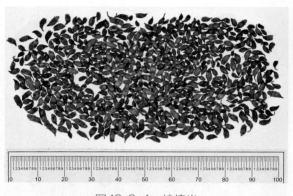

图18-3-4　炒槐米

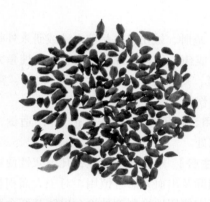

图18-3-5　槐米炭

槐米质优，以个大、紧缩、色黄绿、无梗叶杂质者为佳。

【化学成分及药理作用】　槐花与槐米所含成分基本相同。主含三萜皂苷，如赤豆皂苷（azukisaponin）Ⅰ/Ⅱ/Ⅴ，大豆皂苷（soyasaponin）Ⅰ/Ⅲ，槐花皂苷（kaikasaponin）Ⅰ/Ⅱ/Ⅲ；还含黄酮类，如槲皮素（quercetin）、芦丁（rutin）、异鼠李素（isorhamnetin）；又含白桦脂醇（betulin）、槐花二醇（sophoradiol）；含挥发油，主要有月桂酸（lauric acid）、十二碳烯酸（dodecenoic acid）、肉豆蔻酸（myristic acid）、十四碳烯酸（tetradecenoic acid）和β-谷甾醇。

槐花所含芦丁具有维持血管抵抗力、降低其通透性、减少脆性等作用；此外，对红细胞的自氧化溶血损伤有一定保护作用。

【饮片炮制及鉴别】

1. 槐花（米）　取药材，除去杂质，筛去灰屑。成品性状特征同药材。

2. 炒槐花（米）　取槐花（米），用文火加热炒至表面深黄色。

成品形如槐花（米），表面深黄色，有香气。（图18-3-4）

3. 槐花（米）炭　取槐花（米），用武火炒至表面焦褐色。

成品形如槐花（米），表面黑褐色，质轻，味涩。（图18-3-5）

槐花（米）生品清热凉血，炒后则苦寒之性缓和，能起到杀酶保苷作用，炒炭则增强止血功能。

【性味与归经】　苦，微寒。归肝、大肠经。

【功能】　凉血止血，清肝泻火。

【应用】

1. 肠风脏毒之便血，痔血　如槐花散（炒槐花、侧柏叶、荆芥穗、麸炒枳壳）（《普济本事方》）。

2. 中风失音　如独行散（槐花）（《世医得效方》）。

3. 疮疡　如槐花金银花酒（槐花、金银花）（《医学启蒙》）。

中成药品种有血栓心脉宁片（胶囊）、肾复康胶囊、心宁片、地榆槐角丸、痔炎消颗粒、痔康片等。

【用法与用量】　5～10 g。

【贮藏保管】　置干燥处，防潮，防蛀。

【论注】

（1）槐米和槐花的效用基本相同。

（2）炒槐米的主要作用是杀酶保苷。因为温度不高，时间不长，所以破坏了酶，保存了苷，一般炒后芦丁含量略有增加。若温度增高，时间增长，芦丁的含量则随之降低。

附：槐角

【来源】 为豆科植物槐 Sophora japonica L. 的干燥成熟果实。

【采收加工】 冬季采收，除去杂质，干燥。

【药材鉴别】 呈连珠状，长 1～6 cm，直径 0.6～1 cm。表面黄绿色或黄褐色，皱缩而粗糙，背缝线一侧呈黄色。质柔润，干燥皱缩，易在收缩处折断，断面黄绿色，有黏性。种子 1～6 粒，肾形，长约 8 mm，表面光滑，棕黑色，一侧有灰白色圆形种脐；质坚硬，子叶 2，黄绿色。果肉气微，味苦，种子嚼之有豆腥气。（图 18-3-6）

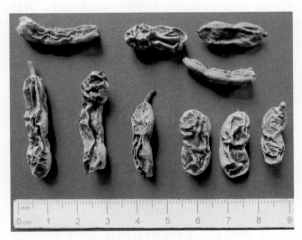

图 18-3-6 槐角（药材）

以个大、饱满、黄绿色、质柔润、无杂质者为佳。

【化学成分及药理作用】 含黄酮、生物碱等。黄酮类，如染料木素（genistein）、染料木素-7-β-D-纤维素二糖苷（genistein-7-β-D-cellobioside）、染料木素-7-二葡萄糖基鼠李糖苷（genistein-7-diglucorhamnoside）等；生物碱类，如金雀花碱（cytisine）、N-甲基金雀花碱（N-methylcytisine）、槐根碱（sophocarpine）、苦参碱（matrine）等。还含三萜类、氨基酸等化合物。

槐角具有升高血糖、降低胆固醇等作用。其水提液有提高血糖作用，还可以提高小鼠的运动耐力，增加小鼠体重，使小鼠耐氧能力提高。

【饮片炮制及鉴别】

1. 槐角 取药材，除去杂质。

成品性状特征同药材。

2. 炙槐角（蜜槐角） 取槐角，用蜜拌匀，闷透，用文火炒至外皮光亮、不粘手。每槐角 100 kg，用炼蜜 5 kg。

成品形如槐角，表面稍隆起呈黄棕色至黑褐色，有光泽，略有黏性。具蜜香气，味微甜、苦。（图 18-3-7）

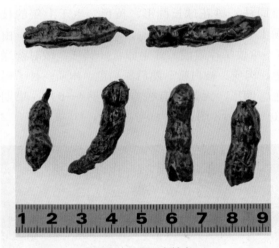

图 18-3-7 蜜槐角

槐角蜜炙可使其苦寒之性减弱，并有润肠作用。用于便血、痔血，尤其适于脾胃不健或兼有便秘的患者。

【性味与归经】 苦，寒。归肝、大肠经。

【功能】 清热泻火，凉血止血。

【应用】

1. 肠风下血 如槐角丸（炒槐角、地榆、酒当归、防风、黄芩、麸炒枳壳）（《太平惠民和剂局方》）。

2. 目热昏暗 如明目槐子丸（槐角子、黄连）（《太平圣惠方》）。

中成药品种有槐角丸、地榆槐角丸、脏连丸等。

【用法与用量】 6～9 g。槐角堕胎，孕妇慎用，本品有破坏红细胞的副作用，因此贫血患者忌用。

【贮藏保管】 置通风干燥处，防蛀。

【论注】 槐花的止血作用比槐角强，但凉血作用不及槐角。

侧柏叶

【来源】 为柏科植物侧柏*Platycladus orientalis* (L.) Franco 的干燥枝梢和叶。

【植物形态】 常绿小乔木。树皮薄，淡红褐色，常易条状剥落。树枝向上伸展，小枝扁平，排成一平面，直展。叶鳞形，质厚，紧贴在小枝上交互对生，正面的一对通常扁平。花单性，雌雄同株；雄花球长圆形，黄色，生于上年的枝顶上；雌花球长椭圆形，单生于短枝顶端，由6～8枚鳞片组成。球果卵状椭圆形，嫩时蓝绿色、肉质，被白粉；熟后深褐色，木质。种子褐色，卵形，无翅或有棱脊。花期4—5月，果期10—11月。（图18-4-1）

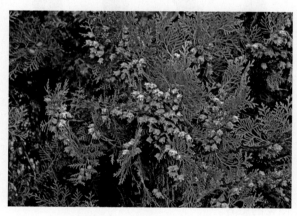

图18-4-1 侧柏（植物）

【产地】 我国特产，除新疆、青海外，几遍全国。多为栽培。

【采收加工】 全年均可采收，多于夏、秋二季采收嫩枝叶，阴干。

【药材鉴别】 多分枝，小枝扁平。叶细小鳞片状，交互对生，贴伏于枝上，深绿色或黄绿色。质脆，易折断。气清香，味苦涩、微辛。（图18-4-2）

以枝嫩、色深绿、无碎末者为佳。

【化学成分及药理作用】 含挥发油、黄酮等。挥发油，主要有α-侧柏酮（α-thujone）、侧

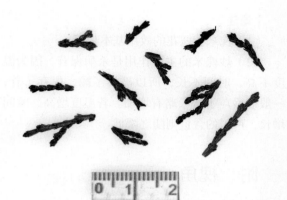

图18-4-2 侧柏叶（药材）

柏烯（thujene）、小茴香酮（fechone）等；黄酮类，如柏木双黄酮（cupressuflavone）、芹菜素（apigenin）、槲皮苷（quercitrin）、山奈酚-7-O-葡萄糖苷（kaempferol-7-O-glucoside）等。另含10-二十九烷醇（10-nonacosanol）、β-谷甾醇（β-sitosterol）、去氧鬼臼毒素（deoxypodophyllotoxin）、异海松酸（isopimaric acid）等。还含脂类成分，如棕榈酸（palmitic acid）、硬脂酸（stearic acid）、月桂酸（lauric acid）、肉豆蔻酸（myristic acid）等。

侧柏叶具有止血、镇咳平喘、祛痰、镇静、抗菌等作用。侧柏叶煎剂可以明显缩短小鼠出血时间，黄酮醇苷和鞣质混合物是止血的有效成分。侧柏叶醇沉部分、醇提取液对鼠离体气管平滑肌有松弛作用，可部分阻断乙酰胆碱，从而起到镇咳平喘祛痰作用；异海松酸是其有效成分。

【饮片炮制及鉴别】

1. 侧柏叶 取药材，除去硬梗等杂质。

成品性状特征同药材。

2. 侧柏炭 取侧柏叶，用武火炒至表面黑褐色、内部焦黄色。

成品形如侧柏叶，表面黑褐色。质脆，易折断，断面焦黄色。气香，味微苦涩。（图18-4-3）侧柏炭偏于收涩止血，用于各种出血证。

【性味与归经】 苦、涩，寒。归肺、肝、脾经。

【功能】 凉血止血，化痰止咳，生发乌发。

【应用】

1. 血热妄行，吐咯不止 如四生丸（侧柏叶、地黄、荷叶、艾叶）（《妇人大全良方》）。

2. 吐血不止 如柏叶汤（柏叶、干姜、艾）（《金匮要略》）。

3. 久血痢，小肠结痛 如柏叶散（柏叶、地

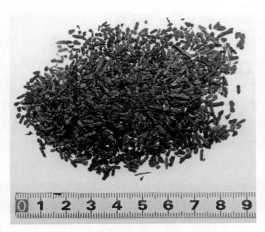

图18-4-3 侧柏炭

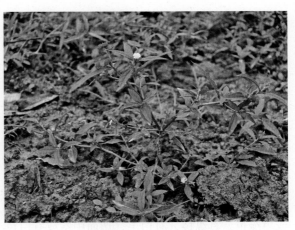

图18-5-1 鳢肠（植物）

榆）(《普济方》)。

中成药主要有痔宁片、止红肠澼丸、小儿消咳片、生发丸等。

【用法与用量】 6～12 g。外用适量。

【贮藏保管】 置干燥处。

【论注】 一般侧柏叶生品多用于血热妄行的吐血、衄血、尿血、血痢、肠风下血、崩漏不止、咳嗽痰多、风湿痹痛、丹毒等；侧柏炭偏于收涩止血，符合"炒炭止血""红见黑则止"的理论。

墨旱莲

【来源】 为菊科植物鳢肠 *Eclipta prostrata* L.的干燥全草。

【植物形态】 一年生草本。高10～60 cm，全株被白色粗毛。茎直立或平卧，多分枝，绿色或带紫红色。叶对生，披针形、椭圆状披针形或条形披针形，全缘或有细锯齿，无叶柄或基部叶有叶柄，表面绿色；茎叶折断后几分钟，断口处即变蓝黑色，故又名"墨旱莲"。花白色，头状花序顶生或腋生；总苞片5～6，草质，被毛；花杂性；舌状花雌性；管状花两性。舌状花瘦果扁四棱形，筒状花瘦果三棱形。花期7—9月，果期8—10月。(图18-5-1)

【产地】 主产于江苏、浙江、江西、湖北、广东等地。全国大部分地区均有产。

【采收加工】 夏、秋两季采收，洗净晒干。

【药材鉴别】 全体被有白色毛茸。茎圆柱

形，长约30 cm，直径0.3～0.5 cm。表面绿色或墨绿色。叶对生，近无柄，多皱缩卷曲或破碎，完整者呈长披针形，全缘或具浅齿，墨绿色。茎顶多生头状花序。瘦果扁椭圆形。微有香气，味淡微咸。(图18-5-2)

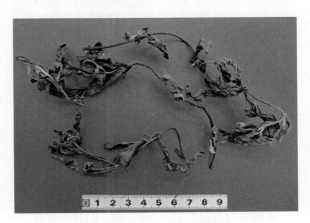

图18-5-2 墨旱莲（药材）

以墨绿色、叶多、无须根者为佳。

【化学成分及药理作用】 含生物碱、黄酮、香豆素、三萜、有机酸等。生物碱类，如烟碱（nicotine）；黄酮类，如木犀草素-7-O-葡萄糖苷（luteolin-7-O-glucoside）；3,4-呋喃并香豆素类，如蟛蜞菊内酯（wedelolactone）、去甲蟛蜞菊内酯（demethylwedelolactone）及去甲蟛蜞菊内酯葡萄糖苷（demethylwedelolactoneglucoside）；三萜类，如谷甾醇、豆甾醇、植物甾醇（phytos-terol）A及其葡萄糖苷、β-香树脂醇（β-amyrin）；有机酸类，如原儿茶酸、4-羟基苯甲酸；有机醇，如14-二十七醇、三十一醇等。还含蛋白质、氨基

酸、皂苷等。

墨旱莲具有止血、保肝、抗诱变作用，对心血管系统和免疫系统有影响。其水提物有显著止血作用；其煎剂能够增加小鼠胸腺重量，增强机体非特异性免疫功能；还有增加冠脉流量作用，并使心电图T波改变得到改善。其总成分对小鼠的镇静及镇痛作用非常显著。

【饮片炮制及鉴别】 墨旱莲 取药材，除去杂质，略洗，切段，干燥。

成品呈不规则的段。茎圆柱形，表面绿褐色或墨绿色，具纵棱，有白毛，切面中空或有白色髓。叶多皱缩或破碎，墨绿色，密生白毛，展平后可见边缘全缘或具浅锯齿。头状花序。气微，味微咸。（图18-5-3）

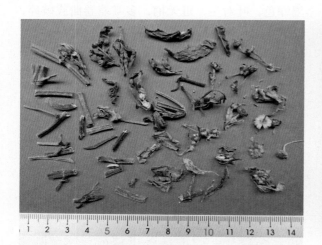

图18-5-3 墨旱莲（饮片）

【性味与归经】 甘、酸，寒。归肾、肝经。

【功能】 滋补肝肾，凉血止血。

【应用】 肝肾阴虚，头晕目眩，失眠多梦，腰膝酸软，及阴虚出血，须发早白 如二至丸（墨旱莲、女贞子）（《证治准绳》）。

中成药品种有二至丸、女珍颗粒、生血宝合剂（颗粒）、补肾益精丸、灵莲花颗粒、和血明目片等。

【用法与用量】 6～12 g。

【贮藏保管】 置通风干燥处。

地柏枝*

【来源】 为卷柏科江南卷柏 *Selaginella*
moellendorffii Hieron. 的全草。

【植物形态】 多年生草本。茎直立，高达40 cm。下部茎不分枝，其上叶疏生，贴伏，钻状卵圆形，具短芒；上部枝着生的叶较密，羽状分枝，全角呈卵状三角形，长5～12 cm；叶小，排列成4行，两行侧叶的叶片两侧不对称，急尖，长约2.5 mm，宽约1.7 mm，叶平滑；上半部的叶半卵圆形，基部圆，边缘白色；下半部的叶半矩圆状披针形，边缘有疏齿，基部心脏形；两行中叶的叶片卵圆状椭圆形，渐尖，有芒，中脉明显，边缘白色。孢子囊穗单生于枝顶，4棱，长3～6 mm；孢子叶圆形至卵状钻形，渐尖，龙骨状，微有毛，上着生孢子囊，内含孢子。（图18-6-1）

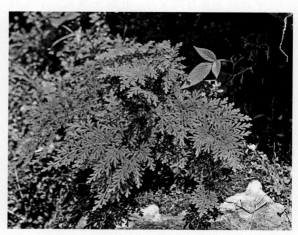

图18-6-1 江南卷柏（植物）

【产地】 主产于四川、湖南、广东、广西、福建、浙江、江西、湖北等地。

【采收加工】 夏、秋二季采收，除去泥沙杂质，洗净，晒干。

【药材鉴别】 根茎灰棕色，屈曲。根自其左右发出，纤细，具根毛。茎近四棱形，禾秆色或基部稍带红色，高10～40 cm，直径1.5～2 mm；下部不分枝，疏生钻状三角形叶，贴伏于上；上部分枝羽状，全角呈卵状三角形。叶多扭曲皱缩，上表面淡绿色，背面灰绿色，二型；枝上两侧的叶为卵状披针形，大小近于茎上叶；贴生小枝中央的叶形较小，卵圆形，先端尖。孢子囊穗少见。茎质柔韧，不易折断；叶质脆，易碎。气微，味淡。（图18-6-2）

以体完整、色绿，无泥杂者为佳。

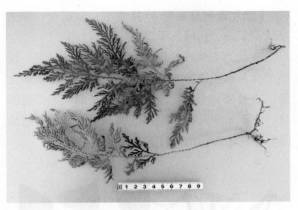

图18-6-2 地柏枝（药材）

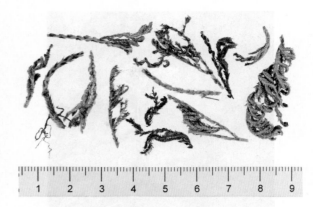

图18-6-3 地柏枝（饮片）

【化学成分及药理作用】 含黄酮、苯丙素等。黄酮类，如穗花杉双黄酮（amentoflavone）、5-羧甲基-4,7-二羟基黄酮（5-carboxymethyl-4,7-dihydroxyflavone）、5-羧甲基-7-羟基色原酮（5-carboxymethyl-7-hydroxychromone）等；苯丙素类，如1-咖啡酰基肌醇（myo-inositol-1-caffeate）、巴柯碱（paucine）等；还含有β-谷甾醇（β-sitosterol）、棕榈酸（palmitic acid）等。

地柏枝50%乙醇提取部位和水煎液止血活性最好；所含双黄酮类化合物具有抗炎、免疫调节作用；所含黄酮类化合物等有降血糖和降血脂作用；所含黄酮类、萜类、生物碱类、苯丙素类成分具有抗肿瘤、抗氧化作用。

【饮片炮制及鉴别】 地柏枝 取药材，除去杂质，洗净，切段，干燥。

成品为卷缩的段状。根纤细，具根毛。茎禾秆色或基部稍带红色，疏生钻状三角形叶，贴伏于上，全角呈卵状三角形。叶多扭曲皱缩，上表面淡绿色，背面灰绿色，二型；枝上两侧的叶为卵状披针形，大小近于茎上叶；贴生小枝中央的叶形较小，卵圆形，先端尖。孢子囊穗少见。茎质柔韧，不易折断；叶质脆，易碎。气微，味淡。（图18-6-3）

【性味与归经】 甘、辛，平。归肝、胆、肾经。

【功能】 止血，清热，利湿。

【应用】

1. **吐血** 地柏枝与侧柏叶、棕树根、茜草根、苦蒿头、白茅根同用，煎服（《四川中药志》）。

2. **汤火烫伤** 地柏枝研细，调麻油搽（《四川中药志》）。

3. **刀斧伤出血** 地柏枝研末敷（《四川中药志》）。

4. **黄疸** 地柏枝、马兰、鸡眼草，煎服（《浙江天目山药用植物志》）。

5. **小儿惊风** 地柏枝15 g，煎服（《江西草药》）。

6. **鼻疮** 地柏枝15 g，辛夷花6 g，鹅不食草3 g，煨水服，并取渣绞汁滴鼻（《贵州草药》）。

【用法与用量】 15～30 g，大剂量可用至60 g。外用：研末敷；或鲜品捣敷。

【贮藏保管】 置干燥处，防霉，防虫蛀。

橡皮草[*]

【来源】 为爵床科植物白接骨 *Asystasiella neesiana* S. Moore 的全草。

【植物形态】 多年生草本，高可达70 cm。基部略匍匐状，地下茎方形，多节，节部稍膨大，略呈竹节形，白色，质脆，富有白色黏液；地上茎方形，分枝，秃净。叶对生，长卵形至椭圆状长圆形，基部楔形至近圆形，常下延至叶柄，先端渐尖至尾状渐尖；边缘具极不明显的锯齿，表面深绿色，背面淡绿色，两面秃净。花淡紫红色，顶生穗状花序，花偏于一侧；花期6—8月。蒴果长椭圆形，2瓣裂，果期9—11月。（图18-7-1）

【产地】 产于江苏、浙江、江西、河南、湖北、湖南、广西、广东、四川、云南等地。

【采收加工】 7—10月间采收，晒干或鲜用。

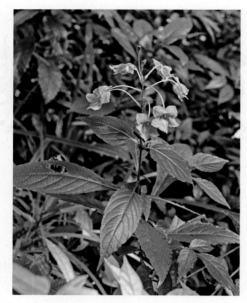

图18-7-1　白接骨（植物）

【药材鉴别】 全草长短不一。根茎呈不规则的竹节状，具分枝；表面黄褐色，皱缩，具纵槽，可见须根痕；质坚实而脆，易折断，断面黄棕色，不平坦，中空。茎略成四方形，有分枝，全体光滑无毛。叶对生，皱缩，完整叶片卵形至椭圆状矩圆形或披针形，长5～15 cm，直径2.5～4 cm，基部楔形至近圆形，常下延至叶柄，先端渐尖至尾状渐尖；边缘具极不明显的锯齿。气微，味淡。（图18-7-2）

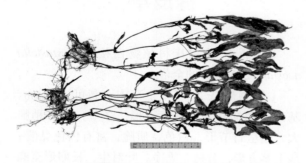

图18-7-2　橡皮草（药材）

【药理作用】 白接骨的根对家兔大动脉出血有较好的止血效果。

【饮片炮制及鉴别】 橡皮草　取药材，除去杂质，润透，切段，干燥。

成品为不规则的段，根茎、茎、叶混合。根茎表面黄褐色，皱缩，可见须根痕。茎略成四方形，有分枝，全体光滑无毛。叶基部楔形至近圆形，常下延至叶柄，先端渐尖至尾状渐尖；边缘具极不明显的锯齿。（图18-7-3）

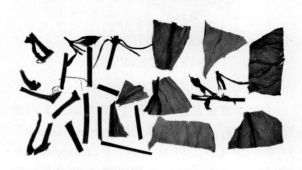

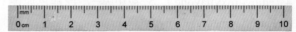

图18-7-3　橡皮草（饮片）

【性味与归经】 苦、淡，凉。归肺经。

【功能】 化瘀止血，续筋接骨，利水消肿，清热解毒。

【应用】

1. 骨折 鲜用白接骨全草，捣烂患处复位后外敷（《浙江药用植物志》）。

2. 风湿病，肢面浮肿 白接骨、金银花、木通同用（《湖南药物志》）。

3. 创伤出血 白接骨全草或根晒干，研末，加少许冰片，撒敷伤口（《中草药学》）。

4. 上消化道出血 白接骨根茎或全草研末冲服（《中草药学》）。

5. 咽喉肿痛 白接骨根茎、野玄参各50 g，用木器捣烂，绞汁漱咽喉服（《浙江民间常用草药》）。

【用法与用量】 9～15 g，鲜品30～60 g。

【注意】 孕妇及月经期慎服。

【贮藏保管】 置干燥处。

第二节

化瘀止血药

本类药物既能止血，又能化瘀，具有止血而不留瘀的特点，适用于瘀血内阻，血不循经之出血病证。部分药物尚能消肿、止痛，还可用治跌打损伤、经闭、瘀滞心腹疼痛等病证。本类药物虽适用于出血兼有瘀滞之证，然随证配伍也可用于其他各种出血之证。

本类药物具行散之性，对于出血而无瘀者及孕妇宜慎用。

三　七

【来源】　为五加科植物三七 *Panax notoginseng* (Burk.) F. H. Chen 的干燥根和根茎。

【植物形态】　多年生草本。茎直立，无毛。掌状复叶，3～4片轮生于茎端，小叶通常5～7，长椭圆形至倒卵状长椭圆形，长5～15 cm，宽2～5 cm，边缘有细锯齿，上面沿脉疏生刚毛。伞形花序单个顶生；花小，淡黄绿色；花瓣5；雄蕊5，子房下位，花柱分离为2。核果浆果状，近肾形，熟时红色。花期6—8月，果期8—10月。（图18-8-1）

【产地】　主产于云南文山，广西田阳、靖西、百色等地。多系栽培。道地药材称"滇

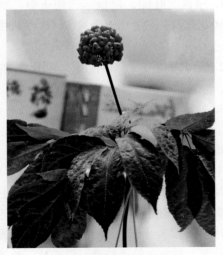

图18-8-1　三七（植物）

三七""田三七"。

【采收加工】　秋季花开前采挖，洗净，除去支根、须根及茎基，干燥后，置麻袋中加适量蜡块冲撞，使表面光滑。根茎习称"剪口"，支根习称"筋条"。

【药材鉴别】

1. 主根　呈类圆锥形或圆柱形，长1～6 cm，直径1～4 cm。表面灰褐色或灰黄色，有断续的纵皱纹和支根痕。顶端有茎痕，周围有瘤状突起。体重，质坚实，断面灰绿色、黄绿色或灰白色，木部微呈放射状排列。气微，味苦回甜。（图18-8-2）

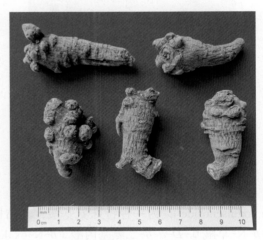

图18-8-2　三七（药材）

2. 筋条　呈圆柱形或圆锥形，长2～6 cm，上端直径约0.8 cm，下端直径约0.3 cm。（图18-8-3）

3. 剪口　呈不规则的皱缩块状或条状，表面有数个明显的茎痕及环纹，断面中心灰绿色或白色，边缘深绿色或灰色。（图18-8-4）

以个大、外皮青绿色、肉厚、色白、气清香者为佳。

【化学成分及药理作用】　含皂苷、氨基酸、黄酮、多糖、挥发油等。主含皂苷类成分，如人参皂苷 Rb$_1$/Rd/Re/Rg$_1$/Rg$_2$/Rh$_1$，及三七皂苷（arasaponin）A/B/C/D等；氨基酸，如田七氨酸

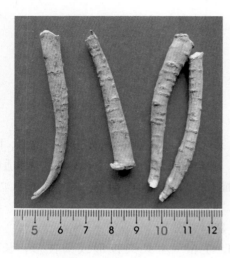

图18-8-3 筋条（药材）

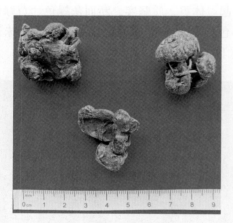

图18-8-4 剪口（药材）

（notoginsenoside），为一种特殊氨基酸，其结构为β–N–草酰基–*D*–α–β–二氨基丙酸（β–N–oxalo–*D*–α–β–diaminopropionicacid）；黄酮类，如槲皮素（quercetin）及其苷；多糖类，如三七多糖A等；挥发油，主要有α/γ–依兰油烯（muurolene）、香附子烯（cyperene）等烯类；酯类，如棕榈酸甲酯；酸类，如含辛酸（octanoic acid）、乙酸（acetic acid）；含3–壬烯–2–酮等酮类和多种烷类成分。

三七有抗凝血、影响心脑血管系统、保护脊髓损伤等作用。田七氨酸有止血作用。三七总皂苷能抑制血小板聚集，促进多功能造血干细胞的增殖，降低血压，抗心律失常，抗动脉粥样硬化，耐缺氧及抗休克，扩张脑血管，增加脑血管血流量，抗炎，具有促进生长等作用。三七皂苷Rb组有镇痛作用。三七总皂苷和三七多糖能提

高免疫功能。

【饮片炮制及鉴别】

1. 三七粉　取药材，洗净，干燥，碾成细粉。成品为灰黄色的粉末。气微，味苦回甜。（图18-8-5）

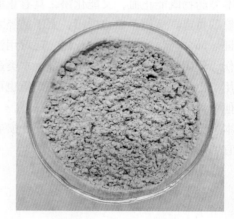

图18-8-5 三七粉

2. 熟三七　取净三七，打碎，分开大小块，用食油炸至表面棕黄色，取出，沥去油，研细粉。或取三七，洗净，蒸透，取出，及时切片，干燥。

传统中医及民间对三七均有"生消熟补"或"生破熟补"之说，认为生三七止血祛瘀、消肿活血、镇痛之效较强；而熟三七补气补血、强身健体之功较强。

【性味与归经】　甘、微苦，温。归肝、胃经。

【功能】　散瘀止血，消肿定痛。

【应用】

1. 咳血、吐衄、瘀血、二便下血　如化血丹（煅花蕊石、三七、血余炭）（《医学衷中参西录》）。

2. 无名痈肿，疼痛不止　单用（《本草纲目》）。

3. 痈疽破烂　如腐尽生肌散（乳香、没药、血竭、儿茶、三七、冰片、黄连、轻粉、煅龙骨、珍珠、蟹黄）（《外科大成》）。

中成药品种有七叶神安片、九味肝泰胶囊、三七片、三七伤药片（胶囊、颗粒）、三七血伤宁胶囊、三七通舒胶囊、止血定痛片、血栓通胶囊（片、颗粒）、红药贴膏、沈阳红药胶囊、骨刺宁胶囊、复方血栓通胶囊、保心片、独圣活血片、脑得生丸（片、胶囊、颗粒）、康尔心胶囊、

颈舒颗粒、跌打丸、舒胸片（胶囊、颗粒）、腰痹通胶囊等。

【用法与用量】 3～9g；研粉吞服，一次1～3g。外用适量。

【注意】 孕妇慎用。本品性温，凡出血而见阴虚口干者，须配滋阴凉血药同用。三七粉用于创伤出血时多吞服或外敷，不宜入煎剂。

【贮藏保管】 置阴凉干燥处，防蛀。

【论注】

（1）春三七为开花前采挖或打掉花蕾未经结籽采挖，根较饱满，体重色好，产量、质量均佳。冬三七为经开花结籽后采挖，根较泡松，质次之。顶头部位可见茎痕，无芦头。全体呈短圆锥形，瘤状突起明显者称为"疙瘩七"；全体呈长圆柱状或长圆锥形，瘤状突起较少者，称为"萝卜七"。

（2）三七表面颜色和断面颜色同种植地块土壤颜色、加工方法和遗传有关。在红土地上种植者表面为黄褐色或红褐色，在黄土地种植出来者表面为灰黄色或灰褐色，在黑土地种植出来者表面多为黑褐色。水洗三七表面呈棕褐色、灰棕色或黄棕色。抛光三七表皮较光滑，表面颜色为黑亮色或棕亮色。注意鉴别。

（3）熟三七止血化瘀作用较弱，以滋补力胜，可用于身体虚弱，气血不足。如治疗面色苍白、头昏眼花、四肢无力、食欲不振的参茸三七补血片。

（4）《本草纲目拾遗》："人参补气第一，三七补血第一，味同而功亦同，故称人参三七，为中药之最珍贵者。"

茜 草

【来源】 为茜草科植物茜草 *Rubia cordifolia* L.的干燥根及根茎。

【植物形态】 多年生蔓性草本，长达90cm。茎细弱，具四棱，棱上有倒生刺，攀缘他物上升。叶4片轮生，有长柄，叶片卵状三角形或狭卵形，基部心形，5～7脉自基部伸出，叶柄和叶背中脉上有倒刺。花淡黄色，腋生或顶生聚伞花序，花萼通常不明显；花期夏季。浆果球形，熟时呈黑色。（图18-9-1）

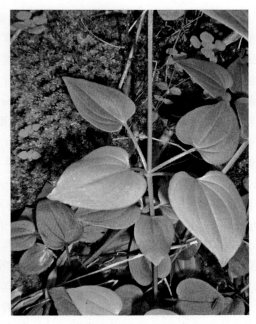

图18-9-1 茜草（植物）

【产地】 主产于陕西、山东、河南、河北等地。

【采收加工】 春秋二季采收，以秋季采者质优。洗净除去须根晒干即得。

【药材鉴别】 根茎呈结节状，丛生粗细不等的根。根呈圆柱形，略弯曲，长10～25cm，直径0.2～1cm；表面红棕色或暗棕色，具细纵皱纹和少数细根痕；皮部脱落处呈黄红色。质脆，易折断，断面平坦，皮部狭、紫红色，木部宽广、浅黄红色，导管孔多数。气微，味微苦，久嚼刺舌。（图18-9-2）

以条粗、表面红棕色、断面红黄色、无茎基及泥土者为佳。

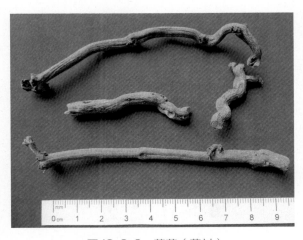

图18-9-2 茜草（药材）

【化学成分及药理作用】 含醌、三萜等。蒽醌类，如羟基茜草素（purpurin）、异茜草素（purpuroxanthin）、茜草素（alizarin）等；萘醌衍生物，如大叶茜草素（rubimaillin）、二氢大叶茜草素（dihydromollugin）、茜草内酯（rubi1actone）；萘氢醌类，如2-甲酯基-3-异戊烯基-1,4-萘氢醌-双-*β*-D-葡萄糖苷（2-carbomeiboxy-3-prenyl-1,4-naphthohydroquinone-di-*β*-D-glucoside）、3-甲酯基-2（3'-羟基）-异戊基-1,4-萘氢醌-1-O-*β*-D-葡萄糖苷［3-carbomethoxy-2-（3'-hydroxy）-isopentyl-1,4-naphthohydroquinone1-O-*β*-D-glucoside］等；三萜类，如黑果茜草萜A/B、茜草阿波醇D、齐墩果酸乙酸酯、齐墩果醛乙酸酯等；含环己肽，如RA（rubiaakane）-Ⅰ/Ⅱ/Ⅲ/Ⅳ等。

茜草具有止血、升高白细胞、抗肿瘤、镇咳祛痰、抗菌等作用。其对凝血活酶生成、凝血酶生成、纤维蛋白形成三阶段均有促进作用。茜草的粗提取物具有升高白细胞作用。环己肽类化合物有抗肿瘤作用。

【饮片炮制及鉴别】

1. 茜草 取药材，除去杂质，洗净，润透，切厚片或段，干燥。

成品呈不规则的厚片或段。根茎为不规则形，根呈圆柱形，外表皮红棕色或暗棕色，具细纵纹；皮部脱落处呈黄红色。切面皮部狭、紫红色，木部宽广、浅黄红色，导管孔多数。气微，味微苦，久嚼刺舌。（图18-9-3）

2. 茜草炭 取茜草，用武火炒至表面焦黑色。

成品形如茜草，表面黑褐色，内部棕褐色。气微，味苦、涩。（图18-9-4）

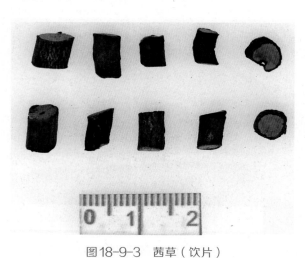

图18-9-3 茜草（饮片）

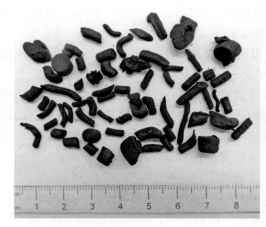

图18-9-4 茜草炭

茜草生品用于凉血止血，活血祛瘀通经，茜草炒炭则长于止血。

【性味与归经】 苦，寒。归肝经。

【功能】 凉血，祛瘀，止血，通经。

【应用】

1. 妇女冲任损伤的血崩症 治月经周期紊乱，突然下身大量出血、色淡质稀，心悸气短，如固冲汤（龙骨、茜草、牡蛎、白芍、海螵蛸、白术、黄芪、萸肉、棕榈炭、五味子）（《医学衷中参西录》）。

2. 热病，下痢脓血不止 如茜根散（茜根、黄芩、栀子、阿胶）（《太平圣惠方》）。

中成药品种有宫宁颗粒、鼻渊丸（片）、参茜固经颗粒、化痔片等。

【用法与用量】 6～10 g。

【贮藏保管】 置干燥处。

蒲 黄

【来源】 为香蒲科植物水烛香蒲 *Typha angustifolia* L.、东方香蒲 *Typha orientalis* Presl或同属植物的干燥花粉。

【植物形态】

1. 水烛香蒲 多年生草本，高1.5～3 m。根茎匍匐，须根多。叶狭线形，宽5～8 mm，稀达10 mm。花小，单性，雌雄同株；穗状花序长圆柱形，褐色；雌雄花序离生，雄花序在上部、长20～30 cm，雌花序在下部、长9～28 cm，具叶状苞片，早落；雄花具雄蕊2～3，基生毛较花药长，先端单一或2～3分叉，花粉粒单生；雌花具小苞片，匙形，较柱头短，茸毛早落，约与小苞片等长，柱头线形或线状长圆形。果穗直径10～15 mm，坚果细小，无槽，不开裂，外果皮不分离。花期6—7月，果期7—8月。（图18-10-1）

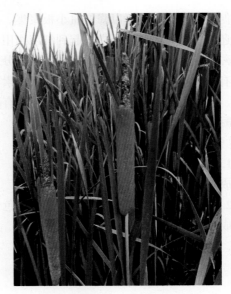

图18-10-2　东方香蒲（植物）

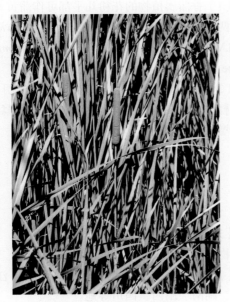

图18-10-1　水烛香蒲（植物）

2. 东方香蒲　叶条形，宽5～10 mm，基部鞘状抱茎。穗状花序圆柱状，雄花序与雌花序彼此连接；雄花序在上，长3～5 cm，雄花有雄蕊2～4；雌花序在下，长6～15 cm，雌花无小苞片，有多数基生的白色长毛，毛与柱头近等长，柱头匙形，不育雌蕊棍棒状。小坚果有一纵沟。（图18-10-2）

【产地】　水烛香蒲主产于江苏、浙江、山东、安徽等地。东方香蒲产于贵州、山东、山西及东北各地。

【采收加工】　夏季采收蒲棒上部的黄色雄花序，晒干后碾轧，筛取花粉。剪取雄花后，晒干，成为带有雄花的花粉，即为"草蒲黄"；再经细筛，所得纯花粉，习称"蒲黄"。

【药材鉴别】

1. 蒲黄　呈鲜黄色粉末，体轻松，易飞扬，手捻有滑腻感，易附于手指上，放水中则漂浮水面。气微，味淡。（图18-10-3）

2. 草蒲黄　为蒲黄花粉与花丝、花药的混合物，花丝黄棕色，不光滑。

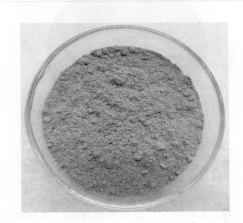

图18-10-3　蒲黄（药材）

以粉细、质轻、色鲜黄、滑腻感强者为佳。草蒲黄品质较次。

【化学成分及药理作用】　含黄酮、挥发油、甾醇等。黄酮类，如香蒲新苷（typhaneoside）、槲皮素（quercetin）、山奈酚（kaempferol）、异鼠李素（isorhamnetin）、柚皮素（naringenin）等；挥发油，主要有2,6,11,14-四甲基十九烷（2,6,11,14-tetramethylnonadecane）、棕榈酸甲酯（methyl palmitate）、棕榈酸（palmitic acid）等；氨基酸，如天冬氨酸、苏氨酸、丝氨酸等；甾醇类，如β-谷甾醇（β-sitosterol）、β-谷甾醇葡萄糖苷（β-sitosterol glucoside）、β-谷甾醇棕榈酸酯（β-sitosterol palmitate）等。还含无机盐以及多糖等。

蒲黄具有降血脂和防止动脉粥样硬化、抗

炎、促凝血作用，还可以降低血小板聚集。其水提液还能直接分解纤维蛋白，起到纤溶作用。β-谷甾醇及其棕榈酸酯是降胆固醇的有效成分，并且还有抑制平滑肌细胞的增殖作用。槲皮素具有抗菌、抗过敏、解痉等作用。蒲黄多糖兼有凝血和抗凝作用。

【饮片炮制及鉴别】

1. 生蒲黄 取药材，揉碎结块，过筛。

成品性状特征同药材。

2. 蒲黄炭 取蒲黄，用中火炒至棕褐色。

成品形如蒲黄，表面棕褐色或黑褐色。具焦香气，味微苦、涩。（图18-10-4）

图18-10-4 蒲黄炭

蒲黄炒炭后，其止血作用增强。生用可行血化瘀，炒炭用于凉血止血。

中成药品种有宫血停颗粒、妇科止血灵、前列舒乐颗粒、产复康颗粒等。

【性味与归经】 甘，平。归肝、心包经。

【功能】 止血，化瘀，通淋。

【应用】

1. 瘀血停滞证 治心腹刺痛，或产后恶露不行，或月经不调，少腹急痛等，如失笑散（五灵脂_{酒研}、蒲黄_{炒香}）（《太平惠民和剂局方》）。

2. 妇人月候过多，血伤漏下不止 如蒲黄散（蒲黄、龙骨、艾叶）（《圣济总录》）。

3. 心经烦热，血热妄行，舌上出血不止 如寸金散（蒲黄、白面、牛黄_研、龙脑）（《证治准绳》）。

4. 被打腹中瘀血 如蒲黄散（蒲黄、当归、桂心）（《千金翼方》）。

中成药品种有和血明目片、脑栓通胶囊、少

腹逐瘀丸、十香止痛丸、宫宁颗粒等。

【用法与用量】 5～10 g，包煎。外用适量，敷患处。

【注意】 孕妇慎用。

【贮藏保管】 置通风干燥处，防潮，防蛀。

【论注】

（1）香蒲属植物的花粉几乎都可作蒲黄入药。除前两种外，常见的还有蒙古香蒲 *Typha davidiana* Hand.Mazz.、小香蒲（细叶香蒲）*Typha minima* Hoppe、宽叶香蒲 *Typha latifolia* L. 等。

（2）炒炭后其黄酮苷、总多糖含量明显降低，鞣质的含量显著升高，且黄酮苷元和鞣质的含量增加有密切关系，增强止血作用。

花蕊石

【来源】 为变质岩类岩石蛇纹大理岩，主要由矿物方解石形成的大理岩与蛇纹石组成。

【产地】 主产于陕西、河南、河北、江苏、浙江、湖南、山西、四川等地。

【采收加工】 挖出后除去泥土及杂石，选取有淡黄色或黄绿色彩晕的小块即得。

【药材鉴别】 呈粒状和致密块状的集合体，呈不规则的块状，具棱角，而不锋利。白色或浅灰白色，其中夹有点状或条状的蛇纹石，呈浅绿色或淡黄色，习称"彩晕"；对光观察有闪星状光泽。体重，质硬，不易破碎。气微，味淡。（图18-11-1）

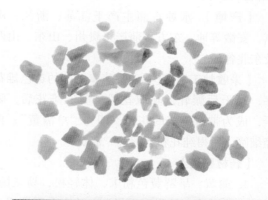

图18-11-1 花蕊石（药材）

以块整齐、坚硬、夹有黄绿色斑纹者为佳。

【化学成分及药理作用】 主含碳酸钙（$CaCO_3$），并混有少量铁盐、铝盐、及锌、铜、钴、镍、铬、镉、铅等元素以及少量的酸不溶物。

花蕊石具有抗惊厥和凝血作用。其混悬液对回苏灵诱发的惊厥有明显抑制作用，且优于龙骨、龙齿。还可以缩短正常小鼠的凝血时间。

【饮片炮制及鉴别】

1. 花蕊石 取药材，洗净，干燥，砸成碎块。成品性状特征同药材。

2. 煅花蕊石 取花蕊石，置适宜的容器内，煅至红透时，取出，放凉，碾碎。

成品形如花蕊石，无亮光，质较酥脆，易碎。（图18-11-2）

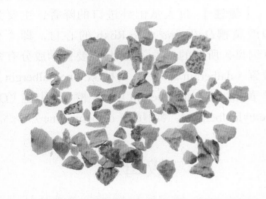

图18-11-2 煅花蕊石

煅花蕊石品味酸涩，性平，既能收敛止血，又能化瘀行血，适用于吐血、咯血、外伤出血等兼有瘀滞的各种出血之证。

【性味与归经】 酸、涩，平。归肝经。

【功能】 化瘀止血。

【应用】

1. 妇女血崩 单味煅存性，研末，鲜童便一盅，送服（《十药神书》）。

2. 诸疮出血不止、久不生肌 如立应散（花蕊石、龙骨、黄丹、没药、黄药子、煅寒水石）（《疡科选粹》）。

中成药品种有止血定痛片、颈复康颗粒、花蕊石止血散、止血宁片等。

【用法与用量】 4.5～9 g，多研末服。外用适量。

【贮藏保管】 置干燥处。

降 香

【来源】 为豆科植物降香檀Dalbergia odorifera T. Chen的树干和根的干燥心材。

【植物形态】 乔木，高10～15 m。除幼嫩部分、花序及子房略被短柔毛外，余均无毛。小枝有苍白色、密集的皮孔。奇数羽状复叶长12～25 cm；叶柄长1.5～3 cm；小叶9～13，稀为7枚，近革质，卵形或椭圆形，先端急尖，钝头，基部圆形或楔形。圆锥花序腋生，苞片近三角形，小苞片宽卵形；花萼钟状，下方1枚萼齿较长，披针形，其余宽卵形；花冠淡黄色或乳白色，花瓣近等长，具柄，旗瓣倒心形，翼瓣长圆形，龙骨瓣半月形，背弯拱；雄蕊9，单体。荚果舌状长圆形，果瓣革质，种子部分明显凸起呈棋子状，网纹不显著，通常有1（稀2）种子；种子肾形。（图18-12-1）

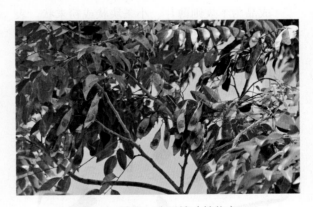

图18-12-1 降香檀（植物）

【产地】 主产于广东、广西、云南等地。

【采收加工】 全年可采收，除去粗皮及边材，阴干。

【药材鉴别】 呈类圆柱形或不规则块状。表面紫红色或红褐色，切面有致密的纹理。质硬，有油性。气微香，味微苦。（图18-12-2）

以色紫红、质坚实、富油性、香气浓者为佳。

【化学成分及药理作用】 根部心材含多种黄酮类成分，如刺芒柄花素（formononetin）、鲍迪木醌（bowdichione）、3'-甲氧基大豆素（3'-methoxydaidzein）、甘草苷元（liquiritigenin）、异

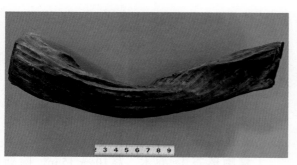

图18-12-2 降香（药材）

甘草苷元（isoliquiritigenin）等。

降香对心血管系统和中枢神经系统有一定作用。其挥发油和芳香水可明显抑制大鼠实验性血栓的形成，对兔血浆纤溶酶活性有显著促进作用。其能使实验动物全血黏度显著降低，可显著促进小鼠肠系膜实验性微循环障碍血流的恢复，以及微动脉收缩后的恢复及局部微循环的恢复，还有镇痛、镇静作用。

【饮片炮制及鉴别】 降香 取药材，除去杂质，劈成小块，或碾成细粉或镑片。

成品为不规则薄片、小条块状或粉末状。表面紫红色或红褐色，刨片平滑，有致密的纹理；小条块状纵剖面常不整齐。质硬。有油性。气香，味微苦。（图18-12-3）

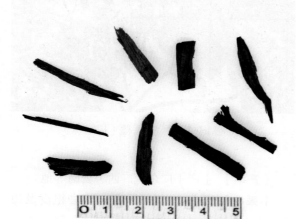

图18-12-3 降香（饮片）

【性味与归经】 辛，温。归肝、脾经。
【功能】 化瘀止血，理气止痛。
【应用】

1. 瘀滞癥瘕，经闭，及跌扑损伤，瘀滞疼痛等证 如化癥回生丹（桃仁、三棱、苏木、干漆、人参、大黄、水蛭、虻虫、乳香、没药、鳖

甲胶、益母膏、熟地黄、白芍、当归尾、公丁香、苦杏仁、麝香、阿魏、川芎、两头尖、姜黄、肉桂、川椒炭、藏红花、五灵脂、降真香、香附、吴茱萸、延胡索、小茴香炭、良姜、艾叶炭、苏子霜、蒲黄炭）（《温病条辨》）。

2. 恶疮、金疮、刀斧伤见血 如紫金散（降真香）（《普济方》）。

中成药品种有十香返生丸、白蚀丸、丹香清脂颗粒、九香止痛丸、芪参益气滴丸、冠心丹参片、精制冠心口服液（片、软胶囊、颗粒）、二十五味珍珠丸等。

【用法与用量】 9～15 g，后下。外用适量，研细末敷患处。

【贮藏保管】 置阴凉干燥处。

【论注】 过去从国外进口的降香，主要为印度黄檀Dalbergia sisso Roxb.的心材，即《本草纲目》所谓的"番降"。其主要化学成分有黄檀素（dalbergin）、去甲黄檀素（nordalbergin）、异黄檀素（isodalbergin）、黄檀素甲醚（O-methyldalbergin）、黄檀酮（dalbergenone）等。

蚊母草

【来源】 为玄参科植物仙桃草Veronica peregrina L.的带虫瘿的全草入药（虫瘿内的小虫为象虫科昆虫仙桃草直喙象Gymnetron miyosh Miyoshi.）。

【植物形态】 一年或二年生草本，高12～18 cm。无毛或具纤毛。茎直立，基部分枝，呈丛生状。叶对生，倒披针形，下部叶具短柄，上部叶无柄，全缘或具细微疏锯齿。花白色或淡红色，单生于苞腋，苞片线状倒披针形；花期春季。蒴果扁圆形，先端微凹，果内常有小虫寄生；种子长圆形，扁平，无毛。（图18-13-1）

【产地】 主产于江苏、浙江、江西、安徽等地。

【采收加工】 春、夏间采集果未开裂的全草（以带虫瘿者为佳），剪去根，拣净杂质，晒干或用文火烘干。

【药材鉴别】 须根丛生，细而卷曲，表面棕灰色至棕色，折断面白色。茎圆柱形，直径约1 mm，表面枯黄色或棕色，老茎微带紫色，有纵纹；质柔软，折断面中空。叶大多脱落，残存

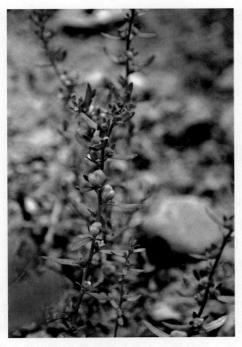

图18-13-1 仙桃草(植物)

的叶片淡棕色或棕黑色,皱缩卷曲。蒴果棕色,有多数细小而扁的种子;种子淡棕色,有虫瘿的果实膨大为肉质桃形。气微,味淡。(图18-13-2)

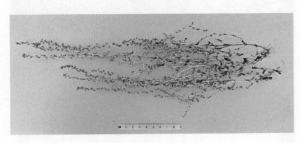

图18-13-2 蚊母草(药材)

以虫瘿多、内有小虫者为佳。

【化学成分及药理作用】 含黄酮、酚酸等。黄酮类,如木犀草素(luteolin)、金圣草素(chrysoeriol)等;酚酸类,如原儿茶酸(protocatechuic acid)、香草酸(vanillic acid)等;还含有甘露醇(mannitol)等成分。

蚊母草所含原儿茶酸具有抗菌作用,能明显降低心肌耗氧量。所含木犀草素有止咳、祛痰、平喘作用以及促凝血作用。所含甘露醇有止咳作用。

【饮片炮制及鉴别】 蚊母草 取药材,除去杂质,抢水洗净或喷淋清水,稍润后切段,干燥,筛去灰屑。

成品为不规则的小段,根、茎、叶、花、果实混合。根须状,茎段直径0.5～2 mm,表面有细纵纹,断面中空。叶片破碎,完整叶片展开后为倒披针形或条状披针形,全缘或有疏浅齿。花小,花萼4深裂。蒴果扁圆形,果皮膜质,果内常有小虫寄生,形成肿胀似桃的黑色虫瘿。气微,味淡。(图18-13-3)

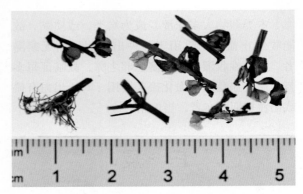

图18-13-3 蚊母草(饮片)

【性味与归经】 甘、微辛,平。归肝、胃、肺经。

【功能】 化瘀止血,清热消肿,理气止痛。

【应用】

1. **跌打坠压伤及受伤后咳嗽吐血,肺痨咳嗽吐血** 连虫仙桃草,烈日晒燥后,用童便浸1日,晒干,再浸再晒,研成极细末。每用3～5 g,热甜酒送服。咳嗽吐血者,温开水送服,一日1次(《江西民间草药》)。

2. **跌扑损伤** 仙桃草200 g,熬酒服,渣包伤处,或用粉末6 g,酒吞服(《贵阳民间药草》)。

3. **肝气胃气小肠疝症** 仙桃草(有虫者)、金橘核、福橘核、荜澄茄各等分,为末,砂糖调丸绿豆大,每晚服3 g许(《本草纲目拾遗》)。

4. **月经不调,痛经** 仙桃草9～15 g,兑甜酒服(《贵阳民间药草》)。

5. **酒风脚气** 仙桃草180 g,白茅根120 g,煎水洗(《岭南采药录》)。

中成药品种有仙桃草膏。

【用法与用量】 10～30 g,或研末,或捣汁服。外用:鲜品适量,捣敷或煎水洗。

【注意】 孕妇忌服。

【贮藏保管】 置通风干燥处，防霉、防虫蛀。

【论注】 本品有活血化瘀之功，善治跌打损伤，故有"接骨"诸称。果实扁卵形，似蟠桃，又获诸"仙桃""蟠桃"之名。其果实内常有小虫寄生，夏至后，虫从穴孔而出，化为"小蚊"，故称蚊母草。

第三节

收敛止血药

本类药物大多味涩，或为炭类，或质黏，故能收敛止血。广泛用于各种出血病证而无瘀滞者。因其性收涩，有留瘀恋邪之弊，故临证每多与化瘀止血或活血化瘀药同用。对于出血有瘀或出血初期邪实者，当慎用之。

白 及

【来源】 为兰科植物白及 *Bletilla striata* (Thunb.) Reichb. f. 的干燥块茎。

【植物形态】 多年生草本，高约70 cm。块茎肥厚肉质，为连接的三角状卵形厚块。叶广披针形，全缘，脉平行，多纵横的皱纹；叶基鞘状，抱茎。花紫色或黄白色，总状花序，生于花茎顶端；花期春末4—5月。蒴果圆柱形，具有6条纵脉；果期7—9月。（图18-14-1）

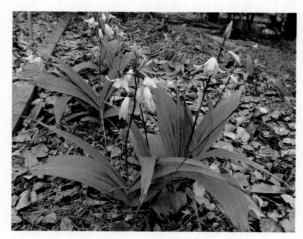

图18-14-1 白及（植物）

【产地】 主产于长江流域至我国南部及西南各地。

【采收加工】 夏、秋二季采挖，除去须根，洗净，置沸水中煮或蒸至无白心，晒至半干，除去外皮，晒干。

【药材鉴别】 呈不规则扁圆形，多有2～3个爪状分枝，少数具4～5个爪状分枝，长1.5～5 cm，厚0.5～1.5 cm。表面灰白色至灰棕色，或黄白色，有数圈同心环节和棕色点状须根痕，上面有突起的茎痕，下面有连接另一块茎的痕迹。质坚硬，不易折断，断面类白色，角质样。气微，味苦，嚼之有黏性。（图18-14-2）

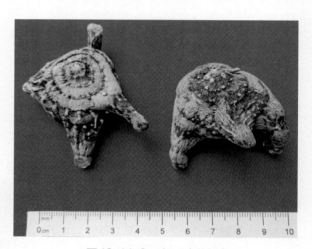

图18-14-2 白及（药材）

以个大肥厚、色白透明、质坚实无须根者为佳。

【化学成分及药理作用】 含联苄类化合物，如3,3′-二羟基-2′,6′-双（对羟苄基）-5-甲氧基联苄［3,3′-dihydroxy-2′,6′-bid（p-hydroxybezyl）-5-methoxy bibenzyl］等；含二氢菲类化合物，如4,7-二羟基-1-对羟苄基-2-甲氧基-9,10-二氢菲（4,7-dihydroxy-1-p-hydroxybenzyl-2-methoxy-9,10-dihydropenanthrene）；含联菲类化合物，如白及联菲（blestriarene）A/B/C等；含苄类化合物，如山药素（batatasin）Ⅲ；含蒽类化合物，

如大黄素甲醚（physcion）。还含酚酸类成分，如对-羟基苯甲酸（p-hydroxybenzoic acid）、原儿茶酸（protocatechuic acid）、桂皮酸（cinnamic acid）；含醛类成分，如对-羟基苯甲醛（p-hydroxybenzaldehyde）等。新鲜块茎另含白及甘露聚糖（bletillamannan）。

白及具有止血、促进伤口愈合、抗胃溃疡等作用。白及液注入蛙下腔静脉后，可见红细胞在末梢血管内凝集，形成人工血栓，修补血管损伤，从而明显缩短出血时间。其甲醇提取物可对抗幽门结扎型、束缚水浸型应激性溃疡。联苄类化合物以及白及联菲A/B/C均有抑菌作用。

【饮片炮制及鉴别】 白及 取药材，洗净，润透，切薄片，干燥。

成品呈不规则的薄片。外表皮灰白色至灰棕色，或黄白色。切面类白色至黄白色，角质样，半透明，维管束小点状，散生。质脆。气微，味苦，嚼之有黏性。（图18-14-3）

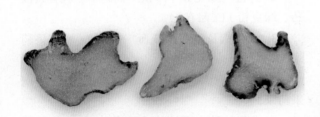

图18-14-3 白及（饮片）

【性味与归经】 苦、甘、涩，微寒。归肺、肝、胃经。

【功能】 收敛止血，消肿生肌。

【应用】

1. 咯血 如白及枇杷丸（白及、枇杷叶、藕节、阿胶、生地黄自然汁）（《证治准绳》）。

2. 肺叶痿败，喘咳夹红 如白胶汤（白及、阿胶）（《医醇賸义》）。

3. 一切疮疖痈疽 如铁箍散（白及、芙蓉叶、大黄、黄柏、五倍子）（《保婴撮要》）。

4. 手足皲裂 单用白及调涂（《新修本草》）。

中成药品种有少林风湿跌打膏、羊胆丸、快胃片、胃疡宁丸、胃康灵片（胶囊、颗粒）、胃康胶囊、溃疡散胶囊等。

【用法与用量】 6～15 g；研末吞服3～6 g。外用适量。

【注意】 不宜与川乌、制川乌、草乌、制草乌、附子同用。

【贮藏保管】 置通风干燥处。

仙鹤草
（附：鹤草芽）

【来源】 为蔷薇科植物龙芽草 *Agrimonia pilosa* Ledeb. 的干燥地上部分。

【植物形态】 多年生草本。全株密披柔毛，茎直立。奇数羽状复叶，互生，小叶有大小2种，相间排列；叶生菱形或菱状倒卵形，稀有长圆状披针形，叶缘锯齿状，托叶2枚，近卵形，与叶柄合生，边缘亦有锯齿，两面疏生柔毛，下表面有多数腺点。总状花序顶生或腋生，花黄色；苞片细小，常3裂；花萼基部合生，裂片5，花瓣5；雄蕊5～8～15；雌蕊花柱2，柱头2裂。瘦果先端呈钩状，倒圆锥形，萼裂片宿存。花期5—7月，果期8—9月。（图18-15-1）

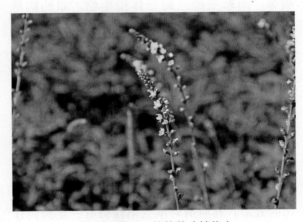

图18-15-1 龙芽草（植物）

【产地】 全国各地均产。

【采收加工】 夏、秋二季茎叶茂盛时采割，除去杂质，干燥。

【药材鉴别】 全草长50～100 cm，全体被白色柔毛。茎下部圆柱形，直径4～6 mm，红棕色，上部方柱形，四面略凹陷，绿褐色，有纵沟和棱线，有节；体轻，质硬，易折断，断面中空。单数羽状复叶互生，暗绿色，皱缩卷曲；质脆，易碎；叶片有大小2种，相间生于叶轴上；顶端小叶较大，完整小叶片展平后呈卵形或长椭圆形，先端尖，基部楔形，边缘有锯齿；托叶2，抱茎，斜卵形。总状花序细长，花萼下部呈筒状，萼筒上部有钩刺，先端5裂，花瓣黄色。果呈倒圆锥形。气微，味微苦。（图18-15-2）

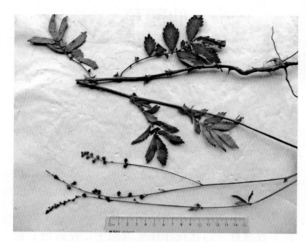

图18-15-2　仙鹤草（药材）

以梗紫红色、枝嫩、叶完整者为佳。

【化学成分及药理作用】　含间苯三酚、黄酮等。间苯三酚三缩合体衍生物，如仙鹤草酚（agrimophol）A/B/C/D/E等；黄酮类，如木犀草素-7-葡萄糖苷（luteolin-7-D-glucoside）、大波斯菊苷（cosmosin）、芹菜素-7-葡萄糖苷（apigenin-7-β-glucoside）、槲皮素、芦丁等；另含鞣花酸、咖啡酸、没食子酸及仙鹤草内酯（agnimonolide）等。

仙鹤草具有止血、杀虫、抗菌、抗炎、抗肿瘤等作用，对循环系统和平滑肌有一定影响。其原粉用于外伤出血、内脏手术时出血或渗血有确切的效果。其煎剂对革兰阳性菌有一定抑制作用。仙鹤草酚对猪肉绦虫、囊尾蚴、莫氏绦虫等均有确切的杀灭作用。

【饮片炮制及鉴别】　仙鹤草　取药材，除去残根等杂质，洗净，稍润，切段，干燥。

成品为不规则的段。茎多数方柱形，有纵沟和棱线，有节，切面中空。叶多破碎，暗绿色，边缘有锯齿；托叶抱茎。有时可见黄色花或带钩刺的果实。气微，味微苦。（图18-15-3）

【性味与归经】　苦、涩，平。归心、肝经。

【功能】　收敛止血，截疟，止痢，解毒，补虚。

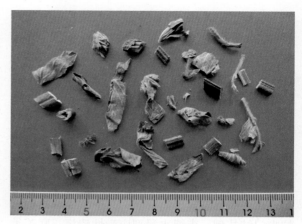

图18-15-3　仙鹤草（饮片）

【应用】

1. 内眼出血初期，仍有出血倾向，属血热妄行者　如宁血汤（仙鹤草、墨旱莲、地黄、栀子炭、白芍、白及、白蔹、侧柏叶、阿胶、白茅根）（《中医眼科学》）。

2. 疔疮　如龙芽一醉饮（仙鹤草、乳香、没药、绿豆粉）（《回春》）。

3. 赤白痢及咯血、吐血　单用（《岭南采药录》）。

4. 脱力劳伤　仙鹤草、猪瘦肉同用（《岭南采药录》）。

中成药品种有平消片（胶囊）、复方仙鹤草肠炎胶囊、维血宁合剂（颗粒）等。

【用法与用量】　6～12 g。外用适量。

【贮藏保管】　置通风干燥处。

附：鹤草芽

为蔷薇科植物龙芽草Agrimonia pilosa Ledeb. 的干燥带短小根茎的芽。11月底，挖出根茎，掰下带短小根茎的芽。洗净、晒干或于50℃以下烘干。药材略呈圆锥形，上部弯曲。芽由数枚披针形淡黄棕色的膜质芽鳞包被。剥去芽鳞，可见黄色或黄绿色幼芽，密被白毛。根茎为短圆柱形，长1～2 cm，表面棕褐色，有紧密的环状节，着生棕色细小鳞片叶及须根。气微，味微甜而后苦涩。

含间苯三酚缩合体类化合物仙鹤草酚（agrimophol）A/B/C/D等成分。仙鹤草酚为驱绦虫的有效成分。味苦、涩，性平。功能驱虫。用于绦虫感染。用量30 g，研细粉服用。儿童按体重0.7 ～ 0.8 g/kg，晨空腹1次顿服（不需服泻药）。本品遇热失效，不宜煎服。

紫珠叶

【来源】 为马鞭草科植物杜虹花*Callicarpa formosana* Rolfe 的干燥叶。

【植物形态】 灌木。小枝、叶柄及花序密被灰黄色星状毛及分枝绒毛。叶卵状椭圆形或椭圆形，长5.5 ～ 15 cm，先端渐尖，基部钝圆，具细锯齿，上面被短硬毛，下面被灰黄色星状毛及黄腺点，中脉、侧脉隆起；叶柄长1 ～ 2.5 cm。花序常4 ～ 5歧分枝，径3 ～ 4 cm，花序梗长1.5 ～ 2.5 cm；花萼杯状，被星状毛及黄腺点，萼齿4，钝三角形；花冠淡紫或紫色，无毛，长约2.5 mm，裂片钝圆；雄蕊较花冠长2倍，花药椭圆形，药室纵裂；子房无毛。果卵球形，紫色，直径约2 mm。花期5—7月，果期8—11月。（图18-16-1）

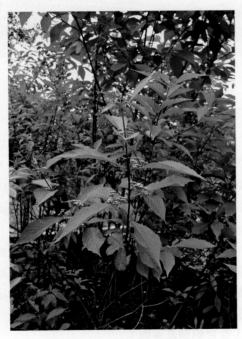

图18-16-1 杜虹花（植物）

【产地】 主产于江苏、浙江、江西、福建、台湾、广东、广西等地。

【采收加工】 夏、秋二季枝叶茂盛时采摘，干燥。

【药材鉴别】 呈皱缩、卷曲状，有的破碎。完整叶片展平后呈卵状椭圆形或椭圆形，长4 ～ 19 cm，宽2.5 ～ 9 cm。先端渐尖或钝圆，基部宽楔形或钝圆，边缘有细锯齿，近基部全缘。上表面灰绿色或棕绿色，被星状毛和短粗毛；下表面淡绿色或淡棕绿色，密被黄褐色星状毛和金黄色腺点，主脉和侧脉突出，小脉伸入齿端。叶柄长0.5 ～ 1.5 cm。气微，味微苦涩。（图18-16-2）

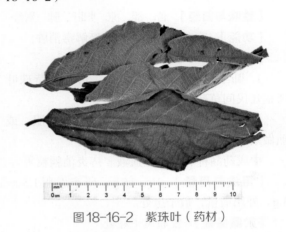

图18-16-2 紫珠叶（药材）

以叶片完整、质嫩者为佳。

【化学成分及药理作用】 含黄酮、三萜等。黄酮类，如3,5,7,4′-四甲氧基黄酮（3,5,7,4′-tetramethoxyflavone）、3,5,7,3′,4′-五甲氧基黄酮（3,5,7,3′,4′-pentamethoxyflavone）、5-羟基-3,4,7,3′-四甲氧基黄酮（5-hydroxy-3,4,7,3′-tetramethoxyflavone）等；三萜类，如熊果酸（ursolic acid）、2α,3α-二羟基乌苏-12-烯-28-酸（2α,3α-dihydroxyurs-12-en-28-oic acid）等。又含植物甾醇类及其葡萄糖苷，缩合鞣质，中性树脂，糖类等。还含毛蕊花糖苷（verbascoside）。

紫珠叶具有止血、抗氧化等作用；对大肠埃希菌、福氏痢疾杆菌、金黄色葡萄球菌、链球菌等有抑制作用。紫珠草注射液可增加血小板，缩短出血时间、血块收缩时间、凝血酶原时间。

【饮片炮制及鉴别】 紫珠 取药材，除去杂质，洗净，稍润，切丝，干燥。

成品为不规则的丝。上表面灰绿色，被星状毛及短粗毛；下表面淡绿色，被棕黄色茸毛。主脉和侧脉隆起，小脉伸入齿端。气微，味微苦。（图18-16-3）

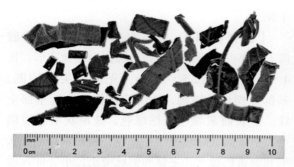

图18-16-3　紫珠叶（饮片）

【性味与归经】　苦、涩，凉。归肝、肺、胃经。

【功能】　凉血收敛止血，散瘀解毒消肿。

【应用】

1. 肺结核咯血、肠胃出血　可单用紫珠叶（《福建民间草药》）。

2. 一切咽喉痛　取鲜紫珠叶50 g，煎服，或煎做茶常服（《闽南民间草药》）。

中成药品种有紫珠止血液、痔炎消颗粒等。

【用法与用量】　3～15 g；研末吞服1.5～3 g。外用适量，敷于患处。

【贮藏保管】　置通风干燥处。

棕 榈

【来源】　为棕榈科植物棕榈 *Trachycarpus fortunei* (Hook. f.) H. Wendl. 的干燥叶柄。

【植物形态】　常绿乔木，高可达5 m。茎圆柱形，直立，不分枝。由纤维状老叶鞘形成轮节，包被茎秆上。叶大型，丛生于茎端，有长柄，掌状，形成圆扇形，叶片边缘深裂成30～60片线状披针形的裂片，具放射状叶脉，叶柄基脚有纤维状叶鞘，俗称"棕布"。花单性异株，黄绿色，腋生多枝的肉穗花序，包于大型佛苞内；花期4—5月。核果球形，坚硬，熟时黄色；果期11—12月。（图18-17-1）

【产地】　主产于江西、江苏、安徽、浙江、福建、广东、广西、湖北、云南等地。

【采收加工】　采棕时割取旧叶柄下延部分和鞘片，除去纤维状的棕毛，晒干。

【药材鉴别】　呈长条板状，一端较窄而厚，另端较宽而稍薄，大小不等。表面红棕色，粗糙，有纵直皱纹；一面有明显的凸出纤维，纤

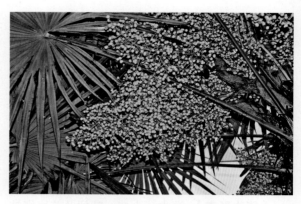

图18-17-1　棕榈（植物）

维的两侧着生多数棕色茸毛。质硬而韧，不易折断，断面纤维性。气微，味淡。（图18-17-2）

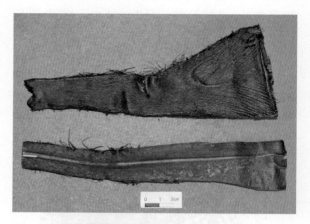

图18-17-2　棕榈（药材）

以色红棕、质厚陈久者为佳。

【化学成分及药理作用】　棕榈叶中含木犀草素-7-O-葡萄糖苷（luteolin-7-O-glucoside）、木犀草素-7-O-芸香糖苷（luteolin-7-O-rutinoside）、甲基原薯蓣皂苷元甲糖苷（methyl proto-diosgenin tetraglycoside）等。

棕榈水煎液可缩短毛细血管法测定的凝血时间和小鼠剪尾法测定的出血时间。棕榈可缩短复钙时间，提高小鼠血液黏度。此外，棕榈跟还能抑制小鼠的生育功能。

【饮片炮制及鉴别】

1. 棕榈　取药材，洗净，润透，切块，干燥。

成品呈梯形、长条形的块片，表面红棕色，粗糙，有纵直皱纹；一面有明显的凸出纤维，纤维的两侧着生多数棕色茸毛。质硬而韧，不易折断，断面纤维性。气微，味淡。（图18-17-3）

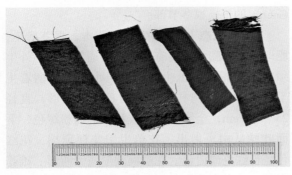

图18-17-3 棕榈（饮片）

2. 棕榈炭

（1）取棕榈，焖煅成炭或用武火炒至表面黑褐色、内部焦褐色时，喷淋清水少许，灭尽火星，取出，及时摊晾，凉透。

成品形如棕榈。表面黑褐色至黑色，有光泽，有纵直条纹；触之有黑色炭粉。内部焦黄色，纤维性。略具焦香气，味苦涩。（图18-17-4）

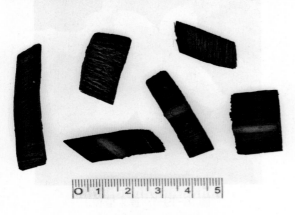

图18-17-4 棕榈炭

（2）陈棕炭：取陈棕药材，除去杂质，洗净，切块，干燥；置煅锅内，密封，闷煅为炭。樟树药帮多使用陈棕炭。陈棕为棕榈纤维状的棕毛做成的，使用多年后闲置的棕绳、蓑衣、床垫等拆解下来的绳股状或片状的棕毛。

成品呈众多纤维集成的束，有的呈绞丝状，长短不一。黑褐色至黑色。体轻质脆。气微，略具焦臭。（图18-17-5）

棕榈制炭后具有收敛止血的功能，用于吐血，衄血，尿血，便血，崩漏。

【性味与归经】 苦、涩，平。归肺、肝、大肠经。

【功能】 收敛止血。

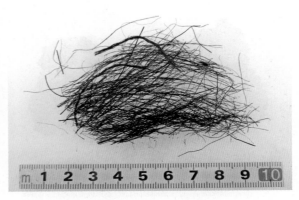

图18-17-5 陈棕炭

【应用】

1. 诸窍出血 如黑散子（隔年莲蓬、败棕榈、血余炭）（《直指方》）。

2. 久鼻衄不止 如棕榈散（棕榈、刺蓟、桦皮、龙骨）（《鸡峰普济方》）。

3. 肠风泻血 如棕艾散（棕榈灰、熟艾、炮附子）（《圣济总录》）。

4. 崩漏 治妇人经血不止，如棕榈皮散（棕榈皮、柏叶）（《圣济总录》）。治妇人血出崩，如如圣散（棕榈、乌梅、干姜，并烧过存性）（《妇人良方》）。

【用法与用量】 3～9 g，一般炮制后用。

【注意】 本品收涩性强，出血兼有瘀滞，湿热下痢初起者慎用。

【贮藏保管】 置干燥处。

血余炭

本品为人发制成的炭化物。

【饮片炮制及鉴别】 取头发，除去杂质，碱水洗去油垢，清水漂净，晒干，焖煅成炭，放凉。

成品呈不规则块状，乌黑光亮，表面有多数细孔，如海绵状。体轻，质脆，互碰则清脆有声。用火烧之有焦发气，味苦。（图18-18-1）

以体轻、色黑、光亮者为佳。

【化学成分及药理作用】 含胱氨酸，是角蛋白的一种。此外含有脂类。另含或多或少的黑色素。

血余炭具有止血、抗菌等作用。其水煎剂可明显缩短实验动物凝血时间、出血时间，减少出

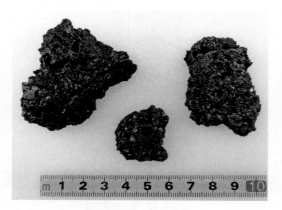

图18-18-1　血余炭

血量；其粗结晶与血浆中cAMP含量降低有关，止血作用与钙、铁离子有关。其煎剂对金黄色葡萄球菌、伤寒杆菌、甲型副伤寒杆菌及福氏痢疾杆菌有较强的抑制作用。

【饮片炮制及鉴别】　取药材，除去杂质。成品性状特征同药材。

【性味与归经】　苦，平。归肝、胃经。

【功能】　收敛止血，化瘀，利尿。

【应用】

1. 经血淋漓，吐血，衄血等各种出血　如七味塔拉满散（棕炭、艾炭、血余炭、茺蔚炭、姜炭、三七、熊胆）（《蒙药方剂》）。

2. 痔漏、肠风、脏毒等下血，及吐血、血崩　如扁柏丸（生侧柏叶用白矾4两，入铜锅内，水5～6碗，煎干为度，晒干，炒焦枯、青州柿饼烧灰、旧陈棕烧存性、血余炭、槐花炒焦）（《外科大成》）。

中成药品种有定喘膏、妇良片、京万红等。

【用法与用量】　5～10 g。

【贮藏保管】　置干燥处。

【论注】　煅制使头发中所含胱胺酸分解，产生的炭质及硫化物吸着力强，故能止血。某些地区认为闷煅法不好，油烟和臭气不得散去，煅好与否亦不易辨识。有的地方采用如下方法：不断拌炒，约0.5小时，炒至不见头发的根数，浓烟渐淡（黑色→红黄色→白色），油质始尽，取出放缸封闷，使其闷熄成炭，成团块状即得。

藕　节

【来源】　为睡莲科植物莲Nelumbo nucifera Gaertn.的干燥根茎节部。

【植物形态】　多年生水生草本。根茎横生，肥厚，节间膨大，内有多数纵行通气孔洞，外生须状不定根。节上生叶，露出水面；叶柄着生于叶背中央，圆柱形，多刺；叶片圆形，直径25～90 cm，全缘或稍呈波状，上面粉绿色，下面叶脉从中央射出。花单生于花梗顶端，花红色、粉红色或白色；花瓣椭圆形或倒卵形；雄蕊多数，花药条形，花丝细长，着生于花托之下；心皮多数，子房椭圆形，花柱极短。花后结"莲蓬"，倒锥形，有小孔20～30个，每孔内含果实1枚；坚果椭圆形或卵形，长1.5～2.5 cm，果皮革质，坚硬，熟时黑褐色；种子卵形，或椭圆形，种皮红色或白色。花期6—8月，果期8—10月。（图18-19-1）

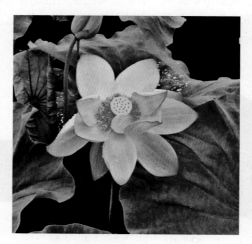

图18-19-1　莲（植物）

【产地】　全国大部地区均有产。

【采收加工】　秋、冬二季采挖根茎（藕），切取节部，洗净，晒干，除去须根。

【药材鉴别】　呈短圆柱形，中部稍膨大，长2～4 cm，直径约2 cm。表面灰黄色至灰棕色，有残存的须根和须根痕，偶见暗红棕色的鳞叶残基。两端有残留的藕，表面皱缩有纵纹。质硬，断面有多数类圆形的孔。气微，味微甘、涩。（图18-19-2）

以表面色灰黄、断面类白色者为佳。

【化学成分及药理作用】　含天酰胺（asparagine）及鞣质。

藕节热水提取物1 g/kg腹腔注射，可以缩短小鼠切尾出血的时间。

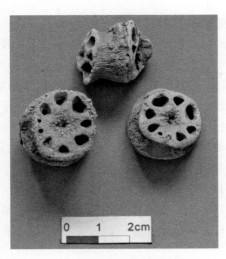

图18-19-2 藕节（药材）

【饮片炮制及鉴别】

1. **藕节** 取药材，除去杂质，洗净，干燥。成品性状特征同药材。

2. **藕节炭** 取藕节，用武火炒至表面焦黑色、内部黄褐色或棕褐色。

成品形如藕节，表面黑褐色或焦黑色，内部黄褐色或棕褐色。断面可见多数类圆形的孔。气微，味微甘、涩。（图18-19-3）

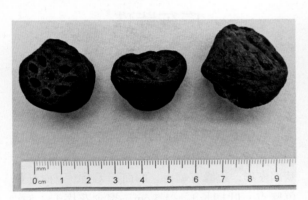

图18-19-3 藕节炭

藕节制炭后，涩性增强，偏于收敛止血，多用于慢性出血。

【性味与归经】 甘、涩，平。归肝、肺、胃经。

【功能】 收敛止血，化瘀。

【应用】

1. **卒暴吐血** 如双荷散（藕节、荷叶顶）（《太平圣惠方》）。

2. **吐衄不止** 藕汁、生地黄汁、大蓟汁（《赤水玄珠》）。

3. **大便下血** 藕节（《百一选方》）。

中成药品种有荷叶丸、八宝治红丸等。

【用法与用量】 9～15 g。

【贮藏保管】 置干燥处，防潮，防蛀。

鸡冠花

【来源】 为苋科植物鸡冠花 *Celosia cristata* L. 的干燥花序。

【植物形态】 一年生草本，高30～80 cm。全体无毛。茎粗壮，直立，近上部扁平，绿色或带红色，有棱纹凸起。叶互生，长椭圆形，至卵状披针形，长6～9 cm，全缘，基部渐狭，形成叶柄，先端尖。花红色，也有白色、黄、橙、红、紫等杂色，顶生密集穗状花序，花序轴扁化，肉质，呈鸡冠形；花被5片；雄蕊5枚，花丝下部联合，上部分离，药作丁字状着生；雌蕊1枚，子房卵圆形，花柱丝状，宿存，子房上位，2心皮。蒴果，盖裂。花期5—8月，果期8—11月。（图18-20-1）

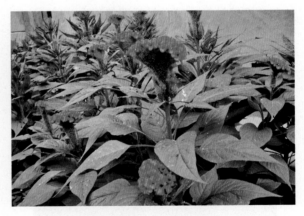

图18-20-1 鸡冠花（植物）

【产地】 全国大部分地区均有产。

【采收加工】 秋季花盛开时采收，晒干。

【药材鉴别】 呈穗状花序，多扁平而肥厚，呈鸡冠状，长8～25 cm，宽5～20 cm；上缘宽，具皱褶，密生线状鳞片；下端渐窄，常残留扁平的茎。表面红色、紫红色或黄白色。中部以下密生多数小花，每花宿存的苞片和花被片均呈膜质。果实盖裂，种子扁圆肾形，黑色，有光泽。体轻，质柔韧。气微，味淡。（图18-20-2）

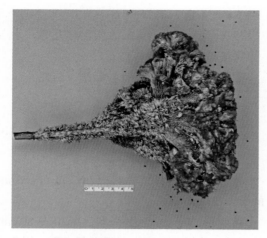

图18-20-2 鸡冠花（药材）

以朵大、色泽鲜艳者为佳。习惯认为白色者质优。

【化学成分及药理作用】 含山奈苷（kaempferitrin）、苋菜红苷（amaranthin）、松醇（pinite）及多量硝酸钾。黄色花序中含微量苋菜红素，红色花序中主要含苋菜红素。种子含脂肪油。

鸡冠花煎剂对人阴道毛滴虫有良好作用，虫体与药液接触5～10分钟后即趋消失。10%注射液对孕鼠、孕豚鼠、家兔等宫腔内给药有中期引产作用。

【饮片炮制及鉴别】

1. 鸡冠花 取药材，除去残茎等杂质，切段。成品为不规则的块段。扁平，有的呈鸡冠状。表面红色、紫红色或黄白色。可见黑色扁圆肾形的种子。气微，味淡。（图18-20-3）

2. 鸡冠花炭 取鸡冠花，用武火炒至焦黑色

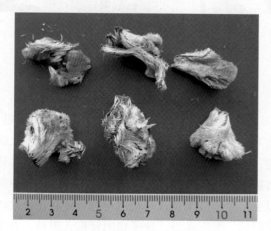

图18-20-3 鸡冠花（饮片）

时，喷淋清水少许，熄灭火星，取出，晾干。

成品形如鸡冠花。表面黑褐色，内部焦褐色。可见黑色种子。具焦香气，味苦。

鸡冠花炒炭后其凉性减弱，收涩作用增强，常用于吐血、便血、崩漏反复不愈，及带下、久痢不止。

【性味与归经】 甘、涩，凉。归肝、大肠经。

【功能】 收敛止血，止带，止痢。

【应用】

1. **小儿痔疮下血不止及肠风下血** 如鸡冠花散（焙鸡冠花、棕榈炭、羌活）（《太平圣惠方》）。

2. **结阴便血不止，疼痛无时，气痔下血，肛边疼痛** 如鸡冠丸（鸡冠花、椿根皮）（《圣济总录》）。

3. **伤寒鼻衄不止** 如鸡冠花散（鸡冠花、麝香）（《太平圣惠方》）。

中成药品种有千金止带丸（水丸、大蜜丸）、愈带丸等。

【用法与用量】 6～12 g。

【贮藏保管】 置通风干燥处。

广东紫珠*

【来源】 为马鞭草科植物广东紫珠 *Callicarpa kwangtungensis* Chun 的干燥茎枝和叶。

【植物形态】 灌木，高约2 m。嫩枝有星状毛，老枝无毛，有明显的皮孔。叶片狭椭圆状披针形，长15～26 cm，宽3～5 cm，顶端渐尖，基部楔形，边缘有锯齿，两面都无毛，下面有黄色腺点；叶柄长1～1.5 cm。聚伞花序4～5次分歧，总花梗长5～8 mm；花萼外面疏生星状毛，结果时毛脱落，萼齿钝三角形；花冠白色或粉红色，长约4 mm，花丝与花冠近等长，花药长椭圆形顶端孔裂；子房无毛，有腺点。果实紫红色。花期6—7月，果期8—10月。（图18-21-1）

【产地】 主产于江苏、浙江、江西、福建、广东、广西等地。

【采收加工】 夏、秋二季采收，切成10～20 cm的段，干燥。

【药材鉴别】 茎呈圆柱形，分枝少，长10～20 cm，直径0.2～1.5 cm；表面灰绿色或

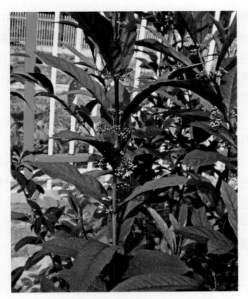

图18-21-1 广东紫珠（植物）

灰褐色，有的具灰白色花斑，有细纵皱纹及多数长椭圆形稍突起的黄白色皮孔；嫩枝可见对生的类三角形叶柄痕，腋芽明显。质硬，切面皮部呈纤维状，中部具较大类白色髓。叶片多已脱落或皱缩、破碎，完整者呈狭椭圆状披针形，顶端渐尖，基部楔形，边缘具锯齿，下表面有黄色腺点；叶柄长0.5～1.2 cm。气微，味微苦涩。（图18-21-2）

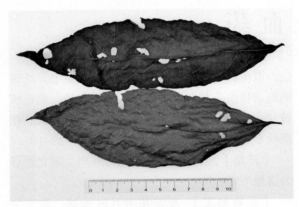

图18-21-2 广东紫珠药材（叶）

【化学成分及药理作用】 含黄酮、苯丙素糖苷、萜类、酚酸等。黄酮类，如芦丁（rutin）、槲皮素（quercetin）、鼠李素（rhamnetin）等；苯丙素糖苷类，如连翘酯苷（forsythoside）B、金石蚕苷（poliumoside）等；三萜类，如齐墩果酸、熊果酸、白桦酸等；酚酸类，如水杨酸、丁

香酸、异香草酸、没食子酸等；二萜类，如紫珠萜酮（callicarpone）。

广东紫珠有止血、镇痛、抑菌、抗炎作用。其止血效果显著，可明显缩短出血和凝血时间；止血原理可能是使血管收缩和使血小板数增加。广东紫珠提取物对金黄色葡萄球菌、伤寒沙门菌在体外有较强的抑制作用，对实验性炎症早期的渗出有明显的抑制作用。

【饮片炮制及鉴别】 广东紫珠 取药材，除去残留枝梢和枯叶等杂质，润透，茎枝切厚片，叶切丝，干燥。

成品茎枝呈圆形厚片，直径0.2～1.5 cm；表面皮部淡棕色，中部具较大类白色髓；边缘灰绿色或灰褐色，微具灰白色花斑，可见细纵皱纹及多数长椭圆形稍凸起的黄白色皮孔；质硬。叶片皱缩、破碎，顶端渐尖，基部楔形，边缘具锯齿，下表面有黄色腺点。气微，味微苦涩。（图18-21-3）

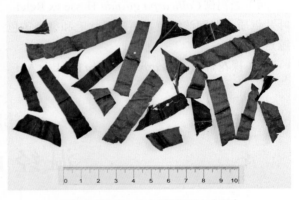

图18-21-3 广东紫珠饮片（叶）

【性味与归经】 苦、涩，凉。归肝、肺、胃经。

【功能】 收敛止血，散瘀，清热解毒。

【应用】 宫颈糜烂出血，阴道炎，宫颈炎等妇科疾病 如抗宫炎片（广东紫珠干浸膏、益母草干浸膏、乌药干浸膏）（《江西省药品标准》）。

中成药品种主要有抗宫炎片（胶囊、颗粒）等。

【用法与用量】 9～15 g。外用适量，研粉敷患处。

【贮藏保管】 置通风干燥处。

【论注】

（1）同属植物有混淆，注意鉴别。

1）杜虹花Callicarpa formosana Rolfe。叶

片卵状椭圆形或椭圆形，长4～19 cm，宽2.5～9 cm，顶端通常渐尖，基部钝或浑圆，边缘有细锯齿，表面被短硬毛，稍粗糙，背面被灰黄色星状毛和细小黄色腺点，侧脉8～12对，主脉、侧脉和网脉在背面隆起；叶柄粗壮，长0.5～1.5 cm。《中国药典》2020年版有收载。见"紫珠叶"项下。

2）白棠子树 Callicarpa dichotoma (Lour.) K. Koch.。叶片呈倒卵形，较小，长3～7 cm，宽1～2.5 cm，基部楔形，边缘上半部有疏锯齿，背面无毛而有红色腺点。

3）华紫珠 Callicarpa cathayana H. T. Chang.。叶片椭圆形或卵形，长4～8 cm，宽1.5～3 cm，顶端渐尖，基部楔形，两面近于无毛，而有显著的红色腺点，侧脉5～7对，在两面均稍隆起，细脉和网脉下陷，边缘密生细锯齿；叶柄长4～8 mm。聚伞花序细弱，宽约1.5 cm，3～4次分歧，略有星状毛。

4）老鸦糊 Callicarpa giraldii Hesse ex Rehd.。叶片纸质，背面淡绿色，疏被星状毛和细小黄色腺点。

5）裸花紫珠 Callicarpa nudiflora Hook. et Arn.。叶片展平后呈卵状披针形或矩圆形，长10～25 cm，宽4～8 cm。上表面黑色，下表面密被黄褐色星状毛。侧脉羽状，小脉近平行与侧脉几成直角。叶全缘或边缘有疏锯齿。叶柄长1～3 cm，被星状毛。《中国药典》2020年版有收载。

6）大叶紫珠 Callicarpa macrophylla Vahl。叶片展平后呈长椭圆形至椭圆状披针形，长10～30 cm，宽5～11 cm。上表面灰绿色或棕绿色，被短柔毛，较粗糙；下表面淡绿色或淡棕绿色，密被灰白色绒毛；主脉和侧脉突起，小脉伸入齿端，两面可见腺点。先端渐尖，基部楔形或钝圆，边缘有锯齿。叶柄长0.8～2 cm。纸质。《中国药典》2020年版有收载。

（2）《中国药典》同时收载该属4种资源。紫珠叶和大叶紫珠用于衄血，咯血，吐血，便血，崩漏，外伤出血，热毒疮疡，水火烫伤。裸花紫珠用于细菌性感染引起炎症肿毒，急性传染性肝炎，内外伤出血。广东紫珠在江西萍乡地区民间沿用已久，《中国药典》2010年版始收载，用于衄血，咯血，吐血，便血，崩漏，外伤出血，肺热咳嗽，咽喉肿痛，热毒疮疡，水火烫伤。功效侧重不同，值得研究。

第四节

温经止血药

本类药物性属温热，能温内脏，益脾阳，固冲脉而统摄血液，具有温经止血之效。适用于脾不统血，冲脉失固之虚寒性出血病证。

应用时，若属脾不统血者，应配益气健脾药；属肾虚冲脉失固者，宜配益肾暖宫补摄之品。然其性温热，热盛火旺之出血证忌用。

艾 叶

【来源】 为菊科植物艾 Artemisia argyi Lévl. et Vant.的干燥叶。

【植物形态】 多年生灌木状草本，高达2 m。茎直立有沟棱，密被白色绵毛。叶互生，3回羽状深裂，基部楔形，有短柄，先端锐尖；表面绿色，散生白色小腺点；背面有灰白色绒毛。花黄褐色，顶生头状花序排成总状圆锥花丛，总苞密被灰白色绒毛，苞片4～5列，花全为管状；花期秋季。瘦果长圆形，无冠毛。（图18-22-1）

【产地】 全国大部分地区均有产。湖北蕲春为道地产区。

【采收加工】 夏季花未开时采摘，除去杂质，晒干。

【药材鉴别】 多数呈皱缩状、破碎，有短柄。完整叶片展平后呈卵状椭圆形，羽状深裂，裂片椭圆状披针形，边缘有不规则的粗锯齿；上表面灰绿色或深黄绿色，有稀疏的柔毛和腺点；下表面密生灰白色绒毛。质柔软。气清香，味苦。（图18-22-2）

以色青、背面灰白色、绒毛多、叶厚、质柔

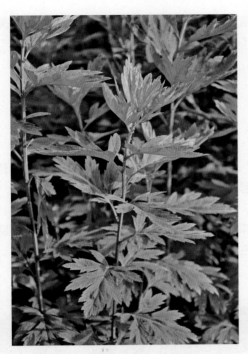

图18-22-1 艾（植物）

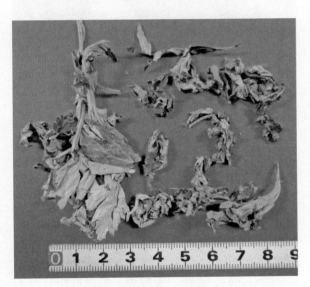

图18-22-2 艾叶（药材）

内酯（yomogin）等；三萜类，如α/β-香树脂醇（amyrin）、黏霉烯酮（gluctinone）、羊齿烯酮（fernenone）、24-亚甲基环木菠萝烷酮（24-methylenecycloartanone）等。

艾叶具有抗菌、利胆、抗诱变、清除自由基等作用，对呼吸系统、血液凝固、免疫系统有一定影响。还可缩短凝血时间，且制炭以闷煅炭止血作用最强。艾灸可以增强人体细胞免疫功能。艾叶烟熏的抗菌作用较水浸及煎剂等方式显著增强。艾叶油具有镇咳、平喘、祛痰功效。

【饮片炮制及鉴别】

1. 艾叶　取药材，除去梗等杂质，筛去灰屑。成品性状特征同药材。

2. 醋艾炭　取艾叶，用武火炒至表面焦黑色，喷醋，炒干。每艾叶100 kg，用醋15 kg。

成品为不规则的碎片，表面黑褐色，有细条状叶柄。具醋香气。（图18-22-3）

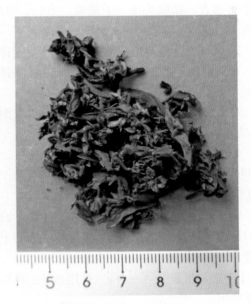

图18-22-3 醋艾炭

软而韧、香气浓郁者为佳。

【化学成分及药理作用】　含挥发油、黄酮、桉叶烷、三萜等。挥发油，主要有1,8-桉叶素（1,8-cineole）、α-侧柏酮（α-thujone）、α-水芹烯（α-phellandrene）、β-丁香烯（β-caryophyllene）等；黄酮类，如5,7-二羟基-6,3',4'-三甲氧基黄酮（eupatilin）、5,7,4'-三羟基-6,3'-二甲基黄酮、5,6-二羟基-7,3',4'-三甲氧基黄酮等；桉叶烷类，如柳杉二醇（cryptomeridiol）、魁蒿

3. 艾绒　取艾叶，用研槽推成绒状，拣去粗脉。成品为絮绒状，灰绿色，柔软，无细筋。（图18-22-4）

艾叶醋制后性温而不燥，逐寒止痛作用增强，多用于虚寒之证。艾叶炭则辛散之性大减，温经止血力强，多用于虚寒性出血证。

【性味与归经】　辛、苦，温；有小毒。归肝、脾、肾经。

【功能】　温经止血，散寒止痛；外用祛湿止痒。

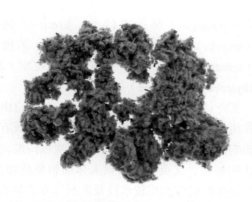

图18-22-4 艾绒

【应用】

1. 妇女冲任虚损所致崩漏下血，月经过多，产后或小产损伤冲任，下血不止，或妊娠下血，腹中疼痛者　如胶艾汤（干地黄、当归、芍药、甘草、阿胶、艾叶、川芎）（《金匮要略》）。

2. 妊娠卒下血不止，胎上逼心，手足逆冷欲死　如艾叶汤（生艾叶汁、阿胶、蜜）（《圣济总录》）。

3. 妇人经行后，余血未尽，腹痛　如艾附丸（熟艾、香附）（《陈素庵妇科补解》）。

4. 血热妄行所致吐血、衄血，血色鲜红，口干咽燥　如四生丸（荷叶、艾叶、侧柏叶、地黄）（《妇人大全良方》）。

中成药品种有药艾条、艾附暖宫丸、妇康宝口服液（妇康宝合剂）、无烟艾条、乳增宁胶囊等。

【用法与用量】　3～9 g。外用适量，供灸治或熏洗用。

【贮藏保管】　置阴凉干燥处。

【论注】

（1）艾绒为针灸之常用灸料，可制成药艾条，功能行气血，逐寒湿。用于风寒湿痹，肌肉酸麻，关节四肢疼痛，脘腹冷痛。用直射灸法，每次适量，红晕为度，每日1～2次。

（2）明代《本草纲目》中记载"凡用艾叶，须用陈久者，治令细软，谓之熟艾。若生艾灸火，则伤人肌脉。"清代《本草便读》中记载："或炒黑，或揉熟，能温暖下元……生者能散，熟者能守。"因艾叶主要含挥发油对胃壁刺激性

较强，并且挥发油中含有一种神经毒物——侧柏酮（thujone），故不宜生用。

炮　姜

本品为干姜的炮制加工品。

【饮片炮制及鉴别】　取干姜，用砂烫至药物鼓起，表面棕褐色时，取出，筛去砂，摊凉。

成品呈不规则膨胀的块状，具指状分枝。表面棕黑色或棕褐色。质轻泡，断面边缘处显棕黑色，中心棕黄色，细颗粒性，维管束散在。气香、特异，味微辛、辣。（图18-23-1）

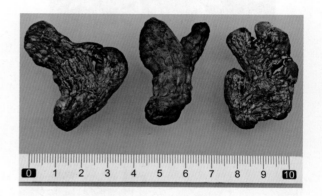

图18-23-1 炮姜

以表面鼓起、棕褐色、内部色棕黄、质疏松者为佳。

炮姜减弱辛燥之性，温里之力缓和持久而不迅猛，而长于温中止痛、止泻、温经止血。

【化学成分及药理作用】　含挥发油，主要有姜烯（zingiberene）、姜辣素（gingerol）、姜酮（zingiberone）、姜酮、姜醇等。炮制后组分与干姜基本相同，但含量有所变化。

炮姜能显著地缩短出血和凝血时间，对应激性及幽门结扎型胃溃疡、醋酸诱发的胃溃疡均有抑制作用。

【性味与归经】　辛，热。归脾、胃、肾经。

【功能】　温经止血，温中止痛。

【应用】

1. 心脾疼痛，胸闷气闭、冷物所伤　如二姜丸（炮姜、高良姜）（《太平惠民和剂局方》）。

2. 头目眩晕，吐逆　如止逆汤（炮姜、炙甘草）（《传信适用方》）。

3. **肠胃虚寒，心腹冷痛，泄泻不止** 如火轮丸（炮姜、炮附子、煨肉豆蔻）（《济生方》）。

4. **赤白痢** 如干姜散（《太平圣惠方》）（炮姜、栀子仁）。

中成药品种有驻车丸、理中丸、补脾益肠丸、固本益肠片、小儿暖脐膏等。

【**用法与用量**】 3～9 g。

【**贮藏保管**】 置阴凉干燥处，防蛀。

【**论注**】 中医认为"生姜走而不守，干姜能走能守，炮姜守而不走"。干姜、炮姜、姜炭功效相差较大。生姜、干姜和炮姜本为一物，加工炮制不同。生姜长于散表寒，又为呕家之圣药；干姜偏于祛里寒，为温中散寒之至药；炮姜善走血分，长于温经而止血。

第十九章

活血化瘀药

凡以疏通血脉、消散瘀血为主要作用的药物，称为活血化瘀药。

本类药物适用于跌扑损伤、腹中癥块、痈疽肿痛、经闭、痛经及各种血瘀引起的疼痛等证。

活血化瘀药，性味多为辛、苦、温，部分动物类药味咸，主入心、肝两经。味辛则能散、能行，味苦则通泄，且均入血分，故能行血活血，使血脉通畅，瘀滞消散。由于气血关系密切，气行则血行，气滞则血凝，血凝则气亦滞，故本类药物常需与理气药同用。

活血化瘀药分为活血止痛药、活血调经药、活血疗伤药、破血消癥四类。

活血化瘀药大多数不适用于月经过多，及血虚无瘀滞的证候；同时，有些药物还具有催产坠胎的作用，故孕妇尤当慎用或禁用。

该类药物多采用酒炙或醋炙。因酒辛甘大热，气味芳，能升能散，宣行药势，具有活血通络的作用。醋味酸苦，性微温，能入肝经血分，具有散瘀止痛的作用。经酒炙后能增强药物活血通络的作用。气滞血瘀多伴有疼痛，经醋炙后能增强其活血止痛的作用；醋又能缓和破血峻猛之性，使其破血而不伤正。同时气与血相互联系，往往气滞则血凝，血凝则气滞，酒入气分能增强其发散作用，入血分能增强其活血止痛作用。活血祛瘀药经醋或酒炙后，能大大增强其活血祛瘀之效。

第一节

活血止痛药

本类药物多具辛味，辛散善行，既入血分，又入气分，活血每兼行气，有良好的止痛效果，主治气血瘀滞所致各种痛证，如头痛、胸胁痛、心腹痛、痛经、产后腹痛、肢体痹痛、跌打损伤之瘀痛等。也可用于其他瘀血病证。

活血止痛药各有不同的特点，临床应用时，应根据疼痛的不同部位、病因和病情，选择相应的药物，并作适当的配伍。如肝郁血瘀者，选兼理气疏肝之品，并配疏肝理气药；跌打损伤，瘀肿疼痛者，则选兼消肿生肌药，并配活血疗伤之品；妇女经产诸痛者，选兼活血调经药，并配养血活血调经之品；外科疮疡痈肿，选兼活血消肿之品，并配清热消痈解毒药。

川芎

【来源】为伞形科植物川芎 *Ligusticum chuanxiong* Hort. 的干燥根茎。

【植物形态】多年生草本，高 30 ～ 60 cm。根茎呈不规则的拳形团块，有明显结节状，节盘凸出。茎常数个丛生，上部分枝，下部的节明显膨大成盘状，易生根。叶为二至三回羽状复叶，小叶 3 ～ 5 对，边缘成不整齐羽状深裂或全裂，叶柄基部成鞘状抱茎。复伞形花序生于分枝顶端，伞幅细，有短柔毛；总苞片和小总苞片条形，不分裂；花白色。双悬果卵形，5 棱。花期 7—8 月，幼果期 9 月。（图 19-1-1）

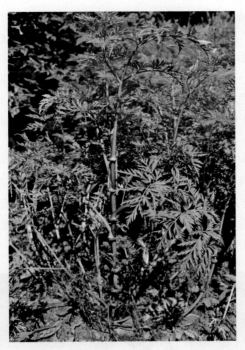

图19-1-1 川芎（植物）

【产地】 四川都江堰、崇州为道地产区。贵州、云南、陕西、湖北亦产，多为栽培。

【采收加工】 夏季当茎上的节盘显著突出，并略带紫色时采挖，除去茎叶及泥土，晾至半干后再炕干，撞去须根。

【药材鉴别】 为不规则结节状拳形团块，直径2～7cm。表面黄褐色、灰褐色或褐色，粗糙皱缩，有多数平行隆起的轮节，顶端有凹陷的类圆形茎痕，下侧及轮节上有多数小瘤状根痕。质坚实，不易折断，断面呈黄白色或灰黄色，可见波状环纹（形成层）及错综纹理，散有黄棕色小油点（油室）。气浓香特异，味苦、辛，稍有麻舌感，微回甜。（图19-1-2）

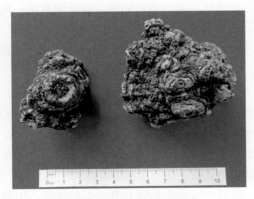

图19-1-2 川芎（药材）

以个大、质坚实、断面色黄白、油性大、香气浓郁者为佳。

【化学成分及药理作用】 含内酯、生物碱、有机酸等。内酯类，主要有藁本内酯（ligustilide）、川芎萘呋内酯（wallichilide）、3-亚丁基苯酞（3-butylideniphthalide）、3-亚丁基-7-羟基苯酞（3-butylidene-7-hydroxyphthalide）、丁基苯酞（butylphthalide）等；含生物碱类，如川芎嗪（te-tramethylpyrazine）、L-异亮氨酰-L-缬氨酸酐（L-isoleucyl-L-valine anhydride）、黑麦草碱（perlolyrine）等；有机酸类，如阿魏酸（ferulic acid）、大黄酚（chrysophanic acid）等。

川芎挥发油具有镇痛镇静、改善血管功能、保护神经细胞、解热等作用。川芎嗪可抗血小板聚集、扩张血管、抗门静脉高血压。阿魏酸可以显著改善血液流动性、抑制血小板聚集、降低血脂、预防血栓形成。

【炮制与饮片鉴别】

1. 川芎 取药材，除去杂质，大小分开，浸润，纵切薄片或切厚片，干燥。樟树药帮多切成薄片。

成品为不规则蝴蝶形薄片或厚片。外表皮黄褐色，粗糙不整齐；切面光滑，黄白色或灰黄色，可见波状环纹或不规则纹理，并散有多数黄棕色小油点。质坚而脆。香气浓而特异，味苦辛，稍有麻舌感，微回甜。（图19-1-3）

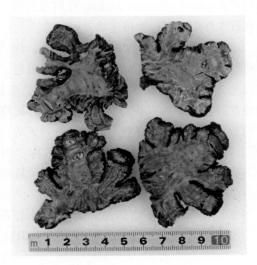

图19-1-3 川芎（饮片）

2. 酒炒川芎（酒川芎） 取川芎，米酒或黄酒喷洒拌匀，稍闷，用麦麸炒至药物表面呈黄

549

棕色、香气溢出。每川芎 100 kg，用米酒或黄酒 10～15 kg、麦麸 20 kg。

成品形如川芎，色泽加深，略有酒香气。

川芎酒炒后，缓和辛温燥烈之性，可引药上行，增强活血行气和止痛的作用。

【性味与归经】 辛，温。归肝、胆、心包经。

【功能】 活血行气，祛风止痛。

【应用】

1. 胸痹心痛　如越鞠丸（香附、川芎、苍术、栀子、神曲）（《丹溪心法》）。

2. 月经不调、痛经闭经　如四物汤（当归_{去芦、酒浸炒}、川芎、白芍、熟干地黄_{酒蒸}）（《仙授理伤续断秘方》）。

3. 头疼　如川芎茶调散（薄荷、川芎、荆芥、细辛、防风、白芷、羌活、炙甘草）（《太平惠民和剂局方》）。

4. 风湿痹痛　如羌活胜湿汤（羌活、独活、藁本、防风、炙甘草、炒蔓荆子、川芎）（《脾胃论》）。

中成药品种有川芎茶调丸（浓缩丸）、天丹通络片（胶囊）、天舒片、血栓心脉宁片（胶囊）、复方川芎片等。

【用法与用量】 3～10 g。

【注意】 孕妇、阴虚火旺及月经过多者慎用。

【贮藏保管】 置阴凉干燥处，防霉，防虫蛀。

【论注】

（1）东北少数地方应用吉林延边地区栽培的东川芎 Cnidium officinale Makino 作川芎入药。本品在日本作川芎用，据报道功效同川芎。

（2）本品栽于平坝（平原）地区者，称"坝川芎"；团块个大，肉质肥厚，外表黄褐色，肉质白色，有菊花心，富含油质，香气浓，质优。山地育种苗者，称"抚芎"（与江西产的抚芎有区别），"抚"为抚育之意。山上育苗剩下的"母子"，即育苗时侧生的块状根茎，习称"山川芎"；个小，不饱满，油质少，香气淡，品质甚差，有的不堪入药。

（3）川芎尤为止痛佳品，而治一身上下诸痛。"能行血中气滞，气中血滞。"（《本草纲目》）

延胡索

【来源】 为罂粟科植物延胡索 Corydalis yanhusuo W. T. Wang 的干燥块茎。

【植物形态】 多年生草本。块茎球形或扁球形，直径 7～15 mm，上部略凹陷，下部生须根，有时纵裂成数瓣，表面灰黄或黄棕色，断面黄色至深黄色。茎直立，常有分枝，近基部具鳞片 1 枚，有时具 2 鳞片；茎生叶互生，通常具有 3～4 枚，鳞片和下部茎生叶常具腋生块茎。叶二回三出，小叶三裂或三深裂，具全缘的披针形裂片。总状花序顶生，花红色或紫碧色；花瓣 4 枚 2 轮，外轮 2 枚稍大，上部一枚尾部成长距，内轮 2 枚狭小，愈合；花期 4—5 月。蒴果线形，具 1 列种子；果期 5—7 月。（图 19-2-1）

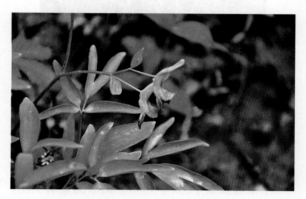

图 19-2-1　延胡索（植物）

【产地】 主产于浙江东阳、磐安等地，为"浙八味"之一。河北、河南、山东、江苏、湖北等地亦产。多为栽培。

【采收加工】 夏初茎叶枯萎时采挖，除去须根，洗净，置沸水中煮至恰无白心时，取出，晒干。

【药材鉴别】 呈不规则扁球形，直径 0.5～2 cm。表面黄色或黄褐色，有不规则网状皱纹，顶端略凹陷的茎痕，基部稍凹陷呈脐状，底部常有疙瘩状突起。质坚而脆，碎断面黄色，角质样、有蜡样光泽。气微，味苦。（图 19-2-2）

以个大、饱满、质坚实、断面色黄发亮者为佳。个小、色灰黄、中心有白色者质次。

【化学成分及药理作用】 含多种生物碱，如延胡索甲素（corydaline）、延胡素乙素（DL-tetrahydropalmatine）、原阿片碱（protopine）、去氢延胡索甲素（dehydrocorydaline）等；尚含有少量树脂、挥发油、多糖等。

延胡索所含生物碱具有很强的镇痛、镇静和抗心律失常作用；对心、脑缺血再灌注损伤具有

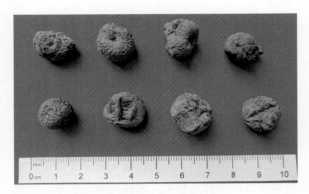

图 19-2-2　延胡索（药材）

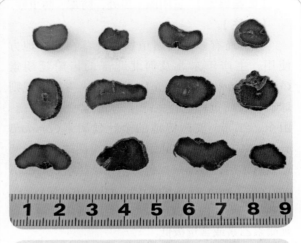

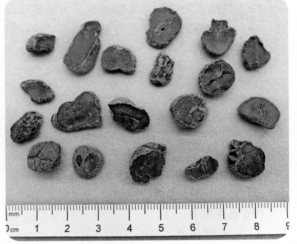

图 19-2-3　醋煮延胡索（上图为薄片，下图为厚片）

保护作用，血液流变性有改善作用；具抗胃肠溃疡、解热、镇静、促进骨髓造血、肾脏保护等作用。

【饮片炮制及鉴别】

1. 延胡索　取药材，除去杂质，洗净，润透，切厚片，干燥。或洗净后干燥，用时打碎。

成品为类圆形厚片或不规则碎块，大小不一。外表皮黄色或黄褐色，碎块者可见不规则网状皱纹；切面或碎断面黄色，角质样，具蜡样光泽。质硬而脆。气微，味苦。

2. 醋煮延胡索（醋延胡索）

（1）取药材，除去杂质，洗净；加米汤浸没，撒入适量白矾，浸泡半日后，焖煮至干；再加醋拌匀，焖煮至醋水干，取出；晾至七成干，入缸内盖闷至手捏之有弹性，铡薄片，晒干。每延胡索 100 kg，用醋 20 kg、白矾 0.3 ～ 0.5 kg。

成品为类圆形薄片或不规则碎块，表面深黄色或黄褐色，微有醋气。

（2）取药材，加醋拌匀，闷透，炒干或煮至醋吸尽晾干，切厚片或用时捣碎。每延胡索 100 kg，用醋 20 kg。

成品形如延胡索，表面和切面黄褐色，质较硬。微具醋香气。（图 19-2-3）

延胡索醋制后，增强其疏肝、行气、止痛的功能。

樟帮法用米汤、白矾，主要起到黏合、缩水防腐作用，使片型平整光滑、美观不裂。多切薄片。

【性味与归经】　辛、苦，温。归肝、脾经。

【功能】　活血，行气，止痛。

【应用】

1. 血瘀气滞所致疼痛　如少腹逐瘀汤（小茴香炒、干姜炒、延胡索、没药、当归、川芎、官桂、赤芍、蒲黄、五灵脂炒）(《医林改错》)。

2. 胸胁、脘腹疼痛　如金铃子散（金铃子、延胡索）(《太平圣惠方》)。

3. 月经疼痛　如延胡索汤（当归去芦，浸酒，锉炒、延胡索炒，去皮、蒲黄炒、赤芍、官桂不见火、片子姜黄洗、乳香、没药、木香不见火、甘草炙）(《济生方》)。

中成药品种有元胡止痛口服液（片、软胶囊、胶囊、颗粒、滴丸）、气滞胃痛片（颗粒）、安胃片、胃药胶囊、朴沉化郁丸、安中片、仲景胃灵丸、伤痛宁片、快胃片、金佛止痛丸、补脾益肠丸、十香止痛丸、独圣活血片、调经活血片（胶囊）、颈痛颗粒、舒肝丸（浓缩丸）等。

【用法与用量】　3 ～ 10 g；研磨吞服，一次 1.5 ～ 3 g。

【注意】　孕妇忌用。

【贮藏保管】 置阴凉干燥处，防霉、防虫蛀。

【论注】

（1）尚有多种同属植物的块茎在部分地方使用。主产于东北及河北北部的齿瓣延胡索 *Corydalis turtschaninovii* Bess.，其块茎呈不规则球形，表面黄棕色。主产于东北、河北、河南、山东、江苏、安徽等地的全叶延胡索 *Corydalis repens* Mandl. et Muehld，其块茎呈圆球形、长圆形或圆锥形，表面灰棕色。东北延胡索 *Corydalis ambigua* Cham. et Schltd. var. *amurensis* Maxim.，块茎呈球形，内部白色。上述三种延胡索均不含延胡索乙素或含量极低。

（2）延胡索的季铵型生物碱被认为是其治疗冠心病有效成分。因醋制后含量减少，故治疗冠心病宜用生品。

乳 香

【来源】 为橄榄科植物乳香树 *Boswellia carterii* Birdw. 及同属植物鲍达乳香树 *Boswellia bhawdajiana* Birdw. 树皮渗出的树脂。

【植物形态】

1. **乳香树** 矮小乔木，高4～5 m，少数达6 m。树干粗壮，树皮光滑，淡棕黄色，树皮呈鳞片状逐渐剥落。叶互生，密集成叶簇，单数羽状复叶，小叶7～10对，小叶片长卵形，基部最小，向上渐大，边缘具不规则的圆锯齿或近全缘，两面均被白毛，或上面无毛；无柄。总状花序稀疏，花小，淡黄色。果实小，长约1 cm，倒卵形，具三棱，果皮肉质肥厚，折生成3～4瓣膜，每室具种子1粒。

2. **鲍达乳香树** 小乔木，枝条被白毛或无毛。小叶长方披针形至长方形，基部圆形或截形。总状花序，花白色或绿色，具浅钟状被密毛的花盘，半包围子房。果实未成熟的近锥形，基部变狭，成柄状。

【产地】 主产于索马里、埃塞俄比亚及阿拉伯半岛南部。埃及、印度、土耳其、利比亚、苏丹等国亦产。分为索马里乳香和埃塞俄比亚乳香，每种乳香又分为乳香珠和原乳香。

【采收加工】 乳香树干皮部有离生树脂道，通常以春季为盛产期。春夏采收时，在树干的皮部由下向上切开一狭沟，使树脂从伤口渗出，流入沟中，数日后树脂凝成硬块，即可采取。落于地面者常黏附砂土杂质，品质较次。

【药材鉴别】 呈长卵形滴乳状、类圆形颗粒或黏合成大小不等的不规则块状物。长0.5 ～ 5 cm，大者长达2 cm（乳香珠）或5 cm（原乳香）。表面淡黄色至黄白色，有时微带绿色或棕红色。半透明，有的表面无光泽并常带有一层类白色或淡黄色粉尘，久存则颜色加深（新鲜品外表近于无色，半透明，有光泽。陈旧的呈淡苍黄色而无光泽）。质脆，遇热软化。破碎面有玻璃样或蜡样光泽。具特异香气，味微苦。嚼时开始碎成小块，迅即软化成胶块样，黏附牙齿，唾液成乳白色，并微有香辣感。（图19-3-1）

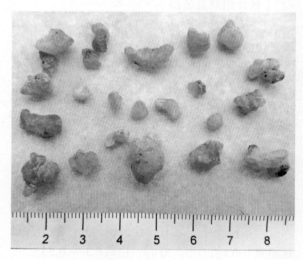

图19-3-1 乳香（药材）

以色淡黄、颗粒状、半透明、无杂质、气芳香者为佳。

【化学成分及药理作用】 为油胶树脂。含树脂，主要成分为游离 α,β-乳香脂酸（α,β-boswellic acid）、乳香树脂烃（olibanoresene）、O-乙酰基-β-乳香脂酸（O-acetyl-β-boswellic acid）、结合乳香脂酸等；含树胶，如阿拉伯杂多糖酸（arabic acid）的钙盐和镁盐，西黄芪胶黏素（bassorin）；含挥发油，主要有蒎烯（pinene）、消旋柠檬烯（limonene）及 α,β-水芹烯（α,β-phellandrene）、α-樟脑烯醛（α-campholenaldehyde）等。

乳香具有抗炎、抗菌、抑制肿瘤细胞增殖、镇痛等作用。乳香能促进多核白细胞增加，以吞噬死亡的细胞，改善新陈代谢，从而起消炎作用。树胶可抗胃溃疡，对幽门螺旋杆菌有一定作用。

【饮片炮制及鉴别】

1. 乳香　取药材，除去杂质，将大块者砸碎。成品性状特征同药材。（图19-3-2）

2. 炒乳香　取乳香，用文火炒至药物熔化呈液胶状时，点燃，待锅内药物燃烧至黑烟冒尽、出现白烟时，向药物喷洒清水，盖锅灭火，闷几分钟后移去锅盖，再翻炒至药物熔化成软团块状时，起锅倾倒在白铁皮上，放凉，收取，打碎。樟树药帮用盖锅炒乳香，使挥发油成分含量合理，避免不良反应。

成品呈团块状或颗粒状，表面黑褐色，体枯泡，捏之能散碎，具香气。（图19-3-2）

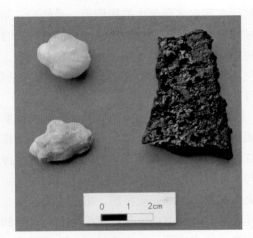

图19-3-2　乳香（左）与炒乳香（右）

3. 醋炒乳香（醋乳香）　取净乳香，加醋拌匀，闷透，炒至表面光亮。每没药100 kg，用米醋5 kg。

成品形如乳香，表面深黄色，显油亮，略有醋气。（图19-3-3）

乳香生品气味辛烈，挥发油有毒性，对胃有强的刺激性，易引起呕吐，多外用。炒制后缓和刺激性，减少不良反应，利于服用，利于粉碎。醋制乳香后，增强了其活血止痛、收敛生肌的功效，并可矫臭矫味。

【性味与归经】　辛、苦，温。归心、肝、脾经。

【功能】　活血定痛，消肿生肌。

【应用】

1. 闭经痛经　如活络效灵丹（当归、丹参、

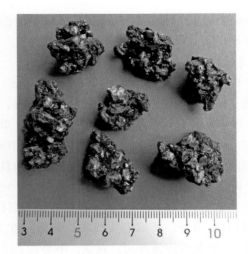

图19-3-3　醋乳香

乳香、没药）（《医学衷中参西录》）。

2. 跌打损伤　如七厘散（朱砂粉、麝香、冰片、乳香、红花、没药、血竭、儿茶）（《同寿录》）。

3. 风湿痹痛　如小活络丹（川乌炮，去皮，脐、草乌炮，去皮，脐、地龙去土、天南星炮、乳研、没药研）（《太平惠民和剂局方》）。

4. 胸痹心痛　如冠心苏合丸（苏合香、冰片、乳香制、檀香、青木香）（《中国药典》）。

5. 痈肿疮疡　如醒消丸（乳香、没药、麝香、雄黄）（《外科全生集》）。

6. 溃疡久不收口　如海浮散（乳香、没药）（《中国医学大辞典》）。

中成药品种有筋痛消酊、舒筋活血定痛散、瘀血痹胶囊（颗粒）、七厘胶囊（散）、九分散、风湿马钱片、西黄丸、冠心苏合丸（胶囊）等。

【用法与用量】　3～5 g，或入丸、散；外用适量，研末调敷。

【注意】　孕妇及胃弱者慎用。

【贮藏保管】　置阴凉干燥处。

【论注】　本品除醋制、炒制外，古代尚有姜制、米制、竹叶制、黄连制、酒制、煮制、灯心制、乳制。挥发油是乳香镇痛作用的有效成分，故在炮制过程中应合理控制温度，不宜过高。

没　药

【来源】　为橄榄科植物地丁树 *Commiphora*

myrrha Engl.或哈地丁树*Commiphora molmol* Engl.的干燥树脂。分为天然没药和胶质没药。

【植物形态】

1. **地丁树** 低矮灌木或乔木，高约3 m。树干粗，具多数不规则尖刻状的粗枝；树皮薄，光滑，淡橙棕色，后变灰色。叶散生或丛生，单叶或三出复叶；小叶倒长卵形或倒披针形，中央1片较两侧1对为大，钝头，全缘或于末端稍具锯齿，叶柄短。花小，总状花序腋生或丛生于短枝上，具雄花、雌花或两性花，花萼杯状，宿存；花冠白色，4瓣，长圆形或线状长圆形，直立；雄蕊8，从花盘边缘伸出，直立，不等长；子房3室。核果卵形，光滑，棕色，外果皮革质或肉质；种子1～3颗，但仅1颗成熟，其余均萎缩。花期夏季。（图19-4-1）

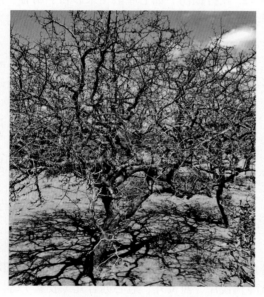

图19-4-1　地丁树（植物）

2. **哈地丁树** 低矮灌木或小乔木。树皮银灰色，枝条粗壮无尖刺。叶散生或丛生，单叶或3～5出复叶，柄短，小叶倒长卵形，钝头，全缘或于末端稍有锯齿，两面均无毛。树枝顶端偶见白色小花，并分泌少量透明黏液。（图19-4-2）

【产地】 主产于非洲东北部的索马里、埃塞俄比亚及阿拉伯半岛南部及印度等地。以索马里产没药为最佳。

【采收加工】 一般11月至翌年2月采收，也有部分在6—7月间采收。树脂可由树皮裂缝自然渗出；或将树皮割破，使油胶树脂（没药树

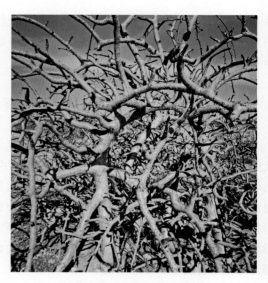

图19-4-2　哈地丁树（植物）

干的韧皮部有多数离生的树脂道，受伤后，附近的细胞逐渐破坏，形成大型溶生树脂腔，内含油胶树脂）从伤口渗出。初呈淡黄白色黏稠液，遇空气逐渐凝固成红棕色硬块。采得后去净杂质，即得。

【药材鉴别】 呈不规则碎粒或颗粒状或黏结成团块，直径约2.5 cm，大小不一。表面黄棕色至红棕色或黄棕色相间，无光泽或有时无光泽部分与有光泽部分相间，凹凸不平，被有粉尘。有时夹有树皮、木屑。质坚脆，破碎面颗粒状，有油样光泽，常伴有白色斑点或纹理；打碎后的薄片有亮光或半透明。气香而特异，味苦微辛，嚼时粘牙。（图19-4-3）

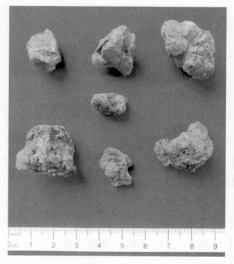

图19-4-3　没药（药材）

以块大、棕红色、微粘手、香气浓而持久、杂质少者为佳。

【化学成分及药理作用】 为油胶树脂。含树脂，主要为α/β-罕没药酸（heerabomyrrholic acid）、α/β/γ-没药酸（commiphoric acid）、没药尼酸（commiphorinic acid）、α/β-罕没药酚（heerabomyrrhol）等；含挥发油，主要有丁香油酚（eugenol）、间甲苯酚（m-cresol）、枯醛（cuminaldehyde）、蒎烯（pinene）、柠檬烯（limonene）等；含树胶，主要为阿拉伯糖、半乳糖、木糖、3-O-甲基葡萄糖醛酸等。

没药具有抗炎、抗菌、降血脂、镇痛、抑制牙龈炎症等作用。水浸剂（1∶2）在试管内对堇色毛癣菌、同心性毛癣菌、许兰黄癣菌等多种致病真菌有不同程度的抑制作用。煎剂股动脉注射，可使麻醉狗股动脉血流量增加，血管阻力下降。树胶对胃黏膜有一定收敛作用。含油树脂部分能降低雄兔高胆甾醇血症的血胆甾醇含量，并能防止斑块形成，也能使家兔体重有所减轻。

【饮片炮制及鉴别】

1. 没药 取药材，除去杂质，将大块者砸碎。成品性状特征同药材。

2. 炒没药 取没药，用武火炒至起白烟，药物呈牙黄色、手捏能碎时，起锅倾倒在白铁皮上，放凉，取出，打碎。樟树药帮用炒没药，使挥发油成分含量合理，避免不良反应。

成品呈不规则的团块或碎粒。表面粗糙，焦黑色，断面黄棕色，颗粒状。质地疏松，手捏能碎。（图19-4-4）

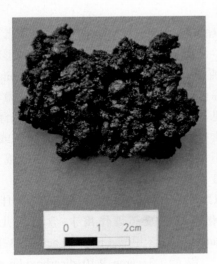

图19-4-4 炒没药

3. 醋炒没药（醋没药） 取没药，加醋拌匀，闷透，炒至外层明亮光透。每没药100 kg，用米醋5 kg。

成品呈不规则小块状或类圆形颗粒状。表面黑褐色或棕黑色，油亮有光泽。具有特异香气，略有醋气，味苦而微辛。（图19-4-5）

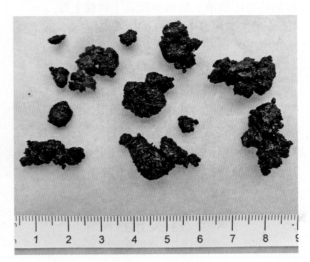

图19-4-5 醋没药

没药炒制后，去除一部分挥发油，减少刺激，利于粉碎。醋制后增强活血化瘀、消肿止痛作用。

【性味与归经】 辛、苦，平。归心、肝、脾经。

【功能】 散瘀定痛，消肿生肌。

【应用】

1. 闭经痛经 如没药丸（芫花、木香、没药、当归、桂心、荜茇、肉豆蔻、槟榔、斑蝥、附子）（《妇人良方》卷七引《灵苑方》）；再如少腹逐瘀汤（盐小茴香、炒干姜、醋延胡索、醋没药、当归、川芎、肉桂、生蒲黄、炒五灵脂、赤芍）（《医林改错》）。

2. 跌打损伤 如七厘散（朱砂粉、麝香、冰片、乳香、红花、没药、血竭、儿茶）（《同寿录》）。

3. 风寒湿痹 如小活络丹（川乌炮,去皮、脐、草乌炮,去皮、脐、地龙去土、天南星炮、乳香研、没药研）（《太平惠民和剂局方》）。

4. 胸痹心痛 如活络效灵丹（当归、丹参、乳香、没药）（《医学衷中参西录》）。

5. 胃脘疼痛 如手拈散（没药、五灵脂、延胡索、香附）（《医学心悟》）。

6. 痈肿疮疡 如仙方活命饮（白芷、贝母、防风、赤芍、当归尾、甘草节、皂角刺_炒、穿山甲_炙、天花粉、乳香、没药、金银花、陈皮）（《校注妇人良方》）。

中成药品种有伤痛宁片、七厘胶囊（散）、九分散、前列欣胶囊、冠脉宁胶囊、筋痛消酊、舒筋活血定痛散、瘀血痹胶囊（颗粒）等。

【用法与用量】 3～5 g，炮制去油，多入丸散用。

【注意】 孕妇及胃弱者慎用。

【贮藏保管】 置阴凉干燥处。

【论注】 没药功用与乳香相似，都可用于闭经、痛经、胃腹疼痛、跌打损伤、痈肿疮疡等，常常与乳香相须为用，增强活血止痛之功。乳香功善活血伸筋，没药偏于散血化瘀。

五灵脂

【来源】 为鼯鼠科动物复齿鼯鼠 *Trogopterus xanthipes* Milne-Edwards 的干燥粪便。

【动物形态】 滑翔兽类，形如松鼠，但较松鼠略大，为体型中等的一种鼯鼠。体长 20～30 cm，体重250～400 g。头宽、吻较短。眼圆而大，耳壳显著，耳基部前后方生有黑色细长的簇毛。有四肢且后肢长于前肢，前后肢间有皮膜相连。前肢指与后肢各趾均有钩爪。尾呈扁平状，略短于体长，尾毛长而蓬松。全身背毛为灰黄褐色，毛基部黑灰色，上部黄色，尖端黑褐色。颜脸部较淡，为灰色，耳同身色。腹部毛色较浅。毛基灰白色，毛尖黄棕色。皮膜上下一与背腹面色相同，唯侧缘呈鲜橙黄色。四足色较深，为棕黄色。尾为灰黄色，尾尖有黑褐色长毛。夏季生五色之毛，冬季除翅膀外，别的部位毛均脱落。（图19-5-1）

【产地】 野生，主产于华北、西北，如河北、陕西、山西，以及四川、云南、西藏等地。

【采收加工】 全年均可在岩洞或石缝周围找寻收集，拣去杂质，晒干。

【药材鉴别】

1. 灵脂块 又名糖灵脂。呈不规则的块状，为许多粪粒凝结而成的不规则团块，大小不一。表面黑棕色、红棕色或灰棕色，凹凸不平，有油

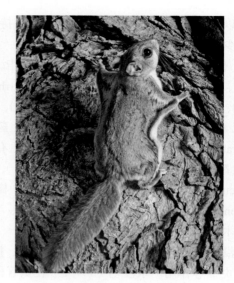

图19-5-1 复齿鼯鼠

润性光泽，黏附的颗粒（粪粒）呈长椭圆形，表面常裂碎，显纤维性，体轻。质较硬，易破碎，断面不平坦，呈黄棕色或棕褐色，间或有黄棕色树脂状物质。气腥臭，味苦。（图19-5-2）

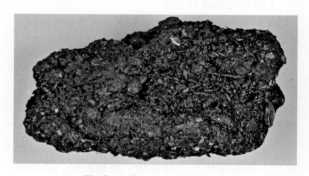

图19-5-2 灵脂块（药材）

以黑棕色、有光泽、显油润、无杂质者为佳。

2. 灵脂米 又名散灵脂。为长椭圆形颗粒，两头钝圆，长5～15 mm，直径3～6 mm。表面黑棕色、红棕色或灰棕色，较平滑或微粗糙，常可见淡黄色的纤维残痕，有的略具光泽。体轻，质松，易折断，断面黄色、黄绿色或黑棕色，不平坦，纤维性。气微，味微苦咸。（图19-5-3）

以黑棕色、断面黄绿色、无杂质者为佳。

【化学成分及药理作用】 含焦性儿茶酚（pyrocatechol）、苯甲酸（benzoic acid）、3-蒈烯-9,10- 二 羧 酸（3-caren-9,10-dicarboxylic acid）、尿嘧啶（urcil）、五灵脂酸（wulingzhic acid）等，

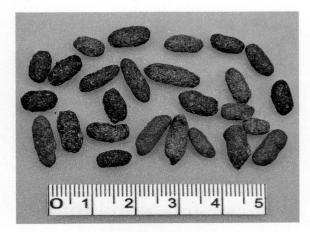

图 19-5-3 灵脂米（药材）

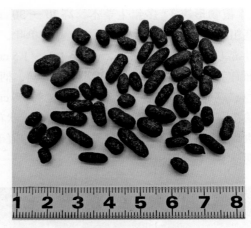

图 19-5-4 醋五灵脂

还含三对节萜酸（serratagenic acid）、五灵脂三萜酸（goreishic acid）Ⅰ/Ⅱ/Ⅲ、5-甲氧基-7-羟基香豆素（5-methoxy-7-hydroxycoumarin）等。

五灵脂提取物具有抗炎、抗溃疡、抗凝血、免疫调节、缓解平滑肌痉挛而止痛、增加冠状动脉流量从而降低冠脉阻力等作用。五灵脂水提液 200 μg/mL 可显著降低大鼠乳鼠体外培养心肌细胞的耗氧量。五灵脂水提液 2.0 g/mL 有增强体外纤维蛋白溶解作用。五灵脂对结核杆菌及多种皮肤真菌有不同程度的抑制作用；还有缓解平滑肌痉挛的作用，临床上也曾用于心绞痛。

【饮片炮制及鉴别】

1. 五灵脂 取药材，拣净杂质，灵脂米筛去灰屑，灵脂块打碎。

成品性状特征同药材。

2. 醋炒五灵脂（醋五灵脂） 取五灵脂，用文火微炒闻到固有气味时，随即喷淋米醋，边炒边喷，再炒至微干、有光泽。每五灵脂 100 kg，用米醋 10 kg。

成品形如五灵脂，外表黑褐色，质干硬，微有焦斑，微具醋香气。（图 19-5-4）

五灵脂醋炒后，既可除去腥味，且散瘀止痛作用增强。

【性味与归经】 咸、甘、温。归肝经。

【功能】 活血止痛，化瘀止血。

【应用】

1. 胸胁、脘腹刺痛 如膈下逐瘀汤（五灵脂炒、当归、川芎、桃仁研泥、牡丹皮、赤芍、乌药、延胡索、甘草、香附、红花、枳壳）（《医林改错》）。

2. 痛经闭经、产后血瘀疼痛 如失笑散（五灵脂酒研，淘去沙土、蒲黄炒香）（《太平惠民和剂局方》）。

中成药品种有平消片（胶囊）、少腹逐瘀丸、小金片、阳和解凝膏等。

【用法与用量】 5～10 g；或入丸、散。外用：适量，研末撒或调敷。

【注意】 孕妇慎用。不宜与人参同用。

【贮藏保管】 置阴凉干燥处。

【论注】

（1）除复齿鼯鼠外，亦有用同科他种动物的粪便作五灵脂使用者。湖北灵脂米为红白鼯鼠 Petaurista alborufus Milne-Edwards 的粪粒，呈长椭圆形，长 0.6～1.2（～1.8）cm，直径 4～8 cm；多为棕色，少数土褐色；表面较粗糙，捻碎有多数草质纤维；味淡。吉林灵脂米为小飞鼠 Pteromys volans Linnaeus 的粪便，呈长椭圆形，长 3～4 mm，直径 1～2 mm；表面暗棕色至黑褐色，较平滑但无光泽；质硬，不易破碎；捻碎后断面可见夹有芝麻粒至绿豆粒大小的粪粒，淡黄色至黄绿色，纤维性；微臭，味苦涩。

（2）《中国药典》1995 年版起删减五灵脂药材，但《中国药典》2020 年版还有相应的中成药，故本书仍然记录本品。

灯盏细辛（灯盏花）

【来源】 为菊科植物短葶飞蓬 *Erigeron breviscapus* (Vant.) Hand.-Mazz. 的干燥全草。

【植物形态】 多年生草本，高20～30 cm。根茎粗壮，其上密生纤细的须根。叶为单叶，基生叶密集，匙形，长3～5 cm，宽1.2～1.5 cm，两面有毛，边缘常皱波状，基部下延成柄，柄带红色；茎生叶长圆形，长约2 cm，宽约0.6 cm。头状花序顶生，常单个，边缘有2列紫色舌状花，中央为黄色管状花。瘦果扁平，有柔软的冠毛。花期夏季。（图19-6-1）

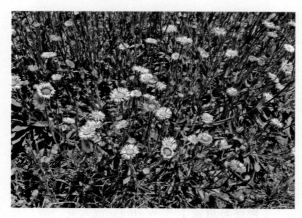

图19-6-1 短葶飞蓬（植物）

【产地】 主产于云南、贵州、广西、四川、湖南及西藏等地。

【采收加工】 夏、秋二季采挖，除去杂质，晒干。

【药材鉴别】 全体长15～25 cm。根茎长1～3 cm，直径0.2～0.5 cm；表面凹凸不平，着生多数圆柱形细根，直径约0.1 cm，淡褐色至黄褐色。茎圆柱形，长14～22 cm，直径0.1～0.2 cm；黄绿色至淡棕色，具细纵棱线，被白色短柔毛；质脆，断面黄白色，有髓或中空。基生叶皱缩、破碎，完整者展平后呈倒卵状披针形、匙形、阔披针形或阔倒卵形，长1.5～9 cm，宽0.5～1.3 cm；黄绿色，先端钝圆，有短尖，基部渐狭，全缘；茎生叶互生，披针形，基部抱茎。头状花序顶生。瘦果扁倒卵形。气微香，味微苦。（图19-6-2）

以根茎粗壮、细根多、色绿黄者为佳。

【化学成分及药理作用】 主含黄酮类成分，如芹菜素（apigenin）、野黄芩苷（scutellarein）、大波斯菊苷（cosmosiin）、芹菜素-7-O-葡萄糖糖醛酸苷（灯盏花甲素，apigenin-7-O-glucronide）、车前黄酮苷（plantaginin）和高山黄芩素-7-O-

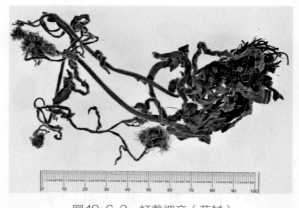

图19-6-2 灯盏细辛（药材）

葡萄糖醛酸苷（灯盏花乙素，scutellarein-7-O-glucronide）等；还含焦迈康酸（pyromeconic acid）、飞蓬苷（灯盏细辛苷，erigeroside）。

灯盏细辛有改善心脏功能、增加心脑血液供应、抗血栓形成及抗炎等作用；对心脏细胞膜有保护作用；可显著增强离体豚鼠心脏冠脉流量；对心肌缺血、缺氧性心电变化也有对抗作用；能恢复毛细血管或细静脉流动，使流速加快；可抑制家兔动脉血栓形成，使血栓中血小板含量减少，并减轻血小板的破坏与5-HT释放反应。

【饮片炮制及鉴别】 灯盏细辛 取药材，除去杂质，洗净，润透，切段，干燥。

成品为不规则的段。根茎直径0.2～0.5 cm，表面凹凸不平，着生多数细根，淡褐色至黄褐色。茎圆柱形，直径0.1～0.2 cm，黄绿色至淡棕色，具细纵棱线，被白色短柔毛；质脆，切面黄白色。叶破碎，黄绿色。头状花序顶生，花蓝紫色。气微香，味微苦。（图19-6-3）

【性味与归经】 辛、微苦，温。归心、肝经。

【功能】 活血通络止痛，祛风散寒。

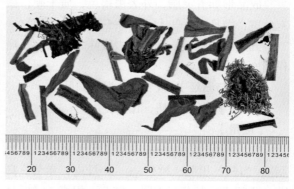

图19-6-3 灯盏细辛（饮片）

【应用】

1. 感冒头痛，筋骨疼痛，鼻窍不通　灯盏细辛，煎服（《昆明民间常用草药》）。

2. 小儿疳积，蛔虫病，感冒，肋痛　灯盏花15～25 g，煎服（《云南中草药》）。

中成药品种有丹灯通脑软胶囊（胶囊）、灯盏生脉胶囊、灯盏细辛注射液（颗粒、胶囊）、益脉康片等。

【用法与用量】　9～15 g，煎服或研末蒸鸡蛋服。外用适量。

【贮藏保管】　置干燥处。

【论注】　以灯盏花为主，结合其他中西医疗法，治疗高血压脑出血、脑血栓形成、脑栓塞、多发性神经炎、慢性蛛网膜炎等后遗瘫痪症，有一定疗效。

茶 芎*

【来源】　为伞形科植物茶芎 *Ligusticum sinense* Oliv. cv. 'Chaxiong' 的干燥根茎。

【植物形态】　多年生草本，高约0.5 m。根茎呈扁圆形结节团块状。叶基生，叶柄长4～16 cm，基部扩张成鞘状，小叶3～4对，卵形，长2～4 cm，宽1.5～2.5 cm，边缘作羽状不规则的浅裂或深裂，或再作羽状浅裂或深裂；裂片宽0.3～0.8 cm，先端渐尖，近叶柄的一对小叶柄长3～15 mm，近顶端的一对小叶无柄，叶片上下表面的脉上有稀少的毛茸。自栽培以来从未开花。（图19-7-1）

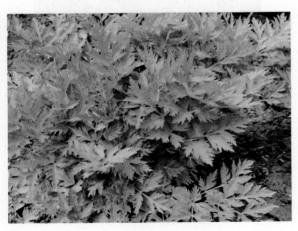

图19-7-1　茶芎（植物）

【产地】　主产于江西九江的武宁、瑞昌、德安等地，为江西特产中药之一。

【采收加工】　7月大暑前后，采收根茎，去净泥上及须根，晒干。

【药材鉴别】　呈不规则结节状拳形团块，凹凸不平，长3.3～8.5 cm，直径2.5～5.5 cm。表面棕褐色，有结节状隆起的轮节，顶端有微突起的茎痕及同心性轮层数环，下侧及轮节上有众多小瘤状根痕。质坚实，不易折断，切断面灰黄色，散有黄棕色点状油室，形成层环纹呈波状或不规则多角形。有浓郁香气，味辛、微苦，有麻舌感。（图19-7-2）

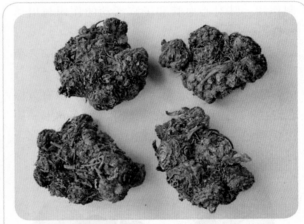

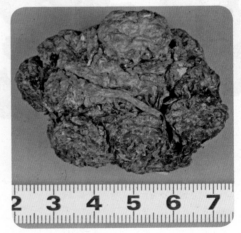

图19-7-2　茶芎（药材）

【化学成分及药理作用】　含有对苯二甲酸二甲酯（terephthalate dimethylester）、β-谷甾醇（β-sitosterol）、新蛇床内酯（neocnidilide）、棕榈酸（palmitic acid）、洋川芎内酯（senkyunolide）A/G/H/I、阿魏酸（ferulic acid）、正三十八烷

（octatriacontane）、丁基酞内酯（butylphthalide），以及2个二聚苯酞化合物Z,Z'-6,6'7,3'-iligustilide和Z-6,8',7,3'-diligustilide等。

茶芎挥发油可延长海人酸（KA）引起的惊厥发作时程，并可减少大鼠各脑区谷氨酸和氨基丁酸的释放，提高小鼠抗电惊厥阈值；同时其还具有明显的拮抗谷氨酸神经毒性和镇静、抗电惊厥等作用。乙醇提取物小剂量能使动情前期离体大鼠子宫的活动加强；随着剂量增大，子宫节律性活动减少；更大剂量时，子宫停止在舒张状态。乙醇总提取浓度为0.01 mg/mL时，对心搏幅度略增大，心率略减慢，每分输出量无明显影响；浓度增高到0.1 mg/mL时，对心脏呈抑制作用。其对心血管和子宫活动的作用与川芎一样。

【饮片炮制及鉴别】 茶芎 取药材，除去杂质，洗净，润透，切片，干燥。

成品为不规则形片。表面灰黄色，散有黄棕色点状油室，形成层呈波状或不规则多角形；周边棕褐色。具浓郁香气，味辛、微苦，有麻舌感。（图19-7-3）

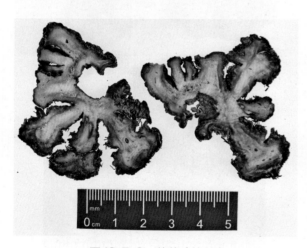

图19-7-3　茶芎（饮片）

【性味与归经】 辛，温。归肝、心经。

【功能】 活血行气，祛风止痛。

【应用】 月经不调，痛经闭经，头痛，风湿痹痛 同"川芎"。

【用法用量】 3～10 g。

【注意】 凡阴虚火旺，舌红口干者，以及妇女月经过多、出血性疾病均不宜使用。

【贮藏保管】 置阴凉干燥处，防虫蛀。

【论注】

（1）茶芎古代名"抚芎"，与川芎等合称为"芎䓖"。茶芎在明、清年代已有大量栽培，民间作为家庭用药也有悠久历史。迄今家家户户在菜园中均有种植，用以防病健身时与茶叶一起泡开水饮用，故名"茶芎"。

（2）茶芎与川芎性状类似，唯顶端茎痕呈乳头状，不具凹窝。

夏天无[*]

【来源】 为罂粟科植物伏生紫堇 Corydalis decumbens (Thunb.) Pers. 的块茎。

【植物形态】 多年生草本，全体无毛。块茎近球形，直径达6 mm。茎细弱，丛生，长17～30 cm，不分枝。基生叶具长柄，叶片三角形，长约6 cm，二回三出，全裂，末回裂片具短柄，通常狭倒卵形；茎生叶2～3片，生茎下部以上或上部，形似基生叶，但较小，具稍长柄或无柄。总状花序顶生，长1.7～4 cm；苞片卵形或阔披针形，全缘；花淡紫红色，筒状唇形，上面花瓣长1.4～1.7 cm，瓣片近圆形，先端微凹，距圆筒形，长6～8 mm，直或向上微弯；雄蕊6，成两体。蒴果线形，2瓣裂；种子细小。花期4月。果期5—6月。（图19-8-1）

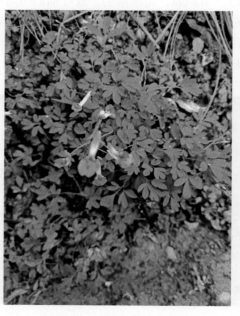

图19-8-1　伏生紫堇（植物）

【产地】 主产于江苏、安徽、浙江、江西、福建、台湾、河南、湖北、湖南等地。

【采收加工】 4月上旬至5月初待茎叶变黄时，选晴天挖掘块茎，除去须根，洗净泥土，鲜用或晒干。

【药材鉴别】 呈类球形、长圆形或呈不规则块状，长0.5～3 cm，直径0.5～2.5 cm。表面灰黄色、暗绿色或黑褐色，有瘤状突起和不明显的细皱纹，上端钝圆，可见茎痕，四周有淡黄色点状叶痕及须根痕。质硬，断面黄白色或黄色，颗粒状或角质样，有的略带粉性。气无，味苦。（图19-8-2）

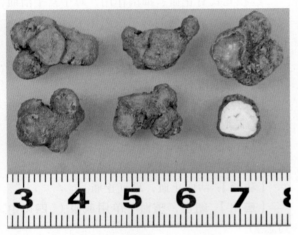

图19-8-2 夏天无（药材）

以个大、质坚、断面黄白色者为佳。

【化学成分及药理作用】 含生物碱类成分，如延胡索乙素（tetrahydropalmatine）、原阿片碱（protopine）、巴马汀（palmatine chloride）等。

夏天无所含生物碱具有扩张外周血管、降血压、抗心律失常、抗炎等作用。延胡索乙素具有镇痛作用。

【饮片炮制及鉴别】 夏天无 取药材，除去杂质，洗净，干燥。用时打碎。

成品性状特征同药材。

【性味与归经】 苦、微辛，温。归肝经。

【功能】 活血止痛，舒筋活络，祛风除湿。

【应用】

1. 高血压、脑瘤或脑栓塞所致偏瘫 鲜夏天无捣烂。每次大粒4至5粒，小粒8至9粒，每日1～3次，米酒或开水送服，连服3～12个月（《浙江民间常用草药》）。

2. 各型高血压 夏天无，研末冲服，每次2～4 g。或夏天无、钩藤、桑白皮、夏枯草，煎服（《中草药学》）。

3. 风湿性关节炎 夏天无粉，每次服15 g，一日2次（《中草药学》）。

4. 腰肌劳损 夏天无全草25 g，煎服（《中草药学》）。

中成药品种有夏天无片、复方夏天无片、夏天无滴眼液等。

【用法与用量】 6～12 g，研末分3次服。

【贮藏保管】 置通风干燥处，防霉、防虫蛀。

【论注】 夏天无曾是江西省余江县著名的民间草药，后被《中国药典》收载。本品与延胡索为同属资源，两者加工不同，性状有差异。夏天无用于中风偏瘫，头痛，跌扑损伤，风湿痹痛，腰腿疼痛。延胡索为活血行气止痛良药，用于胸胁、脘腹疼痛，胸痹心痛，经闭痛经，产后瘀阻，跌扑肿痛。两者均为《中国药典》收载药品，同科属且功效相近，不可混淆使用。

红孩儿*

【来源】 为薯蓣科植物薯莨 Dioscorea cirrhosa Lour.的干燥根茎。

【植物形态】 多年生常绿缠绕藤本。根茎肉质含胶液，有时分支，外紫黑色，内棕红色，粗裂，具疣点和凹纹。茎缠绕性，圆柱形，常分枝，基部有刺。叶革质或近革质，叶形多变化；下部叶通常较大，互生，线状披针形或阔心形，基部圆形或截形，先端微凸，全缘，表面光滑，绿色，主脉明显，背面浅绿色，叶柄基部扭曲；上面叶对生，较小，叶脉弧形，3～9条。花黄绿色，单生，腋生，穗状花序或圆锥花序。蒴果3翅，3瓣裂。花期6—7月，果期9—10月。（图19-9-1）

【产地】 主产于江西、广东、广西、福建等地。

【采收加工】 冬、春两季挖起根茎，洗净，切厚片，干燥。

【药材鉴别】 为不规则圆形或长卵形片，直径1.5～10 cm，厚0.2～0.7 cm。外表面深褐色或棕褐色，凹凸不平，有点状突起的须根痕。质坚硬，不易折断，断面具颗粒状突起，呈棕红

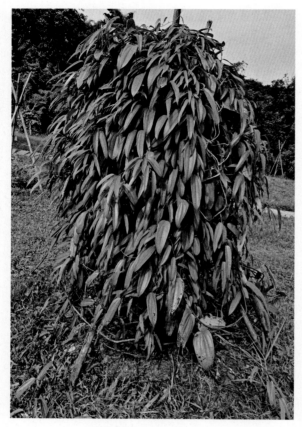

图19-9-1 薯莨（植物）

色与黄色交错的纹理，有的可见明亮的星点。气微，味涩、苦。（图19-9-2）

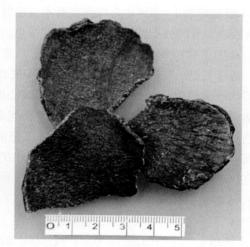

图19-9-2 红孩儿（药材）

【化学成分及药理作用】 含缩合鞣质及苷类。已分离得到酚性糖苷，如3,4-二羟基苯乙醇葡萄糖苷（3,4-dihydroxyphenethyl alcohol glucoside）、根皮酚葡萄糖苷（phloroglucinol glucosicde）等；

鞣质，如右旋儿茶精（catechin）、左旋表儿茶精（epicatechin），和它们的二聚体如原矢菊素（procyanidin）B-1/B-2/B-5，三聚体如原矢车菊素C-1、儿茶精-（4α-6）-表儿茶精-（4β-8）-表儿茶精［catechin-（4α-6）-epicatechin-（4β-8）-epicatechin］、表儿茶精-（4β-6）-表儿茶精-（4β-8）-儿茶精［epicatechin-（4β-6）-epicatechin-（4β-8）-catechin］，四聚体如表儿茶精-（4β-8）-表儿茶精-（4β-8）-表儿茶精-（4β-8）-表儿茶精［epicatechin-（4β-8）-epicatechin-（4β-8）-epicatechin-（4β-8）-epicatechin］等。另含大量糖、淀粉及维生素C。

红孩儿具有止血、抑菌作用，对子宫平滑肌具有影响。酊剂和煎剂对小鼠离体子宫有明显兴奋作用，可增强子宫平滑肌张力、收缩振幅和频率；体外对金黄色葡萄球菌有中等程度的抑制作用。薯莨提取液有类似血小板的促凝作用。

【饮片炮制及鉴别】 红孩儿 取药材，除去杂质，筛去灰屑。

成品性状特征同药材。

【性味与归经】 微苦，凉。归肝、心、胃经。

【功能】 活血止血，理气止痛。

【应用】 衄血，咳血 单用煎服（《四川中药志》）。

【用法与用量】 9～15 g。

【注意】 孕妇慎服。

【贮藏保管】 置通风干燥处，防蛀。

两面针*

【来源】 为芸香科植物两面针（入地金牛）*Zanthoxylum nitidum* (Roxb.) DC.的干燥根。

【植物形态】 常绿木质藤本，长3～5 m。茎、枝、叶轴有刺，叶柄及小叶的中脉两面均有钩状小刺。茎带褐色，光滑无毛。叶互生，羽状复叶，小叶3～9枚，革质，卵形至卵状长椭圆形，基部浑圆，先端钝或渐尖，边缘有小齿。花白色或淡黄绿色，花序腋生；花期3—4月。蒴果紫红色，有粗大油腺点，分果尖端具有短喙；种子卵状球形，黑色；果期9—10月。（图19-10-1）

【产地】 产于福建、湖南、广西、广东、云

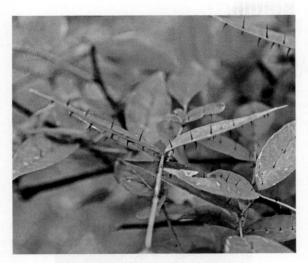

图19-10-1 两面针（植物）

南及台湾等地。

【采收加工】 全年均可采收，洗净，晒干或切片。

【药材鉴别】 为厚片或圆柱形短段，大小不一。表面淡棕黄色或淡黄色，有鲜黄色或黄褐色类圆形皮孔样斑痕。切面较光滑，皮部淡棕色，木部淡黄色，可见同心性环纹和密集的小孔。质坚硬。气微香，味辛辣麻舌而苦。（图19-10-2）

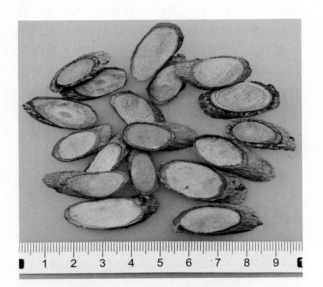

图19-10-2 两面针药材（切片）

以根皮厚、味浓者为佳。

【化学成分及药理作用】 主含生物碱成分，如氯化光叶花椒碱（氯化两面针碱，nitidine chloride）、异崖椒定碱（isofagaridine）、

光叶花椒碱（nitidine）、二氢光叶花椒碱（dojudrpmotodome）、6-乙氧基白屈菜红碱（6-ethoxychelerythrine）等。

两面针有镇痛、镇静、解痉、抗肿瘤、抗菌作用，可诱发僵住症，其镇痛作用可被利血平对抗，而不会被烯丙吗啡拮抗。氯化光叶花椒碱和6-乙氧基白屈菜红碱有明显强心作用。光叶花椒碱为拓扑异构酶Ⅰ的功能抑制剂，有较强的抗肿瘤作用。

【饮片炮制及鉴别】 两面针 取药材，除去杂质，分档，浸洗，润透，切薄片，干燥。切片者，除去杂质即可。

成品为不规则形或类圆形的切片，直径0.5～2.5 cm，表面淡棕黄色或淡黄色，具纵皱纹及散在的黄色或黄褐色小点。切面皮部狭窄，淡棕色，木部宽，淡黄色至黄色，具多列同心性环，并可见众多细孔。质坚硬。气微香，味辛辣麻舌而苦。

【性味与归经】 辛、苦，平；有小毒。归肝、胃经。

【功能】 活血化瘀，行气止痛，祛风通络，解毒消肿。

【应用】 毒攻手足，疼痛顽麻 单用（《太平圣惠方》）。

中成药品种有三九胃泰胶囊、宫炎平片、两面针镇痛片等。

【用法与用量】 5～10 g。外用适量，研末调敷或煎水洗患处。

【注意】 孕妇禁服。用量过大会出现头晕、眼花、腹痛、呕吐等中毒症状。忌与酸味食物同服。

【贮藏保管】 置干燥容器内。

【论注】

（1）该植物的茎、叶也可入药。功效类同。

（2）同属植物簕欓花椒Zanthoxylum avicennae (Lam.) DC.药用功能基本相同，产于长江流域至南部各地。区别在于：其小叶较小，7～15枚，斜方状倒卵形或斜椭圆形，稀为披针形；叶轴少刺或无刺；顶生圆锥花序。其嫩叶、根及果入药。性微温，味香。功能行气、止痛、利水。主治慢性肝炎，阑尾炎，肾炎性水肿，风湿骨痛，跌打瘀痛，胃痛等症。

第二节

活血调经药

凡以调畅血脉、通经止痛为主要功效的药物，称为活血调经药。本类药物性能大多辛散苦泄，主归肝经血分，具有活血散瘀之功，尤善通畅血脉而调经水。主治血行不畅所致月经不调，痛经，经闭及产后瘀滞腹痛；亦常用于瘀血痛证，癥瘕，跌打损伤，疮痈肿毒。

妇女瘀滞经产之证，多与肝之疏泄失常有关。故在使用活血调经药时，常配伍疏肝理气之品。同时须根据引起瘀滞的原因而选用不同的活血调经药，并进行适当的配伍。

丹　参

【来源】　为唇形科植物丹参Salvia miltiorrhiza Bge.的干燥根及根茎。

【植物形态】　多年生草本。根呈圆柱形，砖红色。全株密被柔毛，茎方形，具槽，多分枝。叶对生，奇数羽状复叶，小叶3～7片，边缘具锯齿，两面疏披柔毛，下面较密。轮伞形花序集成多轮顶生或腋生的总状花序；苞片披针形，上面无毛，下面略被毛；花萼近钟状；花紫色，二唇形，上唇先端微缺，下唇较上唇短，下唇3裂；能育雄蕊2，生于下唇中下部，伸出花冠外，药隔长，花丝比药隔短；退化雄蕊2，线形，着生于上唇喉部的两侧，花药退化成花瓣状；花盘前方稍膨大；子房上位，4深裂，花柱细长，柱头2裂，裂片不等。小坚果4，黑色。花期5—8月，果期8—9月。（图19-11-1）

【产地】　主产于四川中江，山东临沂、泰安、日照，安徽亳州、太和，江苏射阳、兴化、高邮、句容，河北安国、抚宁、迁西、卢龙，陕西洛南、商州等地。栽培或野生。川丹参、山东丹参为道地药材。

【采收加工】　春、秋二季采挖，以秋季采挖为宜，除去泥沙，干燥。

【药材鉴别】　根茎粗短，顶端有时残留茎基。根数条，长圆柱形，略弯曲，有的分枝并具

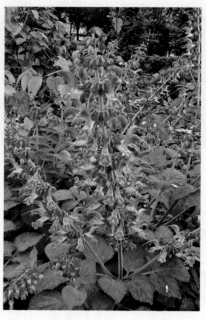

图19-11-1　丹参（植物）

须状细根，长10～20 cm，直径0.3～1 cm。表面棕红色或暗棕红色，粗糙，具纵皱纹。老根外皮疏松，常呈鳞片状脱落。质硬而脆，断面疏松，有裂隙，皮部棕红色，木部灰黄色或紫褐色，可见黄白色点状维管束。气微，味微苦涩。（图19-11-2）

家种丹参以粗大、表面红棕色、外皮紧贴不易剥落、断面纤维少、质坚实者为优品。

【化学成分及药理作用】　含脂溶性二萜醌、水溶性酚酸等。脂溶性二萜醌类，主要为丹参酮（tanshinone）Ⅰ/ⅡA/ⅡB、隐

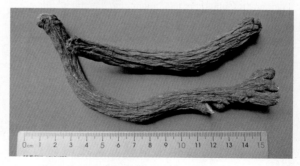

图19-11-2　丹参（药材）

丹参酮（cryptotanshinone）、异隐丹参酮（isocryptotasnshenshinone）等；水溶性酚酸类，如丹参素（salvianicacid）、原儿茶醛（protocatechuic aldehyde）、原儿茶酸（protocatechuic）等。

丹参具有抗血栓形成、抗动脉粥样硬化、降血压、改善微循环障碍、抗菌消炎等作用。丹参素能明显扩张冠状动脉，使冠脉血流量增加，并能对抗吗啡的收缩冠脉反应。丹参酮可以抑制嗜中性白细胞的酶溶体释放、吞噬及黏附，对心肌梗死后即期的ST段抬高有较好影响。

【饮片炮制及鉴别】

1. 丹参 取药材，除去残茎等杂质，洗净，润透，切厚片，干燥。

成品呈类圆形或椭圆形的厚片。外表皮棕红色或暗棕红色，粗糙，具纵皱纹。切面有裂隙或略平整而致密，有的呈角质样，皮部棕红色，木部灰黄色或紫褐色，有黄白色放射状纹理。气微，味微苦涩。（图19-11-3）

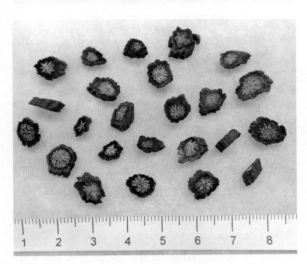

图19-11-3 丹参（饮片）

2. 酒炒丹参（酒丹参） 取丹参，加黄酒拌匀，闷透，用文火炒干。

成品形如丹参，表面红褐色，略具酒香气。

丹参酒炒后可增强活血之功，多用于月经不调、肢体关节疼痛等证。

【性味与归经】 苦，微寒。归心、肝经。

【功能】 活血祛瘀，通经止痛，清心除烦，凉血消痈。

【应用】

1. 血瘀气滞，心胃诸痛 如丹参饮（丹参、砂仁、檀香）（《时方歌括》）。

2. 疮痈肿痛 如消乳汤（知母、连翘、金银花、穿山甲炒捣、瓜蒌切丝、丹参、乳香、没药）（《医学衷中参西录》）。

3. 温热病热入营血 如清营汤（犀角、生地、玄参、竹叶心、麦冬、银花、连翘连心用、黄连、丹参）（《温病条辨》）。

中成药品种有复方丹参滴丸（颗粒、片）、天王补心丸（浓缩丸）、丹七片、丹灯通脑软胶囊（胶囊）、丹红化瘀口服液、丹参片、丹香清脂颗粒、丹益片、丹鹿通督片、心可舒片、心宁片、心脑康片（胶囊）、心舒胶囊、双丹口服液、乐脉丸（片、胶囊、颗粒）等。

【用法与用量】 10～15 g。

【注意】 出血性疾病慎用。反藜芦。

【贮藏保管】 置干燥处，防潮湿。

【论注】

（1）野生丹参不能形成商品主流，如下同属其他植物的根在各地作野生丹参应用。

1）南丹参 *Salvia bowleyana* Dunn.的根。植物区别为：小叶两面除下面脉上被柔毛外均无毛，侧生小叶较小，基部偏斜；花萼筒状或近筒状，花冠筒短，内藏，上唇长约1.2 cm（图19-11-4）。药材根呈圆柱形，长5～8 cm，直径约0.5 cm，表面灰红色；质较坚硬，易折断，断面不平坦。气弱，味微苦（图19-11-5）。

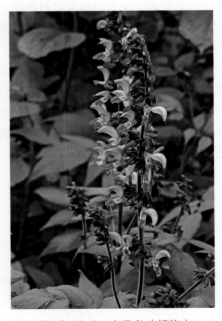

图19-11-4 南丹参（植物）

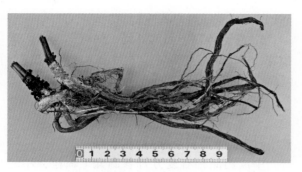

图19-11-5 南丹参（药材）

2）甘西鼠尾草 *Salvia przewalskii* Maxim.的根，称"甘肃丹参"。植物主要特征为：单叶，三角状卵形或卵状披针形，基部心形或戟形，边缘有钝锯齿，下面被白毛。药材外形呈圆锥形，长10～20 cm，直径1～4 cm；表面暗紫红色，根头部常由1至数个根茎合着，根部呈辫子状或扭曲状，外皮常有部分脱落而显红褐色；质松而脆，易折断，断面不平坦，可见浅黄色维管束。气弱，味微苦。本品为新资源中丹参的优质品种。

（2）丹参以根皮呈砖红色或红褐色者为佳，以根皮呈灰褐色者为次。丹参木栓细胞内含有紫褐色或橙褐色的物质，是二萜醌类化合物主要集中部位，有效成分含量的高低与根的颜色有一定关系，与药材质量优劣紧密相连。

（3）以丹参为原料的中成药已有一百余种，复方丹参方是代表。复方丹参方以丹参和三七为主药，具活血化瘀之功效，是现代知名方剂。丹参为君、三七为臣、冰片佐使，三者伍用，整合起效。临床用于治疗冠心病、心绞痛，疗效确切。复方丹参滴丸成功进入FDA III期临床试验，标志着中药国际化迈出了关键和有力的一步。临床上还有注射用丹参酮 II A磺酸、丹参素钠注射液、注射用丹参多酚酸盐等产品。

红 花
（附：西红花）

【来源】 为菊科植物红花 *Carthamus tinctorius* L.的干燥花。

【植物形态】 一年生或两年生草本。茎直立，表面具细浅槽。叶互生，卵形或阔卵状披针

形，基部渐狭，先端渐尖，几无柄，抱茎，边缘具不规则浅裂，裂片先端成尖刺状；茎上部叶边缘较整齐，两面平滑无毛，深绿色。花红色，顶生头状花序，排列成伞房状；总苞卵圆半球形，上部边缘具不等长锐刺；花托扁平，着生多数管状花，初为黄色，渐变为橘红色。瘦果白色，椭圆形，有四钝棱。花期5—7月，果期8—9月。（图19-12-1）

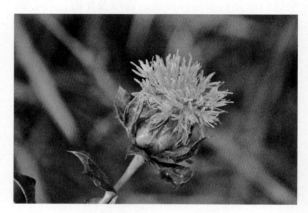

图19-12-1 红花（植物）

【产地】 主产于新疆塔城、吉木萨尔和伊犁，云南宾川、巍山以及永胜，河南、河北、浙江、四川等地。

【采收加工】 夏季花由黄变红时采摘，阴干或晒干。

【药材鉴别】 为不带子房的管状花，长约1.5 cm，表面红色或红黄色。花冠筒细长，上端5裂，裂片狭线形，长5～7 mm；雄蕊5枚，花药聚合成筒状；柱头长圆柱形，顶端微分叉。气微香，味微苦。用水泡后，水变金黄色。（图19-12-2）

以花冠色红而鲜艳、无枝刺、质柔润、手握软如毛绒者为佳。

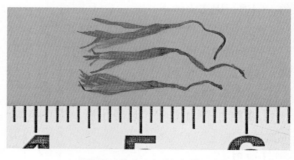

图19-12-2 红花（药材）

【化学成分及药理作用】 含黄酮、多酚、甾醇等。黄酮类，如山奈素（kaempferol）、红花苷（carthamin）、红花醌苷（carthamone）及新红花苷（neocarthamin）、6-羟基山奈酚、槲皮素等；多酚类，如绿原酸（chlorogenic acid）、咖啡酸（caffeic acid）、儿茶酚（catechol）等；甾醇类，如豆甾醇（stigmasterol）、β-谷甾醇（β-sitosterol）等。又含具降血压作用的丙三醇-呋喃阿糖-吡喃葡萄糖苷。

红花具有改善血管微循环、降低血压、扩张血管、改善器官供血、抗凝血、抗炎镇痛等作用。其具有轻度兴奋心脏、降低冠脉阻力、增加冠脉流量和心肌营养性血流量的作用，还对实验性心肌缺血、心肌梗死或心律失常等动物模型均有不同程度的对抗作用。其煎剂对实验动物离体子宫有兴奋作用。红花油有降血脂的作用。

【饮片炮制及鉴别】 红花 取药材，除去杂质。

成品性状特征同药材。

【性味与归经】 辛，温。归心、肝经。

【功能】 活血通经，散瘀止痛。

【应用】

1. 痛经，血滞经闭，产后瘀阻腹痛，癥瘕积聚，跌打损伤瘀痛 如血府逐瘀汤（当归、生地、桃仁、红花、枳壳、赤芍药、柴胡、甘草、桔梗、川芎、牛膝）（《医林改错》）。

2. 小儿麻疹，色不红活 如当归红花饮（当归酒炒、红花、葛根、连翘、牛蒡子、紫草、甘草、大青、黄连）（《麻科活人全书》）。

中成药品种有伤科接骨片、骨友灵搽剂、跌打活血散、冠心康颗粒、五虎散等。

【用法与用量】 3～10 g。

【注意】 孕妇慎用。

【贮藏保管】 置阴凉干燥处，防霉。

附：西红花

【来源】 为鸢尾科植物番红花 *Crocus sativus* L.的干燥柱头。

【植物形态】 多年生草本。地下鳞茎呈球形，外被褐色膜质鳞叶。自鳞茎生数片长线形叶，叶缘反卷，具细毛，基部具4～5片宽卵形鞘状鳞片。花顶生，花被6片，倒卵圆形，淡紫色，花筒细管状；雄蕊3枚，花药黄色；雌蕊由3心皮合生，子房下位，3室，花柱细长，黄色，顶端3深裂，伸出花筒外部，下垂，深红色。蒴果长椭圆形。花期11月。（图19-12-3）

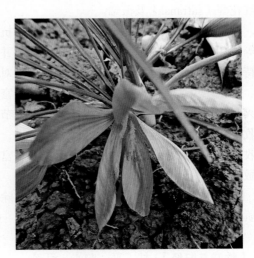

图19-12-3 番红花（植物）

【产地】 主产于西班牙、印度、希腊、法国、伊朗等国。我国上海崇明、浙江建德、江苏等地均有栽培。西红花由印度经我国西藏进口，故又称"藏红花"。

【采收加工】 在8—11月花期时晴天采摘花朵，用镊子摘下柱头（弃花朵），通风晾干，或用文火烘干（40～50℃），即得。

【药材鉴别】 呈线形。有三分枝者，长约3 cm；无分枝者，长1～1.5 cm。暗红色，上部较宽而略扁平，顶端边缘显不整齐的齿状，内侧有一短裂隙，下端有时残留一小段黄色花柱。体轻，质松软，无油润光泽，干燥后质脆易断。气特异，微有刺激性，味微苦。（图19-12-4）

以身长、油润光亮、色红、无黄色花柱者为佳。

【化学成分及药理作用】 含胡萝卜色素，主

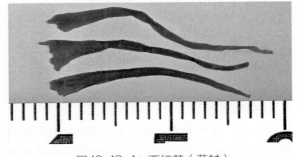

图19-12-4 西红花（药材）

要为番红花苷（crocin）Ⅰ/Ⅱ/Ⅲ/Ⅳ，及反式或顺式西红花二甲酯（trans/cis-crocetindimethylester）、α/β-胡萝卜素（α/β-carotene）等。并含黄酮如异鼠李素、山柰素。另含挥发油主成分为西红花醛（safranal）及蒎烯。

西红花具有降血压、抗菌、消炎止痛、抗抑郁等作用。煎剂可使麻醉狗、猫血压降低，并能维持较长时间；对呼吸还有兴奋作用。煎剂对小鼠、豚鼠、兔、犬及猫的离体子宫及在位子宫均有兴奋作用，小剂量可使子宫发生紧张性或节律性收缩，大剂量能增高子宫紧张性与兴奋性，自动收缩率增强，甚至达到痉挛程度；已孕子宫更为敏感。

【饮片炮制及鉴别】 西红花 取药材，除去杂质。

成品性状特征同药材。

【性味与归经】 甘，平。归心、肝经。

【功能】 活血化瘀，凉血解毒，解郁安神。

【应用】

1. 各种痞结 藏红花每服1朵，冲汤下。忌食油荤、盐，宜食淡粥（《本草纲目拾遗》）。

2. 吐血（不论虚实、何经所吐之血） 藏红花1朵，无灰酒1盏。将花入酒内，隔汤顿出汁服之（《本草纲目拾遗》）。

中成药品种有定坤丹、三花接骨散。

【用法与用量】 1～3 g，煎服或沸水泡服。

【注意】 孕妇慎用。

【贮藏保管】 用铁盒装好后，密闭封存，置通风阴凉干燥处。注意防潮和变色。

【论注】 红花与西红花名称相近，但价格差距甚大，而且功效不尽相同，应区别使用。

桃仁
（附：碧桃干、桃胶）

【来源】 为蔷薇科植物桃 *Prunus persica* (L.) Batsch. 或山桃 *Prunus davidiana* (Carr.) Franch. 的干燥成熟种子。

【植物形态】

1. 桃 落叶乔木。叶互生，卵形，倒卵状或椭圆状披针形，先端渐尖，基部楔形，边缘具细锯齿，在叶柄上端两侧各有一腺体。托叶线形，

宿存。花粉红色，单生叶腋，先花后叶；花萼、花冠均5数，花萼外密被白色短柔毛。核果卵圆形，直径5～7 cm，密被短毛。花期3—4月，果期6—7月。（图19-13-1）

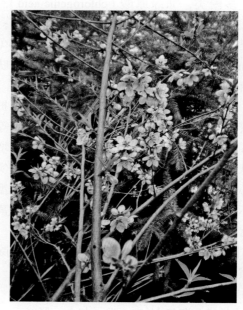

图19-13-1 桃（植物）

2. 山桃 与上种相似，但树皮光滑，暗紫红色，托叶早落；花萼外面多无毛；果实较小，直径约3 cm。（图19-13-2）

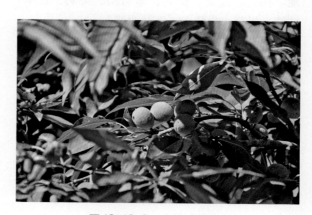

图19-13-2 山桃（植物）

【产地】 桃在全国各地普遍栽培。山桃主产于山东、陕西、河南、辽宁等地。

【采收加工】 摘取成熟果实，除去果肉、果核，取出种子，晒干。

【药材鉴别】

1. 桃仁 呈扁长卵圆形，长1～1.6 cm，宽

0.8 ～ 1 cm，厚0.2 ～ 0.4 cm。表面黄棕色至红棕色，密布颗粒状突起。顶端尖，尖端一侧具一短线形种脐，中间膨大，底部钝圆而偏斜。种皮薄，剥去种皮可见白色种仁2片。气微，味微苦。（图19-13-3）

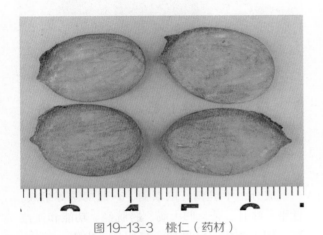

图19-13-3　桃仁（药材）

2. 山桃仁　呈类卵圆形，较小而肥厚，长约0.9 cm，宽约0.7 cm，厚约0.5 cm。（图19-13-4）

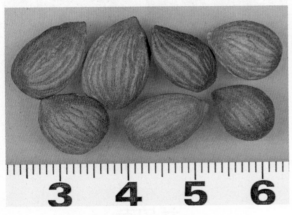

图19-13-4　山桃仁（药材）

以均匀、饱满、完整者为佳。

【化学成分及药理作用】　主含苦杏仁苷（amygdalin）。含甾醇类，如β-谷甾醇（β-sitosterol）、菜油甾醇（campesterol）、7-去氢燕麦甾醇（7-dehydroavenasterol）等。还含苦杏仁酶（citrostadienol）、樱叶酶（prunase）、甘油三油酸酯（triolein）、磷酰胆碱、磷酰乙醇胺、乳糖二甘油苷等。此外，尚含棕榈酸、亚油酸，以及谷氨酸等多种氨基酸。

桃仁具有抗凝血、抗血栓、镇咳平喘、润滑

肠道、抗炎、抗菌、抗过敏、抗氧化等作用。其能明显增加脑血流量，还可改善血液流变学情况，使出血时间显著延长，对实验性体外血栓形成有明显抑制作用。其所含苦杏仁苷缓缓水解产生HCN和苯甲醛，能使呼吸运动趋于安静，起到镇咳平喘作用。所含甘油三油酸酯有抗凝血活性。

【饮片炮制及鉴别】

1. 桃仁　取药材，除去杂质。用时捣碎。

成品性状特征同药材。

2. 燀桃仁　取桃仁，投入沸水中，翻动片刻，燀至种皮由皱缩至舒展、易搓去时，捞出，放入冷水中，除去种皮，晒干。用时捣碎。

成品呈扁长卵形或类圆形。表面浅黄白色，一端尖，中部膨大，另端钝圆稍偏斜。子叶2，富油性。气微香，味微苦。（图19-13-5）

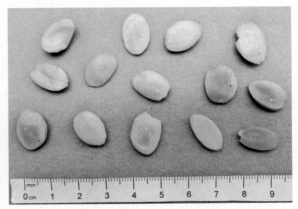

图19-13-5　燀桃仁（饮片）

3. 炒桃仁　取燀桃仁，用文火加热炒至黄色。用时捣碎。

成品形如燀桃仁，表面黄色至棕黄色，可见焦斑。炒山桃仁2枚子叶多分离。

桃仁燀后，除去种皮等非药用部分，有效物质易于煎出，又可降低毒性。炒桃仁长于润燥和血，多用于肠燥便秘，心腹胀满等。

【性味与归经】　苦、甘，平。归心、肝、大肠经。

【功能】　活血祛瘀，止咳平喘，润肠通便；降血压。

【应用】

1. 从高坠下，腹中瘀血满痛　如桃仁汤（桃仁、䗪虫、荆芥、大黄、川芎、当归、桂心、甘草、蒲黄）（《备急千金要方》）。

2. 瘀热蓄于下焦，少腹急结，大便色黑，小便自利，甚则谵语烦渴，其人如狂，至夜发热，及血瘀经闭、痛经，产后恶露不下，脉沉实或涩　如桃核承气汤（桃仁_{去皮、尖}、桂枝、大黄、甘草_炙、芒硝）（《伤寒论》）。

中成药品种有前列欣胶囊、活血通脉片、五加生化胶囊、青娥丸、桂枝茯苓片（丸、胶囊）、通幽润燥丸、京万红软膏、中风回春丸（片）、血府逐瘀口服液等。

【用法与用量】　5～10 g。

【注意】　孕妇慎用。

【贮藏保管】　置阴凉干燥处，防虫蛀及泛油。

【论注】　桃 *Prunus persica* (L.) Batsch. 或山桃 *Prunus davidiana* (Carr.) Franch. 的花、叶、枝条也可药用。桃花功能泻下通便，逐水消肿。桃叶功能杀虫、燥湿，外治痔疮、湿疹。桃枝功能活血通络，解毒杀虫。

附药1：碧桃干

为植物桃 *Prunus persica* (L.) Batsch. 或山桃 *Prunus davidiana* (Carr.) Franch. 未成熟的果实经晒干而成。4—6月采收。摘取未成熟的果实，晒干。呈矩圆形或卵圆形。表面黄绿色，具网状皱纹，密被黄棕色短柔毛。先端渐尖，鸟喙状，基部不对称。质坚实，不易折断。临床应用需刷净果皮上绒毛。

性平，味酸苦。归肺、肝经。功能敛汗涩精，活血止血，止痛。用于盗汗，遗精，吐血，疟疾，心腹痛，妊娠下血。内服：煎汤，8～15 g；或入丸、散。外用：研末调敷或烧烟熏。（图19-13-6）

附药2：桃胶

为植物桃 *Prunus persica* (L.) Batsch. 或山桃 *Prunus davidiana* (Carr.) Franch. 的树皮伤裂后分泌的树胶。夏季采收，用刀切割树皮，待树脂溢出后收集。水浸，洗去杂质，晒干。药材呈不规则的块状、泪滴状等，大小不一，表面淡黄色、黄棕色，角质样，半透明。质韧软，干透较硬，断面有光泽。气微，加水有黏性。

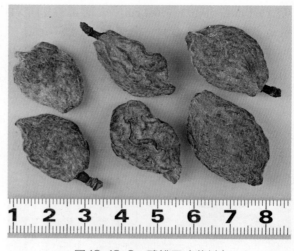

图19-13-6　碧桃干（药材）

成分由半乳糖、鼠李糖、α-葡萄糖等组成。性平，味甘、苦。归大肠、膀胱经。功能和血益气。用于痢疾，乳糜尿，糖尿病。内服：煎汤，9～15 g，或入丸、散。（图19-13-7）

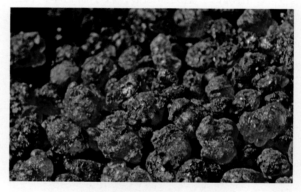

图19-13-7　桃胶（药材）

益母草
（附：茺蔚子）

【来源】　为唇形科植物益母草 *Leonurus japonicus* Houtt. 的新鲜或干燥地上部分。

【植物形态】　一年生或二年生直立草本。茎高30～120 cm，有倒向粗伏毛，方形，微具槽。叶对生，初生叶类圆形，叶缘浅裂，具长柄；茎中部叶三全裂，裂片线形，上部叶线形，浅裂或不裂，上面绿色，有糙伏毛，下面淡绿色被疏柔毛及腺点；花序上的叶条形或条状披针形。轮伞花序，生上部叶腋；花萼筒状钟形；花冠唇形，

紫红色或淡红色，花筒内有毛环，上下唇几相等。坚果矩圆形三棱形。花期6—8月，果期7—9月。（图19-14-1）

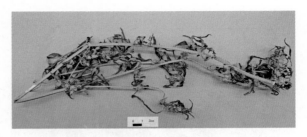

图19-14-2 鲜益母草（药材）

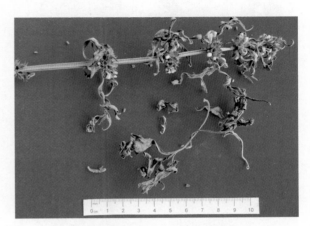

图19-14-3 干益母草（药材）

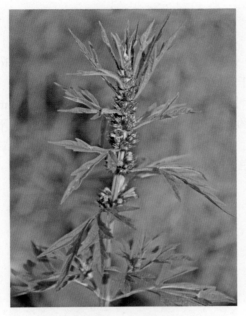

图19-14-1 益母草（植物）

【产地】 全国各地多有栽培或野生。

【采收加工】 鲜品春季幼苗期至初夏花前期采割；干品夏季茎叶茂盛、花未开或初开时采割，晒干，或切段晒干。

【药材鉴别】

1. 鲜益母草 幼苗期无茎，基生叶圆心形，5～9浅裂，每裂片有2～3钝齿。花前期茎呈方柱形，上部多分枝，四面凹下成纵沟，长30～60 cm，直径0.2～0.5 cm；表面青绿色；质鲜嫩，断面中部有髓。叶交互对生，有柄；叶片青绿色，质鲜嫩，揉之有汁；下部茎生叶掌状3裂，上部叶羽状深裂或浅裂成3片，裂片全缘或具少数锯齿。气微，味微苦。（图19-14-2）

2. 干益母草 茎表面灰绿色或黄绿色；体轻，质韧，断面中部有髓。叶片灰绿色，多皱缩、破碎，易脱落。轮伞花序腋生，小花淡紫色，花萼筒状，花冠二唇形。切段者长约2 cm。（图19-14-3）

以身干、色绿、带叶花者为佳。

【化学成分及药理作用】 主含生物碱，如益母草碱（leonurine）、水苏碱（stachydrine）、益母草啶（leonuridine）等；并含芦丁（rutin）、延

胡索酸（fumaric acid）等。

益母草对子宫有收缩作用，并有利尿、降血压、抑制皮肤真菌的作用。益母草碱是其主要有效成分。其煎剂、浸膏及所含益母草碱对兔、猫、犬、豚鼠等多种动物的子宫均呈兴奋作用；小剂量益母草碱能使兔离体肠管紧张性弛缓，振幅扩大；大剂量则振幅变小，频率增加。还有强心、增加冠脉流量和心肌营养血流量的作用。

【饮片炮制及鉴别】

1. 鲜益母草 取鲜药材，除去杂质，洗净，切段，晾干表面水分。

成品为不规则的段状。其他性状特征同药材。（图19-14-4）

2. 干益母草 取干药材，除去杂质，迅速洗净，略润，切段，干燥。切段者，除去杂质即可。

成品呈不规则的段。茎方形，四面凹下成纵沟，灰绿色或黄绿色。切面中部有白髓。叶片灰绿色，多皱缩、破碎。轮伞花序腋生，花黄棕色，花萼筒状，花冠二唇形。气微，味微苦。（图19-14-5）

【性味与归经】 苦、辛，微寒。归肝、心包经。

【功能】 活血调经，利尿消肿，清热解毒。

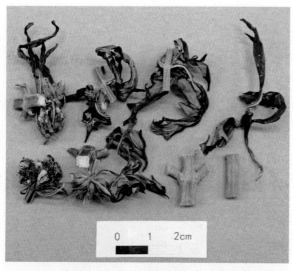

图 19-14-4 鲜益母草（饮片）

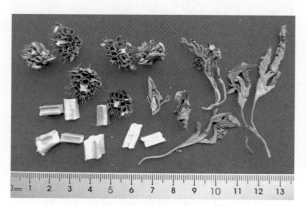

图 19-14-5 干益母草（饮片）

（2）童子益母草，为益母草 *Leonurus japonicus* Houtt. 的干燥基生叶。秋末冬初采收一年生基生叶，除去杂质，晒干。

附：茺蔚子

【来源】 为益母草 *Leonurus japonicus* Houtt. 的干燥成熟的果实。

【药材鉴别】 小坚果三棱形，长 2～3 mm，宽约 1.5 mm。表面灰棕色，一端稍宽、呈平截状，另一端较窄而钝尖。果皮薄，断面白色或黄褐色，富油性。无臭，味苦。（图 19-14-6）

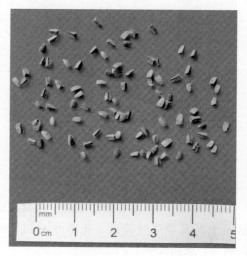

图 19-14-6 茺蔚子（药材）

【应用】 月经不调，经来腹痛 如益母草丸（益母草、当归、芍药、木香）（《医学入门》）。

中成药品种有八珍益母丸（胶囊）、化癥回生片、产复康颗粒、安宫止血颗粒、坤宁口服液、复方益母草胶囊、益母丸、益母草口服液（胶囊、颗粒）等。

【用法与用量】 9～30 g；外用干品研末，鲜品捣敷或煎水洗患处。

【注意】 孕妇禁用。

【贮藏保管】 置干燥处。

【论注】

（1）同属植物细叶益母草 *Leonurus sibiricus* L.、白花益母草 *Leonurus sibiricus* L. var. *albiflorus* Migo 的全草容易混淆，注意鉴别。不同点为前者茎上部叶 3 全裂或 3 深裂，裂片狭线形；花较大。后者花冠全为白色。

以粒大饱满、无杂质者为佳。

【化学成分及药理作用】 含生物碱，如益母草宁碱（leonurinine）、水苏碱（stachydrine）等；含脂肪油，有油酸（oleic acid）、亚麻酸（linolenic acid）等；另含维生素 A 样物质。

茺蔚子具有抗血小板聚集、兴奋子宫、降血压等作用。其对离体子宫有明显兴奋作用，可增加子宫平滑肌张力，增强收缩力及收缩频率。其水浸液、乙醇水浸出液均可降低麻醉动物血压。

【饮片炮制及鉴别】

1. 茺蔚子 取药材，除去杂质，筛去灰屑。成品性状特征同药材。

2. 炒茺蔚子 取茺蔚子，用文火加热炒至有爆声。

成品形如茺蔚子。表面微隆起，颜色加深。质脆，断面淡黄或黄色，富油性。具香气。

【性味与归经】 辛、苦，微寒。归心包、肝经。

【功能】 活血调经，清肝明目。

【应用】

1. 肝风目暗内障 如补肝散（人参、茯苓、五味子、川芎、藁本、细辛、茺蔚子）（《秘传眼科龙木论》）。

2. 因事有所大惊，夜多异梦，神魂不安，惊悸恐怯 如远志丸（远志、人参、茯苓、柏子仁、车前子、决明子、细辛、茺蔚子）（《济生方》）。

中成药品种有和血明目片、障翳散、中风回春丸等。

【用法与用量】 4.5～9 g。

【贮藏保管】 置通风干燥处。

泽 兰

【来源】 为唇形科植物毛叶地瓜儿苗 *Lycopus lucidus* Turcz. var. *hirtus* Regel 的干燥地上部分。

【植物形态】 多年生草本。茎棱被小硬毛，节上密集硬毛。叶披针形，暗绿色，上面密被细刚毛状硬毛，叶缘具缘毛，下面主要在肋及脉上被刚毛状硬毛，两端渐狭，边缘具锐齿。轮伞花序球形，径1.2～1.5 cm；花冠白色，长约5 mm，冠檐被腺点，喉部被白色短柔毛，冠筒长约3 mm，冠檐稍二唇形，上唇近圆形，下唇3裂。小坚果倒卵球状四边形，长约1.6 mm，背面平，腹面具棱，被腺点。花期6—9月，果期8—11月。（图19-15-1）

【产地】 全国大部分地区均有产。

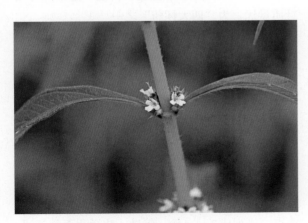

图19-15-1 毛叶地瓜儿苗（植物）

【采收加工】 夏秋间茎叶茂盛时割取地上部分，去净泥土，晒干。

【药材鉴别】 茎呈方柱形，少分枝，四面均有浅纵沟，长50～100 cm，直径0.2～0.6 cm；表面黄绿色或带紫色。节处紫色明显，有白色茸毛。质脆，断面黄白色，髓部中空。叶对生，有短柄或近无柄；叶片多皱缩，展平后呈披针形或长圆形，长5～10 cm；上表面黑绿色或暗绿色，下表面灰绿色，密具腺点，两面均具有短毛；先端尖，基部渐狭，边缘有锯齿。轮伞花序腋生，花冠多脱落，苞片及花萼宿存。气微，味淡。（图19-15-2）

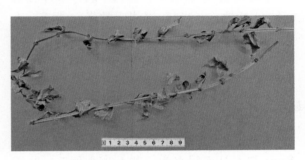

图19-15-2 泽兰（药材）

以干燥、质嫩、叶多、色灰绿、不破碎者为佳。

【化学成分及药理作用】 含葡萄糖（glucose）、半乳糖（galactose）、泽兰糖（lycopose）、水苏糖（stachyose）、棉子糖（raffinose）、蔗糖（sucrose）；另含虫漆蜡（lacceroic acid）、白桦脂酸（betulinic acid）、熊果酸（ursolic acid）、β-谷甾醇等。

泽兰具有抗凝血、改善微循环、改善血液流变性等作用。全草制剂有强心作用。水浸膏腹腔注射，可使模拟航天飞行中失重引起血瘀的兔明显改善微循环障碍；灌胃对兔异常的血液流变也有较好的改善作用，使血液黏度、纤维蛋白原含量及红细胞聚集指数降低。

【饮片炮制及鉴别】 泽兰 取药材，除去杂质，略洗，润透，切段，干燥。

成品呈不规则的段。茎方柱形，四面均有浅纵沟，表面黄绿色或带紫色，节处紫色明显，有白色茸毛；切面黄白色，中空。叶多破碎，展平后呈披针形或长圆形，边缘有锯齿。有时可见轮伞花序。气微，味淡。（图19-15-3）

【性味与归经】 苦、辛，微温。归肝、脾经。

【功能】 活血调经，消痈祛瘀，利水消肿。

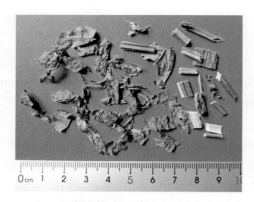

图 19-15-3 泽兰（饮片）

【应用】 产后腹胀、恶露不行 如泽兰汤（泽兰、生地_{酒洗}、当归、赤芍、甘草_炙、生姜、大枣、桂心）（《医学心悟》）。

中成药品种有尿塞通片、消瘀康片（胶囊）、前列欣胶囊等。

【用法与用量】 6～12 g。

【贮藏保管】 置通风干燥处。

【论注】 同属植物地瓜儿苗 Lycopus lucidus Turcz. 与本品不同点为：节上生小硬毛；叶矩圆状披针形，两面无毛。药材茎方形，直径 2～6 mm，表面黄褐色或微带紫色，节处有白色毛茸；质脆，易折断。叶对生，暗绿色或微带黄色，叶片多皱缩，水润展平后呈长椭圆状披针形，长 5～10 cm，宽 1.2～2.5 cm，易破碎。小花大多脱落或仅有苞片与萼片。无臭，味淡。（图 19-15-4）

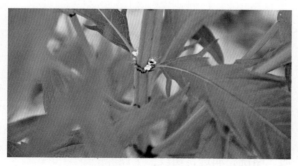

图 19-15-4 地瓜儿苗（植物）

牛 膝
（附：川牛膝）

【来源】 为苋科植物牛膝 Achyranthes bidentata Bl. 的干燥根。

【植物形态】 多年生草本，高 0.3～1 m。根细长，圆柱形。茎直立，四棱形，有分枝，茎节略膨大，疏被柔毛。叶对生，叶片椭圆形或倒卵圆形，全缘，两面被柔毛。穗状花序腋生或顶生，花后期花总梗延长，花向下折而贴近总花梗；苞片宽卵形，顶端渐尖，小苞片刺状，贴生萼片基部，基部有卵形小裂片；花被 5，绿色；雄蕊 5，花丝下部合生，与退化雄蕊联合成杯状，顶端平圆，波状。胞果长圆形，果皮薄，包于宿萼内。花期 8—9 月，果期 9—10 月。（图 19-16-1）

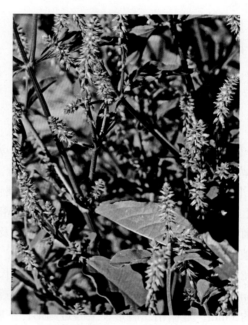

图 19-16-1 牛膝（植物）

【产地】 主产于河南。河北、山西、山东等地亦产。以河南武陟、温县、博爱、沁阳产量大且质量优，为"四大怀药"之一。

【采收加工】 冬季茎叶枯萎时采挖，除去须根和泥沙，捆成小把，晒至干皱后，将顶端切齐，晒干。

【药材鉴别】 呈细长圆柱形，挺直或稍弯曲，上下粗细较均匀，长 15～70 cm，直径 0.4～1 cm。表面黄白色、灰黄色或淡褐色，有细纵皱纹及排列稀疏的侧根痕。质硬而脆，易折断，受潮则变柔软；断面平坦，淡黄色，角质样，木部细小，黄白色，其外围散有多数维管束小点，排列成 2～4 轮。气微，味微甜而稍苦涩。（图 19-16-2）

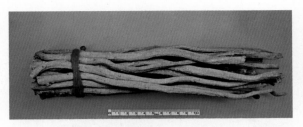

图19-16-2 牛膝（药材）

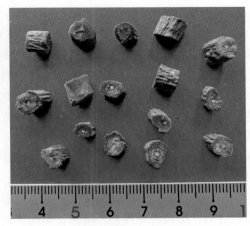

图19-16-3 牛膝（饮片）

以条粗、肉肥、皮细、色灰黄、味甜为优。野生品根分叉，木质化多，不易折断，味淡微苦，不堪入药。

【化学成分及药理作用】 含三萜皂苷、甾酮等。三萜皂苷类，如人参皂苷R₀、竹节参苷 Ⅳ a（chikusetsu saponin Ⅳ a）、齐墩果酸（oleanolic acid）等；甾酮类，包括牛膝甾酮（inokosterone）、β-蜕皮甾酮（β-ecdysone）、polypodine B等。另含β肽多糖ABAB（有免疫活性）及磷脂酸（PA）、磷脂酰胆碱（PC）、磷脂乙醇胺（PE）等7种磷脂类成分，以及壬二酸、琥珀酸、活性寡糖ABS等。

牛膝具有蛋白同化、免疫调节、抗炎、利尿、镇痛、兴奋子宫及抗生育等作用。煎剂对小鼠离体肠管有抑制作用，对扭体反应有明显抑制作用。其醇提液对离体蛙心、猫在体心脏有抑制作用；能直接扩张蛙血管。甾体激素具有强的蛋白质合成促进作用。牛膝总皂苷能明显兴奋大鼠子宫平滑肌。

【饮片炮制及鉴别】

1. 牛膝 取药材，除去杂质，洗净，润透，除去残留芦头，切段，干燥。

成品呈圆柱形的段。外表皮灰黄色或淡棕色，有微细的纵皱纹及横长皮孔。质硬脆，易折断，受潮变软。切面平坦，淡棕色或棕色，略呈角质样而油润，中心维管束木部较大，黄白色，其外围散有多数黄白色点状维管束，断续排列成2～4轮。气微，味微甜而稍苦涩。（图19-16-3）

2. 酒炒牛膝（酒牛膝） 取牛膝，加米酒或黄酒拌匀，闷透，用文火炒至干。每牛膝100 kg，用米酒或黄酒15 kg。

成品形如牛膝，表面呈黄色，可见焦斑，略有酒香气。

3. 盐水炒牛膝（盐牛膝） 取牛膝，加盐水拌匀，闷透，用文火炒至干。每牛膝100 kg，用食盐2 kg。

成品形如牛膝，表面呈黄色，可见焦斑，味微咸。

牛膝用酒炒后，能增强活血祛瘀、通经止痛的作用。用于风湿痹痛，肢体活动不利等。盐水炒后，引药入肾，可增强补肝肾、强筋骨、利尿通淋的作用。用于肾虚腰痛，月水不利，脐腹作痛，湿热下注，尤以下半身腰膝关节疼痛为长。

【性味与归经】 苦、甘、酸，平。归肝、肾经。

【功能】 逐瘀通经，补肝肾，强筋骨，利尿通淋，引血下行。

【应用】

1. 温经通脉，主治下焦瘀血证 如牛膝散（牛膝、当归、桂心、赤芍、桃仁、延胡索、牡丹皮、木香）（《证治准绳》）。

2. 湿热下注之流火或痹痛 如三妙丸（黄柏、牛膝、知母）（《谦斋医学讲稿》）。

3. 阴虚火旺所致牙痛、吐血、衄血 如玉女煎（石膏、知母、麦冬、熟地黄、牛膝）（《景岳全书·新方八阵》）。

中成药品种有三妙丸、丹益片、丹膝颗粒、四妙丸、补肾养血丸、软脉灵口服液、国公酒、固肾定喘丸、独活寄生丸、首乌丸等。

【用法与用量】 5～12 g。

【注意】 孕妇慎用。

【贮藏保管】 置阴凉干燥处，防潮。

附：川牛膝

【来源】 为苋科植物川牛膝 *Cyathula officinalis*

Kuan 的干燥根。

【植物形态】 多年生草本，高 0.4～1 m。主根圆柱形。茎直立，中部以上近四棱形，多分枝，疏被糙毛。叶对生，叶片椭圆形至窄椭圆形，全缘，两面密生倒伏糙毛，下面较密。花绿白色，花簇集合成顶生和腋生头状花序；苞片顶端成刺或钩，基部有柔毛；在苞腋有花数朵，能育花居中央，不育花居两侧；不育花的花被片成钩刺芒状，能育花具 5 枚大小不等的花被片；雄蕊 5，花丝基部合生成杯状，有丛生柔毛；退化雄蕊长方形，顶端齿状浅裂。胞果长椭圆状倒卵形；种子卵形，赤褐色。花期 6—7 月，果期 8—9 月。（图 19-16-4）

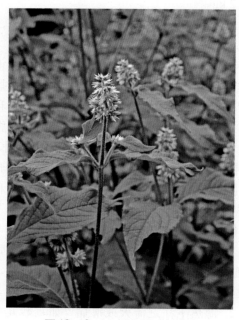

图 19-16-4　川牛膝（植物）

【产地】 主产于四川。云南、贵州、陕西、江西、湖南、湖北等地亦产。四川天全、洪雅产者最佳。

【采收加工】 秋、冬二季采挖，除去芦头、须根及泥沙，烘或晒至半干，堆放回润，再烘干或晒干。

【药材鉴别】 呈近圆柱形，微扭曲；根头部膨大，其顶端常具疙瘩或茎的残基，向下略细或有少数分枝，长 30～60 cm，直径 0.5～3 cm。表面黄棕色至灰褐色，有纵皱纹及侧根痕，并有多数横向突起的皮孔。质韧，不易折断，断面浅黄色或黄棕色，胶质状或纤维状，可见多数浅黄

色筋脉点（维管束），排列成 3～8 轮同心环。气微，味甜、后微苦。（图 19-16-5）

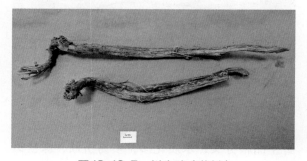

图 19-16-5　川牛膝（药材）

【化学成分及药理作用】 含甾酮类化合物，如杯苋甾酮（cyasterone）、异杯苋甾酮（isocyasterone）、羟基杯苋甾酮（sengosterone）等。另含甜菜碱。

川牛膝具有调节血液黏稠度、改善微循环、延缓衰老、抗生育、利胆、抗肿瘤和增强免疫力等作用。其流浸膏可弛缓豚鼠子宫紧张的肌肉；其煎剂对大鼠血浆复钙时间明显延长。蜕皮甾酮还可促进胆汁分泌，使胆酸和胆红素含量增加，胆固醇含量降低。

【饮片炮制及鉴别】

1. 川牛膝　取药材，除去芦头等杂质，洗净，润透，切薄片，干燥。

成品呈圆形或椭圆形薄片。外表皮黄棕色或灰褐色。切面浅黄色至棕黄色。可见多数排列成数轮同心环的黄色点状维管束。气微，味甜。（图 19-16-6）

2. 酒炒川牛膝（酒川牛膝）　取川牛膝，加米酒或黄酒拌匀，闷透，用文火炒干。每川牛膝

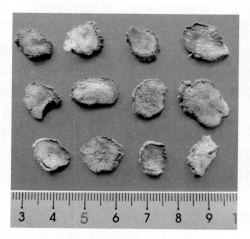

图 19-16-6　川牛膝（饮片）

100 kg，用米酒或黄酒2 kg。

成品形如川牛膝，表面棕色。微有酒香气，味甜。

3. 盐水炒川牛膝（盐川牛膝） 取川牛膝，加盐水拌匀，闷透，用文火炒干。每川牛膝100 kg，用食盐2 kg。

成品形如川牛膝，表面棕色。味微咸、甜。

【性味与归经】 甘、微苦，平。归肝、肾经。

【功能】 逐瘀通经，通利关节，利尿通淋。

【应用】

1. 血气不足，手足拘挛，风痹，气痹 如三痹汤（续断、杜仲、防风、肉桂、细辛、人参、茯苓、当归、白芍、甘草、秦艽、地黄、川芎、独活、黄芪、川牛膝）（《妇人良方》）。

2. 真阴精血亏损，以及妇人经迟血少，腰膝筋骨疼痛，阳痿 如大营煎（当归、熟地黄、枸杞子、炙甘草、盐杜仲、川牛膝、肉桂）（《景岳全书》）。

中成药品种有复方滇鸡血藤膏、穿龙骨刺片、痛风定片（胶囊）、腰痛宁胶囊、瘀血痹胶囊（颗粒）、豨红通络口服液等。

【用法与用量】 5～10 g。

【注意】 孕妇禁用。

【贮藏保管】 置阴凉干燥处，防潮。

【论注】

（1）麻牛膝为同属植物头花杯苋 Cyathula capitata Moq.的根，在四川西昌或云南混称"川牛膝"。药材根条短小，扭曲，外皮灰褐色。质脆易折断，断面棕红色，纤维性较强。味苦涩、略具麻味。不宜作川牛膝药用。

（2）商品药材分为家种品和野生品。家种品上端弯曲如拐杖形，习称"拐牛膝"；根粗壮，单枝或有少分枝，肉质，柔嫩，带糖性滋润，味甜后微苦；质最优。野生品根条瘦小，分枝多，质硬，滋润性差，甜味淡；质次。

（3）川牛膝功偏逐瘀通经，通利关节，消肿止痛，以活血逐瘀为主，善治经闭癥瘕、跌打肿痛。牛膝功偏补肝肾、强筋骨，善治肝肾不足、筋骨无力。

鸡血藤

【来源】 为豆科植物密花豆 *Spatholobus* *suberectus* Dunn的干燥藤茎。

【植物形态】 攀缘木质大藤本。茎呈扁圆柱形，砍断面有红褐色液汁呈偏心半圆形环状流出。羽状复叶，互生，小叶3枚，宽椭圆形，长12～20 cm，宽7～15 cm，先端锐尖，基部圆形或近心形，上面疏被短硬毛，下面沿叶脉疏被短硬毛，背脉腋间常有黄色簇毛；小托叶针状。花多数，排列成大型圆锥花序，腋生，长约10 mm；萼筒状，两面被白色短硬毛，萼齿5，上面2齿近合生；花冠蝶形，白色；药2型，5大，5稍小；子房被白色短硬毛。荚果刀状，被绒毛。花期6—9月，果期8—12月。（图19-17-1）

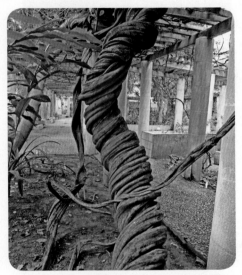

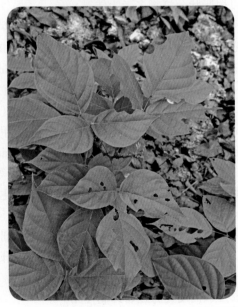

图19-17-1 密花豆（植物）

【产地】 主产于广东、广西、云南等地。

【采收加工】 秋、冬二季采收，除去枝叶，切片，晒干。

【药材鉴别】 呈椭圆形、长矩圆形或不规则的切片，厚 0.3 ～ 1 cm。表面灰棕色，栓皮脱落处呈红褐色，有明显纵沟。切面可见髓部偏向一侧；木部红棕色或棕色，小孔洞（导管）不规则排列，皮部内侧有树脂状分泌物呈红褐色或黑棕色，与木部相间排列呈偏心性半圆形环 3 ～ 8 个。质坚实，难折断，折断面呈不整齐的裂片状。气微，味涩。（图 19-17-2）

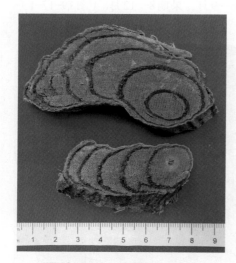

图 19-17-2 鸡血藤（药材）

以树脂状分泌物多者为佳。

【化学成分及药理作用】 含黄酮、香豆素、蒽醌、三萜类、有机酸等。黄酮类，如刺芒柄花素（formononetin）、芒柄花苷（ononin）、樱黄素（prunetin）等；香豆素类，含苜蓿内酯（medicagol）、9-甲氧基香豆雌酚（9-methoxycoumestrol）等；蒽醌类，如大黄素甲醚（emodin-3-methyl ether）、大黄酚（chrysophanic acid）等；三萜类，如羽扇豆醇、白桦脂酸等；有机酸类，如琥珀酸、香草酸等；挥发油，主成分为 α-红没药醇（α-bisabolol）。

鸡血藤能显著延长凝血时间，促进血细胞增殖，具有抗炎作用。其煎剂能降低 TC，升高 HDL-C 与 TC 比值，显著降低 HDL_3-C 水平；还对小鼠接触性皮炎有显著抑制作用。

【饮片炮制及鉴别】 鸡血藤 取药材，除去杂质。

成品性状特征同药材。

【性味与归经】 苦、甘，温。归肝、肾经。

【功能】 活血补血，调经止痛，舒筋活络。

【应用】 月经不调，痛经，经闭，风湿痹痛，麻木瘫痪，血虚萎黄 如小营煎（当归、熟地黄、酒白芍、麸炒山药、枸杞子、炙甘草、鸡内金、鸡血藤）（《景岳全书》）。

中成药品种有活血通脉片、新血宝胶囊、通脉养心口服液（丸）、冠脉宁胶囊、再造生血片（胶囊）、妇炎净胶囊、花红片（胶囊、颗粒）、乳癖消片（胶囊、颗粒）、脉管复康片等。

【用法与用量】 9 ～ 15 g。

【贮藏保管】 置通风干燥处，防霉，防虫蛀。

【论注】 商品鸡血藤的来源比较复杂。同科植物鸡血藤属、油麻藤属多种植物在不同地区使用。注意鉴别。

大血藤

【来源】 为木通科植物大血藤 Sargentodoxa cuneata (Oliv.) Rehd. et Wils. 的干燥藤茎。

【植物形态】 落叶木质藤本，长达 10 m。藤径粗达 9 cm，全株无毛；当年枝条暗红色，老树皮有时纵裂。三出复叶，或兼具单叶，稀全部为单叶；小叶革质，顶生小叶近棱状倒卵圆形，先端急尖，基部渐狭成 6 ～ 15 mm 的短柄，全缘，侧生小叶斜卵形，先端急尖，基部内面楔形，外面截形或圆形；上面绿色，下面淡绿色，两面均无毛且稍有光泽。花黄绿色，单性异株，腋生总状花序。果为聚合浆果，每一小果近球形，成熟时黑蓝色，表面被有白粉，具肉质果柄。种子卵球形，基部楔形；种皮黑色，光亮，平滑；种脐显著。花期 4—5 月，果期 6—9 月。（图 19-18-1）

【产地】 主产于湖北、四川、江西、河南、江苏等地。

【采收加工】 秋、冬二季采收，除去侧枝，截段，干燥。

【药材鉴别】 呈圆柱形，略弯曲，长 30 ～ 60 cm，直径 1 ～ 3 cm。表面灰棕色，粗糙，外皮常呈鳞片状剥落，剥落处显暗红棕色，有的可见膨大的节和略凹陷的枝痕和叶痕。质硬，断面皮部红棕色，有数处向内嵌入木部，木部黄白

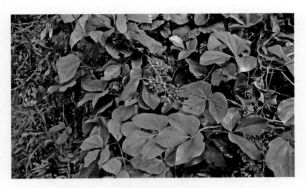

图 19-18-1　大血藤（植物）

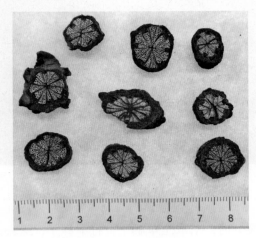

气微，味微涩。（图 19-18-3）

色，有多数细孔状导管，射线呈放射状排列。气微，味微涩。（图 19-18-2）

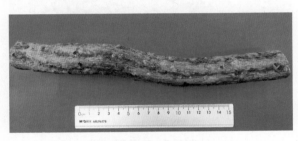

图 19-18-2　大血藤（药材）

以条均匀、粗如拇指、无霉者为佳。

【化学成分及药理作用】　含酚类、木脂素、三萜、蒽醌等。酚类化合物及其苷类，如罗布麻宁（apocynin）、香草酸（vanillic）、原儿茶酸（protocatechuic acid）等；木脂素类，如 lyoniresin-4′-yl-β-glucopyranoside、（+）-3α-O-（β-D-g1 ucopyranosyl）-1 yoniresinol、五加苷 E1（eleutheroside E1）等；三萜类，如野蔷薇苷（rosamultin）、刺梨苷 F1（kajichigoside F1）；黄酮类，如（-）-表儿茶素（epicatechin）；蒽醌类，如大黄素（emodin）、大黄素甲醚（physcion）和大黄酚（chrysophanol）等。

大血藤具有抑菌、抗炎和抗病毒作用；对心血管系统有较好的保护作用，如收缩血管、扩张冠状动脉、降血压、抗凝血等。其煎剂对金黄色葡萄球菌、乙型链球菌有较强抑制作用。

【饮片炮制及鉴别】　大血藤　取药材，除去杂质，洗净，润透，切厚片，干燥。

成品为类椭圆形的厚片。外表皮灰棕色，粗糙。切面皮部红棕色，有数处向内嵌入木部，木部黄白色，有多数导管孔，射线呈放射状排列。

图 19-18-3　大血藤（饮片）

【性味与归经】　苦，平。归大肠、肝经。

【功能】　清热解毒，活血，祛风止痛。

【应用】

1. 肠痈腹痛　如红藤煎（红藤、银花、连翘、紫花地丁、乳香、没药、牡丹皮、延胡索、甘草、大黄）（《中医方剂临床手册》）。

2. 风湿筋骨酸痛，四肢麻木拘挛　常与五加皮、威灵仙、牛膝等配伍使用。

中成药品种有妇乐颗粒、妇宝颗粒、山龙药酒、阑尾消炎片等。

【用法与用量】　9～15 g。

【贮藏保管】　置通风干燥处。

王不留行

【来源】　为石竹科植物麦蓝菜 Vaccaria segetalis (Neck.) Garcke 的干燥成熟种子。

【植物形态】　一年生或二年生草本。全株无毛，稍有白粉。茎上部二叉分枝，节稍膨大。叶对生，无柄，卵状披针形，先端渐尖，基部圆形或心形稍连合抱式。花淡红色，顶生聚伞花序；花梗下有鳞状苞片2枚，叶状对生。蒴果卵形包于宿萼内，成熟后4齿状开裂；种子多数，球形，黑色，外具颗粒突起。花期4—5月，果期6月。（图 19-19-1）

【产地】　主产于江苏、河北、河南等地。

【采收加工】　夏、秋二季果实成熟、果皮尚

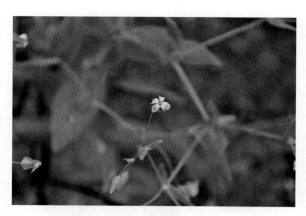

图 19-19-1 麦蓝菜（植物）

未裂开时，割取全草晒干，打下种子，除去杂质，再晒干。

【药材鉴别】 呈圆球形，直径约 2 mm。表面黑色，略有光泽，有一条半圆形的浅沟和一个灰白色小点，表面有可见密布的小麻点。质坚硬，破开后种仁白色，粉性。无臭，味微涩、苦。（图 19-19-2）

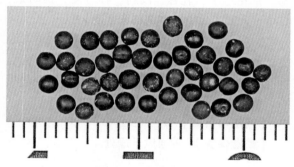

图 19-19-2 王不留行（药材）

以子粒均匀、充实饱满、色黑、无杂质者为佳。

【化学成分及药理作用】 含王不留行皂苷（vacsegoside），水解生成王不留行次皂苷（vaccaroside），王不留行次皂苷再水解得丝石竹皂苷元（gypsogenin）及葡萄糖醛酸。含王不留行黄酮苷（vaccarin）。尚含生物碱、香豆素类成分及糖类。

王不留行具有抗肿瘤、抗早孕、镇痛及消炎等作用；能使血浆和子宫组织中 cAMP 含量明显升高。贴压耳穴，可使胆囊收缩，促使胆汁排泄。

【饮片炮制及鉴别】

1. 王不留行　取药材，除去杂质。

成品性状特征同药材。

2. 炒王不留行　取王不留行，用中武火炒至大多数爆开白花。

成品呈类球形爆花状，表面白色，质松脆。（图 19-19-3）

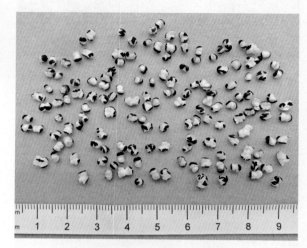

图 19-19-3 炒王不留行

王不留行炒制后种壳爆裂开花，质地松泡，更易于煎出有效成分，且其使走散力较强，长于活血活络、下乳、通淋。

【性味与归经】 苦，平。归肝、胃经。

【功能】 活血通经，下乳消肿，利尿通淋。

【应用】 妇女气滞血结，乳汁缺少　如涌泉散（王不留行、瞿麦、麦门冬、龙骨、穿山甲）（《卫生宝鉴》）。

中成药品种有乳宁颗粒、乳块消片（胶囊、颗粒）、尿塞通片等。

【用法与用量】 5～10 g。

【注意】 孕妇慎用。

【贮藏保管】 用木箱垫纸装或放瓷缸内，置干燥处。

【论注】

（1）豆科植物野豌豆 Vicia sativa L. 的成熟种子与本品外形类似，有时混入王不留行中。主要区别特征是：野豌豆种子长圆球形，似绿豆，灰褐色无麻点，无臭，嚼之有豆腥味。应注意鉴别。

（2）王不留行在汉代的炮制方法是"烧灰存性，勿令灰过"（《金匮要略》）。南北朝时则采用拌湿蒸后用浆水浸焙干用的方法（《雷公炮炙论》）。宋代为捣末入药（《太平圣惠方》《证类本草》）。明清则改为炒，糯米炒（《本草述》）或用酒蒸者（《得配本草》）。

（3）广东王不留行为桑科植物薜荔 *Ficus pumila* L.的干燥花序托，为地方习用品。药材常切成数瓣，向内卷凹或呈不规则片状。外表面淡黄褐色、黄褐色至黑褐色，多数顶端向内弯成截形，下端渐狭，具有短的果柄痕迹，内面淡红色或黄棕色，残留单性花或黄白色瘦果。质坚硬而轻。气微，味干涩。注意鉴别。

月季花

【**来源**】 为蔷薇科植物月季 *Rosa chinensis* Jacq.的干燥花蕾或初开放的花。

【**植物形态**】 常绿灌木。茎、枝有钩状皮刺。羽状复叶互生，小叶3～5片，少为7片；叶片长椭圆形或椭圆状卵形，边缘有锐锯齿，两面无毛；叶柄和叶轴散有钩状皮刺和短腺毛。花单生或数朵丛生于枝顶；萼裂片卵形，有的羽状分裂，内密被黄白色绒毛，边缘有腺毛；花瓣红色或玫瑰色，多重瓣；雄、雌蕊均多数。蔷薇果卵形或梨形，红色，萼宿存。花期5—9月。（图19-20-1）

【**产地**】 原产于我国江苏，全国各地均有栽培。

【**采收加工**】 采花蕾或初开之花，低温烘

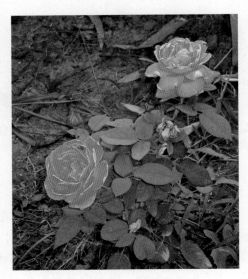

图19-20-1　月季（植物）

干、阴干或弱阳光晒干。

【**药材鉴别**】 花蕾球形或卵圆形，长1.5～2.5 cm，直径0.7～1.5 cm。有较长的柄，花托比玫瑰花长而尖圆。萼片5，有的羽状分裂，大多向下反折，背面黄绿、黄橙色，有疏毛，内面被黄白色绒毛。花瓣紫红色或粉红色，多重瓣。质轻而脆，易于破碎。微有清香气，味淡、微苦。（图19-20-2）

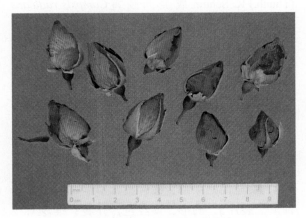

图19-20-2　月季花（药材）

以蕾大、完整、紫红色者为佳。

【**化学成分及药理作用**】 含挥发油，主要为牻牛儿醇（geraniol）、橙花醇（nerol）、香茅醇（citronellol）及其葡萄糖苷。另含没食子酸（gallic acid）、槲皮苷（quercitrin），还含鞣质、色素等。

月季花具有镇痛、改善微循环等作用；具有较强的抗真菌作用。不同溶剂提取物对DPPH有一定清除作用，对猪油和亚油酸的氧化有抑制作用。

【**饮片炮制及鉴别**】 月季花　取药材，除去花柄等杂质。

成品性状特征同药材。

【**性味与归经**】 甘，温。归肝经。

【**功能**】 活血调经，疏肝解郁。

【**应用**】 肝郁精神不快，经脉阻滞，月经不调，胸胁胀满　常与丹参、当归、延胡索等配伍使用。

【**用法与用量**】 3～6 g。

【**贮藏保管**】 放缸内置阴凉干燥处，注意防潮变色。防压、防蛀。

【**论注**】 玫瑰花归肝、脾经，可行气解郁，

和血，止痛；而月季花归肝经，可活血调经，疏肝解郁。两者的外形虽然相似，但功能稍有不同，应区别使用。

凌霄花*

【来源】 为紫葳科植物凌霄 *Campsis grandiflora* (Thunb.) K. Schum. 或美洲凌霄 *Campsis radicans* (L.) Seem. 的干燥花。

【植物形态】

1. 凌霄 落叶木质藤本，借气根攀附于其他物上。茎黄褐色具棱状网裂。叶对生，奇数羽状复叶；小叶7～9枚，卵形至卵状披针形，长4～6 cm，宽1.5～3 cm，先端尾状渐尖，基部阔楔形，两侧不等大，边缘有粗锯齿，两面无毛。花序顶生，圆锥状，花大；花萼钟状，不等5裂，裂至筒之中部，裂片披针形；花冠漏斗状钟形，裂片5，圆形，橘红色，开展；雄蕊4，2长2短；子房上位，2室，基部有花盘。蒴果长如豆荚，具子房柄；2瓣裂；种子多数，扁平，有透明的翅。花期7—9月，果期8—10月。（图19-21-1）

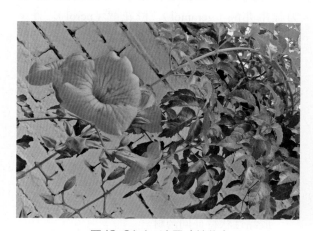

图19-21-1 凌霄（植物）

2. 美洲凌霄 与凌霄相似。唯小叶9～11枚，椭圆形至卵状长圆形，先端尾尖。花萼5等裂，分裂较浅，约裂至1/3，裂片三角形，向外微卷，无凸起的纵棱；花冠为细长的漏斗形，直径较凌霄小，橙红色至浓红色，内有明显的棕红色纵纹，筒部为花萼的3倍。花期7—10月，果期11月。（图19-21-2）

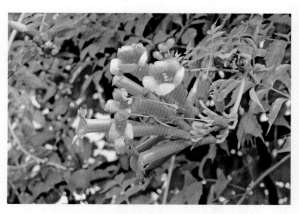

图19-21-2 美洲凌霄（植物）

【产地】 主产于河北、四川、贵州等地。江苏、上海、湖南、江西等地亦有栽培。

【采收加工】 7—9月采收，择晴天摘下刚开放的花朵，晒干。

【药材鉴别】

1. 凌霄花 花多皱缩卷曲，完整者长3～5.5 cm；花萼钟状，长约2 cm，棕褐色或棕色，质薄，先端不等5深裂，裂片三角状披针形，萼筒表面有10条纵脉，其中5条明显；花冠黄棕色或棕色，完整无缺者展平后可见先端5裂，裂片半圆形，下部联合成漏斗状，表面可见细脉纹，内表面较明显；冠生雄蕊4，二强，花药呈"个"字形，黑棕色；花柱1枚，柱头圆三角形。气微香，味微苦、酸。（图19-21-3）

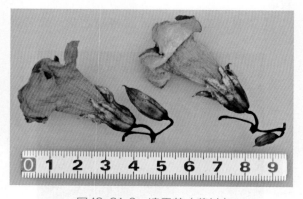

图19-21-3 凌霄花（药材）

2. 美洲凌霄花 完整花长6～7 cm；花萼较短，约为花冠的1/3，黄棕色或淡紫红色，硬革质，先端5等裂，萼筒无明显纵脉棱；花冠黄棕色，长5.8～6.5 cm，内表面具深棕色脉纹；柱头扁短三角形。（图19-21-4）

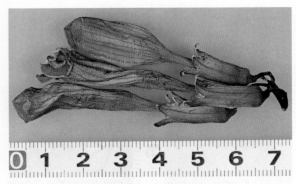

图19-21-4 美洲凌霄花（药材）

均以完整、朵大、色黄棕、无花梗者为佳。

【化学成分及药理作用】 含三萜、苯丙醇苷类、黄酮、花色素类、挥发油等。三萜类，如齐墩果酸（oleanolic acid）、常春藤皂苷元（hederagenin）等；苯丙醇苷类，如阿克替苷（acteoside）；黄酮类，如芹菜素（apigenin）；花色素类，如花色素苷（anthocyanin）、辣椒黄素（capsanthin）；挥发油，主要是糠醛（fuffural）、糠醇（furfuryl alchol）；此外还含有 β-谷甾醇（β-sitostero）、胡萝卜苷（daucosterol），以及多糖类等成分。

凌霄花具有改善微循环、抗炎、镇痛等作用。凌霄花的丙酮、甲醇提取部位具有抗生育活性。所含三萜类成分具有降血脂作用和胰岛素增敏活性；所含多糖类成分具有抗凝血作用；所含黄酮类成分芹菜素对平滑肌有中度解痉作用和抗溃疡作用；所含 β-谷甾醇有降血胆固醇、抗肿瘤、抗炎等作用。

【饮片炮制及鉴别】 凌霄花 取药材，除去杂质。

成品性状特征同药材。

【性味与归经】 甘、酸，寒。归肝、心包经。

【功能】 活血通经，凉血祛风。

【应用】

1. 妇人、室女月候不通，脐腹疼痛，一切血疾 如紫葳散（凌霄花100 g，当归、蓬莪术各50 g。上为细末）（《鸡峰普济方》）。

2. 女经不行 凌霄花为末。每服10 g，食前温酒下（《徐氏胎产方》）。

3. 皮肤湿癣 凌霄花、羊蹄根各等量，酌加枯矾，研末搽患处（《上海常用中草药》）。

4. 肺有风热，鼻生齇疱 如紫葳散（凌霄花取末、硫黄别研、腻粉、胡桃去壳）（《杨氏家藏方》）。

5. 大便后下血 凌霄花，浸酒饮服（《浙江民间草药》）。

【用法与用量】 5～9 g。

【注意】 孕妇慎用。

【贮藏保管】 置通风干燥处，防霉、防虫蛀。

【论注】 有误将有毒的洋金花当成无毒的凌霄花的案例。洋金花功能为平喘止咳，解痉定痛；而凌霄花功能为活血通经，凉血祛风。两者毒性及功能不同，应严格区分使用。

第三节

活血疗伤药

凡以活血疗伤，治疗伤科疾患为主的药物，称为活血疗伤药。

本类药物性味多辛、苦、咸，主归肝、肾经，功善活血化瘀，消肿止痛，续筋接骨，止血生肌敛疮，主要适用于跌打损伤、瘀肿疼痛、骨折筋损、金疮出血等伤科疾患。也可用于其他一般血瘀病证。

骨折筋伤病证，多与肝肾有关。故使用本类药物时，当配伍补肝肾强筋骨药以促进骨折伤损的愈合恢复。

土鳖虫

【来源】 为鳖蠊科昆虫地鳖 *Eupolyphaga sinensis* Walker 或冀地鳖 *Steleophaga plancyi* (Boleny) 雌虫的干燥体。

【动物形态】

1. 地鳖 体呈扁圆形，盖状，黑色带光泽；雌雄异型，雄虫有翅，雌虫无翅。雌虫长约3 cm。头小，触角丝状。腹部有横环节9个，腹

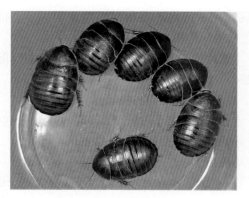

图19-22-1 地鳖

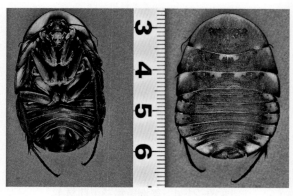

图19-22-3 土鳖虫药材（冀地鳖）

面深棕色，胸足具细毛，生刺颇多。（图19-22-1）

2. 冀地鳖　形态与地鳖相似。呈椭圆形，雌虫体长3.0～3.6 cm。体黑褐色，无光泽。胸腹部每节两侧各有一黑色圆形小黑斑。

【产地】　地鳖主产于河南、江苏、安徽、湖北、湖南、四川等地；冀地鳖主产于河北、北京、山东、浙江等地。全国各地多有野生或饲养。

【采收加工】　捕捉后，空腹时置沸水中烫死，晒干或烘干。

【药材鉴别】

1. 地鳖　呈扁平卵形，长1.3～3 cm，宽1.2～2.4 cm。前端较窄，后端较宽，背部紫褐色，具光泽，无翅。前胸背板较发达，盖住头部；腹背板9节，呈覆瓦状排列。腹面红棕色，头部较小，有丝状触角1对，常脱落；胸部有足3对，具细毛和刺。腹部有横环节。质松脆，易碎。气腥臭，味微咸。（图19-22-2）

2. 冀地鳖　长2.2～3.7 cm，宽1.4～2.5 cm。背部黑棕色，通常在边缘带有淡黄褐色斑块及黑色小点。（图19-22-3）

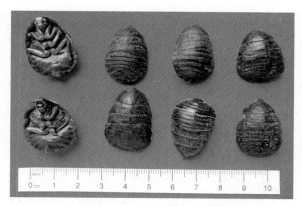

图19-22-2 土鳖虫药材（地鳖）

以完整、色紫褐、腹中无增重物者为佳。

【化学成分及药理作用】　主含十八烷醇、β-谷甾醇、十八烷基甘油醚（鲨肝醇）、尿嘧啶和尿囊素。从挥发油中已鉴定出20个组分，其主要成分为樟脑、正己醛等多种脂肪醛和芳香醛。另含谷氨酸等17种氨基酸。

土鳖虫具有抗血栓、调脂、保肝、抗缺氧等作用。其提取液可明显抑制体外血栓形成，还可抑制血小板聚集。鲨肝醇具有解毒作用；尿囊素具有镇静作用，且外用能促进皮肤溃疡面和伤口愈合，具生肌作用。

【饮片炮制及鉴别】　土鳖虫　取药材，除去杂质。

成品性状特征同药材。

【性味与归经】　咸，寒；有小毒。归肝经。

【功能】　破瘀血，续筋骨。

【应用】　跌打损伤，筋伤骨折，血瘀经闭，产后瘀阻腹痛，癥瘕痞块　如大黄䗪虫丸（大黄、土鳖虫、水蛭、虻虫、蛴螬、桃仁、干漆、干地黄、芍药、甘草、黄芩、苦杏仁、芒硝）（《金匮要略》）。

中成药品种有大七厘散、大黄䗪虫丸、正骨水、伤科接骨片、红药贴膏、骨刺宁胶囊、宫瘤清片（胶囊）、跌打镇痛膏、腰痛宁胶囊等。

【用法与用量】　3～9 g。

【注意】　孕妇禁服。

【贮藏保管】　防潮生霉、虫蛀。

【论注】　从药材性状上区别，地鳖（雌虫）背面全部为棕黑色；而冀地鳖较之稍大，体背周缘有橘黄色斑块，因采食量大而整体显饱满；金边地鳖前胸背板前缘有金黄色镶边，背面特显光泽，质地较轻；东方潜龙虱 *Cybister tripunctatus orientalis* Gschw. 具翅鞘及翅。注意鉴别。

马钱子

【来源】 为马钱科植物马钱 *Strychnos nux-vomica* L. 的干燥成熟种子。

【植物形态】 乔木，高 10～13 m。叶对生，革质，广卵形或近圆形，长 6～15 cm，宽 3～8.5 cm，先端急尖或微凹，基部广楔形或圆形，全缘，主脉 5 条，罕 3 条，有柄。聚伞花序顶生；总苞片及小苞片均小；花萼先端 5 裂；花冠筒状，白色，先端 5 裂；雄蕊 5 枚，无花丝。浆果球形，直径 6～13 cm，成熟时橙色，表面光滑；种子呈圆盘形。（图 19-23-1）

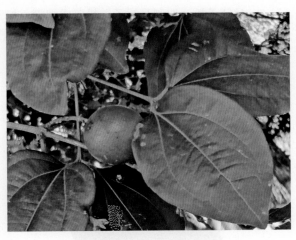

图 19-23-1 马钱（植物）

【产地】 主产于印度、越南、泰国、斯里兰卡、老挝等国。

【采收加工】 栽培后 7 年结果。冬季采收成熟果实，取出种子，洗净附着的果肉，晒干。

【药材鉴别】 呈扁圆纽扣状。通常一面微凹，另一面稍隆起，直径 1～3 cm，厚 3～6 mm。表面灰绿色或灰黄色，密生匍匐的丝状毛，自中央向四周射出，底面中心有圆点状突起的种脐，边缘有微凸尖的珠孔，从种脐与珠孔间时可见隐约隆起的线。质坚硬，剖面为淡黄白色的胚乳，近珠孔处小凹窝内有菲薄且小的 2 枚子叶，子叶有叶脉 5～7 条。味极苦，有毒。（图 19-23-2）

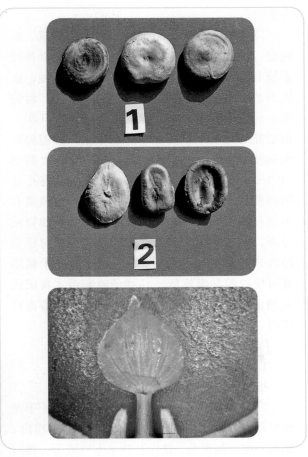

图 19-23-2 马钱子药材（上：1 为马钱子，2 为云南马钱子；下：马钱子胚乳与子叶）

以个大、肉厚饱满、表面灰棕色、微带绿色、有细密毛茸、质坚硬、无破碎者为佳。

【化学成分及药理作用】 主含多种生物碱，可分为三种类型：①"正"系列生物碱：番木鳖碱（strychnine）、马钱子碱（brucine）、异番木鳖碱（isostrychnine）、异马钱子碱（isobrucine）、番木鳖碱 N-氧化物（strychnine N-oxide）、马钱子碱 N-氧化物（brucine N-oxide）等。②"伪"系列生物碱：伪番木鳖碱（pseudostrychnine）、伪马钱子碱（pseudobrucine）。③"N-甲基伪"系列生物碱：N-甲基-断-伪番木鳖碱（即伊卡金，icajine）、番木鳖次碱（vomicine）、N-甲基-断-伪马钱子碱（即奴伐新碱，novacine）等。种子所含生物碱以"正"系列为主。种子经高温加热（220～260℃，3 min），剧毒成分番木鳖碱、马钱子碱含量明显降低，而异番木鳖碱、异马钱子碱、番木鳖碱 N-氧化物及马钱子碱 N-氧化物含量增高。

马钱子具有抗炎、镇痛、抗血栓形成、抗肿瘤、抗心律失常等作用。马钱子对中枢神经系统有兴奋作用，使呼吸加深，心跳变慢，血压升高，并能提高感觉功能；大剂量引起惊厥。马钱子首先兴奋脊髓的反射功能，其次兴奋延髓的呼吸中枢及血管运动中枢，并能提高大脑皮质的感觉中枢功能。马钱子的水煎剂（1∶2）在试管内对许兰黄癣菌、奥杜盎小芽孢癣菌有不同程度的抑制作用。番木鳖碱具有强烈苦味，可刺激味觉感受器反射性增加胃液分泌，促进消化功能和食欲。马钱子碱对感觉神经末梢有麻痹作用，5%～10%马钱子碱溶液可使口腔黏膜麻醉；马钱子碱和番木鳖碱极大剂量时，均可阻断神经肌肉传导呈现箭毒样作用。

【饮片炮制及鉴别】

1. 马钱子 取药材，除去杂质。

成品性状特征同药材。

2. 童便制马钱子（制伏水） 取马钱子于童便中浸泡7周（并不断更换注入新童便），捞出；漂洗干净，刮去毛，洗净，晒至七八成干，再闷润1日，切腰子片，晒干。江西樟树药帮和建昌药帮均采用用童便制为其特色。

成品为腰子片，胚乳重叠或中间分离、两端相连。外种皮黄棕色或棕褐色，毛茸少见。（图19-23-3）

3. 制马钱子 取马钱子，用砂烫至鼓起并显棕褐色或深棕色。

成品形如马钱子，两面均膨胀鼓起，边缘较

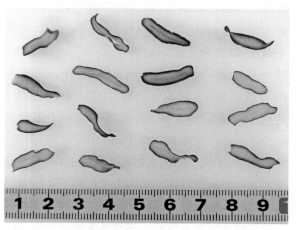

图19-23-3　童便制马钱子

厚。表面棕褐色或深棕色，质坚脆，平行剖面可见棕褐色或深棕色的胚乳。微有香气，味极苦。（图19-23-4）

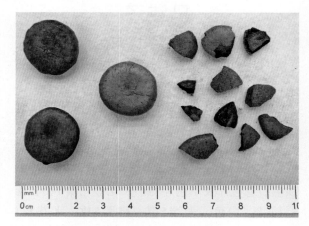

图19-23-4　制马钱子

4. 马钱子粉 取制马钱子，粉碎成细粉，加适量淀粉，使含量符合规定，混匀，即得。

成品为黄褐色粉末。气微香，味极苦。（图19-23-5）

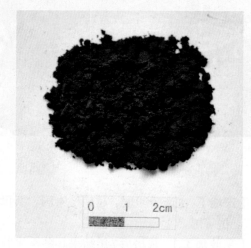

图19-23-5　马钱子粉

生马钱子毒性剧烈，仅供外用。常用于局部肿痛，如治喉痹作痛，面瘫等。马钱子制后其毒性降低，亦易粉碎，可供内服。童便制能解毒又能增强消肿止痛作用。

【性味与归经】 苦，温；有大毒。归肝、脾经。

【功能】 通络止痛，散结消肿。

【应用】

1. 跌打损伤，骨折肿痛，风湿顽痹，麻木瘫

瘀，痛疽疮毒，咽喉肿痛　如散瘀和伤汤（番木鳖、红花、生半夏、补骨脂、甘草、葱须）（《正骨心法要旨》）。

2. 风湿痹痛，关节拘急疼痛、麻木等证　常与威灵仙，乳香等同用。

3. 痛疽肿毒或跌打损伤肿痛　常与炮山甲、制僵蚕同用。

中成药品种有九分散、马钱子散、风湿马钱片、伸筋丹胶囊、伸筋活络丸、通痹片（胶囊）、舒筋丸、疏风定痛丸、腰痛宁胶囊、痹祺胶囊、疏风活络丸、跌打镇痛膏等。

【用法与用量】　0.3～0.6g，炮制后多入丸散用。

【注意】　孕妇禁用；不宜多服久服及生用；运动员慎用；有毒成分能经皮肤吸收，外用不宜大面积涂敷。

【贮藏保管】　密闭保存，置干燥处。

【论注】

（1）云南马钱 *Strychnos pierriana* Hill. 的干燥成熟种子，又名长籽马钱。海南、云南出产。种子呈不规则的扁长圆形，边缘较中央微薄并向上翘起，表面有较疏松而粗糙的浅灰棕色的绒状毛茸；剖面胚乳淡黄白色或灰白色，角质状；子叶有叶脉3条。味苦，有毒。（图19-23-2）

（2）马钱子是一味药效和毒性均非常突出的中药，各种炮制方法均为减毒增效。

自然铜

【来源】　为硫化物类矿物黄铁矿族黄铁矿。

【产地】　主产于四川、广东、云南等地。

【采收加工】　全年可采。在矿区拣取，去净杂石、沙土及黑锈后，敲成小块。

【药材鉴别】　多呈方块形，直径0.2～3 cm。表面亮黄色，有金属光泽，有的黄棕色或棕褐色，无金属光泽；具棕黑色或墨绿色细条纹及砂眼，条痕绿黑色或棕红色。体重，质坚硬或稍脆，易砸碎；断面黄白色，有金属光泽；或断面棕褐色，可见银白色亮星。无臭，无味。（图19-24-1）

灼烧可产生蓝色火焰，并发生二氧化硫气体；不溶于稀盐酸，溶于硝酸，并析出硫。

以块整齐、色黄而光亮、断面有金属光泽者

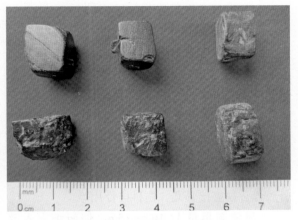

图19-24-1　自然铜（药材）

为佳。

【化学成分及药理作用】　含二硫化铁（FeS_2），并常含镍、砷、锑、铜、钴等杂质。

自然铜具有促进骨骼愈合、抑制肺癌骨转移、抗真菌作用等。

【饮片炮制及鉴别】

1. 自然铜　取药材，除去杂质。

成品性状特征同药材。

2. 煅自然铜　取自然铜，煅至暗红，用醋淬至表面呈黑褐色，光泽消失并酥松。每自然铜100 kg，用醋30 kg。

成品形如自然铜，黑褐色，无光泽，质酥脆，易碎。略有醋酸气。（图19-24-2）

自然铜生品多外用，用于头风疼痛，项下气瘿。经煅淬后，容易粉碎，利于煎出有效成分，还增强其散瘀止痛作用。临床多煅用，用于跌扑

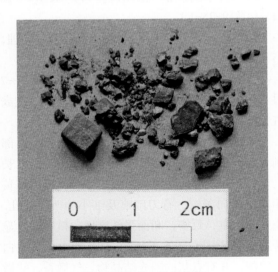

图19-24-2　煅自然铜

肿痛，筋骨折伤，关节疼痛，心气刺痛。

【性味与归经】 辛，平。归肝经。

【功能】 散瘀止痛，续筋接骨。

【应用】 跌打损伤，筋伤骨折，瘀血作痛 如自然铜散（自然铜、乳香、没药、当归、羌活）（《张氏医通》）；也常与乳香、没药等同用，如八厘散（苏木、乳香、没药、血竭、红花、煅自然铜、制马钱子、丁香、麝香）（《医宗金鉴》）。

中成药品种有大七厘散、骨折挫伤胶囊、愈骨胶囊、祛瘀接骨丸、伤科接骨片等。

【用法与用量】 10～15 g，煅研细末入散剂，每次0.3～0.6 g。

【贮藏保管】 置于干燥容器内，密闭。

【论注】 自然铜为中医骨伤科接骨要药，在中医骨科方剂中有不可替代的地位。自然铜常与其他骨伤科类中药配伍使用。

苏 木

【来源】 为豆科植物苏木 *Caesalpinia sappan* L.的干燥心材。

【植物形态】 落叶小乔木或灌木。树干有小刺，小枝灰绿色，具圆形凸出的皮孔，新枝被微柔毛，后脱落。叶互生，二回偶数羽状复叶；小叶片长圆形，全缘，两面近无毛，有腺点，无柄；具锥刺状托叶。花黄色，圆锥花序顶生或腋生，宽大，花瓣圆形等大。荚果扁斜状倒卵形，顶端有喙，红棕色。花期5—6月，果期9—10月。（图19-25-1）

【产地】 产于广西百色，云南昆明、大理，广东，台湾，四川等地。

【采收加工】 全年均可采收，一般多在5—7月。将树砍下，除去粗皮及边材，取其黄红色或红棕色的心材，晒干。

【药材鉴别】 呈圆柱形，有的连接根部则呈不规则稍弯曲的长条状或疙瘩状，长8～100 cm。表面暗红棕色或黄棕色，可见红黄相间的纵向条纹，有刀削痕及细小的凹入油孔。质坚硬沉重，致密，断面强纤维性，横断面具显著的类圆形同心环纹（年轮），有的中央具黄白色的髓，并有点状的闪光结晶物。气微香，味微涩。（图19-25-2）

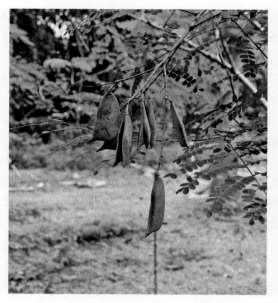

图19-25-1 苏木（植物）

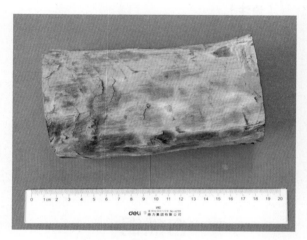

图19-25-2 苏木（药材）

取碎片投于热水，水染成红色，加酸变成黄色，再加碱液，又变成红色。

以粗壮坚实，色红黄者为佳。

【化学成分及药理作用】 含高异黄酮类成分，如巴西苏木素（brasilin）、苏木酚（sappain）；还含挥发油。其中巴西苏木素在空气中易氧化成巴西苏木色素（brasilein），即苏木的红色色素成分；苏木酚可用作试剂，检查铅离子。挥发油是苏木的香气成分，主含d-α-菲兰烃（d-α-phellandrene）及罗勒烯（ocimene）；含黄酮类，如苏木查尔酮（sappanchalcone）、槲皮素（quercetin）。此外尚含鞣质、二苯并环氧庚烷类化合物如原苏木素B（protosappanin B）等。

苏木对肺炎双球菌、金黄色葡萄球菌、溶血性链球菌、白喉杆菌、痢疾杆菌、副伤寒杆菌等有抑制作用，并有镇痛、催眠作用；剂量加大还有麻醉作用，并能对抗士的宁、可卡因的中枢兴奋作用。苏木水煎醇提取液能显著促进微动脉血流，促进微循环和管径的恢复。对小鼠淋巴瘤细胞株Yac-1、人红髓白血病细胞株K562及小鼠成纤维细胞株L929，苏木煎剂也有较强作用。

【饮片炮制及鉴别】 苏木　取药材，除去杂质，锯成长约3 cm的段，再劈成条状、刨成薄片或碾成粗粉。樟树药帮多切成刨片。

成品为不规则的薄片或条状片或粗粉状。薄片表面红黄色或棕红色，有细小点状的油孔，年轮的纵向纹理明显。条状片呈火柴棒状，表面不平整，红黄色或棕红色，有纵向纹理。质致密坚硬。气微，味微涩。（图19-25-3）

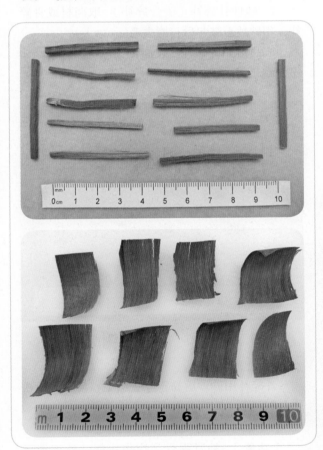

图19-25-3　苏木饮片（上图为条块状，下图为薄片状）

【性味与归经】 甘、咸，平。归心、肝、脾经。
【功能】 活血祛瘀，消肿止痛。
【应用】 跌打损伤，骨折筋伤，瘀滞肿痛，

经闭痛经，产后瘀阻，胸腹刺痛，痈疽肿痛　如八厘散（苏木、乳香、没药、血竭、红花、煅自然铜、制马钱子、丁香、麝香）（《医宗金鉴》）。

中成药品种有消瘀康片（胶囊）、竭红跌打酊等。

【用法与用量】 3～9 g。
【注意】 孕妇慎用。
【贮藏保管】 置阴凉干燥处。

骨碎补

【来源】 为水龙骨科植物槲蕨Drynaria fortunei (Kunze) J. Sm.的干燥根茎。

【植物形态】 多年生附生草本，高20～40 cm。根茎肉质粗壮，长而横走，密被金黄色的卷曲狭长鳞片。叶二型；不育叶多数，灰褐色，圆卵形，无柄，彼此覆瓦状重叠，厚革质，边缘浅裂，叶脉网状显著；能育叶绿色，长椭圆形，叶柄短，有翼，厚纸质，两面光滑，羽状深裂，裂片7～13对，基部2～3对缩为耳状，边缘具浅疏缺刻。孢子囊群着生于上部叶片背面近上端，每二侧脉间有孢子囊群1～3个，成为1列，无囊群盖。（图19-26-1）

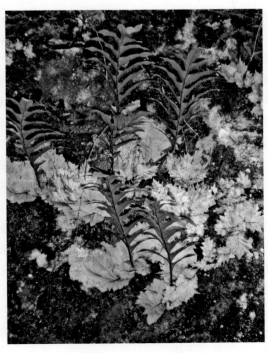

图19-26-1　槲蕨（植物）

【产地】 产于浙江、江西、福建、台湾等地。

【采收加工】 全年均可采挖，去净泥土及附叶，生晒或蒸熟后晒干。或再火燎去毛茸。

【药材鉴别】 呈扁平长条状弯曲，多分枝，长4～20 cm，宽1～2 cm，厚2～5 mm。表面淡棕色至暗棕色，密被棕色细小鳞片，柔软如毛，有时鳞片大部已脱落，残存基部呈鱼鳞状，两侧及上面具突起的圆形叶痕，少数有叶柄残基，下面残留短的须根。质轻脆，易折断，断面红棕色，有多数黄色维管束小点排列成环状。气微弱，味淡、微涩。（图19-26-2）

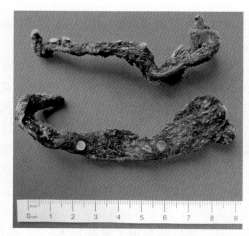

图19-26-2 骨碎补（药材）

以条粗大、粗壮扁平、色棕者为佳。

【化学成分及药理作用】 含黄酮、三萜等。黄酮类，如柚皮苷（naringin；水解得柚苷元）、橙皮苷（hesperidin）等；四环三萜类，如环木菠萝甾醇乙酸酯（cycloardenyl acetate）、环水龙骨甾醇乙酸酯（cyclomargenyl acetate）、环鸦片甾烯醇乙酸酯（cyclolaudenylacetaet）等。

骨碎补有良好的促进骨折愈合、抗骨质疏松、抗炎、促进牙齿生长、防治中毒性耳聋、降血脂等活性。骨碎补水煎液对实验性高血脂兔可明显预防血清胆甾醇、三酰甘油的上升，并能防止主动脉壁粥样硬化斑块的形成。骨碎补黄酮成分有显著镇静、镇痛作用，还能增强家兔心肌收缩力，延长小鼠耐缺氧存活时间。

【饮片炮制及鉴别】

1. 骨碎补 取药材，除去杂质，洗净，润透，切厚片，干燥。

成品呈不规则厚片。表面深棕色至棕褐色，常残留细小棕色的鳞片，有的可见圆形的叶痕。切面红棕色，黄色的维管束点状排列成环。气微，味淡、微涩。（图19-26-3）

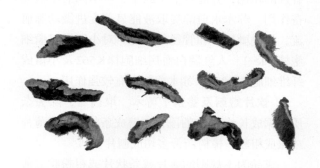

图19-26-3 骨碎补（饮片）

2. 砂炒骨碎补（烫骨碎补） 取药材或骨碎补，用砂炒至鼓起后，撞去毛。

成品形如骨碎补。表面黄棕色至深棕色。体膨大鼓起，质轻、酥松。（图19-26-4）

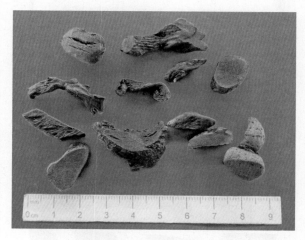

图19-26-4 砂炒骨碎补

骨碎补用砂炒后易于除去绒毛，使其质地松胞，有利于粉碎和煎出有效成分。

【性味与归经】 苦，温。归肝、肾经。

【功能】 补肾强骨，疗伤止痛。外用消风祛斑。

【应用】

1. 肾虚腰痛，耳鸣耳聋，牙齿松动，跌扑闪挫，筋骨折伤 如骨碎补丸（骨碎补、荆芥、白附子、牛膝、肉苁蓉、威灵仙、砂仁、地龙、没药、自然铜、草乌、半夏）（《太平惠民和剂局方》）。

2. 肾虚腰痛、脚软、久泻、遗精、牙痛等证 常与补骨脂、山茱萸、熟地黄等同用。

3. 筋骨折伤 常与自然铜、龟板等同用。

中成药品种有舒筋通络颗粒、大七厘散、壮骨关节丸、活血壮筋丸、壮骨伸筋胶囊、骨疏康胶囊（颗粒）、接骨七厘片、接骨续筋片等。

【用法与用量】 3～9 g；外用鲜品适量。

【贮藏保管】 置干燥处。饮片忌在强烈阳光下暴晒，以保持片面红棕色泽。

血 竭
（附：龙血竭）

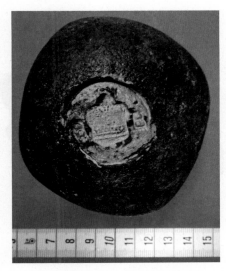

图19-27-1 血竭（药材）

【来源】 为棕榈科植物麒麟血竭*Daemonorops draco* Blume果实中渗出的红色树脂。

【植物形态】 高大藤本。羽状复叶在枝梢互生，基部有时近于对生；叶柄和叶轴均被稀疏小刺，小叶片多数，互生，条形至披针形，长达30 cm，宽1～2 cm。花单性，雌雄异株，肉穗花序形大，具有圆锥状分枝；基部外被长形苞苞；花黄色，花被片6，排成2轮。果实核果状，阔卵形或近球形，果皮猩红色，表皮密被覆瓦状鳞片，成熟时鳞片缝中流出红色树脂。

【产地】 分布于印度尼西亚的爪哇和苏门答腊，印度，马来西亚等地。

【采收加工】 采集成熟果实，其外密被硬质小鳞片，由鳞片间分泌的红色树脂，几将鳞片全部遮蔽，充分晒干，加贝壳同入笼中强力振摇，松脆的树脂块即脱落，筛去果实鳞片杂质，用布包起，入热水中使软化成团，取出放冷。

【药材鉴别】 略呈类圆四方形或方砖形，表面暗红，有光泽，附有因摩擦而成的红粉。质硬而脆，破碎面红色，研粉为砖红色。气微，味淡。在水中不溶，在热水中软化。（图19-27-1）

以外色黑似铁、研粉红似血、火燃呛鼻、有苯甲酸样香气者为佳。如呈红色或灰土色、粉末发黄、杂质多者为次。

【化学成分及药理作用】 含红色树脂酯约57%。红色树脂为血竭树脂鞣醇（dracoresino tannol）与苯甲酸及苯甲酰乙酸的化合物。结晶型红色素为血竭红素（dracorubin）、血竭素（dracorhodin）、去甲基血竭红素（nordracorubin）等。另含松脂酸（pimaric acid）、异松脂酸（isopimaric acid）、松香酸（abietic acid）等。此外，尚含紫檀醇（pterocarpol）及三萜类化合物。尚有黄色血竭树脂烃（dracoresene）约占14%。

血竭具有止血、抗炎、抑菌、抗血栓等作用。能使血管内血栓湿重减轻；在血流动力学试验中，能显著降低红细胞比容，加快红细胞和血小板在直流电场中的电泳速度，能缩短小鼠的凝血时间。此外还具有镇痛、降血糖、降血脂作用，能影响神经节细胞钠通道电流。血竭水浸剂（1：2）在试管内对堇色毛癣菌、石膏样毛癣菌、许兰黄癣菌等多种致病真菌有不同程度的抑制作用。

【饮片炮制及鉴别】 血竭 取药材，除去杂质，打成碎粒或研成细末。

成品性状特征同药材或呈细粉状。（图19-27-2）

【性味与归经】 甘、咸，平。归心、肝经。

【功能】 活血祛瘀，疮疡不敛。

【应用】 跌打损伤，心腹瘀痛，外伤出血，疮疡不敛 如血竭散（血竭、大黄、自然铜）（《沈氏尊生方》）。

中成药品种有七厘胶囊（散）、止痛紫金丸、损伤速效止痛气雾剂等。

【用法与用量】 研末1～2 g，或入丸剂；外用研末撒或入膏药用。

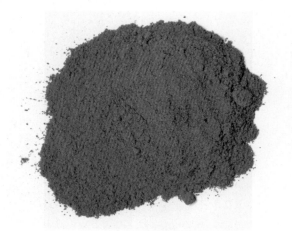

图19-27-2　血竭（饮片）

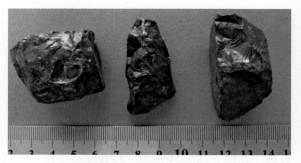

图19-27-3　龙血竭（药材）

【注意】　内服不宜过量，易引起呕吐。无湿热痰火者不宜服。

【贮藏保管】　置阴凉干燥处。

【论注】　血竭伪品有用松香和红色颜料伪造者。外形为扁圆四方形，表面红褐色至黑红色，附有粉料，明显粘手，破碎面呈玻璃样光泽，偶可见有尚未混匀的红色颜料，灼烧时产生大量黑烟及松节油气味。另有掺赭石的伪血竭。

附：龙血竭

为百合科植物剑叶龙血树 *Dracaena cochinchinensis* (Lour.) S. C. Chen 的含脂木质部提取而得的树脂。产于我国云南、海南岛。《贵州省中药材民族药材质量标准》有收载。采集植物木质部含紫红色树脂部分，粉碎后分别用乙醇和乙醚进行提取，浓缩后即得血红色的血竭粗制品，称为"龙血竭"。药材呈不规则块状，大小不一；精制品呈片状。表面红棕色至黑棕色，具光泽，局部有红色粉尘黏附。质硬，易碎，断面有空隙。气特异、清香，味淡苦涩，嚼之有粘牙感。（图19-27-3）

含红色树脂80%以上，但无血竭素、血竭红素的特征反应。药理作用与血竭类似。临床除去杂质，打成碎粒或研成细末应用。味甘、咸，性温。归心、肝、肾经。功能活血散瘀，定痛止血，敛疮生肌。内服：煎汤，3～6 g。外用：适量。孕妇忌服。海南龙血树 *Dracaena cambodiana* Pierre ex Gagnep. 含脂木质部提取的树脂，也作龙血竭用。

儿　茶

【来源】　为豆科植物儿茶 *Acacia catechu* (L.) Willd. 的去皮枝、干和茜草科植物儿茶钩藤 *Uncaria gambier* Roxb. 的带叶嫩枝的干燥煎膏。前者习称"儿茶膏"（黑儿茶）；后者习称"方儿茶"（棕儿茶）。

【植物形态】

1. 儿茶　落叶乔木，高6～13 m。二回双数羽状复叶，互生，长6～12 cm，叶轴上着生羽片10～20对，羽片长2～4 cm，每羽片上具小叶片28～50对，小叶线形，长0.5～1 cm，两面被疏毛。总状花序腋生；萼成筒状，上部5裂，有疏毛；花瓣5，黄色或白色；雄蕊多数，伸出花冠外；雌蕊1，子房上位。荚果扁薄，紫褐色，有光泽。花期8—9月，果期10—11月。（图19-28-1）

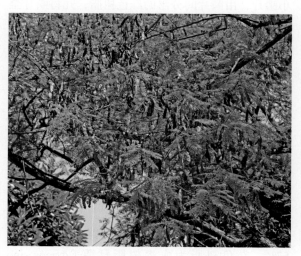

图19-28-1　儿茶（植物）

2. **儿茶钩藤** 常绿木质藤本。叶对生，有柄；叶片革质，卵形或矩椭圆形，具大型托叶2片，早落。叶腋具钩。头状花序腋生；花白色或淡红色，花冠稍漏斗形。蒴果棕色。

【产地】 儿茶膏产于云南西双版纳傣族自治州。方儿茶主产于缅甸及印度。

【采收加工】

1. **儿茶膏** 一般在12月至次年3月，采集儿茶的树干、树枝，除去树皮。砍成碎块，加水熬煮，过滤，滤液浓缩成糖浆状，冷却，倒入特制的模型内，阴干。打碎成不规则块状。

2. **方儿茶** 割取带叶小枝，放入铜锅中，加水煮沸6～8小时，并经常搅拌，使叶破碎，待叶变黄色时，取出枝叶，将药液滤过，浓缩成糖浆状，倒入木盘中，冷却后凝固，切成方块状，干燥。

【药材鉴别】

1. **儿茶膏** 呈方块状或不规则块状，大小不一。表面黑褐色，故称"黑儿茶"。平滑而具光泽，有时可见裂纹。质硬易碎，断面不整齐，具光泽，有细孔。无臭，味涩、苦，略回甜。（图19-28-2）

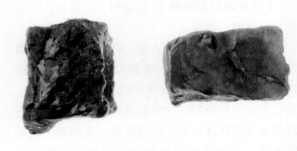

图19-28-2 儿茶膏

以黑色略带红色、不糊不碎、尝之收涩性强者为佳。

2. **方儿茶** 呈方块状，每边长约2 cm，各边均凹缩，棱角多偏斜或破碎。表面暗棕色至黑褐色，故称"棕儿茶"。多平坦无光泽，偶见裂纹。质坚实或较松脆，断面浅棕色。无臭，味苦、涩。（图19-28-3）

以黑褐色、胶性大、味浓者为佳。

【化学成分及药理作用】 儿茶膏含儿茶鞣质

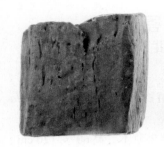
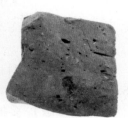

图19-28-3 方儿茶

20%～50%、儿茶素（*d*-catechin）2%～20%；还含表儿茶素（epicatechin）、儿茶鞣红（catechu red）、槲皮素、树胶、低聚糖等；不含儿茶荧光素（gambirfluorescein）及儿茶酚（catechol）。方儿茶含儿茶鞣质约24%，儿茶素30%～35%，及槲皮素（quercetin）、儿茶酚、儿茶荧光素及棕儿茶碱（gambirine）等。

儿茶具有抗病原微生物、调血脂、降血糖、保肝解毒、抗肿瘤等作用。儿茶对金黄色葡萄球菌、白色葡萄球菌、乙型溶血性链球菌、白色念珠菌具有杀灭作用；还可收缩离体兔耳血管，对离体蛙心振幅先抑制后兴奋，能加强酪氨酸酶活性，降低体内肾上腺素含量，从而降血压。

【饮片炮制及鉴别】 儿茶 取药材，除去杂质。用时打碎。

成品性状特征同药材。

【性味与归经】 苦、涩，微寒。归肺、心经。

【功能】 活血止痛，止血生肌，收湿敛疮，清肺化痰。

【应用】 跌扑伤痛，外伤出血，吐血衄血，疮疡不敛，湿疹，湿疮，肺热咳嗽 如龙骨儿茶散（龙骨、儿茶、轻粉、冰片）（《医宗金鉴》）。

中成药品种有口咽清丸、七厘散、万应胶囊、小儿泻速停颗粒、比拜克胶囊、治糜康栓等。

【用法与用量】 1～3 g，包煎，多入丸散服；外用适量。

【贮藏保管】 置干燥处，防潮。

【论注】《中国药典》只记载豆科儿茶 *Acacia catechu* (L.) Willd.。方儿茶在国外药典有收载，作为收敛药或与其他收敛药合用，治疗腹泻。

刘寄奴
（附：北刘寄奴）

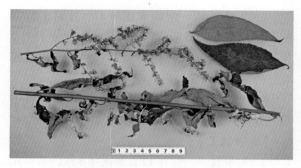

图 19-29-2　刘寄奴（药材）

【来源】　为菊科植物奇蒿 *Artemisia anomala* S. Moore 的干燥全草。

【植物形态】　多年生草本，高 60～120 cm。茎直立，中部以上常分枝，疏被白毛。叶互生，下部叶在花期枯萎；中部叶卵状披针形至长椭圆形，边缘有锯齿，上面疏被毛，下面被蛛丝状微毛或无毛。头状花序钟形，极多数，密集成圆锥花序状；总苞近钟状，棕黄色，无毛；总苞片 3～4 层，矩圆形；花全为管状，白色，外层雌性，内层两性。瘦果圆柱形，具纵棱。花期 7—9 月，果期 9—11 月。（图 19-29-1）

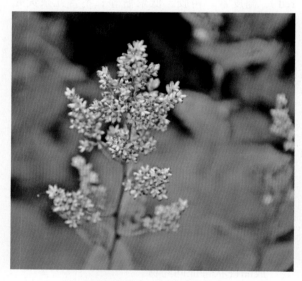

图 19-29-1　奇蒿（植物）

【产地】　主产于浙江、江苏、江西等地。

【采收加工】　秋季开花或结果时采收全草，晒干。

【药材鉴别】　全草长 60～90（～120）cm。茎圆柱形，直径 2～5 mm，表面棕黄或棕褐色，被白色毛茸，有纵棱；质硬而脆，折断面显纤维性，黄白色，中央有髓。叶互生，通常干枯皱缩或脱落、破碎，完整者展开为卵状披针形，长 5～10 cm，宽 3～4 cm，边缘锯齿，先端渐尖或尾状渐尖，基部下延具短柄或稍抱茎，上面暗绿色，下面灰绿色，均密被白柔毛。枝梢花小，黄色。气芳香，味淡。（图 19-29-2）

以叶绿、花穗多、花色黄者为佳。

【化学成分及药理作用】　含香豆素类成分，如 7-甲氧基香豆素、5,7-二羟基-6,3′,4′-三甲氧基黄酮（5,7-dihydroxy-6,3′,4′-trimethoxyblavone）、西米杜鹃醇（simiarenol）、乙酸橙酰胺（aurantiamide acetate）、奇蒿内酯（arteanomalactone）等。

刘寄奴具显著抑制血小板聚集反应、抗菌、抗缺氧、抑制亚硝化反应、抗氧化、镇痛、保肝作用。其水煎剂对小鼠组织性缺氧有明显保护作用；对正常实验动物的凝血时间、血浆复钙凝结时间、体外血栓形成长度、聚集指数等有显著效果。

【饮片炮制及鉴别】　刘寄奴　取药材，除去杂质，稍润，切段。

成品为不规则的段，茎、叶、花混合。茎圆柱形，直径 2～5 mm，表面棕黄或棕褐色，被白色毛茸，有纵棱；质硬而脆，切面显纤维性，黄白色，中央有髓。叶皱缩或脱落、破碎，完整者展开为卵状披针形，边缘锯齿，先端渐尖或尾状渐尖，基部下延具短柄或稍抱茎，上面暗绿色，下面灰绿色，均密被白柔毛。枝梢花小，棕黄色。气芳香，味淡。（图 19-29-3）

【性味与归经】　辛、微苦，温。归心、脾经。

【功能】　活血祛瘀，通经止痛，解暑止泻。

【应用】

1. 闭经、产后淤阻　常与当归、红花、香附等同用。

2. 跌打折伤　常与延胡索、当归、骨碎补同用。治创伤出血，单用研末外敷。

中成药品种有筋痛消酊、中华跌打丸等。

【用法与用量】　5～10 g。

【注意】　孕妇慎用。

【贮藏保管】　置通风干燥处。

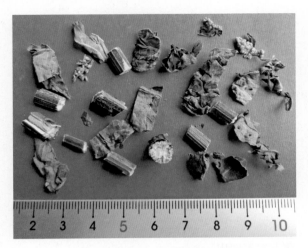

图19-29-3 刘寄奴（饮片）

附：北刘寄奴

【来源】 为玄参科植物阴行草 *Siphonostegia chinensis* Benth. 的干燥全草。

【植物形态】 一年生草本。高达 1 m 以上，全体密被锈色柔毛，间生具柄的腺毛。茎直立，稍具棱角。叶对生，叶片一至二回羽状细裂，裂片短窄线形；叶片上表面绿色，下表面浅绿色，两面及叶缘均被褐色柔毛及腺毛。总状花序生于枝顶；花黄色，小苞片2枚，披针形，长约 4 mm，全缘；花萼膜质，长筒状纺锤形，先端具5小裂，具10条棱，棱上具短柔毛；花冠唇形，伸出萼筒外，上唇兜状，下唇3裂，中裂片较大；雄蕊2强，花丝基部被毛；子房上位，2室。蒴果狭长椭圆形或线形，表面褐色；种子多数，卵形或卵状菱形，具纵肋数条及皱纹。花期7—9月，果期8—10月。（图19-29-4）

【产地】 主产于东北三省及河北、河南、山东。此外，山西、陕西、安徽等地也产。

【采收加工】 秋季采收，采挖或拔起，洗去根上泥土，除净杂草等杂质，晒干。

【药材鉴别】 全株长 30～80 cm，全体被锈色短毛。根短而弯曲，稍有分枝。茎类圆柱形，有棱，有的上部有对生分枝；表面棕褐色至黑棕色；质脆易折断，断面黄白色，中空。叶易脱落破碎，完整者展平，长 2～4 cm，宽约 2 cm，棕黑色，羽状深裂。总状花序（果序）顶生，具短梗；宿存萼筒纺锤状，长约 1.5 cm，直径约 0.3 cm，黄棕色至黑棕色，有明显的 10 条纵棱，

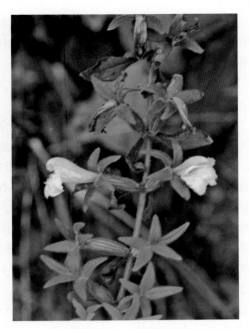

图19-29-4 阴行草（植物）

先端5裂；花冠黄色，多脱落。蒴果狭卵状椭圆形，较萼短，棕黄色；种子细小，多数。气微，味淡。（图19-29-5）

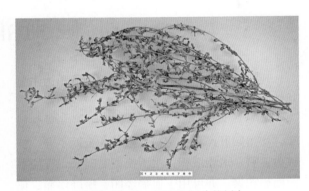

图19-29-5 北刘寄奴（药材）

以果实多者为佳。

【化学成分及药理作用】 含内酯、黄酮、挥发油等。内酯类，如黑麦草内酯（loliolide）、7-羟香豆素（umbelliferone）等；黄酮类，如木犀草素（luteolin）、芹菜素（apigenin）等；挥发油，主含 α-柠檬烯（α-limonene）、1,8-桉叶素（1,8-cineole）。还含异阿魏酸、丁香脂素（syringaresinol）等。

阴行草水煎剂在试管内对金黄色葡萄球菌、炭疽杆菌、乙型链球菌、白喉杆菌、伤寒杆菌、铜绿假单胞菌和痢疾杆菌有不同程度的抑制作

用。南刘寄奴和阴行草均有活血作用，且强弱亦无明显差别。具有保肝、抗血小板聚集、利胆作用。

【饮片炮制及鉴别】 北刘寄奴 取药材，除去杂质，稍润，切段。

成品为不规则的段，茎、叶、花混合。全体被锈色短毛。根短而弯曲，稍有分枝。茎类圆柱形，有棱，表面棕褐色至黑棕色，质脆易折断，断面黄白色，中空。叶破碎，棕黑色，完整者展平羽状深裂。宿存萼筒纺锤状，长约1.5 cm，直径约0.3 cm，黄棕色至黑棕色，有明显的10条纵棱，先端5裂。蒴果狭卵状椭圆形，较萼短，棕黄色；种子细小，多数。气微，味淡。（图19-29-6）

【性味与归经】 苦，寒。归心、脾经。

【功能】 清利湿热，凉血去瘀。

【应用】 黄疸型肝炎，尿路结石，小便不利，便血，外伤出血 常与金丝桃、地柏枝、老

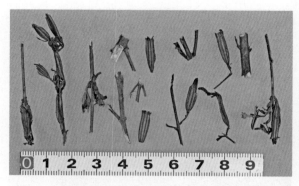

图19-29-6 北刘寄奴（饮片）

萝卜根等同用。

【用法与用量】 6～9 g；外用适量，研末调敷患处。

【贮藏保管】 置阴凉干燥处。

【论注】 阴行草在明代《本草原始》中记载在刘寄奴条下，在宋代《本草图经》又以山茵陈之名记载。注意和茵陈区别。

第四节

破 血 消 癥 药

凡药性峻猛，以破血逐瘀、消癥散积为主要功效的药物，称为破血消癥药。

本类药物味多辛苦，虫类药居多，兼有咸味，均主归肝经血分。药性峻猛，走而不守，能破血逐瘀、消癥散积，主治瘀血时间长、程度重的癥瘕积聚。亦可用于血瘀经闭、瘀肿疼痛、偏瘫等症。

应用本类药物时，常配伍行气药以加强其破血消癥之效；或配伍攻下药以增强其攻逐瘀血之力。

本类药物药性峻猛，大都有毒，易耗气、动血、伤阴，所以凡出血证，阴血亏虚，气虚体弱者及孕妇，当忌用或慎用。

莪 术

【来源】 为姜科植物广西莪术Curcuma kwangsiensis S. G. Lee et C. F. Liang、温郁金 Curcuma wenyujin Y. H. Chen et C. Ling或 蓬 莪 术 Curcuma phaeocaulis Val.的干燥根茎。分别称为"桂莪术""温莪术""蓬莪术"。

【植物形态】

1. 广西莪术 多年生草本，高0.5～1 m。块根肉质纺锤状，断面白色。主根茎卵圆形至卵形，侧根茎指状，断面白色或微黄色。叶片4～7，2列，叶柄短，叶片长椭圆形，两面密被粗柔毛，有的类型沿中脉两侧有紫晕。穗状花序先叶或与叶同时从根茎抽出，或从叶鞘中抽出；上部苞片椭圆形至卵状披针形，先端粉红色至淡紫色，腋内无花，中下部苞片卵圆形，淡绿色，腋内有花2至数朵；萼筒白色，先端具3齿；花冠近漏斗形，花瓣3，粉红色，长圆形，上方1片较大，先端成兜状；两侧的稍狭；倒生退化雄蕊长圆形，与花瓣相似；唇瓣近圆形，淡黄色，先端微凹；花药基部有距，花柱丝状，子房被长柔毛。花期5—7月。（图19-30-1）

2. 温郁金 根茎内部淡黄色。叶片全部绿

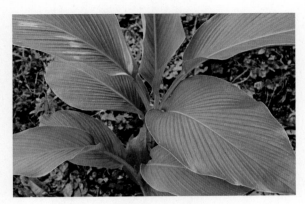

图19-30-1 广西莪术（植物）

色，中央无紫色带，两面均无毛。花冠裂片纯白而不染红；花期4—5月。（图19-30-2）

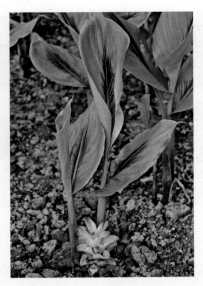

图19-30-3 蓬莪术（植物）

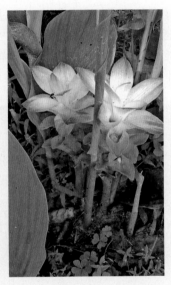

图19-30-2 温郁金（植物）

侧生根茎痕，侧生根茎痕较大，位于下部。质坚体重，不能折断，击破面黄棕色至棕色，常附有淡黄色粉末，内皮层环纹黄白色。气香，味微苦、辛。（图19-30-4）

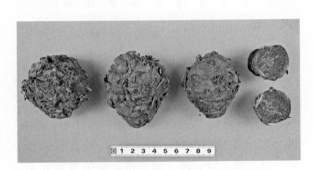

图19-30-4 桂莪术（药材）

3. 蓬莪术 根茎断面黄绿色至墨绿色，偶有灰蓝色或黄色。叶片上沿中脉的紫色晕宽1～2 cm。花瓣为淡红色至红色。（图19-30-3）

【产地】 温莪术主产于浙江瑞安；蓬莪术主产于四川温江、乐山，福建，广西等地；广西莪术主产于广西贵港、横州等地。

【采收加工】 冬末春初，挖取主根茎，除去地上部分和须根、鳞叶等，去净泥土，煮透，晒干。

【药材鉴别】

1. 桂莪术 呈长圆形或长卵形，长3.5～7 cm，直径1.5～3 cm，基部圆钝，顶端钝尖。表面黄棕色至灰色，光滑，环节稍突起，有点状须根痕或残留须根，两侧各有1列下陷的芽痕和

2. 温莪术 表面粗糙，上部环节凸起。破折面黄棕色至棕色，常附有淡黄色至黄棕色粉末；维管束点痕多而明显。气香，味辛凉、苦。（图19-30-5）

3. 蓬莪术 呈长圆形至卵圆形，长2～5.5 cm，直径1.5～2 cm，顶端钝尖，基部近圆形，稍平滑，环节明显。击破面深灰褐色至蓝褐色，蜡样，往往附有灰棕色粉末；皮层与中柱易分离，内皮层环纹棕褐色。气微香，味微苦而辛。（图19-30-6）

以质坚实、香气浓者为佳。

【化学成分及药理作用】 主含挥发油。油的组成为多种倍半萜衍生物和桉油精等，如莪术

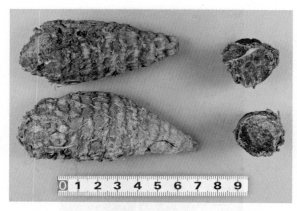

图 19-30-5　温莪术（药材）

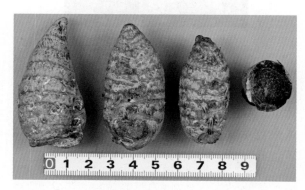

图 19-30-6　蓬莪术（药材）

醇（curcumol）、莪术二酮（curdione）、吉马酮（germacrone）等。广西莪术油中含α/β-蒎烯（α/β-pinene）、樟烯（camphene）、1,8-桉叶素、姜黄酮、β/δ-榄香烯（β/δ-elemene）。另含锌、铁、钛、镍、锶、铅、镉、铜、铬、钼等微量元素。温莪术油中含α/β-蒎烯、姜黄烯、莪术呋喃烯酮、β-榄香烯。蓬莪术油中尚含蒎烯、樟烯、樟脑、莪术酮（curzerenone）等。

　　莪术具有抗肿瘤、抗菌、抗炎镇痛、抗凝血、抗溃疡等作用。温莪术挥发油还能抑制金黄色葡萄球菌、β-溶血性链球菌、大肠埃希菌、伤寒杆菌、霍乱弧菌等的生长。所含β-榄香烯对RNA聚合酶有明显抑制作用，能显著延长艾氏腹水癌小鼠生存时间。所含莪术醇（curcumol）、莪术二酮（curdione）为抗肿瘤有效成分。所含吉马酮（germacrone）能镇咳、平喘。

【饮片炮制及鉴别】

　　1. 莪术　取药材，除去杂质，略泡，洗净，蒸软，切厚片，干燥。

　　成品呈类圆形或椭圆形的厚片。外表皮灰黄色或灰棕色，有时可见环节或须根痕。切面黄绿色、黄棕色或棕褐色，内皮层环纹明显，散在"筋脉"小点。气微香，味微苦而辛。（图19-30-7）

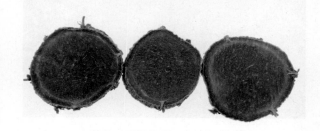

图 19-30-7　莪术（饮片）

　　2. 醋莪术　取莪术，加醋、水没过药面，文火焖煮至透心，取出，稍凉，切厚片，干燥。

　　成品形如莪术，色泽加深，角质样，微有醋香气。（图19-30-8）

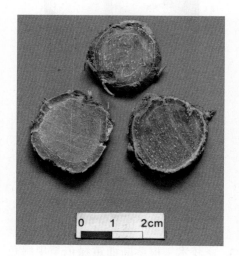

图 19-30-8　醋莪术

　　生莪术行气消积力强。莪术醋制重在入肝经血分，增强破血消癥作用，多用于瘀滞经闭，胁下癥瘕痞块。

【性味与归经】　辛、苦，温。归肝、脾经。

【功能】　行气破血，消积止痛。

【应用】

　　1. 妇人气血结滞，经闭腹胀，癥瘕积聚　如莪术散（莪术、当归、川芎、熟地黄、白芍、白芷）（《证治准绳》）。

　　2. 饮食积滞，胸腹痞胀作痛　如莪术丸（莪术_{炮，锉}、三棱_{炮，锉}、净香附_{醇醋浸7日，慢火煮干再焙}、槟榔_{薄锉}、生牵牛末_{另研}、青木香_{去芦}、谷芽_{净洗，焙干}、青皮_{去白}、荜澄茄、丁香、南木香）（《证治准绳·幼科》）。

中成药品种有保妇康栓、灵泽片、养正消积胶囊、阿魏化痞膏、金嗓散结丸、云香祛风止痛酊、化积口服液、妇宁栓、妇炎康片、祛伤消肿酊等。

【用法与用量】 6～9g。

【注意】 孕妇禁用。

【贮藏保管】 放干燥阴凉处，防潮湿、霉菌和虫蛀。

【论注】 桂莪术表面光滑，环节明显或不显，断面浅棕色。温郁金的主根茎加工成片姜黄，侧生根茎加工为"莪术"，习称"温莪术"；表面粗糙，上部环节突起，断面黄灰色，大小不均匀，皮粗，质略松；产量大，行销全国。蓬莪术根茎呈锥形陀螺状，表面稍平，环节明显，断面深绿或蓝绿（习称"文术""绿姜""蓝心姜"），大小均匀，皮纹细，匀滑，体重结实，质优。

姜 黄

【来源】 为姜科植物姜黄 *Curcuma longa* L.的干燥根茎。

【植物形态】 多年生草本，高达1m。主根茎卵形。叶两面均无毛。穗状花序自叶鞘内抽出，花稠密；苞片卵形，绿白色，上部无花的较狭，边缘染淡红晕；花萼具3齿裂；花冠漏斗状，黄色，管比花萼长2倍多，上部3裂，退化雄蕊花瓣状，黄色，其中1枚转化为大型唇瓣，能育雄蕊1枚；花丝短而扁平，与侧生退化雄蕊连生，基部具2角状的矩，子房下位。蒴果膜质，球形。花期8月。（图19-31-1）

【产地】 主产于四川犍为、沐川，重庆秀山等地。福建、广东、广西、江西等地亦产。

【采收加工】 冬季苗枯萎时，挖取根茎，去净泥土和茎叶，洗净，蒸或煮至透心，晒干，撞去须根。

【药材鉴别】 呈不规则卵圆形、圆柱形或纺锤形，常弯曲，有的具短叉状分枝，长

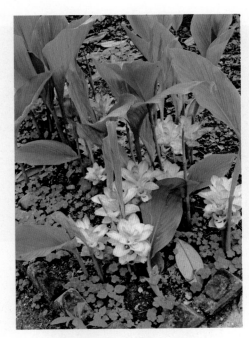

图19-31-1 姜黄（植物）

2～5cm，直径1～3cm。表面深黄色，粗糙，有皱缩纹理和明显环节，并有圆形分枝痕及须根痕。质坚体重，不易折断，断面棕黄色至金黄色，角质样，具蜡样光泽，内皮层环纹明显；维管束呈点状散在。气香特异，味辛、微苦。（图19-31-2）

以质坚实、断面金黄、香气浓厚者为佳。

【化学成分及药理作用】 含挥发油，主要有龙脑（borneol）、樟脑（camphor）、松油醇（terpineol）、姜黄烯（curcumene）、姜烯（zingiberene）、莪术酮（curzerenone）、莪术醇（curcumol）、姜黄酮（turmerone）等。黄色物质含姜黄素（curcumin）、脱甲氧基姜黄素（desmethoxycurcumin）、双氢脱甲氧基姜黄素（bisdesmethoxycurcumin）、二氢姜黄素（dihydrocurcumin）等。此外，尚含淀粉及少量脂肪油。

姜黄具有抗炎、降血脂、抗凝血、抗生育、抗氧化、抗肿瘤等作用，对心血管系统有一定影响。姜黄素是其主要有效成分，和挥发油可以起到抗炎作用；姜黄素还能降低血浆总胆固醇、β-脂蛋白和三酰甘油含量；还能抑制胶原和肾上腺素引起的血小板聚集。

【饮片炮制及鉴别】 姜黄 取药材，除去杂质，略泡，洗净，润透，切厚片，干燥。

成品为不规则或类圆形的厚片。外表皮深黄

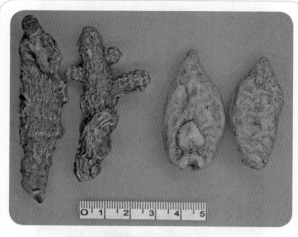

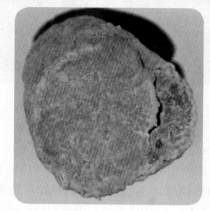

图19-31-2 姜黄药材（上图左为长形姜黄，上图右为圆形姜黄，下图为断面）

色，有时可见环节。切面棕黄色至金黄色，角质样，内皮层环纹明显，维管束呈点状散在。气香特异，味苦、辛。（图19-31-3）

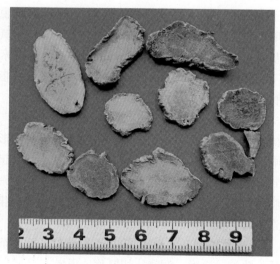

图19-31-3 姜黄（饮片）

【性味与归经】 辛、苦，温。归脾、肝经。

【功能】 破血行气，通经止痛。

【应用】

1. 祛风寒湿邪，活血止痛 如五痹汤（片姜黄洗去灰土、羌活、白术、防己、甘草微炙）（《太平惠民和剂局方》）。

2. 血滞腹部及脐部刺痛，月经不调 如姜黄散（姜黄、当归、白芍、川芎、红花、莪术、牡丹皮、桂心、延胡索）（《妇人大全良方》）。

中成药品种有如意金黄散、七味姜黄搽剂（姜黄消痤搽剂）、五黄养阴颗粒、冰黄肤乐软膏、降脂通络软胶囊等。

【用法与用量】 3～10 g；外用适量。

【贮藏保管】 置阴凉干燥处，防霉。

【论注】

（1）同属植物温郁金 Curcuma wenyujin Y. H. Chen et C. Ling 的根茎鲜时纵切片后干燥而成"片姜黄"。主产于浙江温州、瑞安等地。药材为不整齐纵切薄片，长3～7 cm，厚1～4 mm。切面灰黄色，平滑，边缘皱缩。质脆，断面淡棕黄色。气香，味辛凉、微苦。（图19-31-4）

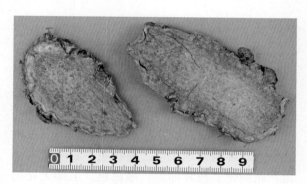

图19-31-4 片姜黄（药材）

味辛、苦，性温。归脾、肝经。破血行气，通经止痛。用于胸胁刺痛，胸痹心痛，痛经经闭，癥瘕，风湿肩臂疼痛，跌扑肿痛。用量3～9 g。

（2）圆形姜黄为主根茎，习称"姜黄母子"；呈卵圆形或纺锤形，有明显环节，如蝉肚状（称"蝉肚姜黄"），断面黄棕色。长形姜黄为侧根茎，习称"子姜"或"姜黄芽子"；呈圆柱形稍扁，常有短分枝，有纵皱纹及环节，断面金黄色，香气浓厚，皮细，体结实，一般比圆形姜黄质量更优。

郁 金

【来源】 为姜科植物温郁金 Curcuma wenyujin Y. H. Chen et C. Ling、姜黄 Curcuma longa L.、蓬莪术 Curcuma phaeocaulis Val.或桂莪术 Curcuma kwangsiensis S. G. Lee et C. F. Liang等的干燥块根。药材商品因产地和品种不同，名称亦不相同，前两者称为"温郁金""黄丝郁金"，其余按其性状不同习称"绿丝郁金""桂郁金"。

【植物形态】【产地】 见"莪术""姜黄"项下。温郁金为"浙八味"之一。

【采收加工】 冬季茎叶枯萎后挖取块根，除去须根、泥土，蒸或煮至透心，取出晒干。

【药材鉴别】

1. 温郁金 呈长纺锤形，稍扁，长3.5～7 cm，直径1.2～2.5 cm。表面灰棕色，具不规则的纵皱纹。质坚硬，断面棕黑色，有蜡样光泽，内皮层明显。气微香，味微苦。（图19-32-1）

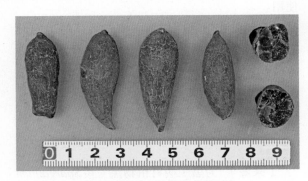

图19-32-1 温郁金（药材）

2. 黄丝郁金 呈纺锤形，少数呈椭圆形或圆锥形，一端肥大，末梢有根的痕迹，长2～4.5 cm，直径1～1.5 cm。外皮黄灰色，有细皱纹。断面略呈透明状，外周深黄色，内心金黄色。气清香，味辛辣。（图19-32-2）

3. 绿丝郁金 多呈长椭圆形，稍扁，长1.5～3.5 cm，直径1～1.5 cm。外表皱纹略粗，断面灰绿色，半角质，稍透明。味辛。

4. 桂郁金 呈长圆锥形或长圆形，长2～6.5 cm，直径1～1.8 cm。表面浅棕黄色，具细纵皱纹。质较硬，断面颗粒状或角质状，浅灰棕色。气微，味淡。（图19-32-3）

均以质坚实、外皮皱纹细、断面色黄者为

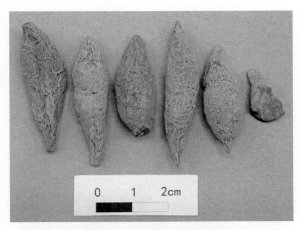

图19-32-2 黄丝郁金（药材）

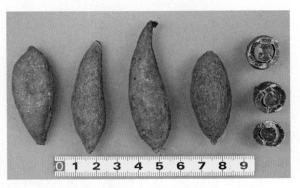

图19-32-3 桂郁金（药材）

佳。一般认为黄丝郁金最优。

【化学成分及药理作用】 含挥发油，主要成分为姜黄烯（curcumene）、樟脑（camphor）、莰烯（camphone）、姜黄素（curcumin）、β-榄香烯（β-elemene）等。

郁金具有抗血栓、抗心律失常、抗肿瘤、抗炎、镇痛、保肝、抗氧化等作用。其煎剂能明显抑制ADP诱导的血小板聚集，还能促进大鼠肠系膜微循环和扩张动静脉；对大鼠胆固醇和三酰甘油含量升高有明显抑制作用；有刺激胰泌素分泌的作用，使血清胰泌素水平升高。所含挥发油能调节中毒性肝炎小鼠的体液免疫，具有免疫抑制作用。所含榄香烯可降低肿瘤细胞有丝分裂能力，诱发肿瘤细胞凋亡，抑制肿瘤细胞的生长。

【饮片炮制及鉴别】

1. 郁金 取药材，除去杂质，大小分开，洗净，润透，切斜或横薄片，干燥。樟树药帮多切斜薄片。

成品为横或斜薄片，短径0.7～1.5 cm。周边灰棕色、淡黄棕色或黄褐色；切面灰棕色或橙黄色或黑褐色，平滑，角质有光泽，内皮层环明显。质坚而脆。气微香，味微苦或淡或辛辣。（图19-32-4）

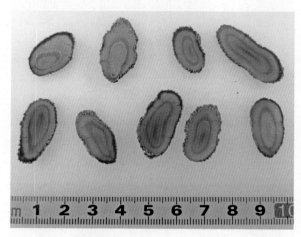

图19-32-4　郁金（饮片）

2. 醋炒郁金（醋郁金）　取郁金，加入醋拌匀，闷透，用文火炒干。每郁金100 kg，用米醋10 kg。

成品形如郁金，色泽较暗，淡黄色偶有焦斑，略有醋气。（图19-32-5）

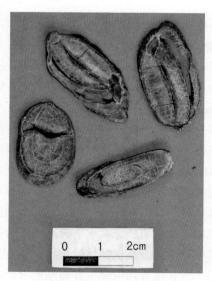

图19-32-5　醋炒郁金

郁金经醋制后，能引药入血分，增强疏肝止痛的作用。

【性味与归经】　苦、辛，寒。归肝、心、肺经。

【功能】　活血止痛，行气解郁，清心凉血，利胆退黄。

【应用】

1. 肝气郁滞、血瘀内阻所致胸胁脘腹胀闷作痛、痛经等证　如宣郁通经汤（白芍酒炒、当归酒洗、牡丹皮、山栀炒、白芥子炒研、柴胡、香附酒炒、川郁金醋炒、黄芩酒炒、甘草）（《傅青主女科》）。

2. 化痰开窍，治失心癫狂　如白金丸（郁金、白矾）（《医方考》）。

中成药品种有平消片（胶囊）、澳泰乐颗粒、九味肝泰胶囊、安宫降压丸、利肝隆颗粒、肝炎康复丸、金佛止痛丸、胆康胶囊、脉管复康片等。

【用法与用量】　3～10 g。

【注意】　不宜与丁香和母丁香药材同用。

【贮藏保管】　放干燥处，防虫蛀。

【论注】

（1）郁金活血止痛、行气解郁、清心凉血兼利胆退黄，而莪术行气破血、消积止痛，应区别使用。

（2）榄香烯乳注射液、榄香烯口服乳对肺癌、肝癌、食管癌、鼻咽癌、脑瘤、骨转移癌等恶性肿瘤可以增强疗效。

三　棱

【来源】　为黑三棱科植物黑三棱 *Sparganium stoloniferum* Buch.-Ham.削去外皮的干燥块茎。

【植物形态】　多年生沼生草本，高50～120 cm。根茎横走，下生粗而短的圆锥形块茎。茎单一，直立，圆柱形。叶丛生，广线形，中脉明显，基部成鞘。花单性，同株，花序头状，雄花序位于花枝上部，雌花序位于花枝下部；花被3～4片。核果倒卵形，外被干膜质的宿存花被，先端有突起的锐刺头。花期6—7月，果期7—8月。（图19-33-1）

【产地】　主产于江苏、河南、山东、江西、安徽等地。

【采收加工】　冬、春二季采挖，除去残茎及须根，洗净泥土，削去外皮，晒干。

【药材鉴别】　呈圆锥形，略扁，长2～6 cm，宽2～4 cm。表面黄白色或灰黄色，有

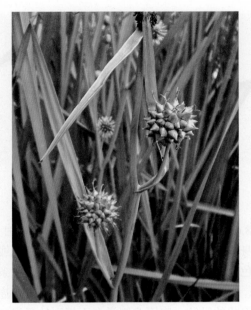

图 19-33-1 黑三棱（植物）

刀削痕，小点状须根痕略呈横向环形状排列。体重，质坚实，极难折断，入水下沉。横切面中央有不太明显的筋脉小点。无臭，味淡，嚼之有麻辣感。（图 19-33-2）

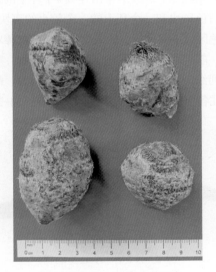

图 19-33-2 三棱（药材）

以体重、质坚实、去净外皮、表面黄色者为佳。

【化学成分及药理作用】 含挥发油，主要为苯乙醇（phenethyl alcohol）、对苯二酚（hydroquinone）、去氢木香内酯（dehydrocostus lactone）等。还含苯丙素类、黄酮类、生物碱类等成分。

三棱具有抗炎、镇痛、抗肿瘤、抑制新生血管形成等作用。其水提物可能显著延长凝血酶对人纤维蛋白的凝聚时间；还能显著抑制大鼠血小板聚集，使全血黏度降低；对家兔离体子宫呈兴奋作用。

【饮片炮制及鉴别】

1. 三棱 取药材，除去杂质，浸泡，润透，切薄片，干燥。

成品呈类圆形的薄片。外表皮灰棕色。切面灰白色或黄白色，粗糙，有多数明显的细筋脉点。气微，味淡，嚼之微有麻辣感。（图 19-33-3）

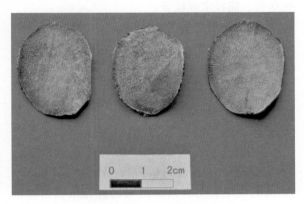

图 19-33-3 三棱（饮片）

2. 醋炒三棱（醋三棱） 取三棱，加醋拌匀，闷润，文火炒至色变深。每三棱 100 kg，用醋 15 kg。

成品形如三棱。切面黄色至黄棕色，偶见焦黄斑。微有醋香气。（图 19-33-4）

三棱生品为血中气药，破血行气消积之力较

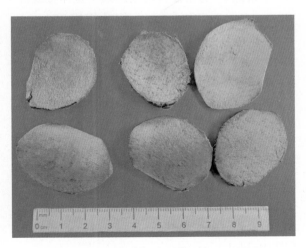

图 19-33-4 醋三棱

强。经醋炒后，主入血分，以增强其破瘀散结、止痛的作用。

【性味与归经】辛、苦，平。归肝、脾经。

【功能】破血行气，消积止痛。

【应用】

1. 癥瘕痞块，痛经，瘀血经闭　如三棱丸（三棱、莪术、川芎、牡丹皮、牛膝、大黄、延胡索）（《经验良方》）。

2. 食积胀痛　如三棱煎（荆三棱、莪术、青皮、半夏、麦芽）（《景岳全书》）。

中成药品种有化积口服液、妇炎康片、阿魏化痞膏、痛经宝颗粒等。

【用法与用量】5～10 g。

【注意】孕妇禁用；不宜与芒硝、玄明粉同用。

【贮藏保管】置通风干燥处，防蛀。

【论注】目前商品药材有"荆三棱"和"黑三棱"两种。商品"荆三棱"系黑三棱科植物黑三棱的块茎，去皮，又称"光三棱"；而商品药材"黑三棱"系莎草科植物荆三棱 Scirpus yagara Ohwi 的块茎。两者商品药材名称和植物名称恰相反。商品药材黑三棱仅在部分地区使用，主要特点为：近圆形或略呈锥形，多带有黑色外皮残存，根瘤痕极少；质坚硬而体轻，入水中多漂浮水面；断面有散在的棕色小点（维管束）。

水　蛭

【来源】为水蛭科动物蚂蟥（宽体金线蛭）*Whitmania pigra* Whitman、柳叶蚂蟥 *Whitmania acranulata* Whitman 或水蛭（日本医蛭）*Hirudo nipponica* Whitman 的干燥体。

【动物形态】

1. 蚂蟥　体型大；长6～13 cm，最长达25 cm；宽1.3～2.2 cm，最宽达4 cm。背面通常暗绿色，有5条由黑色和淡黄色两种斑纹相间排列组成的纵纹；腹面两侧各有一条淡黄色纵纹，其余部分为灰白色，并杂有茶褐色斑点。前吸盘小，颚齿不发达，不吸血；后吸盘不及体宽之一半。体环数107。雄、雌生殖孔各位于33/34、38/39环间。（图19-34-1）

2. 柳叶蚂蟥　体呈柳叶形，长3～6 cm 或

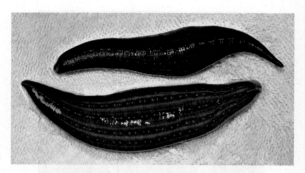

图19-34-1　蚂蟥（动物）

达8.6 cm，宽3.5～6 mm 或达7 mm。头端细小，当身体向前伸展时，更加细小。背部橄榄色或茶褐色，有5条黄褐色或黄黑色斑纹，中间一条最宽，中纹两侧有成对的黑褐色斑纹，有时相连成波浪状的纵纹。腹面两侧常有不规则的黑褐色斑点。前吸盘不显著，后吸盘圆大。雄、雌生殖孔各位于35、40环的腹面正中。

3. 水蛭　与柳叶蚂蟥主要区别是：体长3～5 cm，宽4～6 mm。身体向前伸展时，头端并不尖细。背部黄绿或黄褐色，有5条黄白色纵纹，中间一条较宽；纵纹通常由连续4个环上的近乎方形黄白色斑块和一个环上的一个较小的斑块（或1个暗色区域）而构成，故纵纹为一节一节的棒状纹而组成。前后两吸盘均发达。口内有3个颚，颚脊上有一列细齿，嗜吸动物血液。体环数103。雌、雄生殖孔各位于31/32、36/37环间。（图19-34-2）

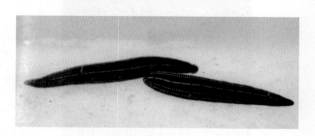

图19-34-2　水蛭（动物）

【产地】全国大部分地区的湖泊、池塘及水田均有产。主产于山东、江苏等地。

【采收加工】夏、秋二季捕捉，用沸水烫死，晒干或低温干燥。蚂蟥晒干或低温烘干，即为"宽水蛭"；柳叶蚂蟥用线或小竹片穿起两端并拉长，挂起晒干或低温烘干，即为"长条水蛭"；水蛭用线从其中段穿起晒干或低温烘干，即为"小水蛭"。

【药材鉴别】

1. 宽水蛭 呈扁平纺锤形，体环节明显，长4～10 cm，宽0.5～2 cm。背部黑褐色或黑棕色，稍隆起。腹面平坦，有多条黑棕色纵列的断续斑点，两侧及腹面为棕黄色。前端略尖，吸盘不显著；后端钝圆，吸盘较大。质脆，易折断，断面胶质状，有光泽。气微腥。（图19-34-3）

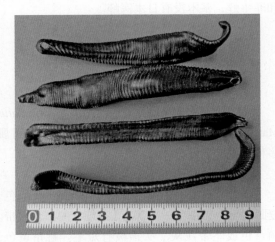

图19-34-3 宽水蛭（药材）

2. 长条水蛭 呈狭长而扁平形，体环节不明显，长5～12 cm，宽1～5 mm。两端有因加工而留下的小孔，前吸盘不明显，后吸盘圆大。质脆，易折断，断面无光泽。有土腥气。（图19-34-4）

3. 小水蛭 呈扁长圆柱形，多弯曲扭转，长2.5～5 cm，宽2～3 mm。环节明显。药材通常用线穿起。（图19-34-5）

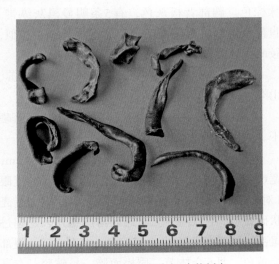

图19-34-4 长条水蛭（药材）

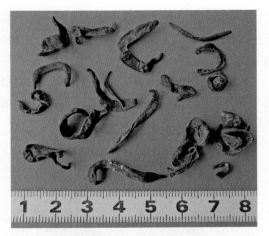

图19-34-5 小水蛭（药材）

均以身干、体大、无泥者为佳。

【化学成分及药理作用】 活水蛭唾液腺中含有一种抗凝血的物质水蛭素（hirudin），系65个氨基酸组成的多肽，相对分子质量为7 000左右；含三个二硫键，在70℃以下可保持活性，在干燥药物中水蛭素已被破坏。此外，尚含肝素（heparin）、抗凝血酶（antithrombin）等抗凝血物质。

水蛭具有抗凝血、抗血栓、保肾、终止妊娠、抗肿瘤、抗炎、抗纤维化等作用；能显著延长纤维蛋白的凝聚时间，有强抗凝血作用；还能增加心肌营养性血流量。水蛭素是其主要有效成分。

【饮片炮制及鉴别】

1. 水蛭 取药材，洗净，切段，干燥。

成品为扁平纺锤形或扁圆柱形短段。其他性状特征同药材。（图19-34-6）

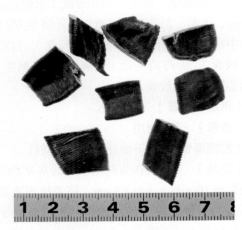

图19-34-6 水蛭（饮片）

2. 滑石粉炒水蛭（烫水蛭） 取水蛭，用滑石粉炒（烫）至微鼓起。每水蛭 100 kg，用滑石粉 40 kg。

成品呈不规则扁块状或扁圆柱形，表面棕黄色至黑褐色，附有少量白色滑石粉。断面松泡，灰白色至焦黄色。气微腥。（图 19-34-7）

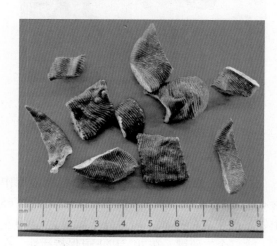

图 19-34-7　烫水蛭（饮片）

水蛭经滑石粉炒后，其毒性降低，质地酥脆，便于粉碎，多入丸、散剂。

【性味与归经】 咸、苦，平；有小毒。归肝经。

【功能】 破血通经，逐瘀消癥。

【应用】

1. 伤寒蓄血发狂，少腹满痛 如抵当汤（水蛭、虻虫、桃仁、大黄）（《伤寒论》）。

2. 经闭产后恶露不尽，癥瘕，干血成痨 如理冲丸（水蛭不用炙、生黄芪、生三棱、生莪术、当归、知母、生桃仁带皮尖）（《医学衷中参西录》）。

3. 创伤瘀痛、便秘 如夺命散（水蛭用石灰慢火炒令焦黄色、大黄、黑牵牛）（《重订严氏济生方》）。

中成药品种有芪蛭降糖片（胶囊）、宫瘤清片（胶囊）、天丹通络片（胶囊）、化癥回生片、血栓心脉宁片（胶囊）等。

【用法与用量】 1 ～ 3 g。

【注意】 孕妇禁用。

【贮藏保管】 置干燥处，防霉，防蛀。

【论注】 有学者认为药用水蛭的基原动物应是丽医蛭 Hirudo pulchra Song。笔者梳理文献研究后认为，传统中医使用的中药水蛭是生于水中，体型较小且能吸食人与牛、马血的水蛭，具有这些特性的水蛭品种有丽医蛭 Hirudo pulchra

Song、南京牛蛭 Poecilobdella nanjingensis Yang、菲牛蛭 Poecilobdella manillensis Lesson 以及湖北牛蛭 Poecilobdella hubeiensis Yang 4 个品种。目前，在相关中药制剂中使用的水蛭主要为宽体金线蛭和菲牛蛭；国家药典颁布的水蛭药原动物中，除了日本医蛭外还有其他种类的水蛭。目前，市面上养殖和销售的水蛭主要为宽体金线蛭和菲牛蛭，基本没有日本医蛭。

虻 虫

【来源】 为虻科昆虫复带虻 Tabanus bivitatus Matsum.、华虻 Tabanus mandarinus Schi. 及同属多种昆虫的干燥雌体。

【动物形态】

1. 复带虻 雌虻体长 13 ～ 17 mm，黄绿色。复眼大型，无细毛，中部有 1 条细窄的黑色横带。额黄色或略带浅灰；头顶被有短毛。触角黄色，第 3 节肥大，基部具有粗钝的背突。中胸背板、侧板、腹板灰黄色，被有黄色短毛并杂有黑色和黄灰色长毛，翅透明无斑，平衡棒黄色。足 3 对。腹部暗黄灰色；第 1 ～ 3 或 1 ～ 4 腹节背板两侧有大的黄色斑点，中间有暗黄色纵带。腹部被有稠密的黄色或黄灰色短毛。雄虻形状相似，但体较小，复眼被有纤细的灰色短毛。

2. 华虻 雌虫体长 16 ～ 18 mm，灰黑色。前额黄灰色，基胛近卵圆形，黄棕色。触角第 1 环节基部棕红色，有明显锐角突起，翅透明，翅脉棕色。胸部背板灰色，有 5 条明显黑灰纵带。腹部圆钝形，有明显的白斑。雄虫与雌虫相似，较雌虫稍大，仅腹部呈圆锥形。

【产地】 主产于广西、四川、安徽、江苏、山东、河南、陕西、新疆、山西等地。

【采收加工】 6—8月捕捉后沸水烫或稍蒸晒干。或用蝇拍击打，收集晒干。

【药材鉴别】 呈长椭圆形，长 1.5 ～ 2 cm，宽 0.4 ～ 0.8 cm。头部呈黑褐色而有光泽，复眼 1 对，大而凸出（商品中头部多脱落）。背面呈壳状而光亮，两侧生有 2 对透明薄膜状翅，翅超过尾部；胸部下面突出，黑棕色，具足 3 对；腹部棕黄色，具 6 个体节。质松而脆，易破碎。有臭气，味苦、咸。（图 19-35-1）

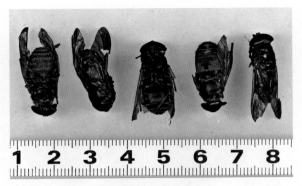

图19-35-1 虻虫（药材）

仁）（《妇人良方》）。

中成药品种有化癥回生片。

【用法与用量】 1.5 ～ 3 g。

【注意】 孕妇禁用。

【贮藏保管】 密闭保存，防潮，防虫蛀。

斑蝥

【来源】 为芫菁科昆虫南方大斑蝥 *Mylabris phalerata* Pallas 或黄黑小斑蝥 *Mylabris cichorii* Linnaeus 的干燥全体。

【动物形态】

1. 南方大斑蝥 体长 15 ～ 30 mm，底色黑色，被黑绒毛。头部圆三角形，具粗密刻点，额中央有一条光滑纵纹。复眼大，略呈肾脏形。触角 1 对，线状，11 节，末端数节膨大呈棒状，末节基部狭于前节。前胸长稍大于宽，前端狭于后端；前胸背板密被刻点，中央具一条光滑纵纹，后缘前面中央有一凹陷，后缘稍向上翻，波曲形。小楯片长形，末端圆钝。鞘翅端部宽于基部，底色黑色，每翅基部各有 2 个大黄斑，个别个体中斑点缩小；翅中央前后各有一黄色波纹状横带；翅面黑色部分刻点密集，密生绒毛，黄色部分刻点及绒毛较疏。鞘翅下为 1 对透明的膜质翅，带褐色。足 3 对，有黑色长绒毛，前足和中足跗节均为 5 节；后足的跗节则为 4 节，跗节先端有 2 爪；足关节处能分泌黄色毒液，接触皮肤，能起水泡。腹面亦具黑色长绒毛。（图19-36-1）

2. 黄黑小斑蝥 体小型，长 10 ～ 15 mm。触角末节基部与前节等宽。（图19-36-2）

以个大、去头、腹部不破者为佳。

【化学成分及药理作用】 含蛋白质、多肽类，由天冬氨酸、甘氨酸、组氨酸等十多种氨基酸组成。含脂肪酸，主要有棕榈油酸、亚油酸、棕榈酸、硬脂酸和油酸。含多糖类，为抗凝血作用成分。尚含纤溶成分及微量元素。

虻虫具有抗凝、镇痛、抗炎、抗肿瘤作用。其在体外有较弱的抗凝血酶作用，体内和体外均有活化纤溶系统的作用。其水煎剂对小鼠离体回肠运动有明显抑制作用。

【饮片炮制及鉴别】

1. 虻虫 取药材，拣净杂质，去翅、足。

成品略呈椭圆形。头部呈黑褐色而有光泽，有凸出的两眼及长形的细吻。背部黑棕色，有光泽，腹部黄褐色，有横纹节。质脆，易破碎。有臭气，味苦、咸。无虫蛀、霉变。

2. 焙虻虫 取虻虫，用文火微炒至黄褐色或棕黑色、质地酥脆。

成品形如虻虫，表面黄褐色或棕黑色、质地酥脆。

3. 米炒虻虫 取虻虫，用米炒至米呈深黄色，取出，筛去米。每虻虫 1 kg，用米 0.2 kg。

成品形如虻虫，表面色泽加深。

生虻虫有小毒，有较强腥臭味，破血力猛，并具有致泻的副作用，不宜生用。米炒或焙后，以降低其毒性，去除腥臭气味，利于粉碎和服用，用于血滞经闭，癥瘕积聚以及跌打损伤等症。

【性味与归经】 苦，微寒；有小毒。

【功能】 逐瘀，破积，通经。

【应用】 月经不利，或产后恶露不尽，脐腹作痛 如地黄通经丸（熟地黄、水蛭、虻虫、桃

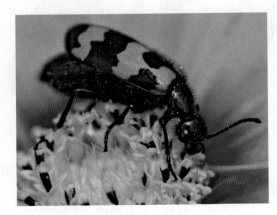

图19-36-1 南方大斑蝥（动物）

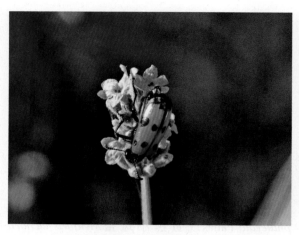

图 19-36-2　黄黑小斑蝥（动物）

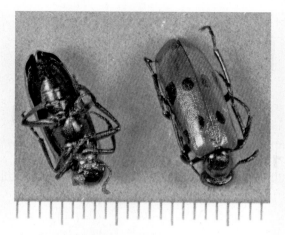

图 19-36-4　黄黑小斑蝥（药材）

【产地】　全国大部分地区均有产。主产于河南、安徽、江苏、湖南、贵州、广西等地。

【采收加工】　5—10月均可捕捉，以6—8月最盛。闷死或用沸水烫死，取出晒干或低温烘干。

【药材鉴别】

1. 南方大斑蝥　呈长圆形，长1.5～2.5 cm，宽0.5～1 cm。头略呈三角形，黑色，下垂；复眼较大，略呈肾形；触角鞭状，末端数节膨大，末节基部稍狭于前节，多已脱落。背部有革质鞘翅1对，黑色，各鞘翅有3条明显的淡棕色横纹，鞘翅下方有1对褐色透明的膜质内翅。胸腹部棕黑色，有光泽；胸部有足3对；腹部呈环节状，有黑色绒毛。有特殊的臭气，味初辛后苦。刺激性强，不宜口尝。（图19-36-3）

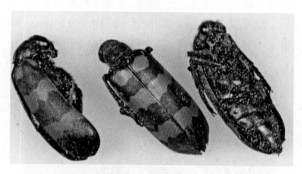

图 19-36-3　南方大斑蝥（药材）

2. 黄黑小斑蝥　形体小，长1～1.5 cm，触角末节基部与前节等宽。（图19-36-4）

均以个大、完整、颜色鲜明、无败油气味者为佳。

【化学成分及药理作用】　均含斑蝥素（cantharidin）。此外，尚含羟基斑蝥素、脂肪油（12%）、树脂、蚁酸、色素等，含无机元素钾、镁、钙、铁、锌、铜、锰、锶等，以钾含量最高。

斑蝥具有抗肿瘤、升高白细胞、局部刺激、抗病毒、抗菌、促雌性激素样作用等。斑蝥是我国首先发现具有抗肿瘤作用的药物。斑蝥素对肝脏和肿瘤细胞有较强的亲和性，对原发性肝癌有效，且无骨髓抑制作用，还能刺激骨髓引起白细胞升高。斑蝥素即斑蝥酸酐，是抗肿瘤有效成分，呈油状物，大约在110℃（12 mmHg）可升华。毒性大，临床用其半合成品羟基斑蝥胺（hydroxylcatharamine），疗效类似而毒性只有斑蝥素的1/500。

【饮片炮制及鉴别】

1. 斑蝥　取药材，除去头、足、翅。

成品呈长圆柱形，头部除去后的断面不整齐，边缘黑色，中心黑黄色。胸腹部乌黑色，有光泽。胸部突起，可见3对残留的足基。腹部呈环节状，有黑色绒毛。质脆易碎。有特殊的臭气。（图19-36-5）

2. 米炒斑蝥　取斑蝥，用米拌炒至米呈黄棕色，取出，除去头、翅、足。每斑蝥100 kg，用米20 kg。

成品形如斑蝥，色泽较深，有焦香气。

生斑蝥多外用，毒性较大，长于攻毒蚀疮。米炒后，其含有的既是有效成分又是毒性成分的斑蝥素受热升华，含量有所减少，从而可降低其毒性，并能矫正其气味，可供内服。

【性味与归经】　辛，热；有大毒。归肝、

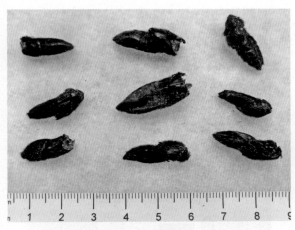

图19-36-5 斑蝥（饮片）

胃、肾经。

【功能】 破血逐瘀，散结消癥，攻毒蚀疮。

【应用】 流注痈疽，发背疔疮 如八珍丸（斑蝥_{炒黄}、当门子、雄黄、辰砂_{水飞}）（《青囊秘传》）。

中成药品种有庆余辟瘟丹、癣湿药水、复方斑蝥胶囊、肝宁片等。

【用法与用量】 0.03 ～ 0.06 g，炮制后煎服，或入丸散用；外用适量，研末或浸酒醋，或制油膏涂敷患处，不宜大面积用。

【注意】 本品有大毒，内服慎用，孕妇禁用。心脏、肾脏功能不全者忌服。

【贮藏保管】 用木箱内衬纸包装。贮存时宜用瓷缸装，置干燥处，防虫蛀、霉、走油。有毒，需妥善保管。

【论注】 斑蝥素具强臭及发泡性，一部分游离，一部分以镁盐形式存在；主要分布在生殖腺、血液和内脏中，以胸腹部含量最高，二头、翅、足含量较低，是芫菁科动物特有的防御或攻击物质。

穿山甲

【来源】 为鲮鲤科动物鲮鲤 *Manis pentadactyla* Linnaeus 的鳞甲。

【动物形态】 地栖性哺乳动物。体形狭长，身长 0.5 ～ 1 m，尾长 10 ～ 30 cm。头小，圆锥状而扁直，吻短而尖，口小，无齿，舌细长。除腹部及四肢内侧外，全身被角质坚硬的鳞片，鳞间有毛；鳞片略成三角形，黑色或黄色。四肢短，趾具爪，前肢第三趾之爪特别长而发达，适于挖掘泥土。雌体有乳头2对。（图19-37-1）

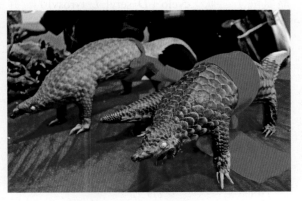

图19-37-1 穿山甲动物（标本）

【产地】 产于长江以南至南方各地区山区或平地，以广西、云南、贵州等地产量较大。

【采收加工】 全年均可捕捉；捕捉时撒泥沙于其身上，或利用狗找其洞穴。鲮鲤见到狗或撒泥沙时，有受惊立刻蜷缩成球状、静止不动的习惯，此时极易捕捉。捕后杀死，置沸水中略烫，取下鳞片，洗净，晒干，即为"甲片"。杀死后除去肉，剥取皮甲晒干，即为"甲张"或称"甲壳"。

【药材鉴别】 甲片因生长部位不同而形状大小不一。一般呈扇形、菱形或盾形，长或宽3 ～ 5 cm，中央较厚，边缘较薄。背面青黑色、淡棕色或黑棕色，有纵线纹多条，底部边缘有横线纹数条。腹面色淡且较滑润，中央有1条弓形的横向棱线。角质，微透明，坚韧有弹性，不易折断。气微腥，味咸。（图19-37-2）

【化学成分及药理作用】 含硬脂酸、胆

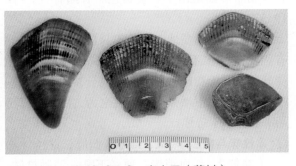

图19-37-2 穿山甲（药材）

甾醇、N-丁基-二十三酰丁胺（N-butyl-tricosylamide）以及碳原子数为26～29的两个脂肪族酰胺，环（L-丝氨酰-L-酪氨酰）二肽［cyclo（L-seryl-L-tyrosyl）］和环（D-丝氨酰-L-酪氨酰）二肽［cyclo（D-seryl-L-tyrosyl）］。并含多种氨基酸。

穿山甲具有抗凝血、减低血液黏度、延长凝血时间、升高白细胞、消肿排痈等作用。其水煎液能明显延长凝血时间、降低血液黏稠度；其水提醇沉液能增加实验动物股动脉血流量，降低外周阻力，对血管壁有直接扩张作用。

【饮片炮制及鉴别】

1. 穿山甲　取药材，除去杂质，洗净，干燥。成品性状特征同药材。

2. 炮山甲　取穿山甲，大小分开，用砂炒（烫）至鼓起。用时捣碎。

成品全体膨胀呈卷曲状，黄色，质酥脆，易碎。（图19-37-3）

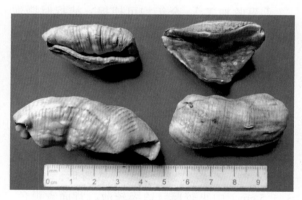

图19-37-3　炮山甲

3. 醋山甲　取穿山甲，大小分开，用砂炒（烫）至鼓起，用醋淬，取出，干燥。用时捣碎。每穿山甲100 kg，用米醋30 kg。

成品形如炮山甲。金黄色。有醋香气。（图19-37-4）

穿山甲生品质地坚硬，不易煎煮和粉碎，并有腥臭气，多不直接入药。经砂炒后，其质地变酥脆，利于粉碎及煎出有效成分，并矫正其腥臭之气。醋山甲增强通经下乳之力，用于经闭不通、乳汁不下等症。

【性味与归经】　咸，微寒。归肝、胃经。

【功能】　活血消癥，通经下乳，消肿排脓，搜风通络。

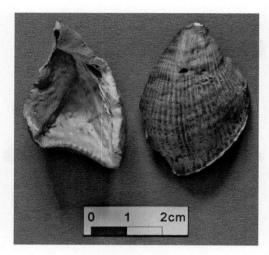

图19-37-4　醋山甲

【应用】

1. 经闭腹痛　如穿山甲散（穿山甲、鳖甲、赤芍、大黄、干漆、桂心、川芎、红花、当归）（《妇科大全》）。

2. 清热解毒，消肿溃坚，活血止痛　如仙方活命饮（白芷、贝母、防风、赤芍药、当归尾、甘草节、皂角刺炒、穿山甲炙、天花粉、乳香、没药、金银花、陈皮）（《校注妇人良方》）。

中成药品种有万灵五香膏、抗栓再造丸、通乳颗粒、龟龄集、麝香脑脉康胶囊等。

【用法与用量】　5～10 g。一般炮制后使用。

【注意】　孕妇慎用。

【贮藏保管】　置干燥处。

【论注】　2020年6月5日，为进一步加大对穿山甲的保护力度，中国将穿山甲属所有种由国家二级保护野生动物提升至一级。《中国药典》2020年版删减该药材，但目前还有中成药含该药，本书仍然记载。本条目仅作文献参考。

排钱草根*

【来源】　为豆科植物排钱树*Phyllodium pulchellum* (L.) Desv.的根和根茎。

【植物形态】　落叶小灌木，高可达1 m。枝条被柔毛。叶互生，8小叶，顶端小叶长椭圆形或卵形，先端急尖或钝，边缘波状，侧脉在叶缘相互连接，两面叶脉上均有短柔毛，顶端小叶较两侧小叶约长1倍以上。花白色，蝶形，包夹于1

对圆形叶状苞片内，聚集成腋生总状，或顶生总花序。荚果扁平，2节。花期夏季。（图19-38-1）

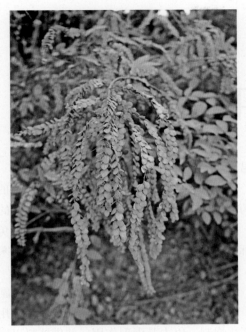

图19-38-1 排钱树（植物）

【产地】 产于长江流域至我国南部各地。

【采收加工】 全年均可采挖，除去杂质，洗净，晒干。

【药材鉴别】 主根呈圆柱形，直径0.5～1.5 cm。表面浅棕红色，皮孔点状，栓皮脱落处显棕红色。根茎部常分生数条根或茎，直径约3 cm。质坚硬。切面皮部棕红色，厚1～2 mm。木部淡黄色。质细密而坚实，可见细环纹。气微。味涩。（图19-38-2）

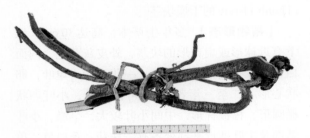

图19-38-2 排钱草根（药材）

【化学成分及药理作用】 含α-香树脂醇（α-amyrin）、白桦酯醇（betulin）、β-谷甾醇（β-sitosterol）等。

排钱草具有抗肝纤维化作用。可减轻四氯化碳致肝纤维化的病变程度，抑制肝纤维化的发展，对HSC-T6细胞增殖有显著抑制作用，并能降低COL-Ⅰ、COL-Ⅲ、TGF-β1、PDGF的含量。

【饮片炮制及鉴别】 排钱草根 取药材，除去杂质，洗净，润透，切片，晒干。

成品为圆形或类圆形的片状。表面浅棕红色，皮孔点状，栓皮脱落处显棕红色。质坚硬，切面皮部棕红色，木部淡黄色。质细密而坚实，可见细环纹。气微，味涩。（图19-38-3）

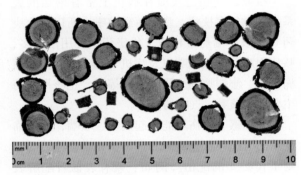

图19-38-3 排钱草根（饮片）

【性味与归经】 淡、涩，凉。有小毒。归肝、脾经。

【功能】 活血止血，清热解毒。

【应用】

1. 风湿性关节炎 排钱草根60～90 g。洗净、捣碎，和瘦猪肉200 g同炖，饭前服，连服数次（《全国中草药汇编》）。

2. 妇人月经不调，闭经 排钱草根60～90 g，老母鸡一只，酒少许。同炖，饭前服（《泉州本草》）。

3. 子宫脱垂 排钱草根30 g。炖鸡或猪蹄，服至见效（《福建药物志》）。

4. 跌打损伤 排钱草根60～90 g。洗净，和酒适量炖服，日服2次（《泉州本草》）。

【用法与用量】 15～30 g。外用适量。

【注意】 孕妇慎服。过量或长期使用可致呕吐。

【贮藏保管】 置通风干燥处。

第二十章

化痰止咳平喘药

能够祛除痰涎的药物，称为化痰药；能够减轻或制止咳嗽、气喘的药物，称为止咳平喘药。

咳嗽、气喘与痰涎在病机上常有密切的关系，咳嗽每多挟痰，痰多每致咳嗽。所以，化痰药与止咳平喘药常相伍。化痰药主要用治痰多、咳痰困难、痰饮气喘以及病机与"痰"有关的癫痫惊厥、瘿瘤瘰疬、阴疽流注等证。止咳平喘药主要用于咳嗽、气喘的病证。

凡外感、内伤均能引起痰多、咳喘，因而临证用药时还须根据病因和证型，在辨证施治的原则下作必要的配伍。例如：兼有表证者配解表药；兼有里热者配清热药；兼有里寒者配温里药；虚劳咳喘者配补虚药；癫痫惊厥者配安神药和息风药；瘿瘤瘰疬配软坚散结药；阴疽流注者配温阳通滞药。

咳嗽兼咯血者，不宜用强烈而有刺激性的化痰药，否则有促进出血的弊病。麻疹初期的咳嗽，忌用温性而带收涩用的化痰止咳药，以免影响麻疹的透发。本类药物一般可分为温化寒痰药、清化热痰药和止咳平喘药三类。

温化寒痰药药性多温燥，且部分有毒副作用。对有毒者常以生姜白矾等辅料浸泡后，用煮或蒸法炮制，以去其毒副作用，并借辅料以增强药物疗效；对无毒者，则多用蜜炙，以克服过于温燥之性。清化热痰药和止咳平喘药亦多用蜜炙，因蜂蜜有滋补润肺之功，利用蜂蜜与药物的协同作用，增强其润肺止咳平喘的作用，矫正部分药物的苦劣之味，避免呕吐的副作用。

第一节

温化寒痰药

药性温燥的化痰药称为温化寒痰药。

本类药适用于寒痰、湿痰的证候，如咳嗽气喘、痰多稀薄而色白以及肢节酸痛，阴疽流注等证。临床上，常与温散寒邪、燥湿健脾的药物配伍应用。

本类药物多作用强烈、有刺激性，故热痰、阴虚燥咳及吐血、咯血者均应慎用。

半 夏

（附：水半夏）

【来源】 为天南星科植物半夏 *Pinellia ternata* (Thunb.) Breit. 的干燥块茎。

【植物形态】 多年生草本，高达30 cm。地下有近球形或扁球形的块茎，外皮灰黄色，内面白色，上有须根。叶基生；一年生者为单叶，卵状心形；二至三年者为3小叶的复叶，小叶卵状椭圆形，稀披针形，中间小叶较大，全缘，小叶基部及主叶柄近基部处各有一珠芽。花白色，单性同株，肉穗花序生于伸长的花茎顶端，佛焰苞绿色或带淡紫色，雄花在花序上部，雌花在下部，花序轴顶端延伸成一条细鞭，伸出佛焰苞之外；花期5—7月。浆果卵圆形聚生成棒状果穗，成熟时红色；果期8—9月。（图20-1-1）

【产地】 家种品种主产于山西新绛县的北张

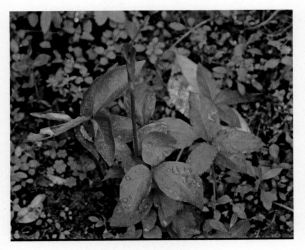

图20-1-1 半夏（植物）

镇，甘肃西和、清水，湖北荆州、京山，四川南充、遂宁，贵州赫章、大方，山东临沂、菏泽等地；野生品主产于四川、云南、贵州、湖南、湖北等地。

【采收加工】 夏、秋二季采挖，洗净，除去外皮和须根，晒干。

【药材鉴别】 呈类球形，有的稍偏斜，直径1～1.5 cm。表面白色或浅黄色，顶端有凹陷的茎痕，周围密布麻点状根痕；下面钝圆，较光滑。质坚实，断面洁白，富粉性。气微，味辛辣、麻舌而刺喉。

以个大、皮净、色白、质坚实、粉性足者为佳。（图20-1-2）

【化学成分及药理作用】 含挥发油，主要

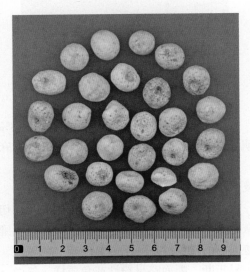

图20-1-2 半夏（药材）

有3-乙酰氨基-5-甲基异噁唑（3-acetoamino-5-methylisooxazole）、丁基乙烯基醚（butyl-ethyleneether）、3-甲基二十烷（3-methyleicosane）等60多种成分。含左旋麻黄碱（ephedrine）、胆碱（choline）、β-谷甾醇（β-sitosterol）等。还含氨基酸，以α/β-氨基丁酸（aminobutyric acid）、天冬氨酸（aspartic acid）为主。另含多糖、直链淀粉、半夏蛋白（系1种植物凝集素）和胰蛋白酶抑制剂。半夏蛋白是目前已知的唯一种与甘露糖而不与葡萄糖结合的一种具有凝集素作用的蛋白质。

半夏有镇咳、抑制腺体分泌、镇吐和催吐、抗生育、抑制胰蛋白酶、降血压、凝血、抗肿瘤、抗炎、促细胞分裂等作用。煎剂对猫碘液注入胸腔或电刺激喉上神经所致咳嗽有明显镇咳作用；对毛果芸香碱引起的唾液分泌有显著抑制作用。半夏蛋白影响小鼠已着床的子宫内膜和胚胎，产生抗早孕作用。半夏蛋白对兔红细胞有专一的血凝活力，对小鼠脾细胞、人肝癌细胞（QGY7703-3和7402）、艾氏腹水癌和腹水型肝癌细胞有凝集作用，可促使兔外周血淋巴细胞转化，说明该蛋白质具有动物种属专一性并存在细胞类别专一性。

【饮片炮制与鉴别】

1. 生半夏 取药材，除去杂质，洗净，干燥。用时捣碎。

成品性状特征同药材。

2. 姜半夏

（1）取生半夏，清水漂3日后，再与捶碎的甘草、皂角同漂1～2周；捞起，与捶碎的生姜、皂角及甘草同煮约4小时至无白心，捞起，拣去辅料，加清水煮约2小时，取出，晒七八成干，入罐内闷3日，铡或刨成薄片，晒干，其色白透亮（习称"鱼鳞片"）。每半夏100 kg，用生姜20 kg、皂角8 kg、甘草5 kg。

成品为圆形薄片。表面白色，角质样，有光泽，透明。质脆。味淡，微有麻舌感。（图20-1-3）

（2）取生半夏，大小分开，用清水浸泡至内无干心时，另用生姜切片煎汤，加白矾和半夏共煮透，取出，凉至半干，切薄片，干燥，筛去碎屑。每半夏100 kg，用生姜25 kg，白矾12.5 kg。

成品呈片状、不规则颗粒状或类球形。表面棕色至棕褐色。质硬脆，断面淡黄棕色，常具角

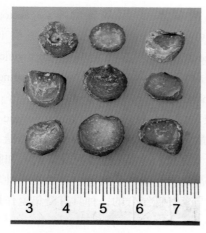

图20-1-3　姜半夏（饮片Ⅰ）

质样光泽。气微香，味淡、微有麻舌感，嚼之略粘牙。（图20-1-4）

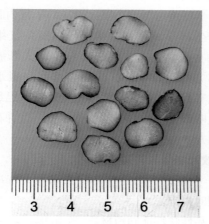

图20-1-4　姜半夏（饮片Ⅱ）

3. 法半夏

（1）取生半夏，与捶碎的皂角、甘草和水拌匀，漂至口尝麻辣味减到轻度时，捞起洗净，加石灰或明矾拌匀，再放入水中漂至微有麻舌味，再捞起洗净，挑去皂角、甘草，干燥，打碎或晒七成干，闷润，切厚片，干燥。每半夏100 kg，用皂角5 kg、甘草6 kg、石灰10 kg或明矾1 kg。

成品为片状、不规则颗粒状或类球形。外表面棕色至棕褐色，粉性足；切面淡黄白色，粉性。质硬脆。气微香，味淡，微有麻舌感。（图20-1-5）

（2）取生半夏，大小分开，用清水浸泡至内无干心，取出，加入甘草、石灰液（取甘草加入适量水煮2次，合并煎液，倒入加适量水制成的

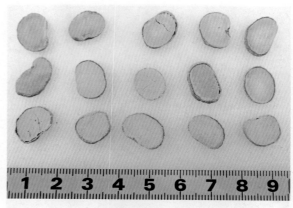

图20-1-5　法半夏Ⅰ

石灰液中）浸泡，每日搅拌1～2次，并保持浸液pH为12以上，至口尝微有麻舌感、切片（黄色）均匀为度，取出，洗净，阴干或烘干。每半夏100 kg，用甘草15 kg，生石灰10 kg。

成品呈类球形或破碎成不规则颗粒状。表面淡黄白色、黄色或棕黄色。质较松脆或硬脆，断面黄色或淡黄色，颗粒者质稍硬脆。气微，味淡略甘、微有麻舌感。（图20-1-6）

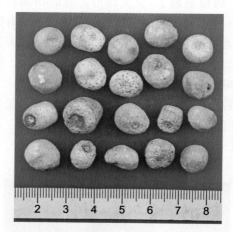

图20-1-6　法半夏Ⅱ

4. 清半夏

取生半夏，大小分开，用8%的白矾水溶液浸泡，至内无干心，口尝微有麻舌感，取出，洗净，切厚片，干燥，筛去碎屑。每半夏100 kg，用白矾20 kg。

成品呈椭圆形、类圆形或不规则的片。切面淡灰色至灰白色，可见灰白色点状或短线状维管束迹，有的残留栓皮处下方显淡紫红色斑纹。质脆，易折断，断面略呈粉性或角质样。气微，味微涩、微有麻舌感。（图20-1-7）

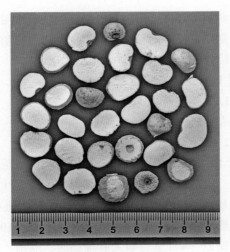

图20-1-7 清半夏

生半夏有毒，能戟人咽喉，使人呕吐、咽喉肿痛、失音，一般不宜内服，多作外用。但可随方入煎剂使用，而不宜入丸散剂使用。半夏经炮制后，均能降低毒性，缓和药性，消除副作用。用不同辅料炮制，其作用有所区别。经白矾水浸漂或煮后的清半夏，以化痰见长，以燥湿化痰为主。经生姜、白矾制后的姜半夏，则以止呕见长，以温中化痰、降逆止呕为主。经甘草、石灰水制后的法半夏，长于祛寒痰，并具有调脾和胃的作用。

樟帮法炮制姜半夏用辅料甘草、皂角、生姜煮制，切成鱼鳞片薄片；法半夏用辅料甘草、皂角、白矾浸制，成片状、不规则颗粒状或类球形。

【性味与归经】 辛、温；有毒；归脾、胃、肺经。清半夏、姜半夏、法半夏均辛，温；归脾、胃、肺经。

【功能】 半夏燥湿化痰，降逆止呕，消痞散结。清半夏燥湿化痰。姜半夏温中化痰，降逆止呕。法半夏燥湿化痰。

【应用】

1. 痰饮所致咳嗽、呕吐、头眩、心悸及腹胀症 如二陈汤（陈皮、姜半夏、茯苓、炙甘草）（《太平惠民和剂局方》）。

2. 胃气上逆，恶心呕吐 如小半夏汤（半夏、生姜）（《金匮要略》）。

3. 胃虚呕吐 如大半夏汤（半夏洗、人参、白蜜）（《金匮要略》）。

4. 神经性呕吐，妊娠呕吐 如旋覆代赭汤（半夏洗、旋覆花、人参、生姜、大枣擘、甘草炙、赭石打碎）（《伤寒论》）。

5. 胸脘痞闷，梅核气 治痰热结胸，症见胸脘痞闷，拒按，痰黄稠，苔黄腻，脉滑数，如小陷胸汤（半夏洗、黄连、瓜蒌）（《伤寒论》）。治痰热阻滞所致心下痞满者，如半夏泻心汤（半夏洗、黄芩、干姜、人参、甘草炙、黄连、大枣擘）（《伤寒论》）。

中成药品种有半夏天麻丸、恒制咳喘胶囊、二陈丸、小柴胡片（泡腾片、胶囊、颗粒）、止咳橘红口服液（丸）、竹沥达痰丸、风寒咳嗽丸（颗粒）、清气化痰丸、保和丸（水丸、片、颗粒）、纯阳正气丸、金嗓利咽丸、六君子丸、心速宁胶囊、复方鲜竹沥液、豨莶通栓丸、橘红丸（片、胶囊、颗粒）等。

【用法与用量】 内服一般炮制后使用，3～9g。外用适量，磨汁涂或研末以酒调敷患处。清半夏、姜半夏、法半夏均3～9g。

【注意】 不宜与川乌、制川乌、草乌、制草乌、附子同用；生品内服宜慎。生品内服宜慎。

【贮藏保管】 置通风干燥处，防蛀。

【论注】

（1）有其他混淆品：① 虎掌南星Pinellia pedatisecta Schott 的小型块茎，直径0.5～2 cm，四周可见子块茎。② 滴水珠Pinellia cordata N. E. Br.的块茎，扁圆柱形，直径0.8～3.5 cm，高约1 cm，四周有时可见疣状突起的小块茎。表面淡黄色或浅棕色，顶端平，中心有凹陷茎痕，有时可见点状的根痕；底部扁圆，有皱纹。表面较粗糙，质坚实，断面白色，粉性。气酸，味辛辣，麻舌而刺喉。③ 盾叶半夏Pinellia peltata Pei 的块茎，圆球形或扁球形，未去栓皮似半夏，但较大，直径1～2.5 cm；产于浙江、福建。

（2）半夏在唐代以前，以陕西关中一带为主产区，后来逐渐移至山东；宋、明则以山东的"齐州半夏"为道地；明代以后又扩展河南、山东、江苏所产为道地。主产地经历了由西至东，又由东至西的历史变迁过程。今则以四川、湖北、贵州、河南等地产量较大。

（3）过去将生半夏、制半夏均列为孕妇慎用药，近年有应用于妊娠呕吐，并无反应，值得进一步研究。

附：水半夏

【来源】 为天南星科植物鞭檐犁头尖 *Typhonium flagelliforme* (Lodd.) Blume 的干燥块茎。

【植物形态】 多年生草本。块茎圆锥形、椭圆形或倒卵形，直径1～2 cm，上部以下具宽鞘。叶片戟状长圆形，前裂片较大，长圆形或长圆披针形，侧裂片较小，长三角形。花序柄细长，佛焰苞管部绿色，檐部绿色至绿白色，顶端长鞭状或较短；肉穗花序比佛焰苞长或短，附属器绿色；雌花序卵形，中性花序锥形，雄花序黄色。子房倒卵形或浆果卵圆形，绿色。花期4—5月，果期6—7月。

【产地】 主产于广东、广西、云南等地。江西亦产。

【采收加工】 冬末春初采挖，除去外皮及须根，晒干。

【药材鉴别】 呈圆锥形、半圆形或椭圆形，表面类白色至黄棕色，略有皱纹，残留的外皮为黄白色至棕黄色，并有多数隐约可见的细小根痕，上端类圆形，有凸起的叶痕或芽痕，呈黄棕色至棕色，有的下端尖。质坚实，断面白色，粉性。气微，味辛辣，麻舌而刺喉。（图20-1-8）

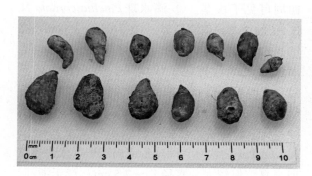

图20-1-8 水半夏（药材）

【化学成分及药理作用】 含棕榈酸（hexadecanoic acid）、油酸（oleic acid）、亚油酸（lionleic acid）、亚麻酸（linolenic acid）等；含生物碱，如脱镁叶绿酸-a′（pheophorbide-a′）、焦脱镁叶绿酸-a甲酯（methyl pyropheophorbide-a）和焦脱镁叶绿酸-a（pyropheophorbide-a）等。还含氨基酸、鞣质、甾醇等。

水半夏具有镇吐、止咳、祛痰、抗心律失常、抑制唾液分泌作用。水半夏的祛痰作用略强于半夏。镇吐作用和强度与半夏相似，炮制品则作用较弱。生品还有催吐和泻下作用。

【饮片炮制与鉴别】

1. 水半夏　取药材，除去杂质及灰屑。成品如药材。

2. 姜水半夏

（1）取水半夏，大小分档，用水浸泡至内无白心，取出，沥干，大个者切厚片，加姜汁拌匀待吸尽后，再加白矾粗粉拌匀，置缸内腌48小时，然后沿缸边加入清水至超过药面约10 cm，继续腌2～4日至口嚼无麻辣感时，取出，洗去白矾粉，干燥或晾至半干，切薄片，干燥。每水半夏100 kg，用生姜18 kg、白矾20 kg。

（2）取水半夏，照上法浸泡至内无白心，另取生姜切片煎汤，加白矾与水半夏共煮透，取出，干燥或晾至半干，切薄片，干燥。

成品形如水半夏或为椭圆形薄片，断面粉性或角质样，微有麻辣。（图20-1-9、图20-1-10）

【性味与归经】 辛、温，有毒。归肺、脾经。

【功能】 燥湿化痰，止咳。

【应用】 感冒、支气管炎属痰热阻肺证，症

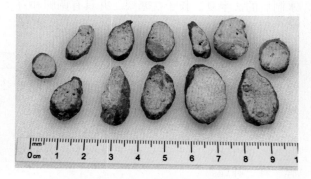

图20-1-9 姜水半夏（粉性）

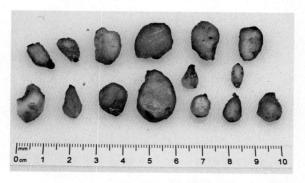

图20-1-10 姜水半夏（角质）

见咳嗽、痰黏或黄 如治咳川贝枇杷滴丸（枇杷叶、桔梗、水半夏、平贝母、薄荷脑）（《中国药典》2020年版一部）。

【用法与用量】 6～15 g。

【贮藏保管】 置通风干燥处，防蛀。

【论注】 水半夏炮制与半夏相似，临床生用或用姜水半夏。《卫生部颁药品标准（中药材第一册）》（1992年版）有收载。水半夏无明显镇吐止呕作用。

天南星

【来源】 为天南星科植物天南星 *Arisaema erubescens* (Wall.) Schott、异叶天南星 *Arisaema heterophyllum* Bl.或东北天南星 *Arisaema amurense* Maxim.的干燥块茎。

【植物形态】

1. **天南星** 多年生，只有一轮掌状复叶的草本，高可达1 m。块茎肥厚，扁球形块状。叶为11～23小叶轮生于一直立圆柱形的总叶柄顶端，自块茎生出，总叶柄基部有鞘片2，透明薄膜质，棕色并散生暗紫色斑纹；小叶披针形，先端尖锐而延长呈细柔下垂线状，全缘。花单性异株，肉穗花序，外有佛焰苞包被，绿色，中有紫色条纹，苞片上方扩张，顶端呈细长线状；花期5—6月。浆果多数聚生，呈鲜红色，似玉米状果穗；果期8月。（图20-2-1）

2. **异叶天南星** 叶裂片5片以上，叶片鸟趾状全裂，裂片最多17片。肉穗花序的附属物呈鼠尾状。（图20-2-2）

3. **东北天南星** 叶裂片5片或3片。（图20-2-3）

【产地】 天南星主要分布于湖北、湖南、四川、贵州、河南、安徽、江苏、浙江、江西等地，异叶伞南星主产于陕西、甘肃、四川、贵州、云南、安徽、浙江、湖北、湖南、广西、河北等地，东北天南星分布于黑龙江、吉林、辽宁、河北、江西、湖北、四川等地。

【采收加工】 秋、冬二季茎叶枯萎时采挖，除去须根及外皮，干燥。

【药材鉴别】 呈扁球形，高1～2 cm，直径1.5～6.5 cm。表面类白色或淡棕色，较光滑，

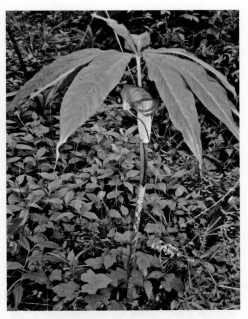

图20-2-1 天南星（植物）

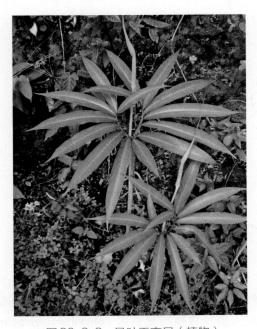

图20-2-2 异叶天南星（植物）

顶端有凹陷的茎痕，周围有麻点状根痕，有的块茎周边有小扁球状侧芽。质坚硬，不易破碎，断面不平坦，白色，粉性。气微辛，味麻辣。（图20-2-4）

以个大，色白，粉性足为佳。

【化学成分及药理作用】 含芹菜素（apigenin）、没食子酸乙酯、原儿茶醛（3,4-dihydroxybenzaldehyde）、胡萝卜苷（daucosterol）、

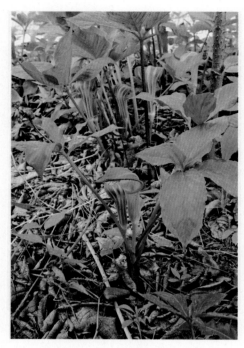

图 20-2-3　东北天南星（植物）

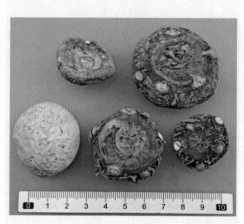

图 20-2-4　天南星（药材）

β-谷甾醇（β-sitosterol）等，另含 30 多种氨基酸。东北天南星含植物凝集素（phytohemagglutinin）。其毒性成分为苛辣性毒素。

天南星水煎剂能引起支气管分泌物增加，有显著祛痰作用；还有镇静、镇痛、抗惊厥作用。鲜天南星的水提醇沉制剂，体外对 Hela 细胞有抑制作用；有抗心律失常作用。生天南星有毒，中毒严重者可窒息。

【饮片炮制及鉴别】

1. 生天南星　取药材，除去杂质，洗净，干燥；或润透，切厚片，干燥。

成品呈扁球形或类圆形厚片。表面类白色或淡棕色，较光滑，有的皱缩，顶面有凹陷的茎痕，周围有麻点状根痕，有的周边有球状侧芽。质坚硬，不易破碎，断面不平坦，色白，粉性，有时可见筋脉（维管束）。气微辛，味麻辣。（图 20-2-5）

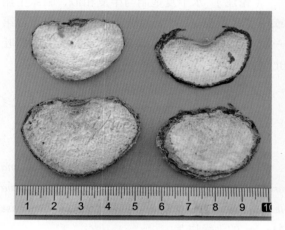

图 20-2-5　生天南星（饮片）

2. 制天南星　①取生天南星，用清水漂 3 周，每日换 2～3 次，再加入捶碎的甘草、皂角及少量明矾，漂至切开口尝微有麻舌感；捞起，拣去辅料后，再加捶碎的生姜、皂角、甘草与水同煮至横刀切一色；捞出，清水煮约 1 小时，晒至七八成干，闷润至透后，切薄片，干燥。每天南星 100 kg，用甘草 5 kg、皂角 2.5 kg、生姜 5 kg、白矾 2 kg，生姜皂角漂煮各半。②取生天南星，按大小分别用水浸泡，每日换水 2～3 次，如起白沫时，换水后加白矾（每天南星 100 kg，加白矾 2 kg），泡 1 日后，再进行换水，至切开口尝微有麻舌感时取出。将生姜片、白矾置锅内加适量水煮沸后，倒入天南星共煮至无干心时取出，除去姜片，晾至四至六成干，切薄片，干燥。每天南星 100 kg，用生姜、白矾各 12.5 kg。

成品呈类圆形或不规则形的薄片。黄色或淡棕色，质脆易碎，断面角质状。气微，味涩，微麻。（图 20-2-6）

3. 胆南星　①樟树药帮特色：取生天南星，研成细粉，放入缸中，加入牛胆汁至拌匀拌湿，日晒夜露，至药料呈乌黑色、无腥臭味，以手搓成团不散，取出，晒干；再蒸熟后，晒干；研成细粉后，加入川贝末，用香墨以白酒磨汁拌匀，搓成圆条状或压成块状，装入翻开用食盐和醋洗

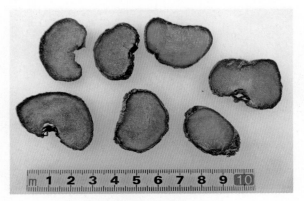

图20-2-6 制天南星（饮片）

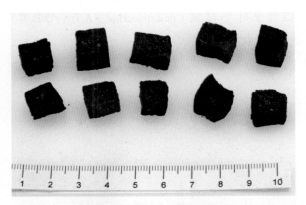

图20-2-8 胆南星（饮片）

净晾至半干的鸡嗉囊内，两头扎起，挂在通风处阴干。用时破开取出切片配方，或用酒拌制丸服。每生南星粉100 kg，用牛胆汁200 kg、川贝末15 kg。② 取制天南星的细粉与牛、羊或猪胆汁经加工而成，或为生天南星细粉与牛、羊或猪胆汁经发酵加工而成。

成品呈方块状或圆团状。表面棕黄色、灰棕色、棕黑色，微有光泽（樟树药帮炮制成品圆团状，非常有光泽）。质柔。气微腥，味极苦。（图20-2-7、图20-2-8）

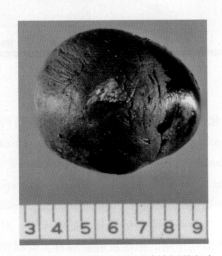

图20-2-7 胆南星药材（樟树药帮）

生天南星其辛温燥烈，有毒，多外用。制南星毒性降低，增强了燥湿化痰的作用。胆南星燥烈之性缓和，毒性降低，药性由温转凉，味由辛转苦，功能由温化寒痰转为清化热痰，长于清化热痰、息风定惊，多用于痰热咳喘、急惊风、癫痫等症。

【性味与归经】 苦、辛，温；有毒。归肺、肝、脾经。胆南星苦、微辛，凉。

【功能】 散结消肿。外用治痈肿，蛇虫咬伤。胆南星清热化痰，息风定惊。

【应用】

1. 顽痰咳嗽，胸膈胀闷等症 如导痰汤（天南星、橘红、半夏、茯苓、麸炒枳实、甘草、生姜）（《妇人良方》）。

2. 风痰眩晕 如玉壶丸（天南星、半夏、天麻）（《仁斋直指》）。

3. 小儿风痰成惊癫，手足抽动，甚则瘫痪 如青州白丸子（胆南星、半夏、附子、乌头）（《太平惠民和剂局方》）。

4. 破伤风 如玉真散（生天南星、生白附子、天麻、防风、白芷、羌活）（《外科正宗》）。

5. 痈肿、跌扑损伤 本品生用，外敷。

中成药品种有牛黄化毒片、医痫丸、保赤散、五虎散、伤疖膏、玉真散等。

【用法与用量】 外用生品适量，研末以醋或酒调敷患处。制天南星用量3～9 g。胆南星3～6 g。

【注意】 孕妇慎用。

【贮藏保管】 置通风干燥处，防霉、防蛀。

【论注】

（1）中药天南星的植物来源很多，计有20多种。虎掌天南星和天南星是天南星科天南星属一种植物或同属数种植物的总称。经过本草考证和实际调查研究认为"虎掌南星"是半夏属植物掌叶半夏 *Pinellia pedatisecta* Schott 的块茎；含多种生物碱和环二肽类化合物成分，如 *L*-脯氨酰-*L*-缬氨酸酐（*L*-prolyl-*L*-valineanhydride）、*L*-缬氨酰-*L*-缬氨酸酐（*L*-valyl-*L*-valineanhydride）

以及掌叶半夏碱（pedatisectine）A/B/C/D/E等。（图20-2-9）

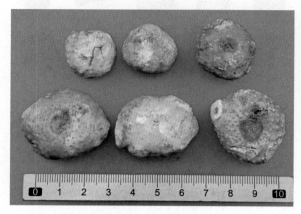

图20-2-9 虎掌南星（药材）

（2）胆南星最早记载于1107年宋代儿科名家钱乙著的《小儿药证直诀》。传统胆南星为曲类中药，炮制加工用牛胆汁，采用密封发酵或开放性发酵形成。1750年，清代陈复正在《幼幼集成》中总结了九制牛胆南星之法，通过九转九制充分发酵炮制过程，质量优。

白附子

【来源】 为天南星科植物独角莲 *Typhonium giganteum* Engl. 的干燥块茎。

【植物形态】 多年生草本。块茎卵圆形至卵状椭圆形，每一块茎有6～8个环状节，外被暗褐色小鳞片。叶根生，1～4片，载状箭形或卵状宽椭圆形，初发时向内卷曲如角状，后即开展，先端渐尖，具肉质叶柄，基部鞘状。花梗自块茎抽出，绿色间有此红色斑块；佛焰苞紫红色；肉穗花序位于佛焰苞内，药室顶孔开裂；中性花线形，下垂，淡黄色；雌花棕红色。浆果熟时红色。花期6—8月，果期7—10月。（图20-3-1）

【产地】 主产于河南、甘肃、湖北等地。河南禹州为道地产区，所产者称"禹白附"。

【采收加工】 秋季采挖，除去须根和外皮，晒干。

【药材鉴别】 呈椭圆形或卵圆形，长2～5 cm，直径1～3 cm。表面白色至黄白色，略粗糙，有环纹及须根痕，顶端有茎痕或芽痕。质坚

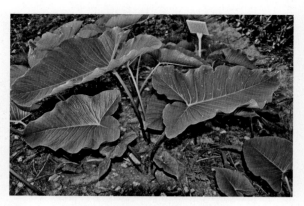

图20-3-1 独角莲（植物）

硬，断面白色，粉性。气微，味淡、麻辣刺舌。（图20-3-2）。

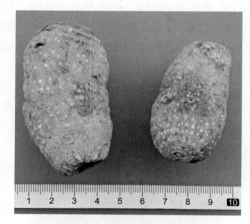

图20-3-2 白附子（药材）

【化学成分及药理作用】 含β-谷甾醇（β-sitosterol）、β-谷甾醇-D-葡萄糖苷（β-sitosterol-D-glucoside）、内消旋肌醇（meso-inositol）、胆碱（choline）、尿嘧啶（uracil）、琥珀酸（succinicacid）等。并含白附子凝集素（typhoniumgiganteumlectin）。

白附子有镇静、抗惊厥、祛痰作用，对结核杆菌有抑制作用。煎剂或混悬液对实验动物的关节肿痛具有抗炎作用。白附子鲜根茎注射液治淋巴结核有效。

【饮片炮制及鉴别】

1. 生白附子 取药材，除去杂质。
成品性状特征同药材。

2. 制白附子 ① 樟树药帮特色：取生白附子，用清水漂3周，每日换2～3次，再加入捶碎的甘草、皂角及少量明矾，漂至切开口尝微有麻舌感；捞起，拣去辅料后，再加槌捶碎的生

姜、皂角、甘草与水同煮至横刀切一色；捞出，清水煮约1小时，晒至七八成干，拣去辅料，闷润至透后，切薄片，干燥。每白附子100 kg，用甘草6 kg、皂角5 kg、生姜5 kg、白矾1 kg，生姜皂角漂煮各半。② 取生白附子，分开大小个，浸泡，每日换水2～3次，数日后如起黏沫，换水后加白矾（每100 kg白附子，用白矾2 kg），泡1日后再进行换水，至口尝微有麻舌感为度，取出。将生姜片、白矾粉置锅内加适量水，煮沸后，倒入白附子共煮至无白心，捞出，除去生姜片，晾至六七成干，切厚片，干燥。每白附子100 kg，用生姜、白矾各12.5 kg。

成品呈类圆形或椭圆形厚片或薄片，外表皮淡棕色，切面角质，黄白色至浅黄色。无臭，微有麻舌感。（图20-3-3）

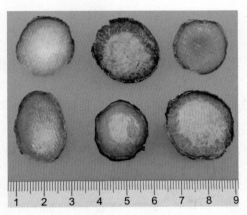

图20-3-3　制白附子

白附子有毒，生品一般多外用。长于祛风痰，定惊搐，解毒止痛。经生姜、白矾炮制，可降低毒性，消除麻辣味，增强祛风痰作用。

【性味与归经】 辛，温；有毒。归胃、肝经。

【功能】 祛风痰，定惊搐，解毒散结，止痛。

【应用】

1. 中风痰壅，口眼㖞斜，手足抽搐　如牵正散（白附子、白僵蚕、全蝎）（《奇效良方》）。

2. 破伤风抽搐口噤　如玉真散（白附子、天南星、天麻、防风）（《中国药典》2020年版）。

3. 风痰上厥，眩晕头疼　如白附子丸（全蝎炒、白附子炮、天南星炮、半夏、旋覆花、甘菊、天麻、川芎、橘红、僵蚕炒、干姜、生姜）（《冯氏锦囊秘录》）。

4. 瘰疬痰核，毒蛇咬伤　本品捣烂外敷。

中成药品种有玉真散、医痫丸、复方牵正膏、独角膏、独角莲膏等。

【用法与用量】 3～6 g。一般炮制后用，外用生品适量捣烂，熬膏或研末以酒调敷患处。

【注意】 孕妇慎用；生品内服宜慎。

【贮藏保管】 置通风干燥处，防蛀。

【论注】 注意不要将"禹白附"与"关白附"混淆。关白附为毛茛科植物黄花乌头 *Aconitum coreanum* (Levl.) Rapaics的块根，含次乌头碱（hypaconitine）及关附素（guanfubase）甲、乙、丙、丁等生物碱，有毒，能止痛，需炮制后应用。

芥 子

【来源】 为十字花科植物白芥 *Sinapis alba* L.或芥 *Brassica juncea* (L.) Czern. et Coss.的干燥成熟种子。前者习称"白芥子"，后者习称"黄芥子"。

【植物形态】

1. 白芥 一年或二年生草本。茎较粗壮，高达1 m。全株密被稀疏粗毛。叶互生；茎基部的叶具长柄，叶片宽大，倒卵形，琴状深裂或近全裂，裂片5～7，先端大，向下渐小；茎上部的叶具短柄，叶片较小，裂片较细；近花序之叶常少裂。花黄色，顶生总状花序；花期4—6月。长角果广线形，密被粗白毛，先端有长而空的喙；种子圆形，淡黄白色；果期6—8月。（图20-4-1）

2. 芥 茎基部分裂，茎顶部全缘。长角果光滑无毛，先端无长喙。

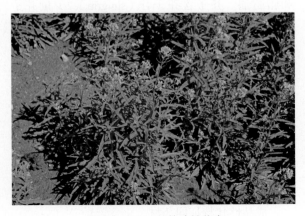

图20-4-1　白芥（植物）

【产地】 主产于山西、山东、安徽、四川、新疆等地。

【采收加工】 夏末秋初果实成熟时采割植株，晒干，打下种子，除去杂质。

【药材鉴别】

1. 白芥子 呈球形，直径1.5～2.5 mm。表面灰白色至淡黄色，具细微的网纹，有明显的点状种脐。种皮薄而脆，破开后内有白色折叠的子叶，有油性。气微，味辛辣。（图20-4-2）

深黄色，有爆裂声且发出香辣气。

成品表面色泽加深，有裂纹，具香气。（图20-4-3）

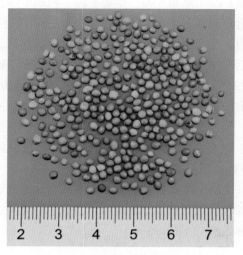

图20-4-3 炒芥子

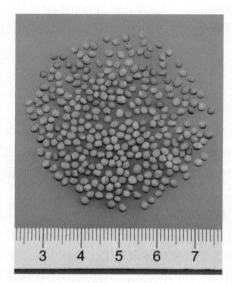

图20-4-2 白芥子（药材）

2. 黄芥子 较小，直径1～2 mm。表面黄色至棕黄色，少数呈暗红棕色。研碎后加水浸湿，则产生辛烈的特异臭气。

以粒大、饱满、无杂质者为佳。

【化学成分及药理作用】 白芥子含白芥子苷（sinalbin）、芥子碱（sinapine）、芥子酶（myrosin）和脂肪油。芥子含芥子苷（sinigrin）、少量芥子酶等。

芥子具有镇咳、祛痰、平喘、抗炎、镇痛、抗前列腺增生等作用。醇提取物可减少咳嗽次数，延长咳嗽潜伏期，镇咳明显。水提物祛痰效果显著。白芥子苷能抑制前列腺增生和降低肉芽肿增生。芥子苷分解产生的异硫氰酸苄酯具有广谱抗菌作用。

【饮片炮制及鉴别】

1. 芥子 取药材，除去杂质。用时打碎。成品性状特征同药材。

2. 炒芥子 取芥子，用文火炒至药物表面呈

芥子生品力猛，辛散作用和通络散结作用强。经炒制后，可缓和其辛散走窜之性，以免耗气伤阴，并长于顺气豁痰，且能提高煎出效果。

【性味与归经】 辛，温。归肺经。

【功能】 温肺豁痰利气，散结通络止痛。

【应用】

1. 寒痰痈肺，咳嗽气喘，痰多清稀 如三子养亲汤（白芥子、苏子、莱菔子）（《韩氏医通》）。

2. 痰饮停滞胸膈所致胸满胁痛 如控涎丹（白芥子、甘遂、大戟）（《三因极一病证方论》）。

3. 痰滞经络，关节麻木疼痛 如白芥子散（白芥子、没药、桂枝、木鳖子）（《妇人大全良方》）。

4. 阴疽痰核 如阳和汤（白芥子、鹿角胶、肉桂、熟地黄、炮姜、麻黄、甘草）（《外科全生集》）。

5. 关节肿痛 白芥子单味研末，加适量面粉，调敷肿患处，以局部麻辣感为度（《单方验方新医疗法选编》）。

中成药品种有降气定喘丸、消喘膏、痰饮丸、鹭鸶咯丸等。

【用法与用量】 3～9 g。外用适量。

【注意】 外敷有刺激性，皮肤过敏者不宜使用。

【贮藏保管】 置通风干燥处，防潮。

【论注】 芥子粉除去脂肪油后可做成芥子硬膏使用，用作抗刺激剂，治疗神经痛、风湿痛、

胸膜炎及扭伤等。

大皂角
（附：猪牙皂、皂角刺）

【来源】 为豆科植物皂荚 *Gleditsia sinensis* Lam. 的干燥成熟果实。

【植物形态】 落叶乔木。树皮黑褐色，粗糙；树干具有粗状棘刺，刺呈圆锥形，常分枝，小枝淡褐绿色，无毛。叶互生，通常为1回偶数羽状复叶，叶轴圆形，疏被褐色短柔毛；小叶4～7对，互生或近对生，小叶片卵形至卵状披针形，或长椭圆状卵形，偶为倒卵状椭圆形，常偏斜，先端钝或稍锐，表面黄绿色，背面淡绿色，边缘具钝锯齿，厚纸质，小叶柄短或无柄，被短柔毛。花黄白色，杂性，顶生总状花序；花期5月。荚果扁长而微弯，紫黑色，革质而有光泽；果期10月。（图20-5-1）

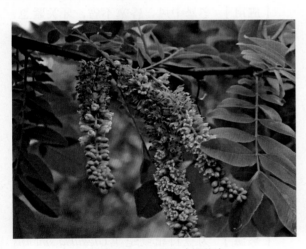

图20-5-1 皂荚（植物）

【产地】 主产于河北、山西、河南、山东等地。江西亦产。

【采收加工】 9—11月摘取成熟的果实晒干。

【药材鉴别】 呈扁长的剑鞘状，略弯曲。长15～40 cm，宽2～5 cm，厚0.2～1.5 cm。表面棕褐色或紫褐色，被灰色粉霜，擦去后有光泽，种子所在处隆起。基部有短果柄或果柄断痕，两侧有明显的纵棱线。质坚硬，摇之有声，易折断，断面黄色，纤维性。气微，有刺激性，味先甜而后辣。嗅其粉末打喷嚏。（图20-5-2）

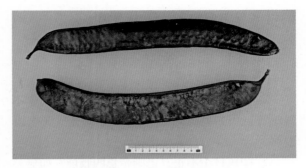

图20-5-2 大皂角（药材）

以个匀、肥厚、饱满、质硬、色紫褐者为佳。

【化学成分及药理作用】 含三萜皂苷，如皂荚苷（gledinin；苷元为皂荚苷元，gledigenin）、皂荚皂苷（gleditschiasaponin）等。尚含蜡酸（cedalcohol）、二十九烷（nonacosane）、正二十七烷（hepta-cosane）、豆甾醇（stigmasterol）、谷甾醇（sitosterol）、鞣质（tannin）等。

大皂角具抗炎、抗过敏、抗肿瘤、抗心肌缺血等作用。皂荚能刺激胃黏膜而反射性地促进呼吸道黏液的分泌，产生祛痰作用（恶心性祛痰药）；内服小量能祛痰，大量能引起呕吐，一般用于痰涎蓄积，胶黏不易咯出，引起呼吸困难者。对某些肠内致病的革兰阴性菌有抑制作用。

【饮片炮制及鉴别】 皂荚 取药材，去除杂质，抢水洗净，润透，切段，晒干。

成品呈椭圆形段片，宽2～3.5 cm，厚0.8～1.4 cm。外果皮红褐色或紫红色，被灰色粉霜，擦去后有光泽，种子所在处隆起，两侧有明显的纵棱线；切面显黄色。种子多数，扁椭圆形，黄棕色，光滑。气微，嗅其粉末可引起喷嚏，味辛辣。（图20-5-3）

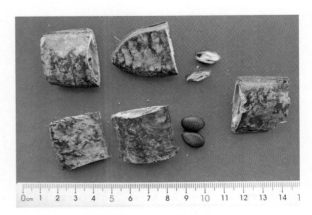

图20-5-3 大皂角（饮片）

【性味与归经】 辛、咸，温；有小毒。归肺、大肠经。

【功能】 开窍，祛痰，解毒。

【应用】

1. 痰浊壅肺，咳逆上气，时时吐浊，但坐不得眠等证 如皂荚丸（皂荚去皮炙、蜂蜜）（《金匮要略》）。

2. 中风口歪不正，语则牵急四肢证 如皂荚膏（皂荚去皮、子）（《奇效良方》）。

中成药品种有正骨水、云香祛风止痛酊等。

【用法与用量】 1～1.5 g，多入丸、散用。外用适量，研末吹鼻取嚏或研末调敷患处。

【注意】 孕妇及咯血、吐血患者忌服。

【贮藏保管】 置干燥处。

【论注】 常作炮制辅料或用于工业或洗涤。

附药1：猪牙皂

【来源】 为豆科植物皂荚 *Gleditsia sinensis* Lam.的干燥不育果实。

【采收加工】 秋季采收，除去杂质，干燥。

【药材鉴别】 呈圆柱形，略扁而弯曲，长5～11 cm，宽0.7～1.5 cm。表面紫棕色或紫褐色，被灰白色蜡质粉霜，擦去后有光泽，并有细小的疣状突起和线状或网状的裂纹。顶端有鸟喙状花柱残基，基部具果梗残痕。质硬而脆，易折断，断面棕黄色，中间疏松，有淡绿色或淡棕黄色的丝状物，偶有发育不全的种子。气微，有刺激性，味先甜而后辣。（图20-5-4）

以个小、饱满、色紫褐、有光泽者为佳。

【化学成分及药理作用】 含皂苷，如gleditsioside

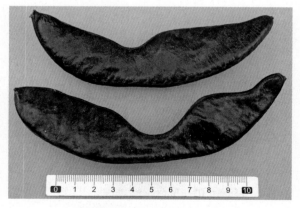

图20-5-4 猪牙皂（药材）

A/B、gleditsia saponin B等。含挥发性成分，主要为右旋大根香叶烯（*D*-germacrene）、芳樟醇（linalool）、δ-杜根烯（δ-cadinene）等。还含鞣质、甾醇、酚类、生物碱、有机酸、黄酮、多糖等成分。

猪牙皂具有抗炎、抗过敏、抗病毒和抗菌、改善心肌缺血、改善高血脂和动脉粥样硬化、抗肿瘤等作用。乙醇提取物对于小鼠过敏性休克和大鼠皮肤过敏反应有抑制作用。皂苷类成分对于小鼠关节炎有缓解病情、延迟发病时间和减少发病率的作用。对HIV-1有一定抑制作用，对枯草芽孢杆菌、大肠埃希菌有较强抑制作用，对金黄色葡萄球菌则没有效果。

【饮片炮制及鉴别】 猪牙皂 取药材，除去杂质，洗净，晒干。用时捣碎。

成品性状特征同药材。

【性味与归经】 辛、咸，温；有小毒。归肺、大肠经。

【功能】 祛痰开窍，散结消肿。

【应用】 卒暴中风，昏塞不省，牙关紧急，药不得下咽喉 如通关散（细辛、薄荷叶、牙皂去子、雄黄）（《世医得效方》）。

中成药品种有通关散、暑症片、喉疾灵片（胶囊）、暑症片、消水导滞丸等。

【用法用量】 1～1.5 g，多入丸散用。外用适量，研末吹鼻取嚏或研末调敷患处。

【注意】 孕妇及咯血、吐血患者禁用。

附药2：皂角刺

【来源】 为豆科植物皂荚 *Gleditsia sinensis* Lam.的干燥棘刺。

【产地】 主产于陕西、山东、河南、广西、江苏、湖北等地。

【采收加工】 全年均可采收，干燥，或趁鲜切片，干燥。

【药材鉴别】 为主刺和1～2次分枝的棘刺。主刺长圆锥形，长3～15 cm或更长，直径0.3～1 cm；分枝刺长1～6 cm，刺端锐尖。表面紫棕色或棕褐色。体轻，质坚硬，不易折断。切片厚0.1～0.3 cm，常带有尖细的刺端；木部黄白色，髓部疏松，淡红棕色；质脆，易折断。气微，味淡。（图20-5-5）

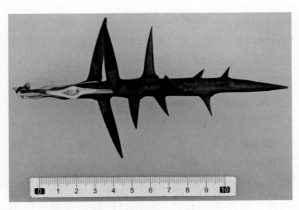

图20-5-5　皂角刺（药材）

（皂刺、独活、附子、肉桂、姜黄、苍术、薏仁、防己）（《吕广振方》）。

2. 小儿脏毒便血初起，肛门肿痛者　如皂刺大黄汤（皂刺、大黄）（《医宗金鉴》）。

3. 痈疽初起或脓成不溃　如皂刺散（皂刺、全瓜蒌、五灵脂）（《仁斋直指》）。

中成药品种心通口服液、尪痹片（颗粒）、郁金银屑片、乳块消片（胶囊）等。

【用法与用量】　3～10 g。外用适量，醋蒸取汁涂患处。

【注意】　凡痈疽已溃不宜服，孕妇亦忌之。

【贮藏保管】　置干燥处。

【论注】　大皂角、猪牙皂功效相同，皂角刺功效不同。注意区分。

【化学成分及药理作用】　含黄酮类化合物，如黄颜木素（即3,7,3,4-四羟基双氢黄酮fustin）、非瑟素（即3,7,3,4-四羟基黄酮fisetin），并含有无色花青素。

皂角刺热水浸出物对JTC-26癌细胞抑制率为50%～70%；对肉瘤-180有抑制活性的作用。煎剂对金黄色葡萄球菌和卡他球菌有抑制作用。

【饮片炮制及鉴别】　皂角刺　取药材，除去杂质；未切片者略泡，润透，切厚片，干燥。

成品为不规则厚片，常带有尖细的刺端。表面平坦，皮部极薄，木部黄白色，髓部疏松，淡红棕色。边缘红棕色。质脆，易折断。气微，味淡。（图20-5-6）

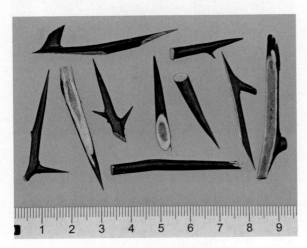

图20-5-6　皂角刺（饮片）

【性味与归经】　辛，温。归肝、胃经。

【功能】　消肿托毒，排脓，杀虫。

【应用】

1. 风寒湿邪凝滞，经络瘀阻　如皂独附姜汤

旋覆花

（附：金沸草）

【来源】　为菊科植物旋覆花 *Inula japonica* Thunb. 或欧亚旋覆花 *Inula britannica* L. 的干燥头状花序。

【植物形态】

1. 旋覆花　多年生草本，高约50 cm。茎具纵棱，绿色或微带紫红色。叶互生，无柄，叶片椭圆形，椭圆状披针形或窄长椭圆形，上部叶较小，基部稍狭窄，半抱茎，先端尖，全缘或具细锯齿，表面绿色、被疏糙毛，背面淡绿色、密被糙伏毛。花黄色，头状花序多数，顶生，通常呈伞房状排列；花期7—10月。瘦果长椭圆形，具纵棱，绿色，被白色硬毛，冠毛白色；果期8—11月。（图20-6-1）。

2. 欧亚旋覆花　叶片长圆或椭圆状披针形，基部宽大，心形，有耳，半抱茎。头状花序，径2.5～5 cm；总苞径1.5～2.2 cm，长达1 cm。瘦果圆柱形，有浅沟，被短毛。

【产地】　主产于河南、江苏、河北、浙江、安徽、黑龙江、吉林、辽宁等地。

【采收加工】　夏、秋二季花开放时采收，除去杂质，阴干或晒干。

【药材鉴别】　呈扁球形或类球形，直径1～2 cm。总苞由多数苞片组成，呈覆瓦状排列，苞片披针形或条形，灰黄色，长4～11 mm；总苞

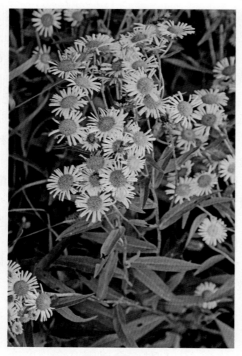

图20-6-1 旋覆花（植物）

基部有时残留花梗，苞片及花梗表面被白色茸毛，舌状花1列，黄色，长约1 cm，多卷曲，常脱落，先端3齿裂；管状花多数，棕黄色，长约5 mm，先端5齿裂；子房顶端有多数白色冠毛，长5～6 mm。有的可见椭圆形小瘦果。体轻，易散碎。气微，味微苦。（图20-6-2）

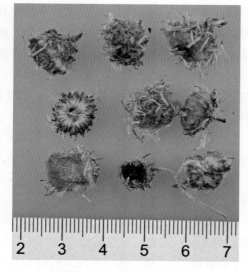

图20-6-2 旋覆花（药材）

以朵大、色浅黄者为佳。

【化学成分及药理作用】 含倍半萜内酯、黄酮、甾醇等。倍半萜内酯类，如大花旋覆花素（britanin）、旋覆花素（inulicin）等；黄酮类，如含槲皮素（quercetin）、异槲皮素（isoquereetin）等；甾醇类，如蒲公英甾醇（taraxasterol）；还含咖啡酸（caffeic acid）、绿原酸（chlorogenic acid）等。

旋覆花煎剂对金黄色葡萄球菌、炭疽杆菌和福氏痢疾杆菌Ⅱa株有明显抑制作用。所含黄酮具有平喘、镇咳作用；对组胺引起的豚鼠支气管痉挛性哮喘有明显保护作用，对组胺引起的豚鼠离体气管痉挛亦有对抗作用，但较氨茶碱的作用慢而弱。旋覆花内酯对阴道滴虫和溶组织内阿米巴均有强大的杀灭作用。

【饮片炮制及鉴别】

1. 旋覆花 取药材，除去杂质及梗、叶。

成品性状特征同药材。

2. 炙旋覆花（蜜旋覆花） 取旋覆花，加炼蜜水拌匀，闷润待蜜水吸尽，用文火炒至药物不粘手。每旋覆花100 kg，用蜜25 kg。

成品呈深黄色，多已破碎，略有黏性。具蜜香气，味甜。（图20-6-3）

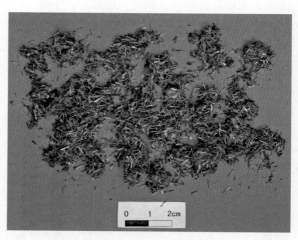

图20-6-3 炙旋覆花

旋覆花蜜炙后，可减弱其苦辛降逆止呕作用，而因其性偏润，作用偏重于肺，故增强润肺止咳、降气平喘之功。

【性味与归经】 苦、辛、咸，微温。归肺、脾、胃、大肠经。

【功能】 降气，消痰，行水，止呕。

【应用】

1. 痰饮和胃气上逆所致呕吐、咳喘、嗳气 如旋覆花汤（旋覆花、桔梗、桑白皮、鳖甲、柴胡、槟榔、大黄、甘草）（《金匮要略》）。

2. 脾胃虚寒所致呕吐、噫气 如旋覆代赭汤（旋覆花、赭石打碎、半夏洗、人参、生姜、甘草炙、大枣擘）（《伤寒论》）。

中成药品种有黄连上清丸（片、颗粒）、蕈贝胶囊、润肺化痰丸（鸡鸣丸）、小儿百日咳散、肺安片等。

【用法与用量】 3～9 g，包煎。

【注意】 阴虚劳咳及温热燥嗽者忌用。

【贮藏保管】 置干燥处，防潮。

附：金沸草

【来源】 为菊科植物旋覆花 *Inula japonica* Thunb.、线叶旋覆花 *Inula linariifolia* Turcz 等的茎叶。

【植物形态】

1. 旋覆花 见"旋覆花"项下。

2. 线叶旋覆花 叶为线形或线状披针形，宽 6～12 mm，边缘反卷，光滑或背面被疏柔毛。瘦果毛极少。头状花序直径 1.5～2 cm。花期 6—9 月，果期 7—10 月。

【产地】 见"旋覆花"项下。

【采收加工】 9—10 月采收全草，晒干。

【药材鉴别】

1. 旋覆花 茎呈圆柱形，长 30～60 cm，直径 2～5 mm，表面绿褐色或暗棕色，有多数细纵纹；质脆，断面黄白色，纤维状，髓部中空。叶互生，叶片披针形或长圆形，多破碎，绿黑色或绿灰色，基部渐狭，无柄，全缘或有疏齿；叶脉在背面隆起，中脉 1 条，侧脉 8～13 对。有时可见茎端生有扁圆形的干燥头状花序，直径 1～1.5 cm。气微，味苦。（图 20-6-4）

2. 线叶旋覆花 茎绿褐色或深褐色，长 20～50 cm，直径 2～4 mm。叶披针形或线形，多破碎，叶端尖或稍钝，基部宽大，半抱茎，全缘或呈浅波状弯曲，边缘反卷，上表面无毛，下表面密被白柔毛。头状花序较小，直径 0.8～1 cm。（图 20-6-5）

均以色绿褐、叶多、带花者为佳。

【化学成分及药理作用】 含内酯、黄酮等。内酯类，如欧亚旋覆花内酯（britanin）、旋覆花次内酯（inulicin）、旋覆花内酯（inuchineno-

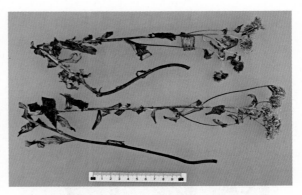

图 20-6-4 金沸草药材（旋覆花）

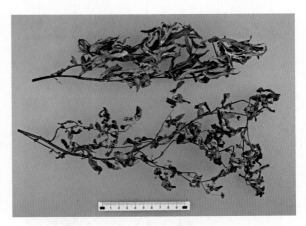

图 20-6-5 金沸草药材（线叶旋覆花）

lide）A/B/C 等；黄酮类，如槲皮素、槲皮黄苷（quercimeritrin）、异槲皮苷（isoquercitrin）等；还含蒲公英甾醇（taraxasterol）、多糖等成分。

金沸草煎剂 5 mg/mL 对单纯疱疹病毒（I 型）有抑制作用；对金黄色葡萄球菌、肺炎链球菌、铜绿假单胞菌、大肠埃希菌有抑制作用。

【饮片炮制及鉴别】 金沸草 取药材，拣去杂质，洗净，润透，切段，晒干。

成品呈不规则的段。茎圆柱形，表面绿褐色或棕褐色，疏被短柔毛，有多数细纵纹。切面黄白色，髓部中空。叶多破碎，完整者先端尖，基部抱茎，全缘。头状花序，冠毛白色。气微，味苦。（图 20-6-6、图 20-6-7）

【性味与归经】 咸，温。归肺、大肠经。

【功能】 降气，消痰，行水。

【应用】

1. 肺经受风，头目昏痛，咳嗽声重，涕唾稠黏及时疫寒热 如金沸草散（金沸草、前胡、甘草炙、麻黄去节、芍药、荆芥穗、半夏）（《千金

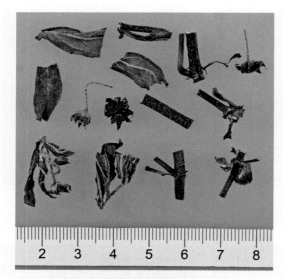

图20-6-6　金沸草饮片（线叶旋覆花）

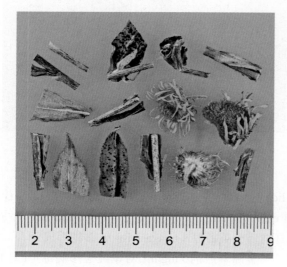

图20-6-7　金沸草饮片（旋覆花）

翼方》)。

　　2. 产后感风咳嗽，脉浮　如金沸草汤（金沸草绢包、麻黄炒、赤芍醋炒、苦杏仁去皮、五味子、茯苓、甘草）(《医略六书》)。

　　【**用法与用量**】　5 ～ 10 g。

　　【**贮藏保管**】　置干燥处，防潮。

白　前

　　【**来源**】　为萝藦科植物柳叶白前 *Cynanchum stauntonii* (Decne.) Setltr. ex Lévl. 或芫花叶白前 *Cynanchum glaucescens* (Decne.) Hand.-Mazz. 的干燥根茎和根。

　　【**植物形态**】

　　1. 柳叶白前　水生多年生草本，高达60 cm。茎直立，根茎匍匐状，细长，白色，节上簇生多数须根，中空。叶对生，线状披针形或披针形，全缘，几无柄，浓绿色，有光泽。花淡红、白色或紫色，腋生聚伞花序，花期6月。蓇葖果长角状，种子被白色长毛；果期10月。（图20-7-1）

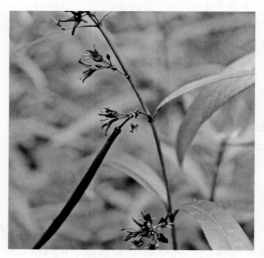

图20-7-1　柳叶白前（植物）

　　2. 芫花叶白前　生长于沙土中。叶椭圆形。花较大，直径约8 mm；花冠黄白色，裂片卵圆形。花期8月，果期9—10月。（图20-7-2）

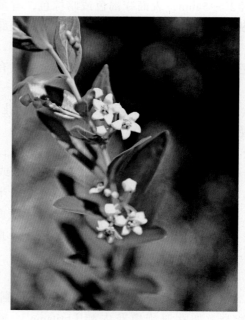

图20-7-2　芫花叶白前（植物）

【产地】 主产于浙江、江苏、安徽、湖北等地，江西亦产。

【采收加工】 秋季采挖，除去地上茎，洗净晒干即得。

【药材鉴别】

1. 柳叶白前　根茎呈细长圆柱形，有分枝，稍弯曲，长 4 ～ 15 cm，直径1.5 ～ 4 mm。表面黄白色或黄棕色，节明显，节间长 1.5 ～ 4.5 cm，顶端有残茎。质脆，断面中空，习称"鹅管白前"。节处簇生纤细弯曲的根，长可达 10 cm，直径不及 1 mm，有多次分枝呈毛须状，常盘曲成团。气微，味微甜。（图20-7-3）

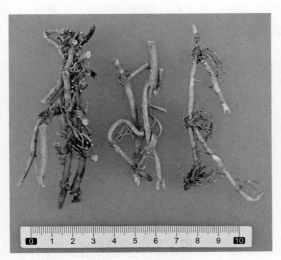

图20-7-3　白前（药材）

2. 芫花叶白前　根茎较短小或略呈块状；表面灰绿色或灰黄色，节间长 1 ～ 2 cm。质较硬。根稍弯曲，直径约 1 mm，分枝少。

以色黄白者为佳。

【化学成分及药理作用】 含三萜皂苷，如海罂粟苷元（glaucogenin）A/B、海罂粟苷（glaucoside）A 及海罂粟苷元C-黄花夹竹桃单糖苷（glaucogenin–C–mono–D–thevetoside）等。芫花叶白前含三萜皂苷。

柳叶白前醇与醚提取物均有镇咳、祛痰作用，并具抗炎、镇痛等作用。芫花叶白前的各种提取物均有明显的镇咳作用；扩张血管，增加冠状动脉血流量；能抗血小板聚集；还能抗菌、抗炎、镇静、解痉。

【饮片炮制及鉴别】

1. 白前　取药材，除去杂质，抢水洗净，稍润，切段，干燥。

柳叶白前　根茎呈细圆柱形的段，直径1.5 ～ 4 mm。表面黄白色或黄棕色，节明显。质脆，断面中空。有时节处簇生纤细的根或根痕，根直径不及 1 mm。气微，味微甜。

芫花叶白前　根茎呈细圆柱形的段。表面灰绿色或灰黄色。质较硬。根直径约 1 mm。（图20-7-4）

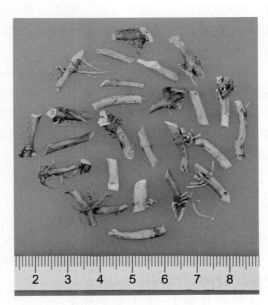

图20-7-4　白前（饮片）

2. 炙白前　取白前，加炼蜜水，搓揉拌匀，润透，用文火炒至药物表面呈黄棕色，松散不粘手。每白前 100 kg，用炼蜜 25 kg。

成品形如白前，表面深黄色至黄棕色，节明显。断面中空。有时节处簇生纤细的根或根痕。略带黏性，味甜。

白前蜜炙后，能缓和白前对胃的刺激性，增强润肺降气、化痰止咳之功。

【性味与归经】 辛、苦，微温。归肺经。

【功能】 降气，消痰，止咳。

【应用】

1. 风热咳嗽之痰多、咽干　如止嗽散（白前、紫菀、百部、荆芥、桔梗、陈皮）（《医学心悟》）。

2. 痰涌气逆咳嗽　如白前汤（白前、紫菀、姜半夏、大戟）（《外台秘要》）。

中成药品种有枇杷止咳软胶囊（露、颗粒）、射麻口服液、小儿消咳片等。

【用法与用量】 3～10 g。

【注意】 生用对胃黏膜有刺激性，有消化道溃疡或出血者慎用。

【贮藏保管】 置通风干燥处。

【论注】

（1）白前常与白薇相混淆。江西称柳叶白前为白前，而称芫花叶白前为白薇。前者为镇咳祛痰药，白薇为清热药，两者效用不同，应注意区别。其区别特征是："鹅管白前"（指根茎中空如鹅管），"龙胆白薇"（指根部丛生如龙胆）；"软白前"，"硬白薇"；"空白前"，"实白薇"。

（2）同属植物水白前 Cynanchun hydrophilum Tsiang et Zhang，茎被2列毛，花白色，花冠裂片三角状卵形，可与柳叶白前相区别。本品为四川特有品种，产于涪陵等地区，当地亦作白前入药。

猫爪草

【来源】 为毛茛科植物小毛茛 Ranunculus ternatus Thunb. 的干燥块根。

【植物形态】 多年生小草本，高达5～15 cm。须根纤维状，中间杂以几个狭纺锤状小块根，形似猫爪，故名"猫爪草"。茎纤弱，疏生短柔绒毛，后渐变无毛。根出叶具长柄，3深裂乃至3全裂，或不分裂，裂片肾圆形成倒卵状楔形，顶裂片较大，顶端有时更分3浅裂，侧裂片有时更分2裂，裂片边缘具齿状浅裂，根出叶也有细裂成线状裂片；茎生叶几无柄，通常3深裂而成线状，裂片钝头。花鲜黄色，单生茎顶；花期4—5月。瘦果宽卵圆形，光滑，顶端宿存花柱变成短而弯曲的钩状嘴；瘦果多数，集成球形；果期5月。（图20-8-1）

【产地】 主产于河南、安徽、浙江等地，江西亦产。

【采收加工】 栽种2～3年后，于秋末或早春采挖。挖回后，除去茎叶及须根，洗净泥土，晒干。

【药材鉴别】 由数个至数十个纺锤形的块根簇生，形似猫爪，长3～10 mm，直径2～3 mm，顶端有黄褐色残茎或茎痕。表面黄褐色或灰黄色，久存色泽变深，微有纵皱纹，并有点

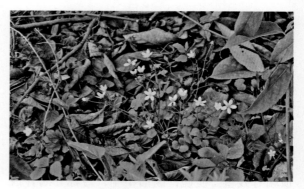

图20-8-1 小毛茛（植物）

状须根痕和残留须根。质坚实，断面类白色或黄白色，空心或实心，粉性。气微，味微甘。（图20-8-2）

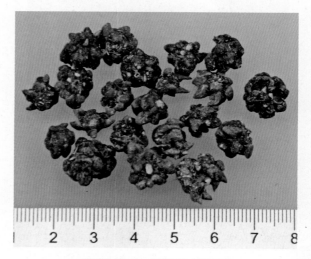

图20-8-2 猫爪草（药材）

以色黄褐、质坚实者为佳。

【化学成分及药理作用】 含内酯、甾醇等。内酯类，如小毛茛内酯（ternatolide）；甾醇类，如谷甾醇（sitosterol）、谷甾醇吡喃葡萄糖苷（sitosterol glucopyranoside）、豆甾醇（stigmnastro）；还含脂肪酸成分，如十六碳烷酸（hexadecanoic acid）、花生酸（eicosanoic acid）、5-羟基-3-甲氧基-苯甲醛（5-hydroxy-3-methoxy-benzaldehyde）等。

猫爪草所含的多糖、皂苷有免疫调节作用和抗肿瘤作用。猫爪草对中枢神经、心脏、呼吸系统及肠壁功能具有不同程度的抑制作用，并可使血压下降，但对血管无明显扩张作用。猫爪草中的小毛茛内酯具有抗结核作用。

【饮片炮制及鉴别】 猫爪草 取药材，除去

杂质，抢水洗净，干燥。

成品性状特征同药材。

【性味与归经】 甘、辛，温。归肝、肺经。

【功能】 化痰散结，解毒消肿。

【应用】

1. 瘰疬（颈淋巴结核） 鲜草适量，捣烂外敷。取块根10～15g，煎服。

2. 偏头痛 鲜根适量，食盐少许，同捣烂，敷患侧太阳穴（敷法：将铜钱一个，或用硬壳纸剪成铜钱形亦可；隔住好肉，将药放钱孔上，外用布条扎着），敷至微灼烧痛（1～2小时）即取下，敷药处可起小泡，不必挑破，待其自消。

3. 牙痛 鲜草适量，加食盐少许，捣烂，敷经渠穴。

4. 火眼暴痛生翳 鲜叶1片，加食盐少许，捣烂，取绿豆大一团，敷在耳背上对眼角处，左眼敷右耳，右眼敷左耳，在暴痛时敷之。

中成药品种有猫爪草胶囊。

【用法与用量】 15～30g，单味药可用至120g。

【贮藏保管】 置通风干燥处，防蛀。

【论注】

（1）治疗颈淋巴结结核：猫爪草煎剂（或酊剂），辅以补气养血中药，结合外科切开引流、搔爬手术，局部敷用各种猫爪草制剂，治疗单纯型、混合感染型、溃疡型、瘘管型颈淋巴结结核效果好。

（2）猫爪草被广泛用于肿瘤及结核的治疗，未发现猫爪草提取物有明显的毒副作用。

第二节

清热化痰药

凡药性寒凉、有清化热痰作用的药物，称为清热化痰药。

本类药物有甘寒和咸寒之分。甘寒之品，能清热化痰，又能润肺止咳。咸寒之品，能清热化痰，还可软坚散结。清热化痰药，适用于肺中热痰引起的咳喘胸闷、痰稠不易咯出等证，还用于与痰热有关的癫痫、惊厥、中风以及瘰疬流注、瘿瘤等证。应用须根据不同的病情作适当的配伍。如火热偏盛者，常与清热降火药配伍应用。

本类药性多寒凉，脾胃虚寒者，以及寒痰、湿痰者等应慎用。

川贝母

【来源】 为百合科植物川贝母 *Fritillaria cirrhosa* D. Don、暗紫贝母 *Fritillaria unibracteata* Hsiao et K. C. Hsia、甘肃贝母 *Fritillaria przewalskii* Maxim.、梭砂贝母 *Fritillar delavayi* Franch.、太白贝母 *Fritillaria taipaiensis* P. Y. Li 或瓦布贝母 *Fritillaria unibracteata* Hsiao et K. C. Hsia var. *wabuensis* (S. Y. Tang et S. C. Yue) Z. D. Liu, S. Wang et S. C. Chen 的干燥鳞茎。按性状不同分别习称"松贝""青贝""炉贝"和"栽培品"。

【植物形态】

1. 川贝母 多年生草木，高达40 cm。地下鳞茎白色，圆锥形。茎直立，光滑，下部紫色，上部绿色。叶对生，披针形至线形，中部叶先端卷曲状。花通常紫色，单生于茎顶，下垂，通常有小方格，4—6月开花。蜜腺窝在花被片背面明显凸出。蒴果长圆形，具6纵翼，棱上具宽1～1.5 mm的窄翅；果期6—8月。（图20-9-1）

2. 暗紫贝母 叶在下面的1～2对为对生，上面的1～2枚散生或对生，先端急尖，不卷曲。花单生于茎顶，深黄色，有黄褐色小方格；花被片蜜腺窝不很明显。蒴果棱上的翅很窄，宽约1 mm。（图20-9-2）

3. 甘肃贝母 叶通常最下面的2枚对生，上面的2～3枚散生；叶片条形，先端通常不卷曲；单花顶生浅黄色，有黑紫色斑点；花被片蜜腺窝不很明显。

4. 梭砂贝母 叶互生，3～5枚（包括叶状苞片）较紧密地生于植株中部或上部；叶片先端不卷曲。单花顶生，宽钟状，略俯垂，浅黄色，具红褐色斑点或小方格。蒴果棱上的翅宽约1 mm，宿存花被常多少包住蒴果。

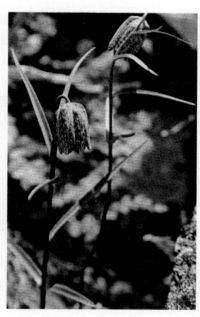

图20-9-1　川贝母（植物）

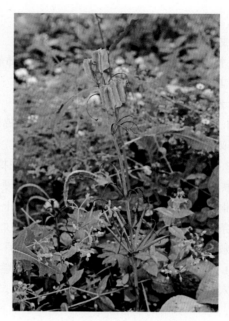

图20-9-3　太白贝母（植物）

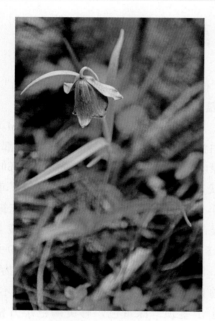

图20-9-2　暗紫贝母（植物）

5. 太白贝母　似川贝母。叶先端通常不弯曲。花绿黄色，无方格斑，花被片蜜腺窝不凸出。（图20-9-3）

6. 瓦布贝母　似暗紫贝母。叶的最下面常2枚对生，上面的轮生兼互生。花初开时黄色或绿黄色，内面常具紫色斑点。蒴果果棱翅宽约2 mm。

【产地】　川贝母主产于四川、西藏、云南等地。暗紫贝母主产于四川阿坝藏族自治州。甘肃贝母主产于甘肃、青海、四川等地。梭砂贝母主产于云南、四川、青海、西藏等地。太白贝母主产于陕西（秦岭及其以南地区）、甘肃（东南部）、四川（东北部）、湖北（西北部）。瓦布贝母主产于四川西北部（北川、黑水、茂县、松潘）。

【采收加工】　夏、秋季采挖，或于积雪融化时采挖，除去粗皮、泥土及须根，晒干或微火烘干即得。

【药材鉴别】

1. 松贝　呈类圆锥形或近球形，高0.3～0.8 cm，直径0.3～0.9 cm。表面类白色。外层鳞叶2瓣，大小悬殊，大瓣紧抱小瓣，未抱部分呈新月形，习称"怀中抱月"；顶部闭合，内有类圆柱形、顶端稍尖的心芽和小鳞叶1～2枚；先端钝圆或稍尖，底部平，微凹入，中心有1灰褐色的鳞茎盘，偶有残存须根。质硬而脆，断面白色，富粉性。气微，味微苦。（图20-9-4）

2. 青贝　呈类扁球形，高0.4～1.4 cm，直径0.4～1.6 cm。外层鳞叶2瓣，大小相近，相对抱合，顶部开裂，内有心芽和小鳞叶2～3枚及细圆柱形的残茎。（图20-9-5）

3. 炉贝　呈长圆锥形，高0.7～2.5 cm，直径0.5～2.5 cm。表面类白色或浅棕黄色，有的具棕色斑点。外层鳞叶2瓣，大小相近，顶部开裂而略尖，基部稍尖或较钝。（图20-9-6）

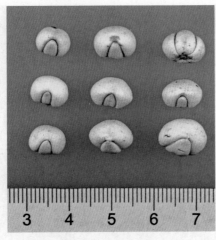

图20-9-4　松贝（药材）

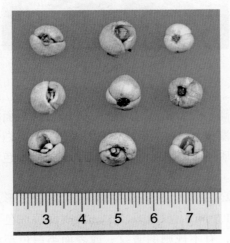

图20-9-5　青贝（药材）

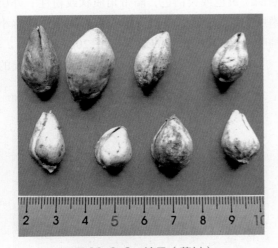

图20-9-6　炉贝（药材）

4. 栽培品　呈类扁球形或短圆柱形，高0.5～2 cm，直径1～2.5 cm。表面类白色或浅

棕黄色，稍粗糙，有的具浅黄色斑点。外层鳞叶2瓣，大小相近，顶部多开裂而较平。

以整齐、色白、粉性足者为佳。

【化学成分及药理作用】　含生物碱，如川贝碱（fritimine）、松贝碱甲/乙（sonpeimine A/B）、西贝素（sipeimine）、青贝碱（chinpeimine）等。

川贝母生物碱有明显的镇咳、祛痰作用，并能降血压、解痉，还能增加子宫收缩，抗溃疡。其流浸膏亦有祛痰之功。醇提取物能抑制金黄色葡萄球菌及痢疾杆菌。

【饮片炮制及鉴别】　川贝母　取药材，除去杂质。用时捣碎或研成细粉。

成品性状特征同药材。

【性味与归经】　苦、甘，微寒。归肺、心经。

【功能】　清热润肺，化痰止咳，散结消痈。

【应用】

1. 肺虚久咳，肺热燥咳　如二母散（川贝母、知母）（《景岳全书》）。

2. 瘰疬，乳痈，肺痈　如消瘰丸（川贝母、玄参、牡蛎）（《医学心悟》）。

3. 瘰疬，便毒　如贝母丸（贝母、皂角子）（《普济方》）。

中成药品种有二母宁嗽丸、川贝止咳露、川贝枇杷糖浆、川贝雪梨膏、小儿咳喘颗粒、贝羚胶囊、牛黄蛇胆川贝液、妙灵丸、复方川贝精片、养阴清肺丸、蛇胆川贝软胶囊（胶囊、散）、清音丸、葶贝胶囊等。

【用法与用量】　3～10 g；研粉冲服，一次1～2 g。

【注意】　不宜与川乌、制川乌、草乌、制草乌、附子同用。

【贮藏保管】　置通风干燥处，防蛀。

【论注】

（1）同属多种植物伊犁贝母 *Fritillaria pallidiflora* Schrenk、新疆贝母 *Fritillaria walujewii* Rgl.、平贝母 *Fritillaria ussuriensis* Maxim.、湖北贝母 *Fritillaria hupehensis* Hsiao et K. C. Hsia、安徽贝母 *Fritillaria anhuiensis* S. C. Chen et S. F. Yin 的鳞茎分别被药用，注意区别。

（2）正松贝：主产于以松潘草原，大渡河和刷经寺为中心的松潘，若尔盖，毛尔盖，小金等地。因在松潘集散，故称"松贝"。圆粒均匀，大小如薏苡仁，外色白而有光泽，"怀中抱月"明显。

粒粒含苞，顶端闭口，尖而不锐，底部微凹，直立放置平稳而不倒，习称"观音坐莲"。质坚体重，断面白色，富粉性，味微苦。为川贝母中珍品。

冲松贝：为松潘外围产地所产。外观形似正松贝整齐，颗粒稍大，顶端常见有开口者，品质略次于正松贝。

青贝：主产于青海玉树、康藏草原，习称"青贝"。颗粒大小为中小型（大于松贝，小于炉贝），体重，外色白有光泽，外2鳞片大小相似，一高一低，少数闭口，大多数开口，习称"荷花瓣""开口笑"。品质次于松贝。

炉贝：产地与上2种贝母间生分布，以玉树、甘孜、昌都等地为主，产量较大。过去集散于打箭炉（今甘孜藏族自治州的康定市），故名"炉贝"。呈圆锥形，马牙状，开口可见贝芯。色白、质实、粒匀者，称"白炉贝"；黄色、粒大、质松者，称"黄炉贝"；常有黄色虎皮斑者，习称"虎皮贝"。品质次于松贝和青贝，但产量甚大。

浙贝母

【来源】 为百合科植物浙贝母 *Fritillaria thunbergii* Miq. 的干燥鳞茎。

【植物形态】 多年生草本，高达70 cm。茎圆柱形，直立，下有白色扁平鳞茎，由2～3枚肥厚的鳞片对合而成。叶无柄；茎下部叶对生，狭披针形；中部叶常3～5叶轮生，狭披针形至线形，先端呈卷须状；上部叶成互生状，每丛双生2叶，线形，先端卷须甚为明显。花淡黄绿色，里面有紫色的细点，单生于顶端叶腋；花期3—4月。蒴果卵圆形，有6条较宽纵翅；果期4—5月。（图20-10-1）。

【产地】 主产于浙江、江苏、湖南等地，浙江宁波专区栽培较多。为"浙八味"之一。

【采收加工】 初夏植株枯萎时采挖，洗净，撞擦，除去外皮，拌以煅过的贝壳粉，吸去擦出的浆汁，干燥，大小分开。大者除去芯芽，习称"大贝"；小者不去芯芽，习称"珠贝"；或取鳞茎，大小分开，洗净，除去芯芽，趁鲜切成厚片，洗净，干燥，习称"浙贝片"。

【药材鉴别】

1. 大贝 为鳞茎外层的单瓣鳞叶，略呈新月

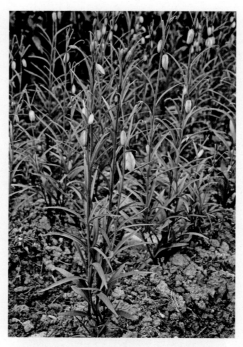

图20-10-1 浙贝母（植物）

形，高1～2 cm，直径2～3.5 cm。外表面类白色至淡黄色，内表面白色或淡棕色，被有白色粉末。质硬而脆，易折断，断面白色至黄白色，富粉性。气微，味微苦。

2. 珠贝 为完整的鳞茎，呈扁圆形，高1～1.5 cm，直径1～2.5 cm。表面黄棕色至黄褐色，有不规则的皱纹；或表面类白色至淡黄色，较光滑或被有白色粉末。质硬，不易折断，断面淡黄色或类白色，略带角质状或粉性；外层鳞叶2瓣，肥厚，略似肾形，互相抱合，内有小鳞叶2～3枚和干缩的残茎。（图20-10-2）

3. 浙贝片 为鳞茎外层的单瓣鳞叶切成的

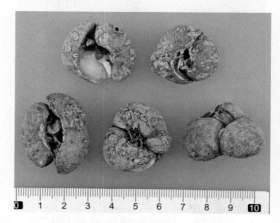

图20-10-2 珠贝（药材）

片。椭圆形或类圆形，直径 1 ～ 2 cm。外皮黄褐色或灰褐色，略皱缩；或淡黄色，较光滑。切面微鼓起，灰白色；或平坦，粉白色。质脆，易折断，断面粉白色，富粉性。（图 20-10-3）

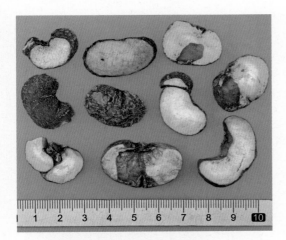

图 20-10-3　浙贝片（药材）

以切面白色、粉性足者为佳。

【化学成分及药理作用】 含生物碱，如浙贝母碱（verticine）、去氢浙贝母碱（verticinone）、浙贝宁（zhebeinine）、浙贝丙素（zhebeirine）等。还含浙贝母碱苷（peiminoside）、浙贝宁苷（zhebeininoside）、贝母醇（propeimine）等。

浙贝母生物碱有明显的镇咳作用。浙贝母碱低浓度时能明显扩张支气管平滑肌，并能镇痛、镇静。醇提取物能抑制小鼠胃溃疡的形成，并有较强的抗急性炎症渗出及抗腹泻作用。

【饮片炮制及鉴别】 浙贝母　取大贝或珠贝药材，洗净，润透，纵切肾形厚片，干燥。或打成碎块。切片者，除去杂质即可。

成品为新月形或肾形的厚片，长 1 ～ 1.5 cm，宽 0.6 ～ 1.5 cm。碎块呈不规则形。外皮黄褐色或灰褐色，略皱缩；或淡黄白色，较光滑或被有白色粉末。切面微鼓起或平坦，灰白色或粉白色，略角质状或富粉性。多质坚硬，易折断；或质硬，断面灰白色或白色，有的浅黄棕色。气微，味微苦。

【性味与归经】 苦，寒。归肺、心经。

【功能】 清热化痰止咳，解毒散结消痈。

【应用】

1. 久咳气急　如贝母散（贝母、苦杏仁、款冬、麦冬、紫菀）（《普济方》）。

2. 痰热咳嗽，痰涎壅盛，肺痈有热　如二母散（浙贝母、知母）（《景岳全书》）。

3. 痈肿，瘰疬　如消瘰丸（玄参、煅牡蛎、浙贝母）（《医学心悟》）。

4. 肺痨之咳嗽，潮热，痰中带血　如紫菀汤（炒紫菀、阿胶珠、贝母、桔梗、人参、茯苓、甘草、五味子）（《证治准绳》）。

中成药品种有金贝痰咳清颗粒、羚羊清肺丸（颗粒）、黄氏响声丸、内消瘰疬片、乌贝散（颗粒）、四方胃片（胶囊）、消瘿丸等。

【用法与用量】 5 ～ 10 g。

【注意】 不宜与川乌、制川乌、草乌、制草乌、附子同用。

【贮藏保管】 置干燥处，防蛀。

【论注】

（1）大贝：大者摘除心芽加工成"大贝"，为"浙八味"之一，为主流品种；鳞叶似翘宝状，习称"元宝贝"，大而肥厚，以体坚实而脆、断面色洁白、粉性强者为佳。

珠贝：小者不摘除新芽，为完整的鳞茎，如"算盘珠"，习称"珠贝"；呈扁圆形，表面白色或黄白色，质坚实，断面粉白色，味甘微苦；统货，大小不分。

（2）植物东贝母 *Fritillaria thunbergii* Miq. var. *chekiangensis* Hsiao et K. C. Hisade，浙江东阳一带栽培，鳞茎在浙江亦作浙贝母用。东贝母植株较小，高 15 ～ 30 cm，叶以对生为主。鳞茎亦较小，略呈梯形或倒卵圆形，顶端圆，微裂。质坚实，气微，味苦。其镇咳主要成分浙贝母甲素、浙贝母乙素含量高于浙贝母。

（3）《本草纲目》以前历代本草，皆统称贝母。至明《本草汇言》始有本品以"川者为妙"之说，清《轩岐救正论》才正式有浙贝母之名。两者功效基本相似，但川贝母以甘味为主，性偏于润，肺热燥咳，虚劳咳嗽用之为宜；浙贝母以苦味为主，性偏于泄，风热犯肺或痰热郁肺之咳嗽用之为宜。至于清热散结之功，两者共有，但以浙贝母为胜。

瓜　蒌
（附：瓜蒌皮、瓜蒌子）

【来源】 为葫芦科植物栝楼 *Trichosanthes*

kirilowii Maxim. 或双边栝楼 *Trichosanthes rosthornii* Harms 的干燥成熟果实。

【植物形态】 见"天花粉"项下。

【产地】 主产于河北安国、定州，山东肥城、莱州，陕西关中、三原等地。

【采收加工】 秋季果实成熟时，连果梗剪下，置通风处阴干。

【药材鉴别】 呈类球形或宽椭圆形，长7～15 cm，直径6～10 cm。表面橙红色或橙黄色，皱缩或较光滑，顶端有圆形的花柱残基，基部略尖，具残存的果梗。轻重不一。质脆，易破开，内表面黄白色，有红黄色丝络，果瓤橙黄色，黏稠，与多数种子黏结成团。具焦糖气，味微酸、甜。（图20-11-1）

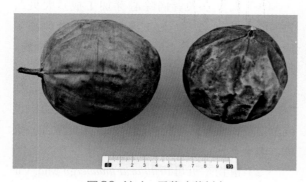

图20-11-1　瓜蒌（药材）

以整齐、个大、皮厚柔韧、皱缩、杏黄色或红黄色、糖性足者为佳。

【化学成分及药理作用】 含三萜皂苷，如10α-葫芦二烯醇（10α-cucurbitadienol）、栝楼仁二醇（karounidiol）、异栝楼仁二醇（isokarounidiol）等；并含有机酸及其盐类、树脂、糖类及色素等。果肉含丝氨酸蛋白酶A/B和天冬氨酸、苏氨酸等17种氨基酸，以及钾、钙、镁、铁等。种子含脂肪油，以栝楼酸（trichosanic acid）为主；尚含菜油甾醇、谷甾醇多种氨基酸及无机元素。

瓜蒌有祛痰作用；能抗心律失常，具有增加冠状动脉血流量、提高心肌耐氧能力作用；并有扩展微血管、降低血清胆固醇作用。瓜蒌煎剂有抗菌作用；含致泻物质，有泻下作用。

【饮片炮制及鉴别】 瓜蒌　取药材，剪去柄，洗净，压扁或置蒸笼内蒸软后压扁，切成厚片，晒干。

成品为条状厚片。表面橙红色或橙黄色，较光滑。内果皮黄白色，有红黄色络；果肉橙黄色，黏稠，与多数黏结成团；切面可见周边为黄白色外果皮，橙黄色果肉与黄白色种子相间排列。具焦糖气，味微酸甜。（图20-11-2）

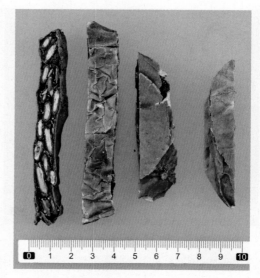

图20-11-2　瓜蒌（饮片）

【性味与归经】 甘、微苦，寒。归肺、胃、大肠经。

【功能】 清热涤痰，宽胸散结，润燥滑肠。

【应用】

1. 热痰　如清气化痰丸（瓜蒌、黄芩、胆南星、枳实）（《医方考》）。

2. 燥痰咳嗽　如贝母瓜蒌散（瓜蒌、贝母、天花粉、桔梗、茯苓、橘红）（《医学心悟》）。

3. 胸痹不得卧　如瓜蒌薤白半夏汤（瓜蒌、薤白、半夏）（《金匮要略》）。

4. 痰浊胸痛，痰浊内阻，胸痛满闷，咳嗽痰白　如小陷胸汤（黄连、半夏、瓜蒌）（《伤寒论》）。

中成药品种有丹蒌片、双虎清肝颗粒、乳康丸（胶囊、颗粒）、咳喘顺丸等。

【用法与用量】 9～15 g。

【注意】 不宜与川乌、制川乌、草乌、制草乌、附子同用。

【贮藏保管】 置阴凉干燥处，防霉，防蛀。

【论注】 同属植物王瓜 *Trichosanthes cucumeroides* (Ser.) Maxim. 的成熟种子（有称"王瓜子"）易与本品相混淆。主要区别特征是：为长方形，中部缠绕一带状物，俗称"玉带缠腰"；形似螳螂头，外皮灰褐色、表面粗糙，有多数小点，体轻质坚。味甘，微苦涩。应注意鉴别。

附药1：瓜蒌皮

【来源】 为葫芦科植物栝楼 *Trichosanthes kirilowii* Maxim. 或双边栝楼 *Trichosanthes rosthornii* Harms 的干燥成熟果皮。

【采收加工】 秋季采摘成熟果实，剖开，除去果瓤及种子，阴干。

【药材鉴别】 常切成2至数瓣，边缘向内卷曲，长6～12 cm。外表面橙红色或橙黄色，皱缩，有的有残存果梗；内表面黄白色。质较脆，易折断。具焦糖气，味淡、微酸。（图20-11-3）

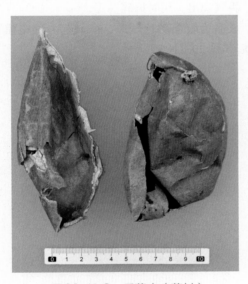

图20-11-3　瓜蒌皮（药材）

以外皮红黄色、内面色白、皮厚、整齐、无杂质者为佳。

【化学成分及药理作用】 均含少量挥发油，其中挥发性的酸性部分有壬酸（nonanoic acid）、癸酸（capric acid）、月桂酸（lauric acid）、肉豆蔻酸（myristic acid）等。还含 Δ^7-豆甾烯醇（Δ^7-stigmastenol）、Δ^7-豆甾烯醇-β-D-葡萄糖苷（Δ^7-stigmastenol-β-D-glucopyranoside）、β-菠菜甾醇（β-spinasterol）等。还含多种氨基酸及无机元素。

瓜蒌皮及其制剂瓜蒌注射液可扩张冠状动脉，增加冠脉流量，保护缺血心肌，提高耐缺氧能力，降低血清胆固醇，扩张微血管，延缓微循环障碍的发生，能明显缩小缺血再灌注心肌的梗死范围，对再灌注后的血小板聚集有抑制作用，并能减轻血栓形成和再灌注出血，尚能保护实验性心肌梗死，具有抗心律失常等心血管系统疾病的作用。水溶醇溶部位可使离体豚鼠冠脉流量增加。

【饮片炮制及鉴别】 **瓜蒌皮**　取药材，除去果柄等杂质，抢水洗净，稍润，切丝，晒干。

成品为不规则的丝片。边缘向内卷曲。外表面橙红色或橙黄色，皱缩；内表面黄白色。质较脆，易折断。具焦糖气，味淡、微酸。（图20-11-4）

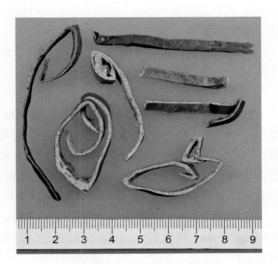

图20-11-4　瓜蒌皮（饮片）

【性味与归经】 甘，寒。归肺、胃经。

【功能】 清热化痰，利气宽胸。

【应用】

1. 风热感冒，咳嗽痰稠，口干咽痒　如蒌贝汤（瓜蒌皮、浙贝母、牛蒡子、连翘、桑叶）（《中药临床应用》）。

2. 肺热偏盛，咳嗽痰黄，发热口渴　如麻蒌汤（瓜蒌皮、麻黄、石膏、苦杏仁、黄芩）（《临床方剂手册》）。

中成药品种有丹蒌片、风热清口服液、橘红丸等。

【用法与用量】 6～10 g。

【注意】 不宜与川乌、制川乌、草乌、制草乌、附子同用。

【贮藏保管】 置阴凉干燥处，防霉，防蛀。

【论注】 海门瓜蒌皮：主产于山东济南长

清、肥城，江苏海门、南通等地，在海门集散。雌株3年结果，8—9月果实成熟时摘下，置于露天，日晒夜露，待外皮转橙红色，沿果蒂剖开，挖出内瓤与种子，果皮2瓣呈瓢状，晒干，表面略具皱纹。产量大，品质亦佳。

石门瓜蒌皮：主产于浙江桐乡石门湾，产量亦大。晒瓜蒌时，白天瓢口向上，夜晚瓢口向下，使果皮外红里白，外观甚好，品质亦佳。

附药2：瓜蒌子

【来源】 为葫芦科植物栝楼 *Trichosanthes kirilowii* Maxim. 或双边栝楼 *Trichosanthes rosthornii* Harms 的干燥成熟种子。

【采收加工】 秋季采摘成熟果实，剖开，取出种子，洗净，晒干。

【药材鉴别】

1. 栝楼 呈扁平椭圆形，长12～15 mm，宽6～10 mm，厚约3.5 mm。表面浅棕色至棕褐色，平滑，沿边缘有1圈沟纹。顶端较尖，有种脐，基部钝圆或较狭。种皮坚硬；内种皮膜质，灰绿色，子叶2，黄白色，富油性。气微，味淡。

2. 双边栝楼 较大而扁，长15～19 mm，宽8～10 mm，厚约2.5 mm。表面棕褐色，沟纹明显而环边较宽。顶端平截。（图20-11-5）

以粒均匀、饱满、油性足者为佳。

【化学成分及药理作用】 富含油脂，以栝楼酸（trichosanic acid）为主。含甘油酯类成分，如1-栝楼酸-2-亚油酸-3-棕榈酸甘油酯（1-trichosanoyl-2-linoleoyl-3-palmitoylglycerin）、1,3-二栝楼酸-2-亚油酸甘油酯（1,3-ditrichosanoyl-2-linoleoylglycerin）等；含三萜类成分，如栝楼萜二醇（karounidiol）、栝楼萜二醇-3-苯甲酸酯（karounidiol-3-benzoate）等；还含 Δ^7-豆甾烯醇（Δ^7-stigmastenol）。

瓜蒌子水煎醇沉剂对豚鼠离体心脏有扩张冠脉作用。甘油酯成分具有抗血栓形成作用。

【饮片炮制及鉴别】

1. 瓜蒌子 取药材，除去杂质，洗净，捞去干瘪的种子，晒干。用时捣碎。

成品性状特征同药材。

2. 炒瓜蒌子 取瓜蒌子，用文火炒至种皮鼓起、香气逸出。用时捣碎。

成品为表面颜色较深，微鼓起。气略焦香，味淡。（图20-11-6）

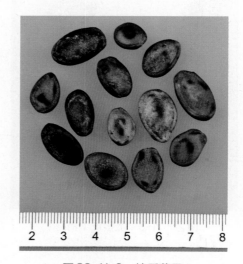

图20-11-6 炒瓜蒌子

瓜蒌子炒后寒性减弱，能理肺化痰，用于痰浊咳嗽。

【性味与归经】 甘，寒。归肺、胃、大肠经。

【功能】 润肺化痰，滑肠通便。

【应用】

1. 悬饮初期出现寒热往来，胸胁闷痛等 如柴枳半夏汤（柴胡、黄芩、法半夏、枳壳、桔梗、瓜蒌子、青皮、苦杏仁、甘草）（《医学入门》）。

2. 肝火犯肺之咳血证 如咳血方（青黛、瓜蒌子、栀子炭、诃子）（《丹溪心法》）。

中成药品种有蛤蚧定喘丸（胶囊）、润肺止

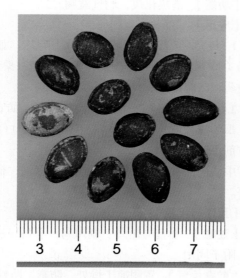

图20-11-5 瓜蒌子（药材）

嗽丸等。

【用法与用量】 9～15 g。

【注意】 不宜与川乌、制川乌、草乌、制草乌、附子同用。

【贮藏保管】 置阴凉干燥处，防霉，防蛀。

【论注】 瓜蒌皮、瓜蒌仁、全瓜蒌三者同出一源。全瓜蒌清热涤痰、宽胸散结作用较强，亦能滑肠通便；常用于痰热咳嗽，痰稠难出，胸痹作痛，结胸痞满，乳痈，肺痈等。瓜蒌皮清热润肺及化痰散结之力均不及全瓜蒌，但长于宽胸利气，故咳嗽有胸闷气紧者宜用。瓜蒌仁长于润肺化痰，润肠通便，故痰热咳嗽兼有肠燥便秘者宜用。

竹 茹
（附：鲜竹沥）

【来源】 为禾本科植物青秆竹 *Bambusa tuldoides* Munro、大头典竹 *Sinocalamus beecheyanus* (Munro) McClure var. *pubescens* P. F. Li 或淡竹 *Phyllostachys nigra* (Lodd.) Munro var. *henonis* (Mitf.) Stapf ex Rendle 的茎秆的干燥中间层。

【植物形态】

1. 青秆竹 植株木质化，呈乔木状。植株丛生，无刺。竿直立或近直立。顶端不弯垂，竿的节上分枝较多；节间圆柱形，竿的节间和箨光滑无毛。

2. 大头典竹 植株木质化，呈乔木状。稍作之字形折曲，幼竿被毛，中部以下的竿节上通常具毛环，节间通常较短；箨鞘背部疏被黑褐色前向刺毛；箨片基部较狭；箨舌较长，长约5 mm。小穗通常呈麦秆黄色；内稃背部被柔毛，脊上具较长而密的缘毛。叶鞘通常被毛；叶舌较长以及外稃背面被疏柔毛。花期3—5月，笋期6—7月。

3. 淡竹 植株木质化，呈乔木状。成长后仍为绿色，或老时为灰绿色，竿环及箨环均甚隆起。箨鞘背面无毛或上部具微毛，黄绿至淡黄色而具有灰黑色之斑点和条纹；箨耳及其鞘毛均极易脱落；箨叶长披针形，有皱褶，基部收缩；小枝具叶1～5片，叶鞘鞘口无毛；叶片深绿色，无毛，窄披针形，质薄。穗状花序小枝排列成覆瓦状的圆锥花序；外稃锐尖，表面有微毛；内稃

先端有2齿，生微毛；鳞被数目有变化，3至1枚或缺如；花药长7～10 mm，开花时，以甚长之花丝而垂悬于花外；子房呈尖卵形，顶生一长形之花柱，两者共长约7 mm，柱头3枚，各长约5 mm，呈帚刷状。花期10月至次年5月，笋期4—5月。

【产地】 青秆竹主产于广东、广西；大头典竹主产于广东、海南及广西；淡竹主产于山东、河南及长江流域以南各地。

【采收加工】 全年均可采制，取新鲜茎，除去外皮，将稍带绿色的中间层刮成丝条（习称"散竹茹"），或削成薄片捆扎成束（习称"齐竹茹"），阴干。

【药材鉴别】 为卷曲成团的不规则丝条或呈长条形薄片状。宽窄厚薄不等，浅绿色、黄绿色或黄白色。纤维性，体轻松，质柔韧，有弹性。气微，味淡。（图20-12-1）

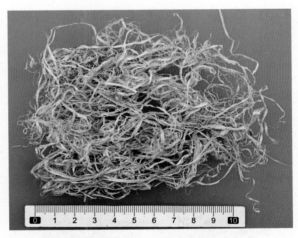

图20-12-1 竹茹（药材）

以色绿、丝细均匀、质柔软、有弹性者为佳。

【化学成分及药理作用】 含酚性成分，如对-羟基苯甲醛（*p*-hydroxybenzaldehyde）、丁香醛（syringaldehyde）、松柏醛（coniferylaldehyde）、对苯二甲酸-2'-羟乙基甲基酯（1,4-benzenedicarboxylic acid-2'-hydroxyethylmethylester）等。

竹茹有增加尿中氯化物量、增高血糖、抗菌作用。竹茹粉在平皿上对白色葡萄球菌、枯草杆菌、大肠埃希菌及伤寒杆菌等有较强的抑制作用。

【饮片炮制及鉴别】

1. 竹茹 取药材，拣净杂质及外皮，切断

或挽成发状（习称"竹茹团"）。通常每个竹茹团 5 g 或 10 g。

成品为卷曲团状。竹茹丝宽窄厚薄不等，浅绿色或黄绿色。体较松，质柔韧，有弹性。气微，味淡。（图 20-12-2）

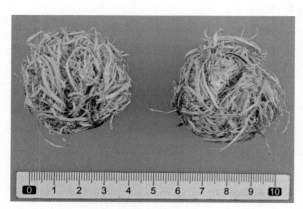

图 20-12-2　竹茹团

2. 姜汁炒竹茹（姜竹茹）　取竹茹，加姜汁拌匀，闷润，用文火炒至黄色。每竹茹 100 kg，用生姜 10 kg 绞汁。

成品形如竹茹，表面黄色。微具焦斑和姜辣。（图 20-12-3）

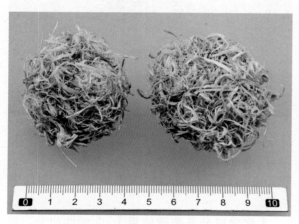

图 20-12-3　姜竹茹

竹茹姜制后，能增强降逆止呕作用，多用于恶心呕吐。

【**性味与归经**】　甘，微寒。归肺、胃、心、胆经。

【**功能**】　清热化痰，除烦，止呕。

【**应用**】

1. 胃热呕吐　本品能清热降逆止呕，为治胃热呕逆之要药，如竹茹汤（干葛、炙甘草、半夏、竹茹、大枣）（《普济本事方》）。

2. 胃虚有热，呕吐不止　如橘皮竹茹汤（橘皮、生姜、党参、大枣、竹茹、甘草）（《金匮要略》）。

3. 痰热咳嗽，胆火挟痰，惊悸不宁，心烦失眠　如温胆汤（竹茹、陈皮、半夏、枳实、陈皮、茯苓）（《三因极一病证方论》）。

中成药品种有小儿清肺化痰口服液、小儿止嗽糖浆、消痤丸、清喉利咽颗粒等。

【**用法与用量**】　5 ～ 10 g。

【**贮藏保管**】　置干燥处，防霉，防蛀。

【**论注**】　将砍取的新鲜茎截成 65 cm 左右，用特制刮刀先将外层表皮刮去后，刮取第二层，俗称"二青竹茹"，质最佳；其内层黄白色者质次，一般不用。亦有部分地区利用竹器生产刮下的竹丝作竹茹用，质次。

附：鲜竹沥

【**来源**】　为禾本科植物青秆竹 *Bambusa tuldoides* Munro、大头典竹 *Sinocalamus beecheyanus* (Munro) McClure var. *pubescens* P. F. Li 或淡竹 *Phyllostachys nigra* (Lodd.) Munro var. *henonis* (Mitf.) Stapf ex Rendle 的茎经火烤后流出的汁液。

【**采收加工**】　鲜竹开成两半，架起中间以无烟微火烘烤中段，两端流出清液，收存于容器内，用纱布过滤即得；另法取鲜青竹隔节锯断，剖成小块，置蒸馏器内，加热沸腾，收集蒸馏液，冷却即得（疗效较前法差）。此品久储则变臭。

【**化学成分及药理作用**】　含酚性成分、氨基酸、有机酸、糖类等。

竹沥有明显镇咳、祛痰作用。鲜竹沥明显延长氨水刺激小鼠的半数有效致咳喷雾时间，并对小鼠有明显祛痰作用。

【**成品性状**】　鲜竹沥　为淡黄色至红棕色的液体，透明。具竹香气，味微甘。

【**性味归经**】　甘，寒。归心、肺、胃经。

【**功能**】　清热化痰，镇惊利窍。

【**应用**】

1. 中风痰迷，神识昏糊　鲜竹沥、生姜汁，代茶饮。

2. 肺热痰涌，咳逆短气　鲜竹沥，频频灌服。

3. 乙脑、流脑的高热，呕吐　鲜竹沥，代茶饮。

中成药品种有复方鲜竹沥液、祛痰灵口服液、竹沥达痰丸等。

【用法与用量】　口服，一次15～30 mL，一日2次。或遵医嘱。

【贮藏保管】　多临时制用，不宜久贮。

【论注】

（1）竹沥比竹茹有更强的清热化痰作用，且善透经络，专于走窍。《本草衍义》称其为"痰家之圣剂"。

（2）鲜竹沥以当年的嫩竹干馏质量好。

天竺黄

【来源】　为禾本科植物青皮竹*Bambusa textilis* McClure或华思劳竹*Schizostachyum chinese* Rendle等竿内的分泌液干燥后的块状物。

【植物形态】

1. 青皮竹　竿高8～10 m，直径3～5 cm，尾梢弯垂，下部挺直；节间长40～70 cm，绿色，幼时被白蜡粉，并贴生淡棕色刺毛，后变无毛；分枝常自竿中下部第7～11节开始，以数枝或多枝簇生，中央1枝略较粗长。箨鞘早落；箨耳较小，不相等，边缘齿裂；箨片直立，易脱落。叶鞘无毛，背部具脊，纵肋隆起；叶耳通常呈镰刀形，边缘具弯曲而呈放射状的繸毛；叶舌边缘啮蚀状；叶片线状披针形至狭披针形。假小穗单生或簇生于花枝各节；小穗含小花5～8朵，顶端小花不孕；颖仅1片，具21脉；外稃椭圆形，具25脉；内稃披针形，具2脊，脊间10脉；鳞被不相等，边线被长纤毛；花丝细长，花药黄色，柱头3羽毛状。

2. 华思劳竹　较细小。分枝常于竿基部第3节上开始，近水平开展。箨鞘近呈梯形；箨耳呈极狭的线形；箨舌近全缘；箨片窄三角形，先端长渐尖，边缘在近先端部分内卷。叶鞘无毛，先端带紫红色；叶耳和鞘口繸毛具芒；叶舌近截形；叶片小横脉明显；叶柄紫红色，无毛。花枝长35～40 cm，节间长3～6 cm；次级分枝长5～10 cm，基部托以鞘状苞片，基部抱茎。假小穗先端渐尖；苞片卵状披针形。小穗先端渐

尖；颖2片，呈卵状披针形；不孕外稃卵状披针形，具15脉，背部中脊隆起；内稃具6脉，顶具1束短毛；鳞被3，脉纹不明显；花药基部具不等长的2裂。

【产地】　主产于云南、广东、广西等地。

【采收加工】　四季均产。自然生者不易得，大部分以人工使竹受暴热后，促使竹沥溢在节中，凝固而成竹黄；劈出取之，晾干即成。

【药材鉴别】　为不规则的片块或颗粒，大小不一。表面灰蓝色、灰黄色或灰白色，有的洁白色，半透明，略带光泽。体轻，质硬而脆，易破碎，吸湿性强。气微，味淡。（图20-13-1）

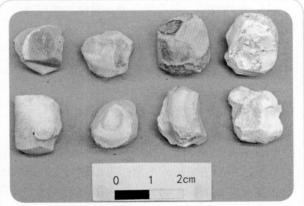
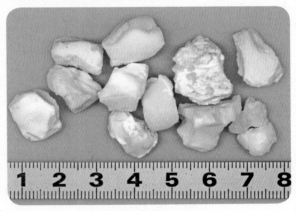

图20-13-1　天竺黄药材（上图为天然品，下图为人工品）

以块大、色灰白、质硬而脆、吸湿性强者为佳。

【化学成分及药理作用】　主含硅酸盐，含多种无机元素和氨基酸。

天竺黄对常见化脓性球菌和肠道致病菌均有较强抑制作用。

【饮片炮制及鉴别】 天竺黄 取药材，除去杂质。

成品性状特征同药材。

【性味与归经】 甘，寒。归心、肝经。

【功能】 清热豁痰，凉心定惊。

【应用】

1. 小儿痰热、抽搐 如天竺黄散（天竺黄、牛黄细研、雄黄细研、朱砂细研、芦荟细研、蟾头炙令焦黄、龙脑细研、麝香细研、胡黄连、犀角屑、木香、钩藤、甘草炙微赤，锉）（《太平圣惠方》）。

2. 热病神昏谵语 可配伍牛黄、连翘等。

3. 小儿痰热惊风 如抱龙丸（天竺黄、雄黄、麝香、胆南星、辰砂、甘草）（《小儿药证直诀》）。

4. 痰热咳喘 常与全瓜蒌、贝母、桑白皮等同用。

中成药品种有安儿宁颗粒、健脑丸（胶囊）、小儿百寿丸、牛黄抱龙丸等。

【用法与用量】 3～9g。

【贮藏保管】 密闭，置干燥处。

【论注】

（1）禾本科大竹节 Indosasa crassiflora McClue 竹节间贮积的伤流液，干涸后也形成竺黄。形状与正品竺黄相似，并同等入药。主产于云南、广东、广西等地。

（2）人工合成竺黄形似天然竺黄，但质坚而重不易碎，其水浸液加酚酞试液呈红色，可以区别。

（3）民间使用的草药"竹黄"实为真菌类"竹黄菌"Shiraia bambusicola Henn.的子座。功效与中药竺黄不同，不可混用。

前 胡
（附：紫花前胡）

【来源】 为伞形科植物白花前胡 Peucedanum praeruptorum Dunn 的干燥根。

【植物形态】 多年生草本。根圆锥形，有少数侧根，表面黄褐色至棕黑色，根头处残留多数棕褐色叶鞘纤维。茎直立，圆柱形，上部分枝，被短柔毛，下部无毛。基生叶有长柄，基部扩大成鞘状，抱茎；叶片宽三角状卵形，三出或二至三回羽状分裂；茎生叶和基生叶相似，较小。复伞形花序顶生或侧生，花白色。果实卵圆形，背部扁压。花期7—9月，果期10—11月。（图20-14-1）

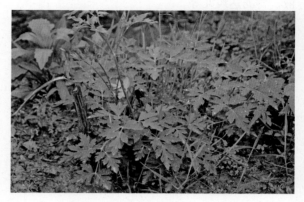

图20-14-1 白花前胡（植物）

【产地】 主产于江西、浙江、安徽、四川、贵州等地。江西上饶（古称信州）产量较大，称"信前胡"，为道地药材。

【采收加工】 冬季至次春茎叶枯萎或未抽花茎时采挖，除去须根，洗净，晒干或低温干燥。

【药材鉴别】 呈不规则圆锥形或纺锤形，稍扭曲，下部常有分枝，表面黑褐色或灰黄色；根头部多有茎痕和纤维状叶鞘残基，上端有密集的细痕纹；质较柔软，断面黄白色。（图20-14-2）

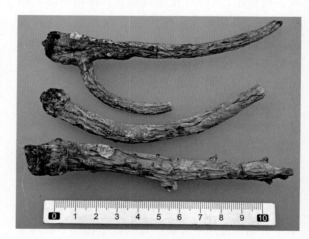

图20-14-2 前胡（药材）

均以身长、坚实、香气浓者为佳。

【化学成分及药理作用】 主要含香豆素类，如白花前胡甲素［Pd-Ia，（±）praeruptorin A］、白花前胡乙素［Pd-Ⅱ，（±）praeruptorin B］、白花前胡丙素［（+）-praeruptorin A］、白

花前胡丁素〔(+)-praeruptorin D〕、白花前胡素E〔(+)-praeruptorin E〕、北美芹素（pteryxin）等；香豆素糖苷类，如紫花前胡苷（nodakenin）、印度楝梓苷（marmesinin）、茵芋苷（skimmin）等。还含挥发油，如香木兰烯（aromadendrene）、β-榄香烯（β-elemene）。

前胡有显著祛痰和增加呼吸道分泌物作用。煎剂无明显止咳效果。石油醚提取物对乙酰胆碱所致家兔气管平滑肌收缩具有较强舒张作用。还能够抗菌、抗炎、镇静、解痉。Pd-Ia对原发性血小板凝聚有促进作用；白花前胡丙素能增加心冠脉流量，但不影响心率和心收缩力；白花前胡素E具有耐缺氧作用。

【饮片炮制及鉴别】

1. 前胡　取药材，除去杂质及残基，洗净，润透，切薄片，干燥。

成品呈类圆形或不规则形的薄片，直径0.5～2 cm。外表皮黑褐色或灰黄色，有时可见纵皱纹和环纹；切面黄白色至淡黄色，皮部散有多数棕黄色油点，形成层可见一棕色环纹及放射状纹理。气芳香，味微苦、辛。（图20-14-3）

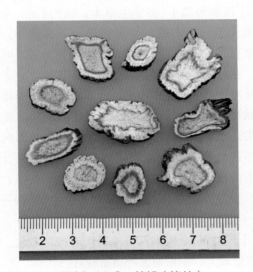

图20-14-3　前胡（饮片）

2. 炙前胡（蜜前胡）　取前胡，加蜜水拌匀，吸尽润透，用文火炒至不粘手。每前胡100 kg，用炼蜜25 kg。

成品形如前胡，表面黄褐色，略具光泽，滋润。味微甜。

前胡蜜炙后，以润肺止咳为主。多用于肺燥咳嗽，咳嗽痰黄，咽喉干燥，胸闷气促，胸膈不利，呕吐不食等。

【性味与归经】　苦、辛，微寒。归肺经。

【功能】　降气化痰，散风清热。

【应用】

1. 咳嗽，胸闷，呕吐不食　如前胡汤（前胡、桑皮、苏子、姜半夏、苦杏仁、枳实、广皮、甘草）（《圣济总录》）。

2. 咳嗽，痰涕黏稠，胸闷不舒，时觉烦热　如前胡散（前胡、苦杏仁、贝母、桑白皮、麦冬、甘草）（《普济方》）。

中成药品种有小儿清肺化痰口服液、宣肺止嗽合剂、通宣理肺丸（片、胶囊、颗粒）、参苏丸、苏子降气丸、解肌宁嗽丸、川贝止咳露、百咳静糖浆、宝咳宁颗粒、金贝痰咳清颗粒、杏苏止咳口服液（颗粒、糖浆）等。

【用法与用量】　3～10 g。

【注意】　阴虚火旺，气血虚者少用。

【贮藏保管】　置阴凉干燥处，防霉，防蛀。

附：紫花前胡

【来源】　为伞形科植物紫花前胡 *Peucedanum decursivum* (Miq.) Maxim. 的干燥根。

【植物形态】　紫花前胡与白花前胡相似，主要区别在于：叶片一回三全裂或一至二回羽状分裂；第一回裂片的小叶柄翅状延长，侧方裂片和顶端裂片的基部联合。复伞形花序顶生和侧生，花紫色。花期8—9月，果期9—11月。（图20-14-4）

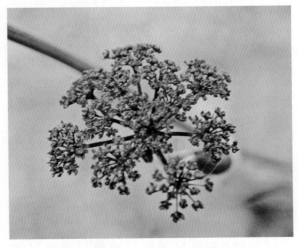

图20-14-4　紫花前胡（植物）

【药材鉴别】 呈不规则圆柱形、圆锥形或纺锤形，主根较细，有少数支根，长3～15 cm，直径0.8～1.7 cm。表面棕色至黑棕色，根头部偶有残留茎基和膜状叶鞘残基，有浅直细纵皱纹，可见灰白色横向皮孔样突起和点状须根痕。质硬，断面类白色，皮部较窄，散有少数黄色油点。气芳香，味微苦、辛。（图20-14-5）

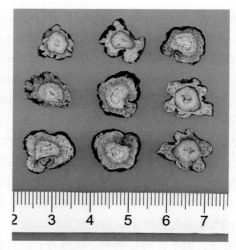

图20-14-6 紫花前胡（饮片）

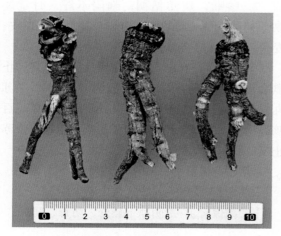

图20-14-5 紫花前胡（药材）

均以条粗壮、质柔软、香气浓者为佳。

【化学成分及药理作用】 含呋喃香豆素类成分，如前胡苷（nodakenin）；含挥发油，主要有爱草脑（estragole）及柠檬烯（limonene）；还含海绵甾醇、甘露醇等。

紫花前胡能显著增加呼吸道黏液的分泌，具祛痰作用。还有抗菌、抗真菌作用。

【饮片炮制及鉴别】

1. 紫花前胡 取药材，除去杂质及残基，洗净，润透，切薄片，干燥。

成品呈类圆形或不规则形的薄片，直径0.5～2 cm。外表皮棕色至黑棕色，可见灰白色横向皮孔样突起和点状须根痕；切面类白色，皮部较窄，散有少数黄色油点。气芳香，味微苦、辛。（图20-14-6）

2. 炙紫花前胡（蜜紫花前胡） 取紫花前胡，加蜜水拌匀，吸尽润透，用文火炒至不粘手。每紫花前胡100 kg，用炼蜜25 kg。

成品形如紫花前胡，表面黄褐色，略具光泽，滋润。味微甜。

【性味与归经】【功能】【应用】【注意】【贮藏保管】 同"前胡"。

【用法用量】 3～9 g。或入丸、散。

桔 梗

【来源】 为桔梗科植物桔梗 *Platycodon grandiflorum* (Jacq.) A. DC.的干燥根。

【植物形态】 多年生草本，高约1 m，全株光滑无毛。根肉质，呈圆筒形，下部渐小。茎通常直立，单一，有时于基部倾斜而分枝。叶对生，互生或轮生，近于无柄，生于茎中；下部的叶对生或3～4片轮生，卵形，长椭圆形以至卵状披针形，边缘有锐锯齿，基部渐狭，先端短尖，表面深绿色，背面白绿色；茎上部的叶渐小，呈狭披针形，互生。花紫色或白色，单生于茎顶，通常2～3朵成疏生的总状花序；花期7—9月。蒴果椭圆形，熟时盖裂；果期9—10月。（图20-15-1）

【产地】 全国大部分地区均有产，东北、华北产量较大，华东地区产质量较好。

【采收加工】 春、秋二季采挖，洗净，除去须根，趁鲜剥去外皮或不去外皮，干燥。

【药材鉴别】 呈圆柱形或略呈纺锤形，下部渐细，有的有分枝，略扭曲，长7～20 cm，直径0.7～2 cm。表面白色或淡黄白色，不去外皮者表面黄棕色至灰棕色，具纵扭皱沟，并有横长的皮孔样斑痕及支根痕，上部有横纹。有的顶端有较短的根茎或不明显，其上有数个半月形茎痕。气微，味微甜后苦。（图20-15-2）

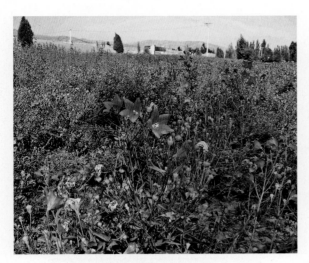

图20-15-1 桔梗（植物）

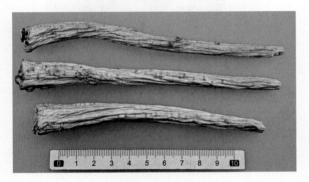

图20-15-2 桔梗药材（去皮）

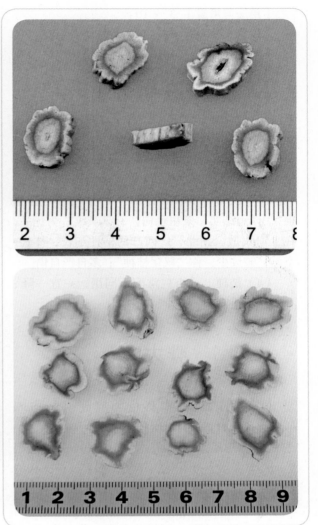

图20-15-3 桔梗饮片（上图为厚片，下图为薄片）

以根肥大、色白、质坚实、味苦者为佳。

【化学成分及药理作用】 含多种皂苷，如桔梗皂苷元（platycodigenin）、远志酸（polygalacic acid），以及少量的桔梗酸（platycodigenin）；还含白桦脂醇（betulin）、α-菠菜甾醇（α-spinasterol）等。

桔梗有镇咳、解热、镇痛、镇静和消炎的作用，并能抑制胃液分泌和抗消化性溃疡的作用。此外，还有降血糖和降低肝脏内胆固醇含量作用。桔梗皂苷有很强溶血作用，而以正在开花的叶、茎为最强，故不可注射给药。口服后能在消化道中分解破坏而失去溶血作用，但剂量过大，可引起恶心、呕吐等反应。

【饮片炮制及鉴别】 桔梗 取药材，除去芦头等杂质，洗净，润透，切片，干燥。

成品呈椭圆形或不规则厚片或薄片。外皮多已除去或偶有残留。切面皮部类白色，较窄；形成层环纹明显，棕色；木部宽，有较多裂隙。气微，味微甜后苦。（图20-15-3）

【性味与归经】 苦、辛，平。归肺经。

【功能】 宣肺，利咽，祛痰，排脓。

【应用】

1. 咳嗽痰多，胸闷不畅，咽痛音哑 如杏苏散（苏叶、半夏、茯苓、前胡、苦桔梗、枳壳、甘草、生姜、橘皮、苦杏仁、大枣）（《温病条辨》）。

2. 一般咳嗽，痰不易出 如桔梗汤（桔梗、甘草）（《金匮玉函方》）。

3. 肺痈吐脓，咳嗽臭痰 如桔梗白散（桔梗、川贝母、巴豆净肉，另研如泥）（《外台秘要》）。

4. 伤寒腹胀 如桔梗半夏汤（桔梗、半夏、陈皮、生姜）（《医效秘传》）。

中成药品种有甘桔冰梅片、明目上清片、桔梗冬花片、清咽丸、川贝枇杷糖浆、小儿止咳糖浆、止咳喘颗粒、止嗽化痰丸等。

【用法与用量】 3～10 g。

【注意】 阴虚久咳、气逆及咳血者忌服。

【贮藏保管】 置通风干燥处，防蛀。

【论注】

（1）桔梗在植物品种上有白花和紫花之分。入药苦桔梗较甜桔梗为佳，紫花又较白花为佳。

（2）在市场上发现桔梗商品中有石竹科霞草 Gypsophila oldhamiana Miq. 的根混入，应注意鉴别。霞草断面有异型构造。

（3）安徽、浙江、江苏产的桔梗称"苏桔梗"，体重结实，条粗色白，有纵皱纹；为优品，在上海集散。湖北、广西产的桔梗细长，体轻，空洞，皱纹少，称"鼠尾桔梗"；多自产自销。

（4）桔梗、苦杏仁常配伍同用，一宣一降；利于祛痰止咳。

胖大海

【来源】 为梧桐科植物胖大海 Sterculia lychnophora Hance 的干燥成熟种子。

【植物形态】 落叶乔木，高达 40 m。树皮粗糙而略具条纹。叶互生，革质，卵形或椭圆状披针形，基部圆形或几近截形，先端钝或锐尖，全缘，光滑无毛，叶脉 2～7 对，网脉显著。花杂性同株，顶生或腋生圆锥状花序。蓇葖果 1～5 个着生于果梗上，成熟之前开裂；种子棱形或倒卵形，深黑褐色，表面有皱纹。（图 20-16-1）

【产地】 主产于越南、泰国、马来西亚、印尼、印度等国。

【采收加工】 4—6 月由开裂的果实上摘可取

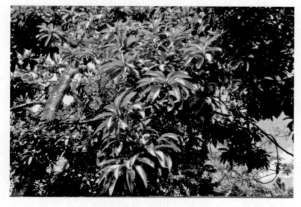

图 20-16-1 胖大海（植物）

成熟的种子，晒干。

【药材鉴别】 呈纺锤形或椭圆形，长 2～3 cm，直径 1～1.5 cm。先端钝圆，基部略尖而歪，具浅色的圆形种脐。表面棕色或暗棕色，微有光泽，具不规则的干缩皱纹。外层种皮极薄，质脆，易脱落。中层种皮较厚，黑褐色，质松易碎，遇水膨胀成海绵状。断面可见散在的树脂状小点。内层种皮可与中层种皮剥离，稍革质，内有 2 片肥厚胚乳，广卵形；子叶 2 枚，菲薄，紧贴于胚乳内侧，与胚乳等大。气微，味淡，嚼之有黏性。（图 20-16-2）

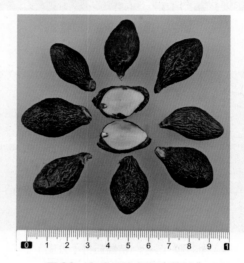

图 20-16-2 胖大海（药材）

以个大、棕色、表面有细皱纹及光泽、无破皮者为佳。

【化学成分及药理作用】 含西黄芪胶黏素（bassorin）；果皮含半乳糖（galactose）、戊糖（pentaglucose）、阿拉伯糖（arabinose）等。

胖大海外种皮、内种皮及种仁，皆有促进肠管蠕动作用。其外种皮吸水力很强，可供容积性泻药之用；有降血压作用；有一定利尿和镇痛作用，仁最强，无局部刺激作用。

【饮片炮制及鉴别】 胖大海 取药材，除去杂质。

成品性状特征同药材。

【性味与归经】 甘，寒。归肺、大肠经。

【功能】 清热润肺，利咽开音，润肠通便。

【应用】

1. 肺热声哑，干咳无痰，咽喉干痛 与桔梗、甘草同用。

2. 热结便闭 如胖大海茶（胖大海）(《医界春秋》)。

中成药品种有金果含片（饮）、金果饮咽喉片、金嗓开音颗粒、金嗓清音丸（胶囊）、健民咽喉片、黄氏响声丸、清喉利咽颗粒等。

【用法与用量】 2～3枚，沸水泡服或煎服。

【注意】 脾胃虚寒、风寒引起咽喉肿痛者慎用。

【贮藏保管】 置干燥处，防霉，防蛀。

【论注】

（1）梧桐科植物圆粒苹婆 Sterculia scaphigera Wall.的干燥成熟种子在进口胖大海药材商品中曾有混入。其药材性状特征：种子呈球形或近球形，长1.8～2.5 cm，宽1.6～2.2 cm，黑褐色，表面具细密的皱纹；浸入沸水中膨胀很慢，约能增大到原体积的2倍；子叶肥厚，圆形，腔小，不明显，以手摇之滚动。本品与胖大海植物来源不同，应视为胖大海的伪品。

（2）胖大海中含有少量的毒性物质——氢氰酸。该物质可以抑制呼吸酶，造成细胞内窒息。除了长期服用损伤肾脏之外，脾胃虚寒的人服用会导致腹泻，低血压患者服用会导致血压偏低。风寒感冒引起的咽喉肿痛慎用。胖大海中含有很多糖分，糖尿病患者慎用。

海 藻

【来源】 为马尾藻科植物海蒿子 Sargassum pallidum (Turn.) C. Ag. 或羊栖菜 Sargassum fusiforme (Harv.) Setch.的干燥藻体。分别称为"大叶海藻""小叶海藻"。

【植物形态】

1. 海蒿子 叶状突起为披针形，倒卵形和线形，形状差异很大，先端不膨大成气泡；气囊球形；生殖托单生或总状排列于生殖小枝上，呈圆柱形。

2. 羊栖菜 多年生海藻。植物体肉质，黄色，干时发黑，高过40 cm。固着器纤维状似根，主轴直立，周围长出分枝和叶状突起，叶状突起为棍棒状，先端有时膨大成圆球形气泡，压之则破裂有声；气囊纺锤形；生殖托圆柱形或椭圆形，成丛腋生。

【产地】 产于辽宁、山东至广东沿海海岸岩石上。

【采收加工】 夏、秋二季采捞，除去杂质，洗净，晒干。

【药材鉴别】

1. 大叶海藻 皱缩卷曲，黑褐色，有的被白霜，长30～60 cm。主干呈圆柱状，具圆锥形突起，主枝自主干两侧生出，侧枝自主枝叶腋生出，具短小的刺状突起。初生叶披针形或倒卵形，长5～7 cm，宽约1 cm，全缘或具粗锯齿；次生叶条形或披针形，叶腋间有着生条状叶的小枝。气囊黑褐色，球形或卵圆形，有的有柄，顶端钝圆，有的具细短尖。质脆，潮润时柔软；水浸后膨胀，肉质，黏滑。气腥，味微咸。（图20-17-1）

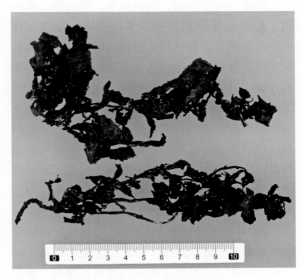

图20-17-1 大叶海藻（药材）

2. 小叶海藻 较小，长15～40 cm。分枝互生，无刺状突起。叶条形或细匙形，先端稍膨大，中空。气囊腋生，纺锤形或球形，囊柄较长。质较硬。（图20-17-2）

以色黑褐、白霜少者为佳。

【化学成分及药理作用】 羊栖菜含褐藻酸（alginic acid）、甘露醇（mannitol）、碘、氧化钾、羊栖菜多糖A/B/C，及褐藻淀粉（即海带淀粉，laminarin）。

海蒿子含褐藻酸（alginic acid）、甘露醇（mannitol）、碘、钾、粗蛋白、马尾藻多糖（sargassan），还含以脑磷脂（cephalin）为主的磷

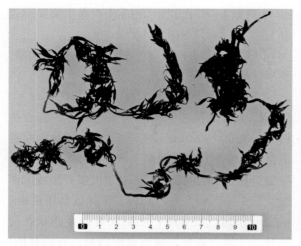

图20-17-2　小叶海藻（药材）

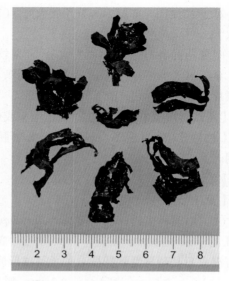

图20-17-3　大叶海藻（饮片）

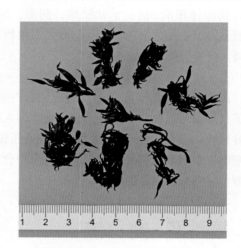

图20-17-4　小叶海藻（饮片）

脂类化合物。

　　海藻具有抗肿瘤、增强免疫、降血糖、降血脂、抗氧化等作用；对枯草杆菌有一定抑制作用。海藻所含碘能够纠正身体缺碘所致甲状腺功能亢进，故对甲状腺功能亢进和地方甲状腺肿大有疗效。甘露醇硝化成六硝酸甘油内服有舒张血管和支气管平滑肌作用。褐藻酸钠能明显增强小鼠腹腔巨噬细胞的吞噬功能；对环磷酰胺引起的白细胞减少有对抗作用；对^{60}Co射线照射所致损伤有一定的保护作用，并能降低死亡率，延长存活时间；具有明显降低血清胆固醇的作用；对大鼠红细胞凝集有明显促进作用。

　　【饮片炮制及鉴别】　海藻　取药材，抖净泥沙、盐粒等，抢水洗净，稍晾，切段，晒干。

　　大叶海藻成品为不规则的段片，卷曲，表面黑褐色。主干圆柱形，具圆锥形突起。有的可见主枝自主干两侧生出，侧枝从主枝叶腋出生，具短小的刺状突起。叶缘偶见锯齿。气囊黑褐色，球形或卵圆形，有的有柄。质脆，潮润时柔软，水浸后膨胀，肉质，黏滑。气腥，味微咸。（图20-17-3）

　　小叶海藻成品为不规则的段片，卷曲，表面棕黑色或黑褐色。主干圆柱形，分枝互生，无刺状突起。气囊腋生，纺锤形或球形，多脱落，囊柄较长。质较硬。（图20-17-4）

　　【性味与归经】　苦、咸，寒。归肝、胃、肾经。

　　【功能】　消痰软坚散结，利水消肿。

　　【应用】

　　1. 痰气瘿瘤　如海藻玉壶汤（海藻、昆布、贝母、半夏）（《医宗金鉴》）。

　　2. 痰火瘰疬　如内消瘰疬丸（海藻、连翘、夏枯草、玄参）（《疡医大全》）。

　　3. 痰饮水肿，脚气　常与茯苓、泽泻等同用。

　　中成药品种有乳癖消片、乳核散结片、内消瘰疬片等。

　　【用法与用量】　6～12 g。

　　【注意】　不宜与甘草同用。

　　【贮藏保管】　置干燥处。

　　【论注】　海藻的地区习用品甚多，多为马尾藻属藻类。江西的铁钉菜 Ishige okamuai Yendo 就其形态观之，与本草所述海藻不符，非传统药用的海藻。

昆 布

【来源】 为海带科植物海带 *Laminaria japonica* Aresch.或翅藻科植物昆布 *Ecklonia kurome* Okam.的干燥叶状体。

【植物形态】

1. 海带 叶状体（孢子体）呈带状扁平柔滑革质，边缘粗皱纹，外表呈褐绿色，柄轴短，下端分枝假根状，附于滩石上、沿海的海底岩石上成片丛生。

2. 昆布（鹅掌菜） 叶状体（孢子体）1～2回羽状深裂，裂片全缘或有疏锯齿。

【产地】 产于我国黄海至东海浅海中，南海也有栽培。

【采收加工】 夏、秋二季采捞，晒干。

【药材鉴别】

1. 海带 卷曲折叠成团状，或缠结成把。全体呈黑褐色或绿褐色，表面附有白霜。用水浸软则膨胀成扁平长带状，长50～150 cm，宽10～40 cm，中部较厚，边缘较薄而呈波状。类革质，残存柄部扁圆柱状。气腥，味咸。

2. 昆布 卷曲皱缩成不规则团状。全体呈黑色，较薄。用水浸软则膨胀呈扁平的叶状，长宽均为16～26 cm，厚约1.6 mm；两侧呈羽状深裂，裂片呈长舌状，边缘有小齿或全缘。质柔滑。（图20-18-1）

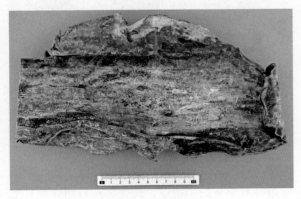

图20-18-1 昆布（药材）

以色黑褐、体厚者为佳。

【化学成分及药理作用】 含多糖化合物，主要有三种：褐藻酸盐（alginate），岩藻依多糖（fucoidan），海带淀粉（laminarin）。又含氨基酸成分，如海带氨酸（laminine）、谷氨酸（glutamic acid）、天冬氨酸（aspartic acid）等。还含甘露醇（mannitol）、牛磺酸（taurine）、胡萝卜素（carotene）及无机盐等。

昆布对缺碘引起的地方性甲状腺肿能补充碘而使之消散；对甲状腺功能亢进有暂时抑制基础代谢率的作用。海带氨酸有降血压作用。海带多糖多次灌胃，能明显地抑制高血脂鸡血清总胆固醇、三酰甘油的含量上升，并能减少鸡主动脉内膜粥样斑块的形成及发展。海带多糖在体内外均有抗凝血作用。

【饮片炮制及鉴别】 昆布 取药材，抖去泥沙，刮去杂质，抢水洗去盐，稍晾，切宽丝，晒干。

海带成品为宽丝，多卷折。黑褐色或绿褐色。类革质，水浸泡后膨胀略黏，中部较厚，边沿较薄而呈波状，残存柄部扁圆柱状。气腥，味微咸。（图20-18-2）

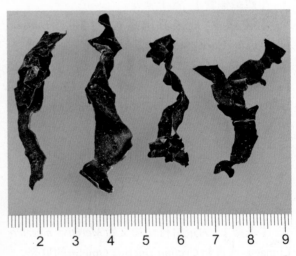

图20-18-2 海带（饮片）

昆布成品为丝片，卷曲皱缩。黑色，较薄。水浸泡后膨胀。质柔滑。（图20-18-3）

【性味与归经】 咸，寒。归肝、胃、肾经。

【功能】 消痰软坚散结，利水消肿。

【应用】

1. 瘰疬，瘿瘤 如昆布丸（昆布、海藻、通草、蛤壳、羊靥）（《外台秘要》）。

2. 膈气噎塞不下食 如昆布方（昆布、细糠、老牛涎、生百合汁）（《圣济总录》）。

3. 预防地方性甲状腺肿 常以本品煎汤

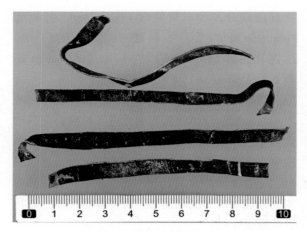

图20-18-3　昆布（饮片）

做羹。

4. 痰饮水肿，脚气　常与海藻、茯苓、泽泻等同用。

中成药品种有消瘿丸、乳癖消胶囊等。

【用法与用量】　6～12 g。

【贮藏保管】　置干燥处。

【论注】　地区习用品有：裙带菜 *Undaria pinnatifida* (Harv.) Sur.（翅藻科）（浙江、江苏、上海、吉林、辽宁）；石莼 *Ulva lactuca* L.（石莼科）（福建、广东、台湾）；裂片石莼 *Ulva fasciata* Delfle（广东）；孙石莼 *Ulva pertusa* Kjellm.（广东）等。

蛤 壳

【来源】　为帘蛤科动物文蛤 *Meretrix meretrix* Linnaeus 或青蛤 *Cyclina sinensis* Gmelin 的贝壳。

【动物形态】

1. 文蛤　贝壳呈三角卵圆形，质坚硬，高约为长的4/5，宽约为长的1/2。两壳顶紧靠，壳顶突出，位于背面稍靠前方，略呈三角形。自壳顶始，常有许多环形的褐色带及呈放射状"W"或"V"字样的齿状花纹。生长线明显，细致无放射肋，腹缘圆。壳皮有时磨损脱落，显出白色。壳内面白色，前后缘略带紫色，无珍珠光泽。前闭壳肌痕小，略呈半圆形；后闭壳肌痕大，呈卵圆形。足扁平，舌状。

2. 青蛤　贝壳薄，近似圆形，高几与长相等，宽度约为长度的2/3。壳顶突出，位于背侧

中央，尖端向前方弯曲。表面淡黄色或棕红色，壳内面为白色或淡肉色，边缘具有整齐的小齿。前闭壳肌痕细长，呈半月状，后闭壳肌痕大，椭圆形。

【产地】　主产于广东、山东、江苏、福建等地。

【采收加工】　夏、秋二季捕捞，去肉，洗净，晒干。

【药材鉴别】

1. 文蛤　扇形或类圆形，背缘略呈三角形，腹缘呈圆弧形，长3～10 cm，高2～8 cm。壳顶突出，位于背面，稍靠前方。壳外面光滑，黄褐色，同心生长纹清晰，通常在背部有锯齿状或波纹状褐色花纹。壳内面白色，边缘无齿纹，前后壳缘有时略带紫色，铰合部较宽；右壳有主齿3个和前侧齿2个；左壳有主齿3个和前侧齿1个。质坚硬，断面有层纹。气微，味淡。（图20-19-1）

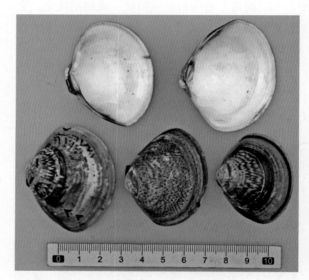

图20-19-1　文蛤（药材）

2. 青蛤　类圆形，壳顶突出，位于背侧近中部。壳外面淡黄色或棕红色，同心生长纹凸出壳面略呈环肋状。壳内面白色或淡红色，边缘常带紫色并有整齐的小齿纹，铰合部左右两壳均具主齿3个，无侧齿。（图20-19-2）

以光滑、断面有层纹者为佳。

【化学成分及药理作用】　含碳酸钙（$CaCO_3$）、甲壳质（chitin）等。还含钡、钴、铬、铜、锌、磷等。

蛤壳有利尿、抗炎、止血作用，提取物有抗

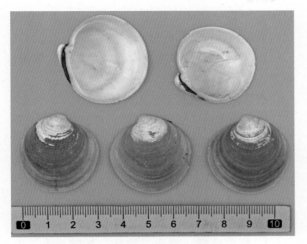

图20-19-2 青蛤（药材）

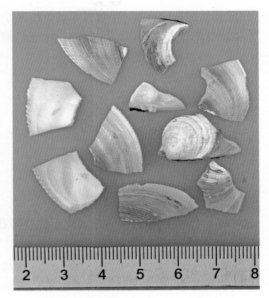

图20-19-4 青蛤（饮片）

肿瘤活性。

【饮片炮制及鉴别】

1. 蛤壳　取药材，洗净，碾碎，干燥。

成品为不规则碎片。碎片外面黄褐色或棕红色，可见同心生长纹。内面白色。质坚硬。断面有层纹。气微，味淡。（图20-19-3、图20-19-4）

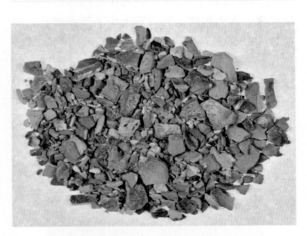

图20-19-5 煅蛤壳

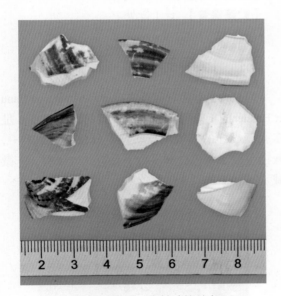

图20-19-3 文蛤（饮片）

2. 煅蛤壳　取蛤壳，煅至红透，取出，放凉，碾碎。

成品为不规则碎片或粗粉。灰白色，碎片外面有时可见同心生长纹。质酥脆。断面有层纹。（图20-19-5）

蛤壳生品偏于软坚散结。蛤壳煅后，易于粉碎，增强了化痰制酸的作用。煅用可治胃痛泛

酸；研末外敷，又能敛疮收口。

【性味与归经】　苦、咸，寒。归肺、肾、胃经。

【功能】　清热化痰，软坚散结，制酸止痛；外用收湿敛疮。

【应用】

1. 痰火咳嗽，胸胁疼痛，痰中带血　如青蛤丸（蛤壳、青黛）（《卫生鸿宝》）。

2. 瘰疬瘿瘤　如含化丸（蛤壳、海藻、昆布、瓦楞子）（《证治准绳》）。

3. 食管癌　如加味旋覆代赭汤（蛤粉、赭石、党参、法半夏、生姜、旋覆花）（《伤寒论》）。

4. 胃痛吞酸　煅蛤壳内服。

5. 湿疹，烫伤　煅蛤壳外用。

中成药品种有黛蛤散、消瘰丸、荡石胶囊等。

【用法与用量】 6～15 g，先煎，蛤粉包煎。外用适量，研极细粉撒布或油调后敷患处。

【注意】 脾胃虚寒者慎服。

【贮藏保管】 置干燥处。

海浮石

（附：浮海石）

【来源】 为火山喷出的岩浆凝固形成的多孔状石块，自海中捞取而得。

【产地】 主产于广东、福建、山东、辽宁等地。

【采收加工】 多于夏、秋二季收集，洗净，晒干。

【药材鉴别】 呈稀松似海绵状的卵形不规则块状体。表面粗糙，有多数大小不等的细孔，形似蛀窠，灰白色或灰黄色。质硬而松脆，易砸碎，断面粗糙有小孔，有的具绢丝样光泽。体轻，投入水中，浮而不沉。气微弱，味淡。（图20-20-1）

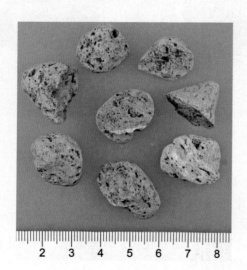

图20-20-1 海浮石（药材）

以体轻、灰白色、浮水者为佳。

【化学成分及药理作用】 含二氧化硅（SiO_2），亦含氯、镁等。

海浮石有促进尿液分泌及祛除支气管分泌物的作用。

【饮片炮制及鉴别】

1. 海浮石 取药材，洗净，晒干。用时打碎。

成品性状特征同药材。

2. 煅海浮石 取海浮石，煅至红透，取出，放凉，碾碎。

成品呈灰白色粉末，无光泽。

海浮石煅后，缓和其寒性，可使其酥脆，利于粉碎。

【性味与归经】 咸、寒。归肺、肾、肝、大肠经。

【功能】 清肺化痰，软坚散结。

【应用】

1. 热痰咳嗽、痰血、瘰疬 如咳血丸（海浮石、瓜蒌仁、青黛、山栀、诃子肉）（《丹溪心法》）。

2. 小儿天哮，一切风湿燥热，咳嗽痰喘 如海浮石滑石散（海浮石、飞滑石、苦杏仁、薄荷）（《医学从众录》）。

3. 砂淋，小便涩痛 本品研末，生甘草汤调服。

【用法与用量】 9～15 g。

【贮藏保管】 置干燥处。

附：浮海石

为胞孔科动物脊突苔虫 Costazia aculeata Canu et Bassler 的干燥骨骼。主含碳酸钙（$CaCO_3$）。呈多孔珊瑚样的不规则块状，有分枝，大小不一，灰白色或灰黄色，有多数小孔道。气微腥，味微咸。（图20-20-2）

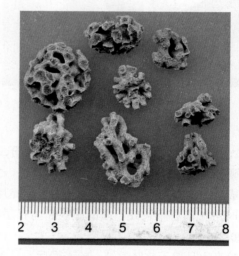

图20-20-2 浮海石（药材）

临床多用煅制品。功能应用同海浮石。

瓦楞子

【来源】 为蚶科动物毛蚶 *Arca subcrenata* Lischke、泥蚶 *Arca granosa* Linnaeus 或魁蚶 *Arca inflata* Reeve 的贝壳。

【动物形态】

1. 魁蚶 贝壳斜卵圆形，坚厚。两壳合抱，左壳比右壳稍大，极膨胀；壳顶突出，向内弯曲，稍超过韧带面。中间者细小直立，两端渐大而外斜。闭壳肌痕明显，前痕小，卵形；后痕大呈梨形，外套痕明显，鳃黄赤色。壳边缘厚，有与放射肋沟相应的齿状突起。

2. 泥蚶 贝壳卵圆形，极坚厚。两壳相当膨胀，宽度略小于高度。两壳顶间的距离较远，壳表放射肋发达，肋上具有极显著的断续颗粒状结节，此结节在壳边缘部分不甚明显；壳内面灰白色，边缘具有与壳面放射肋相应的深沟。前闭壳肌痕较小，呈三角形；后闭壳肌痕大，近方形。

3. 毛蚶 贝壳长卵圆形，质坚厚。两壳极膨胀，宽为高的 3/4～4/5，右壳比左壳稍小，背侧两端略有棱角，壳顶稍偏前方，两壳顶间的距离中等。壳内面白色或灰黄色，边缘具有与壳面放射肋相应的齿和沟。中间小而密；两侧大而疏。前闭壳肌痕小略呈马蹄形，后闭壳肌痕为卵圆形。

【产地】 主产于浙江、江苏、山东、广东、辽宁等地。

【采收加工】 秋、冬至次年春捕捞，洗净，置沸水中略煮，去肉干燥。

【药材鉴别】

1. 毛蚶 略呈三角形或扇形，长 4～5 cm，高 3～4 cm。壳外面隆起，有棕褐色茸毛或已脱落；壳顶突出，向内卷曲；自壳顶至腹面有延伸的放射肋 30～34 条。壳内面平滑，白色，壳缘有与壳外面直楞相对应的凹陷，铰合部具小齿 1 列。质坚。气微，味淡。（图 20-21-1）

2. 泥蚶 长 2.5～4 cm，高 2～3 cm。壳外面无棕褐色茸毛，放射肋 18～21 条，肋上有颗粒状突起。（图 20-21-2）

3. 魁蚶 长 7～9 cm，高 6～8 cm。壳外面放射肋 42～48 条。（图 20-21-3）

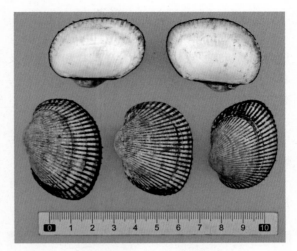

图 20-21-1 毛蚶（药材）

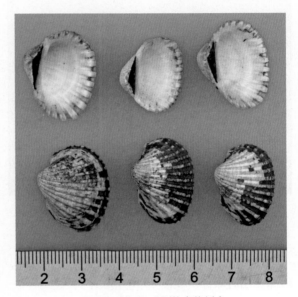

图 20-21-2 泥蚶（药材）

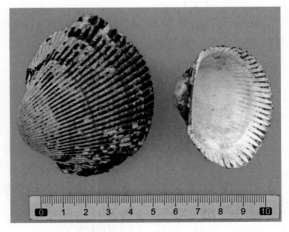

图 20-21-3 魁蚶（药材）

以放射肋线明显者为佳。

【化学成分】 含大量的碳酸钙（$CaCO_3$），少量磷酸钙、镁、铁、硅酸盐、硫酸盐和氯化物及有机质。煅烧后，碳酸钙分解，产生氯化钙等，有机质则被破坏。

【饮片炮制及鉴别】

1. 瓦楞子 取药材，除去杂质，洗净，干燥。用时碾碎。

成品呈不规则块状，灰白色。较大碎块显有瓦楞线，无臭，味淡。（图20-21-4）

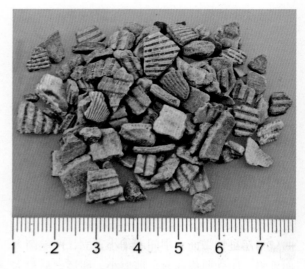

图20-21-5 煅瓦楞子

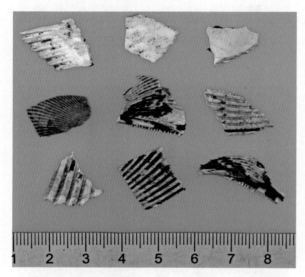

图20-21-4 瓦楞子（饮片）

2. 煅瓦楞子 取瓦楞子，煅至红透，取出，放凉。用时碾碎。

成品呈不规则块状，有的外面可见似瓦楞状的突起，表面类白色质酥脆，碾碎后成灰白色粗末。（图20-21-5）

瓦楞子生品擅于消痰化瘀，软坚散结。煅制使其质地疏脆，便于粉碎，制酸止痛力强，偏于治胃酸过多，胃痛泛酸。

【性味与归经】 咸，平。归肺、胃、肝经。

【功能】 消痰化瘀，软坚散结，制酸止痛。

【应用】

1. 一切气血癥瘕，痰结 如瓦楞子丸（瓦楞子）（《万氏家抄方》）。

2. 临经阵痛血不行，按之硬满，属实痛者 如瓦楞子丸（瓦楞子、香附、桃仁、牡丹皮、川芎、大黄、当归、红花）（《女科指掌》）。

3. 胃痛吐酸 如胃痛吐酸方（瓦楞子_{醋煅}、

乌贼骨、广皮_炒）（《经验方》）。

【用法与用量】 9～15 g，先煎。

【贮藏保管】 置干燥处。

【论注】

（1）瓦楞子炮制历史悠久，历代的炮制方法有生品研碎、火煅、煅醋淬、煅醋煮、煅盐水煮等，目前全国各地主要沿用了煅法。

（2）《日华子本草》：“凡用瓦楞子，取陈久者，炭火煅赤，米醋淬三度，出火毒，研粉。”

矮地茶

【来源】 为紫金牛科植物紫金牛 *Ardisia japonica* (Thunb.) Blume 的干燥全草。

【植物形态】 常绿小灌木，高达20 cm。地下茎横走。叶聚集于茎梢，互生，椭圆形，基部楔形，先端锐尖，表面绿色光泽，除叶之中肋具有短小之柔毛外，均平滑无毛；叶柄长0.5～1 cm，有短柔毛。花白色，腋生总状花序；花期8—9月。核果球形，熟时红色，萼宿存；果期9—11月。（图20-22-1）

【产地】 主产于长江流域至我国南部各地。

【采收加工】 夏、秋二季茎叶茂盛时采挖，除去泥沙，干燥。

【药材鉴别】 根茎呈圆柱形，疏生须根。茎略呈扁圆柱形，稍扭曲，长10～30 cm，直径0.2～0.5 cm；表面红棕色，有细纵纹、叶痕及

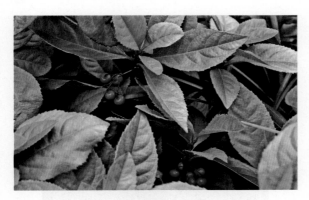

图20-22-1 紫金牛（植物）

喘药效作用的主要有效成分。紫金牛酚Ⅰ和紫金牛酚Ⅱ是两种抑制结核杆菌效力较强的酚性成分。

【饮片炮制及鉴别】 矮地茶 取药材，除去杂质，洗净，捞出，沥干，切段，干燥。

成品呈不规则的段。根茎圆柱形而弯曲，疏生须根。茎略呈扁圆柱形，表面红棕色，具细纵纹，有的具分枝和互生叶痕。切面中央有淡棕色髓部。叶多破碎，灰绿色至棕绿色，顶端较尖，基部楔形，边缘具细锯齿，近革质。气微，味微涩。（图20-22-3）

节；质硬，易折断。叶互生，集生于茎梢；叶片略卷曲或破碎，完整者展平后呈椭圆形，长3～7 cm，宽1.5～3 cm；灰绿色、棕褐色或浅红棕色；先端尖，基部楔形，边缘具细锯齿；近革质。茎顶偶有红色球形核果。气微，味微涩。（图20-22-2）

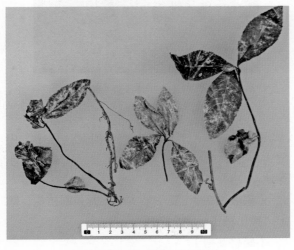

图20-22-2 矮地茶（药材）

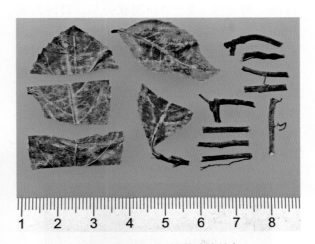

图20-22-3 矮地茶（饮片）

以茎色红棕、叶色绿者为佳。

【化学成分及药理作用】 含香豆素、黄酮等。香豆素类，如岩白菜素（bergenin）；黄酮类，如槲皮素（quercetin）、杨梅苷（arbutin）、芦丁（rutin）等。还含有紫金牛酚（ardisinol）Ⅰ/Ⅱ、2-甲基腰果酚（2-methylcardol）等。

矮地茶水煎剂对金色葡萄球菌和流感病毒（鸡胚试验）有一定的抑制作用。矮地茶的水提取物和醇提取物有一定的抗炎、镇痛作用。对人白血病（HL-60）、胃癌（KATO-Ⅲ）及肺癌（A549）有抑制作用。岩白菜素为矮地茶止咳平

【性味与归经】 辛、微苦，平。归肺、肝经。
【功能】 化痰止咳，清利湿热，活血化瘀。
【应用】

1. 新久咳嗽，喘满痰多 如复方矮地茶冲剂（矮地茶、岗梅、白茅根、大青叶、金银花）（《中草药制剂手册》）。

2. 湿热黄疸、水肿等证 常与茵陈、连钱草等同用。

3. 经闭瘀阻，风湿痹痛，跌打损伤 治经闭腹痛，常与益母草、当归、川芎等同用。治风湿痹痛，常与威灵仙、防己、八角枫等同用。治跌打疼痛，常与川芎、当归、红花等同用。

中成药品种有复方矮地茶片、慢支紫红丸、紫茶颗粒、支气管炎片、抗痨胶囊等。

【用法与用量】 15～30 g。
【贮藏保管】 置阴凉干燥处。
【论注】 治疗慢性气管炎，获得较好效果。治疗溃疡病出血，有不同程度的止血作用。但对

消化道出血效果最理想。以口服给药奏效最快。

葶苈子

【来源】 为十字花科植物播娘蒿 *Descurainia sophia* (L.) Webb. ex Prantl. 或独行菜 *Lepidium apetalum* Willd. 的干燥成熟种子。前者习称"南葶苈子"，后者习称"北葶苈子"。

【植物形态】

1. 播娘蒿 一年生或二年生草本，高30～70 cm。叶互生；2～3回羽状分裂，最终的裂片狭线形，先端渐尖；在茎下部的叶有柄，渐向上则渐短或近于无柄。总状花序顶生，果序时特别伸长；花小；花瓣4，黄色，匙形，较花萼稍长；雄蕊6，4强。长角果，圆筒状；种子形小，多数，长圆形，长约1 mm，稍扁，淡红褐色，表面有细网纹。花期4—6月，果期5—7月。（图20-23-1）

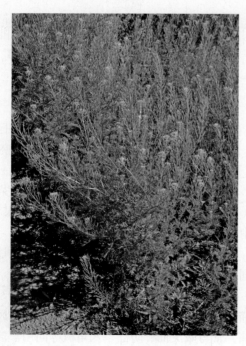

图20-23-1 播娘蒿（植物）

2. 独行菜 较矮小。茎直立，无毛或具微小头状毛。叶互生；茎下部叶狭长椭圆形，边缘浅裂或深裂；茎上部叶线形，较小，全缘或前端有疏锯齿；叶基部均有耳，上面疏生微小短毛，下面无毛。长总状花序，顶生；花小；萼4，椭圆形；花瓣通常很小，呈退化状；雄蕊2～4，蜜腺4。短角果，卵状椭圆形，扁平，长约2.5 mm，顶端微凹，果柄细，密生头状毛；中央开裂，假隔膜膜质白色；种子倒卵状椭圆形，淡红棕色。花期5—6月，果期6—7月。（图20-23-2）

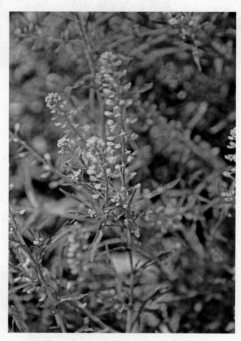

图20-23-2 独行菜（植物）

【产地】 北葶苈子主产于河北、辽宁、内蒙古等地；南葶苈子主产于江苏、安徽、山东等地。

【采收加工】 夏季果实成熟时采割植株，晒干，搓出种子，除去杂质。

【药材鉴别】

1. 南葶苈子 呈长圆形略扁，长0.8～1.2 mm，宽约0.5 mm。表面棕色或红棕色，微有光泽，具纵沟2条，其中1条较明显。一端钝圆，另端微凹或较平截，种脐类白色，位于凹入端或平截处。气微，味微辛、苦，略带黏性。（图20-23-3左）

2. 北葶苈子 呈扁卵形，长1～1.5 mm，宽0.5～1 mm。一端钝圆，另端尖而微凹，种脐位于凹入端。味微辛辣，黏性较强。（图20-23-3右）

以粒均匀、充实、黄棕色、无杂质者为佳。

【化学成分及药理作用】 葶苈种子含黑芥子苷（sinigrin）。

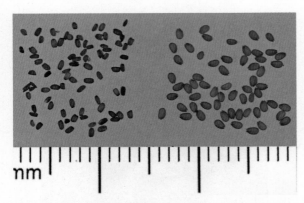

图20-23-3 葶苈子药材（左为南葶苈子，右为北葶苈子）

播娘蒿种子含芥子酸（sinapic acid）、毒毛花苷元（strophanthidin）、黄白糖芥苷（helveticoside）等。种子的挥发油含芥子油苷（glucosinolate）、芥酸（erucic acid）等；还含脂肪油等，非皂化部分含β-谷甾醇（β-sitosterol）。

南北葶苈子醇提取物均表现强心作用，能使心肌收缩率加强，输出量增加，并有平喘作用。有利尿作用，可治疗心脏性水肿，对结核性渗出性胸膜炎、胸腔积液、肺源性心脏病水肿均有一定疗效。

【饮片炮制及鉴别】

1. 葶苈子　取药材，除去杂质，筛去灰屑。成品性状特征同药材。

2. 炒葶苈子　取葶苈子，用微火炒至药物微鼓起、有爆裂声、具香气。

成品表面棕褐色，微有香气。

葶苈子炒后，其药性缓和，可用于实中夹虚的患者。

【性味与归经】　辛、苦，大寒。归肺、膀胱经。

【功能】　泻肺平喘，行水消肿。

【应用】

1. 肺壅咳嗽脓血，喘嗽不得睡卧　如葶苈散（葶苈子）（《世医得效方》）。

2. 肺痈喘不得卧　如葶苈大枣泻肺汤（炒葶苈子、大枣）（《金匮要略》）。

3. 腹满口舌干燥，肠间有水气引起的水肿、小便不利　如己椒苈黄丸（防己、椒目、葶苈子、大黄、芒硝）（《金匮要略》）。

4. 结胸证之胸胁积水　如大陷胸丸（葶苈子、苦杏仁、大黄、芒硝）（《伤寒论》）。

中成药品种有葶贝胶囊、降气定喘丸、葶苈降血脂片、清热镇咳糖浆等。

【用法与用量】　3～10 g，包煎。

【贮藏保管】　置干燥处。

【论注】　北葶苈子性辛、味苦，黏性强，又称"苦葶苈子"；南葶苈子性微辛、味苦，略带黏性，又称"甜葶苈子"。两药材来源同科不同属资源，差异明显，但功效类似，值得深入研究。

彭泽贝母*

【来源】　为百合科植物彭泽贝母（天目贝母）*Fritillaria monantha* Migo的干燥鳞茎。

【植物形态】　多年生草本，植株高40～75 cm，粗壮。鳞茎卵球形，外鳞叶2～（3）枚，肥厚。叶7～18枚，3～5枚轮生、对生或散生，矩圆状披针形至披针形。花1～4朵，顶生，俯垂，外面淡紫色、淡黄色或黄白色，略具紫色斑点，内面具紫红色方格斑点或网纹，叶状苞片3～5枚，先端卷曲；花梗长2～4.5 cm；外3枚花被片近矩圆形，先端渐狭；内3枚花被片倒卵形或卵状椭圆形，先端渐狭略圆，蜜腺窝在背面突起成直角，较狭小细长；雄蕊长约为花被片长的2/3，花丝秃净无小乳突，花药近基着生；子房长约1.3 cm，花柱长约2.3 cm，柱头3裂。蒴果棱上的翅长8～9 mm。花期3月下旬至4月上旬，果熟期4月中旬至5月中旬。（图20-24-1）

【产地】　主产于江西九江地区，以彭泽县产量大，多自产自销。彭泽贝母以江西北部彭泽、湖口、都昌、九江、瑞昌、修水等地为分布中心，东部扩展至安徽铜陵、浙江临安。

【采收加工】　5月下旬地上部枯萎时，去除枯茎，挖取3～4年生的鳞茎，洗去泥沙，用木炭火烘焙至干，然后再晒干。

【药材鉴别】　呈卵球形、长球形或圆锥形，直径0.7～2 cm，高0.8～1.8 cm。表面白色或淡黄白色，外层鳞叶2瓣，大小相近或1大抱1小；顶端钝圆或尖，开口，内常见1～3枚小鳞叶及干燥残基；基部平整或歪斜，有残留须根。质硬而脆，富粉性。气微，味苦。（图20-24-2）

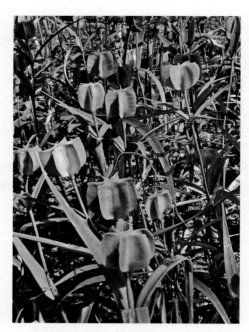

图20-24-1　彭泽贝母（植物）

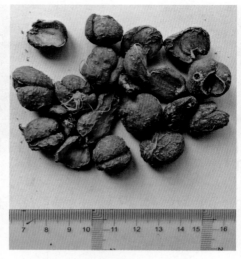

图20-24-2　彭泽贝母（药材）

成品性状特征同药材。

【性味与归经】　微苦、甘，微寒。归肺、心经。

【功能】　清热润肺，化痰止咳，开郁散结。

【应用】　热痰咳嗽，瘰疬，痈疮肿毒　同"川贝母"。

【用法与用量】　5～10 g。

【注意】　不宜与乌头类药材同用。

【贮藏保管】　置通风干燥处，防潮湿，防虫蛀。

【论注】　范崔生等发现彭泽贝母江西新分布，当地多作川贝母使用。总生物碱及贝母素甲/乙含量高，镇咳、祛痰作用明显，是我国贝母属植物中较为优质的贝母药材品种。值得进一步开发应用。

以鳞茎大小均匀、饱满、色白、粉性足者为佳。

【化学成分及药理作用】　含甾体类生物碱，如贝母甲素（peimine）、贝母乙素（peiminine）、贝母辛（pemisine）、湖贝甲素（hupehenine）等；含甾醇，如β-谷甾醇；还含三萜、蛋白质、有机酸、糖类等成分。

彭泽贝母具有镇咳、祛痰作用。彭泽贝母的醇提物灌胃给药对小白鼠有祛痰作用；醇提物对家兔离体气管纤毛黏液流运动有影响。

【饮片炮制及鉴别】　彭泽贝母　取药材，除去杂质。

第三节

止 咳 平 喘 药

凡能制止咳嗽、下气平喘的药物，称为止咳平喘药。

本类药适用于咳嗽喘息的证候。但喘咳的表现及原因较为复杂，有干咳无痰，有咳吐稀痰或稠痰，有外感咳嗽气急，有虚劳咳喘等等，寒热虚实各不相同，应用时必须辨证选药，适当配伍。

止咳平喘药，有宣肺、敛肺、润肺、降气等不同作用，应加以区别。

苦杏仁

【来源】　为蔷薇科植物山杏 *Prunus armeniaca*

L. var. *ansu* Maxim.、西伯利亚杏 *Prunus sibirica* L.、东北杏 *Prunus mandshurica* (Maxim.) Koehne 或杏 *Prunus armeniaca* L. 的干燥成熟种子。

【植物形态】

1. 山杏　乔木，高达10 m。叶互生，宽卵形或近圆形，长4～5 cm，宽3～4 cm，先端渐尖，基部阔楔形或截形，叶缘有细锯齿；柄长，近叶基部有2腺体；先叶开花，花单生于短枝顶，无柄；萼筒钟形，紫红色，5裂，裂片比萼筒稍短，花后反折；花瓣5，白色或淡粉红色；雄蕊多数，比花瓣略短；子房1室，密被短柔毛。核果近球形，果肉薄；种子味苦。花期3—4月，果期4—6月。（图20-25-1）

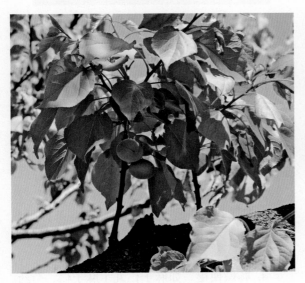

图20-25-1　山杏（植物）

2. 西伯利亚杏　小乔木或灌木。叶卵形或近圆形。花小，直径1.5～3 cm。果肉薄，质较干；种子味苦。

3. 东北杏　乔木。叶椭圆形或卵形，先端尾尖，基部圆形，很少近心形，边缘具粗而深的重锯齿，锯齿狭而向上弯曲。花梗长于萼筒，长约1 cm，无毛。核边缘圆钝；种子味苦。

4. 杏　与山杏基本相似。叶较大，长5～10 cm，宽4～8 cm，基部近心形或圆形。果较山杏为大，直径3 cm或更多，果肉厚；种子味甜或苦。

【产地】　山杏主产于辽宁、河北、内蒙古、山东、江苏等地，多野生，亦有栽培。西伯利亚杏主产于东北、华北地区，系野生。东北杏主产东北各地，系野生。杏主产于东北、华北及西北等地区，系栽培。

【采收加工】　夏季采收成熟果实，除去果肉和核壳，取出种子，晒干。

【药材鉴别】　呈扁心形，长1～1.9 cm，宽0.8～1.5 cm，厚0.5～0.8 cm。表面黄棕色至深棕色，一端尖，另端钝圆，肥厚，左右不对称；尖端一侧有短线形种脐，圆端合点处向上具多数深棕色的脉纹。种皮薄，子叶2，乳白色，富油性。气微，味苦。（图20-25-2）

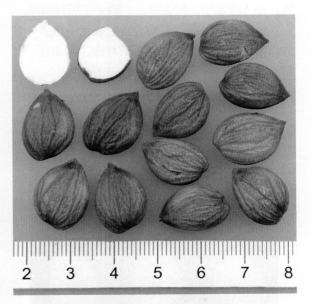

图20-25-2　苦杏仁（药材）

以颗粒饱满、完整、味苦者为佳。

【化学成分及药理作用】　含氰苷、有机酸、挥发性成分等。苦味氰苷，如苦杏仁苷（amygdalin）、野樱苷（prunasin）等；与杏仁香味有关的挥发性成分，如苯甲醛（benzaldehyde）、芳樟醇（linalool）、4-松油烯醇（4-terpinenol）、α-松油醇（α-terpineol）等；有机酸，如绿原酸（chlorogenic acid）、新绿原酸（neochlorogenic acid）、3′-阿魏酰奎宁酸（3′-feruloylquinic acid）等。还含脂肪油、雌酮、α-雌二醇、链甾醇、苦杏仁苷酶（amygdalase）、樱叶酶（prunase）等成分。

苦杏仁有镇咳、平喘、抗炎、镇痛、抗氧化、抗癌等作用。所含蛋白质对角叉菜胶引起的大鼠足跖肿胀有抑制作用。脂肪油能提高黏膜对肠内容物的润滑作用。苦杏仁苷可被胃酸或苦杏仁酶水解，产生氢氰酸和苯甲醛；氢氰酸对呼吸中枢有一定的抑制作用，可能与镇咳、平喘有关。苦杏仁油有驱虫、杀菌作用，对人蛔虫、蚯蚓等均有杀灭作用，并能杀灭伤寒及副伤寒杆菌。

【饮片炮制及鉴别】

1. 苦杏仁　取药材，除去杂质。用时捣碎。成品性状特征同药材。

2. 焯苦杏仁　取苦杏仁，投入沸水中，翻动片刻，焯至种皮由皱缩至舒展、易搓去时，捞出，放入冷水中，搓去种皮，晒干。用时捣碎。

成品为扁心形。表面乳白色或黄白色，一端尖，另端钝圆，肥厚，左右不对称，富油性。有特异的香气，味苦。（图20-25-3）

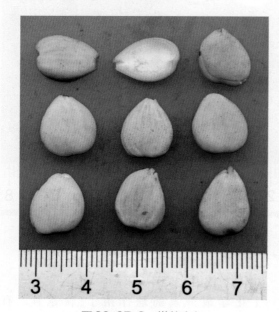

图20-25-3　焯苦杏仁

3. 炒苦杏仁　取焯苦杏仁，用文火炒至黄色。用时捣碎。

成品形如焯苦杏仁，表面黄色至棕黄色，微带焦斑。有香气，味苦。

4. 苦杏仁霜　取焯苦杏仁，捣碎如泥，用草纸包裹后，置于烈日下暴晒，反复换纸，吸去油分。

成品为白色松散粉末。微有油腻气，味苦。（图20-25-4）

焯苦杏仁可杀酶保苷，除去非药用部位，便于有效成分的溶出。

【性味与归经】　苦，微温；有小毒。归肺、

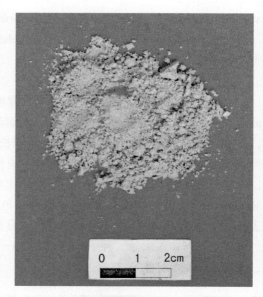

图20-25-4　苦杏仁霜

大肠经。

【功能】　降气止咳平喘，润肠通便。

【应用】

1. 风热咳嗽　如桑菊饮（桑叶、菊花、苦杏仁、连翘、薄荷、苦桔梗、甘草、苇根）（《温病条辨》）。

2. 燥热咳嗽　如桑杏汤（桑叶、苦杏仁、沙参、象贝、香豉、栀皮、梨皮）（《温病条辨》）。

3. 肺热咳嗽　如麻杏石甘汤（麻黄、苦杏仁焯、甘草炙、石膏）（《伤寒论》）。

4. 肠燥便秘　如麻子仁丸（麻子仁、芍药、枳实炙、大黄、厚朴炙、苦杏仁焯）（《伤寒论》）。

中成药品种有杏苏止咳口服液（颗粒、糖浆）、儿童清肺丸、三拗片、麻仁丸、麻仁润肠丸、清肺化痰丸、小儿百部止咳糖浆、小儿肺热咳喘口服液、小儿清热止咳合剂（小儿清热止咳口服液）、鹭鸶咯丸、止嗽定喘口服液、二母安嗽丸等。

【用法与用量】　5～10 g，生品入煎剂后下。

【注意】　内服不宜过量，以免中毒。

【贮藏保管】　置阴凉干燥处，防蛀；苦杏仁霜置密闭容器内。

【论注】　甜杏仁来源为蔷薇科植物杏 *Prunus armeniaca* L.的某些味甜栽培品的干燥成熟种子。主产于东北及华北各地。系栽培品。形似苦杏仁，较大而扁，色较浅，味不苦而带甜。（图20-25-5）

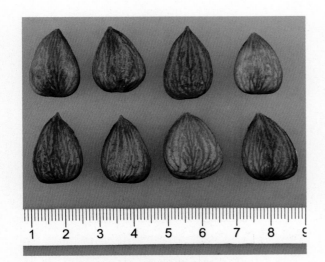

图20-25-5 甜杏仁（药材）

紫苏子

【来源】 为唇形科植物紫苏 Perilla frutescens (L.) Britt. 的干燥成熟果实。

【植物形态】【产地】 见"紫苏叶"项下。

【采收加工】 秋季果实成熟时采收，除去杂质，晒干。

【药材鉴别】 卵圆形或类球形，直径约1.5 mm。表面灰棕色或灰褐色，有微隆起的暗紫色网纹，基部稍尖，有灰白色点状果梗痕。果皮薄而脆，易压碎。种子黄白色，种皮膜质；子叶2，类白色，有油性。压碎有香气，味微辛。（图20-26-1）

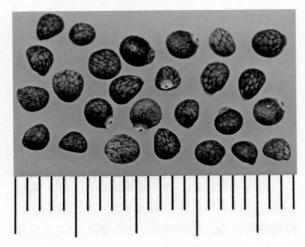

图20-26-1 紫苏子（药材）

以粒饱满、色灰棕、油性足者为佳。

【化学成分及药理作用】 含蛋白质、脂肪油等。油中富含不饱和脂肪酸和亚麻酸（linolenic acid）、亚油酸（linoleic acid）等成分。

紫苏子具有祛痰、镇咳、平喘、降血脂、抗炎及抗过敏、抗肿瘤等作用。给易于中风的自发性高血压大鼠（SHR-SP）喂紫苏油可延长其存活率，使生存时间延长；还可提高实验动物学习能力。给由7,12-二甲基苯并蒽和1,2-二甲基肼诱发的乳腺癌、结肠癌和肾母细胞瘤的大鼠喂饲含10%紫苏油的饲料有抗癌作用。醇提物能明显减低组胺释放。

【饮片炮制及鉴别】

1. 紫苏子 取药材，除去杂质，洗净，干燥。成品性状特征同药材。

2. 炒紫苏子 取紫苏子，用文火炒至有爆声。成品形如紫苏子，表面灰褐色，有细裂口，有焦香气。（图20-26-2）

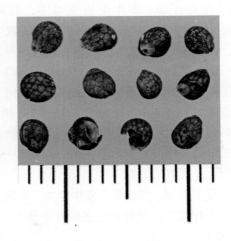

图20-26-2 炒紫苏子

紫苏子炒后，其辛散之性缓和，增强温肺降气之力，多用于喘咳。

【性味与归经】 辛，温。归肺经。

【功能】 降气化痰，止咳平喘，润肠通便。

【应用】

1. 高年咳嗽，气逆痰痞 如三子养亲汤（紫苏子、芥子、莱菔子）（《金匮要略》）。

2. 上实下虚咳喘证 如苏子降气汤（紫苏子、陈皮、法半夏、当归、前胡、肉桂、姜厚朴、炙甘草、生姜、大枣）（《太平惠民和剂局方》）。

3. 支气管肺炎 如华盖散（紫苏子炒、麻黄、苦杏仁、陈皮、桑白皮、赤茯苓、甘草）（《博济方》）。

4. 老人、产妇体虚肠燥、大便干结 如紫苏麻仁粥（苏子、火麻仁、粳米）（《普济本事方》）。

中成药品种有苏子降气丸、小儿止嗽丸、治咳片、痰饮丸、咳喘顺丸等。

【用法与用量】 3～10 g。

【贮藏保管】 置通风干燥处，防蛀。

百 部

【来源】 为百部科植物直立百部Stemona sessilifolia (Miq.) Miq.、蔓生百部Stemona japonica (Bl.) Miq.或对叶百部Stemona tuberosa Lour.的干燥块根。

【植物形态】

1. 直立百部 多年生直立草本，高30～60 cm。块根肉质，常呈纺锤形，数个或数十个簇生。叶多3～4片轮生，卵形或近椭圆形，长4～6 cm，宽2～4 cm，全缘，弧形叶脉3～5条。花多数生于茎下部鳞状叶腋间，花梗向上斜生或直立，花被4片，淡绿色，外列2片稍大；雄蕊4枚，紫色，药隔膨大成披针形附属物；子房扁三角形，柱头短。蒴果卵形。花期4—5月，果期7月。（图20-27-1）

2. 蔓生百部 攀缘状多年生草本。叶常2～4（～5）片轮生。花梗着生在叶片中脉上。（图20-27-2）

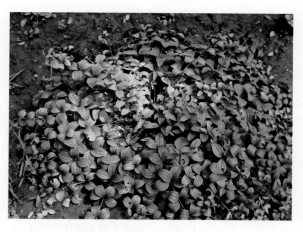

图20-27-1 直立百部（植物）

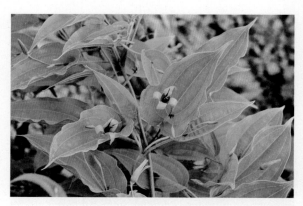

图20-27-2 蔓生百部（植物）

3. 对叶百部 茎缠绕，长4～5 m。叶对生，较大，叶片宽卵形，长10～20 cm，宽3～10 cm，叶脉7～13条。花梗腋生，顶端着生1～3朵较大的花。（图20-27-3）

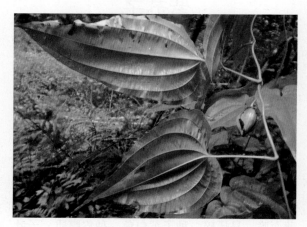

图20-27-3 对叶百部（植物）

【产地】 直立百部和蔓生百部均主产于安徽、江苏、浙江、湖北、山东等地。对叶百部主产于湖北、广东、福建、四川、贵州等地。

【采收加工】 春、秋二季采挖，除去须根，洗净，置沸水中略烫或蒸至无白心，取出，晒干。

【药材鉴别】

1. 直立百部 呈纺锤形，上端较细长，皱缩弯曲，长5～12 cm，直径0.5～1 cm。表面黄白色或淡棕黄色，有不规则深纵沟，间或有横皱纹。质脆，易折断，断面平坦，角质样，淡黄棕色或黄白色，皮部较宽，中柱扁缩。气微，味甘、苦。（图20-27-4）

2. 蔓生百部 两端稍狭细，表面多不规则皱

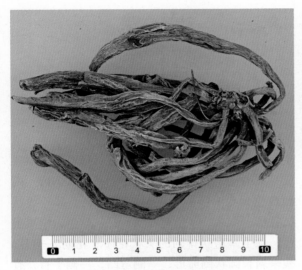

图20-27-4 直立百部（药材）

褶和横皱纹。（图20-27-5）

3. **对叶百部** 呈长纺锤形或长条形，长8～24 cm，直径0.8～2 cm。表面浅黄棕色至灰棕色，具浅纵皱纹或不规则纵槽。质坚实，断面黄白色至暗棕色，中柱较大，髓部类白色。（图20-27-6）

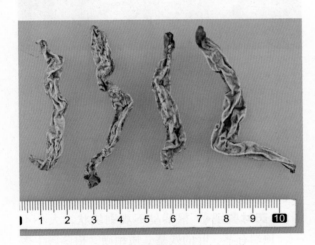

图20-27-5 蔓生百部（药材）

以根粗壮、质坚实、色黄白者为佳。

【化学成分及药理作用】 三种百部均含生物碱。直立百部含百部碱（stemonine）、原百部碱（protostemonine）、对叶百部碱（tuberostemonine）、百部定碱（stemonidine）等；蔓生百部还含蔓生百部碱（stemonamine）、异蔓生百部碱（isostemonamine）等；对叶百部含对叶百部碱、异对叶百部碱（isotuberostemonine）、百部次碱

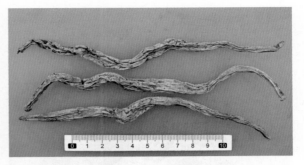

图20-27-6 对叶百部（药材）

（stenine）、次对叶百部碱（hyoptuberostemonine）等。还含甲酸（formic acid）、乙酸（acetic acid）、苹果酸（malic acid）、柠檬酸（citric acid）、琥珀酸（succinic acid）、草酸（oxalic acid）等。

百部能降低呼吸中枢的兴奋性，抑制咳嗽反应而有镇咳作用。对人型结核杆菌等多种致病菌及皮肤真菌有一定的抑制作用，对流行性感冒病毒亦有抑制作用。水浸液和醇浸液对体虱、阴虱皆有杀灭作用。此外，尚有一定的镇静、镇痛作用。

【饮片炮制及鉴别】

1. **百部** 取药材，除去杂质，洗净，润透，切厚片，干燥。

成品为不规则厚片或不规则条形斜片。表面灰白色、棕黄色，有深纵皱纹；切面灰白色、淡黄棕色或黄白色，角质样；皮部较厚，中柱扁缩。质韧软。气微、味甘、苦。（图20-27-7）

2. **炙百部（蜜百部）** 取百部，加蜜水拌匀，吸尽闷透，用文火炒至不粘手。每百部100 kg，

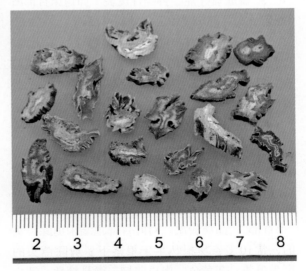

图20-27-7 百部（饮片）

用炼蜜12.5 kg。

成品形如百部,表面棕黄色或褐棕色,略带焦斑,稍有黏性。味甜。(图20-27-8)

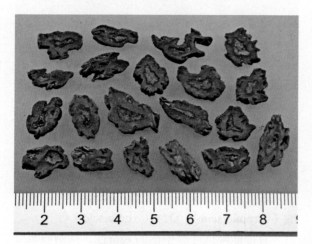

图20-27-8 蜜百部

百部蜜炙后,可缓和其对胃的刺激性,并增强润肺止咳的作用。

【性味与归经】 甘、苦,微温。归肺经。

【功能】 润肺下气止咳,杀虫灭虱。蜜百部润肺止咳。

【应用】

1. 久咳不已,气阴两虚 如百部汤(百部、薏苡仁、百合、麦冬、桑白皮、茯苓、沙参、黄芪、地骨皮)(《本草汇言》)。

2. 风寒咳嗽 如止嗽散(白前、紫菀、百部、荆芥、桔梗、陈皮)(《医学心悟》)。

3. 皮肤瘙痒症、神经性皮炎 如蛇床百部酊(蛇床子、百部)(《中医皮肤病学简编》)。

中成药品种有小儿百部止咳糖浆、羊胆丸、杏仁止咳合剂、枇杷止咳软胶囊、枇杷止咳胶囊、复方满山红糖浆、橘红痰咳液、强力枇杷胶囊等。

【用法与用量】 3～9 g。外用适量,水煎或酒浸。

【贮藏保管】 置通风干燥处,防潮。

【论注】 直立百部和蔓生百部块根较细小,灰黄色,干缩,纵沟深;质硬而较轻虚;习称"小百部",品质较次。对叶百部顶端未剪除芦头的,常10多条块根丛生于根茎下;剪除芦头的则为单条;灰黄色,肉质坚韧,微具糖性,谓之"单枝足肉";习称"大百部",品质较优。

紫 菀

【来源】 为菊科植物紫菀Aster tataricus L. f.的干燥根和根茎。

【植物形态】 多年生草本,高可达1.5 m。茎强壮,直立,有纵沟,上部多分枝。基生叶丛生,叶片长圆状匙形或椭圆状披针形,基部渐狭成具翼的柄,边缘有具小尖端的单或重锯齿,两面疏生糙毛;茎生叶互生,无柄;上部叶线状披针形,全缘,渐呈苞叶状。花蓝紫色,中央黄色,顶生伞房状排列的头状花序;花期7—8月。瘦果扁长圆状倒卵形,一侧弯凸,一侧平直,有毛,冠毛白色;果期8—10月。(图20-28-1)

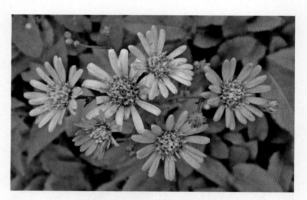

图20-28-1 紫菀(植物)

【产地】 主产于河北、安徽、河南、黑龙江等地。

【采收加工】 春、秋两季采挖,除去有节的根茎(习称母根)和泥土,将细根编成辫状晒干,或直接晒干。

【药材鉴别】 根茎呈不规则块状,大小不一,顶端有茎、叶的残基;质稍硬。根茎簇生多数细根,长3～15 cm,直径0.1～0.3 cm,多编成辫状;表面紫红色或灰红色,有纵皱纹;质较柔韧。气微香,味甜、微苦。(图20-28-2)

以根长、色紫红、质柔韧者为佳。

【化学成分及药理作用】 含齐墩果烷型三萜皂苷,如紫菀苷(shionoside)、紫菀酮(shionone)、无羁萜(freidelin)、表无羁萜醇(epifriedeliol)及紫菀皂苷(asetrsaponin)A/B/C/D/E/F等。尚含琥珀酸、槲皮素及少量挥发油等;挥发油主含毛叶醇(lachnophyllol)、乙酸毛

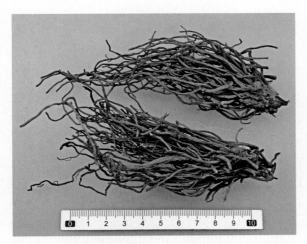

图20-28-2 紫菀(药材)

叶酯(lachnophyllol acetate)、茴香脑(anethole)等。还含1个蒽醌类新化合物：1,7-dihydroxy-6-methyl-anthraquinone。

紫菀水煎剂及苯、甲醇提取物均有显著祛痰作用。根和根茎的提取物中分离出的结晶有止咳作用。紫菀对大肠埃希菌、痢疾杆菌、伤寒杆菌、副伤寒杆菌、铜绿假单胞菌有一定抑制作用。所含槲皮素有利尿作用；所含表无羁萜醇对小鼠艾氏腹水癌有拮抗作用。

【饮片炮制及鉴别】

1. 紫菀 取药材，除去杂质，洗净，稍润，切厚片或段，干燥。

成品为不规则的厚片或段。根外表皮紫红色或灰红色，有纵皱纹。切面淡棕色，中心具棕黄色的木心。气微香，味甜，微苦。(图20-28-3)

2. 炙紫菀(蜜紫菀) 取紫菀，加蜜水拌匀，

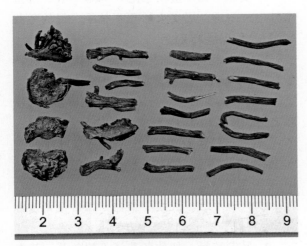

图20-28-3 紫菀(饮片)

吸尽闷透，用文火炒至不粘手。每紫菀100 kg，用炼蜜25 kg。

成品形如紫菀，表面棕褐色或紫棕色。有蜜香气，味甜。(图20-28-4)

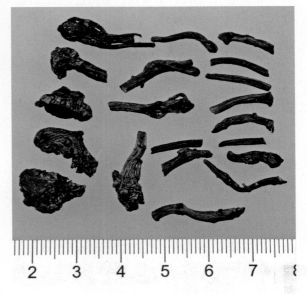

图20-28-4 蜜紫菀

紫菀蜜炙后，其润肺祛痰作用增强，多用于肺虚久咳，痨瘵咳嗽，痰中带血或肺燥干咳。

【性味与归经】 辛、苦，温。归肺经。

【功能】 润肺下气，消痰止咳。

【应用】

1. 风寒犯肺证 如止嗽散(白前、紫菀、百部、荆芥、桔梗、陈皮)(《医学心悟》)。

2. 阴虚劳嗽，痰中带血 如紫菀汤(紫菀蜜制、知母、贝母、阿胶蛤粉炒、桔梗、人参、茯苓、五味子、甘草)(《医学集解》录王海藏方)。

中成药品种有止咳宝片、止嗽丸等。

【用法与用量】 5～10 g。

【贮藏保管】 置阴凉干燥处，防潮。

【论注】

(1)山紫菀为同科植物蹄叶橐吾 Ligularia fischeri (Ledeb.) Turcz.的干燥根及根茎，在黑龙江、吉林、内蒙古、山西、陕西、甘肃、四川等地曾习用。药材根茎横生，上方有茎基痕及残存的叶柄维管束，根集成马尾状或扭曲成团块状。表面棕色或棕褐色，密生黄色或黄棕色短绒毛。体轻质脆，易折断，断面中央有黄色木心，有特异香气，味辛辣。此种非正品紫菀。

（2）亳紫菀产于安徽亳州；上部根头有多数茎基，下丛生多数须根；头大，须根粗，色紫，质柔润，味甜，产量大。祁紫菀产于河北安国（古祁州）；采收时趁鲜时编成辫子状，晒干，习称"辫紫菀"；根长，质柔韧，紫褐色，品质优。

款冬花

【来源】 为菊科植物款冬 *Tussilago farfara* L.的干燥花序及花蕾。

【植物形态】 多年生草本，高约20 cm。根茎细长，褐色，横生地下。叶互生，基生叶阔心脏形，边缘有波状而先端增厚的疏齿，背面密生白色茸毛，幼叶尤多，掌状脉5～9条，叶柄长达15 cm，密被白色绵毛。花黄色，头状花序，单生于数条花茎顶端，花先叶开放；2～3月开花。瘦果长椭圆形，具纵棱，冠毛淡黄色；果期4—5月。（图20-29-1）

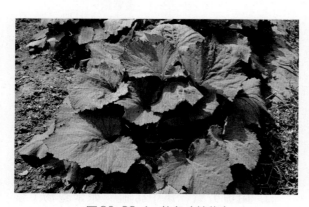

图20-29-1 款冬（植物）

【产地】 主产于河南、甘肃、山西、陕西等地。

【采收加工】 12月或地冻前当花尚未出土时采挖，除去花梗和泥沙，阴干。

【药材鉴别】 呈长圆棒状。单生或2～3个基部连生，长1～2.5 cm，直径0.5～1 cm。上端较粗，下端渐细或带有短梗，外面被有多数鱼鳞状苞片。苞片外表面紫红色或淡红色，内表面密被白色絮状茸毛。体轻，撕开后可见白色茸毛。气香，味微苦而辛。（图20-29-2）

以蕾大、肥壮、色紫红鲜艳、花梗短者为佳。木质老梗及已开花者不可供药用。

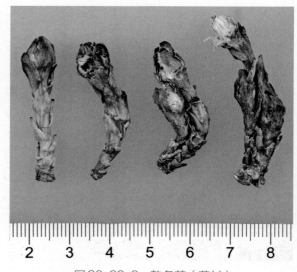

图20-29-2 款冬花（药材）

【化学成分及药理作用】 花蕾含款冬二醇（faradiol）、山金车二醇（arnidiol）（以上两者为异构体），以及金丝桃苷（hyperin）、款冬花素（farfaratine）、款冬碱（tussilagine）等。此外，尚含三萜皂苷、挥发油、鞣质及黏液质等。

款冬花煎剂及乙醇提取物有镇咳作用；乙酸乙醇提取物有祛痰作用；醚提取物小量略有支气管扩张作用；醇、醚提取物有呼吸兴奋作用；醚提取物及煎剂有升血压作用；醚提取物能抑制胃肠平滑肌，有解痉作用；提取物及款冬花素有抗血小板激活因子作用。

【饮片炮制及鉴别】

1. 款冬花 取药材，除去杂质。

成品性状特征同药材。

2. 炙款冬花（蜜款冬花） 取款冬花，加蜜水拌匀，闷透，用文火炒至不粘手。每款冬花100 kg，用炼蜜25 kg。

成品形如款冬花，表面棕黄色或棕褐色，稍带黏性。具蜜香气，味微甜。（图20-29-3）

款冬花蜜炙后，其药性温润，能增强润肺止咳之功。多用于肺虚久咳或阴虚燥咳。

【性味与归经】 辛、微苦，温。归肺经。

【功能】 润肺下气，止咳化痰。

【应用】

1. 久咳不已，或痰中带血 如百花膏（百合、款冬花、蜂蜜）（《济生方》）。

2. 暴发咳嗽 如款冬花汤（款冬花、苦杏仁、贝母、知母、桑白皮、五味子、炙甘草）

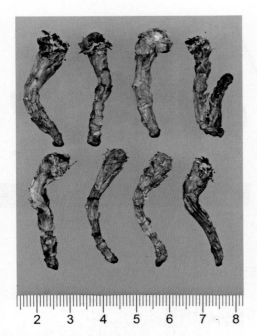

图20-29-3 炙款冬花

（《圣济总录》）。

中成药品种有桔梗冬花片、止嗽青果丸、川贝雪梨膏等。

【用法与用量】 5～10 g。

【贮藏保管】 置干燥处，防潮，防蛀。

【论注】 款冬花主产于甘肃灵台、山西兴县，立冬前后挖取根茎上的花蕾。呈长圆形棒状，紫红棕色，习称"木鱼槌"；3～4个花蕾连生者，习称"连三朵"。以花朵大、紫红色、鲜艳、连三朵、无散朵为优。

马兜铃

【来源】 为马兜铃科植物北马兜铃 Aristolochia contorta Bge.或马兜铃 Aristolochia debilis Sieb. et Zucc.的干燥成熟果实。

【植物形态】

1. 马兜铃 多年生落叶藤本，长可达2 m。根长，蔓延地中，处处生苗，苗初呈暗紫色。茎、叶都有一种臭味，茎细而强韧，无毛，绿色，初直立，后缠绕他物上升。叶互生，有长柄，卵状三角形或戟状披针形，长为宽的1～2倍。花紫绿色，单生叶腋，侧向开放；花被略呈弯形喇叭状，多少卷曲，下部膨大成球形；7—8

月开花。蒴果近球形，顶端圆形而微凹，具6棱，成熟时黄绿色，由基部向上沿室间6瓣开裂；果梗长2.5～5 cm，常撕裂成6条；种子扁平，钝三角形，长宽均约4 mm，边缘具白色膜质宽翅。果期9月。（图20-30-1）

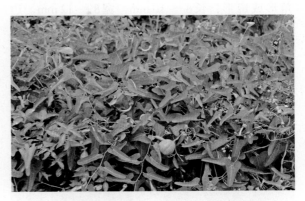

图20-30-1 马兜铃（植物）

2. 北马兜铃 叶两面均无毛，顶端钝或具短尖。蒴果宽倒卵形或椭圆状倒卵形，顶端圆形而微凹，6棱，平滑无毛，成熟时黄绿色，由基部向上6瓣开裂；果梗下垂，随果开裂；种子三角状心形，灰褐色，长宽均3～5 mm，扁平，具小疣点，具宽2～4 mm、浅褐色膜质翅。（图20-30-2）

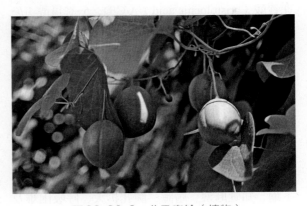

图20-30-2 北马兜铃（植物）

【产地】 北马兜铃主产于东北地区及河北、山东、陕西、山西等地。马兜铃主产于江苏、安徽、浙江、江西等地。

【采收加工】 9—10月果实由绿变黄时采摘，晒干。

【药材鉴别】 呈卵圆形，长3～7 cm，直径2～4 cm。表面黄绿色、灰绿色或棕褐色，有纵棱线12条，由棱线分出多数横向平行的细脉纹。顶端平钝，基部有细长果梗。果皮轻而脆，易裂为6瓣，果梗也分裂为6条。果皮内表面平滑而带光泽，有较密的横向脉纹。果实分6室，每室种子多数，平叠整齐排列。种子扁平而薄，钝三角形或扇形，长6～10 mm，宽8～12 mm，边缘有翅，淡棕色。气特异，味微苦。（图20-30-3）

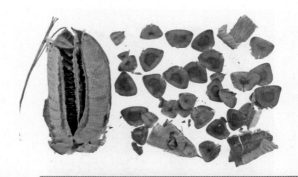

图20-30-4　马兜铃（饮片）

马兜铃100 kg，用炼蜜25 kg。

成品形如马兜铃，表面深黄色，略有光泽，带有黏性。味微甜。

马兜铃蜜炙后，能缓和其苦寒之性，增强其润肺止咳的功效，多用于肺虚有热的咳嗽。蜜制后还能矫正苦劣之味，减少恶心或呕吐的副作用。

【性味与归经】　苦，微寒。归肺、大肠经。

【功能】　清肺降气，止咳平喘，清肠消痔。

【应用】　小儿肺阴虚兼有热证　如补肺阿胶汤（阿胶_{麸炒}、炒牛蒡子、炙甘草、马兜铃、燀苦杏仁、炒糯米）（《小儿药证直诀》）。

中成药品种有二十五味松石丸、止嗽化痰丸等。

【用法与用量】　3～9 g。

【注意】　本品含马兜铃酸，可引起肾脏损害等不良反应；儿童及老年人慎用；孕妇、婴幼儿及肾功能不全者禁用。

【贮藏保管】　置干燥处。

【论注】　因含马兜铃酸（aristolochic acid），《中国药典》2020年版已删除该药材，但还收含其中成药。本书仍然记载。

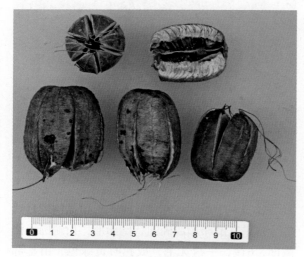

图20-30-3　马兜铃（药材）

以个大、饱满、色黄绿、不破裂者为佳。

【化学成分及药理作用】　北马兜铃果实含马兜铃酸（aristolochic acid）A/C/D，β-谷甾醇（β-sitosterol）和木兰花碱（magnoflorine）。马兜铃果实和种子含有马兜铃酸A和季铵生物碱。

马兜铃有明显止咳作用，微弱祛痰作用；能舒张支气管，缓解支气管痉挛；对多种致病真菌有抑制作用。若服用马兜铃30～90 g可引起中毒反应，所含木兰花碱对神经节有阻断作用，并具有箭毒样作用；临床表现为频繁恶心、心烦、呕吐、头晕、气短等症状，严重者可出现出血性下痢、知觉麻痹、嗜睡、瞳孔扩大、呼吸困难及由肾炎引起的蛋白尿及血尿，轻度症状如恶心、呕吐等。

【饮片炮制及鉴别】

1. 马兜铃　取药材，除去杂质，筛去灰屑，搓碎。

成品为卵圆形或不规则碎片，其他性状特征同药材。（图20-30-4）

2. 炙马兜铃（蜜马兜铃）　取马兜铃，搓碎，加蜜水拌匀，吸尽闷透，用文火炒至不粘手。每

枇杷叶

【来源】　为蔷薇科植物枇杷 *Eriobotrya japonica* (Thunb.) Lindl. 的干燥叶。

【植物形态】　常绿小乔木，高达8 m。树皮灰色，平滑，小枝粗壮，密被锈褐色绒毛。叶互生，长倒卵形，长椭圆形或倒卵状披针形；基

部楔形，并下延成叶柄，先端短尖或渐尖，表面深绿色，有光泽，背面密被锈褐色绒毛，侧脉12～15对，直达叶缘锯齿尖端，边缘具稀疏锯齿，革质。花淡黄白色，顶生圆锥花序；花期9—11月。果为浆果状梨果，卵形，椭圆形或近圆形，熟时橙黄色；果期次年4—5月。（图20-31-1）

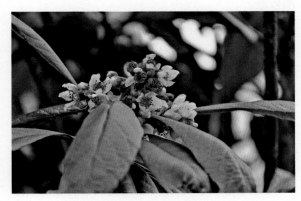

图20-31-1　枇杷（植物）

【产地】　主产于广东连州、阳山，江苏海门、启东，福建惠安，江西贵溪等地。以江苏产量为大，广东产质量为佳。

【采收加工】　全年均可采收，趁鲜刷去绒毛，晒至七八成干时，扎成小把，再晒干。

【药材鉴别】　呈长圆形或倒卵形，长12～30 cm，宽4～9 cm。先端尖，基部楔形，边缘有疏锯齿，近基部全缘。上表面灰绿色、黄棕色或红棕色，较光滑；下表面密被黄色绒毛，主脉于下表面显著突起，侧脉羽状；叶柄极短，被棕黄色绒毛。革质而脆，易折断。气微，味微苦。（图20-31-2）

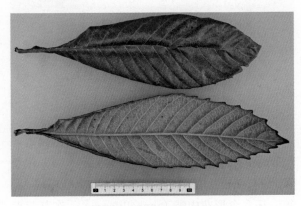

图20-31-2　枇杷叶（药材）

以叶大、色灰绿、不破碎者为佳。

【化学成分及药理作用】　新鲜叶含挥发油，主要有橙花叔醇（nerolidol）和金合欢醇（farnesol）。叶中含苦杏仁苷（amygdalin）、酒石酸（tartaric acid）、柠檬酸（citric acid）、苹果酸（malic acid）、齐墩果酸（oleanolic acid）、熊果酸（ursolic acid）等成分。

枇杷叶有镇咳、平喘作用，祛痰作用较差。煎剂在体外对金黄色葡萄球菌、白色葡萄球菌、肺炎双球菌及痢疾杆菌亦有抑制作用。乙醚冷浸提取物局部应用对角叉菜胶性浮肿有强大抑制作用。

【饮片炮制及鉴别】

1. 枇杷叶卷　取大型枇杷叶，剪去叶柄，刷去绒毛，卷成圆筒状，用细绳或棕榈叶丝捆绑，干燥。枇杷叶卷为樟树药帮特色。

成品为筒状，直径1～2 cm，高3～5 cm，表面灰绿色。叶脉明显。（图20-31-3）

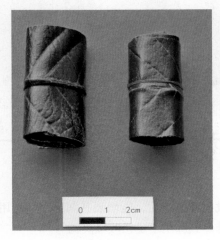

图20-31-3　枇杷叶卷

2. 枇杷叶　取药材，除去绒毛，用水喷润，切丝，干燥。

成品为丝条状。表面灰绿色、黄棕色或红棕色，较光滑。下表面可见绒毛，主脉突出。革质而脆。气微，味微苦。（图20-31-4）

3. 炙枇杷叶（蜜枇杷叶）　取枇杷叶，加蜜水拌匀，吸尽闷透，用文火炒至不粘手。每枇杷叶100 kg，用炼蜜20 kg。

成品形如枇杷叶丝，表面黄棕色或红棕色，微显光泽，略带黏性。具蜜香气，味微甜。（图20-31-5）

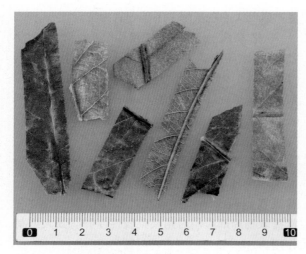

图20-31-4 枇杷叶（饮片）

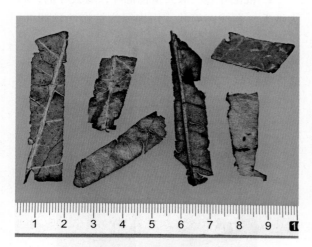

图20-31-5 炙枇杷叶

枇杷叶蜜炙后，能增强其润肺止咳作用，多用于肺燥或肺阴不足，咳嗽痰稠等。

【性味与归经】 苦，微寒。归肺、胃经。

【功能】 清肺止咳，降逆止呕。

【应用】

1. 肺风酒刺 如枇杷清肺饮（人参、蜜枇杷叶、甘草、黄连、桑白皮、黄柏）（《医宗金鉴》）。

2. 牙龈脓肿，口腔溃疡 如甘露饮（枇杷叶、熟地黄、天冬、麸炒枳壳、山茵陈、生地黄、麦冬、石斛、炙甘草、黄芩）（《太平惠民和剂局方》）。

3. 温燥伤肺，气阴两伤 如清燥救肺汤（桑叶、煅石膏、甘草、人参、胡麻仁炒、阿胶、麦冬、焯苦杏仁炒黄、蜜枇杷叶）（《医门法律》）。

中成药品种有枇杷止咳软胶囊（胶囊、颗粒）、枇杷叶膏、治咳川贝枇杷滴丸（露）、强力枇杷胶囊（膏、露）等。

【用法与用量】 6～10 g。

【贮藏保管】 置干燥处。

【论注】 广东、福建产者叶片大，而且叶厚，茸毛少，称为"广杷叶"，质优；江苏、浙江产者叶片小，且薄，茸毛多，称"苏杷叶"，质较逊。

桑白皮

【来源】 为桑科植物桑 *Morus alba* L.的干燥根皮。

【植物形态】【产地】 见"桑叶"项下。以安徽亳州为道地药材，称"亳桑皮"。

【采收加工】 秋末叶落时至次春发芽前采挖根部，趁新鲜时除去泥土及须根，刮去黄棕色粗皮（栓皮），纵向剖开皮部，剥去白色内皮晒干。

【药材鉴别】 呈扭曲的卷筒状、槽状或板片状，长短宽窄不一，厚1～4 mm。外表面白色或淡黄白色，较平坦，有的残留橙黄色或棕黄色鳞片状粗皮；内表面黄白色或灰黄色，有细纵纹。体轻，质韧，纤维性强，难折断，易纵向撕裂，撕裂时有粉尘飞扬。气微，味微甘。（图20-32-1）

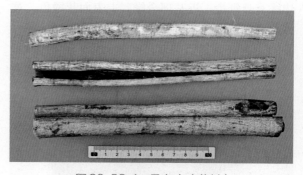

图20-32-1 桑白皮（药材）

以色白、皮厚、柔韧、粉性足者为佳。

【化学成分及药理作用】 含黄酮类，如桑素（muberrin）、桑色烯（mulberrochromene）、环桑素（cyclomulberrin）、环染色烯（cyclomulberrochromene）等；还含伞形花内酯（umbelliferone）、东莨菪素（scopoletin）、桑色呋喃（mulberrofuran）A等。

桑白皮有轻度止咳、利尿作用。煎剂及其乙醇、乙醚、甲醇的提取物，有降血压作用；对神经系统有镇静、安定、抗惊厥、镇痛、降温作用；对肠和子宫有兴奋作用。煎剂对金黄色葡萄球菌、伤寒杆菌、痢疾杆菌有抑制作用；还有抗肿瘤、抗人类免疫缺陷病毒作用。

【饮片炮制及鉴别】

1. 桑白皮　取药材，洗净，稍润，切丝，干燥。

成品为曲直不一的丝状。外表面白色或黄白色，较平坦，有的残留棕黄色鳞片状粗皮；内表面黄白色或灰黄色，有细纵纹。体轻，质韧，纤维性强，纵向撕裂有粉尘飞扬。气微，味微甘。（图20-32-2）

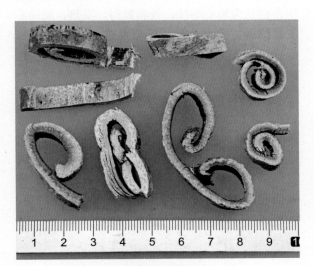

图20-32-2　桑白皮（饮片）

2. 炙桑白皮（蜜桑白皮）　取桑白皮，加蜜水拌匀，吸尽润透，用文火炒至不粘手。每桑白皮100 kg，用炼蜜25 kg。

成品为不规则的丝条状。表面深黄色或棕黄色，略具光泽，滋润，纤维性强，易纵向撕裂。气微，味甜。（图20-32-3）

桑白皮蜜炙后，其性寒偏润，能缓和寒泻之性，并能润肺止咳，多用于肺虚咳喘。

【性味与归经】　甘，寒。归肺经。

【功能】　泻肺平喘，利水消肿。

【应用】

1. 肺热喘咳证　如泻白散（地骨皮、桑白皮炒、甘草炙）（《小儿药证直诀》）。

2. 短气，喘咳，少气不足以息　如补肺汤

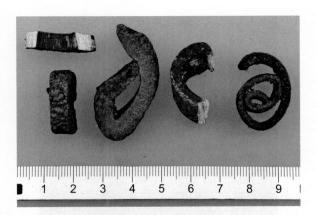

图20-32-3　蜜桑白皮

（人参、黄芪、熟地黄、五味子、紫菀、桑白皮）（《永类钤方》）。

3. 脾失健运，水湿外溢肌肤，头面四肢悉肿，气喘胸闷，小便不利　如五皮散（姜皮、桑白皮、陈皮、大腹皮、茯苓皮）（《华氏中藏经》）。

4. 痰热壅肺，顿咳痉咳期　如桑白皮汤（桑白皮、姜半夏、紫苏子、燀苦杏仁、浙贝母、黄芩片、黄连片、栀子、生姜）（《景岳全书》）。

中成药品种有镇咳宁口服液（颗粒、糖浆）、羚羊清肺丸（颗粒）、参附强心丸等、射麻口服液等。

【用法与用量】　6～12 g。

【贮藏保管】　置通风干燥处，防潮，防蛀。

白果
（附：银杏叶）

【来源】　为银杏科植物银杏 *Ginkgo biloba* L.的干燥成熟种子。

【植物形态】　落叶大乔木，高达30 m。树皮淡灰色，老时黄褐色，枝分长枝、短枝两种。叶丛生于短枝顶端或互生于长枝上，扇形，顶端2浅裂，边缘通常呈波状或不规则浅裂，少有全缘者，叶脉略为放射叉状，叶柄与叶片等长或更长。花单性异株，淡绿色；花期5月。种子黄白色，微具白粉，倒卵形或椭圆形，内种皮坚硬，种仁肉质白色；种子成熟期10—11月。（图20-33-1）

【产地】　主产于广西、四川、河南、山东、

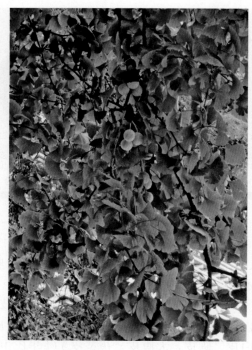

图20-33-1　银杏（植物）

【化学成分及药理作用】　含有毒成分银杏毒素（ginkgotoxin）。还含6-（8-十五碳烯基）-2,4-二羟基苯甲酸［6-（pentadec-8-enyl）-2,4-dihy-droxybenzoic acid］、6-十三烷基-2,4-二羟基苯甲酸（6-tridecyl-2,4-dihydroxybenzoic acid）、腰果酸（anacaridc acid）和钾、磷、镁、钙、锌、铜等元素。种仁含蛋白质、脂肪、碳水化合物、糖等成分。

白果对多种细菌及皮肤真菌有不同程度的抑制作用。乙醇提取物有一定的祛痰作用，对气管平滑肌有微弱的松弛作用。水提取物能抑制6-磷酸葡萄糖脱氢酶、苹果酸脱氢酶和异柠檬酸脱氢酶活性。银杏毒素有溶血作用，服用量过大易中毒，生品毒性更大，煮熟透后才可食用。一般中毒症状为恶心呕吐，腹痛腹泻，发热，烦躁不安，惊厥，精神委顿，呼吸困难，发绀，昏迷，瞳孔对光反应迟钝或消失；严重者可因呼吸中枢麻痹而死亡。

湖北、辽宁等。

【采收加工】　秋季种子成熟时采收，除去肉质外皮，洗净，晒干即得。

【药材鉴别】　略呈椭圆形，一端稍尖，另端钝，长1.5～2.5 cm，宽1～2 cm，厚约1 cm。表面黄白色或淡棕黄色，平滑，具2～3条棱线。中种皮（壳）骨质，坚硬。内种皮膜质，种仁宽卵球形或椭圆形，一端淡棕色，另一端金黄色，横断面外层黄色，胶质样，内层淡黄色或淡绿色，粉性，中间有空隙。气微，味甘、微苦。（图20-33-2）

【饮片炮制及鉴别】

1. 白果仁　取药材，除去杂质及硬壳。用时捣碎。

成品为宽卵球形或椭圆形，有残留膜质内种皮，一端淡棕色，另一端金黄色。质地较硬，横断面胶质样，外层黄色，内层淡黄色或淡绿色，粉性，中间有空隙。气微，味甘、微苦。（图20-33-3）

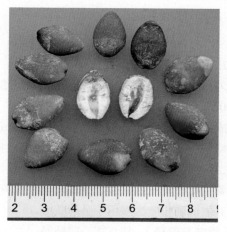

图20-33-3　白果仁（饮片）

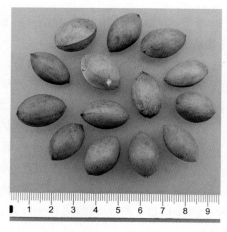

图20-33-2　白果（药材）

2. 炒白果仁　取白果仁，用文火炒至有香气，取出，放凉。用时捣碎。

成品形如白果仁，色泽加深，略有焦斑，有

香气。

白果生品有毒，内服量宜小。炒后能降低其毒性，增强其敛涩作用，具有平喘、止带、缩尿的功效。

【性味与归经】 甘、苦、涩，平；有毒。归肺、肾经。

【功能】 敛肺定喘，止带缩尿。

【应用】

1. 风寒外束，痰热壅肺，哮喘咳嗽，痰稠色黄，胸闷气喘，喉中有哮鸣声，或有恶寒发热，舌苔薄黄，脉滑数 如定喘汤（炒白果仁、麻黄、炒紫苏子、款冬花、燀苦杏仁、蜜桑白皮、甘草、黄芩片、法半夏）（《摄生众妙方》）。

2. 妇人任脉不足，湿热侵注，致患黄带，宛如黄茶浓汁，其气腥秽者 如易黄汤（麸炒山药、麸炒芡实、盐黄柏、酒车前子、白果）（《傅青主女科》）。

中成药品种有复方蛤青片、如意定喘片、除湿白带丸等。

【用法与用量】 5～10 g。

【注意】 本品有毒，不可多用，小儿尤当注意。生食有毒。

【贮藏保管】 置通风干燥处。

附：银杏叶

【来源】 为银杏科植物银杏 *Ginkgo biloba* L.的干燥叶。

【采收加工】 秋季叶尚绿时采收，及时干燥。

【药材鉴别】 多皱褶或破碎，完整者呈扇形，长3～12 cm，宽5～15 cm。黄绿色或浅棕黄色，上缘呈不规则的波状弯曲，有的中间凹入，深者可达叶长的4/5。具二叉状平行叶脉，细而密，光滑无毛，易纵向撕裂。叶基楔形，叶柄长2～8 cm。体轻。气微，味微苦。（图20-33-4）

【化学成分及药理作用】 含黄酮、内酯等。黄酮类，如山奈酚（keampferol）、木犀草素（luteolin）、杨梅树皮素（myricetin）、槲皮素（quercetin）、异鼠李素（isorhamnetin）、丁香黄素（syringetin）、山奈酚-3-鼠李葡萄糖苷（kaempferol-3-rhamno-glucoside）等；内酯

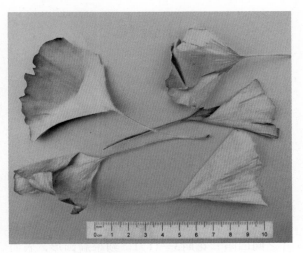

图20-33-4 银杏叶（药材）

类，如银杏内酯（ginkgolide）A/B/C和白果内酯（bilobalide）等。

银杏叶的粗提取物可对抗肾上腺素所致离体兔耳的血管收缩作用。提取制剂口服或静脉注射，可使帕金森病患者的脑血流增加，脑营养改善。总黄酮醇或银杏双黄酮类对豚鼠离体肠管有解痉作用。其乙醇提取物对豚鼠离体气管和回肠，能拮抗组胺和乙酰胆碱的致痉作用。所含总黄酮醇苷或银杏双黄酮类，对豚鼠离体心脏灌流可引起冠状血管扩张；注射于豚鼠后肢灌流之动脉内，可扩张后肢血管；叶中之双黄酮对大鼠后肢血管亦有扩张作用。黄酮类物质在豚鼠肺溢流实验或组胺喷雾实验中，表现对支气管有扩张作用。

【饮片炮制及鉴别】 银杏叶 取药材，除去杂质，筛去泥土。

成品性状特征同药材。

【性味与归经】 甘、苦、涩，平。归心、肺经。

【功能】 活血化瘀，通络止痛，敛肺平喘，化浊降脂。

【应用】 瘰疬 如白果叶散（珍珠、银粉、雄黄、银杏叶）（《疡医大全》）。

中成药品种有心脑宁胶囊、心舒宁片、银丹心脑通软胶囊、银杏叶口服液（片、软胶囊、胶囊、滴丸）等。

【用法与用量】 9～12 g。

【注意】 有实邪者忌用。

【贮藏保管】 置通风干燥处。

洋金花

【来源】 为茄科植物白花曼陀罗 *Datura metel* L.的干燥花。

【植物形态】一年生草本，高约1 m。全体近于无毛。茎圆柱形，二歧状分歧。叶互生，上部通常成对生状，卵形或广卵形，先端尖至渐尖，基部两侧不对称，呈圆形或近截形，全缘或微波状。花白色，单生于枝的分叉间或叶腋间；花冠漏斗状，有5角棱，开放时呈喇叭状，花冠两裂片之间凹陷；花期3—11月。蒴果扁圆形，表面见有较疏的短刺；种子多数，扁平，略呈三角状，表面光滑；果期4—11月。（图20-34-1）

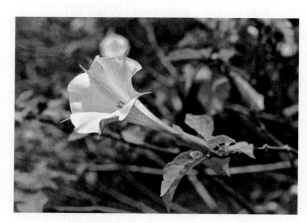

图20-34-1 白花曼陀罗（植物）

【产地】 主产于江苏、浙江、福建、广东等地。多为栽培。称"南洋金花"。

【采收加工】 花期分批采收初开放的花，晒干或低温迅速烘干。

【药材鉴别】 多皱缩成条状，完整者长9～15 cm。花萼呈筒状，长为花冠的2/5，灰绿色或灰黄色，先端5裂，基部具纵脉纹5条，表面微有茸毛；花冠呈喇叭状，淡黄色或黄棕色，先端5浅裂，裂片有短尖，短尖下有明显的纵脉纹3条，两裂片之间微凹；雄蕊5，花丝贴生于花冠筒内，长为花冠的3/4；雌蕊1，柱头棒状。烘干品质柔韧，气特异；晒干品质脆，气微，味微苦。（图20-34-2）

以朵大、不破碎、花冠肥厚者为佳。

【化学成分及药理作用】 主含莨菪烷型生物碱，如东莨菪碱（天仙子碱）（hyoscine）、

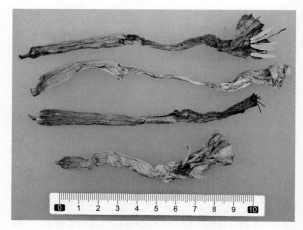

图20-34-2 洋金花（药材）

莨菪碱（天仙子胺）（hyoscyamine）、阿托品（atropine）等。

洋金花有松弛支气管及胃肠平滑肌、抗休克作用。生物碱小剂量时，可兴奋迷走神经中枢使心率减慢；剂量较大时，则阻滞心脏M胆碱受体，使心率加快。较高浓度的莨菪类具有抗心律失常作用和非特异性钙通道阻滞作用。还有镇痛、调节眼麻痹及抑制腺体分泌作用。

【饮片炮制及鉴别】 洋金花 取药材，除去杂质。

成品性状特征同药材。

【性味与归经】 辛，温；有毒。归肺、肝经。

【功能】 平喘止咳，解痉定痛。

【应用】

1. 哮喘 如立止哮喘烟（洋金花、火消、川贝母、法半夏、泽兰、冬花）（《外科十三方考》）。

2. 骨折 如整骨麻药方（川乌、草乌、洋金花、姜黄、羊踯躅、麻黄）（《医宗金鉴》）。

中成药品种有止喘灵注射液、化痔栓、洋金花酊、心宝丸、风茄平喘膏（复方风茄膏）等。

【用法与用量】 0.3～0.6 g，宜入丸散；亦可作卷烟分次燃吸（一日量不超过1.5 g）。外用适量。

【注意】 孕妇、外感及痰热咳喘、青光眼、高血压及心动过速患者禁用。

【贮藏保管】 置干燥处，防霉，防蛀。

【论注】 目前商品尚有：同属植物毛曼陀罗 *Datura innoxia* Mill.的花，习称北洋金花；无刺曼陀罗 *Datura stramonium* L.的花，习称野洋金花。北洋金花花萼长7～9 cm，花冠长

9～11 cm，密被毛茸，花冠边缘5裂片三角形，两裂片间有短尖，花丝与花冠近等长，柱头戟形。野洋金花较小，花冠上常有紫色脉纹。

罗汉果

【来源】 为葫芦科植物罗汉果 *Siraitia grosvenorii* (Swingle) C. Jeffrey ex Lu et Z. Y. Zhang 的干燥果实。

【植物形态】 多年生攀缘藤本。嫩茎被白色柔毛和红色腺毛，茎暗紫色，具纵棱。叶互生，基部心形，全缘，上面绿色，被短柔毛，沿叶脉分布较密，下面暗绿色；叶柄长4～5 cm，卷须侧生，先端二叉。花单性，雌雄异株；花序柄、花柄、萼片、花瓣均被柔毛及腺毛；雄花腋生，5～7朵排列成总状；苞片1，矩圆形；萼5浅裂；花瓣5，淡黄色，微带红色，卵形；雄蕊3，花药分离。雌花单生于叶腋，萼管先端5裂；花瓣5，倒卵形与萼管合生，花柱3，柱头2歧，有退化雄蕊3。瓠果圆形、长圆形或倒卵形，成熟时青色，被茸毛。花期6—8月，果期8—10月。（图20-35-1）

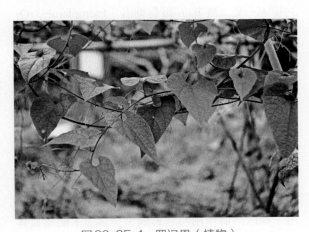

图20-35-1 罗汉果（植物）

【产地】 主产于广西、江西、广东等地。广西有大量栽培。

【采收加工】 秋季果实由嫩绿色变深绿色时采收，晾数日后，低温干燥。

【药材鉴别】 呈卵形、椭圆形或球形，长4.5～8.5 cm，直径3.5～6 cm。表面褐色、黄褐色或绿褐色，有深色斑块和黄色柔毛，有的具

6～11条纵纹。顶端有花柱残痕，基部有果梗痕。体轻，质脆，果皮薄，易破。果瓤（中、内果皮）海绵状，浅棕色。种子扁圆形，多数，长约1.5 cm，宽约1.2 cm；浅红色至棕红色，两面中间微凹陷，四周有放射状沟纹，边缘有槽。气微，味甜。（图20-35-2）

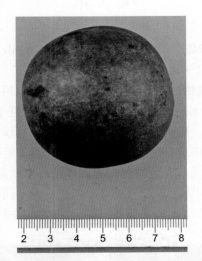

图20-35-2 罗汉果（药材）

以个大、完整、摇之不响、色黄褐者为佳。

【化学成分及药理作用】 主含罗汉果苷（mogroside），具强烈甜味（较蔗糖约甜300倍）。另含有 D-甘露醇、大量葡萄糖、果糖、多种氨基酸。此外尚有黄酮类成分。

罗汉果皂苷提取物和单体成分罗汉果苷Ⅴ有镇咳平喘、祛痰通便解痉作用。罗汉果提取物、罗汉果苷Ⅴ和11-氧化-罗汉果苷Ⅴ都具有较强的抗氧化活性和清除活性氧自由基能力。此外，部分研究发现罗汉果苷提取物能显著降低糖尿病模型血红素氧合酶-1等活性，激活肝抗氧化酶，减轻糖尿病肾病的部分症状。罗汉果提取液对运动造成的肝组织及其膜性结构损伤有明显的保护作用。罗汉果的多糖成分能提高免疫功能。罗汉果水提物、浓缩汁和甜苷具有较强抑菌活性。

【饮片炮制及鉴别】 罗汉果 取药材，除去杂质，抢水洗净，干燥。

成品性状特征同药材。

【性味与归经】 甘，凉。归肺、大肠经。

【功能】 清热润肺，利咽开音，滑肠通便。

【应用】 小儿百日咳 如罗汉果茶（罗汉果、柿饼）（《福建民间方》）。

中成药品种有川贝罗汉止咳冲剂、罗汉果止咳糖浆、罗汉果玉竹颗粒等。

【用法与用量】 9～15 g。

【贮藏保管】 置干燥处，防霉，防蛀。

瓜子金*

【来源】 为远志科植物瓜子金 Polygala japonica Houtt. 的干燥全草。

【植物形态】 多年生常绿草本，高约20 cm。茎基部木质，多分枝，匍匐，斜升或近于直立。叶互生，椭圆形至卵形或广披针形，全缘，基部圆形或楔形，先端短尖，有短柄，柄及叶柄上都有细柔毛。花紫白色，花瓣顶端有缨状附属体，总状花序；花期5—7月。蒴果广卵圆形而扁，先端微凹，边缘有膜质宽翅。（图20-36-1）

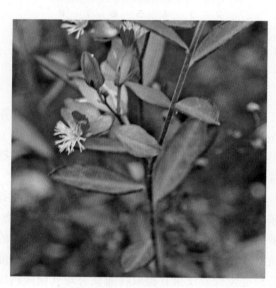

图20-36-1 瓜子金（植物）

【产地】 主产于浙江、江西、湖南、四川、云南等地。

【采收加工】 春末花开时采挖，除去泥沙，晒干。

【药材鉴别】 根呈圆柱形，稍弯曲，直径0.4 cm左右，表面黄褐色，有纵皱纹，质硬，断面黄白色。茎少分支，灰绿色或灰棕色，被细柔毛。叶皱缩，展平后呈卵形或卵状披针形，长1～3 cm，宽0.5～1 cm，侧脉明显，先端短尖，基部圆形或楔形，全缘，灰绿色；叶柄短，

有柔毛。总状花序腋生，最上的花序低于茎的顶端，花多皱缩。蒴果圆而扁，长约7 mm，具较宽翅，边缘无缘毛，萼片宿存；种子扁卵圆形，褐色，密被柔毛，基部有3长裂的种阜。气微，味微辛苦。（图20-36-2）

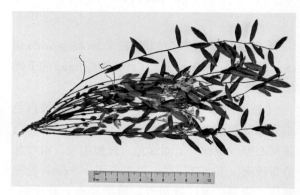

图20-36-2 瓜子金（药材）

以叶多、有根为佳。

【化学成分及药理作用】 根含三萜皂苷，如远志醇（polygalitol）及四乙酸酯（tetracetyl polygalitol）；还含树脂、脂肪油等。地上部分含皂苷，如瓜子金皂苷（polygalasaponin）甲/乙/丙/丁等。叶含黄酮，如山柰酚-3-O-6″-O-（3-羟基-3-甲基-戊二酰基）葡萄糖苷［kaempferol-3-O-6″-（3-hydroxy-3-methylglutaryl）gluco-sode］、紫云英苷（astragalin）、山柰酚3-（6″-乙酰基）葡萄糖苷［kaempferol-3-（6″-acetyl）glucoside］、山柰酚-3,7-二葡萄糖苷（kaempferol-3,7-diglucoside）等。

瓜子金有镇静催眠、溶血作用。瓜子金水煎剂腹腔注射对小鼠的自由活动有显著抑制作用；对巴比妥钠有协同作用，但不能延长睡眠时间，亦无对抗咖啡因的惊厥作用。其浸液有溶血作用，根的溶血作用与远志根（全远志）的溶血作用相当。

【饮片炮制及鉴别】 瓜子金 取药材，拣去杂质，抢水洗净，稍润至软，切段，干燥。

成品为不规则的段，根、茎、叶、花混合。根呈圆柱形，表面黄褐色，有纵皱纹；质硬，断面黄白色。茎灰绿色或灰棕色，被细柔毛。叶皱缩，侧脉明显，全缘，灰绿色；叶柄短，有柔毛。总状花序腋生，花多皱缩。蒴果圆而扁，具较宽翅，边缘无缘毛，萼片宿存；种子扁卵圆

形，褐色，密被柔毛，基部有3长裂的种阜。气微，味微辛苦。（图20-36-3）

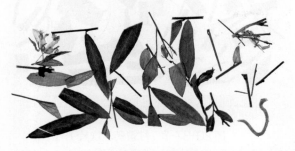

图20-36-3　瓜子金（饮片）

【性味与归经】　苦、微辛，平。归肺、肝、心经。

【功能】　祛痰止咳，活血消肿，解毒止痛。

【应用】

1. 肺热咳嗽、气喘　单用煎服。

2. 毒蛇咬伤　鲜草外敷。

3. 百日咳，咽喉炎　鲜草捣汁含服。（均出自《中草药学》）

中成药品种有复方瓜子金颗粒。

【用法与用量】　15～30 g；外用鲜品适量，捣烂敷患处。

【贮藏保管】　置通风干燥处，防蛀。

红管药*

【来源】　为菊科植物三脉紫菀Aster ageratoides Turcz.的干燥全草。

【植物形态】　多年生草本。根状茎粗壮。茎直立，高40～100 cm，细或粗壮，有棱及沟。全部叶纸质，上面被短糙毛，下面浅色被短柔毛常有腺点，或两面被短茸毛而下面沿脉有粗毛，有离基（有时长达7 cm）三出脉，侧脉3～4对，网脉常明显。头状花序径1.5～2 cm，排列成伞房或圆锥伞房状，花序梗长0.5～3 cm；总苞倒锥状或半球状，径4～10 mm，长3～7 mm，总苞片3层，覆瓦状排列，线状长圆形，下部近革质或干膜质，上部绿色或紫褐色；舌状花约10余个，舌片线状长圆形，紫色，浅红色或白色；

管状花黄色。瘦果倒卵状长圆形，灰褐色，有边肋，一面常有肋，被短粗毛。花果期7—12月。（图20-37-1）

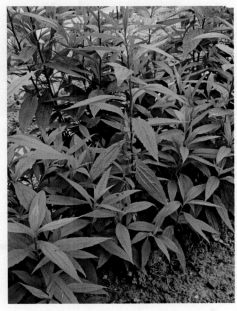

图20-37-1　三脉紫菀（植物）

【产地】　全国大部分地区均有分布。

【采收加工】　秋季茎叶茂盛、花开放时采收，除去杂质，干燥。

【药材鉴别】　全体长50～170 cm。根茎横生，有多数浅棕黄色须状根。茎圆柱形，有细毛，上部分枝，呈暗绿色，下部暗紫色；质脆，易折断，断面不整齐，中部有髓。叶互生，叶片多皱缩或破碎，完整叶片展开后呈长椭圆形至披针形，长6～12 cm，宽3～5 cm；灰绿色，边缘具疏锯齿，两面均被粗毛，下表面有3条明显叶脉。头状花序排成伞房状，顶生，总苞片较狭小，舌状花淡黄色，管状花淡棕色。瘦果具长冠毛。气微，味微苦。（图20-37-2）

以叶多、带花者为佳。

【化学成分及药理作用】　含黄酮类，如槲皮素（quercetin）、异槲皮苷（isoquercitrin）、芦丁（rutin）、山柰酚（kaempferol）及其3-鼠李糖葡萄糖苷等。还含有皂苷类成分。

红管药具有平喘、祛痰止咳、降低血压、增强毛细血管抵抗力、降血脂、扩张冠状动脉、增加冠脉血流量等作用。煎剂及所含黄酮在动物试验中有镇咳、祛痰、平喘作用及增强肾上腺皮质

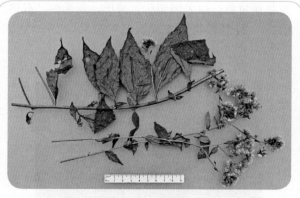

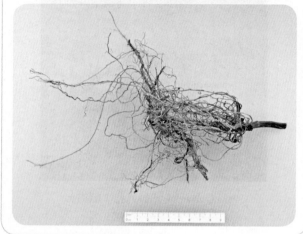

图20-37-2 红管药药材（上图为全草，下图为根）

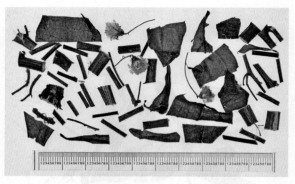

图20-37-3 红管药（饮片）

功能的作用，并能促进小鼠甲状腺对碘-131的积聚和增加甲状腺的活力，提高肌体组织细胞的能量代谢；对金黄色葡萄球菌、卡他球菌、变形和痢疾杆菌有一定的抑制作用。

【饮片炮制及鉴别】 红管药 取药材，除去杂质，稍润，切段，干燥。

成品呈根、茎、叶、花、果混合的段状。根茎有多数淡棕黄色须状根。茎圆柱形，有细毛，上部暗绿色，下部暗紫色，切面中部有髓。叶多皱缩或破碎，灰绿色，两面均被粗毛。舌状花淡黄色，管状花淡棕色。瘦果具长冠毛。气微，味微苦。（图20-37-3）

【性味与归经】 微苦、辛，微温。归肺经。

【功能】 止咳，祛痰。

【应用】 咳嗽痰多 如红管药片（红管药）（《中国药典》1977年版一部）。

【用法与用量】 15～30g。

【贮藏保管】 置干燥处。

【论注】 此种是广布而多型的种，常从叶形、毛茸、头状花序的大小分为10余个变种，如异叶三褶脉马兰Aster ageratoides Turcz. var. heterophyllus Maxim.、宽序三褶脉马兰Aster ageratoides Turcz. var. laticorymbus Hand.-Mazz.。均同等入药。前者叶、茎的短毛较疏，由头状花序集成的伞房花序不太宽广。后者叶、茎均密被短毛，由头状花序集成的伞房花序较宽广。

胡颓子叶
（附：胡颓子根）*

【来源】 为胡颓子科植物胡颓子Elaeagnus pungens Thunb.的干燥叶。

【植物形态】 常绿直立灌木。高3～4m，具刺，幼枝密被锈色鳞片。叶互生，椭圆形或阔椭圆形，两端钝形或基部圆形，边缘微反卷或皱波状，上面幼时具银白色和少数褐色鳞片，成熟后脱落，具光泽，干燥后褐绿色或褐色，下面密被银白色和少数褐色鳞片。花白色，下垂，密被鳞片，腋生伞形花序。核果椭圆形，幼时被褐色鳞片，成熟时红色，果核内面具白色丝状棉毛。花期5—7月，果期6—9月。（图20-38-1）

【产地】 主产于江苏、浙江、江西、安徽、福建、湖南、湖北、四川等地。

【采收加工】 秋季采收，晒干。

【药材鉴别】 叶稍皱缩，展平后呈椭圆形或长椭圆形，长4～10cm，宽2～5cm。先端钝或稍尖，基部圆形，边缘微波状而反卷，上表面黄绿色、有光泽，下表面灰白色、被白色鳞片、散生点状褐色鳞斑；叶柄长0.6～1.2cm。厚革质。气微，味微涩。（图20-38-2）

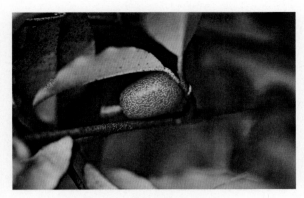

图20-38-1 胡颓子（植物）

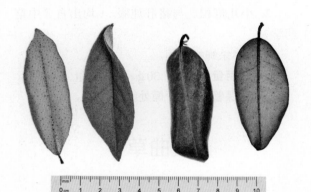

图20-38-2 胡颓子叶（药材）

【化学成分及药理作用】 含羽扇豆醇（lupeol）、熊果酸（ursolic aicd）、齐墩果酸（oleanolic acid）、β-谷甾醇（β-sitosterol）、熊竹素（kumatadenin）等。

胡颓子叶具有止咳、平喘、抗菌、抗肿瘤等作用。

【饮片炮制及鉴别】 胡颓子叶 取药材，除去杂质，稍润，洗净，切丝，干燥。

成品为不规则的丝状。上表面黄绿色，有光泽；下表面灰白色，被白色鳞片，散生点状褐色鳞斑。厚革质。气微，味微涩。

【性味与归经】 酸，平。归肺经。

【功能】 止咳平喘，止血解毒。

【应用】

1. 支气管哮喘 与紫菀、百部同用（《青岛中草药手册》）。

2. 肺结核咳血 与冰糖同用（《闽东本草》）。中成药品种有消炎止咳片、海珠喘息定片等。

【用法与用量】 9～15 g。

【贮藏保管】 置干燥处。

【论注】 植物胡颓子 Elaeagnus pungens Thunb. 的成熟果实也药用。立夏果实成熟时采果。味甘、酸，性平。功能消食止痢。用于肠炎，痢疾，食欲不振。

附：胡颓子根

为胡颓子科植物胡颓子 Elaeagnus pungens Thunb. 的根。全年可采，洗净，晒干。成品为圆柱形。表面灰褐色或棕褐色，粗糙不平，栓皮多不整齐纵裂而呈鳞片状，脱落片呈棕红色或棕色；根皮内表面浅黄色或浅棕黄色，具网状纹理；根皮折断面呈明显纤维状，内侧呈层状，易沿纵切向撕成薄层，其表面观呈致密网眼状，浅黄色。切面木部浅黄色，占根的大部分，隐约可见同心环层。质坚实，难折断。气微，味涩。临床生用。洗净，润软，切薄片，干燥。

味酸，性平。功能祛风利湿，止血。用于风湿关节痛，跌打损伤，吐血，咯血，便血。内服：煎汤，15～30 g。或浸酒服。外用适量，煎汤洗，或捣敷。

粉条儿菜*

【来源】 为百合科植物肺筋草 Aletris spicata (Thunb.) Franch. 的干燥全草。

【植物形态】 多年生草本。根茎短，须根细长，着生无数细块根，弯曲，白色。叶丛生，线形，先端渐尖，淡绿色，长10～25 cm，宽3～4 mm。花白色或淡红色，穗状花序生于花茎顶端，花茎长于叶，40～70 cm，被短毛；花梗极短，有毛；花被黄绿色，上端粉红色，外面有柔毛，长6～7 mm；雄蕊着生于花被裂片的基部，花丝短，花药椭圆形；子房卵形，花柱长约1.5 mm；花期5—6月。蒴果，椭圆形，有棱角，密生柔毛，顶端有残存花被；果期6—7月。（图20-39-1）

【产地】 主产于浙江、江西、湖北、贵州、四川、重庆等地。

【采收加工】 夏、秋两季采挖，除去杂质，晒干。

【药材鉴别】 全体长40～80 cm。根茎短，

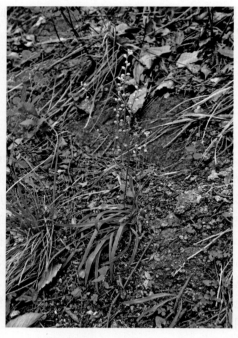

图20-39-1 肺筋草（植物）

须根丛生，纤细弯曲，有的着生多数白色细长块根，习称"金线吊白米"。叶基生，带状，稍反曲，长10～20 cm，宽0.3～0.5 cm；灰绿色，先端尖，全缘；花茎细柱形，稍波状弯曲，直径0.2～0.3 cm，被毛。总状花序穗状，花几无梗，棕黄色，花被6裂，长约0.5 cm，裂片条状披针形。蒴果倒卵状三棱形。气微，味淡。（图20-39-2）

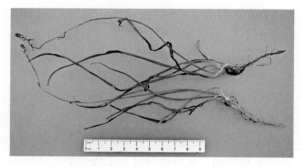

图20-39-2 粉条儿菜（药材）

【化学成分及药理作用】 含皂苷，其苷元为异娜草皂苷元（isonarthogenin）及薯蓣皂苷元（diosgenin）。

粉条儿菜具有抗肺癌、抗炎、止咳、平喘等作用。

【饮片炮制及鉴别】 粉条儿菜 取药材，除

去杂质，抢水洗净，沥干，切段，晒干，筛去灰屑。

成品为不规则小段。花茎淡黄色，具粉质短柔毛及棱角，有的花茎着生蒴果。蒴果椭圆形，表面有棱，内含多数黄色细小种子。叶浅绿色，有纵脉3条。有时可见白色的块根。气微，味微甘。

【性味与归经】 甘，平。归肺、肝经。

【功能】 润肺止咳，养心安神，消积驱蛔。

【应用】

1. 咳嗽吐血 与白茅根用，煎服。

2. 小儿疳积 与猪肝炖服。（均出自《中草药学》）

还有驱杀蝇蛆作用。

【用法用量】 10～30 g。外用适量，捣烂敷。

【贮藏保管】 置干燥处。

鼠曲草*

【来源】 为菊科植物鼠曲草 Gnaphalium affine D. Don 的干燥全草。

【植物形态】 草本。高10～15 cm，全株密被白色绒毛。茎直立，下部叶和中部叶互生，倒披针形或匙形，顶端有小尖，基部渐狭，下延，两面都有灰白色绵毛。头状花序多数，在顶端密集成伞房状，总苞球状钟形，金黄色，总苞片3层，干膜质，花黄色，外层总苞片较短，宽卵形，内层长圆形，外围的雌花花冠丝状，中央的两性花花冠筒状，顶端5裂，雄蕊5个，聚药，子房下位，柱头2裂。瘦果椭圆形，长约0.5 mm，有乳头状凸起，冠毛黄白色。花期4—7月，果期8—9月。（图20-40-1）

【产地】 主产于江苏、江西、上海、浙江等地。

【采收加工】 春、夏二季花开时采收，除去杂质，晒干。

【药材鉴别】 全体密被灰白色绵毛。根较细，灰棕色。茎常自基部分枝成丛，长15～30 cm，直径约0.2 mm。基生叶已脱落，茎生叶互生，无柄，叶片皱缩，质柔软，展平后呈条状匙形或倒披针形，长2～4 cm，宽0.3～1 cm，全缘，两面均密被灰白色绵毛。头

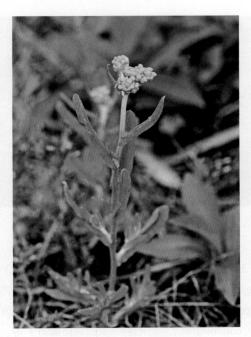

图 20-40-1 鼠曲草（植物）

状花序多数，顶生，金黄色或棕黄色花冠常脱落。气微，味淡。（图20-40-2）

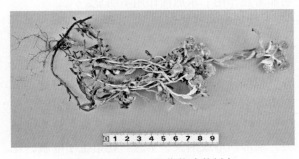

图 20-40-2 鼠曲草（药材）

【化学成分及药理作用】 含黄酮、三萜等。黄酮类，如槲皮素（quercetin）、木犀草素（luteolin）、芹菜素（apigenin）、山奈酚（kaempferol）等；三萜类，如熊果酸（ursolic acid）、齐墩果酸（oleanolic acid）、19α-羟基熊果酸（19α-hydroxyl-oleanolic acid）等；另含挥发油成分。

鼠曲草具有镇咳、抗菌、降血脂、降血糖、降血压、延缓衰老等作用。灌服鼠曲草煎剂，有一定止咳作用；对金黄色葡萄球菌、宋内痢疾杆菌有抑制作用。

【饮片炮制及鉴别】 鼠曲草 取药材，除去杂质，洗净，切段，干燥。

成品为不规则的段，茎、叶、花混合。茎灰白色，密被灰白色绵毛，质较柔软。叶皱缩卷曲，展平后呈条状匙形或倒披针形，长2～6 cm，宽0.3～1 cm，全缘，两面密被灰白色绵毛。头状花序金黄色或棕黄色。气微，味微甘。（图20-40-3）

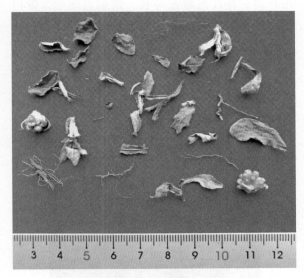

图 20-40-3 鼠曲草（饮片）

【性味与归经】 微甘，平。

【功能】 祛痰，止咳，平喘，祛风湿。

【应用】

1. 感冒咳嗽、多痰 鲜草冰糖蒸服（《中草药学》）。

2. 筋骨痛、脚膝肿痛、跌打损伤 鼠曲草30～60 g，煎服（《湖南药物志》）。

【用法与用量】 6～15 g；或研末；或浸酒。外用：适量，煎水洗；或捣敷。

【贮藏保管】 置干燥阴凉处。

满山香*

【来源】 为报春花科植物细梗香草 Lysimachia capillipes Hemsl. 的干燥全草。

【植物形态】 一年生草本。植株高40～60 cm，干后有香气。茎草质，直立，中部以上分枝，具棱，棱边呈狭翅状。叶互生，卵形至卵状披针形，长1.5～3.5 cm，宽1～3 cm，先端渐尖，基部渐狭，边缘全缘或微皱呈波状，无毛或上面被稀疏的小刚毛，下面网脉不明显；叶柄长2～8 mm。花单生叶腋；花梗纤细，丝状，长1.5～3.5 cm；花萼宿存，长2～4 mm，深裂近达基部，裂片卵形或披针形；花冠黄色，长6～8 mm，分裂近达基部，裂片狭长圆形或近线形，宽1.8～3 mm；花丝极短；花药大，顶孔开裂；花柱与雄蕊等长。蒴果近球形，带白色，直径3～4 mm。花期7—8月，果期8—10月。（图20-41-1）

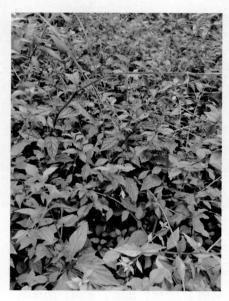

图20-41-1　细梗香草（植物）

【产地】　主产于四川、江西、湖北、云南、贵州、广东、福建等地。

【采收加工】　夏季开花时采收，除去杂质，阴干。

【药材鉴别】　全草长15～50 cm。根细小。茎细，四方形，具4棱或窄翅，节部有须状根，直径1.5～3 mm；表面灰绿色或黄绿色；质脆，易折断，断面不平坦，多为中空。叶互生，卵形或卵状披针形，长1.5～3.5 mm，宽9～20 mm；上表面深绿色，下表面灰绿色，先端渐尖，基部圆形或渐狭，全缘。花单生于叶腋，花梗纤细，丝状，可见5枚花萼及黄色小花冠。蒴果球形，白色，直径约3 mm。气香，味甘、淡。（图20-41-2）

【化学成分及药理作用】　含皂苷、黄酮等。皂苷以细梗香草皂苷（lysimachia capilliposide）B/C为主；黄酮类，如槲皮素（quercetin）、槲皮

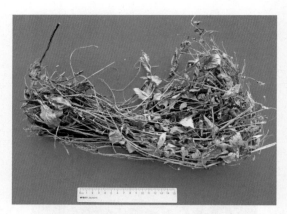

图20-41-2　满山香（药材）

素-3-O-β-D-吡喃葡萄糖苷（quercetin-3-O-β-D-glucopy-ranoside）、山柰酚等；又含香草内酯（capilliplactone）、香草素（capillipnin）、胡萝卜苷（daucosterol）、琥珀酸（succinic acid）等。

满山香具有抗流感病毒、退热、抗肿瘤等作用。水煎液在鸡胚内采用不同途径给药，均能对流感病毒甲3型、乙型、丙型及副流感1型仙台株产生抑制作用。乙醇提取物对人工发热家兔有明显解热作用；水煎液作用不明显。

【饮片炮制及鉴别】　满山香　取药材，除去杂质，淋润，切段，阴干。

成品为不规则的段，根、茎、叶、花、果混合。根细小。茎细，四方形，具4棱或窄翅，节部有须状根，表面灰绿色或黄绿色；切面多为中空。叶上表面深绿色，下表面灰绿色，先端渐尖，基部圆形或渐狭，全缘。花单生于叶腋，花梗纤细，丝状，可见5枚花萼及黄色小花冠。蒴果球形，白色，直径约3 mm。气香，味甘、淡。（图20-41-3）

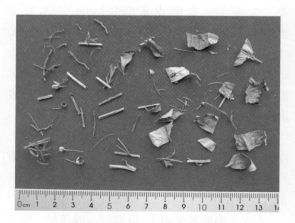

图20-41-3　满山香（饮片）

【性味与归经】 甘，平。归肝、胃、肾经。

【功能】 祛风，止咳，调经。

【应用】

1. 感冒咳嗽，气管炎，哮喘 全草煎服（《浙江药用植物志》）。

2. 妇女经闭，小儿疳积 全草煎服（《湖南药物志》）。

中成药品种有满山香片。

【用法与用量】 6～15 g。

【贮藏保管】 置阴凉干燥处。

第二十一章

安 神 药

凡能安神定志，常用以治疗心神不宁病证的药物，称为安神药。

心藏神，肝主风。心神不安则出现惊悸、虚烦失眠、多梦健忘等证；肝风内动或肝阳偏亢则为惊痫、癫狂、眩晕、痉厥、抽搐等证。

安神药主要用治心神不宁的心悸怔忡，失眠多梦；亦可作为惊风、癫狂等病证的辅助药物。部分安神药又可用治热毒疮肿、肝阳眩晕、自汗盗汗、肠燥便秘、痰多咳喘等证。

根据安神药临床应用不同，可分为重镇安神及养心安神药两类。

使用安神药时，应根据病情不同，随证配伍。如阴少者，配伍养阴或补血药；邪热侵扰者，配伍清热降火药；因风痰引起者，配伍化痰药等。

本类药物多属对症治标之品，特别是矿石类重镇安神药及有毒药物，只宜暂用，不可久服，应中病即止。矿石类安神药，如作丸散剂服时，须配伍养胃健脾之品，以免伤胃耗气。

重镇安神药多为矿石类和动物化石类，质地坚硬，不易粉碎和煎出，故多采用煅或煅淬法炮制，可改变其原有性状，使其质地酥脆，便于粉碎和煎出，以增强药效。养心安神药多属植物类或种仁类药物，多采用炒法、炙法等炮制，以改变部分药性，降低副作用，扩大药用范围。

第一节

重镇安神药

本类药物多为矿石、化石、介类药物，具有质重沉降之性。中医学多认为重则能镇，重可祛怯，故有镇安心神、平惊定志、平肝潜阳等作用。主要用于心火炽盛、痰火扰心、肝郁化火及惊吓等引起的心神不宁，心悸失眠及惊痫、肝阳眩晕等证。

朱 砂

【来源】 为硫化物类矿物辰砂族辰砂。

【产地】 主产于湖南、贵州、四川等地。以湖南辰州（今沅陵）产者为好，故得"辰砂"之名。

【采收加工】 挖出矿石后，选取纯净者放淘沙盘内，利用比重不同（朱砂比重8.09～8.20），用水淘出杂石和泥沙，晒干，用磁铁吸尽含铁的杂质。

【药材鉴别】 为粒状或块状集合体，呈颗粒状或块片状。鲜红色或暗红色，条痕红色至褐红色，具光泽。体重，质脆，片状者易破碎，粉末状者有闪烁的光泽。气微，味淡。（图21-1-1）

以色鲜红、有光泽、质脆者为佳。

【化学成分及药理作用】 主含硫化汞（HgS）。此外，含铅、钡、镁、铁、锌等多种微量元素及雄黄、磷灰石、沥青质、氧化铁等杂质。

朱砂能降低大脑中枢神经的兴奋性，有镇静催眠、抗惊厥、抗心律失常作用；外用有抑制和

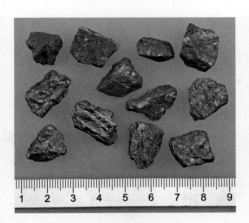

图21-1-1 朱砂（药材）

杀灭细菌、寄生虫作用。

【饮片炮制及鉴别】 朱砂粉 取药材，用磁铁吸去铁屑，加适量水共研成糊状后，再加水搅拌，倾出混悬液；残渣再按上法反复操作数次，合并混悬液，静置，分取沉淀，晾干或40℃以下干燥，研散。

成品为朱红色极细粉末，体轻，以手指撮之无粒状物，以磁铁吸之，无铁末。气微，味淡。（图21-1-2）

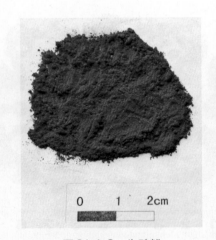

图21-1-2 朱砂粉

朱砂水飞后，能使药物达到极细和纯净，便于制剂和内服。

【性味与归经】 甘，微寒；有毒。归心经。

【功能】 清心镇惊，安神，明目，解毒。

【应用】

1. 心火亢盛，阴血不足证 如朱砂安神丸（朱砂、黄连、炙甘草、生地黄、当归）（《内外伤辨惑论》）。

2. 心肾不交，耳鸣耳聋，心悸失眠，视物昏花 如磁朱丸（神曲、磁石、光明砂）（《备急千金要方》）。

3. 小儿癫痫 如五色丸（朱砂、水银、雄黄、铅、珍珠末）（《小儿药证直诀》）。

4. 邪热内陷心包证 如安宫牛黄丸（牛黄丸）[牛黄、郁金、水牛角、黄连片、朱砂粉、梅片（冰片）、麝香、珍珠粉、栀子、雄黄粉、黄芩片]（《温病条辨》）。

5. 疮疡肿毒，瘰疬诸证 如紫金锭（山慈菇、京大戟、千金子霜、五倍子、麝香、雄黄粉、朱砂粉）（《丹溪心法附余》）。

6. 咽喉肿痛，口舌生疮 如冰硼散（冰片、朱砂、玄明粉、硼砂）（《外科正宗》卷二）。

中成药品种有小儿金丹片、万氏牛黄清心丸、牙痛一粒丸、一捻金（胶囊）、冰硼散、七珍丸、安脑丸（片）、伤科接骨片等。

【用法与用量】 0.1～0.5g，多入丸散服，不宜入煎剂。外用适量。

【注意】 本品有毒，不宜大量服用，也不宜少量久服；孕妇及肝肾功能不全者禁用。忌火煅。

【贮藏保管】 置干燥处。

【论注】

（1）人工朱砂又称"灵砂"，是以水银、硫黄为原料，经加热升炼而成。含HgS 99%以上。目前贵阳、哈尔滨、广州、重庆等地均有生产，唯方法不尽相同。完整者呈盆状，商品多为大小不等的碎块，全体暗红色，断面呈纤维柱状，习称"马牙柱"；具有宝石样或金属光泽，质松脆，易破碎。无臭，味淡。X射线衍射分析表明，人工朱砂与朱砂的特征衍射线在峰位和强度上均相同，都是由较纯的三方晶系HgS组成。（图21-1-3）

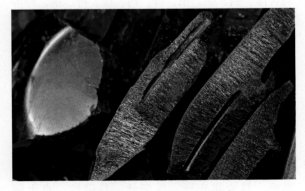

图21-1-3 人工朱砂（药材）

（2）朱砂炮制过程一定要避免加热处理，否则游离汞含量增加，毒性加大。

磁石

【来源】 为氧化物类矿物尖晶石族磁铁矿。

【产地】 主产于河北、山东、辽宁等地。

【采收加工】 采挖后除去杂质和铁锈。

【药材鉴别】 为块状集合体，呈不规则块状，或略带方形，多具棱角。灰黑色或棕褐色，条痕黑色，具金属光泽，或覆有少许棕色粉末而无光泽。体重，质坚硬，断面不整齐。具磁性，日久磁性渐弱。有土腥气，味淡。（图21-2-1）

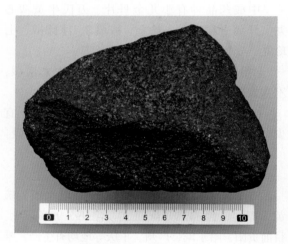

图21-2-1 磁石（药材）

以色黑、断面致密有光泽、吸铁能力强者为佳。

【化学成分及药理作用】 含四氧化三铁（Fe_3O_4）、氧化亚铁（FeO）、三氧化二铁（Fe_2O_3）。尚含锰、镉、铬、铜、锌、钙、镁、钾、钠、砷等微量元素。醋淬后，主要含三氧化二铁和醋酸铁。

磁石具有抑制中枢神经系统作用，可镇惊、抗惊厥。炮制后的磁石与异戊巴比妥钠有协同作用，能延长其对小鼠的睡眠时间。本品对缺铁性贫血有补血作用，还可抗炎、镇痛、促凝血。

【饮片炮制及鉴别】

1. 磁石 取药材，除去杂质，砸碎。

成品为不规则的碎块。灰黑色或褐色，条痕黑色，具金属光泽。质坚硬。具磁性。有土腥气，味淡。（图21-2-2）

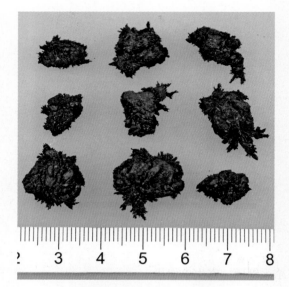

图21-2-2 磁石（饮片）

2. 煅磁石 取磁石，煅至红透时，投入醋中淬酥（若不酥，可反复煅淬至酥），干燥，或碾成粗粉。每磁石100 kg，用醋30 kg。

成品为不规则的碎块或颗粒或粗粉。表面黑色。质硬而酥。无磁性。有醋香气。（图21-2-3）

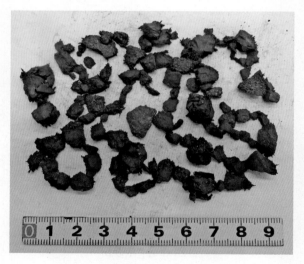

图21-2-3 煅磁石

磁石煅淬后，其聪耳明目、补肾纳气力强，并利于粉碎与制剂。

【性味与归经】 咸，寒。归肝、心、肾经。

【功能】 镇惊安神，平肝潜阳，聪耳明目，纳气平喘。

【应用】

1. 阴虚阳亢之头晕目眩，急躁易怒等症 如滋生青阳汤（地黄、煅石决明、煅磁石、干石斛、黛麦冬、牡丹皮、白芍、薄荷、醋柴胡、姜天麻、桑叶）（《医醇滕义》）。

2. 心肾不交，耳鸣耳聋，心悸失眠，视物昏花 如磁朱丸（神曲、磁石、光明砂）（《备急千金要方》）。

3. 肾虚耳鸣、耳聋 如耳聋左慈丸（熟地黄、山茱萸、山药、泽泻、茯苓、牡丹皮、煅磁石、石菖蒲、五味子）（《重订广温热论》）。

中成药品种有耳聋左慈丸、脑立清丸（胶囊）、紫雪散、新雪颗粒等。

【**用法与用量**】 9～30 g，先煎。

【**贮藏保管**】 置干燥处。

【**论注**】 磁石采收后，久放会发生氧化，使磁性减退。所以应经常用铁屑或泥土包埋之，以保持其磁性。如已失去磁性，则将其与活磁石放在一起，磁性可渐恢复。现商品将吸铁能力强者称"活磁石"或"灵磁石"，品质较好；无吸铁能力的称"死磁石"或"呆磁石"，质量次之。

龙 骨
（附：龙齿）

【**来源**】 为古代哺乳动物三趾马、犀类、鹿类、牛类、象类等的骨骼化石或象类门齿的化石，前者习称"龙骨"，后者习称"五花龙骨"。

【**产地**】 主产于山西、内蒙古、陕西等地。

【**采收加工**】 全年可采。挖出后，除去泥土和杂质。

【**药材鉴别**】

1. 龙骨 呈骨骼状或已破碎呈不规则块状，大小不一。表面白色，灰白色，多较光滑，有的具纵纹裂隙或棕色条纹和斑点。质硬，不易破碎，断面不平坦，有的中空，吸湿性强，舔之黏舌。无臭，无味。（图21-3-1）

以质硬、色白、吸湿性强者为佳。

2. 五花龙骨 呈不规则块状，大小不一。全体呈淡灰白色或淡黄棕色，夹有红、白、黄、蓝、棕、黑或深浅粗细不同的纹理。表面光滑，略有光泽，有的有小裂隙。质硬，较酥脆，易片状剥落，吸湿性强，舔之黏舌。无臭，无味。（图21-3-2）

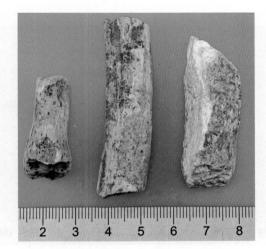

图21-3-1 龙骨（药材）

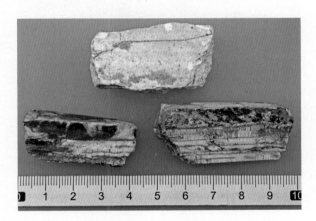

图21-3-2 五花龙骨（药材）

以体轻，质脆，分层，有蓝灰、红、棕等色的花纹，吸湿性强者为佳。一般认为以五花龙骨为优。

【**化学成分及药理作用**】 含碳酸钙（$CaCO_3$）、磷酸钙［$Ca_3(PO_4)_2$］，并含少量的铁、钾、钠、氯等。

龙骨水煎剂对小鼠的自主活动有明显抑制作用，能明显增加巴比妥钠小鼠的入睡率；具有抗惊厥作用，其抗惊厥作用与铜、锰元素含量有关；并可减轻骨骼肌兴奋性。所含钙离子，能促进血液凝固，降低血管壁通透性。

【**饮片炮制及鉴别**】

1. 龙骨 取药材，除去泥沙及杂质，打碎。

成品呈不规则的块状或颗粒。表面类白色、灰白色或淡黄棕色，多较平滑，有的具有蓝灰色及红棕色深浅粗细不同的花纹或棕色条纹和斑点。质硬，断面不平坦，关节处有多数蜂窝状小孔。吸湿性强。无臭，无味。（图21-3-3）

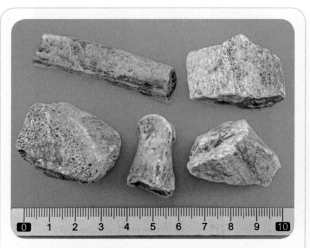

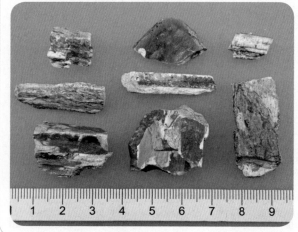

图21-3-3　龙骨饮片（上图为龙骨，下图为五花龙骨）

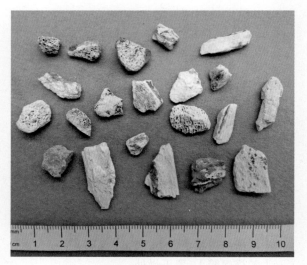

图21-3-4　煅龙骨

2. 煅龙骨　取龙骨，煅至酥脆或红透。用时碾碎。

成品呈不规则的粗粉或碎块，表面灰白色或灰褐色。质疏松，显粉性，吸湿性强。（图21-3-4）

龙骨煅后，增强其收敛固涩、生肌敛疮的作用。

【性味与归经】　甘、涩，平。归心、肝、肾、大肠经。

【功能】　安神，固涩；外用生肌敛疮。煅龙骨增强收敛作用。

【应用】

1. 心神不宁，心悸怔忡，失眠多梦　如桂枝甘草龙骨牡蛎汤（桂枝、甘草、龙骨、煅牡蛎）（《伤寒论》）。

2. 心肾阴亏证　如孔圣枕中丹（龟甲、龙骨、远志、石菖蒲）（《备急千金要方》）。

3. 肝阳上亢，头晕目眩、烦躁易怒　如镇肝息风汤（牛膝、赭石、龙骨、牡蛎、龟甲、白芍、玄参、天冬、川楝子、茵陈、麦芽、甘草）（《医学衷中参西录》）。

4. 肾虚不固之遗精　如金锁固精丸（沙苑子、芡实、莲须、龙骨、牡蛎煅）（《医方集解》）。

5. 心肾两虚证　如桑螵蛸散（桑螵蛸、制远志、石菖蒲、人参、茯神、当归、煅龙骨、醋龟甲）（《本草衍义》）。

6. 脾肾亏虚，冲脉不固证　如固冲汤（炒白术、黄芪、煅龙骨、煅牡蛎、山萸肉、白芍、海螵蛸、茜草、棕榈炭、五倍子）（《医学衷中参西录》）。

中成药品种有桂龙咳喘宁胶囊（颗粒）、复方珍珠散、益脑片、龙牡壮骨颗粒、泻肝安神丸、参松养心胶囊等。

【用法与用量】　9～15 g，先煎；外用适量，研末敷患处。

【贮藏保管】　置干燥处，防潮。

【论注】　本品属于化石类药材。《中国药典》2020年版没收载该药材，但有含龙骨的中成药，故本书仍然记录。

附：龙齿

为龙骨原动物的牙齿化石。呈较完整的齿状或破碎的块状，分为犬齿及臼齿。犬齿呈圆锥状，略弯曲，直径0.5～3.5 cm，近尖端处中空。臼齿呈圆柱形或方柱形，略弯曲，一端较细，一般长 2～20 cm，直径 1～9 cm。多有深浅不同的棱。其中呈青灰色或暗棕色者，习称"青龙齿"；呈黄白色者，习称"白龙齿"。有的表面具光泽的珐琅质，质坚硬，断面粗糙，凹凸不平或有不规则的凸起棱线。有吸湿性。无臭，无味。（图21-3-5）

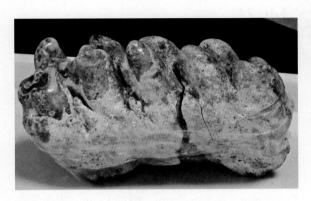

图21-3-5　龙齿（药材）

以吸湿性强者为佳。无吸湿性、烧之发烟有异臭者，不可入药。主含有碳酸钙（$CaCO_3$）、磷酸钙［$Ca_3(PO_4)_2$］。性寒，味甘、涩，归心、肝经。功能镇惊安神、除烦热。临床用敲碎生品或煅龙齿。用量 9～15 g，先煎。

琥 珀

【来源】　为古代松科植物的树脂埋藏地下经年久转化而成。从地下挖出者称"琥珀"，从煤中选出者称"煤珀"。

【产地】　琥珀主产于广西、云南等地。煤珀主产于辽宁抚顺。

【采收加工】　全年均可采收，从地下挖出或从煤中选出，除净煤屑、砂石、混土等杂质。

【药材鉴别】

1. 琥珀　呈不规则块状，颗粒状或多角形，大小不一，大者 3～6 cm，小者 2 cm。表面黄棕色、血红色及黑棕色，有的具光泽，透明至微透明，质硬而脆，易碎，断面光亮，硬度 2～2.5，比重 1.05～1.09。摩擦带电，可吸灯草或薄纸。手捻有涩感。无臭，味淡，嚼之无砂砾感。

以色红、质脆、断面光亮者为佳。

2. 煤珀　呈不规则多角形块状，颗粒状，少数呈滴乳状，大小不一。表面淡黄色、红褐色及黑褐色，有光泽。质坚硬，不易碎，断面有玻璃样光泽。（图21-4-1）

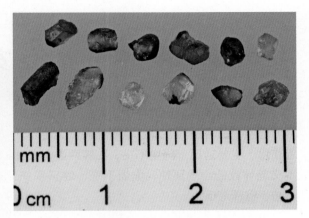

图21-4-1　煤珀（药材）

以色黄棕、断面有玻璃样光泽者为佳。

【化学成分及药理作用】　含树脂、挥发油。含二松香醇酸（diabietinolic acid）、琥珀银松酸（succinosilvic acid）、琥珀树脂醇（succinoresinol）、琥珀松香醇（succinoabietol）、琥珀酸（succinic acid）、龙脑（borneol）、琥珀氧松香酸（succoxyabietic acid）、琥珀松香醇酸（succinoabietinolic acid）等；还含有钠、锶、硅、铁、钨、镁、铝、钴、镓等元素。

琥珀所含琥珀酸具有中枢抑制作用，能明显减少小鼠自主活动，延长戊巴比妥钠的睡眠时间，而且对大白鼠听源性惊厥与小白鼠电休克反应有保护作用，对苦味素、士的宁、氨基脲引起的惊厥可延长其出现时间。

【饮片炮制及鉴别】　琥珀　取药材，除去杂质。用时研成细粉。

成品性状特征同药材。

【性味与归经】　甘，平。归心、肝、小肠经。

【功能】　安神镇惊，活血利尿。

【应用】

1. 小儿惊风，癫痫　如琥珀抱龙丸（琥珀、天竺黄、檀香、人参、茯苓、甘草、枳壳、枳实、朱砂、山药、胆南星）（《活幼心书》）。

2. 血瘀经闭较重者　如琥珀煎丸（琥珀、虻虫、水蛭、肉桂、桃仁、大黄）（《太平圣惠方》）。

【用法与用量】 1～2g，研末吞服或入丸散服。

【贮藏保管】 置干燥处。

【论注】 琥珀火燃易熔，稍冒黑烟，刚熄灭时冒白烟，微有松香气；煤珀火燃冒黑烟，刚熄灭时冒白烟，有似煤油的臭气。

第二节

养心安神药

本类药物多为植物类种子、种仁，具有甘润滋养之性，故有滋养心肝、益阴补血、交通心肾等作用。主要适用于阴血不足、心脾两虚、心肾不交等导致的心悸怔忡、虚烦不眠、健忘多梦、遗精、盗汗等证。

酸枣仁

【来源】 为鼠李科植物酸枣 *Ziziphus jujuba* Mill. var. *spinosa* (Bunge) Hu ex H. F. Chou 的干燥成熟种子。

【植物形态】 落叶灌木或小乔木，高达3 m。枝上有两种刺：一为针状直行，长1～2 cm；一为向下反曲，长约5 mm。单叶互生，叶片椭圆形至卵状披针形，长2～3.5 cm，宽6～12 mm，托叶细长，针状。花黄绿色，2～3朵簇生叶腋；花梗极短；萼片5，卵状三角形；花瓣5；雄蕊5；花盘10，浅裂；子房2室，柱头2裂。核果近球形，先端尖，具果柄，熟时暗红色。花期6—9月，果期9—10月。（图21-5-1）

【产地】 主产于河北、陕西、辽宁、河南等

地。山东、内蒙古、甘肃、山西、安徽等地亦产。以河北邢台（旧称"顺德府"）产量大，质量优，称顺德枣仁，为道地药材。

【采收加工】 秋季果实成熟时采收，除去果肉及果核壳。取出种子，晒干。

【药材鉴别】 呈扁圆形或扁椭圆形，长5～9 mm，宽5～7 mm，厚约3 mm。表面紫红色或紫褐色，平滑有光泽，有的有裂纹。有的两面均呈圆隆状突起；有的一面较平坦，中间有1条隆起的纵线纹；另一面稍突起。一端凹陷，可见线形种脐；另端有细小突起的合点。种皮较脆，胚乳白色，子叶2，浅黄色，富油性。气微，味淡。（图21-5-2）

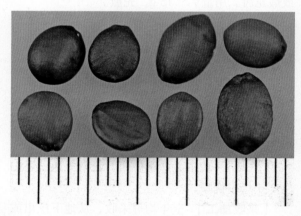

图21-5-2 酸枣仁（药材）

以粒大、饱满、完整、有光泽、外皮红棕色、无核壳者为佳。

【化学成分及药理作用】 含三萜皂苷、黄酮等。三萜皂苷类，如酸枣皂苷（jujuboside）A/B、白桦脂酸（betulinic acid）、白桦脂醇（betulin）、美洲茶酸（ceanothic acid）、麦珠子酸（alphitolic acid）以及胡萝卜苷（daucosterol）等；黄酮类，如斯皮诺素（spinosin）、当药素

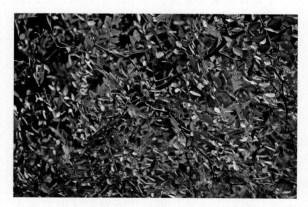

图21-5-1 酸枣（植物）

（swertisin）、酸枣黄素（zivulgarin）等。又含阿魏酸（ferulic acid）、维生素C及植物甾醇等。还含氨基酸和钾、钠、钙、锌、铁、铜、锰等多种金属元素。

酸枣仁水及醇提取物分别具有镇静催眠及抗心律失常作用，并能协同巴比妥类药物的中枢抑制作用；其水煎剂及醇提取液还有抗惊厥、镇痛、降体温、降血压作用。此外，酸枣仁还有降血脂、抗缺氧、抗肿瘤、抑制血小板聚集、增强免疫功能及兴奋子宫作用。

【饮片炮制及鉴别】

1. 酸枣仁 取药材，除去残留核壳。用时捣碎。

成品性状特征同药材。

2. 猪心血炒酸枣仁 猪心血与酸枣仁拌匀，略润，待吸尽后，用文火炒干。用时捣碎。每酸枣仁100 g，用2个猪心，水约50 mL。为樟树药帮特色。

成品形如酸枣仁，表面紫褐色，鼓起，无光泽。（图21-5-3）

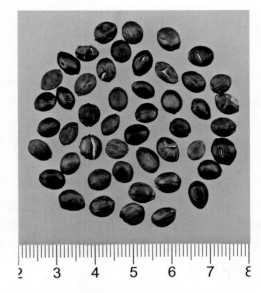

图21-5-4 炒酸枣仁

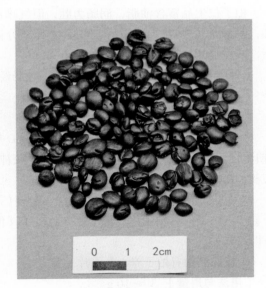

图21-5-3 猪心血炒酸枣仁

3. 炒酸枣仁 取酸枣仁，用文火炒至表面微鼓起、色微变深。用时捣碎。

成品形如酸枣仁，表面鼓起，有裂纹，具香气。（图21-5-4）

酸枣仁炒后，其性偏温补，长于养心敛汗。炒后其质酥脆，利于有效成分的煎出，从而提高疗效。

【性味与归经】 甘、酸，平。归肝、胆、心经。

【功能】 养心补肝，宁心安神，敛汗，生津。

【应用】

1. 肝血不足，虚热内扰证 如酸枣仁汤（酸枣仁炒、甘草、知母、茯苓、川芎）（《金匮要略》）。

2. 心脾气血两虚，脾不统血证 如归脾汤（白术、当归、茯苓、黄芪炒、远志、龙眼肉、酸枣仁炒、人参、木香、甘草炙）（《正体类要》）。

3. 小儿身发火热，自汗不止 如固真汤（绵黄芪蜜炙、酸枣仁、人参、白芍、当归、地黄、茯苓、甘草、陈皮）（《准绳·幼科》）。

中成药品种有神宝颗粒、安神胶囊、枣仁安神胶囊（颗粒）、参芪五味子片（胶囊、颗粒）等。

【用法与用量】 10～15 g。

【贮藏保管】 置阴凉干燥处，防蛀。

【论注】

（1）酸枣仁古有"生用治多眠，熟用治失眠"之说。现代研究表明治疗失眠症时生熟皆可使用。生品性平，宜入清剂；熟品性偏温补，宜入温剂。

（2）混淆品理枣仁为鼠李科植物滇刺枣 *Ziziphus mauritiana* Lam.的干燥成熟种子，多产于我国云南和缅甸，属于地方习用品种，收载于《云南省药材标准》（2005年版）。注意鉴别。

柏子仁

【来源】 为柏科植物侧柏 *Platycladus orientalis* (L.) Franco 的干燥成熟种仁。

【植物形态】【产地】 见"侧柏叶"项下。

【采收加工】 秋、冬二季采收成熟种子，晒干，除去种皮，收集种仁。

【药材鉴别】 呈长卵形或长椭圆形，长 4～7 mm，直径1.5～3 mm。表面黄白色或淡黄棕色，外包膜质内种皮，顶端略尖，有深褐色的小点，基部钝圆。质软，富油性。气微香，味淡。(图21-6-1)

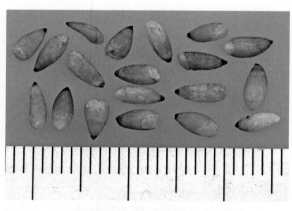

图21-6-1 柏子仁（药材）

以粒饱满、色黄白、油性大而不泛油者为佳。

【化学成分及药理作用】 含二萜类成分，如红松内酯（pinusolide）、15-16-双去甲-13-氧代-半日花-8（17）-烯-19酸等。另含脂肪油，并含少量挥发油、皂苷及植物甾醇、维生素A、蛋白质等。

柏子仁对神经系统有作用。单方注射液可使猫慢波睡眠深睡期明显延长，并能显著恢复体力。乙醇提取液对损伤造成的记忆再现障碍及记忆消去促进有明显改善；对损伤所致获得障碍亦有改善倾向。

【饮片炮制及鉴别】

1. 柏子仁 取药材，除去杂质和残留的种皮。

成品性状特征同药材。

2. 柏子仁霜 取柏子仁，碾碎如泥，用草纸包裹，置于烈日下暴晒或热灶台上微烘加热；再换纸、暴晒或烘烤，如此反复，直至纸上无油痕、药物呈松散的粉末即可。或压榨去油，研细。

成品为均匀、疏松的淡黄色粉末，微显油性，气微香。(图21-6-2)

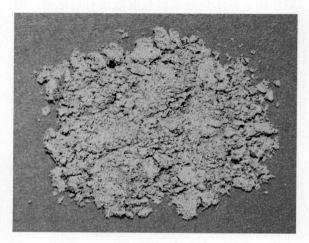

图21-6-2 柏子仁霜

柏子仁生品富含油脂，润肠力胜，但气味不佳，易致恶心呕吐。制霜后，可除去其部分油脂，减少呕吐和滑肠致泻的副作用。

【性味与归经】 甘，平。归心、肾、大肠经。

【功能】 养心安神，润肠通便，止汗。

【应用】

1. 阴血亏虚，心肾失调之证 如柏子养心丸（柏子仁、枸杞子、麦冬、当归、石菖蒲、茯神、玄参、熟地黄、甘草）（《体仁汇编》）。

2. 津枯肠燥证 如五仁丸（桃仁、苦杏仁_{麸炒，去皮尖}、松子仁、柏子仁、郁李仁、陈皮）（《世医得效方》）。

中成药品种有柏子养心丸（片）等。

【用法与用量】 3～10 g。

【贮藏保管】 置阴凉干燥处，防热，防蛀。

灵 芝
（附：云芝）

【来源】 为多孔菌科真菌赤芝 *Ganoderma lucidum* (Leyss. ex Fr.) Karst. 或紫芝 *Ganoderma sinense* Zhao, Xu et Zhang 的干燥子实体。

【真菌形态】

1. 赤芝　腐生真菌，生于枯腐树木的根际。菌盖（子实体）肾脏形，黑褐色，赤褐色或暗紫色，有如漆的光泽；菌盖下面有许多细孔，呈白色或淡褐色，称为管孔面。菌柄长圆柱形而稍弯，表面黑色，也有如漆的光泽，菌柄附于菌盖的侧方。（图21-7-1）

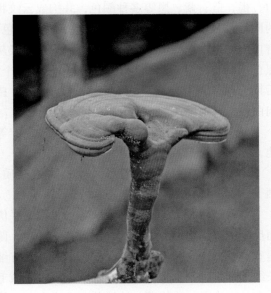

图21-7-1　赤芝（真菌）

2. 紫芝　菌盖多呈紫黑色至近褐黑色；菌肉呈均匀的褐色、深褐色至栗褐色；孢子顶端脐突形，内壁突出的小刺明显，孢子较大。（图21-7-2）

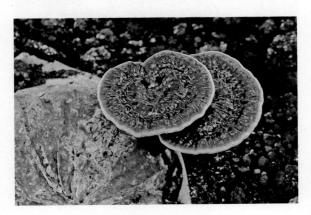

图21-7-2　紫芝（真菌）

【产地】　赤芝产于华东、西南和河北、山西、广西、广东等地。紫芝产于浙江、江西、湖南、广西、福建和广东等地。两者现有人工繁殖。但野生及栽培紫芝均较赤芝数量少。

【采收加工】　秋季采收，去泥沙及杂质，阴干或晒干。

【药材鉴别】

1. 赤芝　外形呈伞状，菌盖肾形、半圆形或近圆形，直径10～18 cm，厚1～2 cm。皮壳坚硬，黄褐色至红褐色，有光泽，具环状棱纹和辐射状皱纹，边缘薄而平截，常稍内卷。菌肉白色至淡棕色。菌柄圆柱形，侧生，少偏生，长7～15 cm，直径1～3.5 cm，红褐色至紫褐色，光亮。孢子细小，黄褐色。气微香，味苦涩。（图21-7-3）

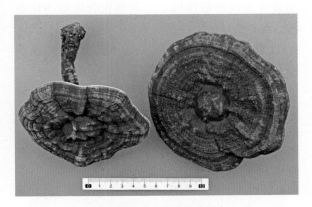

图21-7-3　赤芝（药材）

2. 紫芝　皮壳紫黑色，有漆样光泽。菌肉锈褐色。菌柄长17～23 cm。

以个大、完整、光泽者为佳。

栽培品子实体较粗壮、肥厚，直径12～22 cm，厚1.5～4 cm。皮壳外常被有大量粉尘样的黄褐色孢子。（图21-7-4）

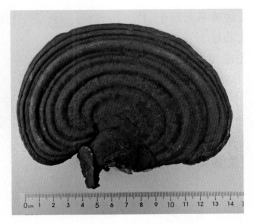

图21-7-4　灵芝药材（栽培品）

【化学成分及药理作用】 含麦角甾醇（ergosterol）、真菌溶菌酶及酸性蛋白酶，在水提液中含有水溶性蛋白质、氨基酸、多肽、生物碱、多糖类；含多种苦味的三萜化合物，如灵芝酸（ganoderic acid）、赤芝酸（lucidenic acid）、灵赤酸（ganolucidic acid）等；含两类水溶性成分——灵芝多糖（BN_3C_1、BN_3C_2、BN_2C_3及BN_3C_4）和灵芝多肽（GPC_1、GPC_2）。

灵芝多种制剂分别具有镇静、抗惊厥、强心、抗心律失常、降血压、镇咳平喘作用；还有抗凝血、抑制血小板聚集及抗过敏作用。灵芝多糖具有免疫调节、降血糖、降血脂、抗氧化、延缓衰老及抗肿瘤作用；三萜类化合物能净化血液，保护肝功能。

【饮片炮制及鉴别】 灵芝 取药材，除去杂质及木屑，洗净，稍润，切段片，干燥。

成品赤芝为不规则菌盖和菌柄的段、片。菌盖皮壳黄色至红褐色，有光泽，菌肉近白色至淡褐色。菌柄红褐色至紫褐色，光亮。孢子细小，黄褐色。气微香，味苦涩。紫芝菌盖紫黑色，有漆样光泽，菌肉锈褐色。（图21-7-5）

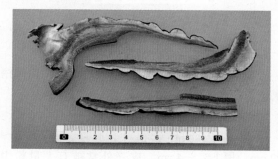

图21-7-5 灵芝（饮片）

【性味与归经】 甘，平。归心、肺、肝、肾经。

【功能】 补气安神，止咳平喘。

【应用】 哮喘 如灵乌二仁膏（灵芝、首乌、核桃仁、薏苡仁）（《医方新解》）。

中成药品种有五灵胶囊、白蚀丸、夜宁糖浆、护肝宁片（胶囊）、益心宁神片、益脑片等。

【用法与用量】 6～12 g。

【贮藏保管】 置干燥处，防霉，防蛀。

附：云芝

【来源】 为多孔菌科真菌采绒革盖菌

Coriolus versicolor (L. ex Fr.) Quel的干燥子实体。

【真菌形态】 子实体一年生。革质至半纤维质，侧生无柄，常覆瓦状叠生，往往左右相连，生于伐桩断面上或倒木上的子实体常围成莲座状。菌盖半圆形至贝壳形，（1～6）cm×（1～10）cm，厚1～3 mm；盖面幼时白色，渐变为深色，有密生的细绒毛，长短不等，呈灰、白、褐、蓝、紫、黑等多种颜色，并构成云纹状的同心环纹；盖缘薄而锐，波状，完整，淡色。管口面初期白色，渐变为黄褐色、赤褐色至淡灰黑色；管口圆形至多角形，每1 mm间3～5个，后期开裂，菌管单层，白色，长1～2 mm。菌肉白色，纤维质，干后纤维质至近革质。

【产地】 野生于我国黑龙江、吉林、辽宁等地，主要生长于多种阔叶树木桩、倒木和枝上。

【采收加工】 全年均可采收，除去杂质，晒干。

【药材鉴别】 子实体一般较小，无柄，平伏面反卷，或呈扇形、贝壳状，呈覆瓦状排列。菌盖宽1～8 cm，厚0.1～0.3 cm，皮壳表面有细长绒毛和多种颜色组成的狭窄的同心环带，绒毛常有丝绢光彩，边缘薄，波浪状。菌肉白色。管孔面白色，淡黄色，每1 mm具菌管3～5个。（图21-7-6）

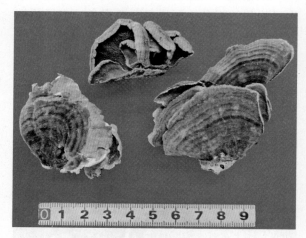

图21-7-6 云芝（药材）

【化学成分及药理作用】 含有糖蛋白、多糖类成分。

云芝具有调节人体免疫功能、抗肿瘤、修复人体受损细胞的作用；另外对肺结核、艾滋病也有一定的疗效。云芝菌体多糖可加强小鼠腹腔巨噬细胞吞噬作用，对环磷酰胺引起的脾脏萎缩具有对抗作用。云芝多糖对肉瘤S₁₈₀、白血病L1210和腺癌755均有抑制作用；云芝多糖能有效抑制动脉粥样硬化斑块的形成和发展；云芝多糖能改善小鼠和大鼠学习记忆功能，对东莨菪碱所致大鼠学习记忆障碍，有明显的改善作用。

【饮片炮制及鉴别】 云芝 除去杂质，洗净，干燥。

成品性状特征同药材。

【性味与归经】 甘，性平。归心、脾、肝、肾经。

【功能】 健脾利湿，疏肝健脾，清热解毒。

【应用】 慢性活动性肝炎属肝郁脾虚证 如云芝肝泰片（云芝提取物）（《国家中成药标准汇编 内科肝胆分册》）

【用法与用量】 9～27 g。

【贮藏保管】 置干燥处，防霉，防蛀。

【论注】 灵芝与云芝两药均性味甘，平；归心、肝、肾经。但灵芝又入肺经，具补气安神、止咳平喘之功；用于心神不宁，失眠心悸，肺虚咳喘，虚劳短气，不思饮食。而云芝又入脾经，功能健脾利湿，清热解毒；用于湿热黄疸，胁痛，纳差，倦怠乏力。

首乌藤

【来源】 为蓼科植物何首乌 *Polygonum multiflorum* Thunb. 的干燥藤茎。

【植物形态】 多年生草质藤本。根细长，末端膨大呈块状，外表赤褐色至暗红色。茎缠绕，平滑无毛。叶膜质，互生，心脏形或卵状心脏形，基部心脏形或近截形，先端渐尖，全缘；叶柄短，托叶膜质，褐色，成鞘状包于茎上。花黄色或白色，大型圆锥花序；花期8—10月。瘦果卵形至椭圆形，褐色，有光泽，全部为扩大的宿存花被所包；果期10—11月。（图21-8-1）

【产地】 主产于河南、湖北、广西、广东、贵州、四川、江苏等地。

【采收加工】 秋、冬二季采割，除去残叶，捆成把或趁鲜切段，干燥。

【药材鉴别】 长圆柱形，稍扭曲，具分枝，长短不一，直径4～7 mm。表面紫红色或紫褐

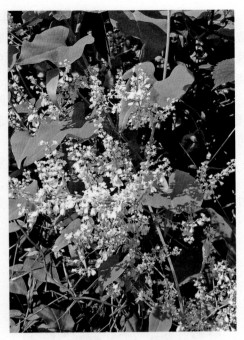

图21-8-1 何首乌（植物）

色，粗糙，具扭曲的纵皱纹，节部略膨大，有侧枝痕，外皮菲薄，可剥离。质脆，易折断，断面皮部紫红色，木部黄白色或淡棕色，导管孔明显，髓部疏松，类白色。切段者呈圆柱形的段。外表面紫红色或紫褐色，切面皮部紫红色，木部黄白色或淡棕色，导管孔明显，髓部疏松，类白色。气微，味微苦涩。（图21-8-2）

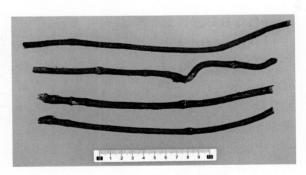

图21-8-2 首乌藤（药材）

以条匀、外表紫褐色者为佳。

【化学成分及药理作用】 含蒽醌、二苯乙烯苷等。蒽醌类，如大黄素（emodim）、大黄素甲醚（physcion）A等；二苯乙烯苷类，如2,3,5,4′-四羟基二苯乙烯-2-O-β-D-葡萄糖苷（polygoacetophenoside）等。还含β-谷甾醇（β-sitosterol）、首乌藤多糖、黄酮等成分。

首乌藤具有降血脂、抗菌、镇静催眠作用。醇提取物能明显降低高脂血症大鼠的血清总胆固醇及三酰甘油含量。还有抗慢性炎症及促进免疫功能的作用。

【饮片炮制及鉴别】 首乌藤 取药材，除去杂质，洗净，切段，干燥。切段者，除去杂质即可。

成品为圆柱形的段。外表面紫红色或紫褐色。切面皮部紫红色，木部黄白色或淡棕色，导管孔明显，髓部疏松，类白色。气微，味微苦涩。（图21-8-3）

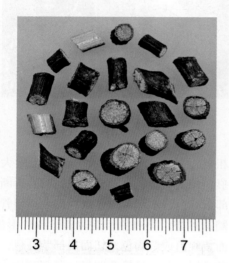

图21-8-3 首乌藤（饮片）

【性味与归经】 甘，平。归心、肝经。

【功能】 养血安神，祛风通络。

【应用】 失眠，多梦 如安眠汤（首乌藤、合欢花、炒酸枣仁、龙齿、茯神、麦冬、石斛、珍珠母、白芍、夏枯草、朱砂、琥珀）（《临证医案医方》）。

中成药品种有夜宁糖浆、更年安胶囊（片、丸）、宁神补心片等。

【用法与用量】 9～15 g。外用适量，煎水洗患处。

【贮藏保管】 置干燥处。

合欢皮
（附：合欢花）

【来源】 为豆科植物合欢 *Albizia julibrissin* Durazz.的干燥树皮。

【植物形态】 落叶乔木，高达10 m。树干灰黑色，其上有黄褐色皮孔，小枝上有棱角。叶互生，偶数二回羽状复叶，羽片4～12对，小叶10～30对；小叶片镰状长方形，全缘，昼开夜合。花淡红色，顶生头状花序；花期6—8月。荚果扁平，黄褐色；果期8—10月。（图21-9-1）

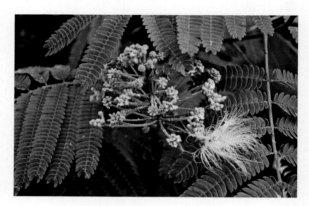

图21-9-1 合欢（植物）

【产地】 主产于湖北、江苏、安徽、浙江等地。

【采收加工】 春秋两季剥取树皮晒干。

【药材鉴别】 卷曲筒状或半筒状，长40～80 cm，厚0.1～0.3 cm。外表面灰棕色至灰褐色，稍有纵皱纹，有的成浅裂纹，密生明显的椭圆形横向皮孔，棕色或棕红色，偶有突起的横棱或较大的圆形枝痕，常附有地衣斑；内表面淡黄棕色或黄白色，平滑，有细密纵纹。质硬而脆，易折断，断面呈纤维性片状，淡黄棕色或黄白色。气微香，味淡、微涩，稍刺舌，而后喉头有不适感。（图21-9-2）

以皮细嫩、皮孔明显者为佳。

【化学成分及药理作用】 含木脂体糖苷

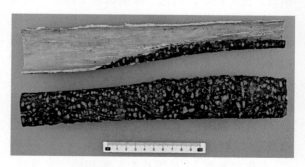

图21-9-2 合欢皮（药材）

类化合物，如左旋-丁香树脂酚-4-O-β-D-呋喃芹菜糖基-（1→2）-β-D-吡喃葡萄糖苷［syringaresinol-4-O-β-D-apiofuranosyl-（1→2）-β-D-glucopyranoside］、左旋-丁香树脂酚-4-O-β-D-呋喃芹菜糖基-（1→2）-β-D-吡喃葡萄糖基-4′-O-β-D-吡喃葡萄糖苷［syringaresinol-4-O-β-D-apiofuranosyl-（1→2）-β-D-glucopyranosyl-4′-O-β-D-glucopyranoside］、左旋-丁香树脂酚-4,4′-双-O-β-D-呋喃芹菜糖基-（1→2）-β-D-吡喃葡萄糖苷［syringaresinol-4,4′-bis-O-β-D-apiofuranosyl-（1→2）-β-D-glucopyranoside］等。

合欢皮具有抗生育、抗过敏、抗肿瘤、免疫调节作用。合欢皮水煎液及醇提取物均能延长小鼠戊巴比妥钠睡眠时间；能增强妊娠子宫节律性收缩，并能终止妊娠抗早孕效应；其水、醇提取物分别具有增强小鼠免疫功能及抗肿瘤作用。合欢皮煎剂可明显抑制抗原（马血清）对大鼠的致敏过程和抗体产生过程。

【饮片炮制及鉴别】 合欢皮 取药材，除去杂质，洗净，润透，切丝或块，干燥。

成品为弯曲的丝或块片状。外表面灰棕色至灰褐色，稍有纵皱纹，密生明显的椭圆形横向皮孔，棕色或棕红色。内表面淡黄棕色或黄白色，平滑，具细密纵纹。切面呈纤维性片状，淡黄棕色或黄白色。气微香，味淡、微涩、稍刺舌，而后喉头有不适感。（图21-9-3）

【性味与归经】 甘，平。归心、肝、肺经。

【功能】 解郁安神，活血消肿。

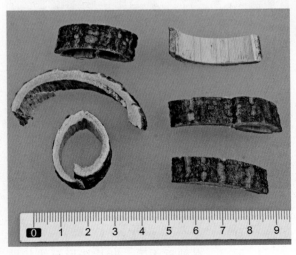

图21-9-3 合欢皮（饮片）

【应用】

1. 肝郁气滞，郁久化火，热忧心神 如清肝宁心汤（钩藤、丹参、合欢皮、生珍珠母、夏枯草、酸枣仁、炙甘草）（《鼓述宪方》）。

2. 肺痈久不敛口 如合欢饮（合欢皮、白蔹）（《景岳全书》）。

3. 肺痈，胸痛，咳吐脓血 如黄昏汤（合欢皮）（《备急千金要方》）。

中成药品种有夜宁糖浆、养血安神片等。

【用法与用量】 6～12 g。外用适量，研末调敷。

【贮藏保管】 置通风干燥处。

【论注】 四川、湖北、浙江、上海部分地区用山合欢 Albizia kalkora (Roxb.) Prain 的树皮作合欢使用。其原植物为二回羽状复叶，羽片2～3对，每羽片有小叶片5～14对，小叶片近矩形，长达4.5 cm，宽约1.8 cm，先端短尖；花白色；药材表面较粗糙，有细密皱纹及不规则纵向棱纹，老皮不易见到皮孔，极粗糙，有不规则纵裂口，木栓层厚，易剥落，剥落处显棕色；气微，味淡。含鞣质及皂苷。功效类似。（图21-9-4）

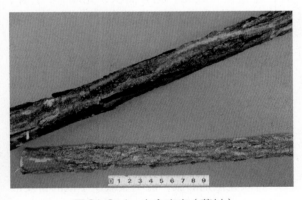

图21-9-4 山合欢皮（药材）

附：合欢花

【来源】 为豆科植物合欢 Albizia julibrissin Durazz. 的干燥花序或花蕾。

【采收加工】 夏季花开放时择晴天采收或花蕾形成时采收，及时晒干。前者习称"合欢花"，后者习称"合欢米"。

【药材鉴别】

1. 合欢花 头状花序，皱缩成团。总花梗长

3～4 cm，有时与花序脱离，黄绿色，有纵纹，被稀疏毛茸。花全体密被毛茸，细长而弯曲，长0.7～1 cm，淡黄色或黄褐色，无花梗或几无花梗。花萼筒状，先端有5小齿；花冠筒长约为萼筒的2倍，先端5裂，裂片披针形；雄蕊多数，花丝细长，黄棕色至黄褐色，下部合生，上部分离，伸出花冠筒外。气微香，味淡。（图21-9-5）

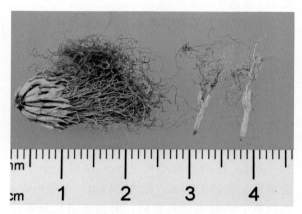

图21-9-5　合欢花（药材）

2. 合欢米　呈棒槌状，长2～6 mm，膨大部分直径约2 mm，淡黄色至黄褐色，全体被毛茸，花梗极短或无。花萼筒状，先端有5小齿；花冠未开放；雄蕊多数，细长并弯曲，基部连合，包于花冠内。气微香，味淡。

【化学成分及药理作用】　含挥发性成分，主要有反-芳樟醇氧化物（linalooloxide）、芳樟醇（linalool）、异戊醇（isopentanol）、α-罗勒烯（α-ocimene）和2,2,4-三甲基噁丁烷（2,2,4-trimethylixetane）等。此外，还含矢车菊素-3-葡萄糖苷（cyanidin-3-glucoside）等。

合欢花煎剂灌服，能明显减少小鼠的自发活动及被动活动，明显协同巴比妥类药物的中枢抑制作用，延长戊巴比妥钠、苯巴比妥钠所致小鼠麻醉时间，促使阈下剂量的戊巴比妥钠、异戊巴比妥钠引起小鼠麻醉，一次给药或连续给药3日均有显著效果。

【饮片炮制及鉴别】　合欢花　取药材，除去硬梗等杂质，筛去灰屑。

成品性状特征同药材。

【性味与归经】　甘，平。归心、肝经。

【功能】　解郁安神。

【应用】　失眠，多梦　如安眠汤（首乌藤、

合欢花、炒酸枣仁、龙齿、茯神、麦冬、石斛、珍珠母、白芍、夏枯草、朱砂、琥珀）（《临证医案医方》）。

【用法与用量】　5～10 g。

【贮藏保管】　置通风干燥处。

远　志

【来源】　为远志科植物卵叶远志 *Polygala sibirica* L.或远志 *Polygala tenuifolia* Willd.的干燥根。

【植物形态】

1. 卵叶远志　多年生草本，高达30 cm。茎被柔毛。下部叶卵形，上部叶披针形或椭圆状披针形，先端纯，基部楔形，两面被柔毛，上面中脉凹下；具短柄。总状花序腋外生或近顶生，被柔毛，少花。小苞片3；萼片宿存，被柔毛，外萼片披针形，内萼片近镰刀形，花瓣状；花瓣蓝紫色，2/5以下合生，侧瓣倒卵形，龙骨瓣具流苏状附属物；花丝2/3以下合生成鞘，鞘具缘毛。蒴果近倒心形，具窄翅及缘毛；种子密被白色柔毛，种阜白色。花期4—7月，果期5—8月。（图21-10-1）

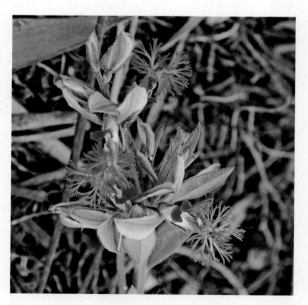

图21-10-1　卵叶远志（植物）

2. 远志　本种近无毛。叶片线形至线状披针形，近无柄。总状花序通常呈扁侧状生于小枝

顶端，稍俯垂；花较小，龙骨瓣背面无毛；花丝3/4以下合生成鞘，3/4以上两侧各3枚合生，花药无柄，中间2枚分离。蒴果近圆形，具狭翅，但无缘毛。

【产地】 主产于山西、陕西、吉林、河南等地，山东、内蒙古、安徽、辽宁、河北等地亦产。山西运城为道地产区。

【采收加工】 春、秋二季采挖，除去残茎、须根及泥土，晒干或除去木心后（木质部）晒干。

【药材鉴别】 圆柱形，略弯曲，长3～15 cm，直径0.3～0.8 cm。表面灰黄色至灰棕色，有较密并深陷的横皱纹、纵皱纹及裂纹，老根的横皱纹较密更深陷，略呈结节状。质硬而脆，易折断，断面皮部棕黄色，木部黄白色，皮部易与木部剥离，抽取木心者中空。气微，味苦、微辛，嚼之有刺喉感。（图21-10-2）

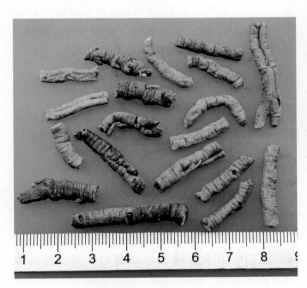

图21-10-2 远志（药材）

以条粗、皮厚、去净木心者为佳。

【化学成分及药理作用】 含皂苷、咕吨酮类等。皂苷类，如远志皂苷元（tenuigenin）A/B、细叶远志素（tenuifolin）、远志皂苷（onjisaponin）A/B/C/D/E/F/G等；咕吨酮类，如6-羟基-1,2,3,7-四甲氧基咕吨酮（6-hydroxy-1,2,3,7-tetramethoxyxanthone）、1,2,3,7-四甲氧基咕吨酮（1,2,3,7-tetramethoxyxanthone）等。还含3,4,5-三甲氧基桂皮酸（3,4,5-trimethoxycinnamio acid）、远志醇（polygalitol）、N-乙酸基葡萄

糖胺（N-acetylglucosamine）、细叶远志定碱（tenuidine）等。

远志有镇静、催眠及抗惊厥作用。煎剂对大鼠和小鼠离体之未孕及已孕子宫均有兴奋作用；乙醇浸液在体外对革兰阳性菌及痢疾杆菌等均有明显抑制作用；其煎剂及水溶性提取物分别具有延缓衰老、抗突变抗肿瘤作用。远志皂苷有祛痰、镇咳、降血压作用；远志皂苷有溶血作用。

【饮片炮制及鉴别】

1. 远志 取药材（远志肉），除去杂质，略洗，润透，切段，干燥。

成品为圆柱形的段。外表皮灰黄色至灰棕色，有横皱纹。切面棕黄色，中空。气微，味苦、微辛，嚼之有刺喉感。（图21-10-3）

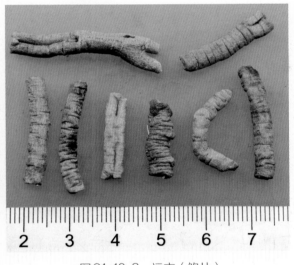

图21-10-3 远志（饮片）

2. 制远志（泡远志） 取甘草加适量水煎汁，加入远志，用文火煮至汁吸尽，取出，干燥。每远志100 kg，用甘草6 kg。为樟树药帮炮制特色。

成品形如远志段，表面黄棕色，味微甜，嚼之无刺喉感。（图21-10-4）

3. 炙远志（蜜远志） 取制远志，加蜜水拌匀，吸尽润透，用文火炒至不粘手。每远志100 kg，用炼蜜25 kg。

成品形如远志，表面色泽加深，略带黏性，味甜。（图21-10-5）

4. 炆远志 取净甘草，切段，打扁，与净远志拌匀，置炆药罐内，加温水适量（以平药面为度），上盖；将罐移置围灶内，按药材100 kg：

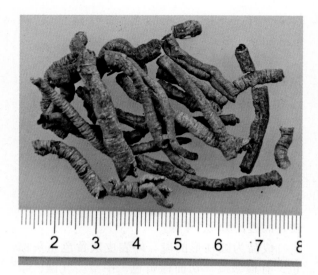

图21-10-4 制远志

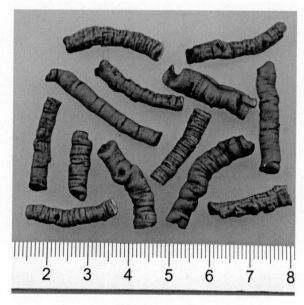

图21-10-5 炙远志

干糠50 kg的比例堆放干糠于罐四周，点火，炆4～6小时，至罐内汁水基本吸尽时，取出，拣去甘草，干燥。每远志100 kg，用甘草6 kg。为建昌帮炮制特色。

成品形如远志段，表面暗棕色，味微甜，嚼之无刺喉感。

远志生用戟人咽喉，甘草水制以甘缓之，能减其燥性，缓和药性，并协同补脾益气、安神益智之功效。远志蜜炙后，能缓和燥性，消除副作用，并能增强化痰止咳的作用。

【性味与归经】 苦，辛，温。归心、肾、肺经。

【功能】 安神益智，交通心肾，祛痰，消肿。

【应用】

1. 眼生钉翳，日月深久 如远志丸（远志、人参、茯苓、柏子仁、车前子、决明子、细辛、芜蔚子）（《济生方》）。

2. 心肾不交之健忘、多梦 如开心散（远志、人参、茯苓、石菖蒲）（《备急千金要方》）。

3. 心脾中风，痰阻廉泉，舌强不语，半身不遂 如解语丹（制白附子、石菖蒲、制远志、姜天麻、全蝎、羌活、胆南星、木香、甘草）（《医学心悟》）。

中成药品种有益脑片、添精补肾膏、复脉定胶囊、天麻醒脑胶囊、归脾丸（浓缩丸、颗粒、合剂）、杏仁止咳合剂、桔梗冬花片等。

【用法与用量】 3～10 g。

【贮藏保管】 置通风干燥处。

【论注】 远志筒（鹅管志筒）似笔杆大小，外皮黄褐色，皮皱，有横纹，肉厚，质软糯，无木质心，品质优。除去木质部后，因肉薄不成筒，称远志肉，皮糙肉薄，品质为次。

第二十二章

平肝息风药

凡以平肝潜阳或息风止痉为主，治疗肝阳上亢或肝风内动病证的药物，称为平肝息风药。

故本类药物皆入肝经，多为贝壳类、昆虫等动物药及矿石类药物，具有平肝潜阳、息风止痉之主要功效。部分平肝息风药物以其质重、性寒沉降之性，兼有镇惊安神、清肝明目、降逆、凉血等作用，某些息风止痉药物兼有祛风通络之功。

平肝息风药主要用治肝阳上亢、肝风内动的病证。部分药物又可用治心神不宁、目赤肿痛、呕吐、呃逆、喘息、血热出血，以及风中经络之口眼㖞斜、痹痛等证。使用平肝息风药时，应根据引起肝阳上亢、肝风内动的病因、病机及兼证的不同，进行相应的配伍。如属阴虚阳亢者，多配伍滋养肾阴药物，益阴以制阳；肝火上炎者，多配伍清泻肝火药物；兼心神不安、失眠多梦者，当配伍安神药物；肝阳化风

之肝风内动，应将息风止痉药与平肝潜阳药物并用；热极生风之肝风内动，当配伍清热泻火解毒之品；阴血亏虚之肝风内动，当配伍补养阴血药物；脾虚慢惊风，当配伍补气健脾药物；兼窍闭神昏者，当与开窍药配伍；兼痰邪者，应与祛痰药配伍。

本类药物有性偏寒凉或性偏温燥之不同，故当注意使用。若脾虚慢惊者，不宜用寒凉之品；阴虚血亏者，当忌温燥之品。

平肝息风药可分为以平肝阳为主要作用的平抑肝阳药和以息肝风、止痉为主要作用的息风止痉药二类。

对该类质地坚硬的矿物药和动物贝壳类药物，多以煅法炮制。经炮制后药物质地酥脆，易干粉碎和煎出，且能改变药性，充分发挥药效。昆虫类和植物类药，多以焙制或炒制，克服腥臭气味，利于服用以增强治疗效果。

第一节

平抑肝阳药

凡能平抑或潜镇肝阳，主要用治肝阳上亢病证的药物，称为平抑肝阳药。又称平肝潜阳药。

本类药物多为质重之贝壳类或矿石类药物，具有平抑肝阳或平肝潜阳之功效。主要用治肝阳上亢之头晕目眩、头痛、耳鸣和肝火上攻之面红、口苦、目赤肿痛、烦躁易怒、头痛头昏等症。亦用治肝阳化风痉挛抽搐及肝阳上扰烦躁不眠者，当分别配伍息风止痉药与安神药。

石决明

【来源】 为鲍科动物杂色鲍 *Haliotis diversicolor* Reeve、皱纹盘鲍 *Haliotis discus hannai* Ino、羊鲍 *Haliotis ovina* Gmelin、澳洲鲍 *Haliotis ruber* (Leach)、耳鲍 *Haliotis asinina* Linnaeus 或白鲍 *Haliotis laevigata* (Donovan) 的贝壳。

【动物形态】

1. 杂色鲍 呈卵圆形，壳质坚实，壳长

80～93 cm，宽58～68 cm，壳顶钝，位于壳后端，螺旋部矮小，略高于体螺层的壳面。从螺旋部顶处开始向右排列有20余个疣状突起，末端6～9个开孔，孔口与壳面平。壳表面为绿褐色，或掺有黄、红色形成的杂色斑。壳内面银白色，珍珠样彩色光泽强。体柔软。生殖季节的生殖腺，雌性呈灰绿色，雄性呈乳黄色。

2. 皱纹盘鲍 呈长椭圆形。表面灰棕色。螺旋部最前端边缘的4～5个开孔，孔的边缘向背部突起，略呈管状，壳面有许多不规则的瘤状或波状突起的皱纹。

3. 羊鲍 近圆形。壳顶位于近中部而高于壳面。螺旋部末端4～5个开孔，呈管状，壳面极不平滑。

4. 澳洲鲍 呈扁平卵圆形。表面砖红色。螺旋部末端7～9个开孔，孔口突出壳面。

5. 耳鲍 狭长，略扭曲，呈耳状。表面光滑，具翠绿色、紫色及褐色等多种颜色形成的斑纹。末端5～7个开孔，孔口与壳平。

6. 白鲍 呈卵圆形。壳顶高于壳面。螺旋部约为壳面的1/3，疣状突起30余个，末端9个开孔，孔口与壳平。

【产地】 杂色鲍产于我国福建以南沿海；越南、印度尼西亚、菲律宾等国均有分布。皱纹盘鲍产于我国辽宁、山东、江苏等沿海；朝鲜、日本均有分布。羊鲍产于我国台湾、海南；澳大利亚、印度尼西亚、菲律宾等国均有分布。澳洲鲍主产于澳大利亚、新西兰。耳鲍产地同羊鲍。市场上白鲍多混在澳洲鲍中，具体产地不详。

【采收加工】 夏、秋二季捕捉，去肉，除去壳外附着的杂质，洗净，干燥。

【药材鉴别】

1. 杂色鲍 呈长卵圆形，内面观略呈耳形，长7～9 cm，宽5～6 cm，高约2 cm。表面暗红色，有多数不规则的螺肋和细密生长线，螺旋部小，体螺部大，从螺旋部顶处开始向右排列有20余个疣状突起，末端6～9个开孔，孔口与壳面平。内面光滑，具珍珠样彩色光泽。壳较厚，质坚硬，不易破碎。气微，味微咸。

2. 皱纹盘鲍 呈长椭圆形，长8～12 cm，宽6～8 cm，高2～3 cm。表面灰棕色，有多数粗糙而不规则的皱纹，生长线明显，常有苔藓类

或石灰虫等附着物，末端4～5个开孔，孔口突出壳面，壳较薄。（图22-1-1）

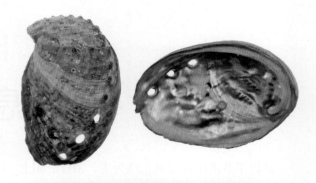

图22-1-1 石决明药材（皱纹盘鲍）

3. 羊鲍 近圆形，长4～8 cm，宽2.5～6 cm，高0.8～2 cm。壳顶位于近中部而高于壳面，螺旋部与体螺部各占1/2，从螺旋部边缘有2行整齐的突起，尤以上部较为明显，末端4～5个开孔，呈管状。

4. 澳洲鲍 呈扁平卵圆形，长13～17 cm，宽11～14 cm，高3.5～6 cm。表面砖红色，螺旋部约为壳面的1/2，螺肋和生长线呈波状隆起，疣状突起30余个，末端7～9个开孔，孔口突出壳面。（图22-1-2）

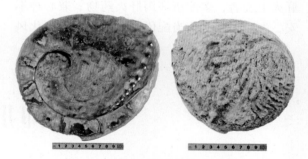

图22-1-2 石决明药材（澳洲鲍）

5. 耳鲍 狭长，略扭曲，呈耳状，长5～8 cm，宽2.5～3.5 cm，高约1 cm。表面光滑，具翠绿色、紫色及褐色等多种颜色形成的斑纹，螺旋部小，体螺部大，末端5～7个开孔，孔口与壳平，多为椭圆形，壳薄，质较脆。（图22-1-3）

6. 白鲍 呈卵圆形，长11～14 cm，宽8.5～11 cm，高3～6.5 cm。表面砖红色，光滑，壳顶高于壳面，生长线颇为明显，螺旋部约为壳面

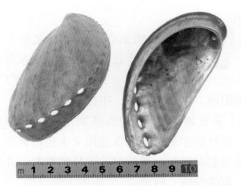

图22-1-3　石决明药材（耳鲍）

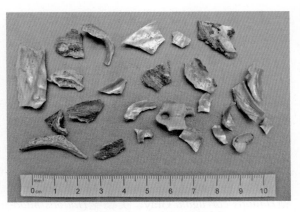

图22-1-5　石决明（饮片）

的1/3，疣状突起30余个，末端9个开孔，孔口与壳平。（图22-1-4）

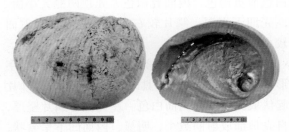

图22-1-4　石决明药材（白鲍）

以壳厚、内面具珍珠样光彩者为佳。

【化学成分及药理作用】　含无机盐，主要为碳酸钙（$CaCO_3$）；含微量元素类成分，如钙、镁、铁等；水解液含氨基酸类成分，如甘氨酸（glycine）、丙氨酸（alanine）、丝氨酸（serine）等。此外，还含有胆素（cholecin），壳角质（conchiolin）等。煅烧后碳酸盐分解，产生氧化钙，有机质则破坏。

石决明所含碳酸钙可影响血清钙离子浓度及中和胃酸，又有解热、镇静、解痉、消炎、止血等作用。尚有保肝、耐缺氧、抑制机体免疫及松弛气管、支气管平滑肌的作用。

【饮片炮制及鉴别】

1. 石决明　取药材，除去杂质，洗净，干燥，碾碎。

成品呈不规则碎块。灰白色，有珍珠样彩色光泽。质坚硬。气微，味微咸。（图22-1-5）

2. 煅石决明　取石决明，砸成小块，煅至酥脆或红透时，取出，放凉，碾碎。

成品呈不规则的碎块或粗粉。灰白色无光泽，质酥脆。断面呈层状。（图22-1-6）

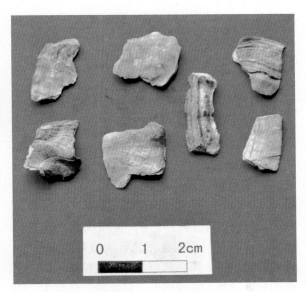

图22-1-6　煅石决明

石决明煅后，可降低其咸寒之性，缓和平肝潜阳之功效，增强固涩收敛、明目的作用，且煅后质地疏松，便于粉碎，有利于有效成分煎出。

【性味与归经】　咸，寒。归肝经。

【功能】　平肝潜阳，清肝明目。

【应用】

1. 目暴肿疼痛　如决明丸（石决明、车前子、黄连去须）（《圣济总录》）。

2. 风毒气攻入头，眼目昏及头目不利　如石决明散（石决明煅、枸杞子、木贼、荆芥、晚桑叶、谷精草、粉草、金沸草、蛇蜕、苍术、白菊花）（《证治准绳》）。

中成药品种有复方珍珠散、疳积散、天麻钩藤颗粒、天智颗粒等。

【用法与用量】　6～20 g，先煎。

【注意】 脾胃虚寒者慎服，消化不良、胃酸缺乏者禁服。

【贮藏保管】 置干燥处。

【论注】 过去药材商品通常分为光底石决明（杂色鲍，俗称九孔鲍）、毛底石决明（皱纹盘鲍和羊鲍），一般认为光底石决明质量较好。但近年来石决明用量倍增，大量进口。在进口石决明中上述三种已不多见，澳洲鲍、耳鲍和白鲍居多。也常杂有鲍科其他种鲍的贝壳，如褐鲍 *Haliotis corrugata* Gray、美德鲍 *Haliotis midae* Linnaeus 等；因其附着物多，珍珠层薄，质次，不宜进口药用。

牡 蛎

【来源】 为牡蛎科动物长牡蛎 *Ostrea gigas* Thunberg、大连湾牡蛎 *Ostrea talienwhanensis* Crosse 或近江牡蛎 *Ostrea rivularis* Gould 的贝壳。

【动物形态】

1. 长牡蛎 贝壳大型，坚厚，呈长条形，背腹几乎平行，一般壳长比壳高大3倍。左壳附着。右壳较平如盖，鳞片环生，呈波纹状，排列稀疏，层次甚少。壳面淡紫色、灰白色或黄褐色。壳内面瓷白色。闭壳肌痕马蹄形，棕黄色，位于壳的后部背侧。左壳凹下，鳞片较右壳粗大。肉质部软，鳃成直条状，不弯至背后角。

2. 大连湾牡蛎 贝壳大型，中等厚，前后延长，壳顶至后部渐扩张近似三角形。左壳附着。右壳壳表鳞片起伏成水波状，不如近江牡蛎平伏，放射肋不明显。壳面淡黄色；壳内面白色。闭壳肌痕白色或紫色，位于背后方。肉质部延长形，鳃自前方延伸至后方中央，弯曲度小。

3. 近江牡蛎 贝壳2片，坚厚，呈圆形、卵圆形或三角形。左壳附着，较大而厚。右壳（即上壳）略扁平，较左壳（即下壳）小，表面环生极薄而平直的黄褐色或紫褐色鳞片；1～2年的个体，鳞片平、薄、脆，有时呈游离状；2至数年的个体，鳞片平坦，有时在后缘起伏成弱小的水波状；生长多年的个体，鳞片层层相叠，坚厚如石。壳面有灰、青、紫、棕等色彩，内面白色，边缘为灰紫色。韧带紫黑色，闭壳肌痕甚大，淡黄色，大多为卵圆形或肾脏形，位于中部

背侧。

【产地】 长牡蛎主产于山东以北至东北沿海。大连湾牡蛎主产于辽宁、河北、山东等地沿海。近江牡蛎产地较广，北起东北，南至广东、海南沿海。主为野生品，亦有养殖。

【采收加工】 牡蛎收获期是在每年的5—6月，即牡蛎生殖腺高度发达而又未进行繁殖，软体部最肥时进行。采收时，将牡蛎捞起，开壳去肉，取壳洗净，晒干。

【药材鉴别】

1. 长牡蛎 呈长片状，背腹缘几平行，长10～50 cm。右壳较小，鳞片坚厚，层状或层纹状排列，壳外面平坦或具数个凹陷，淡紫色、灰白色或黄褐色，内面瓷白色，壳顶两侧无小齿。左壳凹下很深，鳞片较右壳粗大，壳顶附着面较小。

2. 大连湾牡蛎 呈类三角形，背腹缘呈八字形。右壳外面淡黄色，具疏松的同心鳞片，鳞片起伏成波浪状，内面白色。左壳同心鳞片坚厚，自壳顶部放射肋数个，明显，内面凹下呈盒状，铰合面小。断面厚0.3～13 mm，层次不明显，角质层重叠。（图22-2-1）

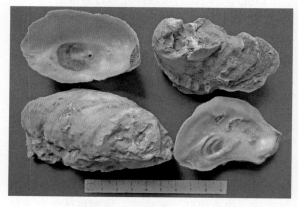

图22-2-1 牡蛎（药材）

3. 近江牡蛎 呈圆形、卵圆形、三角形等。左壳凹陷，大而厚；右壳平坦，稍小。右壳外表面稍不平，有灰、紫、棕、黄等色，环生同心鳞片，幼体者鳞片薄而脆，多年生长者鳞片厚而坚。内表面白色，边缘有时淡紫色。质硬、断面层状明显，厚2～10 mm。无臭，味微咸。

【化学成分及药理作用】 含无机盐，主要为碳酸钙（$CaCO_3$）、磷酸钙［$Ca_3(PO_4)_2$］及硫

酸钙（CaSO₄）等；含无机元素类，如钠、镁、锌等；水解液含氨基酸类，如甘氨酸（glycine）、谷氨酸（glutamic acid）、天冬氨酸（aspartic acid）等。牡蛎经煅后，铁、锰、锌元素含量增加，蛋白质含量降低。

牡蛎所含钙盐成分有治疗消化性溃疡、盗汗、失眠、眩晕等作用。尚有增强免疫、镇静、局部麻醉、抗实验性胃溃疡等作用。

【饮片炮制及鉴别】

1. 牡蛎 取药材，洗净，干燥，碾碎。

成品呈不规则的碎块。白色。质硬，断面层状。气微，味微咸。（图22-2-2）

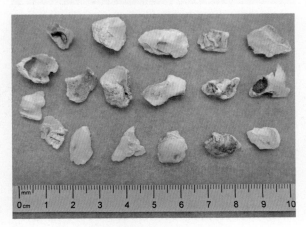

图22-2-2 牡蛎（饮片）

2. 煅牡蛎 取牡蛎，煅至酥脆。

成品为不规则碎块或粗粉。灰白色。质酥脆易碎，断面层状，酥脆易碎。（图22-2-3）

牡蛎煅后，可使其质地酥脆，便于粉碎和煎出药效，增强其收敛固涩的作用。

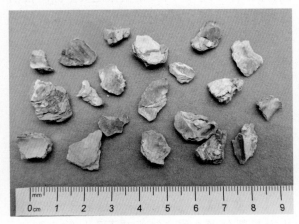

图22-2-3 煅牡蛎

【性味与归经】 咸，微寒。归肝、胆、肾经。

【功能】 重镇安神，潜阳补阴，软坚散结。

【应用】

1. 体虚自汗，盗汗证 如牡蛎散（黄芪、麻黄根、煅牡蛎、浮小麦）（《太平惠民和剂局方》）。

2. 肾虚不固之遗精 如金锁固精丸（沙苑蒺藜炒、芡实蒸、莲须、煅龙骨、煅牡蛎）（《医方集解》）。

中成药品种有乳康丸（胶囊、颗粒）、蚝贝钙咀嚼片、乌鸡白凤丸（片）、仲景胃灵丸、安中片等。

【用法与用量】 9～30 g，先煎。

【注意】 本品多服久服，易引起便秘和消化不良。

【贮藏保管】 置干燥处。

【论注】 除上述品种外，同属动物密鳞牡蛎 *Ostrea denselamellosa* Lischke 等的贝壳亦供药用。产于辽宁、山东等地沿海。贝壳大型，近似圆形或三角形，壳面灰褐色，右壳较平坦，顶部较光滑，其他部分鳞片密薄而脆，呈舌状，覆瓦状排列；左壳凹下很深，表面环生坚厚的同心鳞片，放射肋粗大；两壳大小几相等。粉末在紫外光灯下观察，显浅灰绿色荧光。

紫贝齿

【来源】 为宝贝科动物阿拉伯绶贝 *Mauritia arabica* (Linnaeus) 的贝壳。

【动物形态】 长卵圆形，壳质坚固，一般壳长75约 mm，宽42约 mm，高约34 mm，大者可长80 mm。壳塔和螺旋部几乎完全被珐琅质所遮盖。背部膨圆，两侧下部渐收缩，边缘稍厚。壳表光亮细滑，褐色或浅褐色，具纵横交错、不甚规则的棕褐色断续条纹及许多星状花纹，初看形似阿拉伯文。背线明显，不具斑纹，背部隐约可见褐色或灰蓝色的横带，这种色带在幼体时甚明显。两侧缘灰褐色，其上有紫褐色斑点，且延伸至基部。壳口狭长，微曲，前端稍宽，两唇齿各约32枚，呈紫褐色，壳内面为淡紫色。前后水管沟短。

【产地】 主产于广东、福建、台湾等地。

【采收加工】 一般多于夏季捕捉，除去贝

肉，洗净，晒干。

【药材鉴别】 呈卵圆形或长卵圆形，长3.5～7.6 cm，宽2.1～4.4 cm，高1.7～4.0 cm。螺旋部明显或可见。背部膨圆，表面棕褐色、暗灰蓝色或棕黄色，平滑而有光泽，常布满不甚规则的棕褐色断续条纹和纵横交错形成的白色星状斑点。缘稍厚，上面具紫褐色斑点。腹部扁平，壳口窄长、微弯、前端略宽，内、外两唇齿各20～34枚，红褐色或黄棕色。壳内面紫蓝色或黄白色。质坚硬。无臭、无味。（图22-3-1）

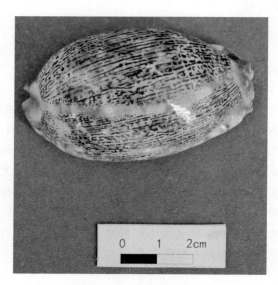

图22-3-1　紫贝齿（药材）

以壳厚、有光泽者为佳。

【化学成分及药理作用】 含无机盐，主要为碳酸钙（$CaCO_3$）、硫酸盐、磷酸盐等；含无机元素类，如镁、铁；此外还含有机质。

紫贝齿具有改善心脏自主神经功能、镇静安神和抗心律失常的作用，可解除心悸、失眠等不适症状。

【饮片炮制及鉴别】

1. 紫贝齿 取药材，去杂质，洗净，晒干。用时打碎。

成品性状特征同药材。

2. 煅紫贝齿 取紫贝齿，煅至酥脆。用时碾细。

成品呈不规则块状或粉末状，表面紫棕色或灰褐色，无光泽。质酥脆。（图22-3-2）

紫贝齿煅制后，使其质地疏脆，利于粉碎和煎出有效成分，提高疗效。

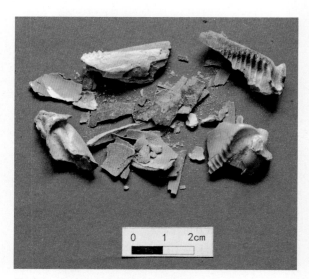

图22-3-2　煅紫贝齿

【性味与归经】 咸，平。归脾、肝经。

【功能】 平肝潜阳，镇惊安神，明目退翳。

【应用】

1. 青年扁平疣 如磁贝合剂（灵磁石、赭石、紫贝齿、生石决明、生白芍、紫草）（《中医皮肤病学简编》）。

2. 潜阳息风，养血和营 如潜阳息风汤（生熟地、当归、何首乌、紫贝齿、磁石、生龙骨、生牡蛎、赭石、珍珠母、白芍）（《朱仁康临床经验集》）。

【用法与用量】 10～15 g，先煎。

【注意】 脾胃虚弱者慎用。

【贮藏保管】 置干燥处，防尘。

【论注】《神农本草经》有贝子，一般考证为小型之贝。紫贝首载于《新修本草》："形似贝，圆，大二、三寸。"可知是大型之贝。除阿拉伯绶贝以外，山猫宝贝 Cypraea lynx (L.) 亦有作紫贝齿应用者。

赭 石

【来源】 为氧化物类矿物刚玉族赤铁矿。

【产地】 主产于河北、山西、山东、广东、江苏、四川、河南、湖南等地。

【采收加工】 全年可采。选取表面有钉头状突起部分者（称"钉头赭石"），除去泥土、杂石。

【药材鉴别】　多呈不规则扁平状，大小不一。全体棕红色或铁青色，条痕樱红色或红棕色，有的具金属光泽。一面有圆形乳头状的"钉头"，另一面与突起的相对应处有同样大小的凹窝。质坚硬，不易砸碎，断面显层叠状，且每层均依"钉头"而呈波浪状弯曲，用手抚摸，则有红棕色粉末粘手，在石头上摩擦呈樱桃红色。气微，味淡。（图22-4-1）

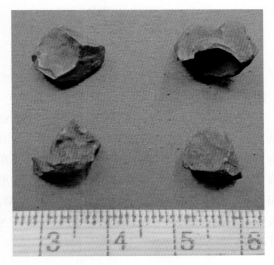

图22-4-2　赭石（饮片）

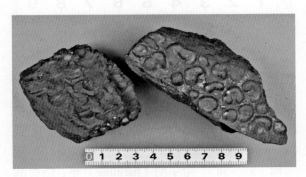

图22-4-1　赭石（药材）

以色棕红、断面层次明显、有"钉头"、无杂石者为佳（有钉头的煅后乌黑色，层层脱落；无钉头者则为灰黑色）。

【化学成分及药理作用】　主含三氧化二铁（Fe_2O_3），还含杂质成分如硅、铝、镁等。

赭石所含铁质能促进红细胞及血红蛋白的新生。所含镁盐、镁离子在肠道内形成一定的渗透压，使肠内保持大量水分，刺激肠蠕动而排便。尚可收敛胃、肠壁，保护黏膜；并可兴奋肠管，使肠蠕动亢进；对中枢神经系统还有镇静作用。

【饮片炮制及鉴别】

1. 赭石　取药材，除去杂质，砸碎。

成品呈不规则的碎块或粉状，暗棕红色或灰黑色，有的有金属光泽。一面具"钉头"，另一面有凹窝。体重，质硬，断面显层叠状。气微，味淡。（图22-4-2）

2. 煅赭石　取赭石，砸成碎块，煅至红透，醋淬，碾成粗粉。每赭石100 kg，用醋30 kg。

成品为暗褐色或暗棕红色的粉末，质酥脆，略有醋气。（图22-4-3）

赭石经火煅醋淬后，缓和其苦寒之性，引药入肝经血分，具有养血益肝、收敛止血的作用。

【性味与归经】　苦，寒。归肝、心、肺、胃经。

【功能】　平肝潜阳，重镇降逆，凉血止血。

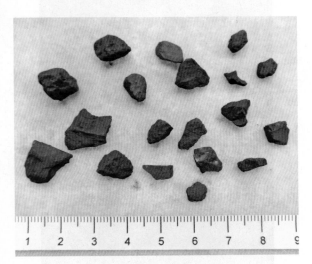

图22-4-3　煅赭石

【应用】

1. 类中风　如镇肝息风汤（牛膝、赭石、龙骨、牡蛎、龟板、白芍、玄参、天冬、川楝子、麦芽、茵陈、甘草）（《医学衷中参西录》）。

2. 胃虚痰阻气逆证　如旋覆代赭汤（旋覆花、人参、生姜、赭石打碎、甘草炙、半夏洗、大枣擘）（《伤寒论》）。

3. 肝郁多怒，胃郁气逆，致吐血、衄血及吐衄之证屡服他药不效者　如秘红丹（川大黄细末、油肉桂细末、生赭石细末）（《医学衷中参西录》）。

中成药品种有脑立清丸、参茸黑锡丸等。

【用法与用量】　9～30 g，先煎。

【注意】　孕妇慎用。

【贮藏保管】　置干燥处。

蒺藜

【来源】 为蒺藜科植物蒺藜 *Tribulus terrestris* L.的干燥成熟果实。

【植物形态】 一年生或多年生草本。全株密被灰白色柔毛。茎平卧地上，呈蔓生状。叶对生，偶数羽状复叶，小叶5～7对，小叶片长椭圆形。花黄色，单生叶腋；花期5—7月。蒴果如菱角，由5果瓣组成，五角形，有针状尖刺，极锋利，初呈绿白色，熟时黄白色；果期7—9月。（图22-5-1）

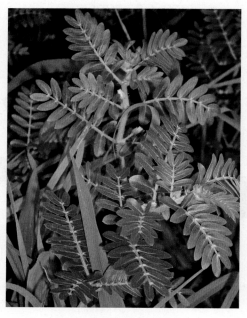

图22-5-1 蒺藜（植物）

【产地】 主产于河南、河北、山东、安徽、江苏、四川、陕西等地。

【采收加工】 秋季果实成熟时采割植株，晒干，打下果实，除去杂质。

【药材鉴别】 复果多由5分果瓣组成，放射状排列呈五棱状球形，直径7～12 mm。商品常裂为单一的分果瓣，斧状三角形，长3～6 mm，淡黄绿色，背面隆起，有纵棱及多数小刺，并有对称的长刺和短刺各1对，呈八字形分开，两侧面粗糙，有网纹，灰白色；果皮坚硬，木质，内含种子3～4粒。种子卵圆形，稍扁，有油性。气微，味苦。（图22-5-2）

以饱满坚实、色黄绿者为佳。

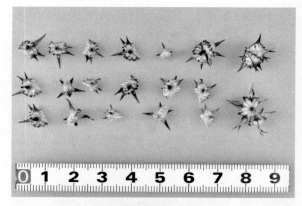

图22-5-2 蒺藜（药材）

【化学成分及药理作用】 含黄酮、生物碱、脂肪酸等。黄酮类，如蒺藜苷（tribuloside）、山奈酚（kaempferol）、山奈酚-3-葡萄糖苷（kaempferol-3-glucoside）等；生物碱类，如哈尔满（harman）、哈尔明（harmine）等；脂肪酸类，如棕榈酸（palmitic acid）、硬脂酸（stearic acid）、油酸（oleic acid）等。此外，还含有薯蓣皂苷元（diosgenin）及Vc。

蒺藜总皂苷有强心、抗动脉硬化、降低血小板聚集及降血脂、提高免疫、强壮、延缓衰老、促进精子产生、增加性欲等作用。生物碱有抑制部分细菌生长作用。尚有降血压、利尿、降血糖、抗过敏等作用。

【饮片炮制及鉴别】

1. 蒺藜　取药材，除去杂质。

成品性状特征同药材。

2. 炒蒺藜　取蒺藜，用文火加热炒至微黄色，取出碾去硬刺，筛去灰屑。

成品为单一的分果瓣，分果瓣呈斧状，长3～6 mm；表面微黄色，有焦斑，可见小刺脱去后的残基。气微香，味苦、辛。（图22-5-3）

蒺藜炒后，其辛散之性减弱，以平肝潜阳、开郁散结见长。

【性味与归经】 辛、苦，微温；有小毒。归肝经。

【功能】 平肝解郁，活血祛风，明目，止痒。

【应用】

1. 伤寒头痛，身热，百节疼痛　如四白散（蒺藜子_{炒，去刺}、白芷、白附子_炮、白僵蚕_炒）（《圣济总录》）。

2. 肝肾风毒上攻，目赤痛痒，昏花羞明，多

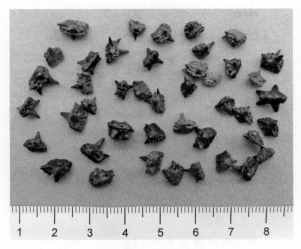

图22-5-3 炒蒺藜

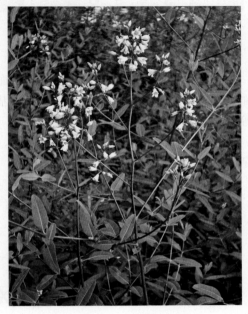

图22-6-1 罗布麻（植物）

多歧，通常顶生，有时腋生；花萼5深裂，花冠圆筒状钟形，紫红色或粉红色；花盘环状。蓇葖果2，平行或叉生；种子多数，卵圆状长圆形，黄褐色，长2～3 mm，直径0.5～0.7 mm，顶端有一簇白色绢质的种毛；种毛长1.5～2.5 cm；子叶长卵圆形。花期4—9月，果期7—12月。（图22-6-1）

泪　如四生散（黄芪、川羌活、沙苑蒺藜、白附子）（《太平惠民和剂局方》）。

3. 阴疝牵引小腹痛　如蒺藜汤（蒺藜_{去角炒}、附子_{炮，去皮，脐}、栀子）（《宣明论方》）。

中成药品种有拨云退翳丸、复明片、三味蒺藜散（蒙古族验方）、九味肝泰胶囊、保济口服液等。

【用法与用量】　6～10 g。

【注意】　血虚气弱及孕妇慎服。

【贮藏保管】　置干燥处，防霉。

【论注】

（1）蒺藜一般都需去刺，过去多用研槽或碾子去刺，劳动强度大，效率低。现可采用碾米机去刺，效果较为理想。

（2）本品功在平肝祛风，又别称白蒺藜、刺蒺藜，易与潼蒺藜（沙苑子，即扁茎黄芪 Astragalus complanatus R. Br. 的种子）混淆。注意鉴别（见"沙苑子"项下）。后者功在益肝肾，为补益药，两者不能混用。

罗布麻叶

【来源】　为夹竹桃科植物罗布麻 Apocynum venetum L. 的干燥叶。

【植物形态】　直立半灌木。高可达4 m，具乳汁。枝条对生或互生，圆筒形，光滑无毛，紫红色或淡红色。叶对生，仅在分枝处为近对生；叶缘具细牙齿，两面无毛。圆锥状聚伞花序一至

【产地】　主产于西北、华北及东北各地区的河岸、海滨盐碱、低湿地区或干旱、沙漠内陆盆地。现江苏、山东、安徽、河北等地有大量种植。

【采收加工】　夏、秋季采收，晒干。

【药材鉴别】　多皱缩卷曲，有的破碎。完整叶片展平后，呈椭圆状披针形或卵圆状披针形，长2～5 cm，宽0.5～2 cm，淡绿色或灰绿色，先端钝，具小芒尖，基部钝圆或楔形，边缘具细齿，常反卷，两面无毛，下面叶脉突起；叶柄细，长约4 mm。质脆。气微，味淡。（图22-6-2）

以完整、色绿色为佳。

【化学成分及药理作用】　含黄酮、氨基酸等。黄酮类，如槲皮素（quercetin）、芦丁（rutin）等；氨基酸类，如谷氨酸（glutamic acid）、丙氨酸（alanine）等。此外，还含三十烷醇（triaicoontanol）、β-谷甾醇（β-sitosterol）、羽扇豆醇棕榈酸酯（lupenylpalmitate）、鞣质、多糖等。

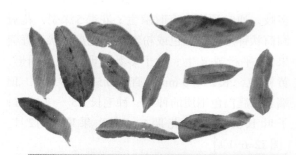

图22-6-2 罗布麻叶（药材）

罗布麻叶黄酮苷有降血压作用。尚有降血脂和血小板解聚、抗辐射和抗化疗药及抗自由基损伤等作用。

【饮片炮制及鉴别】 罗布麻叶 取药材，除去杂质，筛去灰屑。

成品性状特征同药材。

【性味与归经】 甘、苦，凉。归肝经。

【功能】 平肝安神，清热利水。

【应用】

1. 肝阳眩晕，心悸失眠 治疗肝阳上亢之证，可单用本品煎服或开水冲泡代茶饮，亦可与牡蛎、石决明、赭石等配伍。治疗肝火上攻之证，配伍钩藤、夏枯草、野菊花等。若心悸失眠者，可与龙骨、磁石、远志等安神药配伍。

2. 水肿、尿少而有热象者 可单用或与茯苓、泽泻、车前子等利水渗湿药同用。

中成药品种有罗布麻茶、复方罗布麻颗粒、罗布麻叶片等。

【用法与用量】 6～12 g。

【注意】 本品不宜过量或长期服用。

【贮藏保管】 置阴凉干燥处。

【论注】 与罗布麻功用基本相同的同科植物尚有大叶白麻 *Poacynum hendersonii* (Hook. f.) Woodson、白麻 *Poacynum pictum* (Schrenk) Baill.，均分布于甘肃、青海、新疆等地。

第二节

息风止痉药

凡以平息肝风为主要作用，主治肝风内动惊厥抽搐病证的药物，称为息风止痉药。

本类药物主入肝经，以息肝风、止痉为主要功效。适用于温热病热极动风、肝阳化风、血虚生风等所致之眩晕欲仆、项强肢颤、痉挛抽搐等症，以及风阳夹痰、痰热上扰之癫痫、惊风抽搐，或风毒侵袭引动内风之破伤风痉挛抽搐、角弓反张等症。部分兼有平肝潜阳、清泻肝火作用的息风止痉药，亦可用治肝阳眩晕和肝火上攻之目赤、头痛等。

此外，某些息风止痉药，尚兼祛外风之功，还可用治风邪中经络之口眼㖞斜、肢麻痉挛、头痛、痹证等。

羚羊角
（附：山羊角）

【来源】 为牛科动物赛加羚羊 *Saiga tatarica* Linnaeus 的角。

【动物形态】 身体大小与黄羊相似，长1～1.4 m，雄兽37～60 kg，雌兽29～37 kg。头型较特别，耳廓短小，眼眶突出。鼻端大，鼻中间具槽，鼻孔呈明显的筒状，整个鼻子呈肿胀鼓起，故谓高鼻羚羊。雄羊具角1对，不分叉，角自基部长出后几乎竖直向上，至生长到整个角的1/3高度时，二角略向外斜，接着又往上，往里靠近再又微微向下，最后二角相向略往内弯。角尖端平滑，而下半段具环棱。角呈半透明状，黄蜡色。整个体色呈灰黄色，但体侧较灰白。冬季时毛色显得更淡。（图22-7-1）

【产地】 主产于俄罗斯。我国新疆北部边境地区亦产。自20世纪60年代以后，我国野外再未发现其踪迹，赛加羚羊野生种群在我国已经绝迹。目前，甘肃濒危动物保护中心是国内仅有的赛加羚羊人工繁育基地。

【采收加工】 全年可捕，猎取后将角从基部锯下，洗净，晒干。以8—10月捕捉锯下的角色

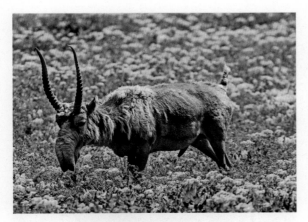

图22-7-1 赛加羚羊

脂（cephalin）、神经鞘磷脂（sphingomyelin）等。尚含角蛋白（keratin）、磷酸钙［$Ca_3(PO_4)_2$］及不溶性无机盐等。

羚羊角外皮浸出液能降低小鼠朝向性运动反应，对中枢神经系统有抑制作用；能增加动物对缺氧的耐受能力，有镇痛作用；有解热作用。

【饮片炮制及鉴别】

1. **羚羊角镑片** 取药材，置温水中浸泡，捞出，镑片，干燥。

成品为半透明白色或黄白色薄片。表面光滑，有光泽，外表可见纹丝，微呈波状，中央可见空洞。质坚硬，不易拉断。气微，味淡。无杂质。（图22-7-3）

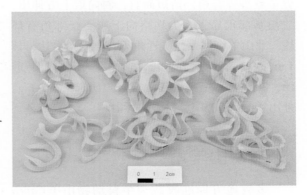

图22-7-3 羚羊角镑片

2. **羚羊角粉** 取药材，砸碎，粉碎成细粉。成品为白色粉末。气微，味淡。

【性味与归经】 咸，寒。归肝、心经。

【功能】 平肝息风，清肝明目，散血解毒。

【应用】

1. **热盛动风证** 如羚角钩藤汤（羚角片先煎、霜桑叶、京川贝去心、鲜生地、双钩藤后入、滁菊花、茯神木、白芍、甘草、淡竹茹鲜刮，与羚羊角先煎代水）（《通俗伤寒论》）。

2. **温热病，热闭心包及热盛动风证** 如紫雪散（石膏、北寒水石、滑石、磁石、玄参、木香、沉香、升麻、甘草、丁香、芒硝制、硝石精制、水牛角浓缩粉、羚羊角、人工麝香、朱砂）（《外台秘要》）。

中成药品种有羚羊角胶囊、羚羊感冒片、麝香抗栓胶囊、庆余辟瘟丹、牛黄降压丸（片、胶囊）、贝羚胶囊、复方羚角降压片、复明片等。

【用法与用量】 1～3 g，宜另煎2小时以

泽最好，角色莹白；春季猎取者青色微黄，冬季猎取者因受霜雪侵袭，角质变粗糙，表面有裂纹，质较次。

【药材鉴别】 呈长圆锥形，略呈弓形弯曲，长15～33 cm，类白色或黄白色，基部稍呈青灰色。嫩枝透视有"血丝"或紫黑色斑纹，光滑如玉，无裂纹，老枝则有细纵裂纹。除尖端部分外，有10～16个隆起环脊，中部以上多呈半环，间距约2 cm，用手握之，四指正好嵌入凹处。角的基部横截面圆形，直径3～4 cm，内有坚硬质重的角柱，习称"骨塞"；骨塞长占全角的1/2～1/3，表面有突起的纵棱与外面角鞘内的凹沟紧密嵌合，从横断面观，其结合部呈锯齿状。除去骨塞后，角的下半段成空洞，全角呈半透明，对光透视，上半段中央有1条隐约可辨的细孔道直通角尖，习称"通天眼"。质坚硬。气无，味淡。（图22-7-2）

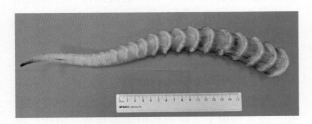

图22-7-2 羚羊角（药材）

以质嫩、光润、有血丝血斑、通天眼透光明显、无裂纹者为优。

【化学成分及药理作用】 含氨基酸类成分，如苯丙氨酸（phenylalanine）、丝氨酸（serine）等；含磷脂类成分，如卵磷脂（lecithine）、脑磷

上；磨汁或研粉服，每次0.3～0.6 g。

【注意】 脾虚慢惊患者禁服。

【贮藏保管】 置阴凉干燥处。

【论注】

（1）赛加羚羊是濒危物种，严禁狩猎，羚羊角药源稀少。现代人们对牛科动物如山羊、绵羊、苏门羚、黄羊、鹅喉羚的角与羚羊角进行对比研究，发现上述动物的角在化学成分及主要药理作用如解热、镇静、抗惊厥、镇痛、抗炎、降血压等方面有相似或相同之处，临床功用也和羚羊角相似，可代之。

（2）《中华本草》记载来源还有青羊 *Naemorhedus goral* Hardwicke、北山羊 *Capra ibex* Linnaeus。青羊雌雄皆有角，角短而直，斜向后上方伸出，二角基部很靠近，尖端略向下弯；余部角有环棱。北山羊个体大，雌性角小，雄性角发达，长1 m左右，斜向后方生长，形如弯刀。内服：煎汤，30～50 g；或磨粉；或烧焦研末，3～6 g。外用：0.6～0.9 g，研末吹耳中。

附：山羊角

多数地方标准收载为牛科动物山羊 *Capra hircus* Linnaeus 或绵羊 *Ovis aries* Linnaeus 的角。捕得后，锯取羊角，干燥。山羊角：角小而直，长圆锥形，长10～15 cm，角基直径2～3 cm，表面呈灰黑色，具突起的环纹，角尖光滑，常向后略弯；气无，味淡。绵羊角：角大而弯曲，呈半环状，长30～45 cm，角基直径5～7 cm，表面呈蜡黄色，角尖扁平。临床除去角塞，蒸透，切片或磨粉应用。味咸，性凉。归肝、肺经。功能清热，镇惊，解毒。内服：煎汤，15～25 g。

牛 黄

【来源】 为牛科动物牛 *Bos taurus domesticus* Gmelin 的干燥胆结石。

【动物形态】 体长1.5～2 m，体重一般在280 kg左右。体格强壮结实，头大额广，鼻阔口大，上唇上部有两个大鼻孔，其间皮肤硬而光滑，无毛，称为鼻镜。眼、耳部较大。头上有角1对，左右分开，角之长短、大小随品种而异，

弯曲无分枝，中空，内有骨质角髓。四肢匀称，4趾，均有蹄甲，其后方2趾不着地，称悬蹄。尾较长，尾端具丛毛，毛色大都分为黄色，无杂毛掺混。（图22-8-1）

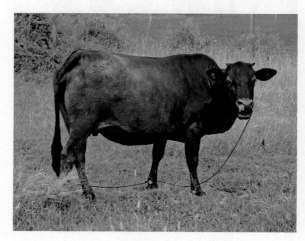

图22-8-1 牛

【产地】 主产于华北、东北、西北等地区；河南、湖北、四川、云南、贵州、江苏、浙江等地亦产。产于西北者，称"西牛黄"或"西黄"；产于东北者，称"东牛黄"或"东黄"；产于北京、天津等地者，称"京牛黄"。西牛黄质最优。

【采收加工】 宰牛时检查胆囊、胆管及肝管，如有结石，立即取出，除净附着的薄膜，阴干。

【药材鉴别】

1. 蛋黄 多呈卵形、类球形、四面体形或三角形，大小不一，直径0.6～3.3（～4.5）cm。表面黄红色至棕黄色，有的表面挂有一层黑色光亮的薄膜（习称"乌金衣"），有的粗糙、具疣状突起，有的具龟裂纹。体轻，质酥脆，易分层剥落，断面金黄色，可见细密的同心层纹，有的夹有白心。气清香，味先苦而后微甜，入口有清凉感，嚼之易碎，不粘牙。取本品少量，加清水调和，涂于指甲上，能将指甲染成黄色，习称"挂甲"。（图22-8-2）

2. 管黄 显管状，长约3 cm，直径1～1.5 cm，或为破碎的小片。表面不平或有横曲纹，有裂纹及小突起，红棕色或棕褐色。质酥脆，断面有较少的层纹，有的中空，色较深。

以完整、色棕黄、质酥脆、断面层纹清晰而细腻者为佳。

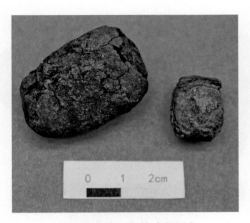

图22-8-2 牛黄（药材）

【化学成分及药理作用】 含胆色素主要成分，如胆红素（bilirubin）及其钙盐、胆酸（cholic acid）、去氧胆酸（deoxycholic acid）等。含金属元素，如钾、钠、钙等。含氨基酸类成分，如丙氨酸（alanine）、甘氨酸（glycine）等。此外，还含有脂肪酸（fatty acid）、卵磷脂（lecithine），及两种酸性肽类成分如平滑肌收缩物质SMC-S2和SMC-F等。

牛黄能镇静、抗惊厥、解热、增强心肌收缩力以及扩张血管、抗肾上腺素而降血压。对多种细菌有抑制作用，还有兴奋呼吸、祛痰镇咳及提高吞噬功能、增加促乳激素分泌、止血、降血脂、降血糖、利胆、保肝、解毒作用。

【饮片炮制及鉴别】 牛黄 取药材，除去杂质。用时碾成细粉。

成品性状特征同药材。（图22-8-3）

【性味与归经】 甘，凉。归心、肝经。

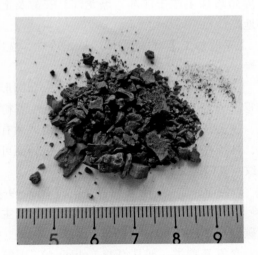

图22-8-3 牛黄（饮片）

【功能】 清心，豁痰，开窍，凉肝，息风，解毒。

【应用】

1. 邪热内陷心包证 如安宫牛黄丸（牛黄、郁金、水牛角、黄连片、朱砂粉、冰片、麝香、珍珠粉、栀子、雄黄粉、黄芩片）（《温病条辨》）。

2. 温热病热闭心包证 如牛黄清心丸（黄连、黄芩、栀子、郁金、辰砂、牛黄）（《痘疹世医心法》）。

中成药品种有万氏牛黄清心丸、牛黄抱龙丸、牛黄上清丸（片、软胶囊、胶囊）、牛黄清心丸（局方）、牛黄千金散、牛黄镇惊丸、西黄丸、安宫牛黄丸（散）、梅花点舌丸、牛黄净脑片、牛黄化毒片、牛黄至宝丸等。

【用法与用量】 0.15～0.35 g，多入丸散用。外用适量，研末敷患处。

【注意】 孕妇慎用。脾胃虚寒者慎用。

【贮藏保管】 遮光，密闭，置阴凉干燥处，防潮，防压。

【论注】

（1）动物水牛 Bubalus bubalis Linnaeus、牦牛 Bos grunniens Linnaeus 及犏牛（牦牛和黄牛的杂交种）的胆囊结石，亦有入药。牛黄功能清热解毒、豁痰定惊，开窍之力远不及麝香、冰片。

（2）伪品有用黄连、黄柏、大黄、姜黄、鸡蛋黄或植物黄色素等的粉末与动物胆汁混合制成。其外表色浅黄，体较重，断面棕褐色，粗糙，无层纹，味苦，无清香气，入口即化成糊状，无"挂甲"现象。显微镜检查可见植物组织碎片，理化鉴别与正品明显有别。还有驼科动物双峰驼 Camelus bactrianus Linnaeus 的胆囊结石，个大，或有切成薄片者，质粗糙，无光泽，味不苦而咸，气微臭，有微毒。

（3）人工牛黄由牛胆粉、胆酸、猪去氧胆酸、牛磺酸、胆红素、胆固醇、微量元素等加工制成。其药性、功效与天然牛黄相似，功力不及。目前临床上主要用人工牛黄，多作配方用。主治咽喉肿痛、痈肿疮毒等热毒证。而温热病之神昏、抽搐者，仍以天然牛黄效佳。

（4）安宫牛黄丸是我国传统中药中最负盛名的急症用药，多用于中风、偏瘫及温热病内陷心包之高热昏迷危象的急救，自古有"救急症于即时，挽垂危于顷刻"的美称。为"治温病三宝"之一。现代将本方进行了剂型改革，并将药源稀少的牛黄用牛黄的有效成分胆酸和猪胆酸代之，价格昂贵的犀角、珍珠用水牛角、珍珠母代之，减去朱砂、金箔，并加板蓝根等以增强清热解毒之功，研制成清开灵注射液。它不仅保留了原方独到的疗效，更增加了临床的适应证，变口服为肌注或静脉滴注，使作用迅速，疗效显著提高。

珍 珠

【来源】 为珍珠贝科动物马氏珍珠贝 *Pteria martensii* (Dunker)、蚌科动物三角帆蚌 *Hyriopsis cumingii* (Lea) 或褶纹冠蚌 *Cristaria plicata* (Leach) 等双壳类动物受刺激形成的珍珠。

【动物形态】

1. 马氏珍珠贝 贝壳斜四方形，壳顶位于前方，背缘平直，腹缘圆，两壳不等，左壳较右壳稍突，壳面淡黄色至黄褐色，具舌状稍作游离的同心鳞片层，鳞片薄而脆，极易脱落，边缘鳞片层紧密，末端稍翘起。壳内面珍珠层厚，光泽强，边缘淡黄色。（图22-9-1）

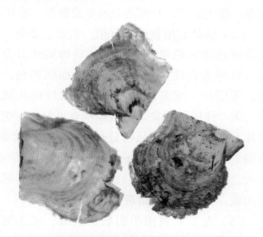

图22-9-1 马氏珍珠贝

2. 三角帆蚌 贝壳大而扁平，两壳相等。壳质坚硬，壳面不平滑，有呈同心环状排列的纹理。后背缘向上突起，形成大的三角形帆状后翼。壳内面平滑，珍珠层乳白色。（图22-9-2）

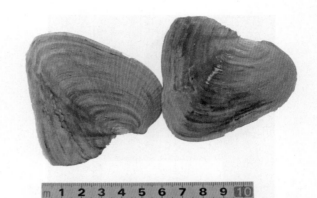

图22-9-2 三角帆蚌

3. 褶纹冠蚌 贝壳厚大，略呈不等边三角形，后背缘向上伸展成大型的冠。壳面深黄绿色至黑褐色。壳内珍珠层有光泽。（图22-9-3）

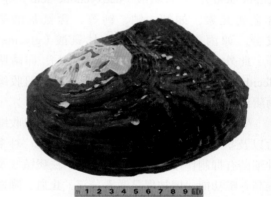

图22-9-3 褶纹冠蚌

【产地】 天然珍珠主产于广东、广西、台湾等地；产于广西合浦质优，称"合浦珍珠"。淡水养殖珍珠主产于江苏、黑龙江、安徽及上海等地。

【采收加工】 自动物体内取出珍珠，洗净，干燥。

【药材鉴别】 呈类球形、长圆形、卵圆形或棒形，直径1.5～8 mm。表面类白色、浅粉红色、浅黄绿色或浅蓝色，半透明，平滑或微有凹凸，具特有的彩色光泽。质地坚硬，破碎面可见层纹。气微，无味。

以纯净、质坚、有彩光者为佳。（图22-9-4）

【化学成分及药理作用】 含无机盐，主要为碳酸钙（$CaCO_3$）；含微量元素类，如钠、镁等；含氨基酸类，如甘氨酸（glycine）、丙氨酸（alanine）等。

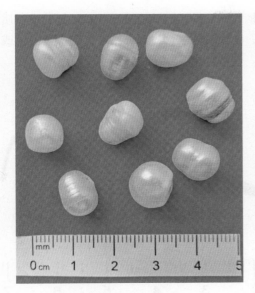

图22-9-4 珍珠（药材）

珍珠所含钙盐成分主要有制酸作用。角质蛋白水解液能对抗实验性白内障。尚有延缓衰老、抗肿瘤、促进创面肉芽增生等作用。

【饮片炮制及鉴别】

1. 珍珠　取药材，洗净，晾干。

成品性状特征同药材。

2. 珍珠粉　取珍珠，加适量水共研成糊状，再加水搅拌，倾出混悬液。残渣再按上法反复操作数次，合并混悬液，静置，分取沉淀，干燥，研散制成最细粉。

成品呈白色极细粉末，无臭，无味。（图22-9-5）

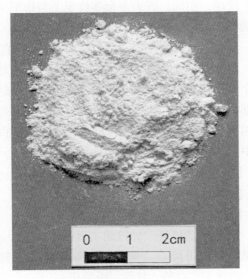

图22-9-5 珍珠粉

【性味与归经】　甘、咸，寒。归心、肝经。

【功能】　安神定惊，明目消翳，解毒生肌，润肤祛斑。

【应用】

1. 风痰火毒，喉痹，及小儿痰搐惊风　如珠黄散（珍珠、牛黄）（《医级》）。

2. 口内诸疮　如珍宝散（珍珠、硼砂、青黛、冰片、黄连、人中白煅）（《丹台玉案》）。

3. 小儿惊啼及夜啼不止　如真珠丸（珍珠末、伏龙肝、丹砂、麝香）（《圣济总录》）。

中成药品种有芪珍胶囊、珍珠胃安丸、珍黄胶囊、珠黄吹喉散、珠黄散、复方珍珠口疮颗粒、清开灵口服液（片、软胶囊、泡腾片、注射液、颗粒）、二十五味珍珠丸、二十五味松石丸、七十味珍珠丸等。

【用法与用量】　0.1～0.3 g，多入丸散用。外用适量。

【贮藏保管】　密闭。

【论注】

（1）伪品珍珠：有的地区在收购中曾发现主要用珍珠母或矿石打碎后磨圆加工制成的伪品珍珠。外形呈类球形、长圆形、扁圆片状或不规则多面体。直径1～2（～3）mm。珠光层为有毒的铅类化合物，珍珠系用贝壳粉碎后打磨而成。

（2）据马氏珍珠贝的珍珠、珍珠层、全脏器（含肉）及精卵黏液化学成分及其含量的研究表明，全脏器、精卵黏液中的牛磺酸明显高于珍珠、珍珠层。牛磺酸为镇静镇惊，治疗血崩、慢性肝炎的主要成分，因此建议在取珠的同时，亦将全脏器干燥后作药用。

钩　藤

【来源】　为茜草科植物钩藤Uncaria rhynchophylla (Miq.) Miq. ex Havil.、大叶钩藤Uncaria macrophylla Wall.、毛钩藤Uncaria hirsuta Havil.、华钩藤Uncaria sinensis (Oliv.) Havil. 或无柄果钩藤Uncaria sessilifructus Roxb. 的干燥带钩茎枝。

【植物形态】

1. 钩藤　常绿木质藤本。小枝方圆形，嫩枝具白色粉末；以叶腋生出的钩状卷须攀缘他物，腋生单钩或双钩间隔出现，向下弯，先端尖，基部稍宽。叶对生，椭圆形，两端均狭，全缘，表面光亮，无毛，背面稍带粉白色，侧脉7～8对，脉腋内有丛毛，干时褐红色。花黄色，顶生球形头状花序；花期6—7月。蒴果长形，种子有翅；果期10—11月。（图22-10-1）

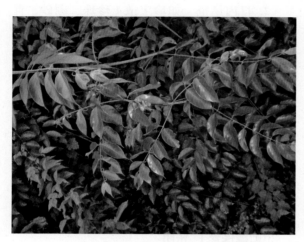

图22-10-1　钩藤（植物）

2. 大叶钩藤　小枝和叶片均被褐色毛茸。叶片椭圆形或长方椭圆形。

3. 毛钩藤　叶椭圆形或卵状披针形，上面近无毛，下面被疏长粗毛。

4. 华钩藤　叶片椭圆形或长圆形，两面无毛。

5. 无柄钩藤　叶椭圆形至倒卵状矩圆形，上面光滑，下面稍带粉白色。

【产地】　钩藤主产于广西、广东、湖北、湖南、浙江、江西等地。大叶钩藤主产于广西、广东、云南等地。华钩藤主产于广西、贵州、湖南、湖北等地。毛钩藤主产于福建、广东、广西、台湾等地。无柄钩藤主产于广东、广西、云南等地。

【采收加工】　秋、冬两季采收有钩的嫩枝，剪成短段，晒干或蒸后晒干。

【药材鉴别】　茎枝呈圆柱形或类方柱形，长2～3 cm，直径0.2～0.5 cm。表面红棕色至紫红色者具细纵纹，光滑无毛；黄绿色至灰褐色者有的可见白色点状皮孔，被黄褐色柔毛。多数枝节上对生两个向下弯曲的钩（不育花序梗），或仅一侧有钩，另一侧为突起的瘢痕；钩略扁或稍圆，先端细尖，基部较阔；钩基部的枝上可见

叶柄脱落后的窝点状痕迹和环状的托叶痕。质坚韧，断面黄棕色，皮部纤维性，髓部黄白色或中空。气微，味淡。（图22-10-2）

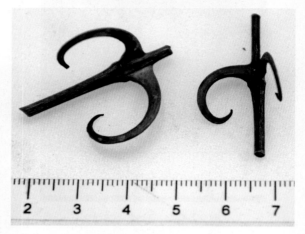

图22-10-2　钩藤（药材）

以双钩、茎细、钩结实、光滑、色紫红、无枯枝钩者为佳。

【化学成分及药理作用】　含吲哚类生物碱成分，如异钩藤碱（isorhynchophylline）、去氢钩藤碱（corynoxeine）、钩藤碱（rhynchophylline）等。

钩藤所含钩藤总碱能抑制组胺引起的豚鼠哮喘、刺激免疫系统以及具保肝作用。钩藤碱有抑制心肌收缩、抑制离体肠管、兴奋大鼠离体子宫作用。尚有降血压、镇静、抗惊厥、抑制血小板聚集及抗血栓、降血脂等作用。

【饮片炮制及鉴别】　钩藤　取药材，除去杂质，洗净，稍润，剪去多余茎枝至上与钩平、下与钩齐（习称"净钩藤"），干燥。

成品为圆柱形或类方柱形小段，直径2～5 mm。表面红棕色至棕褐色。茎节有1对或单个向内弯曲的钩，钩略扁或稍圆，先端细尖，基部稍阔。残存的茎枝下与钩基部对齐，上与钩弯相平。切面黄棕色，皮部纤维性，髓部黄白色或中空。质坚韧，气微，味淡。（图22-10-3）

【性味与归经】　甘，凉。归肝、心包经。

【功能】　息风定惊，清热平肝。

【应用】

1. 热盛动风证　如羚角钩藤汤（羚角片先煎、霜桑叶、京川贝去心、鲜生地、双钩藤后入、滁菊花、茯神木、白芍、甘草、淡竹茹鲜刮，与羚角先煎代水）（《通俗伤寒论》）。

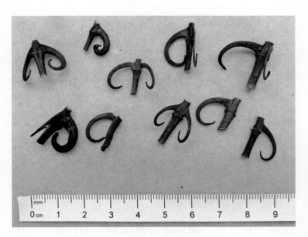

图22-10-3 钩藤（饮片）

2. 小儿惊风，壮热惊悸，牙关紧闭，手足抽搐，头目仰视等 如钩藤饮（人参、全蝎_{去毒}、羚羊角、天麻、甘草_炙、钩藤）（《医宗金鉴》）。

3. 小儿惊热 如延龄散（钩藤、硝石、甘草_{炙微赤，锉}）（《太平圣惠方》）。

4. 斑疹 如紫草散（钩藤钩子、紫草茸）（《小儿药证直诀》）。

中成药品种有正天丸（胶囊）、小儿百寿丸、天麻钩藤颗粒、天智颗粒、保济口服液（丸）、藤丹胶囊、舒泌通胶囊等。

【用法与用量】 3～12 g，后下。

【注意】 脾胃虚寒者慎服。

【贮藏保管】 置干燥处。

【论注】《本草纲目》云：钩藤"古方多用皮，后世多用钩，取其力锐尔"。或称双钩效力比单钩强，钩藤钩效力较茎佳。然现代药理研究表明，钩藤茎枝与钩藤钩的降血压作用相似，故单用钩入药可能是一种误解。钩藤根中亦含有钩藤碱等有效成分，临床表现出与钩藤相似的治疗作用。因此，对于钩藤之皮、钩、茎枝、根等不同部位所含成分及药理作用的差异，有待进一步深入研究。

天 麻

【来源】 为兰科植物天麻*Gastrodia elata* Bl.的干燥块茎。

【植物形态】 多年生寄生草本。高60～100 cm，全体不含叶绿素。块茎肥厚，肉质长圆形，有不甚明显的环节。茎直立，圆柱形，黄赤色。叶退化呈鳞片状，膜质，具细脉，下部鞘状。花黄赤色，顶生穗状的总状花序；花期6—7月。蒴果长圆形至长圆状倒卵形；种子细小，多数；果期7—8月。（图22-11-1）

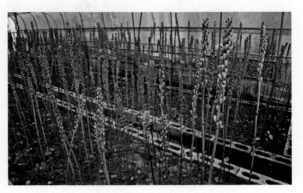

图22-11-1 天麻（植物）

【产地】 主产于云南、贵州、四川等地。产于云南昭通市的彝良、镇雄和丽江市的永胜、古城，贵州大方、德江，湖北宜昌、利川，安徽岳西、金寨，陕西汉中宁强、略阳，四川广元、南充，河南商城、西峡等地。根据产地分别称云天麻、贵天麻、川天麻。现多为栽培品。

【采收加工】 立冬后至次年清明前采挖，立即洗净，除去粗皮，蒸透，敞开低温（60℃以下）干燥。

【药材鉴别】 呈椭圆形或长条形，扁缩而稍弯曲，长3～15 cm，宽1.5～6 cm，厚0.5～2 cm。顶端有红棕色至深棕色干枯芽苞，习称"鹦哥嘴"或"红小辫"；或为残留茎基。另端有自母麻脱落后的圆脐形瘢痕。表面黄白色至淡黄棕色，有潜伏芽排列而成的多轮横环纹及纵皱纹；有时可见棕褐色菌索。质坚硬，不易折断。断面较平坦，黄白色至淡棕色，饮片半透明，角质样。气微，味甘。（图22-11-2）

以色黄白、切面半透明者为佳。

【化学成分及药理作用】 含酚类、甾醇、脂肪酸、糖类等。酚类，如天麻苷（gastrodin）、对羟基苯甲醇（*p*-hydroxybenzyl alcohol）等；甾醇，如β-谷甾醇（β-sitosterol）、胡萝卜苷（daucosterol）等；脂肪酸类，如柠檬酸（citric acid）、棕榈酸（palmitic acid）等；糖类，如蔗糖、天麻多糖等。

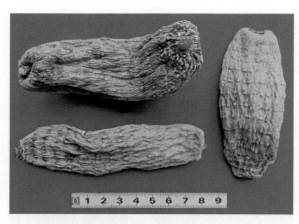

图22-11-2　天麻（药材）

天麻具有抗惊厥、抗癫痫、抗抑郁、镇静、镇痛、降血压等作用。能缩短惊厥潜伏期、强直与阵挛期，增加抑郁小鼠的糖水消耗量，增加CA3区锥体细胞数目，降低抑郁小鼠海马突触体内游离Ca^{2+}浓度。能提高热板法致痛小鼠的痛阈，抑制醋酸引起的扭体反应，可使大鼠丘脑、皮层、脑干及纹状体的DA和NA含量减少。可扩张麻醉大鼠肠系膜动脉管径，加快血流；能抑制致炎小鼠局部肿胀程度，降低血管通透性。天麻多糖能增强机体免疫。

【饮片炮制及鉴别】 天麻　取药材，洗净，闷润至有弹性时，纵切薄片，阴干。

成品为长圆形或不规则的纵薄片。周边呈波浪形，外表皮淡黄色、黄棕色；切面黄白色至淡黄棕色，角质样，半透明，可见纵向排列的白色纤细的纹理，有的中间具裂隙。质脆。气微，味甘，久嚼微有黏性。（图22-11-3）

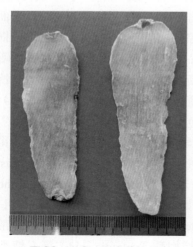

图22-11-3　天麻（饮片）

【性味与归经】 甘，平。归肝经。

【功能】 息风止痉，平抑肝阳，祛风通络。

【应用】

1. 小儿惊风，壮热惊悸，牙关紧闭，手足抽搐，头目仰视等　如钩藤饮（人参、全蝎去毒、羚羊角、天麻、甘草炙、钩藤）（《医宗金鉴》）。

2. 破伤风　如玉真散（南星、防风、白芷、天麻、羌活、白附子）（《外科正宗》）。

3. 肝阳偏亢，肝风上扰证　如天麻钩藤饮（天麻、钩藤、生决明、山栀、黄芩、川牛膝、杜仲、益母草、桑寄生、夜交藤、朱茯神）（《中医内科杂病证治新义》）。

4. 风痰上扰证　如半夏白术天麻汤（半夏、天麻、茯苓、橘红、白术、甘草）（《医学心悟》）。

中成药品种有全天麻胶囊、天麻丸、天麻头痛片、天麻钩藤颗粒、天麻首乌片、天麻祛风补片、天麻醒脑胶囊等。

【用法与用量】 3～10 g。

【注意】 气血虚甚者慎服。

【贮藏保管】 置通风干燥处，防蛀。

【论注】

（1）天麻栽培品根据基原品种（变型）不同有：红天麻 *Gastrodia elata* Bl. f. *elata* 和绿天麻 *Gastrodia elata* Bl. f. *viridis* Makino，茎淡蓝绿色，花淡蓝绿色至白色。乌天麻 *Gastrodia elata* Bl. f. *glauca* S. Chow，茎灰棕色，带白色纵条纹，花蓝绿色。黄天麻 *Gastrodia elata* Bl. f. *flavida* S. Chow，茎淡黄色，幼时淡黄绿色，花淡黄色。主要为原变型红天麻和乌天麻变型。

（2）天麻有抗癫痫作用，但作用不持久。临床常用于痰厥头晕症，其他原因导致头目眩晕症无效。

（3）冬麻：入冬后采。上有鹦哥嘴（芽苞），下有圆盘底（母麻脱落瘢痕），表面具环节，有点状突起。质坚实，断面牙白色，明亮，习称"明天麻"。半透明无空心的"冬麻"，质量最佳。

春麻：春天采。上有残留茎基，或有去除茎基的空洞。质地轻泡，断面空心，质量较次。

地 龙

【来源】 为钜蚓科动物参环毛蚓 *Pheretima*

aspergillum (E. Perrier)、通俗环毛蚓*Pheretima vulgaris* Chen、威廉环毛蚓*Pheretima guillelmi* (Michaelsen)或栉盲环毛蚓*Pheretima pectinifera* Michaelsen的干燥体。前一种习称"广地龙"，后三种习称"沪地龙"。

【动物形态】

1. **参环毛蚓** 体较大，长110～380 mm，宽5～12 mm。体背部灰紫色，腹面稍淡。前端较尖，后端较圆，长圆柱形。头部退化，口位在体前端。全体由100多个体节组成。每节有一环刚毛，刚毛圈稍白。第14～16节结构特殊，形成环带，无刚毛。雌性生殖孔1个位于第14节腹面正中，雄性生殖孔1对位于第18节腹面两侧，受精囊孔3对位于6～7、7～8、8～9节间。

2. **通俗环毛蚓** 本种身体大小、色泽及内部构造与威廉环毛蚓相似。唯受精囊腔较深广，前后缘均隆肿，外面可见腔内大小乳突各一。

3. **威廉环毛蚓** 背面青黄色或灰青色，背中线深青色。

4. **栉盲环毛蚓** 背面及侧面有深紫色或紫红色。

【产地】 广地龙主产于广东、广西、福建。沪地龙主产于上海、河南、山东、安徽。此外，内蒙古、新疆、青海、甘肃等地亦产。现在商品主要来自人工培养。

【采收加工】 广地龙春季至秋季捕捉，沪地龙夏季捕捉；及时剖开腹部，除去内脏及泥沙，洗净，晒干或低温干燥。

【药材鉴别】

1. **广地龙** 呈长条状薄片，弯曲，边缘略卷，长15～20 cm，宽1～2 cm。全体具环节，背部棕褐色至紫灰色，腹部浅黄棕色；第14～16环为生殖带，习称"白颈"，较光亮。体前端稍尖，尾端钝圆，刚毛圈粗糙而硬，色稍浅。雄生殖孔在第18环节腹侧刚毛圈一小孔突上，雄交配腔不翻出，外缘有数个环绕的浅皮褶，内侧刚毛圈隆起，前面两边有横排（一排或二排）小乳突，每边10～20个不等。受精囊孔2对，位于7/8～8/9环节间一椭圆形突起上，约占节周5/11。体轻，略呈革质，不易折断。气腥，味微咸。（图22-12-1）

2. **沪地龙** 长8～15 cm，宽0.5～1.5 cm。全体具环节，背部棕褐色至黄褐色，腹部浅黄棕

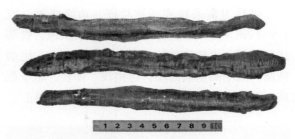

图22-12-1 广地龙（药材）

色；第14～16环节为生殖带，较光亮；第18环节有一对雄生殖孔。通俗环毛蚓的雄交配腔能全部翻出，呈花菜状或阴茎状；威廉环毛蚓的雄交配腔孔呈纵向裂缝状；栉盲环毛蚓的雄生殖孔内侧有1个或多个小乳突。受精囊孔3对，在6/7～8/9环节间。（图22-12-2）

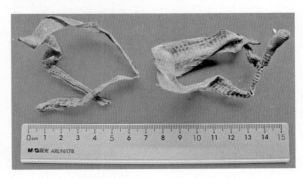

图22-12-2 沪地龙（药材）

以条宽、肉厚者为佳。广地龙质量要优于沪地龙。

【化学成分及药理作用】 含氨基酸类，如谷氨酸（glutamic acid）、天冬氨酸（aspartic acid）等；含核苷酸类，如次黄嘌呤（hypoxanthine）、腺嘌呤（adenine）等；含微量元素，如钙、镁、铜等。此外，还含有蚯蚓解热碱（lumbrofebin）、蚯蚓素（lumbritin）、蚯蚓毒素（terrestro-lumbrilysin）、琥珀酸（succinic acid）等。

地龙所含次黄嘌呤有降血压、抗组胺、扩张支气管和平喘作用；琥珀酸和谷氨酸有平喘、镇静作用；蚯蚓解热碱有解热作用；蚯蚓素有溶血作用。尚有改善血液循环、抗肿瘤、抗菌、利尿、兴奋子宫、促进皮肤新陈代谢等作用。

【饮片炮制及鉴别】

1. **地龙** 取药材，除去杂质，洗净，切段，干燥。

成品为扁条状或圆柱状段，边缘略卷，宽1～2 cm。具环节，背部棕褐色至紫灰色，腹部浅黄棕色，生殖环带较光亮。体前端稍尖，尾端钝圆，刚毛圈粗糙而硬，色稍浅。体轻，略呈革质，不易折断。气腥，味微咸。（图22-12-3）

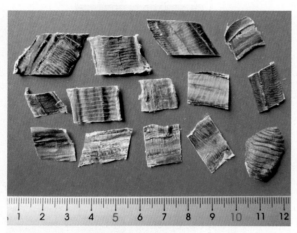

图22-12-3 地龙（饮片）

2. 酒地龙 取地龙，加入米酒或黄酒拌匀，稍闷润，用文火炒至表面呈棕色。每地龙100 kg，用米酒或黄酒12.5 kg。

成品形如地龙，表面颜色加深，具焦斑，略有酒气。

【性味与归经】 咸，寒。归肝、脾、膀胱经。

【功能】 清热定惊，通络，平喘，利尿。

【应用】

1. 风寒湿痹 如小活络丹（川乌炮, 去皮, 脐、草乌炮, 去皮, 脐、地龙去土、天南星炮、乳香研、没药研）（《太平惠民和剂局方》）。

2. 中风之气虚血瘀证 如补阳还五汤（黄芪、当归尾、赤芍、地龙去土、川芎、红花、桃仁）（《医林改错》）。

3. 瘀血痹阻经络证 如身痛逐瘀汤（秦艽、川芎、桃仁、红花、甘草、羌活、没药、当归、五灵脂炒、香附、牛膝、地龙去土）（《医林改错》）。

中成药品种有伸筋丹胶囊、复方牵正膏、再造丸、小儿肺热平胶囊、痹祺胶囊、马钱子散、天麻醒脑胶囊等。

【用法与用量】 5～10 g。

【注意】 脾胃虚寒不宜服，孕妇禁服。

【贮藏保管】 置通风干燥处，防霉，防蛀。

【论注】 土地龙主要为正蚓科动物背暗异唇蚓（缟蚯蚓）*Allolobophora caliginosa trapezoides* (Duges)的干燥全体。主产于山东、河南、安徽、江苏等地。不去内脏，呈弯曲圆柱形，长5～10 cm，直径0.3～0.7 cm。表面土黄色或灰棕色，多皱缩不平，环带多不明显，为马鞍形，不闭合。体轻，质脆，易折断，体腔内含泥土，皮薄肉少。因质差，只限当地使用。

全 蝎

【来源】 为钳蝎科动物东亚钳蝎*Buthus martensii* Karsch的干燥体。

【动物形态】 体长约60 mm，躯干（头胸部和前腹部）为绿褐色，尾（后腹部）为土黄色。头胸部背甲梯形。侧眼3对。胸板三角形，螯肢的钳状上肢有2齿。触肢钳状，上下肢内侧有12行颗粒斜列。第3、第4对步足胫节有距。各步足跗节末端有2爪和1距。前腹部的前背板上有5条隆脊线，生殖厣由2个半圆形小片组成。栉状器有16～25枚齿。后腹部的前4节各有10条隆脊线，第5节仅有5条，第6节的毒针下方无距。

【产地】 主产于河南禹州、鹿邑，山东益都等地；河北、辽宁、安徽、湖北等地亦产。以山东产量最大。野生或饲养。

【采收加工】 春末秋初捕捉，除去泥沙，置沸水或沸盐水中煮至蝎全身僵硬，捞出，置通风处，阴干。

【药材鉴别】 头胸部与前腹部呈扁平长椭圆形，后腹部呈尾状，皱缩弯曲，完整者体长约6 cm。头胸部成绿褐色，前面有1对短小的螯肢及1对较长大的钳肢（钳状脚须），形似蟹螯，背面覆有梯形背甲，腹面有足4对，均为7节，末端各有2爪钩；前腹部由7节组成，第7节色深，背甲上有5条隆脊线，背面绿褐色；后腹部棕黄色，6节，节上均有纵沟，末节有锐钩状毒刺，毒刺下方无距。气微腥，味咸。（图22-13-1）

以完整、色黄褐、盐霜少者为佳。

【化学成分及药理作用】 含无机元素，如钠、钾、钙等；含氨基酸类成分，如天冬氨酸（aspartic acid）、苏氨酸（threonine）、丝氨酸等（serine）等；此外，还含蝎毒素（tityustoxin）Ⅲ、三甲胺（trimethylamine）、甜菜碱（betaine）、

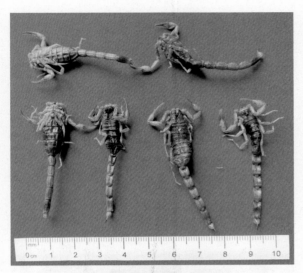

图22-13-1 全蝎（药材）

苦味酸羟胺（hydroxylamine picrate）、胆甾醇（cholesterol）、卵磷脂（lecithin）、蝎酸（katsu acid）、牛磺酸（taurine）、软脂酸（palmitic acid）、硬脂酸（stearic acid）、油酸（oleic acid）、亚油酸（linoeic acid）、亚麻酸（linolenic acid）等。

全蝎有抗惊厥、抗癫痫及镇痛作用。蝎毒可使离体豚鼠心脏心肌收缩力明显增加，同时出现部分房室传导阻滞，引起心率减慢和心律不齐。全蝎有抗血栓形成、降低血小板黏附率、延缓血凝、降血压、抑菌、抗肿瘤等作用。

【饮片炮制及鉴别】 全蝎 取药材，除去杂质，洗净或漂去盐质，干燥。

成品性状特征同药材。

【性味与归经】 辛，平；有毒。归肝经。

【功能】 息风镇痉，通络止痛，攻毒散结。

【应用】

1. 风中头面经络 如牵正散（白附子、白僵蚕、全蝎去毒，生用）（《杨氏家藏方》）。

2. 痉厥，四肢抽搐等 如止痉散（全蝎、蜈蚣）（《流行性乙型脑炎中医治疗法》）。

3. 夜啼 如神绿散（全蝎去足、翅、青薄荷焙干）（《保婴撮要》）。

4. 偏头痛不可忍 如神圣散（干蝎去土，炒、藿香叶、麻黄去根、节、细辛去苗、叶）（《圣济总录》）。

5. 小肠气痛 如立效散（全蝎、缩砂、茴香）（《东医宝鉴》）。

6. 一切牙痛 如穿牙散（全蝎去毒、细辛洗净、草乌去皮、乳香别研）（《济生方》）。

中成药品种有小儿惊风散、小儿解热丸、七珍丸、牛黄千金散、牛黄镇惊丸、麝香风湿胶囊等。

【用法与用量】 3～6 g。

【注意】 孕妇禁用。血虚生风者慎用。

【贮藏保管】 密闭。

【论注】

（1）近年来临床上以全蝎为主的简单复方治疗脑血栓形成、血栓闭塞性脉管炎、骨和关节结核以及乳腺炎等都取得了良好效果。

（2）全蝎内服过量（有报道中毒量为30～60 g）会引起中毒。中毒症状主要有头痛、头晕、心悸、血压升高、烦躁不安；严重者血压突然下降、呼吸困难、发绀、昏迷，最后多因呼吸中枢麻痹而死亡。服用全蝎产生变态反应者可出现全身性红色粟粒样皮疹及风团，奇痒难忍；可伴有发热、憋闷等。此外，还可引起蛋白尿、神经中毒，表现为面部咬肌强直性痉挛，以及全身剥脱性皮炎等。引起中毒的主要原因是用量过大，其次是过敏体质者出现变态反应。

蜈 蚣

【来源】 为蜈蚣科动物少棘巨蜈蚣 *Scolopendra subspinipes mutilans* L. Koch 的干燥体。

【动物形态】 成体体长110～140 mm。头板和第1背板金黄色，自第2背板起墨绿色或暗绿色，末背板有时近于黄褐色，胸腹板和步足淡黄色。背板自4～9节起，有两条不显著的纵沟。腹板在第2～19节间有纵沟。第3、第5、第8、第10、第12、第14、第16、第18、第20体节的两侧各具气门1对。头板前部的两侧各有4个单眼，集成左、右眼群，颚肢内部有毒腺；齿板前缘具小齿5个，内侧3小齿相互接近。步足21对，最末步足最长，伸向后方，呈尾状；基侧板后端有2小棘；前腿节腹面外侧有2棘，内侧有1棘；背面内侧有1棘和1隅棘；隅棘顶端有2小棘。（图22-14-1）

【产地】 主产于湖北、浙江、江苏、安徽、河南、陕西等地。野生，现多为家养。

【采收加工】 春、夏二季捕捉，用竹片插入头尾，绷直，干燥。

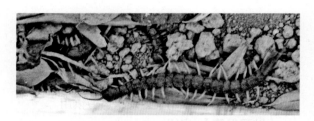

图22-14-1 少棘巨蜈蚣（动物）

【药材鉴别】 呈扁平长条形，长9～15 cm，宽0.5～1 cm。由头部和躯干部组成，全体共22个环节。头部暗红色或红褐色，略有光泽，有头板覆盖，头板近圆形，前端稍突出，有触角及颚肢各一对。躯干部第一背板与头板同色，其余20个背板为棕绿色或墨绿色，具光泽，自第4背板至第20背板上常有两条纵沟线；腹部淡黄色或棕黄色，皱缩；自第2节起，每节两侧有步足一对；步足黄色或红褐色，偶有黄白色，呈弯钩形，最末一对步足尾状，故又称尾足，易脱落。质脆，断面有裂隙。气微腥，有特殊刺鼻的臭气，味辛、微咸。（图22-14-2）

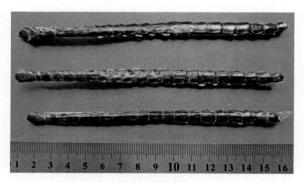

图22-14-2 蜈蚣（药材）

以条大、完整、腹干瘪者为佳。

【化学成分及药理作用】 含脂肪酸类，如油酸（oleic acid）、亚油酸（linoleic acid）、亚麻酸（linolenic acid）等；含氨基酸类，如谷氨酸（glutamic acid）、亮氨酸（leucine）等；含微量元素，如钾、铝、钙等。此外，还含组胺（histamine）样物质及溶血蛋白质、蚁酸（formic acid）、胆甾醇（cholesterol）等。

蜈蚣水提取液有中枢抑制、抗惊厥和镇痛、降血压及加强心肌收缩力的作用。蜈蚣干粉混悬液能提高巨噬细胞吞噬能力和抑制抗体产生。水浸剂对结核杆菌及多种皮肤真菌有抑制作用。此外，还有抗炎、抗肿瘤、抑制怀孕子宫正常收缩以及溶血和组胺样作用。

【饮片炮制及鉴别】 蜈蚣 取药材，除去竹片，洗净，微火焙黄，剪段。

成品呈扁平的小段状。头部暗红色或红褐色，略有光泽，有头板覆盖，头板近圆形，前端稍突出，两侧有断去的颚肢和触角痕迹；或无头、足。背部棕绿色或墨绿色，有光泽。腹部淡黄色或棕黄色，皱缩。质脆，断面有裂隙。气微腥，有特殊刺鼻的臭气，味辛、微咸。（图22-14-3）

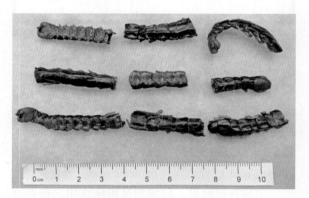

图22-14-3 蜈蚣（饮片）

【性味与归经】 辛，温；有毒。归肝经。

【功能】 息风镇痉，通络止痛，攻毒散结。

【应用】

1. 痉厥，四肢抽搐等 如止痉散（全蝎、蜈蚣）（《流行性乙型脑炎中医治疗法》）。

2. 一切便毒，连连作痛，更不肿起，阴毒 如秘传独圣散（蜈蚣）（《直指方》）。

3. 手足、眼、腹等处患毒 如不二散（杜蜈蚣晒干，生研、雄精）（《集验良方拔萃》卷一）。

中成药品种有金蒲胶囊、通痹片（胶囊）、癫痫平片等。

【用法与用量】 3～5 g。

【注意】 孕妇禁用。

【贮藏保管】 置干燥处，防霉，防蛀。

【论注】

（1）当前蜈蚣的混淆品有多种，个别地区一直在药用的是多棘蜈蚣Scolopendra multidens Newport。与少棘巨蜈蚣的主要区别是：体较宽大，多在17 cm以上，最末步足腹面内侧棘和背面内侧棘均为2；而后者均为1。成分与少棘巨蜈蚣类似。

（2）关于"赤足"问题，有专家进行了多年产地调查，指出浙江（岱山）的少棘巨蜈蚣"赤足"者居多，而湖北的同种动物"黄足"者居多。认为这是产地不同的缘故，也是同一物种不同种群之间的差异问题。

僵 蚕

【来源】 为蚕蛾科昆虫家蚕 *Bombyx mori* Linnaeus 4～5龄的幼虫感染（或人工接种）白僵菌 *Beauveria bassiana* (Bals.) Vuillant 而致死的干燥体。

【动物形态】 见"蚕沙"项下。

【产地】 主产于江苏、浙江、四川、广东等地。多为自然病死者，亦有在非蚕区人工培育者。

【采收加工】 多于春、秋季生产，将感染白僵菌致死的蚕晒干或微火烘干。

【药材鉴别】 呈圆柱形，多弯曲皱缩，长2～5 cm，直径0.5～0.7 cm。表面灰黄色，被有白色粉霜状的气生菌丝和分生孢子。头部较圆，足8对，体节明显，尾部略呈二分歧状。质硬而脆，易折断，断面平坦，外层白色，显粉性，中间有亮棕色或亮黑色（习称"胶口镜面"），内有丝腺环4个，呈亮圈状。气微腥，味微咸。（图22-15-1）

以肥壮、质硬、色白、断面明亮者为佳。

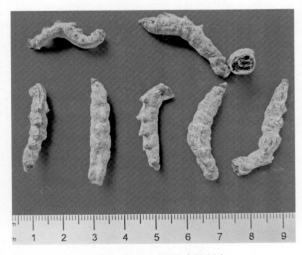

图22-15-1 僵蚕（药材）

【化学成分及药理作用】 含氨基酸类成分，如赖氨酸（lysine）、天冬氨酸（aspartic acid）等；含微量元素，如钙、磷、镁等。此外，还含有3-羟基犬尿素（3-hydroxy kynureine）、6-N-羟基乙基腺嘌呤（6-N-hydroxy ethyl adenine）等。从白僵菌中分离得到白僵菌黄色素（bassianins）、环酯肽类白僵菌素（beauvericin）等。

僵蚕的醇、水浸出液有催眠与抗惊厥作用。提取液有较强的抗凝作用；对金黄色葡萄球菌、大肠埃希菌、铜绿假单胞菌等有轻度抑制作用。僵蚕还有降血糖和抑制肿瘤等作用。

【饮片炮制及鉴别】

1. 僵蚕 取药材，除去杂质，淘洗，干燥。成品性状特征同药材。

2. 炒僵蚕 取僵蚕，用麦麸炒至表面呈黄色。每僵蚕100 kg，用麦麸10 kg。

成品形如僵蚕，表面黄棕色或黄白色，偶有焦黄斑。气微腥，有焦麸气，味微咸。（图22-15-2）

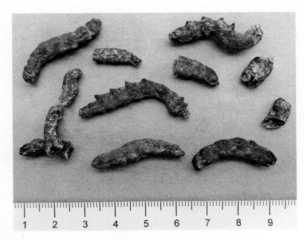

图22-15-2 炒僵蚕

3. 姜汁炒僵蚕 取僵蚕，用生姜汁拌匀闷润至吸尽再用麸炒至深黄色。每僵蚕100 kg，用生姜5 kg搅汁。

成品形如炒僵蚕，表面深黄色，有焦香气。

僵蚕麸炒后，其疏风解表之力稍减，长于化痰散结。

【性味与归经】 咸、辛，平。归肝、肺、胃经。

【功能】 息风止痉，祛风止痛，化痰散结。

【应用】

1. 风中经络，口眼㖞斜，痉挛抽搐 如牵正散

（白附子、白僵蚕、全蝎去毒,生用）（《杨氏家藏方》）。

2. 慢脾风，阳气未甚脱　如白僵蚕丸（胆南星、白僵蚕炒、地龙、五灵脂、全蝎焙）（《直指小儿方》）。

3. 破伤风，身肿，牙关不开　如白僵蚕散（白僵蚕生研）（《圣济总录》）。

中成药品种有七珍丸、小儿百寿丸、小儿惊风散、牛黄千金散、风湿马钱片、癫痫平片、清眩治瘫丸等。

【**用法与用量**】　5～10 g。

【**注意**】　血虚惊风者慎服。

【**贮藏保管**】　置干燥处，防蛀。

【**论注**】　僵蛹为蚕蛹经白僵菌发酵的制成品。据药理及临床实验，认为僵蛹可以考虑作为僵蚕的代用品。东北有的地区已作僵蚕入药，名"白僵蛹"。

第二十三章

芳香开窍药

凡具辛香走窜之性，以开窍醒神为主要功效的药物，称为芳香开窍药。

开窍药具有通关开窍、启闭醒神作用。主要用于邪陷心包或痰浊阻蔽清窍所致神昏谵语及惊痫、中风等病出现的卒然昏厥之证。

神志昏迷有虚、实之分。实证即闭证，以口噤、握拳、脉有力为辨证依据，可用芳香开窍药。闭证又有寒闭、热闭之异。寒闭多见面青身凉、苔白、脉迟，宜用温开法，须配祛寒药；热闭多见面赤身热、苔黄脉数，宜用凉开法，须配清热药。虚证即脱证，证见神昏冷汗、肢凉脉微欲绝等，当用回阳救逆之法，不宜用芳香开窍药。

此类药为急救治标之品，只宜暂用，不宜久服，以免耗伤正气，并忌用于脱证。

麝 香

【来源】　为鹿科动物林麝 *Moschus berezovskii* Flerov、马麝 *Moschus sifanicus* Przewalski 或原麝 *Moschus moschiferus* Linnaeus 成熟雄体香囊中的干燥分泌物。

【动物形态】

1. 林麝　身长 70～80 cm，肩高小于 50 cm。头部较小，雌雄均无角，耳直立，眼圆大，吻端裸露；雄性上犬齿特别发达，长而尖，露出唇外，向下微弯；雌性犬齿细小，不露出唇外。后肢比前肢长。尾短，隐于臀毛内。成熟雄麝腹部在脐和阴茎之间有麝香腺，呈囊状，外部略隆起，香囊外面被稀疏的细短毛，皮肤外露。全身橄榄褐色并有橘红色泽，体后部褐黑色。幼麝背面有斑点，成体背面无斑点。体上单毛基部

铅灰色，上部棕褐，近尖端为一黄色或锈红色环。（图 23-1-1）

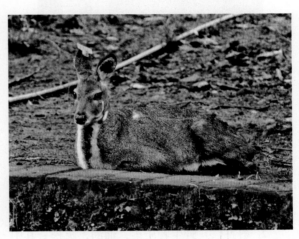

图 23-1-1　林麝

2. 马麝　全身沙黄褐色，颌、颈下黄白色。体背面毛基部近尖端有一橘色或黄色环。

3. 原麝　全身暗褐色，下颌白色。体毛基部近尖端处有一白环。

【产地】　主产于四川、西藏及云南等地，陕西、甘肃、青海、新疆、内蒙古及东北等地亦产。四川马尔康、都江堰，陕西镇坪，安徽佛子岭等养麝场均已进行家养繁殖。

【采收加工】　野麝多在冬季至次春猎取，捕获后，立即割取香囊，阴干，习称"毛壳麝香"；剖开香囊，除去囊壳，取囊中分泌物，习称"麝香仁"。家养麝直接从其香囊中取出麝香仁，阴干或用干燥器密闭干燥。

【药材鉴别】

1. 毛壳麝香　为扁圆形或类椭圆形的囊状体，直径 3～7 cm，厚 2～4 cm。开口面微突起，皮革质，棕褐色。密生白色或灰棕色短毛，

从两侧围绕中心排列，中间有1小囊孔，直径1～3 mm。另一面为棕褐色略带紫的皮膜，微皱缩，偶显肌肉纤维。质松有弹性，剖开后可见中层皮膜呈棕褐色或灰褐色，半透明，内层皮膜呈棕色，内含颗粒状、粉末状的麝香仁和少量细毛及脱落的内层皮膜（习称"银皮"）。（图23-1-2）

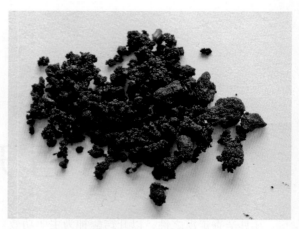

图23-1-3 麝香仁（药材）

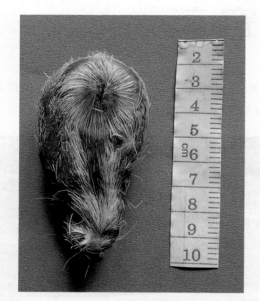

图23-1-2 毛壳麝香（药材）

2. 麝香仁 野生者质柔，油润，疏松；其中颗粒状者习称"当门子"，呈不规则圆球形或颗粒状，表面多呈紫黑色，油润光亮，微有麻纹，断面深棕色或黄棕色；粉末者多呈棕褐色或黄棕色，并有少量脱落的内层皮膜和细毛。饲养者呈颗粒状、短条状或不规则的团状；表面不平，紫黑色或深棕色，显油性，微有光泽，并有少量毛和脱落的内层皮膜。气香浓烈而特异，味微辣、微苦带咸。（图23-1-3）

以颗粒色紫黑、粉末色棕褐、质柔、油润、香气浓烈者为佳。

【化学成分及药理作用】 含大分子环酮、雄甾烷衍生物、生物碱等。大分子环酮，如麝香酮（muscone）、降麝香酮（normuscone）、3-甲基环十三酮等；雄甾烷衍生物类，如雄甾酮（androstane）、表雄甾酮（epiandrostane）等；生物碱，如麝香吡啶（muscopyridine）、羟基麝香吡啶（hydroxymuscopyridine）等。此外，还含胆甾醇（cholesterol）、蛋白质、肽类、氨基酸、脂肪酸、尿囊素、尿素、无机盐等。

麝香对中枢神经系统有双向调节作用，小剂量兴奋，大剂量则抑制；可增强中枢神经系统的耐缺氧能力，改善脑循环。具有明显的强心作用，能兴奋心脏，增加心脏收缩振幅，增强心肌的抗缺氧能力；对由于血栓引起的缺血性心脏障碍有预防和治疗作用。尚能升高血压，增强呼吸。麝香可明显兴奋子宫、增强宫缩，尤其对在体妊娠子宫更为敏感，对非妊娠子宫的兴奋发生较慢，但作用持久。麝香酮有抗着床和抗早孕作用，且随孕期延长，抗孕作用更趋显著。此外，本品对人体肿瘤细胞有抑制作用；还可抗炎。

【饮片炮制及鉴别】 毛壳麝香 除去囊壳，取出麝香仁，除去杂质。麝香仁除去杂质。用时研碎。

成品性状特征同药材。

【性味与归经】 辛，温。归心、脾经。

【功能】 开窍醒神，活血通经，消肿止痛。

【应用】

1. 痰热内闭心包证 如至宝丹（生乌犀水牛角代、生玳瑁、琥珀、朱砂、雄黄、牛黄、龙脑冰片、麝香、安息香酒浸）（《灵苑方》）。

2. 寒闭证 如苏合香丸（白术、朱砂粉、麝香、煨诃子肉、香附、沉香、木香、丁香、安息香、檀香、荜茇、水牛角、醋乳香、苏合香、冰片）（《太平惠民和剂局方》）。

3. 邪热内陷心包证 如安宫牛黄丸（牛黄、郁金、水牛角、黄连片、朱砂粉、冰片、麝香、珍珠粉、栀子、雄黄粉、黄芩片）（《温病条辨》）。

4. 跌打损伤，筋断骨折之瘀血肿痛，或刀伤出血，以及无名肿毒，烧伤烫伤等 如七厘散

（朱砂粉、麝香、冰片、乳香、红花、没药、血竭、儿茶）（《同寿录》）。

中成药品种有小金丸（片、胶囊）、马应龙麝香痔疮膏、五味麝香丸、神香苏合丸、跌打七厘片、麝香抗栓胶囊、麝香保心丸等。

【用法与用量】　0.03 ～ 0.1 g，多入丸散用。外用适量。

【注意】　孕妇禁用。本品辛香走窜之性甚烈，易于耗气伤阳，夺血伤阴，故虚证者慎用，而脱证者当忌用。

【贮藏保管】　密闭，置阴凉干燥处，遮光，防潮，防蛀。

【论注】

（1）在商品毛壳麝香和麝香仁中均发现有掺伪品：动物的肌肉、肝脏、血块、蛋黄粉、奶渣等；植物性的儿茶粉、淀粉、锁阳粉、桂皮粉、海金沙等；矿物雄黄、赤石脂、铅粉、铁末、砂石等。以上掺伪品用显微鉴别和理化鉴别方法均能与真品麝香区分。

（2）麝香的代用品研究工作已经很久。迄今具有与麝香类似的化学成分和药理作用的有灵猫香和麝鼠香两种，可用来代替麝香外用或内服。另外，人工麝香有与天然麝香基本相似的疗效，现已广泛应用于临床，代替天然麝香，弥补药源不足。

（3）麝香辛温，气极香，走窜之性甚烈，有极强的开窍通闭醒神作用，为醒神回苏之要药。可用于各种原因引起的闭证神昏。因其性温，属于温开之品，故为寒闭神昏证的首选。

冰片（合成龙脑）

【来源】　为樟脑、松节油等经化学方法合成的结晶。

【产地】　主产于上海、江西、广东、北京等地。

【药材鉴别】　为无色透明或白色半透明的片状松脆结晶；气清香，味辛、凉；具挥发性，点燃发生浓烟，并有带光的火焰。（图23-2-1）

以片大、色洁白、气清香纯正者为佳。

【化学成分及药理作用】　为消旋龙脑（DL-borneol）。

冰片对中枢神经系统具有兴奋和抑制双重作

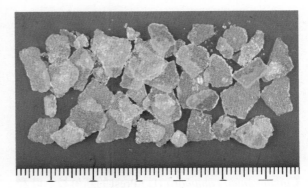

图23-2-1　冰片（药材）

用，并具有抗脑损伤、抗心肌缺血、抗炎、镇痛、抗菌、促进药物吸收、影响药物分布等作用。所含消旋龙脑对葡萄球菌、链球菌、肺炎双球菌、大肠埃希菌及部分致病性皮肤真菌等有抑制作用。

【饮片炮制及鉴别】　冰片　取药材，研末入药。

成品为白色结晶性粉末。气清香，味辛、凉。具挥发性，点燃时有浓烟，火焰呈黄色。

【性味与归经】　辛、苦，微寒。归心、脾、肺经。

【功能】　开窍醒神，清热止痛。

【应用】

1. 痰热内闭心包证　如至宝丹（生乌犀水牛角代、生玳瑁、琥珀、朱砂、雄黄、牛黄、龙脑、麝香、安息香酒浸）（《灵苑方》）。

2. 口腔、咽喉急性及慢性炎症　如冰硼散（冰片、朱砂、玄明粉、硼砂）（《外科正宗》）。

中成药品种有口腔溃疡散、冰硼散、冠心苏合丸等。

【用法与用量】　0.15 ～ 0.3 g，入丸散用。外用研粉点敷患处。

【注意】　孕妇慎用。

【贮藏保管】　密封，置凉处。

【论注】

（1）据报道，云南、广东、广西等地发现右旋龙脑新资源，是樟科植物阴香 Cinnamomum burmannii Bl.的一个变型，叶含挥发油0.34%，龙脑占70.8%，新鲜叶蒸馏得粗脑0.32%，精制后可得90%以上的 d-龙脑。

（2）中药冰片尚有：艾片为菊科植物艾纳香 Blumea balsamifera DC.叶中提取的结晶，主产于广东、广西、云南等地。主成分为左旋龙脑

（*L*-borneol）。龙脑冰片为龙脑香科植物龙脑香 *Dryobalanops aromatica* Gaertn. f.树干经水蒸气蒸馏所得的结晶，习称"龙脑片"或"梅片"。主产于印度尼西亚。为类白色至淡灰棕色半透明块状或颗粒状结晶，直径1～7 mm，厚约1 mm。质松脆，手捻易碎并挥散。气清香，味清凉，嚼之慢慢溶化。燃烧时几无黑烟。主成分为右旋龙脑（*D*-borneol）。天然冰片为樟科植物樟 *Cinnamomum camphora* (L.) Presl 的新鲜枝、叶经提取加工制成的结晶，习称"右旋龙脑"。为白色结晶性粉末或片状结晶。气清香，味辛、凉，具挥发性。点燃时有浓烟，火焰呈黄色。

（3）麝香开窍力强而冰片力逊。冰片性偏寒凉，以清热止痛见长；麝香辛温，活血散结止痛功效显著。

苏合香

【来源】 为金缕梅科植物苏合香树 *Liquidambar orientalis* Mill.的树干渗出的香树脂经加工精制而成。

【植物形态】 乔木。叶互生；叶片掌状，多为3～5裂，裂片卵形或长方卵形，先端急尖，基部心形，边缘有锯齿；具长柄。花单性，雌雄花序常并生于叶腋，小花多数集成圆头状花序，黄绿色；雄花的圆头状花序成总状排列，花有小苞片，无花被，雄蕊多数，花丝短；雌花序单生，总花梗下垂，花被细小，雄蕊退化，雌蕊由2心皮合成，子房半下位，2室。果序球形，直径约2.5 cm，由多数蒴果聚生，蒴果先端喙状，熟时顶端开裂；种子1或2粒。

【产地】 原产于欧、亚、非三洲交界的土耳其、叙利亚、埃及、索马里和波斯湾附近各国。现我国广西、云南有引种。

【采收加工】 初夏将有3～4年树龄的树皮击伤或割破至木部，使产生香树脂，渗入树皮内；秋季割下树皮和边材外层，加水煮后，用布袋压榨过滤，除去水分，即成天然品；再将其溶解于95%的乙醇中，滤过，滤液蒸去乙醇，则成精制苏合香。

【药材鉴别】 为半流动性的浓稠液体，黄白色至灰棕色，半透明，质黏稠，挑起则呈胶样，

连绵不断。入水则沉。气芳香，味苦辣，嚼之粘牙。（图23-3-1）

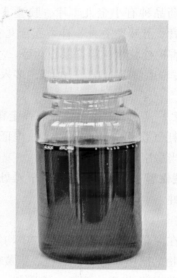

图23-3-1 苏合香（药材）

以棕黄色或暗棕色、半透明、香气浓者为佳。

【化学成分及药理作用】 含挥发油，主要有 α/β-蒎烯（pinene）、月桂烯（myrcene）、樟烯（camphene）、反式桂皮酸甲酯（trans-methyl cinnamate）、乙基苯酚（ethyphenol）、烯丙基苯酚（allylphenol）、桂皮酸正丙酯（n-propyl cinnamate）、苯甲酸（benzoic acid）、棕榈酸（palmitic acid）、亚油酸（linoleic acid）、二氯香豆酮（dihydrocoumarone）、桂皮酸环氧桂皮醇酯（epoxycinnamyl cinnamate）、顺式桂皮酸（cis-cinnamic acid）、顺式桂皮酸桂皮醇酯（cis-cinnamyl cinnamate）等。又含齐墩果酸（oleanonic acid）、3-表齐墩果酸（3-epioleanolic acid）等。

苏合香有增强耐缺氧能力的作用，可减慢心率、改善冠脉流量和降低心肌耗氧；为刺激性祛痰药，具抗菌作用，可用治呼吸道感染；有温和的刺激作用，可缓解局部炎症，并促进溃疡与创伤的愈合；能显著抑制血小板聚集。

【饮片炮制及鉴别】 苏合香 药材直接应用。

成品呈半流动的浓稠液体。棕黄色或暗棕色，半透明。质黏稠。气芳香。

【性味与归经】 辛，温。归心、脾经。

【功能】 开窍，辟秽，止痛。

【应用】

1. 寒闭证 如苏合香丸（白术、朱砂粉、麝

香、煨诃子肉、香附、沉香、木香、丁香、安息香、檀香、荜茇、水牛角、醋乳香、苏合香、冰片）（《太平惠民和剂局方》）。

2. 痰浊气滞血瘀之心绞痛，胸闷，憋气 如冠心苏合丸（苏合香、冰片、乳香制、檀香、土木香）（《中国药典》）。

中成药品种有冠心苏合丸（胶囊）、苏合香丸、心舒胶囊等。

【用法与用量】 0.3～1 g，宜入丸散服。

【注意】 孕妇慎用。阴虚有热者禁用。本品过量服用对肺有害，并可引起头痛，矫正药为乳香、西黄芪胶。

【贮藏保管】 密闭，置阴凉干燥处。

石菖蒲

【来源】 为天南星科植物石菖蒲 *Acorus tatarinowii* Schott 的干燥根茎。

【植物形态】 多年生常绿丛生草本，高可达60 cm。全体有香气，地下根茎平卧。叶侧扁，二列式互生，狭线状，脉纹细而平行，无中脉。花黄绿色，肉穗花序生于叶丛中央，有叶状的佛焰苞；花期6—7月。浆果倒卵形；果期8月。（图23-4-1）

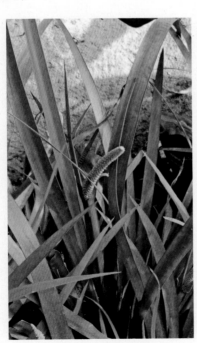

图23-4-1 石菖蒲（植物）

【产地】 主产于四川、浙江、江西、江苏、福建等地。

【采收加工】 秋、冬两季挖取根茎，除去叶及须根，洗净泥土，晒干。

【药材鉴别】 呈扁圆柱形，多弯曲，常有分枝，长3～20 cm，直径0.3～1 cm。表面棕褐色或灰棕色，粗糙，有疏密不均的环节，节间长0.2～0.8 cm，具细纵纹，一面残留须根或圆点状根痕；叶痕三角形，左右交互排列，有的其上有毛鳞状的叶基残余。质硬，断面纤维性，类白色或微红色，内皮层环明显，可见多数维管束小点及棕色的油点。气芳香，味苦、微辛。（图23-4-2）

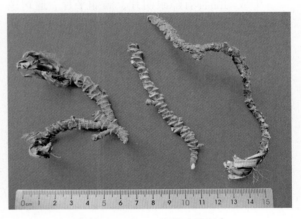

图23-4-2 石菖蒲（药材）

以条粗、断面色类白、香气浓者为佳。

【化学成分及药理作用】 含挥发油，主要有 α/β/γ-细辛脑（asarone）、欧细辛脑（euasarone）、顺式甲基异丁香酚（*cis*-methylisoeugenol）、榄香脂素（elemicin）、细辛醛（asarylaldehde）、δ-荜澄茄烯（δ-cadinene）、百里香酚（thymol）、肉豆蔻酸（myristic acid）等；含降血脂成分二聚细辛醚（bisasaricin）；还含氨基酸、有机酸、糖类成分。

石菖蒲有镇静、抗惊厥作用；可促进消化液分泌，制止胃肠的异常发酵，抑制肠管平滑肌痉挛；其水煎醇沉液具有增智、促进记忆获得、改善记忆障碍的作用。又有抗心律失常、减慢心率、平喘作用。此外，煎剂体外实验有抗肿瘤作用，高浓度浸出液对常见致病性皮肤真菌有抑制作用。

【饮片炮制及鉴别】 石菖蒲 取药材，除去杂质，洗净，润透，切厚片，干燥。

成品呈扁圆形或长条形的厚片。外表皮棕褐色或灰棕色，有的可见环节及根痕。切面纤维性，类白色或微红色，有明显环纹及油点。气芳香，味苦、微辛。（图23-4-3）

【性味与归经】 辛、苦，温。归心、胃经。

【功能】 开窍豁痰，醒神益智，化湿开胃。

【应用】

1. 中风痰迷心窍证 如涤痰汤（南星_{姜制}、半夏_{汤洗七次}、枳实_{麸炒}、茯苓_{去皮}、橘红、石菖蒲、人参、竹茹、甘草）（《奇效良方》）。

2. 心肾阴亏证 如孔圣枕中丹（龟甲、龙骨、远志、菖蒲）（《备急千金要方》）。

中成药品种有障眼明片、癫痫平片、通窍镇痛散、天王补心丸（浓缩丸）、安神补心丸（颗粒）、补心气口服液、郁金银屑片等。

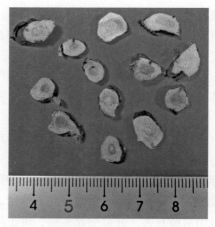

图23-4-3 石菖蒲（饮片）

【用法与用量】 3～10 g。

【注意】 阴虚阳亢，汗多、精滑者慎服。

【贮藏保管】 置干燥处，防霉。

第二十四章

补虚药

补益人体气血阴阳不足，改善衰弱状态，治疗各种虚证的药物，称为补虚药。

补虚药的主要适应证，包括两个方面：一是病后气血虚衰，用以增强体质，改善衰弱症状，促进恢复健康；一是当病邪未尽，正气已衰时，在祛邪的药物中适当配伍补虚药，达到增强机体抗病能力、扶正祛邪的目的。

虚证一般有气虚、阳虚、血虚、阴虚四种类型。补虚药根据效能及应用范围，分为补气药、补阳药、补血药、补阴药四类。

在具体应用时，可以根据虚证的不同类型而选用不同补虚药。但是，人体气血阴阳有着相互依存关系，阳虚者多兼有气虚，而气虚者易导致阳虚，气虚和阳虚表示机体能力衰退；阴虚者每兼血虚，而血虚者易导致阴虚，血虚和阴虚表示体内精血津液损耗。因此，补气和补阳、补血和养阴往往相须为用。更有气血两亏、阴阳俱虚者，则须气血兼顾或阴阳双补。

补虚药若须久服，一般多作丸（散）或滋膏剂，作汤剂则宜久煎。

补气药多用蜜炙或炒制。药物经蜜炙后能增强其补中益气作用。

补阳药多用盐炙或酒炙，能增强药物补肾壮阳作用。

补血药多用酒炙。酒能通行血脉，酒炙后能增强药物补血、活血及调经作用。

补阴药多用蒸制。蒸制后可改变药性，消除部分药物戟人咽喉之麻味而导致的副作用，并增强其滋阴补肾作用。

第一节

补气药

凡具有补气功能，治疗气虚证的药物，称为补气药。

补气药多具有补肺气、益脾气的功效，适用于肺气虚及脾气虚等病证。

脾为后天之本，生化之源。脾气虚则见神疲倦急、大便泄泻、食欲不振、脘腹虚胀，甚至浮肿、脱肛等证；肺主一身之气，肺气不足，则少气懒言，动辄喘之，易出虚汗。呈现上述证候，都可用补气药来治疗。

气虚证往往要根据不同证候选用药物，并进行适当配伍。气虚与阳虚有时可同时存在，所以补气药有时可用一些温中助阳药配伍。气与血又有密切关系，气旺可以生血，故在补血方剂中也常要使用补气药。同样道理，益气可以生津，对于气耗津伤之证，也常在使用养阴生津方剂时考虑配入补气药。

人 参
（附：人参叶）

【来源】 为五加科植物人参 *Panax ginseng* C. A. Mey. 的干燥根和根茎。

【植物形态】 多年生草本，高 30～70 cm。

主根肉质，圆柱形或纺锤形，常分枝，顶端有明显的根茎。茎单一，直立，无毛。掌状复叶轮生茎端，通常一年生者生1片三出复叶，二年生者生1片五出复叶，三年生者生2片五出复叶，以后每年递增一叶，最多可达6片复叶；复叶有长柄，小叶片多为5枚，椭圆形至长椭圆形，边缘有锯齿，上面沿脉有稀疏刚毛。伞形花序单个顶生；花小，淡黄绿色；花瓣5；雄蕊5，子房下位，花柱上部2裂。核果浆果状，扁球形，熟时鲜红色。花期6—7月，果期7—9月。（图24-1-1）

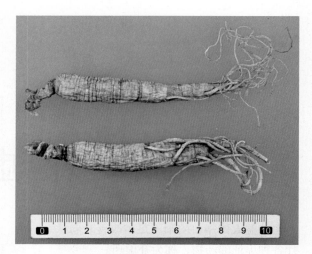

图24-1-2 园参（药材）

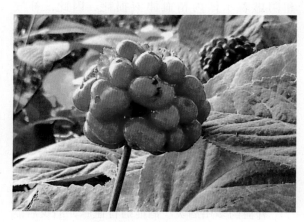

图24-1-1 人参（植物）

【产地】 主产于吉林、辽宁、黑龙江等地。辽宁宽甸的石柱，吉林抚松、集安的新开河为道地产区。

【采收加工】 多于秋季采挖，洗净经晒干或烘干。栽培品通称"园参"；播种在山林野生状态下自然生长的称"林下山参"，习称"籽海"。取鲜参剪去支根及须根，洗刷干净，蒸至参根呈黄色，皮呈半透明状，取出烘干或晒干，称为"红参"。

【药材鉴别】

1. 园参 主根呈纺锤形或圆柱形，长3～15 cm，直径1～2 cm。表面灰黄色，上部或全体有疏浅断续的粗横纹及明显的纵皱，下部有支根2～3条，并着生多数细长的须根，须根上常有不明显的细小疣状突出。根茎（芦头）长1～4 cm，直径0.3～1.5 cm，多拘挛而弯曲，具不定根（芋）和稀疏的凹窝状茎痕（芦碗）。质较硬，断面淡黄白色，显粉性，形成层环纹棕黄色，皮部有黄棕色的点状树脂道及放射状裂隙。香气特异，味微苦、甘。（图24-1-2）

2. 林下山参 主根多与根茎近等长或较短，呈圆柱形、菱角形或人字形，长1～6 cm。表面灰黄色，具纵皱纹，上部或中下部有环纹，支根多为2～3条，须根少而细长，清晰不乱，有较明显的疣状突起。根茎细长，少数粗短，中上部具稀疏或密集而深陷的茎痕。不定根较细，多下垂。（图24-1-3）

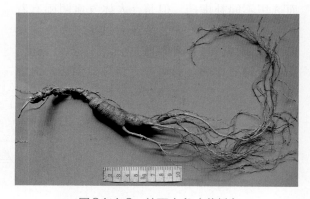

图24-1-3 林下山参（药材）

均以条粗、质硬、切面色淡黄白、点状树脂道多者为佳。

3. 红参 主根呈纺锤形、圆柱形或扁方柱形，长3～10 cm，直径1～2 cm。表面半透明，红棕色，偶有不透明的暗黄褐色斑块，具纵沟、皱纹及细根痕；上部有时具断续的不明显环纹；下部有2～3条扭曲交叉的支根，并带弯曲的须根或仅具须根残迹。根茎（芦头）长1～2 cm，上有数个凹窝状茎痕（芦碗），有的带有1～2条完整或折断的不定根（芋）。质硬而脆，断面平

坦，角质样。气微香而特异，味甘、微苦。(图24-1-4)

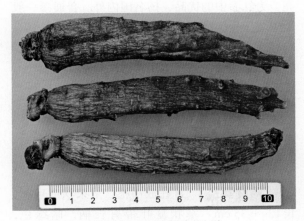

图24-1-4 红参（药材）

【化学成分及药理作用】 主含皂苷类成分，分为两类：① 四环三萜的达玛脂烷型皂苷：如人参皂苷（ginsenoside）Ra、Rb₁、Rb₂、Rb₃、Rc、Rd等（此类成分含量较多），酸水解后产生人参二醇（panaxadiol）；人参皂苷（ginsenoside）Re、Rf、Rg₁、Rg₂、Rh等，酸水解后产生人参三醇（panaxatriol）。人参二醇与人参三醇都是次皂苷元。② 五环三萜的齐墩果烷型皂苷，如人参皂苷（ginsenoside）R₀，酸水解后产生齐墩果酸（oleanolic acid）。还含挥发油，主要有β-榄香烯（β-elemene）、人参炔醇（panaxynol）、人参醇（pananaxyolmene）等多种化合物。含人参多糖类成分，主要是水溶性多糖、碱溶性多糖。此外，尚含多种低分子肽、多种氨基酸、单糖、双糖、三聚糖、有机酸、B族维生素、维生素C、β-谷甾醇及其葡萄糖苷等。

人参蒸制后人参多糖被水解。

人参具有抗休克、强心作用；能兴奋垂体-肾上腺皮质系统，提高应激反应能力；对高级神经活动的兴奋和抑制过程均有增强作用；能增强神经活动过程的灵活性，提高脑力劳动功能；有抗疲劳，促进蛋白质、RNA、DNA的合成，促进造血系统功能，调节胆固醇代谢等作用；能增强机体免疫功能；能增强性腺功能，有促性腺激素样作用；能降低血糖。此外，尚有抗炎、抗过敏、抗利尿及抗肿瘤等多种作用。人参的药理活性常因机体状态不同而呈双向作用。

【饮片炮制及鉴别】

1. 人参 取人参药材，去芦，润软，切薄片，干燥。或用时粉碎、捣碎。

成品呈圆形、类圆形薄片或者长圆形、椭圆形的斜薄片。外表皮灰黄色。切面淡黄白色或类白色，显粉性，形成层环纹棕黄色，皮部有黄棕色的点状树脂道及放射性裂隙。体轻，质脆。香气特异，味微苦、甘。(图24-1-5)

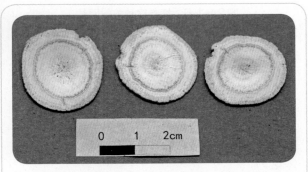

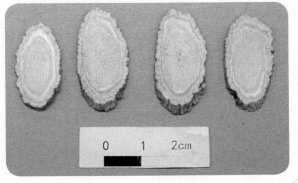

图24-1-5 人参饮片（上图为圆片，下图为斜薄片）

2. 红参 取红参药材，去芦，洒温水润软，切薄片，或用炭火烘烤软化，切斜薄片，干燥。或用时粉碎、捣碎。

成品呈类圆形、椭圆形薄片为椭圆形的斜薄片，短径1～2 cm。半透明，外表面黄棕色，红棕色或深红色；切面红棕色，角质样。质硬而脆。气微香，味甘、微苦。(图24-1-6)

【性味与归经】 人参：甘、微苦，微温。红参：甘、微苦，温。归脾、肺、心、肾经。

【功能】 大补元气，复脉固脱，补脾益肺，生津养血，安神益智。

【应用】

1. 元气虚脱证，大量失血，或气虚、脉微欲绝、手足欠温，出现虚脱时急救 如独参汤（人

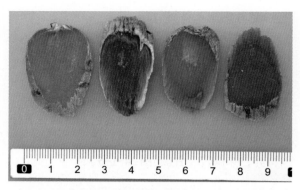

图24-1-6　红参饮片（斜薄片）

参）（《景岳全书》）。

2. 肺脾心肾气虚证　如四君子汤（人参、炙甘草、茯苓、白术）（《太平惠民和剂局方》）。

3. 热病气虚津伤口渴及消渴证　如白虎加人参汤（知母、石膏、炙甘草、粳米、人参）（《伤寒论》）。

中成药品种有参附注射液、生脉注射液、人参健脾丸、参苓白术颗粒、人参固本丸、十一味参芪片（胶囊）、人参再造丸、人参养荣丸、小儿肺咳颗粒等。

【用法与用量】　人参3～9g，另煎兑服；也可研粉吞服，一次2g，一日2次。红参3～9g，另煎兑服。

【注意】　实证、热证而正气不虚者忌服。不宜与藜芦、五灵脂同用。

【贮藏保管】　置阴凉干燥处，密闭保存，防霉、防虫蛀。

【论注】

（1）传统认为人参芦头有催吐作用，去芦避免呕吐。生晒参偏于补气生津、安神；红参偏于益气摄血。

（2）人参补气范围广，既能大补元气，又能补肺气、补脾气、补心气。其大补元气、复脉固脱之功无药可代，为拯危救脱要药。最宜于因大汗、大吐、大泻、大失血或大病、久病等所致元气虚极欲脱、脉微欲绝等重危证候。

（3）人参商品药材按来源方式分园参、山参。山参包括林下山参和移山参。林下山参为自然生长于深山密林15年以上的人参；移山参多为将园植的人参幼苗移植到山野林下，不浇水，不施肥，任其在野生环境下自然生长。园参根据加工方式分为生晒参和红参。园参根据主根长短分边条参和普通参。边条参多加工成红参，称"边条红参"；芦长、身长、腿长，断面棕红色光亮，为红参中的优品，扬名国内外。普通参一般加工成全须生晒参、生晒参、普通红参等。各有特征，注意鉴别。

附：人参叶

【来源】　为五加科植物人参 Panax ginseng C. A. Mey. 的干燥叶。

【采收加工】　秋季采收，晾干或烘干。

【药材鉴别】　常扎成小把，呈束状或扇状，长12～35cm。掌状复叶带有长柄，暗绿色，3～6枚轮生。小叶通常5枚，偶有7或9枚，呈卵形或倒卵形。基部的小叶长2～8cm，宽1～4cm；上部的小叶大小相近，长4～16cm，宽2～7cm。基部楔形，先端渐尖，边缘具细锯齿及刚毛，上表面叶脉生刚毛，下表面叶脉隆起。纸质，易碎。气清香，味微苦而甘。（图24-1-7）

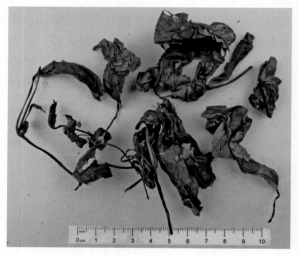

图24-1-7　人参叶（药材）

【化学成分及药理作用】　含三萜、黄酮、挥发油等。三萜及其皂苷类，如人参皂苷（ginsenoside）Rb$_1$、Rb$_2$、Rc等；黄酮类，如山奈酚（kaempferol）、三叶豆苷（trifolin）等；挥发油，主要有棕榈酸（palmitic acid）、β-金合欢烯（β-farnesene）、2-十七烷酮（2-heptadecanone）和棕榈酸等；含17种氨基酸、多糖类成分及无机盐。

人参叶所含人参皂苷成分具有调节自主神经功能紊乱、降低血压、抗动脉硬化、改善脑动脉供血作用。人参皂苷、多糖类成分有增强细胞免疫功能和改善肾上腺皮质功能的作用。可影响体内脂质、蛋白质及水盐代谢；具有抗肿瘤、延缓衰老、抗疲劳作用；对高温、低温、烫伤和微波辐射的应激条件下的机体具有保护作用。尚具有抗炎、抑制病毒复制、使血清总蛋白含量及胎盘功能明显改善的作用。

【饮片炮制及鉴别】 人参叶 取药材，除去茎梗等杂质，或稍润，切段，干燥。

成品呈不规则的段，皱缩、破碎，完整者性状特征同药材。

【性味与归经】 苦、甘，寒。归肺、胃经。

【功能】 补气，益肺，祛暑，生津。

【应用】

1. 暑热口渴 单用或配伍麦冬、滑石、西瓜翠衣等药，有解暑止渴之效。

2. 热病伤津，胃阴不足，消渴 单用力弱，可配伍生石膏、知母、粳米等药，以增强解热生津之力。

3. 肺燥干咳 单用力缓，常配伍知母、贝母、桑叶等药，共奏清燥润肺止咳之功。

4. 虚火牙痛 可配伍生地、麦冬、牛膝等药，以滋阴降虚火而止痛。

【用法与用量】 3～9g。

【注意】 不宜与藜芦、五灵脂同用。

【贮藏保管】 置阴凉干燥处，防霉，防虫蛀，防潮。

【论注】 同属植物竹节参Panax japonicum C. A. Mey.的叶称七叶子，市场上销售，作人参叶药用。主产于四川、陕西等地。含少量皂苷，经水解，得齐墩果酸、人参三醇，人参二醇很少。

西洋参

【来源】 为五加科植物西洋参Panax quinquefolium L.的干燥根。

【植物形态】 多年生草本。根肉质，圆柱形或纺锤形。茎有细条纹，或略具棱。掌状5出复叶，通常3～4片轮生于茎顶端；小叶片膜质，广卵形至倒卵形，边缘具粗齿。总花梗由茎端中央抽出，伞形花序，萼绿色，钟状，5齿裂；花瓣5，绿白色；雄蕊5，花药卵形至矩圆形；雌蕊1，花柱2，上部分离成叉状；花盘肉质。浆果扁球形，熟时鲜红色，果柄伸长。（图24-2-1）

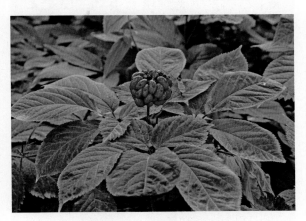

图24-2-1 西洋参（植物）

【产地】 原产美国威斯康星州，加拿大魁北克。我国东北、华北、西北等地引种栽培成功，西洋参已国产化，山东文登产量大。

【采收加工】 秋季采挖，洗净，晒干或低温干燥。

【药材鉴别】 呈纺锤形、圆柱形或圆锥形，长3～12cm，直径0.8～2cm。表面浅黄褐色或黄白色，可见横向环纹和线形皮孔状突起，并有细密浅纵皱纹和须根痕。主根中下部有一至数条侧根，多已折断。有的上端有根茎（芦头），环节明显，茎痕（芦碗）圆形或半圆形，具不定根（芋）或已折断。体重，质坚实，不易折断，断面平坦，浅黄白色，略显粉性，皮部可见黄棕色点状树脂道，形成层环纹棕黄色，木部略呈放射状纹理。气微而特异，味微苦、甘。（图24-2-2）

以条匀、质硬、体轻、表面横纹紧密、气清香、味浓者为佳。

【化学成分及药理作用】 含皂苷、挥发油等。皂苷类，如人参皂苷（ginsenoside）Rb_1、Rb_2、Rb_3、Rd、Re、Rf、Rg_1、Rg_2、Rg_3、Rh_1、Rh_2、R_0、RA_0，西洋参皂苷 R_1（quinquenoside R_1）和假人参皂苷 F_{11}（pseudoginsenoside F_{11}）等；挥发油类，有7种与人参相同，以反式β-金合欢烯含量较高。另含油脂、氨基酸和多种微量元素等成分。

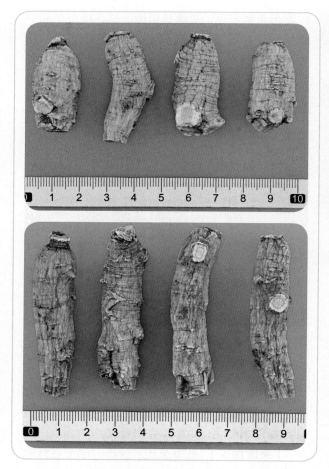

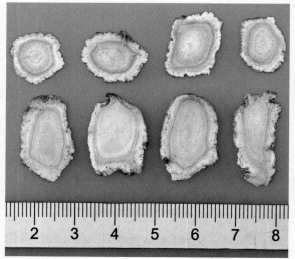

图24-2-3　西洋参（饮片）

图24-2-2　西洋参药材（上图为短枝，下图为长枝）

麦冬、黄连、竹叶、荷梗、知母、甘草、粳米、西瓜翠衣）（《温热经纬》）。

2. 咳喘痰血，内热消渴　如洋参保肺丸（罂粟壳、五味子_{醋炙}、川贝母、陈皮、砂仁、枳实、麻黄、苦杏仁、石膏、甘草、玄参、西洋参）（《中国药典》）。

3. 强心护阴，清营解毒　治大肠埃希菌败血症并中毒性休克，如加味解毒生脉散（西洋参_{另煎兑服}、五味子、玄参、生地黄、牡丹皮、天花粉、知母、黄柏、金银花、麦冬、赤芍、远志、鲜茅根、川贝、犀角_{兑服}、羚羊角粉_{兑服}）（《千家妙方》）。

中成药品种有肾炎康复片、通便消痤胶囊、二十七味定坤丸、心悦胶囊等。

【用法与用量】　3～6 g，另煎兑服。

【注意】　不宜与藜芦同用。中阳衰微，胃有寒湿者忌服。

【贮藏保管】　置阴凉干燥处，密闭，防蛀。

【论注】

（1）西洋参药材有进口与国产、野生与栽培、短枝与长枝、软枝与硬枝之分。经验认为进口优于国产；野生品较少，质优；短枝优于长枝，软枝优于硬枝。

（2）西洋参为清补之品。清代名医张锡钝在《医学衷中参西录》载："西洋参性凉而补，凡欲用人参而不受人参之温补者，皆可以此代之。"西洋参最大的优点是补气养阴、润养五脏，而无温燥上火之弊端，故称为"无火参"。

西洋参有抗休克作用，对大脑有镇静作用，对生命中枢则有中度兴奋作用；还具抗缺氧、抗心肌缺血、抗心肌氧化、增加心肌收缩力、抗心律失常、抗疲劳、抗应激、抗惊厥、降血糖、止血和抗利尿作用。

【饮片炮制及鉴别】　**西洋参**　取药材，去芦，润透，切薄片，干燥。或用时捣碎。

成品呈圆形或类圆形薄片。外表皮浅黄褐色。切面淡黄白至黄白色，形成层环棕黄色；皮部有黄棕色点状树脂道，近形成层环处多而明显；木部略呈放射状纹理。气微而特异，味微苦、甘。（图24-2-3）

【性味与归经】　甘、微苦，凉。归心、肺、肾经。

【功能】　补气养阴，清热生津。

【应用】

1. 气虚阴亏，虚热烦倦，口燥咽干，主治暑热气津两伤证　如清暑益气汤（西洋参、石斛、

党 参

【来源】 为桔梗科植物党参 *Codonopsis pilosula* (Franch.) Nannf.、素花党参 *Codonopsis pilosula* Nannf. var. *modesta* (Nannf.) L. T. Shen 或川党参 *Codonopsis tangshen* Oliv. 的干燥根。

【植物形态】

1. 党参 多年生草本。有白色乳汁。根肥大肉质，呈长圆柱形，顶端有膨大的根头，具多数瘤状茎痕。茎缠绕，长而多分枝。叶在主茎上及侧枝上互生，在小枝上近于对生；叶片卵形至倒卵形，长1～7 cm，宽1～5 cm，全缘或微波状，上面绿色，被糙伏毛，下面粉绿色，密被柔毛。花单生于分枝顶端；花萼5裂，花冠钟状，淡黄绿色，内面有紫斑，先端5裂，雄蕊5枚；子房半下位，3室，花柱短，柱头3。蒴果圆锥形；种子细小，多数。花期8—9月，果期9—10月。（图24-3-1）

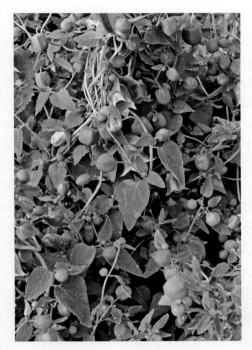

图24-3-2 素花党参（植物）

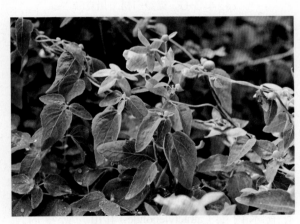

图24-3-1 党参（植物）

2. 素花党参 叶片长成时近于光滑无毛，花萼裂片较小。（图24-3-2）

3. 川党参 茎叶近无毛，或仅叶片上部边缘疏生长柔毛，茎下部叶基部楔形或圆钝，稀心脏形；花萼仅贴生于子房最下部，子房下位。（图24-3-3）

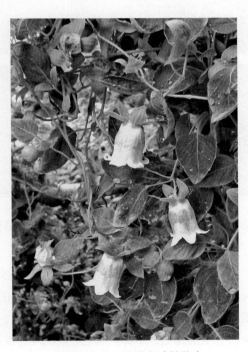

图24-3-3 川党参（植物）

【产地】 党参主产于山西、陕西、甘肃、四川等地及东北各地；产于山西平顺、长治、壶关等地的称"潞党"，产于甘肃陇西地区的称"白条党"。素花党参主产于甘肃文县，四川南坪、松潘等地，称"西党参"，又称"纹党参"，简称"纹党"。川党参主产于四川、湖北及与陕西接壤地区，习称"板桥党参"，简称"板党"。主要为栽培品，野生品少。

【采收加工】 秋季采挖，除去地上部分及须根，洗净泥土，晒至半干，反复搓揉3～4次，晒至七八成干时，捆成小把，晒干。

【药材鉴别】

1. **党参** 呈长圆柱形，稍弯曲，长10～35 cm，直径0.4～2 cm。表面黄棕色至灰棕色，根头部有多数疣状突起的茎痕及芽，每个茎痕的顶端呈凹下圆点状，习称"狮子盘头"；根头下有致密的环状横纹，向下渐稀疏，有的达全长的一半，栽培品环状横纹少或无；全体有纵皱纹及散在的横长皮孔，支根断落处常有黑褐色胶状物。质稍硬或略带韧性，断面稍平坦，有裂隙或放射状纹理，皮部淡黄白色至淡棕色，木质部淡黄色，呈"菊花心"状。有特殊香气，味微甜。（图24-3-4）

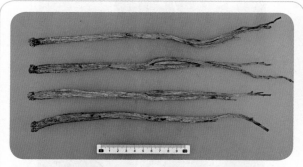

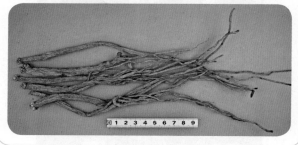

图24-3-4 党参药材（上图为白条党，下图为潞党）

2. **素花党参** 长10～35 cm，直径0.5～2.5 cm。表面黄白色至灰白色，根头下致密的环状横纹常达全长的一半以上。断面裂隙较多，皮部灰白色至淡棕色，木部淡黄色。（图24-3-5）

3. **川党参** 长10～45 cm，直径0.5～2 cm。表面灰黄色至黄棕色，有明显不规则的纵沟。顶端有较稀的横纹，大条者亦有"狮子盘头"，但茎痕较少；小条者根头部较小，称"泥鳅头"。质较软而结实，断面裂隙较少。皮部黄白色，木部淡黄色。（图24-3-6）

均以条粗壮、质柔润、气味浓、嚼之无渣者为佳。

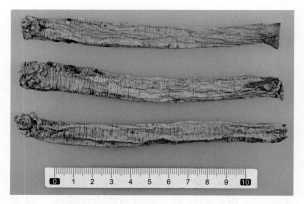

图24-3-5 党参药材（素花党参）

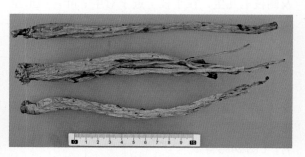

图24-3-6 党参药材（川党参）

【化学成分及药理作用】 含甾醇、苷类、挥发油、多糖等。甾醇类，如α-菠甾醇（α-spinasterol）、$\Delta^{5,22}$-豆甾醇（$\Delta^{5,22}$-stigmasterol）、Δ^7-豆甾烯醇（Δ^7-stigmastenol）及其他们的单葡萄糖苷等；苷类，如丁香苷（syringin）、正己基-β-D-葡萄糖苷（n-hexyl-β-D-glucopyranoside）、乙基-α-D-呋喃果糖苷（ethyl-α-D-fructofuramoside）、党参苷（tangshenoside）I等；挥发油类，主要有苍术内酯（atractylenolide）II/III、党参内酯（codonolactone）等；多糖类，主要有果糖、菊糖及水溶性多杂糖。此外尚含生物碱、三萜、氨基酸、香豆素、微量元素、有机酸等成分。

党参具有提高免疫功能、改善肺功能、改善胃肠功能、提高学习记忆、抗缺氧、抗疲劳、延缓衰老、降血糖、调节血脂等作用。党参水煎液或醇提物能提升环磷酰胺致免疫抑制模型小鼠淋巴细胞转化和抗体形成，提高血凝抗体滴度；能改善大鼠肺泡上皮细胞和毛细血管内皮细胞超微结构变化，使气体通过气-血屏障的弥散基本正常，降低幽门结扎型胃溃疡模型大鼠胃液分泌量、总酸排出量、胃蛋白酶活性；提高左右脑两侧半球的记忆能力；降低机体耗氧量，增加心肌及脑部供氧，能促进造血功能升高动物红细胞、血红蛋白含量。

【饮片炮制及鉴别】

1. 党参 取药材，除去杂质，洗净，润透，切厚片或段，干燥。

成品为短圆柱状厚片或段片，直径0.4～2 cm。外表皮黄棕色至灰棕色，有纵皱纹及眉状瘢痕，有时可见根头部有多数疣状突起的茎痕和芽；切面皮部淡黄白色至淡棕色，木部淡黄色，有放射状纹理及裂隙。质韧。香气特异，味微甜。（图24-3-7）

2. 炙党参（蜜党参） 取党参，加炼蜜水拌匀，润透，文火炒至黄棕色、不粘手。每党参100 kg，用蜜25 kg。

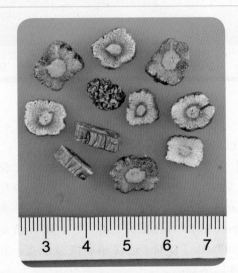

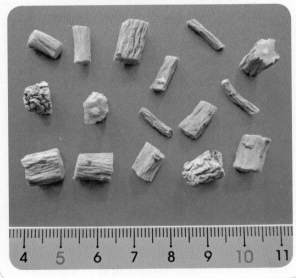

图24-3-7 党参饮片（上图为厚片，下图为段）

成品形如党参，表面棕黄色，有光泽，略有黏性。气香，味甜。

3. 米炒党参 取党参，用米拌炒至表面深黄色。每党参100 kg，用米20 kg。

成品形如党参，表面深黄色，偶有焦斑。

党参蜜炙后，其补中益气、润燥养阴作用增强。党参米炒后，其补气健脾作用增强。

【性味与归经】 甘，平。归脾、肺经。

【功能】 健脾益肺，养血生津。

【应用】

1. 气血不足，四肢无力，头昏眼花 如代参膏（党参、黄芪、白术、桂圆肉、冰糖）（《中国医学大辞典》）。

2. 气血两虚证 如八珍汤（当归、川芎、熟地黄、白芍药、党参、甘草、茯苓、白术）（《瑞竹堂经验方》）。

3. 脾肺气虚证 如四君子汤（党参代替人参、炒白术、茯苓、炙甘草）（《太平惠民和剂局方》）。

4. 肺气亏虚，咳喘气短，气怯声低 如补肺汤（五味子、党参、黄芪、熟地黄、紫菀、桑白皮）（《永类钤方》）。

中成药品种有十全大补丸、八珍丸（浓缩丸、颗粒）、儿康宁糖浆、千金止带丸（水丸）、小儿腹泻宁糖浆、止痛化癥片（胶囊）、升气养元糖浆、六君子丸、龙牡壮骨颗粒、归脾丸（浓缩丸）、归脾合剂（颗粒）、四君子丸（颗粒）等。

【用法与用量】 9～30 g。

【注意】 不宜与藜芦同用。

【贮藏保管】 置通风干燥处，防霉、防虫蛀。

【论注】

（1）管花党参 *Codonopsis tubulosa* Kom. 产于云南、贵州、四川等地。商品名为白党或叙党，性状与党参较为类似。根呈长圆柱形，少有分枝，长15～30 cm，直径0.8～1.5 cm。根头部有密集的小疙瘩，呈"狮子盘头"状，颈部较狭缩。全体有多数不规则的纵沟和纵棱，及横长或点状显著突起的皮孔。质较硬，皮部类白色，木部浅黄色，形成层不呈明显的深色环。气微，味微甜，嚼之有渣。质较次。

（2）党参功效近似人参，为常用补中益气之品，在临床上可代替人参用于脾虚倦怠，食少便溏及中气下陷，泻痢脱肛等证。

（3）纹党根头较小，下部有细密环纹；皮松肉紧，断面带淡棕色或粉红色（习称"胭脂红"）；味甚甜；品质较优。潞党根头小，根部横纹少；质嫩，肉质较大；香气弱，味微甜。板党根头小（习称"泥鳅头"），根条较长，横纹稀少或无；气微香，味甜。

太子参

【来源】 为石竹科植物孩儿参 *Pseudostellaria heterophylla* (Miq.) Pax ex Pax et Hoffm. 的干燥块根。

【植物形态】 多年生小草本，高达20 cm。块根淡黄白色，纺锤形，四周疏生须根。茎细弱直立，有微毛。叶对生，近无柄，通常4～5对，叶片倒披针形。茎顶端有4片大型叶状总苞，总苞片卵状披针形至长卵形，边缘微波状，上面嫩绿色，下面绿白色，脉上常有疏毛。花二型：茎上部腋生小的闭锁花，萼片4，无花瓣；茎端总苞内的花大型，1～3朵，白色，花梗长1～4 cm，萼片5，花瓣5，雄蕊10。蒴果卵形，成熟时下垂。花期4—5月，果期5—6月。（图24-4-1）

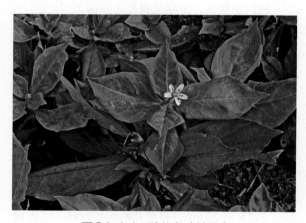

图24-4-1 孩儿参（植物）

【产地】 主产于福建柘荣、福鼎、霞浦，贵州施秉、黄平，安徽宣城、亳州、黄山等地。山东、江苏、浙江、江西亦产。柘荣有"中国太子参之乡"美誉。

【采收加工】 夏季茎叶大部分枯萎时采挖，洗净，除去须根，置沸水中略烫后晒干或直接晒干。

【药材鉴别】 呈细长纺锤形或细长条形，稍弯曲，长3～8 cm，直径2～6 cm，顶端可见茎基及芽痕，下部细长呈尾状。表面黄白色至土黄色，较光滑，略有纵皱纹，凹陷处有须根痕。质坚脆，易折断，断面平坦，淡黄白色，角质样，略有光泽；晒干者类白色，有粉性。气微，味微甘。（图24-4-2）

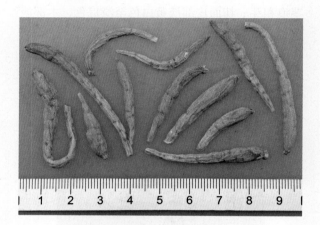

图24-4-2 太子参（药材）

以条粗、包黄白、无须根者为佳。

【化学成分及药理作用】 含环肽化合物、皂苷等。环肽化合物，如太子参环肽（heterophyllin）A/B/C等；皂苷，如太子参皂苷（pseudosterllarinoside）A、尖叶丝石竹皂苷（acutifoliside）D等。还含脂肪酸及酯类、甾醇及苷类、多糖等。

太子参有心肌保护、抗氧化、降血糖、抗应激、抗疲劳作用，并有促进免疫及延长寿命作用。太子参皂苷A有抗病毒作用。

【饮片炮制及鉴别】 太子参 取药材，挑去杂质，洗净，干燥。

成品性状特征同药材。

【性味与归经】 甘、微苦，平。归脾、肺经。

【功能】 益气健脾，生津润肺。

【应用】 本品有近似人参益气生津、补益脾肺的作用，是补气药中的一味清补之品。

1. 脾胃虚弱，消化不良 如健胃消食片（太子参、陈皮、山药、麦芽炒、山楂）（《中国药典》2020年版）。

2. 气阴虚不足之小儿夏季热 如竹叶石膏汤

（竹叶、太子参代替人参、麦冬、甘草、粳米、姜半夏）（《伤寒论》）。

3. **小儿病后气血不复**　常与黄芪、红枣、扁豆同用，煎汁，代茶饮。

中成药品种有肾衰宁胶囊、儿宝颗粒、小儿康颗粒、健胃消食片等。

【用法用量】　9 ～ 30 g。

【贮藏保管】　置通风干燥处，防潮，防虫蛀。

【论注】

（1）同科植物白花紫萼女娄菜（石生蝇子草）*Melandrium tatarinowii* (Regel) Y. W. Tsui var. *albiflonum* (Franch.) Z. Cheng，其块根多为 2 ～ 4 个簇生，但单一块根形似太子参。主要区别是：块根顶端有多数疣状突起的茎痕及芽痕；表面有明显纵皱或皱沟及棕黑色凹陷，凹陷中央有突起的细根痕；味甘、微苦，且有麻舌感。

（2）太子参有近似人参的益气生津功效，但力较弱，故脾胃虚弱而不受峻补者，用之较为适合。尤其对小儿虚汗效果较好，故《饮片新参》称其为"孩儿参"。

黄　芪
（附：红芪）

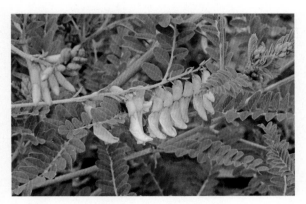

图24-5-1　蒙古黄芪（植物）

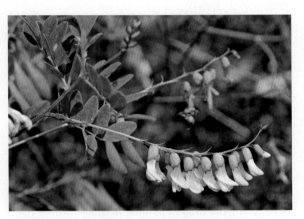

图24-5-2　膜荚黄芪（植物）

【来源】　为豆科植物蒙古黄芪*Astragalus membranaceus* (Fisch.) Bge. var. *mongholicus* (Bge.) Hsiao 或膜荚黄芪*Astragalus membranaceus* (Fisch.) Bge. 的干燥根。

【植物形态】

1. **蒙古黄芪**　多年生草本。茎直立，高 40 ～ 80 cm。奇数羽状复叶；小叶12 ～ 18对，叶片宽椭圆形或长圆形，长 5 ～ 10 mm，宽 3 ～ 5 mm，上面无毛，下面被柔毛；托叶披针形。总状花序腋生；花冠黄色至淡黄色。荚果膜质，膨胀，半卵圆形，有长柄，无毛。花期6—7月，果期7—9月。（图24-5-1）

2. **膜荚黄芪**　与上种相似。但小叶6 ～ 13对，叶片长 7 ～ 30 mm，宽 3 ～ 12 mm，上面近无毛，下面伏生白色柔毛。花冠黄色至淡黄色，或有时稍带淡紫红色，子房有毛。荚果被黑色短伏毛。（图24-5-2）

【产地】　主产于山西、内蒙古、甘肃、黑龙江等地。栽培为主，目前黄芪的种植分为移栽芪种植和仿生芪种植。移栽芪种植主流区域是甘肃、内蒙古；仿生芪的主流种植区域是山西浑源及周边县市，陕西子洲，内蒙古武川等地。以蒙古黄芪质量为佳。

【采收加工】　春、秋二季采挖，除去须根和根头，晒干。

【药材鉴别】　呈圆柱形，极少有分枝，上粗下细，长30 ～ 90 cm，直径1 ～ 3.5 cm。表面灰黄色或淡褐色，有纵皱纹及横向皮孔。栓皮易剥落，露出黄白色皮部，有时可见黄白色网状纤维束。质硬而韧，不易折断，断面纤维性强，并显粉性，皮部黄白色，木部淡黄色，具放射状纹理及裂隙，呈菊花心状。老根中心偶呈枯朽状、黑褐色或呈空洞。气微，味微甜。嚼之有豆腥味。（图24-5-3）

以条粗长、皱纹少、断面"金井玉栏"显著（皮部白色，木部黄色，习称"金井玉栏"）、粉

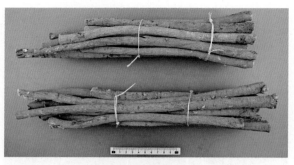

图24-5-3 黄芪（药材）

性足、味甜者为佳。条细小、质较松、粉性弱及顶端空心大者质次。

【化学成分及药理作用】 主含三萜皂苷、黄酮、多糖等。膜荚黄芪中含三萜寡糖皂苷，如黄芪皂苷（astragaloside）Ⅰ～Ⅷ，乙酰黄芪皂苷（acetyastragaloside）Ⅰ，异黄芪皂苷（isoastragaloside）Ⅰ/Ⅱ等。蒙古黄芪中含有黄芪皂苷Ⅰ/Ⅱ/Ⅵ和大豆皂苷Ⅰ。黄芪皂苷Ⅳ（即黄芪甲苷）和Ⅱ为主要成分。含有多种黄酮苷元，如山奈酚、槲皮素、异鼠李素、芒柄花黄素（formononentin）、毛蕊异黄酮（calycosin）等。含有增强免疫活性的黄芪多糖（astragalan）Ⅰ/Ⅱ/Ⅲ和酚性多糖等。此外，还含有蛋白质、氨基酸以及有机酸等，如香草酸、阿魏酸、异阿魏酸、天冬酰胺、刀豆氨酸、γ-氨基丁酸等。

黄芪有提高免疫和机体非特异性抵抗力、促进胃肠运动、利尿与抗肾损伤、促进造血、延缓衰老、抗肝损伤、降血糖、降血脂、降血压等作用。黄芪皂苷是其主要成分。黄芪皂苷Ⅰ～Ⅷ、乙酰基黄芪皂苷、异黄芪皂苷Ⅰ/Ⅱ具有降血压、利尿、强心作用；黄芪多糖具有免疫促进作用；所含黄酮类物质如芒柄花黄素可能为膜荚黄芪抗菌和雌激素样作用的有效成分；γ-氨基丁酸可能是黄芪扩张血管和降低血压的有效成分之一。

【饮片炮制及鉴别】

1. 黄芪 取药材，除去杂质，大小分开，抢水洗净，稍润，斜切柳叶片或切厚片，干燥。

成品为椭圆形或长圆形斜片、类圆形或椭圆形的厚片，短径1～3.5 cm。外表皮淡棕黄色或淡棕褐色，有纵皱纹；切面皮部黄白色，木部淡黄色，有菊花心，显放射状纹理及裂隙，皮部与木部间有一棕色环纹，纤维性强，有粉性。有的中心偶有枯朽状，黑褐色或呈空洞。质硬略韧。

气微，味微甜，有豆腥气。（图24-5-4、图24-5-5、图24-5-6）

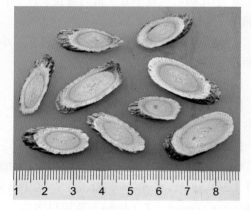

图24-5-4 黄芪饮片（瓜子片）

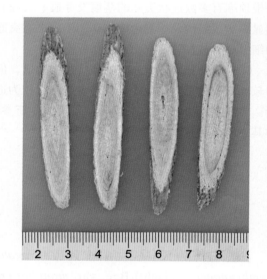

图24-5-5 黄芪饮片（柳叶片）

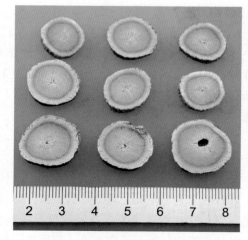

图24-5-6 黄芪饮片（圆片）

2. **炙黄芪** 取黄芪，加炼蜜水拌匀，润透，放铁筛内烘炒至听到微响声、颜色至金黄色。或在锅内用文火炒至金黄色。每黄芪100 kg，用蜜25 kg。

成品形如黄芪，表面金黄色，有光泽，微粘手。质略松脆。味甜。（图24-5-7）

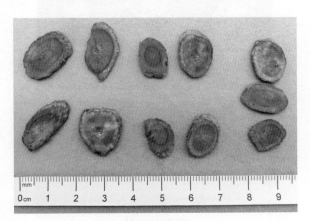

图24-5-7 炙黄芪

黄芪蜜炙后，增强其补中益气作用。

【**性味与归经**】 甘，微温。归肺、脾经。

【**功能**】 补气升阳，固表止汗，利水消肿，生津养血，行滞通痹，托毒排脓，敛疮生肌。

【**应用**】

1. **脾气虚证** 治脾气虚弱，倦怠乏力，食少便溏，如补中益气汤（黄芪、人参、白术、炙甘草、当归、陈皮、升麻、柴胡、生姜、大枣）（《脾胃论》）。

2. **气虚自汗证** 治脾肺气虚导致的卫气不固，表虚自汗，如牡蛎散（煅牡蛎、黄芪、麻黄根、浮小麦）（《太平惠民和剂局方》）。

3. **气血亏虚，疮疡难溃难腐，或溃久难敛** 如托里透脓散（人参、土炒白术、醋山甲、白芷、升麻、甘草节、当归、黄芪、皂角刺、醋青皮）（《医宗金鉴》）。

中成药品种有乙肝宁颗粒、心荣口服液、心通口服液、玉屏风口服液（胶囊、袋泡茶、颗粒）、正心泰片（胶囊）、北芪五加片、老年咳喘片、芪风固表颗粒、芪冬颐心口服液（颗粒）、芪苈强心胶囊、芪明颗粒、芪参胶囊、芪参益气滴丸、芪黄通秘软胶囊、芪蛭降糖片（胶囊）、补心气口服液、补肺活血胶囊等。

【**用法与用量**】 9～30 g。

【**注意**】 表实邪盛，气滞湿阻，食积停滞，痈疽初起及溃后热毒尚盛等实证，以及阴虚阳亢者禁服。

【**贮藏保管**】 置通风干燥处，防潮、防蛀。

【**论注**】 主产于内蒙古的称"北芪"，呈圆柱形，直如箭杆，少有分支，去头尾，故称"箭芪"；折之绵软，又称"绵芪"；切断面"金井玉栏"显著，具浓豆腥气，品质最优。产于山西浑源的称"浑芪"，呈圆柱形，头尾切平，上端可见空洞，扎成四方形，形似炮台，习称"炮台芪"；质较软，豆腥气亦浓，品质亦优。主产于黑龙江，齐齐哈尔为集散地的称"关芪"，又称"卜奎芪"，呈圆柱形，外皮灰黑色，皮松肉紧，质地重实，断面"金井玉栏"显著，豆腥气亦浓，品质较优。

附：红芪

【**来源**】 为豆科植物多序岩黄芪 *Hedysarum polybotrys* Hand.-Mazz. 的干燥根。

【**植物形态**】 直立草本，高可达1.5 m。茎多分枝，细瘦。羽状复叶，长10～15 cm，有小叶7～25枚；小叶卵状矩圆形至矩圆状披针形，先端圆或微缺，有小尖头，基部圆钝。点状花序长达15 cm，腋生，有多数花；花梗丝状，长2～3 mm；萼斜钟状，最下面的一枚萼齿较其余的萼齿长一倍；花冠淡黄色，长约1 cm。荚果有3～5个荚节，荚节椭圆形，边缘有狭翅，扁平，有短柔毛。（图24-5-8）

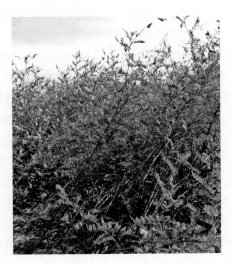

图24-5-8 多序岩黄芪（植物）

【产地】 主产于甘肃南部地区。

【采收加工】 秋季采挖，除去须根和根头，晒干。

【药材鉴别】 呈圆柱形，少分枝，长10～50 cm，直径0.6～2 cm。表面灰红棕色，具皱纹及少数支根痕，栓皮易剥落露出浅黄色的皮部及纤维，皮孔横长，略突起。折断面纤维性强，且富粉性；横切面皮部淡棕色，形成层处呈棕色环。质坚而致密，难折断。气微而特异，味微甜，嚼之有豆腥味。（图24-5-9）

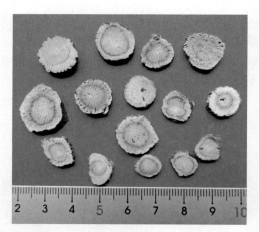

图24-5-10 红芪（饮片）

【性味与归经】【功能】【应用】【用法与用量】【贮藏保管】 同"黄芪"。

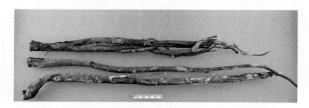

图24-5-9 红芪（药材）

【化学成分及药理作用】 含黄酮、苯并呋喃等。黄酮类，如甘草苷元（liquiritigenin）、异甘草苷元（isoliquiritigenin）、芒柄花苷（ononin）、刺芒柄花素（formononetin）等；苯并呋喃类，如6-羟基-2-（2-羟基-4-甲氧苯基）-苯并呋喃［6-hydroxy-2-（2-hydroxy-4-methoxyphenyl）-benzofuran］、5-羟基-2-（2-羟基-4-甲氧苯基）-6-甲氧基苯并呋喃［5-hydroxy-2-（2-hydroxy-4-methoxyphenyl）-6-methoxybenzofuran］等。还含红芪多糖、微量元素、有机酸及其酯类等。

红芪水提物可明显降低蟾蜍离体心肌的收缩力。对于5-HT和组胺所致皮肤毛细血管通透性增高，红芪水提物腹腔注射时可显著抑制之。红芪还可显著抑制5-HT所致大鼠足肿胀及二甲苯所致小鼠耳壳炎性肿胀，对于大鼠棉球肉芽组织增生也有显著抑制效果。红芪具有一定抗病原微生物作用。红芪多糖可降低小鼠、大鼠血浆过氧化脂质的含量，显著增强老年大鼠SOD活性，增强老年小鼠对高温或低温的耐力，显著延小鼠迟死亡时间。

【饮片炮制及鉴别】 红芪 取药材，除去杂质，大小分开，洗净，润透，切厚片，干燥。

成品呈类圆形或椭圆形厚片。外表皮红棕色或灰红黄棕色。切面皮部黄白色，形成层环浅棕色，木质部淡黄棕色，呈放射状纹理。气微，味微甜，嚼之有豆腥味。（图24-5-10）

白 术

【来源】 为菊科植物白术 *Atractylodes macrocephala* Koidz. 的干燥根茎。

【植物形态】 多年生草本，高30～80 cm。根茎肥厚，略呈拳状。茎直立。叶互生，3深裂或羽状5深裂，顶端裂片最大，裂片椭圆形至卵状披针形，长5～8 cm，宽1.5～3 cm，边缘有刺齿，有长柄；茎上部叶狭披针形，不分裂。头状花序单生枝顶，总苞钟状，总苞片7～8层，基部被一轮羽状深裂的叶状苞片包围；全为管状花，花冠紫色，先端5裂；雄蕊5；子房下位，表面密被绒毛。瘦果密生柔毛，冠毛羽状分裂。花期9—10月，果期10—11月。（图24-6-1）

【产地】 主产于浙江杭州、金华、磐安、东阳、新昌、嵊州等地；安徽、湖北、湖南、江西等地也产。多为栽培。产于浙江於潜（今杭州市临安区境内）者称於术，为"浙八味"之一。

【采收加工】 霜降前后，挖取2～3年生的根茎，除去茎叶及细根，干燥。烘干者，称烘术；晒干者，称生晒术。

【药材鉴别】 呈不规则肥厚团块或拳状团块，长3～13 cm，直径1.5～7 cm。表面灰黄色或灰棕色，有不规则的瘤状突起和断续的纵皱和沟纹，并有须根痕，顶端有残留茎基和芽痕。质坚硬，不易折断，断面不平坦。生晒术断面淡

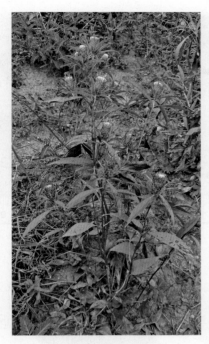

图24-6-1　白术（植物）

黄白色至淡棕色，略有菊花纹及分散的棕黄色油点；烘术断面角质样，色较深，有裂隙。气清香，味甜微辛，嚼之略带黏性。（图24-6-2）

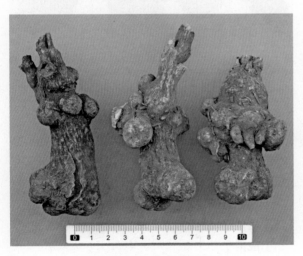

图24-6-2　白术（药材）

以个大、质坚实、断面色黄白、香气浓者为佳。

【化学成分及药理作用】　含挥发油、倍半萜内酯、多炔类等。挥发油，主要有苍术酮（atractylon）、β-榄香醇（β-elemol）、茅术醇（hinesol）等；倍半萜内酯化合物，如苍术内酯（atractylenolide）Ⅰ/Ⅱ/Ⅲ等；多炔类化合物，如

14-乙酰基-12-千里光酰基-8-顺式白术三醇（14-acetyl-12-senecioyl-2E,8Z,10E-atracetylentriol）、14-乙酰基千里光酰基-8-反式白术三醇（14-acetyl-12-senecioyl-2E,8E,10E-atractylentriol）等。另含东莨菪素（scopoletin）、果糖（fructose）、菊糖（inulin）、具免疫活性的甘露聚糖AM-3以及天冬氨酸（aspartic acid）、丝氨酸（serine）等氨基酸。

白术挥发油有明显抗消化道肿瘤作用，还能抑制肠管自发运动；白术多糖具有抗免疫的作用；白术内酯类成分具有抗炎、抗肿瘤作用，该类成分具有调节胃肠道功能和促进营养物质吸收的作用，尤以白术内酯Ⅰ作用明显。还具有保肝、利胆、利尿、降血糖、抗血凝、抗菌作用。

【饮片炮制及鉴别】

1. 漂白术　取药材，除去杂质，洗净，润透，纵切厚片；切片用米泔水漂1日，再用清水漂1～2日。捞起，晒干。为樟树药帮特色饮片。

成品为不规则的纵厚片。外皮灰棕色或灰黄色，粗糙；切面黄白色，有裂隙。质坚实。气清香，味甜，微辛。（图24-6-3）

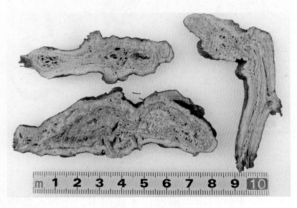

图24-6-3　漂白术

2. 白术　取药材，除去杂质，洗净，润透，切厚片，干燥。

成品为不规则的厚片。外表皮灰黄色或灰棕色。切面黄白色至淡棕色，散生棕黄色的点状油室，木部具放射状纹理；烘干者切面角质样，色较深或有裂隙。气清香，味甘、微辛，嚼之略带黏性。（图24-6-4）

3. 麸炒白术　① 取漂白术，用麸炒至药物颜色转黄。每漂白术100 kg，用麦麸20 kg。

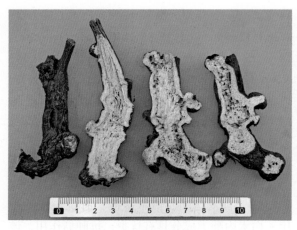

图24-6-4 白术（饮片）

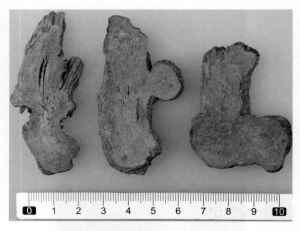

图24-6-6 土炒白术

② 取白术，蜜麸皮炒至黄棕色、逸出焦香气。每白术 100 kg，用蜜炙麸皮 10 kg。

成品形如白术，表面黄棕色，偶见焦斑。略有焦香气。（图24-6-5）

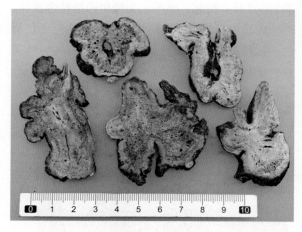

图24-6-5 麸炒白术

4. 土炒白术　取漂白术或白术，土炒至药物表面挂一层土、白术片呈土黄色、有白术固有香气。每漂白术 100 kg，用伏龙肝细粉 20 ～ 30 kg。

成品形如漂白术或白术，表面挂一层土粉，土黄色，略具香气。（图24-6-6）

5. 焦白术　取漂白术或白术，大小分开，用武火炒至出火星时，喷洒少许清水，再炒至药物表面焦黑色、内部棕褐色。

成品形如漂白术或白术，表面焦黑色，内棕褐色。体松脆，具焦香气。（图24-6-7）

白术米泔水漂，借谷气以和脾，并缓和燥性。白术麸炒后，能缓和其燥性，借麸入中，增

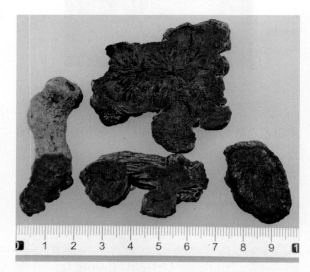

图24-6-7 焦白术

强健脾作用。白术土炒以借土气助脾，增强健脾止泻作用，并能缓和其燥性。焦白术偏向于温化寒湿、收敛止泻。

【性味与归经】　苦、甘，温。归脾、胃经。

【功能】　健脾益气，燥湿利水，止汗，安胎。

【应用】

1. 脾气虚证　治脾虚有湿，食少便溏或泄泻，常与人参、茯苓等品同用，如四君子汤（人参去芦、甘草炙、茯苓去皮、白术）（《太平惠民和剂局方》）。

2. 气虚自汗，脾肺气虚，卫气不固，表虚自汗，易感风邪者　如玉屏风散（《丹溪心法》）（防风、炙黄芪、白术）。

3. 消痞，消食强胃　如枳术丸（麸炒枳实、白术）（《兰室秘藏》）。

4. 思虑过度，劳伤心脾，怔忡健忘，惊悸盗汗，发热体倦，食少不眠，或妇人脾虚气弱，崩中漏下　如归脾汤（白术、茯神_{去木}、黄芪_{去芦}、龙眼肉、酸枣仁_{炒去壳}、人参、木香、炙甘草、当归、远志）（《济生方》）。

中成药品种有小儿扶脾颗粒、胃疡宁丸、参苓白术颗粒（丸、散）、健脾丸、和中理脾丸、香砂枳术丸、白带片等。

【用法与用量】　6～12 g。

【注意】　阴虚烦渴，气滞胀满者慎服。

【贮藏保管】　置阴凉干燥，防蛀。

【论注】

（1）白术甘温苦燥，善于补脾气，燥化水湿，与脾喜燥恶湿之性相合，被誉为"补气健脾第一要药"。

（2）於术：扁圆形，底部两侧有突起的"云头"，顶端常留有一段略弯曲的地上茎，似鹤形，习称"鹤形术"；表面红润光泽，个大，饱满，有节无空泡；断面黄白色，有黄棕色点状油点（习称"朱砂点"），气极清香，为白术类中的优品。

徽术：个瘦小，保留一段地上茎，表面黄棕色，断面黄白色，有棕色油点，气味辛香。

萍术：产于江西宜春地区，在萍乡集散，故称"萍术"。略瘦小，形似"於术"。

山 药

【来源】　为薯蓣科植物薯蓣 *Dioscorea opposita* Thunb. 的干燥根茎。

【植物形态】　多年生缠绕性草本。根茎长圆柱形，长可达 1 m。茎常带紫色，右旋。单叶，在茎下部互生，中部以上对生；叶片三角形至宽卵形或戟形，长 3～9 cm，宽 2～7 cm，通常耳状 3 裂，基部心形，幼苗期叶一般不裂，叶腋内常有珠芽（零余子）。雌雄异株，穗状花序；雄花序近直立，聚生于叶腋内，花被 6，雄蕊 6；雌花序下垂，子房下位。蒴果扁圆形，具三翅，外面有白粉；种子扁圆形，四周有膜质翅。花期 6—9 月，果期 7—11 月。（图 24-7-1）

【产地】　主产于河南新乡地区温县、武陟、博爱、沁阳（旧属怀庆府），故名怀山药，为

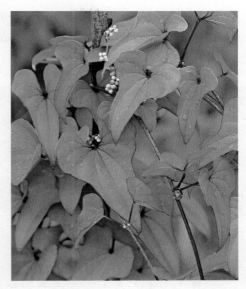

图 24-7-1　薯蓣（植物）

"四大怀药"之一。湖南、江西等地亦产。均为栽培品。

【采收加工】　冬季茎叶枯萎后采挖，切去根头，洗净，除去外皮和须根，干燥，习称"毛山药"；或除去外皮，趁鲜切厚片，干燥，称为"山药片"；也有选择肥大顺直的干燥山药，置清水中，浸至无干心，闷透，切齐两端，用木板搓成圆柱状，晒干，打光，习称"光山药"。

【药材鉴别】

1. 毛山药　略呈圆柱形，弯曲而稍扁，长 15～30 cm，直径 1.5～6 cm。表面黄白色或淡黄色，有纵沟、纵皱纹及须根痕，偶有浅棕色外皮残留。体重，质坚实，不易折断，断面白色，粉性，味淡，微酸，嚼之发黏。（图 24-7-2）

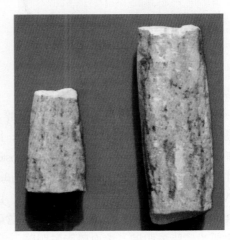

图 24-7-2　毛山药（药材）

2. 光山药 呈圆柱形，两端齐平，长9～18 cm，直径1.5～3 cm。表面光滑，白色或黄白色。（图24-7-3）

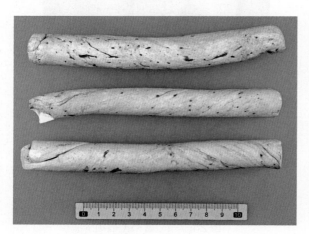

图24-7-3 光山药（药材）

3. 山药片 为不规则的厚片，皱缩不平，切面白色或黄白色。质坚脆，粉性。气微，味淡、微酸。（图24-7-4）

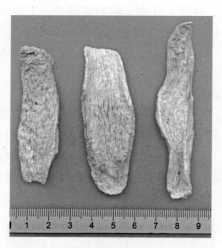

图24-7-4 山药片（药材）

以质坚实、粉性足、色白者为佳。

【化学成分及药理作用】 含皂苷、甾醇、生物碱等。皂苷类，薯蓣皂苷元（diosgenin）；甾醇类，如胆甾醇（cholesterol）、麦角甾醇（ergosterol）等；生物碱类，如多巴胺（dopamine）、山药碱I/II/III/IV/V、尿囊素（allantoin）等。含氨基酸、山药多糖RDRS-1、甘露聚糖（mannan）等；还含磷脂类，主要为磷脂酰胆碱、溶血磷脂酰胆碱。

山药有调节胃肠功能和降血糖、增强免疫、延缓衰老、保肝等作用。对四氧嘧啶引起的小鼠糖尿病、肾上腺素引起的小鼠血糖升高、葡萄糖引起的小鼠血糖升高均有降血糖作用；所含尿囊素具有抗刺激物、麻醉镇痛、消炎抑菌等作用；所含多糖类成分，可刺激或调节免疫系统的功能；有明显的体外和体内抗氧化活性；所含磷脂类成分具有提高免疫功能的作用。

【饮片炮制及鉴别】

1. 山药 取毛山药或光山药，拣去杂质，大小分开，洗净，浸至软、内无硬心时，捞起，滤干水，斜切或横切为厚片，干燥。取山药片，除去杂质即可。

成品为椭圆形斜厚片或圆形厚片。外表皮呈白色或淡黄色；切面呈白色，光滑，折断面颗粒状，富粉性。体重，质坚实。气微，味淡，嚼之发黏。山药片为不规则的厚片，皱缩不平。（图24-7-5）

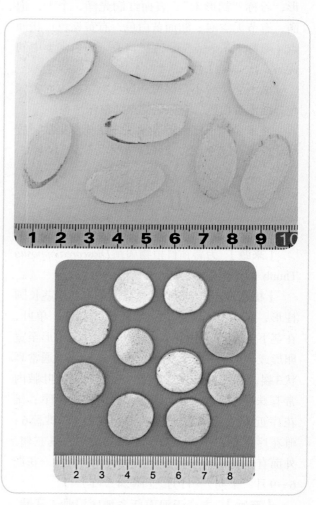

图24-7-5 山药饮片（上图为斜片，下图为厚片）

2. 麸炒山药 取山药，用麦麸炒至药物表面呈鲜黄色。每山药100 kg，用麦麸10 kg。

成品形如山药，表面鲜黄色至黄色，有焦香气。（图24-7-6）

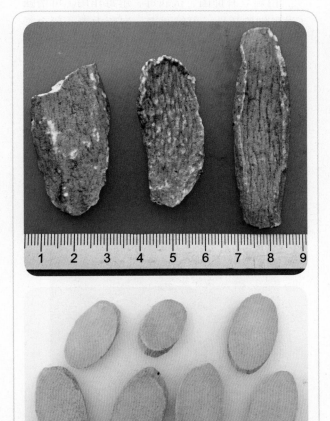

图24-7-6 麸炒山药

麸炒山药，可减少滑性，以增强健脾和胃功能。

【**性味与归经**】 甘，平。归脾、肺、肾经。

【**功能**】 补脾养胃，生津益肺，补肾涩精。

【**应用**】

1. 脾虚证 治脾气虚弱或气阴两虚，消瘦乏力，食少，便溏，如参苓白术散（人参、茯苓、白术炒、山药、炒白扁豆、莲子、薏苡仁炒、砂仁、桔梗、甘草）（《太平惠民和剂局方》）。

2. 肺虚证 治肺虚咳喘，可与太子参、南沙参等同用，共奏补肺定喘之效。

3. 肾虚证 治肾气虚之腰膝酸软，夜尿频多或遗尿，滑精早泄，女子带下清稀及肾阴虚之形体消瘦，腰膝酸软，遗精等症，如肾气丸（地黄、山药、山茱萸、茯苓、泽泻、牡丹皮、桂枝、附子炮）（《金匮要略》）。

4. 消渴气阴两虚证 如玉液汤（山药、黄芪、知母、鸡内金捣细、葛根、五味子、天花粉）（《医学衷中参西录》）。

中成药品种有无比山药丸、孕康颗粒、琥珀抱龙丸、缩泉丸等。

【**用法与用量**】 15～30 g。

【**注意**】 湿热性腹泻禁用。脾虚泄泻而湿热胀满或积滞内停者亦不宜服。

【**贮藏保管**】 置通风干燥处，防蛀。

【**论注**】

（1）山药甘平，既能补气，又能养阴，作用平和，补而不腻，为平补脾、肺、肾三经之良药，兼能收涩止泻、涩精止带。大凡肺、脾、肾气阴两虚，兼滑脱之证皆可用。

（2）各地规范中收载的药用山药基原有褐苞薯蓣 Dioscorea persimilis Prain et Burkill、参薯 Dioscorea alata L.或山薯 Dioscorea fordii Prain et Burkill，注意鉴别。

白扁豆

（附：扁豆衣、扁豆花）

【**来源**】 为豆科植物扁豆 Dolichos lablab L.的干燥成熟种子。

【**植物形态**】 多年生缠绕草质藤本，长达6 m。茎常呈淡紫色或淡绿色，无毛或疏被柔毛。小叶3，顶生小叶宽三角状卵形，两面有疏毛，侧生小叶较大，斜卵形；托叶小，披针形。总状花序腋生，直立，花序轴粗壮；花2至多朵丛生于花序轴的节上；小苞片2，脱落；萼阔钟状，萼齿5，上部2齿几完全合生，其余3齿近相等；花冠白色或紫红色，旗瓣基部两侧有2个附属体并下延为2耳；子房有绢毛，基部具腺体，花柱近顶部有白色髯毛。荚果倒卵状长椭圆形微弯，扁平，长5～7 cm；种子3～5粒，白色或紫黑色。花期4—12月。（图24-8-1）

【**产地**】 全国各地均有栽培。

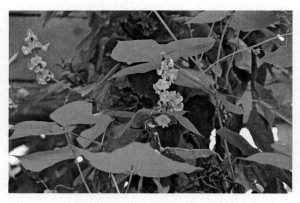

图 24-8-1 白扁豆（植物）

【采收加工】 秋、冬二季采收成熟果实，晒干，取出种子，再晒干。

【药材鉴别】 呈扁椭圆形或扁卵圆形，长 8～13 mm，宽 6～9 mm，厚约 7 mm。表面淡黄白色或淡黄色，平滑，略有光泽，一侧边缘有隆起的白色眉状种阜。质坚硬。种皮薄而脆，子叶 2，肥厚，黄白色。气微，味淡，嚼之有豆腥气。（图 24-8-2）

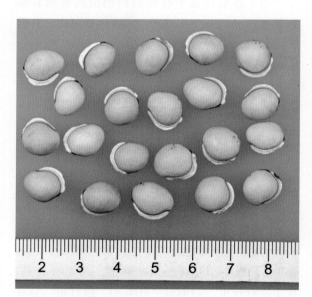

图 24-8-2 白扁豆（药材）

以粒大、饱满、色白者为佳。

【化学成分及药理作用】 种子含油，主要为棕榈酸（palmitic acid）、亚油酸（linoleic acid）、反油酸（elaidic acid）、油酸（oleic acid）等。又含胡芦巴碱（trigonelline）、甲硫氨酸（methionone）、亮氨酸（leucine）、苏氨酸（threonine）、维生素（vitamin）B$_1$、C、胡萝卜素（carotene）、蔗糖（sucrose）、葡萄糖（glucose）、水苏糖（stachyose）、麦芽糖（maltose）、棉子糖（raffinose）、L-2-哌啶酸（L-pipecolic acid）和具有毒性的植物凝集素（phytoagglutinin）。另含甾体类成分。

白扁豆有抑菌、抗病毒、解毒作用。可增强 T 淋巴细胞活性。可解酒毒、河豚中毒；所含凝集素有抗胰蛋白酶活性，抑制动物生长，加热可降低。

【饮片炮制及鉴别】

1. 白扁豆 取药材，除去杂质。用时捣碎。成品性状特征同药材。

2. 炒白扁豆 取白扁豆，用文火炒至微黄色、透香气。用时捣碎。

成品形如白扁豆，外表微黄色具焦斑。（图 24-8-3）

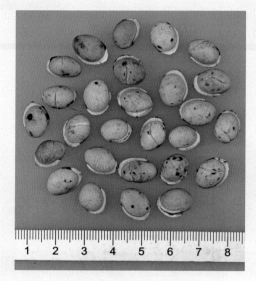

图 24-8-3 炒白扁豆

白扁豆炒制后能醒脾和胃，偏于健脾化湿。

【性味与归经】 甘，微温。归脾、胃经。

【功能】 健脾化湿，和中消暑。

【应用】

1. 脾气虚证 治脾虚湿滞，食少、便溏或泄泻，如参苓白术散（莲子肉去皮、薏苡仁、砂仁、桔梗炒令深黄色、白扁豆姜汁浸、去皮、微炒、白茯苓、人参去芦、炙甘草、白术、山药）（《太平惠民和剂局方》）。

2. 暑湿吐泻 如香薷散（炒白扁豆、香薷、厚朴）（《太平惠民和剂局方》）。

中成药品种有补白颗粒、四正丸、参苓健脾

胃颗粒、止泻灵颗粒等。

【用法与用量】 9～15 g。

【贮藏保管】 置干燥处，防霉、防虫蛀。

附药1：扁豆衣

为豆科植物扁豆 *Dolichos lablab* L. 的干燥种皮。呈囊壳状、凹陷或卷缩成不规则瓢片状，长约1 cm，厚不超过1 mm。表面光滑，乳白色或淡黄白色，有的可见种阜；完整的种阜半月形，类白色。质硬韧，体轻。气微，味淡。（图24-8-4）

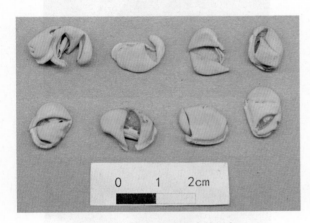

图24-8-4 扁豆衣（药材）

临床用生品或炒扁豆衣。甘、苦；温。归脾、大肠经。功能消暑化湿，健脾和胃。本品与扁豆性能功效相似而健脾之力略逊，但无壅滞之痹，偏于化湿。主治脾虚有湿所致吐泻及脚气浮肿。用量3～9 g。

附药2：扁豆花

【来源】 为豆科植物扁豆 *Dolichos lablab* L. 的干燥的花。

【采收加工】 7—8月间采收未完全开放的花，晒干或阴干。鲜用时随用随采。

【药材鉴别】 干燥花多皱缩，展开后呈不规则扁三角形，长1～1.5 cm。花萼宽钟状，稍二唇形，黄色至黄棕色，被白色短毛；上唇2齿几全部合生，较大；下唇3齿较小，近等大；花冠蝶形，黄白色至黄棕色，龙骨瓣抱合呈舟状，上弯几成直角；雄蕊10，其中1个单生，另9个花丝基部合成管状；雌蕊1，黄色或微带绿色，上

弯，柱头下方有短须毛。体轻，质柔软。气微，味微甘。（图24-8-5）

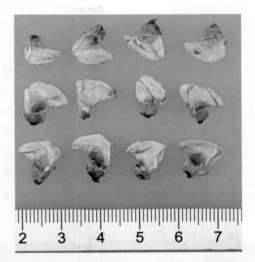

图24-8-5 扁豆花（药材）

以朵大、色白、干燥者为佳。

【化学成分及药理作用】 含原花青苷（proanthocyanidins）、花青素（cyanidin chloride）、木犀草素（luteolin）、大波斯菊苷（cosmetin）、野漆树苷（rhoifolin）等。

扁豆花具有抗菌、抗病毒作用。可调节免疫功能。煎液在试管内可抑制宋内痢疾杆菌、福氏痢疾杆菌生长。

【饮片炮制及鉴别】 扁豆花 取药材，去柄，筛去泥土，拣去杂质及黑色花朵。

成品性状特征同药材。

【性味与归经】 甘，平。归脾、胃、大肠经。

【功能】 消暑，化湿，和中。

【应用】

1. **久痢** 如仙人饮（罂粟壳、青皮、陈皮、扁豆花、乌梅肉、砂仁、葱白）（《良朋汇集》）。

2. **解暑清肺** 如清络饮（鲜荷叶边、鲜银花、西瓜翠衣、鲜扁豆花、丝瓜皮、鲜竹叶心）（《温病条辨》）。

【用法与用量】 3～9 g。

【贮藏保管】 置通风干燥处，防霉、防虫蛀。

甘 草

【来源】 为豆科植物甘草 *Glycyrrhiza uralensis*

Fisch.、胀果甘草 *Glycyrrhiza inflata* Bat. 或光果甘草 *Glycyrrhiza glabra* L. 的干燥根和根茎。

【植物形态】

1. 甘草 多年生草本，高 30 ～ 80 cm（～ 1 m）。根茎多横走。主根甚长，外皮红棕色。茎直立，有白色短毛和刺毛状腺体。奇数羽状复叶；小叶 7 ～ 17，卵形或宽卵形，长 2 ～ 5 cm，宽 1 ～ 3 cm，两面有短毛及腺体。总状花序腋生，花密集；花萼钟状，萼齿 5，外被短毛或刺毛状腺体；花冠淡紫堇色；雄蕊 10，9 枚基部联合；子房无柄。荚果扁平，呈镰刀状或环状弯曲，外面密生刺毛状腺体。花期 6—7 月，果期 7—9 月。（图 24-9-1）

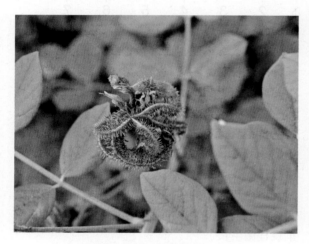

图 24-9-1 甘草（植物）

2. 胀果甘草 常密被淡黄褐色鳞片状腺体，无腺毛。小叶 3 ～ 7，卵形至矩圆形，边缘波状。总状花序常与叶等长。荚果短小而直，膨胀，无腺毛；种子数目较少。花期 7—8 月。（图 24-9-2）

3. 光果甘草 果实扁而直，多为长圆形，无毛；种子数目较少。花期 6—8 月。（图 24-9-3）

【产地】 甘草主产于内蒙古杭锦旗、鄂托克前旗，甘肃安西、敦煌、民勤，新疆巴楚、沙雅、阿瓦提等地；陕西、青海、东北、河北、山西亦产。以内蒙古杭锦旗（古称"梁外"）所产品质最佳，为道地药材。光果甘草及胀果甘草主产于新疆、甘肃等地。

【采收加工】 甘草为春、秋两季均可采挖，除去须根，晒干。新鲜甘草趁鲜用刀顺直刮去外皮晒干者称为"粉甘草"。根的尾部较细的部分称为"甘草梢"。根或根茎分叉处充填有棕黑色

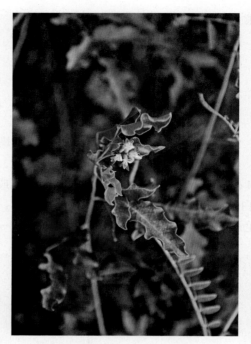

图 24-9-2 胀果甘草（植物）

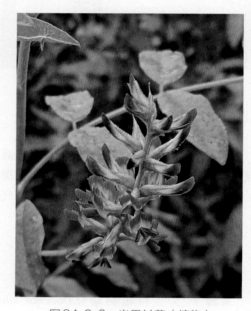

图 24-9-3 光果甘草（植物）

树脂状物质的部分称为"甘草节"或"粉草节"。

【药材鉴别】

1. 甘草 根呈圆柱形，长 25 ～ 100 cm，直径 0.6 ～ 3 cm。外皮松紧不等，红棕色或灰棕色，有明显的纵皱纹、沟纹及稀疏的细根痕，皮孔横长，两端切面中央稍下陷。质坚实而重，断面略显纤维性，黄白色，有粉性，具明显的形成层环纹及放射状纹理，有裂隙。根茎呈圆柱形，

表面有芽痕，横切面中央有髓。气微，味甜而特殊。（图24-9-4）

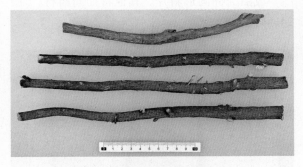

图24-9-4　甘草（药材）

2. 胀果甘草　根粗壮，木质性强，有的有分枝，表面灰棕色或灰褐色，粗糙。质坚硬，木纤维多，粉性差。根茎不定芽多而粗大。（图24-9-5）

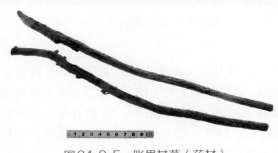

图24-9-5　胀果甘草（药材）

3. 光果甘草　根及根茎质地较坚实，有的分枝，外皮大多灰棕色，不粗糙，皮孔细小而不明显。（图24-9-6）

4. 粉甘草　圆柱形。表面黄白色，有沟状痕（药材"抽沟瓦垄"所致）。断面纤维较少，粉性强，味甜。（图24-9-7）

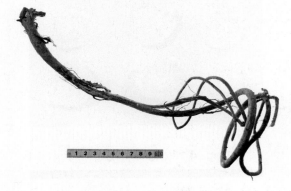

图24-9-6　光果甘草（药材）

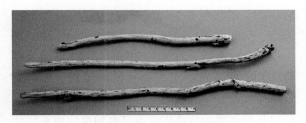

图24-9-7　粉甘草（药材）

5. 甘草梢　细圆柱形，外皮红褐色。（图24-9-8）

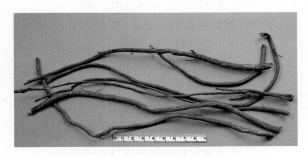

图24-9-8　甘草梢（药材）

6. 甘草节　根或根茎分叉处充填有棕黑色树脂状物质。

除粉甘草外，均以外皮色红棕、细紧、粉性足、味甜者为佳。

【**化学成分及药理作用**】　含三萜皂苷、黄酮、生物碱等。三萜类，主要为甘草甜素（glycyrrhizin），是甘草的甜味成分；其他有乌拉尔甘草皂苷（uralsaponin）A/B、甘草皂苷（licoricesaponin）A_3/B_2等。黄酮类，如甘草苷元（liquiritigenin）、甘草苷（liquiritin）、异甘草苷元（isoliquiritigenin）等。此外，还含生物碱，如5,6,7,8-四氢-4-甲基喹啉（5,6,7,8-tetrahydro-4-methylquinoline）、5,6,7,8-四氢-2,4-二甲基喹啉（5,6,7,8-tetrahydro-2,4-dimethylquinoline）等。

胀果甘草主要成分与甘草相似，另含甘草查尔酮（licochalcone）、11-去氧甘草次酸（11-deoxyglycyrrhetic acid）、β-谷甾醇。

光果甘草主要成分也与甘草相似，另含去氧甘草次酸（11-deoxyglycyrrhetic acid）I/II、异甘草次酸（liquiritic acid），及黄酮类化合物光果甘草苷（liquiritoside）、异光果甘草苷（isoliquiritoside）、光果甘草苷元（liquiritogenine）等。

甘草具有抗消化道溃疡、调整胃肠活动、抗

肝损伤、增强免疫、延缓衰老、抗病毒、抗菌、解毒、抗肺损伤、抑制子宫平滑肌收缩作用，对中枢、心脑血管、血液系有影响并具皮质激素样等作用。甘草黄酮类成分有镇痉作用；大剂量甘草甜素及甘草次酸具有盐皮质激素样作用，小剂量甘草甜素、甘草次酸等具有糖皮质激素样作用；甘草甜素和甘草次酸及甘草次酸盐具有抗炎症作用；甘草次酸及其衍生物具镇咳作用；甘草浸膏及甘草甜素对某些药物中毒、食物中毒、及体内代谢产物中毒都有一定的解毒能力。甘草的醇提取物及甘草次酸钠具有抗菌作用。

【饮片炮制及鉴别】

1. **甘草** 取药材，除去杂质，大小分开，洗净，润透，切斜薄片或切厚片，干燥。

成品为长椭圆形斜片或类圆形、圆形的厚片，短径 0.6 ～ 3 cm。外表皮红棕色或灰棕色，具有显著的纵皱纹；切面略显纤维性，中心黄白色，有明显菊花心及形成层环。质坚实，具粉性。气微，味甜而特殊。（图 24-9-9）

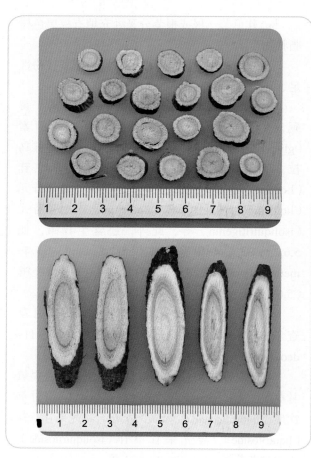

图 24-9-9 甘草饮片（上图为圆片，下图为斜片）

2. **粉甘草** 取粉甘草药材，用明矾水（水：明矾＝100 ： 3）润透，切斜薄片。

成品为椭圆形斜片。其他特征同药材。（图 24-9-10）

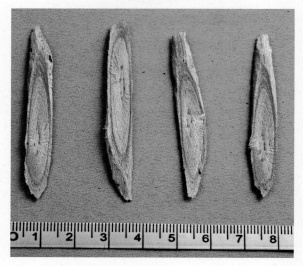

图 24-9-10 粉甘草（饮片）

3. **炙甘草** ① 取甘草，加蜜拌匀，待蜜吸尽后，在铁丝匾上均匀铺开，置于炭火上烘烤至表面金黄色、干爽不粘手。② 取甘草，加炼蜜水拌匀，闷透，用文火炒至黄色至深黄色，不粘手。每甘草 100 kg，用蜜 25 kg。

成品形如甘草，内外金黄色，质酥，略有光泽，并具蜜香气。（图 24-9-11）

4. **甘草梢** 取甘草梢药材，洗净，润透，切段，晒干。

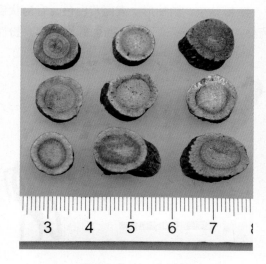

图 24-9-11 炙甘草

成品为段片。细短柱状，外皮红褐色。（图24-9-12）

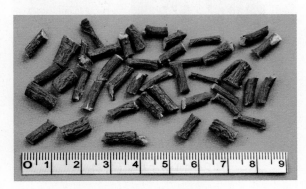

图24-9-12 甘草梢

5. **甘草节** 取甘草节，洗净润透，切厚片或段，晒干。

成品为圆形厚片或段片。外表面有节或棕褐色瘢痕，内充填有棕黑色树脂状物质。（图24-9-13）

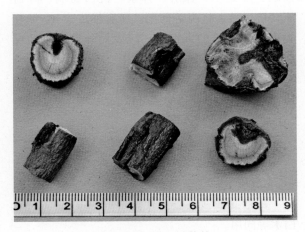

图24-9-13 甘草节

甘草梢多为生用，味甘偏凉，长于清热通淋。炙甘草，其味甘偏温，以补脾和胃、益气复脉力强。

【**性味与归经**】 甘，平。归心、肺、脾、胃经。

【**功能**】 甘草：补脾益气，清热解毒，祛痰止咳，缓急止痛，调和诸药。甘草节：解毒，利咽，和中。甘草梢：泻火解毒，利尿通淋。

【**应用**】

1. 心气不足，心动悸，脉结代 如炙甘草汤（甘草炙、生姜、人参、生地黄、桂枝、阿胶、麦

冬去心、火麻仁、大枣擘）（《伤寒论》）。

2. 咽喉肿痛，咳嗽 如桔梗汤（桔梗、甘草）（《伤寒论》）。

3. 脾气虚证 如四君子汤（人参、炙甘草、茯苓去皮、白术）（《太平惠民和剂局方》）。

4. 脘腹、四肢挛急疼痛 如芍药甘草汤（芍药、甘草炙）（《伤寒论》）。

5. 肺热咳嗽，小儿热嗽，或喘息 如凉膈丸（甘草、猪胆汁）（《太平圣惠方》）。

中成药品种有小儿止咳糖浆、胃舒宁颗粒、脑乐静、溃疡散胶囊、镇咳宁口服液（颗粒、糖浆）、炙甘草合剂、清热灵颗粒等。

甘草节用于痈疽疮毒，咽喉肿痛，如败毒汤（花粉、黄芩、连翘、赤芍、银花、归身、生甘草节）（《外科全生集》）。

甘草梢用于尿痛淋浊，如便浊饮（白茯苓、半夏、甘草梢、泽泻、车前、土牛膝）（《医碥》）。

【**用法与用量**】 2～10 g。

【**注意**】 不宜与甘遂、大戟、芫花、海藻等同用。长期大量服用本品，可出现浮肿、血压升高、钠潴留、血钾降低等不良反应。

【**贮藏保管**】 置通风干燥处，防霉、防虫蛀。

【**论注**】

（1）地方炮制规范有炒甘草炮制品，值得研究。

（2）梁外草呈圆柱形，两端齐平，顺直不分支，外皮枣红色，有光泽，有抽沟，尾部更深，习称"缩尾巴"；质坚实，断面鹅黄色（鲜黄色），纤维性，粉性重，有特异香气，味甜；品质最优。光果甘草与梁外草相似，外皮红棕色，断面黄色，粉性较强，气味较淡；品质较优；产量甚少。胀果甘草根较粗大，头粗尾细岔支多，外皮灰棕色，质坚硬，断面黄绿色或黄色，粉性较弱；品质较次。

大 枣

【**来源**】 为鼠李科植物枣 *Ziziphus jujuba* Mill. 的干燥成熟果实。

【**植物形态**】 灌木或小乔木，高达10余米。小枝有两种刺：一为针状直形的，另一为向下

反曲。叶椭圆形至卵状披针形，长2～3.5 cm，宽6～12 mm，有细锯齿，基生三出脉。花黄绿色，2～3朵簇生叶腋萼5裂，裂片卵状三角形；花瓣5，倒卵圆形，基部有爪；雄蕊5，与花瓣对生，着生于花盘边缘；花盘厚，肉质，圆形，5裂；子房2室，与花盘合生，花柱2半裂。核果长圆形或长卵圆形，长2～3.5 cm，直径1.5～2 cm，成熟时红色，后变红紫色，中果皮肉质、厚、味甜，核两端锐尖；种子扁椭圆形，长约1 cm。花期5—7月，果期8—9月。（图24-10-1）

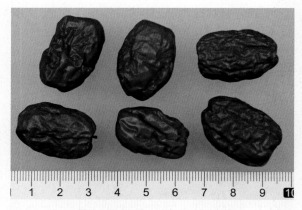

图24-10-2　大枣（药材）

6,8-二-C-葡萄糖基-2（R）-柚皮素［6,8-di-C-glucosyl-2（R）-naringenin］等；异喹啉类生物碱，如光千金藤碱（stepharine）、N-去甲基荷叶碱（N-nornuciferine）等。还含葡萄糖、果糖、蔗糖、环磷腺苷（cAMP）、环磷鸟苷（cGMP）等。

大枣具有提高免疫功能、延缓衰老、镇定、催眠、降血压、保肝、抑菌、抗白血病、降血压、抗过敏、抗炎等作用。所含柚皮素-C-糖苷类可降低大脑的兴奋度，减少对外界刺激的反应，并且有引起僵住症的作用。

【饮片炮制及鉴别】　大枣　取药材，除去杂质，洗净，晒干。用时破开或去核。

成品性状特征同药材。

【性味与归经】　甘，温。归脾、胃、心经。

【功能】　补中益气，养血安神。

【应用】

1. 脾虚食少，乏力便溏　可与黄芪、党参、白术等同用。

2. 脏躁及失眠证　如甘麦大枣汤（大枣、甘草、小麦）（《金匮要略》）。

3. 保护胃气，缓和其他药物毒烈药性　如十枣汤（芫花、甘遂、大戟、大枣）（《伤寒论》）。

4. 痰水壅实之咳喘胸满　如葶苈大枣泻肺汤（葶苈子、大枣）（《金匮要略》）。

中成药品种有小建中颗粒、阿胶三宝膏、胃疡灵颗粒、养心定悸膏、脑乐静、益气维血颗粒、解郁安神颗粒等。

【用法与用量】　6～15 g。

【注意】　本品味甘能助湿生痰，令人中满，故有痰湿、积滞者禁服。

【贮藏保管】　置干燥处，防蛀。

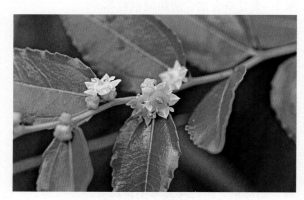

图24-10-1　枣（植物）

【产地】　主产于山东、河南、河北、山西等地。

【采收加工】　秋季果实成熟时采收，晒干。

【药材鉴别】　呈椭圆形或矩圆形，长2～3.5 cm，直径1.5～2.5 cm。表面紫红色或棕红色，略带光泽，有不规则皱纹，有时部分外皮脱落而现黄色斑痕。顶端有一凹窝，其中常有一小突尖状花柱残痕；基部稍凹陷，有圆形果柄痕。外果皮薄，易剥离；中果皮淡棕黄色或棕黄色，肉质肥厚呈海绵状，富糖性而油润。果核纺锤形，坚硬，两端尖锐，表面红棕色，有小疣点。果肉稍有香气，味甜；嚼之富黏液性。（图24-10-2）

以个大、色紫红、肉厚、油润者为佳。

【化学成分及药理作用】　含三萜酸、皂苷、黄酮、生物碱等。三萜酸类，如麦珠子酸（alphitonic acid）、齐墩果酸、山楂酸（maslinic acid）等；皂苷类，如大枣皂苷（zizyphus saponin）、酸枣皂苷（jujuboside）等；黄酮类，如当药黄素（swertisin）、斯皮诺素（spinosin）、

红景天

【来源】 为景天科植物大花红景天 *Rhodiola crenulata* (Hook. f. et Thoms.) H. Ohba 的干燥根和根茎。

【植物形态】 多年生草本。地上根茎短，残存茎少数，干后黑色。花茎多，直立或扁状排列，高达 20 cm，稻秆色或红色。叶有短的假柄，椭圆状长圆形或近圆形，全缘、波状或有圆齿。花序伞房状，多花，有苞片；花大，有长梗，雌雄异株：雄花萼片 5，窄三角形或披针形；花瓣 5，红色，倒披针形，有长爪；雄蕊 10，与花瓣等长；鳞片 5，近正方形或长方形，先端微缺；心皮 5，披针形，不育。蓇葖果 5，直立，干后红色；种子倒卵形，两端有翅。花期 6—7 月，果期 7—8 月。（图 24-11-1）

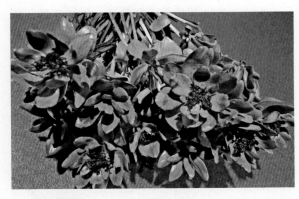

图 24-11-1 大花红景天（植物）

【产地】 主产于西藏南部、云南北部、四川西北部等地。

【采收加工】 秋季花茎凋枯后采挖，除去粗皮，洗净，晒干。

【药材鉴别】 根茎呈圆柱形，粗短，略弯曲，少数有分枝，长 5～20 cm，直径 2.9～4.5 cm。表面棕色或褐色，粗糙有褶皱，剥开外表皮有一层膜质黄色表皮且具粉红色花纹；宿存部分老花茎，花茎基部被三角形或卵形膜质鳞片；节间不规则，断面粉红色至紫红色，有一环纹，质轻，疏松。主根呈圆柱形，粗短，长约 20 cm，上部直径约 1.5 cm，侧根长 10～30 cm；断面橙红色或紫红色，有时具裂隙。气芳香，味微苦涩、后甜。（图 24-11-2）

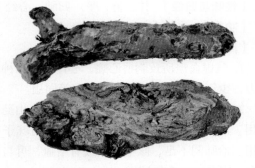

图 24-11-2 红景天（药材）

以切面粉红色、气芳香者为佳。

【化学成分及药理作用】 含黄酮、香豆素等。黄酮类，如红景天苷（salidroside）、槲皮素（queretin）、山奈酚（kaempferol）、花色苷（anthocyan）等；香豆素类，如 7-羟基香豆素（umbelliferone）、莨菪亭（scopoletin）等；还含多糖、挥发油等。

红景天具有提高免疫功能、增强机体非特异性抵抗力、抗脑缺血、降血脂等作用，并能增强脑干网状系统的兴奋性，增强对光、电刺激的应答反应，调整中枢神经系统介质的含量趋于正常。

【饮片炮制及鉴别】 红景天 取药材，除去须根等杂质，切片，干燥。

成品为不规则圆形厚片。表面棕色或褐色，粗糙有褶皱，剥开外表皮有一层膜质黄色表皮且具粉红色花纹。切面呈粉红色至紫红色，有一环纹，有的具裂隙。质轻而脆，易折断。气香，味涩。（图 24-11-3）

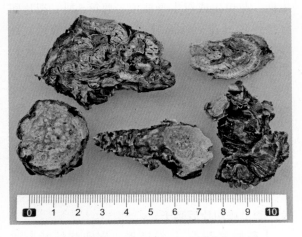

图 24-11-3 红景天（饮片）

【性味与归经】 甘、苦，平。归肺、心经。

【功能】 益气活血，通脉平喘。

【应用】

1. 气虚血瘀所致胸痹心痛，心悸气短，神疲乏力，少气懒言 可与黄芪、三七等同用。

2. 脾气虚弱，倦怠乏力 可与白术、山药等同用。治肺虚咳喘，可与人参、黄芪、五味子等同用。治肺阴不足，咳嗽痰黏或有咯血，可与南沙参、麦冬、百合等同用。

3. 热毒袭肺证 如连花清瘟胶囊（连翘、金银花、炙麻黄、炒苦杏仁、石膏、板蓝根、绵马贯众、鱼腥草、广藿香、大黄、红景天、薄荷脑、甘草）（《中国药典》2020年版）。

中成药品种有心脑欣丸（胶囊）、诺迪康胶囊、洛布桑胶囊等。

【用法与用量】 3～6 g。

【贮藏保管】 置通风干燥处，防霉、防虫蛀。

山海螺*

【来源】 为桔梗科植物羊乳 *Codonopsis lanceolata* (Sieb. et Zucc.) Trautv. 的干燥根。

【植物形态】 多年生蔓生草本。根粗壮，倒卵状纺锤形。茎攀缘细长，无毛，带紫色，长可达1 m。叶在茎上的互生，细小；在枝上的通常2～4片簇生，或对生状或近于轮生状，长圆状披针形、披针形至椭圆形，长3～10 cm，宽1.5～4 cm，先端尖，基部楔形，全缘，或稍有疏生的微波状齿，两面无毛，下面呈灰白色；有短柄。花单生或对生于枝顶；萼筒5裂；裂片卵状披针形；花冠外面乳白色，内面深紫色，钟形，浅5裂，先端反卷，有网状脉纹；雄蕊5，花丝与花药几等长；子房半下位，花柱短，柱头3裂。蒴果圆锥形，有宿萼。花期8—10月。（图24-12-1）

【产地】 产于辽宁、吉林、黑龙江、河北、山东、山西、安徽、福建、广西、江苏、浙江、湖北等地。

【采收加工】 8—9月挖根，除去须根，洗净，晒干或切片后晒干。

【药材鉴别】 呈纺锤形、倒卵状纺锤形或类圆柱形，有的稍分支，长6～15 cm，直径

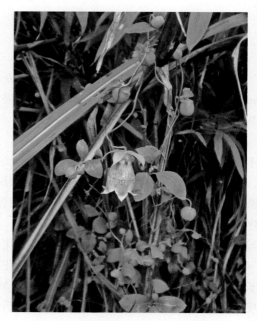

图24-12-1 羊乳（植物）

1～6 cm。表面灰棕色或灰黄色，皱缩不平，顶端具根茎（芦头），常见密集的芽痕和茎痕；芦下有多数环纹，密集而明显，向下渐疏浅，环纹间有细纵裂纹。质稍松，易折断，断面不平坦，多裂隙。切片者大小不一，切面灰黄色或浅棕色，皮部与木部无明显区分，皮层多内卷。气微，味甜，微苦。（图24-12-2）

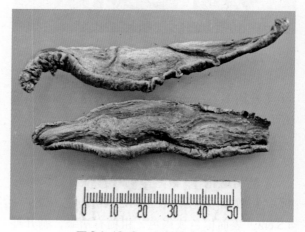

图24-12-2 山海螺（药材）

【化学成分及药理作用】 含三萜皂苷、甾醇、黄酮等。三萜皂苷，如羊乳皂苷（codonoside）A/B等；甾醇类，如α-菠菜甾醇、豆甾醇等；黄酮类，如木犀草素（luteolin）、鸢尾苷（tectoridin）等。还含生物碱、挥发油等成分。

山海螺具有抗炎、抗氧化、降血脂、抗血小板凝集、抗血栓作用。家兔皮下注射或灌服煎剂对红细胞及血红蛋白有明显的增加作用，对白细胞则有明显的降低作用，但剂量增大反而没有作用。麻醉兔静脉注射或灌服煎剂可使血压下降，呼吸兴奋，并能消除肾上腺素的升压作用。煎剂有明显升高血糖的作用。小鼠腹腔注射煎剂有止咳作用，但无祛痰作用。

【饮片炮制及鉴别】 山海螺 取药材，除去芦头等杂质，洗净，润透，切片，干燥；切片者，除去杂质即可。

成品为不规则类圆形厚片。表面黄棕色或灰黄色，粗糙不平，有密集环状隆起的皱纹，并有纵沟及小瘤点状突起。切面黄白色，边缘向内卷曲而呈海螺状，质轻。气微，味微甜。

【性味与归经】 甘、辛，平。归脾、肺经。

【功能】 补血通乳，清热解毒，消肿排脓。

【应用】

1. 久病体虚不复 山海螺、熟地黄、当归等配伍应用。

2. 妇女气血虚弱乳汁不足 鲜山海螺、红枣、猪蹄，炖服。

3. 肺痈（肺脓疡），咳吐脓血，胸痛 山海螺、薏苡仁、芦根、莱菔子、冬瓜仁、金银花、野菊花各15 g，煎服。

【用法与用量】 15 ～ 30 g。

【贮藏保管】 置通风干燥处，防蛀。

黄花倒水莲*

【来源】 为远志科植物黄花大远志 *Polygala aureocauda* Dunn.的干燥根。

【植物形态】 落叶灌木。高1 ～ 2.5 m，树皮灰白色。叶互生，披针形至倒卵状披针形或椭圆形，基部渐狭或近圆形，先端渐尖，全缘，两面均平滑无毛。花黄色，左右对称，下垂总状花序或圆锥花序。蒴果阔肾脏形，扁平。花期5—8月，果期8—10月。（图24-13-1）

【产地】 产于长江流域至我国南部各地。

【采收加工】 全年均可采挖，洗净，干燥。

【药材鉴别】 呈圆柱形，略弯曲，直径0.4 ～ 2 cm。表面黄褐色或淡棕黄色，有深的纵

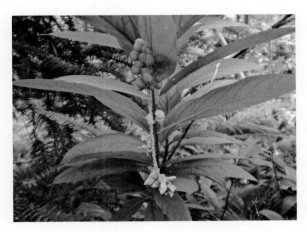

图24-13-1 黄花大远志（植物）

纹或纵沟，可见类圆形侧根痕。质坚韧，不易折断；断面平坦，皮部棕褐色，木部淡黄色，有数个环纹。气微，味甘微苦。（图24-13-2）

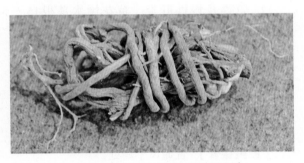

图24-13-2 黄花倒水莲（药材）

【化学成分及药理作用】 含三萜皂苷，如黄花倒水莲皂苷（fallaxsaponin）A、远志皂苷（tenuifolin）、细叶远志皂苷元（presenegenin）、1,7-二甲氧基-2,3-亚甲二氧基酮（1,7-dimethoxy-2,3-methylenedioxy xanthone）等；还含芥子酸（sinapinic acid）、阿魏酸（ferulic acid）等。

黄花倒水莲对心血管、凝血系统等具作用，能调脂、增强免疫；能抗垂体后叶素引起的家兔急性心肌缺血，降低豚鼠离体心脏冠脉阻力、增加冠脉流量，对大鼠肾型高血压具有降血压作用，并对其心室肥厚具有保护作用。

【饮片炮制及鉴别】 黄花倒水莲 取药材，除去杂质，洗净，润透，切片，干燥。

成品为类圆形片，大小不一。周边黄褐色或淡棕黄色，有深的纵纹或纵沟；切面皮部棕褐色，木部淡黄色，有数个环纹。质坚韧。气微，味甘微苦。（图24-13-3）

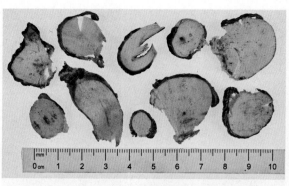

图24-13-3 黄花倒水莲（饮片）

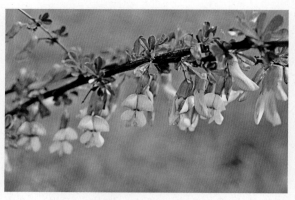

图24-14-1 锦鸡儿（植物）

【性味与归经】 甘、微苦，平。归肝、肾、脾经。

【功能】 补虚健脾，散瘀通络。

【应用】

1. 一切虚弱性疾病 与鸡炖食用。

2. 急性及慢性肝炎 黄花倒水莲根15～25 g；或鲜叶100～250 g，煎服。

3. 营养不良性水肿 黄花倒水莲、绵毛旋覆花根、何首乌、黄精、土党参，煎服。

4. 外伤出血 黄花倒水莲鲜叶，捣烂敷患处。（均出自《中草药学》）

【用法与用量】 9～15g。外用：适量，捣敷。

【贮藏保管】 置通风干燥处。

金雀根*

【来源】 为豆科植物锦鸡儿 *Caragana sinica* (Buch.) Rehd. 的干燥根。

【植物形态】 落叶灌木，高达2.5 m。主根圆柱状，棕红或枣红色，有断续环状纹。具有直立及斜出枝；小枝有角棱，细长而无毛，黄褐色或灰色，干皮具黄点，皮易剥落，托叶通常为棘状，总柄永存，有棘或脱落。叶互生，偶数羽状复叶，小叶4枚，顶端1对通常较下方1对为大，倒卵形至楔形倒卵形，先端圆或凹，具小短尖或无，表面暗绿色有光泽，平滑无毛，硬纸质，有细网脉。花黄色，蝶形，单生叶腋；花期4月。荚果，稍为压扁状，无毛；果期5月。（图24-14-1）

【产地】 主产于河北、山东、陕西、江苏、浙江、安徽、江西、湖北、湖南、四川、贵州、云南等地。

【采收加工】 秋季挖根，洗净，晒干。

【药材鉴别】 呈圆柱形，表面有黄棕色至棕褐色，有不规则的细纹和棕褐色的横长皮孔样瘢痕。断面纤维状，皮部淡黄色，木部淡黄棕色。质脆。气微，味淡。（图24-14-2）

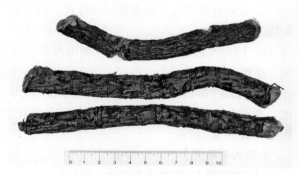

图24-14-2 金雀根（药材）

【化学成分及药理作用】 含黄酮、苯丙素、三萜、香豆素等。黄酮类，如3-O-甲基山奈酚（isokaempferide）、槲皮素（quercetin）等；苯丙素类，如（±）-松脂素[（±）-pinoresinol]、肉桂酸（cinnamic acid）等；三萜类，如鸡儿苷（caraganoside）、齐墩果酸（oleanolic acid）等；香豆素类，如花椒毒素（xanthotoxin）、东莨菪素（scopoletin）等。尚含甾体类，如胡萝卜苷（daucosterol）、β-谷甾醇（β-sitosterol）等。

金雀根乙酸乙酯提取物有明显镇痛作用。所含黄酮类成分具有抗菌、抗氧化作用；所含异黄酮类成分具有抗肿瘤、抗病毒作用；所含萜类成分具有降血糖作用。

【饮片炮制及鉴别】 金雀根 取药材，除去杂质，洗净，润透，切厚片，干燥。

成品为类圆形厚片，直径0.5～1.8 cm。外表皮棕褐色或黑褐色，有棕色的残存皮孔。切面黄白色至淡棕色，皮部较厚，淡黄色，具纤维性，有的可见绵毛状纤维外露，可见形成层环明显，木部淡黄棕色。质较硬，切面纤维状。气微，味微甘，嚼之有豆腥气。（图24-14-3）

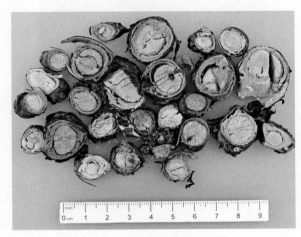

图24-14-3　金雀根（饮片）

【性味与归经】　苦、辛，平。归肺、脾经。

【功能】　补肺健脾，活血调经，祛风利湿。

【应用】

1. 头痛，头晕，耳鸣眼花，寒嗽　鲜根皮30 g、鸡蛋2个，炖服。

2. 老伤乏力，关节风痛，阴虚浮肿，盗汗　鲜根皮30～60 g，猪脚蹄1个、黄酒与水各半，炖服。

3. 妇女乳水不足　鲜根皮30 g，猪脚蹄1个，炖服。

【用法与用量】　9～15 g。

【贮藏保管】　置阴凉干燥处，防霉、防虫蛀。

【论注】

（1）植物锦鸡儿Caragana sinica (Buch.) Rehd.的根皮也药用。根皮呈单卷的圈条形，或条块状。外表淡黄白色，平坦，偶有稀疏的环形凹纹。内表面淡棕色，有细纵纹。质坚脆，不易折断，断面淡黄色或棕黄色，强纤维性，略显粉性。气微香，味苦，嚼之微有豆腥味。药用同根。

（2）植物锦鸡儿Caragana sinica (Buch.) Rehd.的花称为金雀花、鸡卵花。性微温，味甜。功能活血祛风、健脾、止咳，用于劳热咳嗽、头晕腰酸、妇女气喘、白带、小儿疳积、乳痈、跌打损伤等。

第二节

补 阳 药

凡能补助人体阳气，治疗阳虚诸证的药物，称为补阳药。

阳虚证包括心阳虚、脾阳虚、肾阳虚等。由于肾阳为元阳，对人体各脏腑起着温煦生化的作用，所以阳虚诸证，往往与肾阳不足有着密切的关系。至于助心阳、温脾阳的主要药已分别在有关章节论述。本节着重介绍温补肾阳的药物。

补阳药一般具有补肾壮阳、益精髓、健筋骨等作用，适用于阳痿、早泄、滑精、遗尿、腰膝软弱冷痛等肾气虚衰、元阳不振证候。同时，由于肾火衰微，不能温运脾土，可以引起泄泻、肾不纳气、喘促，故补阳药中某些药物亦可治疗肾虚引起的泄泻和气喘。

补阳药性多温燥，凡有阴虚火旺的证候，应该慎用。

鹿 茸
（附：鹿角、鹿角胶、鹿角霜）

【来源】　为鹿科动物梅花鹿Cervus nippon Temm.或马鹿Cervus elaphus L.雄鹿未骨化密生绒毛的幼角。前者习称"花鹿茸（黄毛茸）"，后者习称"马鹿茸（青毛茸）"。

【动物形态】

1. 梅花鹿　为陆栖食草动物。体长约1.5 m。雄鹿有角，雌鹿无角。鼻端裸露，耳大直立，颈细长，尾短，臀部有明显白色臀斑，四肢细长。

全体（除耳内及腹面具白色毛外）具棕色毛，四季有白色斑点，夏季尤为明显。雄鹿第二年开始生角，不分叉，骨化角于每年清明前后脱落而生新角，并增生一叉，最多增至 4 ～ 5 叉。（图24-15-1）

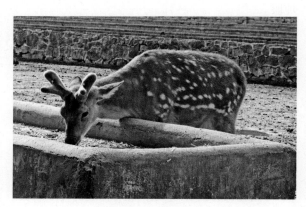

图24-15-1 梅花鹿

2. 马鹿 与梅花鹿主要区别点为：体形高大，长 2 m 余；毛赤褐色，无白斑点；角叉多至6 ～ 8 叉，第2侧枝起点靠近眉叉。（图24-15-2）

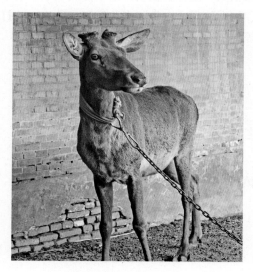

图24-15-2 马鹿

【产地】 花鹿茸主产于吉林、辽宁、河北等地；马鹿茸主产于黑龙江、吉林、内蒙古、新疆、青海、云南、四川、甘肃等地，东北产者习称"东马茸"，西北产者习称"西马茸"。现多为人工饲养。野生资源为国家一级保护品种。

【采收加工】 夏、秋二季锯取鹿茸，经加工后，阴干或烘干。

【药材鉴别】

1. 花鹿茸 呈圆柱形，多具 1 ～ 2 分枝。具一分枝者习称"二杠"，其主枝习称"大挺"。外皮红棕色或棕色，多光润，布有红黄色或棕黄色致密的茸毛。体轻，锯口有细蜂窝，外围无骨质。气微腥，味微咸。（图24-15-3）

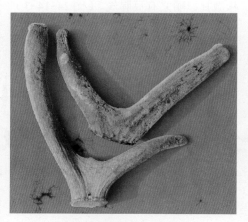

图24-15-3 花鹿茸（药材）

以粗大、挺圆、顶端丰满、质嫩、毛细、皮色红棕油亮者为佳。

2. 马鹿茸 较花鹿茸粗大，分枝亦较多。侧枝一个者习称"单门"，两个称"莲花"，三个称"三岔"，四个称"四岔"。皮灰黑色。毛青灰色或灰黄色，细而光亮。质嫩，断面外皮较厚，灰黑色，中央米黄色，有较细的蜂窝眼。微有腥气，味微咸。（图24-15-4）

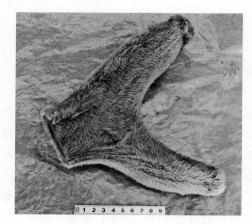

图24-15-4 马鹿茸（药材）

以茸体饱满、体轻、下部无棱线、断面蜂窝状、组织致密、米黄色者为佳。茸体大部分毛已脱落、显灰白色或下部隆起疙瘩状、内部灰白色、体重已骨化者不可做鹿茸入药。

【化学成分及药理作用】 含神经酰胺（ceramide）、溶血磷脂酰胆碱（lysophosphatidylcholine）、次黄嘌呤（hypoxanthine）、磷脂类物质、多胺类物质、氨基酸等；还含有胶原、肽类，及多种生长因子和多种微量元素等。

鹿茸有明显抗脂质过氧化、抗应激、抗炎、促性腺激素样作用等。代谢方面，可促进糖酵解，促进RNA和蛋白质合成。鹿茸中的次黄嘌呤以及磷脂类物质对单胺氧化酶（MAO）具有抑制作用；多胺类化合物是促进核酸和蛋白质合成的有效成分；肽类物质有抗炎活性。

【饮片炮制及鉴别】

1. 鹿茸片 ① 取药材，去毛，润略软，用蒸汽使其软化，边蒸边切，横切薄片，再用平板或米筛隔纸压平，小火烘干即得。② 取药材，燎去茸毛，刮净，以布带缠绕茸体，自锯口面小孔灌入热白酒，并不断添酒，至润透或灌酒后稍蒸，横切薄片，压平，干燥。

成品为类圆形或椭圆形的薄片，直径3～5 cm。外皮暗棕色，有时可见残留的燎焦毛茸。切面平坦，半透明，边缘略呈骨质，乳白色、淡黄色或红棕色；中心密布灰褐色细孔。质坚硬，气微腥，味微咸。尖角部的切片，习称"血片"或"蜡片"，切面浅黄棕色，微显光泽。中上部的切片，习称"蛋黄片"，切面黄白色或粉白色，中间有极小的蜂窝状细孔。下部的切片，习称"芝麻片"或"老角片"，切面灰白色或灰棕色，切面中间有明显的蜂窝状细孔。以"血片"和"蛋黄片"为优，"芝麻片"较次。（图24-15-5）

2. 鹿茸粉 取药材，燎去茸毛，刮净，劈成碎块，碾成细粉。

成品为乳白色、淡黄色或红棕色粉末，气微腥，味微咸。

【性味与归经】 甘、咸，温。归肾、肝经。

【功能】 壮肾阳，益精血，强筋骨，调冲任，托疮毒。

【应用】

1. 诸虚百损，五劳七伤，元气不足 如参茸固本丸（人参、鹿茸、天冬、麦冬、生地）（《饲鹤亭集方》）。

2. 精血不足，筋骨无力，或小儿发育不良，

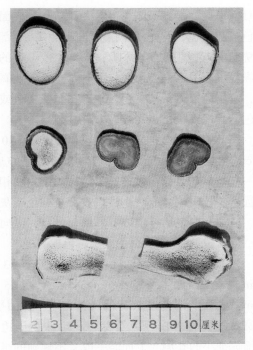

图24-15-5 鹿茸饮片（上图为蛋黄片，中图为血片，下图为芝麻片）

骨软行迟，囟门不合等症 如加味地黄丸（鹿茸、五加皮、熟地黄、山药、山茱萸、茯苓、牡丹皮、泽泻、麝香）（《医宗金鉴》）。

中成药品种有三宝胶囊、安神补脑液、龟龄集、补肾益脑丸（片）、定坤丹、参茸白凤丸、健脑补肾丸、调经促孕丸、强肾片等。

【用法与用量】 1～2 g，研末冲服。

【注意】 凡阴虚阳亢者，血分有热，胃火盛或肺有痰热以及外感热病者均禁服。

【贮藏保管】 置阴凉干燥处，密闭，防蛀。

附药1：鹿角

为马鹿Cervus elaphus Linnaeus或梅花鹿Cervus nippon Temminck已骨化的角或锯茸后翌年春季脱落的角基，分别习称"马鹿角""梅花鹿角""鹿角脱盘"。

1. 马鹿角 呈分枝状，通常分成4～6枝，全长50～120 cm。主枝弯曲，直径3～6 cm。基部盘状，上具不规则瘤状突起，习称"珍珠盘"；周边常有稀疏细小的孔洞。侧枝多向一面伸展，第一枝与珍珠盘相距较近，与主干几成直角或钝角伸出；第二枝靠近第一枝伸出，习称

"坐地分枝"；第二枝与第三枝相距较远。表面灰褐色或灰黄色，有光泽，角尖平滑；中、下部常具疣状突起，习称"骨钉"；并具长短不等的断续纵棱，习称"苦瓜棱"。质坚硬，断面外圈骨质，灰白色或微带淡褐色，中部多呈灰褐色或青灰色，具蜂窝状孔。气微，味微咸。

2. **梅花鹿角** 通常分成3～4枝，全长30～60 cm，直径2.5～5 cm。侧枝多向两旁伸展，第一枝与珍珠盘相距较近，第二枝与第一枝相距较远，主枝末端分成两小枝。表面黄棕色或灰棕色，枝端灰白色。枝端以下具明显骨钉，纵向排成"苦瓜棱"，顶部灰白色或灰黄色，有光泽。

3. **鹿角脱盘** 呈盔状或扁盔状，直径3～6 cm（珍珠盘直径4.5～6.5 cm），高1.5～4 cm。表面灰褐色或灰黄色，有光泽。底面平，蜂窝状，多呈黄白色或黄棕色。珍珠盘周边常有稀疏细小的孔洞。上面略平或呈不规则的半球形。质坚硬，断面外圈骨质，灰白色或类白色。

临床用镑片或粗粉。味咸，性温。归肝、肾经。功能温肾阳，强筋骨，行血消肿。用于肾阳不足，阳痿遗精，腰脊冷痛，阴疽疮疡，乳痈初起，瘀血肿痛。用量6～15 g，水煎服或研末服。外用磨汁涂或锉末敷。阴虚火旺者忌服。

附药2：鹿角胶

为鹿角煎熬浓缩而成的胶状物。味甘、咸，性温。归肝、肾经。功能补肝肾，益精血。呈扁方形块或丁状。黄棕色或红棕色，半透明，有的上部有黄白色泡沫层。质脆，易碎，断面光亮。气微，味微甜。味甘、咸，性温。归肾、肝经。功能温补肝肾，益精养血。用于肝肾不足所致腰膝酸冷，阳痿遗精，虚劳羸瘦，崩漏下血，便血尿血，阴疽肿痛。用量3～16 g。用开水或黄酒加温烊化服，或入丸、散、膏剂。阴虚火旺者忌服。功效虽不如鹿茸之峻猛，但比鹿角为佳，并有良好的止血作用。

附药3：鹿角霜

为鹿角熬膏所存残渣。呈长圆柱形或不规则的块状，大小不一。表面灰白色，显粉性，常具纵棱，偶见灰色或灰棕色斑点。体轻，质酥，断面外层较致密，白色或灰白色，内层有蜂窝状小孔，灰褐色或灰黄色。有吸湿性。气微，味淡，嚼之有粘牙感。用时捣碎。味咸，性温，归肝、肾经。功能温肾助阳，收敛止血。用于脾肾阳虚，白带过多，遗尿尿频，崩漏下血，疮疡不敛。内服治崩漏、遗精，外用治创伤出血及疮疡久溃不敛。用量9～15 g，先煎。阴虚火旺者忌服。

紫河车

【**来源**】 为健康人的干燥胎盘。

【**采收加工**】 将新鲜胎盘除去羊膜及脐带，反复冲洗至去净血液，蒸或置沸水中略煮后，干燥。

【**药材鉴别**】 呈圆形或椭圆形碟状。紫红色或棕黄色。一面凸起抽皱，一面较平滑，在中央或一侧附有脐带残余，四周散布血管。质硬脆，有腥气。（图24-16-1）

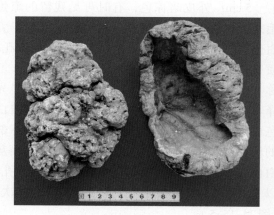

图24-16-1 紫河车（药材）

以整齐、黄色或紫黄色、洁净者为佳。

【**化学成分及药理作用**】 含蛋白（包括酶）、多肽、磷脂，以及多种由胎盘合成的激素。其中，蛋白类主要包括干扰素、磷脂酶抑制因子、RNA酶抑制因子、生长促进因子等，以及多种酶，如溶菌酶、激肽酶、组胺酶、催产素酶等；激素主要有促性腺激素A/B、催乳激素、促甲状腺激素；多种甾体激素如雌酮、雌二醇、雌三醇、孕甾酮、雄甾酮等。人胎盘的成分较复杂。

紫河车有抗感染、增强机体抵抗力作用及激

素样作用。其中，γ-球蛋白含有麻疹、流感抗体以及白喉抗毒素等，可用于预防或减轻麻疹等传染病；另外，其中含有的干扰素还可以预防或控制病毒感染。胎盘在生理上能产生绒毛膜促性腺激素，对卵巢作用很小但对睾丸则有兴奋作用；此外也能产生雌激素及孕激素，可以促进女性生殖器发育。

【饮片炮制及鉴别】

1. 紫河车　取药材，除去灰尘，砸成小块或研成细粉。或取药材，清水漂去残血，用竹架撑成圆形，烘干，切成碎块。

成品为不规则的块状或细粉，表面紫红色或棕黄色。质酥脆，腥气较弱，具腥气。（图24-16-2）

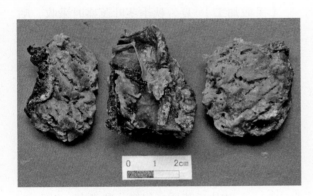

图24-16-2　紫河车（饮片）

2. 酒炒紫河车（酒紫河车）　取紫河车，米酒或黄酒拌匀吸净后，用文火炒至酥脆。用时研末。每紫河车100 kg，用米酒或黄酒10 kg。

成品形如紫河车，质酥脆，腥气较弱，具酒香气。（图24-16-3）

紫河车酒制后，可除去其腥臭味，使其质地

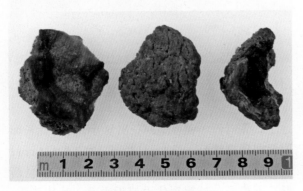

图24-16-3　酒炒紫河车

酥脆，便于粉碎，增强疗效。

【性味与归经】　甘、咸，温。归心、肺、肾经。

【功能】　温肾补精，益气养血。

【应用】

1. 虚损劳瘵，神志失守，然内水亏　如河车大造丸（紫河车、熟地黄、人参、白术、当归、枸杞子、茯苓、芍药、黄芪、川芎、杜仲、牛膝、山药、肉桂、甘草）（《活人书》）。

2. 肾虚骨痿，不能起动　如金刚丸（川草薢、肉苁蓉、杜仲、菟丝子、鹿胎、紫河车、巴戟肉）（《张氏医通》）。

中成药品种有紫河车胶囊、河车大造胶囊、益血生胶囊等。

【用法与用量】　2～3 g，研末吞服。

【贮藏保管】　置干燥处，防蛀。

【论注】

（1）紫河车载于《本草拾遗》。李时珍曰："人胞，包人如衣，故曰胞衣。"《丹书》载曰："胚胎将至，九九数足，我则乘而载之，故谓之河车。其色有红、有绿、有紫，紫者为良。"

（2）紫河车中磷脂类成分具有提高免疫功能、健脑益精、延缓衰老、降低血脂、保护肝脏等生理活性。但磷脂类成分不稳定，温度对紫河车中磷脂酰胆碱含量有较大影响。有研究表明，紫河车炮制温度以80℃为佳。

（3）《中国药典》2015年版起删除了紫河车，但有中成药含该药，本书仍然记载。本条目仅作文献参考。

淫羊藿
（附：巫山淫羊藿）

【来源】　为小檗科植物淫羊藿*Epimedium brevicornum* Maxim.、箭叶淫羊藿*Epimedium sagittatum* (Sieb. et Zucc.) Maxim.、柔毛淫羊藿*Epimedium pubescens* Maxim.或朝鲜淫羊藿*Epimedium koreanum* Nakai的干燥叶。

【植物形态】

1. 淫羊藿　多年生常绿草本。高30～50 cm，细瘦，常丛生。叶多根生，二回三出复叶，小叶卵形，薄革质，基部斜心脏形，先端急尖或渐尖，边缘锯齿刺状，表面光滑，背面有毛。花黄白色或白色，疏生总状花序；花期4—5月。蒴果纺锤形，有二不等大裂瓣，小裂瓣脱落；种子数粒，附生肉质假种皮上；果期5—6月。（图24-17-1）

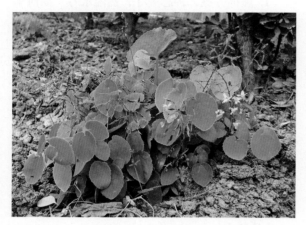

图24-17-1　淫羊藿（植物）

2. 箭叶淫羊藿　一回三出复叶，小叶3枚；小叶革质，卵形至卵状披针形，长5～19 cm，宽3～8 cm，先端急尖或渐尖，基部心形，顶生小叶基部两侧裂片近相等，圆形，侧生小叶基部高度偏斜，外裂片远较内裂片大，三角形，急尖，内裂片圆形，上面无毛，背面疏被粗短伏毛或无毛，叶缘具刺齿。（图24-17-2）

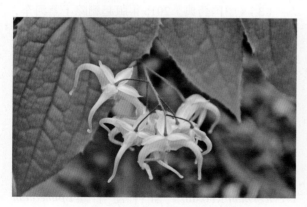

图24-17-2　箭叶淫羊藿（植物）

3. 柔毛淫羊藿　一回三出复叶；茎生叶2枚对生，小叶3枚；小叶叶柄长约2 cm，疏被柔毛；小叶片革质，卵形、狭卵形或披针形，长3～15 cm，宽2～8 cm，先端渐尖或短渐尖，基部深心形，有时浅心形，顶生小叶基部裂片圆形，几等大；侧生小叶基部裂片极不等大，急尖

或圆形，上面深绿色，有光泽，背面密被绒毛、短柔毛和灰色柔毛，边缘具细密刺齿。

4. 朝鲜淫羊藿　二回三出复叶，通常小叶9枚；小叶纸质，卵形，长3～13 cm，宽2～8 cm，先端急尖或渐尖，基部深心形，基部裂片圆形，侧生小叶基部裂片不等大，上面暗绿色，无毛，背面苍白色，无毛或疏被短柔毛，叶缘具细刺齿；花茎仅1枚二回三出复叶。

【产地】　淫羊藿主产于陕西、山西、广西等地；箭叶淫羊藿主产于湖北、四川、浙江、云南、贵州、安徽、陕西、江西、福建、广西、广东等地；柔毛淫羊藿主产于陕西、甘肃、湖北、四川、贵州等地；朝鲜淫羊藿主产于辽宁、吉林、黑龙江、山东、陕西、河南、湖北等地。

【采收加工】　夏、秋季茎叶茂盛时采收，晒干或阴干。

【药材鉴别】

1. 淫羊藿　二回三出复叶；小叶片卵圆形，长3～8 cm，宽2～6 cm；先端微尖，顶生小叶基部心形，两侧小叶较小，偏心形，外侧较大，呈耳状，边缘具黄色刺毛状细锯齿；上表面黄绿色，下表面灰绿色，主脉7～9条，基部有稀疏细长毛，细脉两面突起，网脉明显；小叶柄长1～5 cm。叶片近革质。气微，味微苦。（图24-17-3）

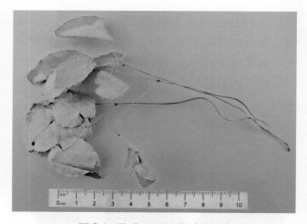

图24-17-3　淫羊藿（药材）

2. 箭叶淫羊藿　一回三出复叶；小叶片长卵形至卵状披针形，长4～12 cm，宽2.5～5 cm；先端渐尖，两侧小叶基部明显偏斜，外侧呈箭形。下表面疏被粗短伏毛或近无毛。叶片革质。（图24-17-4）

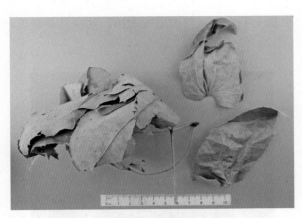

图24-17-4　箭叶淫羊藿（药材）

3. **柔毛淫羊藿**　一回三出复叶；叶下表面及叶柄密被绒毛状柔毛。

4. **朝鲜淫羊藿**　二回三出复叶；小叶较大，长4～10 cm，宽3.5～7 cm，先端长尖。叶片较薄。（图24-17-5）

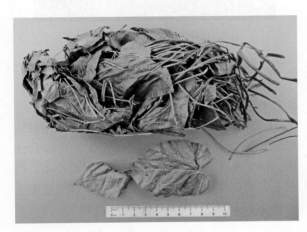

图24-17-5　朝鲜淫羊藿（药材）

均以无根茎、叶片多、色带绿者为佳。

【化学成分及药理作用】　含黄酮类化合物，如淫羊藿苷（icariin）等。淫羊藿含有淫羊藿次苷（icariside）、淫羊藿新苷（epimedoside）A等。箭叶淫羊藿含有淫羊藿次苷（icariside）、异槲皮素、槲皮素-3-O-α-D-葡萄糖苷（quercetin-3-O-α-D-glucoside）、金丝桃苷等，和皂苷类成分如箭叶淫羊藿苷（sagittatoside）A/B/C，以及箭叶淫羊藿素（sagittatin）A/B。柔毛淫羊藿含有淫羊藿次苷（icariside）、宝藿苷（baohuoside）Ⅰ/Ⅱ、淫羊藿新苷（epimedoside）C、柔藿苷（rouhuoside）、金丝桃苷等。朝鲜淫羊藿含有淫

羊藿新苷（epimedoside）A/B/C、朝鲜淫羊藿苷（epimedokreanoside）Ⅰ/Ⅱ/Ⅲ和槲皮素等。还含木脂素、生物碱和挥发油、蜡醇等。

淫羊藿对内分泌、免疫、心血管、血液系统均有作用，可以促进蛋白质的合成、调节细胞代谢、明显增加体重及延长耐冻时间，还具有延缓衰老、耐缺氧以及抗炎和抗病原微生物作用。对内分泌系统而言，淫羊藿能增强下丘脑-垂体-性腺轴及肾上腺皮质轴、胸腺轴等内分泌系统的分泌功能，具有类激素样作用；其炮制品能明显提高性功能，增加副性器官重量，提高血液睾酮含量。对免疫系统而言，淫羊藿对机体免疫功能具有双向调节作用。对心血管系统而言，淫羊藿能显著增加冠状动脉流量，对内源性儿茶酚胺具有拮抗作用，具有β受体兴奋的作用，可阻断交感神经节，具有一定降血压作用。对血液系统而言，淫羊藿具有改善血液流动力和血液流变的作用，并能提高白细胞生成。

【饮片炮制及鉴别】

1. **淫羊藿**　取药材，除去杂质和叶柄，喷淋清水，稍润，切丝，干燥。

成品为不规则丝状。叶片上表面黄绿色或淡黄色，具光泽，下表面灰绿色，网脉明显，中脉及细脉凸出，边缘具黄色刺毛状细锯齿。近革质。气微，味微苦。（图24-17-6）

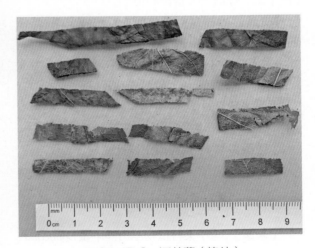

图24-17-6　淫羊藿（饮片）

2. **羊脂炒淫羊藿（炙淫羊藿）**　取羊脂油加热融化，加入淫羊藿，用文火炒至均匀有光泽。每淫羊藿100 kg，用羊脂油20 kg。

成品形如淫羊藿，表面浅黄色，显油亮光泽。微有羊脂油气。（图24-17-7）

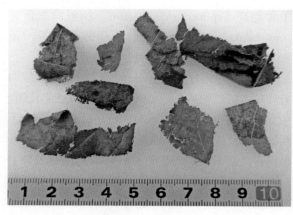

图 24-17-7 羊脂炒淫羊藿

淫羊藿经羊脂制后，借羊脂油温散寒邪、益肾补阳之功，可增强温肾助阳的作用。羊脂油炮制可以增强黄酮类成分的溶出率，提高生物利用度。

【性味与归经】 辛、甘，温。归肝、肾经。

【功能】 补肾阳，强筋骨，祛风湿。

【应用】

1. 行痹走注疼痛，或肢体麻木 如仙灵脾散（仙灵脾、威灵仙、苍耳子、桂心、川芎）（《太平圣惠方》）。

2. 益丈夫，兴阳，理腿膝冷 如淫羊藿酒（淫羊藿、烧酒）（《食医心镜》）。

中成药品种有生白合剂（口服液）、壮骨伸筋胶囊、羊藿三七胶囊、骨疏康胶囊（颗粒）、壮骨关节丸、龟鹿补肾丸、乳增宁胶囊、活力苏口服液、穿龙骨刺片、健脑安神片等。

【用法与用量】 6～10 g。

【注意】 阴虚火旺者不宜服。

【贮藏保管】 置通风干燥处。

附：巫山淫羊藿

【来源】 为小檗科植物巫山淫羊藿 *Epimedium wushanense* T. S. Ying 的干燥叶。

【植物形态】 一回三出复叶，具长柄，小叶3枚；小叶具柄，叶片革质，披针形至狭披针形，长9～23 cm，宽1.8～4.5 cm，先端渐尖或长渐尖，边缘具刺齿，基部心形。顶生小叶基部具均等的圆形裂片。侧生小叶基部的裂片偏斜；内边裂片小，圆形；外边裂片大，三角形；渐尖，

上面无毛，背面被绵毛或秃净，叶缘具刺锯齿。（图 24-17-8）

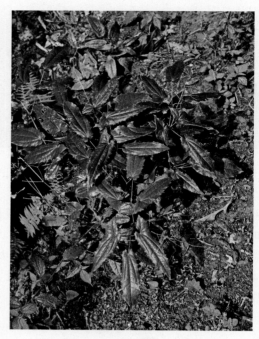

图 24-17-8 巫山淫羊藿（植物）

【产地】 主产于陕西、四川、贵州、河南、湖北等地。

【药材鉴别】 为一回三出复叶。小叶片披针形至狭披针形，先端渐尖或长渐尖，边缘具细齿。侧生小叶基部的裂片偏斜；内边裂片小，圆形；外边裂片大，三角形，渐尖。下表面被绵毛或秃净。近革质。气微，味微苦。（图 24-17-9）

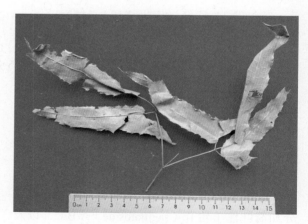

图 24-17-9 巫山淫羊藿（药材）

【化学成分及药理作用】 成分与淫羊藿类似，另含朝藿定（epmedin）C、巫山淫羊藿黄酮

苷（wushanicariin）等。

药理作用与淫羊藿类似。

【饮片炮制及鉴别】

1. 巫山淫羊藿 除去杂质，喷淋清水，稍润，切丝，干燥。

成品为不规则丝状。叶片上表面黄绿色或淡黄色、具光泽，下表面灰绿色，网脉明显，中脉及细脉凸出，偶见毛茸，边缘具黄色刺毛状细锯齿。近革质。气微，味微苦。

2. 炙巫山淫羊藿 取羊脂油加热熔化，加入巫山淫羊藿丝，用文火炒至均匀有光泽，取出，放凉。每100 kg巫山淫羊藿，用羊脂油（炼油）20 kg。

成品形如淫羊藿，表面浅黄色，显油亮光泽。微有羊脂油气。

【性味与归经】【功能】【应用】【用法用量】【注意】【贮藏保管】 同"淫羊藿"。

【用法与用量】 3～9 g。

巴戟天

【来源】 为茜草科植物巴戟天 *Morinda officinalis* How 的干燥根。

【植物形态】 常绿缠绕木质藤本，长达1～2 m。根茎肉质肥厚，圆柱状，有不规则断续膨大部分，外皮黄褐色，内稍带紫蓝色，中有坚硬细心。茎圆柱形，有纵条棱，小枝幼时有褐色粗毛，老时毛脱落后表面粗糙。叶对生，托叶鞘状膜质，叶片长椭圆形或椭圆形，基部钝或圆，先端短渐尖，全缘，叶缘常有稀疏短睫毛。花白色，头状花序，散形排列于小枝之顶；花期4—5月。浆果球形或扁球形，熟时红色；果期9—10月。（图24-18-1）

【产地】 主产广东高要、德庆，广西钦州、上思，福建南靖、平和等地。广东德庆所产品质最优，为道地药材。

【采收加工】 全年均可采挖，洗净，除去须根，晒至六七成干，轻轻捶扁，晒干或抽去木心，晒干。

【药材鉴别】 呈扁圆柱形，略弯曲，长短不等，直径0.5～2 cm。表面灰黄色，具纵皱纹，有的外皮因中断而露出部分的木心和横裂纹，形

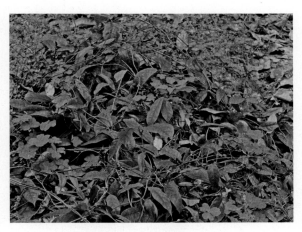

图24-18-1 巴戟天（植物）

似连珠。质坚硬，肉厚，易剥落，断面淡紫色，中心黄棕色，木质坚韧。抽去木心者，中心空洞状。无臭，味甘而微涩。（图24-18-2）

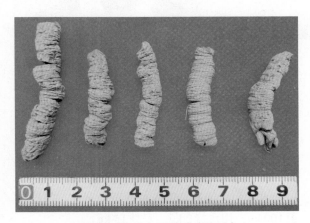

图24-18-2 巴戟天（药材）

以条大、肥壮、连珠状、肉厚、色紫者为佳。

【化学成分及药理作用】 含环烯醚萜苷、蒽醌等。环烯醚萜苷类，如四乙酰车叶草苷（asperuloside tetraacetate）、水晶兰苷（monotropein）等；蒽醌类，如甲基异茜草素（rubiadin）、甲基异茜草素-1-甲醚（rubiadin-1-methylether）、大黄素甲醚（physcion）等。还含β-谷甾醇、棕榈酸和多种氨基酸等。

巴戟天对垂体肾上腺系统以及下丘脑-垂体-性腺功能轴有一定影响。巴戟天提取物可增加血中皮质酮含量，拮抗外源性糖皮质激素对肾上腺皮质系统的抑制作用，具有明显的促肾上腺皮质激素样作用；可提高垂体对LRH的反应性及卵巢对LH的反应性，从而增强下丘脑-垂体-卵巢

促黄体功能。

【饮片炮制及鉴别】

1. **巴戟肉** 取巴戟天，除去杂质，洗净，热水泡透或蒸透，趁热抽去木心，切段，干燥；已抽去木心者，切段。

成品为除去木心的段状。呈扁圆柱形，略弯曲，灰黄色，具纵皱纹。质韧，切面皮部厚，紫色或淡紫色，中空。无臭，味甘而微涩。（图24-18-3）

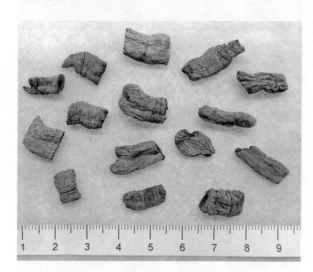

图24-18-3 巴戟肉

2. **盐水炒巴戟天（盐巴戟天）** 取巴戟肉，加盐水拌匀，闷透，用麦麸炒至微黄色。每巴戟天100 kg，用食盐2 kg，麦麸15 kg。

成品形如巴戟肉，表面黄褐色至棕褐色。味微咸。

3. **制巴戟天** 取甘草，捣碎，加水煎汤，去渣，加入巴戟天药材拌匀，煮透，趁热除去木心，切段，干燥。每巴戟天100 kg，用甘草6 kg。

成品形如巴戟肉。气微，味甘而微涩。（图24-18-4）

巴戟天盐制后，其功专入肾，性温而不燥，补肾助阳的作用增强，久服而无伤阴之弊。甘草制后味甘，增强了补益作用，多用于补肾助阳，益气养血。

【性味与归经】 甘、辛，微温。归肾、肝经。

【功能】 补肾阳，强筋骨，祛风湿。

【应用】

1. **肾阳不足，腰胯沉重，百节酸疼，四肢无力，及妇女子宫久冷，月经不调，或多或少，赤**

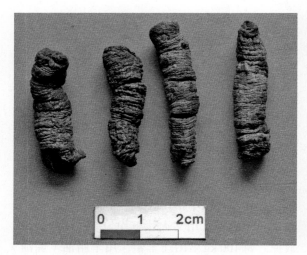

图24-18-4 制巴戟天

白带下 如巴戟丸（高良姜、肉桂、吴茱萸、青盐、巴戟天）（《太平惠民和剂局方》）。

2. **肾虚骨痿，不能起动** 如金刚丸（川草薢、肉苁蓉、杜仲、菟丝子、鹿胎、紫河车、巴戟肉）（《张氏医通》）。

中成药品种有锁阳固精丸、添精补肾膏、苁蓉益肾颗粒等。

【用法与用量】 3～10 g。

【注意】 阴虚火旺及有湿热之症禁服。

【贮藏保管】 置通风干燥处，防霉、防蛀。

【论注】

（1）另有酒巴戟天，被《广东省中药饮片炮制规范》收录。即取除去木心的净巴戟天，加酒拌匀，闷润，吸尽，文火加热，炒干，取出摊凉，筛去碎屑（每巴戟天100 kg，用酒10 kg）。成品形如巴戟肉。具酒气，味甘而涩。

（2）成品补肾助阳，性质柔润，不若淫羊藿之燥散，但只适用于阳虚有寒湿之症，如阴虚火旺或有湿热者均不宜服。同时，巴戟天兼祛风散邪，《神农本草经》："主大风邪气。"《本草纲目》："治脚气，去风疾。"又能健脾开胃，《本草新编》："用之补气之中，可以健脾以开气胃。"

（3）前人经验认为，巴戟天如不去心令人烦躁，且不抽芯的巴戟肉容易发霉。经紫外光谱和薄层色谱等比较巴戟天根皮与木心的化学成分，表明两者存在很大差异，尤其是无机微量元素，根皮中锌、锰、铁等与中医"肾"、心血管和造血功能密切相关的元素含量较木心为高。

仙 茅

【来源】 为石蒜科植物仙茅 *Curculigo orchioides* Gaertn. 的干燥根茎。

【植物形态】 多年生草本，高达 30 cm。根茎直，大如小指，下有短细肉根，外皮稍粗，褐色，肉黄白色。叶基生 3～6 片，似白茅而软，细长而尖，3～7 纵脉，有纵折纹，基部扩大呈鞘状，状似初生棕榈。三月开黄色花，腋生，花杂性，上部为雄花。蒴果椭圆形。（图 24-19-1）

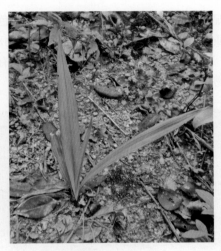

图 24-19-1 仙茅（植物）

【产地】 主产于四川、云南、广西等地。道地产区为四川宜宾市。

【采收加工】 秋、冬二季采挖，尤其是发芽前或秋末叶枯萎后，除去须根和根头，洗净晒干即得。

【药材鉴别】 为圆柱形，略弯曲。表面棕褐色或黑褐色。外皮粗糙，有细孔状的须根残痕及纵横皱纹。质坚硬，易折断，断面不平坦，淡褐色或棕褐色，靠近中心处色较深。微有辛香气，味微苦辛。（图 24-19-2）

以条粗、质坚、外表黑褐色者为佳。

【化学成分及药理作用】 含多种环木菠萝烷型三萜及其糖苷、甲基苯酚及氯代甲基苯酚的多糖苷、含氮化合物等。环木菠萝烷型三萜及其糖苷，如为仙茅皂苷元（curculigenin）甲/乙/丙、仙茅皂苷（curculigosaponin）甲/乙/丙、仙茅萜醇（curculigol）等；甲基苯酚及氯代甲基

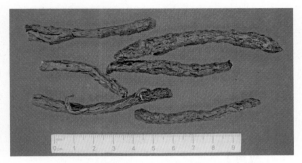

图 24-19-2 仙茅（药材）

苯酚的多糖苷类，如仙茅苷（curculigoside）A/B、仙茅素（curculigine）甲/乙/丙等；含氮化合物，主要为石蒜碱（lycorine）、N-乙酰基-N-羟基-2-氨基甲酸甲酯（N-acetyl-N-hydroxy-2-carbamicacidmethylester）等。

仙茅具有延缓衰老、抗炎、抗血栓、适应原样作用，可以提高免疫力。还对性腺具有影响：一方面可增强下丘脑-垂体-卵巢促黄体功能，提高卵巢对促黄体生成素的反应性，促进排卵、黄体生长；另一方面，可使精囊重量明显增加，具有雄激素样作用。另外，对神经系统也有影响，仙茅醇具有镇静、抗惊厥作用；所含石蒜碱可显著延长条件反射潜伏期，具有明显解热镇痛作用。

【饮片炮制及鉴别】

1. 仙茅 取药材，除去杂质，洗净，润软，切段，干燥。

成品呈类圆形或不规则形的厚片或段。外表皮棕色至褐色，粗糙，有的可见纵横皱纹和细孔状的须根痕。切面灰白色至棕褐色，有多数棕色小点，中间有深色环纹。气微香，味微苦、辛。（图 24-19-3）

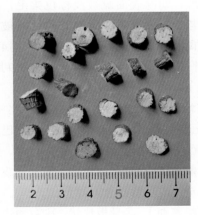

图 24-19-3 仙茅（饮片）

2. 酒炒仙茅（酒仙茅） 取仙茅，用米酒或黄酒喷洒拌匀，闷透，用文火炒干。每仙茅100 kg，用米酒或黄酒10 kg。

成品形如仙茅，色泽加深，微有酒香气。仙茅酒制后，可降低其毒性，长于补肾壮阳。

【性味与归经】 辛，热；有毒。归肾经。

【功能】 温肾壮阳，祛湿除寒。

【应用】

1. 男子虚损，阳痿不举 如仙茅酒（仙茅、淫羊藿、五加皮）（《万氏家抄方》）。

2. 壮筋骨，益精神，明目 如仙茅丸（仙茅、苍术、枸杞子、车前子、白茯苓、茴香、柏子仁、生地黄、熟地黄）（《圣济总录》）。

中成药品种有调经促孕丸。

【用法与用量】 3～10 g。

【注意】 成品药性燥热，有伤阴之弊，阴虚火旺者忌服。

【贮藏保管】 置干燥处，防霉、防蛀。

【论注】 大叶仙茅 *Curculigo capitulata* (Lour) O. Kuntze 与本品主要区别为：根茎呈块状，花不藏在叶鞘内，花葶从叶腋发出，高10～20 cm。非正品。

杜 仲

【来源】 为杜仲科植物杜仲 *Eucommia ulmodies* Oliv. 的干燥树皮。

【植物形态】 落叶乔木，高可达20 m。树皮棕灰色，粗糙。树皮、叶及果实均含有硬树胶，折断引伸有银白色细丝。叶互生，长椭圆形，边缘具锯齿；幼叶表面疏被浅棕色柔毛，背面毛较密；老叶表面光滑，背面叶脉处疏被毛。花白色，单性异株，腋生聚伞花序；花期4—5月。翅果扁平长椭圆形，顶端2叉状；果期9月。（图24-20-1）

【产地】 主产于四川、陕西、湖北、河南、贵州、云南、湖南、广西等地。四川大巴山、巴中、广元、达州达川为道地产区。

【采收加工】 4—6月剥取，刮去粗皮，堆置"发汗"至内皮呈紫褐色，晒干。

【药材鉴别】 多呈板片状，少数两边稍向内卷曲。外皮平坦或粗糙，呈淡棕色或灰棕色，具

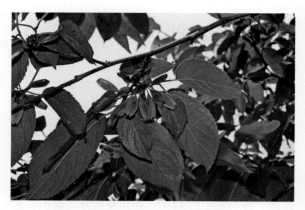
图24-20-1 杜仲（植物）

有明显的纵皱纹及纵裂槽；内表面暗紫色，光滑。质脆，易折断，断面有银白色丝状物相连，细密，略有伸缩性。微臭，味稍苦。嚼之有胶状残余物。（图24-20-2）

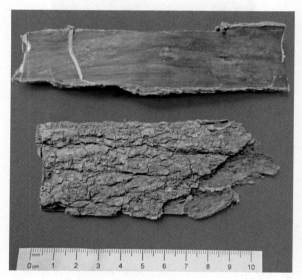
图24-20-2 杜仲（药材）

以皮厚、内表面紫褐色、折断白丝细密弹性大者为佳。

【化学成分及药理作用】 含木脂素及其苷、环烯醚萜、有机酸、葡萄糖、氨基酸以及杜仲胶（gutta-percha）等。木脂素及其苷类，如松脂醇二葡萄糖苷（pinoresinol-di-O-β-D-glucopyranoside）、右旋松脂酚（pinnoresinol）、丁香树脂酚（syringaresinol）等；环烯醚萜类，如桃叶珊瑚苷（aucubin）、杜仲苷（ulmoside）等。此外，还含氨基酸和锗、硒等微量元素。

杜仲有明显降血压、利尿、抗应激、延缓衰

老、解热镇痛作用，能提高机体免疫。杜仲的降血压作用不受苯海拉明、普鲁卡因、阿托品和切断双侧迷走神经的影响，亦不能对抗肾上腺素的升压效应；其水提物可以直接扩张血管，并使血糖含量显著升高。同时，杜仲煎剂和醇提取物能对抗垂体后叶素和乙酰胆碱引起的大鼠和兔离体子宫的兴奋作用，使收缩状态的子宫恢复正常。

【饮片炮制及鉴别】

1. **杜仲** 取药材，除去杂质，用清水浸1～2小时（皮薄的洗净即可），捞起润过夜，刮去粗皮，再洗净略晾，然后用刀直划成宽约2cm的长条，横切成长约3cm的方块（骨牌片），或切丝，干燥。杜仲骨牌片为樟树药帮特色饮片。

成品呈略平坦的长方形块片或丝状。外表面灰褐色或浅棕色，内表面暗紫色，光滑。质脆，易折断，断面有细密、银白色、富弹性的橡胶丝相连。气微，味稍苦。（图24-20-3）

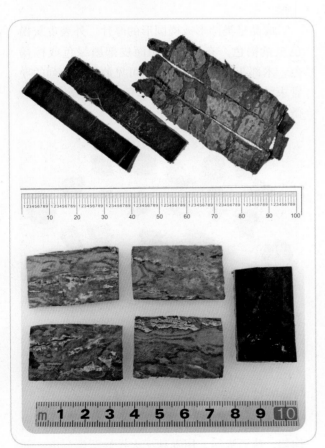

图24-20-3 杜仲饮片（上图为丝片，下图为骨牌片）

2. **盐水炒杜仲（盐杜仲）** 取杜仲，盐水拌匀，吸尽，文火炒至颜色加深。每杜仲100kg，用食盐2kg。

成品形如杜仲，表面焦黑色，丝易断，微有焦气，味微咸。

杜仲炮制至"断丝"后应用，便于调剂称量，能提高有效成分的溶出率，且断丝容易粉碎，有利于入丸散。盐制后可直走下焦，增强补益肝肾的作用。

【性味与归经】 甘，温。归肝、肾经。

【功能】 补肝肾，强筋骨，安胎。

【应用】

1. **肾虚腰痛脚弱，腰间重坠，起坐困难** 如青娥丸（杜仲、补骨脂、胡桃）（《太平惠民和剂局方》）。

2. **妇人胞胎不安** 如杜仲丸（杜仲、枣肉、糯米）（《圣济总录》）。

中成药品种有全杜仲胶囊、青娥丸、强力天麻杜仲丸、强力定眩胶囊、肾炎康复片、无比山药丸、天麻丸等。

【用法与用量】 6～10 g。

【注意】 为温补之品，阴虚火旺者慎用。

【贮藏保管】 置通风干燥处。

【论注】

（1）卫矛科丝棉木 *Evonymus bungeana* Maxim. 的树皮（习称土杜仲）易与正品混用。主要区别特征是：丝棉木皮形似杜仲而较粗糙。折断时其丝状物不具弹性，一拉即断；植物形态，叶对生。

（2）杜仲粗皮约占全杜仲的27.06%。为提高饮片质量，保证临床疗效，杜仲切制前的净选加工一定要刮去苔垢和粗皮再供药用。

续　断

【来源】 为川续断科植物川续断 *Dipsacus asper* Wall. ex Henry 的干燥根。

【植物形态】 二年或多年生草本，高约1 m。地下有多数圆锥状根，黄褐色，生少数须根。茎分支中空，具棱和浅槽，茎上密生细柔毛，棱上生有粗糙毛刺。叶对生，有长柄，常成羽状分裂。根生叶3裂，偶有不分裂者；茎生叶多为3～5回羽状分裂，或不分裂，裂片长椭圆状卵形，菱状卵形或卵形，顶生裂片为最大，基部狭楔形，先端长尖，叶缘具锯齿，有白色柔毛，叶两面被柔毛。花蓝白色或紫红色，顶生头状花序球形或广卵形，苞片多数，线形具刺；花期8—9月。瘦果线形，有四棱，灰黑色；果期8—9月。（图24-21-1）

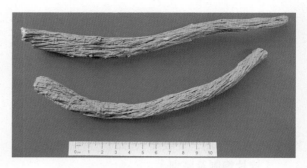

图24-21-2　续断（药材）

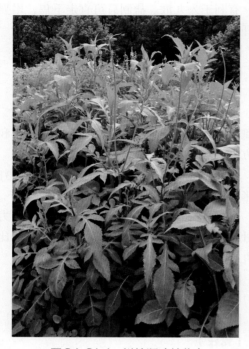

图24-21-1　川续断（植物）

【产地】　主产湖北、四川、湖南、贵州等地，云南、陕西亦产。

【采收加工】　秋季采挖，除去根头及须根，用微火烘至半干，堆置"发汗"至内心变为绿色时，再以小火逐渐升温烘干。不宜日晒，晒则变硬，色变白，质次。

【药材鉴别】　多呈长圆柱形，下端渐细，或稍弯曲。外皮灰褐色或黄褐色，有扭曲的纵皱及浅沟。质硬脆，易折断，断面周边褐色，中心黑绿色，并有黄色花纹。无臭，味微苦涩。（图24-21-2）

以条粗、质坚、粉性足、易折断、外皮黄褐色、断面黑绿色者为佳。

【化学成分及药理作用】　含三萜皂苷、环烯醚萜糖苷等。三萜皂苷类，如长春藤皂苷元、川续断皂苷（asperosaponin）A/C/E/F等；环烯醚萜糖苷，如当药苷（sweroside）、马钱子苷（loganin）、龙胆碱（gentianine）等。还含有β-谷甾醇、胡萝卜苷等。

续断具有促进骨损伤愈合、抗骨质疏松、促进子宫发育、止血、镇痛、抗维生素E缺乏症等作用。可以促进去卵巢小鼠子宫的生长发育，对痈疡有排脓、止血、镇痛、促进组织再生等作用。

【饮片炮制及鉴别】

1. 续断　取药材，洗净，润透，切厚片，干燥。

成品呈类圆形或椭圆形的厚片。外表皮灰褐色至黄褐色，有纵皱。切面皮部墨绿色或棕褐色，木部灰黄色或黄褐色，可见放射状排列的导管束纹，形成层部位多有深色环。气微，味苦、微甜而涩。（图24-21-3）

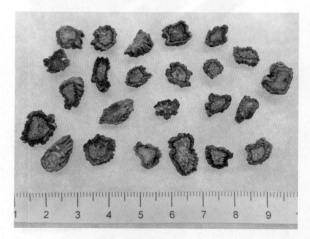

图24-21-3　续断（饮片）

2. 酒炒续断（酒续断）　取续断，用酒喷洒均匀，待酒吸尽，用麦麸文火拌炒至焦黄色。每续断100 kg，用米酒或黄酒10 kg，麦麸20 kg。

成品形如续断，表面微黄色或焦黄色。略具酒香气。

3. 盐水炒续断（盐续断）　取续断，用盐水喷洒均匀，待盐水吸尽，用麦麸文火炒至微黄色。每续断100 kg，用食盐2 kg，麦麸15 kg。

成品形如续断，表面微黄色，味微咸。

续断酒制能增强其通血脉强筋骨作用。经盐制后，可引药下行，增强补肝肾作用。

【性味与归经】 苦、辛，微温。归肝、肾经。

【功能】 补肝肾，强筋骨，续折伤，止崩漏。

【应用】

1. **腰痛并脚酸腿软** 如续断丸（续断、杜仲、牛膝、萆薢、木瓜、破故纸）（《扶寿精方》）。

2. **妇人经水不止，口干心烦，四肢羸乏，饮食减少** 如续断丸（川续断、黄芪、熟地黄、当归、乌贼骨、五味子、龙骨、赤石脂、牛角腮、甘草、地榆、艾叶、附子、干姜、川芎）（《妇人良方》）。

中成药品种有孕康合剂（口服液、颗粒）、妇良片、妇宝颗粒、尪痹片（颗粒）、龟鹿补肾丸、骨友灵搽剂、复方滇鸡血藤膏、祛风止痛丸（片、胶囊）、腰痛丸（片）等。

【用法与用量】 9～15 g。

【贮藏保管】 置通风干燥处，防蛀。

【论注】

（1）同属植物续断 *Dipsacus japonicus* Miq. 的根在河北、安徽、江苏、浙江、陕西、山西等地作续断用。与川续断的主要区别点为：茎有4～6棱，上生倒钩刺。基生叶长椭圆形，不裂或3裂。苞片先端具明显刺毛。萼皿状，具极浅齿，齿间不具小齿。花冠紫红色；雌雄蕊伸出花冠外。药材根单条，质地较坚硬。

（2）湖北恩施传统加工规格为：经烘、发汗至内色变绿后，再烘八成干，剪去芦茎、尾须，续断身长7～10 cm，选均匀长短一致的扎成小把，烘足干。主产鹤峰、五峰，产量大、质量优，俗称"五鹤续断"；历史上因外运须经四川奉节，故名"川续断"。

肉苁蓉

【来源】 为列当科植物肉苁蓉 *Cistanche deserticola* Y. C. Ma或管花肉苁蓉 *Cistanche tubulosa* (Schenk) Wight 的干燥带鳞叶的肉质茎。

【植物形态】

1. **肉苁蓉** 多年生寄生草本。茎肉质，黄色，高10～45 cm。叶鳞片状，黄褐色，覆瓦状排列，卵形或卵状披针形，在下部排列紧密。穗状花序，长5～20 cm，宽达5 cm，密生多花；苞片卵状披针形，长1.5 cm；小苞片2，狭披针形，与萼近等长；花萼钟状，5浅裂，裂片近圆形；花冠近唇形，顶端5裂，裂片蓝紫色，筒内面离轴方向具2条凸起的黄色纵纹；雄蕊4，花丝基部和花药上被毛。蒴果椭圆形，2裂，花柱宿存。（图24-22-1）

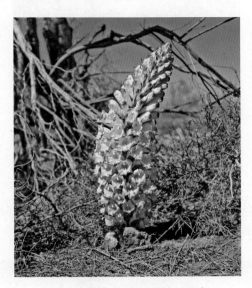

图24-22-1 肉苁蓉（植物）

2. **管花肉苁蓉** 植株高60～100 cm。茎不分枝。叶片三角形，长2～3 cm，宽约5 mm。穗状花序，长12～18 cm，直径5～6 cm；苞片长圆状披针形，边缘被毛，两面无毛；小苞片线状披针形；花冠玫瑰色或紫白色，筒状漏斗形，两面无毛；花丝基部膨大并密被黄白色长柔毛；花药卵形，密被黄白色长柔毛，基部钝圆，不具小尖头。蒴果长圆形；种子近圆形，干后变黑褐色。花期5—6月，果期7—8月。（图24-22-2）

【产地】 主产于内蒙古、新疆、甘肃、陕西、宁夏等地，内蒙古阿拉善盟为道地产区。

【采收加工】 春季苗刚出土时或秋季冻土之前采挖，除去茎尖，切段，晒干。

【药材鉴别】

1. **肉苁蓉** 呈扁圆柱形，稍弯曲，长3～15 cm，直径2～8 cm。表面棕褐色或灰棕色，密被覆瓦状排列的肉质鳞叶，通常鳞叶先端已断。体重，质硬，微有柔性，不易折断，断面棕

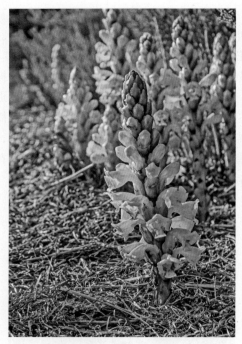

图24-22-2 管花肉苁蓉（植物）

褐色，有淡棕色点状维管束，排列成波状环纹。气微，味甜、微苦。（图24-22-3）

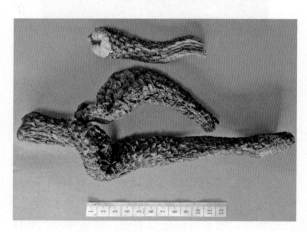

图24-22-3 肉苁蓉（药材）

2. **管花肉苁蓉** 呈类纺锤形、扁纺锤形或扁柱形，稍弯曲，长5～25 cm，直径2.5～9 cm。表面棕褐色至黑褐色。断面颗粒状，灰棕色至灰褐色，散生点状维管束。（图24-22-4）

【**化学成分及药理作用**】 含苯乙醇苷类，如肉苁蓉苷（cistanoside）A/B/C/H、松果菊苷（echinacoside）、毛蕊花糖苷（verbascoside）、洋丁香酚苷（acteoside）等。还含糖类、生物碱和有机酸样物质。其中脂溶性成分主要有6-甲基吲

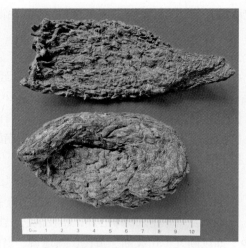

图24-22-4 管花肉苁蓉（药材）

哚、3-甲基-3-乙基己烷、十七烷等；水溶性成分主要有N,N-二甲基甘氨酸甲酯、甜菜碱、β-谷甾醇、胡萝卜苷等。

肉苁蓉对免疫系统的作用，表现为可以明显增强腹腔巨噬细胞吞噬功能。有激活肾上腺、释放皮质样激素作用，能显著增加大鼠垂体前叶、卵巢、子宫的重量；可调整内分泌，促进代谢，具有强壮作用。具有一定延缓衰老作用。此外，还有降血压、抗突变等作用。

【**饮片炮制及鉴别**】

1. **肉苁蓉** 取药材，除去杂质，洗净，润透，切厚片，干燥。

成品呈不规则的厚片。外表皮棕褐色或灰棕色。有的可见肉质鳞叶。切面有淡棕色或棕黄色点状维管束，排列成波状环纹或散生点状维管束。气微，味甜、微苦。（图24-22-5）

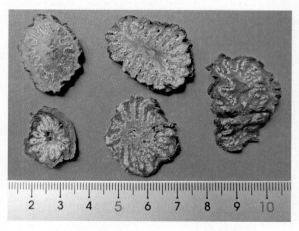

图24-22-5 肉苁蓉（饮片）

2. 酒炒肉苁蓉　取肉苁蓉，用酒拌匀，待酒吸尽，用文火加热，炒干。每肉苁蓉100 kg，用米酒或黄酒20 kg。

成品形如肉苁蓉，表面黑棕色。质柔润。略具酒香气。

3. 酒苁蓉　取肉苁蓉，加黄酒拌匀，炖或蒸至酒吸尽。

成品形如肉苁蓉，表面黑棕色。质柔润。略具酒香气。

肉苁蓉酒制后，可避免滑肠致泻的副作用，并增强温肾助阳功效。

【性味与归经】　甘、咸，温。归肾、大肠经。

【功能】　补肝肾，益精血，润肠通便。

【应用】

1. 肾虚精亏，肾阳不足之阳痿、尿频　如肉苁蓉丸（肉苁蓉、熟地黄、菟丝子、五味子、山药）（《证治准绳》）。

2. 亡津液，大便秘结　如润肠丸（肉苁蓉、沉香、麻子仁汁）（《济生方》）。

中成药品种有抗骨增生丸（胶囊）、便通片（胶囊）、健脑丸（胶囊）、锁阳固精丸等。

【用法与用量】　6～10 g。

【注意】　肾火旺，脾虚便溏者忌用。

【贮藏保管】　麻袋或木箱装，成品易虫蛀发霉，应置通风干燥处，密封保存。

【论注】　市场上肉苁蓉亦称为软大芸或软苁蓉，管花肉苁蓉称为硬大芸或硬苁蓉。肉苁蓉在产地加工过程中会有使用盐分的情况，此种肉苁蓉味道咸而不甜，亦称咸苁蓉；未使用盐分的肉苁蓉称为甜苁蓉。甜苁蓉为春季采挖，置沙地上，半埋半露，连晒带烫，使其干燥。咸苁蓉为秋季采收，油性大，不易干，投入盐湖中（产地盐池星罗棋布），腌1年即可，2年、3年更佳，取出后不再加工。甜苁蓉呈扁长柱形，肉质丰满，遍体鳞细，块大，色灰褐，品质最优。咸苁蓉呈粗条状，体圆而扁，质糯，断面呈芝麻点状。

锁　阳

【来源】　为锁阳科植物锁阳*Cynomorium songaricum* Rupr.的干燥肉质茎。

【植物形态】　肉质寄生草本。全体暗红色或紫色，高达35 cm。根茎初时呈球形，后呈长柱形，分枝，具多数瘤突状吸收根。叶片鳞状，密集茎基部，卵圆形至三角形。花深紫色或暗红褐色，杂性，肉穗花序单生，圆珠状或棒状；花期6—7月。果为坚果状，很小，果皮革质；果期6—7月。（图24-23-1）

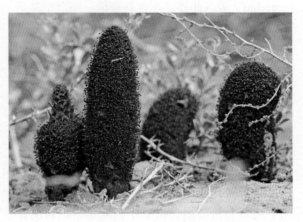

图24-23-1　锁阳（植物）

【产地】　主产于内蒙古、甘肃、新疆等地，宁夏、青海亦产。内蒙古西北部阿拉善盟、巴彦淖尔市为道地产区。

【采收加工】　春季采挖，除去花序，切段，晒干。

【药材鉴别】　多呈扁圆柱形，微弯曲。棕色或棕褐色，粗糙，全体具有明显纵沟，有时可见三角状鳞叶，质薄如纸。体重质坚，极难折断，断面棕色，紧密油润。气微，味甘而涩。（图24-23-2）

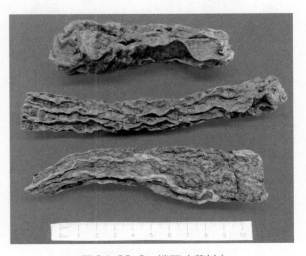

图24-23-2　锁阳（药材）

以肥大、坚实、断面呈油润者为佳。

【化学成分及药理作用】 含萜类、黄酮等。萜类，如齐墩果酸丙二酸半酯Ⅰ（malonyl oleanolic acid hemiester Ⅰ）、锁阳萜（cynoterpene）、乙酰熊果酸（acetylursolic acid）等；黄酮类，如花色苷（anthosyanin）、儿茶素（catechin）等。此外，还含有蔗糖、缩合型鞣质、微量元素以及氨基酸类。

锁阳对机体非特异性免疫及细胞免疫具有调节作用，对体液免疫具有增强作用。其所含鞣质部分、非鞣质部分、无机物部分都有极好自由基清除作用，可以延缓衰老；对人体肠功能、肾上腺皮质激素分泌都有良好的增强和促进作用，对糖皮质激素具有双向调节作用，可以润肠通便；可以促进性成熟及性行为，其中提取的齐墩果酸丙二酸半酯有抗人类免疫缺陷病毒蛋白酶活性作用；还具有抗应激、抗血小板凝集、抗胃溃疡、抗转录、抗肿瘤活性等作用。

【饮片炮制及鉴别】

1. 锁阳 取药材，洗净，润透，切薄片，干燥。

成品为不规则形或类圆形的片。外表皮棕色或棕褐色，粗糙，具明显纵沟及不规则凹陷。切面浅棕色或棕褐色，散在黄色三角状维管束。气微，味甘而涩。（图24-23-3）

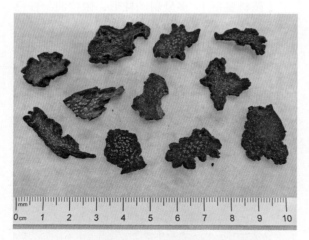

图24-23-3 锁阳（饮片）

2. 酒锁阳 取锁阳，用黄酒喷洒拌匀，待酒被吸尽，移入蒸笼内，上大汽蒸1～2小时。每锁阳100 kg，用黄酒20 kg。

成品形如锁阳，表面棕褐色，微有酒香气。（图24-23-4）

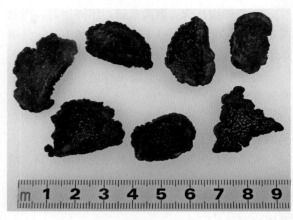

图24-23-4 酒锁阳

3. 盐锁阳 取净药材，用盐水拌匀，待盐水吸尽后，稍闷，蒸至透心，取出，切片，干燥。每锁阳100 kg，用食盐2 kg。

成品形如锁阳，表面棕褐色。味咸。

锁阳酒制长于温肾助阳，盐制善于走肾，均可增强补肾阳作用。

【性味与归经】 甘，温。归肝、肾、大肠经。

【功能】 补肾阳，益精血，润肠通便。

【应用】

1. 肝肾阴亏，精血不足等 如虎潜丸（熟地黄、白芍、知母、黄柏、龟板、锁阳、虎骨、干姜、陈皮）（《丹溪心法》）。

2. 阳弱精虚，阴衰血竭，大肠燥涸，便秘不运 与肉苁蓉同用。

中成药品种有锁阳固精丸、固本统血颗粒、全鹿丸等。

【用法与用量】 5～10 g。

【注意】 阴虚火旺，脾虚泄泻及实热便秘者禁服。长期食用，亦可致便秘。

【贮藏保管】 置通风干燥处。

补骨脂

【来源】 为豆科植物补骨脂 *Psoralea corylifolia* L.的干燥成熟果实。

【植物形态】 一年生草本。高40～90 cm，全体被黄白色及黑色或黑褐色油点。茎直立，枝有纵棱。叶互生，具叶柄，托叶成对，三角状披针形，先端狭细渐尖；叶片阔卵形或三角状卵形，基部心形，斜心形或圆形，先端圆形或钝，边缘有粗牙齿，两面均有显著黑色，仅叶脉及叶缘有毛。花淡紫色或黄色，多数密集成腋生的穗形总状花序，花冠蝶形；花期7—8月。荚果椭圆形，有宿存花萼，不开裂；种皮黑色，与种子粘贴；果期9—10月。（图24-24-1）

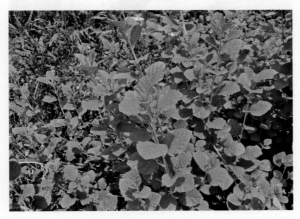

图24-24-1　补骨脂（植物）

【产地】　主产于四川金堂，重庆江津、合川，河南商丘、新乡、博爱、沁阳、信阳等地，称"川故子""怀故子"。

【采收加工】　秋季果实成熟时采收果序，晒干，搓出果实，除去杂质。

【药材鉴别】　呈肾形，略扁。表面黑色或黑褐色，有微细的网纹，一边微凹陷。质坚硬，剖开外皮可见黄白色种仁，有油性。微有香气，味辛、微苦。（图24-24-2）

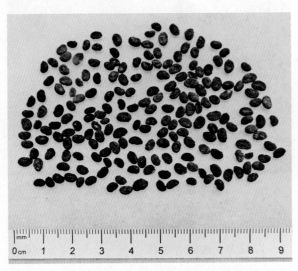

图24-24-2　补骨脂（药材）

以颗粒饱满、黑褐色、无梗及杂质者为佳。

【化学成分及药理作用】　含香豆素、黄酮等。香豆素类，如补骨脂素（psoralen）、异补骨脂素（isopsoralen）、补骨脂定（psoralidin）、双羟异补骨脂定（corylidin）等；黄酮类，如补骨脂甲素（coryfolin）、补骨脂乙素（corylifolinin）、补骨脂查耳酮（bavachalcone）、补骨脂异黄酮（corylin）等。

补骨脂有抗肿瘤、抗菌、延缓衰老、升高白细胞、止血、杀虫和抗早孕功能，及雌激素样作用。补骨脂素类在加长波紫外线的照射下，其激发态分子与靶细胞的DNA嘧啶碱起加成反应，嵌入DNA的双螺旋比较稳定，从而使肿瘤细胞萎缩，界限不清，发生空泡直至死亡，因此抗肿瘤作用更强。对支气管平滑肌，补骨脂素有舒张作用，补骨脂定有收缩作用。补骨脂中多种成分均具有抗肿瘤作用。此外，补骨脂还有致光敏作用，内服或局部用药后，使皮肤对紫外光照射敏感，容易出现色素沉着，严重时可发生红肿和水泡。

【饮片炮制及鉴别】

1. 补骨脂　取药材，除去杂质。

成品性状特征同药材。

2. 盐水炒补骨脂（盐补骨脂）　取补骨脂，用盐水拌匀，稍润，待盐水吸尽，炒至略鼓起。每补骨脂100 kg，用食盐5 kg。

成品形如补骨脂。表面黑色或黑褐色，微鼓起。气微香，味微咸。（图24-24-3）

补骨脂盐制可缓和其辛窜温燥之性，避免伤

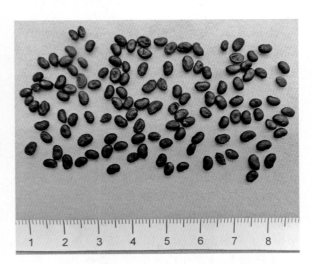

图24-24-3　盐水炒补骨脂

阴之弊，并可引药入肾，增强补肾纳气作用。

【性味与归经】 辛、苦，温。归肾、脾经。

【功能】 温肾助阳，纳气，止泻。

【应用】

1. 下元虚败，脚手沉重，阳痿 如补骨脂丸（补骨脂、菟丝子、胡桃肉、沉香、乳香、没药）（《本草纲目》）。

2. 肾气虚冷，小便无度 如破故纸丸（破故纸、茴香）（《魏氏家藏方》）。

3. 脾胃虚寒之久泄，五更泄泻 如四神丸（补骨脂、肉豆蔻、五味子、吴茱萸）（《内科摘要》）。

中成药品种有癃闭舒胶囊、白癜风胶囊、七宝美髯颗粒、四神丸（片）、生白合剂（口服液）、生发搽剂、补白颗粒、补肺活血胶囊等。

【用法与用量】 6～10 g。外用20%～30%酊剂涂患处。

【注意】 阴虚火旺者忌服。

【贮藏保管】 置干燥处。

【论注】

（1）紫葳科植物木蝴蝶 *Oroxylum indicum* (L.) Vent.的成熟种子，习称"破布纸"，应注意鉴别，区别药用。见"木蝴蝶"项下。

（2）依据中医"肾藏精生髓主骨"的理论，补骨脂临床上广泛用于骨质疏松症的治疗，常盐制使用。

益 智

【来源】 为姜科植物益智 *Alpinia oxyphylla* Miq.的干燥成熟果实。

【植物形态】 多年生常绿草本，高2 m。地下根茎相互密结。茎丛生，直立。叶二列式互生，具短柄；叶片狭长披针形基部阔楔形，先端尾尖，叶缘具细锯齿，表面暗绿色，背面淡绿色，两面均无毛；叶舌长，挺立，膜质、棕色。花粉白色，具淡红色条纹；顶生圆锥总状花序，花序轴棕色，下端具一环形苞片，包围花轴；花期1—3月。蒴果球形，不开裂；种子多角形，暗棕色；果期3—5月。（图24-25-1）

【产地】 主产于广东信宜、雷州半岛，海南海口琼山等地。

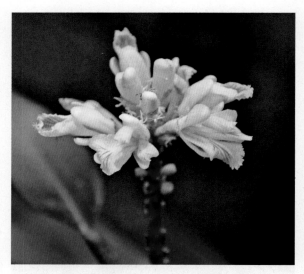

图24-25-1 益智（植物）

【采收加工】 夏、秋间果实由绿变红时采收，晒干或低温干燥。

【药材鉴别】 多呈椭圆形，两头略尖外皮红棕色或灰棕色，有纵向凹凸不平的隆起线13～20条。皮薄而稍韧，与种子紧贴。种子集结成团，中有薄膜将种子团分为三瓣，每瓣有种子6～11粒。种子呈扁圆形不规则块状，略有钝棱，呈灰褐色或灰黄色，破开后里面为白色，有粉性。臭特殊，味辛微苦。（图24-25-2）

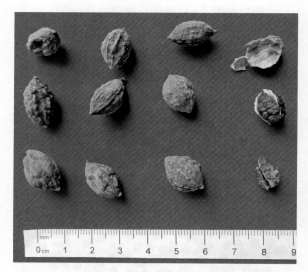

图24-25-2 益智（药材）

以粒大、饱满者为佳。

【化学成分及药理作用】 含挥发油，主含桉油精（1,8-cineole）以及姜烯（zingiberene）、姜醇（zinginerol）。并含丰富的B族维生素、维生素C以及微量元素等。

益智有明显的抗肿瘤、抗胃损伤作用；对心血管系统具有一定作用，对Na^+-K^+-ATP酶有抑制作用，可升高小鼠外周血液白细胞；其甲醇提取物有抑制前列腺素作用；还有抗胃溃疡、提高记忆作用。

【饮片炮制及鉴别】

1. 益智仁　取药材，除去杂质及外壳。用时捣碎。

成品为不规则扁圆形的种子或种子团残瓣。种子略有钝棱，直径约3 mm；表面灰黄色至灰褐色，具细皱纹；外被淡棕色膜质的假种皮；质硬，胚乳白色。有特异香气，味辛、微苦。（图24-25-3）

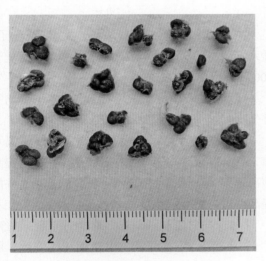

图24-25-3　益智仁（饮片）

2. 盐水炒益智仁（盐益智仁）　取益智仁，盐水拌匀，闷润，用文火炒干。用时捣碎。

成品形如益智仁，表面棕褐色至黑褐色，质硬，胚乳白色。有特异香气。味辛、微咸、苦。

益智仁盐制可缓和其辛燥之性，专行下焦，长于固精，缩尿，用于肾气虚寒的遗精、早泄、尿频、遗尿、白浊。

【性味与归经】　辛，温。归脾、肾经。

【功能】　暖肾固精缩尿，温脾止泻摄唾。

【应用】

1. 伤寒阴盛，心腹痞满，呕吐泄利，手足厥冷，及一切冷气奔冲，心胁脐腹胀满绞痛　如益智散（川乌、益智、干姜、青皮）（《太平惠民和剂局方》）。

2. 脾气虚寒，小便频数，或遗尿不止，小儿尤效　如缩泉丸（益智、乌药、山药）（《校注妇人大全良方》）。

中成药品种有缩泉丸（胶囊）、萆薢分清丸、健脑胶囊等。

【用法与用量】　3～10 g。

【注意】　成品燥热，能伤阴助火，故阴虚火旺或因热而患有遗精、尿频等症均忌服。

【贮藏保管】　置阴凉干燥处。

菟丝子

【来源】　为旋花科植物南方菟丝子*Cuscuta australis* R. Br. 或菟丝子*Cuscuta chinensis* Lam. 的干燥成熟种子。

【植物形态】

1. 南方菟丝子　一年生无叶的寄生草本，常寄生于豆科、菊科、藜科或山茶科植物上。无根，全株无毛。茎肉质，蔓性，丝状，黄色，具吸取寄主营养的吸器。叶退化成小鳞片。花白色，细小多数，无梗或具短梗，组成球形、穗状、总状或聚伞状簇生花序，4或5出数；苞片小或无；花期7—9月。蒴果球形或卵圆形，下半部为宿存花冠所包，成熟时不规则开裂，不为周裂；种子黄褐色；果期8—10月。（图24-26-1）

2. 菟丝子　菟丝子的宿存花冠全部包住蒴果，果成熟时整齐周裂。

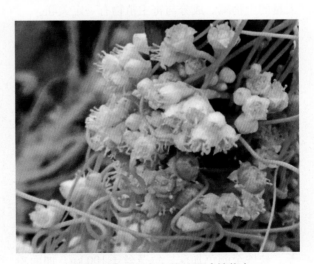

图24-26-1　南方菟丝子（植物）

【产地】 主产于山东、河北、内蒙古、山西、河南、江苏等地。以南方菟丝子为主流。

【采收加工】 秋季果实成熟时采收植株，晒干，打下种子，除去杂质。

【药材鉴别】 多呈细小类圆形。外皮红棕色或棕黄色，微粗糙。在放大镜下可见细皱纹，一端有小白点。质坚实，沸水煮之易破裂，露出白色卷旋形的种仁。无臭，味淡。（图24-26-2）

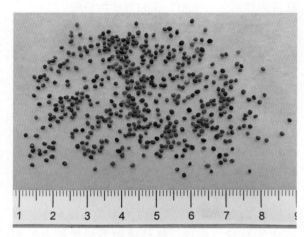

图24-26-2 菟丝子（药材）

以粒饱满、质坚实、灰棕色或黄棕色者为佳。

【化学成分及药理作用】 含黄酮类，如菟丝子苷（cuscutoside）、槲皮素（quercetin）、金丝桃苷（hyperoside）、山柰酚、紫云英苷等。还含多糖、氨基酸、微量元素、有机酸、胆甾醇（cholestrol）、β-谷甾醇等。南方菟丝子果实含有大量的生物碱。成分与寄主植物有一定关联。

菟丝子总黄酮具有改善实验性心肌缺血、调节机体免疫、刺激内分泌等多种作用。菟丝子多糖可以清除自由基及抗脂质过氧化，具有延缓衰老和补阳作用。

【饮片炮制及鉴别】

1. 菟丝子 取药材，除去杂质，洗净，干燥。成品性状特征同药材。

2. 菟丝子饼 取菟丝子，洗净，蒸熟至吐丝，加面粉，捶匀，入碓内压成约2 cm厚方块，再用刀切成约2 cm小方块，亦有用铜制圆筒打成厚约1.5 cm、直径约2 cm的圆饼，晒干或烘干。麸炒至颜色加深。每菟丝子100 kg，加面粉15 kg、麦麸10 kg。为樟树药帮特色饮片。

成品为小方块或圆形饼状，表面深棕色，有焦香气。（图24-26-3）

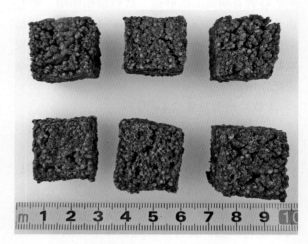

图24-26-3 菟丝子饼

3. 盐水炒菟丝子（盐菟丝子） 取菟丝子，盐水拌匀，闷润，炒至微鼓起、开裂。每菟丝子100 kg，用食盐2 kg。

成品形如菟丝子，表面棕黄色，裂开，略有香气。

菟丝子其性温，经过盐炒制后其性不温不寒，平补肝肾，并能增强补肾固涩作用，可提高煎出效果。菟丝饼可增强温补脾肾的作用，并能提高煎出效果。

【性味与归经】 辛、甘，平。归肝、肾、脾经。

【功能】 补益肝肾，固精缩尿，安胎，明目，止泻；外用消风祛斑。

【应用】

1. 肝肾亏虚，眼昏生翳 如驻景丸（菟丝子、熟地黄、车前子）（《太平惠民和剂局方》）。

2. 肾虚小便多，或小便不禁 如菟丝子丸（菟丝子、鹿茸、附子、肉苁蓉、桑螵蛸、五味子、牡蛎、鸡内金）（《世医得效方》）。

3. 肝肾不足，滑胎 如寿胎丸（川续断、桑寄生、菟丝子、阿胶）（《医学衷中参西录》）。

中成药品种有五子衍宗丸（片）、再造生血胶囊、补益地黄丸、肾宝合剂、固本统血颗粒等。

【用法与用量】 6～12 g。外用适量。

【注意】 成品为平补之药，但仍偏补阳，故阴虚火旺之大便燥结、小便短赤者不宜服。

【贮藏保管】 置通风干燥处。

【论注】 大菟丝子为旋花科植物金灯藤 *Cuscuta japonica* Choisy 的种子。金灯藤茎较粗壮，黄色或红色的茎上常带有紫红色瘤状斑点。形状与菟丝子相似，较大，长径约 3 mm，短径 2 ～ 3 mm。在扩大镜下观察，表面排列有不整齐的短线状斑纹。四川、贵州、湖南地方标准有收载。

沙苑子

【来源】 为豆科植物扁茎黄芪 *Astragalus complanatus* R. Br. 的干燥成熟种子。

【植物形态】 多年生高大草本。高可达 1 m 以上，全株被短硬毛。茎略扁，偃卧。叶互生，奇数羽状复叶，小叶 4 ～ 10 对；小叶椭圆形，基部钝或钝圆，先端钝或者微缺，有细尖，全缘，背面被短硬毛；托叶小，披针形。花黄色，蝶形，腋生总状花序；花期 8—9 月。荚果纺锤形，膨胀，先端有较长尖喙，被黑色短硬毛；种子多数，圆肾形；果期 9—10 月。（图 24-27-1）

【产地】 主产于陕西大荔、潼关、渭南、兴平等地，河北、山西、内蒙古亦产，野生或栽

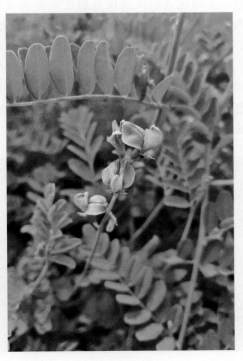

图 24-27-1 扁茎黄芪（植物）

培。以陕西大荔产者最为著名，因原在潼关集散，称潼蒺藜。

【采收加工】 秋末冬初，种子成熟时采收，连茎割取晒干，棒打脱去果皮，筛净杂质，晒干即可。

【药材鉴别】 略呈肾脏形而稍扁。表面灰褐色或绿褐色，光滑。一边微微向内陷。质坚硬。种仁两瓣，淡黄色。无臭，味淡，嚼之有豆腥气。（图 24-27-2）

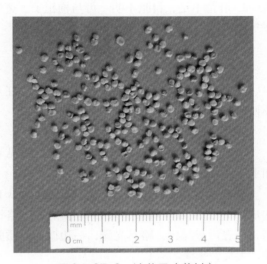

图 24-27-2 沙苑子（药材）

以身干、粒大饱满、无杂质者为佳。

【化学成分及药理作用】 含黄酮类化合物，如沙苑子苷（complantuside）、紫云英苷（astragalin）、沙苑子新苷（neocoplanoside）、沙苑子杨梅苷（myricomplanoside）等；还有少量挥发油，其主要成分为 L-乙酸龙脑酯（bornyl acetate）、樟脑（camphor）等。

沙苑子可调节机体生理功能，增强机体非特异抵抗力及有保肝作用，具有适应原样作用。沙苑子水提醇沉液具有抗炎、降血压作用，对细胞免疫有提高作用。沙苑子总黄酮可明显降低血清胆固醇、三酰甘油水平，增加脑血流量，并能改善血液流变学指标。

【饮片炮制及鉴别】

1. 沙苑子 取药材，除去杂质，洗净、干燥。成品性状特征同药材。

2. 盐水炒沙苑子（盐沙苑子） 取沙苑子，盐水拌匀，闷润，用文火炒干。

成品形如沙苑子，表面鼓起，深褐绿色或深

褐灰色。气微，味微咸，嚼之有豆腥味。

沙苑子盐水炒后，平补阴阳，增强补肾固精缩尿的作用。

【性味与归经】 甘、温。归肝、肾经。

【功能】 补肾助阳，固精缩尿，养肝明目。

【应用】

1. 肾虚不固 如金锁固精丸（沙苑蒺藜炒、芡实蒸、莲须、龙骨酥炙、牡蛎盐水煮一日一夜，煅粉、莲子粉）（《医方集解》）。

2. 肝肾不足，目暗不明 可与枸杞子、菟丝子等同用。

中成药品种有消渴平片、强阳保肾丸等。

【用法与用量】 9～15 g。

【注意】 成品为温补固涩之品，阴虚火旺及小便不利者忌服。

【贮藏保管】 置通风干燥处，防蛀。

【论注】 沙苑子同名异物品甚多，常见者如下。

（1）豆科植物华黄芪Astragalus chinensis L.的成熟种子，为肾脏形，较沙苑子稍大，略饱满，外表污灰绿色，略具光泽，一边微凹。质坚硬，无臭，味淡。

（2）豆科植物猪屎豆Crotalaria mucronate Devs.、凹叶野百合Crotalaria retusa L.、崖州野百合Crotalaria yaihsienensis T. Chen的成熟种子，为肾脏形，较沙苑子稍大，肥厚，外表亮绿色，具光泽和明显的条状花纹。无臭，味淡。注意这些种子含有生物碱，对肝脏有害。

（3）豆科植物紫云英Astragalus sinicus L.的成熟种子，为扁肾脏形，较沙苑子大，外表暗红棕色，略具光泽，一边凹入较深呈钩状。无臭，味淡。

蛤 蚧

【来源】 为壁虎科动物蛤蚧Gekko gecko Linnaeus的除去内脏干燥体。

【动物形态】 陆栖爬行动物。形如壁虎而大，全长20～30 cm，体尾等长。头呈三角形，眼大，无活动眼睑；上唇有一对宽吻鳞，不达鼻孔。头及背部均有粒状细鳞，并散有大的疣鳞；腹面鳞较大，覆瓦状排列。指趾间具蹼，指趾端显著膨大，底部具有单行襞褶皮瓣，第一指特别短而且无爪。尾部有深浅相间的7条环纹，易断，有再生能力。有咬物至死不放之特点。（图24-28-1）

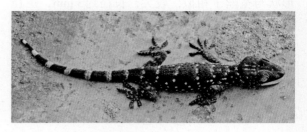

图24-28-1 蛤蚧（动物）

【产地】 主产于广西、广东、云南、贵州等地。

【采收加工】 全年均可捕捉。除内脏，拭净，竹片撑开，使全体扁平顺直，低温干燥。

【药材鉴别】 呈扁片状，头颈部及躯干部长9～18 cm，头颈部约占1/3，腹背部宽6～11 cm，尾长6～12 cm。头略呈扁三角状，两眼多凹陷成窟窿，口内有细齿，生于颚的边缘，无异型大齿。吻部半圆形，吻鳞不切鼻孔，与鼻鳞相连，上鼻鳞左右各1片，上唇鳞12～14对，下唇鳞（包括颏鳞）21片。腹背部呈椭圆形，腹薄。背部呈灰黑色或银灰色，有黄白色、灰绿色或橙红色斑点散在或密集成不显著的斑纹，脊椎骨和两侧肋骨突起。四足均具5趾；趾间仅具蹼迹，足趾底有吸盘。尾细而坚实，微显骨节，与背部颜色相同，有6～7个明显的银灰色环带，有的再生尾较原生尾短，且银灰色环带不明显。全身密被圆形或多角形微有光泽的细鳞。气腥，味微咸。（图24-28-2）

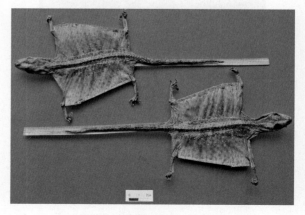

图24-28-2 蛤蚧（药材）

以体大、肥壮、尾全不破碎者为佳。

【化学成分及药理作用】 含肌肽（carnosine）、胆碱、肉毒碱（carnitine）、鸟嘌呤（guanine）、蛋白质等。此外，尚含氨基酸、胆固醇、无机元素等。

蛤蚧具有抗氧化、增强免疫、平喘、抗炎、抗应激、性激素样作用。蛤蚧醇提取液可使大鼠心肌、肾组织胞浆中的谷胱甘肽含量提高，使心肌、肝、肾线粒体的谷胱甘肽过氧化物酶活性增强；尾部作用大于体部，作用随用药时间延长而明显延长；还可明显对抗氧化乙酰胆碱的止喘作用；对甲醛性大鼠踝关节肿胀、二甲苯所致小鼠耳廓炎均有明显抑制作用；使未成年雌性大鼠出现动情期，且潜伏期短。蛤蚧醇提取液的水溶性部分还能使雄性小鼠睾丸增重，提高雄性性功能作用。

【饮片炮制及鉴别】

1. 蛤蚧 取药材，除去鳞片及头足，切成小块。

成品呈不规则的片状小块。背部块片银灰色或灰黑色，有突起的疣点散在；腹部块片上有黄色或红棕色的斑点；背腹块片一面均密被圆形或多角形细鳞痕。脊骨隆起，两侧肋骨斜向排列，微凸。尾圆柱形，具银灰色环带。质坚而韧。气腥，味微咸。（图24-28-3）

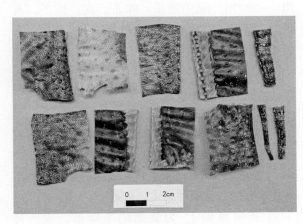

图24-28-3 蛤蚧（饮片）

2. 酒蛤蚧 取蛤蚧，米酒或黄酒浸润，待吸尽，微火焙干。用时研成粉末。每蛤蚧10对，用米酒或黄酒0.25 kg。

成品形如蛤蚧，有酒香气，味微咸。

蛤蚧酒制后其质酥易碎，有酒香气，去除腥臭，便于服用，能增强补肾壮阳作用，用于肾阳不足、精血亏损的阳痿。

【性味与归经】 咸，平。归肺、肾经。

【功能】 补肺益气，纳气定喘，助阳益精。

【应用】 久病体虚，兼有肺热之气喘咳嗽，痰中带血，或面目浮肿 如人参蛤蚧散（人参、蛤蚧、苦杏仁、甘草、知母、桑白皮、茯苓、贝母）（《卫生宝鉴》）。

中成药品种有如意定喘片、蛤蚧补肾胶囊、蛤蚧定喘丸（胶囊）等。

【用法与用量】 3～6 g，多入丸散或酒剂。

【注意】 风寒或实热咳喘忌服。

【贮藏保管】 用木箱严密封装，常用花椒拌存，置阴凉干燥处，防蛀。

【论注】

（1）有以同科属动物壁虎 Gekko chinensis Gray 充幼小蛤蚧者。蛤蚧上唇端吻鳞不达鼻孔，体背具多数不规则疣鳞，腹鳞覆瓦状排列，指趾间有蹼迹。

（2）商品以对为单位，规格有全尾、断尾两种。分特装、5对一装、10对一装、20对一装和30对一装。

（3）中医传统认为蛤蚧药效全在于尾部，尾巴一断，功效即大大降低。现代学者研究表明，尾部的多种无机元素及氨基酸总量都有规律地明显高于其他部位。炮制品中尾、体所含人体所需氨基酸均高于头、眼、足。

核桃仁
（附：青龙衣、分心木）

【来源】 为胡桃科植物胡桃 Juglans regia L.的干燥成熟种子。

【植物形态】 落叶大乔木。高达30 m，树皮灰色。叶互生，奇数羽状复叶，小叶5～9片，广椭圆形，基部圆形，先端尖，全缘，表面光滑，鲜绿色，背面淡绿色，布有茸毛。花黄绿色，单性同株，雄花呈柔荑花序，雌花呈穗状排列；花期4—5月。核果球形，核有皱襞，果期10月。（图24-29-1）

【产地】 我国各地广泛栽培，华北、西北、东北地区尤多。

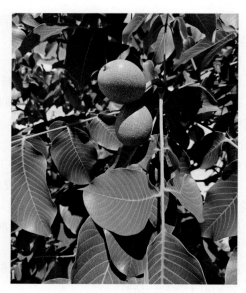

图24-29-1 胡桃（植物）

【采收加工】 秋季果实成熟时采收，除去肉质果皮，晒干，再除去核壳及木质隔膜。

【药材鉴别】 多类球形，或多破碎呈不规则状；外表皱缩多沟槽，形似猪脑，披棕褐色或淡褐色薄膜状种皮，剥去种皮子叶显黄白色。质脆，富有油性。气微，味甘；种皮味涩、微苦。（图24-29-2）

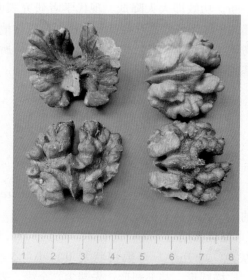

图24-29-2 核桃仁（药材）

以个大、饱满、断面色白、富油性者为佳。

【化学成分及药理作用】 含脂肪油、优质蛋白质、酚类化合物、甾醇以及多种游离的必需氨基酸和钙、铁、锌等多种微量元素。以脂肪油含量最高，主要为亚油酸（linoleic acid）、油酸（oleic acid）。粗蛋白中可溶性蛋白的组成主要有谷氨酸（glutamic）、精氨酸（arginine）以及天冬氨酸等。酚类化合物主要有没食子酸（gallic acid）、鞣花酸（ellagic acid）等。核桃种皮中酚类化合物的种类及含量均高于核桃仁。

核桃仁具有抗氧化、抗菌、降血脂、降血糖、抗肿瘤等作用。其酚类物质具有预防心血管疾病、抑制肿瘤细胞增殖等作用。

【饮片炮制及鉴别】 核桃仁 取药材，除去杂质。

成品性状特征同药材。

【性味与归经】 甘，温。归肾、肺、大肠经。

【功能】 补肾，温肺，润肠。

【应用】

1. 肾虚腰痛脚弱，腰间重坠，起坐困难等 如青娥丸（杜仲、补骨脂、胡桃）（《太平惠民和剂局方》）。

2. 肺肾不足的喘急胸满，不能睡卧 如人参胡桃汤（人参、胡桃、生姜）（《济生方》）。

【用法与用量】 6～9 g。

【注意】 阴虚火旺、肺热咳嗽及便溏者均不宜服。

【贮藏保管】 置阴凉干燥处，防蛀。

【论注】 植物胡桃 Juglans regia L.的叶也药用。多鲜用，随用随采。味苦、涩，性平。有毒。功能解毒，消肿。用于白带过多，疥癣。用量9～15 g。

附药1：青龙衣

【来源】 为胡桃 Juglans regia L.成熟或未成熟果实的肉质果皮。

【采收加工】 秋季采收未成熟的果实，晒至外皮裂开时，拣取外果皮，再晒干。

【药材鉴别】 为皱缩的半球形，或块片状，纵面多向内卷曲，直径3～5 cm，厚6～10 mm。表面较光滑，黑绿色，有黑色斑点，一端有一果柄断痕。内表面黄白色，不平坦。气无，味苦涩。

以块大、肉厚、整齐、黑绿色者为佳。

【化学成分及药理作用】 含α/β-氧化胡桃叶醌（oxyjuglone）。

胡桃青皮对巴豆油所致小鼠耳壳肿胀、大鼠角叉菜胶性足肿胀、醋酸引起的小鼠腹腔毛细血管通透性增高均有明显的抑制作用；对热传导及化学刺激引起的拟痛反应有明显镇痛作用。

【饮片炮制及鉴别】 青龙衣 取药材，除去杂质。

成品性状特征同药材。

【性味与归经】 苦、涩，平；有毒。归肝、脾、胃经。

【功能】 止痛，止咳，止泻，解毒，杀虫。

【应用】

1. 水痢不止 青胡桃皮，捣碎，铁锅内微炒，再捣细。每早服15 g，白汤下（《方脉正宗》）。

2. 痈肿疮毒 青龙衣适量。水煎，洗患处（《山东中草药手册》）。

【用法与用量】 9 ～ 15 g；或入丸、散。外用：鲜品拭擦或捣敷；或煎水洗。

附药2：分心木

【来源】 为胡桃 *Juglans regia* L.果实子房室的膜质中隔。

【采收加工】 秋、冬季采收成熟核果，击开核壳，采取核仁时，收果核内的木质隔膜，晒干。

【药材鉴别】 木质隔膜呈薄片状，多弯曲、破碎而不整齐。表面淡棕色至棕褐色，或棕黑色，略有光泽。质脆，易折断。气微，味微苦。

以块大、质薄、色黄为佳。

【化学成分及药理作用】 与核桃仁类似。含抗艾滋病病毒及抗肿瘤的多糖。

【饮片炮制及鉴别】 分心木 取药材，除去杂质。

成品性状特征同药材。

【性味与归经】 苦、涩，平。

【功能】 补肾涩精。

【应用】 肾虚遗精 同芡实、枸杞子、补骨脂、牡蛎用，煎服（《山东中草药手册》）。

【用法与用量】 3 ～ 9 g。

冬虫夏草

【来源】 为麦角菌科真菌冬虫夏草菌 *Cordyceps sinensis* (Berk.) Sacc. 寄生在蝙蝠蛾科昆虫幼虫上的子座和幼虫尸体的干燥复合体。

【形态】 囊菌之子座出自寄主幼虫的头部，单生，细长如棒球棍状，长4 ～ 11 cm；不育柄部长3 ～ 8 cm，直径1.5 ～ 4 mm；上部为子座头部，稍膨大，呈圆柱形，长1.5 ～ 4 cm，褐色，除先端小部外，密生多数子囊壳；子囊壳大部陷入子座中，先端凸出于子座之外，卵形或椭圆形，长250 ～ 550 μm，直径140 ～ 245 μm，每一子囊壳内有多数长条状线形的子囊；每一子囊内有2 ～ 8个具有隔膜的子囊孢子。寄主为鳞翅目、鞘翅目等昆虫的幼虫。冬季菌丝侵入蛰居于土中的幼虫体内，使虫体充满菌丝而死亡。夏季长出子座。（图24-30-1）

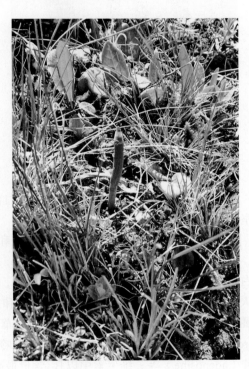

图24-30-1 冬虫夏草

【产地】 主产于青海、西藏、四川、云南等地。青海玉树、西藏那曲产品质量好，虫体丰满肥壮，色黄发亮，子座短粗；四川甘孜所产虫体略瘦小，色暗，质量稍逊，产量大。

【采收加工】 5—6月间，在产地高山地带发现子座露于土外者，挖出虫体及子座，刷去泥土及虫体外层粗皮，烘干或晒干即得。

【药材鉴别】 由虫体与从虫头部长出的真菌子座相连而成。虫体似蚕，长3 ～ 5 cm，直径 0.3 ～ 0.8 cm；表面深黄色至黄棕色，有环纹 20 ～ 30 个，近头部的环纹较细；头部红棕色；足 8 对，中部 4 对较明显；质脆，易折断，断面略平坦，淡黄白色。子座细长圆柱形，长 4 ～ 7 cm，直径约 0.3 cm；表面深棕色至棕褐色，有细纵皱纹，上部稍膨大；质柔韧，断面类白色。气微腥，味微苦。（图 24-30-2）

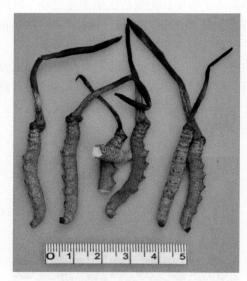

图 24-30-2　冬虫夏草（药材）

以虫体丰满肥壮、色黄发亮、断面黄白色、子座短小者为佳。

【化学成分及药理作用】　含氨基酸、糖和醇类、核苷类、维生素及微量元素等。其中，粗蛋白成分约占 27.52%，氨基酸种类达 17 种，多为人体所必需；糖和醇类主要为半乳糖和 D-甘露醇（虫草酸，cordycepic acid）及虫草素（cordycepin）；核苷中分离出尿嘧啶、腺嘌呤和腺苷（adenosine）等；维生素中以 B_{12} 含量最高，尚含维生素 B_1 和 C。

冬虫夏草有明显的镇静、抗惊厥、抗肿瘤、抗应激、延缓衰老、抗炎、抗肾衰和抗微生物作用。虫草及虫草水提液可使心率减慢、心排血量和冠脉流量增加，同时可缩短心律失常时间，减轻心律失常的程度；还有明显的扩张支气管作用，可显著增强肾上腺素作用，具有祛痰平喘作用。冬虫夏草还具有一定的拟雄激素样作用和抗雌激素样作用，对性功能紊乱有调节恢复作用。

【饮片炮制及鉴别】　冬虫夏草　取药材，除去杂质。

成品性状特征同药材。

【性味与归经】　甘，平。归肺、肾经。

【功能】　补肾益肺，止血化痰。

【应用】

1. 病后虚损　可与老雄鸭同用。

2. 肺结核咳嗽、咯血，老年虚喘　可与贝母、百合同用。

3. 肾虚腰痛　可与枸杞子、黄酒同用。

4. 贫血、病后虚弱、阳痿、遗精　可与黄芪同用。

人工发酵虫草菌丝加工的中成药主要品种有金水宝胶囊、心肝宝胶囊、宁心宝胶囊和百令胶囊等。

【用法与用量】　3 ～ 9 g。

【注意】　有表邪慎用。

【贮藏保管】　置干燥密闭容器内，密闭，置干燥阴凉处，防潮、防霉、防蛀。

【论注】　同属类似品有由蛹草 *Cordyceps militaris* (L.) Link.、亚香棒虫草 *Cordyceps hawkesii* Gray、香棒虫草 *Cordyceps barnesii* Thwates、凉山虫草 *Cordyceps liangshanensis* Zang Liu et Hu、分枝虫草 *Cordyceps ramose* Teng 等形成的干燥子座及虫体，注意鉴别。

胡芦巴

【来源】　为豆科植物胡芦巴 *Trigonella foenum-graecum* L. 的干燥成熟种子。

【植物形态】　一年生草本，全株有香气。茎直立中空，常数枝丛生。叶互生；三出羽状复叶，小叶卵圆形，先端钝圆，基部楔形上部边缘具锯齿，下部全缘。花 1 ～ 2 朵腋生；花萼裂片 5，披针形；花冠蝶形，初为白色，后渐变淡黄色。荚果细长扁圆筒状，先端有长喙。花期 4—7 月，果期 7—9 月。（图 24-31-1）

【产地】　主产于河南、安徽、四川等地。

【采收加工】　夏季果实成熟时采割植株，晒干，打下种子，除去杂质。

【药材鉴别】　多呈斜方形或矩形。外皮黄棕色或红棕色，平滑。两侧各具一深斜沟，相交处有一点状种脐。质坚硬，不易破碎。种皮薄，胚乳呈半透明状，具黏性；子叶 2，淡黄色，胚根

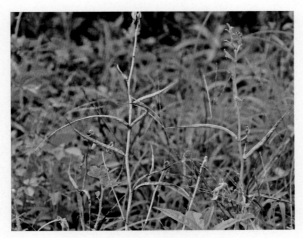

图24-31-1 胡芦巴（植物）

弯曲，肥大而长。气香，味微苦。（图24-31-2）

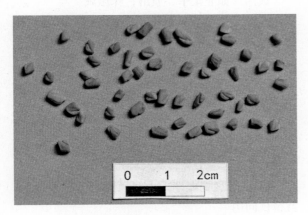

图24-31-2 胡芦巴（药材）

以粒大、饱满、无杂质者为佳。

【化学成分及药理作用】 含生物碱、皂苷、黄酮等。生物碱，如胡芦巴碱（trigonelline）、番木瓜碱（carpaine）等；皂苷类，如胡芦巴苷（vicenin）I/II、薯蓣皂苷（dioscin）等；黄酮类，如牡荆素（vitexin）、异牡荆素（saponaretin）、异荭草素（homoorientin）等。还含胡芦巴肽酯（fenugreehine）。

胡芦巴具有抗生育、抗雄激素、抗肿瘤等作用，对心血管系统、平滑肌有一定影响。番木瓜碱可使家兔血压降低，使离体蛙心、兔心停止于舒张期；还能抑制猫的肠管和气管平滑肌。胡芦巴油有催乳成分，但无任何性激素样作用，其提取物有刺激毛发生长的作用。

【饮片炮制及鉴别】

1. **胡芦巴** 取药材，除去杂质，洗净，干燥。

成品性状特征同药材。

2. **炒胡芦巴** 取胡芦巴，文火炒至黄棕色并透出香气。用时捣碎。

成品形如胡芦巴，微鼓起，有裂口。表面黄棕色，气香。

3. **盐水炒胡芦巴（盐胡芦巴）** 取胡芦巴，加盐水拌匀，文火炒至鼓起，透出香气。用时捣碎。每胡芦巴100 kg，用食盐2 kg。

成品形如胡芦巴，微鼓起，色略深，有香气，味微咸。

胡芦巴炒后，有利于提高煎出效果，其苦燥之性稍缓，温补肾阳作用增强，逐寒祛湿作用减弱，兼具温肾逐湿作用。盐制可引药入肾，专于温补肾阳。

【性味与归经】 苦，温。归肾经。

【功能】 温肾助阳，祛寒止痛。

【应用】

1. **肾脏虚冷，腹胁胀满** 如胡芦巴丸（胡芦巴、炮附子、硫黄）（《圣济总录》）。

2. **寒湿脚气，腿膝冷痛无力** 如胡芦巴丸（胡芦巴、破故纸、木瓜）（《杨氏家藏方》）。

3. **寒疝，少腹连睾丸冷痛** 如胡芦巴丸（胡芦巴、吴茱萸、茴香、巴戟天、川楝子）（《太平惠民和剂局方》）。

中成药品种有强阳保肾丸、培坤丸、肾宝合剂、参茸黑锡丸等。

【用法与用量】 5～10 g。

【注意】 阴虚火旺或有湿热者忌服。

【贮藏保管】 置干燥处。

韭菜子

【来源】 为百合科植物韭菜 *Allium tuberosum* Rottl. ex Spreng. 的干燥成熟种子。

【植物形态】 多年生草本，全草有异臭。鳞茎狭圆锥形，1～3个聚生根状茎上，外皮纤维状。叶基生，扁平，狭线形，长15～30 cm，宽1.5～6 mm。花茎长30～50 cm，顶生伞形花序，具20～40朵花；总苞片膜状，宿存，苞片1～2；花梗长为花被的2～4倍；花被基部稍合生，裂片6，白色，长圆状披针形，长5～7 mm；雄蕊6，比花被片略短；子房三棱

形。蒴果倒卵形，有三棱；种子6，黑色。花期7—8月，果期8—9月。（图24-32-1）

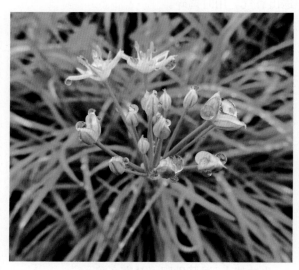

图24-32-1　韭菜（植物）

【产地】　主产于田园，全国各地有栽培。河北、山西、吉林、江苏、山东、安徽、河南产量较大。

【采收加工】　秋季果实成熟时采收果序，晒干，搓出种子，除去杂质。

【药材鉴别】　多呈扁卵形，一面微凹，另面隆起，顶端钝，基部稍尖，长3～4mm，宽约2mm。表面黑色，隆起面有明显的网状皱纹，凹入面皱纹不甚明显；基部有两个小突起，较短的突起顶端灰棕色或灰白色，为种脐；较长的突起顶端为珠孔。质硬。气特异，嚼之有韭菜味。（图24-32-2）

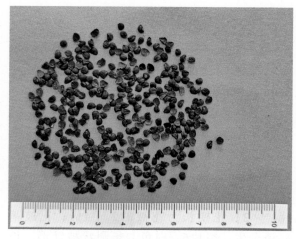

图24-32-2　韭菜子（药材）

以粒饱满、色黑、无杂质者为佳。

【化学成分及药理作用】　含黄酮、硫化物、单萜芳樟醇及微量元素等。

韭菜子的鳞茎含有蒜氨酸及甲基蒜氨酸，对阴道滴虫有杀灭作用；在大蒜酶的作用下，转化为大蒜辣素后有强大的抗菌作用，对多种革兰阳性菌、革兰阴性菌均有抑制作用，对真菌、立克次体、阿米巴原虫等也有效。

【饮片炮制及鉴别】

1. 韭菜子　取药材，除去杂质。

成品性状特征同药材。

2. 盐水炒韭菜子　取韭菜子，用文火炒至有爆裂声时，边炒边喷洒定量的盐水，再以微火炒干。每韭菜子100kg，用食盐2kg。

成品形如韭菜子，质酥，味微咸。

韭菜子盐制后其辛味减弱，并引药入肾，补肾固精作用增强，用于阳痿，遗精，尿频，遗尿。其疗效较生品更佳。

【性味与归经】　辛，甘，温。归肝、肾经。

【功能】　温补肝肾，壮阳固精。

【应用】

1. 肾气不固之遗精、白带过多　本品研末，制成蜜丸服。

2. 肾与膀胱虚冷、小便频数　可与补骨脂、益智仁同用。

【用法与用量】　3～9g。

【注意】　阴虚火旺者忌服。

【贮藏保管】　置干燥处。

阳起石

【来源】　为硅酸盐类矿物角闪石族透闪石。

【产地】　主产于湖北、河南、山西等地。

【采收加工】　全年可采，挖出后，去净泥土及杂石。

【药材鉴别】　多呈不规则柱、块状，大小不一。灰白色、暗灰色或浅绿色，多夹有浅黄棕色条纹或花纹，具丝样光泽。体重，质较疏松。可折断，断面不整齐，纵向破开呈丝状。无臭，味淡。（图24-33-1）

以针束状、色灰白、有光泽、质松软者为佳。

【化学成分及药理作用】　为碱式硅酸镁钙

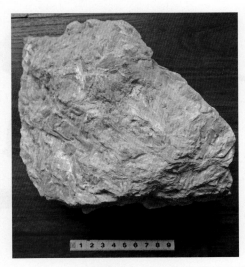

图24-33-1 阳起石（药材）

$[Ca_2Mg_5(Si_4O_{11})_2 \cdot (OH)_2]$，并含少量锰、铝、钛、铬、镍等杂质。

【饮片炮制及鉴别】

1. **阳起石** 取药材，除去杂质，洗净，晒干，砸成小块。

成品为不规则的块状。其他性状特征同药材。（图24-33-2）

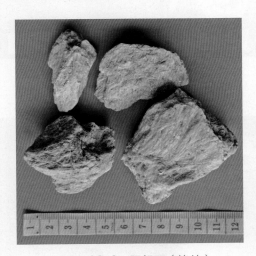

图24-33-2 阳起石（饮片）

2. **煅阳起石** 取阳起石，煅至红透，取出，放冷，研碎。

成品色泽无明显变化，纤维明显分离，质较酥，用手可捻碎，纤维有光滑感。气、味皆无。

3. **酒阳起石** 取阳起石，煅至红透，投入黄酒中淬酥，取出，晾干，研细。每阳起石100 kg，用黄酒20 kg。

成品同煅阳起石，稍带酒气。

阳起石煅后，其质地酥脆，易于粉碎，便于煎出有效成分。酒淬后可进一步使其质地酥脆，利于加工制备，并增强其壮阳作用。

【性味与归经】 咸，微温。归肾经。

【功能】 温肾壮阳。

【应用】

1. 虚寒之极，崩中不止，及宫冷、阳痿等如阳起石丸（阳起石、鹿茸）（《济生方》）。

2. **阳痿** 本品煅研末用。

【用法与用量】 4.5～9 g，多入丸散。

【注意】 阴虚火旺者忌服。不宜久服。

【贮藏保管】 置通风干燥处，防蛀。

【论注】

（1）阳起石黏皮肤上易发痒，且不易除掉。

（2）阳起石置火中烧之，变红而不熔。

（3）尚有地方将滑石片、阴起石作阳起石用。阴起石是短纤维的石棉类矿石，呈银白色而微绿，致密的细鳞片状或粗鳞片状，具光泽，表面光泽而不平坦。断面显层状纹。以火烧之不变红而易传热。

海 马

【来源】 为海龙科动物线纹海马 *Hippocampus kelloggi* Jordan et Snyder、刺海马 *Hippocampus histrix* Kaup、大海马 *Hippocampus kuda* Bleeker、三斑海马 *Hippocampus trimaculatus* Leach 或小海马（海蛆）*Hippocampus japonicus* Kaup 的干燥体。

【动物形态】 为海栖鱼类。头似马头，与体轴成90°左右，头前方吻呈管状。体无鳞而有明显体节，腹部明显弧状凸起，尾渐细。雄体尾部腹面有育儿囊，雌体送入成熟卵，在此受精，发育并孵化成幼小海马。（图24-34-1）

上述5种海马动物外形特征区别如下。

1. **线纹海马** 体长30～33 cm，背鳍18～19，胸鳍18，体环11+39～40。体上有线状斑点或呈虫纹状，吻长长于或等于眼眶后头之长度。

2. **刺海马** 体长20～24 cm，背鳍18，胸鳍18，体环11+35～36。体上棘特别发达。吻部

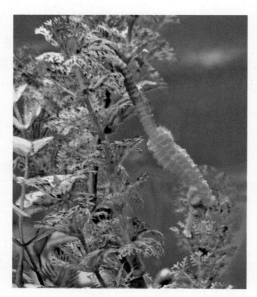

图24-34-1　大海马（动物）

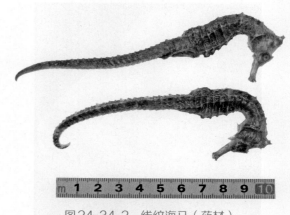

图24-34-2　线纹海马（药材）

有棕色环纹。

3. 大海马　体长20～30 cm，背鳍17，胸鳍16，体环11+35～36。体上无发达的棘。

4. 三斑海马　体长10～18 cm，背鳍20～21，胸鳍17～18，体环11+40～41。体侧方第1、4、7体环的小棘基部各具1黑色圆斑。吻长不及头长的1/2。

5. 小海马　体长7～10 cm，背鳍16～17，胸鳍13，体环11+37～38。躯干第1、4、7和尾部第5、9、10、12体环棘特别发达。吻长约为头长的1/3。

【**产地**】　主产于广东、福建、台湾、山东、辽宁等沿海地区，以广东产量最大。

【**采收加工**】　夏、秋二季捕捞，洗净，晒干；或除去皮膜和内脏，晒干。

【**药材鉴别**】

1. 线纹海马　呈扁长形而弯曲，体长约30 cm。表面黄白色。头略似马头，有冠状突起，具管状长吻，口小，无牙，两眼深陷。躯干部七棱形，尾部四棱形，渐细卷曲，体上有瓦楞形的节纹并具短棘。体轻，骨质，坚硬。气微腥，味微咸。（图24-34-2）

2. 刺海马　体长15～20 cm。头部及体上环节间的棘细而尖。（图24-34-3）

3. 大海马　体长20～30 cm。黑褐色。

4. 三斑海马　体侧背部第1、4、7节的短棘基部各有1黑斑。（图24-34-4）

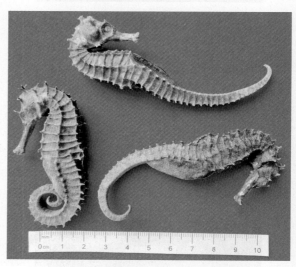

图24-34-3　刺海马（药材）

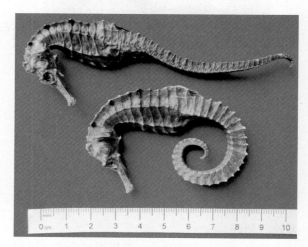

图24-34-4　三斑海马（药材）

5. 小海马（海蛆）　体形小，长7～10 cm。黑褐色。节纹和短棘均较细小。（图24-34-5）

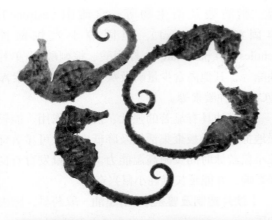

图24-34-5　小海马（药材）

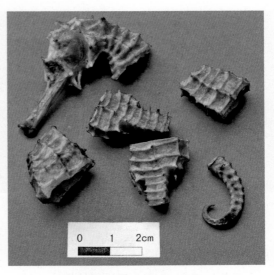

图24-34-6　酒炒海马

以个大、头尾齐全、色黄白、尾卷者为佳。

【化学成分及药理作用】 含氨基酸、蛋白质、脂肪、γ-胡萝卜素、虾青素、黑色素、蛋白酶、乙酰胆碱酯酶等。另外还含有大量的钙、镁、钾、钠、铁，较多的锌、锰、铜和少量的铬、钴、硒等无机元素。

海马有性激素样作用，具延缓衰老、抗血栓形成等作用。海马乙醇提取物可延长正常雌小鼠的动情期，对去势鼠则可出现动情期，并使子宫及卵巢（正常小鼠）重量增加；能使雄鼠前列腺、精囊、提肛肌重量显著增加；能延长小鼠缺氧能力；对MAO-B（单胺氧化酶B）活性、过氧化脂质均有明显抑制作用。三斑海马甲醇提取物能明显抑制大鼠颈总动脉-颈外静脉血流旁路实验性血栓的形成。

【饮片炮制及鉴别】

1. 海马　取药材，除去灰屑。用时捣碎或碾粉。

成品性状特征同药材。

2. 酒炒海马　取海马，铡成段，用文火炒至药物呈黄色，喷洒米酒或黄酒少许，拌匀，再以微火炒干。每海马100 kg，用米酒或黄酒20 kg。

成品形如海马，表面颜色加深，微有酒香气。用时剪碎。（图24-34-6）

【性味与归经】 甘、咸，温。归肝、肾经。

【功能】 温肾壮阳，散结消肿。

【应用】

1. 远年虚实积聚瘕块　如木香汤（木香、海马、大黄、青橘皮、白牵牛、巴豆）（《圣济总录》）。

2. 肾虚阳痿，遗精遗尿　常与鹿茸、人参、熟地黄等同用。

中成药品种有龟龄集、复方皂矾丸等。

【用法与用量】 3～9 g。外用适量，研末敷患处。

【注意】 孕妇及阴虚阳亢者禁服。

【贮藏保管】 置阴凉干燥处，防蛀。

【论注】 经验鉴别以"马头、蛇尾、瓦楞身"来概述其外形特征。品质以线纹、大海马较好，其次为三斑海马和刺海马，而小海马（海蛆）则价廉质逊。均以个头越大越好。

蛤蟆油

【来源】 为蛙科动物中国林蛙 *Rana temporaria chensinensis* David. 雌蛙的输卵管，经采制干燥而得。

【动物形态】 雌蛙体长71～90 mm。头较扁平，头长宽相等或略宽；吻端钝圆，略突出于下颌，吻棱较明显；鼻孔位于吻眼之间，鼻间距大于眼间距而与上眼睑宽。背侧褶在鼓膜上方呈曲折状。后肢长为体长的185%左右，后肢前伸贴体时胫跗关节超过眼或鼻孔；外侧3趾间几乎近2/3蹼。鼓膜部位有三角形黑斑。（图24-35-1）

【产地】 主产于黑龙江、吉林、辽宁等地，

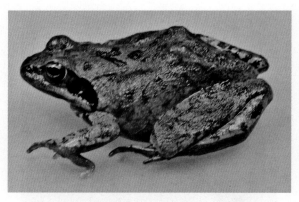

图24-35-1 中国林蛙

以吉林产者为佳。

【采收加工】 白露前后进行捕捉（此时林蛙移居水边准备冬眠）。选择肥大雌体，用麻绳从口穿过，每串200～300只，挂于通风处，风干，即得"哈士蟆"。将干燥的哈士蟆用热水略浸，立即捞出放入麻袋中闷润过夜，次日剖开腹部，轻轻将输卵管取出，去尽卵子及其他黏附之物。按油色及品质分开，放通风处阴干。或鲜剖，取输卵管放在玻璃板或玉米壳上晾干。

【药材鉴别】 呈不规则弯曲、相互重叠的厚块状，长1.5～2 cm，厚0.3～0.5 mm，或散成小块由膜质纤维连结。外表淡黄色或黄白色，具脂肪样光泽，手摸有滑腻感。遇水可膨胀10～15倍。气特殊，味微甘，嚼之黏滑。（图24-35-2）

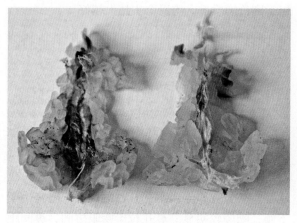

图24-35-2 蛤蟆油（药材）

以块大、肥厚、黄白色、有光泽、不带皮膜、无血筋及卵子者为佳。

【化学成分及药理作用】 主含蛋白质、甾醇、脂肪酸及衍生物等。含雌酮（estrone）、胆固醇（cholesterol）、胆固醇十六烷酸酯（cholesteryl palmitate）、棕榈酸、棕榈酸-α-单甘油酯等，其他尚含少量磷及灰分，以及维生素A/B/C及多种激素等。

蛤蟆油具有显著的强壮、抗氧化作用，能较强地抑制血小板聚集活性及降低血脂。可显著延长小鼠游泳时间及耐高温能力。对小鼠发育有良好影响，并能延长雌性小鼠兴奋期。

【饮片炮制及鉴别】 蛤蟆油 取药材，除去杂质。

成品性状特征同药材。

【性味与归经】 甘、咸，平。归肺、肾经。

【功能】 补肾益精，养阴润肺。

【应用】

1. 神经衰弱，产后、病后虚弱，慢性胃病，胃下垂，身体消瘦不复 可与冰糖炖服。

2. 肺痨吐血 可与白木耳、白糖炖服。

3. 老年慢性支气管炎 可用本品蒸服。

【用法与用量】 5～15 g。用水浸泡，炖服，或作丸剂服。

【注意】 痰湿咳嗽及便溏者忌用，外感初起者忌用。

【贮藏保管】 置通风干燥处，防潮，防蛀。

【论注】 蛤蟆油常见的两种伪品：鳕鱼科明太鱼 *Theragra chalcogramma* 的精巢及蟾蜍科中华大蟾蜍 *Bufo bufo gargarizans* 的输卵管。明太鱼精巢膨胀度为0.5～1倍，中华大蟾蜍输卵管膨胀度为3～7倍。

狗 脊

【来源】 为蚌壳蕨科金毛狗脊 *Cibotium barometz* (L.) J. Smith 的干燥根茎。

【植物形态】 大型蕨类植物，高达2～3 m。根茎粗壮直立，被有密生金黄色的细长柔毛。叶柄长达1.2 m，叶片3回羽状分裂，长达1.8 m；孢子囊群圆形，生于近裂片背面边缘的小脉顶端，囊群盖生于叶缘，由蚌壳形的内外2瓣组成，向外开口。（图24-36-1）

【产地】 产于我国南部，广东广西产量较大，江西中部及南部有分布。

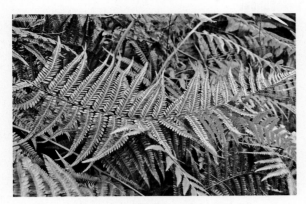

图24-36-1 金毛狗脊（植物）

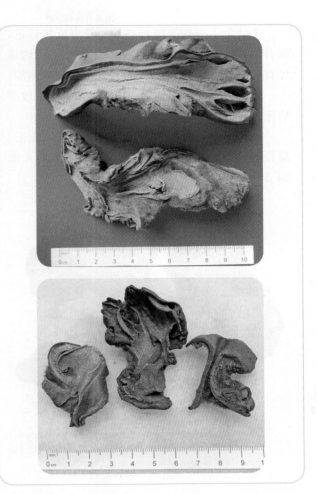

图24-36-3 狗脊药材（上图为生狗脊片，下图为熟狗脊片）

【采收加工】 秋、冬二季采挖，除去泥沙，干燥；或去硬根、叶柄及金黄色绒毛，切厚片，干燥，为"生狗脊片"；蒸后晒至六七成干，切厚片，干燥，为"熟狗脊片"。

【药材鉴别】

1. 狗脊 呈不规则的长块状，长10～30 cm，直径2～10 cm。表面深棕色，残留金黄色绒毛；上面有数个红棕色的木质叶柄，下面残存黑色细根。质坚硬，不易折断。无臭，味淡、微涩。（图24-36-2）

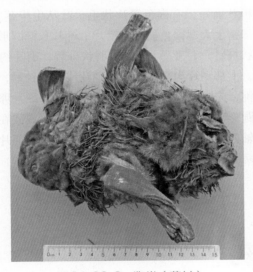

图24-36-2 狗脊（药材）

2. 生狗脊片 呈不规则长条形或圆形，长5～20 cm，直径2～10 cm，厚1.5～5 mm；切面浅棕色，较平滑，近边缘1～4 mm处有1条棕黄色隆起的木质部环纹或条纹，边缘不整齐，偶有金黄色绒毛残留；质脆，易折断，有粉性。（图24-36-3）

3. 熟狗脊片 呈黑棕色，质坚硬。（图24-36-3）

以肥大、金黄色、坚实、无空洞者为佳。

【化学成分及药理作用】 含萜类，如蕨素（pterosin）R、金粉蕨素（onitin）、金粉蕨素-2′-O-葡萄糖苷（onitin-2′-O-β-D-glucoside）、金粉蕨素-2′-O-阿洛糖苷（onitin-2′-O-β-D-alloside）等；还含有原儿茶酸（protocatechuic acid）、香草醛、丁香醛、对羟基苯甲醛、香荚兰乙酮。此外还含有铜、锌、锰等微量元素。绒毛含鞣质及色素。

狗脊有止血、抗肿瘤作用。尤其是狗脊的毛对外伤性出血，有明显止血效果；其作用较明胶海绵迅速，异物反应程度也远不如明胶海绵显著，能逐渐被吸收。此外还有升血小板作用。

【饮片炮制及鉴别】

1. 狗脊 切片者，除去杂质；未切片者，取药材，洗净，润透，切厚片，干燥。

成品为不规则类圆形厚片，外表皮深棕色，偶有金黄色绒毛；切面浅棕色或黑棕色，近边缘处有1条隆起的棕黄色木质环纹。气无，味微涩。

2. 砂炒狗脊 取狗脊，用砂炒至鼓起，放凉后除去残存绒毛。

成品形如狗脊，表面深黄色，鼓起，无毛。质松泡、酥脆易折断。气微，味淡、微涩。（图24-36-4）

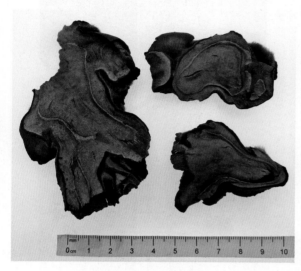

图24-36-4 砂炒狗脊

3. 蒸狗脊（酒狗脊） 取狗脊，加黄酒拌匀，润透，蒸4～6小时，停火，闷6～8小时，取出，干燥。每狗脊100 kg，用黄酒15 kg。

成品形如狗脊，暗褐色微有酒气。

狗脊经砂炒后，其质地松脆，便于粉碎和煎出有效成分，也便于除去残存绒毛，以补肝肾、强筋骨为主。狗脊经酒拌蒸后，增强补肝肾、强腰膝的作用。

【性味与归经】 苦、甘，温。归肝、肾经。

【功能】 祛风湿，补肝肾、强腰膝。

【应用】

1. 气血亏虚，兼感风湿 如狗脊饮（狗脊、杜仲、续断、川牛膝、桂枝、秦艽、海风藤、宣木瓜、桑枝、松节、当归身、虎骨胶、熟地黄）（《中国医学大辞典》）。

2. 腰痛，轻身、利腰膝 如狗脊丸（狗脊、草薢、菟丝子）（《太平圣惠方》）。

3. 室女冲任虚寒，带下纯白 如白薇丸（鹿茸、白薇、狗脊）（《普济方》）。

中成药品种有木瓜丸、生血宝合剂（颗粒）、孕康合剂（口服液、颗粒）、穿龙骨刺片、腰痛丸等。

【用法与用量】 6～12 g。

【注意】 肾虚有热、小便不利，或短涩黄赤。口苦舌干者，均禁服。

【贮藏保管】 置通风干燥处，防潮。

【论注】 湖南、江西、广西等地曾用乌毛蕨科植物狗脊蕨 *Woodwardia japonica* (L. f.) Sm. 的根茎作狗脊使用。为多年生草本，高1.5 m。根茎粗壮而短，有褐色鳞片状毛。叶丛生根茎上，下部密生大型褐色披针形鳞片；叶片长椭圆形至卵状披针形，亚革质，2回羽状分裂，羽片约10对，上部羽片为羽状深裂，羽片线状披针形，基部钝，先端渐尖，下面脉上有小鳞片，裂片卵状椭圆形，急尖，边缘有细锯齿，叶脉分离或在近叶轴处偶有连结。孢子囊群线形，沿叶背裂片中脉两旁着生，囊群盖褐色。

第三节

补血药

凡能补血，以消除或改善血虚证候为主要功效的药物，称为补血药。

血虚证与心肝的关系最为密切，主要表现为面色苍白或萎黄，唇甲苍白，眩晕，耳鸣，目昏，心悸，失眠，健忘以及妇女月经延后、量少色淡，甚至经闭等。

本类药物具有滋养生血和调节心、肝两经功能状态的作用，从而达到改善或消除血虚证候的目的。

由于血虚与阴虚往往在病机上互为因果，在证候方面也往往同时出现，故对血虚而兼阴虚的常需配伍补阴药，以加强其作用。另外，由于气与血关系密切，因而对于兼有气虚的，当配入适当的补气药，可收"补气生血"的效果。

补血药性多滋腻，故对于湿滞中焦、脘腹胀满、食少便溏者不宜应用；必须应用时，应与健脾、助消化药同用。

当 归

【来源】 为伞形科植物当归 *Angelica sinensis* (Oliv.) Diels 的干燥根。

【植物形态】 多年生芳香草本，高达1 m。茎直立，稍带紫色，具明显纵沟纹。叶互生，2～3回奇数羽状分裂，叶片卵形，小叶3对，叶面深绿色，膜质有光泽，边缘重锯齿状或缺裂，叶柄基部扩大成鞘状长达叶柄的一半。花白色，顶生复伞形花序；花期6—7月。双悬果，易从合面分开，带有翼形附属物；果期7—8月。（图24-37-1）

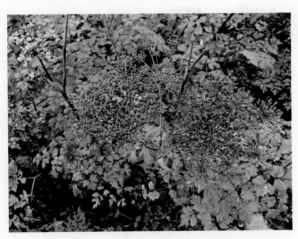

图24-37-1 当归（植物）

【产地】 主产于甘肃、云南、青海、贵州等地。甘肃岷县（古称秦州）所产者称"岷当归"或"秦当归"，质量最佳，为道地药材。云南曲靖产者称为"云当归"或"云归"。

【采收加工】 一般栽培至第三年10月中下旬秋末霜降后采挖，除净茎叶、须根及泥土，先进行晾晒，放置干燥通风处2～3日，待水分稍蒸发，条根变柔软后，按大、小分别捆成小把，用微火带烟慢慢熏干。放到翌年春季干透即可。

【药材鉴别】 根据用药经验，各部分疗效不同而分为"归头"（根头）、"归身"（主根）、"归尾"（支根）、"全当归"（全体）等四部分。呈圆柱形，全长15～25 cm。外皮灰棕色或棕褐色。全体具纵纹及横长皮孔。归头上端圆平，有茎叶残基，直径1.5～4 cm，常具环形皱纹。归身略呈圆柱形，表面凹凸不平，其下生有3～5条或更多的支根。归尾上粗下细，直径0.3～1 cm，多扭曲，有小疙瘩状的须根痕迹。质多柔韧，断面黄白色，有裂隙，中层有淡棕色环纹，并有多数棕色油点。气清香浓厚，味甘微苦辛。（图24-37-2）

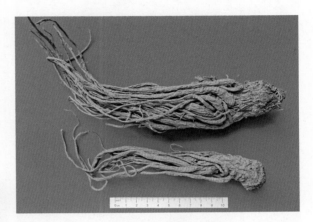

图24-37-2 当归（药材）

以主根粗长、油润、外皮黄棕色、肉质丰满、断面黄白色、香气浓郁者为佳。

【化学成分及药理作用】 含挥发油及水溶性成分。挥发油，主要为藁苯内酯（ligustilide）、正丁烯酞内酯（n-butylidene-phthalide）、香荆芥酚（carvacrol）、当归芳酮等多种成分；水溶性成分，主要有阿魏酸（ferulic acid）、丁二酸（succinic acid）等。还含当归多糖、香豆素、氨基酸等成分。

当归挥发油中的藁本内酯与正丁烯酞内酯是解痉的有效成分；藁本内酯作用最强，抑制平滑肌。所含挥发油具有抗血小板凝聚、神经保护和镇痛消炎等作用。当归多糖具有活血、抗肿瘤和调节免疫等功效。所含阿魏酸具有补血活血、抗炎和抗血小板聚集、提高机体免疫等功能。

【饮片炮制及鉴别】

1. 当归 取药材，除净杂质，润透，切片，晒干。

成品为类圆形或不规则薄片，切面有浅棕色形成层环纹，皮部散有棕黄色油点，木质部颜色较淡。质柔韧。有浓郁香气，味甘、辛、微苦。

归首为类圆薄片，中心有髓；归身为长方形纵薄片，两侧有两条黄棕色线纹；归尾为小类圆形薄片；全归为长形纵片。（图24-37-3）

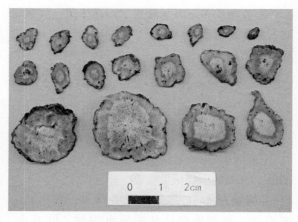

图24-37-4　酒炒当归

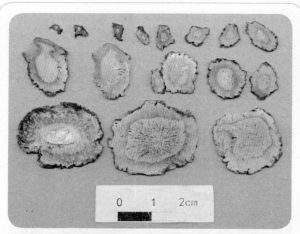

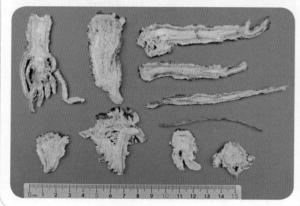

图24-37-3　当归（饮片）

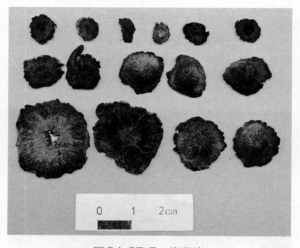

图24-37-5　当归炭

2. 酒炒当归（酒当归）　取当归，边炒边洒少许米酒至干；或加酒拌匀，闷润，文火炒干。每当归100 kg，用米酒10 kg。

成品形如当归。切面深黄色或浅棕黄色，略有焦斑。香气浓郁，并略有酒香气。（图24-37-4）

3. 当归炭　取当归，文火炒至表面焦黑色。

成品形如当归。表面焦黑色，内部棕褐色，具焦香气。（图24-37-5）

4. 酒洗当归　取原药，除去杂质，大小分开，用清水洗净，加白酒及适量水渍润，至药透酒尽，取出，横切薄片，晾干。每当归100 kg，用白酒10 kg。

成品形如当归，略具酒香气。（图24-37-6）

当归酒炒或酒洗后增强行血活络功能，炒炭

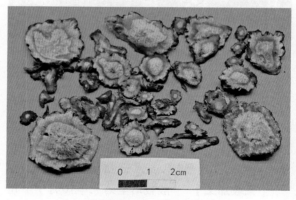

图24-37-6　酒洗当归

增强止血作用。

【**性味归经**】　甘、辛、温。归肝、心、脾经。
【**功能**】　补血活血，调经止痛，润肠通便。
【**应用**】

1. 营血虚滞证　治月经不调，痛经，血虚闭经，如四物汤（熟干地黄酒蒸、当归去芦，酒浸炒、白芍、川芎）（《仙授理伤续断秘方》）。

2. 血虚发热证　治肌热面红，烦渴欲饮，脉洪大而虚，重按无力，或治妇人经期、产后血虚发热头痛，或疮疡溃后，久不愈合者，如当归补血汤（黄芪、当归酒洗）（《内外伤辨惑论》）。

3. 血虚有寒腹痛　如当归生姜羊肉汤（当归、生姜、羊肉）（《金匮要略》）。

4. 产后诸疾或月经不调　如佛手散（当归、川芎）（《普济本事方》）。

5. 妊娠胎动不安，腰腹疼痛　如安胎饮（当归、葱白）（《圣济总录》）。

6. 血虚腰痛，四肢不温，身体怕冷　如当归四逆汤（当归、白芍、桂枝、通草、大枣擘、细辛、甘草炙）（《伤寒论》）。

7. 寒积腹痛　治便秘腹痛，脐下绞结，绕脐不止，手足欠温，苔白不渴，脉沉弦而迟，如温脾汤（大黄、当归、干姜、附子、人参、芒硝、甘草）（《备急千金要方》）。

8. 肾虚便秘　治大便秘结，小便清长，腰膝酸软，舌淡苔白，脉沉迟，如济川煎（当归、牛膝、肉苁蓉酒洗去咸、泽泻、升麻、枳壳）（《景岳全书》）。

中成药品种有女金丸（胶囊）、五虎散、少腹逐瘀丸、中风回春丸、归芍地黄丸、四物颗粒、加味生化颗粒、当归补血口服液、当归拈痛丸、当归养血丸等。

【用法与用量】　6～12 g。

【贮藏】　置阴凉干燥处，防潮、防蛀。受潮易变黑泛油。雨季宜勤翻晒或用微火烘焙。

【论注】

（1）当归是补血调经的重要中药。传统认为归头止血，归身养血，归尾行血祛瘀，全当归和血补血。秦当归归头圆，归身粗大而长；皮细，黄褐色；归膀（支根）粗而少，撕开归膀，岔口白色，体质滋润；芳香浓郁，味麻而甜。品质最优。

（2）伞形科植物欧当归*Levisticum officinale* Koch.，原产于保加利亚，1957年从欧洲引种。德国药典载其有利尿、通经、健胃、发汗祛痰等功效。现河北、山东、内蒙古等地均有栽培。民间代当归使用。药材外形与国产当归相似，但主根头周边有残留数个茎痕。

（3）吉林延边栽培有东当归（日本当归），为伞形科植物东当归*Angelica acutiloba* (Sieb. et Zucc.) Kitag.，当地作当归使用。朝鲜和日本（《日本药局方》第17版）以该品称为当归入药，主治月经不调等证，并认为与中国当归*Angelica sinensis* (Oliv.) Diels功效相同。四川雅安地区已不种植国产当归，改种东当归，主销日本。

熟地黄

本品为生地黄的炮制加工品。

【饮片炮制及鉴别】　熟地黄均由生地黄蒸制而成，因加辅料不同，主要有以下方法。

1. 清蒸熟地黄　取净生地黄药材，蒸至内外黑润，取出，晒至八成干，切厚片，干燥。

成品为不规则的块片、碎块，大小、厚薄不一。表面乌黑色，有光泽，黏性大。质柔软而带韧性，不易折断，断面乌黑色，有光泽。无臭，味甜。（图24-38-1）

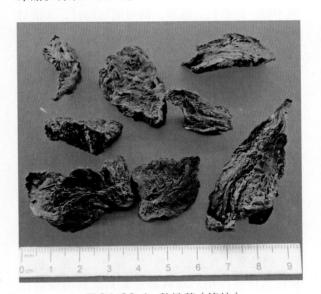

图24-38-1　熟地黄（饮片）

2. 酒蒸熟地黄　取净生地黄药材，用黄酒拌匀，隔水炖透或蒸透至表面黑润，至黄酒完全被吸尽，取出，晒至外皮稍干时，切厚片，干燥。每生地黄100 kg，用黄酒30～50 kg。

成品同清蒸熟地黄，有酒香气。

3. 砂仁制熟地黄　取净生地黄药材，加入黄酒、砂仁粉拌匀，装铜罐或其他适当容器内，密闭，以武火加热，隔水炖约48 h，至内外漆黑，发空为度，取出，晾至八成干，切厚片，干燥。每生地黄100 kg，用黄酒30～50 kg，砂仁粉1 kg。

成品同清蒸熟地黄，略具砂仁气味、酒香气。

4. 炆熟地　取净生地黄药材，大小分开，加水润透后，放入炆药罐内，加入清水，上盖，在围灶内用干糠，点火炆2日，中途加入砂仁、陈皮末拌匀，炆至糠尽灰冷、药熟汁干时，取出晒至半干，入容器，用黄酒拌匀，待酒吸尽后，置木甑内，蒸4～6小时，取出，晒至半干时，切厚片，干燥。每生地黄100 kg，用砂仁、陈皮末各1.5 kg、黄酒20 kg。

成品同蒸熟地黄，略有砂仁、陈皮气和酒香气。

生地黄经蒸制后，其质厚味浓，其药性由寒转温，其味由苦转甜，其功能由清转补，以滋阴补血、益精填髓为主。清蒸熟地黄滋腻碍脾，加酒蒸制后，则性转温，主补阴血，且可借酒力行散，行药势，通血脉，更有利于补血，并使之补而不腻。加砂仁、陈皮，既可纳气归肾，又能健脾行滞，可以防止腻膈。炆熟地为建昌药帮特色饮片。

【化学成分及药理作用】　含环烯醚萜、单萜及其苷类、有机酸等。环烯醚萜类，如梓醇（cataplol）、地黄苷（rehmannioside）A/B/C/D、地黄素（rehmaglutin）等；单萜成分，如焦地黄素（jioglutin）A/B/C、焦地黄内酯（jioglutolide）、焦地黄呋喃（jiofuran）A/B/C等；有机酸，含琥珀酸（suscinic acid）、5-羟甲基糠酸（5-hydroxymethylfuroic acid）等。还含糖类、氨基酸、微量元素等。

熟地黄具有强心、利尿、保肝、止血、抗炎和抗氧化等作用；对骨髓造血系统具有促进作用；能显著抑制肝脏出血性坏死及单纯性坏死，可以激活纤溶酶原，抑制血栓形成；具有降血压作用，收缩压和舒张压显著下降；对心率有一定的影响，多表现为心率减慢，对高血压引起的心肌劳损、心肌供血不足等有一定的改善作用。

【性味与归经】　甘，微温。归肝、肾经。

【功能】　补血滋阴，益精填髓。

【应用】

1. 气血两虚　如两仪膏（人参、熟地黄）

（《景岳全书》）。

2. 肾阴虚证　如六味地黄丸（熟地黄、干山药、山萸肉、牡丹皮、茯苓去皮、泽泻）（《小儿药证直诀》）。

3. 肝肾阴虚，虚火上炎　如大补阴丸（盐知母、盐黄柏、熟地黄、醋龟甲）（《丹溪心法》）。

4. 诸虚不足　如十全大补汤（干熟地黄、当归去芦、川芎、白芍、人参、白术、茯苓、甘草炒、黄芪、肉桂去皮、大枣、生姜）（《太平惠民和剂局方》）。

中成药品种有八宝坤顺丸、大补阴丸、六味地黄丸（浓缩丸、软胶囊、胶囊、颗粒）、四物益母丸、妇科养坤丸、妇康宝口服液（合剂）、抗骨增生丸（胶囊）等。

【用法与用量】　9～15 g。

【注意】　成品滋腻，有碍脾胃运化功能，故脾胃虚弱、痰湿阻滞、食少便溏者，不宜用。宜与陈皮、砂仁等健脾行气药同用。

【贮藏保管】　置通风干燥处。

【论注】

（1）《本草蒙筌》："咀犯铁器肾消（竹刀切碎）。"挖时注意勿碰破外皮。又云："畏芜荑，恶贝母，忌三白。"《本草品汇精要》："忌萝卜、葱白、韭白、薤白。"《得配本草》："胃气虚寒，阳气衰早，胸脘痞闷，三者禁用。"

（2）梓醇等环烯醚萜苷类物质在高温下氧化或与其他物质反应产生黑色，单糖及其衍生物与部分氨基酸反应产生蛋白黑素加深了这种黑色，使地黄蒸制中由生地黄的棕色变为黑色。熟地黄传统质量标准"甜如饴，黑如漆"准确地反映了这种变化。熟地黄较生地黄，味由苦转甘，性由寒转温，功效由清转补。

（3）日本产紫花地黄 *Rehmannia glutinosa* Liboschitz var. *purpurea* Makino 及地黄 *Rehmannia glutinosa* Libosch. 在《日本药局方》第17版均有收录。《本草蒙筌》："仲景制八味丸为君，取天下所生之源，专补肾中元气。"八味地黄提取物，《日本药局方》第17版也有收录。

白　芍

【来源】　为毛茛科植物芍药 *Paeonia lactiflora*

Pall. 的干燥根。

【植物形态】 见"赤芍"项下芍药。

【产地】 主产于浙江、安徽、四川等地，均系栽培。因产地不同分规格，认为浙江磐安产者品质最佳，因集散地为杭州，故习称"杭白芍"，为"浙八味"之一。四川中江产者习称"川白芍"；安徽亳州产者习称"亳白芍"；陕西宝鸡野生白芍，质量较差。

【采收加工】 夏、秋二季采挖，洗净，除去头尾和细根，置沸水中煮后除去外皮或去皮后再煮，晒干。

【药材鉴别】 多呈圆柱形，粗细均匀且平直，或一端稍粗，微弯曲，长5～18 cm，直径1～2.5 cm，淡红棕色或粉白色，外皮未除尽处有棕褐色斑痕。质坚实，不易折断，断面灰白色或微带棕色，中间有菊花心。无臭，味微苦而酸。（图24-39-1）

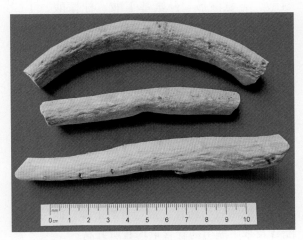

图24-39-1 白芍（药材）

以根粗长、质坚实、粉性足、表面整洁者为佳。其须根及未去除外皮者不宜入药。

【化学成分及药理作用】 含单萜及其苷类、黄酮、鞣质、挥发油等。其中，以单萜及其苷类成分最多，包括芍药苷（paeoniflorin）、羟基芍药苷（oxypaeoniflorin）、芍药内酯苷（albiflorin）、苯甲酰芍药苷（benzoylpaooniflorin）等；挥发油主要含苯甲酸（benzoic acid）、牡丹酚（paeonol）等。又含右旋儿茶精（catechin）。

白芍有明显镇痛、镇静、抗惊厥、抗炎、抗抑郁、保肝和解毒作用，能促进巨噬细胞的吞噬功能。芍药苷能够抑制大脑皮层，对平滑肌有

抑制或解痉作用，可以扩张血管，增加器官血流量，对肝癌细胞生长有抑制作用；苯甲酰芍药苷有抑制血小板凝聚作用。

【饮片炮制及鉴别】

1. 白芍 取药材，大小分开，润透，横铡薄片，阴干或晾干。樟树药帮切制成薄片，有"白芍飞上天"之美誉。

成品呈类圆形的薄片。表面淡红棕色或类白色，平滑。切面微带红棕色或类白色，形成层环明显，可见稍隆起的筋脉纹呈放射状排列。气微，味微苦、酸。（图24-39-2）

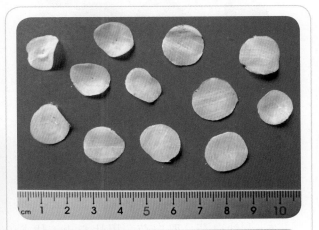

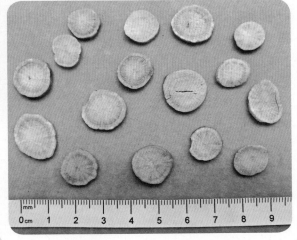

图24-39-2 白芍饮片（上图为手工，下图为机切）

2. 酒炒白芍（酒白芍） 取白芍，喷以米酒或黄酒，闷润，用文火炒至微黄色或用麦麸炒至嫩黄色。每白芍100 kg，用米酒或黄酒10 kg、麦麸20 kg。

成品形如白芍，表面微黄色或淡黄棕色，有的可见焦斑。气微香。

3. 煨白芍　取药材，用四五层湿纸裹住，置热灰中煨至纸烧焦，药带柔性，切片晒干。

成品形如白芍，有的边缘焦黑色。

4. 炒白芍　取白芍，用文火炒至微黄色。

成品形如白芍，表面微黄色或淡棕黄色，有的可见焦斑。气微香。（图24-39-3）

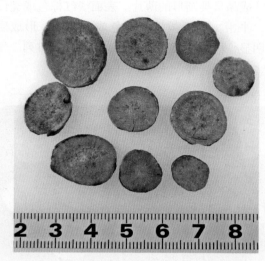

图24-39-3　炒白芍

5. 土炒白芍　取白芍，用灶心土（伏龙肝）细粉，炒至表面挂土色，微显焦黄色时，取出，筛去土粉，摊凉。每白芍100 kg，用灶心土20 kg。

成品形如白芍，呈土黄色，微有焦土气。

6. 醋白芍　取白芍，用米醋拌匀，闷润，用文火炒干。每白芍100 kg，用米醋15 kg。

成品形如白芍，呈微黄色，微有醋香气。

白芍麦麸炒制，取用麦麸隔热之用，便于炒制均匀。经过酒炒制，能降低酸寒之性，善于和中缓急，止痛。白芍经炒后，其性稍缓，以养血敛阴为主。经醋炙后，主入肝收敛，可敛血、止血，疏肝解郁。土炒白芍，可借土气入脾，增强柔肝和脾、止泻的作用。

【性味与归经】　苦、酸，微寒。归肝、脾经。

【功能】　养血调经，敛阴止汗，柔肝止痛，平抑肝阳。

【应用】

1. 肝郁血虚所致两胁作痛，头痛目眩，口燥咽干，神疲食少，或见往来寒热，或月经不调，乳房作胀等　如逍遥散（柴胡去苗、白芍、当归去苗，锉，微炒、白术、茯苓去皮，白者、生姜、炙甘草、薄荷）（《太平惠民和剂局方》）。

2. 肝郁有热，经前腹痛　如宣郁通经汤（白芍、黄芩、柴胡、当归、牡丹皮、黑山栀、白芥子、香附、川郁金、甘草）（《傅青主女科》）。

3. 脘腹挛急作痛，或四肢拘挛作痛　如芍药甘草汤（芍药、炙甘草）（《伤寒论》）。

中成药品种有小建中颗粒、金佛止痛丸、参芍片（胶囊）、胃康灵片（胶囊、颗粒）、根痛平颗粒、痛泻宁颗粒等。

【用法与用量】　6～15 g。

【注意】　不宜与藜芦同用。

【贮藏保管】　置通风干燥处，防蛀。酒白芍、醋白芍，密闭。

【论注】

（1）多元统计分析显示，白芍与赤芍可明显区分，白芍中精氨酸、苏氨酸、乙酸、天冬氨酸、谷氨酰胺、γ-氨基丁酸、柠檬酸、丁二酸、乳酸、芍药内酯苷、6-O-没食子酰白芍苷、1,2,3,4,6-五没食子酰基葡萄糖以及没食子酸的量较高，而赤芍中丙氨酸、α-葡萄糖、蔗糖、芍药苷、儿茶素、β-谷甾醇、脂肪酸以及丹皮酚含量较高。

（2）经去皮和水煮，除没食子酸和五没食子酰基葡萄糖含量增加外，白芍中其他成分降低。生白芍、酒白芍、麸炒白芍中芍药苷含量依次降低，芍药内酯苷、苯甲酰芍药苷含量依次升高。白芍经炮制后芍药苷含量均有所下降，而芍药内酯苷及苯甲酰芍药苷含量均有所升高。

（3）杭白芍呈长圆柱形，较顺直，两端常切平，外表浅棕色，质坚而重，不易折断，断面牙白色，较粗糙；品质最优，行销全国并出口。亳白芍呈圆柱形，细而弯曲，表面粉红色，质较坚，断面灰白色，略具粉性，中间有菊花纹；产量较大，行销全国。川白芍呈圆柱形，多弯曲，表面粉红色，质坚而重，不易折断，断面粉红色，角质样；主销四川及西南各省。

（4）《神农本草经》书中不分赤芍、白芍，统称芍药。唐末宋初始将两者区分。赤芍多为野生资源，药材表皮色赤，直接入药；白芍多为人工栽培，多去栓皮加工后入药。赤芍功偏泻、散，以凉血活血、散瘀止痛为主；白芍功偏补、收，以养血敛阴、缓急止痛为主，兼能平抑肝阳。

阿 胶

【来源】 为马科动物驴 *Equus asinus* L.的干燥皮或鲜皮，经煎煮、浓缩制成的固体胶。

【动物形态】 形似马，多为灰褐色，不威武。头大耳长，胸部稍窄，四肢瘦弱，躯干较短，体高和身长大体相等。颈项皮薄，蹄小坚实，体质健壮，抵抗能力强。（图24-40-1）

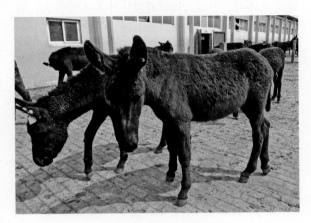

图24-40-1 驴

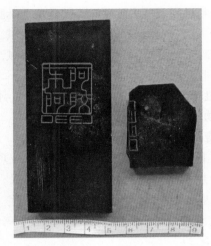

图24-40-2 阿胶（药材）

【产地】 主要产于山东、浙江等地。古时主产于山东东阿，故名"阿胶"。

【采收加工】 将驴皮浸泡去毛，切块洗净，分次水煎，滤过，合并滤液，浓缩（可分别加入适量的黄酒、冰糖及豆油）至稠膏状，冷凝，切块，晾干，即得。

樟树药帮用鲜驴皮加工，透明感好。称为"血驴膏"。

【药材鉴别】 多呈长方形块状。表面棕黑色有光泽。对光照视，边缘半透明呈棕红色或棕黄色。质脆易碎，断面亦显光泽，碎块似琥珀。无腥气，味微甜。（图24-40-2）

以乌黑、光亮、断面紫红色、质脆、味甘、无腥气者为佳。

【化学成分及药理作用】 含蛋白质、氨基酸及微量元素等，以及硫酸皮肤素和生物酸等。

阿胶具有促进造血、抗辐射、耐缺氧、耐寒冷、抗疲劳、止血、抗休克和利尿消肿等作用。可提高红细胞数和血红蛋白，促进造血功能作用，促进造血干细胞的增殖和分化；其有效组分可能是干细胞微环境物质，具备异源诱导物

特性，可起调节造血微环境和补血作用。可促进淋巴细胞转化，缩短血液凝固时间，减少血浆渗出，增加体内锌的含量，改善男子不育、女子不孕等症。还可以为人体提供丰富的氨基酸和微量元素，起到营养胎儿、增加智力、加速生长发育、延缓衰老等作用。

【饮片炮制及鉴别】

1. 阿胶 捣成碎块。

成品呈不规则块状，大小不一。其余同药材。

2. 阿胶珠 取药材，烘软，切成丁（小方块），用蛤粉炒至阿胶丁成灰白色圆球状，无溏心。每阿胶 100 kg，用蛤粉 30 kg。

成品类球形，表面棕黄色或类白色，附有白色粉末。体轻，质酥，易碎。断面中空或多孔状，淡黄色至棕色。气微，味微甜。（图24-40-3）

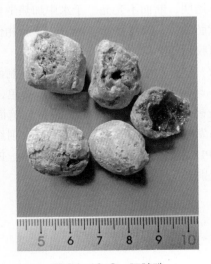

图24-40-3 阿胶珠

蛤粉炒阿胶能去除腥味，使其质地酥脆，便于粉碎入药、煎煮提高药效。因阿胶性腻，加工成阿胶珠后能降低其腻滞之性，补而不腻，便于消化吸收，增强滋养而不碍胃的效果。

【性味与归经】 甘，平。归肺、肝、肾经。

【功能】 补血滋阴，润燥，止血。

【应用】

1. 阴虚火旺，心中烦热，失眠；或热病后期，余热未清，阴液亏损，虚烦不得眠；以及心火亢盛，迫血妄行所致吐血、衄血等症 如黄连阿胶汤（黄连、黄芩、白芍、阿胶、鸡子黄）（《伤寒论》）。

2. 肺虚火旺，喘咳咽干痰少，或痰中带血 如阿胶散（阿胶、马兜铃、牛蒡子、炙甘草、苦杏仁、糯米）（《小儿药证直诀》）。

3. 妇女冲任虚损所致崩漏下血，月经过多，产后或小产损伤冲任，下血不止，或妊娠下血，腹中疼痛者 如胶艾汤（干地黄、当归、芍药、甘草、阿胶、艾叶、川芎）（《金匮要略》）。

中成药品种有山东阿胶膏、止血复脉合剂、阿胶三宝膏、阿胶补血口服液（膏）、驴胶补血颗粒、复方阿胶浆等。

【用法与用量】 3～9g，烊化兑服。

【注意】 脾胃虚弱、消化不良者慎服。畏大黄。

【贮藏保管】 密闭。

【论注】

（1）本品始载于《神农本草经》，列为上品。陶弘景谓：“出东阿，故名阿胶。”用猪皮熬制所得的“新阿胶”，呈方块状，表面棕褐色，对光照视不透明，断面不光亮。于水中加热融化，液面有脂肪油，具肉皮汤味。成分与阿胶相似，疗效与阿胶相似。

（2）常见伪品为用多种动物的皮熬制而成的胶块，与阿胶主要区别为：表面黑褐色，光泽差，质硬韧，不易破碎，碎块断面色暗而无光亮，易发软黏合，带腥臭气。可采取X射线分析法、HPLC指纹图谱研究、红外光谱法、PCR方法等甄别真伪。

何首乌

【来源】 为蓼科植物何首乌 *Polygonum multiflorum* Thunb. 的干燥块根。

【植物形态】【产地】 见“首乌藤”项下。

【采收加工】 秋季叶枯萎时采挖，洗净削去两端，晾干，个大切成块，用微火炕干或晒干即得。

【药材鉴别】 呈团块状或不规则纺锤形，长6～15cm，直径4～12cm。表面红棕色或红褐色，皱缩不平，有浅沟，并有横长皮孔样突起和细根痕。体重，质坚实，不易折断，断面浅黄棕色或浅红棕色，显粉性；皮部有4～11个类圆形异型维管束环列，形成云锦状花纹；中央木部较大，有的呈木心。气微，味微苦而甘涩。（图24-41-1）

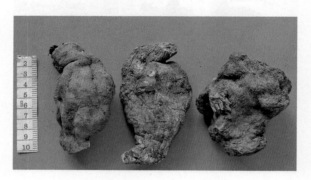

图24-41-1 何首乌（药材）

以质坚、显粉性者为佳。

【化学成分及药理作用】 含蒽醌、二苯乙烯苷、卵磷脂、酚类和黄酮等。蒽醌类，如大黄酚（chrysophanol）、大黄素（emodin）、大黄酸（rhein）、大黄素-6-甲醚（physcion）等；二苯乙烯苷类，如白藜芦醇（resveratrol）、云杉新苷（piceid），2,3,5,4′-四羟基二苯乙烯-2-β-D-葡萄糖苷（2,3,5,4′-tetrahydroxystilbene-2-O-β-D-glucopyranoside）等。还含没食子酸（gallic acid）、右旋儿茶精（catechin）、右旋表儿茶精（epicatechin）等。

何首乌具有延缓衰老、提高免疫力作用；可促进肠管蠕动，润肠通便，从而降低胆固醇吸收、促进代谢，起到降血脂、减轻动脉粥样硬化作用；还可以促进肾上腺皮质功能，促进神经兴奋，增加肌肉时值，使肌肉麻痹等。其中，所含二苯乙烯苷类成分具有延缓衰老及提高免疫力作用，其机制与其抗氧化作用相关；蒽醌类具有致泻作用。

【饮片炮制及鉴别】

1. 何首乌 取药材，除去杂质。未切块者，洗净，稍浸，润透，切厚片或块，干燥；切块者，除去杂质即可。

成品呈不规则的厚片或块。外表皮棕红色或红褐色，皱缩不平，有浅沟，并有横长皮孔样突起及细根痕。切面浅黄棕色或浅红棕色，显粉性；横切面有的皮部可见云锦状花纹，中央木部较大，有的呈木心。气微，味微苦而甘涩。（图24-41-2）

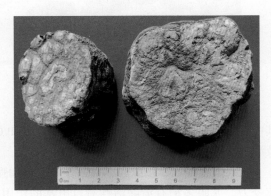

图24-41-2　何首乌（饮片）

2. 制何首乌　取何首乌，用黑豆汁拌匀，蒸至内外均呈棕褐色或炖至汁液吸尽，干燥。每何首乌100 kg，用黑豆10 kg。

成品呈不规则皱缩状的块片，厚约1 cm。表面黑褐色或棕褐色，凹凸不平。质坚硬，断面角质样，棕褐色或黑色。气微，味微甘而苦涩。（图24-41-3）

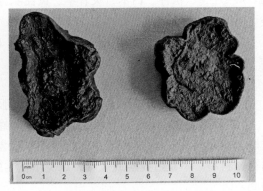

图24-41-3　制何首乌

3. 炆何首乌　取何首乌，用水浸透，加黑豆，放入炆药罐内，加入温水，上盖，移至围灶内，以木炭和干糠点燃炆1～2日，取出，干燥，筛去黑豆渣；再用黄酒拌匀吸尽，蒸4～6小时，取出，干燥。每何首乌100 kg，用黑豆10 kg，黄酒20 kg。

成品形如制何首乌，略有酒气。

何首乌黑豆制后，味甘而厚则入阴，增强滋阴补肾、养肝益血、乌须发、强筋骨的功能，并可消除滑肠致泻的副作用。炆何首乌为建昌药帮特色饮片。

【性味与归经】　苦、甘、涩，微温。归肝、心、肾经。

【功能】　何首乌：解毒，消痈，截疟，润肠通便。

制何首乌：补肝肾，益精血，乌须发，强筋骨，化浊降脂。

【应用】

1. 精血亏虚，羸弱周痹，腰酸脚软，头晕眼花，须发早白，及肾虚无子　如七宝美髯丹（制何首乌、当归身、枸杞子、菟丝子、补骨脂、白茯苓、牛膝）（《医方集解》）。

2. 疟疾久发不止，气血两虚者　如何人饮（何首乌、人参、当归、陈皮、煨生姜）（《景岳全书》）。

3. 遍身疮肿痒痛　如何首乌散（何首乌、防风、薄荷、苦参）（《外科精要》）。

中成药品种有通乐颗粒、补肾养血丸、芪黄通秘软胶囊等。

【用法与用量】　何首乌3～6 g。制首乌6～12 g。

【注意】　大便溏泻及痰湿较重者不宜服用。

【贮藏保管】　置干燥处，防蛀。

【论注】

（1）何首乌及其成方制剂对肝脏存在一定的损伤作用。大多数学者认为致肝毒性的物质基础主要是蒽醌类成分，因蒽酚衍生物在结肠内可生成高活性的蒽酮，吸收入肝后导致肝损伤；也有部分学者认为鞣质也是致肝损伤的主要成分。何首乌的毒性大于制何首乌。炮制虽然对何首乌的肝毒性有所降低，毒性多呈可逆性，停药或对症治疗后，预后多较好，但在临床上使用时仍需谨慎口服，超剂量、长期连续用药等可能增加其风险。

（2）何首乌经炮制后，二苯乙烯苷和总蒽醌、结合蒽醌含量明显降低，游离蒽醌含量逐渐上升；同时，大部分糖类含量增加，磷脂及鞣质含量随炮制时间延长而逐渐下降。

龙眼肉

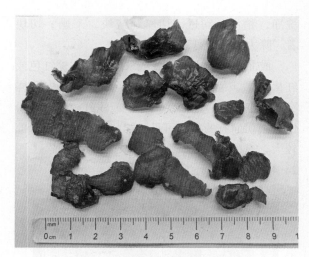

图24-42-2　龙眼肉（药材）

【来源】　为无患子科植物龙眼 *Dimocarpus longan* Lour.的假种皮。

【植物形态】　常绿乔木，高达11 m。枝叶茂盛，树皮棕褐色。叶互生，羽状复叶，小叶5～9片。花淡黄色，两性或杂性，圆锥花序；花期3—4月。核果带赤色或紫红色，有圆球形之果壳，假种皮白色肉质，味甜；种子黑色；果期7—9月。（图24-42-1）

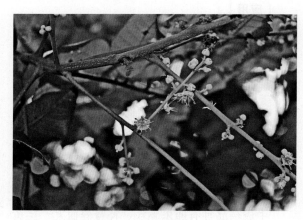

图24-42-1　龙眼（植物）

【产地】　主产于福建晋江、南安、同安等地，品质好；广西玉林、桂平、岑溪等地产量大。此外，广东（茂名）、台湾、四川等地，我国南部、西南地区均产。

【采收加工】　7—8月果实成熟时采摘，烘干或晒干至干爽不黏，搓碎去壳除核后即得龙眼肉。

【药材鉴别】　为纵向破裂的不规则薄片，或呈囊状，常数片黏结，长约1.5 cm，宽2～4 cm，厚约0.1 cm。棕黄色至棕褐色，半透明。外表面皱缩不平，内表面光亮而有细纵皱纹。薄片者质柔润，囊状者质稍硬。气微香，味甜。（图24-42-2）

以片厚、柔润性强、色棕褐、甜味浓者为佳。

【化学成分及药理作用】　含有糖类、脂类、核苷、皂苷、多肽、多酚、氨基酸和微量元素。

其中，主要为单葡萄糖、蔗糖、维生素 $B_1/B_2/P/C$ 及酒石酸等。

龙眼肉有强壮、抗应激、抗菌作用，可增强免疫力。龙眼多糖有清除活性氧自由基的作用，抑制肝微粒体脂质过氧化物（LPO）的作用呈双向性。

【饮片炮制及鉴别】　龙眼肉　取药材，除去杂质。

成品性状特征同药材。

【性味与归经】　甘。温。归心、脾经。

【功能】　补益心脾，养血安神。

【应用】

1. 思虑过度，劳伤心脾　如归脾汤（龙眼肉、酸枣仁炒、茯神、白术、炙甘草、黄芪炒、人参、木香、生姜、大枣）（《济生方》）。

2. 气血不足之症　如玉灵膏（龙眼肉、白糖）（《随息居饮食谱》）。

【用法与用量】　9～15 g。

【注意】　湿阻中满或有停饮、痰、火者忌服。

【贮藏保管】　置通风干燥处，防潮、防蛀。龙眼肉少量可用瓷罐加盖存放；也可以木箱装，内衬塑料袋。不宜过度晒或风吹，以免干枯丧失油润。

【论注】

（1）同属植物龙荔 *Dimocarpus confinis* (How et Ho) H. S. Lo的干燥果实常被冒充龙眼出售，其主要特征是：果壳外表面具许多圆点状瘤状突起；成熟种子的种皮纵向开裂，假种皮难与种子剥离，种子不规则卵圆形；味甜涩。

（2）龙眼肉常有掺伪现象，如糖、蜜等，在货源紧张时还曾发现掺入荔枝肉的现象。注意鉴别。

白首乌[*]

【来源】 为萝藦科植物牛皮消 *Cynanchum auriculatum* Royle ex Wight 的根。

【植物形态】 多年生缠绕藤本，长可达 3 m。全株有细柔毛，根肥厚呈块状。叶对生，叶片宽卵形，先端短尖，基部深心形，两侧呈圆耳状。花黄白色，聚伞花序腋生。蓇葖果成双；种子扁，卵形，顶端有一簇白色长毛。花期6—9月，果期7—11月。（图24-43-1）

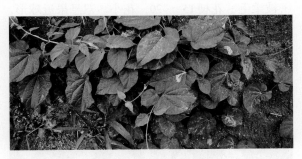

图24-43-1 牛皮消（植物）

【产地】 主产于江苏、山东，为栽培品；其他地区均为野生。

【采收加工】 夏、秋季采挖，洗净泥土，除去栓皮，洗净，晒干或趁鲜切片晒干。

【药材鉴别】 呈长圆柱形、长纺锤形或结节状圆柱形，略弯曲，长短不等，有的长可至50 cm，直径0.8 ～ 4 cm。表面黄褐色成淡黄棕色，有时残留棕色至棕黑色的栓皮，有明显的纵皱纹及横长皮孔。质坚硬而脆，易折断，断面较平坦，类白色或黄白色，粉性，可见众多呈放射状排列的黄色小孔。切片大小不一，切面类白色，粉性，有辐射状纹理及裂隙。气微，味微甘而后苦。（图24-43-2）

【化学成分及药理作用】 含较高的磷脂成分和 C_{21} 甾体酯苷。从总苷中已分离出隔山消苷（wilfoside）C_{3N}/C_{1N}、牛皮消苷（cynauricuoside）A/B/C，以及萝藦胺（gagamine）、牛皮消素（caudatin）、萝藦苷元（metaplexigenin）、

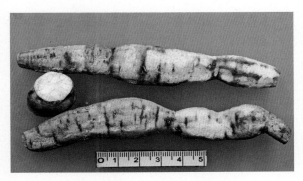

图24-43-2 白首乌（药材）

12-O-桂皮酰基去酰萝藦苷元（kidiolanin）等4个苷元。还含白首乌二苯酮（baishouwubenzophenone）。另含人体所需的全部氨基酸，并含丰富的维生素，尤以B族的含量为高；还含较高的磷、钾、铜、锆、硒等无机元素。

白首乌有抗氧化、免疫调节、抗肿瘤、降血脂、促进毛发生长等作用。C_{21} 甾苷及甾苷元具有较强的清除羟自由基的能力；白首乌总甾体酯苷液可明显降低心肌细胞悬液的耗氧量，并与药物浓度呈量效关系；白首乌总苷有一定的降血脂、促进平滑肌细胞增生的作用；总磷脂外涂可促进家兔耳毛生长，增加毛干及毛孔直径。

【饮片炮制及鉴别】 **白首乌** 取药材，拣去杂质，洗净，润透，切厚片，干燥。切片者，除去杂质即可。

成品呈类圆形厚片，直径0.8 ～ 4 cm。外皮黄褐色或淡黄棕色，有的可见横长皮孔。切面类白色或黄白色，粉性，可见多呈放射状排列的黄色小孔。质坚硬。气微，味微甘而后苦。（图24-43-3）

【性味与归经】 甘、微苦，平。归肝、肾、脾、胃经。

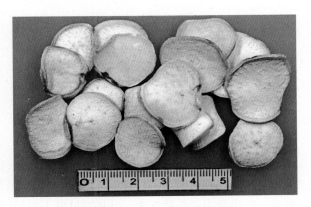

图24-43-3 白首乌（饮片）

【功能】 补肝肾，强筋骨，益精血，健脾消食，解毒疗疮。

【应用】

1. 神经衰弱、阳痿、遗精 与酸枣仁、太子参、枸杞子同用（《山西中草药》）。

2. 胃痛，痢疾腹痛 与蒲公英同用（《安徽中草药》）。

3. 毒蛇咬伤 与青木香根、杜衡同用（《中药大辞典》）。

【用法与用量】 6～12 g。

【贮藏保管】 贮干燥容器内，置阴凉干燥处。

【论注】 本品名白首乌，注意与何首乌区别。

第四节

补 阴 药

凡能补阴，以消除或改善阴虚证候的药物，称为补阴药。

阴虚证常发生于热病的后期及若干慢性病，它与肺、胃、肝、肾的关系最为密切。补阴药主要用于阴虚所表现的证候，如口燥咽干、干咳少痰、肠燥便秘、腰膝酸痛、两眼干涩昏花等；阴虚又往往导致内热或阳亢，故常伴有目眩、耳鸣、手足心热、潮热、盗汗、颧红、失眠、舌红少苔、脉细数证。

本类药物能养阴、增液、润燥，并调节机体的功能状态，从而改善或消除阴虚阳亢或阴虚内热的证候。

补阴药各有所长，有的补肺胃之阴，有的补肝肾之阴，应随证选用。对于热病伤阴而热邪未尽者，要与清热药同用；阴虚阳亢者要配入潜阳药物；阴虚内热者应配伍退虚热药；阴虚兼血虚者应与补血药配伍。

本类药物大多甘寒滋腻，凡脾胃虚弱、痰湿内阻、腹满便溏者都不宜用。

北沙参

【来源】 为伞形科植物珊瑚菜 *Glehnia littoralis* Fr. Schmidt ex Miq. 的干燥根。

【植物形态】 多年生草本。全株被白色柔毛，高5～20 cm。主根细长，圆柱形。茎部分露于地面。基生叶卵形或宽三角状卵形，三出分裂或二至三回羽状全裂，具长柄，边缘有缺刻状锯齿，齿边缘为白色软骨质；叶柄和叶脉上有细微硬毛；茎生叶卵形，叶柄基部逐渐膨大成鞘状，有时茎生叶退化成鞘状。复伞形花序顶生，密被灰褐色绒毛；无总苞；伞幅10～14，不等长；小总苞片8～12，条状披针形，边缘及背部密被柔毛；花梗15～20，花小。双悬果近球形，5个果棱，具木质翅，有棕色粗毛；分果的横剖面半圆形。花期6—7月，果期8月。（图24-44-1）

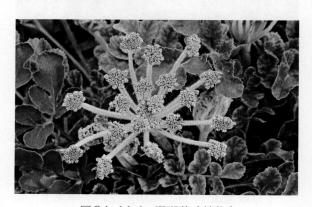

图24-44-1 珊瑚菜（植物）

【产地】 主产于山东莱阳、莱西、栖霞，福建晋江、泉州、惠安，河北安国，内蒙古赤峰。目前，河北安国、内蒙古赤峰牛大营子和山东莱阳为北沙参的三大产区，其中河北产量最大，内蒙古和山东次之。

【采收加工】 夏、秋二季采挖，除去须根，洗净，稍晾，置沸水中烫后，除去外皮，干燥。或洗净直接干燥。

【药材鉴别】 呈细长圆柱形，偶有分枝，长15～45 cm，直径0.3～1.5 cm。上端稍细，常留有黄棕色根茎残基，中部略粗，尾部渐细。表面淡黄白色，粗糙，全体有细纵皱纹或纵沟，并有棕黄色或白色点状皮孔和须根痕。质坚硬而

脆，易折断，断面皮部浅黄白色，木质部黄色。气特异，味微甘。（图24-44-2）

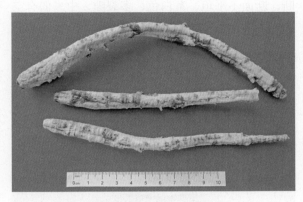

图24-44-2　北沙参（药材）

以条细长均匀、质紧密、色白、味甘者为佳。

【化学成分及药理作用】　含香豆素化合物，如补骨脂素（psoralen）、香柑内酯（bergapten）、异欧前胡内酯（isoimperatorin）等。还含北沙参多糖，及卵磷脂（lecithin）、脑磷脂（cephalin）等磷脂。

北沙参具有解热镇痛、抗突变、抑制免疫等作用；对兔因电引起的疼痛反应刺激有一定镇痛作用；还可延长家兔抗甲胎蛋白抗体的存在时间。其挥发油能降低正常家兔体温。

【饮片炮制及鉴别】　北沙参　取药材，除去残茎等杂质，抢水洗净，稍润，切短段，干燥。

成品为圆柱形小段。外表皮淡黄白色，略粗糙，具纵皱纹，有的可见根痕；切面皮部浅黄白色，木部黄色。质脆。气微，味微甘。（图24-44-3）

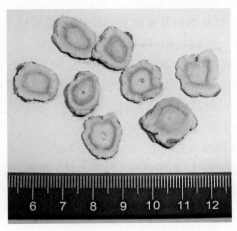

图24-44-3　北沙参（饮片）

【性味与归经】　甘、微苦，微寒。归肺、胃经。

【功能】　养阴清肺，益胃生津。

【应用】

1. 肺热阴虚的燥咳或劳嗽咯血　如沙参麦冬汤（北沙参、玉竹、甘草、桑叶、白扁豆、天花粉、麦冬）（《温病条辨》）。

2. 胃阴虚证　如益胃汤（北沙参、麦冬、冰糖、地黄、玉竹）（《温病条辨》）。

中成药品种有阴虚胃痛颗粒、乙肝养阴活血颗粒、儿宝颗粒、滋心阴口服液（胶囊、颗粒）等。

【用法与用量】　5～12 g。

【注意】　不与藜芦同用。

【贮藏保管】　用木箱加纸垫包装，怕压，易虫蛀，密盖放于阴凉干燥处，防蛀。

【论注】

（1）日本将珊瑚菜 Glehnia littoralis Fr. Schmidt ex Miq. 的干燥根称"滨防风"。

（2）沙参古代无南北之分，明代以前所用的沙参均为桔梗科的南沙参。明代倪朱谟在《本草汇言》中始见"真北沙参"之名。蒋仪在《药镜》中首以北沙参立条。清代张璐在《本经逢原》则谓沙参有南北之分，云："北产者质坚性寒，南产者体虚力微。"

南沙参

【来源】　为桔梗科植物轮叶沙参 Adenophora tetraphylla (Thunb.) Fisch. 或沙参 Adenophora stricta Miq. 的干燥根。

【植物形态】

1. 轮叶沙参　多年生草本，全体有乳汁。茎直立不分枝，无毛。常4叶轮生，叶片椭圆形或披针形，边缘有锯齿，两面疏被柔毛。排列成细长的圆锥花序，具分枝，轮生，每一花梗有一小苞叶；花萼无毛，裂片钻形；花冠略呈钟形，蓝紫色，无毛，5浅裂。蒴果3室，卵圆形。花期7—9月。（图24-45-1）

2. 沙参　茎具毛。叶互生，基生叶心形，大而具长柄，茎生叶无柄；叶片椭圆形或卵形。圆锥花序不分枝或少分枝，花萼常有毛，萼片披针形，花冠外面亦常有毛茸。（图24-45-2）

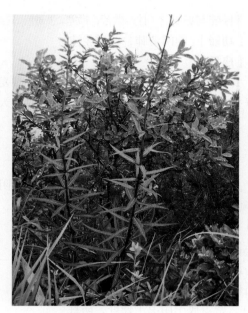

图24-45-1 轮叶沙参（植物）

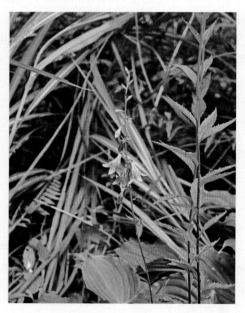

图24-45-2 沙参（植物）

陷处常有残留粗皮，上部多有深陷横纹，呈断续的环纹，下部有纵纹及纹沟。体轻，质泡，易折断，断面不平坦，黄白色，多裂隙，中央偶有空洞。无臭，味微甘。（图24-45-3）

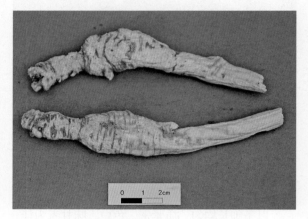

图24-45-3 南沙参（药材）

以条粗长、饱满、色黄白者为佳。

【化学成分及药理作用】 轮叶沙参含南沙参皂苷、蒲公英赛酮（taraxerone）、谷甾醇（sitosterol）、胡萝卜苷等。尚含饱和脂肪酸、磷脂类成分，并分离到 γ-松油烯（terpinene）、莰烯（camphene）、桉油精、樟脑、乙酰龙脑酯等成分。从沙参中还分得呋喃香豆素类成分花椒毒素，即甲氧基补骨脂素（xanthotoxin）。

南沙参具有祛痰、强心、抗菌、免疫调节等作用。其煎剂可使小鼠末梢血中淋巴细胞数和T细胞数增加，明显增加小鼠脾脏重量；对奥杜盎小芽孢癣菌、羊毛状小芽孢毛癣菌有不同程度的抑制作用。沙参可提高机体细胞免疫和非特异性免疫，抑制体液免疫。

【饮片炮制及鉴别】 南沙参 取药材，除去杂质，抢水洗净，略润，切厚片，干燥。

成品为类圆形或不规则形的厚片，直径0.8～3 cm。外表皮黄白色或淡棕黄色，具纵皱纹；切面黄白色，多裂隙。体轻，质松泡。气微，味微甘。（图24-45-4）

【性味与归经】 甘，微寒。归肺、胃经。

【功能】 养阴清肺，益胃生津，化痰，益气。

【应用】 肺热阴虚 如养金汤（知母、桑白皮、地黄、阿胶、南沙参、燀苦杏仁、蜂蜜、麦冬）（《类证治裁》）。

中成药品种有金果含片、金果饮咽喉片、胃

【产地】 主产于安徽、江苏、浙江、贵州等地。

【采收加工】 春、秋二季采收，多在8—9月苗枯前采挖。趁鲜除去地上部分，洗净泥土，除去须根及栓皮，用水洗净并及时晒干。若遇阴雨天气应及时烘干。

【药材鉴别】 呈圆锥状或圆柱形，略弯曲，长7～27 cm，直径0.8～3 cm。顶端具1或2个根茎残基（芦头），表面黄白色或淡棕黄色，凹

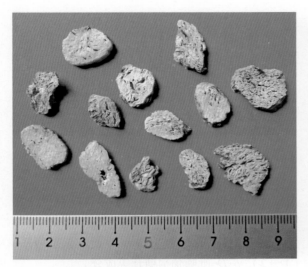

图24-45-4 南沙参（饮片）

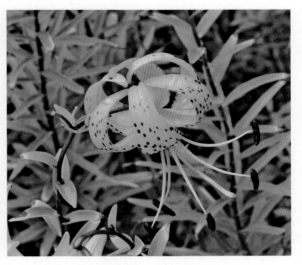

图24-46-1 卷丹（植物）

安胶囊、消炎止咳片等。

【用法与用量】 9～15 g。

【注意】 勿与藜芦同用。

【贮藏保管】 置通风干燥阴凉处，勿受潮，防蛀。

【论注】 南沙参养阴清肺、益胃生津之功不及北沙参，故燥咳无痰、阴虚劳嗽及胃阴伤甚者多用北沙参。而南沙参兼能化痰、益气，宜用于肺热燥咳、劳嗽有痰及气津两伤证。

百 合

【来源】 为百合科植物卷丹Lilium lancifolium Thunb.、百合Lilium brownii F. E. Brown var. viridulum Baker或细叶百合（山丹）Lilium pumilum DC.的干燥肉质鳞叶。

【植物形态】

1. 卷丹　多年生草本，高1～1.5 m。鳞茎卵圆状扁球形，高4～7 cm，直径5～8 cm。茎直立，淡紫色，被白色绵毛。叶互生，无柄；叶片披针形，长5～20 cm，宽0.5～2 cm，上部叶腋内有紫黑色珠芽。花3～6朵，生于近顶端，花下垂，橘红色，花被片6，长5.7～10 cm，宽1.3～2 cm，向外反卷，内密生紫黑色斑点；雄蕊6，短于花被，花药紫色；子房长约1.5 cm，柱头3裂，紫色。蒴果长圆形，长3～4 cm；种子多数。花期6—7月，果期8—10月。（图24-46-1）

2. 百合　鳞茎近球形，高3.5～5 cm，直径5 cm，其暴露部分带紫色，鳞叶扩展如荷花状。茎无毛，常带紫色条纹。叶片倒披针形，宽1.5～4 cm。花1至数朵生于茎端。花乳白色微黄，花被片背面中肋带淡紫色，顶端向外张开。（图24-46-2）

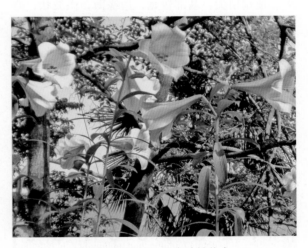

图24-46-2 百合（植物）

3. 细叶百合（山丹）　植株高30～60 cm。鳞茎圆锥形，高2.5～4 cm，直径1.8～3.5 cm。叶线形，长3～10 cm，宽1～3 mm。花1～3朵，下垂，鲜红色或紫红色，花被片长3～4.5 cm，宽5～7 mm，反卷，无斑点或少数斑点；花药具红色花粉。蒴果近球形。（图24-46-3）

【产地】 主产于湖南、江西、浙江、安徽、

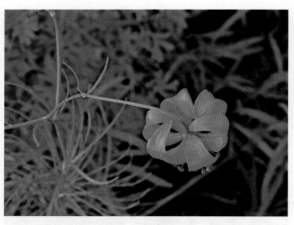

图24-46-3　细叶百合（植物）

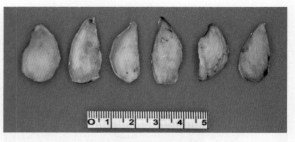

图24-46-5　百合（药材）

陕西等地。河南、青海、河北等地亦产。

【采收加工】　7—9月地上部枯萎时，挖取鳞茎，去地上部分，洗净，剥取鳞叶，置沸水中略烫，晒干或烘干。

【药材鉴别】

1. 卷丹　鳞叶长椭圆形，长2～5 cm，宽1～2 cm，中部厚1.3～4 mm。表面类白色、淡棕黄色或微带紫色，有数条纵直平行的白色维管束。顶端稍尖，基部较宽，边缘薄，微波状，略向内弯曲。质硬而脆，断面较平坦，角质样。无臭，味微苦。（图24-46-4）

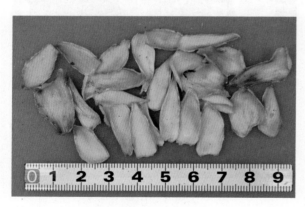

图24-46-4　卷丹（药材）

2. 百合　鳞叶长1.5～3 cm，宽0.5～1 cm，厚3～4 mm，有3～5条纵脉。（图24-46-5）

3. 山丹　鳞叶长5～5.5 cm，宽2～2.5 cm，厚3～3.5 mm，色较暗，纵脉纹不明显。

【化学成分及药理作用】　主含甾体皂苷类，如岷江百合苷（regaloside）A/D、3,6′-O-二阿魏酰蔗糖（3,6′-O-diferuloylsucrose）、1-O-阿魏酰甘油（1-O-feruloylglycerol）、1-O-对-香豆酰甘油（1-O-p-coumaroylglycerol）、26-O-β-D-吡喃葡萄糖基-奴阿皂苷元-3-O-α-L-吡喃鼠李糖基-（1→2）-β-D-吡喃葡萄糖苷等成分。

百合具有止咳、祛痰、平喘、镇静、抗过敏等作用。甾体皂苷类是其有效部位。其水提液可以明显延长SO_2引咳潜伏期，减少动物咳嗽次数；还可通过增加气管分泌起到祛痰作用；能显著增加戊巴比妥钠睡眠时间及阈下剂量的睡眠率。

【饮片炮制及鉴别】

1. 百合　取药材，除去杂质。

成品性状特征同药材。

2. 炙百合（蜜百合）　取百合，加炼蜜水拌匀，润至蜜水吸尽，文火炒至药物呈黄色、不粘手。每百合100 kg，用炼蜜5 kg。

成品形如百合，表面老黄色，边缘黄褐色，滋润，略有光泽，味微甜。

百合经蜜炙后，能增强润肺止咳的作用。

【性味与归经】　甘，寒。归心、肺经。

【功能】　养阴润肺，清心安神。

【应用】

1. 肺热咳嗽，劳嗽咯血　如百合固金汤（百合、熟地黄、生地黄、玄参、贝母、桔梗、甘草、麦冬、芍药、当归）（《慎斋遗书》）。

2. 虚烦惊悸，失眠多梦　如百合知母汤（百合、知母）（《金匮要略》）。

中成药品种有百合固金丸（片、浓缩丸、口服液）、蛤蚧定喘胶囊（丸）等。

【用法与用量】　6～12 g。

【注意】　风寒咳嗽或中寒便溏者忌服。

【贮藏保管】　置通风干燥处。

【论注】　主产于江西永丰，湖南隆回、安化的龙牙百合为百合（变种）*Lilium brownii* F. E.

Brown var. *viridulum* Baker 的鳞茎，肉厚、色白、质坚。兰州百合 *Lilium davidii* Duch. var. *unicolor* Cotton. 收载于《甘肃省中药材标准（2008年版）》，主产于甘肃兰州，在兰州已有150多年的栽培历史，含糖量高、粗纤维少、肉质细腻、味甜。

麦 冬
（附：山麦冬）

【来源】 为百合科植物麦冬 *Ophiopogon japonicus* (L. f.) Ker-Gawl. 的干燥块根。

【植物形态】 多年生草本。地下匍匐茎细长，须根前端或中部常膨大为纺锤形的块根。叶丛生，禾叶状，具3～7条脉。花葶长6～15 cm，通常比叶短；总状花序轴长2～5 cm，花1～3朵，生于苞片腋内，苞片披针形，花梗长3～4 mm；关节位于近中部或中部以上，花微下垂，花被片6枚，披针形，不展开，白色或淡紫色；雄蕊6枚，花丝很短；子房半下位。浆果球形，成熟时深绿色或蓝黑色。花期5—7月，果期7—10月。（图24-47-1）

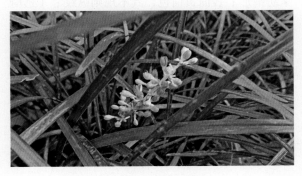

图24-47-1 麦冬（植物）

【产地】 主产于四川、浙江、江苏等地。浙江杭州、余姚、萧山产者称为"杭麦冬"，近年来产量极少，为"浙八味"之一。四川绵阳地区产者称为"川麦冬"，产量较大。

【采收加工】 夏季采挖，洗净，反复暴晒、堆置，至七八成干，除去须根，干燥。

【药材鉴别】 呈纺锤形，两端略尖，长1.5～3 cm，中部直径3～6 mm。表面黄白色或淡黄色，半透明，具细纵纹。质柔韧，断面黄白色，中央有细小木心（中柱）。气微香，味微甘，嚼之发黏。（图24-47-2）

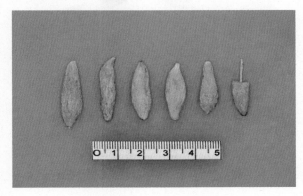

图24-47-2 麦冬（药材）

以个大、黄白色者为佳。

【化学成分及药理作用】 含甾体皂苷、黄酮等。甾体皂苷，如麦冬皂苷（ophiopogonin）A/B/B'/C/C'/D/D' 等；黄酮类，如麦冬黄烷酮（ophiopogonone）A/B、甲基麦冬黄烷酮（methyl-ophiopogonone）A/B 等。此外，尚含挥发油、多糖类成分。

麦冬可提高小鼠缺血心肌对低氧的耐受力，改善心肌营养血流量；对体液免疫有显著促进作用，对由环磷酰胺引起的小鼠白细胞数下降有显著对抗作用；能显著提高机体SOD和GSH-Bx活性，从而提高机体抵御自由基能力。此外，还有降血糖、抗肿瘤、平喘、抗过敏等作用。麦冬总皂苷静脉注射，可抗心律失常；麦冬皂苷D可以减少细胞凋亡，起到保护血管内壁的作用。

【饮片炮制及鉴别】

1. 麦冬船形片 取杭麦冬药材，润软，再用刀直破3刀，切成4片相连（习称"3刀破4片"法），或用小刀像削梨子皮一样使成连片，然后去心，晒干即得。为樟树药帮特色。

成品为扁长形、扁纺锤形或船形。表面黄白色或淡黄色，半透明，具细纵纹。质柔韧。气微，味甘，微苦，嚼之发黏。（图24-47-3）

2. 麦冬 ① 取药材，伏润，抽去木心，晒干。② 取药材，除去杂质，洗净，润透，轧扁，干燥。

成品为纺锤形，一端或两端被切去或为轧扁的纺锤形块片。表面黄白色，具细纵纹。断面黄白色或淡黄色，中柱细小或中心有细小的孔。质

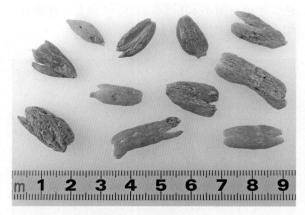

图24-47-3　麦冬饮片（船形片）

柔韧。气微，味甘，微苦，嚼之发黏。（图24-47-4）

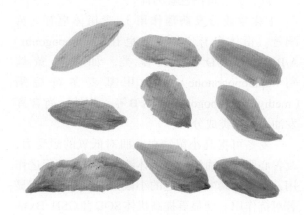

图24-47-4　麦冬（饮片）

3. 朱麦冬　取药材，抽去心，均匀喷洒少许清水，撒入水飞朱砂，拌匀，取出，晾干。每麦冬100 kg，用飞朱砂2 kg。为樟树药帮特色。

成品形如麦冬，外表面带朱红色。（图24-47-5）

【性味与归经】　甘、微苦，微寒。归心、肺、胃经。

【功能】　养阴生津，润肺清心。

【应用】

1. 胃阴虚证　如麦门冬汤（麦冬、半夏、人参、甘草、粳米、大枣）（《金匮要略》）。

2. 肺阴虚证　如清燥救肺汤（桑叶、石膏煅、甘草、人参、胡麻仁炒、阿胶、麦冬、苦杏仁、

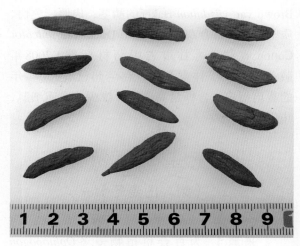

图24-47-5　朱麦冬（饮片）

枇杷叶蜜炙）（《医门法律》）。

3. 心阴虚证　如清营汤（犀角水牛角代、生地、玄参、竹叶心、麦冬、丹参、黄连、金银花、连翘）（《温病条辨》）。

中成药品种有麦味地黄丸、铁笛口服液（丸）、滋心阴口服液（胶囊、颗粒）等。

【用法与用量】　6～12 g。

【贮藏保管】　置阴凉干燥处，防潮。

【论注】　杭麦冬栽培3年采挖，块根肥大，呈纺锤形；表面黄白色，具不规则纵纹；干透时质坚硬，回潮后较柔韧，断面牙白色，角质状，具糖性，中央木质心较细，易抽出；气微香，味微甜，嚼之粘牙，质最佳。川麦冬外形与杭麦冬相似，栽培年限短，块根较小；糖性少，甜味弱，嚼之不粘牙，质次于杭麦冬。

附：山麦冬

【来源】　为百合科植物湖北麦冬 *Liriope spicata* (Thunb.) Lour. var. *prolifera* Y. T. Ma 或短葶山麦冬 *Liriope muscari* (Decne.) Bailey 的干燥块根。

【植物形态】

1. 湖北麦冬　根稍粗，直径1～2 mm，有时分枝多，近末端处常膨大成矩圆形、椭圆形或纺锤形的肉质小块根。根状茎短，木质，具地下走茎。叶长25～60 cm，宽4～6（～8）mm，具5条脉，中脉比较明显。花葶通常长于或几等长于叶，少数稍短于叶，长25～65 cm；总状花序长6～15（～20）cm，具多数花；花通常

（2～）3～5朵簇生于苞片腋内；苞片披针形，最下面的长4～5mm；花梗长约4mm，关节位于中部以上或近顶端；花被片6，矩圆形或矩圆状披针形，长4～5mm，先端钝圆，淡紫色或淡蓝色；花丝长约2mm；花药狭矩圆形，长约2mm；子房近球形，花柱长约2mm，稍弯，柱头不明显。种子近球形。花期5—7月，果期8—10月。（图24-47-6）

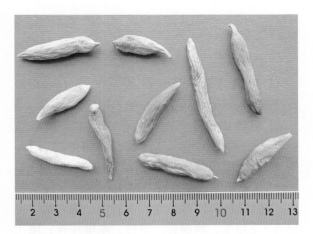

图24-47-7 山麦冬（药材）

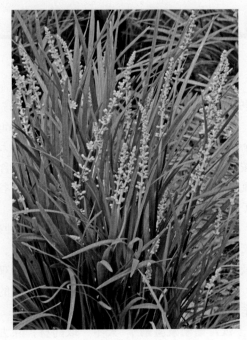

图24-47-6 湖北麦冬（植物）

2. 短葶山麦冬 花葶通常长于叶，长45～100cm；总状花序长（12～）25～40cm，具许多花；花（3～）4～8朵簇生于苞片腋内叶革质，宽0.8～2.2cm，具脉9～11条。

【产地】 湖北麦冬产于湖北襄阳汉江两岸的欧庙、郑集、王集等地及山东曹县。短葶山麦冬产于福建泉州、惠安等地。

【药材鉴别】

1. 湖北麦冬 呈纺锤形，两端略尖，长1.2～3cm，直径0.4～0.7cm。表面淡黄色至棕黄色，具不规则纵皱纹。质柔韧，干后质硬脆，易折断，断面淡黄色至棕黄色，角质样，中柱细小。气微，味甜，嚼之发黏。（图24-47-7）

2. 短葶山麦冬 稍扁，长2～5cm，直径0.3～0.8cm，具粗纵纹。味甘、微苦，微寒。归心、肺、胃经。

【化学成分及药理作用】 湖北麦冬含甾体皂苷，如土麦冬皂苷（spicatoside）A/B、麦冬皂苷（ophiopognin）B、β-谷甾醇葡萄糖苷（β-sitosterolglucoside）。另含黄酮、植物凝集素类等。

阔叶山麦冬块根含甾体皂苷，如罗斯考皂苷元-3-O-α-L-吡喃鼠李糖苷（ruscogenin-3-O-α-L-rhamnopyranoside）、25（S）-罗斯考皂苷元-1-O-β-D-吡喃岩藻糖3-O-α-L-吡喃鼠李糖苷［25（S）-ruscoogenin-1-O-β-D-fucopyranoside-3-O-α-L-rhamnopyranoside］、麦冬皂苷（ophiopogonin）D、薯蓣皂苷（dioscin）等。

药理作用与麦冬类似。

【饮片炮制及鉴别】 山麦冬 取药材，除去杂质，洗净，干燥。

成品性状特征同药材。

【性味与归经】【功能】【应用】【贮藏保管】同"麦冬"。

【用法与用量】 9～15g。

【论注】《中国药典》记载学名*Liriope muscari* (Decne.) Bailey为短葶山麦冬植物，《中国植物志》修订阔叶山麦冬学名为*Liriope muscari* (Decne.) Bailey。《中国药典》记载有湖北麦冬*Liriope spicata* (Thunb.) Lour. var. *prolifera* Y. T. Ma，《中国植物志》未收载该物种，有山麦冬*Liriope spicata* (Thunb.) Lour.。湖北麦冬是山麦冬的一个变种。山麦冬药材来源归属值得商榷。该属植物花直立，子房上位，花药与花丝等长或短于花丝，花药先端通常钝头。

天 冬

【来源】 为百合科植物天冬*Asparagus cochinchinensis* (Lour.) Merr.的干燥块根。

【植物形态】 多年生攀缘草本。块根纺锤形，肉质，簇生。茎细长，常扭曲多分枝。主茎呈鳞片状叶，顶端长尖，叶基部伸长为2.5～5.5 cm的硬刺，在分枝上的刺较短或不明显；叶状枝通常3枚簇生，扁有棱，镰刀状。花通常2朵腋生，淡绿色，单性，雌雄异株；雄花花被6片，雌花与雄花大小相似。浆果球形，熟时红色，有种子1粒。花期5—6月，果期8—10月。（图24-48-1）

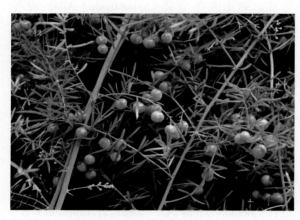

图24-48-1 天冬（植物）

【产地】 主产于贵州湄潭、赤水，四川涪陵、泸州，广西百色、罗城等地。贵州产量最大，品质佳。

【采收加工】 秋、冬二季采挖，洗净，除去茎基和须根，置沸水中煮或蒸至透心，趁热除去外皮，洗净，干燥。

【药材鉴别】 呈长纺锤形，两端渐细，略弯曲，长5～18 cm，直径0.5～2 cm。表面黄白色至黄棕色，半透明，光滑或具细纵纹及纵沟，偶有残存的灰棕色外皮。对光透视，有一条不透明的细心。质硬或柔润，有黏性，断面角质样，中柱黄白色。气微，味甜、微苦。（图24-48-2）

以条粗壮、色黄白、半透明者为佳。

【化学成分及药理作用】 含甾体皂苷类，如天冬呋甾醇寡糖苷Asp-Ⅳ/Asp-Ⅴ/Asp-Ⅵ/Asp-Ⅶ、甲基原薯蓣皂苷（methylprotodioscin）、

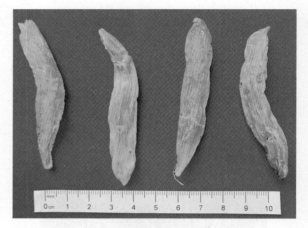

图24-48-2 天冬（药材）

伪原薯皂苷（pseudoprotodioscin）等；含糖类，如葡萄糖、鼠李糖、天冬多糖（asparagus polysaccharide）A/B/C/D等；含氨基酸，如天冬酰胺（asparagine）、瓜氨酸、丝氨酸等；还含5-甲氧基甲基糠醛（5-methoxymethyfufural）、谷甾醇（β-sitosterol）等。

天冬有抗菌、平喘、镇咳、祛痰、抗肿瘤、杀灭蚊蝇幼虫等作用。其水煎剂对炭疽杆菌、甲型及乙型溶血性链球菌、白喉杆菌、肺炎双球菌、金黄色葡萄球菌及枯草杆菌有不同程度的抑制作用；还能减少SO_2引起的咳嗽次数。

【饮片炮制及鉴别】 天冬 取药材，除去杂质，抢水洗净，稍润，切厚片或纵薄片，去心或不去心，干燥。

成品为淡黄色半透明的厚片或纵薄片，外表具纵沟，切面角质样，不去心者中间有一条不透明的黄色细木心。质滋润柔韧，有黏性。气微，味甘，微苦。（图24-48-3）

【性味与归经】 甘、苦，寒。归肺、肾经。

【功能】 养阴润燥，清肺生津。

【应用】

1. 燥咳痰黏，劳嗽咯血 如二冬膏（天冬、麦冬）（《张氏医通》）。

2. 热病伤阴，舌干口渴或津亏消渴 如三才汤（天冬、生地、人参）（《温病条辨》）。

中成药品种有二冬膏、口炎清颗粒、润肺止嗽丸、口炎清颗粒等。

【用法与用量】 6～12 g。

【注意】 本品甘寒滋腻之性较强，脾虚泄泻、痰湿内盛者忌用。

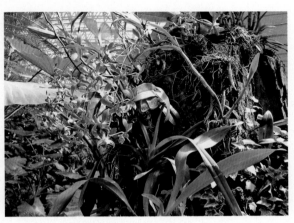

圆形，叶鞘抱茎。总状花序基部被鞘状总苞片1对，有花1～4朵；具卵状苞片，花大，直径6～8cm，下垂，白色带淡红或淡紫色；花萼矩圆形，顶端略钝；花瓣椭圆形，与萼片等大，顶端钝；唇瓣卵圆形，边缘微波状，基部有一深紫色斑块，两侧有紫色条纹。蒴果。花期5—8月。（图24-49-1）

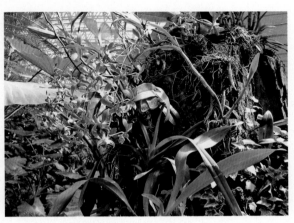

图24-49-1　金钗石斛（植物）

2. 霍山石斛　植物矮小。茎数十条丛生，上粗下细，长1～3cm，中部直径约5mm。唇瓣近菱形，花黄绿色。（图24-49-2）

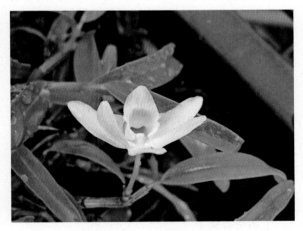

图24-49-2　霍山石斛（植物）

3. 鼓槌石斛　茎纺锤形，长达30cm，中部径1.5～5cm，具多数圆钝条棱，近顶端具2～5叶。叶革质，长圆形，长达19cm，宽2～3.5cm，先端尖，钩转，基部不下延为抱茎鞘。花序近茎端发出，斜出或稍下垂，长达20cm，疏生多花，花序梗基部具4～5鞘；花

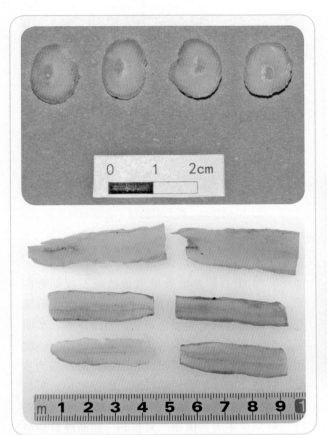

图24-48-3　天冬饮片（上图为厚片，下图为纵薄片）

【贮藏保管】　置通风干燥处，防霉，防蛀。

【论注】　羊齿天门冬Asparagus filicinus Ham. ex D. Don.的块根在云南等地作药用，称为"小天冬"。呈细长纺锤形，长4～10cm，直径2～6mm，两端渐尖，微弯曲。不能与天冬混用。

石 斛
（附：铁皮石斛）

【来源】　为兰科植物金钗石斛Dendrobium nobile Lindl.、霍山石斛Dendrobium huoshanense C. Z. Tang et S. J. Cheng、鼓槌石斛Dendrobium chrysotoxum Lindl.或流苏石斛Dendrobium fimbriatum Hook.的栽培品及其同属多种植物近似种的干燥茎或新鲜茎。

【植物形态】

1. 金钗石斛　多年生附生草本。茎丛生，直立，常高30～50cm，粗达1.3cm，黄绿色，上部稍扁略呈微波状弯曲，多节。叶近革质，矩

质厚，金黄色，稍有香气；中萼片长圆形，长1.2～2 cm，侧萼片与中萼片近等大，萼囊近球形，直径约4 mm；花瓣倒卵形，与中萼片等长而甚宽，先端近圆，唇瓣色较深，近肾状圆形，较花瓣大，先端2浅裂，基部两侧具少数红色条纹，边缘波状，上面密生绒毛，有时具"U"形栗色斑块。花期3—5月。（图24-49-3）

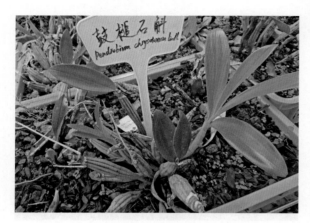

图24-49-3　鼓槌石斛（植物）

4. 流苏石斛　茎圆柱形或长纺锤形，灰黄色，高37～150 cm，粗达2 cm，节间较长。叶椭圆形。总状花序，花橘黄色，唇瓣广卵形，边缘分裂成复流苏状，中央有紫红斑块，两侧有紫红色条纹。

【产地】　主产于广西、贵州、广东、云南、安徽等地。

【采收加工】　全年均可采收。鲜用者除去根和泥沙；干用者采收后，除去杂质，用开水略烫或烘软，再边搓边烘晒，至叶鞘搓净，干燥。流苏石斛药材称为"大黄草"。霍山石斛11月至翌年3月采收，除去叶、根须及泥沙等杂质，洗净，鲜用，或加热除去叶鞘制成干条；或边加热边扭成螺旋状或弹簧状，干燥，称霍山石斛枫斗。

【药材鉴别】

1. 鲜石斛　呈圆柱形或扁圆柱形，长约30 cm，直径0.4～1.2 cm。表面黄绿色，光滑或有纵纹，节明显，色较深，节上有膜质叶鞘。肉质多汁，易折断。气微，味微苦而回甜，嚼之有黏性。（图24-49-4）

2. 金钗石斛　呈扁圆柱形，长20～40 cm，直径0.4～0.6 cm，节间长2.5～3 cm。表面金黄色或黄中带绿色，有深纵沟。质硬而脆，断面

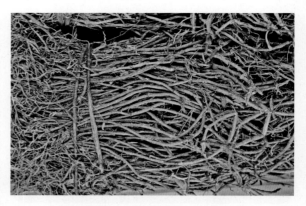

图24-49-4　鲜石斛药材（金钗石斛）

较平坦而疏松。气微，味苦。

3. 霍山石斛　干条呈直条状或不规则弯曲形，长2～8 cm，直径1～4 mm。表面淡黄绿色至黄绿色，偶有黄褐色斑块，有细纵纹，节明显，节上有的可见残留的灰白色膜质叶鞘；一端可见茎基部残留的短须根或须根痕，另一端为茎尖，较细。质硬而脆，易折断，断面平坦，灰黄色至灰绿色，略角质状。气微，味淡，嚼之有黏性。鲜品稍肥大。肉质，易折断，断面淡黄绿色至深绿色。气微，味淡，嚼之有黏性且少有渣。

枫斗：呈螺旋形或弹簧状，通常为2～5个旋纹，茎拉直后性状同干条。（图24-49-5）

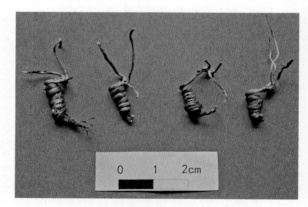

图24-49-5　霍山石斛枫斗（药材）

4. 鼓槌石斛　呈粗纺锤形，中部直径1～3 cm，具3～7节。表面光滑，金黄色，有明显凸起的棱。质轻而松脆，断面海绵状。气微，味淡，嚼之有黏性。

5. 流苏石斛　呈长圆柱形，长20～150 cm，直径0.4～1.2 cm，节明显，节间长2～6 cm。表面黄色至暗黄色，有深纵槽。质疏松，断面平

坦或呈纤维性。味淡或微苦，嚼之有黏性。（图24-49-6）

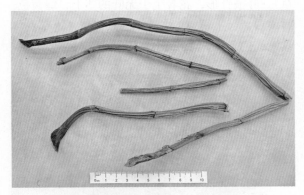

图24-49-6 石斛（药材）

以色黄、有光泽、质柔韧、嚼之发黏者为佳。

【化学成分及药理作用】 主含生物碱。金钗石斛所含生物碱有石斛碱（dendrobine）、石斛酮碱（nobilonine）、6-羟基石斛碱（6-hydroxydendrobine；又名石斛胺，dendramine）、石斛醚碱（dendroxine）、6-羟基石斛醚碱（6-hydroxydendroxine）等；茎还含亚甲基金钗石斛素（nobilomethylene）、金钗石斛菲醌（denbinobin）、β-谷甾醇（β-sitosterol）等成分。

石斛具有解热、抗白内障作用，对免疫系统、消化系统有一定影响。可以抑制脂质过氧化，抑制醛糖还原酶，从而对半乳糖性白内障有延缓作用。所含生物碱具有抗肿瘤、降血压、保护神经等作用。

【饮片炮制及鉴别】

1. **鲜石斛** 取鲜药材，洗净泥沙。用时剪成长段。

成品为圆柱形或扁圆柱形的长段。其余特征同药材。

2. **石斛** 取药材，除去残根等杂质，洗净，稍润，切段，干燥。霍山石斛除去杂质即可。

成品呈扁圆柱形或圆柱形的小段。表面金黄色、绿黄色或棕黄色，有光泽，有深纵沟或纵棱，有的可见棕褐色的节。切面黄白色至黄褐色，有多数散在的筋脉点。气微，味淡或微苦，嚼之有黏性。（图24-49-7）

霍山石斛成品性状特征同药材。

【性味与归经】 甘，微寒。归胃、肾经。

【功能】 益胃生津，滋阴清热。

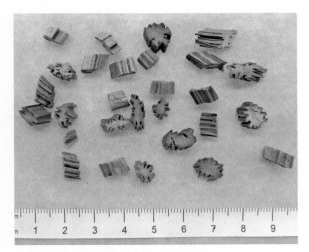

图24-49-7 石斛（饮片）

【应用】

1. **胃阴虚及热病伤津证** 本品鲜品与鲜生地、麦冬、天花粉、连翘、参叶同用。

2. **肾阴虚证** 如石斛夜光丸（石斛、菊花、菟丝子、青葙子、枸杞子、地黄、熟地黄、决明子、天冬、人参、茯苓、五味子、麦冬、苦杏仁、山药、牛膝、蒺藜、川芎、炙甘草、枳壳、防风、黄连、犀角水牛角代、羚羊角）（《原机启微》）。

中成药品种有石斛夜光颗粒（丸）、胃安胶囊、养阴清胃颗粒等。

【用法与用量】 6～12 g；鲜品15～30 g。

【贮藏保管】 置通风干燥处，防潮，防霉；鲜品置阴凉潮湿处，防冻。

【论注】 同属品种极复杂，常见的有如下品种。

（1）环草石斛（美花石斛）*Dendrobium loddigesii* Rolfe：茎细圆柱状（干燥茎常弯曲或盘绕成团），高10～15 cm，粗达5～7 mm。叶长圆状披针形或舌形，肉质。花期有叶，花单生，粉红色，唇瓣近圆形，黄色，有多而细的粉红色线纹，边缘流苏状。

（2）黄草石斛（束花石斛）*Dendrobium chrysanthum* Wall.：茎圆柱形，高50～200 cm，粗5～15 mm。叶鞘膜质，干后常具鳞秕状斑点。花期无叶，伞形花序，具2～4（～6）花，花的唇瓣扁圆形，边缘具短流苏。（图24-49-8）

（3）细茎石斛 *Dendrobium moniliforme* (L.) Sweet：植株矮小，花较小，白色或微带粉红。

以上三者多加工成"小黄草"（细黄草）。（图24-49-9）

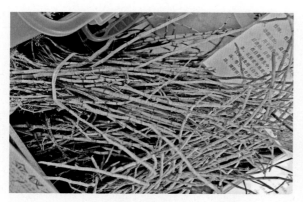

图24-49-8 鲜石斛（黄草石斛）

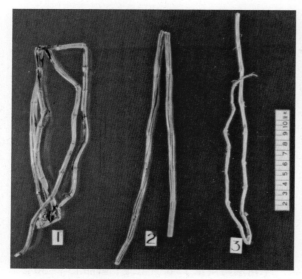

图24-49-9 石斛药材（大、中、小黄草）

（4）广东石斛 *Dendrobium wilsonii* Rolfe：茎细圆柱形，基部膨大呈蛇头状。叶先端偏斜为2圆裂。花通常1～2朵并生，花较大，花白色，开后渐变黄色，总花梗不明显。加工成"中黄草"。（图24-49-9）

（5）黄花石斛（罗河石斛）*Dendrobium lohohense* Tang et Wang：茎圆锥形，常有分枝。叶先端急尖。花单朵，蜡黄色。加工成"中黄草"。（图24-49-9）

（6）霍山石斛：黏液丰富，脂膏浓厚，养阴力强。石斛优质品种药材。

附：铁皮石斛

【来源】 为兰科植物铁皮石斛 *Dendrobium officinale* Kimura et Migo 的茎。

【植物形态】 茎圆柱形，长5～25 cm，节间较长；鲜时红棕色，干后黑色，习称"黑节草"。叶披针形，花着生于无叶的茎上，绿黄色。唇瓣白色，上部具1枚紫红色大斑块，下部两侧具紫红色条纹。（图24-49-10）

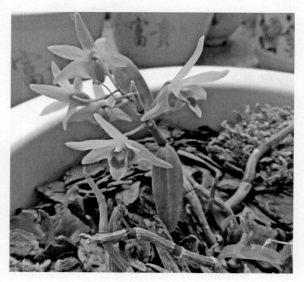

图24-49-10 铁皮石斛（植物）

【采收加工】 11月至翌年3月采收，除去杂质，剪去部分须根，边加热边扭成螺旋形或弹簧状，烘干；或切成段，干燥或低温烘干，前者习称"铁皮枫斗"（耳环石斛）；后者习称"铁皮石斛"。

【药材鉴别】 铁皮枫斗 呈螺旋形或弹簧状，通常为2～6个旋纹。茎拉直后长3.5～8 cm，直径0.2～0.4 cm。表面黄绿色或略带金黄色，有细纵皱纹，节明显，节上有时可见残留的灰白色叶鞘；一端可见茎基部留下的短须根。质坚实，易折断，断面平坦，灰白色至灰绿色，略角质状。气微，味淡，嚼之有黏性。（图24-49-11）

铁皮石斛 呈圆柱形的段，长短不等。

【化学成分及药理作用】 含鼓槌菲（chrysoxene）、毛兰素（erianin）等。还含有多糖，其单糖组分由D-木糖、L-阿拉伯糖和D-葡萄糖组成。

铁皮石斛水煎液对半乳糖所致白内障晶状体中醛糖还原酶、多元醇脱氢酶的活性异常变化有抑制或纠正作用。石斛多糖具有增强T细胞及巨噬细胞免疫活性的作用；能显著提高超氧化物歧化酶（SOD）水平，从而起到降低脂质过氧化物

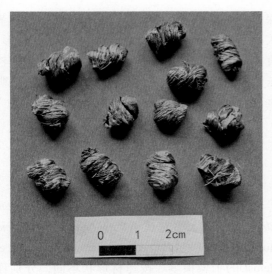

图24-49-11 铁皮枫斗（药材）

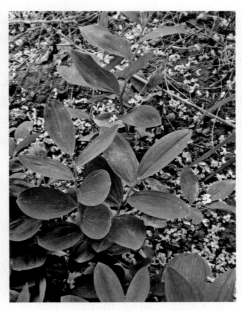

图24-50-1 玉竹（植物）

（LPO）的作用。

【饮片炮制及鉴别】 铁皮石斛 取药材，除去杂质。

成品性状特征同药材。

【性味与归经】【功能】【应用】【贮藏保管】 同"石斛"。

玉 竹

【来源】 为百合科植物玉竹*Polygonatum odoratum* (Mill.) Druce 的干燥根茎。

【植物形态】 多年生草本，高20～60 cm。地下根茎横走，肉质，淡黄白色，有结节，密生多数须根。茎单一，向一边倾斜。叶互生，椭圆形或狭椭圆形，先端钝尖或急尖，基部楔形，全缘；叶面绿色，背面粉白色，叶下面脉上平滑或具乳头状粗糙。花腋生，着生花1～4朵（在栽培情况下，多至8朵）；总花梗长1～1.5 cm；花被筒状，黄绿色至白色，先端6裂；雄蕊6枚，花丝丝状，近平滑至具乳头状突起。浆果蓝黑色。花期5—6月，果期7—9月。（图24-50-1）

【产地】 主产于湖南、河南、江苏、浙江等地。

【采收加工】 秋季采挖，除去须根和泥土，蒸至透心，搓揉至透明，晒干。

【药材鉴别】 呈长圆柱形，略扁，少有分枝，粗细均匀，长4～18 cm，直径0.3～1.6 cm。表面黄白色或淡黄棕色，半透明，具纵皱及微隆起

的环节，节上残留白色圆点状须根痕，偶有圆盘状的地上茎痕。干时质硬而脆，受潮后复韧，易折断，断面不甚平。气微，味甘而有黏性。（图24-50-2）

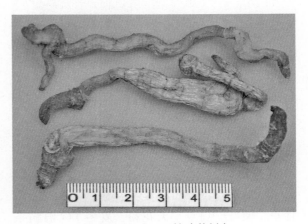

图24-50-2 玉竹（药材）

以条长、肥壮、色黄白者为佳。

【化学成分及药理作用】 含多糖、甾体皂苷、黄酮、甾族等。多糖类，如玉竹黏多糖（odoratan）、玉竹果聚糖（polygonatum-fructan）A/B/C/D等；甾体皂苷类，如铃兰苦苷（convallamarin）、铃兰苷（convallarin）等；黄酮类，如槲皮素苷（quercetin glycoside）等；甾族化合物，如黄精螺甾醇（polyspirostanol）PO$_a$/PO$_b$/PO$_c$/PO$_1$/PO$_2$/PO$_3$/PO$_4$/PO$_5$、黄精螺甾醇苷

（polyspirostanoside）、黄精呋甾醇苷（polyfuroside）等。还含微量元素、氨基酸及其他含氮化合物等成分。

玉竹具有降血糖、降血脂、强心、抗氧化、延缓衰老等作用。其乙醇提取物能明显提高血清溶血素水平和腹腔吞噬细胞的吞噬指数，促进脾淋巴细胞增殖。其煎剂小剂量可使离体蛙心搏动迅速增强，大剂量则使心跳减弱甚至停止。

【饮片炮制及鉴别】 玉竹 取药材，除去杂质，洗净，捞出沥干，润透，切厚片，干燥。

成品为圆形或类圆形的厚片。直径0.3～1.6 cm。外表皮黄白色或淡黄棕色，半透明，有时可见纵皱及环节。有时可见白色圆点状的须根痕，切面黄白色，角质样。质硬。气微，味甘，嚼之发黏。（图24-50-3）

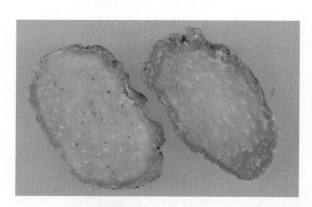

图24-50-3 玉竹（饮片）

【性味与归经】 甘，微寒。归肺、胃经。
【功能】 养阴润燥，生津止渴。
【应用】

1. 肺阴虚证 如沙参麦冬汤（沙参、玉竹、甘草、桑叶、扁豆、天花粉、麦冬）（《温病条辨》）。

2. 胃阴虚证 如益胃汤（北沙参、麦冬、冰糖、地黄、玉竹）（《温病条辨》）。

3. 心阴虚，热伤心阴之烦热多汗、惊悸等证 宜与麦冬、酸枣仁等同用。

中成药品种有阴虚胃痛颗粒、舒筋活络酒、芪苈强心胶囊、养阴降糖片等。

【用法与用量】 6～12 g。
【贮藏保管】 置通风干燥处，防潮，防霉，防蛀。
【论注】 同科植物竹根七属（假万寿竹属）深裂竹根七 Disporopsis pernyi (Hua) Diels 的根茎入药，西南地区称为"大玉竹"。根茎圆柱形，直径5～10 mm，略扁，稍弯曲，外棕黄色，较玉竹更为坚硬。"大玉竹"根茎横切的内皮层明显，中柱维管束均为外韧型。

黄 精

【来源】 为百合科植物黄精 Polygonatum sibiricum Red.、多花黄精 Polygonatum cyrtonema Hua 或滇黄精 Polygonatum kingianum Coll. et Hemsl. 的干燥根茎。按药材形状不同，分别称"鸡头黄精""姜形黄精""大黄精"等。

【植物形态】

1. 黄精 多年生草本。根茎横走，肉质，淡黄色，先端有时突出似鸡头状。茎直立，高50～90 cm。叶轮生，每轮4～6枚，线状披针形，先端卷曲。花腋生，常2～4朵小花，下垂；花被筒状，白色至淡黄色，先端6浅裂；雄蕊6枚，花丝较短，长0.5～1 mm；花柱长为子房的1.5～2倍。浆果球形，成熟时黑色。花期5—6月，果期7—9月。（图24-51-1）

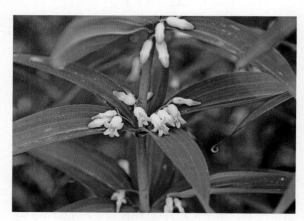

图24-51-1 黄精（植物）

2. 多花黄精 茎高0.6～1 m。叶互生，椭圆形、卵状披针形至长圆状披针形，叶脉3～5条。花梗着生花2～7（～14）朵，在总花梗上排列为伞形；花被黄绿色，长18～25 mm；花丝有小乳突或微毛，顶端膨大至具囊状突起。（图24-51-2）

3. 滇黄精 茎高1～3 m，顶端常作缠绕

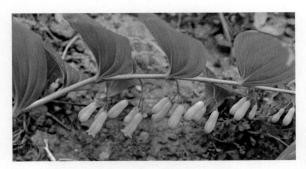

图 24-51-2　多花黄精（植物）

状。叶轮生，每轮4～8枚，叶线形至线状披针形，长6～20 cm，宽3～30 mm，先端渐尖并拳卷。花梗着生花2～3朵，不成伞形；花被粉红色，长18～25 mm。浆果成熟时红色。（图24-51-3）

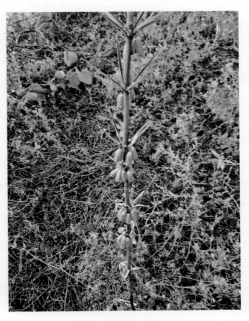

图 24-51-3　滇黄精（植物）

【产地】 黄精主产于河北、内蒙古、陕西等地。多花黄精主产于贵州、云南、湖南、安徽、江西、浙江等地。滇黄精主产于贵州、广西、云南等地。

【采收加工】 春、秋二季挖取根茎，除去地上茎及须根，洗净，置沸水中略烫或蒸至透心，晒干或烘干。

【药材鉴别】

1. 鸡头黄精　呈不规则的圆锥形，头大尾细，形似鸡头，长3～10 cm，直径0.5～1.5 cm。

表面黄白色或黄棕色，半透明，全体有细皱纹及稍隆起至波状的环节；地上茎痕呈圆盘状，中心常凹陷；根痕多呈点状突起。断面淡棕色，稍带角质，并有多数黄白色点状筋脉（维管束）。气微，味甜，有黏性。（图24-51-4）

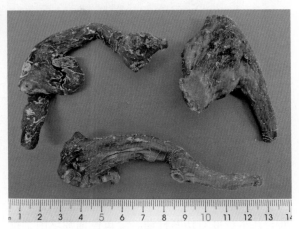

图 24-51-4　黄精药材（鸡头黄精）

2. 姜形黄精　呈结节状，分枝粗短，形似生姜，长3～18 cm，宽2～4 cm，厚1～2.5 cm。表面较粗糙，有明显疣状突起的须根痕。茎痕呈凹陷的圆盘状。（图24-51-5）

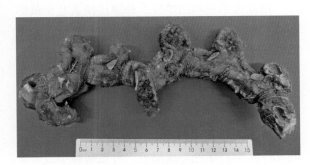

图 24-51-5　黄精药材（姜形黄精）

3. 大黄精　呈肥厚块状或串珠状，长达10 cm以上，宽3～6 cm，厚2～3 cm。每一结节有茎基，呈凹陷的圆盘状。（图24-51-6）

以块大、肥润、色黄、断面透明者为佳。

【化学成分及药理作用】 含多糖、甾体皂苷等。多糖类，黄精多糖（PSP）甲、乙、丙，即由葡萄糖、甘露糖、半乳糖醛酸结合而成；三种低聚糖甲、乙、丙，均由葡萄糖和果糖结合而成的；甾体皂苷，如西伯利亚蓼苷（sibiricoside）A、B以及14α-羟基西伯利亚蓼苷（14α-

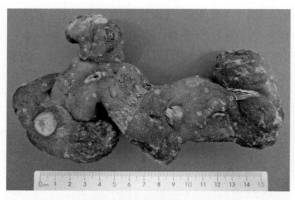

图24-51-6　黄精药材（大黄精）

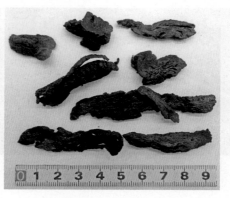

图24-51-7　制黄精

hydroxysibiricoside）等。

　　黄精具有增强免疫力、抗结核、抗菌、延缓衰老、降血压等作用。其水煎液和乙醇提取物能显著降低高脂血症大鼠总胆固醇及三酰甘油含量；其水浸液对伤寒杆菌、金黄色葡萄球菌、抗酸杆菌有抑制作用；其浸膏可使兔血糖渐次升高，然后降低；其醇制剂可使离体蛙心收缩力增强，使离体兔心心率加快。

　　【饮片炮制及鉴别】

　　1. 黄精　取药材，除去杂质，洗净，略润，切厚片，干燥。

　　成品为不规则的厚片，外表皮淡黄色至黄棕色。切面略呈角质样，淡黄色至黄棕色，可见多数淡黄色筋脉小点。质稍硬而韧。气微，味甜，嚼之有黏性。

　　2. 制黄精　取药材，洗净，反复蒸晒至内外呈滋润黑色，切厚片，晒干。

　　成品为不规则的厚片。表面棕褐色至黑色，有光泽，中心棕色至浅褐色，可见筋脉小点。质较柔软。味甜。（图24-51-7）

　　3. 酒黄精　取药材，洗净，晾干水分，喷洒黄酒，待酒吸尽，至蒸笼内，隔水炖透或用蒸汽加热蒸透，稍晾，切厚片，干燥。每黄精100 kg，用黄酒20 kg。

　　成品形如制黄精。微有酒香气。

　　4. 炆黄精　取药材，除去杂质，洗净，漂洗，取出，沥干水；将药物放入炆药罐内（加药物的量不超过罐的2/3），再加水没过药面，上盖；将装好药物的罐移至围灶内，罐间放少量木炭，四周堆放干糠，点燃后炆药熟透汁尽时，取出，晒干，然后用黄酒喷洒拌匀，闷润，待酒吸

尽后，蒸焖，至药物颜色转为黑色时，取出，晒至半干，切斜厚片，再晒干。每黄精100 kg，用黄酒20 kg。

　　炆黄精为建昌药帮特色饮片。

　　黄精酒制后可使其滋而不腻，兼有通络作用。蒸制后去其刺激咽喉的副作用，增强补益作用。熟黄精以个大、肥厚、蒸透至内外乌黑色、质柔润、气香、味纯甜不刺喉者为佳。

　　【性味与归经】　甘，平。归脾、肺、肾经。

　　【功能】　补气养阴，健脾，润肺，益肾。

　　【应用】

　　1. 阴虚肺燥，干咳少痰及肺肾阴虚的劳咳久咳　可单用煎膏服，或与沙参、知母、贝母等同用。

　　2. 脾虚阴伤证　治脾胃气虚而倦怠无力、食欲不振、脉象虚软者，可与党参、茯苓、白术等同用。治脾胃阴虚而致口干食少、饮食无味、大便干燥、舌红无苔者，可与沙参、麦冬、谷芽等同用。

　　3. 肾精亏虚　如二精丸（黄精、枸杞子）（《奇效良方》）。

　　4. 消渴证　多与黄芪、天花粉、麦冬、生地等同用。

　　中成药品种有健脑安神片、降糖甲片、参精止渴丸、活力苏口服液、津力达颗粒、壮腰健身丸、甜梦口服液（合剂、胶囊）等。

　　【用法与用量】　9～15 g。

　　【注意】　脾虚有湿、咳嗽痰多及中寒便溏者不宜服用。

　　【贮藏保管】　置通风干燥处，防霉，防蛀。

　　【论注】　同属植物湖北黄精Polygonatum

zanlanscianense Pamp.、轮叶黄精 *Polygonatum verticillatum* (L.) All. 的根茎，味苦，称为"苦黄精"。其中湖北黄精为苦黄精的主要来源，根茎为连珠状或姜形块状，稍扁，直径 1～4 cm；灰褐色；味苦。黄精属 30 多种，在不同地区作黄精入药用，很难作出准确判定；原则上味苦者不能作黄精入药，应注意鉴别。

枸杞子

【来源】 为茄科植物宁夏枸杞 *Lycium barbarum* L. 的干燥成熟果实。

【植物形态】 见"地骨皮"项下宁夏枸杞。

【产地】 主产于宁夏、甘肃、青海、新疆等地。以宁夏中宁产质优，为道地药材。

【采收加工】 夏、秋二季果实呈红色时采收，热风烘干，除去果梗，或晾至皮皱后，晒干，除去果梗。

【药材鉴别】 呈类纺锤形，长 6～20 mm，直径 3～10 mm。表面鲜红色或暗红色。果皮柔韧，皱缩；果肉厚，滋润，内含种子多数。气微，味甜。（图 24-52-1）

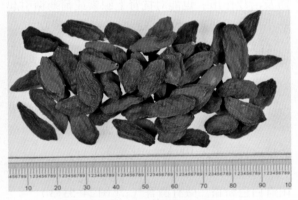

图 24-52-1 宁夏枸杞（药材）

以粒大、肉厚、色红、质柔、味甜者为佳。

【化学成分及药理作用】 含生物碱，如甜菜碱（betane）、阿托品（atropine）、天仙子胺（hyoscyamine）等；另含枸杞多糖（lycium barbarum polysaccharide）、玉蜀黍黄质（zeaxanthin）、酸浆果红素（physalein）等。种子含多种氨基酸。

枸杞子对免疫功能有促进与调节作用，可以延缓衰老、降血脂、保肝，还具有抗脂肪肝、抗肿瘤和雌激素样作用。枸杞多糖是其主要有效成分，具有延缓衰老、抗突变、抗肿瘤、降血脂、降血糖等作用。甜菜碱具有调节脂质代谢和预防脂肪肝等作用。

【饮片炮制及鉴别】 枸杞子 取药材，除去果柄等杂质。

成品性状特征同药材。

【性味与归经】 甘，平。归肝、肾经。

【功能】 滋补肝肾，益精明目。

【应用】

1. 肝肾阴虚，头晕目眩，视力减退，腰膝酸软，遗精消渴 如杞菊地黄丸（熟地黄、山茱萸、山药、泽泻、牡丹皮、茯苓、枸杞子、菊花）（《麻疹全书》）。

2. 阴虚劳嗽 可与麦冬、知母、贝母等同用。

中成药品种有五子衍宗丸（片、口服液）、杞菊地黄丸（浓缩丸、片、口胆液、胶囊）、补脑丸等。

【用法与用量】 6～12 g。

【贮藏保管】 置阴凉干燥处，防闷热，防潮，防蛀。

【论注】

（1）同属如下 2 种植物果实在市场作枸杞子类药材销售。

1）新疆枸杞 *Lycium dasystemum* Pojank 的干燥果实：其枝条坚硬、灰白色，叶为椭圆状倒披针形；果实卵圆形或矩圆形，长约 7 mm，红色，种子达 20 余粒。分布于新疆、青海等地。

2）黑果枸杞 *Lycium rutheicum* Murr. 的干燥果实：其浆果球形，黑色。产于新疆。民间用于牙龈出血。（图 24-52-2）

（2）天精草为植物枸杞 *Lycium barbarum*

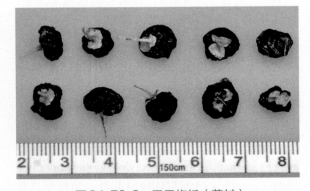

图 24-52-2 黑果枸杞（药材）

L.的嫩茎叶。叶含甜菜碱。能补肾益精，清热，止渴，明目。

女贞子

【来源】 为木犀科植物女贞 Ligustrum lucidum Ait.的干燥成熟果实。

【植物形态】 常绿乔木。叶对生，叶片卵圆形或长卵状披针形，全缘，革质，背面密被细小透明腺点。圆锥花序顶生，花白色。浆果状核果，成熟时蓝黑色，内有种子1～2枚。花期6—7月，果期8—12月。（图24-53-1）

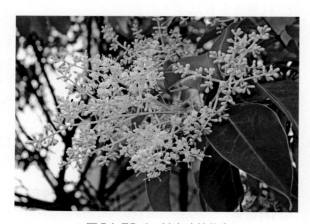

图24-53-1 女贞（植物）

【产地】 主产于浙江、江苏、福建、湖南、四川、广西等地。

【采收加工】 冬季采集成熟果实，除去枝叶，稍蒸或置沸水中略烫后，干燥；或直接干燥。

【药材鉴别】 呈肾形或倒卵形，长4～10 mm，直径3～4 mm。表面灰黑色或紫黑色，皱缩不平，基部常有宿萼及果柄痕。外果皮薄，中果皮稍疏松，内果皮木质，黄棕色，具纵棱，内有种子1～2枚。气芳香，味甘而微苦涩。（图24-53-2）

以粒大、饱满、色灰黑、质坚实者为佳。

【化学成分及药理作用】 含三萜、环烯醚萜、黄酮等。三萜类，如齐墩果酸（oleaolic acid）、乙酰齐墩果酸（acetyloleanolic acid）、熊果酸（ursolic acid等；环烯醚萜类，如特女贞苷（specnuezhenide）、女贞子苷（nuzhenide）、女贞

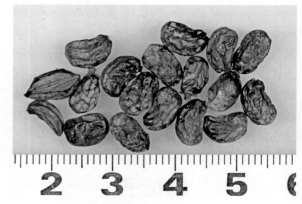

图24-53-2 女贞子（药材）

苦苷（nuezhengalaside）、橄榄苦苷（oleuropein）等；黄酮类，如消旋圣草素（eriodictyol）、右旋-花旗松素（taxifolin）、槲皮素（quercetin）等；还含女贞子多糖（UPS）、脂肪油等成分。

女贞子具有调节机体免疫功能、抗炎、抗肿瘤、降血糖、降血脂、保肝、降低眼压等作用。女贞子粗粉可降低高脂血症兔的血清胆甾醇及三酰甘油含量，并使主动脉脂质斑块及冠状动脉粥样斑块形成消减。齐墩果酸可抑制四氯化碳引起的大鼠血清谷丙转氨酶（SGPT）升高，降低正常小鼠血糖，对四氧嘧啶引起的小鼠糖尿病有预防及治疗作用；也能对抗肾上腺素或葡萄糖引起的小鼠血糖升高。可提高肿瘤患者的免疫功能。

【饮片炮制及鉴别】

1. 女贞子 取药材，除去杂质，洗净，干燥。成品性状特征同药材。

2. 酒女贞子 取女贞子，喷洒黄酒，待酒吸尽，至蒸笼内，隔水或用蒸汽加热炖至酒吸尽或蒸透。每女贞子100 kg，用黄酒20 kg。

成品形如女贞子，表面黑褐色或灰黑色，常附有白色粉霜。微有酒香气。（图24-53-3）

【性味与归经】 甘、苦，凉。归肝、肾经。

【功能】 滋补肝肾，明目乌发。

【应用】

1. 肝肾阴虚证 如二至丸（女贞子、墨旱莲）（《医方集解》）。

2. 阴虚发热证 常与地骨皮、牡丹皮、生地黄等同用。

中成药品种有女珍颗粒、补肾益精丸、胃祥宁颗粒、骨仙片、二至丸等。

【用法与用量】 6～12 g。

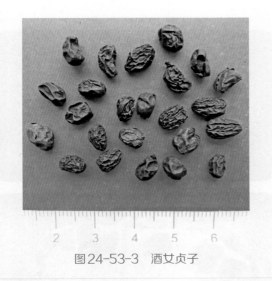

图24-53-3 酒女贞子

【注意】 脾胃虚寒泄泻及阳虚者忌服。

【贮藏保管】 置干燥处。

【论注】 女贞子存在抢青现象，成熟度有一定差异。应冬季果实成熟时采收，成熟度不够者不宜入药。

桑 椹

【来源】 为桑科植物桑 Morus alba L.的干燥果穗。

【植物形态】【产地】 见"桑叶"项下。

【采收加工】 4—6月果实变红时采收，晒干，或略蒸后晒干。

【药材鉴别】 为聚花果，由多数小瘦果集合而成，呈长圆形，长1～2 cm，直径0.5～0.8 cm。黄棕色、棕红色或暗紫色，有短果序梗。小瘦果卵圆形，稍扁，长约2 mm，宽约1 mm，外具肉质花被片4枚。气微，味微酸而甜。（图24-54-1）

以个大、肉厚、色紫红、糖性大者为佳。

【化学成分及药理作用】 含维生素B₁、B₂和胡萝卜素（carotene）；含脂肪酸，如软脂酸（palmitic acid）、硬脂酸（stearic acid）。尚有少量辛酸（caprylic acid）、壬酸（pelargonic acid）、癸酸（capric acid）、肉豆蔻酸（maristc acid）、亚麻酸（linolenic acid）等；含精油成分，如核叶素（cineole）、牻牛儿醇（geraniol）、芳樟醇乙酸酯（linalyl acetate）、芳樟醇（linalool）、

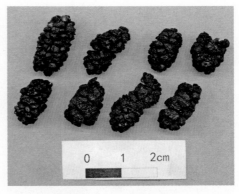

图24-54-1 桑椹（药材）

樟脑（camphor）、α-蒎烯（α-pinene）和柠檬烯（limonene）等；含磷脂类，如磷脂酰胆碱（phosphatidyl choline）、溶血磷脂酰胆碱（lysophosphatidyl choline）、磷脂酰乙醇胺（phosphatidyl ethanoanine）等；还含矢车菊素（cyaniding）和矢车菊苷（chrysanthemin）。

桑椹有防止白细胞减少作用；对机体免疫功能有明显增强作用，能增强巨噬细胞的吞噬功能；有降低红细胞膜Na⁺-K⁺-ATP酶活性作用，能改善血虚状态，促进机体造血功能。桑椹水煎剂有中度激发淋巴细胞转化的作用。

【饮片炮制及鉴别】

1. 桑椹 取药材，除去果柄等杂质。

成品性状特征同药材。

2. 酒制桑椹 取桑椹，用黄酒喷洒拌匀，稍润；移至蒸笼中，武火加热蒸30分钟至药物颜色转为黑褐色。每桑椹100 kg，用黄酒20 kg。

成品形如桑椹，表面黑褐色，微有酒香气。（图24-54-2）

【性味与归经】 甘、酸，寒。归心、肝、肾经。

【功能】 滋阴补血，生津润燥。

【应用】 肝肾阴虚，眩晕耳鸣，心悸失眠，须发早白 如延寿丹（何首乌、豨莶草、菟丝子、杜仲、牛膝、女贞子、霜桑叶、忍冬藤、生地、桑椹膏、黑芝麻膏、金樱子膏、墨旱莲膏）（《世补斋医书》）。

中成药品种有生血宝合剂（颗粒）、补肾益精丸、复脉定胶囊、便通片（胶囊）、首乌丸、脂康颗粒等。

【用法与用量】 9～15 g。

【注意】 脾胃虚寒作泻者忌服。

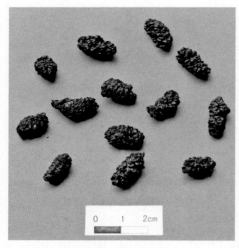

图24-54-2　酒制桑椹

【贮藏保管】 置干燥通风处，防虫蛀。

龟 甲
（附：龟甲胶）

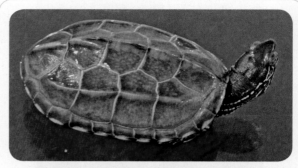

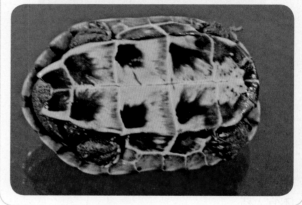

图24-55-1　乌龟（动物）

【来源】 为龟科动物乌龟*Chinemys reevesii* (Gray)的背甲及腹甲。

【动物形态】 体呈长椭圆形，背甲稍隆起，有3条纵棱，脊棱明显。腹甲平坦，后端具缺刻。头顶黑橄榄色，前部皮肤光滑，后部具细鳞，头、颈侧面有黄色线状斑纹；颈部、四肢及裸露皮肤部分为灰黑色或黑橄榄色。雄性体型较小，背甲为黑色或全身黑色，尾长；雌性背甲由浅褐色到深褐色，腹甲棕黑色，尾较短。（图24-55-1）

【产地】 主产于江苏、浙江、安徽、湖北、湖南等地。武汉为集散地，习称"汉板"。

【采收加工】 全年均产，尤以8—12月为多。捕捉后杀死，取其腹板，刮净筋肉，晒干，称为"血板"；若将乌龟用热水煮死，取腹板，去净筋肉晒干，称为"烫板"。现背甲、腹甲均药用。

【药材鉴别】 背甲及腹甲由甲桥相连，背甲稍长于腹甲，与腹甲常分离。背甲呈长椭圆形拱状，长7.5～22 cm，宽6～18 cm；外表面棕褐色或黑褐色，脊棱3条；颈盾1块，前窄后宽；椎盾5块，第1椎盾长大于宽或近相等，第2～4椎盾宽大于长；肋盾两侧对称，各4块；缘盾每侧11块；臀盾2块。腹甲呈近长方椭圆形的板片

状，长10～20 cm，宽5～10 cm。肋鳞板附于两侧，略呈翼状。外表面淡黄色至棕色，具紫褐色放射状纹理或大部紫褐色；内表面黄白色或灰白色。腹甲由12块鳞甲对称嵌合而成，鳞甲间呈锯齿状嵌合；前端较宽，呈圆形或截形，后端较狭且呈"∧"形内陷；肋鳞板由4对鳞甲合成。若表面光滑，外表皮尚存，有时略带血迹为"血板"；若表面无光泽，皮已脱或有脱皮痕迹者为"烫板"。质坚硬，可从骨板缝处断裂。气微腥，味微咸。（图24-55-2）

以质干、板上有血斑、块大无残肉的血板为佳。

【化学成分及药理作用】 含胆甾醇（cholesterol）、甾醇-4-烯-3-酮（cholesterol-4-ene-3-one）、十二碳烯酸胆甾醇酯（dodecanoic acid cholesterol ester）等；含18种氨基酸、骨胶原、角蛋白及钙、磷、锶、锌、铜等多种常量及微量元素。

龟甲具有解热、补血、镇静、增强免疫、延缓衰老等作用。其煎液可使试验所致萎缩的甲状腺、胸腺恢复生长，使淋巴细胞转化率提高，血清中IgG含量增加，可提高细胞免疫及体液免疫功能；对大鼠、豚鼠、家兔和人的离体子宫均有兴奋作用。

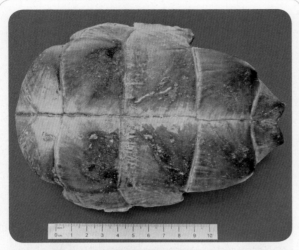

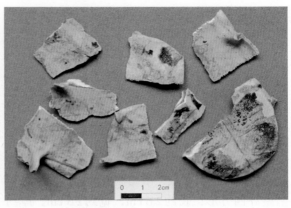

图24-55-3 龟甲（饮片）

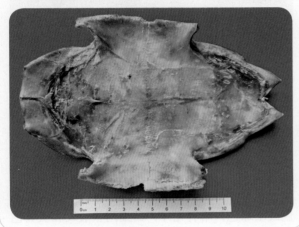

图24-55-2 龟甲药材（上图为外表面，下图为内表面）

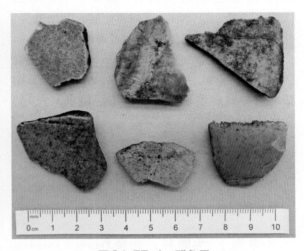

图24-55-4 醋龟甲

【饮片炮制及鉴别】

1. **龟甲** 取药材，清水漂3～5日，用刀刮去筋肉，洗净，晒干，锤成不规则小块。或沸水蒸45分钟，取出，放入热水中，立即用硬刷除净皮肉，洗净，晒干。

成品形如药材或为不规则块状。表面淡黄色或黄白色，有放射状纹理；内面黄白色，边缘呈锯齿状。质坚硬，可自骨板缝处断裂。气微腥，味微咸。（图24-55-3）

2. **醋龟甲** 取龟甲，用砂炒至表面淡黄色，醋淬，干燥。用时捣碎。每龟甲100 kg，用醋20 kg。

成品形如龟甲。质松脆。气微腥，味微咸，微有醋香气。（图24-55-4）

龟甲砂炒醋淬后，其质变酥脆，易于粉碎，利于有效成分的煎出，且能矫臭矫味，以补肾健骨、滋阴止血力胜。

【性味与归经】 咸、甘，微寒。归肝、肾、心经。

【功能】 滋阴潜阳，益肾强骨，养血补心，固经止崩。

【应用】

1. **肝肾阴虚所致阴虚阳亢、阴虚内热、阴虚风动证** 如镇肝息风汤（怀牛膝、赭石、龙骨、生牡蛎、龟甲、白芍、玄参、天冬、炒川楝子、麦芽、茵陈、甘草）（《医学衷中参西录》）；又如大补阴丸（盐知母、盐黄柏、熟地黄、醋龟甲）（《丹溪心法》）。

2. **肾虚筋骨痿弱** 如虎潜丸（黄柏、龟板酒炙、知母、熟地黄、白芍、锁阳、虎骨炙、干姜）（《丹溪心法》）。

3. **阴血亏虚之惊悸、失眠、健忘** 如孔子枕中神效方（龟板、龙骨、远志、石菖蒲）（《备急千金要方》）。

中成药品种有龟鹿二仙膏、滋肾健脑颗粒、养阴降压胶囊、健步强身丸等。

【用法与用量】 9 ～ 24 g，先煎。

【注意】 脾胃虚寒者忌服。

【贮藏保管】 置干燥处，防蛀。

附：龟甲胶

为龟甲经水煎煮、浓缩制成的固体胶。药材呈整齐四方形，长约2.6 cm，宽约2.5 cm，厚约0.8 cm。表面褐色略微带绿色，上面有老黄色，略有似猪鬃之纹理，俗称为"油头"。对光视之，透明、洁净、如琥珀。质坚硬而脆，断面光亮。气微腥，味淡。以松脆、透明者为佳。

味咸、甘，性凉。归肝、肾、心经。功能滋阴，养血，止血。用于阴虚潮热，骨蒸盗汗，腰膝酸软，血虚萎黄，崩漏带下。用量3 ～ 9 g，烊化兑服。

鳖 甲
（附：鳖甲胶）

【来源】 为鳖科动物鳖 *Trionyx sinensis* Wiegmann 的背甲。

【动物形态】 体呈椭圆形，背面中央凸起，边缘凹入。腹背均有甲。头尖，颈粗长，吻突出，吻端有1对鼻孔。眼小，瞳孔圆形。颈基部无颗粒状疣；头颈可完全缩入甲内。背腹甲均无角质板而被有软皮。背面橄榄绿色，或黑棕色，上有表皮形成的小疣，呈纵行排列；边缘柔软，俗称裙边。腹面黄白色，有淡绿色斑。背、腹骨板间无缘板接连。前肢5指，仅内侧3指有爪；后肢趾亦同。指、趾间具蹼。雄性体较扁，尾较长，末端露出于甲边；雌性相反。（图24-56-1）

【产地】 除宁夏、新疆、青海、西藏等地未见报道外，全国各地区均有分布，以江苏、安徽、湖北、江西、浙江及河南等地产量较大。

【采收加工】 全年均可捕捉，以秋、冬二季为多。捕捉后杀死，置沸水中烫至背甲上的硬皮能剥落时，取出，剥取背甲，除去残肉，晒干。活杀不煮所取下之背甲，晒干则更佳。

【药材鉴别】 呈椭圆形或卵圆形，背面隆

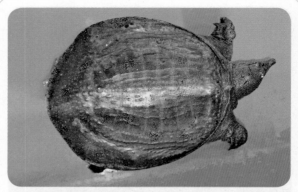
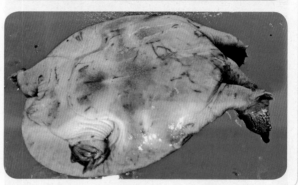

图24-56-1 鳖（动物）

起，长 10 ～ 15 cm，宽9 ～ 14 cm。外表面黑褐色或墨绿色，略有光泽，具细网状皱纹和灰黄色或灰白色斑点，中间有一条纵棱，两侧各有左右对称的横凹纹8条；外皮脱落后，可见锯齿状嵌接缝。内表面类白色，中部有突起的脊椎骨，颈骨向内卷曲，两侧各有肋骨8条，伸出边缘。质坚硬。气微腥，味淡。（图24-56-2）

以身干、个大、无腐臭者为佳。

【化学成分及药理作用】 含骨胶原（collagen）、中华鳖多糖（tronyx sinesis polysaccharides）；含碳酸钙、磷酸钙；还含氨基酸、多种微量无机元素。

鳖提取物具有抗疲劳、抗突变、抗肝纤维化、补血、增加骨密度等作用。鳖甲中所含鳖多糖具有免疫调节、抑制肿瘤、防辐射损伤等作用，能明显提高小鼠耐缺氧能力和抗冷冻作用，可延长小鼠游泳时间，有抗疲劳作用，能显著提高小鼠空斑形成细胞的溶血能力，促进溶血素抗体生成；并可增强小鼠迟发型超敏反应。

【饮片炮制及鉴别】

1. 鳖甲 取药材，用清水浸约1周至皮肉易与背甲分离，刮去残余皮肉，洗净，晒干，打成碎块。或用沸水蒸45分钟，取出，放入热水中，

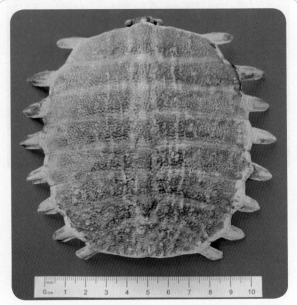

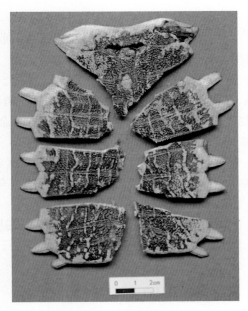

图24-56-3 鳖甲（饮片）

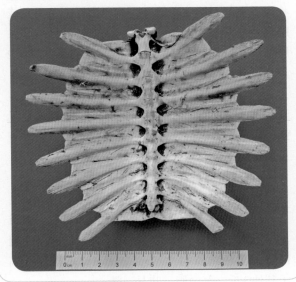

图24-56-2 鳖甲（药材）（上图为外表面，下图为
　　　　　内表面）

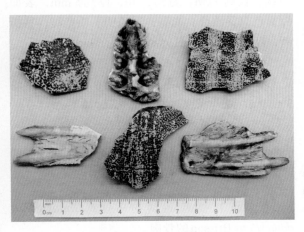

图24-56-4 醋鳖甲

立即用硬刷除去皮肉，洗净，干燥。

　　成品为不规则的块片，大小不一。外表面隆起，黑褐色或墨绿色，略有光泽，具细网状皱纹和灰黄色或灰白色斑点。内表面类白色，中部有突起的脊椎骨，边缘呈齿状突起。质坚硬。气微腥，味淡。（图24-56-3）

　　2. 醋鳖甲　取鳖甲，用砂炒至表面淡黄色，取出，醋淬，干燥。用时捣碎。每鳖甲100 kg，用醋20 kg。

　　成品形如鳖甲，质酥脆，微具醋香。（图24-56-4）

　　鳖甲砂炒醋淬后，其质变酥脆，易于粉碎及有效成分的煎出，并能矫臭矫味。醋制能增强其入肝消积、软坚散结的作用。

　　【性味与归经】　咸，微寒。归肝、肾经。

　　【功能】　滋阴潜阳，退热除蒸，软坚散结。

　　【应用】

　　1. 阴虚发热　如青蒿鳖甲汤（青蒿、鳖甲、细生地、知母、牡丹皮）（《温病条辨》）。

　　2. 骨蒸劳热　如清骨散（银柴胡、地骨皮、青蒿、胡黄连、知母、秦艽、鳖甲、甘草）（《证治准绳》）。

　　3. 热病伤阴，虚风内动　如三甲复脉汤（炙甘草、地黄、白芍、麦冬、牡蛎、阿胶、火麻

仁、鳖甲、龟甲）（《温病条辨》）。

4. 久疟，疟母，经闭，癥瘕 如鳖甲煎丸（鳖甲、射干、黄芩、鼠妇虫、干姜、大黄、桂枝、石韦去毛、厚朴、凌霄花、阿胶、柴胡、蜣螂熬、白芍、牡丹皮、土鳖虫熬、蜂房炙、硝石、桃仁、瞿麦、人参、法半夏、葶苈子）（《金匮要略》）。

中成药品种有脾胃舒丸、乌鸡白凤丸（片、颗粒）、乳癖散结胶囊、蛤蚧定喘丸（胶囊）等。

【用法与用量】 9～24 g，先煎。

【注意】 脾胃虚寒，食少便溏及孕妇均忌服。

【贮藏保管】 置干燥处，防蛀。

附：鳖甲胶

为鳖甲煎熬后浓缩制成的固体胶块。呈扁方块状，长约3 cm，宽约2 cm，厚约5 mm，表面棕褐色，具凹纹，光亮，半透明。质坚脆，易折断，断面不平坦，具光泽。气腥，味微甜。

味咸，性微寒。归肺、肝、肾经。功能滋阴退热，软坚散结。用于阴虚发热及血虚。用量3～9 g，温开水或黄酒烊化兑服。

泰和乌鸡*

【来源】 为雉科动物乌骨鸡 *Gallus gallus domesticus* Brisson 的骨肉。

【动物形态】 体躯较矮小。头小，颈短，具黑色尖嘴；鸡冠暗红色；耳叶墨绿色，稍带紫蓝色。遍体毛羽白色或黑色，除两翅毛为羽毛外，全为绒丝状毛；头上有一撮细丝毛隆起，下颌及两颊均有较多丝状短毛。翅较短，主翼羽毛呈分裂状；脚也被毛，5爪，前3后2，后2基部常联成叉状，其生长位置高于其他3爪。皮乌，肉乌，骨乌，舌暗红色，内脏及肠系膜、脂肪等均带黑色。（图24-57-1）

江西泰和县武山产地民间归纳本品种具有十大特征：凤冠、绿耳、双缨、胡须、丝毛、五爪、毛腿、乌皮、乌骨、乌肉。

【产地】 主产于江西泰和县。

【采收加工】 临用时宰杀，除去毛及内脏，洗净，鲜用或置 - 4℃保存。

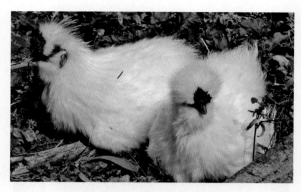

图24-57-1 乌骨鸡（动物）

【药材鉴别】 体躯短小，重0.5～0.75 kg，外表乌黑色。头小，颈短，丛冠紫红色，形似桑椹，耳叶绿色，略呈紫蓝色。躯干结实紧凑，略呈卵圆形，背部平顺，腹部外突，尾短，具三角状肉质突起；胸腹部剖开，胸肌肉厚，黄黑色或暗乌色。骨膜漆黑发亮，骨质暗乌。腿部粗短，胫部细长，其上覆盖黑色角质鳞片。5爪，其中2爪相连并高于其他3爪。气微腥，味甘，淡。

【化学成分】 含氨基酸、微量元素、维生素、黑色素、激素、酶等物质。所含27种微量元素，以镁、锌、硅、铁含量较高，对生命活动有重要价值的锶和钼含量亦甚高。

【饮片炮制及鉴别】

1. 泰和乌鸡 取药材，切成一寸见方的鸡块。

成品呈大小不等的块状。外表乌黑色，肉质黄黑色或暗乌色，骨膜漆黑发亮，骨质暗乌。腿部覆盖黑色角质鳞片。5爪，其中2爪相连并高于其他3爪。气微腥，味甘，淡。

2. 酒泰和乌鸡 取鸡块加黄酒适量，密封，隔水蒸透或炖透。每泰和乌鸡100 kg，用黄酒20 kg。

成品性状同泰和乌鸡。质脆，具酒香。

【性味与归经】 甘，平。归肝、肾经。

【功能】 养阴退热，补气益血，调经止带。

【应用】 虚劳骨蒸潮热，消渴，脾虚滑泻，遗精，月经不调，带下久痢 如乌鸡白凤丸（乌鸡去毛爪肠、鹿角胶、鳖甲制、牡蛎煅、桑螵蛸、人参、黄芪、当归、白芍、香附醋制、天冬、甘草、地黄、熟地黄、川芎、银柴胡、丹参、山药、芡实炒、鹿角霜）（《中国药典》2020年版一部）。

【用法用量】 煮食或入丸、散。

【注意】 有实邪者忌服。

【贮藏保管】 置-4℃保存，防腐。

石耳*

【来源】 为石耳科真菌石耳*Umbilicaria esculenta* (Miyoshi) Minks的干燥地衣体。

【真菌形态】 子实体厚膜质，直径5～15 cm，干燥后脆而易碎。幼小时近于圆形，边缘分裂极浅；长大后常呈椭圆形，不规则波状起伏，边缘有浅裂，裂片不规则形。上表面微灰棕色至灰棕色或浅棕色，平滑或有剥落的麸屑状小片；下表面灰棕黑色至黑色；中央有一脐突状短柄，青灰色，杂有黑色，直径4～10 mm。体上常有大小穿孔，假根由孔中伸向上表面；假根黑色，珊瑚状分枝，组成浓密的绒毡层或结成团块状，覆盖于子实体下表面。子囊盘约数十个，黑色，圆形、三角形至椭圆形，无柄。（图24-58-1）

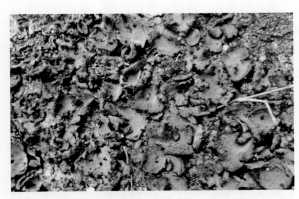

图24-58-1 石耳（真菌）

【产地】 主产于江西宜春、井冈山、上饶等地。浙江、安徽等地亦产。

【采收加工】 全年可采，采后除去杂质，晒干。

【药材鉴别】 叶状体单叶形，多为近圆形的片状物，宽3～15 cm，多皱缩。常不平坦，边缘常反卷或呈破碎状或撕裂状。上表面污褐色较为光滑；下表面近黑色，密具茸毛状或颗粒状细突起，或局部脱落而呈光秃状。质脆易碎，折断面可见明显的黑、白二层。中央具圆脐，突起。气微，味淡。（图24-58-2）

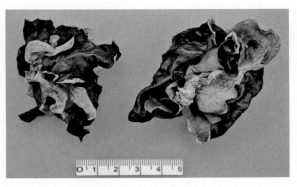

图24-58-2 石耳（药材）

以片大质厚而完整者为佳。

【化学成分及药理作用】 含石茸酸（gyrophoric acid）、红粉苔酸（lecanoric acid）、苔色酸甲脂（methyl orsellinate）及多糖等。

石耳具止咳、平喘、祛痰、抗氧化、降血脂、抗肿瘤作用。石耳提取物对吲哚美辛（消炎痛）型、幽门结扎及应激型胃溃疡的形成有抑制作用。石耳乙醇提取液，不论给麻醉动物静注，还是给不麻醉的正常动物灌胃或腹腔注射，都有明显降血压作用。水溶性地衣多糖具有高度抗肿瘤活性。

【饮片炮制及鉴别】 石耳 取药材，除去杂质，洗净，干燥。

成品性状特征同药材。

【性味与归经】 甘，平。归肺、心、胃、肝经。

【功能】 养阴，止血。

【应用】

1. 肺虚引起的慢性气管炎 石耳、瘦猪肉，加盐少许。隔水蒸服（《江西省防治慢性气管炎资料汇编》）。

2. 脱肛泻血不止 与白矾、密陀僧同用（《太平圣惠方》）。

【用法与用量】 3～9 g。

【贮藏保管】 置通风干燥处，防压，防潮。

【论注】 石耳商品中，有人将皮果衣科植物皮果衣*Dermatocarpon minalum* (L.) Mann混充石耳，该品种也称"白石耳"，性状与石耳相似，但体较小，直径2～3 cm，质较薄，上面灰白色，下面黄褐色，无绒毡状黑色覆盖物。注意鉴别。

第二十五章

收 涩 药

凡以收敛固涩为主，用以治疗各种滑脱证候的药物，称为收涩药。

固涩药大多有酸、涩的性味，"涩可去脱"，故本类药物分别具有敛汗、止泻、固精、缩尿、止带、止血、止嗽等作用，适用于久病体虚、元气不固所致自汗、盗汗、泻痢、脱肛、遗精、早泄、遗尿，以及带下日久、失血崩漏、久嗽不止等证。

滑脱证候的根本原因是正气虚弱，而收敛固涩属于治标的方法，故常与补虚药同用，以期标本兼顾。还应根据具体的证候，有选择地配伍应用。如气虚自汗、阴虚盗汗，当分别与补气药或养阴药同用；脾肾虚弱，久泻不止或带下，应与补脾固肾药同用；肾虚遗精、遗尿，应配补肾药；崩漏出血，当配伍补肝肾、固冲任的药物；久嗽不止，应配伍补肝益肾、止咳化痰之品。

凡属外感邪实者，应当禁用或慎用，以免留邪。

本类矿物或动物类药多以煅法或炒法炮制；经炮制后，或去其结晶水，或使其质地酥脆，便于粉碎和煎出，以增强药物的收敛性。植物类药多以醋炙，因醋味酸，酸主收敛；果实类药多煨制，以去除脂肪油或挥发油，增强药物的收敛固涩之性；酒炙能增强益肾固精作用，行药势之能。

麻黄根

【来源】 为麻黄科植物草麻黄 *Ephedra sinica* Stapf 或中麻黄 *Ephedra intermedia* Schrenk et C. A. Mey. 的干燥根和根茎。

【植物形态】 见"麻黄"项下。

【产地】 主产于吉林、辽宁、内蒙古、河北、河南、陕西等地。

【采收加工】 秋末采挖，除去残茎、须根和泥沙，干燥。

【药材鉴别】 根多呈圆柱形，略弯曲，长8～25 cm，直径0.5～1.5 cm。表面红棕色或灰棕色，有纵皱纹和支根痕。外皮粗糙，易成片状剥落。根茎具节，节间长0.7～2 cm，表面有横长突起的皮孔。体轻，质硬而脆，断面皮部黄白色，木部淡黄色或黄色，射线放射状，中心有髓。气微，味微苦。（图25-1-1）

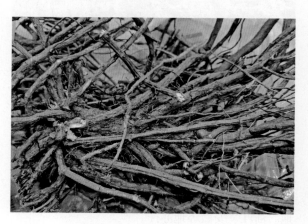

图25-1-1 麻黄根（药材）

以质硬、外皮色红棕、断面色黄白者为佳。

【化学成分及药理作用】 含生物碱、黄酮、有机酸等。生物碱类，如麻黄根碱（ephedradine）A/B/C/D、阿魏酰组胺（feruloylhistamine）、酪氨酸甜菜碱（maokonice）等；黄酮类，如麻黄根素（ephedrannin）A、麻黄双酮（mahuannin）A/B/C/D等；有机酸类，如异阿魏酸、香草酸、原儿茶酸、阿魏酸等。此外，含有多种微量元素、多糖、胡萝卜苷、β-谷甾醇等。

麻黄根所含生物碱类成分可止汗、降低心率、降血压，但生物碱成分酪氨酸甜菜碱具有微弱的升压作用。黄酮类成分可降血压、抗肿瘤、抗炎。

【饮片炮制及鉴别】 麻黄根 取药材，除去杂质，洗净，润透，切厚片，干燥。

成品为类圆形的厚片。外表面红棕色或灰棕色，有纵皱纹及支根痕。切面皮部黄白色，木部淡黄色或黄色，纤维性，具放射状纹，有的中心有髓。气微，味微苦。（图25-1-2）

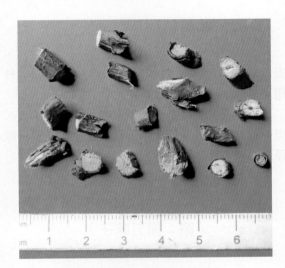

图25-1-2 麻黄根（饮片）

【性味与归经】 甘、涩，平。归心、肺经。

【功能】 固表止汗。

【应用】 自汗，盗汗 如牡蛎散（黄芪去苗土、麻黄根洗、煅牡蛎米泔浸，刷去土，火烧通赤、浮小麦）（《太平惠民和剂局方》）。

中成药品种有复芪止汗颗粒。

【用法与用量】 3～9 g。外用适量，研粉撒扑。

【注意】 有表邪者忌用。

【贮藏保管】 置阴凉干燥处，防蛀。

【论注】 麻黄与麻黄根来源于同一植物，功能特点却不同。麻黄以发散为长，麻黄根以收涩为优。

浮小麦
（附：小麦）

【来源】 为禾本科植物小麦 Triticum aestivum L.的干燥轻浮瘪瘦的果实。

【植物形态】 一年生或越年生，秆高约1 m。叶片披针形，宽1～2 cm。穗状花序长5～10 cm；小穗长10～15 mm，含3～9小花，上部小花常不结实；颖革质，具5～9脉，上部具脊，顶端有短尖头；外稃厚纸质，顶端通常具芒；内稃与外稃等长，脊有生微纤毛的狭翼。颖果顶端具毛。

【产地】 全国各地均有栽培。

【采收加工】 夏至前后，成熟果实采收后，取瘪瘦轻浮与未脱净皮的麦粒，筛去灰屑，用水漂洗，晒干。

【药材鉴别】 呈长圆形，两端略尖。长约6 mm，直径1.5～2.5 mm。表面黄白色或浅黄棕色，皱缩。腹面有一深陷的纵沟，背面基部有不明显的胚1枚。顶端钝形，带有浅黄棕色柔毛，另一端成斜尖形，有脐。质硬而脆，少数极瘪者，质地较软，易断，断面白色，有粉性。气弱，味淡。（图25-2-1）

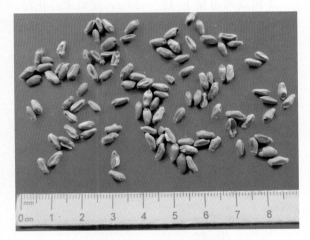

图25-2-1 浮小麦（药材）

以粒均匀、轻浮、无杂质、表面有光泽者为佳。充实饱满者不作药用。

【化学成分及药理作用】 浮小麦未见成分报道。普通小麦果实含淀粉、蛋白质、糖类、糊精、脂肪等。糖类，如蔗糖、麦芽糖、棉子糖；脂肪油主要为油酸、亚油酸、软脂酸和硬脂酸的甘油酯。此外，还含谷甾醇、卵磷脂、氨基酸、维生素B、淀粉酶、麦芽糖酶、5-二十一烷基间苯二酚（5-heneicosyl-1,3-dihydroxybenzene）等。

浮小麦有抑制汗腺分泌作用。所含棉子糖可

调节肠道内细菌平衡，保护肠道健康，预防肝障碍疾病；5-二十一烷基间苯二酚可抑菌、抗氧化、抗肿瘤；亚油酸可控制血脂，降低胆固醇。

【饮片炮制及鉴别】 浮小麦 取药材，拣去杂质，筛净灰屑，漂洗后晒干。

成品性状特征同药材。

【性味与归经】 甘、咸，凉。归心经。

【功能】 固表止汗，除虚热。

【应用】

1. 自汗盗汗 如牡蛎散（黄芪_{去苗土}、麻黄根_洗、煅牡蛎_{米泔浸，刷去土，火烧通赤}、浮小麦）（《太平惠民和剂局方》）。

2. 骨蒸劳热 如复方益气固脱汤（西洋参、麦冬、五味子、甘草、炙麻黄、苦杏仁、石膏、银花、板蓝根、生地、玄参、天花粉、知柏、瓜蒌、川贝、青蒿、浮小麦）（《关幼波临床经验选》）。

中成药主要有更年安丸（片、胶囊）、夜宁糖浆、解郁安神颗粒等。

【用法与用量】 15～30 g；或研末。止汗，宜微炒用。

【注意】 对于表邪未尽，汗出者忌用。

【贮藏保管】 置阴凉干燥处，防霉、防虫蛀。

【论注】 小麦嫩茎叶（小麦苗）和果皮（小麦麸）亦供药用。小麦苗具有解酒毒、去黄疸的功效，可用于酒疸目黄和酒毒暴热。小麦麸可用于治疗虚汗盗汗、糖尿病、脚气等，还常常作为中药炮制的辅料，以缓和药物燥性。

附：小麦

为植物小麦 *Triticum aestivum* L.的干燥成熟果实。夏季果实成熟时采收，选取颗粒饱满者，除去杂质，晒干。呈长椭圆形，长5～7 mm，直径3～3.5 mm。表面浅黄棕色或黄色，腹面中央有一条纵沟，背面基部有一不明显的胚；顶端有黄白色柔毛。质硬，断面白色，粉性。气微，味微甘。以身干、粒均匀、无杂质、断面微有粉性者为佳。（图25-2-2）

含脂肪酸、谷甾醇、酶、维生素等成分。临床用生品或炒小麦及小麦炭。味甘，性凉。归心、脾经。养心除烦，止渴敛汗。用于心神不

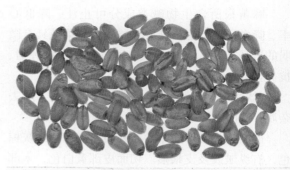

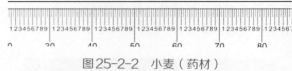

图25-2-2　小麦（药材）

安，烦躁失眠，消渴多汗。用量30～60 g。外用适量，炒炭研末调敷。

淮小麦是主产于江淮地区的小麦。淮小麦入里，益气养心，除烦止渴力优。浮小麦走表，除浮热止汗力胜。

五味子
（附：南五味子）

【来源】 为木兰科植物五味子*Schisandra chinensis* (Turcz.) Baill.的干燥成熟果实。习称"北五味子"。

【植物形态】 落叶木质藤本。高达8 m，除幼叶下面被柔毛及芽鳞具缘毛外余无毛。幼枝红褐色，老枝灰褐色，常起皱纹，片状剥落。叶互生，有长柄，卵形、倒卵形、广倒卵形至广椭圆形，基部楔形，先端急尖或渐尖，上部边缘具胼胝质的疏浅锯齿，近基部全缘。花单性，雌雄异株，花单生或簇生于叶腋，花梗细长而柔弱；花被片粉白色或粉红色，6～9片；雄花有雄蕊5或6枚，形成近倒卵圆形的雄蕊群；雌花心皮17～40，开花后期，花托延长，果熟时呈穗状聚合果。浆果，近球形或倒卵圆形，熟时深红色；种子1～2粒，肾形，淡褐色，种皮光滑。花期5—7月，果期7—10月。（图25-3-1）

【产地】 主产于辽宁辽阳、宽甸，吉林抚松、通化，黑龙江五常等地。

【采收加工】 秋季果实成熟时采摘，晒干或蒸后晒干，除去果梗和杂质。

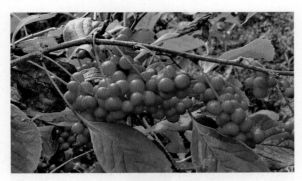

图 25-3-1 五味子（植物）

【药材鉴别】 呈不规则的球形或扁球形，直径 5～8 mm。表面红色、紫红色或暗红色，皱缩，显油润；有的表面呈黑红色或出现"白霜"。果肉柔软，种子 1～2，肾形，表面棕黄色，有光泽，种皮薄而脆。果肉气微，味酸；种子破碎后，有香气。味辛、微苦。（图 25-3-2）

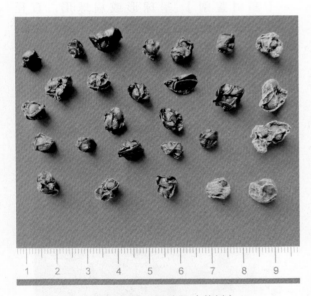

图 25-3-2 五味子（药材）

以粒大肉厚、紫红色、有油性和光泽者为佳。

【化学成分及药理作用】 含木脂素、挥发油、有机酸等。木脂素类，如五味子甲素（schizandrin A）、新五味子素（neoschizandrin）、五味子醇甲（schizandrol A）等；挥发油，主要有 β- 花柏烯（β-chamigrene）、古巴烯（copaene）、β- 没药烯（β-bisabolene）等；有机酸类，如苹果酸、柠檬酸、酒石酸、琥珀酸等。此外，含有游离脂肪酸、维生素 C、树脂、鞣质及少量多糖类等。

五味子具有保肝、镇静、催眠、抗惊厥、抗抑郁、抗氧化、增强免疫、抗肿瘤、保护心肌等作用。可延长戊巴比妥钠对小鼠镇静催眠作用时间。北五味子醇提物能降低血清和肝匀浆 ALT、ALP、MDA，升高胆碱酯酶；北五味子粗多糖、五味子甲素、五味子醇甲亦具有抗四氧化碳肝损伤作用。多糖可增加衰老模型动物胸腺厚度、胸腺皮质细胞数、脾小结体积及脾淋巴细胞数，使衰老小鼠已退行性变的神经细胞恢复正常。粗多糖可提高腹腔巨噬细胞的吞噬百分率和吞噬指数，促进溶血素及溶血空斑形成，促进淋巴细胞转化。多糖可降低环磷酰胺诱导的骨髓嗜多染红细胞微核实验的微核形成率，具有抗突变作用。五味子酚对大鼠移植心脏具有保护作用，可减轻心肌缺血再灌注损伤，改善离体供心延时保存效果，促进心肌超微结构恢复，提高心肌酶、过氧化脂质、心肌超氧化物歧化酶、线粒体 ATP 表达水平。

【饮片炮制及鉴别】

1. 五味子 取药材，除去杂质。用时捣碎。成品性状特征同药材。

2. 醋五味子 取五味子，加醋拌匀、润透，蒸至表面呈黑色，干燥。用时捣碎。每五味子 100 kg，用醋 20 kg。

成品形如五味子，表面乌黑色，油润，稍有光泽。有醋香气。（图 25-3-3）

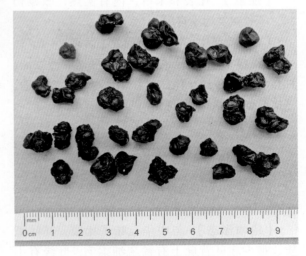

图 25-3-3 醋五味子

五味子醋制后，可增强其酸涩收敛之性，长于涩精止泻。

【性味与归经】 酸、甘，温。归肺、心、肾经。

【功能】 收敛固涩，益气生津，补肾宁心。

【应用】

1. 久咳虚喘 如九仙散（人参、款冬花、桑白皮、桔梗、阿胶、五味子、乌梅、贝母、罂粟壳_{去顶，蜜炒黄}）（《卫生宝鉴》）或麦味地黄丸（熟地黄、山萸肉、干山药、泽泻、牡丹皮、茯苓_{去皮}、麦冬、五味子）（《医部全录》）。

2. 梦遗滑精 如固阴煎（人参、熟地黄、山药_炒、山萸肉、制远志、炙甘草、五味子、盐菟丝子）（《景岳全书》）。

3. 久泻不止 如四神丸（肉豆蔻、补骨脂、五味子、吴茱萸_{浸炒}）（《内科摘要》）。

4. 自汗盗汗 如生脉散（人参、麦门冬、五味子）（《医学启源》）。

5. 津伤口渴，内热消渴 如玉液汤（山药、黄芪、知母、鸡内金、葛根、五味子、天花粉）（《医学衷中参西录》）。

6. 心悸失眠 如养心汤（黄芪、茯苓、茯神、当归、川芎、炙甘草、炒半夏曲、柏子仁、制远志、酸枣仁_炒、五味子_炒、人参、肉桂）（《证治准绳》）。

中成药品种有生脉饮（胶囊）、七味都气丸、五味子颗粒（糖浆）、苁蓉益肾颗粒、四神丸（片）等。

【用法与用量】 2～6 g。

【注意】 凡表邪未解，内有实热，咳嗽初起，麻疹初发均不宜用。

【贮藏保管】 置通风干燥处，防霉。

【论注】 五味子的叶、果实可提取芳香油。种仁含有脂肪油，榨油可作工业原料、润滑油。茎皮纤维柔韧，可作绳索。

附：南五味子

【来源】 为木兰科植物华中五味子 *Schisandra sphenanthera* Rehd. et Wils. 的干燥成熟果实。

【植物形态】 与中华五味子比较，其叶纸质，很少在叶背脉上有稀疏细柔毛，叶缘有小齿，细锯齿，很少全缘。花被片多为橙黄色，雄花雄蕊群倒卵圆形，雄蕊 11～25；雌花雌蕊群卵球形，心皮 25～45。种子较小，表面黄棕色呈颗粒状。花期 4—7 月，果期 6—10 月。（图 25-3-4）

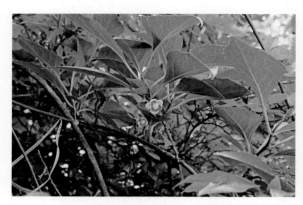

图 25-3-4 华中五味子（植物）

【产地】 主产于山西、陕西、甘肃、河南、湖北、湖南、江苏、浙江、安徽、江西、四川、贵州、云南等地。

【采收加工】 秋季果实成熟时采摘，晒干或蒸后晒干，除去果梗和杂质。

【药材鉴别】 呈球形或扁球形，直径 4～6 mm。表面棕红色至暗棕色，干瘪，皱缩，果肉常紧贴于种子上。种子 1～2，肾形，表面棕黄色，有光泽，种皮薄而脆。果肉气微，味微酸。（图 25-3-5）

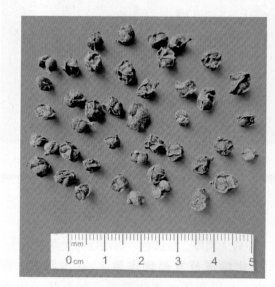

图 25-3-5 南五味子（药材）

以粒大肉厚、紫红色、有油性和光泽者为佳。

【化学成分及药理作用】 含木脂素类成分，如五味子甲素、五味子酯甲/乙/丙/丁（schisantherin A/B/C/D）等。

药理作用与五味子类似。

【饮片炮制及鉴别】

1. 南五味子 取药材，除去杂质。用时捣碎。成品性状特征同药材。

2. 醋南五味子 取南五味子，加醋拌匀、润透，用蒸汽加热蒸至表面呈黑色，干燥。用时捣碎。每南五味子100 kg，用醋20 kg。

成品形如南五味子，表面棕黑色，油润，稍有光泽。微有醋香气。

【性味与归经】【功能】【应用】【用法与用量】【贮藏保管】 同"五味子"。

【论注】《本草蒙筌》在五味子条下曰："南北各有所长，藏留切勿相混。风寒咳嗽南五味子为奇，虚损劳伤北五味子最妙。"李时珍曰："五味，今有南北之分，南产者色红，北产者色黑。入滋补药必用北产者乃良。"自明代开始明确分出南五味子和北五味子，并认为药材品质以北五味子为佳。

乌 梅

【来源】 为蔷薇科植物梅 *Prunus mume* Sieb. et Zucc. 的干燥近成熟果实。

【植物形态】【产地】 见"梅花"项下。

【产地】 主产于四川、浙江、福建、广东、湖南、贵州等地。

【采收加工】 夏季果实近成熟时采摘，低温烘干后闷至色变黑。

【药材鉴别】 呈类球形或扁球形，直径1.5～3 cm。表面乌黑色或棕黑色，皱缩不平，基部有圆形果梗痕。果肉较柔软，果核坚硬，椭圆形，棕黄色，表面有凹点；种子1，扁卵形，淡黄色。气微，味极酸。（图25-4-1）

以个大、核小、柔润、肉厚、不破裂、味极酸者为佳。

【化学成分及药理作用】 含有机酸、三萜、黄酮等。有机酸类，如柠檬酸（citric acid）、苹果酸（malic acid）、草酸（oxalic acid）、琥珀酸（succinic acid）和延胡索酸（fumaric acid）等；三萜类，如齐墩果酸、熊果酸等；黄酮类，如柠檬素-3-O-鼠李糖苷（citrin-3-O-α-L-rhamnoside）、山奈酚-3-O-鼠李糖苷（kaempferol-3-O-α-L-rhamnoside）、槲皮素-3-O-鼠李糖苷（quercetin-

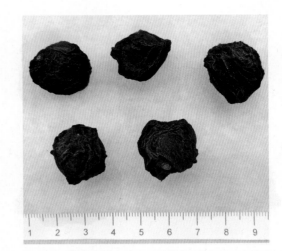

图25-4-1 乌梅（药材）

3-O-α-L-rhamnoside）等。另含β-谷甾醇、蜡醇。种子含苦杏仁苷、脂肪油等。还含5-羟甲基-2-糠醛（5-hydroxymethyl-2-furaldehyde），为无色油状物。

乌梅具有收缩平滑肌、镇咳、止泻、止血等作用。可抑制豚鼠胆囊肌条收缩，增强豚鼠离体膀胱逼尿肌张力，增加收缩频率和收缩波平均振幅。可减少浓氨水所致咳嗽次数，对抗新斯的明所致小鼠小肠运动亢进，对抗番泻叶所致小鼠腹泻，降低稀便率，缩短凝血时间。对蛔虫不具杀灭作用，可麻痹蛔虫，使其动作迟钝、静止，失去附着肠壁的能力。具有钙离子拮抗作用，有较强拮抗由钾离子引起的豚鼠结肠带收缩活性；已分离出其活性成分是5-羟甲基-2-糠醛。

【饮片炮制及鉴别】

1. 乌梅肉 取药材，清水稍洗，润软或蒸软，去核取肉，干燥。

成品为去核果肉，干缩，乌黑色或棕黑色，有光泽，质地柔软。气微，味极酸。（图25-4-2）

2. 醋制乌梅 取药材或乌梅肉，用醋拌匀，闷润至吸尽醋液；蒸至药物呈亮黑色时，停火，闷过夜，取出，晒干。每乌梅100 kg，用醋20 kg。

成品形如乌梅或乌梅肉，乌黑色，质较柔润，微有醋香气。（图25-4-3）

3. 乌梅炭 取药材或乌梅肉，炒至药物皮肉鼓起、表面呈焦黑色。

成品形如药材或乌梅肉，皮肉鼓起，质较脆，表面焦黑色，味酸兼有苦味。（图25-4-4）

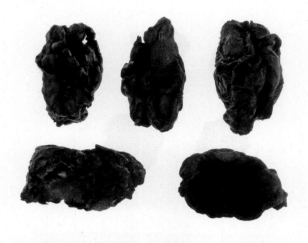

图25-4-2 乌梅肉

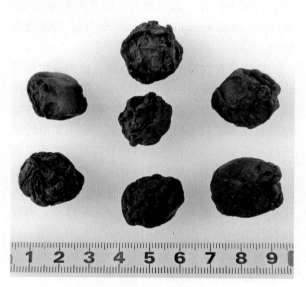

图25-4-3 醋制乌梅

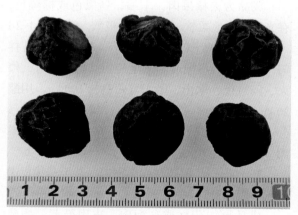

图25-4-4 乌梅炭

乌梅去核可以除去核仁中易产生毒性的苦杏仁苷。醋制后，其酸味增加，可增强和胃安蛔、敛肝养肝作用。炒炭后，其涩性增强，更适宜涩肠止泻，固崩止血。

【性味与归经】 酸、涩，平。归肝、脾、肺、大肠经。

【功能】 敛肺，涩肠，生津，安蛔。

【应用】

1. 肺虚久咳 如九仙散（人参、款冬花、桑白皮、桔梗、五味子、阿胶、乌梅、贝母、罂粟壳_去顶, 蜜炒黄_）（《卫生宝鉴》）。

2. 久泻久痢 如固肠丸（肉豆蔻、诃子、罂粟壳、苍术、茯苓、人参、木香、乌梅）（《证治准绳》）。

3. 虚热消渴 如秦艽鳖甲散（地骨皮、柴胡、鳖甲_去裙, 酥炙_、秦艽、知母、当归、青蒿、乌梅）（《卫生宝鉴》）。

4. 蛔厥呕吐腹痛 如乌梅丸（乌梅、细辛、干姜、黄连、当归、附子、花椒、桂枝、人参、黄柏）（《伤寒论》）。

中成药品种有乌梅丸、固肠止泻胶囊、十味消渴胶囊、口咽清丸、小儿泻速停颗粒、复方青黛丸等。

【用法与用量】 6～12 g。

【注意】 外有表邪或内有实热积滞者均不宜服用。

【贮藏保管】 置阴凉干燥处，防潮。

【论注】

（1）乌梅本身颜色为黑色，炒炭不易掌握火候和时间，以乌梅皮肉鼓起、表面干涩、颜色转为焦黑色即可。

（2）乌梅混淆品主要有同科植物杏、李、桃的未成熟果实或果肉加工品。

乌梅：果核椭圆形，表面有众多凹点；种子呈扁卵形。pH约为2.7。

李：果核椭圆形，基部略偏斜，不对称；表面无凹点，可见网状纹理，较平滑；种子呈长卵圆形。pH约为3.52。

杏：果肉与核易分离，味酸。果核为扁心形，黄棕色，表面平滑，边缘厚且有沟；种子平扁心形。pH约为3.59。

山杏：果肉质地硬而薄，不宜剥离，味酸涩。果核呈扁圆形，棕褐色，表面粗糙多有细网纹，边缘锋利。pH约为3.27。

桃：具有绒毛，味淡。果核为卵圆形，表面有不规则的网状凹入沟纹。pH约为3.82。

（3）产于浙江长兴县合溪者称"合溪乌梅"；黑褐色，皱缩质软，个大、肉厚、酸味重，品质最优。重庆綦江、江津、合川产者称"川乌梅"；外黑微带红色，又称"红乌梅"；个小、肉薄、酸味淡，多自产自销。

五倍子

【来源】 为漆树科植物盐肤木 *Rhus chinensis* Mill.、青麸杨 *Rhus potaninii* Maxim. 或红麸杨 *Rhus punjabensis* Stew. var. *sinica* (Diels) Rehd. et Wils. 叶上的虫瘿，主要由五倍子蚜 *Melaphis chinensis* (Bell) Baker 寄生而形成。

【植物形态】

1. 盐肤木 落叶灌木或小乔木。树皮灰褐色，有赤褐色斑点；小枝、叶柄及花序密生褐色柔毛。奇数羽状复叶互生，叶轴及叶柄常有翅；小叶7～13，无柄，卵状长椭圆形以至卵形，稍有偏斜，除基部外，边缘波状钝齿，表面有疏毛，背面密生灰褐色绒毛，羽状脉10～17对；幼芽或叶柄常受五倍子虫的刺伤而生成囊状的虫瘿，似茶泡状，即为"五倍子"，俗称"角倍"。顶生圆锥花序，花小黄白色，杂性；雄花较两性花小，萼片和花瓣均5～6；花期8—9月。果序直立，核果扁圆形，成熟时红色；果期9—10月。（图25-5-1）

2. 青麸杨 小枝平滑无毛或有微柔毛。叶轴无翅或仅上部有狭翅，小叶5～9片，全缘，具有极短而明显的柄，背面仅脉上被短柔毛或几乎无毛。果序下垂。

3. 红麸杨 极似青麸杨。但小枝被短柔毛；小叶片7～17，近无柄，叶背面脉上有短柔毛。（图25-5-2）

【产地】 盐肤木产自我国南北各地；青麸杨产自华北、西北至长江流域各地；红麸杨主产于湖北、四川、云南等地。

【采收加工】 秋季采摘（角倍9—10月间，肚倍6月间），置沸水中略煮或蒸至表面呈灰色，杀死蚜虫，取出，干燥。

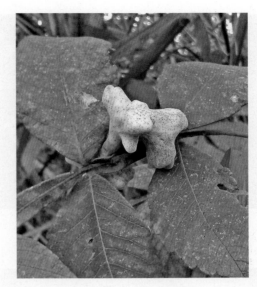

图25-5-1 盐肤木（植物）

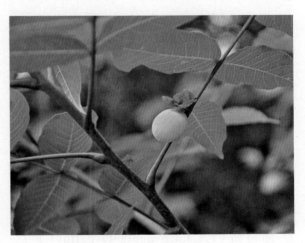

图25-5-2 红麸杨（植物）

【药材鉴别】 按外形不同，分为"肚倍"和"角倍"。

1. 肚倍 寄生于青麸杨和红麸杨的叶上的虫瘿。呈长圆形或纺锤形囊状，长2.5～9 cm，直径1.5～4 cm。表面灰褐色或灰棕色，微有柔毛。质硬而脆，易破碎，断面角质样，有光泽，壁厚0.2～0.3 cm，内壁平滑，有黑褐色死蚜虫及灰色粉状排泄物。气特异，味涩。（图25-5-3）

2. 角倍 寄生于盐肤木叶上的虫瘿。呈菱形，具不规则的钝角状分枝，柔毛较明显，壁较薄。（图25-5-4）

肚倍质量较好，以个大、完整、色灰褐、壁厚者为佳。

【化学成分及药理作用】 含鞣质、有机酚

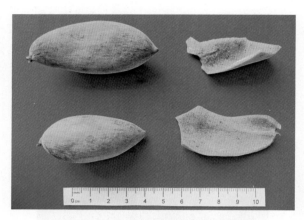

图25-5-3　五倍子药材（肚倍）

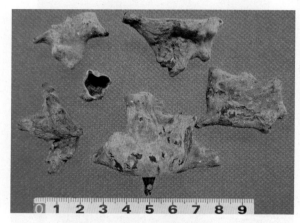

图25-5-4　五倍子药材（角倍）

酸等。鞣质，如1,2,3,4,6-五-O-没食子酰基-β-D-葡萄糖（1,2,3,4,6-penta-O-galloyl-β-D-glucose）、3-O-二没食子酰基-1,2,4,6-四-O-没食子酰基-β-D-葡萄糖（3-O-digalloyl-1,2,4,6-tetra-O-galloyl-β-D-glucose）、2-O-二没食子酰基-1,3,4,6-四-O-没食子酰基-β-D-葡萄糖（2-O-digalloyl-1,3,4,6-tetra-O-galloyl-β-D-glucose）等；有机酚酸类，如没食子酸、鞣花酸等。另含脂肪、树脂及蜡质等。

五倍子鞣质可抑菌抗炎、止痒止血、敛汗止泻、化学解毒；有机酚酸类成分可抗病毒、防龋齿、抗氧化、清除自由基。鞣酸可与若干金属、生物碱或苷类形成不溶解化合物，因而用作解毒剂；其收敛作用广泛，可制止腹泻。对金黄色葡萄球菌、链球菌、肺炎球菌以及伤寒杆菌、副伤寒杆菌、痢疾杆菌、铜绿假单胞菌等均有明显的抑制或杀灭作用。没食子酸及其酯类能抑制缓激肽对豚鼠回肠的收缩作用。

【饮片炮制及鉴别】　五倍子　取药材，敲开，除去虫垢，除去杂质。

成品为不规则的块片，大小不一，厚0.2～0.3 cm。表面灰褐色至灰棕色，微有柔毛。质坚而脆，易破碎，断面角质样，有光泽。内壁光滑，有的附有灰色粉状物。气特异，味涩。（图25-5-5）

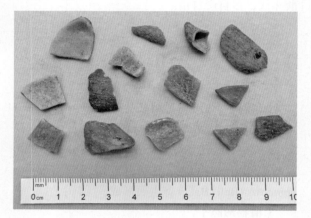

图25-5-5　五倍子（饮片）

【性味与归经】　酸、涩，寒。归肺、大肠、肾经。

【功能】　敛肺降火，涩肠止泻，敛汗，止血，收湿敛疮。

【应用】

1. 肺虚久咳、肺热痰嗽　如百部汤（百部、生姜、细辛、贝母、甘草炙、苦杏仁去皮尖双仁、紫菀、桂心、白术、麻黄去节、五倍子）（《外台秘要》）。

2. 自汗盗汗　如固冲汤（白术炒、生黄芪、龙骨煅,捣细、牡蛎煅,捣细、萸肉去净核、生杭芍、海螵蛸捣细、茜草、棕榈炭、五倍子）（《医学衷中参西录》）或秘传玉锁丹（五倍子、白茯苓去皮、龙骨）（《太平惠民和剂局方》）。

3. 便血痔血　如倍灵丸（槐花、五倍子、五灵脂）（《洪氏集验方》）。

4. 外伤出血　如倍黄散（五倍子、白芷、石灰、堇泥）（《医方类聚》）。

5. 痈肿疮毒，皮肤湿烂　与雄黄粉、轻粉同用。

中成药品种有肛泰软膏、周氏回生丸、复方珍珠口疮颗粒、紫金锭等。

【用法与用量】　3～6 g。外用适量。

【注意】 凡外感咳嗽或湿热泻痢均忌服。

【贮藏保管】 置通风干燥处，防压。

【论注】 五倍子外形各异的原因与五倍子蚜虫的种类差异及其营瘿部位习性不同有关。

罂粟壳

【来源】 为罂粟科植物罂粟 *Papaver somniferum* L.的干燥成熟果壳。

【植物形态】 一年生草本，高达80 cm。全株无毛或疏被刚毛，不分枝，被白粉。叶卵形或长卵形，具不规则波状齿，被白粉，叶脉稍突起；下部叶具短柄，上部叶无柄抱茎。花单生茎枝顶端；花梗长达25 cm，无毛，稀疏被刚毛；萼片2，宽卵形，边缘膜质；花瓣4，近圆形或近扇形，长4～7 cm，浅波状或分裂，白、粉红、红、紫或杂色；雄蕊多数，花丝线形，白色，花药淡黄色；子房长1～2 cm，无毛，柱头（5～）8～12（～18），辐射状连成扁平盘状体，盘缘深裂，裂片具细圆齿。蒴果球形或长圆状椭圆形，长4～7 cm，无毛，褐色；种子黑或灰褐色，种皮蜂窝状。花果期3—11月。（图25-6-1）

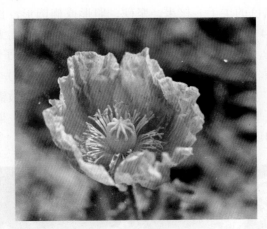

图25-6-1 罂粟（植物）

【产地】 原产南欧，印度、缅甸、老挝、泰国北部也有栽培；我国主产于云南、广西等地。

【采收加工】 秋季将成熟果实或已割取浆汁后的成熟果实摘下，破开，除去种子和枝梗，干燥。

【药材鉴别】 呈椭圆形或瓶状卵形，多已破碎成片状，直径1.5～5 cm，长3～7 cm。外表面黄白色、浅棕色至淡紫色，平滑，略有光泽，无割痕或有纵向或横向的割痕；顶端有6～14条放射状排列呈圆盘状的残留柱头；基部有短柄。内表面淡黄色，微有光泽；有纵向排列的假隔膜，棕黄色，上面密布略突起的棕褐色小点。体轻，质脆。气微清香，味微苦。（图25-6-2）

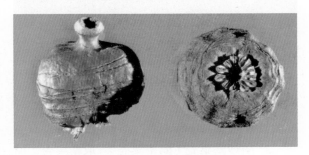

图25-6-2 罂粟壳（药材）

以体轻、质脆、色黄白、浅棕至淡紫者为佳。

【化学成分及药理作用】 含生物碱类成分，如吗啡（morphine）、罂粟碱（papaverine）、那可丁（narcotine）等。另含景天庚酮糖（sedoheptulose）、D-甘油基-D-甘露辛酮糖（D-glycero-D-mannooctulose）、内消旋肌醇（mesoinositol）及赤藓醇等。

罂粟壳具有止泻、镇咳、镇痛、镇静等作用，并可使机体产生药物依赖性。能使胃肠道及其括约肌的张力提高、消化液分泌减少、便意迟钝而起止泻作用。含吗啡能抑制大脑呼吸中枢和咳嗽中枢的活动，使呼吸减慢，产生镇咳作用。可提高小鼠热板实验痛阈值。可产生药物依赖，包括精神依赖和躯体依赖，导致强迫性反复连续用药。

【饮片炮制及鉴别】

1. 罂粟壳 取药材，除去杂质，捣碎或洗净，润透，切丝，干燥。

成品为不规则的丝或块。外表面黄白色、浅棕色至淡紫色，平滑，偶见残留柱头。内表面淡黄色，有的具棕黄色假隔膜。气微清香，味微苦。（图25-6-3）

2. 炙罂粟壳（蜜罂粟壳） 取罂粟壳，加蜜水拌匀，闷透，用文火炒至放凉后不粘手。每罂粟壳100 kg，用炼蜜25 kg。

成品形如罂粟壳，表面微黄色，略有黏性，

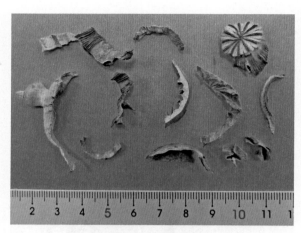

图25-6-3 罂粟壳（饮片）

味甜，微苦。

3.醋炒罂粟壳（醋罂粟壳） 取罂粟壳，加醋拌匀，闷透，文火炒干。每罂粟壳100 kg，用米醋20 kg。

成品形如罂粟壳，表面色泽加深，有醋气。

罂粟壳蜜制后，能增强其润肺止咳作用，可用于肺虚久咳。醋制则能增强涩肠止泻作用，常用于泻痢长久不愈。

【性味与归经】 酸、涩，平；有毒。归肺、大肠、肾经。

【功能】 敛肺，涩肠，止痛。止咳宜蜜炙，止泻、止痛宜醋炒。

【应用】

1. 久咳 如九仙散（人参、款冬花、桑白皮、桔梗、五味子、阿胶、乌梅、贝母、罂粟壳_{去顶,蜜炒黄}）（《卫生宝鉴》）。

2. 久泻脱肛 如真人养脏汤（人参、当归_{去芦}、白术_焙、肉豆蔻_{面裹,煨}、肉桂_{去粗皮}、甘草_炙、白芍药、木香_{不见火}、诃子_{去核}、罂粟壳_{去蒂萼,蜜炙}）（《太平惠民和剂局方》）。

3. 久泻久痢 如固肠丸（肉豆蔻、诃子、罂粟壳、苍术、茯苓、人参、木香、乌梅）（《证治准绳》）或参香散（罂粟壳_{蜜炙}、木香、人参_{去芦头}、乳香_{别研}）（《杨氏家藏方》）。

中成药品种有止嗽化痰丸、克咳片、洋参保肺丸、枇杷止咳胶囊（颗粒）、强力枇杷胶囊[膏（蜜炼）]、二母安嗽丸、止咳宝片等。

【用法与用量】 3～6 g。

【注意】 本品易成瘾，不宜常服久服；孕妇及儿童禁用；运动员慎用。

【贮藏保管】 置干燥处，防潮。

【论注】 未成熟果实含乳白色浆液，制干后即为阿片。阿片和果壳均含吗啡、可待因、罂粟碱等多种生物碱，加工入药，有敛肺、涩肠、止咳、止痛和催眠等功效，治久咳、久泻、久痢、脱肛、心腹筋骨诸痛。种子榨油可供食用。

诃 子
（附：西青果）

【来源】 为使君子科植物诃子 *Terminalia chebula* Retz. 或绒毛诃子 *Terminalia chebula* Retz. var. *tomentella* Kurt. 的干燥成熟果实。

【植物形态】

1. 诃子 落叶乔木，高可达30 m。树皮灰黑色至灰色，粗裂而厚；幼枝黄褐色，被绒毛。叶互生或近对生，叶片卵形或椭圆形，革质，边全缘或微波状，表面净绿色，有光泽，背面淡绿色，两面无毛，密被细瘤点；叶柄粗壮，距顶端1～5 mm处有2（～4）个腺体。穗状花序腋生或顶生，有时又组成圆锥花序；花黄白色，两性，花萼杯状，淡绿而带黄色，干时变淡黄色，三角形，先端短尖，外面无毛，内面被黄棕色的柔毛。核果，坚硬，卵形或椭圆形，长2.4～4.5 cm，径1.9～2.3 cm，粗糙，青色，无毛，成熟时变黑褐色，通常有5条钝棱；种子1颗。花期6—8月，果期7—11月。（图25-7-1）

2. 绒毛诃子 为变种。其幼枝、幼叶全被铜色平伏长柔毛。苞片长过于花；花萼外无毛。果卵形，长不足2.5 cm。

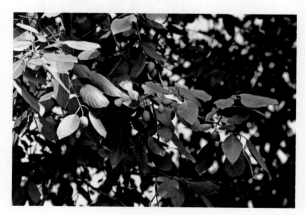

图25-7-1 诃子（植物）

【产地】 主产于我国云南西部和西南部；广东、广西有栽培。云南临沧、德宏为道地产区。绒毛诃子产于云南西部。

【采收加工】 秋、冬二季果实成熟时采收，除去杂质，晒干。

【药材鉴别】 为长圆形或卵圆形，长2～4 cm，直径2～2.5 cm。表面黄棕色或暗棕色，略具光泽，有5～6条纵棱线和不规则的皱纹，基部有圆形果梗痕。质坚实。果肉厚0.2～0.4 cm，黄棕色或黄褐色。果核长1.5～2.5 cm，直径1～1.5 cm，浅黄色，粗糙，坚硬。种子狭长纺锤形，长约1 cm，直径0.2～0.4 cm，种皮黄棕色，子叶2，白色，相互重叠卷旋。气微，味酸涩后甜。（图25-7-2）

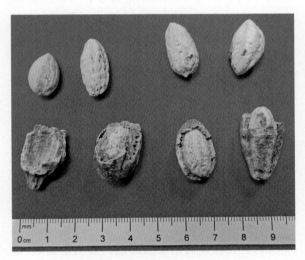

图25-7-2 诃子（药材）

以粒大、肉厚、质坚实、表面色黄棕、微皱、有光泽者为佳。

【化学成分及药理作用】 含鞣质、三萜等。鞣质，如诃子酸（chebulinic acid）、诃黎勒酸（chebulgaic acid）、没食子酸（gallic acid）等；三萜类，如榄仁萜酸（terminoic acid）、诃王醇（chebupentol）等。此外，尚含奎宁酸、胡萝卜苷、阿拉伯糖、果糖、番泻苷A、诃子素、维生素P等。

诃子乙醇提取物可使离体豚鼠右心房肌收缩频率加快，收缩幅度加大，缩短左心房肌的有效不应期，降低左心房肌的最大驱动频率，提高左心房肌细胞的兴奋性；还有降血糖、抗氧化、抗肿瘤、改善血液流变性等作用。诃子所含鞣质类成分有抑菌、止泻作用，对黏膜的溃疡有收敛作用；三萜类成分具有显著抗菌、抗病毒活性；诃子素对平滑肌有解痉作用；番泻苷A可致泻（先致泻而后收敛）。

【饮片炮制及鉴别】

1. 诃子 取药材，除去杂质，洗净，干燥。用时打碎。

成品性状特征同药材。

2. 诃子肉 取诃子，稍浸，润透，捣开或切开，剥去核，晒干。

成品呈全裂或半裂开的扁长棱形、扁长圆形或扁卵圆形、横断裂开的锥形或不规则块状。外表面棕色、黄褐色或暗棕褐色。内表面暗棕色、暗黄褐色或暗棕褐色，粗糙凹凸不平。质坚脆，可碎断。气微，味微酸、涩后甜。（图25-7-3）

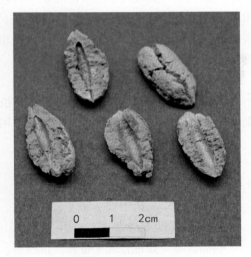

图25-7-3 诃子肉

3. 炒诃子 取诃子肉，文火砂炒至表面黑褐色、内部棕褐色。

成品形如诃子肉，表面黑褐色。（图25-7-4）

4. 煨诃子 取诃子，用面粉加水以泛丸法包裹3～4层，晒至半干，用砂烫法烫煨，翻埋至面皮焦黄色时取出，筛去砂子，剥去面皮，砸开去核取肉。每诃子100 kg，用面粉50 kg。

成品表面深棕色，偶见附着焦煳面粉。质地较松脆，味略酸涩。

诃子生用可敛肺清火开音；炒诃子缓和其酸涩之性，可用于消食化积；煨诃子炮制后其收涩之性增强，可用于涩肠止泻。

【性味与归经】 苦、酸、涩，平。归肺、大

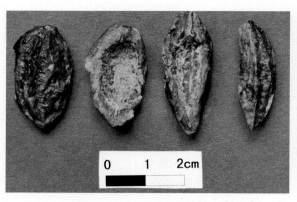

图25-7-4　炒诃子肉

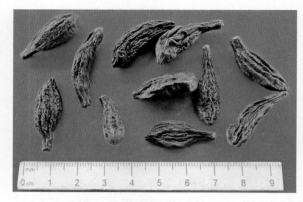

图25-7-5　西青果（药材）

肠经。

【功能】　涩肠止泻，敛肺止咳，降火利咽。

【应用】

1. 久泄久痢　如真人养脏汤（人参、当归去芦、白术煨、肉豆蔻面裹,煨、肉桂去粗皮、炙甘草、白芍、木香不见火、诃子肉、罂粟壳去蒂萼,蜜炙）（《太平惠民和剂局方》）。

2. 便血脱肛　如诃子散（诃子、黄连、木香、甘草白术,芍药汤调下）（《伤寒六书·素问病机》）或如地榆丸（地榆、当归、阿胶、黄连片、诃子肉、木香、乌梅）（《证治准绳》）。

3. 肺虚咳喘　如诃子汤（诃子、桔梗、甘草）（《宣明论》）。

4. 久咳不止　如诃子饮（诃子、苦杏仁、通草、煨生姜）（《济生方》）。

5. 咽痛音哑　如百合丸（百合、百药煎、苦杏仁去皮尖、诃子、薏苡仁）（《医统》）。

中成药品种有清音丸、黄氏响声丸、苏合香丸等。

【用法与用量】　3～10 g。

【贮藏保管】　置干燥处。

附：西青果

【来源】　为诃子 *Terminalia chebula* Retz.的未成熟干燥幼果。又名"藏青果"。

【采收加工】　9—10月采收未成熟的幼果，经水烫后晒干。

【药材鉴别】　呈扁长卵形，似橄榄，长2～3 cm，直径0.5～1.2 cm。外表黑褐色，有明显的纵皱纹。质坚硬，味苦涩。（图25-7-5）

以身干、个均匀、质坚实、断面无空心者为佳。

【化学成分及药理作用】　含鞣质，主要成分为诃子酸（chebulinic acid）、诃黎勒酸（chebulgaic acid）、原诃子酸、鞣花酸及没食子酸（gallic acid）等。此外，尚含毒八角酸、奎尼酸、糖类及氨基酸等。

西青果具有抑菌、抗炎、镇痛作用。对5种临床致病菌生长有不同程度的体外抑制作用；对急性渗出性炎症有明显抑制作用；对小鼠疼痛的阈值有一定提高，而对于肉芽肿形成亦有一定抑制作用。

【饮片炮制及鉴别】　西青果　除去杂质，或破碎，或润软切碎，干燥。

完整者形如药材。破碎、切碎者呈不规则片或块状。表面黄褐色至黑褐色，具明显纵皱纹。断面黄色、褐色或黑褐色，有胶质样光泽。质坚硬，气微，味苦涩，微甘。

【性味与归经】　苦、酸、涩，平。归肺、大肠经。

【功能】　清热生津，利咽解毒。

【应用】　肺炎，喉炎，扁桃体炎　藏青果配伍薄荷、蛇莓、白芍、甘草、牡丹皮、川贝，煎服（《高原中草药治疗手册》）。

中成药品种有西青果茶、西青果颗粒、清喉利咽颗粒、金果含片（饮）等。

【用法与用量】　1.5～3 g。

石榴皮

【来源】　为石榴科植物石榴 *Punica granatum*

L.的干燥果皮。

【植物形态】 落叶灌木或乔木，高3～5 m。枝顶常成尖锐长刺，幼枝具棱角，无毛，老枝近圆柱形。叶对生或簇生，倒卵形至长椭圆形，顶端短尖、钝尖或微凹，基部短尖至稍钝形，上面光亮，侧脉稍细密，全缘；叶柄短。花大，1至数朵生枝顶；花萼常6裂，裂片略外展，革质，宿存，镊合状排列；花瓣5～7，有时成重瓣，皱缩，多为红色，少数黄色或白色；雄蕊多数；子房下位或半下位。浆果近球形，果皮革质，熟时黄色或红色，内具薄隔膜；种子多数，钝角形，红色至乳白色，肉质的外种皮供食用。花期5—6月，果期7—8月。（图25-8-1）

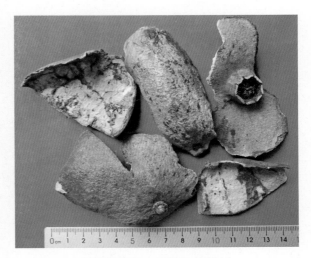

图25-8-2 石榴皮（药材）

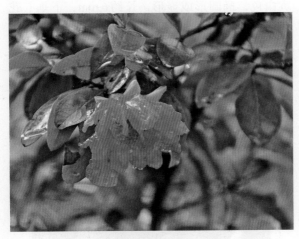

图25-8-1 石榴（植物）

【产地】 全国大部分地区均有产。

【采收加工】 秋季果实成熟后收集果皮，晒干。

【药材鉴别】 呈不规则的片状或瓣状，大小不一，厚1.5～3 mm。外表面红棕色、棕黄色或暗棕色，略有光泽，粗糙，有多数疣状突起，有的有突起的筒状宿萼及粗短果梗或果梗痕。内表面黄色或红棕色，有隆起呈网状的果蒂残痕。质硬而脆，断面黄色，略显颗粒状。气微，味苦涩。（图25-8-2）

以果皮厚、色红棕者为佳。

【化学成分及药理作用】 含多酚、鞣质、生物碱等。多酚类，如苹果酸（amlic acid）、没食子酸（galic acid）等；鞣质，如石榴皮苦素（granatin）A/B、石榴皮鞣质（punicalin）等；生物碱，如石榴皮碱（punicine）、异石榴皮碱（isopelletierine）、伪石榴皮碱（pseudopelletierine）等。此外，含有异槲皮苷、熊果酸、果胶、多糖等。

石榴皮具有抗菌、抗病毒、抗氧化等作用。煎剂具有直接杀灭病毒和阻止疱疹病毒吸附细胞的作用。水提液可抑制乙肝病毒活性。可对抗人脐静脉内皮细胞氧化应激损伤，提高内皮细胞存活率。所含多酚类化合物可降血脂、预防心脑血管病、抗肿瘤；鞣质可驱虫、抗菌、抗病毒、改善肾功能、改善免疫。

【饮片炮制及鉴别】

1. 石榴皮 取药材，除去杂质，洗净，切块，干燥。

成品呈不规则的长条状或不规则的块状。外表面红棕色、棕黄色或暗棕色，略有光泽，有多数疣状突起，有时可见筒状宿萼及果梗痕。内表面黄色或红棕色，有种子脱落后的小凹坑及隔瓤残迹。切面黄色或鲜黄色，略显颗粒状。气微，味苦涩。（图25-8-3）

2. 石榴皮炭 取石榴皮，用武火炒至表面黑黄色、内部棕褐色。

成品形如石榴皮丝或块，表面黑黄色，内部棕褐色。（图25-8-4）

生石榴皮炒炭后，增强其收涩之力，多用于久泻久痢、崩漏。

【性味与归经】 酸、涩，温。归大肠经。

【功能】 涩肠止泻，止血，驱虫。

【应用】

1. 久泻久痢 如神授散（陈石榴_{焙干}）（《普济方》）。

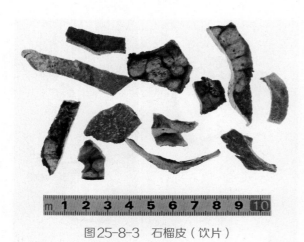

图25-8-3　石榴皮（饮片）

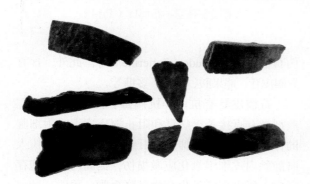

图25-8-4　石榴皮炭

2. **便血脱肛**　如槐花散（槐花、苏木、败荷叶、赤芍药、黄连、甘草、枳壳、干莲蓬、石榴皮、当归）（《医方类聚》）。

3. **崩漏带下**　治妊娠下血不止，常与当归、阿胶、艾叶炭等同用。

4. **虫积腹痛**　如槟榔汤（槟榔_煨、酸石榴皮_炒、桃符_{锉碎}、胡粉）（《圣济总录》）。

5. **牛皮癣**　以石榴皮炒炭并研末，油调涂于患处。

【用法与用量】　3～9g。

【注意】　泻痢初起忌服。

【贮藏保管】　置阴凉干燥处。

【论注】　有报道石榴皮有一定毒副作用：水煎内服有轻微头痛、头晕、耳鸣、视觉障碍、嗜睡以及恶心、呕吐、腹痛、腹泻等反应；疗程结束后，短期内能自行消失。用量较大时，除出现恶心、呕吐、腹泻、头痛外，尚可出现反射亢进，惊厥，甚则肌肉软弱无力、瞳孔散大、视力

障碍、复视、虚脱、呼吸肌麻痹而死亡。

肉豆蔻

【来源】　为肉豆蔻科植物肉豆蔻 *Myristica fragrans* Houtt. 的干燥种仁。

【植物形态】　常绿乔木，高可达20 m。叶互生；椭圆状披针形或长圆状披针形，长5～15 cm，革质，先端尾状，基部急尖，全缘，上面淡黄棕色，下面色较深，并有红棕色的叶脉；叶柄长6～12 mm。花雌雄异株；雄花的总状花序长2.5～5 cm；小苞片鳞片状；花疏生，黄白色，椭圆形或壶形，长约6 mm，下垂；花药9～12个，连合成圆柱状有柄的柱。果实梨形或近于圆球形，下垂，长3.5～6 cm，淡红色或黄色，成熟后纵裂成2瓣，显出绯红色假种皮；种子长球形，种皮红褐色，木质。花期4—5月，果期6—8月。（图25-9-1）

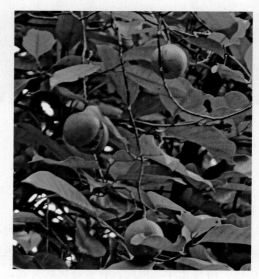

图25-9-1　肉豆蔻（植物）

【产地】　原产于马鲁古群岛，热带地区广泛栽培。主产于印度尼西亚、马来西亚、斯里兰卡等地。我国台湾、广东、云南等地已引种试种。

【采收加工】　每年采收2次，一般在4—6月和11—12月各1次。早晨摘取成熟果实，剖开果皮，剥去假种皮，再敲脱壳状的种皮，取出种仁用石灰乳浸1日后，缓火焙干。

【药材鉴别】　呈卵圆形或椭圆形，长

2～3 cm，直径1.5～2.5 cm。表面灰棕色或灰黄色，有时外被白粉（石灰粉末）。全体有浅色纵行沟纹和不规则网状沟纹。种脐位于宽端，呈浅色圆形突起，合点呈暗凹陷。种脊呈纵沟状，连接两端。质坚，断面显棕黄色相杂的大理石花纹，宽端可见干燥皱缩的胚，富油性。气香浓烈，味辛。（图25-9-2）

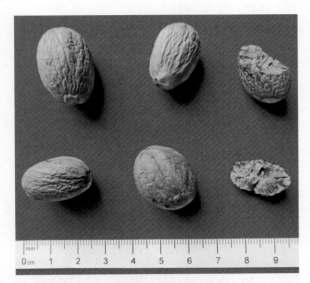

图25-9-2 肉豆蔻（药材）

以个大、体重、质坚、表面光滑、破裂后油性足、香气浓、味辛酸、花纹明显者为佳。

【化学成分及药理作用】 含挥发油、萜烯类、脂肪油、淀粉及蛋白质等。挥发油，主要有如α/β-蒎烯（pinene）、柠檬烯（limonene）、β-水芹烯（β-phellandrene）等；萜烯类，如肉豆蔻醚（myristicin）、黄樟醚（safrole）、去氢二异丁香酚（dehydrodiisoeugenol）等；脂肪油，主要有三肉豆蔻酸甘油酯（trimyristin）、三油酸甘油酯（triolein）等。

肉豆蔻具有止泻、抑菌、止痢、麻醉等作用；可抑制新斯的明诱导的小鼠肠推进功能亢进。所含挥发油有显著麻醉性能，对低等动物可引起瞳孔扩大、步态不稳，随之出现睡眠、呼吸变慢，剂量再大则反射消失；挥发油有芳香健胃和祛风作用，对单胺氧化酶有中度抑制作用；其萜类成分有抗菌作用；肉豆蔻醚可兴奋心脏、致幻、兴奋大脑。

【饮片炮制及鉴别】

1. 肉豆蔻 取药材，除去杂质，洗净，干燥。

成品性状特征同药材。

2. 煨肉豆蔻 ① 取肉豆蔻，用面粉加适量水拌匀，逐个包裹或用清水将肉豆蔻表面湿润后，用水泛丸法裹面粉3～4层，或用肉豆蔻倒入已炒热的滑石粉或沙中，拌炒至面皮呈焦黄色时，取出，过筛，剥去面皮，放凉。每肉豆蔻100 kg，用滑石粉或面粉50 kg。② 取肉豆蔻，用湿面皮或湿纸包裹，埋于热火中煨，至面或纸焦黄，取出，剥去或纸。③ 取肉豆蔻，加入麸皮，置预热的炒制设备内，麸煨温度150～160℃，约15分钟，至麸皮呈焦黄色，肉豆蔻呈棕褐色，表面有裂隙时取出，筛去麸皮，放凉。用时捣碎。每100 kg肉豆蔻，用麸皮40 kg。

成品形如肉豆蔻，在棕黄色至灰棕色的表面上常附有白色粉状物，表面粗糙，有裂隙，显油润，质较酥脆，气香更浓，味辛辣。（图25-9-3）

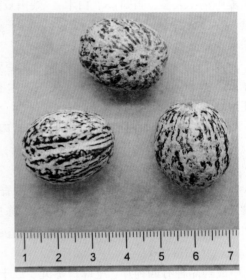

图25-9-3 煨肉豆蔻（滑石粉炒）

3. 肉豆蔻霜 取肉豆蔻，打碎，研为粗末，用草纸包裹，于烈日下摊晒或热灶台上烘烤，并调换吸油纸，反复多次，至纸上微有油迹，细末外表转黄褐色，手捻松散不成团为度。

成品呈松散的粉末，黄棕色至棕褐色，油性稍弱。（图25-9-4）

肉豆蔻煨后，可降低其刺激性，增强其涩肠止泻作用，避免润肠的弊端。

【性味与归经】 辛，温。归脾、胃、大肠经。

【功能】 温中行气，涩肠止泻。

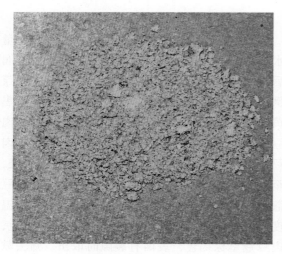

图25-9-4 肉豆蔻霜

【应用】

1. **脾胃虚寒，久泻不止** 如四神丸（肉豆蔻、补骨脂、五味子、吴茱萸_{浸炒}）（《内科摘要》）或真人养脏汤（人参、当归_{去芦}、白术_焙、煨肉豆蔻、肉桂_{去粗皮}、炙甘草、白芍、木香_{不见火}、诃子_{去核}、蜜罂粟壳_{去蒂萼}）（《太平惠民和剂局方》）。

2. **久泻不止** 如固肠丸（乌梅肉、肉豆蔻、诃子肉、罂粟壳、苍术、人参、茯苓、木香）（《证治准绳》）。

3. **脘腹胀痛** 如白豆蔻散（白豆蔻、肉豆蔻、高良姜、木香、肉桂、附片、麸炒枳壳、陈皮、人参、丁香、甘草）（《奇效良方》）。

4. **食少呕吐** 如健脾丸（白术_炒、木香_研、酒黄连、甘草、茯苓_{去皮}、人参、神曲_炒、陈皮、砂仁、麦芽_{炒取面}、山楂_{取肉}、山药、肉豆蔻_{面裹煨热，纸包去油}）（《证治准绳》）。

中成药品种有四神片、七味广枣丸、二十五味珍珠丸、八味沉香散等。

【用法与用量】 3～10 g。

【注意】 湿热泻痢者忌用。

【贮藏保管】 置阴凉干燥处，防蛀。

【论注】

（1）采收加工时剥去的假种皮商品称"肉豆蔻衣"或"肉豆蔻花"，通常折合压扁呈分枝状，棕红色，质脆易碎。气芳香，有时可替代肉豆蔻使用。功效同肉豆蔻。产地用假种皮捣碎加入凉菜或其他腌渍品中作为调味食用。

（2）肉豆蔻经炮制后，挥发油主要成分不变，但其毒性成分肉豆蔻醚、黄樟醚降低。

赤石脂

【来源】 为硅酸盐类矿物多水高岭石族多水高岭石。

【产地】 产于岩石的风化壳和黏土层中。主产于福建、江苏、山西、河南、陕西、山东、安徽、江西、湖北等地。

【采收加工】 全年皆可采挖。挖出后，选择红色滑腻如脂的块状体，拣去杂石、泥土。

【药材鉴别】 呈不规则的块状，为块状集合体。粉红色、红色至紫红色，或有红白相间的花纹。质软，滑腻如脂，易碎，断面有的具蜡样光泽。吸水性强。具黏土气，味淡，嚼之无沙粒感。（图25-10-1）

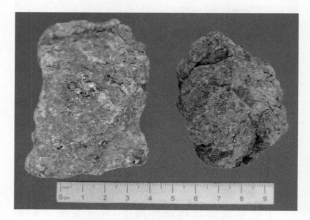

图25-10-1 赤石脂（药材）

以色红、细腻、易碎、舌舔之黏性强者为佳。

【化学成分及药理作用】 含水化硅酸铝 $[Al_4(Si_4O_{10})(OH)_8 \cdot 4H_2O]$，尚含相当多的氧化铁（$Fe_2O_3$）等物质。另外，还含有钛、镍、锶、钡等微量元素。

赤石脂能抗凝，并可保护发炎的胃肠道黏膜，抑制胃肠道出血，吸附消化道内有毒物质及食物发酵的产物等。

【饮片炮制及鉴别】

1. **赤石脂** 取药材，除去杂质，打碎或碾细粉。

成品为不规则碎块或粉末。呈粉红色、红色至紫红色，或有红白相间的花纹。质软，易碎，断面有的具蜡样光泽，吸水性强。具黏土气，味淡，嚼之无砂感。（图25-10-2）

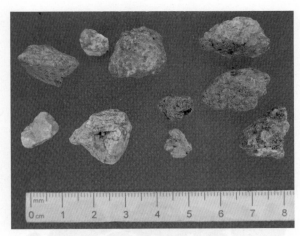

图 25-10-2　赤石脂（饮片）

2. **煅赤石脂**　取赤石脂，装入罐中煅至透。用时碾粉。或取赤石脂细粉，用醋调匀，搓条，切段，干燥，煅至红透。用时捣碎。

成品为不规则碎块。粉红色，断面无光泽，质松酥脆。（图 25-10-3）

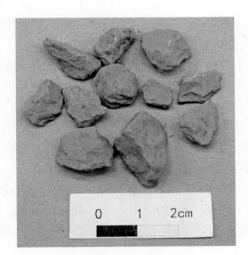

图 25-10-3　煅赤石脂

赤石脂经火煅醋淬后，能增强固涩收敛作用。

【**性味与归经**】　甘、酸、涩，温。归大肠、胃经。

【**功能**】　涩肠，止血，生肌敛疮。

【**应用**】

1. **久泻久痢**　如桃花汤（赤石脂、干姜、粳米）（《伤寒论》）。

2. **崩漏带下**　如赤石脂散（赤石脂_{煅赤}、侧柏叶_{微炙}、乌贼骨_{去甲，烧灰}）（《太平圣惠方》）。

3. **收湿敛疮**　如八宝丹（龙骨、炉甘石、血竭、乳香、没药、赤石脂、冰片、轻粉）（《验方新编》）

中成药品种有抱龙丸、气痛丸、肠胃宁片等。

【**用法与用量**】　9～12 g，先煎。外用适量，研磨敷患处。

【**注意**】　不宜与肉桂同用。

【**贮藏保管**】　置干燥处，防潮。

山茱萸

【**来源**】　为山茱萸科植物山茱萸 *Cornus officinalis* Sieb. et Zucc. 的干燥成熟果肉。

【**植物形态**】　落叶乔木，高约 4 m。树皮灰褐色，树干外皮片状剥离；小枝灰棕色细圆柱形，具四棱。单叶对生，纸质，卵状披针形或卵状椭圆形，先端渐尖，基部宽楔形或近于圆形，全缘，侧脉 6～8 对显著呈弧形，上面绿色，无毛，下面浅绿色被白色贴生短柔毛，脉腋密生黄褐色丛毛。伞形花序簇生枝顶，下有大苞片；花小，两性，先叶开放；花萼 4，不显著；花瓣 4，舌状披针形，黄色，向外反卷；雄蕊 4，子房下位。核果长椭圆形，熟时红色至紫红色。花期 5—6 月，果期 8—10 月。（图 25-11-1）

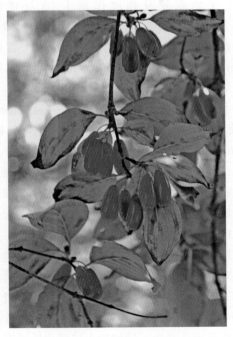

图 25-11-1　山茱萸（植物）

【产地】 主产于浙江，以浙江临安、淳安等地为道地产区。山西、陕西、河南、甘肃、山东、江苏、江西、湖南等地亦产。

【采收加工】 秋末冬初果皮变红时采收果实，用文火烘或置沸水中略烫后，及时除去果核，干燥。

【药材鉴别】 呈不规则的片状或囊状，长1～1.5 cm，宽0.5～1 cm。表面紫红色至紫黑色，皱缩，有光泽。顶端有的有圆形宿萼痕，基部有果梗痕。质柔软。气微，味酸、涩、微苦。（图25-11-2）

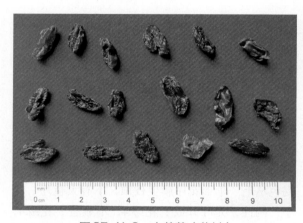

图25-11-2 山茱萸（药材）

以肉厚、柔软、油润、色紫红者为佳。

【化学成分及药理作用】 含环烯醚萜苷、三萜酸、鞣质等。环烯醚萜苷类，如莫诺苷（morroniside）、马钱苷（loganin）、当药苷（sweroside）、番木鳖苷（loganin）等；三萜酸类，如熊果酸（ursolic acid）、齐墩果酸等；鞣质类，如山茱萸鞣质1（异诃子素，isoterchebin）、新喷呐草素（tellimagrandin）Ⅱ、楝木鞣质（cornusiin）A等。还含多糖、氨基酸类成分。

山茱萸具有调节免疫、抗氧化、降血糖、抗骨质疏松等作用。可提高口服鸡红细胞悬液后小鼠腹腔巨噬细胞吞噬百分率和吞噬指数，促进溶血素的形成，并促进小鼠淋巴细胞的转化，抑制脾细胞抗体生成反应和脾细胞自发增殖反应，增加T抑制细胞的数量，并增强T抑制细胞的抑制功能。山茱萸多糖有延缓衰老、抗氧化作用；降低进食后血糖水平，升高进食后血浆胰岛素水平，促进胰岛增生；能增加小鼠骨皮质厚度、骨细胞数目及骨小梁面积。

【饮片炮制及鉴别】

1. 山茱萸 取药材，除去杂质和残留果核。成品性状特征同药材。

2. 酒萸肉 取山茱萸，加黄酒拌匀，吸尽润透，蒸至色转黑，取出，干燥。每山茱萸100 kg，用黄酒20 kg。

成品形如山茱萸，表面紫黑色或黑色，质滋润柔软。微有酒香气。（图25-11-3）

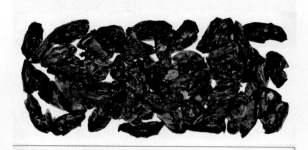

图25-11-3 酒萸肉

山茱萸经用酒蒸制后，增强其补肝肾作用，多入滋补剂。

【性味与归经】 酸、涩，微温。归肝、肾经。

【功能】 补益肝肾，收涩固脱。

【应用】

1. 眩晕耳鸣，腰膝酸痛 如六味地黄丸（熟地黄、山茱萸、干山药、泽泻、牡丹皮、茯苓去皮）（《小儿药证直诀》）。

2. 阳痿遗精，遗尿尿频 如左归丸（熟地黄、山药炒、枸杞子、山茱萸、川牛膝酒洗蒸熟、鹿角胶敲碎，炒珠、龟板胶切碎，炒珠、菟丝子制）（《景岳全书》）。

3. 阴虚有热，寐中盗汗 如益阴汤（山茱萸、熟地黄、牡丹皮、白芍、麦冬、五味子、山药、泽泻、灯心草、地骨皮、莲子）（《类证治裁》）。

4. 崩漏带下 如固冲汤（白术炒、黄芪、龙骨煅，捣细、牡蛎煅，捣细、萸肉去净核、生杭芍、海螵蛸捣细、茜草、棕榈炭、五倍子轧细，药汁送服）（《医学衷中参西录》）。

中成药品种有知柏地黄丸（浓缩丸）、归芍地黄丸、桂附地黄丸（胶囊）等。

【用法与用量】 6～12 g。

【贮藏保管】 置干燥处，防蛀。

【论注】 关于去核与否，有各种说法。现代药理研究果核和果肉作用基本相似，临床疗效类同，可不必去核，用量宜加倍。

覆盆子

【来源】 为蔷薇科植物华东覆盆子*Rubus chingii* Hu的干燥果实。

【植物形态】 灌木。枝细，绿色，具皮刺，无毛，有白粉。单叶互生，近圆形，两面仅沿叶脉有柔毛或几无毛，基部心形，边缘掌状，深裂，稀3或7裂，裂片椭圆形或菱状卵形，顶端渐尖，基部狭缩，顶生裂片与侧生裂片近等长或稍长，具重锯齿，有掌状5脉；叶柄微具柔毛或无毛，疏生小皮刺；托叶线状披针形。单花腋生，花梗无毛；萼片卵形或卵状长圆形，顶端具凸尖头，外面密被短柔毛；花瓣5，椭圆形或卵状长圆形，白色。果实近球形，红色，密被灰白色柔毛；核有皱纹。花期3—4月，果期5—6月。（图25-12-1）

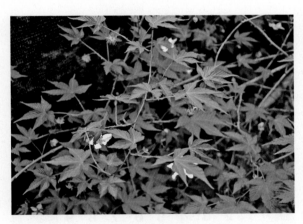

图25-12-1 华东覆盆子（植物）

【产地】 主产于江苏、安徽、浙江、江西、福建、广西等地。

【采收加工】 夏初果实由绿变绿黄时采收，除去梗、叶，置沸水中略烫或略蒸，取出，干燥。

【药材鉴别】 聚合果，由多数小核果聚合而成。呈圆锥形或扁圆锥形，高0.6～1.3 cm，直径0.5～1.2 cm。表面黄绿色或淡棕色，顶端钝圆，基部中心凹入。宿萼棕褐色，下有果梗痕。小果易剥落，每个小果呈半月形，背面密被灰白色茸毛，两侧有明显的网纹，腹部有突起的棱线。体轻，质硬。气微，味微酸涩。（图25-12-2）

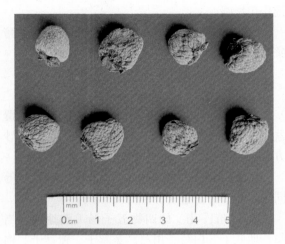

图25-12-2 覆盆子（药材）

以颗粒完整、色黄绿、质坚实、具酸味者为佳。

【化学成分及药理作用】 含有机酚酸、黄酮等。有机酚酸类，如覆盆子酸（fupenzic acid）、逆没食子酸（ellagic acid）、鞣花酸（ellagicacid）等；黄酮类，如山奈酚-3-O-芸香糖苷（kaempferol-3-rutinoside）等。还含维生素C、β-谷甾醇等。

覆盆子具有调节下丘脑-垂体-性腺轴功能、改善学习记忆力能力、延缓衰老等作用。所含有机酚酸类成分可以抗肿瘤、抗氧化、促进淋巴细胞增殖；黄酮苷类成分可抗氧化、延缓衰老；β-谷甾醇具有降低血脂作用。此外还具有抑菌和雌激素样作用。

【饮片炮制及鉴别】

1. **覆盆子** 取药材，除去杂质及果柄，筛去灰屑。

成品性状特征同药材。

2. **酒覆盆子** 取覆盆子，加黄酒拌匀，吸尽闷透，武火蒸30分钟或炖至酒吸尽，取出干燥。每覆盆子100 kg，用黄酒10 kg。

成品形如覆盆子，表面色泽加深，微有酒香气。

3. **盐覆盆子** 取覆盆子，加盐水拌匀，闷透，蒸透，取出，干燥。每覆盆子100 kg，用食盐2 kg。

成品形如覆盆子，表面色泽加深，味微咸。

覆盆子酒制后，能增强温肾助阳作用，多用于肾虚阳痿不育。盐制后，能引药入肾，补肾固涩作用增强。

【性味与归经】 甘、酸，温。归肝、肾、膀胱经。

【功能】 益肾固精缩尿，养肝明目。

【应用】

1. 遗精滑精 如五子衍宗丸（枸杞子、覆盆子、五味子、车前子、菟丝子）（《摄生众妙方》）。

2. 遗尿尿频 与淫羊藿、菟丝子、肉苁蓉等同用。

3. 目暗昏花 如四物五子汤（熟地黄、当归、地肤子、白芍、川芎、菟丝子、覆盆子、枸杞子、车前子）（《审视瑶函》）。

中成药品种有五子衍宗丸（片）、坤宝丸、西汉养生口服液（滋肾健脑液）等。

【用法与用量】 6～12 g。

【贮藏保管】 置干燥处，防潮。

桑螵蛸

【来源】 为螳螂科昆虫大刀螂 *Tenodera sinensis* Saussure、小刀螂 *Statilia maculata* (Thunberg)或巨斧螳螂 *Hierodula patellifera* (Serville)的干燥卵鞘。分别习称"团螵蛸""长螵蛸"及"黑螵蛸"。

【动物形态】

1. 大刀螂 体形较大，长约8 cm。黄褐色或绿色，头三角形，前胸背板、肩部较发达，后部至前肢基部稍宽。前胸细长。前翅革质，前缘带绿色，末端有较明显的褐色翅脉；后翅比前翅稍长，有深浅不等的黑褐色斑点散布其间。雌虫腹部特别膨大。足3对，前胸足粗大，镰刀状；中足和后足细长。

2. 小刀螂 体中等大小，长4.8～6.5 cm。灰褐色至暗褐色，有黑褐色不规则的刻点散布其间。头部稍大，呈三角形。前胸背细长，侧缘细齿排列明显。侧角部的齿稍特殊。前翅革质，末端钝圆，带黄褐色或红褐色，有污黄色斑点；后翅翅脉为暗褐色。前胸足腿节内侧基部及胫节内侧中部各有一大型黑色斑纹。

3. 巨斧螳螂 体中等大小，绿色。头部三角形，触角丝状。复眼发达，单眼3个。前胸粗短，前半部两侧扩大，最大宽度为最窄的2倍。两侧有明显的小齿。前翅革质，狭长如叶状，外缘及基部青绿色，中部透明，外缘中间有淡黄色斑块；后翅膜质。前足镰刀状，前足基节下有4个齿；中足和后足细长。

【产地】 全国大部分地区均有产。团螵蛸主产于广西、云南、湖北、湖南、河北、辽宁等地，长螵蛸主产于浙江、江苏、安徽、山东、湖北等地，黑螵蛸主产于河北、山东、河南、山西等地。

【采收加工】 深秋至翌年春季收集，除去杂质，蒸至虫卵死后，干燥。

【药材鉴别】

1. 团螵蛸 略呈圆柱形或半圆形，由多层膜状薄片叠成，长2.5～4 cm，宽2～3 cm。表面浅黄褐色，上面带状隆起不明显，底面平坦或有凹沟。体轻，质松而韧，横断面可见外层为海绵状，内层为许多放射状排列的小室，室内各有一细小椭圆形卵，深棕色，有光泽。气微腥，味淡或微咸。（图25-13-1）

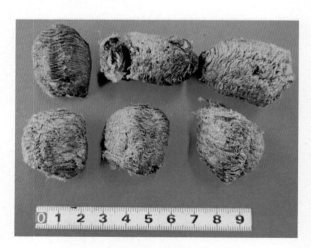

图25-13-1 团螵蛸（药材）

2. 长螵蛸 略呈长条形，一端较细，长2.5～5 cm，宽1～1.5 cm。表面灰黄色，上面带状隆起明显，带的两侧各有一条暗棕色浅沟和斜向纹理。质硬而脆。（图25-13-2）

3. 黑螵蛸 略呈平行四边形，长2～4 cm，宽1.5～2 cm。表面灰褐色，上面带状隆起明显，两侧有斜向纹理，近尾端微向上翘。质硬而韧。（图25-13-3）

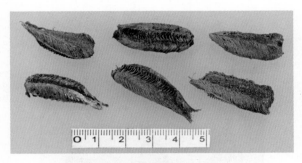

图25-13-2 长螵蛸（药材）

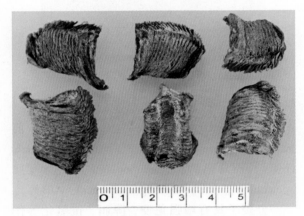

图25-13-3 黑螵蛸（药材）

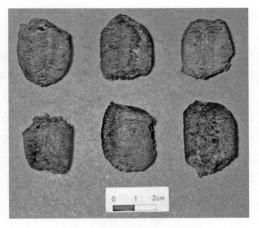

图25-13-4 盐水炒桑螵蛸

均以干燥、完整、幼虫未出、色黄、体轻而带韧性者为佳。

【化学成分及药理作用】 含蛋白质、磷脂、脂肪等，如溶血磷脂酰胆碱、磷脂酰胆碱、磷脂酰乙醇胺等；含有多种氨基酸，如酪氨酸、脯氨酸、色氨酸等。另外含粗纤维、微量元素等成分。

桑螵蛸可延长小鼠常压耐缺氧时间，并延长小鼠游泳时间，具抗缺氧、抗疲劳作用；可明显降低肝组织中丙二醛含量，具抗氧化作用。此外，还具有促进消化液分泌、降低血糖与血脂、抗肿瘤作用。

【饮片炮制及鉴别】

1. 桑螵蛸 取药材，除去杂质，用清水洗净泥屑，蒸透，取出，干燥。用时剪碎。

成品性状特征同药材。

2. 盐水炒桑螵蛸（盐桑螵蛸） 取桑螵蛸，加入盐水拌匀，闷透，文火炒至药物呈深黄色。用时剪碎。每桑螵蛸100 kg，用食盐2.5 kg。

成品为形如桑螵蛸，表面深黄色，略带焦斑，味微咸。（图25-13-4）

桑螵蛸蒸制可以消除或降低桑螵蛸致泻的副作用，并且可以杀死虫卵，利于储存。用盐水炒后，则可引药入肾经，增强补肾壮阳的功效。

【性味与归经】 甘、咸，平。归肝、肾经。

【功能】 固精缩尿，补肾助阳。

【应用】

1. 遗精滑精 如内补丸（鹿茸片、盐菟丝子、盐沙苑子、黄芪、肉桂、桑螵蛸、肉苁蓉片、附子、炒蒺藜、紫菀）（《女科切要》）。

2. 遗尿尿频 如桑螵蛸散（桑螵蛸、远志、菖蒲、龙骨、人参、茯神、当归、龟甲_{酥炙}）（《本草衍义》）。

2. 遗尿尿频 如桑螵蛸散（桑螵蛸、远志、菖蒲、龙骨、人参、茯神、当归、龟甲酥炙）（《本草衍义》）。

3. 小便白浊 如闭精丸（牡蛎、菟丝子、龙骨生、五味子、白茯苓、韭子、白石脂、桑螵蛸）（《杏苑》）。

【用法与用量】 5～10 g。

【注意】 阴虚内热，膀胱有热者忌服。

【贮藏保管】 置通风干燥处，防蛀。

【论注】 桑螵蛸在临床中常与龙骨、金樱子等配伍使用。桑螵蛸配伍龙骨，用于治疗肾阳虚衰、下元不固之遗精、早泄、白浊、遗尿等症。桑螵蛸与金樱子相伍为用，其补益、固涩之效更强，用于肾气虚衰之遗精、滑泄、尿频、小便失禁以及小儿遗尿等症。

金樱子
（附：金樱根）

【来源】 为蔷薇科植物金樱子 *Rosa laevigata*

Michx.的干燥成熟果实。

【植物形态】 常绿攀缘灌木，高达5 m。茎无毛，有钩状皮刺和刺毛。羽状复叶，叶柄和叶轴具小皮刺和刺毛；托叶披针形，与叶柄分离，早落；小叶革质，通常3，稀5，椭圆状卵形或披针状卵形，长2.5～7 cm，宽1.5～4.5 cm，先端急尖或渐尖，基部近圆形，边缘具细齿状锯齿，无毛，有光泽。花单生于侧枝顶端，花梗和萼筒外面均密被刺毛；萼片5；花瓣5，白色，直径5～9 cm；雄蕊多数，心皮多数，柱头聚生于花托口。果实倒卵形，长2～4 cm，紫褐色，外面密被刺毛。花期4—6月，果期7—11月。（图25-14-1）

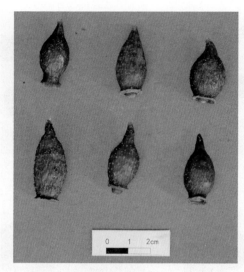

图25-14-2 金樱子（药材）

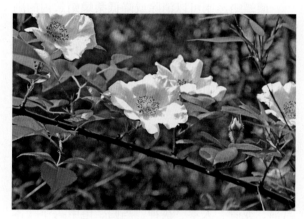

图25-14-1 金樱子（植物）

【产地】 主产于广东、湖南、浙江、江西等地。华东和西南各地亦产。

【采收加工】 10—11月果实成熟变红时采收，干燥，除去毛刺。

【药材鉴别】 为花托发育而成的假果，呈倒卵形，长2～3.5 cm，直径1～2 cm。表面红黄色或红棕色，有突起的棕色小点，系毛刺脱落后的残基。顶端有盘状花萼残基，中央有黄色柱基，下部渐尖。质硬。切开后，花托壁厚1～2 mm，内有多数坚硬的小瘦果，内壁及瘦果均有淡黄色绒毛。气微，味甘、微涩。（图25-14-2）

以个大、肉厚、色红黄、有光泽、去净刺者为佳。

【化学成分及药理作用】 含有机酸，如柠檬酸（citric acid）、苹果酸（malic acid）、熊果酸等。果皮含多种水解型鞣质，如金樱子鞣质（laevigatin）

A/B/C/D/E/F/G、仙鹤草素（agrimoniin）、前矢车菊素（procyanidin）B-3、地榆素（sanguiin）H-4、长梗马兜铃素（pedunculagin）、蛇含鞣质（potentillin）、仙鹤草酸（agrimonic acid）A/B等。

金樱子具有增强免疫、降脂、抗氧化等作用。所含多酚类成分可抗氧化、调节血糖、改善胰岛素等；多糖类成分可抗氧化、延缓衰老、清除自由基；鞣质类成分有抑菌、止泻作用；黄酮类成分可抗肿瘤、改善氧化应激反应、保护血管内皮。

【饮片炮制及鉴别】

1. 金樱子肉 取药材，略浸，润透，纵切两瓣，除去毛、核，干燥。

成品略呈卵圆形槽状，长2～3.5 cm。表面红黄色或红棕色，有突起的棕色点。内壁棕黄色，有的残存有淡黄色绒毛。质地坚硬。无臭，味甘，微涩。（图25-14-3）

2. 炙金樱子肉（蜜金樱子肉） 取金樱子肉，加炼蜜水拌匀，闷润，文火炒至表面红棕色、不粘手。每金樱子100 kg，用炼蜜20 kg。

成品形同金樱子肉，表面暗棕色，有蜜的焦香气，味甜。

金樱子蜜炙偏于甘涩，可以补中涩肠，可避免腹痛的副作用。

【性味与归经】 酸、甘、涩，平。归肾、膀胱、大肠经。

【功能】 固精缩尿，固崩止带，涩肠止泻。

【应用】

1. 久泻久痢、遗尿尿频 如金樱子煎（金樱

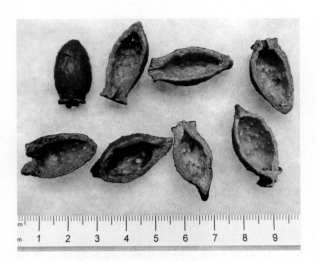

图25-14-3　金樱子肉

子）（《普门医品》）。

2. 遗精滑精、崩漏带下　如水陆二仙丹（金樱子、芡实）（《洪氏验方/仁存堂经验方》）。

【用法与用量】　6～12 g。

【贮藏保管】　置通风干燥处，防蛀。

【论注】　市场上的混淆品种：山西、河南曾有以山刺玫 Rosa davurica Pall. 的果实，宁夏曾有以西北蔷薇 Rosa davidii Crep. 的果实，西藏曾有以大叶蔷薇 Rosa macrophylla Lindl. 的果实等，当作金樱子用。

附：金樱根

为金樱子 Rosa laevigata Michx. 的干燥根。8月至翌年2月采挖，洗净，晒干。根呈圆柱形，略扭曲，表面紫黑色，有纵直条纹；木栓层呈片状，可以剥下。断面木部占大部分，呈明显的放射状；皮部棕红色。质坚硬，体重。无臭。

味酸、涩、甘，性平。归肾、大肠经。功能固精涩肠。用于滑精，遗尿，痢疾，泄泻，咳血，便血，崩漏，带下，脱肛，子宫下垂，风湿痹痛，跌打损伤，疮疡，烫伤，牙痛，胃痛，蛔虫症，诸骨鲠喉，乳糜尿。内服：煎汤，15～100 g。外用：适量，捣敷，或煎水洗。

海螵蛸

【来源】　为乌贼科动物无针乌贼 Sepiella

maindroni de Roehebrune 或金乌贼 *Sepia esculenta* Hoyle 的干燥内壳。

【动物形态】

1. 无针乌贼　软体中等大，背腹扁，胴部卵圆形，一般长约为宽的2倍。头部约29 mm，眼大，眼后有椭圆形的嗅觉陷。头部中央有口，周围有腕4对和触腕1对，各腕长度相近；内侧有吸盘4行，吸盘腔壁上的角质环外缘具尖锥形小齿；雄性左侧第4腕茎化为生殖腕。触腕长度一般超过胴长；触腕穗狭小，长约40 mm，其上有吸盘约20行。头部的腹面有一漏斗器，下方与体内的墨囊相通。生活时胴背有明显的白花斑。胴部两侧有肉鳍，全缘，前端较狭，向后渐宽，左、右两鳍在末端分离。胴后腹面末端有一腺孔，常有红褐色腥臭液体流出。外套腔背面中央有1石灰质的长椭圆形内壳，后端无骨针。

2. 金乌贼　全体呈长椭圆形或卵圆形。头部较短，前端有8条腕，其中有一对较长。眼发达。漏斗器肥厚，呈V形。体内有墨囊，藏有墨汁。在体的中央（内部）有石灰质的背骨。末端有一骨针。

【产地】　产于我国辽宁、山东、江苏、广东、福建、浙江等沿海地区。

【采收加工】　4—8月捕捞，取其内壳，洗净，日晒夜露至无腥味即得。

【药材鉴别】

1. 无针乌贼　长椭圆形而扁平，边缘薄，中间厚，长9～14 cm，宽2.5～3.5 cm，厚1.2～1.5 cm。背面有磁白色脊状隆起，两侧略显微红色，隐约见细小疣点状突起，形成近平行半环状纹理；腹面白色，尾端到中部有细密波状横层纹；角质缘半透明，尾部较宽平，无骨针。体轻，质松，易折断，断面粉质，显疏松层纹。气微腥，味微咸。（图25-15-1）

2. 金乌贼　较无针乌贼大，长13～23 cm，宽约6.5 cm。最厚部分位于前半部，厚0.8～1.2 cm。背面疣点明显，略作层状排列。腹面波状横层纹，占全体大部分，中间有纵向浅槽。尾部角质缘渐宽，向腹面翘起，末端有一个骨针，多已断落。

均以色白、洁净者为佳。

【化学成分及药理作用】　含碳酸钙（$CaCO_3$）、甲壳质、黏液质等，并含有少量磷酸钙、氯

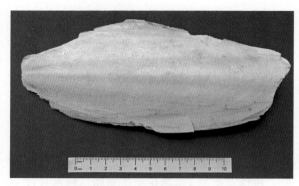

图25-15-1 海螵蛸药材（无针乌贼）

化钠及镁、钾、锌等无机元素。另含多种氨基酸。

海螵蛸所含碳酸钙可以中和胃酸，又可以促进溃疡面炎症吸收，阻止出血，减轻局部疼痛。可促进胃部黏液分泌，并增强胃部黏膜细胞对酸的耐受性，抗溃疡。此外还有止血、促进骨折愈合、抗肿瘤、抗辐射等作用。

【饮片炮制及鉴别】

1. 海螵蛸　取药材，除去杂质，漂去咸、腥味，敲碎，干燥。

成品为不规则形小块，类白色或微黄色，气微腥，味微咸。（图25-15-2）

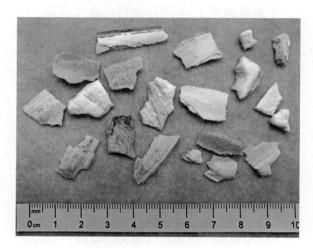

图25-15-2 海螵蛸（饮片）

2. 麸炒海螵蛸　取海螵蛸，用麦麸炒至药物呈金黄色、无腥味。每海螵蛸100 kg，用麦麸25 kg。

成品形如海螵蛸，表面金黄色。

【性味与归经】　咸、涩，温。归脾、肾经。

【功能】　收敛止血，涩精止带，制酸止痛，收湿敛疮。

【应用】

1. 吐血衄血，崩漏便血　如固冲汤（黄芪、白术炒、海螵蛸捣细、茜草、煅龙骨捣细、煅牡蛎捣细、山茱萸、白芍、棕榈炭、五倍子轧细，药汁送服）（《医学衷中参西录》）。

2. 遗精滑精，小便频数　如黄芪当归散（人参、黄芪、白术、甘草、益智仁、补骨脂、海螵蛸）（《医宗金鉴》）。

3. 赤白带下　如白芷散（白芷、血余炭、海螵蛸）（《妇人大全良方》）。

4. 胃痛吞酸　如乌贝散（海螵蛸去壳、浙贝母）（《中国药典》）。

中成药品种有乌贝散（颗粒）、四方胃片（胶囊）、胃药胶囊、胃康胶囊、猴头健胃灵胶囊（片）、止血定痛片、化积口服液等。

【用法与用量】　5～10 g，先煎。外用适量，研磨敷患处。

【注意】　阴虚多热者不宜服用。

【贮藏保管】　置干燥处。

【附注】

（1）一般市面上常见白斑乌贼 Sepia latimanus、虎斑乌贼 Sepia tigris、拟目乌贼 Sepia lycidas 和目乌贼 Sepia aculeata 的内壳混淆在海螵蛸药材中。一般可从内壳腹面由生长纹构成的横纹前端的形状和后端骨针的有无来区别。

1）无针乌贼：内壳腹面的横纹面呈水波状，后端无骨针。

2）金乌贼：内壳腹面的横纹面略呈菱形，后端有一骨针，多已断落。

3）白斑乌贼：内壳腹面的横纹面呈圆弧形，且中央有一条浅沟，后端骨针粗壮。

4）虎斑乌贼：内壳腹面的横纹面呈倒"V"形，后端有骨针。

5）拟目乌贼：内壳腹面的横纹面呈倒"V"形，且较短，后端有骨针。

6）目乌贼：内壳腹面的横纹面呈双波峰状，后端有骨针。

（2）乌贼墨为无针乌贼、金乌贼或拟目乌贼墨囊中的黑墨，由很小的黑色颗粒组成的悬浮液，主要成分为乌贼黑色素，为吲哚醌的聚合物。具有止血作用，用于子宫出血、消化道出血、肺结核咯血、支气管扩张咯血等。

莲 子
（附：莲须、莲房、莲子心、荷叶、荷梗）

【来源】 为睡莲科植物莲 *Nelumbo nucifera* Gaertn. 的干燥成熟种子。

【植物形态】 见"藕节"项下。

【产地】 主产于福建建宁、建瓯、建阳，湖南衡阳，江西广昌等地，分别称建莲、湘莲和赣莲。江西广昌以白莲为主。

【采收加工】 秋季果实成熟时采割莲房，取出果实，除去果皮，干燥。

【药材鉴别】 略呈椭圆形或类球形，长1.2～1.8 cm，直径0.8～1.4 cm。表面红棕色，有细纵纹和较宽的脉纹。一端中心呈乳头状突起，棕褐色，多有裂口，其周边略下陷。质硬，种皮薄，不易剥离。子叶2，黄白色，肥厚，中有空隙，具绿色心。气微，味甘、微涩；莲子心味苦。（图25-16-1）

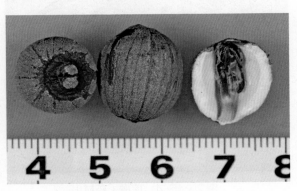

图25-16-1　莲子（药材）

以粒大肉厚、饱满者为佳。

【化学成分及药理作用】 含脂肪酸、黄酮等。脂肪酸，如肉豆蔻酸（myristic acid）、亚油酸（linoleic acid）、油酸（oleic acid）、亚麻酸（linolenic acid）等；黄酮类，如槲皮素、金丝桃苷、芦丁等。还含蛋白质、脂肪、淀粉等。

莲子具有抗氧化、增强免疫力作用；拮抗半乳糖导致的血浆超氧化物歧化酶、过氧化氢酶、谷胱甘肽活力的降低及血浆、脑匀浆过氧化脂质水平的升高；可提高免疫抑制小鼠腹腔巨噬细胞和脾细胞分泌的白细胞介素-1、白细胞介素-2活性，促进刀豆素A或脂多糖刺激的脾细胞增殖，并降低血清可溶性白细胞介素-2受体水平。

【饮片炮制及鉴别】

1. 莲子肉　取药材，略浸，润透，切开，去心，干燥。

成品呈半球形，中心有凹槽，表面浅黄棕色至红棕色。内表面白色。气微，味甘、微涩。（图25-16-2）

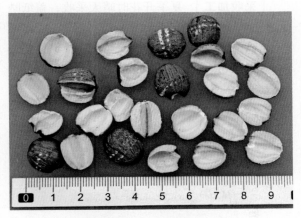

图25-16-2　莲子肉

2. 炒莲子肉　取莲子肉，用文火炒至表面颜色加深，内表面微黄色，有香气溢出。

成品外表面颜色加深，内表面呈微黄色，略有焦斑。

莲子生品常用于心肾不交、失眠；炒后其气味甘香，固涩作用增强，多用于脾虚泄泻、肾虚遗精、妇女带下等。

【性味与归经】 甘、涩，平。归脾、肾、心经。

【功能】 补脾止泻，止带，益肾涩精，养心安神。

【应用】

1. 脾虚泄泻　如参苓白术散（莲子肉、薏苡仁、砂仁、桔梗、白扁豆、白茯苓、人参、炙甘草、白术、山药）（《太平惠民和剂局方》）。

2. 带下、遗精　常与山药、金樱子、芡实、莲须等同用。

3. 心悸失眠　常与远志、枣仁、茯神、金樱子同用。

【用法与用量】 6～15 g。

【注意】 大便燥结者不宜服用。

【贮藏保管】 置干燥处，防蛀。

【论注】 现今药材市场所售莲子有"白莲""红莲"两大类，且"白莲"销量大。《中国药典》在本品项下并未提及去除红色"种皮"的白莲，容易被误判，是否需要规范，值得重视。

附药1：莲须

【来源】　为睡莲科植物莲 *Nelumbo nucifera* Gaertn. 的干燥雄蕊。

【采收加工】　夏季开花时晴天采收，盖纸晒干或阴干。

【药材鉴别】　呈线形。花药扭转，纵裂，长1.2～1.5 cm，直径约0.1 cm，淡黄色或棕黄色。花丝纤细，稍弯曲，长1.5～1.8 cm，淡紫色。气微香，味涩。（图25-16-3）

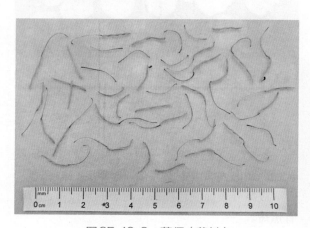

图25-16-3　莲须（药材）

以完整、细长、色淡黄、质柔软者为佳。

【化学成分及药理作用】　含黄酮、挥发油等。黄酮类，如木犀草素（luteolin）、槲皮素（quercetin）、异槲皮苷（soquercitrin）、山奈酚（kaempferol）等；挥发油，主要有石竹烯等。此外，含有生物碱及少量多糖类等。

莲须具有美白、镇痛、抗炎、抗乙肝病毒、抗血栓、抗溃疡和促进子宫收缩等作用。

【饮片炮制及鉴别】　莲须　取药材，除去杂质。成品性状特征同药材。

【性味与归经】　甘、涩，平。归心、肾经。

【功能】　固肾涩精。

【应用】

1. 带下、尿频　如白带丸（藕节、芡实、白茯苓、白茯神、山药、莲须、莲子、金樱膏）（《惠直堂方》）。

2. 梦遗滑精　如金锁固精丸（沙苑子、芡

实、莲须、龙骨、牡蛎）（《医方集解》）。

【用法与用量】　3～5 g。

【贮藏保管】　置干燥处，防霉。

附药2：莲房

【来源】　为睡莲科植物莲 *Nelumbo nucifera* Gaertn. 的干燥花托。

【采收加工】　秋季果实成熟时采收，除去果实，晒干。

【药材鉴别】　呈倒圆锥状或漏斗状，多撕裂，直径5～8 cm，高4.5～6 cm。表面灰棕色至紫棕色，具细纵纹和皱纹，顶面有多数圆形孔穴，基部有花梗残基。质疏松，破碎面海绵样，棕色。气微，味微涩。（图25-16-4）

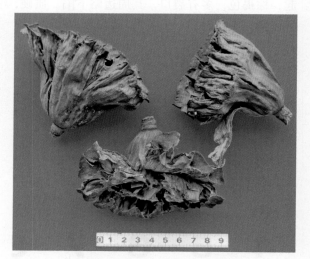

图25-16-4　莲房（药材）

以个大、完整、色紫棕者为佳。

【化学成分及药理作用】　含黄酮类，如金丝桃苷（hyperoside）、槲皮素（quercetin）、槲皮素3-二葡萄糖苷（quercetin-3-diglucoside）等。此外，含有原花青素、生物碱、多酚、脂肪、蛋白质、维生素类等。

莲房原花青素有抗氧化、抗肝损伤、抗心肌缺血和降血脂等作用。

【饮片炮制及鉴别】

1. 莲房　取药材，除去灰屑，切碎。

成品为不规则小碎块，多皱缩。表面灰棕色至紫棕色，具有细纵纹及皱纹，顶面有的可见圆形空洞。质疏松。气微，味微涩。（图25-16-5）

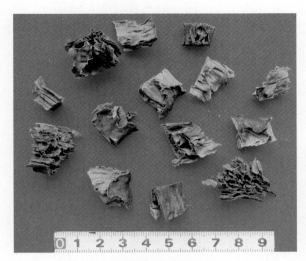

图25-16-5　莲房（饮片）

晒干。

【药材鉴别】　略呈细圆柱形，长 1 ～ 1.4 cm，直径约 0.2 cm。幼叶绿色，一长一短，卷成箭形，先端向下反折，两幼叶间可见细小胚芽。胚根圆柱形，长约 3 mm，黄白色。质脆，易折断，断面有数个小孔。气微，味苦。（图25-16-6）

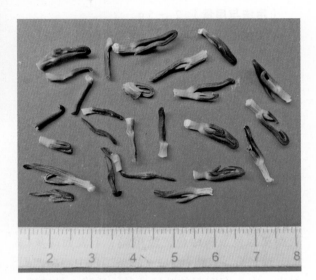

图25-16-6　莲子心（药材）

2. 莲房炭　取莲房，闷煅至表面焦黑色或黑褐色，内呈焦褐色。

成品形如莲房块，表面焦黑色或黑褐色，内呈焦褐色。

莲房制炭后，其收涩止血力强，化瘀力较弱。用于血崩，血淋，皮肤湿疮等。

【性味与归经】　苦、涩，温。归肝经。

【功能】　化瘀止血。

【应用】

1. 产后瘀阻、恶露不尽　如独黦散（莲房烧存性）（《产科发蒙》）。

2. 崩漏、尿血　如崩露丸（香附醋制、野党参去芦、焦枳壳、陈皮、当归、棕板炭、生地、莲房炭、生白芍、贯众炭、茜草、牡丹皮炭、血余炭、甘草、焦栀子、苦杏仁皮炭、焦广木香）（《全国中药成药处方集》天津方）。

3. 痔疮出血　如莲房汤（朴消、荆芥、防风、五倍子、莲房、枳壳、甘草节、地榆）（《疡科选粹》）。

【用法与用量】　5 ～ 10 g。

【贮藏保管】　置干燥处，防潮。

附药3：莲子心

【来源】　为睡莲科植物莲 Nelumbo nucifera Gaertn. 的成熟种子中的干燥幼叶及胚根。

【采收加工】　秋季果实成熟时采割莲房，取出种子，除去果皮和子叶，取出幼叶和胚根，

以个大、均匀、整齐、色青绿为佳。

【化学成分及药理作用】　含生物碱、黄酮等。生物碱类，如莲心碱（liensinine）、异莲心碱（isoliensinine）、甲基莲心碱（neferine）、荷叶碱（nuciferine）、牛角花碱（lorusine）、去甲基衡州乌药碱（demethylcoclaurine）等；黄酮类，如木犀草苷（galuteolin）、金丝桃苷（hyperin）以及芦丁（rutin）等；此外，含有鞣质、β-谷甾醇、棕榈酸、不饱和酮酸、叶绿素等。

莲子心有降血压、抗心律失常作用。所含生物碱降血压机制主要是释放组胺，使外周血管扩张，其次与神经因素也有关。去甲基衡州乌药碱则具有显著的平滑肌松弛作用。

【饮片炮制及鉴别】　莲子心　取药材，除去杂质。

成品性状特征同药材。

【性味与归经】　苦，寒。归心、肾经。

【功能】　清心安神，交通心肾，涩精止血。

【应用】

1. 热入心包，神昏谵语　如清宫汤（元参心、莲子心、竹叶卷心、连翘心、犀角或水牛角代、

连心麦冬）（《温病条辨》）。

2. 心肾不交，失眠遗精 如安心绝梦汤（人参、麦冬、茯神、白术、菟丝子、熟地黄、玄参、芡实、山药、五味子、丹参、莲子心、枣仁、沙参、归身、陈皮）（《惠直堂方》）。

3. 血热吐血 与糯米同用。

【用法与用量】 2～5 g。

【贮藏保管】 置通风干燥处，防潮，防蛀。

附药4：荷叶

【来源】 为睡莲科植物莲 *Nelumbo nucifera* Gaertn. 的干燥叶。

【采收加工】 夏、秋二季采收，晒至七八成干时，除去叶柄，折成半圆形或折扇形，干燥。

【药材鉴别】 呈半圆形或折扇形，展开后呈类圆形，全缘或稍呈波状，直径20～50 cm。上表面深绿色或黄绿色，较粗糙；下表面淡灰棕色，较光滑，有粗脉21～22条，自中心向四周射出；中心有突起的叶柄残基。质脆，易破碎。稍有清香气，味微苦。（图25-16-7）

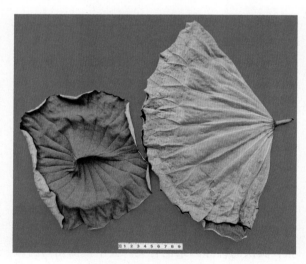

图25-16-7 荷叶（药材）

以叶大、色青绿、无斑点、不破碎质嫩的"贴水荷叶"者为佳。

【化学成分及药理作用】 含生物碱、黄酮等。生物碱类，如荷叶碱（nuciferine）、原荷叶碱（nornuciferine）、亚洲罂粟碱（armepavine）等；黄酮类，如槲皮素（quercetin）、无色矢车菊素（leucocyanidin）、无色飞燕草素（leucodelphinidin）等。此外，含有鞣质、β-谷甾醇、棕榈酸、不饱和酮酸、叶绿素等。

荷叶黄酮类物质可以帮助提高人体内某些酶的活性，起到增加冠脉流量、降低血管舒张压的作用。其所含生物碱在人体肠壁上形成一层脂肪隔离膜可起减肥作用。还有降低血脂作用。

【饮片炮制及鉴别】

1. 荷叶 取药材，喷水，稍润，切丝，干燥。

成品为不规则的丝状。上表面深绿色或黄绿色，较粗糙；下表面淡灰棕色，较光滑，叶脉明显突起。质脆，易破碎。稍有清香气，味微苦。（图25-16-8）

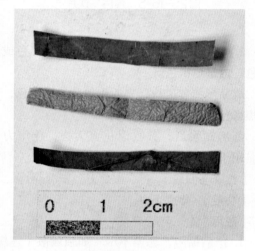

图25-16-8 荷叶丝

2. 荷叶卷 取药材，洗净，切成宽约2 cm的长条状，卷成筒状，用棕榈叶丝扎紧，晒干。（图25-16-9）

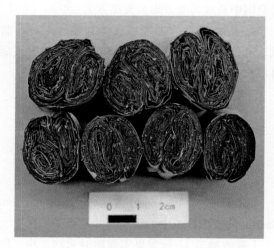

图25-16-9 荷叶卷

3. 荷叶炭 取荷叶，闷煅至表面焦黑色或黑褐色。或用武火炒至炭黑色，取出，放凉。

成品形如荷叶，表面棕褐色或黑褐色。气焦香，味涩。（图25-16-10）

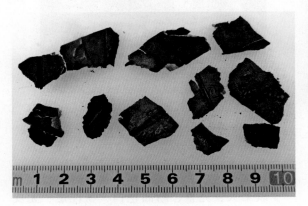

图25-16-10 荷叶炭

荷叶制炭后，可增强收涩化瘀止血作用。

【性味与归经】 苦，平。归肝、脾、胃经。

【功能】 清暑化湿，升发清阳，凉血止血。

【应用】

1. 暑热烦渴，暑湿泄泻 如清络饮（荷叶、金银花、丝瓜络、西瓜翠衣、扁豆花、淡竹叶心）（《温病条辨》）。

2. 血热吐衄 如四生丸（荷叶、艾叶、侧柏叶、地黄）（《妇人大全良方》）。

3. 出血症和产后血晕 如十灰散（大蓟炭、小蓟炭、侧柏炭、荷叶炭、茜草炭、栀子炭、茅根炭、大黄炭、牡丹皮炭、棕榈炭）（《十药神书》）。

【用法与用量】 干品3～10g；鲜品15～30g。

【贮藏保管】 置通风干燥处，防蛀。

附药5：荷梗

【来源】 为睡莲科植物莲*Nelumbo nucifera* Gaertn.的干燥叶柄。

【采收加工】 夏、秋二季采收，除去叶，晒干或鲜用。

【药材鉴别】 呈近圆柱，长40～80 cm，直径8～15 mm。表面淡黄棕色，具深浅不等的纵沟纹，并疏生短刺状突起。体轻、质脆，易折

断，断面可见数个大小不等的孔道。气微，味淡。（图25-16-11）

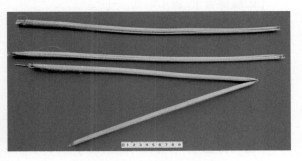

图25-16-11 荷梗（药材）

以身干、条粗长、色棕黄者为佳。

【化学成分】 含生物碱，如斑点亚洲罂粟碱（roemerine）、原荷叶碱（nornuciferine）等。此外，含黄酮苷、天冬酰胺（asparagine）、树脂及鞣质。

【饮片炮制及鉴别】 荷梗 取药材，除去灰屑，洗净，切段，干燥。

成品为类圆柱形的段。表面黄棕色，具有深浅不等的纵沟纹，并疏生短刺状突起。切面有数个大小不等的孔道。体轻，质脆。气微，味淡。（图25-16-12）

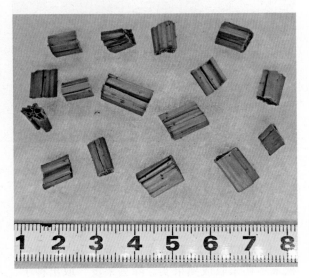

图25-16-12 荷梗（饮片）

【性味与归经】 苦、平。

【功能】 清热解暑，通气行水。

【应用】 暑湿胸闷 如清暑益气汤（西洋参、干石斛、麦冬、黄连、知母、淡竹叶、荷

梗、甘草、西瓜翠衣、粳米)(《温热经纬》)。

【用法与用量】 3～9g，鲜用适量。

【贮藏保管】 置干燥处。

芡 实

【来源】 为睡莲科植物芡 *Euryale ferox* Salisb. 的干燥成熟种仁。

【植物形态】 一年生水生草本，全株多刺。初生叶沉水，箭形而小；后生叶漂浮水面，叶柄长，叶片圆盾形或盾状心形，上面深绿色多皱褶，下面带紫色，叶柄及叶脉均多刺。花单生于花梗顶端，伸出水面；花昼开夜闭，萼片4，有刺；花瓣多数，紫红色；雄蕊多数；子房下位，8室，嵌入膨大的花托顶端，柱头圆盘形，扁平，略向下凹入。浆果球形，海绵质，暗紫红色，密被尖刺；种子球形，坚硬，黑色。花期6—9月，果期7—10月。(图25-17-1)

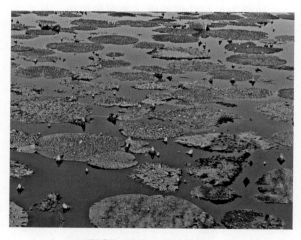

图25-17-1 芡(植物)

【产地】 主产于江苏、安徽、湖南、湖北、山东等地。江西上饶余干产质量较好。

【采收加工】 栽培或野生于湖沼、池塘中。秋末冬初采收成熟果实，除去果皮，取出种子，洗净，再除去硬壳(外种皮)，晒干。

【药材鉴别】 呈类球形，多为破粒，完整者直径5～8mm。表面有棕红色或红褐色内种皮，一端黄白色，约占全体1/3，有凹点状的种脐痕，除去内种皮显白色。质较硬，断面白色，粉性。气微，味淡。(图25-17-2)

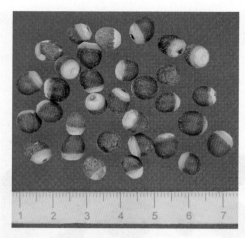

图25-17-2 芡实(药材)

以个大、完整、断面色白、粉性足、无皮壳、无碎末者为佳。

【化学成分及药理作用】 含淀粉、蛋白质、脂肪、胡萝卜素、维生素$B_1/B_2/C$及粗纤维、钙、磷、铁等；还含生育酚(tocopherol)。

芡实含有丰富的淀粉，可为人体提供热能，并含有多种维生素和碳物质，保证体内营养所需成分。可以加强小肠吸收功能，提高尿木糖排泄率，增加血清胡萝卜素浓度。

【饮片炮制及鉴别】

1. 芡实 取药材，除去杂质。

成品性状特征同药材。

2. 麸炒芡实 取芡实，用麦麸炒至微黄色。

成品形如芡实，表面黄色或微黄色。味淡、微酸。(图25-17-3)

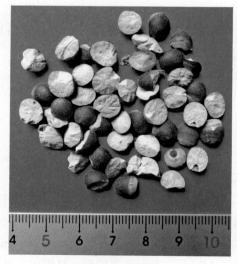

图25-17-3 麸炒芡实

芡实炒后其性偏温，补脾和固涩作用增强，炒芡实（清炒法）和麸炒芡实功能相似，适用于脾虚患者。

【**性味与归经**】 甘、涩，平。归脾、肾经。

【**功能**】 益肾固精，补脾止泻，除湿止带。

【**应用**】

1. **遗精滑精** 如金锁固精丸（沙苑子蒺藜炒、芡实蒸、莲须、龙骨酥炙、牡蛎盐水煮）(《医方集解》)。

2. **遗尿尿频** 如水陆二仙丹（金樱子、芡实）(《洪氏集验方》)。

3. **小儿食伤脾胃，泄泻日久** 如参苓健脾散（莲肉、茯苓、芡实、扁豆、薏苡仁、麦芽、使君子、人参、糯米粉）(《人己良方》)。

4. **白浊带下** 如易黄汤（山药炒、芡实炒、黄柏盐水炒、车前子酒炒、白果）(《傅青主女科》)。

【**用法与用量**】 9～15 g。

【**贮藏保管**】 置通风干燥处，防蛀。

【**论注**】 芡 Euryale ferox Salisb.的根、茎、叶亦可入药。根用药称芡实根，一般于9—10月采收，具有行气止痛、止带的功效，主治疝气疼痛、白带、无名肿毒。茎具有清虚热、生津液的功效，主治虚热烦渴、口干咽燥。叶一般于6月采集，具有行气活血、祛瘀止血的功效，主治吐血、便血、妇女产后胞衣不下。

刺猬皮

【**来源**】 为刺猬科动物刺猬 Erinaceus europeus L.或短刺猬 Hemiechinus dauricus Sundevall 的干燥皮。

【**动物形态**】

1. **刺猬** 体长约22 cm，尾长约2 cm。头宽，吻尖。耳短，不超过其周围之棘长。足及爪较长。身体背面被粗而硬的棘刺，头顶部之棘略向两侧分列。棘之颜色可分二类：一类纯白色，或尖端略染棕色；另一类棘之基部白色或土黄色，其上为棕色，再上段复为白色，尖梢呈棕色。整个体背呈土棕色。脸部、体侧和腹面以及四肢的毛为灰白或浅灰黄色。四足浅棕色。（图25-18-1）

2. **短刺猬** 外形同刺猬而略小。耳甚大，长

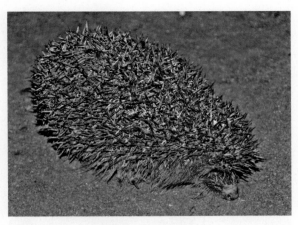

图25-18-1 刺猬

于周围棘刺。棘由耳基前端稍后方起始，向后经背至尾部以上。头顶部棘不向两侧分列。棘较细而短，有棕褐色与白色相间，整个背部呈浅褐色。全身无白色之棘。腹毛土黄色。

【**产地**】 全国大部分地区均有产。

【**采收加工**】 全年均可捕捉，刀纵剖腹部，剥取皮，去尽皮膜及肌肉，皮上撒一层石灰，于通风处阴干。

【**药材鉴别**】 呈多角形板刷状或直条状，有的边缘卷曲成筒状或盘状。外表面密生错综交叉的针状硬刺，灰白色、黄色或灰褐色，长1.5～2.5 cm，腹面有软毛。内表面灰棕色或棕褐色，有点状突起，偶有筋肉残留。具特殊的腥臭味。（图25-18-2）

以张大、肉脂刮净、刺毛整洁者为佳。

【**化学成分及药理作用**】 上层的刺主要成分为角蛋白（keratin），下层的真皮层主要为胶原（collagen）、弹性硬蛋白（elastin）、脂肪等。此外，含有大量的微量元素，如钾、钠、钙、锌等。

刺猬皮具有止血和促进平滑肌蠕动的作用。

【**饮片炮制及鉴别**】

1. **刺猬皮**

（1）取药材，放火中烧，使刺呈黑珠状，刮去黑珠，铡成小方块，干燥。

成品为方形或多角形的块片，边缘向内卷曲。外表面密生刺，错综交叉，刺尖已枯焦、弯曲，灰白色或灰褐色、棕黄色至棕褐色；内表面粗糙，灰白色或棕褐色至黑褐色。质松而韧。具有特殊腥臭气，味微苦。（图25-18-3）

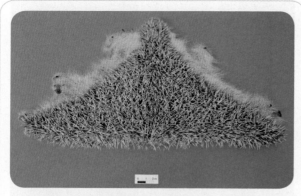

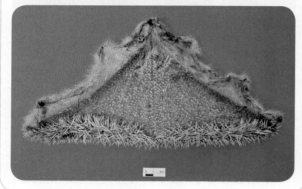

图25-18-2 刺猬皮（药材）

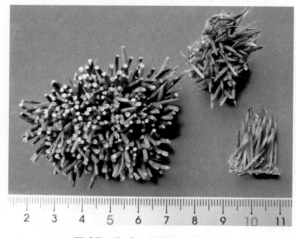

图25-18-3 刺猬皮（饮片）

（2）取药材，洗净，润透，剁成小块，干燥。

成品为密生硬刺的不规则小块。外表面灰白色、黄色或灰褐色，皮内面灰白色。边缘有毛。质坚韧，有特殊腥臭气。

2. 滑石粉炒刺猬皮 取药材，用滑石粉炒至黄色、鼓起、皮卷曲、刺尖秃。每刺猬皮100 kg，用滑石粉40 kg。

成品质地发泡，鼓起，黄色。刺尖秃，易折

断。边缘皮毛脱落，呈焦黄色。皮部边缘向内卷曲。微有腥臭味。

3. 砂炒刺猬皮 取药材，用砂炒至闻到刺猬皮固有气味、皮卷曲、鼓起、刺尖变圆珠状时，取出，筛去砂，放凉。另有用砂炒至上述规格时，取出，筛去砂子，趁热投入醋液中稍浸，捞出，干燥。每刺猬皮100 kg，用砂10 kg。

成品卷曲呈圆筒状，刺变秃，皮鼓起。质松酥脆，略有香气。（图25-18-4）

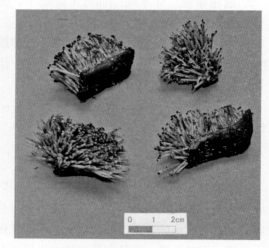

图25-18-4 砂炒刺猬皮

4. 醋刺猬皮 取刺猬皮，炒热，再洒醋2～3次于药上，用微火炒干。每刺猬皮100 kg，用醋10 kg。

成品形如刺猬皮，表面浅黄色。质较松脆，微有醋气。

刺猬皮砂制可去除其毒性，杀死皮内的微生物，去除部分脂肪；炒制后质地松泡酥脆，便于煎煮和粉碎，并能矫臭矫味。醋制后矫味矫臭效果更佳，并能增强行瘀止痛的作用。

【性味与归经】 苦，平。归胃、肠经。

【功能】 降气定痛，凉血止血，固精缩尿。

【应用】

1. 肠风痔瘘 如黑玉丹（刺猬皮、棕榈、血余炭、槐角、牛角腮，生油麻、雷丸、苦楝根、乳香、猪蹄甲炒）（《世医得效方》）。

2. 肠风痔漏 如猬皮丸（刺猬皮、当归、槐角子、黄连、地骨皮、核桃、乳香、甘草）（《寿世保元》）。

3. 遗精 如刺猬皮散（刺猬皮烧灰）（《医林

改错》）。

中成药品种有痔宁片、痔血丸等。

【用法与用量】 6～9g，外用适量，研磨调敷。

【注意】 孕妇忌用。

【贮藏保管】 置干燥容器中，防蛀，防泛油。

【论注】 刺猬皮，《中国药典》仅1963年版收载该药材，但临床有含该药的中成药，故本书仍然收录。

第二十六章

涌吐药

凡以促使呕吐，治疗毒物、宿食、痰涎等停滞在胃脘或胸膈以上所致病证为主的药物，称为涌吐药，又名催吐药。

本类药物味多酸、苦、辛，归胃经，具有涌吐毒物、宿食、痰涎的作用。适用于误食毒物，停留胃中，未被吸收；或宿食停滞不化，尚未入肠，胃脘胀痛；或痰涎壅盛，阻于胸膈或咽喉，呼吸急促；或痰浊上涌，蒙蔽清窍，癫痫发狂等证。涌吐药物的运用，属于"八法"中的吐法，旨在因势利导，驱邪外出，以达到治疗疾病的目的。

涌吐药作用强烈，且多具毒性，易伤胃损正，故仅适用于形证俱实者。为了确保临床用药的安全、有效，宜采用"小量渐增"的使用方法，切忌骤用大量；同时要注意"中病即止"，只可暂投，不可连服或久服，谨防中毒或涌吐太过，导致不良反应。若用药后不吐或未达到必要的呕吐程度，可饮热开水以助药力，或用翎毛探喉以助涌吐。若药后呕吐不止，应立即停药，并积极采取措施，及时抢救。

吐后应适当休息，不宜马上进食。待胃肠功能恢复后，再进流质或易消化的食物，以养胃气，忌食油腻辛辣及不易消化之物。凡年老体弱、小儿、妇女胎前产后，以及失血、头晕、心悸、劳嗽喘咳等，均当忌用。

因本类药物作用峻猛，药后患者反应强烈而痛苦不堪，故现代临床已少用。

常　山
（附：蜀漆）

【来源】　为虎耳草科植物常山 *Dichroa febrifuga* Lour. 的干燥根。

【植物形态】　落叶灌木。主根木质化，圆柱形，常弯曲，外皮黄棕色或灰棕色，断面黄色。茎枝圆形，有明显的节，幼时被棕黄色短毛。叶对生，椭圆形、阔披针形或长圆倒卵形，边缘有细锯齿，表面深绿色，背面淡绿色，幼时两面均疏被棕黄色短毛。圆锥聚伞花序伞房状顶生或生于茎上部叶腋。花序轴与花梗均有毛。花两性，淡蓝色，花芽时近球形，盛开为放射状花；萼筒5～6，齿裂；花瓣5～6；雄蕊10～20；花柱4～6，棒状，初始基部联合。浆果圆形，蓝色，有宿存萼齿及花柱；种子极多数。花期6—7月，果期8—9月。（图26-1-1）

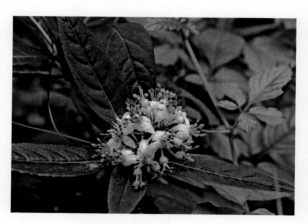

图26-1-1　常山（植物）

【产地】　主产于四川、贵州。湖南、湖北等地亦产。

【采收加工】　8—10月采挖，洗净泥土，除去须根，晒干。

【药材鉴别】　呈圆柱形，常弯曲扭转，或有分枝，长9～15 cm，直径0.5～2 cm。表面棕黄色，具细纵纹，外皮易剥落，剥落处露出淡

黄色木部。质坚硬，不易折断，折断时有粉尘飞扬，断面不整齐；横切面黄白色，有放射状纹理。气无，味苦。（图26-1-2）

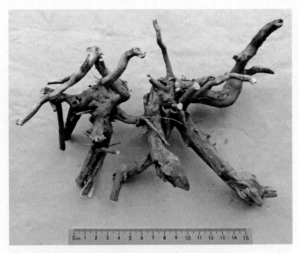

图26-1-2 常山（药材）

以质坚硬、断面色淡黄、体重者为佳。

【化学成分及药理作用】 含生物碱、内酯等。生物碱，如常山碱甲/乙/丙（$\alpha/\beta/\gamma$-dichroine），三者为互变异构体，为抗疟有效成分，其中以γ-异构体的抗疟效力最强；另含常山次碱（dichroidine；黄常山定碱）等；内酯类，如常山素A（dichrin A；即伞形花内酯，umbeliferone）及常山素B（dichrin B），为中性荧光物质。此外还含有胡萝卜苷、β-谷甾醇和豆甾醇的混合物。

常山具有抗疟、抗球虫、抗肿瘤等作用。其水提液和醇提液对鸡疟有显著疗效，常山碱甲/乙/丙是其抗疟的主要有效成分。刺激胃肠道及作用于呕吐中枢引起呕吐。对麻醉狗有明显降血压作用，能减少心脏收缩振幅和增加脾、肾容积。常山总碱对小鼠艾氏腹水癌及腹水型肝癌有抑制作用。

【饮片炮制及鉴别】

1. 常山 取药材，除去杂质，分开大小，浸泡，润透，切薄片，晒干。

成品呈不规则的薄片。外表皮淡黄色，无外皮。切面黄白色，有放射状纹理。质硬。气微，味苦。（图26-1-3）

2. 炒常山 取常山，用文火炒至色变深。

成品形如常山，表面黄色。

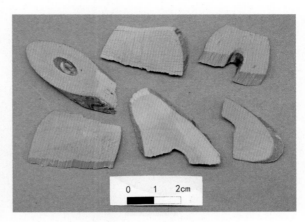

图26-1-3 常山（饮片）

3. 酒炒常山（酒常山） 取常山，加米酒或黄酒拌匀，吸尽闷透，用文火炒干。每常山100 kg，用米酒或黄酒20 kg。

成品形如常山，色深黄色，略有酒气。

常山炒黄或酒炙，可减轻其恶心呕吐的副作用，多用于截疟。

【性味与归经】 苦、辛，寒；有毒。归肺、肝、心经。

【功能】 涌吐痰涎，截疟。

【应用】

1. 痰饮积胸，胸膈胀闷，欲吐不能者 与甘草煎煮加蜜调服。无蜜亦可（《补缺肘后方》）。

2. 疟疾，尤以治间日疟、三日疟为佳 如常山饮（常山锉、厚朴去粗皮，生姜汁炙熟、草豆蔻去皮、肉豆蔻去壳、乌梅和核、槟榔锉、甘草炙）（《圣济总录》）。

中成药品种有心速宁胶囊。

【用法与用量】 5～9 g。

【注意】 本品有催吐的副作用，量不宜过大。孕妇慎服。

【贮藏保管】 置通风干燥处。

附：蜀漆

为虎耳草科植物常山 Dichroa febrifuga Lour. 的嫩枝叶。夏季采收，晒干。嫩枝圆柱形，细弱，有纵皱纹。叶皱缩破碎，褐绿色或黄褐色；完整者展平后，叶片呈椭圆形、广披针形或长方状倒卵形，长5～17 cm，宽1～6 cm，先端尖，边缘有锯齿，基部楔形，两面疏被短毛或光滑无

毛；叶柄长1～2 cm。多嗅有特殊闷气，味微苦。（图26-1-4）

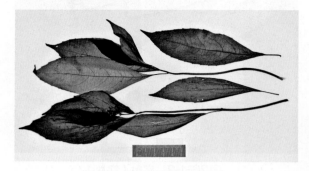

图26-1-4 蜀漆（药材）

蜀漆味苦、辛，性温；有毒。功能主治与常山同，但作用稍差。内服：煎汤，3～6 g；或研末。

瓜 蒂
（附：南瓜蒂）

【来源】 为葫芦科植物甜瓜 *Cucumis melo* L. 的干燥略带果皮的果柄。

【植物形态】 一年匍匐或攀缘草本。茎、枝具黄褐色或白色的糙毛和突起。卷须单一，被微柔毛。叶互生；叶柄长8～12 cm，具槽沟及短刚柔毛；叶片厚纸质，近圆形或肾形，全缘不分裂或3～7浅裂，裂片先端圆钝，有锯齿。花单性，雌雄同株；雄花数朵，簇生于叶腋；花梗纤细，长0.5～2 cm，被柔毛；花萼筒狭钟形，密被白色长柔毛，裂片近钻形；花冠黄色，长约2 cm，裂片卵状长圆形，急尖；雄蕊3，花丝极短；雌花单生，花梗被柔毛；子房长椭圆形，密被长柔毛和硬毛，花柱长1～2 mm，柱头靠合。果实形状、颜色变异较大，一般为球形或长椭圆形，果皮平滑，有纵沟纹或斑纹，果肉白色、黄色或绿色；种子污白色或黄白色，卵形或长圆形。花果期夏季。

【产地】 全国各地广有栽培。

【采收加工】 夏、秋二季果实成熟时采收，除去杂质，晒干。

【药材鉴别】 果柄细圆柱形，常扭曲，长3～6 cm，直径0.2～0.4 cm；连接瓜的一端略膨大，直径约8 mm，有纵沟纹；外表面灰黄色，有稀疏短毛茸。带果皮的果柄较短，长0.3～2.6 cm，略弯曲或扭曲，有纵沟纹；果皮部分近圆盘形，直径约2 mm，外表面暗黄色至棕黄色，皱缩，边缘薄而内卷，内表面黄白色至棕色。果柄质较硬而韧，不易折断，断面纤维性，中空。气微，味苦。（图26-2-1）

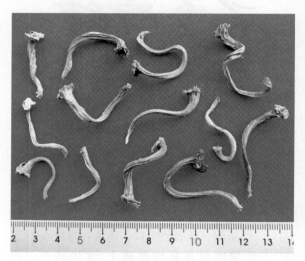

图26-2-1 瓜蒂（药材）

以色棕黄、味苦者为佳。

【化学成分及药理作用】 含皂苷类，如葫芦苦素（cucurbitacin）B/D/E、异葫芦苦素（isocucurbitacin）B、葫芦苦素B-2-O-β-D-吡喃葡萄糖苷（cucurbitacin B-2-O-β-D-glucopyranosi）等；还含甾醇，如α-菠菜甾醇（α-spinasterol）等。

瓜蒂具有保肝、抗肿瘤等作用。瓜蒂催吐作用推测为刺激胃黏膜的感觉神经，反射地引起呕吐中枢兴奋所致。甜瓜蒂对细胞免疫低下或缺陷者有提高细胞免疫的作用。葫芦苦素成分都有细胞毒作用，并有可能有抗肿瘤活性。葫芦苦素对四氯化碳引起的大鼠中毒性肝炎有修复作用；葫芦苦素B能有效控制干细胞变性、坏死的发展。

【饮片炮制及鉴别】 瓜蒂 取药材，除去杂质，洗净，晒干。

成品性状特征同药材。

【性味与归经】 苦，寒；有毒。归脾、胃、肝经。

【功能】 催吐，除湿，退黄疸。

【应用】

1. 风痰，宿食停滞，食物中毒 如瓜蒂散

（瓜蒂熬黄、赤小豆）（《伤寒论》）。

2. 湿热黄疸 多单用本品研末吹鼻，令鼻中黄水出而达祛湿退黄之效。

【用法与用量】 0.3 ～ 1.5 g，或入丸、散。外用；适量，研末吹鼻。

【注意】 孕妇、体弱及心脏病患者忌服。体虚、失血及上部无实邪者禁服。本品有毒，不宜大量、长时间服用。

【贮藏保管】 置通风干燥处。

【论注】 甜瓜子为甜瓜 *Cucumis melo* L. 的种子。性寒，味甘，无毒。清肺，化痰，排脓，润肠。用于肺热咳嗽，便秘，肺痈，肠痈，跌打损伤，筋骨折伤。用量 9 ～ 30 g。

附：南瓜蒂

为南瓜 *Cucurbita moschata* (Duch. ex Lam.) Duch. ex Poir. 带有部分果皮的果梗基部。药材呈五角形或六角形的盘状，直径 2.5 ～ 5.5 cm，上附残存的柱状果柄。外表淡黄色，微有光泽，具稀疏刺短毛及突起的小圆点。果柄略弯曲，粗 1 ～ 2 cm，纵向延伸至蒂端。质坚硬，断面黄白色，常有空隙可见。（图 26-2-2）

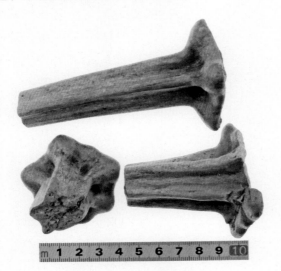

图 26-2-2 南瓜蒂（药材）

味苦，微甘；性平。功能解毒，利水，安胎。用于痈疽肿毒，疔疮，烫伤，疮溃不敛，水肿腹水，胎动不安。内服：煎汤，15 ～ 30 g；或研末。外用：适量，研末调敷。功效不同，注意鉴别。

胆 矾

【来源】 为硫酸盐类矿物胆矾族胆矾的晶体。

【产地】 天然胆矾主要产于我国西北等气候干燥地区铜矿床的氧化带中。或用化学方法制成。

【采收加工】 全年可采制。天然者可于开采铜等矿时，选择蓝色、半透明的结晶；或人工制造，用硫酸作用于铜片或氧化铜制得。

【药材鉴别】 为不规则的块状结晶体，大小不一，深蓝色或淡蓝色，半透明。露置干燥空气中，缓缓风化。加热烧之，即失去结晶水变成白色，遇水则又变蓝。质脆，易碎，能溶于水。无臭，味涩。（图 26-3-1）

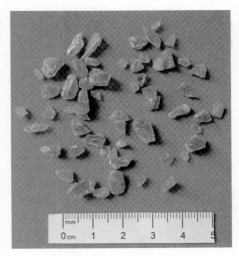

图 26-3-1 胆矾（药材）

以块大、色深蓝、半透明者为佳。

【化学成分及药理作用】 含含水硫酸铜（$CuSO_4 \cdot 5H_2O$）。尚共存黏土质矿物。

胆矾具有利胆、催吐、腐蚀作用。可以明显促进胆汁分泌；刺激胃壁神经，反射引起呕吐；浓溶液对局部黏膜有腐蚀作用。

【饮片炮制及鉴别】 胆矾 取药材，除去杂质，砸成小块。

成品性状特征同药材。

【性味与归经】 酸、辛，寒；有毒。归肝、胆经。

【功能】 涌吐风痰，收敛。

【应用】

1. 风痰壅塞，喉痹，癫痫，误食毒物　每次极量 0.3 g，限服 1 次。

2. 热毒痰涎蕴结之缠喉风，急喉痹等　如二圣散（胆矾、僵蚕）（《济生方》）。

3. 肿毒不破，胬肉疼痛　本品外用剂量稍

大，有蚀疮祛腐之功。

【用法与用量】　0.3 ～ 0.6 g，研末服。外用：研末撒；或调敷；或水溶化洗；或 0.5% 水溶液点眼。

【注意】　无论内服外用，均应控制剂量，不宜过量或久服。体虚者禁服，严防中毒。

【贮藏保管】　密封储存，防风化。

第二十七章
攻毒杀虫止痒药

凡以攻毒疗疮、杀虫止痒为主要作用的药物，分别称为攻毒药或杀虫止痒药。

本类药物分别具有解毒消肿、化腐拔毒、排脓、止痛、止血等功效。主要用于痈疽、疮疖、疥癣、外伤、蛇伤、烧伤以及五官疾患等。以局部涂搽、敷贴、熏洗、点眼吹喉、滴鼻为主要应用形式。其中部分外用药也可内服。

本类药物多数具有毒性。凡毒性药外用时，对于用量用法、剂型等都应严加注意，否则容易自局部吸收中毒。内服尤应严格控制用量，以保证用药安全。

雄 黄

【来源】 为硫化物类矿物雄黄族雄黄。

【产地】 主产于湖南、贵州、云南等地。四川也产。

【采收加工】 采挖后，除去杂质。

【药材鉴别】 呈不规则的块状或粉末，大小不一。全体呈深红色或橙红色，块状者表面常覆有橙黄色粉末，以手触之易被染成橙黄色。体重质松，易碎，断面具树脂样光泽，晶面有金刚石样光泽，或断面暗红色，具细沙孔。粉末及条痕为橙黄色。微有特异臭气。燃之易熔融成紫色液体，并生黄白色烟，有强烈的蒜臭气，冷却后成红紫固体，质纯者凝成橙红色固体。（图27-1-1）

以块大、色红、质松脆、有光泽者为佳。

【化学成分及药理作用】 主含硫化砷（As_2S_2），并含少量其他重金属盐。

雄黄对鼠疟有抑制疟原虫作用，有抗日本血吸虫作用。体外试验对常见化脓性球菌、肠道致病菌、人型结核杆菌及常见致病性皮肤真菌等

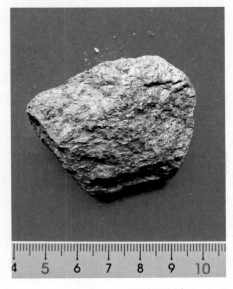

图27-1-1 雄黄（药材）

有抑制作用。有研究还表明雄黄不仅可以通过各种不同途径抑制肿瘤细胞生长，促进肿瘤细胞凋亡，同时还可以增强机体的非特异性免疫功能，提高机体抗菌和抗病毒能力。

【饮片炮制及鉴别】 雄黄粉 取药材，水飞，晾干。

成品为极细腻的粉末，橙红色或橙黄色，易粘手，质松脆，气特异而刺鼻，味淡。（图27-1-2）

雄黄水飞后能纯净药物，降低毒性，使药粉达到极细，便于制剂。

【性味与归经】 辛，温；有毒。归肝、大肠经。

【功能】 解毒杀虫，燥湿祛痰，截疟。

【应用】 疗疮痈疽，缠腰火丹，毒蛇咬伤 治痈疽发背，腐肉暗黑，如金素丹（明矾、枯矾、雄黄）（《疡科遗编》）。治痈疽肿硬，尚未成脓者，如醒消丸（乳香、没药、麝香、雄黄）（《外科全生集》）。

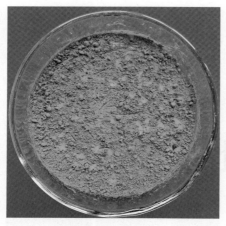

图27-1-2　雄黄粉

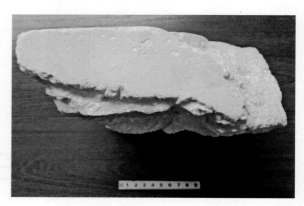

图27-2-1　硫黄（药材）

中成药品种有小儿化毒散、小儿惊风散、牙痛一粒丸、牛黄解毒丸（片、软胶囊、胶囊）、六应丸、红灵散等。

【用法与用量】　0.05～0.1 g，入丸散。外用适量，熏涂患处。

【注意】　外用为主，内服宜慎。不可久用，阴虚血亏及孕妇禁用。切忌火煅。

【贮藏保管】　置干燥处，密闭。

【论注】　雄黄炮制方法始载《神农本草经》，历代沿用的制法有干研法、复制法、水飞法等。

硫　黄

【来源】　为自然元素类矿物硫族自然硫。

【产地】　主产于山西、河南、山东、湖北、湖南、江苏、四川、广东及台湾等地。

【采收加工】　采挖后，加热熔化，除去杂质；或用含硫矿物经加工制得。

【药材鉴别】　为不规则块状物，大小不一。黄色或黄绿色。表面不平坦，常有细砂孔，有光泽。质重而松脆，易碎，断面有呈蜂窝状小孔，纵断面呈粗针状结晶。燃烧时呈青蓝色火焰。臭气特异，味淡。（图27-2-1）

以色黄、光亮、质松脆者为佳。

【化学成分及药理作用】　含硫（S）。常含砷、碲、硒等物质。

硫黄与皮肤分泌液接触，可形成硫化氢及五硫黄酸，具有杀灭真菌及疥虫的作用。以硫化钡为主的硫化物，有溶解角质及脱毛的作用，可以软化皮肤，并对皮肤有局部刺激作用。

硫黄内服后，可在肠中形成硫化钾或硫化氢，刺激胃肠黏膜而促进肠蠕动，使粪便软化而缓泻。

【饮片炮制及鉴别】

1. 硫黄　取药材，除去杂质，敲成碎块。成品性状特征同药材。

2. 制硫黄　取硫黄，与豆腐同煮，至豆腐显黑绿色时，取出，漂净，阴干。每硫黄100 kg，用豆腐200 kg。

成品形如硫黄块或呈粉末，黄绿色或黄褐色，微有特异的臭气。（图27-2-2）

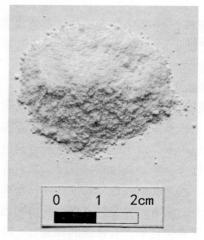

图27-2-2　制硫黄

硫黄豆腐制后，可降低其毒性，能补火助阳通便，可内服，用于阳痿足冷，虚喘冷哮，虚寒便秘。

【性味与归经】　酸，温。有毒。归肾、大肠经。

【功能】　外用：解毒，杀虫，疗疮。内服：

补火，助阳，通便。

【应用】

1. 疥疮，顽癣，湿毒疮，阴疽恶疮　治疥疮，如臭灵丹（硫黄配油胡桃及水银少许外用）（《医宗金鉴》）。治顽癣，可与风化石灰、铅丹、腻粉同研用，生油调涂，如如圣散（《圣济总录》）。

2. 肾阳不足，命门火衰所致阳痿遗精，尿频带下，腰膝冷痛，虚喘冷哮　治真阳不足，下元虚冷，阳气不固，阴气冲逆之寒喘证，如黑锡丹（沉香_镑、附子_{炮，去皮，脐}、胡芦巴_{酒浸，炒}、阳起石_{研细水飞}、茴香_{舶上者，炒}、破故纸_{酒浸，炒}、肉豆蔻_{面裹，煨}、金铃子_{蒸，去皮，核}、木香、肉桂_{去皮}、黑锡_{去滓}、硫黄_{透明者结砂子}）（《太平惠民和剂局方》）。

3. 下元虚冷，脾胃虚寒之泄利或便秘　治虚寒久泻，可配伍人参、白术、补骨脂、丁香等同用。治老人虚冷之便秘，如半硫丸（半夏_{汤浸7次，焙干，为细末}、硫黄_{明净好者，研令极细，用柳木槌子杀过}）（《太平惠民和剂局方》）。

【用法与用量】　1.5～3 g，炮制后入丸散服。外用适量，研末油调涂敷患处。

【注意】　孕妇慎用。不宜与芒硝、玄明粉同用。

【贮藏保管】　置于干燥容器内，密闭，防火。

白　矾

【来源】　为硫酸盐类矿物明矾石族明矾石经加工提炼制成。

【产地】　主产于甘肃、安徽、山西、湖北、浙江等地。

【采收加工】　多产于火山岩中。采集后，用水溶解，收集溶液，蒸发浓缩，放冷析出结晶。再滤取结晶晾干。滤取结晶后之水溶液，继续加热浓缩，冷却结晶。

【药材鉴别】　呈不规则块状或粒状结晶体，大小不一。无色或淡黄白色，透明或半透明。表面略平滑或凹凸不平，具细密纵棱，有玻璃样光泽。质硬而脆，易砸碎。易溶于水。气微，味酸，微甘而极涩。（图27-3-1）

以色白、透明、质硬而脆、无杂质者为佳。

【化学成分及药理作用】　含硫酸铝钾[$KAl(SO_4)_2 \cdot 12H_2O$]。

白矾具有抗菌、抗阴道滴虫、止血、利胆、

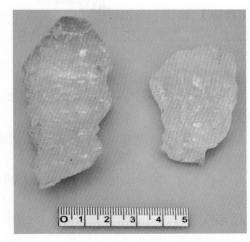

图27-3-1　白矾（药材）

抗肿瘤等作用。抗菌谱广，对铜绿假单胞菌、厌氧菌及兼性厌氧菌、破伤风杆菌、淋病双球菌等的抑制作用极为明显。

【饮片炮制及鉴别】

1. 白矾　取药材，除去杂质。用时捣碎。

成品性状特征同药材。

2. 枯矾　取白矾，用武火加热至熔化，继续煅至膨胀松泡呈白色蜂窝状固体，完全干燥，停火，放凉后取出，研成细粉。

成品为不规则蜂窝状碎块或细粉，白色或淡黄白色，无光泽，质轻，疏松，手捻易碎，有颗粒感。气微，微甘而极涩。（图27-3-2）

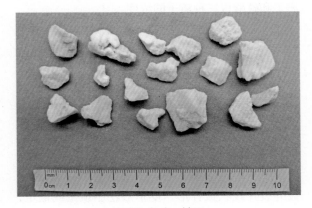

图27-3-2　枯矾

白矾煅成枯矾后，可降低其酸寒之性，减弱其涌吐作用，而收涩敛疮、生肌、止血、化腐作用增强。

【性味与归经】　酸、涩，寒。归肺、脾、肝、大肠经。

【功能】 白矾：外用解毒杀虫，燥湿止痒；内服止血止泻，祛除风痰。枯矾：收湿敛疮，止血化腐。

【应用】

1. 痈疽，疔毒，恶疮等 多研末外用，如二仙散（白矾生用、黄丹）（《卫生宝鉴》）。

2. 吐血，咯血，便血，崩漏 可与五倍子、血余炭、儿茶等同用。

3. 外伤出血 除单用外，或与乳香、松香研末外敷。

4. 中风，癫痫，喉痹及痰饮喘嗽 治中风卒倒，痰壅神昏，可与猪牙皂同用，如稀涎散。（《圣济总录》）治癫痫痰多，突然昏仆，口吐涎沫，如白金丸（白矾、郁金）（《普济本事方》）。

5. 泄泻，痢疾，带下 治老人久泻不止，如诃黎勒散（白矾、诃黎勒）（《太平圣惠方》）。

【用法与用量】 1～3 g，入丸散。外用适量，多宜煅用。

【注意】 内服不宜过量，易引起呕吐。无湿热痰火者不宜服。

【贮藏保管】 置于干燥容器内，密闭。

【论注】《炮制大法》记载："生用解毒，煅用生肌。"本品内服能刺激胃黏膜而引起呕吐，至肠能引起肠黏膜分泌而有止泻作用。枯矾有局部止血作用。其收敛燥湿作用是一种物理与化学的复合效应，其作用强弱主要取决于钾离子、铝离子和硫酸根三种离子的浓度。

蛇床子

【来源】 为伞形科植物蛇床 *Cnidium monnieri* (L.) Cusson 的干燥成熟果实。

【植物形态】 一年生草本。茎直立，有纵棱，中空，疏生细柔毛。叶二至三回羽状分裂，最终裂片线状披针形。复伞形花序顶生或侧生，总苞片8～10，线形，具缘毛，花白色。双悬果圆形，果棱成翅状，无毛。花期4—7月，果期6—8月。（图27-4-1）

【产地】 产于河北、山东、广西、浙江、四川等地。多野生。

【采收加工】 夏、秋二季果实成熟时割取全株或剪下果序，晒干后打下果实，除净杂质

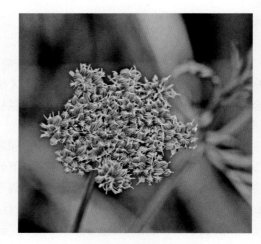

图27-4-1 蛇床（植物）

即可。

【药材鉴别】 双悬果椭圆形，由2分果合成，长2～4 mm，直径近2 mm。表面灰黄色或灰褐色，顶端有小突起。每一分果的背面有5条纵棱及4条纵沟，接合面平坦，可见两条略突起的棕色纵棱；果皮松脆；种子细小。气香，味辛凉，有麻舌感。（图27-4-2）

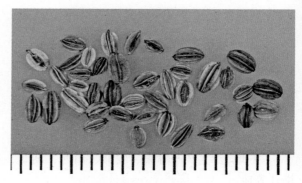

图27-4-2 蛇床子（药材）

以颗粒饱满、色灰黄、香气浓者为佳。

【化学成分及药理作用】 含挥发油、香豆素等。挥发油，主要有1-蒎烯（1-pinene）、1-莰烯（1-camphene）及异戊酸龙脑酯（bornyl isovalerate）等；香豆素类，如甲氧基欧芹酚（蛇床子素，osthole）、二氢欧山芹素（columbianadin）、圆当归素（archangelicin）、食用白芷素（oroselon）、异茴芹素（isopimpinellin）及欧前胡素（imperatorin）等。

蛇床子具有抗滴虫、性激素样、平喘等作用。乙醇提取物能延长动情期，缩短动情间期，

并能使去势鼠出现动情期，卵巢及子宫重量增加，有类似性激素样作用。蛇床子总香豆素还具有一定的祛痰作用。

【饮片炮制及鉴别】 蛇床子 取药材，除去杂质。

成品性状特征同药材。

【性味与归经】 辛，苦，温；有小毒。归肾经。

【功能】 燥湿祛风，杀虫止痒，温肾壮阳。

【应用】

1. 湿疮、湿疹、阴痒、疥癣或妇女寒湿带下 治阴部湿痒，可与苦参、白矾等煎汤外洗。治寒湿带下，可与山茱萸、五味子、香附等同用。

2. 肾虚阳痿、宫冷不孕等证 如三子丸（蛇床子、菟丝子、五味子）（《备急千金要方》）。

中成药品种有肾宝合剂（糖浆）、乌蛇止痒丸、妇必舒阴道泡腾片、康妇软膏、癣湿药水等。

【用法与用量】 3～10 g。外用适量，多煎汤熏洗或研末调敷。

【注意】 阴虚火旺者不宜服。

【贮藏保管】 置干燥处。

【论注】 现代一般均生用。古方内服常用炒制品，其目的是杀毒，去其辣味，其作用与生品内服相同。

蟾 酥
（附：干蟾皮）

【来源】 为蟾蜍科动物中华大蟾蜍 Bufo bufo gargarizans Cantor 或黑眶蟾蜍 Bufo melanostictus Schneider 耳后腺及皮肤所分泌的白色浆液，收集并加工而成的干燥品。

【动物形态】

1. 中华大蟾蜍 外形如蛙，体粗壮，雄性体长约9.5 cm，雌性体长一般在10 cm以上。头宽大于头长，头顶部光滑，吻端圆厚，吻棱明显，口阔，上下颌均无齿，雄性无声囊；鼻孔近吻端；眼大凸出，眼间距大于鼻间；鼓膜明显，眼和鼓膜后方两侧有大而长的耳后膜。躯干粗短，皮肤极粗糙，布满大小不等的圆形疣粒，腹部有小疣粒；颜色变异颇大，生殖季节雄性背面多为黑绿色，体侧有浅色的斑纹；雌性背面色较浅，

疣粒乳黄色，腹面乳黄色，有棕色或黑色的花斑。雄性内侧三指基部有黑色婚垫。

2. 黑眶蟾蜍 体长7～10 cm。头部沿吻棱、眼眶上缘、鼓膜前缘及上下颌缘有十分明显的黑色骨质棱或黑色线。背部一般为黄棕色，略具棕红色斑纹。疣粒上有明显的黑点或角质刺；腹面乳黄色，有灰色斑纹。雄性第1、2指基部内侧有黑色婚垫，有声囊。（图27-5-1）

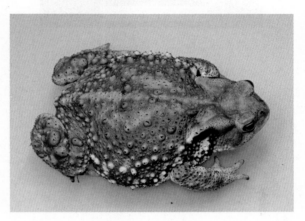

图27-5-1 黑眶蟾蜍

【产地】 主产于江苏、河北、山东、浙江、四川、湖南等地。

【采收加工】 多于夏、秋二季捕捉蟾蜍，洗净，挤取耳后腺和皮肤腺的白色浆液，取纯浆放入一定规格的圆形模型中晒干，即成"团酥"（山东、河北多加工此规格）；若涂于玻璃板或竹箬上晒干即为"片酥"（江苏、浙江多加工此规格）。

加工时勿令浆汁进入眼睛，以免中毒。如已入眼，则用紫草汁洗涤，可以消肿。

【药材鉴别】

1. 团酥 近圆形或扁圆形之饼状，直径3～7 cm，厚约5 mm，边缘稍薄，中间略厚，上面做凹，下面平或微凹。表面光滑，棕褐色或紫红色。质坚硬，不易折断，断面棕褐色或紫红色，胶质状。滴水至其表面即呈白色乳状液。气微腥，味初甜后有持久的麻辣感，粉末嗅之作嚏。（图27-5-2）

2. 片酥 呈不规则片状，大小不一，厚约2 mm。一面较粗糙，另一面光滑或有光滑的纵条纹。质脆易折断。其他与团酥相似。（图27-5-3）

均以红棕色、断面角质状、半透明、有光

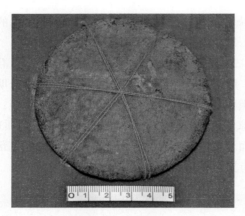

图27-5-2 团酥（药材）

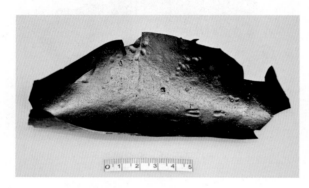

图27-5-3 片酥（药材）

泽、沾水即泛白色者为佳。

【化学成分及药理作用】 含强心甾类化合物：① 蟾毒配基类（bufogenins）化合物，结构类似强心苷元而有毒性，已知有约20种，大多为蟾酥加工过程中的分解产物，如华蟾酥毒基（cinobufagin）、脂蟾毒配基（resibufogenin）、蟾毒灵（bufalin）。② 蟾毒素类（bufotoxins），为上述蟾毒配基类与辛二酸、硫酸等结合成的酯类。含生物碱，如蟾酥碱（bufotenine）、蟾酥甲碱（bufotenidine）、5-羟色胺（serotonin）等。此外，还含有胆甾醇类、多糖类、肾上腺素、肽类及有机酸等成分。

蟾酥有类似洋地黄强心作用。小剂量能加强心脏收缩，降低心率，扩张冠状动脉，改善冠脉和肾血流量；并能兴奋呼吸和升高血压。此外，尚有抗炎和表面麻醉作用。还有抗肿瘤作用，用于急性粒细胞性白血病等癌症。大剂量服用蟾蜍及其制剂可引起中毒。

【饮片炮制及鉴别】 蟾酥粉 取药材，捣碎，加白酒浸渍，时常搅动至呈稠膏状，干燥，粉碎。每蟾酥10 kg，用白酒20 kg。

成品为棕黄色至棕褐色粉末。气微腥，味初甜而后有持久的麻辣感，嗅之作嚏。沾水即泛白色。

蟾酥经酒制后，可降低毒性，并能减少对操作者的刺激性，便于粉碎。

【性味与归经】 辛，温；有毒。归心经。

【功能】 解毒，止痛，开窍醒神。

【应用】

1. 痈疽疔疮，咽喉肿痛 如六神丸（麝香、牛黄、朱砂、冰片、蟾酥等）（《喉科心法》）。

2. 中暑腹泻，腹痛，甚至神昏 如蟾酥丸（蟾酥、雄黄、轻粉、铜绿、枯矾、寒水石、胆矾、乳香、没药、麝香、朱砂、蜗牛）（《外科正宗》）。

中成药品种主要有牙痛一粒丸、牛黄消炎片、六应丸、如意定喘片、灵宝护心丹、熊胆救心丸、益心丸、麝香通心滴丸等。

【用法与用量】 0.015～0.03 g，多入丸散用。外用适量。

【注意】 孕妇禁用；不宜多服、久服及生用；运动员慎用；有毒成分能经皮肤吸收，外用不宜大面积涂敷。

【贮藏保管】 置干燥处，防潮。如发现有吸湿发霉现象，可用纱布沾麻油等食用油少许擦去霉点，再晒干。

【论注】 《中国药典》用酒浸法炮制，地方炮制规范中还收载了乳汁浸、滑石粉烫、焙制、醋制等方法。

附：干蟾皮

【来源】 为蟾蜍科动物中华大蟾蜍 *Bufo bufo gargarizans* Cantor 或黑眶蟾蜍 *Bufo melanostictus* Schneider 除去内脏的干燥体。

【采收加工】 夏季捕捉，杀死，剥取外皮，贴于板上或撑开，干燥。因地区用药习惯不同，加工方法也不同。有的地区蟾蜍皮是在蟾蜍刮浆后剖腹除尽内脏而制成的。

【药材鉴别】

1. 中华大蟾蜍 呈扁平状，长10 cm以上，厚约1 mm。头部略呈钝角三角形，较平滑；耳后腺明显，呈长卵圆形，八字状排列。四肢向外伸出。外表面粗糙，背部灰绿褐色，布有大小不等的疣状突起，色较深；腹部黄白色，疣点较细小。内表面灰白色，与疣点相对应处有同样大小黑色浅凹点。较完整者四肢展平后，前肢趾间无蹼，后肢长而粗壮、趾间有蹼。质韧，不易折断。气微腥，味微麻。

2. 黑眶蟾蜍　体长 7 ～ 10 cm。头宽短，头部沿吻棱、眼眶上缘鼓膜前缘和上下颌缘有十分明显的黑色线。（图 27-5-4）

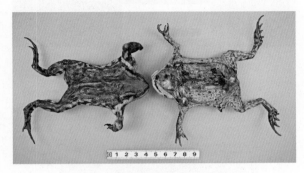

图 27-5-4　干蟾皮（药材）

【化学成分及药理作用】　与蟾酥类似。

【饮片炮制及鉴别】　炒干蟾皮　取药材，除去杂质，剪去头、爪，切块，用砂炒至微焦，发泡，酥脆。

成品为不规则形或类方形的片块，多卷曲，长 1.5 ～ 2.5 cm。脊、腹、腿、肋骨明显可辨。背部外表面灰绿色至绿褐色，腹部棕黄色，密布黄棕色大小不等鼓起的圆形疣点。质酥脆。气腥，味微咸，微有麻舌感，略具焦味。（图 27-5-5）

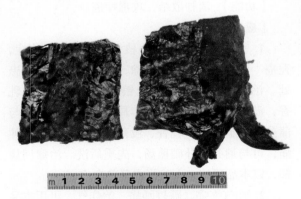

图 27-5-5　炒干蟾皮

【性味与归经】　辛，凉；有毒。归心、肺、脾、大肠经。

【功能】　消肿解毒，利水消肿。

【应用】　中、晚期肿瘤，慢性乙型肝炎等症　如华蟾素胶囊（干蟾皮）（《国家药品标准》）。

【用法与用量】　1 ～ 3 g。外用：适量，鲜用，敷贴；或干品研末调敷。

【注意】　孕妇禁用。

【贮藏保管】　置阴凉干燥处。

木鳖子

【来源】　为葫芦科植物木鳖 *Momordica cochinchinensis* (Lour.) Spreng. 的干燥成熟的种子。

【植物形态】　多年生草质藤本。块根粗壮。茎叶有毛茸，卷须不分枝。叶互生，圆形至阔卵形，基部近心形，在叶柄中部或近叶片处有突起腺体 2 ～ 5 个；全缘，少数有波状齿牙，3 ～ 5 浅裂或深裂，各裂片略呈卵形。花淡黄白色，单性同株，腋生，每花具 1 片大型苞片。果实长椭圆形，表面有软刺突，熟时红色；种子扁平，边缘有不规则突起，呈龟板状。花期 6—8 月，果期 7—11 月。（图 27-6-1）

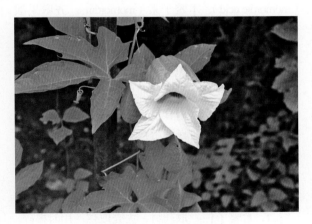

图 27-6-1　木鳖（植物）

【产地】　主产于甘肃、安徽、浙江、福建、台湾、湖北、湖南、广西、广东等地。

【采收加工】　冬季采收成熟果实，晒至半干，除去果肉，取出种子，洗净，干燥。

【药材鉴别】　略呈扁平圆板状，中间稍隆起或微凹下，长 2 ～ 4 cm，宽 1.5 ～ 3.5 cm，厚 0.4 ～ 0.6 cm。表面灰棕色至黑褐色，有网状花纹，周边有粗齿状纵棱突起，其中有一浅灰色的种脐凹点。外种皮质硬而脆，内种皮薄膜状，灰绿色，绒毛样。内有2片肥大子叶，黄白色，富油性。有特殊油腻气，味苦。（图27-6-2）

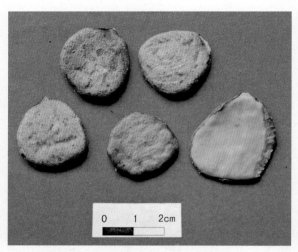

图27-6-3　木鳖子仁（饮片）

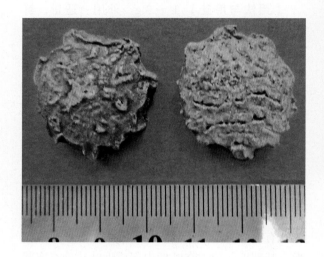

图27-6-2　木鳖子（药材）

以籽粒饱满、体重、内仁黄白色、不泛油者为佳。

【化学成分及药理作用】 含木鳖子皂苷（momordica saponin）Ⅰ/Ⅱ；还含木鳖子酸（momordic acid）、木鳖子素（momordin）、齐墩果酸（oleanolic acid）、α-桐酸（α-elaeostearic acid）等。

木鳖子的水浸出液、乙醇-水浸出液和乙醇浸出液对狗、猫及兔等麻醉动物有降血压作用；但毒性较大，无论静脉或肌肉注射，动物均于数日内死亡。木鳖子素有很强的细胞毒性，能较强烈地抑制兔网状细胞溶解产物的蛋白质合成。木鳖子皂苷于大鼠静脉注射，可使血压暂时下降，呼吸短暂兴奋，心搏加快。

【饮片炮制及鉴别】

1. 木鳖子仁　取药材，去壳取仁。用时捣碎。

成品内种皮灰绿色，绒毛样。子叶2，黄白色，富油性。有特殊的油腻气，味苦。（图27-6-3）

2. 木鳖子霜　取木鳖子仁，炒热，研末，用纸包裹，加压去油。

成品为白色或灰白色的松散粉末。有特殊的油腻气，味苦。（图27-6-4）

木鳖子制霜后，除去了大部分油脂，药性更为缓和，可防止油脂滑肠致泻的作用过猛。

【性味与归经】 苦、微甘、凉；有毒。归肝、脾、胃经。

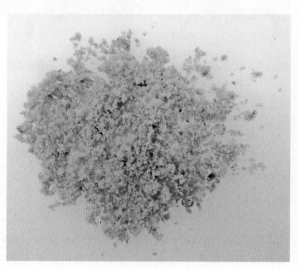

图27-6-4　木鳖子霜

【功能】 消肿散结，攻毒疗疮。

【应用】

1. 痈疮肿毒，瘰疬痰核，痔疮肿痛，癣症，秃疮　可单用本品醋磨外涂，或研末醋调敷于患处。治恶疮肿毒，可与金银花、紫花地丁、乳香、没药等同用。治乳痈，局部红肿疼痛，可与蒲公英、金银花、乳香、没药等同用。治痔疮肿痛，可与荆芥、朴硝煎汤，先熏后洗。治瘰疬痰核，以本品研碎，入鸡蛋内蒸熟食之。

2. 疝气疼痛，跌打肿痛　治疝气，可用本品醋磨，调黄柏、芙蓉末敷患处。治跌打损伤，用本品与肉桂、丁香等研末，生姜汁煮米粥调敷。

3. 小儿疳积痞块，食少腹胀，面黄肌瘦　可与使君子共捣为泥，米饮为丸服。

【用法与用量】 0.9～1.2 g。外用适量，研末醋调敷患处。

【注意】 孕妇及体虚者慎用。

【贮藏保管】 置干燥处，防泛油。

土荆皮

【来源】 为松科植物金钱松*Pseudolarix amabilis* (Nelson) Rehd.的干燥根皮或近根树皮。

【植物形态】 乔木。高达40 m，胸围达1.5 m。树干直，树皮灰褐色，粗糙，不规则鳞片状开裂。一年生枝淡红褐色或淡红黄色，有光泽；老枝及短枝呈灰色或暗灰色。叶线形，柔软，扁平，长2～5.5 cm，宽1.5～4 mm，先端锐尖或尖，上面绿色，下面蓝绿色，每边有5～14条气孔线，长枝上叶辐射伸展，短枝上叶簇生。雄球花黄色，圆柱状，下垂；雌球花紫红色，直立，椭圆形，有短梗。球果卵圆形或倒卵圆形，长6～7.5 cm，径4～5 cm，熟时淡红褐色；种子卵圆形，白色。花期4—5月，果熟期10—11月上旬。（图27-7-1）

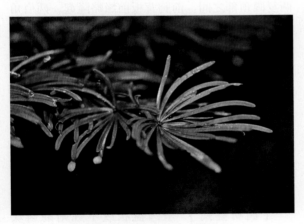

图27-7-1 金钱松（植物）

【产地】 主产于江苏、安徽、浙江、江西、福建、湖北、湖南等地。多为栽培。

【采收加工】 夏季剥取，晒干。

【药材鉴别】 根皮呈不规则的长条状，扭曲而稍卷，大小不一，厚2～5 mm。外表面灰黄色，粗糙，有皱纹和灰白色横向皮孔样突起，粗皮常呈鳞片状剥落，剥落处红棕色；内表面黄棕色至红棕色，平坦，有细致的纵向纹理。质韧，折断面呈裂片状，可层层剥离。气微，味苦而涩。（图27-7-2）

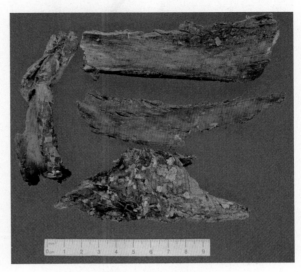

图27-7-2 土荆皮（药材）

树皮呈板片状，厚约8 mm，粗皮较厚。外表面龟裂状，内表面较粗糙。

以片大而整齐、黄褐色者为佳。

【化学成分及药理作用】 根皮含土荆皮酸（pseudolaric acid）A/B/C/D/E、金钱松呋喃（pseudolarifuroic）、白桦脂酸（betulinicacid）、*β*-谷甾醇（*β*-sitosterol）、*β*-谷甾醇-*β*-D-葡萄糖苷（*β*-sitosterol-*β*-D-glucoside）等。

土荆皮具有抗真菌、止血、抗肿瘤、抗生育等作用，对肝癌细胞活性有影响。其醇提物制成的止血粉与血液接触后，形成富有弹性的膜状物，可起到止血作用。土荆皮酸是其抗真菌的主要有效成分。其对许兰黄癣菌、白色念珠菌等常见致病真菌均有一定抑制作用。

【饮片炮制及鉴别】 土荆皮 取药材，洗净，略润，切丝，干燥。

成品呈条片状或卷筒状。外表面灰黄色，有时可见灰白色横向皮孔样突起。内表面黄棕色至红棕色，具细纵纹。切面淡红棕色至红棕色，有时可见有细小白色结晶，可层层剥离。气微，味苦而涩。（图27-7-3）

【性味与归经】 辛，温；有毒。归肺、脾经。

【功能】 杀虫，疗癣，止痒。

【应用】

1. 疥癣，神经性皮炎 多单用浸酒涂搽，或

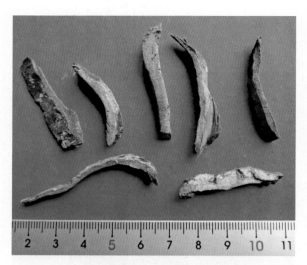

图27-7-3　土荆皮（饮片）

研末加醋调敷。

2. 湿疹，皮肤瘙痒　单用，或与苦参、大黄、黄柏等浸酒外用。

【用法与用量】　外用适量，醋或酒浸涂擦，或研末调涂患处。

【注意】　外用药，不作内服。

【贮藏保管】　置干燥处。

【论注】

（1）金钱松 *Pseudolarix amabilis* (Nelson) Rehd.的枝叶亦可供药用。味苦，性微温。功能祛风，利湿，止痒。用于风湿痹痛，湿疹瘙痒。外用：适量，捣敷；或煎水洗。

（2）本品别名土槿皮，容易和药材木槿皮混淆，注意鉴别。锦葵科植物木槿 *Hibiscus syriacus* L.的干燥树皮称为木槿皮。多呈槽状或单筒状，长短不一，厚约1 mm。外表面青灰白色或灰褐色，有弯曲的纵皱纹点状小突起（皮孔）；内表面淡黄白色，光滑，有细纵纹。质韧，断面强纤维性。气微，味淡。味甘、苦；性微寒。功能清热，利湿，解毒，止痒。用于肠风泻血，痢疾，脱肛，白带，疥癣，痔疮等症。用量3～9 g；外用适量。

蜂房

【来源】　为胡蜂科昆虫果马蜂 *Polistes olivaceous* (DeGeer)、日本长脚胡蜂 *Polistes japonicus* Saussure 或异腹胡蜂 *Parapolybia varia* Fabricius 的巢。

【动物形态】

1. 果马蜂　雌蜂体长约1.7 cm。头部宽与胸部略相等。额部黄色，前单眼周围黑色，后单眼处有1弧形黑斑，颅顶及颊部黄色。触角窝之间略隆起，额沟可见。唇基黄色，略隆起，宽大于高，稀布浅刻点，端部中央角状突起。上额黄色，布有浅刻点，端部3齿黑色。前胸背板前缘领状突起，黄色，两侧各有1棕色带；中胸背板中间有黑色纵隆线，两侧各有2条黄色纵带；中胸侧板黄色。

2. 日本长脚胡蜂　雌蜂体长约1.6 cm。头部宽略窄于胸部。额上半部及颅顶部密布刻点；复眼间有1黑色横带，颊部黄色。上颚粗壮，黄色，稀布刻点，端部齿黑色，最上1齿较短。前胸背板前缘截状，沿边缘有领状隆起，近橙色；中胸侧板黑色，密布粗刻点及短毛。

3. 异腹胡蜂　体长约1.4 cm。雌蜂头部与胸部宽略等。两复眼内缘呈黄色，后单眼之前有1深色暗斑，中央有1小黄斑，后单眼两侧黄色，后部深褐色横带向颊部延伸，颊部大部黄色，均较光滑，覆短茸毛。单眼棕色，倒三角形排列于两复眼顶部之间。前胸背板前缘略隆起，两肩角明显，黄色；中胸背板深褐色，中央两侧各有1长刀状纵斑，黄色；中胸侧板光滑，仅覆茸毛。翅基片内侧各有1短黄纵斑。

【产地】　全国大部分地区均有产。主产于河北、四川、内蒙古、新疆、河南、广西、湖北、吉林等地。

【采收加工】　全年可采，但一般在10—12月间为多；采下后微蒸再晒干，或以火烘干，倒出死蜂即可。

【药材鉴别】　呈圆盘状或不规则的扁块状，有的似莲房状，大小不一。表面灰白色或灰褐色。腹面有多数整齐的六角形房孔，孔径3～4 mm或6～8 mm；背面有1个或数个黑色短柄。体轻，质韧，略有弹性。气微，味辛、淡。（图27-8-1）

以色灰白、体轻、稍有弹性者为佳。质酥脆或坚硬者不可供药用。

【化学成分及药理作用】　含挥发油（即蜂房油，为一种有毒成分），并含蜂蜡、树脂、蛋白质等。

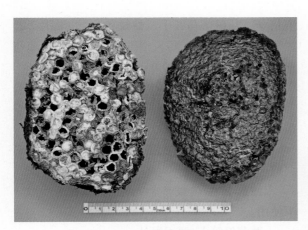

图27-8-1 蜂房（药材）

蜂房具有抗炎、镇痛、抗肿瘤等作用。蜂房的乙醇、乙醚及丙酮浸出物均能促进血液凝固，尤以丙酮浸出物作用为强；上述各种浸出物还能增强心脏运动，使血压短时下降，并有利尿作用；蜂房丙酮提取物还能扩张离体兔耳血管，轻度抑制家兔离体肠管。

【饮片炮制及鉴别】 蜂房 取药材，除去杂质。成品为不规则的块状，其他性状特征同药材。

【性味与归经】 甘，平。归胃经。

【功能】 攻毒杀虫，祛风止痛。

【应用】 疮疡肿毒，乳痈，瘰疬，皮肤顽癣，鹅掌风，牙痛，风湿痹痛 如蜂房膏（蜂房、蛇蜕、玄参、黄芪、苦杏仁、乱发、铅丹）（《太平圣惠方》）。

【用法与用量】 3～5g。外用适量，研末油调敷患处，或煎水漱口，或洗患处。

【注意】 气虚血弱及肾功能不全者慎服。

【贮藏保管】 用木箱装，置干燥处，防压，防虫蛀。

【论注】 因含有毒成分，另有用甘草水洗净生用，或取净药微火炒至表面深黄色为度，及煅至黑色者，供临床应用。炮制后可降低毒性，增强疗效，利于粉碎和制剂。

钩 吻
（附：钩吻叶）*

【来源】 为马钱科植物钩吻 *Gelsemium elegans* Benth. 的茎。

【植物形态】 常绿缠绕性灌木。全株秃净，茎皮栓质。叶对生，卵形至卵状披针形，基部圆形或楔形，先端钝尖，全缘。花淡黄色，顶生或腋生，成三叉状分枝聚伞花序；花期5—6月。蒴果2瓣裂；种子多数，有翅。果期7月至翌年3月。（图27-9-1）

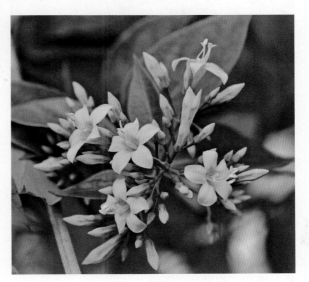

图27-9-1 钩吻（植物）

【产地】 产于长江流域至我国南部各地。

【采收加工】 全年均可采，除去杂质，洗净，干燥，或切段，晒干。

【药材鉴别】 茎呈圆柱状，或段状，直径0.5～5cm。老茎外皮为松软栓皮，淡黄色至黄棕色，具深纵沟及横裂隙；嫩茎外皮表面较光滑，灰绿色、灰黄色或灰棕色，具细纵纹，有的具纵向椭圆形突起的点状皮孔。节处稍膨大。质坚硬。老茎不易折断，切断面皮部黄棕色，木部黄色至浅棕黄色，具放射状纹理，密布细孔眼；髓部疏松，棕褐色。嫩茎稍易折断，折断后其外皮处可见白色毛发状纤维；有的嫩茎髓部干缩呈中空状。气微，味微苦，有毒。（图27-9-2）

以粗壮、折断面黄色为佳。

【化学成分及药理作用】 含生物碱，如钩吻碱子（koumine）、钩吻碱丑（kouminine；即钩吻碱，gelsemine）、钩吻碱寅（kouminicine）、钩吻碱卯（kouminidine）等。还含有环烯醚萜、三萜、酚酸、甾体、香豆素等成分。

钩吻有镇痛、镇静、抗肿瘤、散瞳、抗炎等作用。毒性非常强。钩吻生物碱具有多种药理

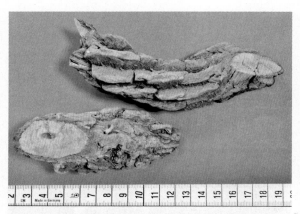

图27-9-2　钩吻（药材）

活性，可通过调控细胞周期来达到抗肿瘤的目的；增强巨噬细胞吞噬能力，保护白细胞，促进机体免疫调节；治疗癌性疼痛和长期疼痛；使心肌收缩力减弱、血管舒张以达到降血压效果；另外还对焦虑症和皮肤病的治疗可起到一定作用。

【饮片炮制及鉴别】　钩吻　取药材，除去杂质，洗净，切厚片，干燥。

成品为类圆形厚片，表面灰黄色或带浅棕色，切面皮部外侧类白色或淡黄色，近木部红棕色，木部黄色，可见放射状纹理及众多细孔；髓部疏松，棕褐色。气微，味微苦，有毒。（图27-9-3）

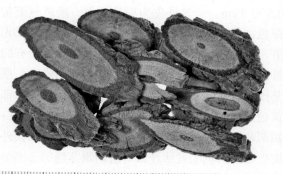

图27-9-3　钩吻（饮片）

【性味与归经】　辛、苦，温；有大毒。归肝、肾经。

【功能】　解毒消肿，止痛，接骨。

【应用】

1. 治疗癞　断肠草（钩吻）、白芷、青黛、五倍子、枯矾、马钱子、蛇蜕各10 g，梅片2 g，松香、雄黄各8 g，共为细末，以蜡油熔化和药膏贴之（《岭南草药志》）。

2. 瘰疬　断肠草根、红老木薯，2味酌量，共捣烂，用酸醋煎1小时取起，候冷敷患处，连敷3日（《岭南草药志》）。

【用法与用量】　外用适量，煎水蒸洗或研末调敷患处。

【注意】　忌内服。本品剧毒，应在医师指导下使用。

【贮藏保管】　置干燥处。

附：钩吻叶

为马钱科植物钩吻 *Gelsemium elegans* Benth. 的叶。叶不规则皱缩；完整者展平后呈卵形或卵状披针形，长4～8 cm，宽2～4 cm，先端渐尖，基部楔形或钝圆，叶脉于下面突起，侧脉4～5对，上面灰绿色至淡棕褐色，下面色较浅。

气微，味微苦；大毒。功能祛风攻毒，散结消肿，止痛。主治疔癞，湿疹，瘰疬，痈肿，疔疮，跌打损伤，风湿痹痛，神经痛。外用：适量，捣敷；或研末调敷；或煎水洗；或烟熏。

博落回*

【来源】　为罂粟科植物博落回 *Macleaya cordata* (Willd.) R. Br. 的全草。

【植物形态】　直立多年生亚灌木状大型草本，高达2.5 m。根茎粗大，黄棕色。茎圆柱形，中空，折断后流出黄色汁液，外表面为绿色，或稍带紫色，被白粉。叶互生，广卵形，叶较大，基部稍为心脏形，先端钝，边缘为不整齐的5～9掌状浅裂，表面光滑无毛，叶背被白粉，两面有疏柔毛或近于光滑，叶柄上面呈浅槽，背面呈半圆形。花淡红色，顶生圆锥花序；花期6—8月。蒴果，狭长椭圆形，扁平，熟后红色，表面带白粉；果期8—10月。（图27-10-1）

【产地】　主产于江西、浙江、安徽、江苏等地。

【采收加工】　夏、秋季采收，除去杂质，晒干。

【药材鉴别】　根粗壮，棕褐色，有纵沟纹。茎圆柱形，直径2～4 cm，中空，浅绿色，被

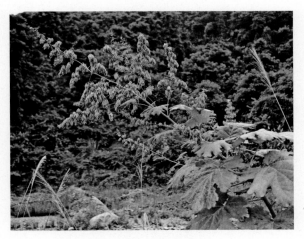

图27-10-1 博落回（植物）

白色粉霜，上部有分枝。单叶互生，具长柄；叶片皱缩，完整叶片展平后呈宽卵形或近圆形，5～9浅裂，裂片边缘具不规则波状齿，上表面浅绿色或灰绿色，下表面被白霜及细密毛。圆锥花序多顶生，残存小花白色或淡红色，易脱落。蒴果，狭长椭圆形，扁平，表面带白粉。气微，味苦。（图27-10-2）

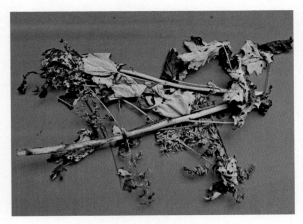

图27-10-2 博落回（药材）

以茎粗、中心空、味辛苦者为佳。

【化学成分及药理作用】 主含生物碱，如血根碱（sanguinarine）、白屈菜红碱（chelerythrine）、原阿片碱（protopine）、博落回碱（bocconine）、原阿片碱-N-氧化物（protopine-N-oxide）、黄连碱（coptisine）、小檗碱（berberine）、刻叶紫堇明碱（corysamine）等。

博落回主要有抗菌、杀虫杀蛆等作用。博落回有强大的杀阴道滴虫作用，白屈菜红碱、血根碱及博落回碱还有杀线虫的作用。杀蛆作用以叶及果皮效力最强，茎次之，根最弱。白屈菜红碱、血根碱及博落回碱对金黄色葡萄球菌、枯草杆菌、八叠球菌、大肠埃希菌、变形球菌、铜绿假单胞菌以及某些真菌具有不同程度的抑制作用。

【饮片炮制及鉴别】 博落回 取药材，拣去杂质，洗净，切段，干燥。

成品为不规则的段，根、茎、叶混合。根棕褐色，有纵沟纹。茎圆柱形，中空，浅绿色，有的被白色粉霜。单叶具长柄；叶片皱缩，裂片边缘具不规则波状齿，上表面浅绿色或灰绿色，下表面被白霜及细密毛。花序残存，小花白色或淡红色，易脱落。蒴果，狭长椭圆形，扁平，表面带白粉。气微，味苦。（图27-10-3）

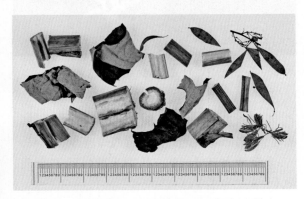

图27-10-3 博落回（饮片）

【性味与归经】 苦、辛，寒；大毒。归肺、大肠、心经。

【功能】 杀虫，祛风解毒，散瘀消肿。

【应用】

1. 脓肿 博落回、酒糟。捣烂外敷（《江西草药》）。

2. 足癣 博落回，醋浸，取醋液外敷（《全国中草药汇编》）。

【用法与用量】 外用，捣烂敷，煎水熏洗。

【注意】 本品有毒，忌内服。

【贮藏保管】 贮干燥处。

醉鱼草*

【来源】 为醉鱼草科植物醉鱼草 *Buddleja*

lindleyana Fort.的茎叶。

【植物形态】　落叶灌木，高达2 m。分枝多，小枝四棱，略带翼，幼枝密被黄色细茸毛。叶对生，椭圆形或卵状披针形，基部楔形或钝圆，先端尖，全缘或有波状齿。花紫白色，顶生穗状花序，稍下垂；花期6—9月。蒴果稍圆形，2瓣裂；果期9—11月。（图27-11-1）

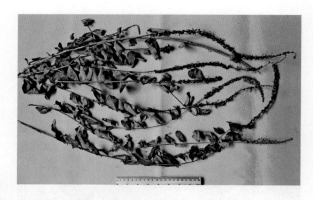

图27-11-2　醉鱼草（药材）

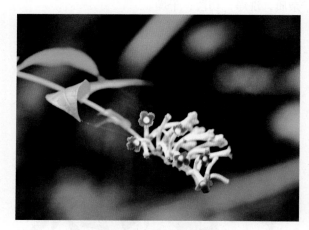

图27-11-1　醉鱼草（植物）

【产地】　主产于江苏、安徽、浙江、江西、福建、湖南、湖北、广东、广西等地。

【采收加工】　夏、秋季采收，除去杂质，晒干。

【药材鉴别】　茎枝细长，有四棱，略带翼，有的密被黄色细茸毛。叶对生，椭圆形或卵状披针形，基部楔形或钝圆，先端尖，全缘或有波状齿。偶有顶生穗状花序。味苦。（图27-11-2）

【化学成分及药理作用】　含黄酮类成分，如醉鱼草苷（即刺槐苷，robinin）等。

醉鱼草主要有抗菌、杀虫等作用。其煎剂对金黄色葡萄球菌有抑制作用。

【饮片炮制及鉴别】　醉鱼草　取药材，拣去杂质，洗净，切段，干燥。

成品为不规则的段，茎叶混合。茎枝有四棱，略带翼，有的密被黄色细茸毛。叶基部楔形

或钝圆，先端尖，全缘或有波状齿。偶有顶生穗状花序。味苦。（图27-11-3）

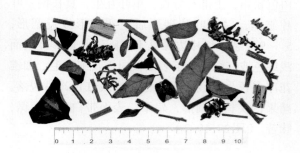

图27-11-3　醉鱼草（饮片）

【性味与归经】　苦、辛，温；有毒。归肺经。

【功能】　祛风解毒，驱虫，化骨鲠。

【应用】

1. 痄腮　醉鱼草、枫球、荠菜，煮鸡蛋食（《湖南药物志》）。

2. 瘰疬　醉鱼草全草50 g，煎服（《湖南药物志》）。

【用法与用量】　10～15 g，鲜品15～30 g；或捣汁。外用适量，捣烂敷，或煎水熏洗。

【注意】　本品有毒，口服不宜过量，否则会产生头晕、呕吐、呼吸困难、四肢麻木和震颤等毒性反应。

【贮藏保管】　贮干燥处。

第二十八章

拔毒化腐生肌药

凡以拔毒化腐、生肌敛疮为主要功效的药物，称为拔毒化腐生肌药。

本类药物多具毒性，以外用为主，具有拔毒化腐排脓、收湿生肌敛疮的功效，主要适用于痈疽疮疡溃后脓出不畅，或溃后腐肉不去，新肉难生，伤口难以生肌愈合之证以及癌肿，梅毒。部分药物还可用于湿疹瘙痒，咽喉肿痛，口舌生疮，目赤翳障等。

本类药物的外用方法，可根据病情和用途而定，如研末外撒，加油脂、水调敷，或制成药捻，或外用膏药敷贴，或点眼、吹喉、滴耳等。

本类药物多为矿石类，且多具毒性，故使用时应严格控制剂量和用法。外用也不可过量或持续使用。有些药不宜在头面及黏膜上使用，以防发生不良反应。其中含砷、汞、铅等重金属类的药物毒副作用甚强，更应严加注意。使用时，应严格遵守炮制规范及制剂法度，以确保临床用药安全。

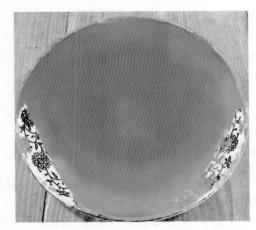

图28-1-1 红粉（药材）

金黄色葡萄球菌、大肠埃希菌等常见化脓性细菌有很强的杀灭作用。

【饮片炮制及鉴别】 红粉 取药材，除去杂质，研末。

成品为粒度均匀的橙红色的结晶性粉末。

【性味与归经】 辛，温；有大毒。归肺、脾经。

【功能】 拔毒，除脓，去腐，生肌。

【应用】 痈疽疔疮，梅毒下疳，一切恶疮，肉暗紫黑，腐肉不去，脓水淋漓，久不收口 常与煅石膏研末外用，根据病情不同而调整两药用量比例。煅石膏与升药的比例为9∶1者称九一丹，拔毒力较轻；1∶1者称五五丹，拔毒力较强；1∶9者称九转丹，拔毒力更强（《医宗金鉴》）。

中成药品种有九一散、九圣散、拔毒生肌散等。

【用法与用量】 外用适量，研极细粉单用或与他药配成散剂。

【注意】 本品有大毒，只可外用，不可内

红 粉

【来源】 为水银、硝石和白矾混合加工炼制而成的红色升华物。

【产地】 主产于湖南、湖北等地。

【药材鉴别】 为橙红色片状或粉状结晶。片状的一面光滑略具光泽，另一面较粗糙。粉末橙色。质硬，性脆。遇光颜色逐渐变深。气微。（图28-1-1）

以色红、有光泽者为佳。

【化学成分及药理作用】 含氧化汞（HgO），另含硝酸汞（$HgNO_3$）等。

红粉具有抗菌、促进创口愈合等作用。其对

服。外用亦不宜久用。孕妇禁用。

【贮藏保管】 置干燥处，避光，密封保存。

【论注】

（1）升药底，为炼制升药后留在锅底的残渣。本品为粒度均匀、乳白色、微黄色或略呈粉红色的粉末，气特异。功能杀虫止痒。外用于疥癣，湿疹。

（2）因含硝酸汞，易潮解，溶于水，产生的酸性溶液具有腐蚀性，与皮肤接触极毒，会引起不适。《江西省中药炮制规范》（1991版）记载，水飞法研成极细粉末可除去部分硝酸汞。

（3）《疡科纲要》记载："一切溃疡皆可通用，拔毒提脓最为应验。"为外科要药，有"仙丹"之称。

轻 粉

【来源】 为水银、白矾、食盐等经升华法炼制而成的结晶。

【产地】 主产于湖北、湖南、四川、天津、河北、云南等地。

【药材鉴别】 为白色有光泽的鳞片状或雪花状结晶，或结晶性粉末。遇光颜色缓缓变暗。气微。（图28-2-1）

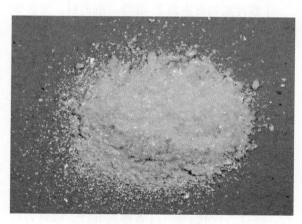

图28-2-1 轻粉（药材）

以色白、片大、明亮有光泽者为佳。

【化学成分及药理作用】 主含氯化亚汞（Hg_2Cl_2）。

轻粉具有抗菌、泻下、利尿作用，对皮肤及黏膜有影响。抗菌广泛，对革兰阴性菌、革兰阳性菌和真菌都有良好的抑制效果。还能抑制肠壁细胞的代谢与功能活动，阻碍肠中电解质与水分的吸收而引起泻下。

【饮片炮制及鉴别】轻粉 取药材，除去杂质。用时研末。

成品性状特征同药材。

【性味与归经】 辛，寒；有毒。归大肠、小肠经。

【功能】 外用杀虫，攻毒，敛疮；内服祛痰消积，逐水通便。

【应用】

1. 疥癣、黄水疮、臁疮及梅毒、恶疮等证 可与青黛、冰片、硫黄等同用，研末外掺患处。

2. 水肿臌胀、二便不利 如舟车丸（大黄、甘遂醋制、大戟醋制、芫花醋制、青皮醋制、陈皮、牵牛子、木香、轻粉）（《丹溪心法》）。

常用的中成药有生肌玉红膏、解毒生肌膏、生肌八宝散、黄水疮散等。

【用法与用量】 0.1～0.2 g，一日1～2次，多入丸剂或装胶囊服，服后漱口。外用适量，研末掺敷患处。

【注意】 本品有毒，不可过量或久服；内服慎用；孕妇禁服。

【贮藏保管】 遮光，密闭，置干燥处。

【论注】 因对黏膜有一定刺激作用，服后及时漱口。忌入汤剂，因与水共煮分解生成氯化汞或金属汞，有剧毒。

砒 石

【来源】 为氧化物类砷华的天然矿石或用毒砂、雄黄为原料加工制造成的块状物。商品中分红砒、白砒两种。药用的主要是天然红砒。

【产地】 主产于江西、湖南、广东、贵州等地。古代产上饶玉山（信州），故称"信石"。

【采收加工】 天然砷华矿很少，系由它种含砷矿分解而成。与他种含砷矿共生，全年可采，采挖后除去杂石即可。加工制成的，由毒砂（硫砷铁矿FeAsS）、雄黄经燃烧除去生成的二氧化硫等加工过程后制成（前者方法对身体影响较大）。

【药材鉴别】 呈不规则块状，大小不一。红砒（红信石）粉红色，具黄色与红色影晕。白砒（白信石）无色至白色，略透明或不透明。具玻璃样光泽，或无光泽。质脆，易砸碎，断面凹凸不平或呈层状纤维样的结构。无臭。本品极毒，不能口尝。（图28-3-1）

痹毛细血管，抑制含巯基酶的活性，并使肝脏脂变，肝小叶中心坏死，心、肝、肾、肠充血，上皮细胞坏死，毛细血管扩张。

【性味与归经】 辛，大热；有大毒。归肺、肝经。

【功能】 蚀疮祛腐，平喘化痰，截疟。

【应用】

1. 恶疮，瘰疬，牙疳，癣疮，溃疡腐肉不脱 如三品一条枪（明矾、雄黄、乳香、砒石）（《外科正宗》）。

2. 寒痰喘咳，久治不愈 如紫金丹（砒石、豆豉）（《普济本事方》）。

【用法与用量】 0.002～0.004 g，入丸、散。外用适量。

【注意】 大毒之品，用之宜慎，体虚者及孕妇忌用。不宜与水银同用。外用注意防局部吸收中毒。忌火煅。不能做酒剂，以免增强毒性。

【贮藏保管】 按毒性药品管理规定。

【论注】

（1）本药能以毒攻毒，治疗多种癌症。

（2）砒霜为砒石升华而得的精制品。为白色粉末，微溶于热水，其毒性较砒石剧，效用与砒石同。

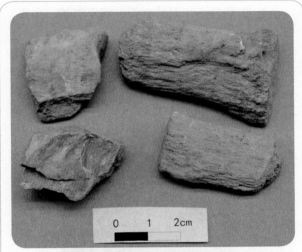

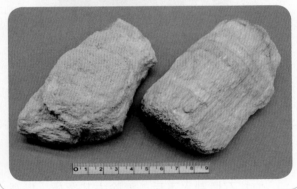

图28-3-1 砒石药材（上图为红砒，下图为白砒）

前者以块状、色红润、有晶莹直纹者为佳。后者以块状、色白、有晶莹直纹者为佳。

【饮片炮制及鉴别】 砒石 取药材，除去杂质。用时研末。

成品性状特征同药材。

【化学成分及药理作用】 含三氧化二砷（As_2O_3）。红砒尚含少量硫化砷等，白砒成分较纯。

砒石具有杀灭微生物、疟原虫及阿米巴原虫作用。对多种肿瘤有抑制作用；小量砒石可促进蛋白质合成，活跃骨髓造血功能，促使红细胞及血色素新生。还有抗组胺及平喘作用。具有砷剂的基本药理和毒理。砷有原浆毒作用，且能麻

铅 丹

【来源】 为铅经氧化加工制成的粉末。

【产地】 产于河南、广东、福建、湖南、云南等地。

【药材鉴别】 为橙红色或橙黄色粉末。光泽暗淡，不透明。质重，用手指搓揉，先有沙性触及，后觉细腻，能使手指染成橙黄色。有金属性辛味。

以细腻光滑、色橙红者为佳。

【化学成分及药理作用】 主含四氧化三铅（Pb_3O_4）。

铅丹具有杀菌、杀寄生虫、制止黏液分泌的作用。

【饮片炮制及鉴别】 铅丹 取药材，除去杂质。

成品性状特征同药材。

【性味与归经】 辛，微寒；有毒。归心、肝经。

【功能】 解毒祛腐，收湿敛疮，坠痰镇惊。

【应用】

1. 一切痈疽发背，疼痛不止，大渴闷乱，肿硬不可忍　如黄丹膏［黄丹（铅丹）、蜡、白蔹、苦杏仁、乳香、黄连、生油］（《太平圣惠方》）。

2. 风痫　如驱风散（铅丹、白矾）（《博济方》）。

常见的中成药有妇宁栓。

【用法与用量】 0.3～0.6 g，入丸散。外用适量。

【注意】 虚寒吐逆忌服。不宜久用。一般不作内服。孕妇禁服。

【贮藏保管】 密封干燥保存。

炉甘石

【来源】 为碳酸盐类矿物方解石族菱锌矿。

【产地】 主产于湖南、广西、四川等地。

【采收加工】 常见于铅锌矿氧化带中。全年可采掘。挖出后拣净杂石、去净泥土即得。

【药材鉴别】 为块状集合体，呈不规则的块状。灰白色或淡红色，表面粉性，无光泽，凹凸不平，多孔，似蜂窝状。体轻，易碎。气微，味微涩。（图28-5-1）

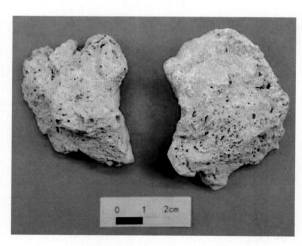

图28-5-1　炉甘石（药材）

均以体轻、质松、色白者为佳。

【化学成分及药理作用】 含碳酸锌（$ZnCO_3$），并含少量铁、钴、锰等碳酸盐。

炉甘石外用具有收敛、抑菌作用，并能吸收创面分泌液，呈收敛、保护作用。还可抑制局部葡萄球菌的生长，常用于皮肤炎症或表面创伤。

【性味与归经】 甘，平。归肝、脾经。

【饮片炮制及鉴别】

1. 炉甘石　取药材，除去杂质，打碎。

成品性状特征同药材。

2. 煅炉甘石　取炉甘石，煅至红透，水飞，干燥。

成品呈白色、淡黄色或粉红色的粉末。体轻，质松软而细腻光滑。气微，味微涩。（图28-5-2）

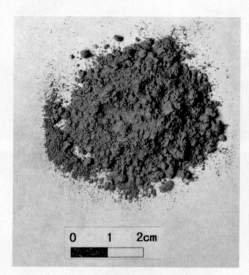

图28-5-2　煅炉甘石

炉甘石煅制水飞后，可除去其杂质，提高ZnO含量，解毒作用增强。

【功能】 解毒明目退翳，收湿止痒敛疮。

【应用】

1. 目赤肿痛，目生翳膜，目赤肿痛，羞明畏光，眼缘溃烂，眼角涩痒等　如黄连炉甘石散（炉甘石、冰片、黄连）（《证治准绳》）。

2. 溃疡不敛，脓水淋漓，湿疮瘙痒　常与煅石膏、龙骨、青黛等同用。

中成药品种有马应龙八宝眼膏、马应龙麝香痔疮膏、熊胆痔灵栓（膏）、麝香痔疮栓、二十五味珊瑚丸、障翳散等。

【用法与用量】 外用适量。水飞点眼，研末撒或调敷。

【贮藏保管】 置于干燥容器内，密闭。

【论注】 樟树药帮有用三黄汤（黄芩、黄

连、黄柏）浸并水飞法，以增强清热解毒作用。

硼 砂

【来源】 为硼酸盐类硼砂族矿物硼砂。

【产地】 主产于青海、西藏等地。多存在于干涸的含硼盐湖中。

【采收加工】 一般于8—11月间采挖，重结晶，干燥。

【药材鉴别】 由菱形、柱形或粒状结晶组成的不整齐块状，大小不一。无色透明或白色半透明，有玻璃样光泽。日久则风化成白色粉末，不透明。性极脆。易溶于水，微带甜味。烧时膨胀，易熔成透明的玻璃体状。（图28-6-1）

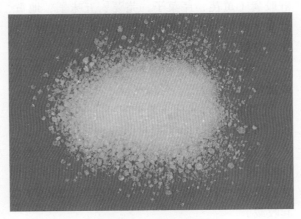

图28-6-1 硼砂（药材）

以无色透明、洁净者为佳。

【化学成分及药理作用】 含四硼酸钠（$Na_2B_4O_7 \cdot 10H_2O$）。

硼砂具有抗肿瘤、消毒防腐、抑菌、抗真菌和抗病毒作用，还能对物质代谢产生影响。硼砂对大肠埃希菌、铜绿假单胞菌、炭疽杆菌、福氏痢疾杆菌、志贺痢疾杆菌、伤寒杆菌、副伤寒杆菌、变形杆菌及葡萄球菌、白色念珠菌均有抑制作用，还能抑制白喉杆菌、牛型布氏杆菌、肺炎双球菌、脑膜炎球菌及溶血性链球菌等。硼砂是低毒蓄积性毒物，对实验动物具有致畸性，但未见致突变性和致癌性。

【饮片炮制及鉴别】

1. 硼砂 取药材，除去杂质，捣碎。成品性状特征同药材。

2. 煅硼砂 取硼砂，煅或炒至无水气挥发，呈白色酥松的块状，取出，放凉，碾粉。

成品为白色粉末状，不透明，质轻，质酥松，无光泽。（图28-6-2）

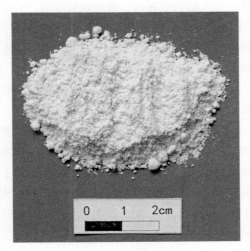

图28-6-2 煅硼砂

硼砂煅制后失去结晶水，燥湿收敛作用增强，促进溃疡愈合。

【性味与归经】 甘、咸，凉。归肺、胃经。

【功能】 清热，消痰，明目，解毒防腐。

【应用】

1. 咽喉肿痛，口舌生疮 如冰硼散（冰片、硼砂、玄明粉、朱砂）（《外科正宗》）。治目赤肿痛，可用本品溶水洗眼。

2. 痰热壅滞，咳痰不畅 可与贝母、瓜蒌等同用。

【用法与用量】 1.5～3 g。外用适量，研细末外掺或吹喉。

【注意】 不宜久服，多外用。

【贮藏保管】 置于干燥容器内，密闭。

【论注】 动物医学上，硼砂作为饲料添加剂也备受人们关注，被用于鸡喉气管炎、山羊传染性脓疱病、猪支原体肺炎、牛慢性黏液性子宫内膜炎等的治疗。可用于兽用药的开发。

蜂 胶*

【来源】 为蜜蜂科昆虫意大利蜂 Apis mellifera L. 工蜂采集的植物树脂与其上颚腺、蜡腺等分泌物混合形成的具有黏性的固体胶状物。

【动物形态】【产地】 见"蜂蜜"项下。

【采收加工】 在暖和季节每隔10日左右开箱检查蜂群时刮取,刮取后紧捏成球形,包上一层蜡纸,放入塑料纸袋内,置凉爽处收藏。

【药材鉴别】 为团块状或不规则碎块,呈青绿色、棕黄色、棕红色、棕褐色或深褐色,表面或断面有光泽。20℃以下逐渐变硬、脆,20～40℃逐渐变软,有黏性和可塑性。气芳香,味微苦,略涩,有微麻感和辛辣感。

【化学成分及药理作用】 含黄酮、芳香酸及其酯、挥发油等。黄酮类,如槲皮素(quercetin)、生松黄烷酮(pinocembrin)等;芳香酸及其酯类,如咖啡酸(caffeic acid)、肉桂酸(cinnamic acid)、对-香豆醇苯甲酸酯(p-coumaryl alcohol benzoate)、咖啡酸苯乙酯(phenethyl caffeate)等;挥发油,主要为高良姜素(galangin)、姜黄素(curcumin)等。还含有维生素B_1、烟酸、维生素A原和多种氨基酸、多糖及必需元素。蜂胶的化学成分因受到地源植物的特异性呈现一定的差异性,如杨树型蜂胶含有白杨素(chrysin)、杨芽素(tectochrysin)、山姜英杰酮醇(izalpinin)等黄酮成分,桦树型蜂胶含有苯甲酸(benzoic acid)、对-羟基苯甲酸(p-hydroxybenzoic acid)、对-甲氧基苯甲酸(anisic acid)、对-香豆酸(p-coumaric acid)等。

蜂胶乙醇提取物能够抑制脂多糖(LPS)诱导的MAEC中炎症因子的表达,对血管内皮细胞具有保护作用,可通过降低血糖、增强机体抗氧化能力改善1型糖尿病大鼠肾脏损伤。所含咖啡酸苯乙酯具有抗氧化、抗炎、抗肿瘤、抗菌、免疫调节等作用。高良姜素能显著降低体外培养的黑色素瘤细胞数量,并使其凋亡。

【饮片炮制及鉴别】 酒制蜂胶 取药材,粉碎,用乙醇浸泡溶解,滤过,滤液回收乙醇,晾干。

成品性状特征同药材。

【性味与归经】 苦、辛,寒。归脾、胃经。

【功能】 补虚弱,化浊脂,止消渴。外用解毒消肿,收敛生肌。

【应用】 气阴不足所致消渴证 如七味糖脉舒胶囊(黄芪、芹菜子、芫荽、五味子、地黄、红参、蜂胶)(《国家中成药标准汇编 内科气血津液分册》)。

【用法与用量】 0.2～0.6g,多入丸散用,或加蜂蜜适量冲服。外用适量。

【注意】 过敏体质者慎用。

【贮藏】 置-4℃贮存。

【论注】 本品历代本草均没有收载,江西省《中草药学》最早收载,后被《中华本草》引用并收载为一个新的药品,《中国药典》2005年版起收载。

附 录

中药功效归纳

附表1　解表药归纳

药　名	相近点	不　同　点		备　注
麻　黄	发散风寒	发汗解表	宣肺平喘，利水消肿	发汗峻品
桂　枝			温经通阳	
紫苏叶			行气和中，安胎，解鱼蟹毒	
细　辛			温中散寒，温肺化饮，通鼻窍	
香　薷			祛暑化湿，利水消肿	
生　姜			止呕，解鱼蟹毒	
葱　白			散寒通阳，解毒散结	
荆　芥		祛风解表	透疹，止痒，疗疮	
防　风			祛风胜湿，祛风止痉	风药润剂
白　芷			通鼻止痛，排脓消肿，燥湿止带	治阳明头痛
羌　活			祛风胜湿，止头痛	治风湿在上者为宜
藁　本				
辛　夷		发散解表通鼻窍	祛风湿止痛	
苍耳子				
薄　荷	疏散风热	透疹利咽	清利头目，疏肝解郁	
牛蒡子			清肺止咳，解毒，滑肠通便	
桑　叶		清肝明目	清肺止咳，凉血止血	
菊　花			清肝平阳，解毒	
蝉　蜕		退翳明目	透疹，止痒，开音，止痉	
木　贼			止血	
淡豆豉			除烦	
蔓荆子			清利头目	
浮　萍			透疹，止痒，利水	

药 名	相近点	不 同 点		备 注
葛 根	解表退热		生津，透疹，止泻	
柴 胡		升阳	和解少阳，疏肝解郁	肝经引经要药
升 麻			透疹，解毒	

附表2　清热药归纳

药 名	相近点	不 同 点		备 注
石 膏	清热泻火	清肺胃经湿热		外用须煅
知 母				
芦 根				
栀 子		清心除烦		解郁热要药
淡竹叶				
夏枯草		清肝明目		
决明子				
谷精草				
密蒙花				
青葙子				
寒水石		清热明目		
水牛角	清热凉血	清心定惊，解毒，豁痰开窍		豁痰开窍要药
地 黄		养阴生津	养肝益肾	
玄 参			泻火解毒散结	
牡丹皮		活血散瘀，清透伏热，消痈		
紫 草		解毒透疹		
白茅根		清热利尿，生津止渴		
赤 芍		凉血消痈		
黄 芩	清热燥湿	泻火解毒	偏泻肺火，安胎	
黄 连			偏泻心火，治痢	
黄 柏			偏泻肾火，坚阴	
龙 胆		泻肝胆实火		
苦 参		杀虫止痒，利尿		
白鲜皮		燥湿止痒		
秦 皮		清肝明目		

药 名	相近点	不 同 点			备 注	
金银花	清热解毒	清暑热，炒炭治血痢			清热解毒面较广，可用治各种热毒痈肿及温热病	
连 翘		清心火，散结				
大青叶		凉血消斑				
青 黛		凉血止血				
穿心莲		燥湿止痢				
蒲公英		消痈	利湿		主消外痈	主治乳痈
紫花地丁			解蛇毒			主治疔毒
鱼腥草			利尿通淋		主消内痈	主治肺痈
败酱草			祛瘀止痛			主治肠痈
白花蛇舌草			解蛇毒		内外痈均用	
马齿苋		治痢	凉血止血，消痈			
白头翁					治痢要药	
鸦胆子			截疟，外用腐蚀赘疣			
射 干		利咽	清肺止咳	消痰利咽	治咽喉肿痛要药	
山豆根				解毒利咽		
马 勃			止血，开音利咽			
马鞭草		活血，利水消肿，截疟				
重 楼		止痉	解蛇毒，消肿止痛			
熊胆粉			明目			
拳 参		消痈	凉血止血，止痢			
半边莲			解蛇毒，利水消肿			
土茯苓			治梅毒，除湿通络		治梅毒要药	
白 蔹			散结，敛疮生肌			
漏 芦			下乳			
山慈菇			散结			
绿 豆			消暑热			
青 蒿	清虚热	解暑，截疟，凉血			治虚热要药	
银柴胡		清疳热				
白 薇		利尿通淋				
地骨皮		清肺泄热，凉血止血				
胡黄连		清热燥湿				

附表3　泻下药归纳

药　名	相近点	不　同　点		备　注
大　黄	泻下通便	泻火凉血，清热解毒，活血祛瘀，清利湿热		攻下要药
芒　硝		软坚，清热，消肿		
番泻叶		行水消胀		
芦　荟		清肝除烦，杀虫疗疳		
火麻仁	润肠通便	养阴血		
郁李仁		利水消肿		
蜂　蜜		补中缓急，润肺止咳		
甘　遂	峻下逐水	逐饮涤痰	消肿散结	
京大戟				
芫　花			祛痰止咳，外用杀虫疗癣	
牵牛子		消积，杀虫		
巴　豆		祛痰利咽		
商　陆		消肿散结，祛痰止咳		
千金子		破血消癥		

附表4　祛风湿药归纳

药　名	相近点	不　同　点		备　注
独　活	祛风除湿	止痛	解表	以治下部痹痛为好
威灵仙			治络	
秦　艽		舒筋活络	清虚热，退黄疸	为风药润剂
木　瓜			化湿和中	
豨莶草		清热解毒		
海桐皮		通经络	杀虫止痒	
海风藤				
络石藤			凉血消痈	
五加皮		强筋健骨	祛痿痹，消水肿	注意和香加皮区别
桑寄生			补肾安胎	
徐长卿		消肿止痛	解毒，止痒	
菝葜			渗湿	
金钱白花蛇		祛风通络，定惊		

附表5　芳香化湿药归纳

药 名	相近点	不 同 点		备 注
厚 朴	化湿运脾	燥湿	行气导滞，散满，下气平喘	
苍 术			祛风湿，散寒发表明目	治雀目
广藿香		解暑	发表行气，和胃止呕	治湿浊呕吐要药
佩 兰			化湿辟浊	
砂 仁		行气温中	安胎，止泻	
豆 蔻			止呕	
草豆蔻		燥湿温中	行气	
草 果			截疟	

附表6　利水渗湿药归纳

药 名	相近点	不 同 点			备 注
茯 苓	渗利水湿	利水退肿	健脾补中，宁心安神		利水渗湿要药
猪 苓					
泽 泻			泄热		
薏苡仁			健脾止泻，清热排脓，除痹		
车前子			通淋，清肝明目，清肺化痰		
防 己			祛风止痛		
冬瓜皮			清热解暑		
赤小豆			解毒消痈		
滑 石		利水通淋	清热解暑，外用收湿敛疮		治热淋
木 通			通乳	清心利尿，通经，清热通络	治热淋
通 草				利水	
冬葵果				润肠	
瞿 麦			活血通经		治热淋
萹 蓄			杀虫止痒		
石 韦			凉血止血，清热化痰		治血淋、热淋，石淋
绵萆薢			除痹止痛		治膏淋
海金沙			通利水道，止痛		治各种淋病
地肤子			止痒		
灯心草			清心除烦		

药　名	相近点	不　同　点			备　注
金钱草	渗利水湿	利水通淋	清热解毒	利湿退黄	治石淋要药
茵　陈		清热解暑			退黄疸要药

附表7　温里药归纳

药　名	相近点	不　同　点		备　注
附　子	温中散寒止痛	回阳救逆	温阳	附子、肉桂、干姜、吴茱萸称为"四大热药"
干　姜			温肺化饮	
肉　桂		温肾补火，温经通脉，温阳化气		
吴茱萸		降逆止呕，燥湿助阳止泻		
荜　茇		散寒止泻		
荜澄茄		行气止呕		
花　椒		杀虫，益火止喘		
高良姜		温胃止呕		
丁　香		降逆，温肾助阳		
小茴香		治疝止痛		

附表8　理气药归纳

药　名	相近点	不　同　点	备　注
陈　皮	行气消积化滞	健脾调中，燥湿化痰，和胃止呕	
青　皮		疏肝破气，解郁散结	有升压作用
枳　实		破气，消痰，除痞	可治中气下陷
香　橼	疏肝行气宽胸化痰	醒脾，开胃，止呕	
佛　手		行气止痛	
香　附	行气止痛	疏肝解郁，调经止痛	
木　香		健脾止泻	行气止痛要药
乌　药		温肾散寒	
沉　香		降气平喘，温肾纳气	
川楝子		疏肝泄热，杀虫疗癣	
薤　白		通阳散结，导滞	治胸痹证要药

药 名	相近点	不 同 点		备 注
荔枝核		治疝止痛		
柿 蒂	止 痛	止呃逆		止呃逆要药
大腹皮		宽中，利水消肿		
甘 松		开郁醒脾		
玫瑰花		解 郁	活血散瘀	
梅 花	疏肝和胃		开胃	
九香虫		行气止痛，温肾助阳		

附表9 消食药归纳

药 名	相近点	不 同 点	备 注
神 曲		兼能解表	
山 楂		活血化瘀，消肿散结	主消油腻肉积
麦 芽	消食化积	回乳	主消谷麦积食
稻 芽		健脾开胃	
莱菔子		降气化痰	
鸡内金		化石，涩精止遗	治积要药

附表10 驱虫药归纳

药 名	相近点	不 同 点	备 注
使君子		健脾消积	主驱蛔虫
槟 榔		行气，消积，利水	主驱绦虫，并可驱蛔虫、钩虫等
鹤虱子	驱虫		主驱蛲虫、蛔虫
雷 丸			驱绦虫、钩虫、蛔虫
榧 子			驱蛔虫、姜片虫、钩虫、绦虫等

附表11 止血药归纳

药 名	相近点	不 同 点		备 注
大 蓟	止血	凉血 止血	散瘀消痈	大蓟功效强于

药　名	相近点	不　同　点		备　注
小　蓟	止血	凉血止血		小蓟
地　榆			解毒敛疮	
槐　角			清肝明目	
侧柏叶			收敛止血，祛痰止咳，乌发生发	
墨旱莲			补肝益肾	
仙鹤草		收敛止血	涩肠止痢	
白　及			消肿生肌	
棕　榈				
藕　节			化瘀	
三　七		化瘀止血	活血祛瘀，消肿定痛	
茜　草			凉血止血	
降　香			行气	
蒲　黄			收涩止血	
血余炭			利尿	
花蕊石				
艾　叶		温经止血，散寒止痛		

附表12　活血化瘀药归纳

药　名	相近点	不　同　点		备　注
川　芎	活血祛瘀	行气	祛风止痛	
乳　香			消肿，止痛，生肌	
没　药				
延胡索			止痛	止痛要药
郁　金				
姜　黄			凉血清心，利胆退黄	
莪　术			破血，通经络	
三　棱			破血消癥，散结消积	
丹　参		凉血消痈	除烦安神	
益母草		利水消肿	调经	
泽　兰			活血消肿	

药 名	相近点	不 同 点		备 注
鸡血藤	活血祛瘀	舒筋通络	养血	
大血藤			清热解毒消痈	
穿山甲		通经下乳	消肿排脓	
王不留行			利尿	
土鳖虫		续筋接骨	破血逐瘀	
自然铜				
五灵脂		化瘀止血	止痛	
刘寄奴		通经止痛	消食化积	
苏 木				
骨碎补		活血，止血，续伤		
红 花		通经		
桃 仁		润肠通便		
牛 膝		活血通经，引血下行，利尿通淋，补肝肾，强筋骨		破瘀通经多用川牛膝，补肝肾当用牛膝
夏天无		止痛		
月季花		调经，消肿止痛		

附表13 化痰止咳平喘药归纳表

药 名	相近点	不 同 点		备 注
半 夏	温化寒痰	燥湿，外用解毒消痈	降逆止呕，消痞散结	
天南星			祛风止痉	
白附子				
芥 子		利气，消肿散结		
旋覆花		降逆止噫，降气止呕		
大皂角		祛痰开窍		
川贝母	清化热痰	清热散结消痈	润肺	偏于甘润
浙贝母			解毒	偏于苦泄
瓜 蒌		宽胸散结，润燥滑肠		
葶苈子		利水消肿		
天竺黄		清心定惊		

药　名	相近点	不　同　点		备　注
竹　茹	清化热痰	除烦止呕		
矮地茶		利水渗湿，活血祛瘀		
昆　布		软坚散结	利水	
海　藻				
海浮石			清肺止咳	
蛤　壳				
苦杏仁	止咳平喘	润燥滑肠	下气止咳平喘	
紫苏子			下气消痰定喘	
桔　梗		提肺气，排脓消痈		
前　胡		散风热		
百　部		润肺，杀虫灭虱		
紫　菀		化痰	功偏祛痰	
款冬花			功偏止咳	
桑白皮		清肺	利水消肿	
枇杷叶			和胃降逆	
马兜铃			化痰	
洋金花		止痛，解毒		
白　果		敛肺，收涩止带		

附表14　安神药归纳

药　名	相近点	不　同　点		备　注
朱　砂	安神	重镇安神	清热解毒	内服忌火煅
琥　珀			活血祛瘀，利水通淋	
龙　骨		收敛固涩，收湿敛疮		
磁　石		纳气平喘，安神，聪耳明目		
酸枣仁		养心安神	益阴敛汗	养心安神要药
柏子仁			润肠通便	
远　志			祛痰，开窍，定志，消痈肿	
合欢皮			解郁除忿，活血消痈	

附表15　平肝息风药归纳

药　名	相近点	不 同 点		备　注
石决明	清热平肝重镇潜阳	清肝明目		
珍　珠			镇心定惊收敛生肌	
牡　蛎		收敛固涩，软坚散结，制酸		
赭　石		纳气平喘，降逆止呕，止血		
蒺　藜	平抑肝阳	疏肝，祛风明目，行气活血		
罗布麻叶		利尿		
羚羊角	息风止痉	清肝明目	清热解毒	平肝息风药要药
钩　藤			清心火	
天　麻		祛风止痛，定眩		定眩要药
全　蝎		通络止痛，解毒散结		
蜈　蚣				
僵　蚕		祛风止痛，化痰散结		
地　龙		通络，平喘，利尿		

附表16　芳香开窍药归纳

药　名	相近点	不 同 点	备　注
麝　香	开窍醒神	活血散瘀，止痛，催产	开窍要药
冰　片		清热止痛	
石菖蒲		化痰，宁心定志，化湿和胃	
苏合香	开窍，辟秽，止痛		

附表17　补虚药归纳

药　名	相近点	不 同 点		备　注
人　参	补气	补脾益肺	大补元气，生津止渴，益智安神	
党　参			养血	
太子参			益阴	
黄　芪			升阳，固表止汗，利水消肿，托毒生肌	

药　名	相近点	不　同　点		备　注
白　术	补气	补脾益中	健脾燥湿，止汗，安胎	
甘　草			缓急止痛，润肺止咳，调和诸药	
山　药			养肺益阴，益肾固精	
白扁豆			化湿	
大　枣			养血安神，缓和药性	
熟地黄	补血	补精益髓，滋阴		
当　归		活血调经，止痛，润肠		
何首乌		制用补肝肾，生用润肠，截疟，解毒		
白　芍		敛阴柔肝，缓急止痛，平肝		
阿　胶		止血，滋阴，润燥		
龙眼肉		养心安神		
天　冬	补阴	养肺胃之阴	滋肾阴，润燥止咳	
麦　冬			养心阴，清心除烦	
北沙参			润肺止咳	
南沙参			生津	
石　斛			明目	
玉　竹			生津	
百　合		养肺阴	清心安神	
黄　精			补脾益气，滋肾阴	
枸杞子		养肝肾之阴	明目，润肺	
桑　椹			补血生津，润肠	
女贞子			清热明目	
龟　甲			滋阴潜阳退热	健骨固经	
鳖　甲				软坚散结	
鹿　茸	补阳	补肾助阳	益精血，强筋骨	
紫河车			补精，养血，益气	
蛤　蚧			补肺定喘，益精血	
冬虫夏草			补肺，止血，化痰	
肉苁蓉			润肠通便	
锁　阳				
巴戟天			祛风除湿	
淫羊藿				

药 名	相近点	不 同 点			备 注
杜 仲	补阳	补肾强骨安胎	续筋疗伤		
续 断					
补骨脂		温补肾阳	固精缩尿		
益 智				益阴明目 止泻	
菟丝子					
胡芦巴			逐寒湿		
沙苑子			固精，养肝明目		
狗 脊			祛风湿		
阳起石					

附表18　收涩药归纳

药 名	相近点	不 同 点			备 注
五味子	收敛固涩	敛肺止咳 涩肠止泻	生津	益气敛汗，涩精止遗，宁心安神	
乌 梅					
诃 子					
山茱萸			补益肝肾		
赤石脂		涩肠止泻	收敛止血，生肌敛疮		
肉豆蔻			温中行气		
石榴皮			杀虫		
桑螵蛸		涩精止遗	益肾	助阳	
覆盆子				明目	
芡 实				补脾止泻	
金樱子			涩肠止泻		
海螵蛸			收敛止血	制酸，收湿，敛疮	
刺猬皮					
浮小麦	止汗	益气除蒸			
麻黄根					

索　引

索引一

药物中文名索引

（以汉语拼音为序）

索引二

药物基原拉丁学名索引

主要参考书目

［1］国家药典委员会.中华人民共和国药典［S］.北京：中国医药科技出版社，2020.

［2］南京中医药大学.中药大辞典［M］.2版.上海：上海科学技术出版社，2014.

［3］国家中医药管理局《中华本草》编委会.中华本草［M］.上海：上海科学技术出版社，1999.

［4］全国中草药汇编编写组.全国中草药汇编［M］.北京：人民卫生出版社，1996.

［5］《中国植物志》编写组.中国植物志［M］.北京：科学出版社，1959-2004.

［6］中国科学院植物研究所.中国高等植物图鉴［M］.北京：科学出版社，1994.

［7］徐国钧，徐珞珊，王峥涛，等.常用中药材品种整理和质量研究（南方协作组）［M］.福州：福建科学技术出版社，1992-2001.

［8］楼之岑，秦波，蔡少青，等.常用中药材品种整理和质量研究（北方编）［M］.北京：北京医科大学/北京协和医科大学联合出版社，1995-2003.

［9］中国医学科学院药物研究所.中药志［M］.北京：人民卫生出版社，1959.

［10］钟赣生.中药学［M］.北京：中国中医药出版社，2016.

［11］李冀，连建伟.方剂学［M］.北京：中国中医药出版社，2016.

［12］康廷国，闫永红.中药鉴定学［M］.北京：中国中医药出版社，2021.

［13］范崔生全国名中医药专家传承工作室.樟树药帮中药传统炮制法经验集成及饮片图鉴［M］.上海：上海科学技术出版社，2016.

［14］范崔生，钟虹光，易敏之，等.中药鉴定学通论：方法·应用·图谱［M］.上海：上海科学技术出版社，2020.

［15］卫生部药政管理局.全国中药炮制规范［M］.北京：人民卫生出版社，1988.

［16］江西省食品药品监督管理局.江西省中药材标准2014年版［M］.上海：上海科学技术出版社，2014.

［17］江西省食品药品监督管理局.江西省中药饮片炮制规范2008年版［M］.上海：上海科学技术出版社，2009.

［18］中国科学院江西分院.江西植物志［M］.南昌：江西人民出版社，1960.

［19］黄璐琦，郭兰萍，詹志来.道地药材标准汇编［M］.北京：北京科学技术出版社，2020.

［20］黄璐琦，郭兰萍，詹志来.中药材商品规格等级汇编［M］.北京：中国中医药出版社，2019.

［21］赵中振，肖培根.当代药用植物典［M］.北京：世界图书出版社，2007.

［22］王强，徐国钧.道地药材图典［M］.福州：福建科学出版社，2003.

［23］彭成.中华道地药材［M］.北京：中国中医药出版社，2011.

后 记

　　老中医、老中药专家的学术经验与技术专长，是中医药理论与实践经验相结合的结晶，是中医药学科的宝贵财富，如何一代一代传承这些经验与技术，不致失传，已成为振兴中医药迫切而又重要的任务。为此，国家人事部、卫生部、国家中医药管理局联合印发《关于采取紧急措施做好老中医药专家学术经验继承工作的决定》（人职发〔1990〕3号文），要求在全国选定有独到学术经验的老中医、老中药专家，采取跟师带徒、面授、著作等方法把这些经验、技术继承下来，至今已经连续开展了七批学术经验继承工作。范崔生教授作为第一批、第六批和第七批学术经验传承指导老师，指导多名师承传人，对中药的鉴别、炮制、应用进行了系统传授，指导现场识药、炮制操作，理论和实践相结合。特别是在本书编写过程中，亲自指导工作，提供参考蓝本及他多年经验积累的工作手稿，拟定编写大纲、编写体例、样稿，并不顾年事已高，反复多次对书稿进行认真审读，细致核对，提出修订意见，对本书成稿倾注了大量心血。吴志瑰负责理气药和消食药的编写并负责全书的统稿；柯瑜负责补血药和补阳药的编写及全书化学成分和药理作用部分的统稿；杨安金负责发散风热药和清热泻火药的编写及全书应用部分的审稿、定稿；谌瑞林负责温里药和补气药的编写，全书统筹安排，并提供大部分照片；付小梅负责祛风湿药（后1/2）和补阴药的编写；曹智勇根据自己多年专业知识和出版经验，对全书进行精细审定并提出修改意见，聘其为特邀主编；吴蜀瑶负责止血药的编写；李洋负责利水渗湿药的编写；谢斌负责驱虫药和活血化瘀药的编写；陈浩负责清虚热药和泻下药的编写；张璐负责清热燥湿药和清热解毒药（前1/2）的编写；李琼负责活血化瘀药、涌吐药、攻毒杀虫药、化腐生肌药的编写；唐琍萍负责发散风寒药的编写；徐丽芳负责清热解毒药（后1/2）和清热凉血药的编写；蔡慧负责祛风湿药（前1/2）和化湿药的编写；刘慧莹负责活血止痛药和收涩药的编写；徐春良负责温化寒痰药和清化热痰药的编写；何浪负责止咳平喘药和安神药的编写；徐欢负责平肝息风药和开窍药的编写；植物、药材、饮片图片由范崔生、谌瑞林、谢斌、吴蜀瑶等提供；赖学文、葛菲、徐艳琴负责植物图片审核鉴定；参加编写人员还有曾宣荣、柴艳承、费俗青、王佳义、毛喜凤等。江西中医药大学药学院院长刘荣华教授对本书中药资源化学内容进行了指导，江西中医药大学附属医院院长刘良徛教授对本书中药临床应用和研究内容进行了指导。参加编写单位有江西中医药大学范崔生全国名中医传承工作室、江西中医药大学附属医院、江西中医药大学药学院、江中药业股份有限公司、华润三九医药股份有限公司、江西江中中药饮片有限公司、江西中医药大学岐黄国医书院等。

　　感谢第六批全国老中医药专家学术经验继承工作项目的支持和江西省中医药管理局、江西中医药大学的项目管理。

编著者

2023 年 9 月